견관절

THE SHOULDER

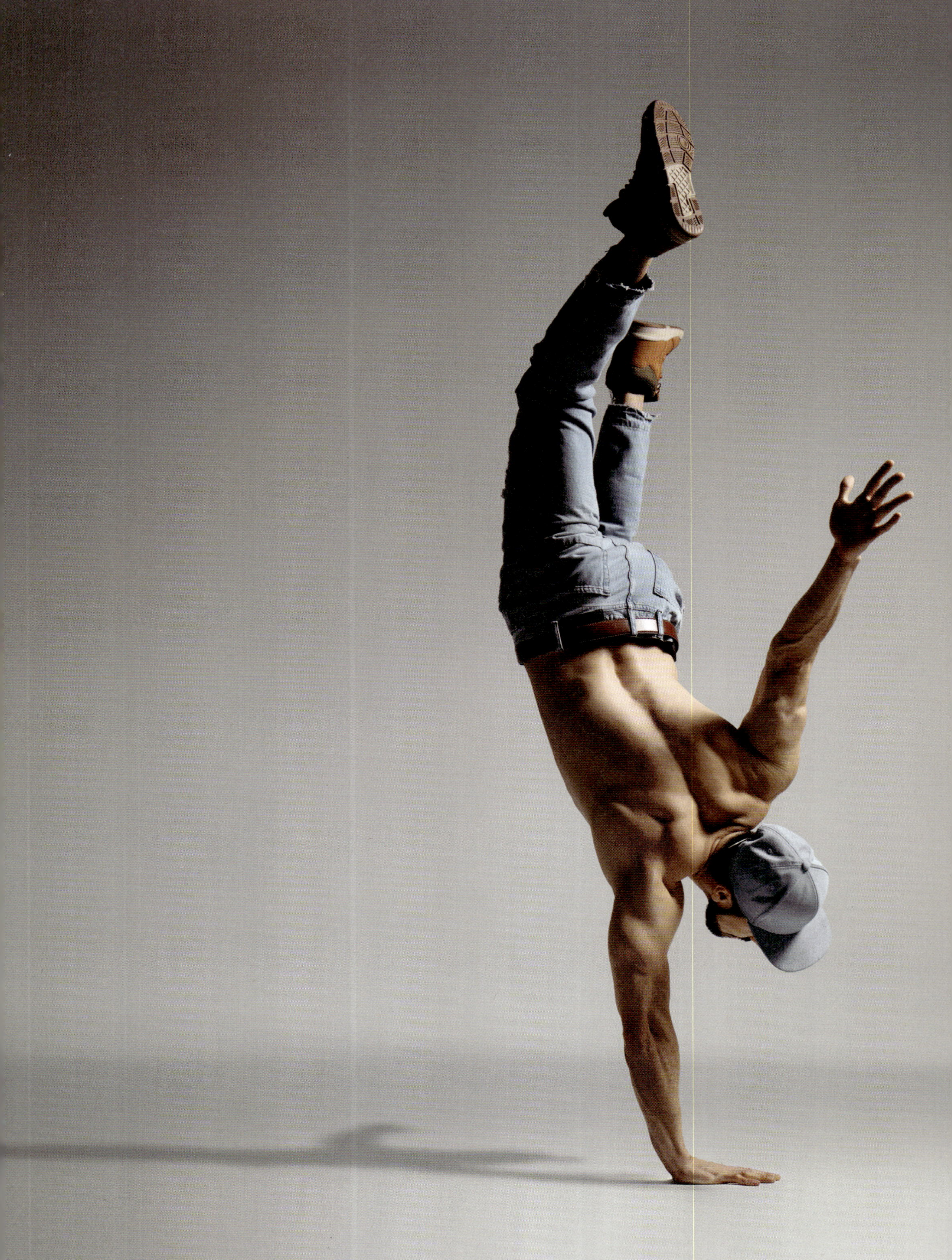

견관절

이론과 실무

김선엽 외 옮김

THE SHOULDER

Theory and Practice

Editors
Jeremy Lewis
César Fernández-de-las-Peñas

Forewords
Wilbour Kelsick
Clare Ardern and Karim Khan

영 문 출 판 사

■ **옮긴이** (가나다 순)

권리안 포에스아카데미 대표
김선엽 대전대학교 물리치료학과 교수
김진택 대전대학교 물리치료학과 교수
김혜영 ABM(About Better Movement)
송현승 첨단우암병원 물리치료실
여인승 연세대학교의료원 연구원
오재섭 인제대학교 물리치료학과 교수
유성훈 남부대학교 물리치료학과 교수
장현정 Lehigh Valley Health Network
전재국 청담우리들병원 척추건강치료실

THE SHOULDER– Theory and Practice

by **Jeremy Lewis and César Fernández-de-las-Peñas**

주의(notice)
발행자와 저자는 본 책에 포함된 자료의 사용으로 인해 발생되는 손실이나 부상 또는 사람이나 재산의 손해에 대해 책임을 지지 않습니다. 환자에 대한 이해와 전문적인 지식과 그에 따른 전문치료와 최적의 방법을 선택하는 것은 치료하는 치료사의 책임입니다. 저자 또는 발행인이 권리를 보유하지 않은 삽화의 저작권 허가를 얻기 위해 모든 노력이 기울여졌습니다. 만약 허가 없이 사용된 삽화가 있다면 연락하십시오. 출판사와 우리는 다음 인쇄 시 합당한 대가를 지불할 것입니다.

견관절

이론과 실무

2024년 8월 14일 초판인쇄
2024년 8월 26일 초판발행

지은이 : Jeremy Lewis & César Fernández-de-las-Peñas
옮긴이 : 김 선 엽 외
발행인 : 박 병 조
발행처 : 도서출판 영문출판사
등 록 : 1987년 12월 21일 제2-419호
주 소 : 서울시 강남구 삼성로 118길 8
전 화 : (02) 514-5590, 776-5590
팩 스 : (02) 756-8943
홈페이지 : www.ymsbook.net
E-mail : yeongmunsa@empas.com
정 가 : 70,000 원
ISBN 978-89-7224-568-1 93510

※ 파본은 교환해 드립니다.

목차 (Contents)

목차 (계속)

PART II 평가와 관리 Assessment and management

목차 (계속)

저자 (About the editors)

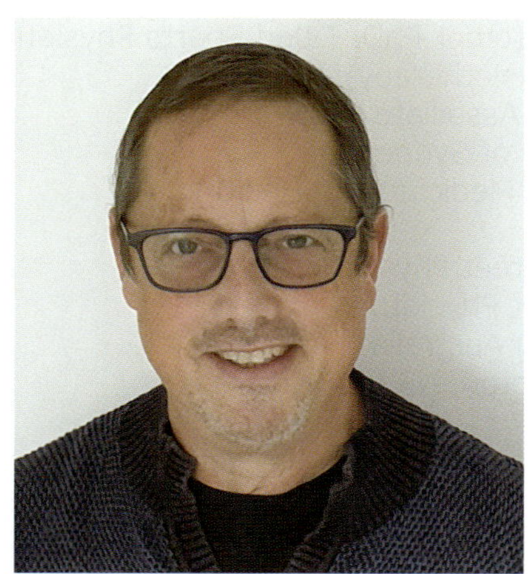

Jeremy Lewis(PhD, FCSP)는 Central London Community Health Care Trust(UK National Health Service)의 컨설턴트 물리치료사이며 아일랜드 리머릭(Limerick) 대학의 근골격계 연구 교수이기도 하다. 그는 뉴질랜드에서 태어나 호주에서 훈련을 받고 영국으로 이주하기 전에 한동안 그곳에서 살았다. Jeremy는 자신의 전문 영역에서 저명한 임상가로 인정받고 있으며 CSP(Chartered Society of Physiotherapy)가 제공하는 최고의 상인 Chartered Society of Physiotherapy의 연구비(Fellowship)를 수상하였다. 그의 임상 실무와 연구는 어깨와 관련된 근골격계 문제에 초점을 맞추고 있다. 그는 또한 MSc(근골격계 물리치료 석사) 학위 과정을 마쳤으며 스포츠 물리치료와 생체역학에 대한 대학원 학위를 받았다. 그는 독립적(비의료적) 처방자이자 MSK 초음파진단 자격을 갖추고 있으며, 이러한 기술을 사용하여 자신의 임상 실무를 보완하기 위해 초음파-유도 어깨 주사(ultrasound-guided shoulder injections)를 사용하였다.

Jeremy는 기조(keynote) 특강을 위해 자주 초대를 받고 있으며, 50개 이상의 국가와 지역에서 500개 이상의 국제 워크샵에서 강의를 하였다. 그는 TV 뉴스 프로그램에 출연한 바 있으며 그의 연구는 신문과 기타 매체를 통해 소개되었다. 그는 어깨 문제에 대해 다루는 팟캐스트, 세미나 그리고 웨비나에서 강의하였다.

Jeremy는 임상과 학계에서 활동하며 책과 저널에 기고한 것을 포함하여 250개 이상의 서적을 저술하였다. 그는 Grieve의 현대 근골격계 치료(Modern Musculoskeletal Therapy) 책의 편집 팀에 일원이었고, JOSPT(Journal of Orthopaedic and Sports Physical Therapy) 저널의 특집 편집자이다. 그는 임상 실무의 여러 측면에 대해 시도하였고, 변화에 대한 그의 제안은 국제적으로 널리 채택되었다. 그의 주요 연구 관심 분야는 회전근개와 관련된 어깨 통증과 오십견, 주사 요법, 재활, 가상 현실, 자기-관리, 건강관리의 지속 가능성(healthcare sustainability) 그리고 행동 변화(behavioral change)이다. 그는 또한 정상 상태에 대한 환자화(medicalization of normality)와 근골격계 실무의 재구성에 대한 필요성에 대해 글을 썼다. 자신의 연구 외에도 Jeremy는 전 세계에 박사 및 석사 과정 학생들을 지도하고 있다.

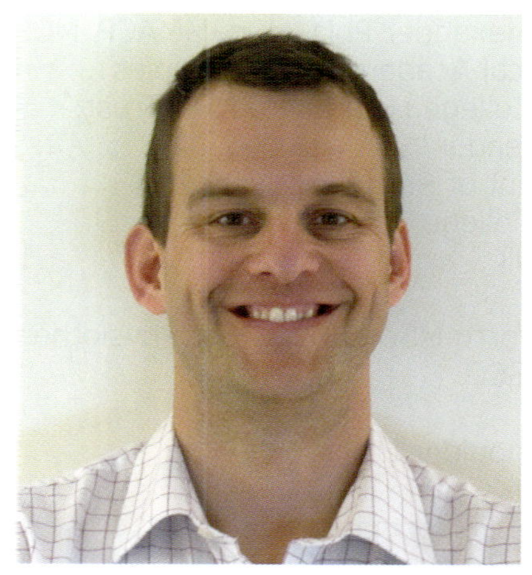

César Fernández-de-las-Peñas(PT, PhD, DrMedSci)는 스페인 마드리드에 있는 Rey Juan Carlos 대학교에 정교수이자 실무 임상가(practicing clinician)이다. 그는 Rey Juan Carlos 대학교에서 물리치료학사 학위를, 덴마크에 Aalborg 대학교에서 박사와 이학석사 학위를 받았다. 그는 약 550개의 동료-검토 논문(peer-reviewed articles)을 발표하였고, 약 250개의 논문에 제1 저자이다. 그의 연구 활동은 통증의 신경과학(neuroscience of pain)에 집중되어 있다. 특정 연구 분야는 자원자(volunteers)와 만성 통증 환자의 통증과 통증 평가에 관한 것이다. 주요 초점 분야는 사람의 임상적 만성 통증 연구이다. César는 Handspring 출판사에서 출판한 턱관절 장애(Temporomandibular Disorders)를 포함한 만성 근골격계 통증에 대한 도수치료에 관한 10권의 교과서에 주 편집자이다. 그는 2019년에 출판된 Travell, Simons과 Simons의 통증유발점의 기전과 치료(Myofascial Pain and Dysfunction: The Trigger Point Manual) 3판의 편집자 중 한 명이었다. 또한 그는 마드리드에 Rey Juan Carlos 대학교의 대학 물리치료 클리닉에 물리치료 부서장으로서 자신의 연구 활동과 임상 실무를 겸하고 있다.

기고자 (Contributors)

Caroline Alexander PhD, MSc, MMACP, MCSP, HPCP
Lead Clinical Academic for Therapies
Imperial College Healthcare NHS Trust;
Adjunct Reader
Department of Surgery & Cancer
Imperial College London
London, UK

Ben Ashworth MSc (S&C), MSc (Physiotherapy), BSc (Hons), ASCC
Director
Athletic Shoulder Ltd
London, UK;
Director of Performance
AC Sparta Prague
Prague, Czech Republic

Martin Asker PhD, DN, CST
Head of Handball Research Group
Department of Health Promotion Science
Sophiahemmet University
Stockholm, Sweden;
Research and Development Director
Scandinavian College of Naprapathic Manual Medicine
Stockholm, Sweden

Panos Barlas BSc (Hons), PDD, DPhil, LicAc
Lecturer
School of Allied Health Professions
Keele University
Keele, UK

Joletta Belton MSc
Cofounder
Endless Possibilities Initiative
Fraser, Colorado, USA

Joel Bialosky PT, PhD
Clinical Associate Professor
University of Florida Department of Physical Therapy
Brooks Rehabilitation-College of Public Health and Health Professions Research Collaboration
Gainesville, Florida, USA

Christine Bilsborough Smith MSc (Physiotherapy), MCSP, PGCert (MSK Sonography)
Consultant Physiotherapist
Musculoskeletal Therapies
Central London Community Healthcare NHS Trust
Finchley Memorial Hospital
London, UK

Craig Boettcher PhD, Titled Sports Physiotherapist, BASc (Physiotherapy)
Honorary Associate
University of Sydney
Faculty of Medicine and Health;
Director
Regent Street Physiotherapy;
Consultant Physiotherapist
Swimming Australia
New Lambton, NSW, Australia

Sarah Boyd BSc (Hons) Physiotherapy
Clinical Lead of Musculoskeletal Physiotherapy
Musculoskeletal Physiotherapy Outpatients
Imperial College Healthcare Trust
St Mary's Hospital London
London, UK

Niamh Brady MPhty, BSc (Hons)
Lecturer in Anatomy
Department of Anatomy and Neuroscience
University College Cork, Ireland;
Director
Evolve Health Physiotherapy and Rehabilitation Clinic
Co. Cork, Ireland

Graham Burne MSc (Advanced Physiotherapy), BSc (Physiotherapy), BSc (Sports Science), PGCert (Musculoskeletal Ultrasound)
Advanced Practice Physiotherapist
Musculoskeletal Assessment Triage and Treatment Service (MCATTS)
Guy's & St Thomas' NHS Foundation Trust
London, UK

Angela Cadogan PhD (Musculoskeletal Diagnostics), M.Sports Physio, PGCert (Sport & Exercise), Dip MT, Dip Phys
Specialist Physiotherapist (Musculoskeletal)
Advance Physiotherapy
Christchurch, New Zealand;
Orthopaedic Outpatients Department
Canterbury District Health Board
Christchurch, New Zealand

Rachel Chester PhD, MSc, MCSP, MMACP
Lecturer in Physiotherapy
University of East Anglia;
Physiotherapist
University of East Anglia Sportspark
Norwich, UK

Joshua A Cleland PT, PhD, FAPTA
Director, Research and Faculty Development
Professor, Doctor of Physical Therapy Program
Tufts University School of Medicine
Boston, Massachusetts, USA

Chad Cook PT, PhD, FAPTA
Program Director, Interim Chief, Professor in Orthopaedic Surgery
Department of Orthopaedics
Duke University School of Medicine
Durham, North Carolina, USA

Tim Cook MSc (Advanced Neuromusculoskeletal Physiotherapy), BSc (Hons) Physiotherapy
Advanced Practice MSK Physiotherapist
Department of Physiotherapy
Sussex Community NHS Foundation Trust
Bognor Regis War Memorial Hospital
Bognor Regis, UK;
Senior Lecturer
Department of Physiotherapy
Institute of Sport
University of Chichester
Chichester, UK

Ann Cools PT, PhD
Associate Professor
Department of Rehabilitation Sciences
Universiteit Gent
Gent, Belgium

Michel Coppieters PT, PhD
Menzies Foundation Professor of Allied Health Research
Griffith University
Brisbane and Gold Coast Campuses
Queensland, Australia

Thomas Cosker MB BCh, MSc FRCS (Tr & Orth), FAS
Consultant Orthopaedic Oncology Surgeon and Director of Human Anatomy
University of Oxford
Oxford, UK

Mike Cummings MB ChB, DipMedAc
Medical Director
British Medical Acupuncture Society;
Honorary Clinical Specialist
Royal London Hospital for Integrated Medicine
London, UK

Liesbet de Baets PT, PhD
Pain in Motion Research Group
Department of Physiotherapy;
Human Physiology and Anatomy
Faculty of Physical Education & Physiotherapy
Vrije Universiteit Brussel
Brussels, Belgium

Benjamin JF Dean FRCS(Orth), DPhil
Senior Research Fellow
Nuffield Department of Orthopaedics, Rheumatology and Musculoskeletal Sciences
University of Oxford
Oxford, UK

Beate Dejaco PT, MSc
Physiotherapist and Manual Therapist
Sports Medical Centre Papendal
Arnhem, The Netherlands;
Lecturer
Master Program Musculoskeletal Therapy
HAN, University of Applied Sciences
Nijmegen, The Netherlands

Ruth Delaney MB BCh, MMedSc, FRCS, FFSEM
Consultant Shoulder Surgeon
Beacon Hospital and Sports Surgery Clinic
Dublin, Ireland;
Associate Professor
Orthopaedic Surgery
University College Dublin
Dublin, Ireland

François Desmeules PT, PhD
Head of Programs and Associate Professor
Advanced Practice Physiotherapy Programs
School of Rehabilitation
Faculty of Medicine
University of Montreal;
Montreal, Quebec, Canada
Investigator
FRQ-S Research Scholar
Orthopaedic Clinical Research Unit
Centre de Recherche de l'Hôpital Maisonneuve-Rosemont (CRHMR)
Montreal, Quebec, Canada

Baljinder Singh Dhinsa MBBS, FRCSEd (T&O), MSc, MFSTEd
Consultant Trauma and Orthopaedic Surgeon

William Harvey Hospital
Ashford, UK

Marc-Olivier Dubé M.PT
Physiotherapist
Physio Interactive – Clinique Cortx
Quebec, Canada

Jessica Dukes MSc (Advanced Physiotherapy), BSc (Physiotherapy)
Advanced Physiotherapy Practitioner
Integrated Pain and Spinal Service
Berkshire Healthcare NHS Foundation Trust
West Berkshire, UK

Uzo Ehiogu MSc, BSc (Physio), BSc (App Exercise Science), MMACP
Consultant
Rehabilitation & Physical Preparation
Inside Edge Physiotherapy
Birmingham, UK;
Clinical Teaching Fellow
Royal Orthopaedic Hospital NHS Foundation Trust
Birmingham, UK;
Honorary Clinical Lecturer
College of Medical & Dental Sciences
Birmingham University Medical School
Birmingham, UK;
Visiting Fellow
The Centre for Human Performance, Musculoskeletal & Orthopaedic Sports Medicine and Performance in Extreme Environments
Leeds Beckett University
Leeds, UK

Kathryn Fahy MSc, BSc, MISCP (Shoulder)
TA Anatomy, MSK Clinical Specialist
Allied Health
University of Limerick
Limerick, Ireland

Edel Fanning BSc (Physiotherapy), MSc (Advanced Musculoskeletal Physiotherapy)
Shoulder Physiotherapist
Sports Surgery Clinic
Dublin, Ireland

Laura Finucane MSc, FCSP, FMACP
Consultant Physiotherapist
Sussex MSK Partnership
Brighton, UK

Lennard Funk BSc (Physiotherapy), MSc (Orth Engin), FRCS (Tr&Orth), FFSEM (UK)
Consultant Orthopaedic Surgeon
Wrightington Upper Limb Unit
Wrightington Hospital
Wigan, UK

Rochelle Furtado BSc, MSc, MPT
Student and Research Assistant
Health and Rehabilitation Sciences
Western University
London, Canada

Olivier Gagey MD, PhD
Emeritus Professor
University of Paris-Saclay
Orsay, France

Alessandra N Garcia PT, PhD
Assistant Professor
College of Pharmacy & Health Sciences
Doctor of Physical Therapy Program
Campbell University
Lillington, North Carolina, USA

Jo Gibson MCSP, Grad Dip Phys, MSc (Adv Pract)
Clinical Specialist Physiotherapist
Liverpool University Hospitals NHS Foundation Trust;
Consultant Physiotherapist
West Kirby Physiotherapy
Wirral, UK

Karen Ginn PhD, MHPEd, GDManipTher
Professor of Musculoskeletal Anatomy
Faculty of Medicine & Health
University of Sydney
Sydney, Australia

Angela Spontelli Gisselman PT, PhD, DPT, OCS
Assistant Professor
Doctor of Physical Therapy Program
Tufts University
Phoenix, Arizona, USA

Rodney Green BSc (Hons) DipEd, MSc, PhD
Past President, Australian & New Zealand Association of Clinical Anatomists;
Adjunct Associate Professor in Human Anatomy

Department of Pharmacy and Biomedical Sciences
La Trobe University
Melbourne, Australia

Derek Griffin BSc, PhD
Clinical Specialist Physiotherapist
Bon Secours Hospital Tralee
Tralee, Ireland

Kevin Hall MSc, NIHR Academy Member
Advanced Physiotherapy Practitioner
Physiotherapy Outpatient Department
University Hospitals Sussex NHS Foundation Trust
Shoreham-by-Sea, UK

Toby Hall FACP, PhD, MSc, PGDip Manip Ther
Specialist Musculoskeletal Physiotherapist;
Adjunct Associate Professor
Curtin School of Allied Health
Curtin University;
Director, Manual Concepts
Perth, Australia

Eric Hegedus PT, DPT, PhD, MHSc
Orthopaedic Certified Specialist;
Professor, Physical Therapy Program
Tufts University School of Medicine
Boston, Massachusetts, USA

Alastair Hepburn BSc, PhD, FRCP
Consultant Rheumatologist
Department of Rheumatology
Western Sussex Hospitals NHS Foundation Trust
Worthing, UK

Danielle Hollis BPhty (Hons), BHlthSc
Physiotherapist
University Academic School of Allied Health Sciences
Griffin University and Australian Catholic University
Brisbane, Australia

Ian Horsley PhD, MSc, MCSP, CSCS
Technical Lead Physiotherapist
English Institute of Sport;
Clinical Director, Back In Action Rehabilitation
Wakefield, UK

Balraj Jagdev MBChB, BSc, MRCS
Specialist Registrar
Trauma and Orthopaedics
Leicester Royal Infirmary
Leicester, UK

Anju Jaggi BSc (Hons) Physiotherapy
Consultant Physiotherapist
Shoulder & Elbow Unit
Royal National Orthopaedic Hospital NHS Trust
Stanmore, UK

Mark Jones CertPT, BS(Psych), Grad Dip (Advanced Manipulative Therapy), MAppSc (Manipulative Physiotherapy)
Lecturer in Physiotherapy
Allied Health & Human Performance Academic Unit
University of South Australia
Adelaide, Australia

Rhiannon Joslin BSc (Physiotherapy)
Specialist Paediatric Physiotherapist
Paediatric Chronic Pain Team
University Hospitals Sussex NHS Foundation Trust;
Physiotherapy Lecturer
University of Southampton
Southampton, UK

Gwendolen Jull MPhty, PhD, FACP
Emeritus Professor in Physiotherapy
School of Health and Rehabilitation Sciences
The University of Queensland
Brisbane, Australia

Roger Kerry PhD
Associate Professor
School of Health Sciences
University of Nottingham
Nottingham, UK

Tony Kochhar MSc, FRCS (Tr & Orth)
Consultant Orthopaedic Surgeon
Visiting Professor
Faculty of Sports Science
University of Greenwich
London, UK

William King BSc (Hons) Physiotherapy, MSc (Manipulative Physiotherapy), MRes, HCPC, MCSP, MMACP
Advanced Physiotherapy Practitioner
Musculoskeletal Service
Sussex Community NHS Foundation Trust
Bognor Regis, UK

Simon Lafrance PT, MSc
Physiotherapist
School of Rehabilitation, Faculty of Medicine
Université de Montréal
Montreal, Quebec, Canada

Simon Lambert BSc, FRCS, FRCSEdOrth
Consultant Orthopaedic Surgeon
Department of Trauma and Orthopaedics
University College London Hospital
London, UK

Neil Langridge DClinP, MSc, BSc (Hons), FCSP, FMACP
Consultant Physiotherapist
Department of Musculoskeletal Services
Southern Health NHS Foundation Trust
Lymington, Hants, UK

Dana Lewis MBBS, BSc, MRCP
Specialist Haematology Registrar
Department of Haematology
Hammersmith Hospital – Imperial College Healthcare NHS Trust
London, UK

Keren Lewis BMBS, BMedSci
Foundation Year 3 Medical Doctor
Royal Free London NHS Foundation Trust
London, UK

Maya Lewis BSc (Accounting and Finance), BSc (Midwifery)
Midwife
Maternity Unit
Kingston Hospital NHS Foundation Trust
Kingston-upon-Thames, London, UK

Stephen Loftus PhD
Associate Professor
Department of Foundational Medical Studies
Oakland University William Beaumont School of Medicine
Rochester, Michigan, USA

Matthew Low MSc, BSc, MMACP, MCSP
Consultant Physiotherapist
Therapy Outpatient Department
Christchurch Hospital
University Hospitals Dorset Foundation NHS Trust
Dorset, UK

Jonathan Lucas MBChB
Academic Clinical Fellow in General Practice
School of Medicine
Keele University
Keele, UK

Greg Lynch Dip Phty, Dip MT, Dip MDT
Senior Physiotherapist
Inform Physiotherapy Ltd
Wellington, New Zealand

Joy MacDermid PT, PhD, FCAHS, FRSC
Distinguished University Professor
Fellow – Canadian Academy of Health Sciences
Fellow – Royal Society of Canada
Physical Therapy and Surgery
University of Western Ontario
London, Ontario, Canada

Michael Mansfield MSc, BSc (Hons), HCPC, MCSP, MMACP, FHEA
Lecturer Musculoskeletal Physiotherapy
School of Sport, Exercise and Rehabilitation Sciences
University of Birmingham
Edgbaston, Birmingham, UK

Lorenzo Masci MBBS, FACSP
Consultant, Sports and Exercise Medicine
OneWelbeck Sports Medicine
London, UK

Jenny McConnell AM, FACP, BAppSci (Physiotherapy), Grad Dip (Man Ther), MBiomedE
Practice Principal
McConnell Physiotherapy Group
Mosman, NSW, Australia

Karen McCreesh PhD, MSc (Manip Ther), BSc (Physiotherapy)
Senior Lecturer
School of Allied Health
University of Limerick;
Senior Lecturer
Ageing Research Centre
Health Research Institute
University of Limerick
Limerick, Ireland

Jillian McDowell MPNZ, Dip Phys, Reg Physio Acup, PGCert Sports Med, Dip MT, Cred MDT, MPhty, MCTA

International Chair
Mulligan Concept Teachers Association;
President, Physiotherapy Acupuncture Association of New Zealand;
Director, Prohealth Physiotherapy Ltd
Queenstown, New Zealand

Sally McLaine BA Appl Sci (Physiotherapy), PhD
APA Sports Physiotherapist
Physiotas Launceston
Launceston, Tasmania, Australia

Mira Meeus PT, PhD
Full Professor
University of Antwerp & Ghent University
Departments of Rehabilitation Sciences and Physiotherapy
Ghent, Belgium

Christopher Mercer FMACP, FCSP, MSc, Grad Dip Phys, PGCert (Clin Ed)
Consultant Physiotherapist
Physiotherapy Department
Western Sussex Hospitals NHS Trust
Sussex, UK

Brian Mulligan FNZSP (Hon), Dip MT
Mulligan Concept Founder
Auckland, New Zealand

Margie Olds PhD, MSc, BPhty
Physiotherapy Specialist
Auckland Shoulder Clinic
Auckland, New Zealand

Shaun O'Leary BPhty (Hons), MPhty (Musculoskeletal), PhD, FACP
Associate Professor in Physiotherapy (Clinical Academic)
Physiotherapy Department
University of Queensland/Royal Brisbane and Women's Hospital
Brisbane, Australia

Kieran O'Sullivan PhD, M Manip Ther, BPhysio
Senior Lecturer
School of Allied Health
University of Limerick
Limerick, Ireland

Peter O'Sullivan Dip Physio, Grad Dip Manip Ther, PhD, FACP
John Curtin Distinguished Professor
Specialist Musculoskeletal Physiotherapist
School of Allied Health
Curtin University
Perth, WA, Australia

Yemi Pearse BM, BCh, MA (Oxon), FRCS (Orth)
Consultant Orthopaedic Surgeon and Department Lead
Department of Trauma and Orthopaedics
St George's Hospital
London, UK

Tamar Pincus BSc, MSc, MPhil, PhD
Professor in Health Psychology
Department of Psychology
Royal Holloway University of London
Surrey, UK

Jared Powell DPhty, BExsc/BBus
Physiotherapist
Faculty of Health Sciences and Medicine
Bond University
Robina, QLD, Australia

Shelly Prosko PT, C-IAYT
Physiotherapist, Yoga Therapist
www.physioyoga.ca
Alberta, Canada

Raja Bhaskara Rajasekaran MS, DNB, FNB
Clinical Fellow & Girdlestone Scholar
Oxford Sarcoma Service
Oxford University Hospitals
NHS Foundation Trust
Oxford, UK

Gajan Rajeswaran MBBS, FRCR, PGCME
Consultant Musculoskeletal Radiologist
OneWelbeck Imaging & Diagnostics
London, UK

Eleanor Richardson MSc (Advanced Musculoskeletal Physiotherapy Practice), PGDip (Orthopaedic Medicine), BSc (Hons) Physiotherapy
Clinical Shoulder Specialist
Physiotherapy Department
BMI The Alexandra Hospital
Cheadle, Manchester, UK

Richard Rosedale PT, Dip MDT
International Director of Education
McKenzie Institute International
Coldstream, Ontario, Canada

Jean-Sébastien Roy PT, PhD
Full Professor
Department of Rehabilitation
Faculty of Medicine, Université Laval;
Researcher, Center for Interdisciplinary Research in Rehabilitation and Social Integration
Université Laval
Quebec City, Quebec, Canada

Paul Salamh PT, DPT, PhD
Assistant Professor
Krannert School of Physical Therapy
College of Health Sciences
University of Indianapolis
Indianapolis, Indiana, USA

Emma Salt Grad Dip (Physiotherapy), MSc (Musculoskeletal Physiotherapy), PhD
Consultant Physiotherapist
University Hospitals of Derby and Burton NHS Foundation Trust;
Fellow, National Institute for Health and Care Excellence;
Honorary Research Physiotherapist
Keele University
Keele, UK

Fiona Sandford PhD Physiotherapy, MSc (Upper Limb Rehabilitation), BSc Physiotherapy
Consultant Physiotherapist
Clinical Lead
Hand Therapy & Hand Unit Co-Lead
Guy's & St Thomas' Foundation NHS Trust
London, UK

Martin Scott MSc (Health Services Research), PGDip (Assessment & Treatment of the Shoulder), BSc (Hons) Physiotherapy
Clinical Specialist Physiotherapist
Physiotherapy Department
Nottingham University Hospitals NHS Trust
Nottingham, UK

Amee L Seitz PT, DPT, PhD
Associate Professor
Department of Physical Therapy & Human Movement Sciences
Feinberg School of Medicine
Northwestern University
Chicago, Illinois, USA

Mitchell Simpson MD, BPhysio (Hons)
Paediatric Basic Physician Trainee
Department of General Medicine
The Royal Children's Hospital
Melbourne, Australia

Gisela Sole BSc (Physio), MSc (Med)
Exercise Science, PhD
Associate Professor
School of Physiotherapy
University of Otago
Dunedin, New Zealand

Lonnie Soloff BSci (Exercise Science), PT, ATC, DPT
Vice President
Medical Services
Cleveland Indians Baseball
Cleveland, Ohio, USA

Gareth Stephens BSc (Hons), MSc
Clinical Research Physiotherapist
Physiotherapy Department
The Royal Orthopaedic Hospital
Birmingham, UK

Mike Stewart MSc, BSc (Hons), MCSP, SRP, PGCert (Clin Ed)
Physiotherapist, Educator & Researcher
Know Pain Ltd
Kent, UK

Filip Struyf PT, MSc, PhD
Professor in Rehabilitation Sciences and Physiotherapy
University of Antwerp
Antwerp, Belgium

Alan J Taylor MCSP, MSc
Assistant Professor
Physiotherapy & Rehabilitation Sciences, School of Health Sciences
University of Nottingham
Nottingham, UK

Duncan Tennent FRCS(Orth)
Consultant Orthopaedic Surgeon
St. George's Hospital NHS Trust;
Professor of Orthopaedic Education
St. George's University of London
London, UK

Danielle van der Windt PhD
Professor of Primary Care Epidemiology
School of Medicine
Keele University
Newcastle-under-Lyme, UK

Hubert van Griensven PhD, MSc(Pain), BSc, DipAc
Physiotherapist and Acupuncturist;
Senior Lecturer
School of Health and Social Work
University of Hertfordshire
Hatfield, UK

Bill Vicenzino PhD, MSc, Grad Dip Sports Phty, BPhty
Chair in Sports Physiotherapy
University of Queensland
Brisbane, QLD, Australia

Sanjay Vijayanathan MRCP, FRCR
Consultant Radiologist
Lead for Musculoskeletal Imaging
Radiology
Guy's and St Thomas' NHS Foundation Trust
London, UK

Lennard Voogt PhD, PT
Research Centre for Healthcare Innovations and
Department of Physiotherapy Studies
Rotterdam University of Applies Sciences
Rotterdam, The Netherlands;
Pain in Motion Research Group (PAIN)
Department of Physiotherapy, Human Physiology and Anatomy
Faculty of Physical Education and Physiotherapy
Vrije Universiteit Brussel
Brussels, Belgium

Helen Walker PhD, B App Sc Physio, Grad Dip App Sc Sports Physio
APA Sports Physiotherapist
Principal
Physio4athletes;
Consultant Physiotherapist Swimming Australia
Melbourne, VIC, Australia

Craig Wassinger PT, PhD
Associate Professor
Department of Physical Therapy
East Tennessee State University
Johnson City, Tennessee, USA

Grant Watson Dip Phys, Adv Dip Phys, Dip MDT, Dip MT, NZSP
Consultant Physiotherapist
Mohua Rehabilitation
Collingwood Health Centre
Collingwood, Golden Bay, New Zealand

Tim Watson PhD, BSc (Hons), FCSP
Professor of Physiotherapy
University of Hertfordshire
Hatfield, UK

Rod Whiteley PhD, FACP
Assistant Director, Rehabilitation Department
Aspetar Sports Medicine Hospital
Doha, Qatar

Stuart Wildman BSc (Hons) Physiotherapy, MSc (Advanced Neuromusculoskeletal Physiotherapy), PGCert (Musculoskeletal Sonography), PG Dip (Society of Orthopaedic Medicine Diploma)
Advanced Physiotherapy Practitioner and Consultant Musculoskeletal Sonographer
Royal Surrey County Hospital NHS Foundation Trust
Guildford, Surrey, UK

Chris Worsfold MSc, AFHEA
The Tonbridge Clinic
Tonbridge, UK

Wilbour Kelsick의 서문

어깨 통증과 기능장애에 대해 다루는 책을 만드는 것은 어려운 작업이다. 그러나 Jeremy와 César는 전체 원고를 통해 빛을 발하고 깨달은 열정으로 이 프로젝트를 시작하였다. 어깨 문제에 대한 치료나 관리는 근골격계 의학에서 상호 배타적인 주제는 아니다. 편집자들은 이러한 잘못된 이분법을 맨 앞에 놓고 프로젝트에 접근하였으며 책의 실용적인 내용과 구성에 대한 계획에 반영하였다.

어깨는 인체에서 가장 복잡하고 다재다능한 관절(versatile joints) 중 하나이다. 손과의 통합은 동물계에서 인간을 독특하게 만드는 신체적 특징 중 하나이다. 이것의 기능적 능력은 넓은 관절가동범위에 달려 있으며, 동시에 손에 필요한 동작의 정확성을 만들기 위해 이 부위에 안정성을 만들어내야 한다. 어깨의 이러한 기능적 특징은 완전성(integrity)과 효율성(efficiency)을 위한 움직임을 만들어내기 위해 안정성(stability)과 가동성(mobility) 사이에 상호 모순이 되는 움직임이 있는 동적 안정성(dynamic stability)에 완벽한 예가 된다. 어깨에 고유한 복잡성(complexity)을 부여하는 동시에 손상과 만성 기능장애에 취약하게 만드는 것은 바로 이러한 모순적인 움직임(관절 가동성을 최대화하면서 안정성을 유지하는 것)이다.

견관절에 기능장애와 통증은 어디에나 존재하며, 복잡한 기능적 구조로 인해 관리하기 가장 어려운 근골격계 질환 중 하나이다. 어깨에 기능장애가 있는 환자를 관리하는 임상가에게 해부학과 생리학, 생체역학, 심리사회적 상호 작용 그리고 어깨 기능장애를 치료하기 위한 통합적 관리 전략(integrative management strategies)에 대한 근거-기반 지식들을 제공하는 통합된 자료에 대한 필요성을 납득시킬 필요는 없다. 이러한 측면에서 어깨 기능장애의 병인을 이해하면 임상가와 학생들이 어깨 문제를 관리하기 위해 보다 전인적인 접근(holistic approach) 방법을 이용할 수 있다. 숙련된 전인론적 검사, 진단 그리고 치료 프로토콜은 어깨의 기능장애와 통증을 관리하는 데 가장 중요하다. 이 책에서 편집자는 어깨의 기능장애를 총체적으로 관리하는 데 필요한 도구들을 제공한다. Jeremy와 César는 포괄적이고 설득력 있고 실용적인 교과서를 제공하는 임무를 수행했으며 이를 달성하였다. 숙련된 실무자로서의 삶에 대한 이야기를 바탕으로 발전시킨 이 책은 정상과 병리학적 기능장애를 이해하는 데 필요한 기본적인 이론과 어깨 기능장애를 평가하고 임상적으로 관리하기 위한 근거-기반 도구들이 모두 포함된 학제간 원고(transdisciplinary manuscript)이다. 이 책에 기고자들의 연구 논문을 바탕으로 지지되는 근거들을 독자에게 전달하고, 안내하며 명확히 하기 위해 예외적이고 설득력 있는 과학적 문헌 근거들을 제공하였다.

이 책은 마약-기반 진통제(opioid-based analgesic medication)에 의한 만성 근골격계 통증의 전통적인 관리 방법이 만성 통증 환자에 대한 중독성과 치명적인 영향으로 인해 전 세계적으로 엄청난 연구가 이루어지고 있는 이 시기에 시기적절한 자료이다. 이 책의 기고자들은 만성 어깨 기능장애와 통증이 있는 환자를 관리할 때 고려해야 하는 대체의학적 관리(alternative care), 생물심리사회적 그리고 환경적 고려 사항과 같은 다른 통증 관리 옵션이 있다는 인식을 강조하였다. 기능적 해부학적 측면에서 어깨 복합체는 신체에서 가장 자유도(degrees of freedom)가 크다. 전체적인 기능은 상지와 중간부위 그리고 하지 구조물들에 대한 힘 전달 고리(force transmission links)에 의해 달라진다. 움직임에 전신적인 완전성(integrity)은 인간의 활동에 복잡성과 정확한 기능 수행을 지지하기 위한 협력(cooperation)과 조절(coordination)에 관한 것이다. 어깨의 기능장애와 통증 관리 분야에 잘 알려져 있는 전문가들을 포함시킨 이 책의 편집자들의 전략은 협력과 조절이라는 주제를 강력하게 반영하였다.

어깨에 통증과 기능장애를 관리하는 것은 쉬운 임상 작업이 아니다. 그러나 신뢰할 수 있고 실용적인 근거-기반 임상 지식 자료들을 보유하는 것은 이 분야에서 일하는 임상가들에게 가장 중요한 것이다. 편집자의 배경에 대해 알아 보면 이 책이 체계적으로 설계되어 정보들이 독자에게 친숙할 것이라는 것이 나의 의견이다. 제시된 정보들은 놀라울 정도로 명료하며 최신의 참고 자료를 이용해 잘 조사되었다. 이 책은 그림과 표, "임상적 팁(clinical tip)" 상자, 요점(focus points), 환자와의 의사 소통 기술, 치료와 검사 기법 사진을 이용해 멋지게 설명되어, 모든 핵심이 되는 메시지를 이해하기 용이하게 하였다. 30장에 가상현실 접근법에 헤드라인과 추가적인 지식

정보 자료를 위한 웹 사이트에 접근 방법도 훌륭하고 적절하게 추가된 기능이다. 근골격계 의학 분야에서 여러분의 전문 분야가 무엇이든 간에 이 책에는 당신을 위한 무언가가 있을 것이다. 환자에게 최적의 치료를 제공하는 것을 목표로 하는 임상가와 학생에게도 귀중한 자료이다. 이 책의 서문을 쓰도록 초대받은 것에 대해 영광으로 생각한다.
나는 이 책을 적극 추천하는 바이다.

Wilbour Kelsick DC, BSc, FRCCSS(C), FRCCRS(C)
임상 책임자(Clinical Director)
Maxfit Movement Institute Inc.
Port Moody, Canada
팀 실무자(Team Practitioner),
캐나다 올림픽 육상팀
(Canadian Olympic Track and Field Team)
2022년 1월 Port Moody, Canada

Clare Ardern과 Karim Khan의 서문

새 책이 도착했을 때는 늘 설레는 시간이다. 커뮤니티는 필요를 느끼고 저자의 권위를 높이 평가하며 입소문이 나기 시작한다: "Lewis와 Fernández-de-las-Peñas의 새로 나온 어깨 책을 본 적이 있나요?" 이러한 흥분은 초안을 본 공동 저자들과 리뷰어 사이에서 수군거림으로 시작하여 진정한 견관절 애호가(선주문한 사람들)들에게 빠르게 전달된다. 어얼리 어답터(early adopters)가 그 유행을 발견하는 다음 단계이다: 그들의 뒤를 바짝 쫓고 있는 것은 임상과 연구 커뮤니티이다. 2020년대에는 소셜 미디어에 의해 더 증폭되어 전 세계적으로 떠들썩한 소문이 퍼지고 있다. The Shoulder: Theory and Practice에서 버즈(buzz)는 적어도 네 가지 기능에 관한 것이다.

특징(Feature number)1: 이 책은 포괄적이다(This book is comprehensive). 주요 스포츠의학 책들은 어깨 통증에 대해 한 장 또는 기껏해야 몇 장으로 구성된 단원으로 다루는 반면, 이 책에서 우리는 4개의 파트, 43개의 장 그리고 700개 이상의 양질의 페이지를 보유하고 있다.

특징 2: 누가 작성했는가?(Written by whom?) 최고에 의해: 세계 최고의 어깨 권위자 116명. 사람들이 어깨 분야에 저명한 사람을 직접 만났을 때 웅성거리는 소리를 상상해보라.

특징 3: 환자 초점(The patient focus). 솔직히 말해서 Gray's Anatomy는 환자 중심적이지 않았고, 현재의 이 책의 4판 이후에도 물리치료 분야의 기본 교과서도 마찬가지였다. 실제로 행보를 함께 해준 Lewis 박사와 Fernández-de-las-Peñas 박사에게 박수를 보낸다(하지의 은유가 허용된다면?!). 존재 이유(The raison d'être). 그러나 "하나(단원)로 완료"가 된 것은 아니다. 여러분은 생물심리사회적 모델에 대한 사려 깊은 토론, 어깨 통증이 있는 사람들과의 의사 소통에 관한 단원, 재활에서 특정 스포츠에 대한 초점을 맞추는 것을 볼 수 있을 것이다. 모든 것들이 단순히 "결과"가 아니라 환자의 삶을 개선하려는 저자의 노력을 강조하고 있다.

특징 4: 저자들이 그들의 작업에 임하는 겸손함(The humility the authors bring to their work). 권위(authority)와 겸손(humility). 역설적으로 들리지만 그렇지 않다. 노력의 결과인 권위 - 문헌들을 잘 알고, 연구를 수행하고, 그들 자신의 임상 업무에 전력을 다했다. 115명의 모든 저자들이 평생의 지혜와 모든 건강 관리를 뒷받침하는 본질적인 겸손을 반영하고 공유하였다. 두 편집자의 서문에는 특히 "이 책을 읽으면서 어깨 증상을 경험하는 사람들을 돕기 위해, 우리의 실무를 더 잘 알리기 위해 얼마나 많은 지식이 필요한지 알게 될 것이다."라고 인정한 서문에는 겸손함이 있다.

한 아이를 키우려면 온 마을이 필요하다. 진부한 표현인가 격언인가? 절대 의미론에는 신경을 쓰지 말자. 이 새로운 책(교과서 사이의 새로운 생명)은 열정적이고 배려하며 현명한 커뮤니티에 의해 양육되었기 때문에, 이러한 표현이 우리 마음에 떠올랐다. 그리고 모든 새로운 삶과 마찬가지로 세상은 더 나은 삶을 살고 있다. 우리(건강관리 전문가, 연구원, 환자, 시민)는 함께할 때 더 강해지며 Drs Lewis와 Fernández de-las-Peñas가 이끄는 이 훌륭한 저자 커뮤니티는 우리의 감사를 받을 자격이 있다.

Clare L Ardern BPhysio(Hons), PhD
선임 연구원,
고관절 건강 및 가동성 센터
British Columbia 대학교,
Journal of Orthopaedic &
Sports Physical Therapy 편집장

2022년 1월 캐나다 밴쿠버

Karim M Khan MD, PhD, MBA
교수,
British Columbia 대학교;
Scientific Director
Canadian Institutes of Health Research – Institute of
Musculoskeletal Health and Arthritis (CIHR–IMHA)
공동 저자, Brukner와 Khan의 임상 스포츠 의학(Clinical
Sports Medicine)

2022년 1월 캐나다 밴쿠버

Jeremy Lewis의 서문과 인사말

어깨 통증은 무서울 수 있고, 일반적으로 장애가 올 수 있으며, 지속적일 경우 삶을 변화시킬 수 있다. 이 책의 목적은 어깨가 어떻게 작동되는지, 무엇이 잘못 되었는지에 대해 어느 정도를 이해하는 것이며, 임상가들은 치료를 원하는 사람들을 돕기 위해 우리가 할 수 있는 일이 무엇인지 이해하도록 하는 것이다. 항상 건강관리 분야에서 가장 중요한 사람인 환자에게 초점을 맞추고 있다.

나는 의학 역사를 좋아하고 내 개인 도서관에서 가장 소중히 여기는 책 중 일부는 100년이 넘은 것들이다. 100년 전과 그 이전의 최신 기술에 대해 설명하는 문헌을 읽는 것은 늘 흥미진진하다. 지금부터 100년 후에 어깨 기능과 평가, 치료에 대한 우리의 이해는 오늘날과 크게 다를 것이며, 환자의 경험과 새로운 연구 지식 그리고 임상 실무를 통해 정보를 얻을 것이다. 나는 이 교과서의 내용을 알린 현재와 과거의 사람들에게 감사하는 것처럼 앞으로 몇 년 동안 우리의 지식을 더할 미래의 연구자들에게 감사한다. 이 책을 읽으므로 여러분은 어깨 증상을 경험하는 사람들을 돕기 위해 우리의 실무를 더 잘 알리기 위해 여전히 얼마나 많은 지식이 필요한지 알게 될 것이다.

이 책은 SARS-CoV-2 팬데믹 기간 중에 쓰여졌다. 많은 생명을 잃었고, 가족은 황폐화되었으며, 많은 사람들에게 우리의 삶의 방식은 극적으로 변했다. 팬데믹은 우리 모두에게 성찰의 기회를 주었고, 인류 역사에서 늘 그렇듯이 더 나은 시대를 희망할 기회를 주었다. 나는 개인적으로 코로나19로 가족과 친구를 잃었고 여전히 장기 코로나의 영향을 받고 있지만 증상이 꾸준히 호전되고 있음에 감사한다. 각 단원의 주 저자와 공동 저자들은 모두 팬데믹 기간 동안 이 책을 만들기 위해 지칠 줄 모르고 일했다. 이러한 상황에서, 특히 우리는 그들의 선의(good faith)에 의존하였고 더 나아가 그들이 역사상 이 끔찍한 시기에 귀중한 시간을 지원해 주었기 때문에, 각 단원들을 편집하고 기고자들에게 제안을 하는 것은 나에게 정말 어려운 일이었다. 나는 그들 한 사람 한 사람에게 빚을 지고 있고, 그들 모두에게 가장 따뜻하고 진심 어린 감사를 드린다. 발행인과 편집자, 미술가 및 Handspring 출판사의 모든 임원들에 지도와 조언에 진심으로 감사드린다. César와 함께 이 프로젝트에 참여하게 되어 영광이며 감사드린다. 책을 만들려면 "마을이 필요하다(It takes a village)".

이 책이 배움의 원천이 되기를 바라는 마음으로 이 책의 페이지들이 잘 정리되고, 컬러 포스트잇으로 채워지고, 동료들과의 토론과 임상 실무를 뒷받침하는 근거로 활용되길 바란다.

온라인 자원

많은 단원의 저자들은 사진과 비디오, 보충 자료를 위한 웹 사이트를 독자에게 제시하였다.
이를 더 용이하게 하기 위해 웹 사이트와 기타 자원을 단원별로 나열한 www.drjeremylewis.com (자원 단원) 섹션을 우리의 웹 사이트에 할당하였다.

헌정(Dedication)

이 책을 내가 사랑하는 사람과 가장 친한 친구, 그리고 나에게 영감을 준 모든 사람에게 바치고 싶다. 여러분이 내가 누구인지, 내가 만들 수 있었던 것보다 더 나은 것으로 만드는데 도움을 주었다.

마음이 항상 즐거우시기 바랍니다. 당신의 노래가 항상 불려지기를 바랍니다.

Bob Dylan – Nobel Prize Laureate

Jeremy Lewis
Wellington, Melbourne과 London
2021년 6월

César Fernández-de-las-Peñas의 서문과 인사말

어깨는 해부학적으로나 생체역학적으로 매우 매력적인 부위이다. 증상이 있는 경우 높은 이환율(morbidity)과 관련이 있는 경우가 많으며, 이러한 이환율의 관리는 임상가에게 어려운 과제이다. 어깨 질환의 치료는 특히 요통과 같은 증상이 기계적 기능장애로 인한 것뿐만 아니라 심리적, 사회적 요인과도 관련되어 있다는 인식이 높아지면서 계속 발전하고 있다. 어깨 질환에 대한 관리를 이렇게 이해하는 것은 생물학적 접근 방식에서 보다 전인적(holistic)이고 생물심리사회적(biopsychosocial)인 접근 방식으로 전환되었다. 이러한 변화를 반영하기 위해 이 책에서는 환자-중심의 생물심리사회적 접근 방식을 채택하였다. 또한 우리는 환자가 생활하는 환경이 건강관리에 대한 접근과 결과 모두에 영향을 미친다는 것을 알고 있으며 이 점 또한 많이 고려하였다.

운동은 아마도 대부분의 어깨 문제를 관리하는데 가장 좋고 안전하며 가장 적절한 치료 옵션일 것이다. 그것은 또한 다른 중요한 건강상의 이점들과 관련이 있지만, 비록 관련된 이점이 있을지라도 운동이 모든 사람의 어깨 장애를 의미있게 감소시키는 것은 아니다. 그것만으로는 충분하지 않으며, 강력한 치료적 동맹에 의해 뒷받침되는 적절한 교육이 제공되어야 한다. 우리는 또한 생활 양식 요인을 해결하는 것도 필수적이며, 주사와 수술이 운동을 능가하는 질환이나 질병의 단계가 있으며, 때로는 "중재"하지 않는 것이 더 최선이라는 것을 알고 있다. 우리는 또한 임상가의 경험과 환자의 가치와 신념이 근골격계 어깨 질환의 관리에서 과소평가되어서는 안된다는 것을 잘 이해해야 한다.

이러한 복잡성을 인식하면서 우리는 어깨 문제에 대한 해결방법을 찾는 사람들에게 평가하고 치료하기 위한 다양한 접근 방식의 포괄적인 통합방법을 제공하기 위해 전 세계와 많은 전문분야의 임상가와 연구자들을 모으는 것에 영감을 받았다. 우리는 어깨의 평가 그리고 관리와 관련된 모든 질문에 대한 답을 모두 가지고 있지 않다는 것을 인지하고 있으며, 이로 인해 연구적 근거와 전문가의 의견을 결합하여 평가와 관리에 대한 근거-정보 접근 방식을 취하였다.

우리는 이 책이 전 세계 임상가들에게 귀중한 자료가 되어 정보를 제공하고 임상가들을 하나로 묶는데 기여하여 궁극적으로 어깨 통증과 관련 증상을 가지고 살아가는 사람들에게 도움이 되기를 바란다. 이번 판 뿐만 아니라 앞으로의 판에서도 발전하는 연구와 지식을 통해 정보를 얻을 수 있기를 바라며, 이 책이 어깨 질환의 관리에 관련된 모든 사람들에게 계속해서 견고한 토대가 되기를 바란다.

수년간 어깨 통증이 지속되는 환자들과 어깨 문제가 있는 운동선수들과 함께 일한 후에 Handspring 출판사로부터 최고의 어깨 교과서를 집필해 달라는 요청을 받았다. 이 책의 필요성에 동의한 후, 나는 나의 동료이자 친구인 Jeremy Lewis가 이 야심찬 프로젝트를 이끌 사람이 되어야 한다고 결정하는 데는 단 1초도 걸리지 않았다. 처음에는 Jeremy도 나도 얼마나 많은 사람들이 이 작업에 열정적으로 자원하고 참여에 동의할지 몰랐었다. 그들은 모두 "이 교과서를 만들 시간이다(It's time for this textbook)"라고 말했다.

첫째로, 나는 어깨 증상을 경험하는 사람들을 돕기 위해 그의 임상과 연구 경력의 많은 부분을 헌신하고 집중하고 있는 Jeremy에게 감사를 표하고 싶다. 그는 자신이 항상 옳은 것은 아니며 갈 길이 멀다고 말하는 첫 번째 사람이지만, 그는 여전히 이러한 대의에 헌신하고 있다.

둘째로, 이 책의 내용을 능숙하게 작성한 모든 공동 저자와 임상가 그리고 연구원에게 무한한 감사를 드린다.

셋째로, 이 책의 공동 저자로 직접 참여하고 우리 클리닉에서 더 잘할 수 있도록 영감을 준 어깨 통증을 앓고 있는 환자들에게 감사한다. 다음으로, Handspring 출판사의 전문성과 지원, 열정 그리고 이 프로젝트를 맡겨주신 것에 대해 감사드린다.

마지막으로 우리의 가족과 친구, 동료들에게 감사한다. 우리는 임상 실무와 교육, 감독, 저술, 연구와 같은 전문적인 활동이 종종 우리를 빼앗아 간다고 생각한다. 우리의 노력에 대한 여러분의 이해와 지지에 영원히 빚을 지고 있다.

César Fernández-de-las-Peñas

마드리드, 스페인

2021년 6월

역자 서문 (Translator's Preface)

나는 지난 20여 년간 매 4년 마다 전 세계에서 개최되고 있는 국제 정형도수물리치료사들의 모임인 IFOMPT(International Federation of Orthopedic Manipulative Physical Therapist) 학술대회를 정말로 즐거운 마음으로 참여해 왔다. 그 곳에서 나는 책이나 학술 논문에서나 볼 수 있던 세계의 저명한 임상가와 연구자들을 만나면서 그들의 학술적 임상적 역량들에 대해 부러워하면서도 우리 한국의 미래에 대한 가능성과 희망을 꿈꾸며 지내왔다.

그 곳에서 만났던 임상가와 연구자들 중 많은 사람들로부터 관심과 사랑을 받고 있는 분들 중에 Jeremy Lewis가 있었고, 또한 엄청난 연구력을 바탕으로 수 많은 책과 논문을 발간하고 있는 César Fernández-de-las-Peñas가 있었다.

Lewis박사는 어깨 질환에 대한 물리치료에 관심을 가지고 있는 물리치료사라면 이 분을 모르는 사람이 거의 없을 것이라 생각한다. 근골격계를 전공하는 물리치료사들에게 미국에서 발간하는 JOSPT 저널을 다운 받아 읽어보지 않은 분들은 거의 없을 것이라 예상한다. 이 JOSPT 저널에 특집 편집자이기도 한 Lewis는 현재도 많은 어깨 관련 연구를 하는 세계의 물리치료사들을 지도하고 있다.

Fernández-de-las-Peñas 박사는 최근 한국에서 번역되어 발간된 '턱관절 장애: 도수치료, 운동 및 침술(Temporomanidibular Disorders, Manual therapy, exercise, and needling, 영문출판사)과 근골격계 통증 증후군에 대한 도수치료, 근거 및 임상 기반의 접근법(Manual Therapy For Musculoskeletal Pain Syndromes, An evidence- and clinical-informed approach)의 저자도 유명한 임상가이자 학자이다.

어느 날 이 두 사람이 같이 책을 발간한다는 소식을 들었고, 다행이 출판사에서 이 책의 번역을 의뢰해 주어 너무도 기쁜 마음으로 참여하였고, 실력 있는 물리치료사들로 번역진을 구성하기 위해 노력하였다. 바쁜 임상과 강의 중에서도 번역 참여에 흔쾌히 수락해 주고 작업을 해 주신 모든 역자분들께 이 지면을 통해 다시 한번 감사의 마음을 전한다.

이 책의 구성은 어깨의 근골격계 문제를 전공으로 하는 물리치료사들의 관심을 끄는데 충분히 매력을 가지고 있는 것 같다.

책의 파트 1에서는 어깨에 대한 해부학과 생물심리학적 접근, 통증에 대한 신경과학적 접근, 실무에 있는 도수치료사가 반드시 알아야 할 환자의 의학적 위험 신호와 염증에 대한 정리, 의학적 수술에 대한 현재와 미래에 가치 등이 일목요연하게 정리되었으며,

파트 2에서는 한국에 정형도수물리치료사들에게 현재 가장 필요하다고 판단되는 정형의학적 평가와 관리법에 대해 제시하였고,

파트 3에서는 도수치료 접근과 건침, 테이핑과 같은 특별한 치료법이 정리되었고,

마지막 파트 4에서는 다양한 상황에서의 어깨 문제의 운동과 재활을 위한 치료방법들이 제시되었다.

특별한 점은 모든 단원의 저자들은 각 세부 분야에 세계 최고의 전문가 116명이 특별히 초대되어 원고를 작성하였다는 점에서 이 책은 매우 큰 가치가 있다고 생각된다.

이 책의 귀중함을 알아보시고 번역물 발간을 결정하고 번역 작업을 의뢰해 주신 영문사 사장님과 직원분들에게 감사의 마음을 전합니다.

최근 한국에 물리치료는 나날이 발전하고 국제화되어가고 있다는 인식을 많은 분들이 하고 있다. 그러나 아직도 우리나라 물리치료사들이 가지고 있는 어려움 중 하나가 영어 학술자료를 부담없이 읽고 학습하는데에 아직도 어려움이 있다고 생각한다.

이러한 상황에서 보석과 같은 전문 영역의 이 번역서를 통해 많은 분들에게 큰 도움이 될 것이라 생각한다.

김선엽
대전대학교 물리치료학과 교수

Part 1
근골격계 견관절 문제
(Musculoskeletal shoulder problems)

1

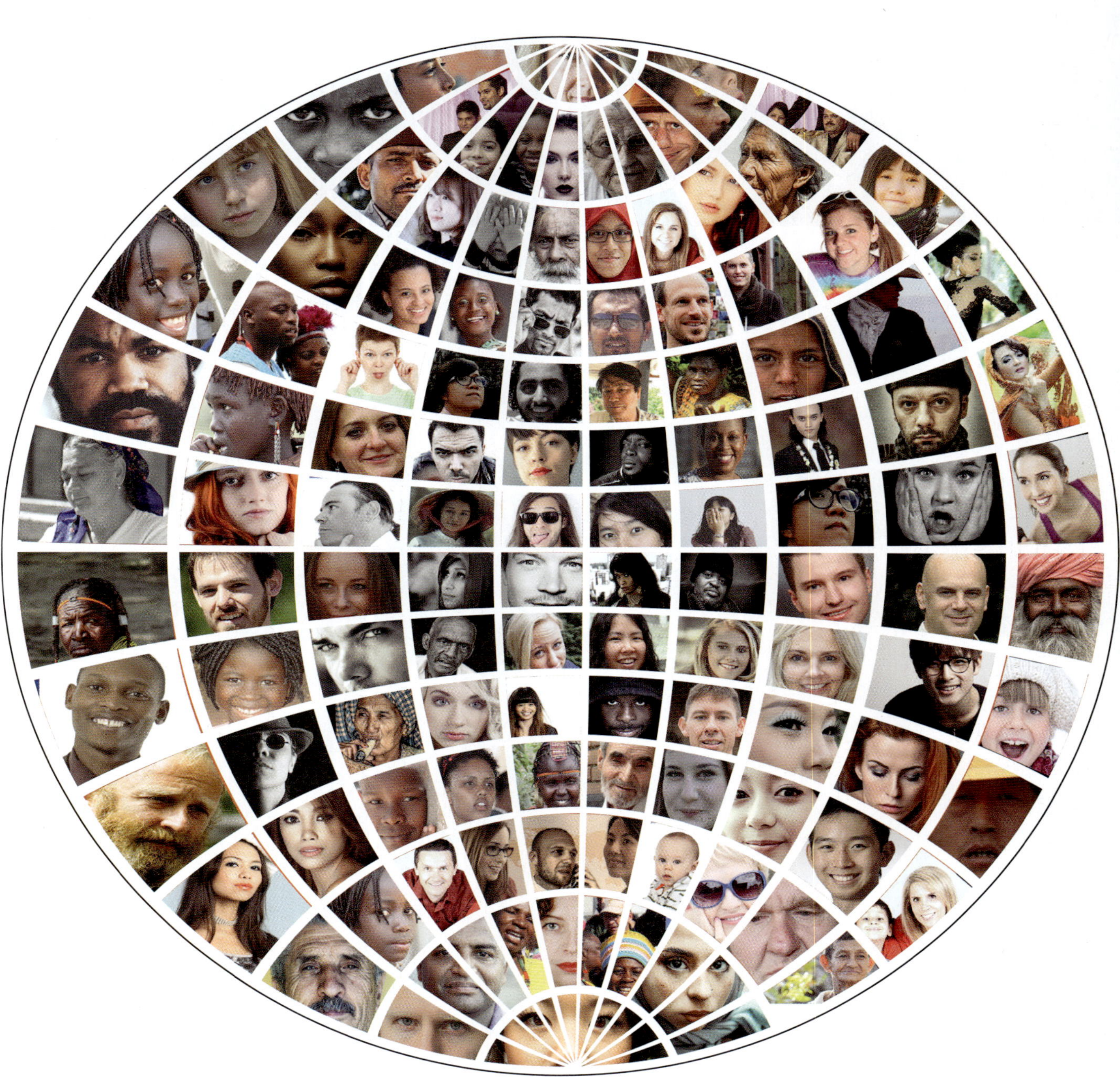

우리 이야기: 어깨 통증으로 생활하기

(Our stories: living with shoulder pain)

1

Jeremy Lewis

이 책을 집필하게 된 많은 이유 중 하나는 국제적으로 유명한 전문가들의 공통의 지식과 기술을 한데 모아 어깨와 관련된 근골격계 문제와 관련된 현대적 지식의 종합을 만들기 위함이다. 이 목표를 달성하기 위해 저자는 어깨가 하는 일과 이유, 왜 문제가 발생하는지, 평가 및 관리에 대한 제안을 제시하고 "어깨가 왜 아픈가?"라는 질문에 답하는 데 도움을 줄 것이다. 이 책은 어깨 통증의 세계적인 부담에 대해 논의하고, 현재 진행 중인 불확실성과 이의 제기를 확인하고, 새로운 발전에 대해 논의할 것이다.

이 책의 무수한 목표 중 또 다른 하나는 이 분야에 임상적 관심을 가진 전문가가 최선을 다하도록 지원하는 것이다: 최상의 실기를 제공하고 장애를 줄이며 치료를 원하는 사람이 환자의 기대치를 초과하는 것을 목표로 가능한 최고 수준의 기능으로 돌아갈 수 있도록 한다. 그러나 한 가지 더 높은 목적이 있으며, 그 목표를 달성하기 위해서는 건강 관리에서 가장 중요한 사람이 임상가가 아니라 케어를 원하는 사람이라는 것을 무조건적으로 인식해야 한다. 그렇게 함으로써 우리는 우리 앞에 있는 사람의 생생한 경험, 두려움과 걱정, 믿음, 열망이 그 사람에게 중요하다는 것을 인정해야 한다. 그리고 그 중 하나를 이해하는 유일한 방법은 이 첫 번째 장의 초점인 환자의 말을 주의 깊게 듣는 것이다.

이 장의 저자는 과거에 어깨 통증으로 살아왔거나 현재 어깨통증으로 살아가고 있는 사람들이다. 그들의 이야기를 들음으로써, 우리는 그들이 겪고 있는 어깨 증상에 대한 케어가 필요하다고 결정한 우리 공동체 구성원들과 어떻게 듣고 소통하는지 되돌아볼 수 있다. 나는 공헌한 사람들에게 감사한다. 그들의 설명을 읽는 것은 특권이다. 그들은 과거의 의사소통 오류가 앞으로 나아가지 않도록 우리가 더 나은 우리 자신을 갖도록 도우려고 노력하고 있다.

과거에 어깨 통증을 안고 살았거나 현재 어깨 통증을 안고 살고 있는 사람들이 이 책의 저자들이다. 그들의 이야기를 들음으로써 우리는 그들이 겪고 있는 어깨 증상에 대한 케어가 필요하다고 결정한 지역 사회 구성원들과 어떻게 경청하고 소통하는지에 대해 숙고할 수 있다. 나는 기여한 사람들에게 빚을 지고 있다. 그들의 계정을 읽는 것은 특권이다. 그들은 과거의 통신 오류가 앞으로 나가지 않도록 보장하기 위해 우리 자신의 더 나은 버전을 도우려고 노력한다.

익명성을 보호하기 위해 일부 이름이 변경되었으며, 우리가 듣고 있는 환자의 목소리가 맞는지 확인하기 위해 편집이 최소한으로 유지되었다. 비록 공간이 모든 것을 출판하는 것을 허락하지는 않았지만, 나는 그들의 개인적인 이야기를 보내 준 모든 사람들에게 감사하고 싶다.

Zana Hakimi, 이란

런던[영국]으로 이사하기 전에 나는 과학자였지만 나의 열정은 보디 빌딩이었다. 나는 많은 국제 대회에서 우승했다. 매년 나는 소방 신체검사를 받았고 턱걸이 기록은 58개였다. 그러다가 몇 년 전 오른쪽 어깨 통증이 생겼는데 사라지지 않아 전문의에게 가서 MRI 검사를 받았다. 의사는 어깨에 건을 누르고 있는 여분의 뼈가 있고 계속 운동하면 건이 찢어져 팔을 사용하지 못할 수도 있다고 말했다. 뼈를 제거하는 수술을 권했다. 나는 아버지와 많은 대화를 나누고 아버지의 조언을 존중했다. 아버지는 수술 후 더 나아지지 않고 때로는 더 나빠지는 사람들을 알고 있다고 말했다. 나는 무엇을 해야 할지 몰랐다. 내 머리에서 내가 볼 수 있는 것은 내 건을 파고 있는 이 날카로운 여분의 뼈 조각뿐이었다. 건이 끊어질까 두려워서 팔을 들 수 없을 뿐만 아니라 강화할 근육이 없기 때문에 근육의 의미를 잃어버리고 다시는 시합을 할 수 없게 될 것이다.

나의 세계는 무너졌다. 2년이 넘도록 팔을 보호하려고 옆으로 떼지 않고 통증이 참을 수 없을 정도로 심해졌고 특히 밤에는 바지도 벗지 못하여 여자친구가 도와주었지만 시도할 수가 없었다. 나는 아무것도 할 수 없었다. 내가 받은 치료 중 어떤 것도 의미가 없었다. 사람들은 주사를 맞으면 힘줄이 더 나빠진다고 나에게 말했고(인터넷에서도 봤다), 그것은 선택사항이 아니었다. 수술은 효과가 없을 수 있으며, 물리치료는 건을 날카로운 뼈로 밀어 넣어 더 많은 손상을 일으킬 수 있었다. 거울을 보니 내 앞에 있는 사람을 알아보지 못했다. 예전에 근육이 좋아 국제대회에서 우승했던 그 사람이 이제는 뚱뚱하고 옷도 못 입는다.

자포자기한 나는 한 번 더 시도하기로 결정했다. 이번에는 달랐다. 근육을 다시 강화하기 위해 운동을 해야 한다는 말을 듣지도 않았고, 팔을 밀어 건 손상을 더 입히도록 만들지도 않았다. 우리는 이야기로 시작했다. 우리는 실제로 함께 밖에 산책하러 갔다. "이 통증을 안고 사는 게 어때?" 라는 질문에 나는 울었다. 치료는 매우 부드러운 움직임으로 시작되었으며 어깨는 통증을 어느 정도 완화할 수 있는 자세로 유지되었다. 이는 나에게 획기적인 순간이었고 통증이 바뀔 수 있었고 이 위치에서 클리닉의 벽에 아주 가벼운 공을 던지고 잡으라는 요청을 받았다. 나는 다시 어깨를 사용하고 있었다.

5개월이 지난 후에도 나는 여전히 때때로 통증을 느끼지만, 우리 문화에서는 그것을 "멀리" 통증이라고 부른다. 내가 하고 싶은 일을 막지 않았다. 지금은 그 어느 때보다 더 열심히 운동하고 있다. 풀업을 60회를 하였다. 방금 국제 대회에서 우승했다. 여분의 뼈가 아직 남아 있는 상태에서 어떻게 이 작업을 수행할 수 있는지 자문한다. 아버지가 나에게 에너지를 주셨고, 이번 치료도 그랬던 것 같았다.

Jennifer Truscott, 뉴질랜드

나는 72세의 은퇴한 간호사이며 혼자 살고 있다. 2019년 11월에 크로케 경기를 하던 중 장거리 하드 샷을 한 후 오른쪽 어깨에 극심한 통증을 느꼈다. 나는 약간의 어려움을 가지고 계속 삭제 놀이를 했고 실제로 게임과 경쟁에서 우리가 승리했다. 크로케는 정신적, 육체적인 투입을 필요로 하는 게임이며, 은퇴 후 즐거운 경험을 하고 있었다. 하지만 이 경기가 통증과 어깨 부상을 더 우려하게 하는 마지막 경기였다.

어깨 부상으로 주치의(1차 진료/주치의)를 만나러 갔을 때 그의 첫 번째 의견은 "회전근개 파열이 있는 것 같다. 70세 이상이어서 수술은 선택 사항이 아니며 치료하려면 적어도 1년은 걸릴 것"이라고 말했다. 그는 실제로 옳았지만 내가 정말로 듣고 싶었던 것은 그것이 아니었다. 내가 크리스마스에 여행을 떠날 때 그는 어깨에 주사를 주겠다고 제안했다. 나는 동의했지만 그는 올바른 자리를 잡지 못했고 통증에 차이가 없었다.

물리치료에 대해 물어보니 동네 물리치료사를 소개시켜 주었다. 뉴질랜드에서는 부상을 입었을 경우 ACC(정부 무과실 의료보험금 제도)가 부분적으로 보상한다. 내가 소개한 사람은 별로 도움이 되지 않았고 나는 그녀의 또 다른 번호일 뿐이므로 가지 않았다.

2020년 1월에 나는 내가 할 수 있는 일에 여전히 심각하게 제한을 받고 밤에 평균 1~2시간의 수면을 취했기에 일반의에게 돌아갔다. 그는 내 어깨의 초음파와 엑스레이를 위해 나를 보냈다. 결론은 부분 파열이 있었고 점액낭이 두꺼워졌다. 엑스레이는 정상이었다. 초음파 검사 이후 1주일 후에 방사선과 전문의를 만나 초음파를 통해 견봉하 점액낭에 주사를 맞았다. 그 효과는 단 2주 동안 지속되었다.

2020년 3월에 나는 아주 간단한 일을 하여 어깨를 다쳤다. 이불 커버를 바꾸고 원래 위치에 두기 위해 공중에 던졌다. 다시 일반의에게 가서 초음파를 다시 받으라고 했다. 검사 결과 전체 두께 부분 너비의 전방 및 중간 건에 파열이 있다고 하였다. 이 결과를 얻은 같은 날 방사선 전문의가 어깨에 주사를 한 번 더 주었다. 다시 한 번, 이는 약 2주 동안만 통증을 줄이는 데 도움이 되었다.

2주 후 일반의에게 전화를 걸어 심한 수면 부족으로 통증을 견디지 못하고 독립성을 유지하기 위해 평소 활동을 할 수 없다고 말했다. 나는 그에게 소리지르며 수면 부족이 전쟁 중에 고문으로 사용되었다고 말한 것을 기억한다. 일반의는 항염증제를 늘렸고, 나는 밤에 이것을 복용하기 시작했고 이것이 도움이 되었다. 나는 파라세타몰[아세트아미노펜/타이레놀]과 코데인을 복용하기 시작했지만 야간 통증에 거의 또는 전혀 영향을 미치지 않았기 때문에 중단했다.

원래 부상 후 거의 6개월이 지난 2020년 4월, 나는 어깨 전문의를 찾았다. 그는 파열이 매우 작았고 관절경으로 복구하기에는 도구의 크기로 인해 기술적으로 어려울 것이라고 말했다. 그는 또한 현재 연구에서 물리치료가 회전근개 파열에 대한 수술과 같은 기간에 좋은 결과를 보인다는 것을 보여주고 있다고 말했다. 그는 어깨 문제에 박사 학위를 가진 물리치료사 전문가에게 나를 추천할 것을 제안했다. 그는 그녀와 함께 일했고 그녀가 나를 도울 수 있을 것이라고 확신한다고 말했다. 3번의 정형외과 방문과 6번의 물리치료사 방문은 나에게 무료로 ACC가 적용되었다.

이것은 11월 부상 이후 나에게 일어난 최고의 일이었다. 물리치료사는 내 말을 듣고서는 통증을 줄이는 데 도움이 되는 일상 활동을 제안했다. 통증을 유발하는 무거운 물건을 드는 것을 피할 수 있는 방법과 같은 간단한 것들. 예를 들어, 나는 펠릿 파이어(pellet fire)를 가지고 있고 펠릿 가방은 15kg [33lbs] 가방에 들어 있다. 그녀는 가방을 나처럼 2개가 아닌 3개의 버킷으로 나눌 것을 제안했다. 또는 차 한 잔 끓일 때 물은 한 컵만 채우고 물은 채우지 않고 끓인다. 평소에 그렇게 하는 것을 좋아하지 않는 것처럼 가족과 친구들에게 도움을 요청한다. 한 번에 적은 양의 정원 가꾸기 – 큰 정원이 있고 정원 가꾸기가 어깨가 부어오르는 원인 중 하나였다.

우리는 나에게 가장 잘 맞는 운동을 찾을 때까지 다양한 운동을 시도했다. 마사지도 단기적으로 통증 완화에 매우 좋았다. 우리는 침대에서의 자세에 대해 이야기를 나눴다. 그래서 더 오래 잘 수 있기를 바랬다. 베개를 베고 좋은 쪽으로 자도 통증이 생겨서 양쪽으로 잘 수가 없었다. 결국 나는 4~5개의 베개로 똑바로 자는 것이 나에게 가장 잘 맞는다는 것을 알게 되었다. 통증으로 인한 수면 부족이 주요 문제였다. 부상 후 첫 4~5개월 동안은 밤에 1~2시간의 수면을 취했고, 12개월이 지난 지금도 한 번에 5시간의 수면은 환상적인 수면이다.

나는 항상 아파서 깨고 보통 일어나서 하루를 시작한다. 나는 해변에서 산책을 위해 친구를 만날 때까지 시간을 채우기 위해 많은 책을 읽는다. 내 회복은 매우 위아래로 진행되었으며 언젠가는 모든 어깨 통증이 사라질 것이라고 계속 희망하고 있다. 더 눈물을 흘리고 다시 처음으로 돌아갈까 봐 크로케(croquet) 운동을 다시 해보지 않았다. 나는 항상 내가 통증을 잘 참는다고 느꼈지만 지속적인 통증으로 인한 수면 부족은 또 다른 이야기이다.

Jean-Paul Thivierge, 캐나다

2007년 겨울에 블랙아이스에 넘어져 왼쪽 어깨의 회전근개 건이 찢어졌다. 2008년 12월에 나는 이번에는 눈 속에서 다시 넘어져 오른쪽 어깨의 회전근개 건이 찢어졌다. 2008년 8월 양쪽 어깨 초음파에서 회전근개 건이 완전히 파열되었음을 확인했다. 첫 복구 수술을 받기 전에 코르티손 주사를 맞았다. 2010년 즈음에 회전근개 봉합을 위해 정형외과 수술을 받았다. 성공했지만 쉽지 않았다. 오른쪽 어깨 수술 후 특별한 증상은 없었고 모든 것이 괜찮았다. 2019년 8월 13일, 오른쪽 목과 견갑골에 극심한 통증을 느끼며 잠에서 깼다. [또 다른 초음파 스캔에서 확인됨] 극상근, 극하근 및 견갑하근의 건 전체 두께 파열, 이들 근위축 및 극상근 및 극하근의 부종, 견갑하근의 더 적은 정도.

2019년 10월, 오른쪽 어깨에 TRSA(전체 어깨 인공관절

치환술)를 제공하는 어깨 전문인 새로운 정형외과 의사를 만났다. 그런 다음 개인 물리치료사와 상담하였고 양쪽 어깨에 대한 일반적 운동을 제안하였다. 나는 2020년 3월 9일에 TRSA 수술을 받았다. 수술후 약 2주 후, 어깨에 대한 전문 지식을 갖춘 물리치료사와 함께 외래 물리치료실 방문이 시작되었다. 그 순간부터 교육, 운동 제안 및 운동 범위와 근력의 진전 평가를 위한 12개의 정규 약속이 뒤따랐다. 그러나 여전히 오른손으로 등을 긁을 수 없고 팔이 뒤로 움직일 수 있지만 팔꿈치를 구부려 손을 등 뒤로 더 높이 놓을 수 없었다. 또한 오른쪽 허벅지 위쪽에 도달하는 것이 어렵다. 하지만, 나는 그럭저럭 내 머리에 손을 얹었다.

수술 후 7개월이 지난 2020년 10월 말, 물리치료사로부터 오른쪽 어깨 상태에 대한 마지막 평가를 받았다. 그런 다음 엑스레이를 찍고 정형외과 의사를 만나 보철물이 안정적인지 확인했다. 결국 내 나이, 수술 유형, 건강 등을 고려하면 모든 것이 기준 안에 있다.

내 생각에는 기능적인 오른팔로 다시 독립할 수 있는 기회를 최적화하기 위해 모든 것이 잘 이루어졌다. 내 나이 76세를 고려할 때 근육량은 45세와 같이 회복되지 않는다고 상상할 수 있다. 그러나 모든 것을 고려하면 이 수술을 통해 일상 활동의 80% 이상을 기능적이고 상당히 자율적으로 수행할 수 있다. 나는 일상적인 필요를 위해 내 옷장과 부엌에서 약간의 쉬운 조정을 만들었다. 더 많은 힘이 필요한 행동에 도움이 필요할 때 친척과 좋은 이웃에게서 도움을 받을 수 있다.

나는 오른손잡이이며 항상 내 손을 잘 다루기 때문에 수동 작업을 수행할 때 주저하고 더 느리고 덜 민첩해야 하는 것이 매우 제한적이고 답답하다. 나는 모든 종류의 스포츠, 전문 알파인 스키, 쌍동선(catamarans)을 타는 경쟁적인 항해, 사이클링, 아이스 하키 등을 해왔다. 이제 팔을 어깨보다 높이 들어올릴 수 없다. 종종 나는 더 높은 곳에 있는 물체에 접근하기 위해 도움을 요청해야 한다. 또한 왼쪽 회전근개 건도 찢어지기 때문에 어깨 높이보다 낮은 일을 하는 것이 제한적이다. 나는 이것에 대처하는 법을 배워야 한다. 나는 그것에 익숙해지고 대안적인 수단과 기술을 개발해야 한다고 생각한다. 퀘벡 공중 보건 시스템에 감사드린다.

May(16), 영국

모든 일이 일어나고 빠르게 변했다. 방과 후 차에 앉아서 재채기를 했던 기억이 난다. 무언가 금이 가고 어깨가 넘어져 기형이 된 것 같다. 그때 모든 것이 시작되었다. 나는 천천히 어깨를 통제하기 시작했고 통증은 참을 수 없게 되었다. 나는 내가 평생 해온 일을 피하는 자신을 발견했다. 10대에서 독립은 성장의 중요한 부분이다. 그러나 나는 머리를 빗고, 이를 닦고, 때로는 옷을 입는 것조차 힘들어했다. 가장 일상적인 일에 대해 항상 도움을 요청해야 했기 때문에 취약함을 느꼈다.

나는 선생님, 친구, 가족의 끊임없는 공황 상태에 둘러싸여 있었다. 이것은 가장 단순한 움직임으로 인해 어깨가 탈구될 수 있기 때문에 항상 높은 경계 상태에 놓이게 되었다. 한동안 팔을 머리 위로 들어올릴 수조차 없었다. 나는 더 이상 어깨가 탈구되지 않고는 글을 쓰고, 자고, 먹을 수 없었다. 어깨가 제자리보다 더 많이 틀어져 있었고, 시간이 지날수록 통증이 커졌다. 학창시절에는 업무량을 감당할 수 없었다. 나는 차갑고 파랗고 반응이 없는 손으로 계속 집으로 보내지거나 병원에 가고 있었다.

탈구는 내가 단순히 그것을 재배치 할 수 없는 지경에 이르렀다. 나는 가차없이 총을 쏘며 욱신거리고 찌르는 듯한 핀과 바늘의 통증을 겪었다. 통증은 내 성격과 수면 부족을 변화시켰다. 나는 상처받을까 봐 스스로를 고립시키고 철수했다.
우정이 깨졌다. 나는 오늘날에도 여전히 영향을 미치는 건강하지 못한 대처 메커니즘(해리)을 생성했다. 좀 더 전문적인 병원에 의뢰하여 진단을 받았다. 병원에서 물리치료와 작업치료를 받으며 2주를 보냈다. 이것은 내가 더 잘 대처하고 작업을 처리하는 방법을 조정하는 데 도움이 되었다.

그러나 이것으로 끝이 아니거나 마법의 치료가 된 것은 아니다. 지금도 팔과 손이 저리고 피부가 콘비프(corned beef) 같다. 가슴 근육이 경련을 일으키고 시간이 지남에 따라 굳어지고 견갑골이 더 이상 제자리에 있지 않다. 나는 주어진 지식을 가지고 근육이 작동하는 방법을 재훈련하여 적용하고 이를 방지하기 위해 근육을 이완시켜 근육 경련을 다루는 방법을 배워야 한다. 나는 이를 닦고, 머리를 감고, 글을 쓰는 것과 같은 간단한 일을 하는 방법을 다시 배워야 했다.

나는 여전히 배우고 있지만 지역 통증 전문가 팀의 도움으로 내 감정이 탈구와 근육 경련에 영향을 미친다는 것을 이해하기 시작했다. 그들의 도움으로 나는 더 이상 진통제로 살지 않으며, 체력을 회복하면 탈구를 줄일 수 있음을 이해한다. 좋은 날도 있고 나쁜 날도 있고, 이제 어깨를 더 길게 유지할 수 있게 되었다. 나는 더 많은 신체 활동으로 돌아가기 시작했다. 하지만 결론은 여전히 아프다.

Ted Dreisinger, 미국

이러한 일들이 종종 그렇듯이 그것은 거의 주의를 기울이지 않고 시작되었다. 그것이 산문체(prose)라면 두운체(alliterative) 거절할 수 없을 정도로, 교활하게, 특발성이라고 말할 수 있다. 그러나 그것은 산문이 아니라 내 오른쪽 어깨였고, 빙하가 전진하는 속도와 같이 관절낭염이 발생했다.

처음에는 가동범위가 천천히 줄어들었지만 기능적 영향이 적기 때문에 무시했다. 당시 수영선수였던 내가 더 이상 오른 팔로 크롤링 스트로크를 완전히 할 수 없을 때 경보가 크게 울렸다. 통증과 움직임 장애였다. 나는 운동을 처방받았고, 몇 달 동안 부지런히 했으나 어깨에 아무런 영향을 미치지 않았다. 나는 또한 매우 구체적인 끝 범위 스트레칭 운동을 하라는 조언을 받았다. 강화 운동과 마찬가지로 미미하고 불만족스러운 기능적 이득만 있는 약간의 완화가 있었다.

나는 "나 자신을 치유"하고 내 손으로 치료하기로 결정했다. 나는 공격적인, 일주일에 두 번 체제에서 두 이전 모델(강화 및 끝범위 운동)을 결합했다.

실기:

1. 바에서 90초 동안 체중을 싣고 똑바로 팔을 고정한 후 동일한 위치에서 자극(단일 세트, 25회) 부하를 가한다.
2. 90초 동안 몸통의 외회전에 대해 전방, 정적 내부 내측 굴곡(static internal medial flexion), 이후 동일한 위치에서 자극 부하(단일 세트, 25회).
3. 몸통의 내회전에 대한 후방, 정적 내부 내측 굴곡, 이후 동일한 위치에서 자극 부하.

이 운동은 각 세션에서 두 번 반복되었으며 극도로 고통스러웠다. 그러나 2개월 이내에 어깨는 정상적인 기능 활동으로 돌아가면서 통증이 없는 완전한 범위를 갖게 되었다.

Mark Watson, 영국

어디서부터 시작해야 할지 모르겠다. 내 첫 번째 수술([방카트] 복구)은 2007년(43세 때)에 비공개로 진행되었으며, 내가 기억하는 한 아주 순조롭게 진행되었다. 비록 결과가 외과의가 말한 것만큼 좋지는 않았지만, 복구는 7년 동안 지속되었다.

2015년부터 어깨가 다시 움직이기 시작하여 2007년보다 심하지 않은 정도의 통증이 발생하여 NHS[국민건강보험]에서 소개한 정형외과 의사인 주치의를 찾아갔다. 추천이 구체화되는 데 약 4개월이 걸렸다. 외과의 매너가 너무 매력적이고 철저해서 너무 안심이 되어서 일이 잘 풀리고 예리한 스포츠맨으로서 내 인생이 정상궤도에 오르기를 바라는 마음이 가득했다.

이 수술(2차 [방카트] 복구 및 SLAP 복구) 후 매주 NHS와 개인 자금을 지원받는 물리치료에도 불구하고 내 어깨 움직임은 점점 더 제한적이었다. 더 큰 문제는 일상의 고통이 증가하여 일상 생활이 매우 불편하고 제한적이라는 것이다.

약 12개월 후에 나는 어깨가 어떻게 반응하는지 보기 위해 진통제 주사를 주기로 결정한 외과의의 최종 상담을 받았고, 관절경 검사를 통해 반흔 조직을 제거하기로 결정했다. 약 6주 정도 주사가 잘 맞아서 많이 안도했는데 다시 가보니 관절경 수술에 대한 생각이 확 바뀌어서 어깨를 그대로 두고 돌아가서 보라고 하였다. 내가 60세일 때 그는 나에게 새로운 어깨를 줄 것이다! 이는 파괴적이었다.

그 다음 나는 전체 과정에 매우 환멸을 느꼈고 그 문제를 논의하기 위해 내 일반의에게 돌아가기로 결정했다. 그는 내가 지역 병원에서 했던 2차 소견을 얻기 위해 개인적으로 비용을 지불할 것을 제안했고, 이것이 일이 엉뚱한 곳이 된 곳이다. 처음에 [또 다른 정형외과 의사]가 다양한 검사를 시행했지만 진단을 내리지 못하여 이를 무시하고 그의 동료 [또 다른 정형외과 의사]를 소개했다. 대기시간을 줄이기 위해 비공개 명단에 올려주겠느냐고 묻자, 나를 많은 확신으로 채우지 못했기에 결과가 나쁠 경우 책임을 제한하기 위해 NHS에서만 수술하겠다고 거절했다.

[또 다른 정형외과 의사]는 초기에 확신을 갖고 있었음에도 불구하고 같은 수준의 통증과 움직임 부족으로 관절낭 유리술을 개인적으로 수행했다. 그 이후로 [다른 정형외과 의사와 함께] 두 번째 관절낭 유리술을 받았고 어깨관절 전치환술을 받기 전에 주사위를 마지막으로 던질 때 Ostinil[sodium hyaluronate] 주사를 기다리고 있었다. 4년이라는 시간과 최선의 치료 방법을 찾기 위해 상당한 돈과 에너지를 낭비한 것에 대한 전반적인 감정은 실망이다.

Tim McGary, 미국

내가 근무하는 대학 캠퍼스에서 오른쪽 어깨를 다쳤다. 판석 보도를 걷다가 공사로 인해 급격한 우회전을 해야 했다. 나는 미끄러져 내 어깨에 직접 태클을 받은 것처럼 넘어졌다. 나는 추락을 고용주에게 보고하고 표준 작업장 상해 보고서를 작성했다. 다음 날 직원 건강의 의사에게 진찰을 받고 엑스레이를 찍고 주말에 팔 슬링을 주고 얼음찜질을 하고 휴식을 취하고 부기가 가라앉은 후 재검사를 받으라고 했다.

다음 검사 후 직원 건강프로그램(Employee Health)을 통해 물리치료[PT]를 처방받았다. 내 통증 수준이 높았고 PT는 주로 가동범위 확장에 중점을 두었다. 나는 일련의 PT 후에 재검사를 받았고 통증과 운동 범위 제한의 지속을 보고했다. 직원 건강을 통해 또 다른 PT를 처방받았다. 또한 직원 건강을 통해 같은 의사를 만나는 것이 어려웠고 진료의 일관성에 대해 걱정하게 되었다.

두 번째 PT 동안 치료사는 추가 검사가 필요한 구조적 문제가 있다고 생각한다고 말했다. 나는 이것을 직원 건강 담당 의사에게 알리고 어깨 전문의를 만날 수 있는지 물었다. 우선 PT를 더 많이 하기로 결정했다. 치료사가 계속해서 우려를 표명한 후 나는 어깨 외과 의사에게 의뢰되었다. 이 모든 것이 2018년 12월에서 2019년 6월 사이에 발생했다.

진찰 당시 첫 처방은 엑스레이 유도 주사였다. 이 치료의 결과는 안도감이 없었고 나는 어깨 전문의를 다시 만나기 전에 직원 건강으로 돌아가야 했다. 2019년 7월 말 어깨 외과의와 다음 약속 전에 MRI를 주문하고 완료하도록 요청했다. 그리고 직원 건강의 승인 절차가 지연되어 MRI가 마지막 기회까지 예약되지 않았다.

MRI 관절조영술은 상완이두근 건 연결 부위를 포함하여 관절와순의 복잡한 파열 3개를 보여주었다. 어깨 외과 의사는 내 MRI가 "크리스마스 트리처럼 빛났다"고 말했다. 그때 나는 MRI를 찍는데 왜 그렇게 오랜 시간이 걸렸는지 궁금했다. 직원 건강 의사가 MRI를 주문하도록 동기를 부여했을 이전 상호작용에서 무엇을 말할 수 있거나 말해야 했을까? 얼마나 더 빨리 어깨를 복구할 수 있었을까?

나는 2019년 8월에 수술을 받았고 몇 주 동안 움직이지 못하고 작업 시간을 잃었다. 상완이두근 건의 파열은 복구되지 않고 오히려 건이 분리되었다가 다시 부착되었고 나머지 2개의 파열은 복구되었다. 2019~20년 가을 겨울 내내 직원 건강이 아닌 스포츠 과학 PT를 통해 광범위한 PT를 받았다. 나는 진행이 느리지만 안정적일 것이라고 들었다. 완전한 회복에는 1년이 걸린다고 들었다. 나는 준비를 하고 인내심을 연습했지만, 봄에 접어들면서 통증이 가라앉는 동안 딸깍거리는 소리, 삐걱거리는 소리, 끼임 현상이 계속되었다.

그러다가 2020년 3월 미국 남동부 지역을 강타한 코로나바이러스로 모든 것이 폐쇄되었다. 직원 건강은 나의 모든 후속 약속을 취소했다. 내 PT는 원격 진료에 갔고, 나의 치료사는 내가 해야 할 운동을 격려하고 철저하게 제공했지만, 그것은 그녀가 내 어깨로 직접 일하게 하거나 내가 최선의 행동 과정을 결정하기 위해 운동과 동작을 하는 것을 관찰하는 것을 대체하지 않았다. 외과의와 함께한 원격 진료는 기술적 문제로 인해 후속 약속에 대한 처음 두 번의 시도가 실패했기 때문에 훨씬 더 나빴다.

그래도 나는 조금씩 발전하고 있다고 느꼈고, 내 리틀 리그 팀을 지도하는 동안 야구공(나는 왼손잡이)을 잡거나 골프 클럽을 휘두르는 것과 같은 활동을 하기로 마음을 먹었다. 골프는 코로나 시대에 허용된 운동이었기 때문에 여름에는 매주 될 정도로 운동을 했고, 이 언더핸드 동작에 어깨가 좋았다. 그런데 봄에 야구 코칭을 하고, 코로나 여파로 멈춘 여름에 야구를 할 때 머리 위로나 팔을 옆으로 뻗은 상태에서 야구공을 잡기가 어려웠다. 2020년 가을, 나는 내 골프 스윙에 대한 긍정적인 점과 야구공을 잡는 것에 대한 부정적인 점을 모두 알렸고, 그 의사는 MRI를 촬영하도록 지시했다. MRI 결과 추가 문제가 나타나지 않아 의사는 격려, 주사 및 추가 PT를 제안했으며 2020년 12월에 후속 조치를 취했다.

주사는 초기 이상으로 안도감이 거의 없었고, 확실히 PT로 근력이 좋아지는 것을 느꼈지만, 쉬고 있을 때나 달릴 때나 계속 통증이 있었고, 2020년 12월에 외과 의사와 후속 조치를 취했다. 2020년 12월에 외과 의사는 계속해서 통증이 있어 잠을 잘 수 없다는 좌절감을 들은 후 잠을 깨우고 내가 달릴 때 머리 위로 딸깍거리는 소리, 덜컹거리는 소리, 잡힘이 느껴지고 확장된 동작이 MRI에 나와 있지 않고 검사 중에 발견된 증상을 나타내지 않았기 때문에 조사를 위해 다른 수술을 제안했다. 나는 이것이 더 나은 장기적 예후를 제공하기를 희망하고 원격으로 일하는 시간 동안 회복하는 것을 선호하기 때문에 두 번째 수술에 동의했다.

2019년 직원 건강팀에서 MRI를 처방하거나 전문가에게 의뢰하는데 걸린 시간부터 적절한 치료 및 절차를 결정하기 위한 정상적인 패턴 또는 의사 결정에 COVID가 얼마나 영향을 미쳤는지에 이르기까지 치료의 분리된 특성에 대해 여전히 궁금했다.

그 중 어느 것도 나에게 명확하지 않으며 의료분야 밖일 수 있다고 기대하지도 않는다. 그러나 나는 오랫동안 내 어깨에 문제가 계속되었다는 것을 알고 있으며, 2019년에 그랬던 것처럼 더 효율적인 결과와 해결을 위해 더 공격적이거나 다른 치료를 하도록 동기를 부여할 수 있거나 말해야 했는지가 다시 한 번 궁금하다. 그리고 지금, 내 사건은 계속되고, 결론이 나지 않은 채로 남아 있다.

Philip Jones, 남아프리카

내 귀를 믿을 수가 없었다. 물리치료사는 실제로 다음과 같이 말했다. "우리는 (수동적인) 치료법을 더 이상 사용하지 않는다." (몇 년 전에 제안되었던 손으로 하는 어깨 시술을 언급).

나는 치료가 내가 더 활동적이 되는 데 도움이 된다면 어떻게 수동적일 수 있는지 물었다.

Olwyn Kelly, 아일랜드

나의 여행은 21살짜리 아들이 갓난아기였을 때 시작되었는데, 걸을 수 있게 되자마자 달려가서 다시는 돌아오지 않는 큰 아들과 달리, 이 아이는 내 엉덩이를 타고 어디든 가고 싶어했다. 그는 올려다보고 팔을 쭉 뻗은 "어피 엄마(uppy mummy)"라고 말했고, 나는 항상 그를 들어 왼쪽 엉덩이에 올려 놓았고 그가 보는 동안 내 오른손으로 할 수 있는 모든 것을 했다.

왼쪽 어깨의 딱딱한 부분이 올라오고 주변의 통증이 느껴졌다. 나는 그 부위를 마사지 한 여러 "돌팔이"에게 갔다. 결국 나는 항염증제를 처방해준 의사에게 갔고 이상한 덩어리가 있어 MRI 촬영을 했다. 나는 그 이후에 의사를 바꿨기 때문에 결과보고서 사본이 어디에 있는지, 정확히 무엇을 보여줬는지 모른다. 나는 다양한 마사지, 건침 및 운동을 위해 여러 물리치료사를 찾아가는 여정을 시작했으며, 그럴 때마다 더 심해졌다.

나는 체육관, 수영, 요가, 산책을 하는 평소의 일과를 계속했다. 나는 꽤 활동적이며 오래 앉아 있지 않는다. 나의 평소 일과는 항상 매일 아침 운동을 하고 일주일에 한 번은 요가를 하는 것이었다. 아주 자주 (통증)이 악화되어 잠시 동안 다시 진정될 것 같았던 정골의학 의사에게 갔다. 정말이지 항상 배경에 있었다. 약 9년 전에 저는 MRI를 사용하여 도움을 주기 위해 해당 부위에 주사를 맞은 중재 방사선 전문의를 찾았다. 이것으로 잠시 해결되는 것 같았고 작년에 다시 시도해 볼 생각이었다. 나는 문제가 내 목에 있다고 생각하고 목 강화 운동을 위해 물리치료사에게 갔다. 어깨와 목에 대한 MRI도 그곳에서 받았다.

나는 오버헤드 체육관 일을 너무 편안하게 해본 적이 없었고 결국 그것을 피했다. 나는 몇 년 동안 스핀 서킷 수업에 갔고 그것을 좋아했지만 몇 가지 운동이 상황을 악화시키는 것 같아서 중단했다. 나는 항상 내가 시도한 웨이트 트레이닝 수업 중 다른 여성들보다 어깨 힘이 훨씬 덜하다고 생각했지만 지키지 않았다.

나는 물리치료사가 모든 수업을 지도하고 물리치료사가 운영하는 곳에서 리포머 필라테스를 시작했다. 나는 그들이 내 이야기를 알고 있다고 느꼈으므로 괜찮을 것이다. 그들 중 한 명은 충격파 치료를 하는 다른 물리치료사를 소개시켜 주었다. 그는 컬러 MRI를 찍어야 한다고 주장했지만 보고서에 뭐라고 쓰여 있었는지 모르겠다.

동료는 극상근에서 가능한 죽은 신경 부위를 확인했다. 어쨌든, 그 물리치료사는 또 다른 몇 세션 동안 충격파 치료를 계속했다. 그런 다음 그는 어깨 부상을 입은 몇 명의 사람들을 모으고 우리를 위해 강화 운동 수업을 진행했다. 나는 어떤 이점을 느꼈는가? 정확히는 모르겠다. 그는 그가 근력의 향상을 보았다고 말했지만 나는 확실하지 않았다.

나는 어느 날 밤 수영장에서 우연히 내 문제를 요가 교사에게 언급했는데 그녀는 수년간 문제가 있었고 (…) 나는 많은 물리치료사를 보았기 때문에 의심스러웠다. 어쨌든, 나는 마지막 기회를 주겠다고 말했고 그가 가져간 관심을 믿을 수 없었다. 그는 내 움직임을 추가 비용 없이 두 번째 영상을 찍어, 복잡한 어깨 문제의 전문가라고 말한 (정형외과 의사)에게 그것들을 보냈다. 나는 그녀를 보고 그녀는 또 다른 MRI를 찍었고 극상근의 백색증을 확인했다. 나는 지금 신경전도검사를 기다리고 있다. 나는 지금 이 시점에서 평생 어깨 결림에 시달리고 있다고 생각한다.

Panos Barlas, 호주

2020년 11월에 나는 집에서(당시 영국에서) 서 있던 의자에서 떨어졌다. 오른쪽 대결절에 골절상을 입었다. 나는 빨리 병원에 가서 좋은 치료를 받았다. 2021년 1월에 나는 병원 어깨 전문의와 마지막 약속을 했다. 회전근개 건이 손상되지 않고 골절이 안정적으로 보였다. 물리치료와 인내를 제외하고는 추가적인 중재가 필요하지 않았다.

나는 병원에 예약해야 할 정도로 심각한 상태의 환자가 된 지 몇 년이 지났다. 부상을 당하자마자 나는 그것이 단지 심한 염좌일 뿐이고 (장기적) 손상은 없으며, 여기서 물러날 것이라고 믿고 싶었다. 하지만 생각보다 상황이 조금 더 심각하다는 것을 깨닫는 순간 머릿속에는 수만가지 생각이 떠올랐다. 나는 활동적인 아웃도어 맨이고, 개를 산책시키고, 장작을 자르고, 숲에서 사냥감을 뽑고, 나무를 조각하고 아무도 골절이 나에게 무엇을 의미하는지 묻지 않았다. 내가 받은 의료는 최고 수준이었고 그들은 이미 한 것 이상을 할 수 없었지만 골절이 한 사람으로서 나에게 미치는 영향은 이 시점에서 우선순위가 아니었다.

이 경험으로 얻은 교훈은 예전부터 배워야 할 것들이었다. 환자들은 불안해하며, 나도 마찬가지이다. 내 오른쪽 어깨에 이전처럼 자유롭게 사용할 수 있는지 여전히 모르겠다. 질병이 사람에게 미치는 영향을 이해하더라도 임상적인 길이 달라지지는 않겠지만, 이는 상태가 심각하게 받아들여지고 있음을 보장하는 데 큰 도움이 된다. 환자로서, 내가 이해한 것과 같이 치료에 부족한 면이 있다는 것을 깨달았다. 나의 골절은 최상의 치료를 받았지만, 골절을 겪은 다른 사람들과 같았다고는 할 수 없다. 내게는 또 다른 등, 무릎, 목 문제 이겠지만, 나의 환자에게 이것은 국가 비상사태이다.

Elaine Saunders, 영국

나는 53세이고 오십견을 가지고 있다. 통증이 정말 심했고 지금은 조금 나아지고 있지만 팔을 제대로 움직일 수 없고 여전히 너무 아프다. 집이나 직장에서 아무도 내가 겪고 있는 고통을 이해하지 못했다. 며칠 동안 그들은 나를 도왔다. 그리고 나서 나는 집에서 그들이 내가 얼마나 느린지, 그리고 내가 평소에 집에서 하던 일을 할 수 없다는 것에 좌절감을 느끼고 있다는 것을 느꼈다. 직장에서 "수술도 안하고 쉬는 것도 아닌데 왜 일을 못하냐"는 댓글이 몇 개 있었다. 그들은 내가 이야기를 꾸며내고 있거나 게으르다고 생각했던 것 같았다. 나는 오랫동안 그곳에서 일했다. 그들은 그것이 사실이 아니라는 것을 알고 있다.

더 나쁜 것은 야간 통증이었다. 고통스럽고 지쳐 똑바로 생각할 수 없다. 내가 이야기를 나눈 [의사들]은 여전히 더 나빴다. 마사지, 운동, 주사, 수술, "그냥 사라질 때까지 기다리세요" 등 모두가 이것을 치료하기 위해 다른 일을 하도록 했다. 통증을 없애는 데 가장 좋은 방법이 무엇인지 아는 사람이 없습니까? 그들은 왜 학교에 갔고, 아무것도 배우지 못했습니까? 그냥 기다리라는 말을 상상할 수 있습니까? 다리가 부러져 도움이 되지 않을 때 누군가가 "기다려, 우리는 아무것도 하지 않을 것이다. 나을 것이다."라고 말하는 것과 같다. 아무도 이 문제를 겪은 적이 없고 그것이 얼마나 고통스러운지 알고 있나? 나는 그들이 하루 동안 그것을 가질 수 있기를 바란다. 그러면 그들이 나를 더 많이 도울 것이다.

Joletta Belton, 미국

Joletta는 11장: 어깨 통증을 겪고 있는 사람들과의 의사 소통의 공동 저자이다. 이어지는 강력한 단어는 그녀의 것이다. 그들은 어깨 문제와 관련이 없지만 매우 쉽게 할 수 있다. 그녀의 말은 어깨 문제를 치료하기 위한 의료 시스템을 통해 여러 번의 비수술적 중재, 여러 번의 주사, 수술 및 재수술을 포함하는 개별 여정을 가진 사람들에 의해 자주 표현되었다.

내 문제가 해결된 적이 없는 것처럼 느껴졌고 실제로 들어본 적도 없었다. 해결책은 항상 더 많은 힘, 더 많은 안정성, 더 많은 운동이었다. 하지만 다쳤을 때 나는 소방관이었다.
나는 내 인생에서 가장 강하고 건강하였다. 나는 일주일 중 대부분의 요일에 운동을 하고 달렸다. 힘과 안정성은 나의 문제가 아니었지만, 많은 관심의 초점이었다.

인간의 어깨와 상지 기능의 진화

(Evolution of the human shoulder and upper limb function)

2

Jeremy Lewis, Rod Whiteley

개요 (Introduction)

인간은 놀라운 속도, 정확성, 힘으로 던진다. 야구 투구 중에 어깨는 30ms 동안 80°의 호를 따라 움직인다. 결과적으로 어깨는 약 9000°/초로 이동하여 170km/h(106mph)의 볼 속도를 생성한다. 빠른 던지기는 하지에서 전달되는 에너지뿐만 아니라 상완골, 특히 대흉근[26]을 가속시키는 근육과 건에 저장된 에너지가 빠르게 방출되어야 한다. 에너지는 던지기의 코킹 위치(어깨 외전 및 수평 신전 또는 수평 외전이라고도 함)와 같이 스트레칭될 때 대흉근에 저장된다. 테니스, 크리켓, 배구, 핸드볼, 농구와 같은 많은 스포츠에는 던지는 것과 같은 움직임이 포함된다. 창던지기와 투포환, 손주와 함께 원반이나 공을 던지는 조부모는 유사한 조건, 하지에서 에너지 전달, 어깨 근육에서 에너지 저장 및 방출을 포함한다. 하지 에너지 전달의 역할은 4장에서 자세히 논의하고 던지기의 생체역학과 재활은 38장에서 논의한다. 현재로서는 더 큰 질문이 있다: 현대인(호모 사피엔스)은 왜 던지고, 왜 그런 위력과 정확성으로 던지는가?

정확한 연대와 혈통에 대해서는 아직 논란이 되고 있지만 던지는 문제에 대한 답은 화석 기록에 있다. 던지기의 원래 목적은 포식자로부터의 방어였을 것이다. 나뭇잎, 막대기 및 돌을 던지면 더 크고 강하고 빠른 포식자로부터 방어할 수 있다. 시간이 지남에 따라 던지기는 우리 조상에게 방어 수단일 뿐만 아니라 또 다른 진화적 이점을 제공하는 포식 방법을 제공했다. 즉, 고기에서 추출한 더 높은 칼로리 음식을 섭취하여 뼈가 더 강하고 몸이 더 크며 뇌가 더 커졌다.

축구공 크기의 목표물을 15 m(16.5 야드)에 맞추려면 정확한 운동 기술과 1/1600초 정도의 릴리스 타이밍 정확도를 위해 반대쪽 엄지손가락이 필요하다.[3]

어깨가 근위 운동 사슬에서 가장 높은 회전각 속도를 생성하는 반면, 엄지는 코킹 위치에서 릴리스까지의 물체 안정화 및 릴리스 시 발사체의 방향 정밀도에 기여하여 던지기에 필수적이다. 단일 뉴런은 1/1600초의 정확도로 방전될 수 없으며 뉴런 풀(neuronal pools)이 결합되어 더 높은 정확도를 제공한다. 강력하고 정확하게 던지기 위해 뉴런 풀을 늘리려면 특히 왼쪽 반구의 측면 고랑 위 영역에서 더 큰 뇌가 필요하다. 고열량 식품의 소비가 이를 제공했다.

반구 대칭(hemispheric symmetry)은 왼쪽 반구의 크기가 진화적으로 증가하여 인간이 이후의 언어 발달에 중요한 브로카(Broca's) 영역을 포함하여 오른쪽 반구에서 다른 더 높은 기능을 개발할 수 있다는 것을 의미한다. 던지는 것은 언어 이전에 있을 뿐만 아니라 언어가 요구하는 더 큰 두뇌 용량을 촉진했을 수 있다. 향상된 던지기와 더 높은 인지 사이의 연관성은 최근 침팬지 개체군에서 확인되었다.[8] 동시대보다 더 능숙하게 던지는 현대의 침팬지는 훨씬 더 나은 의사 소통 기술을 보여주고 브로카 영역 동족체에 더 많은 백질을 가지고 있다.[8] 던지기와 그에 따른 뇌의 두 반구 크기의 증가가 더 높은 수준의 의사소통을 가능하게 하는 진화적 단계라는 가설이다. 던지기가 언어 발달을 주도했는지, 아니면 언어가 던지기의 원동력인지에 대한 논쟁은 여전히 풀리지 않고 논란의 여지가 있다. 그러나 언어가 생존에 덜 직접적인 영향을 미치는 반면, 던지기는 "과일은 없지만 토끼가 풍부한 평야"[3]에서 더 큰 확실성을 제공한다는 주장은 설득력이 있다.

호모 사피엔스와 호모 네안데르탈인(네안데르탈인)은 약 600,000년 전에[4] 공통 조상에서 분리되어 두 종 모두 아프리카에서 유럽으로 이동했을 것이다. 네안데르탈인은 우리처럼 걷고,[6] 세련된 삶을 살고, 예술과 보석을 생산하고,[11,28] 매장 의식에 참여하고,[21] 동굴 깊숙한 곳에서 인공물을 만들고, 불을 사용했을 뿐만 아니라[29] 그들이 함께 살았던 호모 사피엔스보다 훨씬 더 강했을 것이다.[7] 우리는 약 100,000년 동안(일부 교배와 함께[13]) 공존했으며 최근 제안에 따르면 우리가 공간과 자원을 놓고 경쟁하면서 두 그룹 사이에 장기간에 걸친 전쟁이 벌어졌다.[18]

이는 다음과 같은 질문을 던진다: 약한 호모 사피엔스가 이 강하고 정고한 무리 사냥꾼을 어떻게 이길 수 있었을까? 해골 유적은 네안데르탈인이 큰 동물과 가까운 거리에서 싸웠다는 것을 암시한다.[2] 인간(및 사수어(archerfish))만이 보여주는 원거리 사냥은 생존을 향상시키고 근거리에서의 전투보다 의심할 여지 없이 더 안전하다. 던지기는 아마도 인간과 네안데르탈인 간의 충돌 가능성이 있는 결정적인 요인이었을 것이다.

던질 수 있는 우리의 능력은 아마도 네안데르탈인의 멸종으로 이끌었을 것이다. 돌과 같은 가용 자원을 절단 및 사냥 도구로 만들려면 조상에게 필요한 인지 및 조작 기술이 필요했다. 도구는 시야 내에서 제작된 다음 점점 더 움직이는 상지에서 다양한 목적으로 사용된다. 처음에는 *Homo habilis*(라틴어로 "편리한" 또는 "유능한 사람"을 의미)가 약 230만년에서 240만 년 전에 도구를 사용한 최초의 우리 조상이라고 생각했다. 그러나 약 100만 년 전(339만년 이전)으로 거슬러 올라가는 동물 뼈의 잘린 자국은 *오스트랄로피테쿠스 아파렌시스*(*Australopithecus afarensis*)와 같은 초기 호미닌(hominins)이 간단한 수공구를 만들기 시작했을 수 있음을 시사한다. *오스트랄로피테쿠스*(남부 유인원) *아파렌시스*의 가장 유명한 예시는 가장 유명한 예는 애칭인 Lucy이며, 그녀의 화석 유적은 1974년 에티오피아의 Afar 지역에서 발견되었다. 그녀는 아디스 아바바의 에티오피아 국립 박물관에 전시되어 있으며 그녀의 해골 복제품은 전 세계 박물관에서 발견된다. 루시와 그녀의 동시대 사람들은 과일, 잎사귀, 고기를 포함한 다양한 음식을 먹었을 것이다. 다양한 식단은 항상 먹을 것이 있다는 것을 의미했다. Lucy는 직립 자세와 두발 보행이 가능했지만 상대적으로 짧은 거리에서만 가능할 것이다. 서 있는 그녀의 능력은 그녀의 상지를 자유롭게 했고 인간 던지기의 여정을 시작했다.

두 발 보행 자세와 다재다능한 상지의 발달

(The development of bipedal posture and a versatile upper limb)

현대 인간의 두 발 보행과 현대 인간 상지의 다양한 기능은 진화적 요구에 대한 응답이었다. 400만 년 전 아프리카의 열대우림을 초원 사바나로 대체한 것은 *오스트랄로피테쿠스 아파렌시스*가 서서 포식자를 관찰하고 방어와 사냥을 위해 던질 수 있는 진화적 자극을 제공했을 것이다. *오스트랄로피테쿠스 아파렌시스*는 하나의 친숙한 서식지에서 살았을 수 있으며 이는 유아 사망률을 감소시켜 생존을 향상시켰을 수 있다. 운동에 필요하지 않은 상지의 또 다른 장점은 음식을 한 번 발견하면 핵심 지역으로 다시 운반할 수 있다는 것이다.[19,20]

운반할 수 있다는 것은 *오스트랄로피테쿠스 아파렌시스*가 음식을 위해 더 멀리 갈 수 있게 해 줄 것이다. 똑바로 서서 두 발로 걷는 것도 수분 공급의 필요성을 줄였을 것이다. 똑바로 서 있으면 신체의 더 작은 표면적을 태양에 노출시켜 열 스트레스를 줄일 수 있으며, 이로 인해 일일 물 요구량이 2.5리터에서 1.5리터로 감소할 수 있으며 음식을 위해 더 멀리 이동할 수 있다는 이점이 있다.[31] 이는 수분 요구량 감소와 풀을 뜯는 동물을 던지고 잡아 먹을 수 있어 과일이 가득한 정글 그늘에서 사바나를 통해 이동할 수 있게 해 주었다.[3]

고급 조작 기술은 *호모 사피엔스의* 진화적 성공에 매우 중요했다. 절단 및 사냥을 위한 돌과 같이 처음으로 인식할 수 있는 도구는 300만 년 전으로 거슬러 올라갈 수 있지만 고급 도구는 50,000~100,000년 전에 나타났다.[10] 이는 체중 부하에 필수적이지 않은 상지의 진화적 발달이 처음에는 던지기(초원 사바나 및 포식자 보호) 및 나르기(먹이 수송)에 기능적이었다는 주장을 뒷받침한다. 고속으로 던질 수 있는 능력은 약 2백만 년 전으로 거슬러 올라간다.[24] 두 개의 "해방된" 손이 제공하는 또 다른 잠재적인 보호 형태는 포식자를 겁주기 위해 바위를 함께 두드리는 능력이었을 수 있다. 이 행동은 오늘날 검은 줄무늬(수염) 카푸친 원숭이(*Sapajus libidinosus*)에 의해 사용된다.[22] 이 원숭이는 견과류를 깨기 위한 도구로 암석을 사용한 최초의 비 유인원 영장류로 보인다. 그들은 짧은 거리를 두 발로 걸을 수 있으며 상지를 사용하여 과일과 돌을 나르는 것도 가능하다.[22]

호모 사피엔스가 도구를 던지고 조작할 수 있고 침팬지가 올라갈 수 있는 이유

(Why homo sapiens can throw and manipulate tools, and chimpanzees can climb)

분명히 *호모 사피엔스*(현생 인간)는 침팬지(*Pan troglodytes*)처럼 기어오르고 던질 수 있지만, 각 종은 이러한 기능 중 하나가 다른 기능보다 우월하도록 진화한 생체역학적 특성을 가지고 있다. 이 장에서는 현대 인간과 다른 영장류 사이의 생역학적 차이점을 제시하고 차이점이 기능과 어떤 관련이 있는지 논의한다.

해부학적 변형과 기능에 미치는 영향
(Anatomical variations and the impact on function)

현대 인간은 진화론적 조상과 현대의 영장류와 유사점과 차이점을 모두 보여준다. 인간과 침팬지는 던질 수 있고 둘 다 올라갈 수 있지만 분명히 각 종은 한 기능에서 다른 것보다 훨씬 뛰어나다. 침팬지는 진화적으로 현대인과 가장 가까운 종이다. 나뭇잎, 나뭇가지, 막대기를 이용하여 먹이를 구하며 돌을 망치나 모루로 사용하여 견과류를 쪼개는 것이 관찰되었다.[14] 침팬지가 공격적인 행동을 하거나 의식과 의사소통을 위해 돌과 막대를 던지는 것으로 기록되어 있다.[14] 침팬지의 힘에도 불구하고 침팬지는 사냥이나 방어를 위해 던지지 않는다. 그들은 약 30km/h(20마일/시간)의 5세 인간 어린이와 유사한 투척 속도를 보여준다. 2m(6.6피트) 미만의 거리에서 야생 침팬지는 44번의 투구 중 단 5번만 목표물을 명중하는 것으로 보고되었다.[5]

초기 호미노이드의 첫 번째 늑골은 일곱 번째 경추와 첫 번째 흉추와 연결되어 있는 반면, 호미니드 *오스트랄로피테쿠스 아파렌시스*는 첫 번째 늑골과 첫 번째 흉추 사이에 연결되어 있다. 단일 척추 관절은 상지가 4족 보행의 제약에서 벗어날 수 있게 해주었기 때문에 던지기를 향한 중요한 진화적 단계였다.[23] 현대인은 배럴 모양의 가슴을 진화시켰다. *오스트랄로피테쿠스 아파렌시스*는 현대의 침팬지와 같이 더 원뿔형(삼각형) 모양의 가슴을 가지고 있었고, 원추형이기 때문에 견갑골은 흉부에서 위쪽으로 회전된 위치에 위치한다(그림 2.1). *오스트랄로피테쿠스 아파렌시스의* 견갑골은 현생인류보다 현생 유인원과 더 비슷해 보인다. 견갑골의 위쪽으로 회전된 배치 외에도 관절와(glenoid fossa)가 현생인류보다 더 우월하게 직면한다(그림 2.2). 관절와가 상완골두(humeral head)를 지지하는 기초를 제공하기 때문에 위쪽으로 회전된 견갑골과 위쪽을 향한 관절와는 등반과 *매달리기*(*나무 위에서의 생활*)를 위해 완벽하게 설계되었으며 시야 내에서 도구를 던지고 조작하기에는 덜 잘 설계되었다.[9,17,30]

인간의 진화는 더 큰 견갑하와(infrascapular fossa)와 정적인 크기를 유지한 견갑상와(suprascapular fossa)를 만들게 되었다. 그 결과 극하근과 소원근이 더 커졌고, 이 근육이 외회전근과 상완골두 하강근으로 더 효과적으로 작용할 수 있게 되었다.[27] 쇄골이 길어지고 오구돌기와 견봉돌기가 커졌다. 삼각근은 더 큰 견봉과 함께 부수적으로 확대되었으며 부착부는 더 원위쪽으로 이동했다. 이는 던지는 사람에게 두 가지 유익한

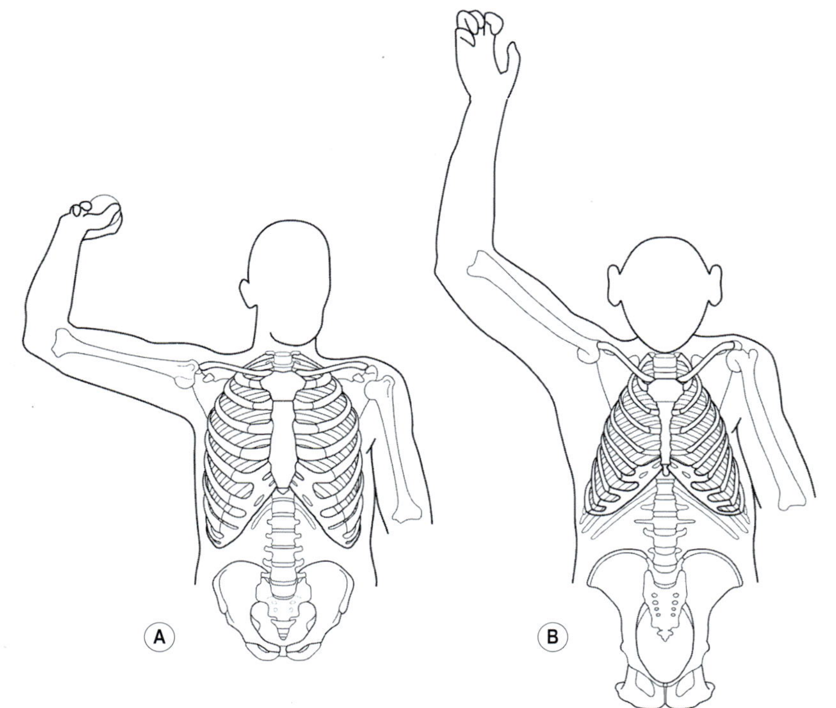

그림 2.1
호모 사피엔스(현재 인류)와 침팬지속(침팬지)의 비교. 흉부, 견갑골 위치 및 상지 기능. 침팬지속의 견갑골(오른쪽)는 원뿔 모양의 흉곽 때문에 더 위쪽으로 회전된 위치에 있다. 이는 등반 및 나무에서의 이동(매달리기)에 이상적이다. 견갑골은 시야 내에서 고속 던지기 및 도구 조작에 이상적인 위치에 견갑골 관절을 배치하는 더 원통형 형태의 흉부로 인해 현대 인간(왼쪽)에서 위쪽으로 덜 회전한다.

(삽화© Vicky Earle, Medical Illustrator.)

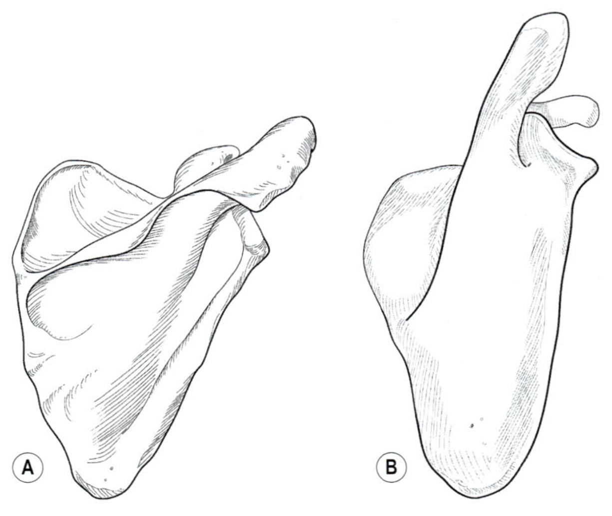

그림 2.2
현생인류와 침팬지의 견갑골과 견봉의 형태 비교 및 관절와 방향. 견갑골은 침팬지속(침팬지, 오른쪽)보다 호모 사피엔스(현대 인간, 왼쪽)에서 더 넓다. Homo의 견갑골 내 와(intrascapular fossa)의 진화적 확대는 크고 강력한 근육으로 진화한 극하근(infraspinatus) 과 소원근(teres minor)의 동반 확대를 허용했다. 침팬지속의 견봉 형태는 지속적인 상지 거상과 나무 위의 이동(팔운동)을 허용한다. 호모에서 관절와는 측면을 향한다. 이는 도구를 사용하고 조작하기 위해 시야에서 손을 강력하게 던지고 배치하는 데 이상적이다. 침팬지속에서 관절와의 방향이 상방이다. 이는 상지가 높은 위치에서 사용될 때 상완골두를 위한 훌륭한 지지 기반을 제공한다.

(삽화© Vicky Earle, Medical Illustrator.)

특성을 낳을 수 있다. 첫 번째는 외전을 하는 동안 팔이 더 효율적인 3등급 지레 시스템으로 작동하도록 하고 두 번째는 상완관절와관절이 던지기 위한 위치에 있을 때 발생한다. 삼각근의 수축은 상완골의 견갑골 내로의 압박을 촉진하여 견갑골 안정화를 촉진하는 반면, 대흉근은 회전근개의 도움을 받아 상완골을 가속한다. 물체가 손을 떠난 후에는 더 큰 후방 회전근개건이 원심적으로 작용하여 상완골을 느리게 할 수 있다.[1,17]

상완골두가 커지고 구형이 되어 더 많은 가동성을 허용한다. 그림 2.3에 설명된 것처럼 상완골두의 내측 염전(torsion)은 상완골두와 팔꿈치의 내외축을 이루는 축이다.[15] 염전은 강력한 던지기를 위해 요구되는 극단적인 어깨 외회전 동안 상완골두가 관절와와 접촉을 유지할 수 있도록 한다.[32,33] 비틀림은 또한 시야에서 도구를 조작할 목적으로 팔꿈치가 정면이 아닌 시상면에서 구부러지고 확장되도록 한다.[15] 던지기에서 결정적으로, 상완골 염전은 어깨 외회전의 더 큰 절대 범위를 허용하고 향상된 던지기 속도와 관련이 있다.[25] 강제로 던지려면(장거리, 고속) 릴리스 궤적이 수평 이상이어야 한다. 강력한 던지기에서 이것은 최대 외회전 지점에서 정지 지점에서 릴리스 지점(최대 속도)까지 가속하여 발생한다.

숙련된 야구 투수의 경우 어깨는 약 175° 어깨 외회전(후기 코킹)에서 외회전 약 90°로 이동한다. 늦은 코킹에서 볼 릴리스까지 발생하는 90° 회전은 약 30~60ms가 걸리며 어깨 속도는 약 7000~9000°/초이다. 드물기는 하지만 170km/h(106mph)에 달하는 볼 속도가 기록되어 볼이 400ms 이내에 홈 플레이트에 도달함을 의미한다. 가장 긴 야구 공 던지기는 136m(거의 446피트)이며, 가장 멀리 던지는 것은 호주에서 부메랑이 427.2m(1401.5피트)이다.

침팬지는 죽이거나 다칠 정도로 세게 던질 수 없다. 인간의 역사는 던지기의 효과에 대한 증거를 제공한다. 중세 시대에 석궁은 아마도 오늘날의 순항 미사일과 동등했을 것이다. 1139년에 교황 인노첸시오 2세는 그것을 "하나님께 치명적이고 가증한 것이며 그리스도인들 사이에서 사용하기에 적합하지 않은 것"이라고 비난했다. 그럼에도 불구하고 카나리아 제도의 관치족은 돌을 던져 방패와 방패를 잡고 있는 팔을 부수기 때문에 상대가 되지 않았다. 15세기에 카나리아 제도 사람들은 "석궁에서 나온 화살"처럼 느껴지는 돌을 던져 포르투갈 상륙 부대를 격퇴했다. 18세기와 19세기에 오스트레일리아 원주민은 소총, 머스킷, 칼로 무장한 식민지 침략자들을 "완벽하게 정밀하게 돌을 하나씩 던짐"으로써 "난도질을"했다(https://www.abc.net.au/radionational/programs/ockhamsrazor/throwing-and-human-evolution/5759974).

현대 유인원과 유사하게, *오스트랄로피테쿠스 아파렌시스*는 인간과 반대 비율로 팔뚝과 뒷다리 뼈 길이와 근육량을 보여주었다. 현대인의 중요한 진화적 변화는 팔뚝의 단축이다. 이러한 진화적 적응은 시야에서 도구를 조작할 수 있는 더 큰 손재주를 허용했다. 또한 던질 때 컨트롤과 정확성이 향상되었다.[17] 그 희생은 지속되고 강력한 오버헤드 활동인 팔굽혀펴기와 등반의 손실이었다. 대조적으로, 최대 90kg(198lb) 무게의

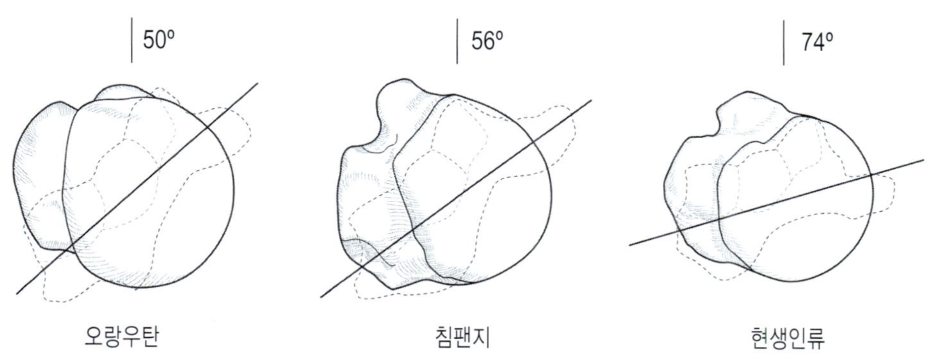

그림 2.3.
오랑우탄(Pongo spp.), 침팬지(Pan troglodytes), 현생인류(Homo sapiens)의 평균 상완 염전 양의 그림. 각 이미지에서 상완골의 근위부 끝은 근위부 골단의 장축을 수평으로 배치하여 "표준화"된다. 즉, 상완관절와관절은 세 이미지 모두에서 동일한 위치에 있다. 그런 다음 상완골의 긴 축을 따라 염전 양은 원위부 상과 축(파선 윤곽)이 만드는 각도로 측정된다. 오른쪽에 있는 상완골의 경우 견갑골 관절이 같은 위치에 있을 때 인간은 분명히 어깨 외회전이 74°인 반면 오랑우탄은 50°이다. 외회전의 "추가" 24°는 상완골의 장축을 따라 염전 양의 차이다. 인간의 추가적인 상완 염전은 어깨 외회전의 절대 범위를 더 크게 허용하며 고속 던지기에 필수적이다.

(Krahl에 의해 각색된 이미지.[12] 삽화© Vicky Earle, Medical Illustrator.)

오랑우탄은 80%의 시간을 나무에서 보내고, 다리보다 50% 더 긴 팔, 삼각형 모양의 흉부, 위쪽으로 회전된 견갑골을 가지고 있어 팔걸이, 매달기 및 나무 위의 생활에 대해 완벽하게 적응한다. 침팬지가 나타내는 나무 위의 이동에 대한 또 다른 적응은 쇄골의 외측면 끝에서 상방 플레어(flare)이다. 이 상방 플레어는 *호모 사피엔스에서*는 관찰되지 않는다. 어깨에 대한 추가적 근거는 지연된 머리 위 활동보다는 주로 도구를 던지고 조작하기 위해 진화했다.

결론 (Conclusion)

견갑골이 후방 흉벽에 위치하고 외측을 향하는 관절와, 외측을 향하는 견봉, 회전근개 근육 및 강한 섬유성 캡슐과 합쳐지는 건, 상대적으로 작은 견갑상와, 위쪽으로 플레어가 없는 상대적으로 평평한 쇄골을 가지는 외측면 경계는 현대 인간이 시야 내에서 도구를 던지고 조작하기 위해 태어났음을 암시한다. 해부학적으로 침팬지와 오랑우탄이 전문적으로 입증한 것처럼 등반 및 팔걸이와 같은 고도의 장기간 활동은 현대인에게 덜 적합하다고 제안한다. 이는 고도의 장기간 활동이 인간의 어깨 통증 발병 위험 요소임을 입증한 연구에 의해 뒷받침된다.[16] 진화는 현대인에게 광범위한 움직임 범위를 가진 어깨를 부여했으며, 이는 팔꿈치 움직임과 결합될 때 손이 무수한 기능을 수행할 수 있게 한다. 인간의 견갑대는 많은 스포츠 및 직업 활동에서 흔히 볼 수 있는 인상적인 움직임 범위가 가능하지만 현대 인간의 어깨가 높은 위치에서 사용하기에 적합하지 않음을 시사하는 많은 기능이 있다. 이는 어깨 외전의 약 90°에서 에너지 저장 및 방출에 완벽하게 적응된 대흉근의 기시 및 정지 및 기능적 능력에 의해 뒷받침된다.[26]

호모 사피엔스 속의 진화론적 성공은 영구적인 체중 부하에 필수적이지 않은 상지의 발달이었다. 상완골두를 지지하는 기초를 제공하는 안정적이고 움직이는 견갑골은 시야 내에서 강력하고 정확한 도구 던지기와 조작을 허용한다. 던지는 것은 보호와 사냥에 필수적이었고 나르는 것은 음식을 운반하는 데 필요했다. 진보된 도구의 조작을 위해 해방된 상지를 사용하는 것은 우리의 진화적 발달에서 훨씬 나중에 왔다. 현대인의 어깨는 비할 데 없는 다양한 스포츠, 문화 및 직업 활동에 참여할 수 있도록 하며, 이 중 많은 부분이 이 교과서의 전체 단원에 걸쳐 탐구된다.

참고문헌 (References)

1. Ashton EH, Oxnard CE. Functional adaptions in the primate shoulder girdle. Proceedings of the Zoological Society of London. 1964;142:49-66.
2. Berger TD, Trinkaus E. Patterns of trauma among the Neandertals. Journal of Archaeological Science. 1995;22:841-852.
3. Calvin WH. The Throwing Madonna: Essays on The Brain. New York: McGraw-Hill; 1983.
4. Chan EKF, Timmermann A, Baldi BF, et al. Human origins in a southern African palaeo-wetland and first migrations. Nature. 2019;575:185-189.
5. Darlington PJ, Jr. Group selection, altruism, reinforcement, and throwing in human evolution. Proc Natl Acad Sci U S A. 1975;72:3748-3752.
6. Haeusler M, Trinkaus E, Fornai C, et al. Morphology, pathology, and the vertebral posture of the La Chapelle-aux-Saints Neandertal. Proc Natl Acad Sci U S A. 2019;116:4923-4927.
7. Helmuth H. Body height, body mass and surface area of the Neanderthals. Z Morphol Anthropol. 1998;82:1-12.
8. Hopkins WD, Russell JL, Schaeffer JA. The neural and cognitive correlates of aimed throwing in chimpanzees: a magnetic resonance image and behavioural study on a unique form of social tool use. Philos Trans R Soc Lond B Biol Sci. 2012;367:37-47.
9. Hunt KD. The evolution of human bipedality: ecology and functional morphology. Journal of Human Evolution. 1994;26:183-202.
10. Isaac G, Leakey REF. Human Ancestors: Readings from "Scientific American." San Francisco: Freeman; 1979.
11. Jaubert J, Verheyden S, Genty D, et al. Early Neanderthal constructions deep in Bruniquel Cave in southwestern France. Nature. 2016;534:111-114.
12. Krahl VE. The torsion of the humerus: its localization, cause and duration in man. Am J Anat. 1947;80:275-319.
13. Krings M, Stone A, Schmitz RW, Krainitzki H, Stoneking M, Paabo S. Neandertal DNA sequences and the origin of modern humans. Cell. 1997;90:19-30.
14. Kuhl HS, Kalan AK, Arandjelovic M, et al. Chimpanzee accumulative stone throwing. Sci Rep. 2016;6:22219.
15. Larson SG. Subscapularis function in gibbons and chimpanzees: implications for interpretation of humeral head torsion in hominoids. Am J Phys Anthropol. 1988;76:449-462.
16. Leong HT, Fu SC, He X, Oh JH, Yamamoto N, Hang S. Risk factors for rotator cuff tendinopathy: a systematic review and meta-analysis. J Rehabil Med. 2019;51:627-637.
17. Lewis J, Green A, Yizhat Z, Pennington D. Subacromial impingement syndrome: has evolution failed us? Physiotherapy. 2001;87:191-198.
18. Longrich NR. Were other humans the first victims of the sixth mass extinction? 2019. Available at: https://phys.org/news/2019-11-humans-victims-sixth-mass-extinction.html.
19. Lovejoy CO. Evolution of human walking. Sci Am. 1988;259:118-125.
20. Lovejoy CO. The origin of man. Science. 1981;211:341-350.
21. Maureille B, Vandermeersch B. Les sépultures néandertaliennes. In: Vandermeersch B, Maureille B, eds. Les Néandertaliens, Biologie et Cultures. Comité des travaux historiques et scientifiques (CTHS), Paris; 2007:311-322.
22. Moura AC. Stone banging by wild capuchin monkeys: an unusual auditory display. Folia Primatol (Basel). 2007;78:36-45.
23. Ohman JC. The first rib of hominoids. Am J Phys Anthropol. 1986;70:209-229.
24. Roach KE, Budiman-Mak E, Songsiridej N, Lertratanakul Y. Development of a shoulder pain and disability index. Arthritis Care Res. 1991;4:143-149.
25. Roach NT, Lieberman DE, Gill TJ, 4th, Palmer WE, Gill TJ, 3rd. The effect of humeral torsion on rotational range of motion in the shoulder and throwing performance. J Anat. 2012;220:293-301.
26. Roach NT, Venkadesan M, Rainbow MJ, Lieberman DE. Elastic energy storage in the shoulder and the evolution of high-speed throwing in Homo. Nature. 2013;498:483-486.
27. Roberts D. Structure and Function of the Primate Scapula. New York: Academic Press; 1974.
28. Rodríguez-Vidal J, d'Errico F, Pacheco FG, et al. A rock engraving made by Neanderthals in Gibraltar. Proceedings of the National Academy of Sciences. 2014;111:13301-13306.
29. Roebroeks W, Villa P. On the earliest evidence for habitual use of fire in Europe. Proceedings of the National Academy of Sciences. 2011;108:5209-5214.
30. Stern JT, Jr., Susman RL. The locomotor anatomy of Australopithecus afarensis. Am J Phys Anthropol. 1983;60:279-317.
31. Wheeler PE. The influence of stature and body form on hominid energy and water budgets; a comparison of Australopithecus and early Homo physiques. J Hum Evol. 1993;24:13-28.
32. Whiteley R, Adams R, Ginn K, Nicholson L. Playing level achieved, throwing history, and humeral torsion in Masters baseball players. J Sports Sci. 2010;28:1223-1232.
33. Yamamoto N, Itoi E, Minagawa H, et al. Why is the humeral retroversion of throwing athletes greater in dominant shoulders than in nondominant shoulders? J Shoulder Elbow Surg. 2006;15:571-575.
34. Zilhão J, Angelucci DE, Badal-García E, et al. Symbolic use of marine shells and mineral pigments by Iberian Neandertals. Proceedings of the National Academy of Sciences. 2010;107:1023-1028.

어깨 통증과 장애의 부담

(The burden of shoulder pain and disability)

3

Danielle van der Windt, Jonathan Lucas, Eric Hegedus, Jeremy Lewis

개요 (Introduction)

어깨 통증 및 관련 장애는 흔하며 1차 진료에서의 상담 및 전문 진료 의뢰의 빈번한 이유이다. 근골격계 어깨 질환과 관련된 통증 및 장애는 종종 개인과 가족에게 해로운 영향을 미치며 수면, 사회적 상호 작용, 일상 기능 및 작업 능력에 영향을 미친다. 또한 의료 시스템과 공급자에게 상당한 부담을 준다. 뉴질랜드에 거주하는 540명의 무작위 표본에서 Taylor[58]는 어깨 통증이 65세 이상의 참가자들에게 가장 흔한 근골격계 문제라고 보고했다. 그들은 일부 사람들의 경우 근골격계 통증 경험이 삶의 질 저하와 관련이 있다고 보고했다. 이는 복잡한 당뇨병, 이식이 필요한 만성 간 질환, 말기 암을 앓고 있는 사람들과 비교하여 어깨 통증이 사람들의 삶에 미치는 영향을 보여준다. 이 단원의 목적은 어깨 통증과 장애의 부담을 더 잘 이해하기 위해 최신 문헌을 종합하는 것이다.

어깨 통증 및 장애의 정의 (Defining shoulder pain and disability)

어깨 통증에 대한 개인의 경험은 일상 생활에 제한적인 영향을 미치는 단기 에피소드에서부터 수반되는 신체적, 심리적 특징 및 높은 수준의 장애와 관련된 지속적인 증상에 이르기까지 다양하다. 역학 연구에서 사용되는 "어깨 통증"의 정의는 다음과 같이 다양하다. 1) 어깨 부위의 해부학적 설명; 2) 통증이 가정된 병리해부학적 원인; 및 3) 어깨 통증의 심각도, 기간 또는 영향에 대한 세분화. 또한 증상의 원인에 대한 환자의 인식은 다양하고 자주 변화하며 증상이 느껴지는 비특이적 위치로 인해 다를 수 있다. 요컨대, 어깨 통증을 정의하고 분류하는 방법은 다양하며(사례 정의라고 함) 조사연구 전반에 걸쳐 광범위한 정의가 사용되었다.

Pope 등[49]은 지역 사회에서 어깨 통증의 유병률과 부담에 대한 다른 정의가 어떻게 다른 평가를 초래할 수 있는지 보여주었다. 지역사회 기반 설문조사에서 그들은 다양한 질문과 신체 다이어그램을 사용하여 응답자에게 어깨 통증과 장애의 존재에 대해 질문했다. 어깨 통증을 정의하는 이러한 다양한 방법의 사용은 어깨 통증(장애)의 유병률에 대해 광범위하게 다양한 추정값(20%에서 51% 사이)을 가져왔다. 그러므로 요통에 대해 제안된 것과 유사한 역학 연구를 위한 어깨 통증의 정의에 동의하는 것이 중요할 것이다.[16]

어깨 통증이 개인과 사회에 미치는 영향을 보다 충분히 이해하기 위해서는 관련 차원(기간, 위치, 통증 유형)을 사용하여 정의를 명확히 해야 한다. 개인에 대한 신체적, 심리적 영향의 추정; 사회와 의료에 미치는 영향에 대한 공감. 합의된 사례 정의가 없다는 점을 인정하면서, 설문조사 참가자가 보고하거나 일상적인 상담 중에 1차 진료 전문가가 기록한 대로 지역사회 및 1차 진료에서 통증이 있는 어깨 상태의 부담과 영향에 대한 요약을 제공하는 것을 목표로 한다. 우리는 또한 전 세계적으로 어깨 통증의 부담에 대한 근거의 질과 규모를 요약하고 우리 지식의 우려 영역과 격차를 강조하는 것을 목표로 한다.

세계질병부담 (The Global Burden of Disease)

GBD(Global Burden of Disease) 연구는 1990년부터 2017년까지 195개국에서 광범위한 건강 상태(291개 질병 및 손상)의 유병률 및 영향에 대한 반복적인 측정을 생성하여 세계 인구 건강의 요약 측정치를 추정하기 위한 현재까지 가장 포괄적인 협력이었다.[7,52] 최신 GBD 연구는 2017년 현재 근골격계 질환이 있는 인구가 전 세계적으로 13억 명(95% 불확실성 구간 1.2~1.4)이고 120,000명 이상이 사망한 것으로 추정했다. 근골격계 질환의 비율은 여성에서 더 높았고 남녀 모두에서 나이가 들수록 증가했다. 요통(36.8%)이 가장 많았고, 기타 근골격계 질환(21.5%), 골관절염(19.3%), 목 통증(18.4%), 통풍(2.6%), 류마티스 관절염(1.3%) 순이었다.[52]

GBD 연구의 결과는 전 세계적으로 근골격계 질환의 영향, 특히 장애로 인한 총 손실 기간의 10% 이상을 차지하는 요통이 전 세계적으로 장애에 가장 크게 기여하는 것으로 확인되는 데 중요한 역할을 하였다.[7,66] 근골격계 질환의 유병기간 및 부담은 고소득 국가(서유럽, 북미)에서 가장 높지만, 다른 지역에 비해 동부 지중해 국가와 동부 및 서부 사하라 사막 이남 국가에서 세계의 나머지 지역에 비해 더 빠른 증가를 보인다.

어깨 통증은 일반적으로 요통 및 골관절염 다음으로 두 번째 또는 세 번째로 흔한 근골격계 통증 상태로 간주되지만 그 유병률과 부담은 아직 GBD 연구에서 구체적으로 보고되지 않았다. "기타 근골격계 질환"의 일부로 포함된 장애 조정 수명은 1990년 2,060만 년에서 2010년 3,090만 년으로 증가하였다.[57] 어깨 통증의 세계적 부담에 대한 신뢰할 수 있는 추정은 2010년에 요통에 대해 수행된 것과 유사한 프로세스를 필요로 하며, 전문가 그룹의 참여로 올바른 사례 정의, 기능적 건강 상태 및 장애 가중치를 개발하는 데 필요한 사람과 사회의 어깨 통증의 영향을 적절하게 반영한다. 요통의 경우, 부담 추정치를 도출하기 위한 데이터를 얻기 위해 일련의 종합적이고 체계적인 검토가 수행되었으며, 이는 세계 여러 지역의 데이터 부족, 포함된 연구 간의 광범위한 이질성 및 통증의 영향에 대한 정보 부족을 강조했다. 사회적 참여 및 웰빙과 같은 삶의 더 넓은 측면에 관한 것이다.[28] 우리는 어깨 통증에 대해 매우 유사하고 훨씬 더 넓은 증거의 격차가 있을 것으로 예상한다.

어깨 통증과 장애의 발병률과 유병률
(Incidence and prevalence of shoulder pain and disability)

이 단원에서는 지역사회 또는 1차 진료에서 어깨 통증의 역학에 대해 보고한 연구를 검토했다. 우리는 최소 100명의 표본에서 어깨 통증의 발병률 또는 유병률에 대해 보고한 관찰 연구를 포함했다. 목-상지 통증을 조사한 연구를 제외하고 어깨에 초점을 맞춘 증례 정의를 사용하여 연구를 선택했다.

이 주제범위 문헌고찰(scoping review)에 포함된 30개 연구의 특성과 결과는 표 3.1에 요약되어 있다. 14건의 연구가 유럽에서 수행되었다. 아시아 9건; 호주에서 3건; 중동/북아프리카 2건; 그리고 남아메리카에서 2건. 1차 진료에서 어깨 통증의 역학을 조사한 5건의 연구를 제외하고 모든 연구는 지역사회 기반 횡단면 조사였다. 사례 정의는 어깨 통증에만 초점을 맞추거나 경직 또는 부종을 포함하여 다양했으며 발병률 또는 유병 기간의 정의도 시점 유병률(point prevalence) (5건의 연구)에서 평생 유병률(life-time prevalence)(1건의 연구)에 이르기까지 다양했다. 세계보건기구(WHO-ILAR)가 자금을 지원하는 프로젝트의 일환으로 11개의 연구가 여러 국가의 지역사회에서 근골격계 질환의 부담을 조사하기 위해 유사한 방법을 사용하여 수행되었다. 류마티스 질환 통제를 위한 지역사회 중심 프로그램(COPCORD) 연구에서 어깨 통증은 지난 7일 동안 어깨의 통증, 뻣뻣함 또는 부종으로 정의되었다. 대부분의 연구(30건 중 21건)는 어깨 통증에 대한 데이터를 수집하기 위해 대면 설문지 또는 전화 인터뷰를 사용했다. 5명은 우편 설문지를 사용했고 4명은 1차 진료 기록에서 정보를 추출했다.

지역사회-기반 연구*(Community-based studies)*

어깨 통증의 유병률 또는 발병률은 95% 신뢰 구간과 함께 각 연구에서 추출되거나 추정되었다.[27] 최근 7일 동안의 현재 어깨 통증 또는 통증에 대해 보고한 15건의 연구에서 유병률 추정치는 2.5%에서 37.6% 사이였다. 더 긴 유병 기간(1개월에서 1년)을 사용한 9건 연구의 추정치는 15.9%에서 55.2% 사이였다. 그림 3.1의 숲 그림은 남성과 여성의 어깨 통증 유병률을 각각 추정한 것으로, 일반적으로 다른 근골격계 통증 상태와 일치하며 최대 15%의 차이로 여성에서 더 높은 유병률을 나타낸다. 히트 맵(heat map)(그림 3.2)은 많은 지리적 지역에서 어깨 통증의 유병률에 대한 근거가 없음을 강조하지만 서유럽 국가에서 더 높은 유병률을 나타내며, 이는 GBD 연구에서 요통 및 근골격계 장애에 대한 결과를 보다 광범위하게 반영한다. 쿠웨이트에서 수행된 한 연구만이 2주마다 전화로 참가자들에게 연락하여 지역 사회에서 어깨 통증의 발생률을 조사했으며, 1년 동안 1,000명당 11.4명으로 어깨의 새로운 통증, 경직 또는 부종의 누적 발생률을 추정했다.[1]

일차 진료(Primary care)

일차 진료에서 어깨 통증의 발생률 또는 유병률을 조사한 연구는 모두 영국이나 네덜란드에서 수행되었으며 어깨 통증이 있는 대부분의 사람들이 어깨 통증에 대한 의료 서비스를 찾지 않을 것임을 반영하는 더 낮은 추정치를 보고했다. 1차

표 3.1 지역사회 또는 1차 진료에서 어깨 통증의 유병률 및/또는 발생률에 대해 보고한 연구의 설계 및 결과 요약

연구	국가	표본 크기 (위험 집단)	확인 방법	사례 정의	유병률 또는 발병률	유병률 또는 발병률(95% CI)
지역사회-기반 연구						
Vindigni 등[64]	호주 (원주민)	189	대면 설문지	어깨 통증, 아픔 또는 불편함	시점 유병률	9.52% (5.34 – 13.71)
Chard 등[9]	영국	644	대면 설문지	현재 어깨 통증	시점 유병률	26.4% (22.99 – 29.80)
van Schaardenburg 등[62]	네덜란드	105	대면 설문지 및 신체 검진	현재 어깨 통증	시점 유병률	25.71% (17.35 – 34.07)
Picavet 등[48]	네덜란드	3664	우편 설문지	어깨 통증	시점 유병률	20.91% (19.6 – 22.2)
Ihlebaek 등[29]	노르웨이	1240	우편 설문지	어깨 통증	시점 유병률	37.58% (34.88 – 40.28)
Davatchi 등[15]	이란	19786	대면 설문지	어깨 통증, 경직 또는 부종	7일 유병률	15.6% (15.1 – 16.1)
Sandoughi 등[53]	이란	2100	대면 설문지	어깨 통증, 경직 또는 부종	7일 유병률	22.26% (20.48 – 24.04)
Chaaya 등[8]	레바논	3530	대면 설문지	어깨 통증, 경직 또는 부종	7일 유병률	14.31% (13.1 – 15.5)
Joshi 등[31]	인도	8145	대면 설문지	어깨 통증, 경직 또는 부종	7일 유병률	2.49% (2.21 – 2.91)
Davatchi 등[14]	이란	10291	대면 설문지	어깨 통증, 경직 또는 부종	7일 유병률	14.5% (13.5 – 15.6)
Haq 등[23]	방글라데시	5211	대면 설문지	어깨 통증, 경직 또는 부종	7일 유병률	9.88% (8.73 – 11.04)
Dai 등[12]	중국	6584	대면 설문지	어깨의 뼈, 관절 또는 근육의 통증, 압통, 누종 또는 경직	7일 유병률	7.0% (6.4 – 7.6)
Minaur 등[43]	호주 (원주민)	847	대면 설문지	어깨의 뼈, 관절 또는 근육의 통증, 압통, 누종 또는 경직	7일 유병률	8.85% (6.94 – 10.77)
Granados 등[20]	베네수엘라	3973	대면 설문지	어깨 통증, 경직 또는 부종	7일 유병률	6.02% (5.2 – 6.8)
Davatchi 등[13]	이란	1565	전화 및 자가보고 설문지	어깨 통증, 경직 또는 부종	7일 유병률	22.68% (19.0 – 26.4)
Bingefors 등[5]	스웨덴	4506	우편 설문지	어깨 통증의 설문 2주 전 자가 보고로 평가	14일 유병률	20.99% (19.81 – 22.18)
Pope 등[49]	영국	232	대면 면접	어깨 통증	1개월 유병률	44.83% (38.0 – 51.0)

(계속)

표 3.1 *(계속)*

연구	국가	표본 크기 (위험 집단)	확인 방법	사례 정의	유병률 또는 발병률	유병률 또는 발병률(95% CI)
		312	우편 설문지	어깨 통증	1개월 유병률	34.29% (29.0 – 40.0)
Ben Ayed 등 2019[3]	튀니지	1221	대면 설문지	어깨 통증, 통증, 불편감, 저림	1개월 유병률	43% (39.07 – 46.92)
Urwin 등[59]	영국	5752	우편 설문지	어깨 통증	1개월 유병률	15.99% (15.05 – 16.94)
Choi 등[11]	대한민국	1576	대면 설문지	전년도에 1주일 이상 또는 매월 1회 이상 지속되는 작업 활동을 포함한 일상 생활 활동으로 인한 통증이 심하거나 극심한 수준	1년 유병률	16.88% (15.03 – 18.73)
Meroni 등[42]	이탈리아	302	대면 설문지	어깨 통증, 통증, 불편감, 저림	1년 유병률	25.5% (20.58 – 30.41)
Bento 등[4]	브라질	600	대면 설문지	어깨 복합체 내부 또는 주변의 제한된 영역에 위치하는 통증	1년 유병률	24% (20.3 – 27.5)
Engebretsen 등[18]	노르웨이	2722	우편 설문지 (1990)	국소의 어깨 통증 – 주변 부위의 통증 제외	1년 유병률	46.73% (44.9 – 48.6)
		2890	(1994)		1년 유병률	48.65% (46.8 – 50.2)
		3325	(2004)		1년 유병률	55.22% (53.5 – 56.9)
Hill 등[26]	호주	3488	대면 설문지 및 면접	거의 한 달 이상 쉬거나 움직일 때 어깨가 아프거나 쑤신 적이 있으며, 대부분의 날에 최소한 한 달 동안 아침에 침대에서 일어날 때 어깨가 뻣뻣한 적이 있음	평생 유병률	18.41% (14.48 – 22.33)
Al-Awadhi 등[1]	쿠웨이트	3341	전화 설문 (2주마다)	어깨의 통증, 경직 또는 부종	1년 누적 발생률	연간 1,000명당 11.4명 (0.79 – 1.49)
1차 진료 연구						
Van der Windt 등[60]	네덜란드	35150	GP가 상담 중 사례를 기록(대면)	GP가 기록한 어깨 호소 상담	1년 누적 발생률	연간 1,000명당 11.2명 (10.1 – 12.3)

(계속)

표 3.1 *(계속)*

연구	국가	표본 크기 (위험 집단)	확인 방법	사례 정의	유병률 또는 발병률	유병률 또는 발병률(95% CI)
Bot 등[6]	네덜란드	375899	1차 진료 전자 건강 기록	어깨 증상 또는 상태에 대한 코드화된 1차 진료 상담 (ICPC 코드)	1년 발생률	1,000명당 11.6명 (11.2-11.9)
Linsell 등[39]	영국	658469	1차 진료 전자 건강 기록	어깨 통증 또는 어깨 상태에 대한 코딩된 1차 진료 상담 (코드 읽기)	1년 유병률 누적 발생률	2.36% (2.32-2.40) 연간 1,000명당 14.7명 (14.4-15.0)
Jordan 등[30]	영국	100758	1차 진료 전자 건강 기록	어깨 통증 또는 어깨 상태에 대한 코딩된 1차 진료 상담 (코드 읽기)	1년 유병률	연간 1,000명당 19.9명 (19.1-20.7)
Greving 등[21]	네덜란드	평균 연간 인구: 30000	1차 진료 전자 건강 기록, 평균 추적 기간 4.3년	어깨 증상 또는 상태에 대한 코드화된 1차 진료 상담 (ICPC 코드)	1년 유병률 누적 발생률	1,000명당 41.2~48.4명 1,000명당 29.3명 (28.48-30.04)

진료에서 어깨 통증의 발생률에 대한 추정치는 연간 1,000명당 11.2에서 29.3 사이로 다양하며, 성인의 1%에서 3%가 1년 동안 어깨 통증에 대해 주치의(GP)와 상의함을 나타낸다. 유병률 및 발생률 데이터가 추출된 연구에서 편향의 원인을 주목하는 것이 중요하다. Hoy 등[28]이 개발한 유병률 연구용 체크리스트를 사용하여 각 연구의 비뚤림 위험을 평가했다. 그림 3.3은 연구의 주요 한계가 대상 인구가 국가 인구를 대표하지 않는 경우가 많다는 사실을 보여준다. 예를 들어, 많은 연구가 한 도시에서 또는 여성이나 노인과 같은 인구의 특정 하위 그룹에서 수행되었다. 결과 해석은 현재 통증에서 평생 유병률에 이르는 유병 기간의 연구 간의 가변성으로 인해 더욱 복잡하며 대부분의 연구는 참가자에게 어깨 통증 경험에 대해 소급적으로 질문한다. 확인 방법은 일반적으로 우편으로 보내거나 인터뷰의 일부로 사용되는 근골격계 통증 설문지였으며 일부 연구에서는 응답률과 결과 측면에서 결과가 다를 수 있는 임상 평가가 뒤따랐다.

사례 정의는 일반적으로 수용 가능한 것으로 간주되었지만 "지난 12개월 동안 어깨에 통증이 있었습니까?"[48]라는 단순한 질문에서 사용된 것과 같은 보다 구체적인 사례 정의에 이르기까지 포함된 연구 전반에 걸쳐 균일하지 않았다. Hill 등[26]: "휴식 중이거나 움직일 때 대부분의 날에 어깨에 통증이나 통증이 있었던 적이 적어도 한 달 동안 그리고 대부분의 날 아침에 침대에서 일어날 때 어깨에 경직이 있었다면 적어도 한 달"; 또는 Choi 등[11]: "국립산업안전보건연구원(National Institute for Occupational Safety and Health)에 따르면 전년도에 1주일 이상 또는 매월 1회 이상 중증 또는 극심한 수준으로 계속되는 업무 활동을 포함한 일상생활활동으로 인한 통증(NIOSH 기준)". 마지막으로 일차진료 진찰기록을 이용한 연구의 결과[6,21,30,39]는 환자가 어깨통증에 대해 진찰을 받을 가능성과 일차진료 코딩의 질에 따라 좌우된다.

결론은 어깨 통증의 부담에 관한 근거가 아프리카, 동유럽 및 아시아, 미국을 포함한 많은 지리적 지역에서 부족한 것으로 보인다는 것이다. 전 세계 인구의 유병률과 어깨 통증의 발생률, 그리고 빈곤, 도시와 농촌 지역 사회, 민족성 또는 치료 접근성과 같은 변동성의 원인에 대한 이해에는 상당한 격차가 있다. 그럼에도 불구하고, 근거에 따르면 15%에서 50%로 추산되는 상당한 비율의 성인이 일 년 동안 어깨 통증 에피소드를 경험하며, 이는 작업 능력에 영향을 미치고 생산성 손실 및

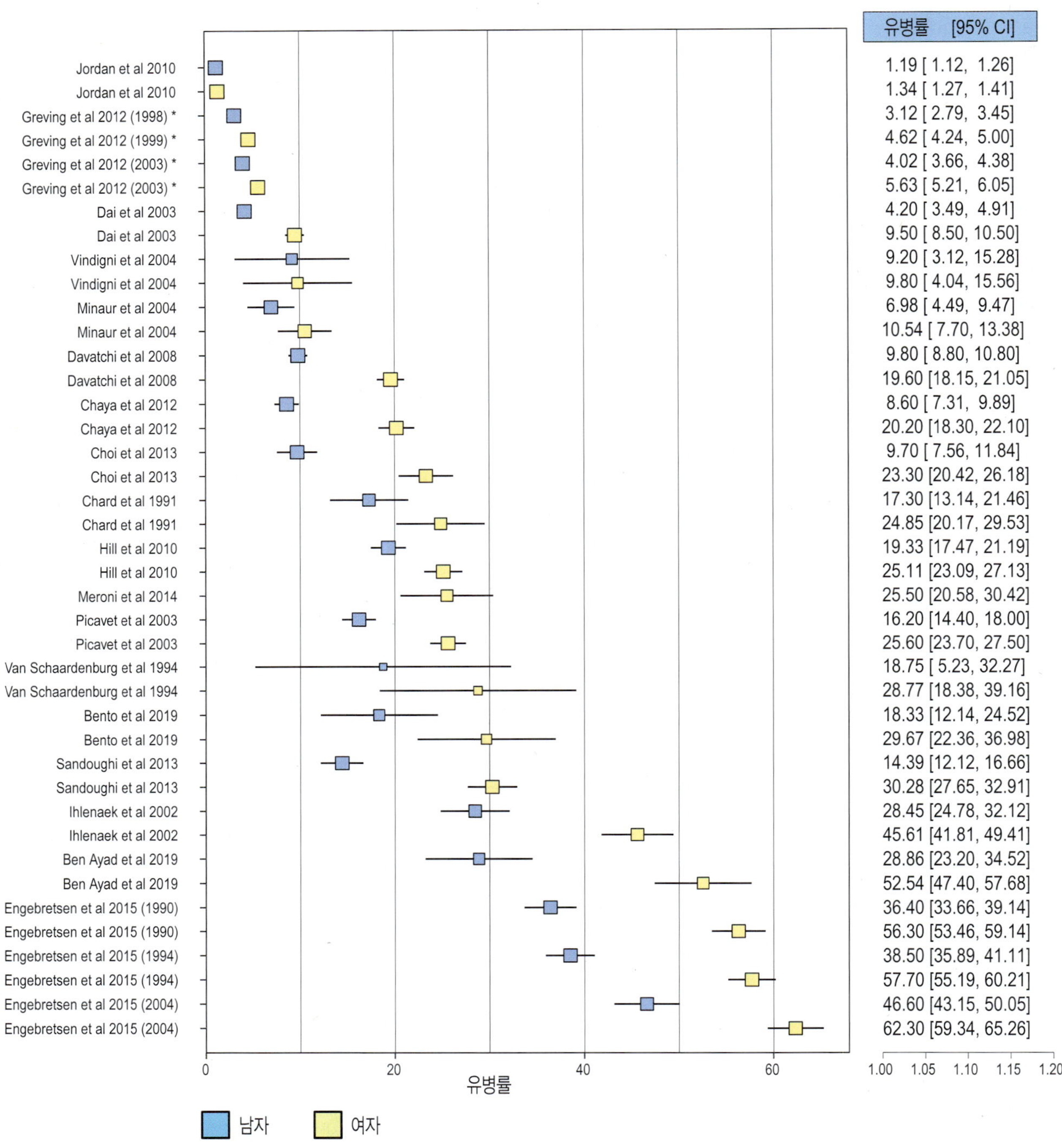

그림 3.1
지역시회-기반 및 2건의 1차 진료 연구에서 남성 및 여성에 대한 어깨 통증 유병률 추정치를 제시하는 숲 그림.[21,30]
CI, 신뢰 구간.

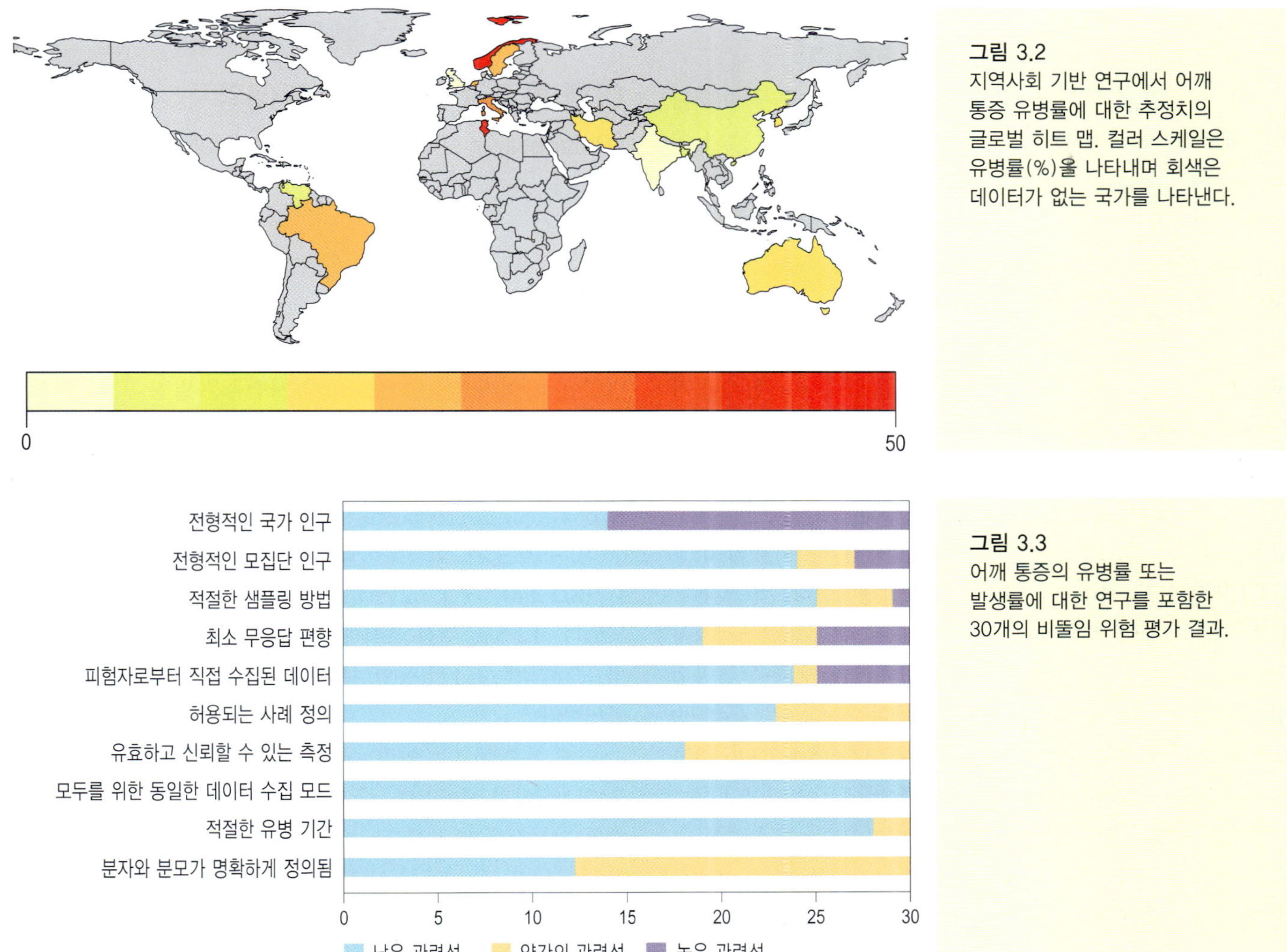

그림 3.2
지역사회 기반 연구에서 어깨 통증 유병률에 대한 추정치의 글로벌 히트 맵. 컬러 스케일은 유병률(%)을 나타내며 회색은 데이터가 없는 국가를 나타낸다.

그림 3.3
어깨 통증의 유병률 또는 발생률에 대한 연구를 포함한 30개의 비뚤임 위험 평가 결과.

의료 비용으로 이어질 수 있다.

어깨 통증 및 장애로 인한 경제적 부담
(Economic burden of shoulder pain and disability)

다양한 사례 정의와 유병률 추정치에도 불구하고, 우리는 많은 사람들이 일생 동안 근골격계 관련 어깨 통증을 겪을 것이라는 것을 알고 있다. 부족한 것은 어깨 통증과 관련된 경제적 부담에 대한 추정이다. 어깨 통증으로 인한 의료 비용 및 생산성 손실에 대한 데이터를 찾고 종합하는 것은 여러 가지 이유로 어렵다. 경제적 부담의 추정치는 국가 및 개별 의료 시스템에 따라 크게 다르다; 서비스 제공자와 치료에 대한 접근 방식(영상, 수술, 물리치료, 약물 치료, 휴가) 고용주와 보상 시스템; 그리고 생물심리사회적 요인과 관련하여 환자와 그들의 개성. 또한 경제적 부담은 업무 관련 비용, 의료 이용 또는 질병 비용과 같은 다양한 관점에서 볼 수 있다. 이러한 복잡성에도 불구하고 보편적인 진실은 다음과 같다. 1) 증상이 지속되는 소수의 환자가 대부분의 자원을 필요로 한다. 2) 우리는 어깨 통증의 초기에 이 사람들을 아직 명확하게 식별할 수 없다. 3) 어깨 통증 비용의 추정치는 근무 시간과 작업 생산성 감소와 관련된 비용을 고려할 때 특히 높다.[35,41,47,65] 다음은 사용 가능한 근거의 개요이다.

어깨 통증의 경제적 부담에 대해 자주 인용되는 연구 중 하나[35]는 네덜란드에서 어깨 통증을 경험하는 사람들의 12%가 전체 비용의 74%를 차지했으며, 이는 대부분 유급 근무로 인한 병가의 결과라고 밝혔다. 어깨 통증의 연간 비용은 네덜란드의 1차 의료에서 연간 3억 4,500만 유로(4억 1,000만 달러)로 추정된다(2001년 세금 사용). 2007~2008년에 2개의 지역사회 기반 건강 센터에서 어깨 통증을 호소하는 128명의 코호트 연구 데이터를 사용하여 의료 이용에 초점을 맞춘 유사한 연구가 Jyväskylä(핀란드)에서 수행되었다. 어깨 통증 치료와 관련된 평균 직접 비용은 환자당 연간 €543(US $645)로 추산된다.[47] 개인의 3분의 1(37%)은 인덱스 방문 후 비용을 발생시키지 않았고, 환자의 총 15%는 인덱스 방문 동안 총 비용의 69%(>€1,000/환자, >US $1,190/환자)를 발생시켰다. 첫 상담 후 1년, 수술 비용이 가장 많이 든다. 스웨덴 서부 해안에서 1차 의료(물리치료사/물리치료사 또는 GP)에서 어깨 통증 환자의 평균 연간 총 비용은 2009년 관세를 기준으로 환자당 €4,139(US $4,923)로 추정되었다.[65] 이 그룹은 €22,475(US $26,732)로 추정되었다. 환자 사례의 50%는 6주 만에 종결되었고 16%는 6개월 이상 의료 시스템에 남아 있었고 2%는 계속해서 수술을 받았다. 물리치료를 직접 받은 35%는 물리치료 비용이 더 높았지만 의료 및 총 비용은 더 낮았다. 총 비용의 84%는 병가 때문이었다.[65]

스페인 보건 서비스(Spanish Health Service) 연구에 따르면 5035건의 어깨 통증 사례에서 물리치료의 총 비용은 €1,581,356(US $1,880,944)이며 근거 기반(운동 및 도수) 치료에 31.6% 또는 €432,901(US $514,914)가 사용되었다. 그리고 나머지는 효과가 없다는 근거가 있거나 근거가 결정적이지 않거나 알려지지 않은 중재에 사용된다.[55] 비효율적인 치료가 경제적 부담을 가중시키는 것 외에도 의료 시스템의 비효율성도 증가한다. 정형외과 상담 대기자 명단에 있는 환자를 대상으로 실시한 호주 연구에 따르면, 의료 및 가사 지원 비용은 환자당 연간 AU $7,563(US $5,833)이다. 결근 또는 직장에서의 생산성 감소가 비용 추정에 포함될 때 경제적 부담은 연간 AU $13,885(US $10,711)에서 AU $22,378(US $17,262) 사이였다.[41]

어깨 통증과 기능 장애의 예후
(Prognosis of shoulder pain and disability)

위에서 설명한 건강 경제 연구는 어깨 통증이 있는 사람들 사이에서 의료 이용의 넓은 가변성을 입증했으며, 일차 진료를 받는 소수(12~15%)가 비용의 70~75%를 부담한다. 이러한 결과는 여러 종단 연구에서 강조된 어깨 통증 예후의 가변성을 반영한다. 어깨 통증이 있는 많은 사람들은 발병 후 몇 주 이내에 통증 감소를 경험하지만 일차 진료를 받는 사람들의 40~50%는 첫 상담 후 6~12개월 동안 지속적인 통증과 장애를 보고한다.[34-37,45,54] 어깨 통증 강도는 의료 서비스 제공 시점에 0~10 수치 평가 척도에서 약 5.2점(SD 2.2)의 평균 점수에서 1.7(SD 2.8)[36]에서 3.2(SD 2.7) 사이로 감소하는 것으로 보고되었다. 12개월 추적 조사에서 25점. 큰 표준 편차는 통증이 처음 나타난 후 1년 동안 통증 수준의 개인차가 크다는 것을 반영한다.

어깨 통증 예후는 연령 증가, 낮은 교육 수준, 더 긴 증상 지속 기간, 이전 에피소드, 더 높은 장애 점수, 지속적인 어깨 통증의 가능성을 증가시키는 다발성 통증 등 많은 요인에 의해 영향을 받을 수 있다[17,32,36,46] 심리적 및 사회적 요인의 역할에 대한 근거는 덜 명확하며 종종 단면 데이터를 기반으로 한다. 전향적 연구의 결과는 의료 환경(1차/2차 진료), 어깨 통증 진단 또는 정의, 받은 치료에 따라 다르지만 근거에 따르면 두려움 회피 신념, 통증 파국화, 좋지 않은 결과 기대, 낮은 자기 효능감, 우울 증상, 및 심리사회적 작업 환경의 측면(예: 높은 직무 부담, 낮은 감독자/동료 지원)은 불리한 장기적 결과와 관련이 있다[10,19,33,36, 46,50,51,56]

여러 연구에서 불량한 결과의 위험이 증가된 환자를 식별하는 것을 목표로 하는 다변량 예측 모델에 예후 인자를 결합하였다.[10,34,36,63] 그러나 이러한 모델 중 검증된 모델은 거의 없으며 일상적인 임상 실습에서 예측 성능과 유용성에 의문이 제기되었다.[61] 따라서 다양한 요인의 예후 가치에 대한 증거에도 불구하고 어떤 예후 요인의 조합이 나쁜 결과의 위험이 높은 환자와 낮은 환자를 최적으로 구별할 수 있는지는 아직 명확하지 않다. 어떠한 예후 인자(매개자)가 조언 및 교육, 운동, 코르티코스테로이드 주사 또는 수술과 같은 보다 침습적이고 비용이 많이 드는 중재를 포함하여 특정 치료 옵션으로부터 가장 혜택을 받을 수 있는 환자를 식별하는 데 도움이 될 수 있다.

지금까지 이러한 예후 모델은 증상의 변화하는 특성을 고려하지 않았으며 단일 시점에서 수집된 예후 정보만을 사용하여 결과를 예측했다. 그러나 우리는 많은 사람들이 발병 후 처음 6주 동안 또는 기준 측정 후 연구에서 상당한 증상 감소를 경험한다는 것을 알고 있으며 이러한 통증 또는 장애의 단기적 변화는 장기적인 결과를 매우 잘 예측할 수 있다.[40] 어깨 통증이 있는 개인의 평가에 치료에 대한 조기 반응 모니터링을 통합하면 장기 예후에 대한 정보를 제공하고 추가 치료 결정에 대한 더 나은 지침을 제공할 수 있다. 마지막으로, 어깨 통증이 있는 환자에서 호의적이거나 불량한 결과를 설명할 수 있는 경로에 대해서는 알려진 바가 거의 없다.

생활 방식(예: 신체 활동), 동반 질환(예: 당뇨병 또는 대사 위험 요인) 또는 심리적 요인(예: 우울증 증상, 공포-회피 행동)을 포함하여 수정 가능한 예후 요인(매개자)의 역할에 관한 근거 생성 경로를 통해 어깨 통증이 있는 사람들의 조언과 치료를 개선하기 위한 대상을 식별할 수 있다. 어깨 통증의 경과와 예후의 변동성을 설명하는 진단 정보에 대한 근거는 거의 없다. 전통적으로 어깨통증은 어깨관절과 견봉쇄골관절, 회전근개를 포함한 견봉하구조 또는 경추/흉추를 포함한 해부학적(뼈 또는 연조직) 구조에 따라 분류된다. 임상 병력, 신체 검사 및 진단 영상(초음파, MRI, X선)의 정보는 어깨 문제의 심각도 및 가능한 원인을 평가하는 데 사용될 수 있지만 이러한 분류의 재현성 또는 타당성에 대한 경험적 증거는 제한적이다(예: Lenza 등[38]). 신체 검진 검사에 대한 체계적인 검토(예: Hanchard 등[22] Alqunaee 등[2] Hegedus 등[24])는 이러한 검사의 성능 및 해석의 다양성, 낮은 진단 정확도(통합된 민감도 〈0.75, 특이도 〈0.60)를 강조했다. 더 중요한 것은 증상과 징후의 조합이 환자의 결과와 치료에 대한 반응을 예측하는데 가장 정확한 지에 대한 근거가 부족하다는 것이다.

진단 분류는 임상적 의사 결정에 중요한 정보를 제공할 수 있지만, 어깨 통증이 있는 환자의 경우 근거 부족으로 인해 이러한 가정이 어려워졌다. 중요한 것은 어깨 상태의 가정된(해부학적) 원인 이외의 요인이 환자의 결과에 영향을 미칠 가능성이 있다는 것이다. 이러한 예후 정보를 통합하면 어깨 통증을 나타내는 환자에 대한 전체론적 관점을 수용하고 미래 환자 결과를 예측하고 조언, 치료 및 위탁에 관한 결정을 안내하는 광범위한 정보를 통합하는 임상 실습을 위한 대안적 틀을 제공할 수 있다.

요약 및 시사점 (Summary and implications)

요통 또는 기타 근골격계 질환(예: 골관절염, 골다공증, 염증성 관절염)과 비교할 때 어깨 통증 및 장애 부담에 대한 근거는 제한조이다. 대부분의 연구는 고소득 국가에서 수행되어 저소득 및 중간 소득 국가에서 어깨 통증이 사회적으로 미치는 영향에 대한 통찰력을 거의 제공하지 못했다. 어깨 통증의 발병률, 유병률 및 경제적 영향에 대한 연구는 어깨 통증 및 장애에 대해 합의되고 검증된 사례 정의를 사용함으로써 이익을 얻을 수 있지만 유병률과 비용에 관련하여 어깨 통증은 허리 및 관절염과 순위가 같을 것 같다. 이러한 사례 정의를 일관되게 사용하면 ㅈ 역, 의료 환경 및 관련 하위 그룹에 걸쳐 어깨 통증의 영향과 브담을 평가, 설명 및 비교하여 관심 있는 인구의 의료 요구 및 제공에 대해 정책 입안자에게 알릴 수 있다.

어깨 통증이 개인, 의료 및 사회에 미치는 영향과 부담은 예후에 크게 영향을 받는다. 연구에서는 전체 예후의 큰 변동성을 강조했으며, 40~50%의 사람들이 의료 분야에서 처음으로 어깨 통증을 호소한 후 6~12개월 동안 지속적인 통증과 일상생활에 대한 영향을 경험했다. 지속적인 문제의 위험이 높은 사람들을 조기에 식별하면 치료가 가장 필요한 사람들을 대상으로 하는 동시에 어깨 통증 에피소드에서 빠르게 회복할 가능성이 있는 사람들에게 안심과 조언을 제공하는 데 도움이 될 수 있다. 이를 위해서는 미래 경과와 어깨 통증의 영향, 치료에 대한 환자의 반응과 관련된 예후(생물학적, 심리적, 사회적) 요인에 대한 고품질 근거가 필요하다.

근거에는 여전히 상당한 격차가 있으며 어깨 통증이 있는 사람들의 결과와 관련이 있는 많은 요인이 제안되었지만 예측 성능에 관한 정보는 제한적이다. 이것은 취약한(고위험) 하위 그룹을 식별하려고 할 때 또는 지속적인 통증 및 장애의 위험을 예측하거나 어깨 통증이 있는 개인의 특정 치료로 인한 이점(또는 피해)을 예측할 때 예측의 정확성에 대한 불확실성이 있음을 의미한다. 이는 지역사회에서 어깨 통증의 영향을 더 잘 이해하고 의료 서비스가 필요한 사람들의 결과를 개선하며 의료 자원을 최적으로 효율적으로 사용하기 위해 향후 연구에서 다루어야 할 중요한 질문이다.

참고문헌 (References)

1. Al-Awadhi AM, Olusi SO, Al-Saeid K, et al. Incidence of musculoskeletal pain in adult Kuwaitis using the validated Arabic version of the WHO-ILAR COPCORD core questionnaire. Annals of Saudi Medicine. 2005;25:459-462.
2. Alqunaee M, Galvin R, Fahey T. Diagnostic accuracy of clinical tests for subacromial impingement syndrome: a systematic review and meta-analysis. Archives of Physical Medicine and Rehabilitation. 2012;93:229-236.
3. Ben Ayed H, Yaich S, Trigui M, et al. Prevalence, risk factors and outcomes of neck, shoulders and low-back pain in secondary-school children. Journal of Research in Health Sciences. 2019;19:e00440.
4. Bento TPF, Genebra CVdS, Cornélio GP, et al. Prevalence and factors associated with shoulder pain in the general population: a cross-sectional study. Fisioterapia e Pesquisa. 2019;26:401-406.
5. Bingefors K, Isacson D. Epidemiology, co-morbidity, and impact on health-related quality of life of self-reported headache and musculoskeletal pain–a gender perspective. European Journal of Pain. 2004;8:435-450.
6. Bot SD, Van der Waal J, Terwee C, et al. Incidence and prevalence of complaints of the neck and upper extremity in general practice. Annals of the Rheumatic Diseases. 2005;64:118-123.
7. Buchbinder R, Blyth FM, March LM, Brooks P, Woolf AD, Hoy DG. Placing the global burden of low back pain in context. Best Practice & Research Clinical Rheumatology. 2013;27:575-589.
8. Chaaya M, Slim ZN, Habib RR, et al. High burden of rheumatic diseases in Lebanon: a COPCORD study. International Journal of Rheumatic Diseases. 2012;15:136-143.
9. Chard M, Hazleman R, Hazleman B, King R, Reiss B. Shoulder disorders in the elderly: a community survey. Arthritis & Rheumatism: Official Journal of the American College of Rheumatology. 1991;34:766-769.
10. Chester R, Jerosch-Herold C, Lewis J, Shepstone L. Psychological factors are associated with the outcome of physiotherapy for people with shoulder pain: a multicentre longitudinal cohort study. British Journal of Sports Medicine. 2018;52:269-275.
11. Choi K, Park J-H, Cheong H-K. Prevalence of musculoskeletal symptoms related with activities of daily living and contributing factors in Korean adults. Journal of Preventive Medicine and Public Health. 2013;46:39.
12. Dai S-M, Han X-H, Zhao D-B, Shi Y-Q, Liu Y, Meng J-M. Prevalence of rheumatic symptoms, rheumatoid arthritis, ankylosing spondylitis, and gout in Shanghai, China: a COPCORD study. The Journal of Rheumatology. 2003;30:2245-2251.
13. Davatchi F, Banihashemi AT, Gholami J, et al. The prevalence of musculoskeletal complaints in a rural area in Iran: a WHO-ILAR COPCORD study (stage 1, rural study) in Iran. Clinical Rheumatology. 2009;28:1267-1274.
14. Davatchi F, Jamshidi A-R, Banihashemi AT, et al. WHO-ILAR COPCORD study (stage 1, urban study) in Iran. The Journal of Rheumatology. 2008;35:1384-1390.
15. Davatchi F, Sandoughi M, Moghimi N, et al. Epidemiology of rheumatic diseases in Iran from analysis of four COPCORD studies. International Journal of Rheumatic Diseases. 2016;19:1056-1062.
16. De Vet HC, Heymans MW, Dunn KM, et al. Episodes of low back pain: a proposal for uniform definitions to be used in research. Spine. 2002;27:2409-2416.
17. Engebretsen K, Grotle M, Bautz-Holter E, Ekeberg OM, Brox JI. Predictors of shoulder pain and disability index (SPADI) and work status after 1 year in patients with subacromial shoulder pain. BMC Musculoskeletal Disorders. 2010;11:1-9.
18. Engebretsen KB, Grotle M, Natvig B. Patterns of shoulder pain during a 14-year follow-up: results from a longitudinal population study in Norway. Shoulder & Elbow. 2015;7:49-59.
19. George SZ, Parr JJ, Wallace MR, et al. Inflammatory genes and psychological factors predict induced shoulder pain phenotype. Medicine and Science in Sports and Exercise. 2014;46:1871.
20. Granados Y, Cedeño L, Rosillo C, et al. Prevalence of musculoskeletal disorders and rheumatic diseases in an urban community in Monagas State, Venezuela: a COPCORD study. Clinical Rheumatology. 2015;34:871-877.
21. Greving K, Dorrestijn O, Winters J, et al. Incidence, prevalence, and consultation rates of shoulder complaints in general practice. Scandinavian Journal of Rheumatology. 2012;41:150-155.
22. Hanchard NC, Lenza M, Handoll HH, Takwoingi Y. Physical tests for shoulder impingements and local lesions of bursa, tendon or labrum that may accompany impingement. Cochrane Database of Systematic Reviews. 2013(4):CD007427.
23. Haq SA, Darmawan J, Islam MN, et al. Prevalence of rheumatic diseases and associated outcomes in rural and urban communities in Bangladesh: a COPCORD study. The Journal of Rheumatology. 2005;32:348-353.
24. Hegedus EJ, Goode AP, Cook CE, et al. Which physical examination tests provide clinicians with the most value when examining the shoulder? Update of a systematic review with meta-analysis of individual tests. British Journal of Sports Medicine. 2012;46:964-978.
25. Henschke N, Ostelo RW, Terwee CB, van der Windt DA. Identifying generic predictors of outcome in patients presenting to primary care with nonspinal musculoskeletal pain. Arthritis Care & Research. 2012;64:1217-1224.
26. Hill CL, Gill TK, Shanahan E, Taylor AW. Prevalence and correlates of shoulder pain and stiffness in a population-based study: the North West Adelaide Health Study. International Journal of Rheumatic Diseases. 2010;13:215-222.

27. Hoy D, Bain C, Williams G, et al. A systematic review of the global prevalence of low back pain. Arthritis & Rheumatism. 2012;64:2028-2037.

28. Hoy DG, Smith E, Cross M, et al. Reflecting on the global burden of musculoskeletal conditions: lessons learnt from the Global Burden of Disease 2010 Study and the next steps forward. Annals of the Rheumatic Diseases. 2015;74:4-7.

29. Ihlebæk C, Eriksen HR, Ursin H. Prevalence of subjective health complaints (SHC) in Norway. Scandinavian Journal of Public Health. 2002;30:20-29.

30. Jordan KP, Kadam UT, Hayward R, Porcheret M, Young C, Croft P. Annual consultation prevalence of regional musculoskeletal problems in primary care: an observational study. BMC Musculoskeletal Disorders. 2010;11:1-10.

31. Joshi VL, Chopra A. Is there an urban-rural divide? Population surveys of rheumatic musculoskeletal disorders in the Pune region of India using the COPCORD Bhigwan model. The Journal of Rheumatology. 2009;36:614-622.

32. Keijsers E, Feleus A, Miedema HS, Koes BW, Bierma-Zeinstra SM. Psychosocial factors predicted nonrecovery in both specific and nonspecific diagnoses at arm, neck, and shoulder. Journal of Clinical Epidemiology. 2010;63:1370-1379.

33. Kromer TO, Sieben JM, de Bie RA, Bastiaenen CH. Influence of fear-avoidance beliefs on disability in patients with subacromial shoulder pain in primary care: a secondary analysis. Physical Therapy. 2014;94:1775-1784.

34. Kuijpers T, van der Windt D, Boeke JPA, et al. Clinical prediction rules for the prognosis of shoulder pain in general practice. Pain. 2006;120:276-285.

35. Kuijpers T, van Tulder MW, van der Heijden GJ, Bouter LM, van der Windt DA. Costs of shoulder pain in primary care consulters: a prospective cohort study in The Netherlands. BMC Musculoskeletal Disorders. 2006;7:1-8.

36. Laslett M, Steele M, Hing W, McNair P, Cadogan A. Shoulder pain in primary care–part 2: predictors of clinical outcome to 12 months. Journal of Rehabilitation Medicine. 2015;47:66-71.

37. Laslett M, Steele M, Hing W, McNair P, Cadogan A. Shoulder pain patients in primary care–part 1: Clinical outcomes over 12 months following standardized diagnostic workup, corticosteroid injections, and community-based care. Journal of Rehabilitation Medicine. 2014;46:898-907.

38. Lenza M, Buchbinder R, Takwoingi Y, Johnston RV, Hanchard NC, Faloppa F. Magnetic resonance imaging, magnetic resonance arthrography and ultrasonography for assessing rotator cuff tears in people with shoulder pain for whom surgery is being considered. Cochrane Database of Systematic Reviews. 2013(9):CD009020.

39. Linsell L, Dawson J, Zondervan K, et al. Prevalence and incidence of adults consulting for shoulder conditions in UK primary care; patterns of diagnosis and referral. Rheumatology. 2006;45:215-221.

40. Mansell G, Jordan K, Peat G, et al. Brief pain re-assessment provided more accurate prognosis than baseline information for low-back or shoulder pain. BMC Musculoskeletal Disorders. 2017;18:1-11.

41. Marks D, Comans T, Bisset L, Thomas M, Scuffham PA. Shoulder pain cost-of-illness in patients referred for public orthopaedic care in Australia. Australian Health Review. 2019;43:540-548.

42. Meroni R, Scelsi M, Boria P, Sansone V. Shoulder disorders in female working-age population: a cross sectional study. BMC Musculoskeletal Disorders. 2014;15:1-7.

43. Minaur N, Sawyers S, Parker J, Darmawan J. Rheumatic disease in an Australian Aboriginal community in North Queensland, Australia. A WHO-ILAR COPCORD survey. The Journal of Rheumatology. 2004;31:965-972.

44. Moradi-Lakeh M, Forouzanfar MH, Vollset SE, et al. Burden of musculoskeletal disorders in the Eastern Mediterranean Region, 1990–2013: findings from the Global Burden of Disease Study 2013. Annals of the Rheumatic Diseases 2017;76:1365-1373.

45. Nørregaard J, Jacobsen S, Kristensen JH. A narrative review on classification of pain conditions of the upper extremities. Scandinavian Journal of Rehabilitation Medicine. 1999;31:153-164.

46. O'Doherty L, Masters S, Mitchell GK, Yelland M. Acute shoulder pain in primary care: an observational study. Australian Family Physician. 2007;36:473.

47. Paloneva J, Koskela S, Kautiainen H, Vanhala M, Kiviranta I. Consumption of medical resources and outcome of shoulder disorders in primary health care consulters. BMC Musculoskeletal Disorders. 2013;14:1-7.

48. Picavet H, Schouten J. Musculoskeletal pain in the Netherlands: prevalences, consequences and risk groups, the DMC3-study. Pain. 2003;102:167-178.

49. Pope DP, Croft PR, Pritchard CM, Silman AJ. Prevalence of shoulder pain in the community: the influence of case definition. Annals of the Rheumatic Diseases. 1997;56:308-312.

50. Rasmussen-Barr E, Grooten WJA, Hallqvist J, Holm LW, Skillgate E. Are job strain and sleep disturbances prognostic factors for low-back pain? A cohort study of a general population of working age in Sweden. J Rehabil Med. 2017;49:591-597.

51. Roh YH, Lee BK, Noh JH, Oh JH, Gong HS, Baek GH. Effect of depressive symptoms on perceived disability in patients with chronic shoulder pain. Archives of Orthopaedic and Trauma Surgery. 2012;132:1251-1257.

52. Safiri S, Kolahi A-A, Cross M, et al. Prevalence, deaths and disability adjusted life years (DALYs) due to musculoskeletal disorders for 195 countries and territories 1990-2017. Arthritis Rheumatology. 2021;73(4):702-714.

53. Sandoughi M, Zakeri Z, Tehrani Banihashemi A, et al. Prevalence of musculoskeletal disorders in southeastern Iran: a WHO-ILAR COPCORD study (stage 1, urban study). International Journal of Rheumatic Diseases. 2013;16:509-517.

54. Schellingerhout JM, Verhagen AP, Thomas S, Koes BW. Lack of uniformity in diagnostic labeling of shoulder pain: time for a different approach. Manual Therapy. 2008;13:478-483.

55. Serrano-Aguilar P, Kovacs FM, Cabrera-Hernández JM, Ramos-Goñi JM, García-Pérez L. Avoidable costs of physical treatments for chronic back, neck and shoulder pain within the Spanish National Health Service: a cross-sectional study. BMC Musculoskeletal Disorders. 2011;12:1-10.

56. Sindhu BS, Lehman LA, Tarima S, et al. Influence of fear-avoidance beliefs on functional status outcomes for people with musculoskeletal conditions of the shoulder. American Physical Therapy Association. 2012;92(8):992-1005.

57. Smith E, Hoy DG, Cross M, et al. The global burden of other musculoskeletal disorders: estimates from the Global Burden of Disease 2010 study. Ann Rheum Dis. 2014;73:1462-1469.

58. Taylor W. Musculoskeletal pain in the adult New Zealand population: prevalence and impact. N Z Med J. 2005;118:U1629.

59. Urwin M, Symmons D, Allison T, et al. Estimating the burden of musculoskeletal disorders in the community: the comparative prevalence of symptoms at different anatomical sites, and the relation to social deprivation. Annals of the Rheumatic Diseases. 1998;57:649-655.

60. Van der Windt D, Koes BW, de Jong BA, Bouter LM. Shoulder disorders in general practice: incidence, patient characteristics, and management. Annals of the Rheumatic Diseases. 1995;54:959-964.

61. van Oort L, Verhagen A, Koes B, de Vet R, Anema H, Heymans M. Evaluation of the usefulness of 2 prediction models of clinical prediction models in physical therapy: a qualitative process evaluation. Journal of Manipulative and Physiological Therapeutics. 2014;37:334-341.

62. van Schaardenburg D, Van den Brande K, Ligthart GJ, Breedveld FC, Hazes J. Musculoskeletal disorders and disability in persons aged 85 and over: a community survey. Annals of the Rheumatic Diseases. 1994;53:807-811.

63. Vergouw D, Heymans MW, de Vet HC, van der Windt DA, van der Horst HE. Prediction of persistent shoulder pain in general practice: comparing clinical consensus from a Delphi procedure with a statistical scoring system. BMC Family Practice. 2011;12:1-10.

64. Vindigni D, Griffen D, Perkins J, Da Costa C, Parkinson L. Prevalence of musculoskeletal conditions, associated pain and disability and the barriers to managing these conditions in a rural, Australian Aboriginal community. Rural and Remote Health. 2004;4:1.

65. Virta L, Joranger P, Brox JI, Eriksson R. Costs of shoulder pain and resource use in primary health care: a cost-of-illness study in Sweden. BMC Musculoskeletal Disorders. 2012;13:1-11.

66. Wu A, March L, Zheng X, et al. Global low back pain prevalence and years lived with disability from 1990 to 2017: estimates from the Global Burden of Disease Study 2017. Annals of Translational Medicine. 2020;8(6):299.

어깨 해부학 및 기능

(Shoulder anatomy and function)

4

Karen Ginn, Rodney Green, Eleanor Richardson, Olivier Gagey

개요 (Introduction)

상지는 개인, 직업, 사회적인, 스포츠 활동을 위해 효율적이고 효과적인 손의 기능을 도와주는 역할을 한다. 효과적인 역할을 하기 위해서는 손이 공간에 적절하게 위치해야 하며, 기능적으로 다양한 손의 움직임을 위해 필요한 넓은 범위의 움직임을 만들어주는 것이 어깨의 역할이다.[90] 따라서, 어깨 부위를 구성하는 근골격계 구조의 기능적, 임상적 중요성은 손의 가동범위를 최대화하기 위한 경우들에 의해 결정된다. 관절의 가동성과 안정성은 상반되는 개념이므로 움직임의 자유도가 높아지면 구조적인 안정성이 떨어지며 이는 상완관절와관절(glenohumeral joint)의 경우에 해당된다.[113]

상완관절와관절은 구상관절(ball and socket articulation)로 분류되고, 관절에서 움직임 가능한 다방향 운동범위는 골관절의 표면, 관절순, 관절낭 및 인대들의 구조로 인해 가능하며, 이러한 구조들은 운동 범위의 극단적인 끝범위를 제외하고 움직임에 대한 최소한의 수동적인 제한을 전달한다.[67] 상완관절와관절, 상완골, 견갑골, 쇄골, 흉추를 구성하는 뼈들이 동시에 움직이기 때문에 어깨관절에서는 실질적으로 다양한 가동범위가 가능하다. 최대의 기능적인 역할을 하기 위해 손을 위치시키는데 필요한 움직임을 만들기 위해서는, 상완관절와관절 주위 뼈와 섬유구조의 움직임 변화에 따른 수정 및 상완골과 견갑골의 움직임에 따른 적응으로 나타나며, 결과적으로 어깨관절의 기능적인 안정성을 유지하기 위해 근육들만큼 중요한 역할을 한다.

어깨 부위를 구성하는 해부학적 구조의 상대적 기능과 임상적 중요성을 연구하기 위해, 이 단원은 두 부분으로 나누어져 있다. 첫 번째는 최대 어깨 가동성을 일으키는 각 구조의 중요성을 확인하고, 두 번째는 어깨 영역의 안정성에 대한 각 구조의 중요성을 확인했다. 각 부분 내에서 어깨 가동성 또는 안정성에 대한 상대적으로 더 큰 역할을 하는 구조가 먼저 논의되고, 기능적인 중요도에 따라 추가 구조에 대한 역할을 논의했다. 마지막 부분에서는 전체 근골격계 시스템의 통합적이며 연속적인 역할로서 어깨에 대해 설명하고자 한다.

어깨 부위 움직임의 최대 범위를 발생시키는 해부학적 특징(Anatomical features facilitating maximum range of shoulder region motion)

견갑대(가슴) 움직임
(Shoulder (pectoral) girdle movement)

어깨관절은 상완관절와관절(glenohumeral joint)과 흉쇄골관절(sternoclavicular joint)을 통해 상지와 축골격 사이를 잇는 뼈의 연결고리 역할을 한다. 그것은 견갑골과 쇄골, 그리고 그 사이에 있는 관절인 견봉쇄골관절(acromioclavicular joint)로 구성되어 있다. 어깨의 전체 가동범위는 상완골과 견갑대 주위의 뼈 들, 특히 견갑골의 다양한 역할에 의해서만 움직일 수 있다.[50] 상완골두가 관절오목보다 약 3배 더 크기 때문에[114] 견갑골과 상완골의 조화로운 움직임을 위해서는 관절오목의 위치가 중요하다. 이는 상완관절와관절에서 구(ball)와 와(socket)로 구성되며, 어깨 전체 범위의 움직임을 가능하게 하고, 회전근개 근육들을 포함한 많은 어깨 근육들의 역학적인 이점도 유지하게 한다.[58,67]

견갑골의 움직임은 견갑골과 흉부 사이의 인접한 근육층을 덮고 있는 근막이 활주 움직임(gliding and sliding movements)을 만들기 때문에 나타난다. 일반적으로 견갑골은 6가지 해부학적인 움직임으로 설명된다. 상방(외측) 회전—관절오목이 점점 더 위쪽을 향하도록 하는 움직임; 하방(내측) 회전—관절오목이 아래쪽을 향하도록 하는 움직임; 전인(내회전)—흉벽 주위에서 측면으로 전방 이동; 후인(외회전)—척주를 향한 중앙 이동; 거상—머리쪽으로 향하는 상방 움직임; 하강—발쪽으로 향하는 하방 움직임. 그러나, 이러한 모든 움직임은 독립적으로 발생하지 않으며, 모든 견갑골 움직임은 모든 평면에서 어느 정도의 움직임을 포함한다.[113] 또한 견갑골은 견갑골극(scapular spine)에 위치한 축을 중심으로 앞뒤로 기울어져 있다.[65]

견갑골의 상방 및 하방회전은 어깨 가동범위를 통해 최적의 역학적 정렬을 유지하는 중요한 역할을 한다. 견갑골 움직임은 또한 견갑상완 근육들(삼각근, 회전근개, 대원근)을 상완관절와관절에서 역할을 하기 위해 역학적으로 유리한 위치에 위치시킨다.[58] 일반적인 상지 거상 동안, 견갑골 움직임은 점진적인 상향 회전, 후방 경사 및 관상면, 시상면 및 견갑면에서 다양한 전인 및 후인이 나타난다.[65] 견갑골의 위치와 움직임(운동학(kinematics))은 상당히 다양하다. 이상적인 견갑골의 안정 위치 또는 움직임 패턴은 없으며, 둘 사이에서 나타나는 차이는 정상 범위를 나타낸다. 견갑골의 운동학을 평가하는 임상 테스트에서 평가자 간 허용 가능한 신뢰도를 보여주지 못하는 사실들을 통해 견갑골 이상병증으로 견갑골의 비정상적인 위치 및 움직임을 나타내는 변화들이 언제 나타나는지 확인하는 것은 임상적으로 매우 어려운 과제이다.[130] 흥미롭게도, 상완골의 움직임과 무관하게 독립적인 견갑골 상방 및 하방회전은 불가능하며, 이는 견갑골과 상완골 운동 사이의 긴밀한 기능적 관계에 따라 전체 범위의 어깨 움직임을 만들어 낸다.

견갑골의 움직임은 다축관절, 평면관절, 활액관절로 분류되는 쇄골 관절에서 항상 쇄골의 움직임을 동반한다. 견갑골이 움직임이는 범위는 견봉(acromion)을 움직이게 하는 흉골-쇄골관절(sternoclavicular joint)과 견봉-쇄골관절(acromioclavicular joint)의 움직임에 의해 증가되며, 이에 따라, 견갑골은 쇄골에서 전-후방 활주 및 회전이 가능하게 된다.[1] 상대적으로 느슨한 관절낭과 섬유 연골성 관절내 디스크의 역할에 의해 흉쇄관절과 견봉쇄골 관절 모두에서 움직임이 발생하며, 이는 관절면의 일치도(congruency)를 증가시키고, 상부 승모근 활동과 상지에서 쇄골을 따라 전달되는 힘으로부터 약간의 완충작용(충격 흡수)을 제공한다[46,52,113](그림 4.1 및 4.2).

쇄골의 움직임들은 견갑골의 움직임들과 같은 용어들로 설명된다. 거상, 하강, 전인, 후인은 쇄골 아래 안쪽면에서 시작되어 첫번째 늑연골(first costal cartilage)에 붙어 있는 매우 강한 인대인 늑-쇄골인대(costoclavicular ligament)를 받침점(fulcrum)으로 통과하여 쇄골에 붙는 근육들의 직접적인 작용들에 의해 나타난다(그림 4.1). 축회전은 쇄골의 수직 축을 중심으로 발생하며, 완전히 수동적이며 오구-쇄골인대(coracoclavicular ligament)에 의해 나타난다. 이 인대는 견갑골의 오

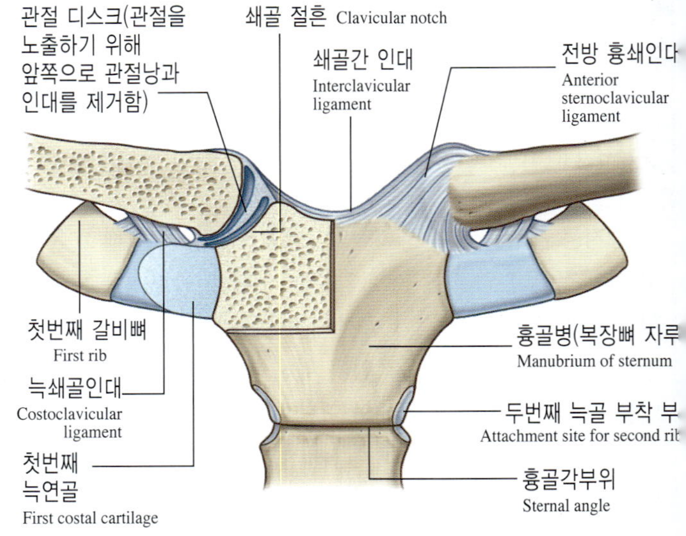

그림 4.1
흉쇄관절, 흉골, 제1 늑골의 흉골관절 및 주변 해부학적 구조들의 전면.

(Reproduced with permission from Drake R, Vogl AW, Mitchell A. Gray's Anatomy for Students, 4th edition. Elsevier; 2019.)

구돌기와 쇄골의 외측 끝을 고정시키는 견봉쇄골 관절의 내측에 위치한 매우 강력한 인대이며, 이것은 후내측 원뿔인대(conoid ligament)와 전외측 능형인대(trapezoid ligament) 두 부분으로 구성된다(그림 4.2).

역학적으로 쇄골은 버팀대(strut) 역할을 하고, 견봉과 연결하여 견갑골을 몸통에서 멀리 유지할 수 있게 해준다. 이 메커니즘의 한 가지 이점은 어깨와 상지 운동의 가동범위를 증가시키는 것이다.[113] 전체 어깨 가동범위는 상완골, 견갑골 및 쇄골의 동시 움직임에 따라 달라지며, 이를 견갑상완리듬(scapulohumeral rhythm)이라고 한다.[113] 견갑골은 어깨 부분에서 전체 움직임의 30-40%를 담당하며,[59,70] 상지 거상 동안 상완골과 견갑골의 움직임이 동시에 나타난다. 단, 대부분은 모든 움직임이 초기 25-30°를 제외하고, 주로 상완관절와관절(glenohumeral joint)에서 움직임이 나타난다.[1,94] 개인마다 차이는 있지만, 초기 단계의 견갑골 움직임은 불규칙하며, 척추-견갑골근육(axioscapular muscles)이 견갑골을 움직일 준비를 하기 때문에 이를 초기설정단계(setting phase)라고 한다.[49] 이

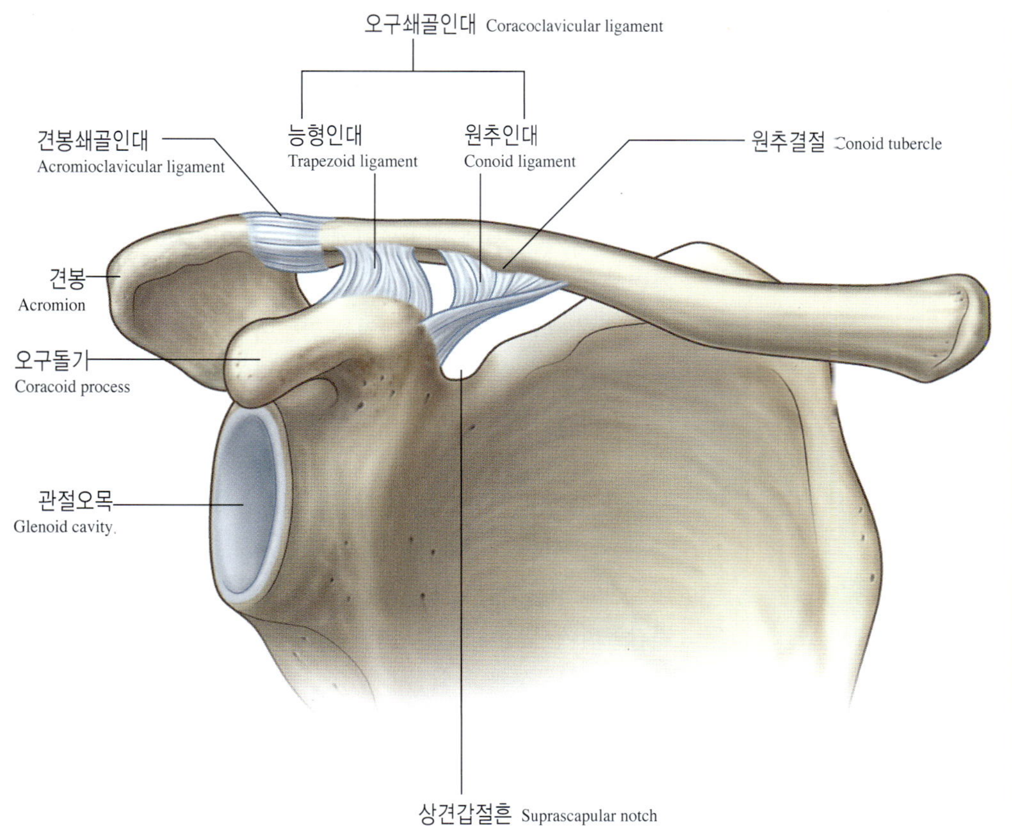

그림 4.2
오른쪽 견갑골의 상부 측면에서 관절와, 견봉, 오구돌기, 견봉쇄골 관절, 오구쇄골인대를 자세히 설명한 전면.

(Reproduced with permission from Drake R, Vogl AW, Mitchell A. Gray's Anatomy for Students. 4th edition. Elsevier; 2019.)

초기설정단계 이후 15° 상승할 때마다, 상완골은 10° 움직이고 견갑골은 5° 움직인다.[49] 비록, 움직임 속도나 근육 피로와 같은 요소들 때문에 눈에 띄는 차이가 나타날 수도 있다.[80]

견갑골의 상방회전은 처음에 흉쇄관절의 움직임을 동반하여 쇄골의 외측 끝단을 들어올릴 수 있게 한다. 흉쇄골 움직임은 팔을 90° 올리면 거의 끝난다.[1] 쇄골의 외측 끝단이 올라가면 오구–쇄골인대의 원뿔인대(conoid part of the coracoclavicular ligament) 부분이 긴장되며, 거상의 마지막 단계에서 견봉쇄골 관절의 도움으로 흉쇄관절의 움직임을 나타내고,[49] 쇄골관절에서 쇄골의 후방 회전이 약 30° 발생한다. 견갑골과 쇄골 운동 사이의 이러한 관계의 임상적 의미 중에 하나는 쇄골 관절의 직접적인 외상과 관련이 없는 쇄골 관절의 통증 및/또는 기능 장애를 일으킬 수 있으며, 이는 견갑골과 쇄골 사이의 정상적인 운동학적 관계를 방해하는 상지 거상에 대한 비정상적인 견갑골의 움직임이 나타날 수 있다.

근육(Muscles)

관절과 관련된 근육의 위치와 움직임 방향은 관절에서 발생할 수 있는 움직임의 면(plane)과 방향(direction)에 따라 결정된다. 상완관절와관절에서 이러한 요인들은 관절 회전 중심 주위에 모멘트 팔을 만들어 다음과 같이 각각의 움직임을 만들어 낸다. 외전근들은 위쪽에, 내전근들은 아래쪽에, 외회전근들은 수평 또는 대각선으로 비스듬하게 놓여 뒤쪽으로 닿는다. 어깨 근육들의 움직임 요약은 예를 들어, 각 근육이 단축될 때(구심성으로 수축할 때) 생성되는 움직임은 표 4.1[113] 그림 4.3에서 4.7에 설명된 근육 위치 및 움직임 방향과 함께 자세히 설명되어 있다. 근육이 움직임을 일으키는 범위는 근육의 크기, 그 움직임을 일으키는 모멘트 팔의 크기, 움직임이 시작될 때 어깨의 위치에 따라 달라진다. 예를 들어, 극상근은 관절보다 위에 위치하여(그림 4.7) 잠재적으로 상완관절와관절 외전을 일으킬 수 있지만, 크기가 작고 모멘트 팔이 짧기 때문에 훨씬 더 크고 더 긴 모멘트 팔인 삼각근에 비해 기여하는 역할이 작다.

표 4.1 견갑골의 움직임과 상완관절와관절에서 움직임을 일으키는 근육들

어깨 움직임	연관된 근육들
상완관절와관절 외전	삼각근 극상근
상완관절와관절 내전	대흉근-흉골부섬유 광배근 대원근 오구완근
상완관절와관절 굴곡	대흉근-쇄골부섬유 삼각근-전방섬유 오구완근 상완이두근
상완관절와관절 신전	광배근 대원근 삼각근-후방섬유 대흉근-흉골부섬유 상완삼두근 장두
상완관절와관절 안쪽(내측) 회전	견갑하근 대원근 광배근 대흉근 삼각근-전방섬유
상완관절와관절 가쪽(외측) 회전	극하근 극상근[13,61,79,99,103] 소원근 삼각근-후방섬유
견갑골 상방(외측)회전	승모근 상부, 하부섬유 전거근
견갑골 하방(내측)회전	대능형근 소능형근 소흉근 견갑거근
견갑골 거상	승모근-상부섬유 견갑거근
견갑골 하강	승모근-하부섬유 소흉근
견갑골 전인	전거근 소흉근
견갑골 후인	대능형근 소능형근 승모근-중부섬유

대부분의 어깨 근육들은 평행한 형태로 배열되어 있으며, 이러한 근육 섬유들의 배열은 넓은 범위의 움직임을 만들어낸다. 한 가지 주목할 만한 예외는 삼각근이다. 삼각근의 측면 부분에 있는 근육 섬유는 근육의 길이를 확장시켜, 넓은 외전 범위를 만들 수 있도록 하는 반면, 대부분의 근복(muscle belly) 섬유는 당기는 선에 비스듬하게 정렬된 깃털 형태로써, 이는 강력한 수축을 만들어내는데 더 적합하다.[68]

완전한 범위의 어깨 움직임을 만들어 내려면 상완골과 견갑골이 모두 움직여야 한다. 따라서, 어깨의 모든 범위 움직임을 일으키는 근육들(mover muscles)에는 상완골과 견갑골을 움직이는 근육이 포함된다. 견갑골 면에서 어깨 관절의 외전은 상완골의 외전과 외회전, 견갑골의 상방회전을 포함한다. 상완골의 외회전은 오구견봉궁(coracoacromial arch)과 상완골의 대결절에 충돌되는 것을 피하기 위해 필수적이다. 결과적으로, 견갑골면에서 전체범위 외전을 위한 주동근(동작을 일으키는 근육)들에는 상완골 외전근(삼각근), 견갑골 상향회전근(승모근 및 전거근) 및 상완골의 외회전근(극하근, 극상근, 소원근, 후방 삼각근)이 포함된다. 이러한 근육들은 팔을 외전하면서 들어올릴 때, 구심성으로 수축 작용을 일으키고, 팔을 다시 옆으로 천천히 내릴 때, 편심성으로 수축 작용하여 전체 외전 범위 동안 주동 근육이 된다. 따라서, 상완골 외전근, 상완골 외회전근 및/또는 견갑골 상방 회전근의 주가동자 역할로서 기능장애로 인해 어깨 움직임을 나타나는데 어려움이 나타날 수 있다.

모든 어깨 움직임은 적절한 주동 근육들의 협응이 필요하다. 예를 들어, 시상면에서 전체 범위의 어깨 굴곡은 상완골의 굴곡, 외회전 및 견갑골의 상향 회전을 필요로 한다. 대흉근의 쇄골두 부위와 삼각근의 전방 섬유는 모두 상완골을 구부릴 수 있지만, 시상면에서는 가능하지 않다. 대흉근의 쇄골두는 상완골을 굴곡하고 내전하는 반면, 삼각근의 전방 섬유는 상완골을 굴곡 및 외전시킨다. 대흉근의 쇄골두와 삼각근의 전방섬유는 시상면에서 상완골의 굴곡을 만들어내는 주동적인 역할을 하려면, 이들은 또한 이러한 원치 않는 상완골의 내전 및 외전 움직임을 상쇄하는 기능도 한다. 또한, 협력 근육의 역할로서 기능을 해야만 한다.

마찬가지로, 견갑골 회전은 단일 척추-견갑골(axioscapu-

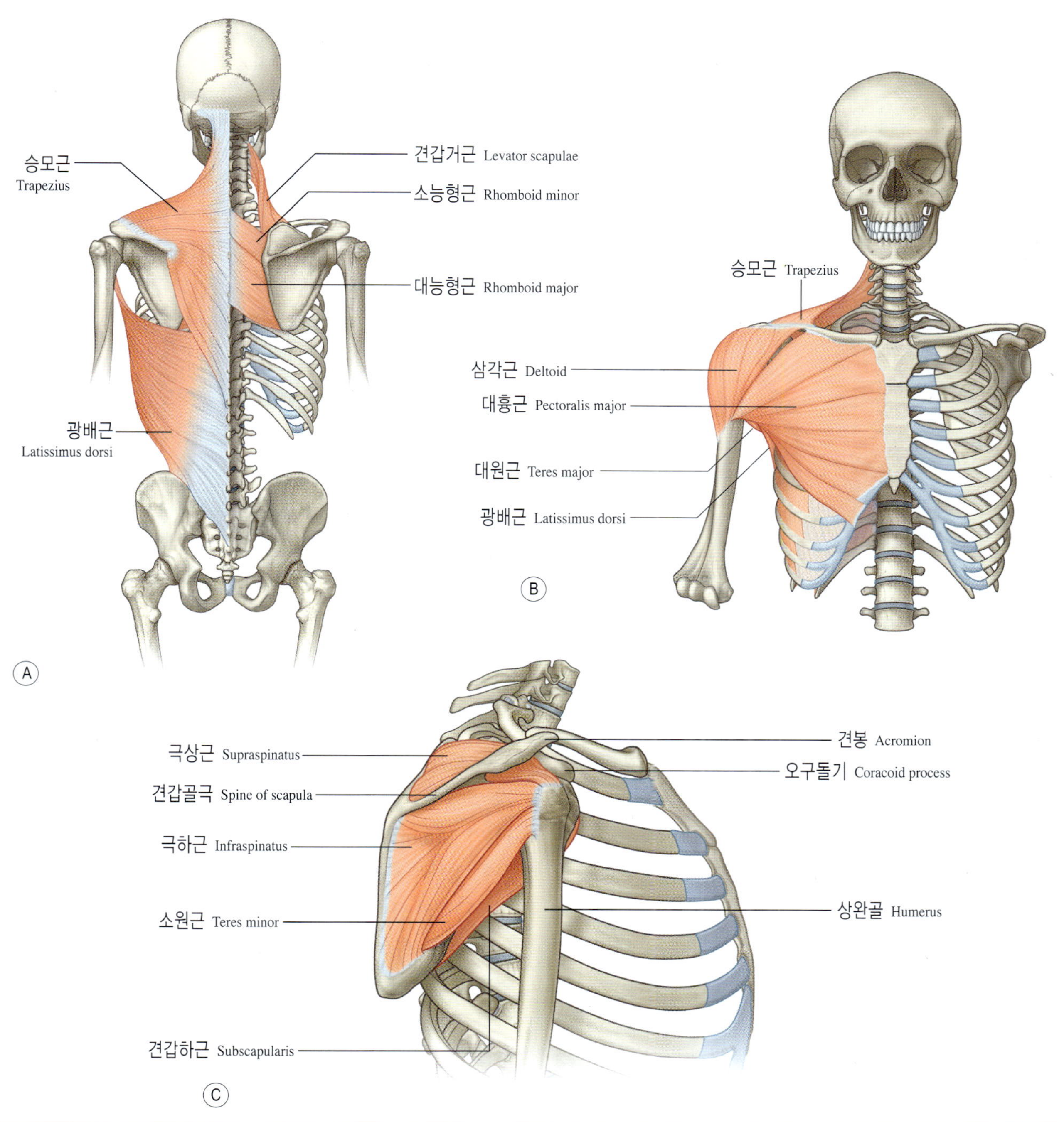

그림 4.3
어깨 근육들: 후방(A), 전방(B), 측면(C).

(Reproduced with permission from Drake R, Vogl AW, Mitchell A. Gray's Anatomy for Students. 4th edition. Elsevier; 2019.)

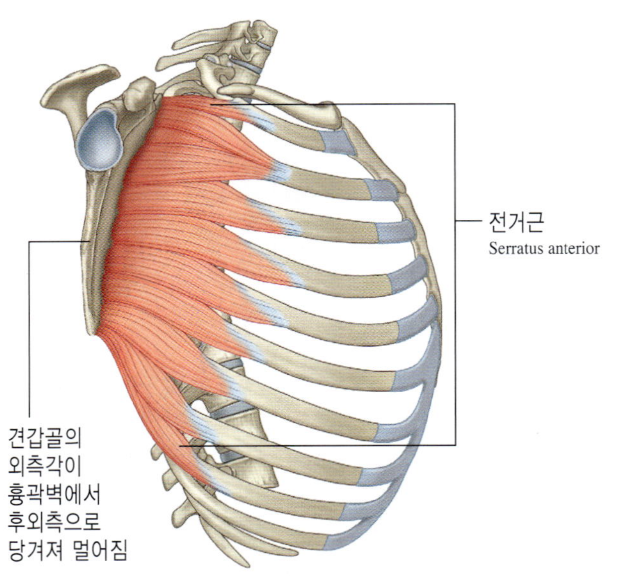

그림 4.4
전거근의 측면 모습.

(Reproduced with permission from Drake R, Vogl AW, Mitchell A. Gray's Anatomy for Students, 4th edition. Elsevier; 2019.)

lar)근육들이 견갑골 회전만을 나타내는 작용을 하지 않기 때문에, 척추-견갑골(axioscapular)근육에서 협응된 활동에 의해 나타나게 된다.[113] 움직임을 만들어내기 위해 협응된 근육의 힘을 짝힘(force couple)이라고 한다.[49] 상방 회전을 일으키는 견갑골 짝힘은 상부 승모근이 쇄골 외측에서 상-내측으로 당기고, 하부 승모근이 견갑골 척추의 내측 끝에서 하-내측으로 당기고, 전거근이 견갑골의 하각에서 전-외측으로 당김으로 인해 만들어진다[5](그림 4.8).

승모근과 전거근이 견갑골의 상방 회전을 일으키는 주가동자 역할을 하려면 그들은 또한 원치 않는 견갑골 움직임을 상쇄시키는 협력근의 역할도 해야 한다. 하부 승모근은 상부 승모근의 수축으로 인한 견갑골 상승을 상쇄시켜야 하며, 마찬가지로 상부 승모근은 하부 승모근의 수축으로 인한 견갑골 하강을 상쇄해야 한다. 유사하게, 중부 승모근(또는 다른 견갑골 후인)은 전거근의 수축에 의해 나타나는 원치 않는 견갑골 전인을 상쇄해야 한다. 견갑골 상방회전을 일으키기 위해 요구되는 척추-견갑골(axioscapular) 협응은 견갑골에 적절한 힘을 가하기 위해 상방회전을 위한 주가동근이 동시에 수축되어야 할 뿐만 아니라, 원치 않는 견갑골의 상승 및 하강을 상쇄하기 위해 적절한 힘으로 수축하는 협력근의 기능도 필요로 한다. 그렇지 않으면, 주가동 근육들이 수축을 하게 될 것이다. 유사하게, 견갑골의 하방 회전근(대능형근 및 소능형근)의 수축은 또한, 전거근과 같은 견갑골 전인을 조정하고 협력하여 균형을 맞추어, 원치 않는 견갑골의 움직임을 방지한다. 비정상적인 견갑 운동(견갑 이상 운동)은 견갑골의 회전 짝힘의 구성 요소의 근력 불균형 뿐만 아니라 견갑골을 회전시키는 근육 동원 타이밍의 변화로 인해 발생할 수 있다.

회전근개 근육은 견갑골의 블레이드(안쪽면 모서리)에서 시작하여 상완골의 대결절(극상근, 극하근, 소원근)과 소결절(견갑하근)에 닿는다(그림 4.3, 4.5 및 4.6 참조). 회전근개 근육들은 가동성인 견갑골에 닿으면서 다른 견갑상완 근육들(삼각근 및 대원근)과 함께 다양한 기능적 역할을 수행하기 위해 어깨 가동범위 전체에 걸쳐 최적의 역학적 정렬을 유지한다.

시신 연구 결과에 따르면, 4개의 회전근개 근육의 닿는 부분이 흔히 설명되는 것보다 더 다양하다는 것으로 확인되었다.[82,120] 그 건들은 섬유성 관절낭의 상방(극상근), 후방(극하근 및 소원근) 및 전방(견갑하근) 면에서 섬유성 관절낭의 외측면 부분과 단단히 붙어있을 뿐만 아니라 서로 융합되어 합쳐져 있다.[19,20] 극상근과 극하근 건은 상완골에 닿는 지점으로부터 약 15mm(0.6인치) 연결되며, 극하근 및 소원근의 건들은 근건 접합부 바로 가깝게 연결되고, 극상근과 견갑하근은 상완이두근구의 근위부 끝에서 상완이두근의 장두를 둘러싸는 건초(sheath)를 형성하며 서로 합쳐진다.[20] 또한 상완골 결절 사이의 어깨 관절낭이 반원형으로 두꺼워지는 회전 케이블은 극상근과 극하근 건 사이를 엮어 서로를 연결한다.[16,20,95]

회전근개 건의 원위부에 닿는 이러한 구조적 특징은 넓은 영역에 걸쳐 회전근개 근육들 중 하나의 장력을 넓은 영역으로 분산시켜, 부하가 가해지는 상태에서 회전근개 건의 손상에 대한 저항을 향상시키기 위한 위한 장력-이완 메커니즘(stress-shielding mechanisms)으로 설명되었다.[16,20] 회전근개 건의 구조적 결합은 회전근개 근육 사이의 협응을 촉진하여 역학적인 도움을 제공할 수 있으며, 섬유사이 상호 연결부위에서 회전근개 건 파열이 있는 경우에도 어깨 운동이 여전히 가능한 이유

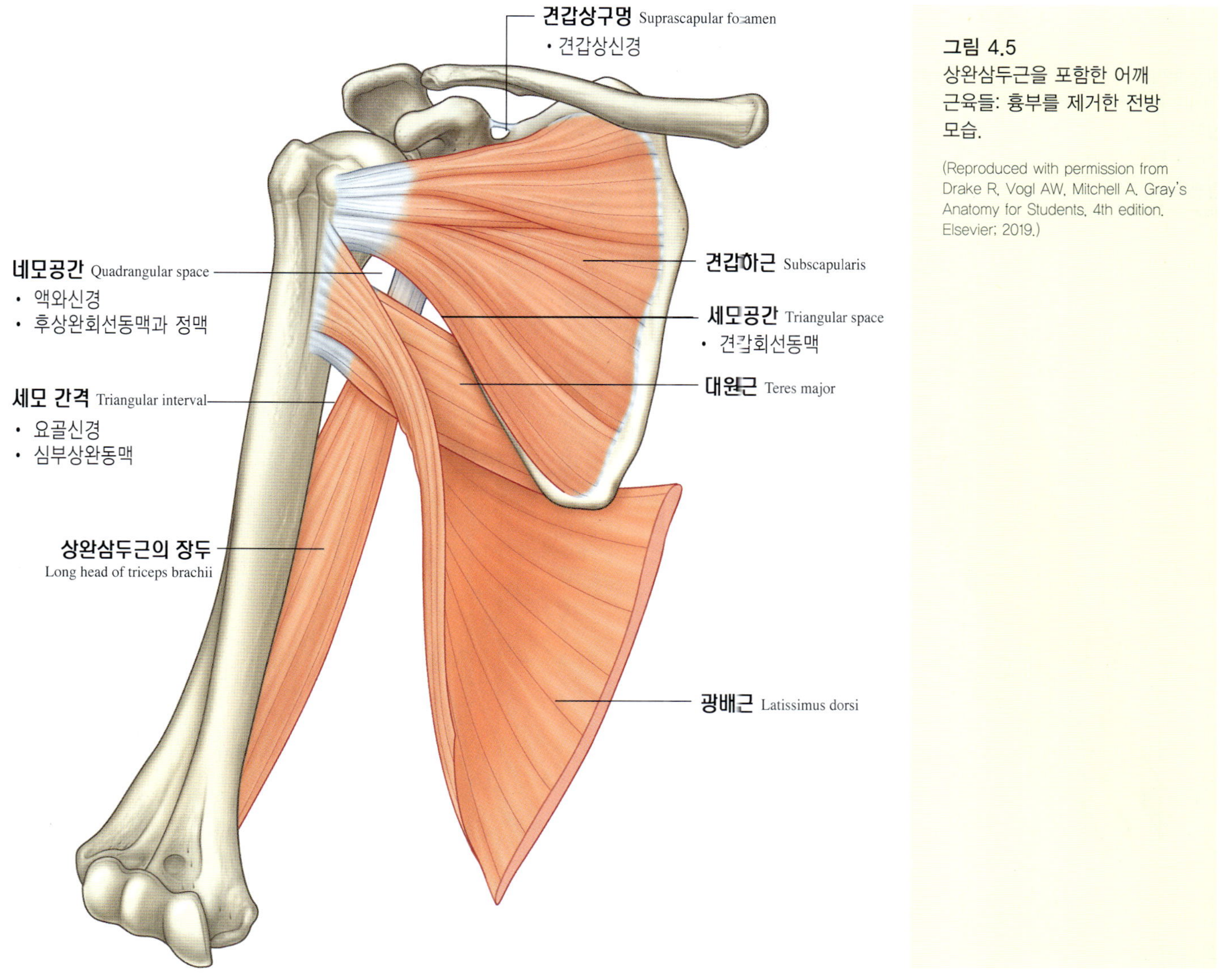

그림 4.5
상완삼두근을 포함한 어깨 근육들: 흉부를 제거한 전방 모습.

(Reproduced with permission from Drake R, Vogl AW, Mitchell A. Gray's Anatomy for Students, 4th edition. Elsevier; 2019.)

를 설명할 수 있다.

회전근개 근육기능에 대한 자세한 이해는 주로 의료영상,[12,111,120,131] 근전도(EMG),[25,44,62,97,102,126] 동작 분석 시스템 및 EMG를 기반으로 한 시신 기반의 시뮬레이션 모델과 결합된 시신 해부를 통한 연구로부터 얻어졌다.[3,11,26] 이러한 연구들의 해석은 잠재적인 한계를 갖고 있다. 예를 들어, 시신 연구는 여러 힘의 분절을 하나의 힘으로 전달되는 선을 표현하는 컴퓨터 모델로서, 살아있는 사람의 데이터라고 보기 보다는 이론적인 근육의 힘의 흐름인 시뮬레이션이라 할 수 있다. 마찬가지로, 특정 움직임 동안 근육의 근전도 활동은 근육이 그 움직임을 만들어낸다는 것을 의미하지 않는다. 예를 들어, 안정근 또는 협동근과 같은 역할로서 다른 기능적 역할에서 작용될 수 있기 때문이다.

극상근이 외전을 "일으킨다는" 일반적 믿음은 오랫동안 받아들여지지 않았으며,[53,121] 이는 움직임이 일어나기 전에 극상근이 활성화되지만 중 삼각근, 극하근 또는 견갑골 상방 회전근보다 먼저 활성화되지 않는다는 것을 EMG 연구를 통해 확인되었다.[96,126] 여러 EMG 연구에 따르면, 극상근은 상완골을

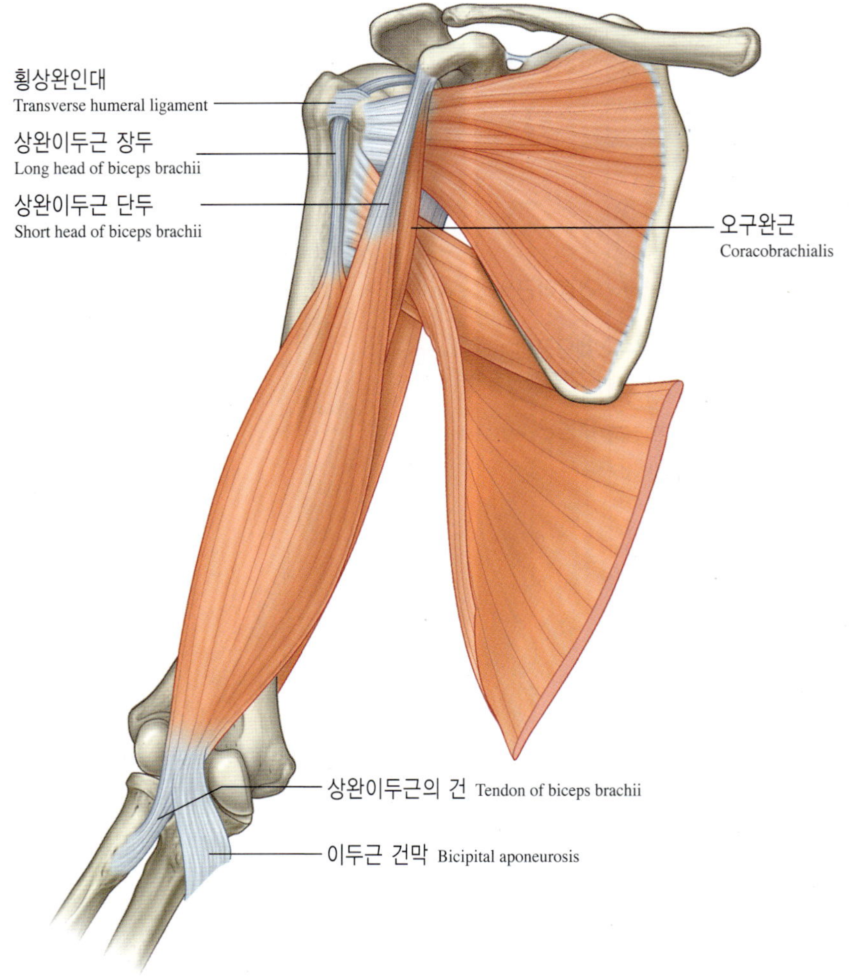

그림 4.6
어깨 근육들: 흉부를 제거한 전방 모습.

(Reproduced with permission from Drake R, Vogl AW, Mitchell A. Gray's Anatomy for Students, 4th edition. Elsevier; 2019.)

외회전 시키는 주요 작용을 한다.[13,24,62,79,103] 이 작용은 견갑골 내측면(scapular blade)후방에 부착되어 있는 극하근[13,36,47,97]과 소원근[26,97]과 같이 회전근개의 다른 부분들과 상호 작용을 한다. 즉, 해부학 교과서에서 일반적으로 기술된 바와 같이, 최근 EMG 결과로부터 견갑골 내측면(scapular blade)의 전방/앞쪽에 위치하는 견갑하근이 견갑골의 내회전 작용을 일으키는 것을 뒷받침한다.[38]

대부분의 시신 연구 들에서는 섬유 방향에 기초하여 극상근의 전방 및 후방 부분을 연구했다.[120] 이러한 부분의 연구는 후방에서 극상근과 극하근, 전방으로 견갑하근 건과 합쳐지는 것 외에도 후방 분절들은 어깨의 외측 회전의 역할로서 가능성이 더 높다는 것을 시사한다.[13,96] 앞쪽 부분은 어깨의 내측 회전을 일으키는 역할을 할 수 있다.[120]

상완관절와관절면 및 관절순 (Glenohumeral articular surfaces and glenoid labrum)

상완관절와관절의 관절 표면에서, 상완골두와 견갑골의 관절오목(glenoid fossa)은 뼈들의 제한을 최소한으로 해주기 때문에 넓은 운동범위를 용이하게 한다(그림 4.7 및 그림 4.9 참조). 상완골두(humeral head)는 관절오목 표면적의 약 3배인 표면적을 가진 구형의 형태이다(그림 4.9). 배(pear)모양의 관절오목은 매우 얕으며 전-후축을 따라 최대 2.5mm(0.1인치), 상-하축을 따라 4.5mm(0.2인치)이다.[46] 상완골두와 관절오목은 서로 구부러져 있으며 일반적으로 크기와 모양의

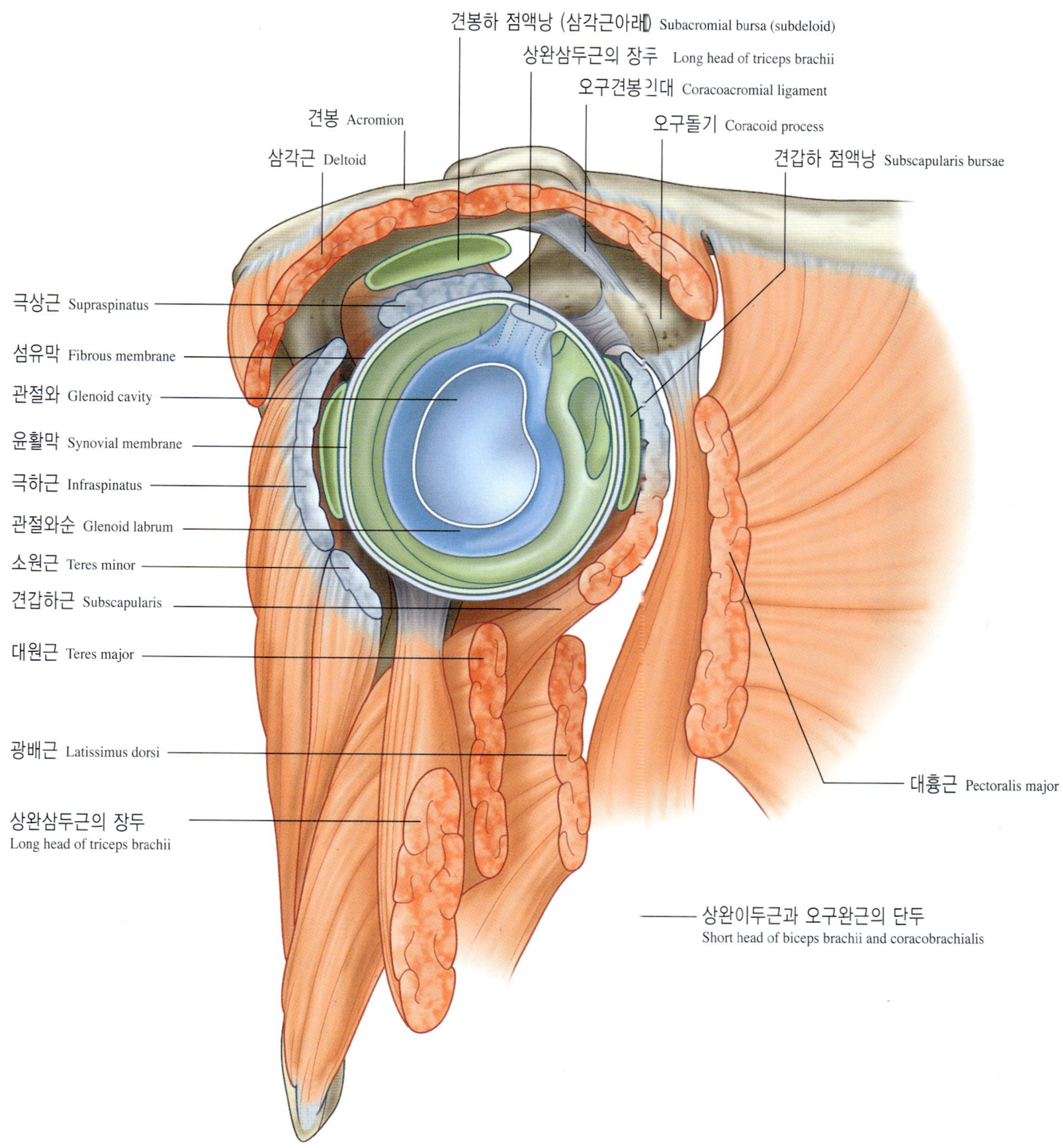

그림 4.7
상완골이 제거된 오른쪽 상완관절와관절의 측면 모습.

(Reproduced with permission from Drake R, Vogl AW, Mitchell A. Gray's Anatomy for Students. 4th edition. Elsevier; 2019.)

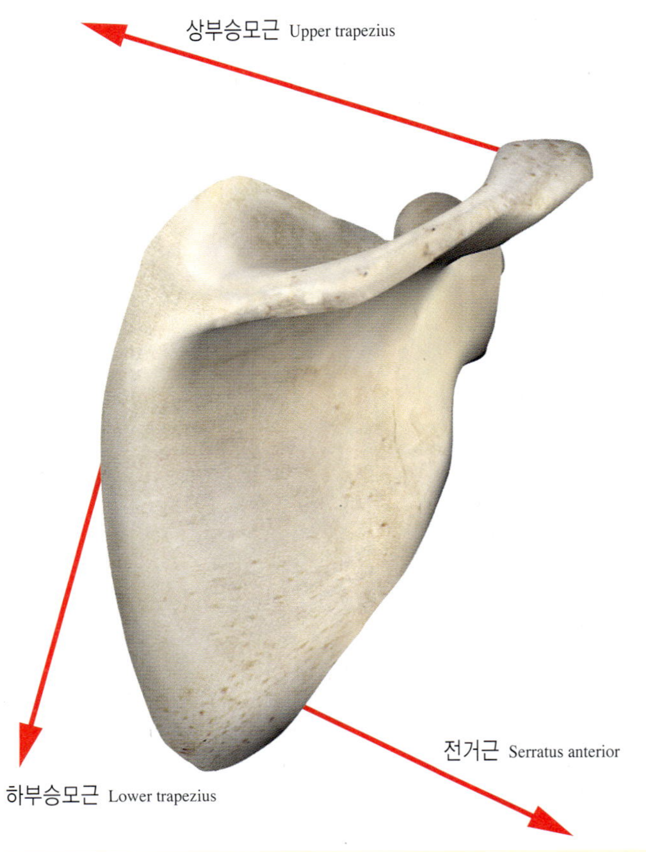

그림 4.8
견갑골의 상방회전을 일으키는 근육의 짝힘.

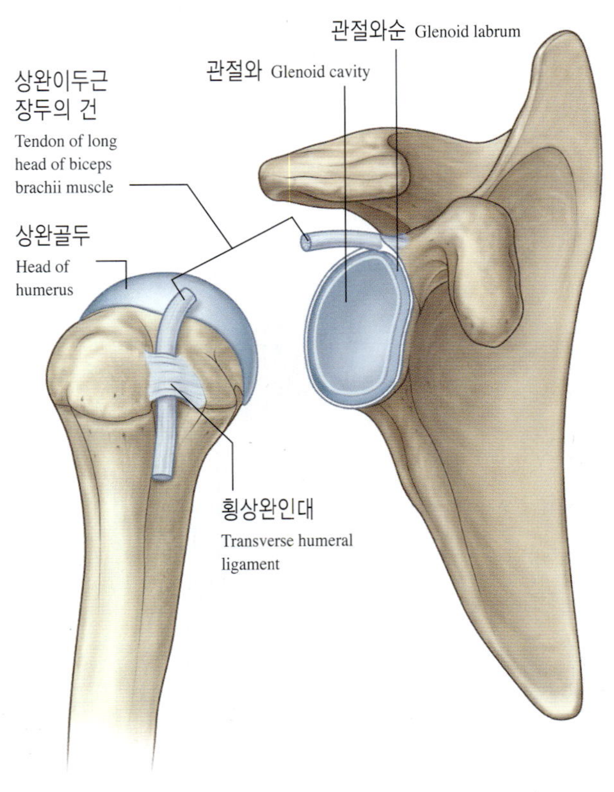

그림 4.9
상완골두와 관절강.

(Reproduced with permission from Drake R, Vogl AW, Mitchell A. Gray's Anatomy for Students, 4th edition. Elsevier; 2019.)

차이 때문에 일치하지 않는 것으로 나타난다.[116] 어깨 관절 위치에서 관절오목과 접촉하는 상완골두의 일부(약 30%)만 닿기 때문에 관절 표면은 어깨 움직임에 최소한의 제한을 제공한다. 상완골두(humeral head)는 약 30°의 후향된(retroverted) 방향으로, 즉 상완돌기(condyles) 아래쪽을 기준으로, 후방으로 30° 회전되어 있다.[72] 이 구조는 흉곽 주위 견갑골의 위치로 인해 전방으로 향하게 되며, 관절오목과의 일치도를 향상시키며, 따라서 어깨의 움직임을 용이하게 한다.[69] 상완골두의 움직임 방향은 상당히 다양하며,[91] 상완골두의 후향되는 움직임의 증가는 머리 위로 공을 던지는 운동 선수들에게 주로 사용하는 팔의 근육들이 내회전보다는 외회전을 더 돕기 위한 횡단면 범위의 움직임 이동과 관련이 있다.[91,98] 던지는 동작을 하는 운동 선수에서 주로 사용하는 팔에서 후향(retroversion)되는 움직임의 변화가 없다면 어깨 통증을 유발할 수 있다고 알려져 있다[91](38장 참조).

관절순(glenoid labrum)은 관절낭과 같은 종류의 원주형 섬유성 결합조직으로 크고 넓게 구성되어 있고, 뼈의 관절오목 주위에 고리를 형성한다(그림 4.9 참조).[45,84] 관절순의 부착점은 일반적으로 느슨하게 상부 부착물과 부착되어 있고, 관절오목 아래에 잠재적인 부착부위는 매우 다양하게 위치한다.[23] 관절연골이 아래쪽에 보다 강력하게 부착된 것과 같이, 아래쪽 관절순에는 약간의 섬유연골이 포함되어 있다.[23,45] 상부 관절순은 상완 이두근 건의 장두를 통해 견관절 상부 결절에 부착된다. 견갑골의 앞쪽 부분과 마찬가지로 관절순 자체보다 관절낭에 더 단단하게 부착을 보이는 경우가 많다.[23] 관절순의 모양은 움직임과 관련하여 다양하며, 완전히 외회전되면 앞쪽으로 사라지고 완전히 내회전하면 뒤쪽으로 사라지므로 일부 저자들은 이것이 어깨 관절낭 조직의 중복된 접힘이라고 결론을 내렸다.[84] 따라서, 그 기능은 관절오목 부위의 가장자리를 손상되지 않도록 보호하여 어깨 가동성을 용이하게 하는 것일 수 있다.

상완관절와관절은 일반적으로 3개의 자유도를 갖고 있는 구상관절로 설명된다.[116] 그러나, 이 설명은 3°의 회전 운동과 3°의 병진 운동을 포함되도록 확장되었다.[69] 다양한 평면에서 어깨부분을 가장 많이 연구한 움직임은 거상이다: 관상면의 외전, 견갑골의 외전 또는 일반적으로 상완골두의 구 안에서 보여지는 순간적인 회전중심과 함께 시상면의 굴곡이 나타난다.[94] 관절면의 크기의 실질적인 차이는 상완골이 들어올려질 때, 관절오목에서 위쪽으로 구르지만(삼각근에 의해 생성되는 회전 운동), 아래로 미끄러져(회전근개 하방근육에 의해 만들어지는 병진운동) 관절과 접촉을 유지한다는 것을 의미한다. 훨씬 더 작은 관절오목과 오구견봉궁(coracoacromial arch)에 대한 충돌을 방지한다.[69] 유사한 모델이 굴곡 및 신전 운동 동안 상완골두의 전후 병진을 제어하기 위해 존재한다. 예를 들어, 굴곡을 하기 위한 전방 삼각근의 수축은 또한 전방병진 운동을 만들어 내는데, 이는 극하근 및 극상근과 같은 후방에 위치한 회전근개 근육의 수축에 의해 제한되고 있다.[125]

시신 연구에서 외전하는 동안 상완골의 회전 중심부가 상승함에 따라, 상완골두가 위쪽으로 구르고 아래쪽으로 미끄러지는 패턴은 보고된 관절오목과 상완골두의 관절 패턴과 일치한다. 상완골두는 아래 관절오목에 종속적인 위치로서 점차적으로 위쪽으로 그리고 가능하면 뒤쪽으로 움직이며, 최대 접촉면적은 약 120° 외전에서 일어난다.[115] 상완골두는 동일한 움직임 동안 관절면의 아래쪽에서 위쪽으로 닿으며 이동한다.[115]

상완관절와관절낭과 인대들
(Glenohumeral joint capsule and ligaments)

관절 표면 사이의 느슨한 원통형 슬리브 형태인 상완관절와 관절낭은 느슨하기 때문에 어깨 가동성을 용이하게 한다[113] (그림 4.10). 상완골두는 관절낭의 손상 없이 관절오목에서 전후

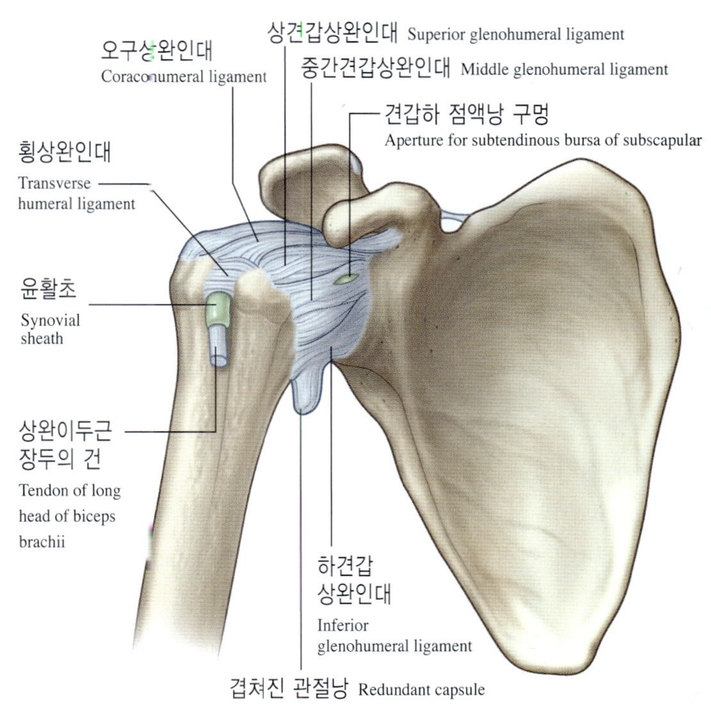

그림 4.10
상완관절와관절낭의 전방 모습.
(Reproduced with permission from Drake R, Vogl AW, Mitchell A. Gray's Anatomy for Students, 4th edition. Elsevier; 2019.)

방향으로 약 2cm(0.8 inch) 이동할 수 있으므로, 느슨함(laxity)은 일반적인 상태로서 상완관절와관절에서 나타나는 중요한 특징이다.[28]

관절낭은 내측 상완골체(medial humeral shaft)[113]에 1cm(0.4인치) 이상 연장되는 경우를 제외하고, 관절순 바깥쪽에서 앞쪽과 아래쪽으로, 그리고 관절순에서 위쪽과 뒤쪽으로 상완골의 하부목(anatomical neck of the humerus)까지 확장되어 연결되어 있다(그림 4.10). 이것은 매우 얇고(<1mm, <0.04 inch) 후하방에서 가장 두껍고, 견갑하근과 극상근(>2mm, >0.1 inch) 사이의 회전 간격에서 가장 두껍다.[19] 상완골 결절에 인접한 관절낭 부분의 약 35%가 회전근개 근육으로부터 단단히 부착된 정지 부위이다.[19] 또한, 관절낭은 흔히, 상완관절와인대(glenohumeral ligaments)들이라고 불리는 일정하지 않은 두께의 인대들로 전상방 부위가 강화되며, 상부로

는 오구상완인대가 관절낭과 합쳐지고, 외측으로는 횡상완인대(transverse humeral ligament) 라고 알려진 상완골 결절들 사이에서 인대들이 두꺼워지면서 강화된다(그림 4.10).

넓은 범위의 움직임이 필요하므로 어깨 관절에는 움직임을 제한하는 인대가 상대적으로 적다. 오직 오구상완인대와 상완관절와인대만이 뼈를 연결하므로 정상적인 생리학적 움직임을 제어할 수 있다. 또한 상완관절와인대는 크기와 위치가 상당히 다양하며, 눈에 잘 띄지 않으며, 때로는 존재하지 않기도 한다.[84,117]

섬유성 관절낭에 있는 두 개의 입구들은 어깨 관절강을 견갑골하 점액낭에 전방으로 연결되고, 결절간 구(intertubercular groove)의 상단 끝에서 상완 이두근 장두의 건은 둘러싸여진 활액막에 연결된다. 견갑하근낭(infraspinatus bursa)으로 들어가는 세 번째 입구는 때때로 뒤쪽에 있다.[113] 이러한 연결들은 어깨 관절강과 주변 활막구조 사이의 활액의 흐름을 가능하게 한다. 결과적으로, 활액의 증가 및 염증 세포의 축적과 관련된 상완관절와관절에서 시작된 염증 반응을 이러한 점액낭 또는 이두근 활액건초(bicipital sheath)으로 추적할 수 있다. 따라서, 고통스러운 어깨 기능장애와 관련된 이두근의 압통은 일반적으로 임상소견이 상완 이두근의 국소 병리학적 형태로 나타나지 않을 수 있고, 오히려 다른 원인으로 인한 상완관절와관절 병리학적 결과일 수 있다.

점액낭(Bursae)

상완관절와관절에는 압력이나 마찰이 발생할 수 있는 인접 구조의 움직임을 용이하게 만드는 활액막으로 둘러싸인 주머니인 수많은 점액낭이 있다. 이들 중 가장 실질적인 것은 견봉하 점액낭(subacromial bursa)또는 삼각근아래 점액낭(subdeltoid bursa)이지만, 견갑하근(subscapular), 오구상완(coracobrachial) 그리고 오구하 점액낭(subcoracoid bursae)을 포함한 다른 점액낭도 있다. 이 점액낭에 대한 설명은 그것들이 존재와 구조 모두에서 차이가 나타날 수 있지만, 이러한 점액낭을 자세하게 기술한 연구는 제한적이다.[55] 큰 견봉하점액낭(subacromial bursa)은 견봉돌기, 오구견봉인대 및 삼각근의 깊은 표면에 부착된 윗부분(지붕)과 회전근개 닿는 부위, 특히 극상근과 상완골의 근위 말단에 부착된 아래부분(바닥)으로 나뉘어 있다. 따라서, 이것은 삼각근과 최대로 접히는 부위에 위치하며(maximal reflection of deltoid),[30] 수축하는 삼각근 아래에서 근위 상완골의 움직임을 일으키는데 도움을 준다. 또한, 상완골두의 상방으로 이동하는 경우, 손상으로부터 견봉하 공간의 구조들을 보호하는 역할을 한다. 견봉하 점액낭은 유해수용성 신경말단(nociceptive nerve endings)[48,122]을 포함하는 것으로 알려져 있지만, 기계적 수용기의 존재는 아직 확실치 않다.[55] 견봉하 점액낭병증(subacromial bursopathy)과 관련된 통증은 힘을 만들어내는 것을 제한하거나 정상적인 근육 동원 패턴을 방해하여 어깨 근육 기능에 해로운 영향을 미칠 가능성이 있다.[37]

어깨 부위의 안정성을 나타내는 해부학적 특징(Anatomical features facilitating shoulder region stability)

상완관절와관절 근육들(Glenohumeral joint muscles)

회전근개(Rotator cuff)

시신, 생체역학 모델링 및 EMG 증거들은 회전근개 근육들이 두 가지 관련된 메커니즘을 통해 기능적인 어깨 관절 안정성에 기여한다는 것을 보여준다. 첫째, 상완골두 병진운동을 제한하기 위해, 상완골두를 관절오목 안으로 압박하여 닿게 한다. 이것은 소위 오목 압박 안정화 메커니즘(concavity compression stabilizing mechanism)이다.[46,72,83,116] 이 역할은 회전근개 근육의 모멘트 팔이 대부분의 상완관절와 움직임을 위해 다른 주동근들 보다 짧게 확인된 시신 연구 결과에 의해 뒷받침되며,[2,7] 따라서, 상당한 압박력을 만들어 낼 수 있다고 생각된다.[108] 컴퓨터 모델링은 또한 극상근, 극하근 및 견갑하근이 전체 근육보다 견관절에서 더 큰 안정화 역할을 하고,[3] 극상근은 들어올리는 과정 중에서, 상완관절와관절 압박을 일으키는 중요한 역할을 한다는 것을 보여준다.[11]

둘째, 회전근개 근육들은 상완골을 움직이는 근육에 의해 만들어지는 잠재적인 상완골두 병진 움직임을 상쇄/결합시켜, 즉, 상완관절와관절의 기능적인 안정성을 유지하기 위해 근육의 짝힘으로 상완골을 움직이는 근육들과 협응 조정을 통해 상완관절와관절을 안정화시키는 기능을 한다.[12,97,111,125,128,131] 상완관절와관절 외전 시, 삼각근이 상완골두를 위쪽으로 이동하는 것을 방지하는 회전근개의 역할은 80년 전에 보고되었다.[8,50,89,111] 이 이론은 펜던트(매달려 있는) 위치에서 외전하는 동안 삼각근 수축이 처음에 위쪽으로 힘을 나타낼 것이며, 움직임에 저항하지 않는다면, 상완골두를 위쪽으로 미끄러지게 하여 오구견봉궁에 걸려 부딪히면서 방해가 되는 경향이 있다고 주장한다. 4개의 회전근개 근육은 외전의 초기 단계에서 협응하고, 동시에 움직이며, 내측으로 힘을 제공하며, 위쪽으로 전달되는 전단력에 대응하여 외전하는 동안 안정적인 지렛대 역할을 한다.[50,89,111,133]

초기 방사선 연구에서 어깨 외전의 초기 단계 동안, 상완골두에 대한 삼각근 수축의 잠재적인 불안정 효과를 뒷받침하는 몇 가지 증거를 제공했다. 어깨 병변을 지닌 사람들은 더 다양했지만, 증상이 없는 사람들에서 외전의 초기 30–60° 동안 순간 회전 중심부에서 상방으로 초기 움직임을 보인 다음, 외전 범위의 나머지 부분에 걸쳐 비교적 일정한 위치를 유지했다.[94] 이러한 상완골두의 상방향 움직임은 삼각근의 작용과 관련이 있는 것으로 생각된다.[93] 이것은 또한 자기공명 영상기술을 이용하여 기록된 관절 위치에 따라 외전 범위 동안 등척성 수축을 나타낸 참가자들에게 보고된 결과를 통해 설명할 수 있을 것이다. 이로써, 0° 외전 시, 등척성 수축은 상완골두가 더 위에 위치해 있음을 보여준다.[107]

외전 동안 회전근개 근육의 안정화 역할을 뒷받침하는 증거는 시신 연구 및 EMG 연구에 의해 보고되었다. 시신 연구에 따르면, 시뮬레이션 된 회전근개 근육의 힘을 감소시키면 상완골두가 상방향으로,[111,128] 전상방으로,[131]및 전방방향[12]으로 이동하였다. 시신연구 모델은 또한 회전근개 근육의 시뮬레이션된 힘의 감소가 외부적으로 가해진 힘[131]에 대한 반응으로 상완골두의 전방 및 후방 병진을 감소시켰으며, 극상근은 외전동안 상완관절와관절 압박을 도울 수 있지만, 견봉하 충돌을 감소시키지는 않으며, 이 역할은 회전근개의 하부 섬유에 의해 일어난다.[132]

회전근개 하부 분절들의 안정화 역할은 EMG 연구에서도 확인되었으며, 특히 별도의 전극을 사용하여 여러 분절의 근육을 검사할 때 동일하게 나타났다. 견갑하근과 극하근의 비스듬한 하부 분절은 외전 동안 상완골두의 상방이동을 제한하는데 횡-상부 분절보다 더 많이 관여한다.[47] 그러나, 소원근이 상대적으로 아래에 위치함에도 불구하고, 상완골두의 상방 이동을 방지하는 안정화 역할은 견갑하근 또는 극하근과 동일하지 않다.[97] 이것은 소원근이 낮게 위치한 극하근(견갑골의 외측면)보다 더 높은 기시점을 갖고 더 낮은 정지점(큰결절의 아래쪽 면에 있음)에 위치함에 따라, 아마도 아래쪽 극하근보다 덜 비스듬하다는 사실과 관련이 있을 수 있다.

근전도 연구를 통해, 회전근개 근육이 근육의 짝힘 결합 메커니즘(muscular force couple mechanism)을 통해 굴곡 및 신전 동안 동적 상완관절와관절의 전후방 안정성을 제공한다는 것을 확인했다. 그러나, 회전근개 근육이 동일한 비율로 작용하는 외전에서의 역할과는 대조적으로,[100] 동적 전후방 안정성을 제공하는 데 있어, 회전근개 근육은 방향에 따라(direction-specific) 작용한다.[62,97,124] 어깨 증상이 없는 성인의 경우, 견갑골 후방 표면에 부착된 회전근개 근육들(극상근, 극하근 및 소원근)은 동적 상완관절와관절의 굴곡 및 상완골두의 외부 적용된 전방병진 동안 전방에 위치한 견갑하근 보다 훨씬 더 활동적인 것을 실시간 초음파로 확인되었다.[97,124] 반대로, 상완골두의 수동적 후방 병진운동과 상완관절와관절의 동적 신전동안 견갑하근은 극상근, 극하근, 소원근보다 훨씬 더 높은 수준에서 활성화된다.[97,124] 일반적인 임상적 믿음과 달리, 이러한 결과들은 굴곡근들의 수축에 의해 만들어지는 잠재적인 상완골두 전방 병진 움직임의 균형을 조절하여, 전방 상완관절와관절의 안정성을 유지해주는 것이 후방 회전근개 근육들(극상근, 극하근 및 소원근)임을 나타난다. 반대로, 전방회전근개(anterior rotator cuff)인 견갑하근(subscapularis)은 상완관절와관절의 신전근(glenohumeral extensor)과 짝힘을 이루어, 신전근 움직임과 관련된 잠재적인 후방 상완골두의 병진 움직임을 방지함으로써 후방 상완관절와관절의 안정성을 유지하는 기능을 한다.[124]

앞선 증거에서, 상완관절와관절 외전, 굴곡 및 신전 동안 기능적 상완관절와관절의 안정성은 상완골을 움직이는 근육들에 의해 만들어지는 잠재적이고 불안정한 병진력과 잠재적인 상완골두 병진움직임 사이의 균형을 맞추기 위해, 회전근개 근육들에 의해 만들어진 구속력 간의 균형으로 나타난다는 것을 보여줬다. EMG 연구에서 확인된 관절와상관절의 외전, 굴곡 및 신전을 나타내는 근육과 회전근개 근육 사이에 동시에 동원되는 패턴은 상완골두에서 근육 힘의 균형을 기반으로 한 기능적 상완관절와관절의 안정성 모델을 뒷받침하는 추가 증거를 보여준다.[100,124] 따라서, 견봉하 충돌 및 상완관절와관절의 전방-후방 불안정성은 회전근개 근육의 비정상적인 동원 및/또는 비정상적인 동원 시기와 근력 및/또는 길이 결함의 결과일 수 있다. 최근 EMG연구에서 불안정성 및/또는 충돌의 징후를 보이는 어깨 통증이 지속적인 사람들이 건강한 참가자에 비해 극하근과 극상근 동원의 상대적 타이밍에서 더 큰 변동성을 갖는다는 예비 증거를 제공했다.[37]

상완관절와관절의 외전, 굴곡 및 신전과는 달리, 회전근개 근육은 상완관절와관절의 내전(glenohumeral adduction)동안 약간의 안정화 역할을 하는 것으로 보인다. EMG 연구에 따르면, 어깨의 최대 등척성 내전동안 회전근개 근육은 최소에서 낮은 단계에서만 동원된다.[102] 이 회전근개의 낮은 활성도는 상완관절와의 내전근들(예를 들어, 전방에서는 대흉근의 흉골두, 후방에서는 광배근 및 대원근)의 당기는 선과 균형 잡힌 배열로 인해 설명될 수 있으며, 이는 내전을 일으킬 때, 상완골두의 병진력(translational forces)이 아닌 압박력(compression forces)으로 가능하다고 설명될 수 있다.

삼각근(Deltoid)

외전 동안, 상완골두를 상방으로 미끄러지게 만드는 삼각근의 역할을 줄이기 위해, 주위 회전근개 근육의 역할이 필요하다는 견해와 달리, 다른 대안 이론들이 제안되고 있다. 이 이론은 상완골을 위로 당기는 대신 삼각근 수축이 상완골두를 아래로 밀어낸다고 주장한다.[10] 삼각근이 상완골의 상단을 감싸고 있으며, 수축하면 삼각근이 하부 구조와 상호 작용할 수 있는 반강체(semi-rigid body)가 된다는 점을 고려하여, 삼각근은 상완골의 상단에 아래쪽으로 향하는 힘을 가할 것이라고 주장되어 왔다. 그러면 이 힘은 상완골이 붙는 지점에서 삼각근에 의해 발생되는 위로 향하는 힘을 상쇄할 것이다.[10] 이 이론적인 모델에서 삼각근은 상완관절와골 외전의 초기 단계에서 주가동의 역할과 안정 역할자로써 기능할 것이다.

상완골이 외전운동 범위동안 삼각근의 당김 역할은 외전의 초기 단계에서 잠재적으로 상완골두에 위쪽으로 움직이는 힘을 만들어 내는 것으로부터, 상완골두를 관절오목에 압박하여, 상완관절와관절을 동적으로 안정시키는 데 도움을 주는 것으로 역할이 변경된다.[13] 흥미로운 점은 야구 투수에 있어서, 어깨가 일으킬 수 있는 가장 빠른 던지기 동작은 90° 외전한 상태에서 발생하는데, 이 자세는 가장 강력한 상완관절와 근육들 중에 하나인 삼각근이 동적인 관절 안정성을 제공하는 반면, 회전근개 근육은 투구를 가속 및 감속시키는 기능을 한다는 것이다.[29,39]

상완이두근(Biceps brachii)

상완이두근의 장두는 일반적으로 상완관절와관절강을 가로지르기 전에 견관절의 관절와위 결절(supraglenoid tubercle)과 관절순의 상부에 부착되며, 상완이두근구를 통해 팔 앞쪽으로 나온다(그림 4.6 참조). 이 관절낭내 이동 경로는 모멘트 팔이 매우 짧기 때문에 상완관절와관절에서 움직임을 나타내는 능력을 제한되지만, 일반적으로 관절을 안정화시키는 역할을 한다고 생각된다.[63] 시신 연구에서 상완이두근이 비틀림(increased torsional rigidity)을 강하게 증가시켜 이러한 안정화 역할을 제공할 수 있다고 제안했지만, 이것이 상완관절와관절 범위의 하부[87] 또는 상부[32]에서는 해당되지는 않는다. 그러나, 상완이두근은 다관절 근육이기 때문에 상완관절와관절에 영향을 미치는 영향은 팔꿈치와 그것이 지나는 요척관절의 위치에 따라 달라진다. 상완이두근은 팔꿈치가 굽혀지고 요척관절이 회외될 때, 단축되어 능동적인 역할을 불충분하게 만든다. 즉, 주관절과 요척관절에서 짧아지면 상완관절와관절에서 힘을 만들어 내는 역할은 줄어든다.

상완관절와관절의 안정성에 직접적인 영향은 없지만, 관절순 상부와 연결된 상완이두근의 부착점은 임상적으로 정확도는 제한적이지만 상완이두근 파열을 평가하기 위한 수많은 임상 테스트의 기초로 활용되었다.[81] 이러한 임상 테스트의 진단 정확도가 떨어지는 이유는 아마도 관절순(glenoid labrum)이 상대적으로 느슨하게 상부에 부착되었거나, 상완이두근 원위부 건에 가해지는 수동적 긴장이 근육이 신장되면서 사라질 수도 있기 때문일 것이다.[40]

척추견갑골 근육들(Axioscapular muscles)

견갑골은 견갑 상완근들(삼각근, 회전근개, 대원근, 그림 4.3, 4.5, 4.6 참조)의 부착 지점에 따라 중요한 역할을 한다. 견갑상완 근육들이 상완관절와관절에서 효과적으로 토크(힘)를 만들어내고 동적으로 안정시킬 수 있도록 하기 위해서는, 축-견갑골 관절 근육들은 견갑골의 움직임을 만드는 견갑상완 근육들의 수축을 방지하기 위해 견갑골을 동적인 안정성을 이룰 수 있게 수축해야만 한다.[58] 상완이두근과 상완삼두근의 장두도 견갑골에 부착되기 때문에, 이 근육이 수축하는 동안 견갑골을 동적으로 안정시키기 위해 척추-견갑골(axioscapular)의 근육들이 필요하다(그림 4.5 및 4.6 참조). 저, 중, 고부하 조건에서 견갑골 평면의 전체범위 외전 동안, 견갑상완골(중 삼각근, 극하근 및 견갑하근)과 척추-견갑골근육들(상부 승모근, 하부 승모근, 전거근 및 능형근)의 활성화 패턴 사이에 강한 상관 관계가 입증되었다.[101] 이 결과는 중 삼각근과 회전근개 활동이 증가함에 따라, 검사된 모든 척추 견갑 근육에서 유사한 활동 증가가 나타났다. 팔에 가해지는 증가된 부하가 견갑골에 가해지는 부하를 직접적으로 증가시키지 않기 때문에, 견갑골 외전 시 요구되는 견갑골 상방 회전 토크를 만드는 척추 견갑근육의 역할은 외전 부하의 증가와 함께 견갑골의 상방회전근들의 증가된 활동으로 설명할 수는 없다. 또한, 대능형근은 견갑골의 하방회전을 일으키는 근육으로서, 외전을 검사하는 동안 견갑골의 상방회전을 일으키는 기능을 할 수 없다.[88]

척추-견갑골 근육들의 안정기능은 척추-견갑골과 견갑상완(scapulohumeral) 근육들의 활성화 패턴 사이에 보고된 강한 상관관계로서 설명할 수 있다.[101] 중 삼각근, 극하근 및 견갑하근은 외전 부하가 증가함에 따라 활성화 정도를 증가시키기 때문에, 견갑골에 가해지는 불안정한 힘의 균형을 맞추기 위해서 척추-견갑골 근육의 활성 수준에 상응하도록 견갑골에 증가된 측면 당김을 가하게 된다. 이 연구의 결과는 척추-견갑골 근육의 안정화 기능이 방향 특이적이지 않음을 보여 준다. 견갑골면에서 전체범위 외전 동안 부하를 증가시키면 견갑골의 상방과 하방 회전근육들 모두에서 유사한 활동 수준이 증가하는 것으로 나타났으며 이는 강한 상관 관계가 있었다.[101]

척추-견갑골 근육들의 안정 기능은 견갑상완 근육이 견갑골을 변위시키는 것을 방지하기 위해 적절한 힘으로 적절한 시간에 수축하도록 요구한다. 척추-견갑골 근육의 중요한 안정화 기능을 향상시키기 위해서는 척추-견갑골 근육들이 견갑상완 근육에 의해 만들어지는 잠재적으로 불안정한 힘에 반응하도록 훈련하는 운동이 필요하다. 척추-견갑골 근육과 견갑상완 근육의 동원 패턴 사이의 강한 상관 관계를 감안할 때, 기능적으로 특정한 척추-견갑골 근육의 점진적 강화는 개별 근육의 활동을 증가시키거나, 활성가능한 견갑상완 근육의 수를 증가시키거나, 견갑상완 근육의 활동을 점진적으로 증가시킴으로써 달성될 수 있다.

쇄골 관절 구조(Clavicular joint structures)

수동적 관절구조들은 흉쇄골 관절과 견봉쇄골 관절에 대부분의 안정성을 담당한다. 쇄골의 거상은 매우 강한 늑쇄골 및 오구쇄골 인대에 의해 제한된다(그림 4.1 및 4.2 참조). 흉쇄관절내에 수직으로 위치한 관절 내 디스크는 관절낭에 부착되어 관절을 두 개의 분리된 공동(cavities)으로 나눈다(그림 4.1). 또한, 이 디스크는 역학적으로 쇄골의 거상을 제한하는 역할을 할 수 있으며, 쇄골과 첫 번째 늑골 사이에 위치한 근육인 쇄골하근(subclavius)은 높은 스트레스 조건에서 이러한 수동관절구조를 손상으로부터 보호하는 동적인 역할을 한다(그림 4.1). 또한, 관절내 디스크는 쇄골의 하강을 제한하지만, 궁극적으로 첫 번째 늑골 및/또는 견갑골의 오구돌기와의 접촉에 의해 하강을 제한한다.

전인과 후인은 늑쇄골, 오구쇄골, 전방 및 후방 흉쇄골 인대에 의해 제한된다. 이 인대는 쇄골의 안쪽 끝에서 흉골의 흉골병(manibrium)까지 전방과 후방으로는 흉쇄관절에 부착된다(그림 4.1 및 4.2). 늑쇄골인대(costoclavicular ligament)는 일반적으로 점액낭에 의해 분리되고 전방층과 후방층으로 구성되어 있으며, 서로 직각으로 위치한다. 늑쇄골인대의 전방섬유, 오구쇄골 인대의 원뿔인대 부분 및 전방 흉쇄골인대가 내전을 제한한다. 늑쇄골인대의 후방 섬유, 오구쇄골인대의 능형인대 부분 및 후방 흉쇄골인대가 수축을 제한한다. 또한, 오구쇄골인대, 특히 능형인대 부분은 어깨 끝으로 낙상하면서 상완관절와관절에 충격이 가해질 때 또는 상지를 뻗는 동작에서 견봉이 쇄골 외측말단 아래 안쪽으로 움직이는 것을 방지한

다.[113]

상완관절와관절의 관절면과 관절순
(Glenohumeral joint articular surfaces and glenoid labrum)

관절와(glenoid fossa)은 상완골두 관절면의 1/3만을 담당한다.[106,114] 그러나 관절연골을 고려할 때, 관절면의 곡률이 유사해지기 때문에 일치성(congruency)과 안정성(stability)이 향상된다.[114] 견갑대 부위와 상완골두의 상대적인 크기 차이는 상완관절와관절 지수(glenohumeral index)로 나타낼 수 있으며, 이 지수는 상완관절와관절에서 두 관절 표면의 수직면적에 비해 수평면적이 훨씬 낮다.[106] 횡단면에서 이러한 더 큰 불일치성은 전방 및 후방 병진운동을 통한 근육들 사이 조절이 상완관절와관절의 안정성에 중요하다는 것을 의미하며, 이는 상방 및 하방 방향에 비해 더 낮은 힘으로도 전-후방향의 탈구가 나타난다는 보고들을 뒷받침한다.[67]

관절순은 9mm(0.4인치)의 위/아래 깊이와 5mm(0.2인치)의 전/후방 깊이로 위치하면서, 약 50% 관절와구(glenoid socket)의 깊이를 증가시킨다.[46] 관절와(glenoid fossa)보다 훨씬 더 깊은 관절와구를 생성함으로써, 관절순(glenoid labrum)은 상완골두 병진운동에 저항하기 위해 관절면 사이의 접촉 면적을 증가시켜 상완관절와관절의 안정성에 도움을 준다.[46,114] 최근 관절순에서 장력과 압박의 변화를 감지할 수 있는 기계적 자극수용기의 발견은 역학적인 제한 역할 외에도 상완골두 위치에 대한 고유수용성 피드백(proprioceptive feedback)을 제공함으로써 상완관절와관절의 동적 안정성에 기여한다는 것을 나타낸다.[129]

상완관절와관절낭 및 인대
(Glenohumeral joint capsule and ligaments)

어깨의 역학적인 안정구조로서 상완관절와관절의 관절낭은 느슨하기 때문에 최소한의 역할을 한다. 그러나, 어깨 관절낭이 회전근개 건이나 인대에 의해 강화되는 부분에서는 역학적 구속력(제한)이 증가한다. 회전근개 근육이 관절낭에 단단히 부착되어 있기 때문에 이 근육의 수축이 느슨한 관절낭을 조여 움직임 동안 관절 표면 사이에 관절 표면과 활액막이 갇히는 것을 방지한다.[113]

상완관절와관절의 대부분 인대들은 생리학적 움직임에 대한 부분적인 억제 역할을 할 수 있지만, 어깨 움직임의 끝지점에서만 기능을 할 수 있다.[78] 3개의 상완관절와인대(상, 중, 하)는 전방 관절낭의 두꺼워진 부분으로 거의 명확하지 않고, 때때로 없는 경우도 있어 역학적이고 기능적인 중요성이 제한적이다(그림 4.10 참조).[33,84] 존재하는 경우, 시신 연구에서 모든 상완관절와인대가 외회전을 제한하는 것을 보여준다. 상상완관절와인대는 내전된 위치에서 더 많은 역할을 하며, 외전 범위가 증가함에 따라 중간 및 아래 인대의 역할이 증가한다.[84,123]

오구상완인대(coracohumeral ligament)는 크기가 일정하지 않은 넓은 띠로 외측 오구돌기에서 대결절과 소결절 부위의 상완골 해부학적 목과 그 사이에 있는 횡상완인대(transverse humeral ligament)까지 확장되어 있다[113](그림 4.10). 옆 가쪽으로 지나갈 때, 위쪽으로는 관절낭, 극상근 건, 아래쪽으로는 견갑하근 건과 위쪽 상완관절와인대와 겹치며 합쳐진다.[33] 관절강은 안정 시 4-10.5° 약간 위쪽으로 향하기 때문에, 오구상완인대는 외측을 방지할 수 있으며, 따라서 상완골두의 하방 병진운동을 방지할 수 있다.[71] 또한 상완골의 외전이 0°에서 60° 사이에서 상완골의 외회전을 제한한다.[6,33]

마지막으로, 이전에는 상완관절와관절낭이 두꺼워진 것으로 생각되었던 횡상완인대가 견갑하근과 대흉근의 건 섬유로 구성된 것으로 나타났다(그림 4.10). 이것은 상완이두근의 장두의 활시위 작용을 방지하는 지지띠의 역할을 하며, 상완관절와관절에서 직접적으로 역학적인 제한 기능은 하지 않는다.[73]

오구견봉인대(coracoacromial ligament)는 상완관절와관절과 직접적으로 연결되지 않은 강한 삼각형 밴드 형태이다. 오구돌기 및 견봉돌기와 함께 상완골두(humeral head) 위에 섬유띠(fibroosseous band)를 형성하여,[113] 상완골두의 상방 탈구를 방지하는 기능을 한다. 그러나, 오구견봉궁은 견관절와에서 상완골두의 상방 이동(아탈구)을 방지할 수 없어, 상완관절와관절 표면의 부정렬과 견봉하 공간의 구조적 충돌을 초래한다. 또한, 오구견봉인대는 오구돌기(상완이두근, 소흉근, 오구상완근)에 부착된 근육들의 수축으로 인해 오구돌기에 가해지는 큰 힘을 견봉돌기로 분산시키는 역할을 한다.[35]

관절낭과 인대에 의해 상완관절와관절에 제한된 역학적인 구속력에도 불구하고, 이러한 구조는 신경근 피드백 메커니즘을 통해 어깨 관절 안정성을 제공하는데 중요한 역할을 할 수 있다. 상완관절와관절낭과 인대에 존재하는 상당한 수의 기계적 수용기(mechanoreceptor)는 이러한 구조가 상완관절와관절을 동적으로 안정화시키기 위한 근육의 협응을 알리는 고유수용성 정보 입력을 제공할 수 있음을 보여준다.[41,51,122,129]

어깨 기능에서 운동 사슬의 역할
(The role of the kinetic chain in shoulder function)

어깨 복합체(shoulder complex)는 전체 근골격계의 통합적이며 순차적으로 연속되어 일어나는 부분으로 작용하며 단독으로 기능하지 않는다는 것이 명확하게 입증되었다.[18,21,56,77,110,127] 결과적으로 어깨재활은 다관절면으로 접근하고, 최적의 기능을 얻기 위해 국소적, 감각운동적, 생체역학적 통합을 필요로 할 뿐만 아니라 운동 사슬의 원위부로부터 오는 신체 부분들의 도움을 필요로 한다.[18,56,110]

운동 사슬(kinetic chain)이라는 용어는 움직임 동안 한 신체 부분에서 다른 부분으로 활성화되는 순차적인 움직임의 순서를 나타낸다.[18,56] 효율적인 운동 사슬은 기능적 움직임 동안 효율적인 역학적 에너지 전달을 생성하고, 합산하며 가능하게 한다.[18,77] 운동 사슬 내의 모든 "연결고리(link)"에서 부분적 또는 완전한 협응은 몸의 분절을 따라 흐르는 힘의 전달에 해로운 영향을 미칠 가능성이 있다.[18,56,77] 이것은 전달된 힘의 감소를 수용하기 위해 움직임 연결 사이의 다른 "연결고리"의 역할을 증가시켜야 할 수도 있다.[18,77] 동일한 속도, 파워 및 활동 시간을 유지하기 위해 감소된 힘을 보상하는 연결고리(들)의 증가되는 역할에 따라 생리학적 용량을 초과하는 부하를 받을 수 있으며, 이는 차례로 해당된 연결부위 또는 일련의 연결된 연속성 통해 증상을 나타낼 수 있다. 이는 어깨를 들어 올리는 운동선수의 어깨에서 부상 위험과 증상을 가중시키는 요인으로 가정되기도 하다. 이러한 증거들은 어깨 부상 및 증상의 발병기전에서 운동 사슬 역할의 연결 손실과 관련성이 있음을 뒷받침한다.[4,9,18,31,58, 64,92,105,109]

다리와 몸통은 회전추진력을 전달하여 상지의 힘을 발휘하도록 필요한 총 운동 에너지의 50−55%를 제공한다.[77] 여러 연구에서 요추골반−고관절 안정성과 둔부 근육 활성화가 야구경기를 하는 투수에게 효율적인 상지 기능을 위한 필수 요건으로 강조되었다.[15,17,60,66] 고관절 외전력, 운동 가동범위 및 하지 근육 길이 감소는 공을 던지는 운동 선수의 어깨 및 팔꿈치 부상 위험을 증가시킨다.[4,9,18, 31,64,92,105,109] Martin 등[77]은 부상을 당한 테니스 선수와 부상이 없는 테니스 선수 사이의 몸통에서 어깨로 힘에너지 전달되는 흐름을 비교했다. 부상선수에서는 테니스 서브 동안 최적이 아닌 상태로 몸통의 힘을 조절하면서 공의 속도를 감소시키며 상지 관절의 운동속도를 증가시킨다고 보고했다. 따라서, 어깨, 팔꿈치, 손목은 부상을 입지 않은 선수의 관절보다 더 많은 충격 에너지를 흡수했다. Martin 등[77]은 최적의 상태가 아닌 에너지흐름(suboptimal energy flow)이 어깨를 포함한 상지의 과사용 부상의 가능성을 일으키는 메커니즘이라고 결론 내렸다. 하지 부상을 입은 선수는 머리 위로 공을 던지는 선수들에게 어깨 통증이 발생할 위험을 증가시킨다.[66]

이러한 결과는 최적의 어깨 기능과 관련하여 전체 운동 사슬의 중요성과 함께 국소 및 전체 근골격 평가를 임상 검사에 통합하는 관련된 가능성을 강조한다. 최적의 상태가 아닌(suboptimal) 운동 사슬 움직임은 상지 부상 위험 증가,[4,9,18,31,64,92,105,109] 뿐만 아니라 좋지 못한 상지 움직임으로 인한 경기력과 직접 관련이 있다.[15,17,34,77] 하지 근력 최대 파워는 엘리트 핸드볼 선수들에 있어 던지는 속도의 주요 결정 요인으로 밝혀졌으며, 엘리트 창 던지기 선수가 창을 던지는 동안 하지의 최대 속도와 부피(volume)사이에는 상당한 상관 관계가 발견되었다. 결과적으로 상지와 하지의 근력과 최대 파워는 팔을 들어 머리 위로 던지는 스포츠에서 최적의 퍼포먼스와 강하게 연관되어 있는 것으로 인식되고 있으며[15,17,43] 던지는 동작은 고립된 움직임 패턴보다는 통합된 전신 움직임[43](38장 참조)의 일련의 과정에서 얻은 힘의 발산으로 점점 더 인식되고 있다.

운동 사슬이 어깨 기능에 미치는 영향에 대한 이해가 높아짐에 따라, 어깨에 근골격계 질환이 있는 환자들을 재활하는 동안, 최적의 관절 분절의 활성화 및 힘에너지 전달의 재설정을 목표로 하는 운동을 포함하는 경향이 증가하고 있다.[18,21,77] 이용 가능한 생체 역학 및 근전도 데이터를 사용하여, 하지와 몸통을 통합할 것을 주장하는 사람들은 많은 일상 업무 중에 발생하는 보다 기능적인 운동 사슬의 연속성을 따라하는 방법으로 접근하고자 한다.[18,21,56,76,110,127] 어깨 부상을 입은 환자들에게 보이는 변화된 전체 근육 활성화 패턴에 따라,[18,21,56,127] 어깨 재활 프로그램의 일환으로 연결된 운동 사슬을 통해 운동을 하는 그룹은 어깨 부분만을 단독으로 운동하는 그룹에서 발병하는 증상 및 통증이 지속되는 원인을 해결하지 못할 수 있다고 설명하였다.

어깨 재활에 운동 사슬을 포함하는 것은 10년 넘게 전문 임상의에 의해 지지되어 왔지만, 아직 제대로 이해되고 연구되지 않고 있다.[18,21,56,76,110,127] 수많은 이론적 체계[18,21,56,76,110,127] 및 증명된 증거에도 불구하고[27,42,54,57,74,75,85,86,104,112,118,119,134] 어깨 재활에서 분리된 운동 접근법보다 포괄적인 운동 사슬 접근법으로 접근할 때, 더 좋은 효과를 보인다는 합의나 확실성은 아직 없다. 예를 들어, Borms 등[14]은 어깨를 올리는 동안 운동 사슬을 통합하는 것이 증상이 없는 사람들에게 있어 전거근 활동을 증가시키지는 않았지만, 상부 승모근의 활동을 증가시켜 상부 승모근에서 전거근까지 "좋지 않은" 활동 비율 결과가 나타난다는 것을 발견했다. Cools 등[22]의 연구에서 임상적 접근을 제공할 만한 증거가 부족하다고 언급하면서 이러한 결과를 반복했다. 10장에서 강조한 바와 같이, 우리는 통합된 운동 사슬 운동(kinetic chain exercises)이 고립된 국소적인 어깨 운동을 포함하는 것보다 우수한 접근법이라는 주장을 뒷받침할 만한 결정적인 증거를 포함하기에는 아직 많은 임상적 불확실성에 직면해 있다.

운동 사슬을 통합한 어깨 재활 운동을 한 그룹과 증상이 없는 사람에게 통합하지 않은 어깨 재활 운동 간의 근육 활동 수준을 비교한 최근의 연구에서 통합 운동 사슬을 포함하는 것이 척추-견갑골 근육들의 활동 수준을 증가시킬 수 있고, 이는 극하근의 작용을 감소시킬 수 있으며, 상부 승모근과 하부 승모근 활성 비율을 좀 더 활성화시킬 수 있다고 결론을 내렸다.[104] 일관된 증거로서, 척추-견갑골(axioscapular) 근육 활동을 통해 잠재적으로 유리한 임상적인 결과를 이끌어 내기 위해 스쿼트(쪼그리고 앉는 것)와 같은 일반적으로 접근되던 운동 사슬 통합 전략보다 스테핑(점프하는 것)과 같은 더 낮은 사분면 체중 전달 방법을 선호했다.[104]

운동 사슬을 포함하는 운동과 그렇지 않은 운동 사이에 척추-견갑골 근육 활동의 유의한 차이가 보고되지 않은 연구에서는 운동 사슬 운동은 하부 사분면을 통한 유체 무게 전달(fluid weight transference)을 포함하지 않았다. 이러한 검토는 대부분의 연구가 이 그룹에서 수행되었기 때문에 건강한 대상자의 어깨 재활 방법에 운동 사슬 구성 요소를 추가하는 효과를 주장했다. 어깨 재활에서 통증을 겪고 있는 사람들을 위한 운동 사슬 운동을 통합하는 것이 어깨 근육 활동 수준, 근육들 사이의 활동 비율, 그리고 가장 중요하게는 증상에 어떤 영향을 미치는지는 좀 더 지켜봐야 한다.

참고문헌(References)

1. Standring S. Gray's Anatomy: The Anatomical Basis of Clinical Practice, 42nd edition. London: Elsevier; 2020.
2. Ackland DC, Pak P, Richardson M, Pandy MG. Moment arms of the muscles crossing the anatomical shoulder. J Anat. 2008;213:383-390.
3. Ameln DJD, Chadwick EK, Blana D, Murgia A. The stabilizing function of superficial shoulder muscles changes between single-plane elevation and reaching tasks. IEEE T Bio-Med Eng. 2019;66:564-572.
4. Andersson H, Bahr R, Clarsen B, Myklebust G. Preventing overuse shoulder injuries among throwing athletes: a cluster-randomised controlled trial in 660 elite handball players. Br J Sports Med. 2017;51:1073-1080.
5. Bagg S, Forrest W. Electromyographic study of the scapular rotators during arm abduction in the scapular plane. Am J Phys Med. 1986;65:111-123.
6. Basmajian JV, Bazant FJ. Factors preventing downward dislocation of the adducted shoulder joint: an electromyographic and morphological study. J Bone Jt Surg 1959;41A:1182-1186.
7. Bassett RW, Browne AO, Morrey BF, An KN. Glenohumeral muscle force and moment mechanics in a position of shoulder instability. J Biomech. 1990;23:405-415.
8. Bassett RW, Browne AO, Morrey BF, An KN. Glenohumeral muscle force and moment mechanics in a position of shoulder instability. J Biomech. 1990;23:405-415.
9. Beckett M, Hannon M, Ropiak C, Gerona C, Mohr K, Limpisvasti O. Clinical assessment of scapula and hip joint function in preadolescent and adolescent baseball players. Am J Sports Med. 2014;42:2502-2509.
10. Billuart F, Gagey O, Skalli W, Mitton D. Biomechanics of the deltoideus. Surg Radiol Anat. 2006;28:76-81.

11. Blache Y, Begon M, Michaud B, Desmoulins L, Allard P, Dal Maso F. Muscle function in glenohumeral joint stability during lifting task. PLOS ONE. 2017;12:e0189406.

12. Blasier RB, Guldberg RE, Rothman ED. Anterior shoulder stability: contributions of rotator cuff forces and the capsular ligaments in a cadaver model. J Sh Elbow Surg. 1992;1:140-150.

13. Boettcher CE, Cathers I, Ginn KA. The role of shoulder muscles is task specific. J Sc Med Sport. 2010;13:651-656.

14. Borms D, Maenhout A, Cools A. Incorporation of the kinetic chain into shoulder elevation exercises: does it affect scapular muscle activity? J Athl Train. 2020;55:343-349.

15. Bouhlel E, Chelly M, Tabka Z, Shephard R. Relationships between maximal anaerobic power of the arms and legs and javelin performance. J Sports Med Phys Fitness. 2007;47:141-146.

16. Burkhart SS, Esch JC, Jolson RS. The rotator crescent and rotator cable: an anatomic description of the shoulder's "suspension bridge". Arthroscopy. 1993;9:611-616.

17. Chelly M, Herassi S, Shephard R. Relationship between power and strength of the upper and lower limb muscles and throwing velocity in male handball players. J Strength Cond Res. 2010;24:1480-1487.

18. Chu S, Jeyabalan P, Kibler W, Press J. The kinetic chain revisited: new concepts on throwing mechanics and injury. PM & R. 2016;8:S69-S77.

19. Clark J, Sidles J, Matsen F. The relationship of the glenohumeral joint capsule to the rotator cuff. Clin Orthop. 1990;254:29-34.

20. Clark JM, Harryman DT. Tendons, ligaments, and capsule of the rotator cuff. Gross and microscopic anatomy. J Bone Jt Surg 1992;74A:713-725.

21. Cools A, Johansson F, Borms D, Maenhout A. Prevention of shoulder injuries in overhead athletes: a science-based approach. Braz J Phys Ther. 2015;19:331-339.

22. Cools A, Maenhout A, Vanderstukken F, Decleve P, Johansson F, Borms D. The challenge of the sporting shoulder: from injury prevention through sport-specific rehabilitation toward return to play. Ann Phys Rehabil Med. 2020; 101384.

23. Cooper DE, Arnoczky SP, O'Brien SJ, Warren RF, DiCarlo E, Allen AA. Anatomy, histology, and vasculari y of the glenoid labrum. An anatomical study. J Bone Jt Surg. 1992;74A:46-52.

24. Dark A, Ginn KA, Halaki M. Shoulder muscle recruitment patterns during commonly used rotator cuff exercises: an electromyographic study. Physical Therapy. 2007;87:1039-1046.

25. David G, Magarey ME, Jones MA, Dvir Z, Turker KS, Sharpe M. EMG and strength correlates of selected shoulder muscles during rotations of the glenohumeral joint. Clin Biomech. 2000;15:95-102.

26. de Castro M, Ribeiro D, Forte F, de Toledo J, Krug R, Loss J. Estimated force and moment of shoulder external rotation muscles: differences between transverse and sagittal planes. 2012;28:701.

27. De Mey K, Dannels L, Cagnie B, Bosch L, Filer J, Cools A. Kinetic chain influences on upper and lower trapezius muscle activation during eight variations of a scapular retraction exercise in overhead athletes. J Sc Med Sport. 2013;16:65-70.

28. Debski R, Sakane M, Woo S, Wong E, Fu F, Warner J. Contribution of the passive properties of the rotator cuff to glenohumeral stability during anterior-posterior loading. J Orthop Res. 1999;17:769-776.

29. Dillman C, Fleisig G, Andrews J. Biomechanics of pitching with emphasis upon shoulder kinematics. J Orthop Sports Phys Ther. 1993;18:402-408.

30. Duranthon L, Gagey O. Anatomy and function of the subdeltoid bursa. Surg Radiol Anat. 2001;23:23-25.

31. Endo Y, Sakamoto M. Correlation of shoulder and elbow injuries with muscle tightness, core stability and balance by longitudinal measurements in junior high school baseball players. Phys Ther. 2014;26:689-693.

32. Eshuis R, De Gast A. Role of the long head of the biceps brachii muscle in axial humeral rotation control. Clin Anat. 2012;25:737-745.

33. Ferrari DA. Capsular ligaments of the shoulder: anatomical and functional study of the anterior superior capsule. Am J Sports Med. 1990;18:20-24.

34. Gabbett T, Jenkins D, Abernethy B. Correlates of tackling ability in high-performance rugby league players. J Strength Cond Res. 2011;25:72-79.

35. Gallino M, B Battiston GA, Terragnoli F. Coracoacromial ligament: a comparative arthroscopic and anatomic study. Arthroscopy. 1995;11:564-567.

36. Gaudet S, Tremblay J, Begon M. Muscle recruitment patterns of the subscapularis, serratus anterior and other shoulder girdle muscles during isokinetic internal and external rotations. J Sports Sci. 2018;36:985-993.

37. Ginn KA, Cathers I, Boettcher C, Halaki M. Analysis of phase can detect differences in muscle recruitment between subjects with and without shoulder pain. J Electromyogr Kinesiol. doi.org/10.1016/j.jelekin.2021.102621

38. Ginn KA, Reed D, Jones C, Downes A, Cathers I, Halaki M. Is subscapularis recruited in a similar manner during shoulder internal rotation exercises and belly press and lift off tests? J Sc Med Sport. 2017;20:566-571.

39. Gowan I, Jobe F, Tibone J, Perry J, Moynes D. A comparative electromyographic analysis of the shoulder during pitching. Am J Sports Med. 1987;15:586-590.

40. Green R, Taylor N, Mirkovic M, Perrott M. An evaluation of the anatomical basis of the O'Brien active compression test for superior labral anterior and posterior (SLAP) lesions. J Sh Elbow Surg. 2008;17:165-171.

41. Guanche C, Noble J, Solomonow M, Wink C. Periarticular neural elements in the shoulder joint. Orthopedics. 1999;22:615-617.

42. Hardwick D, Beebe J, McDonnell M, Lance C. A comparison of serratus anterior muscle activation during a wall slide exercise and other traditional exercises. J Orthop Sports Phys Ther. 2006;36:903-910.

43. Hawley J, Williams M, Vickovic M, Hancock P. Muscle power predicts freestyle swimming performance. Br J Sports Med. 1992;26:151-156.

44. Hess SA, Richardson C, Darnell R, Friis P, Lisle D, Myers P. Timing of rotator cuff activation during shoulder external rotation in throwers with and without symptoms of pain. J Orthop Sports Phys Ther. 2005;35:812-820.

45. Hill A, Hoerning E, Brook K, et al. Collagenous microstructure of the glenoid labrum and biceps anchor. J Anat. 2008;212:853-862.

46. Howell S, Galinat B. The glenoid–labral socket: A constrained articular surface. Clin Orthop. 1989;243:122-125.

47. Hughes PC, Green RA, Taylor NF. Isolation of infraspinatus in clinical test positions. J Sc Med Sport. 2014;17:256-260.

48. Ide K, Shirai Y, Ito H, Ito H. Sensory nerve supply in human sub-acromial bursa. J Shoulder Elbow Surg. 1996;5:371-382.

49. Inman V, Saunders J, Abbott L. Observations on the function of the shoulder joint. J Bone Jt Surg. 1944;26:1-31.

50. Inman VT, Saunders JdM, Abbott LC. Observations on the function of the shoulder joint. J Bone Jt Surg 1944;26:1-30.

51. Jerosch J, Castrol W. Proprioceptive function of the glenohumeral joint. Acta Orthop Scand. 1996;67:9-10.

52. Johnson G, Bogduk N, Nowitzke A, House D. Anatomy and actions of the trapezius muscle. Clin Biomech. 1994;9:44-50.

53. Kapandji I. The Physiology of the Joints. Vol. 1: Upper Limb. 5th edition. Edinburgh: Churchill Livingstone; 1982.

54. Kaur N, Bhanot K, Brody L, Birdges J, Berry D, Ode J. Effects of lower extremity and trunk muscles recruitment on serratus anterior muscle activation in healthy male adults. Int J Sports Phys Ther. 2014;9:924-937.

55. Kennedy M, Nicholson H, Woodley S. Clinical anatomy of the subacromial and related shoulder bursae: a review of the literature. Clin Anat. 2017;30:213-226.

56. Kibler B, McMullen J, Uhl T. Shoulder rehabilitation strategies, guidelines and practice. Oper Tech Sports Med. 2000;8:258-267.

57. Kibler B, Sciascia A, Uhl T, Tambay N, Cunningham T. Electromyogrpahic analysis of specific exercises for scapular control in early phases of shoulder rehabilitation. Am J Sports Med. 2008;36:1789-1798.

58. Kibler W. The role of the scapula in athletic shoulder function. Am J Sports Med. 1998;26:325-337.

59. Kibler W, Ludewig P, McClure P, Michener L, Bak K, Sciascia A. Clinical implications of scapular dyskinesis in shoulder injury: the 2013 consensus statement from the "Scapular Summit". Br J Sports Med. 2013;47:877-885.

60. Kibler W, Press J, Sciasia A. The role of core stability in athletic function. Sports Med. 2006;36:189-198.

61. Kronberg M, Nemeth G, Brostrom L-A. Muscle activity and co-ordination in the normal shoulder. Clin Orthop. 1990;257:76-85.

62. Kronberg M, Nemeth G, Brostrom L-A. Muscle activity and coordination in the normal shoulder: an electromyographic study. Clin Orthop. 1990;257:76-85.

63. Landin D, Thompson M, Jackson M. Actions of the biceps brachii at the shoulder: a review. J Clin Med Res. 2017;9:667-670.

64. Laudner K, Wong R, Onuki T, Lynall R, Meister K. The relationship between clinically measured hip rotational motion and shoulder biomechanics during the pitching motion. J Sc Med Sport. 2015;18:581-584.

65. Lefevre-Colau M-M, Nguyen C, Palazzo C, et al. Recent advances in kinematics of the shoulder complex in healthy people. Ann Phys Rehabil Med. 2018;61:56-59.

66. Lintner D, Noonan T, Kibler W. Injury patterns and biomechanics of the athlete's shoulder. Clin Sports Med. 2008;27:527-551.

67. Lippitt S, Matsen F. Mechanisms of glenohumeral joint stability. Clin Orthop. 1993;20-28.

68. Lorne E, Gagey O, Quillard J, Hue E, Gagey N. The fibrous frame of the deltoid muscle. Clin Orthop. 2001;386:222-225.

69. Ludewig P, Borstad J. The Shoulder Complex. In: Levangie PK, Norkin CC, eds. Joint Structure and Function: A Comprehensive Analysis, 5th edition. Philadelphia: F.A. Davis Co.; 2011:231-270.

70. Ludewig P, Phadke V, Braman J, Hassett D, Cieminski C, LaPrade R. Motion of the shoulder complex orientation multiplanar humeral elevation. J Bone Jt Surg. 2009;91A:378-389.

71. Ludewig P, Reynolds J. The association of scapula kinematics and glenohumeral joint pathologies. J Orthop Sports Phys Ther. 2009;39:90-104.

72. Lugo R, Kung P, Ma CB. Shoulder biomechanics. Eur J Radiol. 2008;68:16-24.

73. MacDonald K, J Bridger, Cash C, Parkin I. Transverse humeral ligament: does it exist? Clin Anat. 2007;20:663-667.

74. Maenhout A, Benzoor M, Werin M, Cools A. Scapular muscle activity in a variety of plyometric exercises. J Electromyogr Kinesiol. 2016;27:39-45.

75. Maenhout A, Praet K, Pizza L, Herzeele M, Cools A. Electromyographic analysis of knee push up plus variations: what is the influence of the kinetic chain on scapular muscle activity? Br J Sports Med. 2010;44:1010-1015.

76. Magarey M, Jones M. Dynamic evaluation and early management of altered motor control around the shoulder complex. Man Ther. 2003;8:195-206.

77. Martin C, Bideau B, Bideau N, Nicolas G, Delamarche P, Kulpa R. Energy flow analysis during the tennis serve: comparison between injured and non-injured tennis players. Am J Sports Med. 2014;42:2751-2760.

78. Massimini D, Boyer P, Papannagari R, Gill T, Warner J, Li G. In-vivo glenohumeral translation and ligament elongation during abduction and abduction with internal and external rotation. J Orthop Surg Res. 2012;7:29.

79. McCann P, Wooten M, Kadaba M, Bigliani L. A kinematic and electromyographic study of shoulder rehabilitation exercises. Clin Orthop. 1993;288:179-188.

80. McQuade K, Borstad J, de Oliveira A. Critical and theoretical perspective on scapular stabilisation: What does it really mean, and are we on the right track? Phys Ther. 2016;96:1162-1169.

81. Mirkovic M, Green R, Taylor N, Perrott M. Accuracy of clinical tests to diagnose superior labral anterior and posterior (SLAP) lesions. Phys Ther Rev. 2005;10:5-14.

82. Mochizuki T, Sugaya H, Uomizu M, et al. Humeral insertion of the supraspinatus and infraspinatus. New anatomical findings regarding the footprint of the rotator cuff. J Bone Jt Surg 2008;90A:962-969.

83. Moore KL. Clinically Oriented Anatomy 8th edition. Philadelphia: Wolters Kluwer; 2017.

84. Moseley H, Overgaard B. The anterior capsular mechanism in recurrent anterior dislocation of the shoulder: morphological and clinical studies with special reference to the glenoid labrum and the glenohumeral ligaments. J Bone Jt Surg. 1962;44B:913-927.

85. Nagai K, Tateuchi H, Takashima S, et al. Effects of trunk rotation on scapular kinematics and muscle activity during humeral elevation. J Electromyogr Kinesiol. 2013;23:697-687.

86. Nakamura Y, Tsuruike M, Ellenbecker T. Electromyographic activity of scapular muscle control in free-motion exercise. J Athl Train. 2016;51:195-204.

87. Pagnani M, Deng X, Warren R, Torzilli P, O'Brien S. Role of the long head of the biceps brachii in glenohumeral stability: a biomechanical study in cadavers. J Sh Elbow Surg. 1996;5:255-262.

88. Palastanga N, Field D, Soames R. Anatomy and Human Movement, 5th edition. Oxford: Butterworth-Heinemann; 2006.

89. Payne L, Deng X-H, Craig E, Torzilli P, Warren R. The combined dynamic and static contributions to subacromial impingement: a biomechanical analysis. Am J Sports Med. 1997;25:801-808.

90. Perry J. Normal upper extremity kinesiology. Phys Ther. 1978;58:265-278.

91. Pieper H-G. Humeral torsion in the throwing arm of handball players. Am J Sports Med. 1998;26:247-253.

92. Pontillo M, Spinelle B, Sennett B. Prediction of in-season shoulder injury from preseason testing in division 1 collegiate football players. Sports Health. 2014;6:497-503.

93. Poppen N, Walker P. Forces at the glenohumeral joint in abduction. Clin Orthop. 1978;135:165-170.

94. Poppen N, Walker P. Normal and abnormal motion of the shoulder. J Bone Jt Surg 1976;58A:195-201.

95. Rahu M, Kolts I, Poldoja E, Kask K. Rotator cuff tendon connections with the rotator cable. Knee Surg Sports Traumatol Arthrosc. 2017;25:2047-2050.

96. Rathi S, Taylor NF, Green RA. A comparison of glenohumeral joint translation between young and older asymptomatic adults using ultrasonography: a secondary analysis. Physiother Theory Pract. 2019;1-9.

97. Rathi S, Taylor NF, Green RA. The effect of in vivo rotator cuff muscle contraction on glenohumeral joint translation: an ultrasonographic and electromyographic study. J Biomech. 2016;49:3840-3847.

98. Reagan KM, Meister K, Horodyski MB, Werner DW, Carruthers C, Wilk K. Humeral retroversion and its relationship to glenohumeral rotation in the shoulder of college baseball players. Am J Sports Med. 2002;30:354-360.

99. Reed D, Cathers I, Halaki M, Ginn E. Does supraspinatus initiate shoulder abduction? J Electromyogr Kinesiol. 2013;23:425-429.

100. Reed D, Cathers I, Halaki M, Ginn KA. Does load influence shoulder muscle recruitment patterns during scapular plane abduction? J Sc Med Sport. 2016;19:755-760.

101. Reed D, Halaki M, Cathers I, Ginn K. Does load influence shoulder muscle recruitment patterns during scapular plane abduction? J Sc Med Sport. 2016;19:755-760.

102. Reed D, Halaki M, Ginn K. The rotator cuff muscles are activated at low levels during shoulder adduction: an experimental study. J Physio. 2010;56:259-264.

103. Reinold M, Wilk K, Flesig G, et al. Electromyographic analysis of the rotator cuff and deltoid musculature during common shoulder external rotation exercises. J Orthop Sports Phys Ther. 2004;34:385-394.

104. Richardson E, Lewis J, Gibson J, et al. The role of the kinetic chain in shoulder rehabilitation: does incorporating the trunk and lower limb exercise regimes influence shoulder muscle recruitment patterns? Systematic review of electromyographic studies. BMJ Open Sports Exerc Med. 2020;6 (1):e000683.

105. Robb A, Fleisig G, Wilk K, Macrina L, Bolt B, Pajaczkowski J. Passive ranges of motion of the hips and their relationship with pitching biomechanics and ball velocity in professional baseball pitchers. Am J Sports Med. 2010;38:2487-2493.

106. Saha A. Dynamic stability of the glenohumeral joint. Acta Orthop Scand. 1971;42:491-505.

107. Sahara W, Sugamoto K, Murai M, Tanaka H, Yoshikawa H. The three-dimensional motions of glenohumeral joint under semi-loaded condition during arm abduction using vertically open MRI. Clin Biomech. 2007;22:304-312.

108. Sangwan S, Green RA, Taylor NF. Stabilizing characteristics of rotator cuff muscles: a systematic review. Disabil Rehabil. 2015;37:1033-1043.

109. Scher S, Anderson K, Weber N, Bajorek J, Rand K, Bey M. Associations among hip and shoulder range of motion and shoulder injury in professional baseball players. J Athl Train. 2010;45:191-197.

110. Sciascia A, Cromwell R. Kinetic chain rehabilitation: a theoretical framework. Rehabil Res Pract 2012;1-9.

111. Sharkey NA, Marder RA. The rotator cuff opposes superior translation of the humeral head. J Bone Jt Surg 1995;23A:270-275.

112. Smith J, Dahm D, Kotajarvi B, et al. Electromyographic activity in the immobilised shoulder girdle musculature during ipsilateral kinetic chain exercises. Arch Phys Med Rehabil. 2007;88:1377-1383.

113. Soames R, Palastanga R. Anatomy and Movement: Structure and Function, 7th edition. Elsevier; 2019.

114. Soslowsky LJ, Flatow EL, Bigliani LU, Mow VC. Articular geometry of the glenohumeral joint. Clin Orthop. 1992;285:181-90.

115. Soslowsky LJ, Flatow EL, Bigliani LU, Pawluk RJ, Ateshian GA, Mow VC. Quantitation of in situ contact areas at the glenohumeral joint: a biomechanical study. J Orthop Res. 1992;10:524-534.

116. Standring S. Gray's Anatomy, 40th edition. London: Elsevier; 2008.

117. Steinbeck J, Liljenqvist U, Jerosch J. The anatomy of the glenohumeral ligamentous complex and its contribution to anterior shoulder stability. J Sh Elbow Surg. 1998;7:122-126.

118. Tsuruike M, Ellenbecker T. Serratus anterior and lower trapezius muscle activities during multi-joint isotonic scapular exercises and isometric contractions. J Athl Train. 2015;50:199-210.

119. Uhl T, Muir T, Lawson L. Electromyographic assessment of passive, active assisted and active shoulder rehabilitation exercises. Am J Phys Med Rehabil. 2010;2:132-141.

120. Vahlensieck M, Haack Ka, Schmidt HM. Two portions of the supraspinatus muscle: a new finding about the muscle's macroscopy by dissection and magnetic resonance imaging. Surg Radiol Anat. 1994;16:101-104.

121. van Linge B, Mulder JD. Function of the supraspinatus muscle and its relation to the supraspinatus syndrome: an experimental study in man. J Bone Jt Surg. 1963;45B:750-754.

122. Vangsness C, Ennis M, Taylor J, Atkinson R. Neural anatomy of the glenohumeral ligaments, labrum and subacromial bursa. Arthroscopy. 1995;11:180-184.

123. Warner J, Caborn D, Berger R, Fu F, Seel M. Dynamic capsuloligamentous anatomy of the glenohumeral joint. J Sh Elbow Surg. 1993;2:115-133.

124. Wattanaprakornkul D, Cathers I, Halaki M, Ginn KA. The rotator cuff muscles have a direction specific recruitment pattern during shoulder flexion and extension exercises. J Sc Med Sport. 2011;14:376-382.

125. Wattanaprakornkul D, Halaki M, Boettcher C, Cathers I, Ginn K. A comprehensive analysis of muscle recruitment patterns during shoulder flexion: an electromyographic study. Clin Anatomy. 2011;24:619-626.

126. Wickham J, Pizzari T, Stansfeld K, Burnside A, Watson L. Quantifying 'normal' shoulder muscle activity during abduction. J Electromyogr Kinesiol. 2010;20:212-222.

127. Wilk K, Arrigo A, Hooks T, Andrews J. Rehabilitation of the overhead athlete: there is more to it than just external/internal rotation strengthening. PM & R. 2016;8:S78-S90.

128. Williamson PM, Hanna P, Momenzadeh K, et al. Effect of rotator cuff muscle activation on glenohumeral kinematics: a cadaveric study. J Biomech. 2020;105:109798.

129. Witherspoon J, Smirnova I, McIff T. Neuroanatomical distribution of mechanoreceptors in the human cadaveric shoulder capsule and labrum. J Anat. 2014;225:337-345.

130. Wright A, Wassinger C, Frank M, Michener L, Hegedus E. Diagnostic accuracy of scapular physical examination tests for shoulder disorders: a systematic review. Br J Sports Med. 2013;47:886-892.

131. Wuelker N, Korell M, Thren K. Dynamic glenohumeral joint stability. J Sh Elbow Surg. 1998;7:43-52.

132. Wuelker N, Plitz W, Roetman B, Wirth CJ. Function of the supraspinatus muscle: abduction of the humerus studied in cadavers. Acta Orthop Scand. 1994;65:442-446.

133. Wuelker N, Wirth CJ, Plitz W, Roetman B. A dynamic shoulder model: reliability testing and muscle force study. J Biomech. 1995;28:489-499.

134. Yamauchi Y, Hasegawa S, Matsumura A, Nakamura M, Ibuki S, Ichihashi N. The effect of trunk rotation during shoulder exercises on activity of the scapula muscles and scapular kinematics. J Sh Elbow Surg. 2015;24:955-964.

생활방식 요소 5

(Lifestyle factors)

Graham Burne, Michael Mansfield, Lennard Voogt, Jessica Dukes, Jeremy Lewis

개요(Introduction)

어깨와 관련된 이환율과 느리고 불완전한 증상 해결로 어깨 통증은 환자와 의료인에게 상당한 어려움을 제시한다.[121] 보다 개인적이고, 복잡하고, 다양한 경험으로 어깨 통증에 대한 현대적 이해는 전통적인 생물의학 접근 방식보다,[169] 포괄적이고, 사람 중심적이며 생물심리사회적 치료 모델을 수용하는 것을 강력하게 지지한다.[69–71,143] 특발성 어깨 통증은 물론 당뇨병, 고혈압, 우울증 등 대부분의 비외상적 질환이나 상태는 복합적이고, 복잡한 복합 요인의 결과로 진화하는 것으로 보인다.[195] 따라서 어깨 통증이 있는 사람을 치료하기 위해 주사, 운동 프로그램, 수술과 같은 단일 중재를 제공하는 것은 틀림없이 최선의 치료가 아닐 것이다.

생활방식은 관심, 신념, 의견, 행동을 포함하는 삶의 방식이다. 생활방식은 통제할 수 있는 것, 통제할 수 없는 것이 있으며, 통제는 다양한 수준으로 가능하며, 완전히 통제할 수도 없다. 생활방식은 건강하거나, 건강에 해로운 것으로 분류될 수 있다. 생활방식이 건강한지 아닌지를 결정하는 것은 복잡하며, 부분적으로 연구 근거, 사회, 문화적 규범, 정부 정책, 산업, 미디어, 환경, 경제적, 개인적 요인, 건강의 사회적 결정 요인에 기초한다. 결과적으로, 건강에 해로운 것으로 간주되는 생활방식 선택에 대해 개인 책임으로 돌리는 것은 부적절하다. 원인과 해결방법이 복잡하기 때문에 건강하지 못한 생활방식으로 인한 부담을 해결하는 것은 "매우 사악한(super wicked)" 문제이다.[120]

건강에 해로운 것으로 간주되는 생활방식은 근골격계 관련 건강 문제를 유발하거나, 기여하거나, 관련되거나, 결과가 될 수 있는 요인으로 인식되고 있다.[158] 따라서 적절한 행동 중재(13장 참조)를 통해 건강에 해로운 생활방식을 바꾸는 것은 근골격계 어깨 통증이 있는 개인에 대한 관리 계획의 일부로 고려되어야 한다.

흡연, 과도한 음주, 잘못된 식습관, 불충분한 수면, 신체 활동 부족, 비만은 개별적으로 또는 복합적으로 건강하지 못한 생활방식과 관련된 행위이다. 건강하고, 건강에 해로운 생활방식을 정의하고 설명하는 방법은 무수히 많다. 점점 더 빈번하게 사용되고 있는 용어 중 하나는 신진 대사 건강이다. 신진대사는 생명을 유지하기 위해 우리 몸 안에서 일어나는 모든 생화학적 과정을 포함한다. 이처럼 신진대사 건강을 정의하는 것은 복잡하다. 좋은 신진대사 건강은 자연적(즉, 약물로 조절되지 않는) 혈당, 혈압, 혈중 지방 수준(트리글리세리드(triglycerides)와 콜레스테롤(cholesterol)), 이상적인 허리 측정(과도한 내장 지방이 없는 것)을 갖는 것으로 설명되었다. 건강한 생활방식은 좋은 대사 건강에 기여한다. 미국에 사는 성인의 12%만이 대사적으로 건강하며, 이는 8명 중 7명이 그렇지 않다는 것을 의미한다.[11]

건강에 해로운 생활방식은 신진대사 건강을 악화시켜 생활방식과 관련된 대사장애(a life style-related metabolic disorder; LRMD) 진단의 위험을 높이며, 생활방식과 관련된 대사장애에는 당뇨병 및 고혈당증과 같은 포도당 대사 장애와 과콜레스테롤혈증 및 이상지질혈증과 같은 지질대사 장애가 포함된다. 대사증후군(metabolic syndrome; MetS)이라는 용어는 당뇨병, 고혈압, 비만의 조합을 설명하기 위해 사용되며, 대사증후군 진단을 받으면 심혈관계 질환과 뇌졸중의 위험이 증가한다.[64,107] 대사증후군, 건강에 해로운 생활방식, 낮은 신진대사는 어깨를 포함한 근골격계 질환과 관련이 있다.[33] 이 장에서 우리는 생활방식과 관련된 대사장애(LRMDs)라는 용어를 사용하며, 하나 이상의 대사성 질환으로 진단될 위험이 증가하는 건강에 해로운 생활방식이라고 정의한다.

생활방식과 관련된 대사장애는 제2형 당뇨병(T2DM), 심혈관계 질환(cardiovascular disease; CVD)과 같은 비감염성 질환(noncommunicable diseases, NCD) 위험인자일 뿐만 아니라 신경퇴행성 질환과 암의 위험인자이다.[184] 연구 근거에 따르면 신체 활동 부족, 비만, 제2형 당뇨병, 수면 부족, 잘못된 식습관, 흡연과 같은 생활방식이 지속적인 통증과 관련이 있다고 한다.[47] 따라서 수정 가능한 생활방식 요인을 대상으로 하여 어깨를 치료하고자 하는 사람들의 결과 개선에 기여할 수 있으며, 비수술 외과적 관리의 필수적인 부분을 형성해야 한다.[117] 그러나 생활방식과 관련된 대사장애와 어깨 통증에 대한 우리의 이해는 아직 초기 단계임을 인정해야 한다.

회전근개 관련 어깨 통증(Rotator cuff related shoulder pain; RCRSP)은 Lewis[121]가 제안한 용어이며 회전근개 근육들, 그에 수반되는 건, 뼈 경계면, 주변 점액낭, 복잡한 통증 신경생리학을 포함한다. 이것은 견봉하 충돌 증후군, 회전근개 건병증, 부분적 및 전체 회전근개 파열 등을 대체하기 위해 제안된 가장 중요한 용어이다. 회전근개 관련 어깨 통증은 어깨와 관련된 가장 일반적인 근골격계 질환이며(19장 참조) 일반적으로 조언(advise), 운동 치료, 주사, 수술로 관리한다. 생활방식과 관련된 대사장애는 회전근개 관련 어깨 통증의 시작과 영구화에 기여할 수 있으며, 그 반대도 마찬가지다.[54] 이와 같이, 생활방식과 관련된 대사장애와 근골격계 컨디션 사이의 잠재적 상호작용은 회전근개 관련 어깨 통증을 관리할 때 중요한 고려사항이다.[199] 이 장에서는 회전근개 관련 어깨 통증을 중심으로 생활방식과 관련된 대사장애와 근골격계 통증 및 장애의 잠재적 상호의존성에 대해 논의한다.

어깨와 관련된 생활방식과 근골격계 질환
(Lifestyle and musculoskeletal conditions involving the shoulder)

생활방식의 잘못된 식습관, 흡연, 수면 부족, 신체 활동 부족과 같은 요소들은 대사 질환의 원인이 되고,[29] 결과적으로 생활방식과 관련된 대사장애(LRMD)는 신체적, 정신적 행복, 가치 있는 활동에 대한 참여, 개인의 삶의 질에 해로운 영향을 미친다. 생활방식과 관련된 대사장애는 사회의 현재, 미래의 건강에 점점 더 큰 해를 끼치고 있으며 이 위기는 이제 세계적인 건강 우선 순위이다.[189] 생활방식과 관련된 대사장애는 심혈관계 질환 및 제2형 당뇨병과 병리생리학적 연관성이 인정되지만, 생활방식과 관련된 대사장애로 인해 잠재적으로 발생할 수 있는 근골격계 합병증은 연구가 활발하거나, 고려되지 않는다.[47] 생활방식에 행동변화 교육과 지원이 심혈관, 호흡기, 정신 건강 및 신경 질환의 관리에 필수적인 것처럼, 어깨와 관련된 것을 포함한 근골격계 질환의 관리에도 포함되어야 한다.

생활방식과 관련된 대사장애와 근골격계 질환의 잠재적 인과관계는 건강관리 트레이닝에서 부적절하거나, 전혀 주의를 기울이지 않으며, 그 후 임상 실무에서는 제한적으로만 고려된다.[38,129,138,141] 민감한 방식으로 생활방식 요소를 다루는 것은 근골격계 어깨 문제를 치료하고자 하는 사람들과 모든 임상적 만남의 규범이 되어야 한다.[207] 이것은 의심할 여지없이 건강 증진에 기여하고, 의료 돌봄의 재정적 부담을 줄임으로써 의료 지속 가능성에 기여할 것이다.

연구는 회전근개 관련 어깨 통증과 비만, 체질량 지수(BMI) 및 지방의 중심화,[57,67,82,165,166,173,193,197,203] 인슐린 저항성,[46,115,126,147,164,191,197] 고혈압,[10,81,123] 심혈관계 질환,[10,197] 이상지질혈증,[4,35,112] 대사증후군, 흡연,[17,26,28,37,53,106,172,197] 및 알코올 섭취[159]같은 생활방식과 관련된 대사장애 사이의 연관성을 확립했다. 새로운 해석은 생활방식과 관련된 대사장애가 치유와 통증 해결에 영향을 미치는 병태생리학적 미해결 전신 염증 상태를 통해 근골격 조직에 대사적으로 매개된 손상을 유발한다는 것이다.[21,174,175,209]

염증은 생활방식과 관련된 대사장애의 발생/발달/성장과 지속화/영구화에 필수적이다.[201] 염증은 유해한 자극에 조정된 복잡한 반응이며, 신체 기능을 정상적인 항상성 기준선으로 되돌리는 것을 목표로 한다. 전형적인 염증은 부상을 치료하기 위해 발생되는 신체의 주요 반응으로 설명되며, 그 특징에는 종양(부종), 발적(적색), 통증(통증), 열감(발열)이 포함된다.[114] 이러한 단기 적응 반응은 조직 복구의 중요한 구성 요소이며 많은 복잡한 신호를 별개의 세포 조절에서 통합하는 것을 포함한다.[65] 염증과 관련된 전통적인 특징은 생활방식과 관련된 대사장애에는 적용되지 않는다.[118] 대사증후군, 고혈압, 제2형 당뇨병, 비만, 이상지질혈증을 포함한 생활방식과 관련된 대사장애에서 보고된 바와 같이 지속적인 염증 상태는 급성 염증의 치유로 이득이 없다.[59,103,118] 또한 SARS-CoV-2(코로나19)로 진단된 사람들의 결과에도 악영향을 미친다.[8,157,208]

더 나아가, 전염증성 사이토카인(pro-inflammatory cytokines)의 외인성 노출 또는 전염증성 사이토카인에 대한 높은 수준의 내인성 노출은 모든 근골격계 조직에 걸친 손상과 관련이 있다.[47] 노출(exposume)은 일생 동안 개인의 모든 노출과 그러한 노출이 건강과 어떻게 관련되는지를 측정하는 것이다.

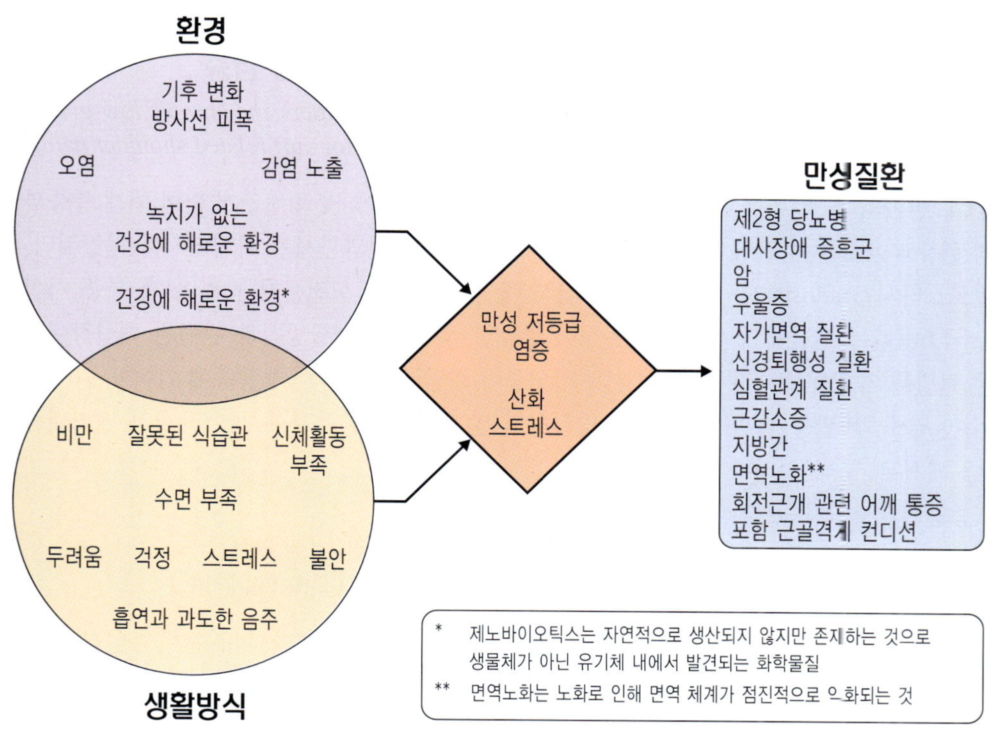

그림 5.1
건강에 해로운 생활방식을 포함한 개인적 노출 사이의 잠재적인 관계는 만성 저등급 염증(chronic low-grade inflammation, CLGI)을 초래하여 회전근개 관련 어깨 통증(RSRSP)을 포함한 지속적인 질병을 초래한다.[33]

T2DM, 제2형 당뇨병; RCRSP, 회전근개 관련 어깨 통증.

개인의 노출은 출생 전에 시작되며 환경 및 직업적 출처의 노출을 포함한다.[206]

만성 저등급 염증이란 무엇인가?
(What is chronic low-grade inflammation?)

염증은 많은 생활방식과 관련된 대사장애의 병인에 관여한다. 이 염증의 원인은 여러 인자로, 관찰된 염증은 전형적인 특징이 거의 없다. 따라서 염증의 고유한 형태 또는 하위 분류를 설정하는 것이 유용할 수 있으며,[59] "저등급" 또는 "만성 저등급 염증"(chronic low-grade inflammation, CLGI)이라고도 한다.[140]

그림 5.1은 건강에 해로운 생활 습관을 포함하여, 만성 저등급 염증의 노출로 이어져 회전근개 관련 어깨 통증을 포함한 지속적인 질병을 초래할 수 있는 잠재적 관계를 보여준다. 표 5.1에는 급성 염증과 만성 저등급 염증의 차이가 자세히 설명되어 있다.

저등급 전신성 염증은 전형적으로 급성 염증과 관련된

표 5.1 급성 염증 대 만성 저등급 전신성 염증[66]

	급성 염증	만성 저등급 전신성 염증
염증 계기	감염, 세포 스트레스, 외상	"노출", 대사 기능장애, 조직 손상, 환경
조직손상	현재	부재
기간	단기간	지속적이고, 해결되지 않음
위치	국소	전신
규모/크기	고등급	저등급
결과	치유, 조직 복구	이차적 손상, 예)산화 응력/산화스트레스
생활방식에 미치는 영향	있음	있음
생체지표	인터루킨-1β, 인터루킨-6, 종양괴사인자-α, C-반응성 단백질 – 이환율 또는 사망률을 예측하는 생체지표	고요함-이환율 또는 사망률을 예측할 수 있는 표준 생체지표 없음

"노출(Exposome)"은 평생 동안 개인의 모든 노출을 측정하고, 이러한 노출이 건강과 어떻게 관련되는지를 측정하는 것이다.
CRP; C-반응성 단백질, IL-1; 인터루킨-1β, IL-6; 인터루킨-6, TNF-α; 종양괴사인자-α.

호중구의 수가 감소하면서, 미묘하게 상승된 급성 단백질, 활성 염증 사이토카인의 증가된 수치와 산화스트레스[5,79,103,118,133,156,178]를 특징으로 한다.[39] 지질대사 및 인슐린 민감도와 같은 전신적 대사 스트레스는 만성 저등급 염증을 촉진하는데, 만성 저등급 염증은 골관절염과 같은 근골격계 질환의 질병 위험, 진행과 관련이 있다.[96,97,135,136,170,202] 급성 염증과 비교하여 만성 저등급 염증은: 급성보다는 만성적인 알로스타시스(allostasis)와 함께 염증 지표를 약간 증가시킨다. 국소보다는 전신에 효과를 나타낸다. 그리고 대부분의 특징은 질병을 지속시키는 경향이 있다.[95,140] 스트레스 및 불안감, 수면 감소, 비활동 습관 생활, 흡연 및 고혈당 지수 음식은 염증 매개체, 특히 인터루킨-1β(IL-1), 인터루킨-6(IL-6), 종양 괴사 인자-α(TNF-α), 아디포넥트(adiponectin), 레스틴(restinin)과 같은 염증 매개체의 세포 분비를 촉진한다(interleukin-4, interleukin-10).[128] 이들은 염증을 억제하거나 촉진시키는 다양한 생물학적 과정과 개별적 또는 집단적으로 상호작용 한다.[3,162,167] 즉, 면역 세포는 지방질, 당뇨병, 수면 부족, 스트레스 및 불안, 흡연, 고혈당 식사 등 명백한 조직 손상이나 유해한 항상성 문제가 있더라도 동일한 매개체를 방출한다.[24,99,113,131,132,154,155,177]

급성기 과정에서 염증의 영향을 쉽게 인지하지만, 만성 저등급 염증은 일반적으로 근골격계 조건에서 증상을 지속시킬 수 있는 인자로 간주되지 않는다.[19,170] 회전근개 관련 어깨 통증을 가진 사람들에게 만성 저등급 염증의 지속적인 악영향은 운동, 주사, 수술과 같은 일반적인 중재와 관련되어 증상들이 덜 감소하는 이유가 된다. 증가된 순환성 염증을 일으키는 사이토카인은 염증을 유지함으로써 어깨 증상을 악화시킬 수 있다. 특히 산화스트레스에 의해 건 변성을 초래하는 세포자연사(apoptosis) 과정에서 중요한 역할을 한다.[203] 생활방식 행동 변화를 통해(13장 참조) 만성 저등급 염증을 다루는 것은 증상 및 장애를 줄이는 데 기여할 수 있으며, 주사 및 수술의 필요성을 줄이는 데 기여할 수 있다.

생활방식과 관련된 대사장애 및 회전근개 관련 어깨 통증과 관련된 만성 저등급 염증

(Lifestyle-related metabolic disorders and chronic low-grade inflammation in relation to rotator cuff related shoulder pain)

생활방식과 관련된 대사장애 및 회전근개 관련 어깨 통증과 관련된 만성 저등급 염증. 인과관계가 확립되지는 않았지만, 만성 저등급 염증 생체지표와 회전근개 관련 어깨 통증 사이의 연관성이 존재할 수 있다. 생활방식과 관련된 대사장애와 만성 저등급 염증이 회전근개 관련 어깨 통증에 기여할 수 있는 영향은 명확하지 않지만, 다음 부분에서는 잠재적 메커니즘을 탐구한다.

지방과다, 인슐린 저항성 및 이상지질혈증
(Adiposity, insulin resistance and dyslipidemia)

과도한 지방과다(지방조직)는 비활성 구조가 아니라 역동적이고 신진대사가 활발한 구조이다.[19] 염증을 억제하거나 향상시키는 다양한 생물학적 과정과 개별적으로 또는 집단적으로 상호작용하는 생물학적으로 활성화된 분자인 아디포카인(adipokines), 케모카인(chemokines), 염증성 프로테이노이드(inflammatory proteinoids)를 분비한다.[3,162,167] 인터루킨-1β, 인터루킨-6, TNF-α와 같은 아디포카인은 지방 조직에서 방출되는 전형적인 염증성 사이토카인이다. 인터루킨-1β, 인터루킨-6의 발현이 회전근개 수술을 받는 사람들의 견봉하 점액낭 부위에서 관찰되었다.[27,198] 회전근개 수술 후 분석된 견봉하 점액낭 내 종양괴사인자-α의 증가된 발현 사이의 연관성이 발견되었다.[50] 이와 함께 비만, 이상지질혈증, 인슐린 저항성 환자에서 인터루킨-10(IL-10)이 낮은 수준으로 검출되었다.[13]

인터루킨-10은 항염증성 사이토카인의 활동을 길항하여 면역체계를 조절하는 항염증성 사이토카인이다.[182] 염증성 지방사이토카인의 증가된 발현과 항염증성 지방 사이토카인 억제는 회전근개 관련 어깨 통증 발생의 위험인자일 수 있다.[166] 고혈당은 사이토카인 억제에 의해 매개되는 혈관 확장 및 항염증 작용이 있다. 포도당은 염증성 사이토카인 TNF-α 및 IL-6의 발현을 증가시킨다.[60] 회전근개 부분 파열부분을 복구하기 위한 수술 중 당뇨병이 있는 사람과 없는 사람의 회전근개 건 조직

검체에서 대조 검체와 비교하여 당뇨병 환자에서 인터루킨-6의 과발현이 입증되었다.[43]

당뇨병은 지속적인 회전근개 건병증의 위험 증가와 관련이 있다.[3,164] 당뇨병의 경우, 최종당화산물(advanced glycation end products, AGE)은 회전근개 건에서 침전되며 건의 생리학적 움직임을 변화시킬 수 있다.[60] 이러한 최종당화산물의 축적은 콜라겐 가교에 영향을 미치고, 프로테오글리칸(proteoglycan) 함량을 감소시키며, 이화 사이토카인을 활성화시키는 것으로 나타났으며, 이는 건의 굵기와 행렬의 퇴화를 초래한다.[3,34,164] 따라서, 제2형 당뇨병을 가진 사람들은 어깨 통증을 유발할 수 있다.[3] 이러한 건의 행렬 완화는 인슐린의 항염증 작용이 손상됨에 따라 전염증성 사이토카인의 상향 조절과 관련이 있으며, 이는 건의 증상 및 기능 장애를 초래할 수 있다.[1] 지방세포 내에서 다기능성 단백질(렙틴, 아디포넥틴, 레지스틴 및 비스타핀)이 확인되었다. 지방세포는 에너지를 수동적으로 저장하는 것 외에도 렙틴, 아디포넥틴, 비스타핀, 레지스틴과 같은 아디포킨을 신호 메커니즘으로 방출하여 만성 저등급 염증을 유발하고 악화시킬 수 있다.[47]

렙틴과 통증의 연관성은 어깨 관절증과 관련이 있다.[68] 렙틴은 지방세포에 의해 생성되며, 당뇨병과 같은 병리학적 조건에서 염증성 사이토카인을 자극하여 염증을 개선한다.[111] 아디포넥틴은 항염증성 펩타이드로, 염증성 사이토카인의 발현은 억제하고, 항염증성 사이토카인의 발현은 유도한다.[111] 감소된 아디포넥틴 수치는 당뇨병과 대사증후군의 병리학적 컨디션과 관련이 있고,[109] 그리고 어깨 통증 인구의 활액 내에서 더 낮은 것으로 밝혀져 어깨 통증과 생활방식과 관련된 대사장애 내에서 역할을 할 수 있음을 시사한다.[68]

고콜레스테롤혈증과 회전근개 관련 어깨 통증 사이의 연관성은 불확실하다. Longo 등[127]은 총 콜레스테롤 수치 상승과 회전근개 손상 사이에 연관성이 없다는 보고가 있었다. 평균 트리글리세리드 농도(1.49 mmol/L)는 대사증후군와 같은 생활방식과 관련된 대사장애 조건에 필요한 진단 기준을 충족시키기 위한 62.5%의 피험자는 1.50 mmol/L의 임계값 미만이었다. 대조적으로, Abboud 등[4]은 대사증후군 진단 기준에 따라 회전근개 파열과 증가된 콜레스테롤 수치, 특히 높은 저밀도 지단백 콜레스테롤(LDL-C)과 낮은 고밀도 지단백 콜레스테롤(HDL-C) 수치 간의 상관관계를 보고했다.

이상지질혈증이 어깨 통증과 관련이 있을 수 있는 메커니즘도 알려져 있지 않다. 고밀도 지단백 콜레스테롤의 이화작용으로 인해 저밀도 지단백 콜레스테롤이 증가하면 생쥐의 회전근개 건에 대한 생체내 연구에서 알 수 있듯이 회전근개 건 내에서 만성 저등급 염증을 시작하고 유지할 수 있다는 가설이 있다.[2,3] 이상지질혈증은 고혈압과 심혈관계 질환의 전조로 알려져 있다.[85] 이는 고혈압과 조절되지 못한 지질대사에 의한 후속 내피 손상이 건의 조직 손상과 관련이 있기 때문에 회전근개 관련 어깨 통증에 기여할 수 있다.[190] Gumina 등[81]은 고혈압은 회전근개 대파열의 2배 발생, 회전근개 거대파열의 4배 발생과 관련이 있다고 보고했다. 고혈압의 존재에서의 조직 손상은 저혈관계 및 저산소증과 관련이 있으며, 궁극적으로 조직의 적절한 영양 교환을 방해한다.[139] 건 매트릭스의 억제 완화는 회전근개 관련 어깨 통증과 관련된 증상 및 기능 장애에 기여할 수 있다.[1]

흡연(Cigarette smoking)

담배를 피울 때 수천 개의 화학물질이 흡입된다.[183] 활성산소, 금속, 타르 및 신체 조직에서 염증 반응을 유도하고 산화스트레스를 증가시키는 기타 물질을 포함하며, 이들의 대부분은 호흡기의 세포에 악영향을 미친다.[186] 만성 호흡기 질환,[44] 고혈압, 심혈관계 질환 및 암의 병인에 기여하는 것 외에도, 담배 연기는 죽상동맥경화증 및 제2형 당뇨병[186]과 같은 다른 생활방식과 관련된 대사장애의 위험 요인이다.

담배 연기의 염증적 특성은 잘 알려져 있다.[44,89] 담배 연기는 면역 억제 특성과 함께 종양괴사인자-α, 인터루킨-1, 인터루킨-6, 인터루킨-8과 같은 염증성 사이토카인의 생성을 유도하여 만성 저등급 염증을 촉진한다.[181] 특히 담배 연기의 면역 억제 효과는 니코틴과 관련이 있으며, 이는 염증성 인터루킨-10 생성을 감소시키는 것으로 나타났다.[12] 니코틴이나 다른 물질들로 인한 담배 연기의 부정적인 영향은 명확하지 않다.[131] 니코틴과 일산화탄소는 미세관류 및 조직산소화를 감소시켜 조직 저산소증을 유발하고,[100,119] 그리고 낮은 세포의 산소수치는 건 변성의 증가와 관련이 있다.[20,137,144] 생리적 과정의 세포 밀도의 조절 장애는 회전근개 건의 건강한 부하가 있는

세포 이외 행렬의 조립과 유지에 방해가 될 수 있다.[131]

담배 연기 노출로 인한 산화제와 항산화제의 불균형은 산화 스트레스로 이어지며, 전염증성 사이토카인의 발현 증가와 항염증성 사이토카인의 발현 감소는 회전근개 내의 건의 질(quality)에 부정적인 영향을 미칠 수 있다. 흡연자는 지속적인 통증, 초기 회전근개 건병증(RCRSP), 이두근장두건병증, 회전근개 수술 후 기능적 결과 감소, 재건술 후 치유능력 저하가 나타난다.[17,22,37,102,110,180]

우울증(Depression)

우울증과 낮은 통증 자기효능감과 같은 심리적 요인은 어깨 통증을 평가할 때 더 낮은 결과의 예후 지표와 관련이 있다.[40,73] 만성 저등급 염증을 가진 사람들은 우울증을 포함하여 낮은 자기 건강 평가를 받는 보고하며,[42,98,104,137,145] 지속적인 통증의 알려진 위험인자이다.[41,171] 전염증성 사이토카인은 기분 조절에 중요한 역할을 하는 세로토닌과 도파민과 같은 신경 전달물질의 생산과 신진대사에 영향을 미친다.[9] 사이토카인 치료(인터페론, 면역세포가 전염증성 사이토카인을 방출하게 한다)를 통해 인위적으로 만성 저등급 염증을 유도하면 우울한 기분, 피로, 무기력, 자극성, 사회적 위축, 집중력 부족, 심각한 우울증으로 이어질 수 있으며 이는 사이토카인 치료를 중단하면 해결된다.[98]

우울증과 만성 저등급 염증의 관계는 양방향인 것으로 보인다: 근거는 만성 저등급 염증이 우울증의 위험 증가와 관련이 있다고 가정했을 때,[194] 심리적 스트레스 요인의 지속적인 노출은 만성 저등급 염증을 함께 상승시킨다.[194] 우울증과 생활방식과 관련된 대사장애 사이의 양방향 관계도 존재하는 것으로 보이며, 만성 저등급 염증, 생활방식과 관련된 대사장애 및 우울증 사이에는 복잡한 상호 연결이 있으며, 각각 만성 저등급 염증 상태를 지속화하는데 서로 영향을 미친다.[36] 우울증은 삶의 질에 실질적으로 영향을 미치고 만성 저등급 염증을 상승시킬 뿐만 아니라 만성 저등급 염증의 영향을 매개할 수 있는 전략을 손상시킨다. 우울증은 치료 또는 체중 관리 전략에 대한 준수를 감소시킴으로써 체중 감소에 영향을 미치는 것으로 나타났으며, 이는 회전근개 관련 어깨 통증을 관리할 때 만성 저등급 염증의 영향을 매개할 수 있다.[36] 만성 저등급 염증이 운전자인지 아니면 정신장애의 결과인지는 불분명하다.

임상가는 어깨 통증이 있는 사람을 견관절부 통증과 우울증을 동반질환으로 고려할 때 이러한 복잡한 생물심리사회적 관계를 고려해야 한다.[19] 가벼운 형태의 우울증에 대해, 치료 지침은 약물 치료를 시작하기 전에 생활방식 요소를 다루도록 권고한다.[134] 임상가는 이 영역에서 적절한 결정을 내릴 역량이나 지원이 없다고 느낄 수 있으나, 공식화된 표지 또는 행동 변화 전략의 고려가(13장 참조) 회전근개 관련 어깨 통증의 관리 범위 내에 잘 배치될 수 있다. 이는 회전근개 관련 어깨 통증을 포함한 어깨 증상을 보이는 사람들은 단순한 생체역학적 접근법이 아니라 생활방식 요인, 심리적 요인 및 만성 저등급 염증의 복잡한 다방향 관계를 포함하는 진정한 생물심리사회적 접근법(6장 참조)을 채택하는 것이 향상된 결과를 가져올 것이다.

식습관(Diet)

잘못된 식습관, 비만, 제2형 당뇨병, 대사증후군와 같은 건강 문제 사이의 상관관계는 잘 알려져 있다.[58,75] 붉은 고기, 완전 지방 유제품, 고도로 정제된 첨가 당류, 녹말, 포화지방산을 함유한 식품이 많이 함유된 식단은 심혈관계 질환의 더 높은 위험과 항염증 사이토카인의 생산 저하와 관련이 있을 수 있다.[58,75,146,179] 포화지방이 풍부한 고지방 식사는 인터루킨-18과 같은 염증성 사이토카인의 수치를 증가시킬 수 있으며 산화 스트레스 및 염증의 위험 증가와 관련이 있을 수 있다.[75,146] 잘못된 식습관의 결과로 인터루킨-6의 수치가 증가하면 인슐린 저항성이 좋지 않은 남성, 비만 남성과 여성의 인슐린 저항성에 부정적인 영향을 미친다.[58,179]

과일, 야채, 섬유질 섭취를 장려하면 심혈관계 질환과 만성 저등급 염증의 위험을 줄일 수 있다.[142,179] 염증을 치료하기 위한 특별하거나 보편적인 식단은 없다.[58] 그러나, 연구에서 체중 관리, 낮은 염증성 사이토카인 수치, 인슐린 저항성 감소, 총 콜레스테롤 수치 감소 및 식사 패턴에 더 많은 곡물, 채소, 견과류 및 올리브 오일이 포함되었을 때 대사증후군의 유병률 감소를 가져왔다.[58,142]

심리적 스트레스(Psychological stress)

심리적 스트레스는 심혈관계 질환과 만성 저등급 염증에 부정적인 영향을 미친다.[149,185] 인터루킨-6, 종양괴사인자-α, 인터루킨-1과 같은 염증성 사이토카인의 생산은 성인의 열악한 작업 환경, 학교시험, 급성 트라우마와 관련이 있다.[185] 이는 만성 저등급 염증이 심혈관계 질환 위험 및 기타 통증 상태에 영향을 미치는 심리사회적 요인이 경로에 관여할 수 있음을 시사한다. 만성 저등급 염증과 관련된 사이토카인의 생산과 조절에 차이가 있을 것이며, 이는 증상의 심각성에 영향을 미칠 수 있다는 것을 이해하는 것이 중요하다. 심리적 스트레스를 식별하고 관리하기 위한 강력한 전략을 개발하는 것은 복잡할 수 있으며 조정된 접근법이 필요하다.

수면 건강(Sleep health)

수면은 수많은 생리학적 시스템에 걸쳐 항상성을 최적화하고 유지하는 역할을 한다.[61] 그리고 면역, 심혈관, 신경계, 근골격계 기능에 필수적이다.[176] 수면 부족은 만성 저등급 염증 및 통증 증가와 관련이 있다.[84,99,196] 2일에서 7일의 수면 부족은 성인의 인터루킨-6, 인터루킨-1 베타(IL-1β), 인터루킨-17(IL-17), C반응성단백질 및 종양괴사인자-α 수준의 변화와 관련이 있다.[84,196] 장기간 수면 제한은 면역력 저하로 이어질 수 있다.[84,99,148,149]

최적이 아닌 수면은 근골격계 질환에서 흔히 볼 수 있지만,[16] 수면이 발달, 지속, 재발, 증상의 지속성에 미치는 영향은 아직 파악되지 않았다.[52] 수면 장애는 근골격계 질환의 결과로 간주되지만, 수면 부족이 근골격계 증상의 독립적인 위험요인이 될 수 있다는 근거가 있다.[6] 게다가, 수면 부족과 통증 사이에 양방향 관계가 설정되었지만, 통증이 수면 부족을 예측하는 것보다 수면 장애가 더 신뢰할 수 있는 통증의 예측 변수일 수 있다.[61] 게다가, 수면 부족은 요통을 경험할 가능성을 52% 증가시키는 것으로 밝혀졌고,[7] 그리고 통증의 두 가지 변화를 예측할 수 있고,[108] 그리고 국소 근골격계 증상이 광범위한 통증으로 진행된다.[205] 이를 유발하기 위해 가설화된 메커니즘은 내인성 오피오이드 경로의 하향 조절, 면역 시스템 기능의 변화를 포함하고,[23] 그리고 염증성 사이토카인의 증가이다.[78,88,160]

수면 장애는 회전근개 관련 어깨 통증 진단을 받은 많은 사람들이 경험하고,[74,130] 회전근개 건 재건 후 수면의 질이 크게 개선되었음을 하나의 체계적 문헌고찰로 보고하고 있다.[125] 불분명하지만, 두 개의 관찰 연구는 수면의 질과 회전근개 완전 파열 또는 건병증 사이에 상관관계가 없다고 보고했다.[105,168] Reyes 등[168]은 거대 회전근개 파열(수면 포함)이 수면 부족과 관련이 있다고 보고했다. 회전근개 관련 어깨 통증이 수면 부족을 초래하는지 여부 또는 수면 부족이 회전근개 관련 어깨 통증의 발달이나 예후에 영향을 미치는지 여부를 결정하기 위해 추가 조사가 필요하다.

수면 자세는 회전근개 관련 어깨 통증의 발병에 기여하는 요인으로 이론화되었으며, 가능한 원인 인자는 전방 상완회선동맥의 혈류량 변화[188] 및 견봉하압 증가이다.[204] 그러나, 횡단적 연구에서는 수면 자세와 어깨 통증의 상관관계를 발견하지 못했다.[93] 멜라토닌은 수면을 촉진하기 위해 분비되는 호르몬이다. 멜라트닌 불균형이 회전근개 관련 어깨 통증과 오십견과 관련된 야간성 통증에 역할을 할 수 있다는 새로운 근거가 있다.[83] 회전근개 파열이 수면의 질에 영향을 미치는지는 여전히 불분명하다.

수면 부족이 어깨 통증으로 이어지는지 어깨 통증이 수면 부족으로 이어지는지, 아니면 관계가 양방향인지, 아니면 결정적인 관계가 존재하더라도 여전히 불확실하다. 그러나 잘못된 식습관, 신체활동 부족과 마찬가지로 수면 부족은 웰빙에 해로운 영향을 미치므로 임상가는 정기적인 평가의 일환으로 수면 건강 평가를 고려해야 한다. 최적이 아닌 경우, 수면을 개선하기 위한 전략은 어깨 통증이 있는 사람들의 전반적 관리에 통합되어야 한다. 이를 위해서는 종합적인 팀 접근법이 필요할 수 있으며 다음을 고려해야 한다: 스트레스와 불안, 신체 활동 수준, 음식 섭취의 타이밍, 분량 크기 및 섭취 유형, 알코올, 카페인 및 흡연 사용과 행동, 비만, 수면 타이밍과 규칙성, 교대 근무, 시간대 이동 및 수면 환경. 이러한 요인 중 많은 부분이 수정 가능하며 추가 연구가 필요하지만 전체적이고 개별화된 개인 중심 계획의 일부로 관리 대상으로 고려되어야 한다.

신체활동 부족(Physical inactivity)

신체활동 부족과 만성 저등급 염증은 관련이 있는 것으로 보인다.[51] 신체활동 부족과 내장지방의 축적 사이의 직접적인 연관성이 확립되었으며,[200] 활동 부족인 사람들이 총 지방 질량의 변화 없이도 내장지방이 축적된다는 것을 입증했다.[18,25,76] 내장지방은 대사장애(고혈압, 이상지질혈증, 인슐린 저항성) 및 심혈관계 질환의 발병 위험 증가와 더 강한 연관성을 가지고 있다.[14] 신체활동 부족이 없는 성인은 C 반응성 단백질(CRP)과 아디포카인(인터루킨-6 및 렙틴) 수치가 높다. 이 연관성은 활동 수준의 객관적인 측정과 활동하지 않는 것으로 자가 보고하는 사람들과 함께 보고된다. 신체활동 부족과 복부 지방도 또한 만성 저등급 염증과 관련이 있다.[32] 이로 인해 신체와 조직이 대사적으로 유발된 스트레스 상태에 놓이게 되고 그에 따라 만성 저등급 염증이 미묘하고 지속적으로 상향 조절된다. 논의된 바와 같이 증가된 염증성 지방사이토카인 발현 및 항염증성 지방사이토카인 억제는 회전근개 관련 어깨 통증을 발생시키는 위험인자가 될 수 있다.[166]

신체 활동과 운동에 의해 유도되는 사이토카인 유형은 전형적인 항염증이다.[161] 신체활동 부족은 내장지방 축적으로 인한 만성 염증을 유발할 수 있으며 피로와 근육 소모 등을 동반한다.[86,92] 지속적인 전신 염증상태와 신체활동 부족 사이의 연관성은 비만 상태 및 지방과 무관하다.[66] 이것은 최적의 몸의 상태에도 불구하고 신체활동 부족인 사람들이 지속적인 염증을 발병하고 유지할 위험이 있다는 것을 의미할 수 있다. 신체 활동 부족인 성인들은 인터루킨-6 및 종양괴사인자-α와 같은 C 반응성 단백질 및 염증성 사이토카인의 수치가 증가하여 대사 저항이 감소한다.[66,86,92] 이것은 만성 저등급 염증을 확대할 수 있는 T-조절 세포의 감소로 면역 반응을 유도하고, 내피(endothelial) 기능 장애 및 근감소증과 같은 염증과 관련된 병태생리학적 메커니즘의 연쇄를 촉발한다.[66,86,92]

인터루킨-6(IL-6)와 인터루킨-6 수용체(IL-6R) 사이의 상호작용은 흥미로운 양방향 관계를 가질 수 있다. 신체적으로 활동적인 성인의 경우, 인터루킨-6 수준은 운동 중에 하향 조절될 수 있는 반면, 인터루킨-6 수용체 수준은 골격근 조직에서 상향 조절되어 인터루킨-6 저항성을 시사한다.[86] 이러한 생물학적 균형은 신체활동 부족인 성인들이 실제로 인터루킨-6에 대한 조절이 잘 되지 않을 수 있음을 시사하며, 이는 결국 만성 저등급 염증의 유지에 기여할 수 있다. 임상가는 만성 저등급 염증의 발생 위험을 줄이고 신체활동 부족의 부정적인 결과를 역전시키기 위해 긍정적인 행동 변화를 촉진하는 것을 고려해야 한다.

표 5.2 만성 저등급 염증 상태의 예측 변수

생활방식 관련 대사장애(LRMD)	비정상적 수치	전신적인 반응 또는 해석?
비만		
여성 (허리: 엉덩이 비율)	> 0.85 = 고위험	만성 저등급 염증과 관련
남성 (허리: 엉덩이 비율)	> 1.0 = 고위험	
인슐린 저항성		
공복 혈당	> 200 mg/dL	만성 저등급 염증과 관련
대사증후군		
공복 혈당	> 100 mg/dL	3개 또는 3개 이상 (국가 콜레스테롤 교육 프로그램 성인 치료 패널 III(NCEP ATP III) 기준)[80] 만성 저등급 염증과 관련
트리글리세리드 (Triglycerides)	> 150 mg/dL	
고밀도 지질단백질 (HDL)	< 50mg/dl 여성; < 40mg/dl 남성	
혈압	> 130/85	
허리둘레	> 35인치(여성); > 40 인치(남성)	
수면부족	< 6시간	만성 저등급 염증과 관련
스트레스		만성 저등급 염증과 관련
비활동 습관		만성 저등급 염증과 관련
우울증		만성 저등급 염증과 관련
흡연		만성 저등급 염증과 관련
불건전한 음주 습관		만성 저등급 염증과 관련

CLGI, 만성 저등급 염증.

의료 시스템, 사회, 정부, 미디어, 교육 시스템, 사회, 가족 및 직업 네트워크, 지역 커뮤니티 그룹 및 공중 보건 전략을 포함한 여러 기관과 네트워크는 모두 개인에 대한 모든 생활방식과 관련된 대사장애 및 만성 저등급 염증의 영향을 줄이는 역할을 한다. 표 5.2에는 어깨 증상을 치료하고자 하는 사람들에게 이러한 문제를 알리고자 하는 임상가를 위한 만성 저등급 염증 지침이 자세히 설명되어 있다(제11장 참조).

연관성이 보고되었지만 인과관계에 대해서는 어떠한 추론도 해서는 안 된다. 현재까지 어떠한 연구도 생활방식과 관련된 대사장애와 회전근개 관련 어깨 통증 사이의 잠재적 매개자를 나타낼 수 있는 생체지표를 보고하지 않았으며, 이는 추가 연구가 필요하다. 또한, 회전근개 관련 어깨 통증의 급성 또는 지속 단계에서 만성 저등급 염증 생체지표의 영향과 증상과의 연관성을 뒷받침하는 근거가 부족하다.[77] 기본 통증 메커니즘의 이해(7장 참조)와 심리사회적 및 업무 관련 요인 간의 상호 작용을 포함하여 회전근개 관련 어깨 통증의 관리 내에서 생활방식과 관련된 대사장애를 고려할 것을 권고한다.[124] 그러나 임상가는 생활 습관과 심장 대사 상태에 대해 계속 인식해야 한다; 특히 대사 스트레스가 만성 저등급 염증을 촉진하는 방법과 회전근개 관련 어깨 통증에 미치는 잠재적인 부정적 영향. 만성 저등급 염증의 발달은 개인 간의 발병 시간, 발현 시간, 영향 등에 따라 달라질 수 있으며, 특정 인과 관계를 식별하기 어렵게 만든다. 그럼에도 불구하고 만성 저등급 염증은 증상의 측면에서 비특이적이지만, 생활방식과 관련된 대사장애에서 발견되는 병태생리학적 상태이며, 회전근개 관련 어깨 통증와 그 영속화에 기여한다.

생활방식 관련 대사장애와 통증
(Lifestyle-related metabolic disorders and pain)

통증은 상호작용하고 다양한 요인의 영향을 받는 복잡한 현상이다.[192] 생물학적, 심리적, 사회문화적, 생활방식 요소들은 개인의 통증 경험을 색칠하고 그것들의 구체적인 의미를 부여한다.[30] 통증은 복잡한 현상으로 단일 요소로 축소될 수 없다. 근골격계 재활에서 통증의 복잡성을 명확히 인식하고 다루어야 한다.[30] 따라서 통증과 장애에 대한 생물심리사회적 모델은 어깨 재활을 포함한 근골격계 재활을 위한 권장 임상지침이다.

생물심리사회적 요인들이 각각의 어깨 통증 문제에서 수행하는 구체적인 역할은 개인마다 다를 수 있고, 시간에 따라 달라질 수 있으며, 재활 기간 동안 상대적 관련성은 달라질 수 있다.[15,48] 예를 들어, 한 순간에 경험하는 어깨 통증은 어깨 조직의 염증 과정과 통각 활성에 의한 것이며, 이는 다양한 등급으로 이 정브를 증폭하거나 억제하는 중추신경 생리학 과정에 의해 조절될 수 있다. 그 외에도 특정 통증 신념, 기대, 통증 또는 부정적인 감정에 대한 주의는 해당 시간 동안 통증 강도에 영향을 미칠 수 있으며, 행동 반응을 회피하거나 직면함으로써 영향을 받을 수 있다. 이러한 모든 과정은 어깨 재활 내에서 설명된다.[40,49]

근골격계 통증과 재활의 상황에서 스트레스, 수면 부족, 잘못된 식습관 및 제한된 신체 활동 및 오래 앉아 지내는 행동이 논의되었다.[56,90,151,163] 장기간의 심리적 고통(시상하부−뇌하수체 축에서 활동증가, 교감신경 각성),[90] 수면 부족(글리아세포 활동 증가),[152] 제한된 신체 활동 및/또는 비활동 습관(저등급 신경염증 고정과 관련된), 그리고 잘못된 식습관(글리아세포 활동 증가) [55] 중추 감작 및 하향식 통각 조절 및/또는 신경면역학적 고정의 장애로 인해 통증의 생물학에 부정적인 영향을 미칠 수 있다.

잘 사는 것의 중요성
(The importance of living well)

23,000명(35~65세)을 대상으로 한 전향적 연구에서,[62] 주 5회 30분 운동, 30kg/m^{2}미만의 체질량 지수 유지, 금연, 건강한 식단 섭취 등 네 가지 권장사항을 준수하는 62명은, 8년 기간 동안 만성 질환에 걸릴 위험이 전반적으로 78% 감소했다. 또한, 이 네 가지 권고를 준수하는 개인에서는 제2형 당뇨병 위험이 93%, 심근경색 위험이 81%, 뇌졸중 위험이 50% 감소했으며 암 발병 위험이 36% 감소했다.[62]

생활방식과 관련된 대사장애, 만성 저등급 염증 및 회전근개 관련 어깨 통증 사이의 잠재적 관계를 고려할 때, 회전근개 관련 어깨 통증을 관리하기 위한 우리의 접근 방식은 병용 또는 단독으로 주사, 수술 및 재활을 넘어 확장될 필요가 있다.[19] 통증의 경험에서, 신체 활동 부족, 만성 저등급 염증은 서로 연결되어 있는 것으로 보이기 때문에, 생활방식 요인의 개선이 삶의 질과 통증을 포함하여 임상 결과를 어떻게 향상시킬 수

있는지에 대한 예는 환자와 논의되어야 한다.[116]

신체적 활동은 매우 적은 부작용과 관련이 있다.[31,72,101] 건강을 유지하는 데 중추적인 역할을 하는 반면,[87] 활동 부족은 지속적인 근골격계 통증을 포함하여[32] 지속적인 질병의 강력한 독립 위험 요소이다.[94] 신체활동 부족과 내장지방의 축적 사이의 직접적인 연관성이 확인되었다.[18,25,76,200] 신체활동 부족 및 복부비만도는 만성 저등급 염증[32]과 관련이 있으며, 그 결과 증가한 염증성 지방사이토카인 발현 및 항염증성 지방사이토카인 억제는 회전근개 관련 어깨 통증[166]을 발생시키는 위험인자로, 이것을 신체 활동과 생활방식 변화로, 안전하고 저비용 방법으로 균형을 맞출 수 있다.[32]

실천으로 옮기기 (Translation into practice)

건강한 생활과 생활방식의 선택은 건강, 웰빙, 즐거움에 기여하는 원칙을 다룬다.[45] 만성 저등급 염증이 있는 상황에서 원하는 특정 관리 전략(재활, 주사 또는 수술 등)의 기대된 이점을 달성하지 못할 수 있다는 것을 환자와 세심하게 논의하는 것이 중요하다. 건강한 생활은 복잡하며, 일과 생활 조건, 건강정보 이해능력, 관계와 책임, 문화, 공공 정책, 미디어, 사회적 영향 등 개인의 통제 밖에 있는 환경적, 심리적 요인에 의해 영향을 받는다.[32] 이에 대해 논의할 때 주의와 세심함을 유지해야 하며 개인에게 책임을 전가해서는 안된다.

회전근개 관련 어깨 통증 진단을 받은 사람들은 운동치료가 성공적인 결과와 관련이 있다는 상당한 확신을 얻어야 한다.[121,122] 우리는 지속적인 회전근개 관련 어깨 통증이 당뇨병, 우울증, 고혈압과 같은 지속적인 건강 문제를 고려하는 것과 같은 방식으로 고려되어야 한다고 주장한다. 이러한 상태는 현재 "치유"될 수 없지만, 식이요법을 병행하여 생활방식 관리(흡연, 수면, 스트레스 관리, 운동)의 조합으로 필요한 경우 약물로 이러한 건강과 관련된 장애를 지원한다. 단일 중재는 단독으로 작동하지 않는다. 당뇨병의 경우, 혈당이 정상이라고 생각하는 범위 내로 들어오면, 달성된 개선을 유지하기 위해 평생 관리가 필요할 것이다. 우리는 일반적으로 지속적인 근골격계 질환, 특히 회전근개 관련 어깨 통증의 관리에 있어 이 철학을 일치시키는 것이 결과를 향상시킬 것이라고 믿는다.[122]

생활방식과 관련된 대사장애와 만성 저등급 염증이 회전근개 관련 어깨 통증에 영향을 미치는 정도는 명확하지 않다. 건강한 생활 행동을 촉진하는 것은 침습적 중재와 관련 후유증, 부작용과 비교하여 평생 건강과 웰빙을 포함하여 국소적이고, 전신적인 결과를 개선할 수 있는 잠재력을 가질 수 있다. 흡연, 신체활동 부족, 좌식 행동, 스트레스, 수면 부족, 잘못된 식습관과 같은 생활방식의 요소들이 만성 저등급 염증과 지속적인 통증에 중요한 역할을 한다는 근거가 제시된다.[150,153] 지속적인 통증이 있는 사람들의 생활방식 요인 한 두 가지만 부분적으로 다루는 현재의 중재는 기껏해야 통증 및 관련 장애를 줄이는 데 적당한 효과 크기를 제공한다.[63,91,150] 많은 생활방식 요인을 고려할 때, 하나 또는 여러 중재가 필요한 회전근개 관련 어깨 통증을 가진 개인의 특성을 식별하기 위한 연구가 필요하다.

결론 (Conclusion)

생활방식 요인은 개인의 삶의 질에 해로운 영향을 미치고, 의료 시스템에 부담을 줄 수 있다.[187] 임상가는 만성 저등급 염증이[19] 회전근개 관련 어깨 통증을 유발, 기여, 지속할 수 있다는 점을 인지해야 한다.[33] 향후 임상가는 개인과 관련된 개별 생활방식 요소를 식별할 수 있으며, 이를 수정해 회전근개 관련 어깨 통증의 영향을 줄일 수 있을 것이다. 그때까지 강력한 임상적 추론 프레임워크의 일부로서 회전근개 관련 어깨 통증 관리에서 수술 및 재활 결과를 향상시키기 위해 고려해야 할 모든 잠재적인 생활방식 요소를 세심하게 논의해야 할 강력한 사례가 있다고 믿는다.

참고문헌(Refences)

1. Abate M, Di Carlo L, Salini V, Schiavone C. Risk factors associated to bilateral rotator cuff tears. Orthopaedics & Traumatology: Surgery & Research. 2017;103:841-845.
2. Abate M, Schiavone C, Salini V. Sonographic evaluation of the shoulder in asymptomatic elderly subjects with diabetes. BMC Musculoskeletal Disorders. 2010;11:278.
3. Abate M, Schiavone C, Salini V, Andia I. Occurrence of tendon pathologies in metabolic disorders. Rheumatology. 2013;52:599-608.
4. Abboud JA, Kim JS. The effect of hypercholesterolemia on rotator cuff disease. Clinical Orthopaedics and Related Research. 2010;468:1493-1497.
5. Abraham TM, Pedley A, Massaro JM, Hoffmann U, Fox CS. Association between visceral and subcutaneous adipose depots and incident cardiovascular disease risk factors. Circulation. 2015;132:1639-1647.
6. Afolalu EF, Ramlee F, Tang NK. Effects of sleep changes on pain-related health outcomes in the general population: a systematic review of longitudinal studies with exploratory meta-analysis. Sleep Medicine Reviews. 2018;39:82-97.
7. Amiri S, Behnezhad S. Sleep disturbances and back pain. Neuropsychiatrie. 2020;34:74-84.
8. An L, Li W, Shi H, et al. Gender difference of symptoms of acute coronary syndrome among Chinese patients: a cross-sectional study. European Journal of Cardiovascular Nursing. 2019;18:179-184.
9. Anisman H, Merali Z, Hayley S. Neurotransmitter, peptide and cytokine processes in relation to depressive disorder: comorbidity between depression and neurodegenerative disorders. Prog Neurobiol. 2008;85:1-74.
10. Applegate KA, Thiese MS, Merryweather AS, et al. Association between cardiovascular disease risk factors and rotator cuff tendinopathy: a cross-sectional study. Journal of Occupational and Environmental Medicine. 2017;59:154-160.
11. Araújo J, Cai J, Stevens J. Prevalence of optimal metabolic health in American adults: National Health and Nutrition Examination Survey 2009–2016. Metabolic Syndrome and Related Disorders. 2018;17:46-52.
12. Arnson Y, Shoenfeld Y, Amital H. Effects of tobacco smoke on immunity, inflammation and autoimmunity. J Autoimmun. 2010;34:J258-265.
13. Aroor AR, McKarns S, DeMarco VG, Guanghong J, Sowers JR. Maladaptive immune and inflammatory pathways lead to cardiovascular insulin resistance. Metabolism: Clinical and Experimental. 2013;62:10.
14. Atkins JL. Effects of sarcopenic obesity on cardiovascular disease and all-cause mortality. In: Walrand S, eds. Nutrition and Skeletal Muscle. Academic Press; 2019:93-103.
15. Bachasson D, Singh A, Shah SB, Lane JG, Ward SR. The role of the peripheral and central nervous systems in rotator cuff disease. J Shoulder Elbow Surg. 2015;24:1322-1335.
16. Batmaz I, Sarıyıdız MA, Göçmez C, Bozkurt M, Yıldız M, Cevik R. Sleep disturbance in lumbar spinal stenosis. Journal of Musculoskeletal Pain. 2014;22:247-250.
17. Baumgarten KM, Gerlach D, Galatz LM, et al. Cigarette smoking increases the risk for rotator cuff tears. Clinical Orthopaedics and Related Research. 2010;468:1534-1541.
18. Belavý DL, Möhlig M, Pfeiffer AF, Felsenberg D, Armbrecht G. Preferential deposition of visceral adipose tissue occurs due to physical inactivity. Int J Obes (Lond). 2014;38:1478-1480.
19. Bennett JM, Reeves G, Billman GE, Sturmberg JP. Inflammation. Nature's way to efficiently respond to all types of challenges: implications for understanding and managing "the epidemic" of chronic diseases. Front Med (Lausanne). 2018;5:316.
20. Benson RT, McDonnell SM, Knowles HJ, Rees JL, Carr AJ, Hulley PA. Tendinopathy and tears of the rotator cuff are associated with hypoxia and apoptosis. J Bone Joint Surg Br. 2010;92:448-453.
21. Berenbaum F. Osteoarthritis as an inflammatory disease (osteoarthritis is not osteoarthrosis!). Osteoarthritis Cartilage. 2013;21:16-21.
22. Berk M, Williams LJ, Jacka FN, et al. So depression is an inflammatory disease, but where does the inflammation come from? BMC Medicine. 2013;11:200-200.
23. Besedovsky L, Lange T, Born J. Sleep and immune function. Pflügers Archiv-European Journal of Physiology. 2012;463:121-137.
24. Bierhaus A, Humpert PM, Nawroth PP. Linking stress to inflammation. Anesthesiol Clin. 2006;24:325-340.
25. Biolo G, Ciocchi B, Stulle M, et al. Metabolic consequences of physical inactivity. J Ren Nutr. 2005;15:49-53.
26. Bishop JY, Santiago-Torres JE, Rimmke N, Flanigan DC. Smoking predisposes to rotator cuff pathology and shoulder dysfunction: a systematic review. Arthroscopy. 2015;31:1598-1605.
27. Blaine TA, Kim Y-S, Voloshin I, et al. The molecular pathophysiology of subacromial bursitis in rotator cuff disease. Journal of Shoulder and Elbow Surgery. 2005;14:S84-S89.
28. Bodin J, Serazin C, Roquelaure Y, et al. Effects of individual and work-related factors on incidence of shoulder pain in a large working population. Journal of Occupational Health. 2012;54:278-288.
29. Börnhorst C, Russo P, Veidebaum T, et al. The role of lifestyle and non-modifiable risk factors in the development of metabolic disturbances from childhood to adolescence. Int J Obes (Lond). 2020;44:2236-2245.
30. Brodal P. A neurobiologist's attempt to understand persistent pain. Scand J Pain. 2017;15:140-147.
31. Bruce B, Fries JF, Lubeck DP. Aerobic exercise and its impact on musculoskeletal pain in older adults: a 14-year prospective, longitudinal study. Arthritis Res Ther. 2005;7:R1263-1270.
32. Burini RC, Anderson E, Durstine JL, Carson JA. Inflammation, physical activity, and chronic disease: An evolutionary perspective. Sports Medicine and Health Science. 2020;2:1-6.
33. Burne G, Mansfield M, Gaida JE, Lewis JS. Is there an association between metabolic syndrome and rotator cuff-related shoulder pain? A systematic review. BMJ Open Sport & Exercise Medicine. 2019;5:e000544.
34. Burner T, Gohr C, Mitton-Fitzgerald E, Rosenthal AK. Hyperglycemia reduces proteoglycan levels in tendons. Connective Tissue Research. 2012;53:535-541.
35. Cancienne JM, Brockmeier SF, Werner BC, Rodeo SA. Perioperative serum lipid status and statin use affect the revision surgery rate after arthroscopic rotator cuff repair.

The American Journal of Sports Medicine. 2017;45:2948-2954.

36. Capuron L, Lasselin J, Castanon N. Role of adiposity-driven inflammation in depressive morbidity. 2017;42(1):115-128.

37. Carbone S, Gumina S, Arceri V, Campagna V, Fagnani C, Postacchini F. The impact of preoperative smoking habit on rotator cuff tear: cigarette smoking influences rotator cuff tear sizes. J Shoulder Elbow Surg. 2012;21:56-60.

38. Chatterjee R, Chapman T, Brannan MGT, Varney J. GPs' knowledge, use, and confidence in national physical activity and health guidelines and tools: a questionnaire-based survey of general practice in England. British Journal of General Practice. 2017;67:e668.

39. Chatzigeorgiou A, Karalis KP, Bornstein SR, Chavakis T. Lymphocytes in obesity-related adipose tissue inflammation. Diabetologia. 2012;55:2583-2592.

40. Chester R, Jerosch-Herold C, Lewis J, Shepstone L. Psychological factors are associated with the outcome of physiotherapy for people with shoulder pain: a multicentre longitudinal cohort study. Br J Sports Med. 2018;52:269-275.

41. Cho C-H, Jung S-W, Park J-Y, Song K-S, Yu K-I. Is shoulder pain for three months or longer correlated with depression, anxiety, and sleep disturbance? Journal of Shoulder and Elbow Surgery. 2013;22:222-228.

42. Christian LM, Glaser R, Porter K, Malarkey WB, Beversdorf D, Kiecolt-Glaser JK. Poorer self-rated health is associated with elevated inflammatory markers among older adults. Psychoneuroendocrinology. 2011;36:1495-1504.

43. Chung SW, Lee YS, Kim JY, Choi BM, Oh KS, Park JY. Altered gene and protein expressions in torn rotator cuff tendon tissues in diabetic patients. Journal of Orthopaedic Research. 2017; 33(3):518-526.e1.

44. Churg A, Zay K, Shay S, et al. Acute cigarette smoke-induced connective tissue breakdown requires both neutrophils and macrophage metalloelastase in mice. Am J Respir Cell Mol Biol. 2002;27:368-374.

45. Cloninger CR, Salloum IM, Mezzich JE. The dynamic origins of positive health and wellbeing. International Journal of Person Centered Medicine. 2012;2:179-187.

46. Cole A, Gill TK, Shanahan EM, Phillips P, Taylor AW, Hill CL. Is diabetes associated with shoulder pain or stiffness? Results from a population based study. Journal of Rheumatology. 2009;36:371-377.

47. Collins KH, Herzog W, MacDonald GZ, et al. Obesity, metabolic syndrome, and musculoskeletal disease: common inflammatory pathways suggest a central role for loss of muscle integrity. Front Physiol. 2018;9:112.

48. Coronado RA, Seitz AL, Pelote E, Archer KR, Jain NB. Are psychosocial factors associated with patient-reported outcome measures in patients with rotator cuff tears? A systematic review. Clin Orthop Relat Res. 2018;476:810-829.

49. De Baets L, Matheve T, Meeus M, Struyf F, Timmermans A. The influence of cognitions, emotions and behavioral factors on treatment outcomes in musculoskeletal shoulder pain: a systematic review. Clin Rehabil. 2019;269215519831056.

50. Dean BJF, Franklin SL, Carr AJ. A systematic review of the histological and molecular changes in rotator cuff disease. Bone & Joint Research. 2012;1:158-166.

51. Dean E, Gormsen Hansen R. Prescribing optimal nutrition and physical activity as "first-line" interventions for best practice management of chronic low-grade inflammation associated with osteoarthritis: evidence synthesis. Arthritis. 2012;2012:560634.

52. Dean E, Soderlund A. What is the role of lifestyle behaviour change associated with non-communicable disease risk in managing musculoskeletal health conditions with special reference to chronic pain? BMC Musculoskelet Disord. 2015;16:87.

53. Djerbi I, Chammas M, Mirous MP, Lazerges C, Coulet B, French Society For Shoulder and Elbow. Impact of cardiovascular risk factor on the prevalence and severity of symptomatic full-thickness rotator cuff tears. Orthopaedics & Traumatology, Surgery & Research. 2015;101: (6 Suppl):S269-73.

54. Dominick CH, Blyth FM, Nicholas MK. Unpacking the burden: understanding the relationships between chronic pain and comorbidity in the general population. Pain. 2012;153:293-304.

55. Elma O, Yilmaz ST, Deliens T, et al. Do nutritional factors interact with chronic musculoskeletal pain? A systematic review. J Clin Med. 2020;9:10.

56. Elma O, Yilmaz ST, Deliens T, et al. Nutritional factors in chronic musculoskeletal pain: unravelling the underlying mechanisms. Br J Anaesth. 2020;125:e231-e233.

57. Ertan S, Ayhan E, Guven MF, Babacan M, Kesmezacar H, Akgun K. Medium-term natural history of subacromial impingement syndrome. Journal of Shoulder and Elbow Surgery. 2015;24:1512-1518.

58. Esposito K, Giugliano D. Diet and inflammation: a link to metabolic and cardiovascular diseases. European Heart Journal. 2006;27:15-20.

59. Esser N, Legrand-Poels S, Piette J, Scheen AJ, Paquot N. Inflammation as a link between obesity, metabolic syndrome and type 2 diabetes. Diabetes Research and Clinical Practice. 2014;105:141-150.

60. Fessel G, Li Y, Diederich V, et al. Advanced glycation end-products reduce collagen molecular sliding to affect collagen fibril damage mechanisms but not stiffness. PLOS ONE. 2014;9:e110948.

61. Finan PH, Goodin BR, Smith MT. The association of sleep and pain: an update and a path forward. The Journal of Pain. 2013;14:1539-1552.

62. Ford ES, Bergmann MM, Kröger J, Schienkiewitz A, Weikert C, Boeing H. Healthy living is the best revenge: findings from the European Prospective Investigation Into Cancer and Nutrition-Potsdam study. Arch Intern Med. 2009;169:1355-1362.

63. Foster NE. Barriers and progress in the treatment of low back pain. BMC Medicine. 2011;9:108.

64. Freiberg MS, Cabral HJ, Heeren TC, Vasan RS, Curtis Ellison R. Alcohol consumption and the prevalence of the metabolic syndrome in the U.S. Diabetes Care. 2004;27:2954.

65. Freire MO, Van Dyke TE. Natural resolution of inflammation. Periodontology 2000. 2013;63:149-164.

66. Furman D, Campisi J, Verdin E, et al. Chronic inflammation in the etiology of disease across the life span. Nat Med. 2019;25:1822-1832.

67. Gaida JE, Ashe MC, Bass SL, Cook JL. Is adiposity an under-recognized risk factor for tendinopathy? A systematic review. Arthritis Care & Research. 2009;61:840-849.

68. Gandhi R, Perruccio AV, Rizek R, Dessouki O, Evans HMK, Mahomed NN. Obesity-related adipokines predict patient-reported shoulder pain. Obesity Facts. 2013;6:536-541.

69. Gatchel RJ. Comorbidity of chronic pain and mental health disorders: the biopsychosocial perspective. Am Psychol. 2004:59(8):795-805.

70. Gatchel RJ, Peng YB, Peters ML, Fuchs PN, Turk DC. The biopsychosocial approach to chronic pain: scientific advances and future directions. Psychol Bull. 2007;133:581-624.

71. Gatchel RJ, Turk DC. Criticisms of the biopsychosocial model in spine care: creating and then attacking a straw person. Spine (Phila Pa 1976). 2008:2831-2836.

72. Geneen LJ, Moore RA, Clarke C, Martin D, Colvin LA, Smith BH. Physical activity and exercise for chronic pain in adults: an overview of Cochrane Reviews. Cochrane Database Syst Rev. 2017;1:CD011279.

73. Gill TK, Taylor AW, Hill CL, Shanahan EM, Buchbinder R. Shoulder pain in the community: an examination of associative factors using a longitudinal cohort study. Arthritis Care and Research. 2013;65:2000-2007.

74. Gillespie MA, Mącznik A, Wassinger CA, Sole G. Rotator cuff-related pain: Patients' understanding and experiences. Musculoskeletal Science and Practice. 2017;30:64-71.

75. Giugliano D, Esposito K. Mediterranean diet and cardiovascular health. Annals of the New York Academy of Sciences. 2005;1056:253-260.

76. Goedecke JH, Micklesfield LK. The effect of exercise on obesity, body fat distribution and risk for type 2 diabetes. Med Sport Sci. 2014;60:82-93.

77. Gold JE, Hallman DM, Hellström F, et al. Systematic review of biochemical biomarkers for neck and upper-extremity musculoskeletal disorders. Scandinavian Journal of Work, Environment and Health. 2016;42:103-124.

78. Grandner MA, Buxton OM, Jackson N, Sands-Lincoln M, Pandey A, Jean-Louis G. Extreme sleep durations and increased C-reactive protein: effects of sex and ethnoracial group. Sleep. 2013;36:769-779.

79. Grundy SM. Metabolic syndrome pandemic. Arteriosclerosis, Thrombosis, and Vascular Biology. 2008;28:629.

80. Grundy SM, Cleeman JI, Daniels SR, et al. Diagnosis and management of the metabolic syndrome. Circulation. 2005;112:2735.

81. Gumina S, Arceri V, Carbone S, et al. The association between arterial hypertension and rotator cuff tear: the influence on rotator cuff tear sizes. Journal of Shoulder and Elbow Surgery. 2013;22:229-232.

82. Gumina S, Candela V, Passaretti D, et al. The association between body fat and rotator cuff tear: the influence on rotator cuff tear sizes. Journal of Shoulder and Elbow Surgery. 2014;23:1669-1674.

83. Ha E, Lho Y-M, Seo H-J, Cho C-H. Melatonin plays a role as a mediator of nocturnal pain in patients with shoulder disorders. JBJS. 2014;96:e108.

84. Haack M, Sanchez E, Mullington JM. Elevated inflammatory markers in response to prolonged sleep restriction are associated with increased pain experience in healthy volunteers. Sleep. 2007;30:1145-1152.

85. Halperin RO, Sesso HD, Ma J, Buring JE, Stampfer MJ, Michael Gaziano J. Dyslipidemia and the risk of incident hypertension in men. Hypertension. 2006;47:45.

86. Hamer M, Sabia S, Batty GD, et al. Physical activity and inflammatory markers over 10 years: follow-up in men and women from the Whitehall II cohort study. Circulation. 2012;126:928-933.

87. Hawley JA, Holloszy JO. Exercise: it's the real thing! Nutr Rev. 2009;67:172-178.

88. Heffner KL, France CR, Trost Z, Ng HM, Pigeon WR. Chronic low back pain, sleep disturbance, and interleukin-6. The Clinical Journal of Pain. 2011;27:35.

89. Hellermann GR, Nagy SB, Kong X, Lockey RF, Mohapatra SS. Mechanism of cigarette smoke condensate-induced acute inflammatory response in human bronchial epithelial cells. Respir Res. 2002;3:22.

90. Hendrix J, Nijs J, Ickmans K, Godderis L, Ghosh M, Polli A. The interplay between oxidative stress, exercise, and pain in health and disease: potential role of autonomic regulation and epigenetic mechanisms. Antioxidants (Basel). 2020;9:10.

91. Henschke N, Ostelo RW, van Tulder MW, et al. Behavioural treatment for chronic low-back pain. Cochrane Database Syst Rev. 2010;2010:CD002014.

92. Henson J, Yates T, Edwardson CL, et al. Sedentary time and markers of chronic low-grade inflammation in a high risk population. PloS One. 2013;8:e78350-e78350.

93. Holdaway LA, Hegmann KT, Thiese MS, Kapellusch J. Is sleep position associated with glenohumeral shoulder pain and rotator cuff tendinopathy: a cross-sectional study. BMC Musculoskeletal Disorders. 2018;19:1-8.

94. Holth HS, Werpen HKB, Zwart J-A, Hagen K. Physical inactivity is associated with chronic musculoskeletal complaints 11 years later: results from the Nord-Trøndelag Health Study. BMC Musculoskeletal Disorders. 2008;9:159-159.

95. Hotamisligil GS. Inflammation and metabolic disorders. Nature. 2006;444:860-867.

96. Hoy D, Geere JA, Davatchi F, Meggitt B, Barrero LH. A time for action: opportunities for preventing the growing burden and disability from musculoskeletal conditions in low- and middle-income countries. Best Pract Res Clin Rheumatol. 2014;28:377-393.

97. Hussain SM, Urquhart DM, Wang Y, et al. Fat mass and fat distribution are associated with low back pain intensity and disability: results from a cohort study. Arthritis Res Ther. 2017;19:26.

98. Irwin MR. Inflammation at the intersection of behavior and somatic symptoms. The Psychiatric Clinics of North America. 2011;34:605-620.

99. Irwin MR, Carrillo C, Olmstead R. Sleep loss activates cellular markers of inflammation: sex differences. Brain Behav Immun. 2010;24:54-57.

100. Jensen JA, Goodson WH, Hopf HW, Hunt TK. Cigarette smoking decreases tissue oxygen. Arch Surg. 1991;126:1131-1134.

101. Kaleth AS, Saha CK, Jensen MP, Slaven JE, Ang DC. Effect of moderate to vigorous physical activity on long-term clinical outcomes and pain severity in fibromyalgia. Arthritis Care Res (Hoboken). 2013;65:1211-1218.

102. Kane SM, Dave A, Haque A, Langston K. The incidence of rotator cuff disease in smoking and non-smoking patients: a cadaveric study. Orthopedics. 2006;29:363-366.

103. Kassi E, Pervanidou P, Kaltsas G, Chrousos G. Metabolic syndrome: definitions and controversies. BMC Medicine. 2011;9:48-48.

104. Khairova RA, Machado-Vieira R, Du J, Manji HK. A potential role for pro-inflammatory cytokines in regulating synaptic plasticity in major depressive disorder. Int J Neuropsychopharmacol. 2009;12:561-578.

105. Khazzam MS, Mulligan E, Shirley Z, Brunette M. Sleep quality in

patients with rotator cuff disease. Orthopaedic Journal of Sports Medicine. 2015;3:2325967115S2325900001.

106. Kirsch Micheletti J, Bláfoss R, Sundstrup E, Bay H, Pastre CM, Andersen LL. Association between lifestyle and musculoskeletal pain: cross-sectional study among 10,000 adults from the general working population. BMC Musculoskeletal Disorders. 2019;20:609.

107. Klatsky AL. Alcohol-associated hypertension: when one drinks makes a difference. Hypertension. 2004:805-806.

108. Koffel E, Kroenke K, Bair MJ, Leverty D, Polusny MA, Krebs EE. The bidirectional relationship between sleep complaints and pain: analysis of data from a randomized trial. Health Psychology. 2016;35:41.

109. Krysiak R, Handzlik-Orlik G, Okopien B. The role of adipokines in connective tissue diseases. European Journal of Nutrition. 2012;51:513-528.

110. Kukkonen J, Kauko T, Virolainen P, Äärimaa V. Smoking and operative treatment of rotator cuff tear. Scand J Med Sci Sports. 2014;24:400-403.

111. Lago F, Dieguez C, Gómez-Reino J, Gualillo O. The emerging role of adipokines as mediators of inflammation and immune responses. Cytokine & Growth Factor Reviews. 2007;18:313-325.

112. Lai J, Robbins CB, Miller BS, Gagnier JJ. The effect of lipid levels on patient-reported outcomes in patients with rotator cuff tears. JSES Open Access. 2017;1:133-138.

113. Lamon BD, Hajjar DP. Inflammation at the molecular interface of atherogenesis: an anthropological journey. Am J Pathol. 2008;173:1253-1264.

114. Larsen GL, Henson PM. Mediators of inflammation. Annu Rev Immunol. 1983;1:335-359.

115. Laslett LL, Burnet SP, Redmond CL, McNeil JD. Predictors of shoulder pain and shoulder disability after one year in diabetic outpatients. Rheumatology. 2008;47:1583-1586.

116. Lee H, Wiggers J, Kamper SJ, et al. Mechanism evaluation of a lifestyle intervention for patients with musculoskeletal pain who are overweight or obese: protocol for a causal mediation analysis. BMJ Open. 2017;7:e014652.

117. Lee JA, Cha YH, Kim SH, Park HS. Impact of combined lifestyle factors on metabolic syndrome in Korean men. Journal of Public Health. 2017;39:82-89.

118. León-Pedroza JI, González-Tapia LA, del Olmo-Gil E, Castellanos-Rodríguez D, Escobedo G, González-Chávez A. Low-grade systemic inflammation and the development of metabolic diseases: from the molecular evidence to the clinical practice. Cirugía y Cirujanos (English Edition). 2015;83:543-551.

119. Leow YH, Maibach HI. Cigarette smoking, cutaneous vasculature, and tissue oxygen. Clin Dermatol. 1998;16:579-584.

120. Levin K, Cashore B, Bernstein S, Auld G. Overcoming the tragedy of super wicked problems: constraining our future selves to ameliorate global climate change. Policy Sciences. 2012;45:123-145.

121. Lewis J. Rotator cuff related shoulder pain: Assessment, management and uncertainties. Manual Therapy. 2016;23:57-68.

122. Lewis J, O'Sullivan P. Is it time to reframe how we care for people with non-traumatic musculoskeletal pain? British Journal of Sports Medicine. 2018;52:1543.

123. Lin K-T, Lai S-W, Hsu S-D, et al. Shoulder pain and risk of developing hypertension and cardiovascular disease: a nationwide population-based cohort study in Taiwan. Journal of Medical Sciences. 2019;39:127-134.

124. Littlewood C, May S, Walters S. Epidemiology of rotator cuff tendinopathy: a systematic review. Shoulder & Elbow. 2013;5:256-265.

125. Longo UG, Facchinetti G, Marchetti A, et al. Sleep disturbance and rotator cuff tears: a systematic review. Medicina. 2019;55:453.

126. Longo UG, Franceschi F, Ruzzini L, Spiezia F, Maffulli N, Denaro V. Higher fasting plasma glucose levels within the normoglycaemic range and rotator cuff tears. British Journal of Sports Medicine. 2009;43:284-287.

127. Longo UG, Franceschi F, Spiezia F, Forriol F, Maffulli N, Denaro V. Triglycerides and total serum cholesterol in rotator cuff tears: do they matter? British Journal of Sports Medicine. 2010;44:948-951.

128. Longo UG, Petrillo S, Berton A, et al. Role of serum fibrinogen levels in patients with rotator cuff tears. International Journal of Endocrinology. 2014;2014:685820.

129. Lowe A, Littlewood C, McLean S, Kilner K. Physiotherapy and physical activity: a cross-sectional survey exploring physical activity promotion, knowledge of physical activity guidelines and the physical activity habits of UK physiotherapists. BMJ Open Sport & Exercise Medicine. 2017;3:e000290.

130. Lowe CJM, Moser J, Barker K. Living with a symptomatic rotator cuff tear 'bad days, bad nights': a qualitative study. BMC Musculoskeletal Disorders. 2014;15:1-10.

131. Lundgreen K, Lian OB, Scott A, Nassab P, Fearon A, Engebretsen L. Rotator cuff tear degeneration and cell apoptosis in smokers versus nonsmokers. Arthroscopy. 2014;30:936-941.

132. Maes M, Song C, Lin A, et al. The effects of psychological stress on humans: increased production of pro-inflammatory cytokines and a Th1-like response in stress-induced anxiety. Cytokine. 1998;10:313-318.

133. Makki K, Froguel P, Wolowczuk I. Adipose tissue in obesity-related inflammation and insulin resistance: cells, cytokines, and chemokines. ISRN Inflammation. 2013;2013:139239.

134. Malhi GS, Outhred T, Hamilton A, et al. Royal Australian and New Zealand College of Psychiatrists clinical practice guidelines for mood disorders: major depression summary. Med J Aust. 2018;208:175-180.

135. Mäntyselkä P, Kautiainen H, Vanhala M. Prevalence of neck pain in subjects with metabolic syndrome - a cross-sectional population-based study. BMC Musculoskeletal Disorders. 2010;11:171-171.

136. March L, Smith EU, Hoy DG, et al. Burden of disability due to musculoskeletal (MSK) disorders. Best Pract Res Clin Rheumatol. 2014;28:353-366.

137. Matthews TJ, Hand GC, Rees JL, Athanasou NA, Carr AJ. Pathology of the torn rotator cuff tendon. Reduction in potential for repair as tear size increases. J Bone Joint Surg Br. 2006;88:489-495.

138. Mayor S. GPs rarely use interventions for weight management in obese and overweight patients, study finds. BMJ. 2015;350:h142.

139. McMaster WG, Kirabo A, Madhur MS, Harrison DG. Inflammation, Immunity, and hypertensive end-organ damage. Circulation Research. 2015;116:1022-1033.

140. Medzhitov R. Origin and physiological roles of inflammation. Nature. 2008;454:428-435.

141. Meijer E, Verbiest MEA, Chavannes NH, et al. Smokers' identity and quit advice in general practice: general practitioners need to focus more on female smokers. Patient Educ Couns. 2018;101:730-737.

142. Melo HM, Santos LE, Ferreira ST. Diet-derived fatty acids, brain inflammation, and mental health. Frontiers in Neuroscience. 2019;13:265-265.

143. Miaskowski C, Paul SM, Cooper B, et al. Identification of patient subgroups and risk factors for persistent arm/shoulder pain following breast cancer surgery. European Journal of Oncology Nursing. 2014;18:242-253.

144. Millar NL, Reilly JH, Kerr SC, et al. Hypoxia: a critical regulator of early human tendinopathy. Ann Rheum Dis. 2012;71:302-310.

145. Miller AH, Maletic V, Raison CL. Inflammation and its discontents: the role of cytokines in the pathophysiology of major depression. Biological Psychiatry. 2009;65:732-741.

146. Miller WM, Nori Janosz KE, Zalesin KC, McCullough PA. Optimal dietary intake for cardiovascular risk reduction. Current Cardiovascular Risk Reports. 2009;3:95.

147. Miranda H, Punnett L, Viikari-Juntura E, Heliövaara M, Knekt P. Physical work and chronic shoulder disorder. Results of a prospective population-based study. Annals of the Rheumatic Diseases. 2008;67:218-223.

148. Mullington JM, Haack M, Toth M, Serrador JM, Meier-Ewert HK. Cardiovascular, inflammatory, and metabolic consequences of sleep deprivation. Prog Cardiovasc Dis. 2009;51:294-302.

149. Mullington JM, Simpson NS, Meier-Ewert HK, Haack M. Sleep loss and inflammation. Best practice and research. Clinical Endocrinology & Metabolism. 2010;24:775-784.

150. Nijs J, D'Hondt E, Clarys P, et al. Lifestyle and chronic pain across the lifespan: an inconvenient truth? P M & R. 2020;12:410-419.

151. Nijs J, Elma O, Yilmaz ST, et al. Nutritional neurobiology and central nervous system sensitisation: missing link in a comprehensive treatment for chronic pain? Br J Anaesth. 2019;123(5):539-543.

152. Nijs J, Loggia ML, Polli A, et al. Sleep disturbances and severe stress as glial activators: key targets for treating central sensitization in chronic pain patients? Expert Opin Ther Targets. 2017;21:817-826.

153. Norde MM, Fisberg RM, Marchioni DML, Rogero MM. Systemic low-grade inflammation-associated lifestyle, diet, and genetic factors: a population-based cross-sectional study. Nutrition. 2020;70:110596.

154. O'Keefe JH, Bell DS. Postprandial hyperglycemia/hyperlipidemia (postprandial dysmetabolism) is a cardiovascular risk factor. Am J Cardiol. 2007;100:899-904.

155. O'Keefe JH, Gheewala NM, O'Keefe JO. Dietary strategies for improving post-prandial glucose, lipids, inflammation, and cardiovascular health. J Am Coll Cardiol. 2008;51:249-255.

156. Odegaard JI, Chawla A. Pleiotropic actions of insulin resistance and inflammation in metabolic homeostasis. Science. 2013;339:172-177.

157. Palmieri L, Vanacore N, Donfrancesco C, et al. Clinical characteristics of hospitalized individuals dying with COVID-19 by age group in Italy. The Journals of Gerontology. Series A, Biological Sciences and Medical Sciences. 2020;75:1796-1800.

158. Parreira PCS, Maher CG, Ferreira ML, et al. A longitudinal study of the influence of comorbidities and lifestyle factors on low back pain in older men. Pain. 2017;158:1571-1576.

159. Passaretti D, Candela V, Venditto T, Giannicola G, Gumina S. Association between alcohol consumption and rotator cuff tear. Acta Orthopaedica. 2016;87:165-168.

160. Patel SR, Zhu X, Storfer-Isser A, et al. Sleep duration and biomarkers of inflammation. Sleep. 2009;32:200-204.

161. Pedersen BK, Akerström TC, Nielsen AR, Fischer CP. Role of myokines in exercise and metabolism. J Appl Physiol (1985). 2007;103:1093-1098.

162. Pietrzak M. Adhesive capsulitis: an age related symptom of metabolic syndrome and chronic low-grade inflammation? Medical Hypotheses. 2016;88:12-17.

163. Polli A, Ickmans K, Godderis L, Nijs J. When environment meets genetics: a clinical review of the epigenetics of pain, psychological factors, and physical activity. Archives of Physical Medicine and Rehabilitation. 2019;100:1153-1161.

164. Ranger TA, Wong AMY, Cook JL, Gaida JE. Is there an association between tendinopathy and diabetes mellitus? A systematic review with meta-analysis. British Journal of Sports Medicine 2016;50:982.

165. Rechardt M, Shiri R, Karppinen J, Viikari-Juntura E, Jula A, Heliovaara M. Lifestyle and metabolic factors in relation to shoulder pain and rotator cuff tendinitis: a population-based study. BMC Musculoskeletal Disorders. 2010;11:165.

166. Rechardt M, Shiri R, Lindholm H, Karppinen J, Viikari-Juntura E. Associations of metabolic factors and adipokines with pain in incipient upper extremity soft tissue disorders: a cross-sectional study. BMJ Open. 2013;3:10.

167. Rechardt M, Viikari-Juntura E, Shiri R. Adipokines as predictors of recovery from upper extremity soft tissue disorders. Rheumatology. 2014;53:2238-2242.

168. Reyes BA, Hull BR, Kurth AB, Kukowski NR, Mulligan EP, Khazzam MS. Do magnetic resonance imaging characteristics of full-thickness rotator cuff tears correlate with sleep disturbance? Orthopaedic Journal of Sports Medicine. 2017;5:2325967117735319.

169. Ristori D, Miele S, Rossettini G, Monaldi E, Arceri D, Testa M. Towards an integrated clinical framework for patient with shoulder pain. Archives of Physiotherapy. 2018;8:7.

170. Robinson WH, Lepus CM, Wang Q, et al. Low-grade inflammation as a key mediator of the pathogenesis of osteoarthritis. Nature reviews. Rheumatology. 2016;12:580-592.

171. Rubin DI. Epidemiology and risk factors for spine pain. Neurol Clin. 2007;25:353-371.

172. Safran MR, Graham SM. Distal biceps tendon ruptures: incidence, demographics, and the effect of smoking. Clin Orthop Relat Res. 2002;275-283.

173. Sansone V, Consonni O, Maiorano E, Meroni R, Goddi A. Calcific tendinopathy of the rotator cuff: the correlation between pain and imaging features in symptomatic and asymptomatic female shoulders. Skeletal Radiology. 2016;45:49-55.

174. Seaman DR. Body mass index and musculoskeletal pain: is there a connection? Chiropractic & Manual Therapies. 2013;21:15-15.

175. Shiri R, Karppinen J, Leino-Arjas P, Solovieva S, Viikari-Juntura E. The association between obesity and low back pain: a meta-analysis. Am J Epidemiol. 2010;171:135-154.

176. Siengsukon CF, Al-Dughmi M, Stevens S. Sleep health promotion: practical information for physical therapists. Physical Therapy. 2017;97:826-836.

177. Simpson N, Dinges DF. Sleep and inflammation. Nutr Rev. 2007;65:S244-252.

178. Singh AK, Kari JA. Metabolic syndrome and chronic kidney disease. Current Opinion in Nephrology and Hypertension. 2013;22:198-203.

179. Singh RB, De Meester F, Mechirova V, Pella D, Otsuka K. Fatty acids in the causation and therapy of metabolic syndrome. In: Wild-Type Food in Health Promotion and Disease Prevention. Humana Press; 2008.

180. Smuck M, Schneider BJ, Ehsanian R, Martin E, Kao MJ. Smoking is associated with pain in all body regions, with greatest influence on spinal pain. Pain Med. 2020;21:1759-1768.

181. Sopori M. Effects of cigarette smoke on the immune system. Nat Rev Immunol. 2002;2:372-377.

182. Srikanthan K, Feyh A, Visweshwar H, Shapiro JI, Sodhi K. Systematic review of metabolic syndrome biomarkers: a panel for early detection, management, and risk stratification in the West Virginian population. International Journal of Medical Sciences. 2016;13:25-38.

183. Stedman RL. The chemical composition of tobacco and tobacco smoke. Chem Rev. 1968;68:153-207.

184. Stefan N, Birkenfeld AL, Schulze MB. Global pandemics interconnected: obesity, impaired metabolic health and COVID-19. Nature Reviews Endocrinology. 2021;17:135-149.

185. Steptoe A, Willemsen G, Owen N, Flower L, Mohamed-Ali V. Acute mental stress elicits delayed increase in circulating inflammatory cytokine levels. Clinical Science. 2001;101:185-192.

186. Strzelak A, Ratajczak A, Adamiec A, Feleszko W. Tobacco smoke induces and alters immune responses in the lung triggering inflammation, allergy, asthma and other lung diseases: a mechanistic review. International Journal of Environmental Research and Public Health. 2018;15:1033.

187. Sturmberg J. Health System Redesign. How to Make Health Care Person-Centered, Equitable, and Sustainable. Springer; 2018.

188. Terabayashi N, Watanabe T, Matsumoto K, et al. Increased blood flow in the anterior humeral circumflex artery correlates with night pain in patients with rotator cuff tear. Journal of Orthopaedic Science. 2014;19:744-749.

189. The Lancet. Making more of multimorbidity: an emerging priority. Lancet. 2018;391:1637.

190. Tilley BJ, Cook JL, Docking SI, Gaida JE. Is higher serum cholesterol associated with altered tendon structure or tendon pain? A systematic review. British Journal of Sports Medicine. 2015;49:1504-1509.

191. Titchener AG, White JJE, Tambe AA, Clark DI, Hinchliffe SR, Hubbard RB. Comorbidities in rotator cuff disease: a case-control study. Journal of Shoulder and Elbow Surgery. 2014;23:1282-1288.

192. Tracey I, Mantyh PW. The cerebral signature for pain perception and its modulation. Neuron. 2007;55:377-391.

193. Tülay K, Arslan A, Özdemir F, Acet G. Clinical features of patients diagnosed with degenerative rotator cuff tendon disease: a 6-month prospective-definitive clinical study from turkey. Journal of Physical Therapy Science. 2017;29:1433-1437.

194. Valkanova V, Ebmeier KP, Allan CL. CRP, IL-6 and depression: a systematic review and meta-analysis of longitudinal studies. J Affect Disord. 2013;150:736-744.

195. van Hecke O, Torrance N, Smith BH. Chronic pain epidemiology–where do lifestyle factors fit in? British Journal of Pain. 2013;7:209-217.

196. van Leeuwen WM, Lehto M, Karisola P, et al. Sleep restriction increases the risk of developing cardiovascular diseases by augmenting proinflammatory responses through IL-17 and CRP. PLoS One. 2009;4:e4589.

197. Viikari-Juntura E, Shiri R, Solovieva S, et al. Risk factors of atherosclerosis and shoulder pain – Is there an association? A systematic review. European Journal of Pain. 2008;12:412-426.

198. Voloshin I, Gelinas J, Maloney MD, O'Keefe RJ, Bigliani LU, Blaine TA. Proinflammatory cytokines and metalloproteases are expressed in the subacromial bursa in patients with rotator cuff disease. Arthroscopy. 2005;21:1076.e1071-1076.e1079.

199. Wearing SC, Hennig EM, Byrne NM, Steele JR, Hills AP. Musculoskeletal disorders associated with obesity: a biomechanical perspective. Obesity Reviews. 2006;7:239-250.

200. Wedell-Neergaard A-S, Eriksen L, Grønbæk M, Pedersen BK, Krogh-Madsen R, Tolstrup J. Low fitness is associated with abdominal adiposity and low-grade inflammation independent of BMI. PloS One. 2018;13:e0190645-e0190645.

201. Wellen KE, Hotamisligil GS. Inflammation, stress, and diabetes. J Clin Invest. 2005;115:1111-1119.

202. Welsh P, Woodward M, Rumley A, Lowe G. Associations of plasma pro-inflammatory cytokines, fibrinogen, viscosity and C-reactive protein with cardiovascular risk factors and social deprivation: the fourth Glasgow MONICA study. British Journal of Haematology. 2008;141:852-861.

203. Wendelboe AM, Gren LH, Alder SC, White Jr GL, Lyon JL, Hegmann KT. Associations between body-mass index and surgery for rotator cuff tendinitis. Journal of Bone and Joint Surgery–Series A. 2004;86:743-747.

204. Werner CM, Ossendorf C, Meyer DC, Blumenthal S, Gerber C. Subacromial pressures vary with simulated sleep positions. Journal of Shoulder and Elbow Surgery. 2010;19:989-993.

205. Wiklund T, Gerdle B, Linton SJ, Dragioti E, Larsson B. Insomnia is a risk factor for spreading of chronic pain: a Swedish longitudinal population study (SwePain). European Journal of Pain. 2020;24:1348-1356.

206. Wild CP. Complementing the genome with an "exposome": the outstanding challenge of environmental exposure measurement in molecular epidemiology. Cancer Epidemiology and Prevention Biomarkers. 2005;14:1847-1850.

207. World Health Organization. ICD-10: International Statistical Classification of Diseases and Related Health Problems: Tenth Revision. Geneva: World Health Organization; 2004.

208. Zhou F, Yu T, Du R, et al. Clinical course and risk factors for mortality of adult inpatients with COVID-19 in Wuhan, China: a retrospective cohort study. The Lancet. 2020;395:1054-1062.

209. Zhuo Q, Yang W, Chen J, Wang Y. Metabolic syndrome meets osteoarthritis. Nat Rev Rheumatol. 2012;8:729-737.

생물심리사회적 접근법의 통합

(Integrating a biopsychosocial approach)

Rachel Chester, Kieran O'Sullivan, Liesbet De Baets, Tamar Pincus

개요(Introduction)

이 단원에서는 생물심리사회적(BPS) 접근법과 임상실무 통합의 중요성에 초점을 맞추고 있다. 생물심리사회적 모델의 소개와 생물의학적(biomedical) 모델과의 비교로 시작한다. 그 다음에는 어깨 통증 치료를 원하는 사람의 발병, 증상 및 결과와 생물심리사회적 요인의 연관성을 뒷받침하는 근거 요약이 이어진다. 그런 다음 생물심리사회적 모델에 "생물(bio)" 구성요소의 일반적인 오해를 제시한다. 이어서 심리적 위험신호(yellow flags & orange flags)간의 차이점과, 치료 시기, 정신건강 전문가에게 전원 하는 시기를 살펴보는 부분이 이어진다. 그리고 생물심리사회적 접근법을 실행할 때 실무자들이 직면하는 몇 가지 일반적인 과제에 대해 논의한다. 마지막 부분에는 실무자를 위한 팁과 생물심리사회적 접근 방식을 통합하는 예로서 우리의 실무에서 얻은 세 가지 사례 연구가 포함되어 있다.

생물심리사회적 접근법
(The biopsychosocial approach)

생물심리사회적 모델은 건강 모델을 통합하여 제공하기 위해 생물의학, 심리적, 사회적 관점을 결합하는 프레임워크이다.[13] 이 책의 주요 초점은 근골격계 어깨 통증이지만, 생물심리사회적 모델에서 "생물" 또는 "생물의학적" 모델은 전신계통을 의미한다. 심리적 관점은 사고방식이 생각, 감정, 행동에 어떻게 영향을 미치는지 말한다. 사회적 관점은 예를 들어, 가족, 친구, 직장 동료 또는 건강 실무자와 같은 다른 사람들의 역할을 가리킨다. 또한 사회적 관점은 문화, 사회경제적, 의료법적, 물리적 환경을 가리킨다. 생물심리사회 접근법을 사용하는 것은 임상가가 "생물의학적뿐만 아니라 환자(개인)가 가져오는 모든 범위의 어려움(문제)에 관여하게 된다"는 것을 의미한다."[43]

전통적인 생물의학적 모델은 통증과 장애의 병리해부학적 또는 병태생리학적 원인을 진단하는 데 초점을 맞추고 있으며, 여기서 치료는 통증을 없애고, 장애를 교정하며, 개인의 건강을 회복할 것으로 기대한다. 그러나 요통과 같은 다른 근골격계 질환과 다찬가지로 어깨 질환에 식별 가능한 병리학적 요인이 항상 있는 것은 아니다. 국소 조직 손상이 있을 때, 그 심각성은 일반적으로 개인이 인지한 어깨 통증 및 장애와 관련이 없다.[38] 또한, 조직 치유와 통증 사이의 관계는 선형적이지 않다. 통증과 장애는 손상된 조직이 회복하는 데 필요한 시간보다 더 오래 지속될 수 있다.[22] 요약하면, 생물의학적 모델은 원인과 결과의 선형적이고 단방향적인 경로를 가정한다. 환자의 임상적 표현과 치료에 대한 참여와 반응을 설명하는 적절한 프레임워크를 제공하는 경우는 거의 없다.

어깨 컨디션에 대한 개인의 경험은 독특하며 많은 요인과 관련이 있다. 여기에는 그들의 신념, 관심사, 감정, 이전 경험, 기대, 직장 상황, 가족, 동료들의 영향이 포함된다. 많은 생물학적, 심리적, 사회적 요인들이 영향을 미칠 것이고, 결국 환자의 어깨 상태에 대한 반응, 대처 방법, 직장생활이나 여가를 하면서 치료에 관여하는 능력에 영향을 받을 것이다. 생물의학적 모델 내에서 단순한 교란 요인이 아닌, 심리적, 사회적 요인은 인간이기 때문에 필수적이다.

생물심리사회적 모델은 생물의학적과 심리사회적 요인을 상호 배타적으로 보는 대신, 세포에서 사회적 수준에 이르는 광범위한 요소를 고려한다.[13] 생물심리사회적 모델 시작 이후, 많은 저자들이 이 모델을 여러 번 각색했다. 여기에는 예를 들어, 사회적 환경뿐만 아니라 물리적 환경의 중요성을 강조하는 생물심리생태학적 모델이 포함되고,[44] 전체론적 프레임워크는 의사소통과 치료 동맹이 인본주의 개별화된 치료를 위한 발판을 제공하며, 생물심리사회 접근법은 특색 있는 잘 정의된 구성 요소브다는 주제를 형성한다.[7]

심리사회적 요인이 중요하다는 근거
(Evidence that psychosocial factors are important)

심리사회적 요인은 향후 어깨 통증의 발생에 대한 위험 요인 또는 특정 시점에서 어깨 통증을 유발하는 촉진 요인이 될 수 있다. 또한 증상의 자연적인 경과나 치료의 결과를 예측할 수 있다. 후자의 상황에서 일부 심리사회적 요인은 회복을 촉진하는 반면 다른 요인은 환자의 회복이나 자기관리 능력에 장벽이 될 수 있다.

통증과 관련되어 걱정과 괴로움, 우울증 증상, 무력감, 통증과 관련된 두려움, 수면 질 저하 또는 회복에 대한 기대치가 낮은 사람들은 어깨 통증과 장애가 더 높은 것으로 보고된다.[20,49] 증상의 지각(perception)= 변화는 생물의학적과 생물학적 요인의 변화와 관련이 있을 뿐만 아니라 심리적, 사회적 요인들은 증상의 개선과 악화도 관련이 있다. 환자의 회복에 대한 기대, 즉 특정 치료로 어느 정도 호전될지에 대한 개인의 소신은 어깨 수술과 물리치료 모두에서 가장 일관된 결과 예측 변수 중 하나로 부상하고 있다.[5,9,20,27,28] 추적조사에서 더 나은 결과를 기대하는 사람들은 더 낮은 결과를 기대하는 사람들보다 통증과 장애가 적었다. 이것은 다른 근골격계 영역에 대한 연구와 일치하며,[16] 초기에 환자의 기대치를 살피는 것이 중요하다.

치료 결과를 예측할 수 있는 다른 중요한 요인은 통증을 통제, 관리 및 처리하는 자신의 능력에 대한 개인의 지각이다.[9,16,19] 이것은 통증 자기효능감이라고 알려져 있으며, 물리치료를 시작한 지 몇 주, 몇 달 후에 환자의 통증과 장애 등급을 나타내는 중요한 예측 변수이다. 통증 자기효능감은 통증이 있어도 어떤 작업을 성공할 수 있는 능력(ability)에 대한 자기 평가이다.[1] 이러한 상황에서 높은 자기 효능감은 환자가 어깨 통증의 문제에 직면할 수 있도록 전략을 결심하고, 지속하며, 탐구할 수 있는 힘을 준다.[1] 어깨 수술을 한 사람들에게 긍정적이거나 부정적인 결과의 예측자로서 통증 자기효능감의 역할을 탐구하는 연구는 현재 충분하지 않다.

심리적인 요인의 중요성은 치료에 따라 다를 수 있다. 수술받는 사람들의 경우, 수술 전 높은 수준의 통증관련 두려움은 좋지 않은 수술 결과를 예측한다.[9] 그러나, 연구는, 이것을 물리치료 중재 사례로 보지 않는다.[9] 물리치료에 사용되는 능동적 관리 접근법이 환자를 두려워할 수 있는 활동에 노출시키고, 의식적 또는 무의식적으로 통증 관련 두려움을 감소시키기 때문일 수 있다. 수술 전, 후로 통증과 두려움에 관련된 활동을 적절히 하는 것이 좋다고 권고한다.

지속적 증상과 연관되고, 근골격계 질환이 있는 사람들에게 평가되는 사회적 요인에는 인구 통계, 친구 및 가족에 의한 사회적 지원, 치료 동맹의 강화 및 직업이 포함된다. 치료적 관계라고도 알려진 치료 동맹은 의료 제공자와 환자 사이의 관계를 말하며, 신뢰에 기초하고 환자의 요구에 초점을 맞춘다. 저소득, 낮은 학력 수준, 낮은 사회경제적 지위는 더 나쁜 결과와 관련 있으며,[12,29] 진행중인 소송과 관련되어 있다.[14,37] 흥미롭게도, 연구는 사회, 인구 통계 및 환자 정보에 대한 세부적인 고려만으로도 어깨 통증이 있는 사람들의 병가를 너무 잘 예측할 수 있다는 것을 보여주므로 영상 조사 결과는 이러한 측면에서 더 이상의 가치를 제공하지 않는다.[31]

환자의 배우자, 파트너, 부모, 자녀 또는 친구와 같은 "중요한 타인(significant others)"은 회복에 도움이 되거나, 방해될 수 있다. 연구 결과에 따르면, 실직자의 경우, 다른 사람들이 정서적, 실질적, 참여적 지원을 제공함으로써 직장 복귀를 촉진할 수 있었다.[41] 반대로, 가족이나 친구들이 복직한다면 상태가 나빠질 것이라는 의견을 가진 환자들은 복직 가능성이 낮았다.[41] 이러한 과잉보호 행동은 무의식적으로 두려움을 증가시켜 의존성과 관심을 추구하는 행동을 만들 수 있다. 예를 들어, 초기 상담에서는 일부 환자가 자기 관리에 열심인 것처럼 보이지만, 추적검사에서는 유보적인 태도를 보이고, 합의된 조치를 시행하지 않은 이유를 설명할 수 있다. 환자와 함께 가족 및 친구의 역할을 살펴주는 것을 권고한다. 대화를 시작하기 위한 질문에는 예를 들어, 첫 번째 약속에서 "당신의 파트너가 우리의 계획을 어떻게 생각할 것 같습니까?" 또는 추적 검사에서 "당신의 파트너는 우리의 계획에 대해 어떻게 생각했습니까?"가 포함될 수 있다.

실무자의 신념과 태도도 중요하며, 환자의 질병 인식과 건강 행동에 영향을 미칠 수 있다. 환자의 태도와 신념이 종종 환자를 치료하는 실무자의 태도와 일치한다는 근거가 있다. 생물심리사회적 접근보다 생물의학을 사용한 실무자들은 환자에게 업무 및 신체활동 복귀를 제한하거나 피하라고 조언할 가능성이 높으며, 환자의 경우 공인된 병가를 늘렸을 가능성이 높다.[8,15] 그러나 환자의 어깨 증상에 대한 환자의 신념과 태도에 대한 공유된 토론을 촉진하는 강력한 치료 동맹을 구축하는 실무자는 더 나은 결과를 얻을 수 있다.

그러나 어깨 증상에 대한 환자의 신념과 태도에 대한 공유된 토론을 촉진하여, 강력한 치료 동맹을 구축하는 실무자는 더 나은 결과를 얻을 수 있다. 생물심리사회적 접근법에 의해 낙인찍힌 환자에게는, 생물의학과 심리사회적 요인 간 관계와 증상에 미치는 영향에 대해 논의하는 것이 유용한 출발점이 될 수 있다.[8] 환자가 서로 다른 임상가가 제공하는 상반된 진단과 조언, 보거나 들은 정보로 인해 혼란스러운지 확인하는 것이 중요하다. 대화를 시작하기 위한 질문에는 "이것이 주치의(GP)가 제공한 설명과 일치합니까?" 또는 "이전에 들은 것과 모순되는 것으로 보이는 것이 있습니까?"가 포함될 수 있다.

직장에서 신체적, 심리적 스트레스 요인은 지속적인 어깨 통증을 유발하는 잠재적 위험 요소이며, 이러한 스트레스 요인의 빈도가 증가함에 따라 위험이 증가한다.[10] 높은 직무 요구, 열악한 직무 통제 및 의사결정 범위, 직무 불안정, 감독자와 동료의 지원 부족은 어깨 통증의 잠재적 위험 요인이다.[24,46] 작업의 신체적, 생체 역학적 및 조직적 측면도 중요하다. 어깨 통증과 작업 환경의 신체적 측면(예: 머리 위로 작업 및 어깨 부하) 사이에는 연관성이 있다는 근거가 있다.[39,46,48] 이러한 요인들(신체적, 생체역학, 조직적, 사회적, 심리적)은 상호작용할 수 있고 어깨 통증에 공동 기여할 수 있다. 이는 작업장의 단일 요인이 모든 직원의 통증에 동등하게 기여하지 않는 이유와, 효과적인 치료 접근법에 설득력 있는 근거가 부족한 이유를 부분적으로 설명할 수 있다.[24,46] 증가된 통증 자기효능감 및 인지된 사회적 지원과 같은 심리적 및 사회적 프로세스는 이러한 상황에서 신체적 중재가 효과적인 추가 메커니즘일 수 있다.

이 단원에서 제시된 근거는 심리사회적 요인이 중요하다는 것을 입증하는 연구 근거의 요약이다. 그러나, 여러분 앞에 있는 환자의 독특한 상황과 생물학적 구성에 따라 심리사회적 요소나 그 조합의 상대적 중요성은 달라질 것이라는 것을 인정하는 것이 중요하다. 연구에서 언급된 일반적인 장벽 중 일부를 경험하고 있으므로 "환자를 단념"하지 마세요. 환자 회복은 자기 관리에 있어 중요한 장벽이나 촉진제인 것처럼 보이는 요인

상자 6.1 환자와 심리사회적 요인을 살피기 위한 주요 팁

설문지는 때때로 실제 대화를 대체하기 위해 오용된다.

심리사회적 요인을 탐색하기 위해 설문지를 사용하기로 선택한 경우, 다음을 권장한다.

- 전체 점수에 초점을 맞추지 않고 주제에 대한 소개로 개별 항목 응답을 사용한다.
- 환자의 강점과 회복의 장벽에 대해 논의한다.

환자에게 치료에 대한 반응을 예측할 수 있는 것들을 공개적으로 묻는 것을 선호한다. 고정된 질문은 없다. 몇 가지 주요 주제(key topic)를 소개하는 데 사용하는 질문의 예는 다음과 같다:

선호도와 기대치

- 이번 방문에 당신은 무엇을 기대합니까?
- 치료 결과 증상이 얼마나 달라질 것으로 예상합니까?
- 수술 후 달라진 점은 무엇인가요?

자기효능감

- 어깨 통증에도 불구하고, 일을 계속할 수 있는 자신감이 있습니까?
- 집에서 이런 운동을 할 수 있는 자신감이 있습니까?
- 수술 후 3주간의 고정 기간을 지켜야 하는 자신감이 있습니까?

걱정, 우려 염려

- 증상에 대해 걱정되거나 우려되는 것이 있나요?
- 앞으로 당신의 증상에 대해 염려되는 것이 있나요?
- 치료에 대해 궁금한 점이 있습니까?

업무 또는 여가 관련 질문

- 원하는 대로 업무를 수행할 수 있습니까?
- 어깨 문제가 스포츠나 여가 활동에 어떤 영향을 미치나요?
- 우리의 계획이 가정과 업무 약속에 적합하다고 생각하십니까?

(계속)

친구와 가족의 역할

- 친구와 가족은 당신이 무엇을 해야 한다고 생각합니까?
- 친구와 가족은 우리의 계획을 어떻게 생각할 것 같습니까?

서로 다른 임상가의 상반된 조언

- 이 기록은 당신의 주치의 / 외과의 / 치료사가 제공한 설명과 일치합니까?

회복의 장벽

- 무엇이 치료 경과를 방해할 수 있다고 생각합니까?
- 무엇이 회복에 도움이 될 것 같습니까?

들과 함께 한다. 상자 6.1은 환자와 심리사회적 요인을 탐색하기 위한 주요 팁의 요약이다.

생물심리사회적 모델의 "생물" (The "bio" in the biopsychosocial model)

이 책의 여러 장에서는 급성 외상(예: 골절, 건 파열) 또는 조직 병리 및/또는 기계적 부하와 관련된 어깨 통증의 특정 "조직(tissue)" 기여 요인들에 대해 논의한다. 여기서 우리는 이러한 주제를 다시 검토하기 보다는 생물심리사회적 모델에 대한 몇 가지 오해와 "조직의 문제"를 넘어 "생물" 구성요소의 더 넓은 의미에 대해 성찰한다. 상완골 경부 외상성 골절 등 명백한 조직학적 병리가 있는 경우, 가정, 사회, 작업 환경에 미치는 영향을 조사하지 않은 경우라면, 개인에게 특정한 조언과 치료를 제공할 수 없다.

통증 자기효능감, 자기관리에 자신감의 수준, 목표, 치료에 대한 선호 등과 같은 환자의 관심과 소신이 중요하며 관리에 관한 조언을 따르기로 선택했는지 여부를 결정할 수 있다. 심리사회적 요인은 수술 후[36] 또는 중대한 외상 후와[3] 같이 식별 가능한 조직 손상이 있는 경우에도 결과에 긍정적이거나 부정적인 영향을 미칠 가능성이 매우 높다. 현대의 생물심리사회적 접근법은 급성, 지속적 증상이 있는 모든 환자를 위해 모든 기여 영역을 고려한다. 이러한 방식으로 심신 이원론(mind-body dualism)의 위험을 최소화되고, 환자의 필요에 따라 관리 옵션을 결정한다.

조직 상태와 관련된 생물학적 변화는 점진적인 조직 부하와 같은 기계적 치료 원칙을 적용할 때 고려해야 할 중요한 요소이다.[45] 그러나 지속적인 통증이 있는 사람들 사이에서는 내분비, 면역, 신경계에 걸친 많은 다른 생물학적 변화가 분명히 나타난다.[32,50] 수면 부족,[18] 높은 스트레스,[42] 우울증,[35] 특정한 식단을 선택한 사람들[2] 사이에서 전신 염증의 근거가 있으며, 어깨 통증의 경험은 복합적인 발현과 생활 방식과 관련이 있을 수 있다. 고혈압 같은 생활방식 요인이 어떻게 생체적응 부하(allostatic load)를 변화시킬 수 있는지[30]에 대한 인식이 있는 반면, 지속적인 통증이 있는 사람들에게는 그 영향에 대한 인식이 적다.[40] 운동이 전신 염증을 줄일 수 있다는 근거가 있지만,[23] 이것이 일어나는 메커니즘은 불분명하다. 예를 들어, 건병증에 대한 유익한 운동의 효과는 건의 거시적 구조의 변화 때문이 아닐 수 있다는 근거가 있다.[11] 운동기반 재활의 생물학적 이점이 국소 반응(예: 근력, 부하에 대한 조직 내성)뿐만 아니라 전신 반응(예: 염증 감소, 기분 개선, 수면 개선)에 의해 매개될 수 있음을 시사한다.

요약하면, 중요한 병태생리학 및/또는 조직 손상은 항상 탐구해야 하는 심리사회적 요인의 중요성을 감소시키지 않는다. 임상가들은 "생물"이 조직 상태의 거시적 구조 변화 이상을 의미한다는 점을 인식할 필요가 있다.

심리적 요인 이해하기 (Making sense of psychological factors)

임상적으로 근골격계 건강관리에서 증상의 생물학적 원인을 규명하는 것은 가장 중요하게 여겨지며, 심리사회적 문제에 대한 대응은 부차적인 문제로 간주되는 경우가 많다. 구조적 진단을 제공하고, 증상이 얼마나 오래 남을지, 어떤 관리를 고려할 것인가를 추정하는 것이 임상 상담 과정이다. 회복 기대, 증상, 기분, 관심 및 웰빙에 대한 소신과 관련된 논의는 생물의학적 그림이 제시되면 쉽게 선택적으로 추가할 수 있다. 그러나 신체적 증상과 병행하여 심리사회적 요인을 살펴보면 시간을 절약하고, 치료적 동맹을 발전시키는 데 도움이 되며, 관리에 대한 이행을 증가시키며, 결과를 개선할 수 있다.

사람들은 자신에게 가치 있는 활동에 참여할 수 있도록 통증을 포함한 증상이 개선되기를 원한다. 그런 만큼 통증과 증상에 대해 이야기하는 것이 중요하다. 비외상적 증세를 보이는 사람들의 경우 증상이 어떻게 발생했고, 일상활동에 어떤 영향을 미치는지에 대한 생각을 살펴보는 것을 포함할 수 있다. 또한 환자의 우려 사항과 치료에 대한 기대에 대해 논의하는 것도 포함된다. 어떤 사람들은 증상이 삶에 미치는 영향에 대해 논의할 기회를 환영할 것이며, 이것은 환자가 "이 통증의 증상과 함께 하는 것이 어떤가요?"와 같은 질문에 응답하도록 함으로써 살펴볼 수 있다.

모든 단계에서 임상가는 환자의 소신과 경험을 검증하는 것을 목표로 해야 한다. 때때로 환자의 우려는 효과적인 관리, 회복을 방해할 수 있으며 치료사가 해결해야 한다. 이러한 상황에서, "정상적이지만 도움이 되지 않는 심리적 반응"으로 정의되는 "심리적 위험신호(yellow flags)"로 언급된다.[33] 예를 들어, 공포 회피, 낮은 통증 자기효능감, 통증 관련 걱정, 앞으로 무엇을 해야 할지 모르는 것에 대한 좌절감이 포함된다. 더 심각한 심리적 또는 정신의학적인 문제를 가진 사람들도 있는데, "심리적 위험신호(orange flags)"로 묘사된다.[33] 예를 들어, 잘 통제되지 않는 더 심각한 불안이나 임상적 우울증이 있다.

다른 동반질환과 마찬가지로 정신적 문제가 어깨 통증에 대한 생물학적 기여 가능성을 배제하지는 않지만, 치료와 회복에 방해가 될 수 있다. 일부 정신의학적 문제는 진행 중일 수 있으며, 기존 문제를 악화시키지 않는 안전한(다학제적) 접근법을 가능하게 하기 위해 기존 의료팀과의 소통이 필요하다. 그러나 일부 문제는 어깨 통증의 존재로 인해 새로 발생하거나 악화될 수 있으며 적절한 의료 서비스 제공자에게 신속하게 문의해야 한다.

심리적 요인은 일반적으로 겹치는 두 그룹, 즉 통증과 관련된 요인과 스트레스와 관련된 요인에서 고려되어야 한다. 이것들을 고려하는 한 가지 방법은, 앞으로 나아가는 것을 막는 요소들을 살펴보는 것이다. 통증을 느끼는 사람들은 상실감에 되풀이하는 생각으로 머릿속에 "고착"되어, 죄책감과 슬픔을 동반하며, 에너지가 부족한 것이 특징이다. 높은 스트레스를 경험하는 사람들은 걱정, 짜증 및 높은 흥분과 다음에 다가오는 위협을 지속적으로 처리하는 데 "고착"된다. 대체로 통증은 부정적인 자기 집중, 기분 저하, 에너지 부족, 울음, 절망감과 같은 우울증과 유사한 증상을 포함한다. 스트레스는 위협적인 세계를 향해 외부로 초점을 맞춘 동요 상태를 포함하며 과도한 걱정과 집중할 수 없음을 포함한다. 양쪽의 결과는 환자가 자신의 생활/활동에서 어깨 통증과 증상에 밀접하게 초점을 맞춘 부정적인 곳으로 물러난다는 점에서 유사하다. 이것은 신체활동 감소, 일상적인 활동의 제약, 가족과 친구로부터의 고립을 포함한다. 그러므로 사람들이 가치 있는 활동에 참여할 수 있도록 전략을 개발하는 것은 통증과 같은 신체적 장애를 줄이는 것만큼 중요하다.

언제 치료하고 언제 전원해야 하는지 (When to treat and when to refer on)

통증과 관련된 괴로움과 스트레스의 경험은 사람마다 다르다. 임상가의 경우 다음과 같은 심리적 문제를 구별하는 것이 과제이다: 1) 통증을 안고 살아온 결과 나타난 것; 2) 통증과 특정한 태도, 소신, 대처방법 기전의 조합에서 발생한 것; 3) 통증의 경험으로부터 독립적인 것이 세 가지 범주는 모두 환자의 건강을 위태롭게 한다.

통증이 지속될 때, 특히 원인이 불확실하고, 미래에 대한 불확실성이 걱정이라면 저조한 기분과 걱정, 무력감은 이해할 수 있고 이것은 정상적인 반응이다. 그들의 우려를 표명할 필요가 있다. 통증은 우리의 일 뿐만 아니라 우리가 생각하고 행동하는 방식도 방해한다.[47] 훌륭한 임상가는 환자가 표현하는 생각과 감정을 경청하고, 인정하고, 검증하는 시간을 갖는다. 뛰어난 실무자들은 그들의 감정과 생각을 평가하고, 조절하여 그들의 생활 방식을 바꾸고, 적응하도록 돕는 방법을 찾는다. 통증 자기효능감, 자기 관리를 촉진하기 위한 공유된 문제 해결, 기법과 결합하여 개인의 경험, 우려 및 신념이 존중된다는 확인은 증상의 구조적 원인을 식별하는 것보다 더 중요하다 (15장 참조).

때때로, 두려워하거나, 할 수 있었던 일을 생각하며 슬퍼하거나, 몸이나, 중요한 다른 사람들, 의료 제공자에게 화가 나거나 또는 압도당하기 때문에 진행하기 어렵다고 생각하는 곳에 "고립"되었다고 느낀다. 의료 종사자들은 이것을 협력의 부족, 낮은 준수, 책임을 지고 앞으로 나아가는 것을 거부하는 것으로 인식할 수 있다. 이러한 요인들이 효과적인 치료를 제공하는데 방해가 되기 때문에 환자와 의료 종사자 간의 원활한 의사소통이 중요하다.

어깨 질환으로 보이는 대부분의 사람들은 그들의 증상에 대처하는 것을 돕기 위해 지원이 필요할 것이다. 일부는 어깨 통증이나 증상과 무관한 심리적 문제나 "심리적 위험 신호(orange flags)"가 있을 것이다.[26,33] 많은 사람들이 당뇨병, 고혈압, 천식을 앓고 있는 것과 마찬가지로, 많은 사람들이 정신 건강에 악영향을 미치는 장애가 있는데, 가장 흔한 것은 우울증, 다양한 종류의 불안, 조현병, 조울증, 강박장애, 외상 후 스트레스 장애(PTSD)이다 – 진단이 되었든 안 되었든. 대부분의 경우 정신 건강 장애를 가지고 있으면서 어깨 통증을 호소하는 경우, 의사는 동반 이환인 정신 건강 문제에 대해 전혀 알지 못할 수도 있다. 다만 어깨 통증과 직결될 수 있기 때문에 이 문제에 대해 아는 것이 중요하다. 임상가의 소관에 속하지 않고, 전문적인 치료가 필요한 모든 건강 문제와 마찬가지로 전문가의 도움이 필요하거나 해결하는 것이 중요하다. 심리적 위험 신호(yellow & orange flags)에 관한 주요 팁은 상자 6.2를 참고하시오.

상자 6.2 심리적 위험(yellow & orange flag) 관련 주요 팁

심리적 위험 신호(Yellow flags)는 환자들이 통증과 함께 오는 감정적인 짐을 다루기 위해 고군분투할 때 정상적이지만, 잠재적으로 도움이 되지 않는 심리적 반응이다.

- 환자의 신념과 행동을 살피고 부드럽게 도전한다.

심리적 위험 신호(Orange flags)는 환자의 기존 의료 제공자와의 연락이 중요한 더 심각한 심리적 문제이다.

- 다른 동반 질환과 마찬가지로 어깨 재활이 항상 금지되는 것은 아니다.
- 악화되거나 응급 상황으로 인해 긴급한 전원이 필요할 경우, 자신의 업무 범위를 신속하게 전달한다.

임상적 도전(The clinical challenge)

환자가 보이는 엽기적인 행동을 무시하고 어깨 통증에만 집중하려는 유혹이 있지만 이는 실수이며, 논란이 있는 주의 의무 소홀이다. 만약 환자가 말을 빨리 하고, 뚜렷한 연관성이 없는 문장을 사용하고, 동요의 징후를 보인다면, 일상적인 평가와 관리는 힘들 것이다. 집중력이 떨어지고 설명을 이해할 수 없는 환자도 평가에 동의하고, 의사결정에 참여하며, 치료에 참여할 수 있다. 일부 자신의 소관이 아니라고 생각하는 심리적 혼란과 통증의 징후를 무시하는 것은 고위험 임상 발표를 무시하는 것과 같다. 즉, 임상가는 환자가 심리적 위기에 처해 있음을 알아차리면, 환자와 함께 상황을 부드럽게 살펴보고, 적절한 의료 제공자에게 데려가도록 최선을 다해야 하는 주의 의무가 있다.

첫 번째, 환자가 자신이나 다른 사람에게 위험한 것으로 보이지 않는 한, 환자의 일차 진료(일반) 의사가 될 가능성이 매우 높으며, 이 경우 환자는 응급 서비스를 요청해야 한다. 임상가는 생명에 위협이 되지 않는 상황에서, 무시하기보다는 그 상황을 받아들이고 환자를 직접 도우려고 할 수 있다(그림 6.1). 이는 환자가 무시당하거나, 해임, 방치, 오해의 오랜 병력을 공개하는 경우에 특히 흔하며 실수가 될 수 있다. 임상가가 아무리 공감할 수 있고, 환자와의 관계가 아무리 좋더라도, 기술의 한계를 인식하는 것은 필수적이다. 항상 더 적절한 의료 서비스 제공자를 소개하도록 준비한다.

임상가는 예를 들어, 환자가 통증을 수반하는 감정적 짐을 다루는 것을 도우려고 할 때, 그들의 통증을 다루는 데 실패하는 환자들을 도우려고 할 때, 생물심리사회적 접근법의[17] 심리적, 사회적 구성요소를 다룰 기술이나 자신감이 없다고 느낄 수 있다. 환자의 두려움 회피, 낮은 통증 자기효능감, 자기관리 불능은 통증을 안고 살아가거나, 특정 소신을 지킨 결과일 수 있으며 임상가는 환자가 이러한 문제를 해결하고 극복하도록 도울 수 있다. 그러나 이를 오해하면 실무자들이 환자를 비난하고 판단하는 결과를 초래할 수 있다. 이러한 감정은 반성적

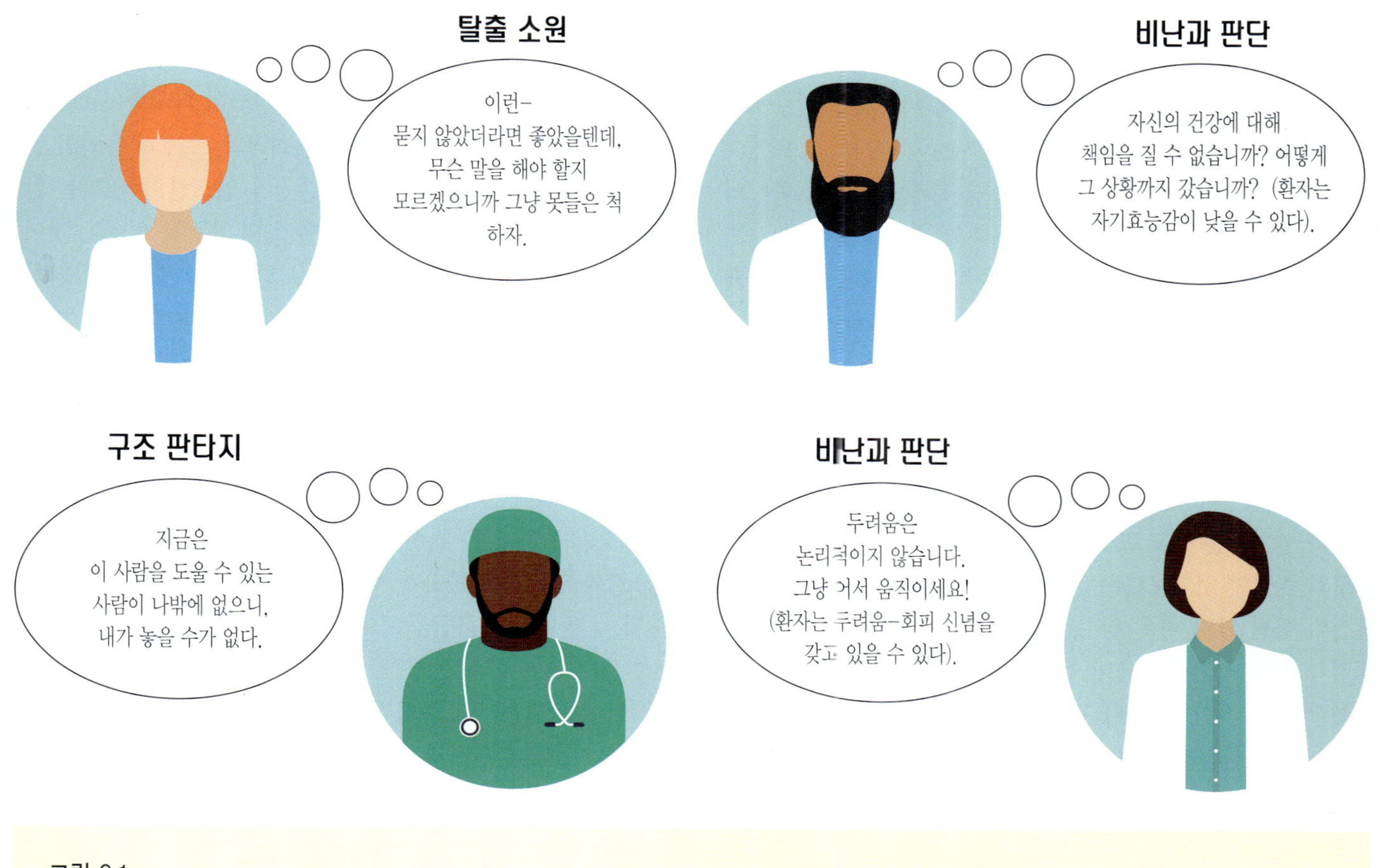

그림 6.1
최적이 아닌 치료로 이어지는 임상 반응.

인 실천, 비판단적인 방식으로 환자의 말을 듣고, 공감하고, 그들의 경험을 검증하는데 방해가 될 수 있다. 이는 치료 동맹에 해로우며 환자의 자신감이나 자기 관리에 대한 욕구에 장애가 될 수 있다.

임상가는 정보가 제공되지 않을 때 무력감을 경험하고, 그들이 가지고 있는 정보를 해석하는 방법을 모른다.
다음 부분에서 우리는 바쁜 임상가를 위한 몇 가지 추가 제안을 제공하고 우리 자신의 사례에서 생물심리사회적 접근의 예를 제공했다.

실무자를 위한 팁(Tips for practitioners)

평가(*Assessment*)

병력을 쓸 때 주요 구성 요소는 어깨 증상에 대한 환자의 경험과 관련하여 환자의 생각, 우려 및 기대(ideas, concerns and expectations, ICE)에 초점을 맞춰야 한다. 일부 임상가는 직접 만나기 전에 환자가 설문지를 통해 이러한 질문에 답하도록 하는 것이 더 쉽다는 것을 알게 되었다. 임상가로서 우리는 환자가(생물)와 함께 제시하는 어깨 문제에 생물학적 및 생물의학적 근거를 가정하고, 치료를 하는 환자에 대한 기대와 함께 어깨 증상(질병)을 가지고 사는 것의 영향뿐만 아니라, 개인이 살고 있는 사회적 상황을 맥락화하기 위해 노력해야 한다.

대화를 위한 부속물로서의 설문지
(Questionnaires as an adjunct to conversation)

일부 임상가는 설문지를 환자의 소신과 관심사를 탐구하기 위한 출발점으로 사용한다. 일부 설문지는 심리사회적 요인의 범위를 포괄하며, 일반적으로 각 요인을 측정하기 위한 하나의 질문 또는 항목을 포함한다. 이 설문지의 총 점수는 심리사회적 상황를 나타내지만, 개인이 겪는 어려움에 대한 정보는 제공하지 않는다. 선별 설문지의 예로는 약식 Örebro 근골격계 통증 선별 설문지(Örebro MSK Pain Screening Questionnaire)[25]와 Keele STarT MSK 조사지(Keele STarT MSK Tool)가 있다.[4] 일반적으로 이러한 설문지는 보다 광범위한 접근법이 필요한 사람들을 구별하기 위해 개발되었다. 이 개념은 선별과 일치하는 것으로 알려져 있다. 그러나 선별 및 계층화 도구의 역할만 하기보다는, 우리는 이러한 설문지를 설문지의 총점이 아닌 단일 항목 점수를 살펴봄으로써, 상담 중에 어떤 심리사회적 요인이 도움이 될 수 있는지를 강조하는 도구로 사용할 것을 제안한다. 따라서 회복을 방해할 수 있는 요인을 식별하거나, 환자가 잘 대처하고 있는 경우 더 긍정적으로 확인할 수 있다.

설문지에도 단점과 한계가 있으며, 임상가와 연구자는 그 유용성에 따라 나눌 수 있다. 설문지는 작성하기 힘들 수 있으며, 특히 불안과 우울과 같은 한 가지 또는 몇 가지 심리적 구조에만 국한된 경우–어깨 증상을 치료하기 위해 병원에 온 사람들에게 관련이 없는 것처럼 보일 수 있다. 또한 설문지는 어색한 심리사회적 문제를 구두로 탐색할 필요성을 피하기 위한 도구로 사용될 수 있다. 그리고, 설문지 사용은 효과적인 의사소통에 장애가 될 수 있다. 당신의 주치의에게 가서 건강 문제에 가장 큰 두려움과 관심사에 논의할 수 있는 유일한 기회가 설문지를 통해서라고 상상해 본다. 많은 심리적 현상들은 환자와 그들의 개인적 상황에 독특한 구성이기 때문에 설문지를 사용하여 포착할 수 없다. 설문지를 사용하는 경우 효과적인 의사소통을 위한 보조 수단으로 사용되어야 하며 의사소통 수단 대신 사용해서는 안 된다.

신체 검사*(Physical examination)*

신체 검사는 환자의 신념과 관심사에 대한 근본적인 행동을 반영할 수 있다. 통증이나 이동성 또는 힘의 생물학적 손상에 대한 반응으로 느리고, 뻣뻣하거나, 보호된 움직임이 발생할 수 있지만, 이러한 움직임은 공포와 연결되어 파국화(catastrophizing)를 초래할 수 있다.[9] 이러한 회피적, 보호적 움직임 반응은 어깨를 움직이는 것이 더 큰 손상을 일으킬 수 있다는 환자의 신념에 반영될 수 있다. 이러한 회피 행동을 없애는 것이 치료의 대상이 될 수 있다.[9,34] 그러나 환자에게 증상을 유발하는 일을 하도록 강요하기보다, 먼저 개인이 두려워하는 것이 무엇인지 확인하는 것이 중요하다. 일반적인 걱정은 아플 것이기 때문에 움직이는 것에 대한 두려움이고, 아프다는 것은 손상을 의미한다는 것이다. 일반적으로 자신의 증상이 견봉과 건의 충돌로 인해 발생한다는 사실로(잘못) 알고 있는 환자는, 통증 경험을 더 많은 건손상으로 동일시할 수 있다. 이를 이해함으로써 임상가는 환자가 자신의 상황을 이해하는 데 도움이 될 몇 가지 행동 접근법을 고려할 수 있다.

한 가지 간단한 예는 신체 검사 중에 환자의 가설과 우리의 가설이 정확한지 테스트하기 위해 행동 실험을 하는 것이다. 예를 들어, 만약 환자가 팔을 머리 위로 들어올리려고 할 때, 매우 조심스럽게 움직이고 있다면, 더 빨리 움직이면 어떨 것인지 생각을 물어볼 수 있다. 일반적으로 환자들은 움직임이 빨라지면 통증이 증가할 것이라는 우려를 표한다. 천천히 움직이는 것이 더 어려운 예(예를 들어, 계단을 내려가거나 심지어 반대쪽 어깨로 움직임을 시도하는 것)를 사용함으로써 환자는 더 빠른 움직임을 시도하도록 장려될 수 있으며 통증, 긴장, 노

상자 6.3 임상 평가에 심리사회적인면을 통합하기 위한 주요 팁

- 항상 환자에게 어깨 통증과 관련된 생각, 관심사 및 기대치에 대해 물어본다.
- 설문지를 효과적인 의사소통 대신 사용하지 않고 보조 수단으로 사용한다.
- 신체 검사를 하여 적절한 경우 회피하거나, 지나치게 보호되는 움직임을 평가한다.

력을 덜 수 있다. 어깨 증상 수정 절차는 또 다른 예이며 36장에서 더 자세히 논의된다. 심리사회적 특성을 임상 평가에 통합하기 위한 주요 팁은 상자 6.3을 참조하시오.

사례 연구(Case studies)

다음 사례는 일상적인 실무에 생물심리사회적 접근법의 통합을 보여주기 위해 자체 임상 사례에서 선택했다. 임상 세부 사항은 정확하지만, 익명성을 보호하기 위해 이름이 변경되었다. 이러한 사례는 생물심리사회적 접근법이 모두에 통합될 수 있음을 보여주며, 일반적으로 접근에는 운동 및 생활 습관 조언과 같은 일반적인 재활측면이 포함된다. 이를 위해서는 우리가 사용하는 단어를 고민하고, 교육을 적절하게 선택하고 조정하며, 환자의 소신이 우리와 같지 않거나, 쉽게 바꿀 수 없다는 것을 인정해야 한다.

Rachel의 사례: 운동을 하지 않는 환자
(Rachel's case: the patient who would not exercise)

병력(History)

퇴행성 회전근개 파열 진단을 받은 73세의 은퇴한 간호사인 Maureen은 몇 년 전 그녀의 증상이 가벼운 외상과 관련이 있다고 말했다. 자신의 증상이 몇 년 전 경미한 외상과 관련이 있었다고 보고했다. Maureen은 혼자 살았고 증상이 나타나기 전에는 볼링을 쳤다. 수술을 원했지만, 도움이 되지 않는다는 설명에 따라 운동을 "하게 한" 물리치료사에게 의뢰되어 운동을 하게 되었다. Maureen은 추적 검사에 오지 않았다. 1년 후 클리닉에 왔고, 우리가 "그녀의 어깨가 얼마나 심하게 손상되었는지 깨닫지 못한" 것에 대한 불만을 표현했다. 교육시키려는 노력에도 불구하고, Maureen은 "운동의 중요점을 알 수 없었다."

멈추고 생각하기(Stop and think)

우리는 활동과 운동을 좋아하고, 그것이 증상을 개선하는 데 도움을 줄 수 있는지 이해하는 사람들을 보는 것이 더 행복할까? Maureen은 왜 스스로 운동을 하지 않는가? 게으른가? 마술 지팡이를 찾고 있는가? 아니면 두려워하는가? 운동이 고통스러운가? 자신의 부상에 운동이 더 많은 피해를 준다고 생각하는가? 운동은 무슨 의미인가? 어떤 사람들에게, 운동은 재미있고, 즐겁고, 자신감을 길러준다. Maureen에게 운동은 지루할 수 있고, 부적절하다는 느낌과 관련이 있을 수 있다. "교육(education)"을 받아도 자신의 신념을 바꾸지 않는 Maureen과 같은 사람들이 어색한가? 아니면 수술의 필요성 등 많은 의견을 가지고 있던 Maureen이 이해할 만하게도 통제권을 되찾고 싶은가?

반영과 계획(Reflect and plan)

Maureen은 "진짜(real)" 생물학적 조직 손상을 입었다. 그러나 재활을 제한한 것은 그녀 자신의 활동적인 능력에 대한 자신감 부족이었다. Maureen의 생각, 관심사, 선호도에 대해 물음으로써, 그녀는 집에서 하는 "움직임"을 좋아하는 반면, "운동"은 저항 밴드와 같은 "지루한 장비"를 사용하는 것을 의미한다 라는 것이 분명해졌다. Maureen에게 수술 제안받지 못한 것에 대한 실망감을 감안하여 대처 방법과 자기관리 전략을 함께 살펴보고 싶은지 물었다. 이를 통해 Maureen이 계속하기로 스스로 결정할 수 있게 해주었다. 통증에 대한 경험과 관련하여 Maureen의 전문성을 존중하고, 의사 결정의 기회를 공유함으로써, Maureen은 매우 빠르게 볼링과 이전 사회 활동에 복귀할 수 있었다. Rachel의 주요 팁은 상자 6.4를 참조하시오.

상자 6.4 Rachel 사례 연구의 주요 팁

- **일부 환자는 운동을 즐기지 않지만, 신체 활동은 즐긴다 (30장 참조).**

모든 환자가 이 정보를 자발적으로 제공하는 것이 편하지 않고, "운동"을 준수하지 않을 수도 있으므로 이를 살펴봐야 한다.

- **환자와 함께 아이디어를 탐구하는 것을 두려워하지 말라.**

때때로 해결책을 찾는 유일한 방법은 팀워크일 수도 있다는 것을 인정하라. 임상가는 환자가 스스로 관리할 수 있도록 지원해야 한다.

Liesbet의 사례: 너무 순응적인 환자
(Liesbet's case: the patient who was too compliant)

병력(History)

Maria 57세 매니저는 8개월 동안의 "오십견(frozen shoulder)" 병력으로 내원했다. 처음 보았을 때 마리아는 어깨 통증으로 2개월 동안 일을 하지 않았고 물리치료사에게 치료를 받고 있었다. 8개월 동안 매일 6번 운동을 했고 밤에 통증으로 깨는 경우도 있었다. Maria는 자신의 준수에도 불구하고 어깨가 나아지지 않아, 지치고 속상했다.

멈추고 생각하기(Stop and think)

우리는 환자들이 우리의 조언에 따르기 원하지만, 하루에 6번 운동을 하고, 휴식을 취해야 하는 밤에 운동은 분명 도움이 되지 않는다. 그녀의 직업윤리나 성격이 운동하는 방식에 반영되었는가? Maria는 물리치료사의 지시에 따라 운동이 예상되는 시간 내에 도움이 되는지에 대해 의문을 제기하지 않았다. 임상가는 운동의 생리학적 매개 변수(반복, 세트, 저항의 정도)에 초점을 맞추고, 운동 상황에 통증과 감정, 두 가지를 어떻게 느끼는지 살피지 않았다.

반영과 계획(Reflect and plan)

나는 말을 조심해야 했다. Maria의 모든 노력이 헛된 것이며, 더딘 회복에 대한 책임이 자신에게 있다고 느끼지 않기를 바랐다. 그녀는 영리했고, 너무 많은 운동을 하고 불면증이 회복에 부정적인 영향을 미친다고 말했다면, 회복하지 못한 데 자신의 책임이 있다고 해석할 수 있었을 것이다. 나는 이것이 그녀의 회복력과 재활 참여를 감소시킬 것이라고 느꼈다. 나는 "운동을 하면 기분이 어때?" 라고 물었고, 그녀는 "운동을 하면, 아프고, 울고 싶어지고, 쉬지도 못하고, 나아지지 않는데 왜 그럴까", 내가 운동을 왜 하고 있는 걸까?"라고 대답했다. Maria는 말하는 것보다 스스로 해결책을 찾았고 자신의 행동을 바꾸도록 동기를 얻었다.

그 순간부터, 어깨 운동을 중단하고 걷기를 늘리는 것으로 재활을 다시 시작하고, 재구성할 수 있는 탄력성을 발견했는데, 걷기는 그녀에게 가치 있는 활동이었기 때문이다. 다음 부분에서 우리는 오십견 관리에 대한 근거와 생활방식 내에서 자신에게 가장 적합한 것이 무엇인지 알아내기 위해 신체에 귀를 기울이는 것의 중요성에 대해 이야기했다. Maria사례는 통증이 얼마나 고통스러웠는지, 재활 과정이 얼마나 어려웠는지를 인정하는 것이 중요한 초기 단계였다. 이것은 그녀의 전반적인 건강뿐만 아니라 어깨 통증에서 숙면의 중요성에 대한 이야기이다. Liesbet의 주요 팁은 상자 6.5를 참조하시오.

> **상자 6.5 Liesbet 사례 연구의 주요 팁**
>
> - **완벽한 준수는 준수하지 않는 것과 마찬가지로 건강에 해로울 수 있다.**
>
> 일부 환자들은 그들의 생활 방식과 운동의 효과에 따라 수정할 점이 필요하다.
>
> - **운동 상황을 살펴보기: 운동이 환자에게 어떤 느낌을 주는지 살펴본다.**
>
> 운동은 그들에게 힘을 주고 활동과 자기효능감에 도움을 주는가, 아니면 힘을 약화시키는가? 환자에게 물어보는 것이 변화의 계기가 될 수 있다.

Kieran의 사례: 스트레스를 받지 않는다는 것을 "알고 있었던" 괴로운 남자*(Kieran's case: the distressed man who "knew" he was not stressed)*

병력(History)

Michael(48세)은 양측 어깨 통증을 호소했다. 그는 1년 전 경기 침체로 고용이 중단될 때까지 건설 현장의 노동자로 일했다. 그는 특별한 외상 없이 수년간 간헐적 어깨 통증이 있었고, 어깨는 지난 9개월 동안 더 문제가 되었다. 그는 아내와 4명의 아이들이 있다. 지난 1년 동안 전반적인 건강 악화(수면 부족, 활력 부족, 8kg 체중 증가)와 심리적 웰빙(예: "분노", "피곤함", 업무 능력에 대한 두려움)의 여러 징후를 보고했다. 작년에 자신의 통증에 대한 해결책을 찾기 위해 주치의, 여러 물리치료사, 외과의사를 방문했다. 그의 의견으로는 모두 "쓸모 없는" 것들이었고, 그 중 한 명은 그의 MRI에서 그의 어깨가 "닳

상자 6.6 Kieran의 사례 연구 주요 팁

- **환자가 사용하는 단어를 주의 깊게 듣는다.**

스트레스에 대해 묻는 것은 어떤 사람들에게 자극적일 수 있는데, 이것을 약점과 연관시키기 때문이다. 상황이 불공정하다고 해서 화를 내는 것은, 스트레스를 받는 것과는 다르다.

- **"교육"에 서두르지 않는다. 사람들이 스스로 알아낼 수 있도록 돕는다.**

임상가로서 우리는(정확하게!) 열악한 일반 건강과 심리적 웰빙을 지속적인 통증의 중요한 원인으로 식별하고 회복에 대한 명확한 장애물을 식별했을 수 있다. 그러나 환자에게 이러한 요인에 대해 급하게 교육하는 것은 역효과를 낼 수 있으며, 환자는(종종 부정확하게) 통증이 순전히 심인성이거나 과장된 경우에만 적용된다고 생각한다.

았다"(MRI에서 경미한 양측 퇴행성 변화)는 것을 분명히 보여주었지만, 통증이 "그의 머리에 있는 것"이라고 제안했다.

멈추고 생각하기(Stop and think)

실무자들이 그의 통증은 "그의 머리에 있는 것"이라고 제안했는가, 아니면 Michael이 추론한 것인가? 그는 이제 어떤 실무자를 믿겠는가? 누가 그의 어깨가 "닳았다(worn down)"고 말했는가? 왜 그는 지금 일을 하지 않는가? – 어깨 통증 때문인가, 일자리가 부족한가, 아니면 일자리에 대한 불만 때문인가? 그의 분노는 경기 침체와 가족의 미래에 대한 우려와 관련이 있었을까? 지난 1년 동안 가정에서 그의 역할은 어떻게 바뀌었는가? 그의 감정을 묻는 것을 좋아하지 않을 수 있는데, 어떻게 그의 감정 상태를 평가할 수 있을까?

반영과 계획(Reflect and plan)

Michael은 지난 해의 부담과 수년간 고용주를 위해 일했음에도 불구하고, 기본적인 법정 퇴직금만 받았다는 분노에 대해 자세히 설명했다. 그는 특히 통증이 계속된다면, 앞으로 고용과, 심각한 재정압박에 대한 제한된 전망이 있었다. 그의 아내는 직장에 복귀했지만, 그는 요리와 업무를 포함하여 집에서 더 많은 일을 해야 했다. Michael의 경우, 진지하고 공감적으로 경청함으로써 좋은 관계를 형성하고, 그가 중요하다고 생각하는 것(그의 의도 및 그의 움직임 범위)을 평가함으로써 내가 그의 문제를 진지하게 받아들였다는 것을 보여주어야 했다. 이를 통해 그의 어깨 구조의 완전성과 활동적인 안전에 대해서 안심시킬 수 있게 해주었다. 우리는 수면 부족과 분노가 혈압과 두통 같은 다른 건강 문제에 어떻게 영향을 미치는지, 실제로 통증을 증가시킬 수 있는지 논의했다. 그 이후, 전반적인 건강의 중요성에 대해 논의하고 이러한 구성 요소를 다루기 위한 구체적인 계획(더 나은 수면, 긴장을 풀기 위한 카드 놀이, 신체 활동의 재시작)을 만드는 것이 더 쉬웠다. Kieran의 주요 팁인 상자 6.6을 참조하시오.

사례 연구 요약(Summarizing the case studies)

운동은 재활에서 일반적이고, 중요하지만 운동이 무엇을 의미하는지, 운동을 해야 하는 상황을 아는 것이 중요하다. Maureen은 공식적인 운동에 대한 자기효능감은 낮았지만, 볼링을 치는 것에 대한 자기효능감과 동기는 높았다. 왜냐하면 볼링은 그녀가 수년간 즐겼고, 사회 생활의 중요한 부분이었기 때문이다. 근력 및 컨디셔닝 원칙(예: 반복, 세트, 부하와 같은 매개변수)에 기반한 "최적의(optimum)" 운동 프로그램과 오랫동안 활동하는 사람들과 관련된 요소 사이에서 균형을 유지해야 할 때가 있다. –기간(예: 선호도, 비용, 접근). Maureen과 달리 Maria는 과도한 운동을 했으며, 그녀의 재활은 즐거움과는 거리가 멀고, 좌절스럽고 고통스러웠다. 그녀가 운동에 중점을 두었지만, 특히 지속적인 통증에서 피로의 역할을 고려할 때 수면에 더 중점을 두는 것이 더 나았을 것이다.

사례 연구는 또한 전통적인 생물의학적 측면이 생물심리사회적 접근에 어떻게 통합될 수 있는지를 보여준다. 예를 들어, 소위 어깨의 정형의학적 특수 검사를 포함하여 신체 검사의 많은 구성 요소의 가치에 대해 회의적일 이유가 있다. 마찬가지로 영상 소견은 과대 평가될 수 있으며, 부적절한 우려와 피해로 이어질 수 있다. 그러나, 종합적인 신체 검사에는 가치가 있으며, 환자들이 재구성하고 영상 결과를 이해할 수 있도록 도울 수 있다.[21] 이러한 방식으로 종합적인 신체 검사와 영상 검사

(가능한 경우) 결과를 종합하여 환자에게 어깨 구조의 완전성과 활동의 안전성을 확신시킬 수 있다. 이것은 Maureen과 Michael 모두에게 중요했으며, 이는 공식적 운동이 아닌 가치 있는 활동 접근법을 사용하여 어깨를 쓰는 데 자신감을 되찾았고(36장), 이는 결국 그들의 정신 건강에 도움이 되었다.

생물심리사회적 접근이 잘못되었을 때
(When trying to take a biopsychosocial approach goes wrong)

이 단원의 초점은 환자의 삶에 있어 통증과 관련된 작은 것이라도 의미 있는 논의를 활발히 하는데 있고, 우리는 이러한 논의를 허술하게 처리함으로써 환자에게 심리적 고통을 증가시킬 수 있다. 환자와 의미 있는 참여 제한을 하는 것은 부적절한 시간이다.[17] 우리가 볼 때, 한 사람의 삶은 중요하고, 민감한 측면에 대해 서둘러 논의하는 것은 대개 도움이 되지 않는다. Michael과 같은 환자가 통증이 "모두 머리 속에 있다" 또는 과장되고, 인식된 의미에 화를 내는 역효과에 대한 보고를 설명할 수 있다. 우리의 경험에 비추어 볼 때, 그 사람의 상황에 대해 그 사람 자신의 말을 사용하는 것은 우리가 주의를 기울이고 있다는 것을 보여주기 때문에 가치가 있을 수 있고, 그들이 사용하는 언어(예: 좌절 대 스트레스)는 덜 불쾌하게 여겨질 수 있다. 취미, 일, 가정에서 인지된 역할과 같은 통증이 해결됨에 따라 개인의 상황을 단순하게 정상화함으로써 경증부터 중등도까지의 심리사회적 요인을 해결할 수 있다는 점을 고려하는 것이 중요하다. 통증에 대한 환자의 반응은 오랜 근본적인 특성(예: 불안)을 반영할 수 있지만, 이에 대한 논의가 환자를 비난하는 것과 관련되어서는 안된다.

개인의 상황에 따라 추가 지원이 필요할 때가 분명히 있을 것이다. 예를 들어, 주치의는 영상, 약물 치료, 심리, 식이 및 수면 서비스에 대한 향후 의뢰와 같은 진료 구성 요소를 용이하게 하는 데 도움을 줄 수 있다. 주치의는 그 사람의 장기적인 건강 상태에 대해 잘 알고 있을 가능성이 높다. 이제 사회적 돌봄의 가치에 대한 인식이 높아졌으며 여기에는 필요할 때 직장에서 지원을 조정하거나, 가능한 경우 지역사회 지원(예: 그룹 운영, 은퇴 그룹 활성화)에 대한 추천이 포함될 수 있다. 생물심리사회적 접근법의 통합에도 불구하고 임상가는 여전히 어려움을 겪거나 참여하지 않기로 선택한 환자와 직면하게 될 것이다. 마지막으로, 생물심리사회적 접근법을 사용하는 것은 힘든 일이 될 수 있으며, 임상가는 자신과 환자의 건강을 돌보는 것의 중요성을 인식해야 한다. 상자 6.7은 생물심리사회적 접근법을 사용하기 위한 주요 팁의 요약이다.

상자 6.7 생물심리사회적 접근법을 사용하기 위한 주요 팁

생물심리사회적 접근법(The biopsychosocial approach):

- 사회적 상황에서 생활하는 생각, 우려, 신념, 기대를 가진 사람들이기 때문에 모든 환자에게 중요하다.
- 적절한 생체역학 및 심리사회적 원칙을 바탕으로 의사소통 및 교육을 실시하여 환자가 보다 건강한 태도와 행동을 취하도록 돕는 것이다. 심리학자가 되는 것이 아니다.
- 생물, 심리, 사회 사이에서 논쟁하기보다는 통합된 접근 방식을 사용한다. 예를 들어, 임상 검사 중에 환자의 두려움, 회피, 신념을 살펴보고 자기효능감을 발휘하는 것을 고려한다.
- 생물심리사회적 접근법을 사용하는 것은 시간이 지나면서 더 쉬워지고, 여러분의 경험을 풍부하게 하고, 환자의 더 큰 만족으로 이끌 것이다.

참고문헌(References)

1. Bandura A. Self-efficacy: toward a unifying theory of behavioral change. Psychological Review. 1977;84:191.
2. Barbaresko J, Koch M, Schulze MB, Nöthlings U. Dietary pattern analysis and biomarkers of low-grade inflammation: a systematic literature review. Nutrition Reviews. 2013;71:511-527.
3. Busse J, Heels-Ansdell D, Makosso-Kallyth S, et al. Patient coping and expectations predict recovery after major orthopaedic trauma. British Journal of Anaesthesia. 2019;122:51-59.
4. Campbell P, Hill JC, Protheroe J, et al. Keele Aches and Pains Study protocol: validity, acceptability, and feasibility of the Keele STarT MSK tool for subgrouping musculoskeletal patients in primary care. Journal of Pain Research. 2016;9:807.
5. Chester R, Jerosch-Herold C, Lewis J, Shepstone L. Psychological factors are associated with the outcome of physiotherapy for people with shoulder pain: a multicentre longitudinal cohort study. British Journal of Sports Medicine. 2018;52:269-275.
6. Chester R, Khondoker M, Shepstone L, Lewis JS, Jerosch-Herold C. Self-efficacy and risk of persistent shoulder pain: results of a Classification and Regression Tree (CART) analysis. British Journal of Sports Medicine. 2019;53:825-834.
7. Daluiso-King G, Hebron C. Is the biopsychosocial model in musculoskeletal physiotherapy adequate? An evolutionary concept analysis. Physiother Theory Pract. 2020;1-17.
8. Darlow B, Fullen BM, Dean S, Hurley DA, Baxter GD, Dowell A. The association between health care professional attitudes and beliefs and the attitudes and beliefs, clinical management, and outcomes of patients with low back pain: a systematic review. European Journal of Pain. 2012;16:3-17.
9. De Baets L, Matheve T, Meeus M, Struyf F, Timmermans A. The influence of cognitions, emotions and behavioral factors on treatment outcomes in musculoskeletal shoulder pain: a systematic review. Clinical Rehabilitation. 2019;33:980-991.
10. Djade CD, Porgo TV, Zomahoun HTV, Perrault-Sullivan G, Dionne CE. Incidence of shoulder pain in 40 years old and over and associated factors: A systematic review. European Journal of Pain. 2020;24:39-50.
11. Docking SI, Cook J. How do tendons adapt? Going beyond tissue responses to understand positive adaptation and pathology development: A narrative review. Journal of Musculoskeletal & Neuronal Interactions. 2019;19:300.
12. Engebretsen KB, Brox JI, Juel NG. Patients with shoulder pain referred to specialist care; treatment, predictors of pain and disability, emotional distress, main symptoms and sick-leave: a cohort study with a six-months follow-up. Scandinavian Journal of Pain. 2020;20(4):775-783.
13. Engel GL. The need for a new medical model: a challenge for biomedicine. Science. 1977;196:129-136.
14. Fujihara Y, Shauver MJ, Lark ME, Zhong L, Chung KC. The effect of workers compensation on outcome measurement methods after upper extremity surgery: a systematic review and meta-analysis. Plastic and Reconstructive Surgery. 2017;139:923.
15. Gardner T, Refshauge K, Smith L, McAuley J, Hübscher M, Goodall S. Physiotherapists' beliefs and attitudes influence clinical practice in chronic low back pain: a systematic review of quantitative and qualitative studies. Journal of Physiotherapy. 2017;63:132-143.
16. Hayden JA, Wilson MN, Riley RD, Iles R, Pincus T, Ogilvie R. Individual recovery expectations and prognosis of outcomes in non-specific low back pain: prognostic factor review. Cochrane Database of Systematic Reviews. 2019:CD011284.
17. Holopainen R, Simpson P, Piirainen A, et al. Physiotherapists' perceptions of learning and implementing a biopsychosocial intervention to treat musculoskeletal pain conditions: a systematic review and metasynthesis of qualitative studies. Pain. 2020;161 1150-1168.
18. Irwin MR, Olmstead R, Carroll JE. Sleep disturbance, sleep duration, and inflammation: a systematic review and meta-analysis of cohort studies and experimental sleep deprivation. Biological psychiatry. 2016;80:40-52.
19. Jackson T, Wang Y, Wang Y, Fan H. Self-efficacy and chronic pain outcomes: a meta-analytic review. The Journal of Pain. 2014;15:800-814.
20. Kennedy P, Joshi R, Dhawan A. The effect of psychosocial factors on outcomes in patients with rotator cuff tears: A systematic review. Arthroscopy: The Journal of Arthroscopic & Related Surgery. 2019;35:2698-2706.
21. Lærum E, Indahl A, Sture Skouen J. What is "The Good Back-Consultation"? A combined qualitative and quantitative study of chronic low back pain patients' interaction with and perceptions of consultations with specialists. Journal of Rehabilitation Medicine. 2006;38:255-262.
22. Lewis J. Rotator cuff related shoulder pain: Assessment, management and uncertainties. Man Ther. 2016;23:57-68.
23. Liberman K, Forti LN, Beyer I, Bautmans I. The effects of exercise on muscle strength, body composition, physical functioning and the inflammatory profile of older adults: a systematic review. Current Opinion in Clinical Nutrition and Metabolic Care. 2017;20:30-53.
24. Linaker CH, Walker-Bone K. Shoulder disorders and occupation. Best Practice & Research in Clinical Rheumatology. 2015;29:405-423.
25. Linton SJ, Nicholas M, MacDonald S. Development of a short form of the Örebro Musculoskeletal Pain Screening Questionnaire. Spine. 2011;36:1891-1895.
26. Main CJ, George SZ. Psychologically informed practice for management of low back pain: future directions in practice and research. Physical Therapy. 2011;91:820-824.
27. Martinez-Calderon J, Meeus M, Struyf F, Morales-Asencio JM, Gijon-Nogueron G, Luque-Suarez A. The role of psychological factors in the perpetuation of pain intensity and disability in people with chronic shoulder pain: a systematic review. BMJ open. 2018;8:e020703.
28. Martinez-Calderon J, Struyf F, Meeus M, Luque-Suarez A. The association between pain beliefs and pain intensity and/or disability in people with shoulder pain: a systematic review. Musculoskeletal Science and Practice. 2018;37:29-57.
29. Miedema HS, Feleus A, Bierma-Zeinstra SM, Hoekstra T, Burdorf A, Koes BW. Disability trajectories in patients with complaints of arm, neck, and shoulder (CANS) in primary care: prospective cohort study. Physical Therapy. 2016;96:972-984.

30. Mocayar Maron FJ, Ferder L, Saraví FD, Manucha W. Hypertension linked to allostatic load: from psychosocial stress to inflammation and mitochondrial dysfunction. Stress. 2019;22:169-181.

31. Moll LT, Schmidt AM, Stapelfeldt CM, et al. Prediction of 2-year work participation in sickness absentees with neck or shoulder pain: the contribution of demographic, patient-reported, clinical and imaging information. BMC Musculoskeletal Disorders. 2019;20:1-11.

32. Moseley GL, Butler DS. Fifteen years of explaining pain: the past, present, and future. The Journal of Pain. 2015;16:807-813.

33. Nicholas MK, Linton SJ, Watson PJ, Main CJ, "Decade of the Flags" Working Group. Early identification and management of psychological risk factors ("yellow flags") in patients with low back pain: a reappraisal. Physical Therapy. 2011;91:737-753.

34. O'Sullivan PB, Caneiro J, O'Keeffe M, et al. Cognitive functional therapy: an integrated behavioral approach for the targeted management of disabling low back pain. Physical Therapy. 2018;98:408-423.

35. Osimo EF, Cardinal RN, Jones PB, Khandaker GM. Prevalence and correlates of low-grade systemic inflammation in adult psychiatric inpatients: an electronic health record-based study. Psychoneuroendocrinology. 2018;91:226-234.

36. Ravindra A, Barlow JD, Jones GL, Bishop JY. A prospective evaluation of predictors of pain after arthroscopic rotator cuff repair: psychosocial factors have a stronger association than structural factors. Journal of Shoulder and Elbow Surgery. 2018;27:1824-1829.

37. Rodeghero JR, Cleland JA, Mintken PE, Cook CE. Risk stratification of patients with shoulder pain seen in physical therapy practice. Journal of Evaluation in Clinical Practice. 2017;23:257-263.

38. Sciascia AD, Jacobs CA, Morris BJ, Kibler WB. The degree of tissue injury in the shoulder does not correlate with pain perception. Journal of Shoulder and Elbow Surgery. 2017;26:e151-e152.

39. Seidler A, Romero Starke K, Freiberg A, Hegewald J, Nienhaus A, Bolm-Audorff U. Dose–response relationship between physical workload and specific shoulder diseases: a systematic review with meta-analysis. International Journal of Environmental Research and Public Health. 2020;17:1243.

40. Sibille KT, McBeth J, Smith D, Wilkie R. Allostatic load and pain severity in older adults: results from the English Longitudinal Study of Ageing. Experimental Gerontology. 2017;88:51-58.

41. Silverman J, Kurtz S, Draper J. Skills for communicating with patients. Oxford: Radcliffe Medical Press; 1998.

42. Snippen NC, de Vries HJ, van der Burg-Vermeulen SJ, Hagedoorn M, Brouwer S. Influence of significant others on work participation of individuals with chronic diseases: a systematic review. BMJ Open. 2019;9:e021742.

43. Speer K, Upton D, Semple S, McKune A. Systemic low-grade inflammation in post-traumatic stress disorder: a systematic review. Journal of Inflammation Research. 2018;11:111.

44. Stewart M, Brown J, Weston W, McWhinney I, McWilliam C, Freeman T. Patient-Centred Medicine: Transforming the Clinical Method. London: Sage; 1995.

45. Stineman MG, Streim JE. The biopsycho-ecological paradigm: a foundational theory for medicine. PM&R. 2010;2:1035-1045.

46. Thompson WR, Scott A, Loghmani MT, Ward SR, Warden SJ. Understanding mechanobiology: physical therapists as a force in mechanotherapy and musculoskeletal regenerative rehabilitation. Physical Therapy. 2016;96:560-569.

47. Van der Molen HF, Foresti C, Daams JG, Frings-Dresen MH, Kuijer PPF. Work-related risk factors for specific shoulder disorders: a systematic review and meta-analysis. Occupational and Environmental Medicine. 2017;74:745-755.

48. Vlaeyen JW, Crombez G. Behavioral conceptualization and treatment of chronic pain. Annual Review of Clinical Psychology. 2020;16:187-212.

49. Wærsted M, Koch M, Veiersted KB. Work above shoulder level and shoulder complaints: a systematic review. International Archives of Occupational and Environmental Health. 2020;1-30.

50. Wong WK, Li MY, Yung PS, Leong HT. The effect of psychological factors on pain, function and quality of life in patients with rotator cuff tendinopathy: a systematic review. Musculoskelet Sci Pract. 2020;47:102173.

51. Zouikr I, Karshikoff B. Lifetime modulation of the pain system via neuroimmune and neuroendocrine interactions. Frontiers in Immunology. 2017;8:276.

통증 신경과학: 어깨 통증은 어디에서 오는가? 7

(Pain neuroscience: where is my shoulder pain coming from?)

Benjamin JF Dean, Derek Griffin

개요(Introduction)

통증에 대한 총체적 이해는 철학에서부터 신경과학 및 면역학에 이르는 광범위한 영역과 광범위한 지식 기반에 의존한다. 현대 건강관리에서 전문화, 보호주의, 확립된 요소가 혼합되어 있어 통증 과학이 항상 효과적으로 전달되는 것은 아니다.

이 단원의 목적은 이 단원과 함께 읽기에 유용할 수 있는 이전 연구를 바탕으로 임상적으로 적절하고 의미 있는 방식으로 어깨에 초점을 맞춘 통증 과학에 대한 전반적인 관점을 제시하는 것이다.

통증에 대한 철학적 관점

(A philosophical perspective on pain)

통증에 대한 정의는 사전, 전문가 협회, 전문가 별로 다양하게 하고 있다. 예를 들어, 옥스퍼드 사전은 통증을 "질병이나 상해로 인한 매우 불쾌한 신체적 감각"으로 정의하고, 케임브리지 사전은 통증을 "상해 또는 질병으로 인한 신체적 통증의 느낌"으로 정의한다. 국제통증연구협회(IASP)는 최근 통증에 대한 개정된 정의를[34]: "실제 또는 잠재적 조직 손상과 관련되거나 이와 유사한 불쾌한 감각 및 감정적 경험"으로 제시했다.

모든 정의는 통증을 객관적으로 정의하려 하지만, 통증은 본질적으로 주관적인 현상이며 사람마다 다양한 의미를 갖는다. Ludwig Wittgenstein(1889–1951)은 역사상 가장 위대한 철학자 중 한 사람으로 널리 알려져 있으며, Richard Floy가 설명하는 것처럼 그의 "사적인 언어 논증(private language argument)"은 통증의 정의와 분명한 관련이 있다.[19]:

그가 말하는 첫 번째 요점은 우리가 본 것처럼 "통증"이라는 단어가 감각에 대한 설명이 아니라 감각의 표현이라는 것이다. 이것은 통증 행동에 대한 설명도 아닙니다: "통증에 대한 언어적 표현은 우는 것을 대신하고 그것을 설명하지 못합니다"(244절). 246절에서 Wittgenstein은 감각에 대한 우리의 지식을 논한다. '나는 내가 통증이 있다는 것을 안다'는 말은 '나는 아프다'는 뜻에 불과하다는 그의 결론이다. 다른 사람들은 내가 아픈지 의심할 수 있지만, 나는 그럴 수 없다고 말하는 것이 더 이치에 맞다.

"통증"은 인간 언어의 구성물이며, 우리의 내부 상태를 전달하는 수단이며, 우리의 엄청난 사회적 환경 안에서 조각되어 문맥이 핵심이라는 것을 보여주고, 통증이 사람들에게 매우 다른 것을 의미할 수 있다는 것을 강조한다. Wittgenstein의 주장의 결론은 다음과 같다.[19]

Wittgenstein의 입장에서 감각은 확실히 개인적이며 감각이란 단어는 감각 자체를 의미로 갖지 않으며 실제로 감각의 정확한 본성은 단어의 의미(용도)와 전혀 관련이 없다는 것이다. 단어는 단지 어떤 종류의 감각이 존재한다는 것을 나타낼 뿐이다.

Wittgenstein의 주장에 대해 많은 해석들이 있으며, Descartes가 통증의 강도는 관련 조직 손상의 양과 직접 관련이 있으며 통증은 하나의 뚜렷한 경로로 처리된다는 그의 이론을 제안한 17세기로 거슬러 올라가 논쟁을 밝혀낸다.[6,55] 몇몇 초기 통증 이론은 이러한 "이원론적(dualistic)" 데카르트 철학(Descartian philosophy)에 의존하여 통증을 특정 말초 "통증 수용기(pain receptors)" 자극의 결과로 보았다. 지난 100년 동안, 두 개의 상반된 이론, 즉 특이성 이론(specific theory)과 패턴 이론이 발견되었다. 특이성 이론은 이원론적 데카르트 모델(Descartian model)을 기반으로 하며 통증을 자체 기관을 통한 감각 입력의 독특한 양상으로 보았고, 패턴 이론은 비특이적 수용기(nonspecific receptors)의 강한 자극으로 인한 통증으로 설명했다.[55] 1965년 Melzack과 Wall은 통증의 관문 이론(gate theory)에 대한 획기적인 연구를 발표했는데, 이는 통증 인식이 감각 입력과 중추 신경계(CNS) 모두에 의해 영향을 받는 모델에 대한 근거를 만들었다.[51] 신경과학, 면역학, 심리학, 분자 의학의 발전으로 통증 경험에 대한 전반적인 이해가 확장되었다.

철학적 맥락은 인간 언어의 본질적으로 주관적인 구성물로서 통증의 본질을 분해하는 데 도움이 되기 때문에 중요하다.

우리가 이해하지 못하는 것이 많다는 것을 받아들이면 정의의 결함은 더 명확해진다. 예를 들어, 통증이 항상 불쾌한 것은 아니고, 통증에 감정적일 필요도 없으며, 통증을 "신체적 감각(physical sensation)"이라고 부르는 이유는 무엇인가? 우리가 임상에서 매일 경험하는 실제적인 의미가 있다. 통증이 아니라 약간의 불편함이라고 주장하지만 분명한 진통보행(antalgic gait)으로 절뚝거리며 진료소에 들어온 노인 환자는 왜 통증에 시달리는 것일까? 환자 교육을 할 때 통증이 사라지고, 어떤 감각이 통증 있는 활동을 갑자기 중단해야 하는 이유가 아니라는 것을 설명함으로써 그들의 두려움이 사라질 수 있는가?

근본적으로 Wittgenstein은 문제를 정확하게 기술했겠지만, "통증"은 감각에 대한 설명이 아니라 감각의 표현이며, 이 관점에서 훨씬 더 이해가 된다면, "통증"을 정의하려는 모든 시도는 잘못된 것이다. 결국, 통증을 경험하는 사람들을 치료하는 방식에 대해 생각해 볼 때 임상가는 통증을 치료하는 것이 아니라, 이러한 감각의 경험으로 이어지는 요인과 개인에게 미치는 영향을 줄이려고 하는 것이다. 아마도 통증 자체를 측정하는 것이 실용적인 관점과 철학적 관점 모두에서 문제가 되는 이유일 것이다. 일반적으로 통증이 미치는 영향을 측정하는 것이 훨씬 더 안정적이고 잠재적으로 유용하다. 궁극적으로 통증의 유무는 임상에서 환자에 의해 정의되며, 맥락(context)은 그 사람에게 통증의 의미와 영향을 설명하는 데 필수적이다. 맥락이 없는 통증은 더 이상 의미가 없으며 통증을 시각적 아날로그 척도(visual analogue scale)를 사용할 때 같이 통증을 일차원 변수로 축소할 수 있지만, 이것이 수행된 맥락을 기록하는 데 매우 주의해야 한다.

통증을 맥락에 두는 것(Putting pain in context)

통증은 생존을 위한 유기체의 진화 싸움에서 필수적인 부분이며, 유전 물질을 재생산하고 전파시킨다. 이것은 개인에게 극도로 해로울 수 있는 통각 수용 처리의 결함을 초래하는 다양한 유전적 이상에 의해 입증된다.[36,61] 통증 인식이 없으면 신경병성 손상이 발생하여, 조직 손상의 위협에서 개별 유기체를 보호하려는 통증의 중요한 기능을 설명한다. 통증 인식은 복잡한 과정이며, 수많은 유전자가 관련되어 있고, 개인마다 다를 수 있다. 유전적, 환경적 차이는 개인이 급성 조직 외상 또는 골관절염과 같은 지속적인 노화와 관련된 퇴행성 상태와 같은 잠재적으로 유해한 다양한 자극에 반응하는 방식에서 집단 간에 상당한 이질성이 있음을 의미한다.

다양한 통증 민감도 프로파일(sensitivity profiles) 또는 표현형에 장단점이 있을 것이다. 특정 표현형이 번식을 위한 생존 가능성 증가로 이어지면 이 표현형이 더 우세해질 것이다. 집단 내에서 통증 표현형이 매우 다양하다는 점을 고려해야 한다. 일부는 비정상적 병리 없이 통증을 경험하는 반면, 일부는 통증을 경험하지 않고도 상당한 양의 비정상적 병리가 있을 수 있다. 확실히, 다른 통증 표현형이 현대 시대에 생존 및 번식 성향을 가질 가능성이 있으며, 이는 현대 의학에서 통증을 치료하는 방식에 의해 어느 정도 영향을 받을 수 있다.

말초 및 중추 감각 처리에 대해 뒷받침하는 과학적 근거를 설명하기 전에 이러한 맥락을 강조하는 것이 중요하다. 이러한 이해는 동물과 인간 세포에 대한 체외 연구뿐만 아니라 동물과 인간에 대한 체내 연구를 포함한 다양한 출처에서 발전되었다. 많은 연구들이 예를 들어, 의원성 조직 외상, 열 자극 또는 유해한 화학물질을 사용하는 비현실적인 급성 통증 자극을 사용하는 연구가 수행되었다. 우리 지식 기반의 많은 부분에 대한 분리되고 인위적인 기초의 의미와 지나치게 혼란스럽고 복잡한 용어의 사용이 결합되어 임상의가 과학적 지식을 임상 실무를 지원하는 의미 있는 것으로 번역하는 과제가 거의 불가능해졌다.

어깨에 초점을 맞춘 통증 과학
(The science of pain with a focus on the shoulder)

말초 수용기(Peripheral receptors)

감각 수용기는 물리적 자극에 반응하는 특수한 구조이다. 감각 수용기의 분류는 수용기의 구조(형태, 즉 자유 신경종말 대 다양한 유형의 캡슐화된 수용기) 또는 자극에 반응하는 방식(즉, 열수용기, 기계수용기)을 기반으로 할 수 있다. 또한 화학 표지의 존재에 따라 하위 분류될 수 있다. 모든 분류는 실제 세계의 단순화이며, 수용기가 분류 체계에서 보이는 것만큼 유형이 구별되지 않는 경우가 있다는 것을 이해하는 것이 중요하

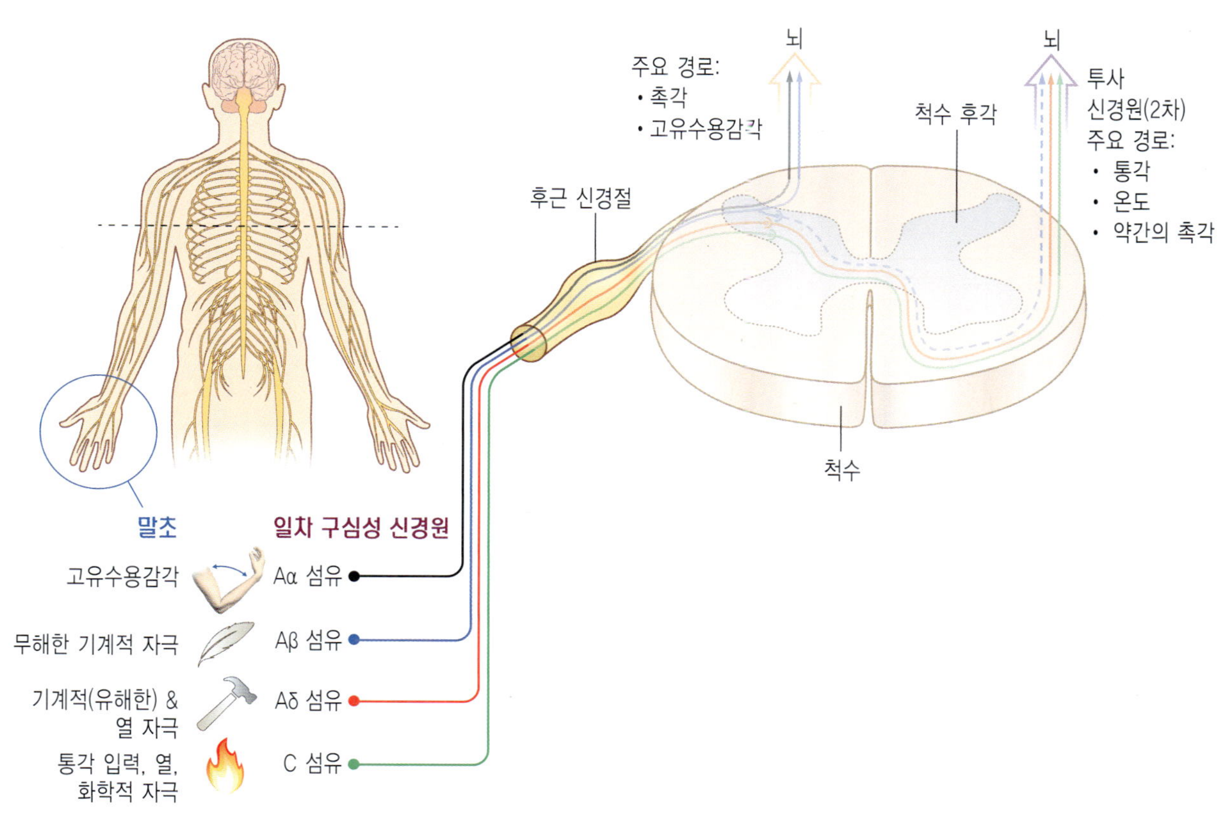

그림 7.1
일차 구심성 뉴런은 감각을 감지하고 이것을 전기 신호로 변환하여 말초에서 중추 신경계르 전달한다. 일차 구심성 신경원은 다양한 유형의 입력을 감지한다. Aδ 및 C 섬유는 온도와 강한 압력과 같은 기타 정보와 함께 통각 입력(경고 신호)을 전송한다.

(출처: Moloney N, Hartman M. Pain Science – Yoga – Life: Bridging Neuroscience and Yoga for Pain Care. Edinburgh: Handspring Publishing; 2020.)

다. 다양한 자극에 반응하는 방식의 동적 특성은 분류 시스템에서 포착되지 않는 경우가 많지만, 반응의 역치와 반응 패턴은 시간이 지남에 따라 수용기 및 그 환경에서 발생할 수 있는 변화에 따라 변할 수 있다.

감각 수용기는 다양한 크기, 수초화 정도 및 전도 속도의 구심성 신경에 의해 제공된다. 일반적으로 세 가지 주요 그룹으로 나눌 수 있다: 두꺼운 직경의 수초 그룹 II 또는 Aβ 섬유, 작은 직경의 수초 그룹 III 또는 Aδ 섬유, 그리고 무수초 그룹 IV 또는 C 섬유.[21] 감각 수용기는 Aδ 신경종말과 같이 감각 수용기를 신경지배하는 신경 유형으로 간단히 언급된다. 간단히 말해서, 수용기는 자극에 반응하여 전기적 메시지를 감각 사슬을 통해 전달한다(그림 7.1).

통각수용기는 유해한 자극을 전달하고 인코딩할 수 있는 고역치 감각수용기로 정의될 수 있다. 통각수용기는 열, 기계적, 화학적 자극에 반응할 수 있으며 신경 제공의 수초화, 반응을 유발하는 자극 유형, 반응 특성 및 특정 화학적 표지의 네가지 기준에 따라 하위 분류될 수 있다. 통각수용기는 높은 수준의 기능적, 화학적 가소성을 나타내며, 이는 역치와 반응성, 시냅스 접촉의 역동학, 염증 및 축삭 손상에 의해 매개되는 변화에 반응할 수 있는 방식으로 조절된다(그림 7.2 및 7.3).

기계수용기는 기계적 자극에 반응하는 일반적인 유형의 감각수용기며 가장 흔한 유형으로는 마이스너 소체, 메르켈 세포-

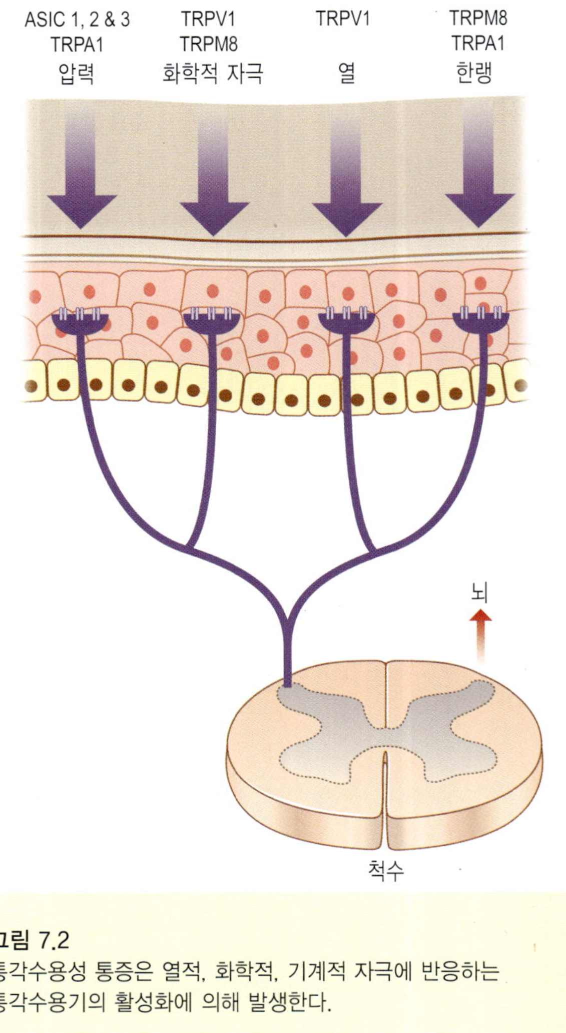

그림 7.2
통각수용성 통증은 열적, 화학적, 기계적 자극에 반응하는 통각수용기의 활성화에 의해 발생한다.

(출처: Austin P. Chronic Pain: A Resource for Effective Manual Therapy. Edinburgh: Handspring Publishing; 2017.)

신경돌기 복합체, 파치니 소체 및 자유 신경종말이 있다. 고유수용기라는 용어는 근육 및 관절과 관련된 역학에 대한 반응과 관련된 역할을 하는 기계적 수용기 유형을 설명하는 데 사용된다. 고유수용기는 근방추, 골지건기관 및 루피니형 수용기를 포함한다. 중요한 것은, 기계수용기는 반응 역치에 따라 저역치 기계수용기(LTM) 또는 고역치 기계수용기(HTM)로 분류될 수 있다.

통각수용기와 기계수용기의 특성 사이에는 상당한 교차점이 있으며, 고역치 기계수용기(HTM)는 통각수용기로도 설명할 수 있다. 이것은 특히 수용기의 반응 역치가 얼마나 역동적일 수 있는지를 고려할 때, 기계수용기와 통각수용기 사이에 깔끔한 구분을 만드는 것은 다소 자의적이고 오해의 소지가 있다는 것을 강조한다. 이것은 또한 유해수용기(nociceptor)와 유해수용(nociception)이라는 용어가 실제 용어로 혼동되고 문제가 되는 이유로 설명할 수 있다. 신경계의 가소성은 정적인 의미가 현실의 역동적으로 변화하는 복잡성을 포착할 수 없다는 것을 의미한다. 간단히 말하면, Aβ 신경종말에 의해 제공되는 수용기는 저역치 기계수용기(LTM)이고, Aδ 신경종말에 의해 제공되는 수용기는 저역치 기계수용기(LTM) 또는 고역치 기계수용기(HTM)일 수 있다. Aδ 신경종말과 대부분의 C 섬유 신경종말에 의해 제공되는 고역치 기계수용기(HTM)는 유해수용기라고 부른다. 많은 저역치 기계수용기(LTM)는 무해한 범위에서 발화(fire)하지만 유해한 범위에서 훨씬 더 강한 반응을 보이며, 이 수용기를 통각수용기로 분류하는 것은 다소 문제가 될 수 있음을 보여준다.

어깨 해부학 및 수용기(Shoulder anatomy and receptors)

관절은 두꺼운 직경의 수초 Aβ, 작은 직경의 수초 Aδ 및 높은 비율의 무수초 C 섬유로 구성된 신경의 지배를 받는다. C 섬유는 감각 구심성 또는 교감신경의 균일한 혼합으로 더 세분화된다. 근육을 지배하는 신경은 운동신경, 감각신경, 절후 교감신경원으로 구성되어 있다. 관절에서, 관절 Aβ 섬유는 관절낭, 인대, 반월판 및 골막에서 루피니, 골지, 파시니형의 미립자 종말로 끝난다.[21] 관절 Aδ 및 C 섬유는 관절낭, 지방 조직, 인대, 반월판, 골막, 활막에서 비소체 또는 자유 신경종말로 끝난다. 근육에서, 두꺼운 수초가 있는 구심성은 근방추 및 건 기관과 같은 조직화된 종말로 끝나는 반면, Aδ 및 C 섬유는 자유 신경종말로 끝난다.[21]

어깨의 신경 해부학에 대해 자세히 설명하였으며,[15,23,71] 요약하면 다음과 같다. 어깨관절의 신경은 견갑하(C5/6), 액와(C5/6), 외측흉근(C5/6) 및 견갑상(C5/6) 신경을 포함하여 어깨관절의 신경에 기여한다. 견갑하신경은 전방 관절과 견갑하근의 작은 구역에 제공한다. 액와신경은 전하부와 후방 관절낭, 소원근과 삼각근에 제공한다. 외측흉근신경은 일부 전방 관절낭, 오구견봉(C–A) 및 오구상완(C–H) 인대, 견봉하 점액

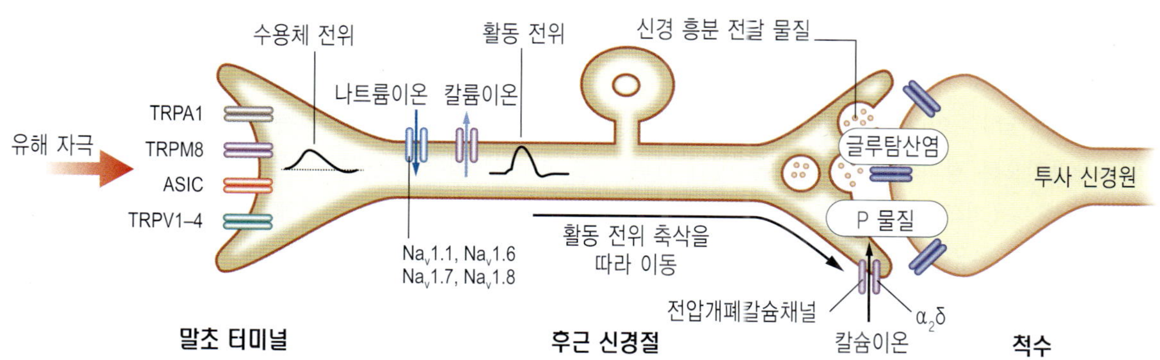

그림 7.3
통각수용기능에 관련된 이온채널의 계통도. 말초 단자는 통각수용기(TRP) 및 산감각이온(ASIC) 채널을 포함한 이온 채널과 수용기를 통해 유해 자극(예: 조직 손상)에 반응한다. 정의된 탈분극 역치에 도달하면 NaV 채널이 활성화되고 활동 전위가 생성된다. 활동 전위는 축삭을 따라 시냅스 전 단자로 전달되며, 전압 개폐 칼슘 채널(VGCCs)을 통한 칼슘 유입은 시냅스 전 단자에서 신경 전달 물질의 방출을 촉진한다.

(출처: Austin P. Chronic Pain: A Resource for Effective Manual Therapy. Edinburgh: Handspring Publishing 2017.)

낭, 전방 견봉쇄골 관절(ACJ) 및 대흉근에 제공한다. 견갑상 신경은 상방 관절낭, 오구쇄골 인대, 후방 견봉쇄골관절(ACJ), 견봉하 점액낭, 후방 및 하방 관절낭, 극상근 및 극하근에 제공한다.

어깨의 신경조직학(neurohistology)에 대한 여러 연구들이 있다.[25,35,53,66,70] 회전근개는 기계수용기와 통각수용기로 조밀하게 분포되어 있으며, 특히 근건 접합부에 집중되어 있다.[2,53] 아마도 이 조밀한 신경 분포는 근육과 힘줄 사이의 고도로 특수화된 영역에서 발생하는 전이와 관련이 있으며, 전이 영역은 본질적으로 부상과 병리의 위험이 더 크다고 할 수 있다. 관절낭은 기계 수용기로 조밀하게 신경이 전달되며 이두근 건, 관절낭 및 관절와에서는 자유 신경종말이 전달 되었다.[2,31,67] 수용기의 집중은 기계적 스트레스가 큰 영역에서 더 밀도가 높다.[2] 견봉하 점액낭은 기계수용기와 통각수용기 모두의 신경지배를 받는다.[35]

감각 경로(Sensory pathways)

급성 조직 손상은 수많은 화학적, 세포적 변화를 초래하여 직접 또는 간접적으로 말초 통각수용기의 활성화로 이어질 수 있다. 여기에는 다른 화학 물질, 사이토카인(cytokines), 세포 유형 및 신호 경로뿐만 아니라 면역 세포의 수용기에 의해 인식되는 손상 관련 분자 패턴(damage-associated molecular patterns, DAMPs)이 포함된다.[58] 유해한 기계적, 열, 화학적 자극은 통각 수용기의 이온 채널을 직접 활성화하거나 다른 자극에 대한 이온 채널의 민감도를 증가시킬 수 있다. 기본적으로 충분한 이온 채널의 활성화를 초래하는 모든 것은 통각수용성 신경에서 전기적 반응 또는 활동 전위를 유발하기 위한 역치에 도달할 수 있다.[18] 통각수용성 신경의 반응성 증가 또는 정상적인 역치 이하 입력에 대한 반응을 초래하는 이 국소적 과정을 말초 민감화(peripheral sensitization)이라고 한다. 건병증 및 골관절염과 같은 일반적인 어깨 병리에서 전-유해수용성(pre-nociceptive) 조직 변화가 발생한다는 것을 보여주는 기초 과학과 번역 연구가 다수이다.[1,11,13,14,16,20,52]

일차성 통각과민(primary hyperalgesia)은 실로 손상 부위의 과민성이며 말초 민감화와 동의어이다. 손상 부위는 일차 영역(primary zone)이라고도 하며, 지속적으로 고통스러운 퇴행성 질환보다 급성 부상이나 실험적으로 유발된 통증과 관련된 개념이다. 일차성 통각과민은 열, 기계적 자극과 관련이 있다. 가벼운 접촉에 대한 통각과민(hyperalgesia)은 이질통(allodynia)이라고 불리며, 점상 통각과민은 바늘로 찌르거나 모노필라멘트(monofilament)에 반응하는 반면, 압력 또는 충격 통각과민은 피부와 더 깊은 조직에 대한 압력(pressure)에 반응한다. 따라서 통각과민은 정상적인 통증 반응의 일부이며, 자극에 대한 역치 감소, 초역치 자극에 대한 반응 증가 또는 수용 영역 확장에 의해 나타날 수 있다. 이차성 통각과민은 본래 손상 영역 밖의 통각과민으로 정의되며 기계적 자극에만 관련된다. 일차 영역 내에서 수용기의 활성화는 소위 플레어(flare) 반응으로 이어지며, 인접한 수용기의 화학적 활성화를 통해 이 영역 밖으로 확장된다. La Motte 등의 실험에서 이차성 통각과민의 발달은 중추신경계를 필요로 하며 말초 발적 반응에 의해 완전히 설명될 수 없음을 보여준다.[39] 이차성 통각과민은 선택적 A 섬유 차단에 의해 제거될 수 있기 때문에 A 섬유 통각 수용기에 의해 매개되는 것으로 나타났다.[39,74]

따라서 이차성 통각과민은 중추신경계(CNS)에서 정상 또는 역치 이하의 다른 입력에 대한 유해수용성 뉴런(nociceptive neurons)의 반응이 증가하는 것으로 설명되는 중추민감화(central sensitization)의 징후이다. 때리기(punctate)나 가벼운 접촉 통각과민(이질통)은 이차성 통각과민의 두 가지 형태

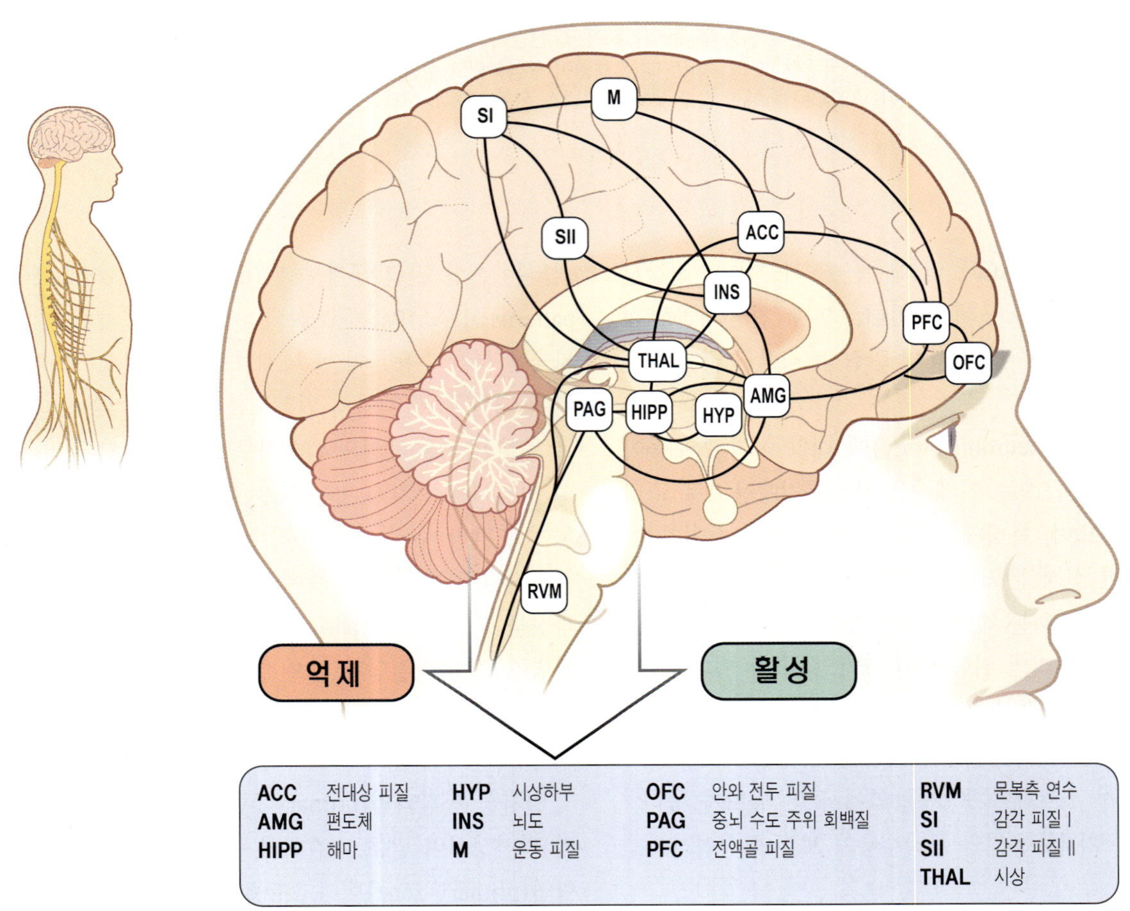

그림 7.4
신경계: "뇌 약국(brain pharmacy)" 및 통각의 하강 조절. 중뇌 수도 주위 회백질(PAG)/문복측 연수(RVM)는 통각을 억제하거나 촉진하여 통각 시 다이얼을 위 또는 아래로 돌릴 수 있다. 통각을 억제하는 신경전달물질이 방출되면 통각 신호가 감소하여 통증이 줄어든다. 통각을 촉진하는 신경전달물질이 방출되면 통각 신호가 활성화 되어 통증이 더 심해진다.

(출처: Moloney N, Hartman M, Pain Science – Yoga – Life: Bridging Neuroscience and Yoga for Pain Care, Edinburgh: Handspring Publishing; 2020.)

로 관찰되며 둘 다 저역치 기계수용기(LTM)에 의해 매개되는 것으로 보인다. 중심 민감화의 기초가 되는 정확한 메커니즘은 복잡하고 잘 이해되지 않는 상태로 남아 있다. 현재는 무수초 C 섬유 통각수용기, 저역치 기계수용기(LTM), 척수 후각의 통각수용성 뉴런, 시냅스 전 신경세포, 하행 조절 경로 등 여러 물질이 모두 중추 민감화에 관여하는 것으로 보인다.[15] 중추 민감화는 급성 염증이 있는 관절, 관절염이 있는 고관절 및 슬관절, 통증이 있는 어깨를 포함한 수많은 임상 상황에서 발생하는 것으로 가정된다.

척추 후각은 감각수용기와 기계수용기를 포함한 많은 일차 구심성 신경섬유로부터 입력을 받는다. 일차 구심성 신경은 일반적으로 흥분성이 있으며 신경전달물질(글루타민성)로서 글루탐산에 의존한다. 일차 구심성 섬유는 척수의 입쪽 부분을 통해 뇌 중심 상부로 이동하는 투영 세포 또는 척수에 남아 국소 신경 회로에 기여하는 내부 신경원과 시냅스 할 수 있다. 인터뉴론(interneurons)은 GABA/글리신(glycine)을 신경전달물질로 사용하거나, 또는 흥분성(글루타민제)일 수 있다. 후각은 뇌로부터 하행 입력을 받고, 이러한 하행 억제 회로의 자극은 무통증을 생성한다. 이러한 하강 시스템은 하강 통증 조절 시스템(DPMS)이라고 한다. 통각수용 정보는 시상(척수시상로)으로의 직접 투사, 항상성 제어 영역으로의 직접 투사, 시상하부 및 배측 전뇌로의 투사를 포함하는 다중 상승 경로를 통해 척수에서 뇌로 전달된다. 중뇌 수도 주위 회백질(PAG)과 망상체(reticular formation)는 척수연수 시스템의 중요한 부분이다. 시상(thalamus)은 통증 인지에서 중요한 역할을 하며, 일차 및 이차 체성감각 피질, 전뇌섬엽(anterior insula)피질, 대상 피질에 대한 상행 돌출부를 가지고 있다. 중심 통각 인지는 편도체, 전전두 피질, 소뇌, 기저핵과 같은 여러 다른 영역을 포함한다. 주요 조절 회로로는 문복측 연수(RVM)와 중뇌 수도 주위 회백질(PAG)이 있으며, 이는 후각 통각 전달을 양방향 제어한다. 이 네트워크는 편도체, 전대상 피질 및 전뇌섬엽을 포함하는 영역에서 수많은 입력을 수신하여 감정이 통증 인식에 영향을 미칠 수 있는 방식에 대한 메커니즘을 제공한다 (그림 7.4).

어깨 통증의 역학(Epidemiology of shoulder pain)

일반적으로, 역학은 질병이 사람들에게 얼마나 자주, 왜 발생하는지에 대한 연구이다. 모든 연구가 우수한 연구는 아니므로 역학 근거를 평가할 대 주의가 필요하며, 연구는 그러한 주장을 뒷받침할 적절한 방법론 없이 그들의 발견을 인과관계로 과장할 수 있고, 잘못된 연구 설계는 결과를 편향되게 해석할 수 있다. 그러나 이 부분에서 요약할 어깨 통증과 관련된 합리적인 근거는 있다.

어깨 통증은 허리와 무릎 통증 다음 세 번째로 흔한 근골격계 증상이다[69] 통증의 유무와 측정 방법뿐만 아니라 인구 통계에 따라 일반 인구에서 유병률과 발생률은 크게 다르다.[44] 건강관리 상담을 받는 어깨 통증의 유병률과 발생률은 연령에 따라 증가하며, 높은 연령은 50~60세 정도에 이른다.[43,69] 심리적 스트레스, 나이(50세 이상)는 어깨 통증과 회전근개 건병증의 강력한 위험 요소인 반면 어깨 통증과 관련된 다른 요소는 여성, 인종, 비만, 흡연, 우울, 불안, 정신적 스트레스 및 당뇨병이 있다.[4,8,24,29,40,49,54] 더 높은 통증 강도, 더 높은 장애 수준, 다발성 통증 부위, 동반되는 독 통증의 존재, 증상 지속 시간이 더 길수록 예후가 나빠진다.[38,47] 직업적 위험 요인으로는 더 과한 신체적 업무량, 감독과 지원의 부족, 사회적 지원의 부족, 작업 통제 수준의 부족, 업무의 반복성, 높은 수준의 외전 작업 및 진동 도구 사용이 포함된다.[4,24,29,40,54,56] 과한 수준의 자기 효능감과 회복에 대한 기대는 낮은 수준의 통증 및 장애와 관련이 있다.[49]

구조와 통증 사이의 연관성을 뒷받침하는 합리적인 근거가 있다. Hinsley 등의 전향적 횡단적 단면 연구에서 회전근개 구조 부전의 정도가 증가할수록 어깨 증상의 가능성이 유의하게 증가하고, 증상이 있는 회전근개 파열의 평균 크기가 무증상 회전근개 파열보다 유의하게 더 컸음을 입증하였다.[33] Yamaguchi 등은 회전근개 파열은 나이가 들어감에 따라 점점 더 흔해지는 반면, 파열 크기는 통증 증가에 중요한 요소라는 것을 보여주었다.[72] 어깨 통증의 증가는 파열의 크기와 관련이 있다.[37,46] 역학 근거는 일반적으로 모든 영역에 걸쳐 어깨 통증과 관련된 여러 요인을 고려할 때 생물심리사회적 프레임워크의 개념을 뒷받침한다.

어깨 통증과 관련된 통증 기전의 임상적 초점 (A clinical focus of pain mechanisms involved in shoulder pain)

개인의 통증 경험 이면의 기전을 이해하는 것은 치료 중재 선택에 영향을 미칠 수 있다. 최근 몇 년 동안 "중추 신경병증", "말초 신경병증", "일차성 만성(primary chronic)", "이차성 만성", "유해수용성" 및 "유해가소성(nociplastic)"과 같은 혼란스럽고 때로는 도움이 되지 않는 통증 설명어가 등장했다. 이러한 설명어는 환자가 하나의 급성 및 특정 임상 문제를 나타내지 않는 임상 실무보다 실험실 실험과 더 관련이 있을 수 있다. 통증의 경험은 거의 하나의 사일로(silo)에 깔끔하게 포장되어 있지 않으며, 통증에는 여러 가지 말초성과 중추성 요인이 있을 수 있다. 임상 실무의 기술은 불확실성을 인정하고, 인식하고, 수용하고, 관리하는 것이다.

말초 조직 과정의 역할은 외상과 관련된 어깨 통증(예: 골절, 탈구, 급성 회전근개 파열) 또는 예상되는 임상 징후 및 증상(예: 오십견, 골관절염)에 해당하는 특정 병리의 경우에 가장 잘 타나난다. 말초 민감화와 기계적 부하 패턴의 변화로 이어지는 염증은 유해수용성 통증 표현형이라고 불리는 결과를 초래할 수 있다. 전형적인 임상적 증상은 상당히 국소적이고, 주로 움직임에 의해 유발되며(간헐적), 악화와 완화 요인의 일관된 패턴을 갖는 통증 중 하나이다.[65] PainDETECT와 같은 검증된 선별 설문지는 환자의 통증 표현형을 평가하는 비교적 간단한 방법을 제공하며, 더 높은 점수는 높은 통증 강도, 우울 및 삶의 질 저하와 관련이 있으며, 이는 신경병성 또는 중추성 민감화 표현형이 더 많음을 나타낸다.[22]

그러나 증상 보고와 임상 검사에 기초하여 일차 치료에서 어깨 통증을 보이는 사람의 높은 비율에서는 자신의 증상에 대한 식별 가능한 병리학적 동인(driver)이 있거나 특정 외상성 사건을 보고하지 않을 수 있다.[43] "회전근개 관련 어깨 통증", "견봉하 충돌 또는 통증 증후군" 또는 단순히 "비특이적 어깨 통증"을 포함하여 이 그룹을 설명하기 위해 여러 진단 라벨(분류번호)이 문헌에 사용되었다.[41,62] 증상이 없는 상태에서 영상 이상이 상대적으로 높고 구조적 진단을 알리기 위한 임상특수 검사의 민감도가 낮다는 점에서 특정 구조를 증상의 원인으로 파악하기는 어렵다.[3,32]

편측 어깨 통증이 있는 개인의 체성감각 프로필(특성 기술)을 조사한 연구에서는 통증 부위와 신체의 다른 부위 모두에서 국소적으로 감소된 압력 통증 역치 뿐만 아니라 조건부 통증 조절 장애도 보여주었다.[9,60] 이러한 결과는 말초 유해수용 과정 외에도 중추 신경계 내에서 추가된 전-유해수용성(pro-nociceptive) 기전(중추 민감화, 손상된 하강 억제)을 가리킨다. 중심 과정이 임상 양상을 지배하는 경우 환자는 높은 통증 강도, 여러 통증의 영역, 자발적 통증 및 움직임 유발 통증(종종 일정함), 촉진 시 국소적 또는 광범위한 압통, 말초 조직 대상의 중재에서 덜 반응할 수 있는 통증을 보일 수 있다.[28] 이러한 징후 및 증상 패턴은 유해가소성 통증 표현형(nociplastic pain phenotype)이라고 할 수 있다(https://www.iasp-pain.org/resources/terminology/?navItemNumber=576#Pain).
그러나 핵심적인 오해는 중추 민감화가 유해가소성 양상의 중심 요인에 의해 주도된다는 것이다. 중추 민감화는 급성 외상 후, 그리고 주로 화상이나 골절 후와 같은 상황에서 유해수용기의 말초 활성화에 의해 발생하며, 이는 부상당한 신체 부위를 추가적인 손상으로부터 보호하는 데 중요한 역할을 한다.[61] 중추 민감화는 병리가 특정 구조에 잘 국한된 경우에도 골관절염과 같은 상태에서 일반적이므로 통증 표현형(pain phenotyping)의 실제 복잡성을 보여준다.[27,68]

우울, 불안, 수면, 회복에 대한 낮은 기대 등 신체적 요인 이외의 요인이 어깨 통증이 있는 개인의 통증 및 장애와 관련이 있다는 새로운 근거가 있다.[59,73] 이는 최근 일차 진료 환경에서 어깨 통증을 가진 사람의 50% 이상이 추가적인 건강 불편사항을 보고했고, 70%가 과체중 또는 비만이었으며, 거의 4명 중 1명이 광범위한 통증을 가지고 있었다는 임상시험을 통해 더욱 뒷받침된다.[64] 심리사회적, 생활 방식, 일반적인 건강 요소는 말초 및 중추 유해수용기 처리의 신경 면역 조절을 통해 또는 조직 건강에도 영향을 미치는 개인의 대처 전략 및 행동 반응(예: 회피 행동)에 영향을 미침으로써 통증 경험에 부정적인 영향을 미칠 수 있다.[49] 이러한 메커니즘은 상호 배타적이지 않으며 개인의 통증 경험을 형성하기 위해 말초 및 중추 과정이 상호 작용하는 방식의 복잡성을 뒷받침한다. 또한 고혈압, 동맥경화증, 대사증후군, 당뇨병과 같은 전신 질환은 골관절염 및 건병증과 같은 말초 구조적 병리의 위험 증가와 관련이 있음을 인정해야 한다.

말초 구조적 중재가 중추 민감화를 해결하는 최선의 방법은 아니라는 믿음이 있다. 고관절 치환술은 고관절염에 매우 효과적인 중재이며 이러한 맥락에서 중추 민감화를 역전시키기 때문에 이는 오해일 수 있다.[27] 이는 통증 표현형을 이분화하는 것이 반드시 중재를 선택하는데 도움되지 않기 때문에 근골격계 통증 진단 및 치료의 어려움이 있다는 것을 강조한다. 수술의 역할은 여전히 논란의 여지가 있고 논쟁의 여지가 많지만 구조적 중재, 특히 특정 급성 외상성 손상의 경우, 그리고 특정 상황 내에서 보다 지속적인 사례의 경우 분명한 역할은 있다.[30] 확실하게, 수술의 진행은 개인의 필요에 맞춘 전체적인 치료 패키지의 일부여야 한다. 더 많은 유해가소성 통증 표현형을 다룰 때 극도로 주의해야 하는 근거가 있지만, 우리는 또한 경추 신경근병증과 같은 더 근위 구조적 요인에 대한 가능성을 고려해야 하고 표적 국소 마취 주사 사용과 같은 더 많은 진단 정보 수집을 고려해야 한다. 수술 후 더 큰 방사통과 더 많은 신경 병증성이거나 유해가소성 통증 표현형이 더 나쁜 임상적 결과와 관련이 있지만, 이것은 환자가 여전히 수술적 중재로부터 크게 이득을 얻지 못한다는 것을 의미하지 않는다.[26] 결과적으로 이러한 요소를 인식하고 환자가 예상 결과와 중재의 잠재적인 피해를 완전히 인식하도록 하는 것이 중요하다.

최근 일차 및 이차 만성 근골격계 통증의 출현은 논란의 여지가 있으며, 통증을 경험하는 많은 사람들이 벤다이어그램(Venn diagram)의 중심에서와 같이 중간 지점에 있을 때 임상가에게 이분법적 선택을 강요한다. 일차적인 것은 통증을 유발하는 다른 상황이 없는 만성 통증이고, 이차성은 건병증이나 골관절염과 같은 다른 상태로 의해 야기되는 만성 통증이다. 실제로 후자는 단순한 가설이며, 최고의 역학적 근거는 통증의 위험을 증가시킬 수 있는 구조적 이상만을 설명할 수 있다.

이 범주체계에서는 이차성 통증 분류에 대한 근거를 확인할 수 있다는 확신이 없다. 다시 말하지만, 현실 세계에서, 환자들은 복잡하고 이질적이다; 일부는 증상을 설명할 수 있는 구조적 이상을 가질 수 있고, 일부는 구조적 이상이 없고 통증에 대한 여러 개의 비구조적 위험 요소를 가질 수 있다. 대다수는 그 사이에 위치하며, 이러한 인위적인 이분법인 일차적 대 이차적 만성(지속적) 통증은 거의 도움이 되지 않으며 잠재적으로 역효과를 낼 수 있다.

어깨 통증이 있는 개인의 평가 및 관리
(Assessment and management of individuals with shoulder pain)

근골격계 장애가 있는 개인의 평가 및 관리는 생물심리사회적 프레임워크에 따라 이루어져야 하는데 동의한다(6장). 여기에는 추가 조사가 필요한 특정 병리 및/또는 위험신호(red flags) 또는 전신성 병리를 암시하는 징후와 증상을 가진 개인을 식별하기 위한 초기 평가 또는 의료/수술 관리를 위한 회부(8장)가 포함된다. 종합적인 평가는 개인의 임상 증상에 기여할 수 있는 모든 관련 요소를 식별하는 것을 목표로 한다. 통증 메커니즘에 대한 이해는 평가와 관리를 안내할 수 있지만, 임상가는 생물심리사회적 스펙트럼 전반에 걸친 요인들이 상호 연관되어 있고, 개인마다 다르며 말초 및 중추신경 면역 과정에 모두 영향을 미칠 것임을 인식해야 한다. 따라서 어깨 통증이 있는 개인의 평가와 치료는 사람 중심으로 유지되어야 하며, "말초 대 중추" 처리 또는 "신체 대 심리사회적" 요소를 대상으로 하는 도움이 되지 않는 환원주의적 접근을 피하는 것이 필수적이다. 다차원적 평가의 필요성을 뒷받침하는 Chester 등은, 어깨 통증이 있는 1000명 이상의 사람들을 대상으로 한 종적 분석에서 자기효능감, 고용상태 및 회복 기대 수준이 신체검사 소견보다 결과를 더 잘 예측하는 것으로 나타났다.[7]

통증과 관련된 생물심리사회적 모델에 대한 우리의 이해는 주로 척추 통증을 조사하는 연구에서 파생되었지만 어깨와 같은 다른 부위에 이러한 원칙을 적용하지 말아야 할 이유는 없다.[28] 세심한 병력 청취, 표준화된 설문지에서 얻은 정보 및 임상 검사 결과의 조합을 통해 통증이 있는 개인의 생물심리사회적 프로파일은 통증의 주요 위치와 상관없이 확립될 수 있다.[50] 이 접근법은 다양한 근골격계 통증 장애에 적용 가능하며 개인별 치료 계획을 수립하는 데 도움이 될 수 있다. 통증 메커니즘에 대한 관련된 지식은 메커니즘에 영향을 미치는 생물심리사회적 변수(수정 가능하거나 수정할 수 없는)에 대한 이해 없이는 도움이 되지 않을 것이다.

심리학적 정보에 입각한 실천이라고 하는 새로운 치료 프레임워크는 평가 및 관리에 대한 다차원적이고 사람 중심적인 접근 방식의 일부로 환자의 믿음, 태도, 기대, 정서적 반응 및 대처 전략을 설명하고 다룰 필요성을 강조한다.[45] 전통적인 생물의학 치료 모델이 일차 치료 끝점으로 증상 감소를 강조한 반면, 치료의 생물심리사회적 모델에 포함된 치료 접근 방식은 장기적인 장애 감소 또한 초점을 맞춘다.

통증에 대한 지식을 활용하여 결과 개선과 피해 최소화(Using knowledge of pain to enhance outcomes and minimize harm)

어깨 통증이 있는 사람들을 위해 많은 중재가 제안된다. 각 중재와 관련된 특정 요인은 그럴듯하지만, 특정 요인만으로 결과를 설명할 수 있다는 가정에 이의를 제기하는 여러 의견이 있다. 의료 제공자와 환자 간의 치료적 동맹, 기대 및 이전 경험과 같은 환자별 요인, 치료 설정과 관련된 요인 등 근골격계 통증을 가진 사람들의 결과를 설명하기 위한 맥락적 요인의 역할에 대한 인식이 증가하고 있다.[62] 예를 들어, 골관절염에 대한 광범위한 치료(약리학적 치료와 비약리학적 치료 모두)에 걸친 총 치료 효과의 최대 75%는 치료의 특정 효과보다는 상황적 요인에 기인하는 것으로 추정된다.[75] 유사하게, de Baets 등은 자기효능감 수준과 회복에 대한 기대가 물리치료[12]에 참여하는 어깨 통증이 있는 환자의 결과를 예측할 수 있음을 보여주었다(제6장 참조).

이러한 문맥적 요인이 결과에 미치는 영향에 대한 자세한 논의는 본 장의 범위를 벗어나지만, 행동 반응(예: 더 높은 수준의 자기효능감으로 더 많은 직무 참여와 더 적극적인 대처 전략을 사용할 수 있는 능력) 또는 신경생물학적 과정(예: 위약 진통제)과 관련된다. 또한 이러한 맥락적 치료 효과의 많은 부분이 단순히 측정 오류와 시간 경과에 따른 자연스러운 개선과 관련이 있다는 것을 기억하는 것이 중요하다. 임상가는 인과관계에서 연관성을 찾아내는 것이 까다롭기 때문에 이러한 발견을 해석할 때 주의해야 한다. 더 높은 자기효능감과 긍정적인 기대는 더 나은 결과뿐만 아니라 더 낮은 수준의 장애, 통증 감소와 관련이 있다. 그러나 이 관계는 매우 복잡하고 자기효능감이 수정 가능한지 불확실하다. 왜냐하면 이 분야의 많은 임상 실험은 적절한 비교 대상이 부족하고 자기효능감 기반 중재에 매우 편향되어 있기 때문이다.[48]

따라서 장애만을 대상으로 하는 중재는 부적절하며, 임상가는 상황적 요인의 중요한 역할을 인식해야 한다. 공감적 의사소통 방식을 채택하고, 환자의 증상과 경험을 확인하고, 환자의 우려와 걱정을 경청하고 해결하며, 치료 기대치를 최적화하기 위한 정확하고 근거기반 교육을 제공하여 환자가 통증 발현과 같은 부작용을 더 잘 처리할 수 있도록 준비하는데 특히 주의를 기울이고, 협력적인 목표 설정에 참여한다.[48] 맥락적 요인도 결과에 부정적인 영향을 미칠 가능성이 있다. 질적 연구에서 "견봉하 충돌" 진단을 받은 환자는 생의학 접근을 통해 진단을 살펴보고 이 진단을 결정하기 위해 영상에 의존했다.[10] 병리학과 구조에 대한 강조는 운동치료와 같은 비수술적 중재에 대한 신념에 부정적인 영향을 미쳤다. 따라서 임상가는 환자의 증상을 설명하는 데 사용하는 용어를 염두에 두어야 하며 생물심리사회적 추론에 근거한 낙관적인 진단을 제공해야 한다. 이것은 통증을 병리해부학적 실체로 개념화하는 개인이 낮은 결과를 가짐을 보여주는 요통 문헌과 유사하다.[5] 외상이 없거나 심각하거나 전신적인 병리를 암시하는 징후와 증상이 없는 경우 불필요한 영상 촬영을 피하도록 주의해야 한다. 이는 더 나쁜 임상 결과 및 주사 또는 수술을 포함한 침습적인 중재의 더 높은 활용과 관련될 수 있으며, 이는 우수한 결과를 달성한다는 일관된 근거 없이 추가 위험을 수반한다.[57] 또한 두려움을 유발하지 않고 안심시키도록 특별히 고안된 방식으로 이미징(imaging)을 포함한 모든 결과를 구성하는 데 주의를 기울여야 한다.

사례(Case example)

45세의 여성이 지난 6개월 동안 왼쪽 어깨 통증을 호소한다. 지난 두 달 동안 통증이 더 심해지고 수면이 방해받는 것을 알았다. 어깨 통증은 주로 움직임과 관련이 있으며, 특히 왼손에 무게를 들거나 머리를 감고 말릴 때 머리 위로 올리는 것과 관련한다. 그녀는 간헐적으로 진통제를 사용한다. 움직임에 따른 통증의 증가가 이전보다 더 오래 지속되고 있으며, 종종 얼마나 많이 움직이는가에 따라 다음 날까지 지속되고 있다는 것을 느꼈다. 최근 어깨 MRI 검사에서, "부분적 파열(partial tear)"이 발견되었다. 특히 왼쪽 팔을 더 손상시킬 가능성이 있어, 왼쪽 팔로 얼마나 움직여도 되는지 확신하지 못했기 때문에 일상적인 기능을 위해 오른쪽 어깨/팔에 의존하기 시작했다.

그녀는 요통과 목 통증의 병력이 있으며, 오른쪽 무릎은 최근 몇 달 동안 아팠지만 어깨 통증만큼 신경 쓰이지는 않았다. 여러 신체 부위에서 규칙적인 "통증"을 느낀다고 말하지만 이것은 바쁜 생활 방식과 일로 인한 "마모(tear)"라고 말한다. 지난 한 해는 COVID-19 대유행 동안 셰프 직업을 잃어 힘든 한 해였다. 자녀는 두 명이 있는데 그 중 한 명은 곧 대학에 들어갈 예정이며 재정 상황을 걱정한다. 이전엔 열심히 운동했지만 혼자 운동하도록 스스로 동기를 부여하는 것이 어려워 최근 몇 달 동안 운동을 하지 않았다.

해설(Commentary)

메커니즘(mechanism)은 임상 제시와 검사 소견에서 추론할 수 있지만 관리 접근 방식은 개인의 이야기와 통증 경험을 조절하는 것으로 알려진 생물심리사회적 스펙트럼 전반에 걸친 수정 가능한 요인의 식별에 따라 달라진다. 유해수용성 통증(nociceptive pain)과 일치하는 위의 사례 제시에는 몇 가지 특징이 있다. 통증 발병은 특정 활동과 관련이 있었고, 어깨 통증은 주로 움직임과 관련이 있었고, 팔에 국한되었으며 항염증 약물로 완화되었다. 그러나 여러 부위 통증의 존재와 활동-통증 반응 관계의 최근 증가는 유해가소성(nociplastic) 통증의 구성 요소를 알 수 있었다(이전엔 이것은 중추 민감화(central sensitization)으로 설명되었을 수 있음).

임상적 관점에서 근본적인 통증 메커니즘에 대한 지식은 유용하지만 임상 기록과 검사에 기초한 개인의 통증 경험에 기여하는 수정 가능한, 수정 불가능한 요인에 대한 지식 없이는 치료 접근을 안내할 수 없다. 이 사례 연구에서는 임상가가 고려해야 할 몇 가지 요인을 강조한다. 이 환자의 어깨 통증은 여러 부위 통증 표현형의 배경에서 고려되어야 한다. 또한 통증이 "더 많은" 손상을 일으킬 수 있다고 우려하기 때문에 자신의 움직임과 관련된 통증의 의미와 관련된 불확실성을 제시한다. 수면 장애, 실직 및 재정적 영향과 관련된 최근의 스트레스, 체중 증가, COVID-19 대유행의 장기적 결과, 활동/운동에 대한 낮은 동기 부여는 관련이 있다.

과학계에서는 움직임이나 운동기반 재활이 일반적으로 해로운 또는 위험신호 병리학이 없는 상태에서 비외상적인(non-traumatic) 어깨 통증을 가진 사람들에게 적합하다는 합의가 있다.[17,42] 구체적으로, 사례 연구와 관련하여, 운동 중재는 증상의 과민성과 특정성에 기초하여 안내될 것이다. 검사 중에 식별된 장애를 대상으로 하되, 환자가 피하고 있거나 어려움을 보고하는 활동도 대상으로 삼아야 한다. 이것은 보통 단계적으로 진행될 것이고 환자는 참을 수 있는 수준의 통증을 가지고 운동하는 것이 안전하다는 것을 확신해야 한다.

그녀는 움직임에 따른 통증이 그녀가 더 많은 피해를 입힐 수 있다는 신호라고 우려한다. 기본적으로 통증이 손상을 의미하지 않는다고 환자에게 조언하는 것은 활동 참여를 장려하는데 매우 도움이 될 수 있으며, 이에 따라 기능 장애를 줄이고 자기 효능감을 향상시킬 수 있다. 더 실용적인 접근법은 경험한 모든 통증이 견딜 만하고 합리적인 기간, 보통 24시간 이내에 활동 전 수준으로 돌아가도록 하는 것이다. 통증의 증가가 개인의 수면이나 일상 활동에 부정적인 영향을 미칠 정도로 충분하다면, 개인의 일상 활동이나 운동 프로그램을 수정하도록 촉진하는 것이 중요하다.

통증의 갑작스러운 표출(flare up)은 드물지는 않지만 환자들에게 고통스러울 수 있다. 개인은 초기 단계에서 통증의 갑작스러운 표출의 의미와 그에 가장 잘 대처하는 방법에 대해 교육을 받아야 한다. 통증의 갑작스러운 표출은 일반적이며 추가 부상이나 손상의 징후가 아니라는 것을 이해하는 것이 도움이 될 수 있다. 통증의 갑작스러운 표출을 보는 것보다 상황을 반성하고 잠재적인 유발 요인을 식별하는 것이 종종 유용하다. 이는 환자가 통증의 맥락적 특성과 생물심리사회적 스펙트럼 전반에 걸친 요인이 개별 경험에 어떻게 관련될 수 있는지에 대해 반성할 수 있는 이상적인 기회를 제공한다.

어깨 통증이 있는 환자를 치료하는 임상가의 과제는 통증 경험에 영향을 미치는 비어깨(non-shoulder) 요인의 역할에 대해 의미 있는 방식으로 교육하는 것이다. 환자들은 자신이 받은 통증 교육이 자신의 상황과 관련이 없다고 보고하는 경우가 많다.[63] 반성적 질문은 환자들이 자신의 상황과 경험을 성찰하도록 격려하는 유용한 임상 전략이다. 이는 환자 자신의 증상에 대한 설명의 예를 통해 설명된 통증에 대한 다차원적 영향에 대해 논의하고 성찰할 수 있는 이상적인 시간을 제공한다. 사례 연구와 관련된 생각해 봐야 할 질문에는 "당신의 통증이 스트레스에 어떻게 반응하는가?", "당신의 어깨 통증과 신체의 다른 부위의 통증 사이에 어떤 연관성이 있는지 알아차렸는가?", 또는 "달리기를 하지 않으면 기분이 어떻고, 다시 달리기를 하면 어떤 이점이 있을까?" 와 같은 질문이 포함될 수 있다.

최적의 결과를 달성하는 데 몇 주 또는 심지어 몇 달이 걸릴 수 있기 때문에 현실적인 기대치를 설정하는 것도 초기 단계에서 중요하다. 비현실적인 기대는 환자가 치료 접근법이 성공적이지 않다고 느끼기 때문에 치료 계획에서 조기 이탈을 초래할 수 있다. 이것은 자신의 통증 문제를 보는 방식이나 성공적인 해결의 확률에 부정적인 결과를 초래할 수 있다. 또한 통증과 장애의 순환을 촉진할 수 있다.

사례 발표에서 이 사람은 최근 몇 달 동안 활동 수준을 낮췄다. 따라서 어깨 운동 외에 일반적인 운동이 권장되고 촉진되어야 한다. 수면의 질, 체중 관리, 정신 건강과 같은 다른 결과에 대한 일반적인 운동의 이점도 분명히 관련이 있다. 적절하다고 판단되면, 통증과 장애에 기여하는 요인을 종합적으로 다루기 위해 다른 전문 분야로 의뢰를 고려할 수 있다. 이 사례 연구와 관련하여, 예를 들어, 환자가 최근의 실직과 관련된 스트레스에 대처하지 못하고 있는 것으로 보이므로, 일반의(general practitioner)나 지역사회 심리 서비스에 연락이 필요할 수 있다.

이 치료 계획은 단지 설명을 목적으로 하는 것이지만, 임상가가 매일 직면하는 복잡성과 치료 계획을 위한 광범위한 요소를 고려할 필요성을 강조한다. 사례 연구에서 식별된 요인 중 어느 것도 상호 배타적이지 않으며, 대신 전체적인 복잡성을 증가시키는 비선형 방식으로 상호 작용한다. 환자를 종합적으로 평가한 후 임상가는 몇 가지 간단한 질문에 답할 수 있어야 한다. 즉, 내가 무엇을 바꿀 수 있는지, 환자에게 의미 있는 것으로 바꿀 수 있는지, 변화의 장벽은 무엇인지, 그리고 변화를 촉진하기 위해 누가 또는 무엇이 필요한지? 그런 다음 개인별 치료 계획을 개발할 수 있다.

결론(Conclusions)

과학이 계속 발전함에 따라 많은 의문점들이 풀리지 않은 채 남아 있지만, 한 가지는 확실하다. 통증은 매우 복잡한 개인적 경험이며 생물의학 프레임워크만으로 설명할 수 없다는 것이다. 중재의 효과를 뒷받침하는 이유와 메커니즘은 복잡하며 이유 측면에서 종종 직관적이지 않을 수 있다. 뚜렷하고 구체적인 효과를 가진 많은 치료법이 실제로 여러 공유 메커니즘을 통해 작동할 수 있다. 예를 들어, 운동 프로그램에 참여하면 자기 효능감의 수준이 높아지거나 공포 회피 행동을 줄일 수 있다. 대안적으로, 교육 또는 인지적 행동 치료가 유사한 효과를 가질 수 있다. 변화의 매개체(mediators)를 조사하는 추가 작업은 임상 결과를 개선하기 위해 어떤 요소가 중요하거나 변화가 필요한지에 대한 통찰력을 제공할 수 있다. 그 사이에, 생물심리사회적 프레임워크에 기반을 두고 자기관리를 촉진하며 회복탄력성을 구축하는 환자 중심적 접근방식이 권장되어야 한다.

참고문헌(References)

1. Ackermann P, Franklin SL, Dean BJ, Carr AJ, Salo PT, Hart DA. Neuronal pathways in tendon healing and tendinopathy: update. Frontiers in Bioscience. 2014;19:1251-78.
2. Backenköhler U, Strasmann TJ, Halata Z. Topography of mechanoreceptors in the shoulder joint region: a computer-aided 3D reconstruction in the laboratory mouse. The Anatomical Record. 1997;248:433-441.
3. Barreto RPG, Braman JP, Ludewig PM, Ribeiro LP, Camargo PR. Bilateral magnetic resonance imaging findings in individuals with unilateral shoulder pain. Journal of Shoulder and Elbow Surgery. 2019;28:1699-1706.
4. Bodin J, Ha C, Chastang JF, et al. Comparison of risk factors for shoulder pain and rotator cuff syndrome in the working population. American Journal of Industrial Medicine. 2012;55:605-615.
5. Briggs AM, Jordan JE, Buchbinder R, et al. Health literacy and beliefs among a community cohort with and without chronic low back pain. Pain. 2010;150:275-283.
6. Candlish S, Candlish G. Private Language. Available at: https://plato.stanford.edu/entries/private-language/.
7. Chester R, Khondoker M, Shepstone L, Lewis JS, Jerosch-Herold C. Self-efficacy and risk of persistent shoulder pain: results of a Classification and Regression Tree (CART) analysis. British Journal of Sports Medicine. 2019;53:825-834.
8. Cole A, Gill TK, Shanahan EM, Phillips P, Taylor AW, Hill CL. Is diabetes associated with shoulder pain or stiffness? Results from a population based study. The Journal of Rheumatology. 2009;36:371-377.
9. Coronado RA, Simon CB, Valencia C, George SZ. Experimental pain responses support peripheral and central sensitization in patients with unilateral shoulder pain. The Clinical Journal of Pain. 2014;30:143–151.
10. Cuff A, Littlewood C. Subacromial impingement syndrome: what does this mean to and for the patient? A qualitative study. Musculoskeletal Science and Practice. 2018;33:24-28.
11. Dakin SG, Martinez FO, Yapp C, et al. Inflammation activation and resolution in human tendon disease. Science Translational Medicine. 2015;7:311ra173.
12. De Baets L, Matheve T, Meeus M, Struyf F, Timmermans A. The influence of cognitions, emotions and behavioral factors on treatment outcomes in musculoskeletal shoulder pain: a systematic review. Clinical Rehabilitation. 2019;33:980-991.
13. Dean B, Franklin S, Carr A. A systematic review of the histological and molecular changes in rotator cuff disease. Bone & Joint Research. 2012;1:158-166.
14. Dean BJF, Franklin SL, Murphy RJ, Javaid MK, Carr AJ. Glucocorticoids induce specific ion-channel-mediated toxicity in human rotator cuff tendon: a mechanism underpinning the ultimately deleterious effect of steroid injection in tendinopathy? British Journal of Sports Medicine. 2014;48:1620-1626.
15. Dean BJF, Gwilym SE, Carr AJ. Why does my shoulder hurt? A review of the neuroanatomical and biochemical basis of shoulder pain. British Journal of Sports Medicine. 2013;47:1095-1104.
16. Dean BJF, Snelling SJ, Dakin SG, Murphy RJ, Javaid MK, Carr AJ. Differences in glutamate receptors and inflammatory cell numbers are associated with the resolution of pain in human rotator cuff tendinopathy. Arthritis Research & Therapy. 2015;17:1-10.
17. Doiron-Cadrin P, Lafrance S, Saulnier M, et al. Shoulder rotator cuff disorders: a systematic review of clinical practice guidelines and semantic analyses of recommendations. Archives of Physical Medicine and Rehabilitation. 2020;101:1233-1242.
18. Dubin AE, Patapoutian A. Nociceptors: the sensors of the pain pathway. The Journal of Clinical investigation. 2010;120:3760-3772.
19. Floyd R. The Private Language Argument. Available at: https://philosophynow org/issues/58/The_Private_Language_Argument
20. Franklin SL, Dean BJ, Wheway K, Watkins B, Javaid MK, Carr AJ. Up-regulation of glutamate in painful human supraspinatus tendon tears. The American Journal of Sports Medicine. 2014;42:1955-1962.
21. Freeman M, Wyke B. The innervation of the knee joint. An anatomical and histological study in the cat. Journal of Anatomy. 1967;101:505.
22. Freynhagen R, Baron R, Gockel U, Tölle TR. PainDETECT: a new screening questionnaire to identify neuropathic components in patients with back pain. Current Medical Research and Opinion. 2006;22:1911-1920.
23. Gardner E. The innervation of the shoulder joint. The Anatomical Record. 1948;102:1-18.
24. Gill T, Shanahan EM, Taylor A, Buchbinder R, Hill C. Shoulder pain in the community: an examination of associative factors using a longitudinal cohort study. Arthritis Care & Research. 2013;65:2000-2007.
25. Guanche CA, Noble J, Solomonow M, Wink CS. Periarticular Neural Elements in the Shoulder Joint. Thorofare, NJ: Slack Inc.; 1999.
26. Gwilym S, Oag H, Tracey I, Carr A. Evidence that central sensitisation is present in patients with shoulder impingement syndrome and influences the outcome after surgery. The Journal of Bone and Joint Surgery. 2011;93:498-502.
27. Gwilym SE, Filippini N, Douaud G, Carr AJ, Tracey I. Thalamic atrophy associated with painful osteoarthritis of the hip is reversible after arthroplasty: a longitudinal voxel-based morphometric study. Arthritis & Rheumatism. 2010;62:2930-2940.
28. Hainline B, Turner JA, Caneiro J, Stewart M, Moseley GL. Pain in elite athletes – neurophysiological, biomechanical and psychosocial considerations: a narrative review. British Journal of Sports Medicine. 2017;51:1259-1264.
29. Hanvold TN, Wærsted M, Mengshoel AM, Bjertness E, Twisk J, Veiersted KB. A longitudinal study on risk factors for neck and shoulder pain among young adults in the transition from technical school to working life. Scandinavian Journal of Work, Environment & Health. 2014;597-609.
30. Haque A, Pal Singh H. Does structural integrity following rotator cuff repair affect functional outcomes and pain scores? A meta-analysis. Shoulder & Elbow. 2018;10:163-169.
31. Hashimoto T, Hamada T, Sasaguri Y, Suzuki K. Immunohistochemical approach for the investigation of nerve distribution in the shoulder joint capsule. Clinical Orthopaedics and Related Research. 1994;273-282.

32. Hermans J, Luime JJ, Meuffels DE, Reijman M, Simel DL, Bierma-Zeinstra SM. Does this patient with shoulder pain have rotator cuff disease?: The Rational Clinical Examination systematic review. JAMA. 2013;310:837-847.

33. Hinsley H, Nicholls A, Daines M, Wallace G, Arden N, Carr A. Classification of rotator cuff tendinopathy using high-definition ultrasound. Muscles, Ligaments and Tendons Journal. 2014;4:391.

34. IASP. IASP Announces Revised Definition of Pain. Available at: https://www.iasp-pain.org/PublicationsNews/NewsDetail.aspx?ItemNumber=10475.

35. Ide K, Shirai Y, Ito H, Ito H. Sensory nerve supply in the human subacromial bursa. Journal of Shoulder and Elbow Surgery. 1996;5:371-382.

36. James S. Human pain and genetics: some basics. British Journal of Pain. 2013;7:171-178.

37. Keener JD, Galatz LM, Teefey SA, et al. A prospective evaluation of survivorship of asymptomatic degenerative rotator cuff tears. The Journal of Bone and Joint Surgery. 2015;97:89.

38. Kooijman MK, Barten D-JA, Swinkels IC, et al. Pain intensity, neck pain and longer duration of complaints predict poorer outcome in patients with shoulder pain – a systematic review. BMC Musculoskeletal Disorders. 2015;16:1-9.

39. LaMotte RH, Shain CN, Simone DA, Tsai E. Neurogenic hyperalgesia: psychophysical studies of underlying mechanisms. Journal of Neurophysiology. 1991;66:190-211.

40. Leclerc A, Chastang J, Niedhammer I, Landre M, Roquelaure Y. Incidence of shoulder pain in repetitive work. Occupational and Environmental Medicine. 2004;61:39-44.

41. Lewis J. Rotator cuff related shoulder pain: assessment, management and uncertainties. Manual Therapy. 2016;23:57-68.

42. Lewis J, McCreesh K, Roy J-S, Ginn K. Rotator cuff tendinopathy: navigating the diagnosis-management conundrum. Journal of Orthopaedic & Sports Physical Therapy. 2015;45:923-937.

43. Linsell L, Dawson J, Zondervan K, et al. Prevalence and incidence of adults consulting for shoulder conditions in UK primary care; patterns of diagnosis and referral. Rheumatology. 2006;45:215-221.

44. Luime J, Koes B, Hendriksen I, et al. Prevalence and incidence of shoulder pain in the general population; a systematic review. Scandinavian Journal of Rheumatology. 2004;33:73-81.

45. Main CJ, George SZ. Psychologically informed practice for management of low back pain: future directions in practice and research. Physical Therapy. 2011;91:820-824.

46. Mall NA, Kim HM, Keener JD, et al. Symptomatic progression of asymptomatic rotator cuff tears: a prospective study of clinical and sonographic variables. The Journal of Bone and Joint Surgery. 2010;92:2623.

47. Mallen CD, Peat G, Thomas E, Dunn KM, Croft PR. Prognostic factors for musculoskeletal pain in primary care: a systematic review. British Journal of General Practice. 2007;57:655-661.

48. Marks R. Self-efficacy and arthritis disability: an updated synthesis of the evidence base and its relevance to optimal patient care. Health Psychology Open. 2014;1:2055102914564582.

49. Martinez-Calderon J, Meeus M, Struyf F, Morales-Asencio JM, Gijon-Nogueron G, Luque-Suarez A. The role of psychological factors in the perpetuation of pain intensity and disability in people with chronic shoulder pain: a systematic review. BMJ Open. 2018;8:e020703.

50. Meisingset I, Vasseljen O, Vøllestad NK, et al. Novel approach towards musculoskeletal phenotypes. European Journal of Pain. 2020;24:921-932.

51. Melzack R, Wall PD. Pain mechanisms: a new theory. Science. 1965;150:971-979.

52. Millar NL, Reilly JH, Kerr SC, et al. Hypoxia: a critical regulator of early human tendinopathy. Annals of the Rheumatic Diseases. 2012;71:302-310.

53. Minaki Y, Yamashita T, Takebayashi T, Ishii S. Mechanosensitive afferent units in the shoulder and adjacent tissues. Clinical Orthopaedics and Related Research. 1999;369:349-356.

54. Miranda H, Viikari-Juntura E, Martikainen R, Takala E, Riihimäki H. A prospective study of work-related factors and physical exercise as predictors of shoulder pain. Occupational and Environmental Medicine. 2001;58:528-534.

55. Murat A. Pain. *The Stanford Encyclopedia of Philosophy* (Spring 2019 Edition), Edward N. Zalta (ed.). Available at: https://plato.stanford.edu/archives/spr2019/entries/pain/.

56. Nambiema A, Bertrais S, Bodin J, et al. Proportion of upper extremity musculoskeletal disorders attributable to personal and occupational factors: results from the French Pays de la Loire study. BMC Public Health. 2020;20:1-13.

57. Nazari G, MacDermid JC, Bryant D, Athwal GS. The effectiveness of surgical vs conservative interventions on pain and function in patients with shoulder impingement syndrome. A systematic review and meta-analysis. PloS One. 2019;14:e0216961.

58. Neher MD, Weckbach S, Flierl MA, Huber-Lang MS, Stahel PF. Molecular mechanisms of inflammation and tissue injury after major trauma: is complement the "bad guy"? Journal of Biomedical Science. 2011;18:1-16.

59. Nicholls EE, van der Windt DA, Jordan JL, Dziedzic KS, Thomas E. Factors associated with the severity and progression of self-reported hand pain and functional difficulty in community-dwelling older adults: a systematic review. Musculoskeletal Care. 2012;10:51-62.

60. Noten S, Meeus M, Stassijns G, Van Glabbeek F, Verborgt O, Struyf F. Efficacy of different types of mobilization techniques in patients with primary adhesive capsulitis of the shoulder: a systematic review. Archives of Physical Medicine and Rehabilitation. 2016;97:815-825.

61. Peddareddygari LR, Oberoi K, Grewal RP. Congenital insensitivity to pain: a case report and review of the literature. Case Rep Neurol Med. 2014;2014:141953.

62. Ristori D, Miele S, Rossettini G, Monaldi E, Arceri D, Testa M. Towards an integrated clinical framework for patient with shoulder pain. Archives of Physiotherapy. 2018;8:1-11.

63. Robinson V, King R, Ryan CG, Martin DJ. A qualitative exploration of people's experiences of pain neurophysiological education for chronic pain: the importance of relevance for the individual. Manual Therapy. 2016;22:56-61.

64. Roddy E, Ogollah RO, Oppong R, et al. Optimising outcomes of exercise and corticosteroid injection in patients with subacromial pain (impingement)

syndrome: a factorial randomised trial. British Journal of Sports Medicine. 2021;55:262-271.

65. Smart KM, Blake C, Staines A, Thacker M, Doody C. Mechanisms-based classifications of musculoskeletal pain: part 1 of 3: symptoms and signs of central sensitisation in patients with low back (±leg) pain. Manual Therapy. 2012;17:336-344.

66. Soifer TB, Levy HJ, Soifer FM, Kleinbart F, Vigorita V, Bryk E. Neurohistology of the subacromial space. Arthroscopy: The Journal of Arthroscopic & Related Surgery. 1996;12:182-186.

67. Solomonow M, Guanche C, Wink C, Knatt T, Baratta RV, Lu Y. Mechanoreceptors and reflex arc in the feline shoulder. Journal of Shoulder and Elbow Surgery. 1996;5:139-146.

68. Soni A, Wanigasekera V, Mezue M, et al. Central sensitization in knee osteoarthritis: relating presurgical brainstem neuroimaging and PainDETECT-based patient stratification to arthroplasty outcome. Arthritis & Rheumatology. 2019;71:550-560.

69. Urwin M, Symmons D, Allison T, et al. Estimating the burden of musculoskeletal disorders in the community: the comparative prevalence of symptoms at different anatomical sites, and the relation to social deprivation. Annals of the Rheumatic Diseases. 1998;57:649-655.

70. Vangsness Jr CT, Ennis M, Taylor JG, Atkinson R. Neural anatomy of the glenohumeral ligaments, labrum, and subacromial bursa. Arthroscopy: The Journal of Arthroscopic & Related Surgery. 1995;11:180-184.

71. Wrete M. The innervation of the shoulder-joint in man. Cells Tissues Organs. 1949;7:173-190.

72. Yamaguchi K, Ditsios K, Middleton WD, Hildebolt CF, Galatz LM, Teefey SA. The demographic and morphological features of rotator cuff disease: a comparison of asymptomatic and symptomatic shoulders. JBJS. 2006;88:1699-1704.

73. Zhang Y, Duffy J, de Castillero E. Relationships of musculoskeletal disorders, sleep disturbances, and depression among hospital nurses. Sleep. 2017;40:A410.

74. Ziegler E, Magerl W, Meyer R, Treede R-D. Secondary hyperalgesia to punctate mechanical stimuli: central sensitization to A-fibre nociceptor input. Brain. 1999;122:2245-2257.

75. Zou K, Wong J, Abdullah N, et al. Examination of overall treatment effect and the proportion attributable to contextual effect in osteoarthritis: meta-analysis of randomised controlled trials. Annals of the Rheumatic Diseases. 2016;75:1964-1970.

위험 신호, 염증 질환, 불길한 어깨 병리

(Red flags, inflammatory conditions, and sinister shoulder pathology)

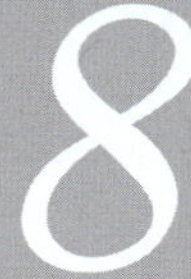

Laura Finucane, Christopher Mercer, Alastair Hepburn, Raja Bhaskara Rajasekaran, Thomas Cosker

개요(Introduction)

어깨와 관련된 대부분의 근골격계 증상들은 양성질환이며, 관망적인(wait and watch) 접근 또는 적절한 비수술적인 방법으로 관리한다. 그러나, 적은 비율이지만 근골격계의 문제로 보이는 증상들은 더 심각한 병태생리학적 원인 또는 비근골격적인 원인으로 나타나기도 한다. 이러한 병리학적 증상의 초기 단계에서는 근골격계 질환처럼 나타나 임상가들이 진단을 내리는데 어려움을 줄 수도 있다. 심각한 질병의 진단을 놓치거나 지연시키면 환자에게 치명적인 결과를 초래할 수 있다. 조기 진단과 치료 중재가 더 나은 결과로 이어지기 때문에 필수적이다. 임상가는 항상 광범위한 감별 진단을 고려하고 위험 신호를 감별하여 근골격계 질환처럼 보이는 심각한 병리학적 증상을 줄이는 것을 목표로 해야 한다.[28]

위험 신호(Red flags)는 심각한 병리적인 증상을 나타낼 수 있는 잠재적인 경고 신호이다.[26] 임상가는 대면 및 원격 의료 진료를 포함하여 환자와 만나는 모든 단계에서 잠재적 위험 신호를 인식해야 한다. 대부분의 상황에서 새로운 하나의 위험 신호만으로는 즉각적인 우려를 나타내기에는 충분하지 않을 수 있지만, 면밀히 모니터링해야 한다. 여러 개의 위험 신호들 또는 일부 경우에 나타나는 특징들과 관련한 중요한 병력(예: 암의 과거력)이 있는 경우, 위험 신호 존재에 따라서 추가적인 조사를 고려할 수 있다.[20]

근골격계 증상처럼 나타나 보이는 일반적인 병리학 질환 중의 일부가 이 단원에 소개되어 있다. 조기 발견으로 더 나은 결과로 이어질 수 있으므로 임상가는 이를 인지하는 것이 중요하다.[20] 이 단원에서 논의된 모든 병리학적 질환들은 초기에 근골격문제로서 어깨 통증들의 변이들로 "진단"될 수 있다. 환자가 예상한 형식과 순서에 따라 반응이 나타나지 않는 경우, 위험 신호, 관련 위험 요인 및 비역학적 증상들은 임상가의 진단에 어려움을 줄 수 있다.

악성 종양(Malignancy)

원발성 골 및 연부 조직 종양
(Primary bone and soft tissue tumors)

골 및 연브 조직 종양은 발생률이 매우 낮고 진단된 모든 악성 종양의 1% 미만을 차지한다.[22] 2010년 영국에서 원발성 골 종양의 새로운 사례는 531건(주당 약 10건) 발생했으며 이는 매년 보고되는 약 55,200건 새로운 유방암 사례와 극명한 대조를 이룬다. 이러한 증상들의 희귀성(rarity)과 상태의 이질성(heterogeneity)은 일반적으로 역학적인 원인으로 근골격계 증상이 보여지기 때문에 임상가들의 진단 시, 어려움으로 나타난다.[27] 종양이 의심되는 경우, 최적의 결과를 얻기 위해 근골격 종양학에 대한 경험을 지닌 전문가들의 관리가 필요하다. 이러한 종양은 종종 빠르게 자라기 때문에 조기 의뢰가 가장 중요하며, 결과는 진단 시 크기와 직접적인 관련이 있다. 상지는 이들 종양이 세 번째로 많이 발생하는 부위이며 조직학적인 증상이 매우 다양하게 나타난다.[11]

증상 및 발현

골종양의 경우, 가장 흔한 증상은 어깨 관절 주변이 지속적이고 둔한 통증이 나타난다. 야간에 심해지는 어깨 관절 주변의 지속적이고 비역학적 통증을 동반한 종창과 압통은 원발성 종양을 제거하기 위한 빠른 검진이 필요하다.[21] 통증이 있는 연부조직 덩어리가 5cm(1.97inch) 이상으로 크기가 급격히 증가하며, 비역학적인 통증과 관련되어 있고, 근막 깊숙하게 위치하며, 절제 후 재발하는 경우, 종양으로 의심되면 긴급한 검사가 필요하며 전문가의 진단이 필요하다.[21,74] 중요한 것은 연부 조직 종양이 항상 고통스러운 것은 아니며, 연부 조직 육종이 있는 사람의 최대 71%는 덩어리 크기가 커지고 난 후에서야 진료를 요청한다.[21] 임상가들은 골 및 연부 조직 종양이 연령별 발병률이 2배이며, 10대와 젊은 성인(약 20~30대) 그리고 노인 환자 들에서 발병률이 최고조에 달한다는 것을 염두해야 한다.[21]

악성 종양은 일반적으로 발병 초기에 잠재적으로 서서히 어깨 주위의 부종과 함께 나타난다. 어깨 주변의 연부 조직과 근육의 침투는 일반적으로 통증과 관련된 제한된 어깨 움직임을 나타낸다.[74] 고령자에서 어깨로 전이되는 것은 드물게 나타나고, 일반적으로 통증 및 움직임 제한과 관련이 있다. 영상 이미징은 통증 및 움직임 제한을 일으키는 종양들을 다른 원인들과 구별하는 데 중요하게 사용된다.[12]

평가 및 검사들

관련된 어깨의 임상 검사에 따라, 영상 이미징은 어깨와 관련된 악성 골종양의 진단에 중요한 측면을 담당한다(표 8.1).

생체검사 및 조직병리학 분석

"종양이 소문이면 조직이 문제다(When tumor is the rumor, tissue is the issue)." 이 격언은 의심되는 근골격 종양과 관련이 있다. 어깨에 병변이 있는 경우, 바늘 생체검사(needle biopsy)를 시행한 후 진단을 위해 조직병리학적 분석을 시행한다. 치료하는 외과의가 생검조직 검사를 진행하고, 경험 많은 병리학자가 조직학적 분석을 수행하면 결과가 향상될 수 있다.

어깨의 흔한 악성종양 및 관리(Common malignant tumors of the shoulder and management)

다발성골수종(Multiple myeloma)은 골수의 악성 종양이다. 매년 100만 명당 약 20명이 영향을 받는다. 대부분의 경우는 50–70세 사이의 사람들에게서 나타난다.[48] 초기 단계에서는 증상이 없거나 피로 및 무기력증과 같은 모호한 증상이 나타날 수 있다. 시간이 지남에 따라 뼈의 통증, 빈혈 및 신장 기능 장애(kidney dysfunction) 및 전반적인 권태감이 뒤따른다. 이것은 의심되는 골수 악성 종양 검사에서 중요한 감별 요소이며, 전체 골격부위에 영향을 미치지만 일반적으로 흔히 어깨에서 나타난다. 혈액검사를 통해 임상가는 진단을 내릴 수 있으며, 발전된 최신 화학 치료요법(chemotherapy)을 통해 환자들은 더 나은 회복을 예상할 수 있다.[48]

골육종(Osteosarcoma)은 두 번째로 흔한 골암이다. 매년 100만 명당 2~3명에서 발생한다. 대부분의 경우는 십대와 젊은 성인에서 발생한다. 대부분의 골육종은 무릎 주위에 발생하고, 그 다음으로 고관절 부위, 어깨는 세 번째로 흔한 부위다. 치료는 종양을 축소하고 확산을 줄이기 위한 선행보조 화학요법(neoadjuvant chemotherapy)이 포함된다. 화학요법 후에는 종양 가장자리에서 최소 2cm(0.8inch)의 여유를 두고 넓게 절제 수술을 하는 것이 좋다.

유잉육종(Ewing's sarcoma)은 5–20세 사이의 사람들에게 가장 흔하게 발생한다. 수술 전이나 후에 방사선요법과 화학요법을 고려해야 하며, 이는 임상 종양학 팀과 함께 질병의 진행상황 정도에 따라 고려해야 한다. 그러나, 임상가들은 상지의 보철 수술이 기능적인 문제와 탈구를 포함한 합병증과 관련될 수 있음을 염두해 두어야 한다.[38]

연골육종(Chondrosarcoma)은 40~70세 사이에서 가장 흔하게 발생한다. 골육종 및 유잉 육종과 다르게 보조 화학요법(adjuvant therapy)은 연골육종에서 제한된 역할을 한다. 적절한 범위를 두고 종양의 외과적 절제가 가장 적절한 관리이다.

점액섬유육종(Myxofibrosarcoma)은 50–70세 사이의 사람들에게 주로 발생하는 가장 흔한 연부조직 종양 중에 하나이며, 여성보다 남성에게 약간 더 흔하다. 성장속도는 느리고 통증이 없지만[72] 국소 재발률이 높고 전이 위험이 높다.[16]

지방육종(Liposarcoma)은 전체 연부조직 육종의 최대 18%를 차지하며 몸통, 팔다리 및 복부에서 가장 흔하게 발생할 수 있다. 30세 미만의 사람들에게는 드물지만 매우 고통스러운 덩어리로 느껴질 수 있다. 이들은 거의 전이되지 않는 낮은 단계의 종양(low-grade neoplasms) 들이다.[13]

판코스트 종양(Pancoast tumors)은 모든 폐암의 3–5%를 차지하며 주로 골 전이를 나타낸다.[15] 주요 위험 요인은 흡연이며, 그 다음이 노년기이며, 여성보다 남성에게 더 영향을 미친다. 이 종양은 폐의 첨부(apices of the lungs)에서 발생하고, 흉곽입구(thoracic inlet)에 침투하여 이 영역 내에서 어떤 구조가 침범되고 눌려지는지에 따라 여러가지 증상이 유발된다. 종양은 근육, 상부 늑골, 흉추체, 쇄골하 혈관들(subclavian vessels), 상완신경총, 흉추 자율신경계 연결(thoracic autonomic chain), 특히 성상 신경절(stellate ganglion)을 침범할 수 있다.[53] 기침, 객혈, 호흡곤란 등의 증상이 나타날 수 있지만, 종양의 위치로 인해 질병의 초기 단계에서 흔하지는 않

표 8.1 진단 및 향후 관리를 위한 가장 적절한 검사 요약

검사 방법	원발성 종양	속발성 종양	내장성	류마티스성
일반 방사선사진	방사선사진에서 눈에 띄게 나방이 파먹은 골막 반응의 형태(Moth-eaten 병변)를 확인할 수 있는데 이는 악화된 종양의 특징이다.	방사선 사진은 폐암의 전형적인 골파괴와 전립선암의 전형적인 골경화증을 나타낼 수 있다. 골파괴 및 골경화 패턴은 모두 유방암에서 일반적이다. 방사선 사진은 병리학적인 골절의 위험을 확인하는 데 사용된다.[51]	기존의 방사선 영상(Conventional radiography)은 대부분 복통 환자를 평가하는데 진단가치가 제한적이었다.	단순 방사선 사진은 RA와 같은 원발성 염증성 관절염에서 침식성 변화(erosive change)가 나타날 수 있다.
자기공명영상	질병의 정확한 범위를 평가하고 연부 조직 침범 확장을 평가하는 데 사용된다. 기존의 T1 및 T2 이미지와 함께 STIR은 뼈 종양의 평가와 감염 및 부종과의 감별에 도움이 된다.[25]	MRI는 MBD(전이성 골 질환)를 감지하는 중요한 표준지표로 사용된다. MBD가 의심되는 경우 MBD가 축 골격(axial skeleton)에서 더 흔하므로 전체 척추를 포함하는 것을 고려해야 한다.[68]	MRI는 전리 방사선(ionizing radiation)을 피하는 복통을 평가하는 새로운 기술이다.[8]	활액막염(특히 가돌리늄 조영제를 사용하는 경우), 삼출 및 침식, 회전근개 병리 및 퇴행성 변화를 나타낼 수 있다. 그러나 실제로 MRI는 원발성 염증성 관절염의 일반적인 관리에 거의 사용되지 않으며 초음파가 선호된다.
컴퓨터단층촬영	어깨와 관련된 병변을 평가하기 위한 CT의 역할이 제한적이지만 종양의 크기를 확인하고 말초 또는 위성 병변의 존재를 결정하는 데 사용할 수 있다.[53]	MRI에 금기 사항이 있으면 CT 스캔을 고려해야 한다.	CT는 일반적인 급성 복통에 대한 선택 검사이다. CT는 복강 내 유리된 공기를 묘사하는 가장 정확한 기술이며 천공의 원인을 확인하는데 유용하다.[67]	CT는 침식 및 퇴행성 변화를 보여준다. 류마티스 전문의는 거의 사용하지 않으며 수술 전후 계획을 위해 정형외과 의사가 더 일반적으로 사용한다.
생체검사	조직학적 확인, 수술 평가 및 치료 계획을 위해 생검(biopsy)이 필수적이다.[53] 일반적으로 삼각근의 전방 섬유를 통한 형광투시유도/초음파 유도하에 경피바늘 생검이 권장된다.	생검(biopsy)은 전이가 의심되는 원발성 암을 결정하는 데 도움이 된다.		어깨 활액막 생검은 류마토이드관절염에서 만성염증을 나타낼 수 있지만 감염과 같이 공존하는 병리가 의심되지 않는 한 실제로 거의 사용되지 않는다.
초음파검사			초음파촬영은 우상복부 통증을 호소하는 환자에게 선택되는 초기 영상 검사이다.	
혈액 및 소변 검사	혈액 검사는 골수종 세포에서 생성되는 M 단백질과 골수종 세포에서 생성되는 또 다른 비정상 단백질인 베타-2-미로고불린을 보여준다. 소변 샘플은 다발성 골수종의 특징적인 Bence Jones 단백질을 보여준다.	신뢰할 수 있는 룰-인 또는 룰-아웃 테스트 전략으로 사용할 수 있는 염증성 마커의 조합은 없다. 검사 결정은 다른 임상 소견과 관련하여 내려져야 한다.[75]		상승된 염증 표지자(ESR 및 CRP)는 일반적이지만 류마토이드 관절염 및 PMR에서 보편적이지는 않다. 류마티스 인자는 RA 환자의 약 85%에서 양성이다. 항-CCP 항체는 RA의 침식 질환을 예측한다.

항CCP(Anti-CCP), 항환성 시트룰린화 펩타이드(anti-cyclic citrullinated peptides), CRP, C-반응성 단백질(C-reactive protein), CT, 컴퓨터 단층 촬영(computerized tomography), ESR, 적혈구 침전 속도(erythrocyte sedimentation rate), MBD, 전이성 골질환(metastatic bone disease), MRI, 자기공명영상(magnetic resonance imaging), PMR, 류마티스성 다발성 관절염(polymyalgia rheumatica), RA, 류마티스 관절염(rheumatoid arthritis), STIR, 짧은 TI 반전 회복(STIR, Short TI Inversion Recovery).

다.[15] 초기 단계에서 가장 많이 보고되는 증상은 흉막, 상부 갈비뼈 및 상완 신경총의 침범으로 인한 어깨 통증이다. 증상은 흉곽입구(thoracic inlet)내의 신경, 혈관 및 뼈 구조의 침범 및 압박과 관련된 물리적 징후와 함께 전형적인 척골 신경(ulnar nerve)분포에서 팔 아래로 방사될 수 있다.[53]

- 흉곽입구 전방 구획에 위치한 종양은 첫째 늑간신경(first intercostal nerve)과 상부 늑골, 쇄골하정맥 및 경정맥(subclavian and jugular veins)에 영향을 미치며, 상부 전방 흉벽의 통증 및 정맥 혈전증(venous thrombosis)을 나타낸다.
- 중간 구획 내의 종양들은 상완 신경총, 쇄골하 동맥 및 횡격막 신경에 영향을 미치며, 상지의 통증 및 감각 이상, 횡격막의 잠재적 마비 및 동맥 혈전증의 신경학적 증상을 유발한다.
- 후방 구획 내의 종양은 사각근들(scalene muscles), 쇄골하동맥 및 척추 동맥, 성상 신경절, 교감신경절, 장흉신경 및 부신경(accessory nerve) 및 척추체에 영향을 미친다. 통증은 팔의 겨드랑이와 내측에서 나타나며 교감신경들, 특히 성상신경절의 초기 자극은 같은 쪽으로 홍조(flushing)를 일으키고 발한을 증가시킨다. 교감신경 사슬의 추가적인 침범은 사례의 40%에서 호너(Horner's) 증후군을 유발할 수 있으며,[43]이는 눈꺼풀의 동측처짐, 동공수축, 발한부족, 눈꺼풀처짐(ptosis), 동공축소(miosis) 및 무한증(anhidrosis)과 관련되어 있다.[53]

관리(Management)

어깨의 모든 악성 골과 연부 조직 종양이 의심되는 경우 긴급한 후속 조치 및 진단 검사가 필요하다(표 8.1). 원활한 치료관리를 하기 위해 육종다학제 연구팀(sarcoma multidisciplinary team; MDT)과 토론 및 협조를 통한 의사소통이 필요하다.[53]

속발성 암(Secondary cancers)

전이성 골질환(Metastatic bone disease; MBD)은 척추에서 흔하게 발생하는 경향이 있지만, 상완골과 같은 근위 장골에 영향을 주어 첫 번째 증상으로 어깨 통증을 유발할 수 있다.[51] 뼈로 전이되는 가장 흔한 5가지 암은 유방암, 전립선암, 폐암, 신장암, 갑상선암이다.[12] 장골들의 전이성 골질환은 유방암과 폐암 환자 들에서 더 흔하게 발생한다.[39,55] 암의 과거 병력은 위험 신호이며 MBD(전이성 골질환)의 발병과 관련하여 중간 정도의 진단 정확도(moderate diagnostic accuracy)를 가지며,[73] 일차 진료에서 심각한 병리의 가능성을 7%, 응급 진료에서 33% 증가시킨다. 암의 과거 병력(특히, 뼈에 전이가 빠른 암의 경우)은 임상가는 심각한 병리학적 의심 지수를 높여야 하지만, 모든 원발성 암이 계속 전이되는 것은 아니기 때문에 그 자체로는 조치를 취하기에 충분하지 않다. 마찬가지로, MBD가 진단되지 않은 원발성 암의 첫 징후일 수 있기 때문에 암 병력이 없었다고 임상가들은 심각한 병리학적 문제가 없다고 안심해서는 안 된다.[29] 원발성 암에 대한 보다 효과적인 의학적 치료에 의해 기대 수명이 연장되었지만, 생존자들은 MBD가 발생할 위험이 더 커졌다.[5] MBD는 원발성 유방암 진단 후 10~20년 안에 나타날 수 있다.[45] 특히 유방암 및 폐암과 관련하여 어깨의 MBD는 오십견으로 오진될 수 있다. 특히 오십견의 경우 오랫동안 자연스럽게 진행하고 있기 때문이다.[60] 광범위한 MBD 및 내장기관으로 침범하는 것은 치료를 받지 않았거나 늦은 진단의 결과이므로 나쁜 예후와 관련이 있다.[69]

임상 발표

MBD로 인한 통증은 허혈성, 염증성 및 신경병성 기전의 조합에 의해 발생하며, 뼈와 주변 조직의 파괴 또는 압박의 결과들이다.[17] MBD와 관련된 통증은 변할 수 있으며, 환자들이 비수술적 치료에 효과적인 것으로 보이기 때문에 조기식별이 어려울 수 있다.[29]

간헐적인 국소 통증은 특징적으로 뼈의 통증이 나타나며, 첫 번째 증상일 수 있다. 통증은 또한 움직임에 의해 악화될 수 있다.[36] 분명히 이러한 내용은 양성 질환을 가진 사람들에게도 존재한다.[19] 그러나, 재발성 어깨 질환이 있는 환자에게 중요한 질문은 그들이 경험하는 통증 유형이 이전 증상과 유사한지 여부이다. MBD에서 종종 환자들은 이 새로운 증상의 발병이 이전에 경험한 증상과 다르다고 보고하며, 통증의 정도, 위치 및 유형의 차이를 보고한다.[20]

상자 8.1 사례 연구

22세 학생이 3개월 동안 지속되는 왼쪽 어깨 통증, 체중 감소 및 부종으로 일반의에게 내원했다. 외상 이력은 없었다. 붓기는 거의 테니스 공만 한 크기였다. 열은 없었고 촉진 시 종기 부위의 온도 상승은 느껴지지 않았다. 어깨의 능동 및 수동 움직임이 제한되었다. 왼쪽 어깨의 단순 방사선 사진에서 상완골의 병변이 나타났으며(그림 8.1A), 전문 부서로 긴급 의뢰되었다. 추가 0 미지 영상(그림 8.1B)을 통해 왼쪽 근위 상완 피질을 파괴하는 공격적이고 확장시키는 병변 증상을 확인했다. 초음파 유도 바늘 생검을 통해 전방 삼각근을 검사하였으며, 선행보조 화학요법(neoadjuvant chemotherapy)을 통해 치료한 높은-단계의 골육종(그림 8.1C)을 확인하였으며, 그 후 관절 외 넓은 부위 절제 수술(extra-articular wide excision surgery)과 보철물 치환술(prosthesis replacement)을 확인하였다.(그림 8.1D)

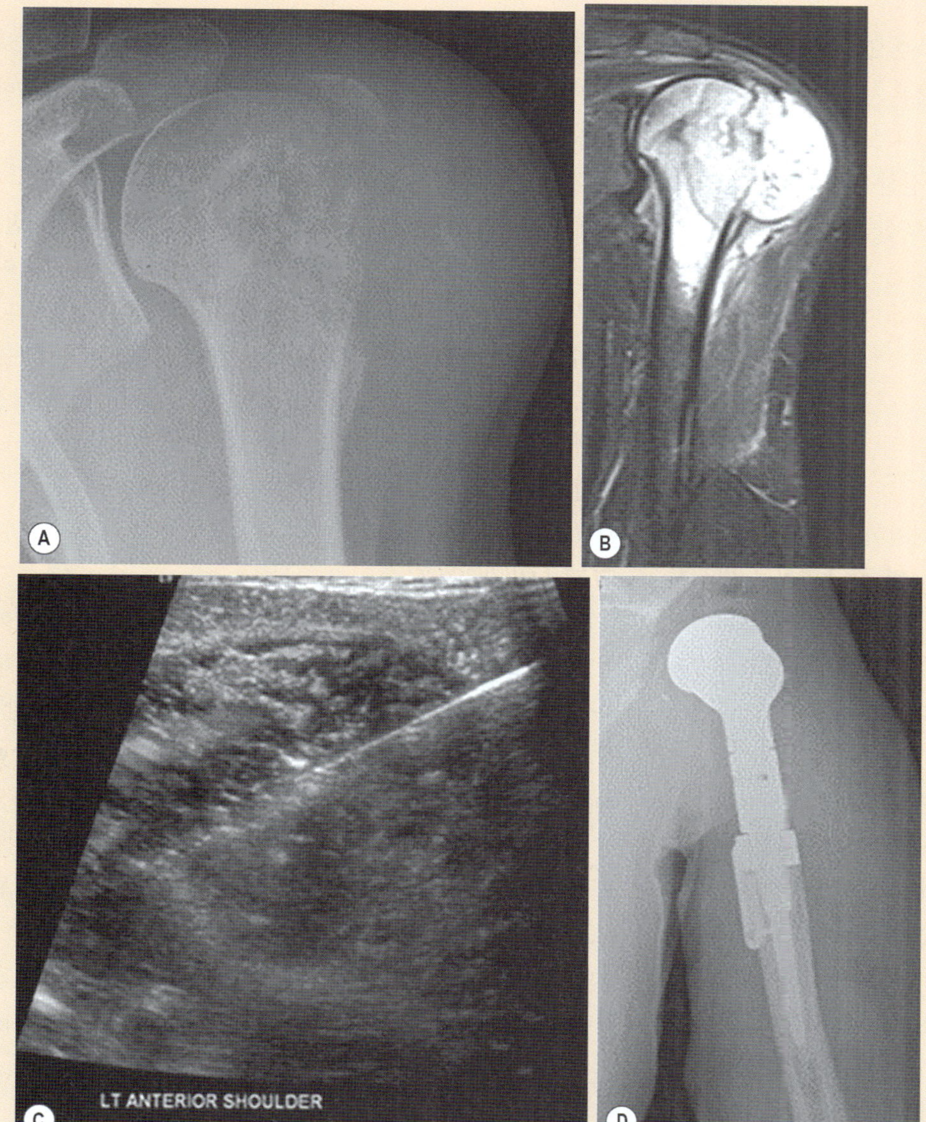

그림 8.1
왼쪽 상완골두 골육종(osteosarcoma) 진단을 받은 22세 학생.

(A) 일반 방사선 사진.

(B) MRI.

(C) 초음파 유도 바늘 생검.

(D) 신보조 화학요법 후 넓은 절제 및 보철물 교체.

MBD의 후기 단계가 되어서야 통증이 지속적이고, 끊이지 않고, 상당한 야간 통증이 동반된다. 야간 통증은 근골격계 질환의 일반적인 특징이며 이것이 역학적인 문제인지 또는 MBD로 인한 야간 통증인지 구별해야 한다. 밤에 통증을 완화하기 위해 잠에서 깨서 일어나서 걸을 필요성을 느끼거나, 바로 누워서 잠을 잘 수 없고, 일상적으로 의자에서 똑바로 잠을 잔다고 설명하는 경우에는 우려를 나타내야 한다.[19]

신체 검사

객관적 소견은 회전근개 병리 또는 오십견과 유사할 수 있다.[40,55] 상완골두의 대결절 부위의 압통은 병적 골절의 특징일 수 있다.[40] 후기 단계에서 몸이 좋지 않은 느낌, 피로, 발열 또는 설명할 수 없는 체중 감소와 같은 전신적인 특징을 나타낼 수 있다. 조사를 통해 뒷받침될 수 있는 신중한 질문들은 증상과 심각한 병리 사이의 관계를 확립하는 데 도움이 될 것이다.[20] MBD가 의심되는 경우 추가 조사(표 8.1) 및 전문 MDT 관리를 위한 긴급 의뢰가 필수적이다.[12]

내장 질환(Visceral conditions)

내장 통증은 인구의 20% 이상이 경험하며,[31,77] 소화 불량, 변비 및 과민성 대장 증후군이 각각 4명 중 1명꼴로 발생한다.[10,62] 거의 모든 내장 기관은 흉추, 견갑골, 어깨 부위에서 근골격계 통증처럼 증상을 일으킬 가능성이 있다. 그림 8.2는 내장 기관의 통증 전달 패턴을 보여준다.

내장 통증 양상(*Visceral pain presentation*)

내장 통증은 날카롭고 찌르는 듯한 통증으로 경험될 수 있지만, 일반적으로 통증을 어떻게 정의해야 할지 명확하지 않고, 광범위하고 모호하다.[9,24,61,62] 내장 통증은 일반적으로 정중선에서 시작하여 말초부위로 방사되며, 더 원위부에서 증상이 나타나거나 체성형 증상(somatic-type symptoms)처럼 유발될 수 있다.[23,24] 어깨 통증의 잠재적인 원인인 내장 통증을 줄이기 위해서는 정확하고 철저한 임상 검사가 필요하다.

임상 검사

어깨 통증을 일으키는 원인을 내장 관련 문제로 판단하는 것은 임상적으로 중요한 부분이지만, 임상가는 항상 이를 환자들에게 나타날 수 있는 가능한 원인들로 고려해야 한다. 임상가는 환자에게 내장 기능, 특히 어깨와 관련될 수 있는 장기기관에 대해 질문해야 한다. 여기에는 질문의 목적에 대한 명확한 설명과 함께 심장, 호흡기 및 위장 증상, 조사 또는 우려의 과거 또는 현재 병력이 포함되어야 한다.

간(*Liver*)

간은 독소 분해, 감염 퇴치, 영양소 신진대사 등 다양한 작업을 담당하는 가장 큰 기관이다. 증상은 일반적으로 간 질환의 말기 단계에서 발생하며[79] 국소적, 우측 하부 흉부 및 우측 어깨 통증으로 나타날 수 있다.[54] 높은 알코올 섭취, 비만, 간염, 혈색소 침착증 또는 원발성 담즙성 간경변증의 병력이 있는 사람은 간에서 언급된 어깨 증상이 발생할 가능성이 더 높을 수 있다.[2] 또한, 임상가는 황달, 가려움증 발진, 눈의 황달, 눈 주위의 다크서클, 땀, 발열, 강한 체취, 구취, 창백 또는 회색 변, 어두운 소변, 피로, 체중 감소, 메스꺼움과 구토, 붓기, 고환 붓기에 대해 주의하며 질문해야 한다.

담낭(*Gall bladder*)

담석(Gallstones)은 인구의 5–25%에 영향을 미치며 여성, 비만 및 고령층에서 더 흔하다.[32] 담낭은 간 아래에 위치하며, 통증 전달은 간과 유사한 패턴으로 발생한다. 증상은 일반적으로 담즙 오물/결석이 쌓여 간과 담낭 사이의 담낭관(cystic duct)이 막히고 염증을 일으키는 결석성 담낭염(95%의 경우)에 의해 발생한다.[49] 담낭은 소화를 돕기 위해 담즙을 저장하므로 증상은 일반적으로 지방이 많은 음식, 매운 음식, 가공된 음식, 고탄수화물 음식 섭취와 관련이 있다. 사람들은 처음에 배앓이 유형(colic–type symptoms)의 증상을 경험할 수 있으며, 최대 30분 동안 심한 통증을 나타내다가 점차 줄어들고 지속적인 통증으로 진행될 수 있다.

췌장(*Pancreas*)

췌장염은 종종 원인이 불분명하지만 당뇨병, 높은 알코올

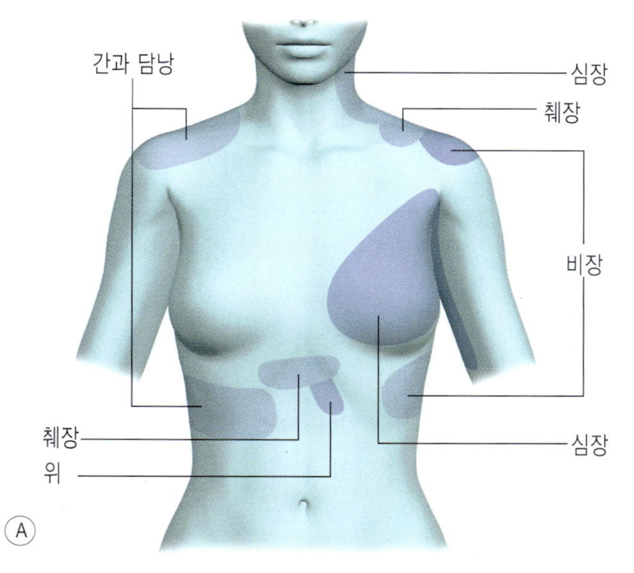

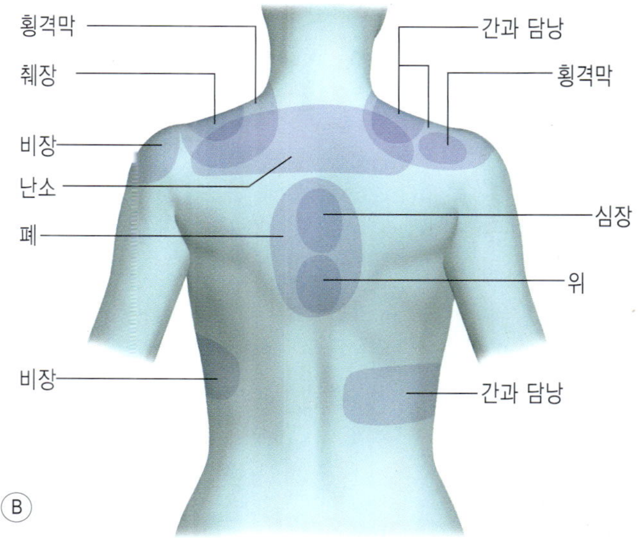

그림 8.2
(A) 내장 기관의 전방 및
(B) 후방 통증 형태.

섭취량, 비만 및 담석과 관련이 있다. 췌장암은 질병의 말기까지 발견하기 어려운 경우가 많으며, 일반적인 피로, 체중 감소, 발열, 황달, 변(밝은 색) 및 소변(어두운 색) 변화와 관련될 수 있다. 통증은 주로 상복부 부위에 나타나고, 중간 흉추 부위까지 언급되기도 한다. 췌장에서 전이된 질환이 경추 및 좌우 어깨 통증을 유발하는 사례도 보고되어 있다.[1,46]

심장(Heart)

가슴 통증과 호흡 곤란은 심장 질환의 일반적인 증상들이다. 목, 흉부, 턱, 목, 왼쪽 어깨와 팔에 관련된 통증이 나타날 수 있다. 일반적으로 증상들은 활동과 관련되어 있지만 건강에 해로운 스트레스, 감각 이상, 현기증, 메스꺼움과 불안으로 인해 발생할 수 있거나 앞으로 닥칠 안 좋은 기분 등으로(sense of impending doom) 인해 심장과 관련된 증상이 나타날 수 있다.

폐/흉막(Lung/pleura)

병리학적 영역과 특성에 따라 폐와 흉막은 흉부 또는 양쪽 어깨에 나타날 수 있다.[44,57,76] 연관통은 호흡곤란, 기침 또는 객혈과 관련될 수 있다. 흡연 이력과 폐질환에 대한 자세한 병력을 확인해야 한다.

위(Stomach)

위 병리학적 증상은 가장 일반적으로 상복부 부위 증상을 나타내거나 식도 연하곤란을 유발한다. 그것은 중상부 흉추와 왼쪽 어깨누위에 나타날 수도 있다. 관련 증상에는 위창(flatus), 트림(belching), 충만감 및 복부 팽만감(abdominal bloating), 메스꺼움(nausea), 속쓰림, 구토, 역류, 체중 감소 및 식욕 부진이 포함될 수 있다.

비장(Spleen)

비장은 위(stomach) 옆 왼쪽 상부 사분면에 있으며 면역 체계의 중요한 부분이다. 농양이나 외상으로 인해 손상될 수 있다.[66,71] 간 질환, 빈혈, 림프종 및 백혈병과 같은 혈액암도 증상과 관련될 수 있다.[78] 비장이 비대하거나 감염되면 횡격막의 자극을 일으켜 횡격막 신경(C3, C4, C5)을 통해 왼쪽 어깨로 통증을 전달할 수 있다.[18] 관련 증상은 쉽게 멍이 들고 피로할 수 있다.

난소(Ovaries)

드물지만 난소는 어깨 통증을 나타낼 수 있다. 큰 난소 낭종은 횡격막에 압력을 가할 수 있으며, 파열된 낭종과 복막 내의 혈액도 횡격막의 자극을 유발하고 횡격막 신경을 통해 어깨로 보내질 수 있다.[50] 어깨 통증은 비역학적(non-mechanical)인 원인이며 복통, 메스꺼움 및 구토, 월경 변화와 관련될 수 있다.

신체 검사

어깨 증상들의 내장 원인으로 의심되는 경우 복부 검사, 촉진 및 청진을 수행해야 한다. 이것이 귀하의 진료 범위에 속하지 않는 경우 적절한 추천이 필요하다.

복부에 다음 사항이 있는지 검사해야 한다. 비대칭성 또는 명백한 덩어리와 혹, 부상의 징후, 타박상(복부 내출혈을 나타낼 수 있는 그레이 터너 징후–Grey Turner sign), 스파이더 네비(spider nevi–간 질환에서 소개)와 같은 피부 변화, 복부 대동맥류를 일으킬 수 있는 맥동성 덩어리 등, 촉진은 구체적이고 체계적인 방식으로 수행되어야 한다. 검사의 목표는 통증이 있는 부위가 있는지, 그리고 복부 내에 단단하게 촉진되는/박동성인 덩어리가 있는지 확인하는 것이다. 촉진으로 환자의 증상을 재현하는 것도 가능하므로 과정 전반에 걸쳐 환자의 특정 증상을 모니터링하는 것이 중요하다.

염증 질환(Inflammatory conditions)

어깨 증상이 있는 환자를 확인할 때, 연부 조직과 퇴행성인 병리적인 이유가 훨씬 더 흔하지만, 임상가는 이 증상이 류마티스성 다발성 관절염(polymyalgia rheumatica; PMR) 또는 류마티스 관절염(RA)과 같은 전신 염증성 류마티스 질환의 첫 징후일 수 있는지 여부를 고려해야 한다. 이들은 일반적으로 전신 면역 조절 치료(systemic immunomodulatory therapies)가 필요한 알려지지 않은 원인으로 인한 질환의 이질적인 면역 매개 질환 그룹을 형성한다.

류마티스성 다발성 근육통(Polymyalgia rheumatica)

PMR은 어깨 통증이 있는 사람을 평가할 때, 첫 번째로 고려해야 할 증상은 염증성 류마티스 질환이다. PMR은 목, 어깨 및 골반 띠의 통증과 뻣뻣함을 특징으로 하는 50세 이상의 사람들에게서 나타나며, 병인을 알 수 없는 흔한 임상 증후군이다. 증상은 일반적으로 대칭적으로 나타나지만, 일부 환자에서는 비대칭적인 증상을 나타내거나 고관절에서 더 뚜렷하거나, 그 반대의 증상을 나타낼 수 있다. 뻣뻣함은 휴식 후에 특히 심하여 환자가 침대에서 일어나지 못하게 할 수 있다. 발병은 갑작스럽거나 더 서서히 나타날 수 있으며 관련 질환인 거대 세포 동맥염(giant cell arteritis)과 함께 미열이 나타날 수 있다. 따라서, 이러한 조건은 원인을 알 수 없는 발열증상(pyrexia)을 조사할 때 고려되어야 한다. 발열증상 이외에도 PMR이 있는 사람은 몸 전신이 좋지 않아 전반적인 권태감, 피로 및 체중 감소를 나타낼 수 있다.[14]

PMR과 마찬가지로, 상완관절와관절 및/또는 견봉쇄골관절에서 회전근개와 관련 어깨 통증(RCRSP) 및 증상을 보이는 골관절염(OA)의 유병률도 연령에 따라 증가한다. 이것은 임상 이미지 영상을 확인할 때, 복잡하게 만들 수 있으며 영상만으로 RCRSP와 골관절염(OA)를 진단하는 것은 피해야 한다. PMR의 기본 병리학적 증상은 활액막염(synovitis)과 견봉하 점액낭(subacromial bursitis)이다. PMR에서 어깨 강직은 일반적으로 모든 움직임 방향에 영향을 미치며 어깨 강직의 다른 원인과 함께 고려해야 한다. PMR에서는 일반적으로 압통이나 근약화가 거의 없으며 부기는 드물게 나타난다.

일반적으로 PMR은 염증 마커인 적혈구 침강 속도(ESR) 및 C–반응성 단백질(CRP)의 상승과 함께 눈에 띄는 급성기 반응을 일으키며, 이는 치료에 대한 반응을 확인하는데 사용된다. 매우 가끔은 염증성 표지가 정상으로 나타나 임상가들은 진단 시 어려움을 초래한다. 저용량(15mg/day)의 코르티코스테로이드에 대한 빠르고 극적인 반응은 PMR의 전형적인 특징이다. 몇 년 동안 코르티코 스테로이드를 필요로 하는 것은 흔한 일이며 재발을 방지하기 위해 용량을 점진적으로 줄여야 한다.[65]

류마티스 관절염(Rheumatoid arthritis)

류마티스 관절염(RA)은 가장 흔한 자가면역 만성 염증성 류마티스 질환으로, 인구 유병률은 0.5–1%이며,[63] 가임기 여성에서 더 흔하다. 어깨는 RA 사례의 50–60%에 관련되며, PMR과 마찬가지로 증상이 대칭적인 경향이 있다. 그러나, 환자는 먼저 다른 부위에 증상이 나타날 가능성이 더 높으며, RA는 일반적으로 손과 발의 작은 관절에 영향을 미치는 대칭적인 다발성 관절염으로 주로 나타난다. 발병이 급성으로 나타날 수 있지만, 때때로 아급성 또는 잠복성으로 나타나며, 후자의 경우들은 일반적으로 면역억제제로 제어하기가 더 어렵기 때문에 더 나쁜 예후를 초래한다. 또한, 침식성 관절 손상이 발생할 위험이 더 크다.[33] 아직 확실한 진단이 내려지지 않았지만, 초기 염증성 다발성 관절염이 있는 환자 들에서 어깨 통증이 있는 경우 결국 RA로 진단될 가능성이 더 높다.[6]

류마티스 전문의는 새로 진단된 RA 환자의 유착성 관절낭염 및 회전근개 건염을 포함하여 이전의 연부 조직 장애의 병력을 종종 관찰한다. 환자가 연부조직 장애 또는 다른 전신 염증성 관절염으로 발전할 가능성은 여러 연부조직 병변이 빈번하게 나타나는 환자들에게 있어서 항상 고려해야 한다. 실제로, 건초염은 RA 환자, 특히 항-순환 시트룰린화 펩타이드(항-CCP) 항체가 있는 환자에서 흔한 초기 소견으로 나타난다.[41] 노인의 경우, RA의 PMR 유사 발현은 잘 알려져 있다.

전형적으로 나타나는 변형은 RA로 진단받은 사람들의 손에서 관찰되지만, 심각하거나 최상의 치료가 되지 않는 질환에서 예상되는 어깨의 변형은 드물게 나타난다. 만약, 증상이 염증 조절이 되지 않거나 계속 염증이 활성화되면 돌이킬 수 없는 손상, 기형 및 어깨의 불안정성이 발생할 수 있다.[70] 어깨의 활막염은 삼출액을 유발할 수 있으며, 특히 회전근개 손상이 있는 경우 견봉하 및 삼각근 아래 공간으로 확장될 수 있다. 손과 마찬가지로 2차성 근육 손실도 관찰된다. 지속적인 류마티스 삼출물은 보통 두껍고, 주입된 염증성 액체를 포함하며, 때로는 호중구, 단핵구, 활액막세포(synoviocytes) 외에도 콜레스테롤 결정(cholesterol crystals)들을 포함한다. 체액이 제자리에 고정되어, 흡인(aspirate)이 어려워지고, 누공(fistulae)이 형성될 수 있다.[4]

어깨와 관련된 RA를 가진 사람의 경우, 외회전 범위의 제한은 일반적인 증상이지만, 더 일반적으로 PMR에서 볼 수 있는 것과 유사하며, 특히 더 진행성 질병에서 볼 수 있는 것과 유사하다. 전완부 통증과 상완이두근구의 압통이 흔하게 나타나며, 상완이두근 건이 관여하는 것을 보일 수 있다. 지속적인 염증을 방치하면 상완이두근 건 파열의 위험이 있다.[64]

RA의 관리는 약리학적 접근 및 비약리학 접근 방식을 모두 사용하는 여러 전문가들끼리 합의가 필요하다. 항염증제와 면역억제제를 이용하여 기저 염증성 질환의 억제가 필요하다.[65] 어깨와 관련된 더 큰 삼출액을 제거를 위한 관절천자(arthrocentesis) 외에 상완관절와관절과 견봉하 관절낭에 코르티코스테로이드 주사를 사용하여 증상을 조절한다. 근육내 코르티코 스테로이드 주사도 사용되며, 특히, 급성 발적(flare)증상 동안에 사용된다. 이들은 종종 삼각근에 투여되어 피하 지방 위축을 일으킬 가능성을 높인다. 상완골두의 골 괴사는 RA에서 발생하거나 전신 코르티코 스테로이드 요법에 이차적으로 나타날 수 있다.[47]

기타 원발성 염증성 관절병증
(Other primary inflammatory arthropathies)

어깨 증상은 RA보다 덜 일반적이지만 혈청 음성 염증성 관절염(seronegative inflammatory arthritis)그룹과 관련이 있다.[58] 비대칭성 질환은 혈청반응 음성 관절병증이 있는 사람들에게 더 많이 발생한다. 예를 들어, 증상은 건선성 관절염(psoriatic arthritis)으로 진단된 사람들의 약 50%에서 비대칭으로 나타난다. 부착부염(enthesitis)은 활막염보다 이 질병군에서 주된 기저 병리학인 경향이 있다.[37] 추가적인 흉쇄관절의 통증이 나타나면 종종 RA보다는 혈청반응 음성 관절병증(seronegative arthropathies)중 하나를 가리킨다. 흉쇄관절의 활막염은 국소적인 부종과 압통을 유발하고 팔을 올릴 때 관절에 통증이 있다. 이처럼, 덜 흔하게 영향을 받는 관절의 심각한 증상은 감염과 같은 더 심각한 합병증에 대한 의심 가능성을 높여야 한다(그림 8.3). RA에서와 마찬가지로 건선성 관절염(psoriatic arthritis)에서도 이두근의 장두가 파열될 위험이 있다.[7]

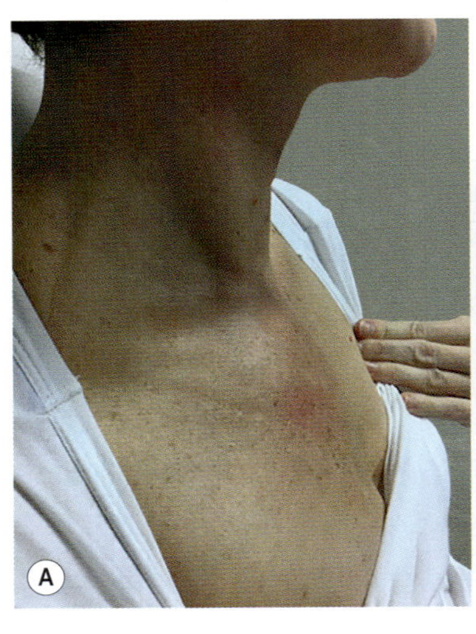

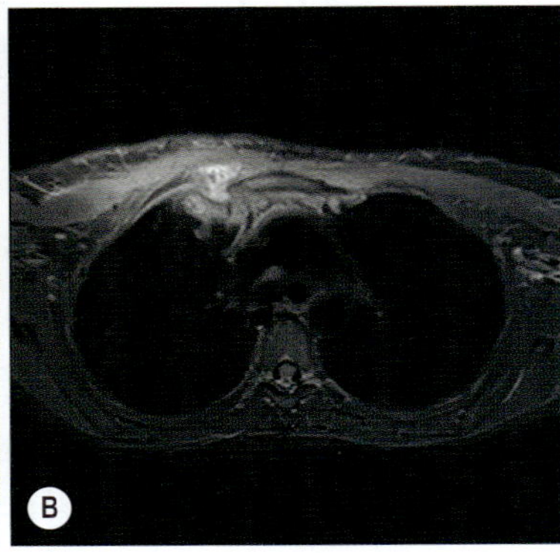

그림 8.3
(A) 술파살라진(sulfasalazine)과 TNF 억제제 아달리무맙(adalimumab)을 투여 받은 40세 여성의 건선성 관절염 우측 흉쇄관절에 발생한 황색포도상구균 감염.
(B) 흉쇄 관절 수준의 축 MRI는 연부조직 부종, 뼈 부종 및 확장으로 인해 T2 강조 영상에서 신호 증가를 보여준다.

결절성 관절병증(*Crystal arthropathies*)

통풍은 중년 남성에게 발병하는 가장 흔한 염증성 관절염으로 관절에 요산나트륨 결정(monosodium urate crystals)이 침착 되면서 발생한다. 이것은 심한 염증 반응으로 이어진다. 일반적으로, 하지 관절, 특히 첫 번째 중족지절 관절(first metatarsophalangeal joint–podagra)에 흔하게 영향을 미친다. 어깨증상이 나타나는 것은 매우 이례적지만, 가성 통풍(칼슘 피로인산염 침착 질환(CPPD))의 어깨 침범은 흔하게 나타난다.[59] 이것은 노년층의 염증성 관절염의 또 다른 일반적인 형태로, 일반적으로 갑자기 발병하는 심한 통증과 제한된 움직임을 나타낸다. 종종 두드러진 압통과 홍반을 동반한다. 급성 관절염이 가라앉으면서 관절 위의 박리현상(desquamation)이 나타나는 것이 진단의 단서들이 된다. 연골 석회화증(Chondrocalcinosis)은 일반적으로 증상이 나타나는 관절의 방사선 사진에서 볼 수 있다. 통풍과 마찬가지로 급성 치료에는 NSAID, 콜히친(colchicine) 및 코르티코 스테로이드(경구 및 주사)가 포함된다.

루푸스, 염증성 근염 및 기타 자가면역 결합조직 장애(*Lupus, inflammatory myositis, and other autoimmune connective tissue disorders*)

관절통(Arthralgia)은 전신성 홍반성 루푸스((systemic lupus erythematosus; SLE)에서 매우 흔한 증상이지만 활액막염(synovitis)으로 인한 관절 부종은 RA에 비해 훨씬 덜 나타난다. SLE에서 볼 수 있는 염증성 관절염은 비침식성(non-erosive)이다. 영상에서 침식이 발견되면 겹치는 RA(이전에는 "루푸스"라고 함)가 있음을 나타낸다. 작은관절에서 활막염이 더 흔하지만, 어깨는 쇼그렌증후군(Sjögren's syndrome)및 경피증(전신경화증)과 같은 다른 다계통 자가면역 결합조직장애(multisystem autoimmune connective tissue disorders)와 마찬가지로 SLE에 관련될 수 있다. 후자의 경우 진피 섬유증이 피부를 두꺼워지게 한다. 드물기는 하지만 어깨 관절 부위에 영향을 주어 결과적으로 움직임이 제한될 수 있다. 어깨 주위의 피하 및 관절 주위 석회화(calcinosis)도 나타난다. 인대 및 관절낭의 섬유화도 경피증(scleroderma)의 움직임을 제한하는데 기여하고 활막의 섬유화도 관찰된다. RA에서 볼 수 있는 것과 비교하면, SLE 및 경피증에서 볼 수 있는 활막염은 일반적으로 덜 강력하며, 침식은 덜 흔하다.[3]

원발성 염증성 근육질환인 다발성근막염(polymyositis)및 피부근막염(dermatomyositis)은 PMR과 유사한 어깨 통증과 뻣뻣함이 나타날 수 있다. 그러나 후자와 달리 근약화는 훨씬 더 뚜렷한 증상이자 징후이다. 근위부 근육병증(myopathy)은 임상 검사에서 비정상적으로 뚜렷하게 나타나며, 추가적으로 (보통 더 심각한 경우) 하지로 증상이 나타날 수 있다. 피부 근막염(dermatomyositis)은 눈 주위의 헬리오트로프 발진(heliotrope rash), 가슴 상부의 "숄" 발진("shawl" rash), 손의 고트론 구진(Gottron's papules)과 같은 전형적인 피부 변화를 일으킨다.

다발성 근막염 및 피부 근막염 환자의 혈액 검사는 일반적으로 크레아틴 키나제(creatine kinase)와 같은 근육 효소수치가 상승한 것으로 나타난다. 피부 근막염은 부종양성 현상(paraneoplastic phenomenon)일 수 있다. 근막염 특이적 항체(myositis-specific antibodies)에 대한 검사는 관련 악성 종양의 환자 위험을 평가하는 데 도움이 될 수 있다. RA 및 PMR과 같은 다른 염증성 류마티스 질환과 마찬가지로 코르티코 스테로이드는 염증성 근병증의 관리에 필수적이다. 그러나, 추가적인 면역억제제는 스테로이드 보존 및 면역 조절 효과를 위해 변함없이 사용된다. SLE(전신성 홍반성루푸스), 경피증(scleroderma) 및 원발성 염증성 근막염(primary inflammatory myositis)과 같은 자가면역 결합 조직 장애가 있는 환자들에서는 연령 및 성별이 일치하는 대조군에 비해 회전근개 수술의 위험이 증가한다.[35]

어깨에 나타나는 증상은 발목과 손과 같은 다른 부위에 비해 드물지만, 다계통 만성 육아종성 질환 유육종증(multisystem chronic granulomatous disease sarcoidosis) 환자에서도 볼 수 있다.[42]

만성 파괴성 관절병증(chronic destructive arthropathy)이 발생할 수 있고, 활액막 조직 생검에서 전형적인 비건락 육아종(typical non-caseating granulomas)의 존재를 밝힐 수는 있지만, 일반적인 비특이적 염증 변화를 보일 수 있다. 다발혈관염을 동반한 육아종증(granulomatosis with polyangiitis)과 같은 항호중구 세포질 항체(ANCA)와 관련된 소혈관 혈관염(small vessel vasculitides)이 있는 사람들에게 어깨 통증이 나타날 수 있지만, 이러한 질병에서 양성 염증성 관절염은 드물다.

결론(Conclusion)

어깨와 흉부 통증을 호소하는 대부분의 사람들은 심각한 병리학적 증상을 가지지 않지만, 임상가는 증상이 비정상적이거나 치료에 반응하지 않는 경우, 항상 다양한 감별 진단을 통해 잠재적인 증상 원인으로 고려해야 한다. 이러한 조건들과 상태들에 관한 이론들은 시기적절한 조사 및 관리를 통해 전반적으로 더 나은 결과로 나타난다. 요약하면 "사물이 항상 보이는 것과 같지는 않다. 정보를 얻고 깨어 있어야 한다."[30]

참고문헌(References)

1. Amer S, Manzar HS, Horsley-Silva JL. Shoulder pain as the first sign of pancreatic cancer: 111. American Journal of Gastroenterology. 2015;110:S45-S46.
2. Banks SE, Riley TR, 3rd, Naides SJ. Musculoskeletal complaints and serum autoantibodies associated with chronic hepatitis C and nonalcoholic fatty liver disease. Digestive Diseases and Sciences. 2007;52:1177-1182.
3. Baron M, Lee P, Keystone EC. The articular manifestations of progressive systemic sclerosis (scleroderma). Annals of the Rheumatic Diseases. 1982;41:147-152.
4. Bassett LW, Gold RH, Mirra JM. Rheumatoid bursitis extending into the clavicle and to the skin surface. Annals of the Rheumatic Diseases. 1985;44:336-340.
5. Biermann JS, Holt GE, Lewis VO, Schwartz HS, Yaszemski MJ. Metastatic bone disease: diagnosis, evaluation, and treatment. JBJS. 2009;91:1518-1530.
6. Brinkmann GH, Norli ES, Kvien TE, et al. Disease characteristics and rheumatoid arthritis development in patients with early undifferentiated arthritis: a 2-year follow-up study. J Rheumatol. 2017;44:154-161.
7. Carpenito G, Gutierrez M, Ravagnani V, Raffeiner B, Grassi W. Complete rupture of biceps tendons after corticosteroid injection in psoriatic arthritis "Popeye Sign": role of ultrasound. Journal of Clinical Rheumatology. 2011;17:108.
8. Cartwright SL, Knudson MP. Diagnostic imaging of acute abdominal pain in adults. American Family Physician. 2015;91:452-459.
9. Cervero F. Neurophysiology of gastrointestinal pain. Baillière's Clinical Gastroenterology. 1988;2:183-199.
10. Chang L. Epidemiology and quality of life in functional gastrointestinal disorders. Alimentary Pharmacology & Therapeutics. 2004;20:31-39.
11. Cleeman E, Auerbach JD, Springfield DS. Tumors of the shoulder girdle: a review of 194 cases. Journal of Shoulder and Elbow Surgery. 2005;14:460-465.
12. Coleman R, Holen I. Bone metastases. In: Abeloff's Clinical Oncology, 5th edition. Philadelphia: Elsevier; 2014.
13. Conyers R, Young S, Thomas DM. Liposarcoma: molecular genetics and therapeutics. Sarcoma. 2010;2011: 483154.
14. Dejaco C, Brouwer E, Mason JC, Buttgereit F, Matteson EL, Dasgupta B. Giant cell arteritis and polymyalgia rheumatica: current challenges

and opportunities. Nature Reviews Rheumatology. 2017;13:578.

15. Detterbeck FC. Pancoast (superior sulcus) tumors. The Annals of Thoracic Surgery. 1997;63:1810-1818.
16. Dewan V, Darbyshire A, Sumathi V, Jeys L, Grimer R. Prognostic and survival factors in myxofibrosarcomas. Sarcoma. 2012;2012:830879.
17. Falk S, Bannister K, Dickenson AH. Cancer pain physiology. British Journal of Pain. 2014;8:154-162.
18. Fernández-López I, Peña-Otero D, de los Ángeles Atín-Arratibel M, Eguillor-Mutiloa M. Influence of the phrenic nerve in shoulder pain: a systematic review. International Journal of Osteopathic Medicine. 2020;36:36-48.
19. Finucane L, Greenhalgh S, Selfe J. What are the red flags to aid the early detection of metastatic bone disease as a cause of back pain? Physiotherapy Practice and Research. 2017;38:73-77.
20. Finucane LM, Downie A, Mercer C, et al. International Framework for Red Flags for Potential Serious Spinal Pathologies. Journal of Orthopaedic & Sports Physical Therapy. 2020;1-23.
21. George A, Grimer R. Early symptoms of bone and soft tissue sarcomas: could they be diagnosed earlier? The Annals of The Royal College of Surgeons of England. 2012;94:261-266.
22. Gerrand C, Athanasou N, Brennan B, et al. UK guidelines for the management of bone sarcomas. Clin Sarcoma Res. 2016;6:7.
23. Gerwin RD. Myofascial and visceral pain syndromes: visceral-somatic pain representations. Journal of Musculoskeletal Pain. 2002;10:165-175.
24. Giamberardino MA, Affaitati G, Costantini R. Visceral referred pain. Journal of Musculoskeletal Pain. 2010;18:403-410.
25. Golfieri R, Baddeley H, Pringle JS, Souhami R. The role of the STIR sequence in magnetic resonance imaging examination of bone tumours. The British Journal of Radiology. 1990;63:251-256.
26. Goodman CC, Snyder TK. Differential Diagnosis for Physical Therapists. Screening for Referral. St Louis: Elsevier; 2013.
27. Gosling LC, Rushton AB. Identification of adult knee primary bone tumour symptom presentation: a qualitative study. Manual Therapy. 2016;26:54-61.
28. Greenhalgh S, Finucane LM, Mercer C, Selfe J. Safety netting; best practice in the face of uncertainty. Musculoskeletal Science & Practice. 2020;48:102179-102179.
29. Greenhalgh S, Selfe J. Red Flags and Blue Lights. Managing Serious Spinal Pathology, 2nd edition. Edinburgh: Elsevier; 2019.
30. Grieve G. Masqueraders. In: Boyling G, Palastanga N, eds. Grieve's Modern Manual Therapy, 2nd edition. Edinburgh: Churchill Livingston; 1994.
31. Grundy L, Erickson A, Brierley SM. Visceral pain. Annual Review of Physiology. 2019;81:261-284.
32. Gurusamy KS, Davidson BR. Gallstones. BMJ. 2014;348:g2669.
33. Hart FD. Presentation of rheumatoid arthritis and its relation to prognosis. Br Med J. 1977;2:621-624.
34. Hartvigsen J, Hancock MJ, Kongsted A, et al. What low back pain is and why we need to pay attention. The Lancet. 2018;391:2356-2367.
35. Huang LH, Yeung CY, Shyur SD, Lee HC, Huang FY, Wang NL. Diagnosis of Henoch-Schonlein purpura by sonography and radionuclear scanning in a child presenting with bilateral acute scrotum. Journal of Microbiology, Immunology, and Infection. 2004;37:192-195.
36. Jimenez-Andrade J-M, Mantyh PW. Bone cancer pain. International Association for the Study of Pain. 2009;17:2.
37. Kaeley GS, Eder L, Aydin SZ, Gutierrez M, Bakewell C. Enthesitis: a hallmark of psoriatic arthritis. Semin Arthritis Rheum. 2018;48:35-43.
38. Kassab M, Dumaine V, Babinet A, Ouaknine M, Tomeno B, Anract P. Twenty-nine shoulder reconstructions after resection of the proximal humerus for neoplasm with mean 7-year follow-up. Revue de Chirurgie Orthopedique et Reparatrice de L'appareil Moteur. 2005;91:15-23.
39. Kelly M, Lee M, Clarkson P, O'Brien PJ. Metastatic disease of the long bones: a review of the health care burden in a major trauma centre. Canadian Journal of Surgery. 2012;55:95.
40. Kim SY, Jung MW, Kim JM. The shoulder pain due to metastatic breast cancer: a case report. Korean Journal of Pain. 2011;24:119-122.
41. Kleyer A, Krieter M, Oliveira I, et al. High prevalence of tenosynovial inflammation before onset of rheumatoid arthritis and its link to progression to RA-A combined MRI/CT study. Semin Arthritis Rheum. 2016;46:143-150.
42. Kobak S, Sever F, Usluer O, Goksel T, Orman M. The clinical characteristics of sarcoid arthropathy based on a prospective cohort study. Therapeutic Advances in Musculoskeletal Disease. 2016;8:220-224.
43. Komaki R. Preoperative radiation therapy for superior sulcus lesions. Chest Surg Clin North Am. 1991;1:13-35.
44. Kumar A, Mireles-Cabodevila E, Mehta AC, Aboussouan LS. Sudden onset of dyspnea preceded by shoulder and arm pain. Annals of the American Thoracic Society. 2016;13:2261-2265.
45. Lee SJ, Park S, Ahn HK, et al. Implications of bone-only metastases in breast cancer: favorable preference with excellent outcomes of hormone receptor positive breast cancer. Cancer Research and Treatment. 2011;43:89.
46. Lieb JG, Forsmark CE. Review article: pain and chronic pancreatitis. Aliment Pharmacol Ther. 2009;29:706-719.
47. Mont MA, Payman RK, Laporte DM, Petri M, Jones LC, Hungerford DS. Atraumatic osteonecrosis of the humeral head. Journal of Rheumatology. 2000;27:1766-1773.
48. Nau KC, Lewis WD. Multiple myeloma: diagnosis and treatment. American Family Physician. 2008;78:853-859.
49. Njeze GE. Gallstones. Niger J Surg. 2013;19:49-55.
50. Nyhsen C, Mahmood SU. Life-threatening haemoperitoneum secondary to rupture of simple ovarian cyst. Case Reports. 2014;2014:bcr2014205061.
51. Oliver TB, Bhat R, Kellett CF, Adamson DJ. Diagnosis and management of bone metastases. J R Coll Physicians Edinb. 2011;41:330-338.
52. Olofsson Y, Book C, Jacobsson L. Shoulder joint involvement in patients with newly diagnosed rheumatoid arthritis: prevalence and associations. Scandinavian Journal of Rheumatology. 2003;32:25-32.
53. Panagopoulos N, Leivaditis V, Koletsis E, et al. Pancoast tumors: characteristics

and preoperative assessment. Journal of Thoracic Disease. 2014;6:S108.

54. Park SH, Lee PB, Seo MS, Lim YH, Oh YS. Referred shoulder pain due to liver abscess: a case report. The Korean Journal of Pain. 2005;18:267-270.

55. Pedersen AB, Horváth-Puhó E, Ehrenstein V, Rørth M, Sørensen HT. Frozen shoulder and risk of cancer: a population-based cohort study. British Journal of Cancer. 2017;117:144-147.

56. Pusceddu MM, Gareau MG. Visceral pain: gut microbiota, a new hope? Journal of Biomedical Science. 2018;25:73.

57. Reamy BV, Williams PM, Odom MR. Pleuritic chest pain: sorting through the differential diagnosis. American Family Physician. 2017;96:306-312.

58. Riente L, Delle Sedie A, Filippucci E, et al. Ultrasound imaging for the rheumatologist XLV. Ultrasound of the shoulder in psoriatic arthritis. Clin Exp Rheumatol. 2013;31(3):329-33.

59. Rosenthal AK, Ryan LM. Calcium pyrophosphate deposition disease. New England Journal of Medicine. 2016;374:2575-2584.

60. Sano H, Hatori M, Mineta M, Hosaka M, Itoi E. Tumors masked as frozen shoulders: a retrospective analysis. Journal of Shoulder and Elbow Surgery. 2010;19:262-266.

61. Sengupta JN. Visceral pain: the neurophysiological mechanism. In: Sensory Nerves. Springer; 2009:31-74.

62. Sikandar S, Dickenson AH. Visceral pain: the ins and outs, the ups and downs. Current Opinion in Supportive and Palliative Care. 2012;6:17.

63. Silman AJ, Pearson JE. Epidemiology and genetics of rheumatoid arthritis. Arthritis Res. 2002;4 Suppl 3:S265-272.

64. Smith AM, Sperling JW, Cofield RH. Rotator cuff repair in patients with rheumatoid arthritis. JBJS. 2005;87:1782-1787.

65. Smolen JS, Landewé RBM, Bijlsma JWJ, et al. EULAR recommendations for the management of rheumatoid arthritis with synthetic and biological disease-modifying antirheumatic drugs: 2019 update. Ann Rheum Dis. 2020;79:685-699.

66. Söyüncü S, Bektaş F, Cete Y. Traditional Kehr's sign: left shoulder pain related to splenic abscess. Turkish Journal of Trauma & Emergency Surgery. 2012;18:87-88

67. Stoker J, van Randen A, Laméris W, Boermeester MA. Imaging patients with acute abdominal pain. Radiology. 2009;253:31-46.

68. Sutcliffe P, Connock M, Shyangdan D, Court R, Kandala N, Clarke A. A systematic review of evidence on malignant spinal metastases: natural history and technologies for identifying patients at high risk of vertebral fracture and spinal cord compression. Health Technology Assessment. 2013;17:1.

69. Svensson E, Christiansen CF, Ulrichsen SP, Rørth MR, Sørensen HT. Survival after bone metastasis by primary cancer type: a Danish population-based cohort study. BMJ Open. 2017;7:e016022.

70. Taylor P. Update on the diagnosis and management of early rheumatoid arthritis. Clinical Medicine. 2020;20:561-564.

71. Van Manen L, Heidt J. Acute abdominal pain, painful left shoulder and near collapse. Neth J Med. 2014;72:282-286.

72. Vanhoenacker FM, Verstraete KL. Soft tissue tumors about the shoulder. In: Seminars in Musculoskeletal Radiology. Thieme Medical Publishers; 2015:284-299.

73. Verhagen AP, Downie A, Maher CG, Koes BW. Most red flags for malignancy in low back pain guidelines lack empirical support: a systematic review. Pain. 2017;158:1860-1868.

74. Vodanovich DA, Choong PF. Soft-tissue sarcomas. Indian Journal of Orthopaedics. 2018;52:35-44.

75. Watson J, Jones HE, Banks J, Whiting P, Salisbury C, Hamilton W. Use of multiple inflammatory marker tests in primary care: using Clinical Practice Research Datalink to evaluate accuracy. British Journal of General Practice. 2019;69:e462-e469.

76. Welch WC, Erhard R, Clyde B, Jacobs GB. Systemic malignancy presenting as neck and shoulder pain. Archives of Physical Medicine and Rehabilitation. 1994;75:918-920.

77. Wesselmann U, Baranowski AP, Börjesson M, et al. Emerging therapies and novel approaches to visceral pain. Drug Discovery Today: Therapeutic Strategies. 2009;6:89-95.

78. Wu CM, Cheng LC, Lo GH, Lai KH, Cheng CL, Pan WC. Malignant lymphoma of spleen presenting as acute pancreatitis: a case report. World Journal of Gastroenterology. 2007;13:3773-3775.

79. Younossi ZM. Non-alcoholic fatty liver disease: a global public health perspective. Journal of Hepatology. 2019;70:531-544.

어깨 수술의 과거와 현재 그리고 미래

(The past, present, and future of shoulder surgery)

Tony Kochhar, Baljinder Singh Dhinsa, Balraj Jagdev, Jeremy Lewis

과거(The past)

고대 그리스 의사이자 흔히 "의학의 아버지" 라고 불리는 히포크라테스는(기원전 460~370년) 대부분의 사람들이 질병을 미신으로 여겼던 시기에, 질병에는 자연적인 원인이 있다고 주장했다. 그는 히포크라테스 선서를 포함하여 모르는 많은 업적을 정리하여 공로를 인정받았지만, 아마도 그가 작성하지는 않았을 것이다. 히포크라테스는 편찬집(Corpus)에서 탈구된 어깨와 관련된 정복 기법(reduction maneuvers)에 대한 자신의 경험을 서술했다.[1] 그는 재정복 이후 향후 탈구를 피하기 위해 어깨근육을 운동시켜야 한다고 전한 것으로 해석된다. 히포크라테스 이전에 고대 이집트인들은 탈구된 어깨를 정복하기 위한 방안을 연구했었다. 그림 9.1은 어깨 탈구와 어깨 정복 시도의 가장 오래된 이미지를 보여준다.[16]

기원전 4세기, 어깨 탈구를 줄이기 위해 히포크라테스가 적용한 몇 가지 기술들이 설명되었다(그림 9.2). 히포크라테스는 또한 어깨 지짐술(cauterization)은 재발성 탈구 감소에 영향을 준다고 제안했다. 이 기법은 겨드랑이와 겨드랑이 아래 관절을 중심으로 깊은 상처(eschars)를 만들기 위해, 뜨겁게 달궈진 철(다리미)을 사용하는 것을 포함하였다.[1,58] 지짐술 후 팔은 어깨 내회전 상태로 묶였다. 방법은 다음과 같다:

그림 9.1
탈구된 어깨를 정복시키는 의사를 묘사한 이푸이의 무덤(C.1279 - 1213 BCE) 카타팔케 빌딩 세부묘사.

(Metropolitan Museum of Art, USA, Creative Commons 1.0 Universal (CC0 1.0).)

자주 탈구되는 어깨를 어떻게 치료해야 하는지 알아야 한다. 지짐술(cautery)은 다음과 같이 적용되어야 한다. 상완골 앞쪽 피부를 태우고, 그런 다음 밤낮으로 팔을 반드시 옆구리에 묶고, 궤양(ulcers)이 완전히 낫더라도, 팔은 오랫동안 옆구리에 묶여 있어야 하며, 그로 인해 상완골이 빠져나오던 넓은 공간은 점점 수축될 것이다.

시술의 목적은 재발성 탈구를 줄이기 위해 수축된 흉터조직을 만드는 것이었다. 이것은 히포크라테스의 동시대 사람들이 시행했던 어깨 둘레 지짐술과 관련되어 잠재적인 신경 및 혈관 손상을 피하기 위해 히포크라테스가 선호했던 방법인 것으로 보인다.

1788년 Alexander Monro는 회전근개 파열을 최초로 정의한 사람으로 알려졌다.[62] 그 후, 얼마 지나지 않아 어깨에 대한 외과적 개입에 가장 먼저 기술된 것은 상처관리를 위한 절차였으며, 1796년에 최초로 보고된 침습적 절차는 어깨 관절의 관절 분리(외과적 분리)였다.[10] 환자는 감염된 총상을 입은 군인이었다.

1822년 Adam Hunter(1794–1843)는 탈구와 관련된 극상근 파열을 설명하고, 어깨 외전을 시작하고 삼각근의 기능을 증대시키는 극상근의 역할을 가정하여 설명했다.[17,30] Astley Cooper 경(1768–1841)은 탈구 후 관절와(glenoid)와 관련된 상완골두의 안정적인 위치를 입증하기 위해 시신연구를 통하여 관절낭 및 회전근개 근육에 대한 관련 손상들을 언급했다. 탈구와 관련된 상완신경총 손상의 가능성도 설명되었다.[17,22]

1870년 Kocher의 논문에서 어깨 정복을 위한 폐쇄 기법(closed technique)에 대해 자세히 설명했으며, 같은 해 Hüter는 회전근개의 첫 번째 치료를 보고했다.[56] 이 기법은 만성 어깨 탈구에 대한 상완골두 절제술 동안 손상된 극상근 건을 상완골 골간부(humeral diaphysis)에 다시 부착하는 것과 관련되었

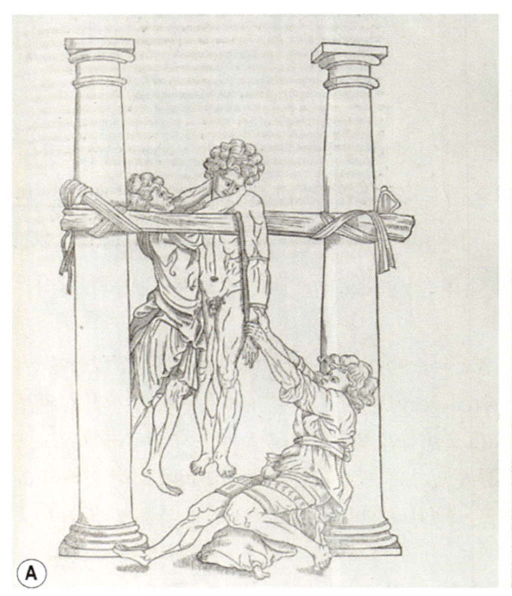

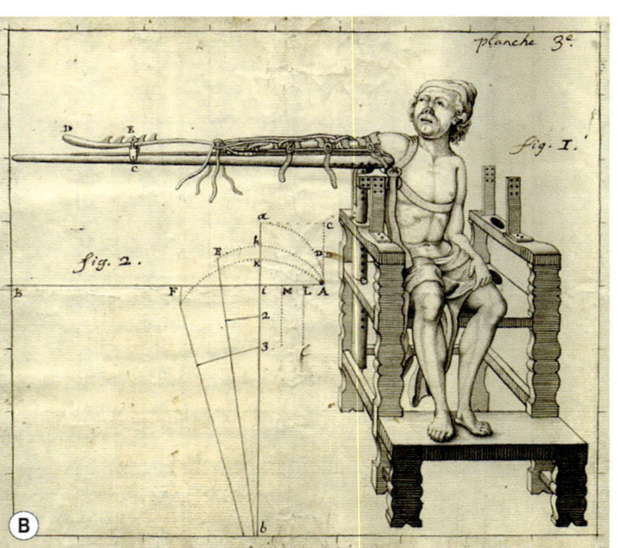

그림 9.2
탈구된 어깨를 정복하기 위해 히포크라테스가 고안한 방법들.

(A. From Guidi's Chirurgia by Guido Guidi (Vidus Vidius) (1544). B. Ambe of Hippocrates by Claude-Nicholas Le Cat (1742)).

다. 10년 후, 시신 연구에서 탈구 후 상완골두의 후방 충격 손상이 관찰되었다. 이것이 관절강(glenoid cavity)의 앞쪽 가장자리 부근에 상완골두의 직접적인 충격이 지속된다는 것이었다.[28,59] 그 후, 1940년 샌프란시스코에서 두 명의 방사선 전문의인 Harold Hill과 Maurice Sachs의 이름을 따서 Hill-Sachs 병변이라고 불렸다.

어깨 불안정성은 1887년에 Eduard Albert가 재발성 어깨 불안정성을 위해 견갑골-상완골 유합술을 시행하면서 임상 문헌을 계속해서 발표했다.[55] 1890년 Broca와 Hartmann은 어깨 탈구와 관련된 추가 손상 및 반복적인 불안정성의 원인이 될 수 있다고 기술했다. 이것은 전방 관절와 가장자리의 복합 손상, 관절낭의 파열 및 전-하방 관절순 손상이었다. 이는 나중에 영국 정형외과 의사인 Arthur Bankart(1879-1951)의 이름을 따서 1923년에 Bankart 병변이라고 불렸다.[4]

19세기 말엽인 1895년에 Wilhelm Röntgen(1845-1923)이 X선을 발견함으로써 어깨 병리학에 대한 이해도가 향상되었다. 동시에, Jules Péan(1830-1898)은 파리에서 최초의 어깨 전치환술을 시행한 것으로 알려졌다. 전방접근법을 이용하여 그는 백금과 파라핀 경화 고무 머리(paraffin-hardened rubber head)를 결합한 의수를 사용하여 웨이터에게 2단계 어깨 관절 성형술을 시행했지만,[5] 감염으로 인해 인공관절은 2년 후에 제거되어야만 했다.

20세기 초, Georg Perthes(1869-1927)는 관절와 가장자리에 고정된 말굽 모양의 못을 사용하여 분리된 관절와순(glenoid labrum)을 치료했다.[53] 1906년 Perthes는 봉합 앵커를 사용하여 극상근건의 개방 복구법를 설명했고, 1911년에는 Ernest Amory Codman(1869-1940)이 극상근건을 복구하기 위해 봉합(sutures)를 이용하는 절차를 설명했다.[15] Codman은 견봉하 공간과 견관절 외전이 공간을 좁히는 데 미치는 영향을 설명했다.[9] 그는 또한 수술 사례에서 염증이 있는 견봉하 점액낭이 나타나는 기전을 설명하고 외전을 피하기 위해 회복 기간 동안 수술 후 부목의 사용을 주장했다.[14]

1947년 Osmond-Clark는 Putti(1923년부터) 의사와 Platt(1925년 부터) 의사가 독립적으로 시행하는 절차를 Putti-Platt 절차라고 설명했다. 이 절차는 어깨의 습관성 탈구를 치료하는 데 사용되었다. Platt는 영국 맨체스터에서 Bankart 병변에 대해 논의할 때 다음과 같이 언급했다.

나는 표준 절차에 따라 고칠 수 있는 하나 또는 지속적인 벵카르트(Bankartian) 병변이 없다는 것을 확인했다. 따라서, 나는 견갑하근의 건말단부를 관절와 가장자리 연골의 잔재들(cartilaginous remains)과 확실히 꿰매어야 한다는 생각이 들었다. 이것은 견갑하근 아래에서 상완골두가 앞쪽, 그리고 안쪽으로 재탈구되는 일차적인 장벽을 만들었다. 그런 다음, 견갑하근의 근위에 분할된 끝을 전방 관절낭에 꿰매어 건의 중첩 및 단축되는 것이 논리적으로 맞다고 판단되었다.

시간이 지나면서, 이러한 절차들은 어깨 외회전 제한 및 고정한 후, 움직일 때 재발성 탈구와 관련이 있음이 분명해졌다.[42,52]

Harrison McLaughlin(1906–1970)은 1944년에 넓고 수축되어진 극상근 파열을 위한 수술에서 향상된 그의 수술 기법을 보고했다.[39] 이 기법을 사용하여, 그는 건의 닿는 곳인 큰 결절의 해부자국(anatomical footprint)을 몸에 더 가까운 곳으로 이동시켜 부착했다. 관절와 부상으로 인한 불안정성의 경우, 1954년에 Bristow–Latarjet 절차(오구돌기를 부족한 관절와 가장자리로 이동)가 처음 기술되었으며, 안정적인 관절와 표면을 다시 만들고, 결합된 관절 건을 전방을 안정시키는데 이용했다.[27,35]

Charles Neer(1917–2011)는 손상되지 않은 어깨 골절 및 탈구의 치료 관리에 대해 논의할 때, 그는 관절가동범위를 개선시키고, 지렛대 역할로서 제거된 상완골두를 위해 인공관절의 이점을 가정하며 설명했다.[48] 초기 플라스틱 기반 인공관절 보철물은 임플란트 마모 및 피로로 인한 파손 및 이물질 반응 발생 이후 폐기되었다.[72] Krueger는 1952년에 무혈성 괴사가 있는 환자에게 최초로 이식된 금속 어깨 치환술(반관절 치환술)에 대해 보고했으며, 환자는 통증이 없고 기능적으로 좋은 어깨를 가지게 되었다.[72] 참고로, 이 기술은 회전근개 삽입물을 보존하는 것이었다. Neer는 근위 상완골 골절-탈구 후, 외상 후 만성 통증에 대해 시행한 일련의 반관절 치환술 사례에서도 통증 완화 및 운동 범위의 탁월한 결과를 보고했다.[47]

1960년대에는 외과적 기술과 검사 기술의 발전으로 인해, 더 많은 병변들이 재발성 어깨 불안정성의 원인과 연관되어 있음을 밝혀졌다. McLaughlin[40]은 중간 및 하부 견갑상완인대(glenohumeral ligaments)가 약하면 전방 관절이 이완되고 불안정하다는 소견을 제시했다. Moseley와 Övergaard(1962)가 시행한 시신 및 태아 연구에서도 이러한 결과를 확인했으며, Bankart 병변에서 흔히 볼 수 있었지만, 반복적인 불안정성이 유일한 원인은 아니라고 제안했다.[43] 탈구에 대한 동적인 제한을 일으키는 견갑하근의 역할은 1967년 DePalma 뿐만 아니라 위의 연구에서 이완의 상태에 따라 나타나는 것이 확인되었다.[18]

1970년대에 특히 와타나베의 광섬유 기술(fiber-optic technology)을 사용하여, 어깨 관절경 검사가 크게 발전하였었지만, 대부분의 절차들은 여전히 미지수로 남아 있다. 측면 또는 전체 견봉절제술은 어깨 외전에 따른 견봉하 충돌을 줄이기 위해 시행되었다.[2,26,36] 그러나, Neer는 이러한 절차가 삼각근 기능을 약화시키고 어깨의 힘과 가동 범위를 감소시킨다고 보고했다.[51] 더 나아가 견봉하 충돌이 팔을 들어올릴 때, 측면 가장자리가 아니라 견봉의 전방-하단 가장자리와 접하는 극상근 건에서 시작한다고 제안했다. 그 후, 1972년에 그는 삼각근을 보호하고 견봉하 감압술 및 회전근개 봉합술에 더 나은 절개를 허용하는 개방성 전방 견봉 성형술을 포함하는 대체 절차를 설명했다.[44]

Neer는 반관절 치환술(hemiarthroplasty)을 위한 적응증을 넓혀, 손상되지 않은 회전근개의 상완관절와관절염까지 포함시켰다. 그의 일련의 과정들에 따라, 1974년에 통증 감소에 있어 장기적으로 좋은 결과를 보고했다.[45] 같은 해 Neer는 자신의 바이탈륨 반인공 성형술(vitallium hemiarthroplasty)과 고밀도 폴리에틸렌 관절와 표면 재생성분(high-density polyethylene glenoid resurfacing component)을 결합하여 최초의 기능성 어깨 전치환술을 개발했다.[45] 발표된 결과는 이 관절 치환술이 상완관절와관절염 관리에 신뢰할 수 있고 내구성이 있다는 것을 보여주었다.

1970년대에 해부학적 어깨관절 치환술의 활용도가 높아짐에 따라, 회전근개 기능이 좋지 않은 사람들은 근력과 운동 범위에서 다양한 결과를 보였을 뿐만 아니라,[47] 증가된 상완골두 변위로 인해 관절의 불안정성 징후를 나타내는 것이 분명해졌다.[38] 이러한 불안정한 상태를 제한하거나 고정된 지렛대 시스템으로 관리하려는 시도는 어깨 전체에 가해지는 힘에 의해 관절와 부분에서, 의수 풀림, 골절 및 어깨를 가로질러가며 전해지는 힘에 의한 통증으로 인해 이차적으로 높은 실패율이 나타났다.[21] 역극성 원리(reverse polarity principle)는 어깨의 볼과 소켓을 반대로 하여 제거된 회전근개 및 관절 불안정성을 가진 환자를 돕기 위해 개발되었다. 초기 디자인에서는 회전 중심이 해부학적인 어깨 중심으로 재현되었다. 안타깝게도, Reeves는 관절와 구성요소의 높은 이완율(high rates of loosening)과 관련된 최초의 역 어깨 시스템(reverse shoulder system)을 설계했다.[57]

1980년 Neer는 불수의적인 하방 및 다방향 불안정성을 치료하기 위해 하방 관절낭 이동 기술을 설명했다.[50] 절차는 세 면 모두에서 관절낭 덮개(flap)의 "이동"을 통해, 불필요하고 느슨한 전방, 후방 및 하방 관절낭과 인대들을 제거하는 절차를 진행했다. 1983년에 그는 회전근개 파열을 직접적인 외상보다는 부딪힘으로 인한 마모에 의해 이차적인 손상과 연관 지었다.[46,49] 또한 부종과 출혈성 변화에 따른 견봉성 돌기 형성(acromial spur formation) 및 회전근개 파열에 이르기까지 입증된 점진적인 진행성 병리학적 변화에 기초한 견봉하 충돌 분류 시스템을 보고했다.[46] 1985년, Ellman은 석회성 건염의 치료뿐만 아니라 견봉하 감압술 및 견봉 성형술을 위한 관절경기법을 설명했다.[20] 결과들은 Neer의 개방성 근막성형술(Neer's open acromioplasty)과 유사하지만 개방성 접근과 관련된 합병증을 최소화하고, 기능적으로 빠른 회복을 가능하게 했다.

해부학적 총 어깨 치환술의 진화는 계속되었고, 2세대 시스템은 모듈화되어 개별 해부학에 대한 적합성을 향상시키기 위해 상완골두, 해부목, 상완골간의 크기를 조정할 수 있는 옵션이 가능하게 되었다.[24] 보고에 따르면, 인공관절 보철의 머리부분이 관절와와 관련되어 크기가 크고 종종 위치가 잘못되어 있어, 후속적으로 관절와 구성요소에서 비정상적인 부하가 발생했다.[9,24] Grammont(1985)는 역극성 어깨 시스템에 대한 새로운 원리를 제안하면서 어깨 회전 중심의 말단에 원위축화(distalization)를 보여주었다. 이러한 변화는 삼각근의 지렛대 역할을 증가시켰고, 부족한 극상근의 힘을 보상했으며, 관절와 구성요소에 대한 전단 응력을 감소시켰다.[6] 1990년대에는 근위 상완골의 3차원 기하학을 이해하기 위한 추가 연구가 시행되었으며,[9] 이를 통해 해부학적 및 역극성 어깨 치환술에 대한 디자인의 진화가 가능해졌다.[6]

1987년에 관절경을 통한 최초의 Bankart 수술이 보고되었으며,[41] 1991년까지 앵커를 봉합하기 위해 진화된 트랜스-관절와 봉합기술(관절와를 넘어서 봉합하는 방법)을 처음 사용하였다.[69] Wolf는 어깨 관절경 검사동안 상완골 부착부위(HAGL)에서 견갑상완인대 파열이 Bankart 병변이 없는 어깨 불안정성의 또 다른 원인임을 확인했다.[68] 이러한 병변은 가려질 수 있어 개방적 접근으로 진단하기 어려웠고, 따라서 관절경으로 관찰하는 것이 시야확보에 유리했다. 관절경의 사용은 1990년의 SLAP(상부 순 전방 및 후방) 파열과 1994년의 Burford 복합 징후와 같은 다른 해부학적 변형을 식별하는 데 도움이 되었다.[67] Levy는 제한된 삼각근 분할 접근법을 통해 부분 그리고 완전 회전근개 파열의 보조적인 관절경 사용에 대해 논의했으며,[37] 1년 추적 관찰을 통해 통증, 기능 및 근력의 개선을 보고되었다.

2000년대 초, Purchase와 Wolf는 봉합 앵커로 손상된 표면에 후방 관절낭과 극하근 근을 고정함으로써 Hill-Sachs 병변으로 인한 공동(cavity)을 "채우는(fill in)" 관절경 재이식수술 절차를 설명했다.[54] Lafosse는 Bristow-Latarjet 시술절차에서[34]의 관절경의 다양한 방법(variant)를 보고했으며, 이는 오구돌기의 더 나은 노출과 전방 관절와 골격 배치(bone block placement)의 정확하게 시각화하여 상완골두에 대한 충돌 위험을 감소시켰다. 보다 최근에는 건-뼈 접촉 면적을 증가시키기 위해 복열 봉합기술(double row suture techniques)을 사용하여 회복된 회전근개 건의 치유 및 기계적 강도를 개선하기 위해 해부학적 자국(anatomic footprint)을 복원하는 데 발전이 있었다. 또한, 전체 봉합 앵커를 도입하여 기존 봉합 앵커와 관련된 뼈 손실을 줄이고 초기 결과들을 향상시켰다.[19]

초기 세포 기반 치료법에는 GRAFTJACKET(Wright Medical Technological, Inc., Arlington, TN)를 사용하여 재생 조직 매트릭스를 건 복구를 강화하기 위한 스캐폴드로 사용하거나 삽입 이식술로 사용하는 것이 포함되었다. 스캐폴드는 혈관이 재생되고 숙주조직이 통합될 수 있도록 숙주 세포로 다시 채워진다.[60]

역어깨 인공관절 치환술(reverse shoulder arthroplasty)의 적응증은 근위 상완골 골절, 회복 불가능한 회전근개 파열, 상완관절와관절염 및 실패했던 회전근개 봉합 등으로 지난 10년 동안 발전해 왔다. 이는 주로 우수한 보존율과 기능적 향상 결과로 인한 인공관절 보철물과 적용기법에 대한 신뢰도가 높아졌기 때문이다.[3]

현재(The present)

어깨 수술의 역사는 대부분 임상관련 문제의 정의, 문제를 해결하기 위한 외과적 제안, 수술의 이점에 대한 임상 관찰, 연구 결과 및 개선, 진화 또는 시술 포기의 반복적인 패턴을 거쳐 왔다. 수술 절차의 성공 여부에 대한 진정한 결과는 장점이 수술 후 손상이나 위험보다 크며, 이러한 이점과 수술 후 회복이 병리학 자체 또는 실제로 비수술적 치료의 자연적 치유에 대한 개선인지 여부이다.

어깨 수술의 발전은 기대수명의 연장과 많은 사람들에게 지속적으로 고통이 없는 삶에 대한 비현실적인 기대, 즉시 문제를 해결해야 하는 필요성 등을 고려하여 사회 변화에 발맞추어 왔다. 비교적 최근의 연구 결과에 따르면 많은 절차가 원래 예상했던 대로 문제를 "고치지(fix)" 못할 수 있다.

Can Shoulder Arthroscopy Work(CSAW)검사는 견봉하 충돌진단을 받은 사람들에 있어, 위약(placebo) 어깨 관절경과 관절경 견봉하 감압술 사이에 차이가 거의 없음을 보여주었다.[7] Girish 등[25]의 영상 연구는 병리학적 변화로 보고된 결과를 입증한 많은 예 중 하나이다. 예를 들어, 견봉성 돌기, 건병증 및 일부 건 파열, 일부 관절순 파열, 골관절염과 관련된 변화는 증상이 있는 사람과 없는 사람에게 공통적으로 흔히 나타날 수 있으며, 실제로 정상적인 형태적 차이 및/또는 연령과 관련된 변화를 나타낼 수 있다. 의미는 분명하다. 병리학으로 표현되는 모든 변화들이 외과적 중재를 필요로 하는 것은 아니다.

Yamamoto 등[70]은 인구의 상당한 비율에서 무증상 퇴행성 회전근개 파열로 진행된다는 것을 보여주었다. 따라서, 모든 회전근개 파열은 수술이 필요하다는 확신이 바뀌었다. 환자가 어깨 통증을 호소하고 파열이 확인되면, 수술 후 재활을 우선순위를 두거나 비수술적 재활을 선택할 수 있다. 파열과 증상들 사이에 의심할 여지없는 관계에 대한 과거의 가정들은 이제 의심스럽다.

현재 이론은 완전하지 않으며, 10장에서 논의한 바와 같이 연구 결과의 해석에는 아직도 많은 불확실성이 남아 있다. 예를 들어, CSAW연구의 위약부분 참가자들은 활액 관절낭의 고압자극에 따른 반응을 시각화 할 수 있는 관절경의 진단 연구에 무작위로 배정되었다. 이것은 치료적 이점이 있었을 수도 있었다. 핀란드 견봉하 충돌 관절경 제어시험(Finnish Subacromial Impingement Arthroscopy Controlled Trial(FIMPACT))에서 견봉하 감압(관절 성형술)을 위약군으로 지정하여 관절경 시각화와 비교분석을 했다. 이 그룹에서: "관절 점액낭 조직은 투관침(trocar)에 의해 무디게 늘어나거나 건 쪽에서 절개도었다". 비록, 이 괴사조직 제거 과정이 치료적이지 않은 것으로 여겨졌지만 여전히 확실하지 않다. 윤리적 고려와 승인이 의무이지만, 관절경 삽입이 없는 피부절개와 동일한 수술 후 프로토콜이 틀림없이 더 설득력 있는 위약(placebo)이었을 것이다.

CSAW 및 FIMPACT와 같은 실용적인 실험은 실제 실습 상황을 보다 더 면밀히 연구됨에 따라 점점 인기를 얻고 있다. 그러나 관련된 혼란스러운 요인들은 연구 결과 및 결과의 확실성에 영향을 미칠 수 있다. 어떤 전문가들은 위약군에서 피부를 자르고 그로 인한 손상을 입히고 어깨에 관절경을 삽입하지 않는 것은 비윤리적이라고 주장할 수 있다. 또한, 현재 많은 수술 절차가 자연적인 치유방법과 비수술적 중재와 어떻게 비교되는지 알지 못한 채 지속하는 것은 비윤리적일 수 있다.

현재, 새로운 절차들이 개발되고 테스트되고 있다. 그 절차들은 어깨 관절과 근육, 특히 회전근육의 근본적인 생체역학의 중요성을 보존하는 것을 목표로 한다. 우수한 관절낭 재건술, 풍선팽창 간위삽입 관절내시경술(balloon interpositional arthroscopy), 건 이식수술, 역기하학 견관절 전치환 성형술(reverse geometry total shoulder arthroplasty) 등이 그 예이다. 이러한 각 시술은 정상적인 어깨 관절 운동학을 회복하고 어깨에 작용하는 근육과 건에 의해 전달되는 짝힘을 복원함으로써 어깨 항상성을 다시 회복하는 것을 목표로 한다. 해부학적, 재표면적 또는 역극성 관절 성형술이든 간에 더 나은 기능적 결과와 생존 존속 데이터를(survivorship data) 만들어 내는 최근 몇 가지 관절 성형술의 발전이 있었다. 이는 구성 요소 정렬, 모듈화, 환자별 키트 및 보형물 뿐만 아니라 뼈 보존 관절 성형

술 및 관절경 보조 관절 성형술에 의해 진행되고 있다.[12,29,65]

스캐폴드는 현재 골 치유 및 연골 재생, 예를 들어, 매트릭스-기질유도 자가연골 세포이식(matrix-induced autologous chondrocyte implantation)에 사용된다. 점점 향상됨에 따라, 더 작게 만들어 덜 침습적인 방법을 통해 전달할 수 있도록 하는 것이며, 나노입자를 사용하여 특정 위치로 스캐폴드를 전달할 수 있는 나노-스캐폴드가 나아가야 될 방향이다.[11,71]

또한 SARs-CoV-2(COVID-19) 대유행과 관련하여 2020년과 2021년 대부분의 수술을 제안할 때 점점 더 중요한 옵션이 된 연부 조직 수술 및 당일 수술 인공관절 수술을 위한 조기 재활 방법으로 전환이 있었다. 전신 마취 유무에 관계없이 국소 차단술을 사용하면, 아편 유사제 사용(opioid usage), 회복 시간 및 입원 기간을 줄이는 것으로 보고되었다. 또한 조기 재활을 시작할 수 있다.

(가까운 그러나 먼) 미래
(The(near and far) future)

자가 혈소판 혈장 치료술(platelet-rich plasma; PRP)사용과 중간엽 줄기세포(mesenchymal stem cells)의 활용으로 우리는 생물학적 향상 가능성을 이해하기 위한 첫 번째 단계를 밟아가고 있다. 회전근개 봉합술 이후 보고된 실패율은 여전히 높다. 성장 인자, 줄기 세포 및 기타 다양한 유형의 조직 형태의 구조설계방법 등을 통해 회전근개 회복을 증가시키고 결과를 개선하는 데 도움이 될 수 있다고 생각된다.[31,32,66] 다음 단계는 동물 실험 연구에서 볼 수 있는 유도만능줄기 세포(IPSC-induced pluripotent stem cells)의 사용을 인간에게 변환 적용시켜, 치유에 도움이 되는 성장 인자를 표적 부위에 보존하는 방법을 찾는 것이다.[11,23,61,64,71]

어깨 수술은 하나의 개체가 아니다. 따라서, 발전은 별도의 구성 요소들을 고려해야 한다. 이러한 구성 요소에는 관절 성형 수술, 연부 조직 재건 및 골절 수술이 포함된다. 어깨관절 치환술과 관련해서 시술의 임상적 효과와 안전성뿐만 아니라 임플란트의 수명도 시술의 효과를 결정짓는 중요한 요인이 된다. 컴퓨터 보조 수술은 관절 성형술과 골절 고정을 위한 증강현실(30장 참조)로의 발전을 볼 수 있다. 컴퓨터 생성 이미지를 실제 이미지에 중첩할 수 있으며, 동시에 두 이미지와 상호작용할 수 있도록 한다.[13] 이 기술은 사전 임상 결과를 장려하는 흥미로운 가능성을 제시하지만, 주류 통합에 대한 생각은 임상 데이터와 건강 경제 분석을 통해 이용할 수 있는 경우에만 고려해야 한다.[33]

설명된 바와 같이, 어깨 연부조직 재건술은 특히 회전근개와 관련하여 외과적 수술 절차는 정상적인 생체역학, 즉 어깨에 작용하는 운동 축과 짝힘을 복원하는 데 중점을 두고 있다. 그러나, 아직 의문은 남아 있다. 현재 연구들은 불편한 회전근개 어깨를 치료하려는 사람들이 비수술적 개입과 시간으로 기능을 개선하고 증상을 줄일 수 있다고 제안한다. 지금까지 입증된 이점은 불완전하며 단기 및 중기 데이터만 이용할 수 있다. 정상적이지 않은 생체역학 움직임을 보이는 경우, 개선된 임상 증상들 사이의 관계는 더 깊은 이해가 필요하다.

합성 생물학(synthetic biology)의 이용(유전체 변경)은 연부조직 재건뿐만 아니라 골절 수술에서도 또 다른 발전 중인 생명공학이다. 전령 RNA를 차단하여 단백질 생성을 방해하는 리보핵산(RNA) 간섭 작용은 특정 유전자를 효과적으로 비활성화시킨다. 이 기술은 연골이나 건 변성과 같은 어깨내 질환을 예방하고 IPSC와 같은 다른 재생 전략과 함께 치유를 증가시키는 데 사용될 수 있다. 목표 구역으로 연결 및 움직임 제어는 추가적인 작업이 필요하지만 고무적이라 할 수 있다.[11,23,61]

우리는 줄기 세포를 이해하고 제어하고/최적화하는 것과는 아직 거리가 멀다. 초기 단계의 치료법은 논란의 여지가 있으며 결과는 입증되지 않았다. 그러나, 미래에는 적절한 생물학적 제제의 주입요법이 다른 치료방식과 함께 단순 치유에만 도움이 될 것이 아니라, 통제를 자극하고 주요한 치료 중재요법으로 가능하게 하여 사용될 것이다. 임플란트 디자인과 재료는 하중 분담을 개선시켜 임플란트 수명뿐만 아니라 골절 치유를 개선시킬 것이다. 지난 40년 동안 우리는 스테인리스 스틸을 대체하는 티타늄 합금, 잠금 플레이트 기술/최소 침습성 경피도금(MIPO- minimally invasive percutaneous plating) 기술과 같은 재료과학 및 잠금/고정 메커니즘에서 개선을 보았다. 어깨 수술의 미래는 큰 잠재력을 갖고 있으며, 많은 방향을 제시할 수 있지만, 발전할 때마다 William Osler 경(1849-1919)의 지혜와 시대를 초월한 현자의 격언에 주목해야 한다.

"좋은 의사는 병을 치료하고, 위대한 의사는 병을 가진 환자를 치료한다."

참고문헌(References)

1. Adams F. On the Articulations. Translation of the Corpus Hippocraticum. Massachusetts Institute of Technology. Available at: http://classics.mit.edu// Hippocrates/artic.html.
2. Armstrong JR. Excision of the acromion in treatment of the supraspinatus syndrome; report of 95 excisions. J Bone Joint Surg Br. 1949;31B(3):436-442.
3. Bacle G, Nove-Josserand L, Garaud P, Walch G. Long-term outcomes of reverse total shoulder arthroplasty. A follow-up of a previous study. The Journal of Bone and Joint Surgery. 2017;99(6):454-461.
4. Bankart ASB. Recurrent or habitual dislocation of the shoulder joint. Br Med J. 1923;2(3285):1132-1133.
5. Bankes MJ, Emery RJ. Pioneers of shoulder replacement: Themistocles Gluck and Jules Emile Péan. J Shoulder Elbow Surg. 1995;4(4):259-62.
6. Baulot E, Sirveaux F, Boileau P. Grammont's idea: the story of Paul Grammont's functional surgery concept and the development of the reverse principle. Clin Orthop Relat Res. 2011;469(9):2425-2431.
7. Beard D, Rees J, Rombach I, Cooper C et al. CSAW Study Group. The CSAW Study (Can Shoulder Arthroscopy Work?)–a placebo-controlled surgical intervention trial assessing the clinical and cost effectiveness of arthroscopic subacromial decompression for shoulder pain: study protocol for a randomised controlled trial. Trials. 2015;16:210.
8. Bigony L. Arthroscopic surgery. Orthopaedic Nursing. 2008;27(6):349-354.
9. Boileau P, Walch G. The three-dimensional geometry of the proximal humerus. JBJS (Br). 1997;79-B(5), 857-865.
10. Burd W, Anderson. History of a case terminating successfully, after amputation was performed at the shoulder-joint. Ann Med (Edinb). 1797;2:282-291.
11. Burkhart SS. Expanding the frontiers of shoulder arthroscopy. J Shoulder Elbow Surg. 2011;20:183-191.
12. Cabarcas BC, Cvetanovich GL, Espinoza-Orias AA, Inoue N, Gowd AK, Bernardoni E, Verma NN. Novel 3-dimensionally printed patient-specific guide improves accuracy compared with standard total shoulder arthroplasty guide: a cadaveric study. JSES Open Access 2019 15;3(2):83-92.
13. Chytas D, Malahias M-A, Nikolaou VS. Augmented reality in orthopedics: current state and future directions. Front Surg. 2019;6(38): 1-7.
14. Codman EA. On stiff and painful shoulders: the anatomy of the subdeltoid or subacromial bursa and its clinical importance; subdeltoid bursitis. Boston Medical and Surgical Journal. 1906;154:613-620.
15. Codman EA. Complete rupture of the supraspinatus tendon. Operative treatment with report of two successful cases. 1911. Journal of Shoulder and Elbow Surgery. 2011;20(3), 347-349.
16. Colton C. Orthopaedic challenges in Ancient Egypt. Bone & Joint 360. 2013;2(2), 2-7.
17. Cooper A. A treatise on dislocations and on fractures of the joints. Clinical Orthopaedics and Related Research. 2007;458:6-7.
18. DePalma AF, Cooke AJ, Prabhakar M. The role of the subscapularis in recurrent anterior dislocations of the shoulder. Clinical Orthopaedics and Related Research. 1967;54:35-50.
19. Dhinsa BS, Bhamra JS, Aramberri-Gutierrez M, Kochhar T. Mid-term clinical outcome following rotator cuff repair using all-suture anchors. Journal of Clinical Orthopaedics & Trauma. 2019;10(2):241-243.
20. Ellman H. Arthroscopic subacromial decompression: analysis of one- to three-year results. Arthroscopy. 1987;3(3):173-181.
21. Flatow EL, Harrison AK. A history of reverse total shoulder arthroplasty. Clinical Orthopaedics and Related Research. 2011;469(9):2432-2439.
22. Flower WH. On pathologic changes produced in the shoulder joint by traumatic dislocation. Trans Path Soc London. 1861;12:179-200.
23. Fogerty S, Dumont GD, Lafosse L. (iii) Shoulder arthroscopy: the past, present and future directions. Orthopaedics and Trauma. 2014:28(6):378-387.
24. Fukuda H, Mikasa M. Trends in modern shoulder surgery: personal observations. Journal of Orthopaedic Science. 2007;12(1), 4-13.
25. Girish G, Lobo LG, Jacobson JA, Morag Y, et al. Ultrasound of the shoulder: asymptomatic findings in men. AJR Am J Roentgenol. 2011 Oct;197(4):W713-9.
26. Hammond G. Complete acromionectomy in the treatment of chronic tendinitis of the shoulder. J Bone Joint Surg Br.1971; 53(1):173-180
27. Helfet AJ. Coracoid transplantation for recurring dislocation of the shoulder. J Bone Joint Surg Br. 1958;40-B(2):198-202.
28. Hill HA, Sachs MD. The grooved defect of the humeral head. Radiology. 1940;35(6):690-700.
29. Hu H, Liu W, Zeng Q, Wang S, Zhang Z, Liu J, Zhang Y, Shao Z, Wang B. The personalized shoulder reconstruction assisted by 3d printing technology after resection of the proximal humerus tumours. Cancer Management and Research. 2019;11:10665-10673.
30. Hunter A. On dislocation of the hip and shoulder joints. Transactions. Medico-Chirurgical Society of Edinburgh. 1824;1:170-183.
31. Isaac C, Gharaibeh B, Witt M, Wright VJ, Huard J. Biologic approaches to enhance rotator cuff healing after injury. J Shoulder Elbow Surg. 2012;21:181-190.
32. Kim SJ, Yeo SM, Noh SJ, Ha CW, Lee BC, Lee HS, Kim SJ. Effect of platelet-rich plasma on the degenerative rotator cuff tendinopathy according to the compositions. J Orthop Surg Res. 2019;14(1):408.
33. Kriechling P, Roner S, Liebmann F, Casari F, Furnstahl P, Wieser K. Augmented reality for base plate component placement in reverse total shoulder arthroplasty: a feasibility study. Arch Orthop Trauma Surg. 2020. doi: 10.1007/s00402-020-03542-z.

34. Lafosse L, Lejeune E, Bouchard A, Kakuda C, Gobezie R, Kochhar T. The arthroscopic Latarjet procedure for the treatment of anterior shoulder instability. Arthroscopy. 2007;23(11), 1242.e1-1242.e5.

35. Latarjet M. Treatment of recurrent dislocation of the shoulder. Lyon Chir. 1954;49(8):994-997.

36. Leach RE, O'Connor P, Jones R. Acromionectomy for tendinitis of the shoulder in athletes. Phys Sportsmed. 1979;7(4):96-107.

37. Levy HJ, Uribe JW, Delaney LG. Arthroscopic assisted rotator cuff repair: preliminary results. Arthroscopy. 1990;6(1):55-60.

38. Marmor L. Hemiarthroplasty for the rheumatoid shoulder joint. Clin Orthop Relat Res. 1977;122:201-203.

39. McLaughlin HL. Lesions of the musculotendinous cuff of the shoulder. The exposure and treatment of tears with retraction. JBJS. 1944;26(1):31-51.

40. McLaughlin HL. Recurrent anterior dislocation of the shoulder. The American Journal of Surgery. 1960;99(5), 628-632.

41. Morgan CD, Bodenstab AB. Arthroscopic Bankart suture repair: technique and early results. Arthroscopy.1987;3(2):111-122.

42. Morrey BF, Janes JM. Recurrent anterior dislocation of the shoulder. Long-term follow-up of the Putti-Platt and Bankart procedures. JBJS. 1976; 58(2):252-256.

43. Moseley HF, Övergaard B. The anterior capsular mechanism in recurrent anterior dislocation of the shoulder. JBJS (Br). 1962; 44-B(4):913-927.

44. Neer CS. Anterior acromioplasty for the chronic impingement syndrome in the shoulder: a preliminary report. J Bone Joint Surg Am. 1972;54(1):41-50.

45. Neer CS. Replacement arthroplasty for glenohumeral osteoarthritis. JBJS.1974:56;(1):1-13.

46. Neer CS. Impingement lesions. Clin Orthop. 1983;173:70-77.

47. Neer CS. The classic: articular replacement for the humeral head. 1955. Clin Orthop Relat Res. 2011;469(9):2409-2421.

48. Neer CS, Brown TH, McLaughlin HL. Fracture of the neck of the humerus with dislocation of the head fragment. The American Journal of Surgery. 1953;85(3):252-258.

49. Neer CS, Craig EV, Fukuda H. Cuff-tear arthropathy. JBJS. 1983;65-A(9):1232-1244.

50. Neer CS, Foster CR. Inferior capsular shift for involuntary inferior and multidirectional instability of the shoulder. A preliminary report. JBJS. 1980;62:(6):897-908.

51. Neer CS, Marberry TA. On the disadvantages of radical acromionectomy. J Bone Joint Surg Am. 1981;63(3):416-419.

52. Osmond-Clarke, H. Habitual dislocation of the shoulder. JBJS (Br). 1948;30-B(1):19-25.

53. Perthes. Über Operationen bei habitueller Schulterluxation. Deutsche Zeitschrift Für Chirurgie. 1906;85(1):199-227.

54. Purchase RJ, Wolf EM, Hobgood ER, Pollock ME, Smalley CC. Hill–Sachs 'remplissage': an arthroscopic solution for the engaging Hill–Sachs lesion. Arthroscopy. 2008;24:723-726.

55. Randelli P, Cucchi D, Butt U. History of shoulder instability surgery. Knee Surgery, Sports Traumatology, Arthroscopy. 2016;24(2):305-329.

56. Randelli P, Cucchi D, Ragone V, de Girolamo L, Cabitza P, Randelli M. History of rotator cuff surgery. Knee Surgery, Sports Traumatology, Arthroscopy. 2014;23(2): 344-362.

57. Reeves B, Jobbins B, Dowson D, Wright V. A total shoulder endo-prosthesis. Engineering in Medicine. 1972;1(3), 64-67.

58. Regauer M, Polzer H, Mutschler W. Neurovascular complications due to the Hippocrates method for reducing anterior shoulder dislocations. World J Orthop. 2014;5(1):57-61.

59. Rockwood CA, Wirth MA, Fehringer EV, Matsen FA, Sperling JW, Lippitt SB. The Shoulder, 5th edition. Philadelphia: Elsevier; 2018.

60. Sharma N, Refaiy A, Sibly TF. Short-term results of rotator cuff repair using GRAFTJACKET as an interpositional tissue-matched thickness graft. J Orthop. 2018; 15(2):732-735.

61. Singh JA. Stem cells and other innovative intra-articular therapies for osteoarthritis: what does the future hold? BMC Med. 2012;10:44.

62. Smith JG. The classic: pathological appearances of seven cases of injury of the shoulder-joint: with remarks. Clin Orthop Relat Res. 2010;468(6): 1471-1475.

63. Snyder SJ, Karzel RP, Pizzo WD, Ferkel RD, Friedman MJ. SLAP lesions of the shoulder. Arthroscopy. 1990;6(4):274-279.

64. Striano RD, Malanga GA, Bilbool N, Azatullah K. Refractory shoulder pain with osteoarthritis, and rotator cuff tear, treated with micro-fragmented adipose tissue. Orthop Spine Sports Med. 2018;2(1): JOSSM 014.

65. Tashjian RZ, Chalmers PN. Future frontiers in shoulder arthroplasty and the management of shoulder osteoarthritis. Clin Sports Med. 2018;37(4):609-630.

66. Tsekes D, Konstantopoulos G, Khan WS, Rossouw D, Elvey M, Singh J. Use of stem cells and growth factors in rotator cuff tendon repair. European Journal of Orthopaedic Surgery & Traumatology. 2019:29:747-757.

67. Williams MM, Snyder SJ, Buford Jr D. The Buford complex, the "cord-like" middle glenohumeral ligament and absent anterosuperior labrum complex: a normal anatomic capsulolabral variant. Arthroscopy. 1994;10(3):241-247.

68. Wolf EM, Cheng JC, Dickson K. Humeral avulsion of glenohumeral ligaments as a cause of anterior shoulder instability. Arthroscopy. 1995;11(5), 600-607.

69. Wolf EM, Wilk RM, Richmond JC. Arthroscopic Bankart repair using suture anchors. Operative Techniques in Orthopaedics. 1991;1(2), 184-191.

70. Yamamoto A, Takagishi K, Osawa T, Yanagawa T, et al. Prevalence and risk factors of a rotator cuff tear in the general population. J Shoulder Elbow Surg. 2010;19(1):116-20.

71. Zhang B, Huang J, Narayan RJ. Gradient scaffolds for osteochondral tissue engineering and regeneration. Journal of Materials Chemistry B. 2020;8:8149-8170.

72. Zilber S. Shoulder arthroplasty: historical considerations. The Open Orthopaedic Journal. 2017;11(6);1100-1107.

임상적 불확실성: 우리는 어깨에 대해 무엇을 알고 있고 무엇을 모르는가? 10

Jeremy Lewis, Chad Cook, Alessandra N Garcia, Kevin Hall, Paul Salamh, Fiona Sandford

개요(Introduction)

인간의 어깨는 공학적으로 최고의 걸작이다. 초당 9000°의 속도로 움직일 수 있으며, 30ms 안에 80°의 원호를 움직일 수 있고, 운동사슬(kinetic chain)로 이루어져 있어, 놀라운 정밀도로 야구공을 최대 시속 170km/h(106mph) 속도로 던질 수 있다(3장 및 38장 참조). 엘리트 수영 선수는 훈련 동안 하루에 6000회 이상의 스트로크 사이클을 수행할 수 있으며, 연간 200만회 이상의 스트로크를 할 수 있다(39장 참조). 어깨는 볼더링(첨부: bouldering*높이 6~7미터 정도의 돌출한 바위에서 등반하는 것)(40장 참고) 뿐만 아니라 리드 및 스피드 클라이밍에 참여하기 위해서는 강하고 지속적인 힘 생산, 놀라운 유연성, 정밀한 운동 제어기능이 필요하다. 태극권(42장)과 요가(43장)는 어깨의 유연성, 근력, 그리고 느긋해 보이지만, 순간적으로 빠른 움직임과 세심한 조절이 결합되면서 지속적으로 자세를 유지할 수 있는 능력을 요구한다. 견갑골의 위치, 관절와 그리고 주변 근육들과 건 들의 방향에 따라, 어깨는 바늘에 실을 꿰거나 젠가와 같이 나무 꼭대기에 마지막 블록을 놓는 것처럼 빠르고 강력하며 정밀한 움직임들을 해결하기 위해, 어깨를 조절하며 안정적으로 목표를 수행하도록 한다.

놀라울만큼 다양한 역할을 하고 종합적으로 다양한 기능으로 인해, 흔히 통증, 경직, 불안정성 및 근 약화 같은 어깨 증상은 단독 또는 복합적으로 나타나며 심각한 손상을 초래한다. 어깨 증상들은 일상 생활의 모든 측면에서 부정적인 영향을 미치며, 옷 입기, 개인 위생 관리, 가벼운 물건 나르기와 같은 가장 단순한 활동뿐만 아니라 직업 및 스포츠 활동, 취미, 악기 연주, 무거운 물건을 밀거나 당기거나 들어 올리거나 나르는 것 등 복합적인 활동에도 영향을 미친다. 어깨 증상이 있는 많은 사람들에게 있어 수면 시 불편함을 느끼고 그에 따른 피로가 가장 큰 걱정거리이다.

어깨와 관련된 근골격계 질환은 삶의 모든 측면에서 나타난다. 1장에서는 어깨 증상을 경험하는 사람들은 증상이 매일, 때론 오랜 기간 동안 나타나는 심각한 영향들을 명확하게 설명한다. 최상의 치료를 제공하기 위해 임상가는 이용 가능한 연구 근거를 종합할 필요가 있을 뿐만 아니라 실제 치료로 적용할 수 없는 근거 자료 사이의 격차, 그리고 이러한 상황에서 우리가 어떻게 치료적으로 접근해야 하는지 알아야 한다. 이러한 문제를 해결하는 것이 이 장의 핵심이다.

불확실한 환경에서의 임상 실무 (Clinical practice in an uncertain environment)

2018년 기준으로, 33,100개의 동료 검토(peer review) 영어 논문과 9,400개의 비영어 논문, 총 300만 개 이상의 논문을 발표했다. 과학 정보의 보급이 시작된 이래 출판 산업은 연평균 3~3.5%씩 생산량을 꾸준히 증가시켜 왔다. 많은 기사 색인 사이트 중 하나인 PubMed(PubMed.gov)를 검색하면 어깨와 관련된 특정 기사들이 현재까지 90,000건이 훨씬 넘는 것으로 나타났다. 이 장과 이 책 전반에 걸쳐 정확하게 알 수 있듯이, 근거를 보여주는 문서가 계속 증가하고 있음에도 불구하고 어깨 질환 관리에 대한 임상적으로 관련된 모든 질문에 답을 한 것은 아니었다.

저명한 저널의 편집자들은 중요한 질문에 답하는 데 도움이 되고, 임상가들에게 특정 치료 접근 방식들을 사용하거나 거부할 수 있는 신뢰감을 제공하기 때문에 당연히 고품질의 무작위 임상실험(RCT)만 보고하기를 원한다. 그러나, 근골격계 어깨 질환에 대한 치료를 받으려고 하는 사람이, 만약, 당뇨병, 본태성 고혈압, 많은 시간과 노력이 드는(장기간) 코로나 전염병 중이나, 그리고 임신 중이라면 어떻게 해야 할까? 어깨 통증을 조사하는 RCT에서 조사되지 않았을 가능성이 높은 동시 발생률의 조합과 제외 기준 목록에 있을 가능성이 높다.

근거가 없는 상황에서 결정을 내리는 것은 근거가 보이는 상황의 결정보다 덜 어렵다. 완전하지 않은 지식들이 단순히 아무것도 말할 수 없거나 아무런 행동할 수 없는 단순 회피가 아니라는 것을 보여주는 다양한 문헌들이 있다.[41] 근거 기반 치료를 제공할 때, 가장 큰 딜레마 중 하나임은 분명하지만, 현재의 근거 기반 환경에서 근거의 부재가 무엇을 의미하는지 이해하면 극복할 수 있는 문제이다.

근거의 부재는 부재의 근거가 아니다[2]

(Absence of evidence is not evidence of absence[2])

"치료에 효과가 있다는 근거가 없다"는 말을 들었을 때, 우리는 먼저 근거의 부재를 다루고 있는지, 즉, 특정 중재를 지지하거나 반박할 정보가 전혀 없거나, 임상 중재가 임상적 효과가 없다는 설득력 있는 정보를 다루고 있는지 물어봐야 한다. 근거는 유동적이며 새로운 치료법은 효과를 조사하기 위한 연구가 필요하기 때문에, 우리는 근거가 없는 상황에 직면할 가능성이 매우 높다.

SARS-CoV-2(COVID-19) 바이러스가 확인된 순간부터 글로벌 커뮤니티는 전례 없는 규모의 대응이 필요한 근거의 부재에 직면했었다. 우리는 2019년 말부터 COVID-19와 관련된 상당한 지식을 얻었지만 근거가 아직 많이 부족하다. 팬데믹 기간 동안 내린 많은 결정 들에는 반박할 수 없는 근거가 없는 상태에서 내려졌고, 다음과 같은 표현이 명확한 예시였다.

"당신이 움직이기 전에 당신이 옳다는 확신이 필요하다면, 당신은 아마 절대 움직이지 않을 것이다."

우리는 정부, 보건 당국, 지역 사회 및 개인이 가지고 있는 최선의 정보들에 대해 결정을 내리는 것을 관찰했다. 특히, 팬데믹의 초기 단계에서는 사실상 거의 정보가 없었다. 일부는 분명히 다른 사람들보다 훨씬 더 나은 결정을 내렸다. 접근 방법이 잘못되었을 때, 다른 방법을 시도하였으며 시간이 지남에 따라 보다 강력한 근거를 사용할 수 있게 되었고 내린 결정과 방향이 개선되었다. 근골격계 치료의 역사도 다르지 않다. 많은 연구자와 임상가들은 근거가 있을 때까지 아무것도 해서는 안 된다고 주장한다. 철학적으로는 말이 되지만 아마도 결코 움직이지 않을 것이다. 근거의 부재가 확인되고, SARS-CoV-2전염병으로부터 교훈을 얻을 때, 우리는 훨씬 더 잘해야 하며, 존재하는 많은 불확실성을 해결하기 위해 훨씬 더 협력적으로 노력해야 한다.[47]

임상 경험을 무시하지 마시오

(Do not discount clinical experience)

임상 전문 지식에는 임상 실무의 일반적인 기본 기술과 개별 실무자의 경험이 포함된다.[28] 임상 전문 지식, 환자 선호도 및 관련 출판된 과학적 정보는 각 개별 환자의 의사 결정을 제공한다. 인구 건강 통계가 대중에게 유익한 치료 패턴을 제시하는 반면, 각 환자의 고유성은 전문가의 합리적인 접근을 요구한다.

부족한 근거는 임상 접근에 영향을 미칠 만큼 중요한 의미가 없을 것이다(Weak evidence may not be meaningful enough to influence clinical practice)

근거의 부재는 무언가 누락되었거나 존재하지 않는다는 것을 나타낸다. 어떤 경우에는 근거가 존재할 수 있지만 믿을 수 없거나, 신뢰도가 부족하거나, 임상 적용 가능성에 의문을 제기하는 현저한 결함이 있을 수 있다. 연구들은 효과나 차이를 감지하기에는 너무 작을 수 있다. 효과 또는 차이가 매우 작아서 임상적 의미가 거의 없거나 전혀 없을 수도 있다. 연구 데이터가 너무 적거나 연구가 충분하지 않을 수 있다. 그리고 잘못 설계된 연구에서 파생된 근거는 질적으로 매우 낮을 수 있다(참조: https://www.evidentlycochrane.net/teapots-and-unicorns-absence-of-evidence-is-not-evidence-of-absence /).(여러 가지 이유로) 편향적 접근을 통해 연구 결과의 설계, 수행, 해석, 결론 및 보급에 역할을 했을 수 있다. 여전히 매우 기본적인 수준으로 이해를 하고 있기 때문에 어깨와 관련된 근골격계 문제를 가장 잘 평가하고 관리하는 방법을 알 수 있을 만큼 충분히 아는 사람은 현재 아무도 없다.

체계적 고찰과 메타 분석은 오랫동안 근거 피라미드의 맨 위에 위치해 있다. 그러나, 잘못된 설계로 인한 문제가 있는 연구결과에 지나치게 중점을 두면서, 일부 임상가들은 누적된 검토(리뷰) 연구에 의문을 제기하고 있다.[2] 현재 문헌이 얼마나 강력한 근거(부재의 근거)와 근거가 누락되었거나 존재하지 않는지(근거의 부재)를 이해하면 최적의 의사 결정 가능성이 향상된다.

인간의 어깨는 최고의 걸작이며, 형태와 기능은 경이롭고, 개인이 느끼고 있는 어깨 증상을 치료할 때, 우리의 집합적인 신생 지식 수준에서 나타나는 생체심리사회적 과제를 어떻게 가장 잘 관리할 수 있을지는 만만치 않은 도전이다. 모든 걸작들은 수많은 방식으로 해석되었고 재해석될 수 있으며, 어깨와 관련된 근골격계 질환의 경우는 수십 년, 심지어 수 세기 동안 그런 식으로 남아 있을 수 있다.

이 책의 목적은 어깨와 관련된 근골격계 질환을 치료하고자 하는 사람들을 돕는 임상가들을 지원하기 위해 현재의 지식들을 종합하는 것이며, 환자가 일반적으로 질문하거나 임상가들이 고려하는 문제들에 대해 논의하고, 현재 알고 있는 것과 최고의 치료를 제공하기 위해 여전히 알아야 할 사항을 요약하는 것이다. 이 교과서의 다음 판에서는 우리가 알고 있는 것이 이 장의 더 큰 부분이 되고 동시에 우리가 아직 알지 못하는 것들에서는 크기가 줄어들기를 바란다. 현재와 미래의 연구자들 사이에 이해 격차(knowledge gap)를 줄이는 데 도움이 되도록 일부 영역들을 강조하여 표시했다.

이 단원의 구성 방식
(How this chapter is organized)

이 단원의 첫 번째 섹션은 "우리는 무엇을 알고 무엇을 알지 못하는가?"라는 질문에 대한 서술형 답변 형식으로 진행된다. 이 섹션에서는 "어깨 통증을 위해 보조제를 복용해야 하는가?" "어깨 뒷부분을 스트레칭을 관리 계획에 포함시켜야 하는가?", "수술을 권해야 하나 말아야 하나?", 마지막으로 "임상지침을 신뢰해야 하나?" 와 같이 환자가 자주 묻는 질문이나 임상가들이 고려해야 하는 질문에 대해 설명한다.

두 번째 섹션에서는 델파이 스타일의 절차를 적용하여 합의를 이끌어내고 향후 연구를 위한 아이디어를 도출했다. 어깨와 관련된 근골격계 문제에 대한 전문 지식을 가진 임상가 및/또는 연구원으로 근무하는 동료들에게 현재 어깨 질환을 앓고 있거나 경험한 사람들에게 도움을 요청했다. 참가자들은 그들에게 제시된 세 가지 질문에 대한 답변을 하도록 요청되었다.
1) 우리가 실제로 알고 있는 것은 무엇입니까? 2) 우리는 무엇을 안다고 생각하지만 실제로는 알지 못합니까? 그리고
3) 우리가 실제로 알지 못하지만 알아야 할 것은 무엇입니까?
한 명 또는 그 이상의 참여자의 여러 응답이 한 세션으로 병합하였다. 주제는 중요도가 아닌 알파벳순으로 제시되었다.

우리는 무엇을 알고 무엇을 모르는가?
(What do we know and what don't we know?)

환자가 일반적으로 묻는 질문 또는 임상가가 고려하는 질문(*Questions commonly asked by patients or considered by clinicians*)

어깨 통증에 식이 보조제를 먹어야 하나요?

어깨 통증이 있는 사람들은 치료 방법으로 식이 보조제 사용을 고려할 수 있다. 영향을 미치는 요인으로는 인터넷, 건강식품 상점, 브조제 산업, 신뢰할 수 있는 가족 및 친구의 경험, 임상가의 추천일 수 있다. 건강 식이 보조제 산업은 거대하고 성장하고 있다. 영국 성인의 최대 40%가 정기적으로 보조제를 사용하는 것으로 추정되며, 현재 연간 약 4억 5,000만 파운드(미화 5억 8,600만 달러)를 지출하고 있다.[83] 미국에서 2019년에 지출된 금액은 무려 320억 달러였다.

보조제는 염증 및 산화 스트레스 감소시키는 이론적인 근거를 통해, 점액낭염, 관절낭염 또는 건염에 대한 임상, 일반 또는(인터넷 기반의) 자가 진단 후 고려될 수 있다. 모두 지속적인 근골격통증을 포함하여 지속적인 통증[5,68]과 관련된 병태생리학적 경로에 영향을 미치는 것으로 간주되기 때문이다.[19] 염증 과정은 산화 스트레스(자유기(free radicals) 또는 활성산소들의 과도한 생성)를 유도하고 세포의 항산화 방어를 감소시키는 것으로 알려져 있다.[40] Radák 등[63]은 제한된 식단을 먹인 성숙한 쥐(자유기의 상대적 감소를 초래)가 정상적인 식단을 먹인 쥐에 비해 상당히 적은 건 변성을 보였다고 보고했다. 서양식 식단은 고도로 가공되고 정제된 식품을 섭취하는 것이 특징이며, 붉은색 육류 및 가공육의 당분, 염분, 지방 및 단백질 함량이 높다.[6,14] 포화 지방산,[3,50] 트랜스 지방산,[4,55] 식품의 높은 오메가-6:오메가-3 PUFA(다중 불포화 지방산) 비율[22,58]이 높은 이러한 식단은 혈청 내 염증 마커 수치 증가와 관련이 있다. 이는 염증 유발 매개체의 과도한 생성 및 항산화제를 포함한 항 염증 매개체의 후속 감소를 초래한다. 메타 분석

및 체계적 고찰 연구에 따르면, 오메가-3 지방산(omega-3 fatty acids)은 류마티스 관절염과 관련된 통증 감소에 치료적 역할을 하며 하루 3-6g의 용량이 더 큰 효과가 있는 것으로 보인다.[1,20,42] Sandford 등[66]은 회전근개 관련 어깨 통증에 대한 운동 중재와 함께 오메가-3 PUFA 보조제의 효능을 위약군과 비교하여 조사했다. 연구 결과에 따르면[2,3,6] 12개월에 두 그룹 참가자의 장애와 통증이 통계적으로나 임상적으로 유의미하게 개선되었다. 오메가-3 PUFA 그룹은 어깨 통증 및 장애 지수(Shoulder Pain and Disability Index -SPADI)를 사용하여 위약 그룹의 42%와 비교하여 3개월에 기준선에서 64%의 더 빠른 장애 개선을 보여주었다(95% CI: -15.6~-0.9, p=0.03). 그러나, 옥스포드 어깨평가수치(Oxford Shoulder Score)와 통증수치 등급점수(pain numerical rating scores)를 사용한 두 그룹 사이에서는 눈에 띄는 차이는 없었다. 건병증 치료를 위한 오메가-3 PUFA 보조제의 효능을 조사한 또 다른 무작위 대조 시험도 수행되었다. Mavrogenis 등[51]의 이중 맹검 연구에서는 건병증이 있는 레크리에이션 운동 선수에게 오메가-3 PUFA와 항산화제를 32일 동안 복용한 후 통증이 크게 개선되었다고 보고했다. 그러나, 참가자 선택적 편향, 배전된 대로 분석(intention to treat analysis)의 부재 및 광범위한 포함 기준이 방법론적 한계로 포함되었다. 치료 패키지에 치료용 초음파를 사용하는 의미를 포함하여 혼란 요인을 둘러싼 결과가 명확하지 않아 잠재적 영향에 대한 결과가 더욱 제한되었다.

커큐민(강황에서 추출)을 함유한 식이 보조제는 항염 효과를 일으키고 근골격계 통증에 진통을 제공하는 것으로 보고되었다.[13] 그러나 Gaffey 등[18]은 그들의 체계적 고찰연구에서 근골격계 통증 치료에 커뮤미노이드(curcuminoids)의 사용을 뒷받침하는 근거가 충분하지 않다고 결론지었다. 어깨를 위해 다른 보조제와 함께 사용하는 것이 여전히 조사되고 있다. 메틸설포닐메탄 함유 텐디설퍼포르테(Tendisulfur Forte containing methylsulfonylmethane), 가수분해 돼지콜라겐(hydrolyzed swine collagen)(유형 I 및 유형 II), L-아르기닌, L-라이신, 비타민 C, 황산콘드로이틴(condroitin sulfate), 글루코사민, 강황추출물(커큐미노이드)(extract of Curcuma longa(curcuminoids)), 보스웰리아세라타 건조추출물(아세틸-11-케토)-b-boswellic acid(AKBA)), 몰약(myrrh)은 Vitali 등[75]에 의해 조사되었다. 어깨 건병(진단이 명확하지 않음)이 있는 30명에게 체외 충격파 치료를 받았고, 15명도 Tendisulfur Forte 보조제를 2개월 동안 복용했다. 치료군에서는 60일째 시각 아날로그 통증 점수에 유의한 차이가 있었고, 비스테로이드성 항염증제 복용은 30일 및 60일째에 유의하게 감소했다. 적은 표본 크기와 무작위 배정 부족을 포함하여 방법론적 한계가 있었다. 회전근개 봉합술 후, 수술에서 회복된 환자에서 커큐미노이드(curcuminoids) 사용을 조사한 이전 연구에서는 장기간 통증에 변화가 없었다.[23,54]

따라서, 어깨와 관련된 근골격계 질환 관리에서 식이 보조제를 단독 치료 또는 보조 치료로 권장하기에는 근거가 충분하지 않다. 이 문제를 해결하기 위해서는 엄격한 임상 시험이 필요하다. 산업이 크고 성장하고 있으며 식이 보조제의 천연 성분이 비교적 풍부하고 저렴하기 때문이다. 보조제는 특허를 받을 수 없기 때문에 연구에 투자할 인센티브가 거의 없다.[73] 현재로서는 보조제를 권장하는 것보다 식단을 최적화하는 것이 더 적절할 수 있다. 단, 보조제의 사용을 뒷받침할 확실한 필요와 근거가 있는 경우는 예외이다.

후방 견갑 관절낭을 늘려야 하나요?

후방 어깨팽팽함(Posterior shoulder tightness; PST)은 스포츠[8,72,77] 및 비스포츠 인구 모두에서 어깨 통증 및 장애 관리에 있어 중요한 신체적 손상으로 설명되었다.[46,79] 많은 저자들은 RCRSP[15,49]에 대한 치료 알고리즘 내에서 그리고 RCT에서 중재의 구성요소로 후방 어깨 중재를 권장한다.[33,36] 이러한 권장 사항에도 불구하고 어깨 통증에서 PST의 역할과 어깨 통증 및 장애에 대한 PST 치료의 영향과 관련하여 많은 불확실성이 있다.

"후방 어깨 긴장"이라는 용어가 문헌에서 널리 퍼져 있지만 그 정의는 명확하지 않다. 일부 정의는 범위의 결함을 담당하는 해부학적인 원인을 암시한다.[12,65] 이것은 임상 검사나 의료 영상을 통해서도 확인할 수 없다. 다른 연구에서는 PST를 정의하기 위해 내회전 결손,[79,80] 수평 내전[46] 또는 적은 굴곡(low flexion)[64]을 사용했으며, PST가 존재한다는 표시로 7-20° 범위의 좌우 차이를 고려했다.[11,64] PST의 정의에 대한 명확성 부족은 연구 대상 모집단의 이질성을 초래할 수 있다.

PST를 보다 명확하게 정의하는 것은 연구 및 임상 실무에서 중요하다. 연구의 범위 정의는 Hall 등[27]에 의해 3개의 임상 테스트 중 2개에서 10° 이상의 좌우 차이 또는 단일 테스트에서 20° 이상의 차이로 정했다. PST를 식별하는 데 사용되는 세 가지 임상 테스트는 상완관절와관절 내회전, 수평 내전 및 적은 굴곡이다. 몇몇 저자들은 어깨 통증이 있는 사람들의 표본에서 PST의 유병률을 설명했다.[46,56,71] 그러나, 표본을 선택하는 방법이 명확하지 않았고, PST를 정의하는 데 사용되는 다양한 방법과 연구 모집단의 표본 크기가 작기 때문에 사용 가능한 결과를 신중하게 해석해야 한다. PST와 어깨 통증 사이의 상관관계가 확립된 경우 관찰된 관계를 설명할 수 있는 몇 가지 가능성이 있다.

1. PST는 어깨 통증의 원인이다.
2. 어깨 통증은 PST의 원인이다.
3. PST와 어깨 통증 사이에는 인과 관계가 없다.
4. PST와 어깨 통증은 인과 관계가 없지만 공통된 원인이 있을 수 있다.
5. PST는 어깨 통증을 유발하고 어깨 통증은 PST를 유발한다.

이러한 가능성은 PST와 관련된 문헌에서 충분히 표현되지 않았다. PST가 어깨 통증의 원인일 수 있다는 것은 널리 알려져 있지만, 어깨 통증으로 인해 PST를 유발할 가능성에 대해서는 거의 논의되지 않는다.[26]

PST에 관한 대부분의 역학적인 관련 연구에서는 관찰된 범위의 결손이 후방 관절낭의 팽팽함에 의해 발생한다고 가정한다. 이러한 구축은 상완관절와관절의 운동학적 변화로 인해, 어깨 통증을 유발하는 것으로 믿어진다. 그러나, 이 이론에는 몇 가지 모순이 있다. 첫째, 관절낭이 PST에 책임이 있다는 설득력 있는 근거가 없다. 영상 이미징 연구에서 투수의 던지는 팔에서 후방 관절낭의 두께 증가를 보였지만,[70] 이러한 과형성 변화가 조직을 단축을 일으킨다는 근거는 없었다. 또한, 관절 상완관절 운동학에 대한 실험적으로 후방 관절낭 팽팽함의 효과를 조사한 시신 연구에서는 종종 전체 길이의 20–40%까지 단축시킨다. 이러한 극단적인 단축은 자연적인 변화로 나타나지 않을 것이며, 연구 결과의 타당성에 이의를 제기한다.

여러 연구에서 관절가동술 이후에 PST가 감소한다고 보고했다.[11,71] 임상적으로 적용된 도수 가동력은 3–14 kg,[78]인 반면 후방 상완관절와관절 관절낭의 탄성 계수는 683kg/cm이다.[2,34] 따라서, 매우 신중하게 적용된 관절낭–특정 관절 가동술조차도 문제의 조직의 탄성 한계에 도달할 것 같지 않다. 따라서, 치료 후 범위의 증가는 후방 관절낭의 구조적 변화로 인한 것 같지 않다. 아마도 초기 손상은 후부 관절낭의 구조와 관련이 없었을까? 현재, 근거에 따르면 스포츠 및 비스포츠 증상이 있는 인구에서 도수치료 기법의 적용을 지원하기 위해 부족한 수준의 연구로부터 나온 약한 권고사항만 있을 수 있음을 보여준다.[11,79] PST의 가능성 있는 다른 원인으로는 상완골 후경(humeral retroversion), 관절와 후경(glenoid retroversion), 기계수용체로부터의 나오는 반사 구심성 신경으로 인한 근육 강직,[21] 또는 통증으로 인한 근육 보호 반응이 있다.[32]

PST가 고립된 후방 관절낭 팽팽함 때문인지 또는 능동적인 근육 보호와 같은 추가 원인 때문인지 확인하려면 추가 연구가 필요하다. 병태생리학적 설명을 적용하면 더 나은 관리로 이어질 수 있다. 내회전 범위의 손실이 견관절 후경으로 인한 것이라면 아무리 스트레칭이나 운동 강화를 해도 이를 바꿀 수 없다. PST와 어깨 통증 사이에 인과 관계가 있는지에 대한 연구가 필요하다. 정교하게 설계된 무작위 대조군 연구는 후방 어깨 치료가 복합 운동 및 교육 프로그램에 추가되는 이점과 관련된 불확실성을 다루게 될 것이다.

수술하느냐 수술하지 않느냐 그것이 문제로다

(To operate, or not to operate – that is the question)

어깨관절에 시행되는 수술 중 가장 논쟁의 여지가 있는 수술절차는 흔히 견봉하 충돌증후군(SIS)이라고 하는 견봉하감압술(subacromial decompression; SAD)이다. 이 절차는 견봉이 다양한 어깨 구조, 보다 구체적으로 극상근 건이 충돌로 인해 손상되어 궁극적으로 통증과 기능 장애를 유발한다는 이론에 기초하여 Neer[57]에 의해 처음 설명되었다. 이론적으로 견봉(acromion)의 일부를 제거하면 충돌을 제거할 수 있다. 그러나, 이 이론은 이 수술절차를 자주 사용함에도 불구하고 최근까지 제대로 검증되지 않았다. 무작위 대조군 연구를 통한 중요한 근거는 1, 2, 4, 5 및 10년 추적 관찰에서 SIS환자 사이에 운동과 SAD수술 간의 결과에 차이가 없음을 보여주었다.[24,25,37-39] 더욱이, SIS 환자들 사이의 무작위 대조-위약군 연구를 통한 근거는 진단 관절경 검사만 수행한 환자와 비교하여 SAD절차를 수행한 환자 간에 차이가 없음을 입증했다. 주제에 대한 체계적 고찰연구를 포함한 다른 근거들과 함께 이러한 실험은 임상 진료 지침의 변화를 가져왔고 SIS 환자에게 SAD 수술에 대한 강력한 권장 사항을 제공하는 영국의학저널(British Medical Journal)의 신속권고사항(Rapid Recommendation)으로 이어졌다.[35,45 74]

퇴행성 전층 회전근개 파열(RCT) 환자에서 수술 및 비수술 치료에 대한 근거는 SIS 환자에 비해 다소 명확하지 않다. 과거에도 RCT에 대한 비수술적 치료를 1차 치료로 적용한 후, 원하는 목표에 도달하지 못한 환자를 위한 외과적 치료를 지지했다는 근거도 있다.[67] RCT를 가진 사람들 사이에서 외과적 치료와 비외과적 치료의 비교를 조사하기 위한 새로운 근거들이 늘어나고 있다.

Kuhn 등[43]은 2년 추적 관찰을 통해 비외상성 전층 RCT 치료에 대한 물리치료의 효과 조사를 위해 전향적 다기관 코호트 연구를 수행했다. 저자들은 물리치료를 2년 동안 적용하면 환자의 75%에서 수술의 필요성을 상당히 감소시켰음을 보여주었다. Carr 등[9]은 RCT가 있는 사람들에게 개방 대 관절경 복구수술의 효과를 조사하는 무작위 대조군 실험을 수행했다. 이 연구에서 흥미로운 발견은 두 절차 모두에서 상대적으로 높은 재손상율이었다. 그러나, 치료 후 회전근개 재파열된 사람들 사이에서 온전히 회복된 환자들과 비교하여 옥스포드 어깨 점수와의 유의한 차이가 없었으며, 이는 환자 결과에 대한 치료의 구조적 중요성에 의문을 제기할 수 있다.

그러나 RCT를 치료하지 않으면 파열이 점차 악화되어 결국 수술로 이어지기 때문에 환자가 불가피하게 미루고 있을 뿐이라고 주장하는 사람들이 있다. 반대의 근거는 만성 전층의 두께 RCT를 검사한 Boorman 등[7]의 연구에서 찾을 수 있다. 모든 환자들은 3개월간의 가정 운동 프로그램에 참여했다. 3개월 후, 증상이 없는 환자는 수술을 받지 않았고, 증상이 남아 있는 환자는 회전근개 봉합술을 받았다. 추적관찰에서 5년 후에 그룹 간에 유의미한 차이가 없었다.

마지막으로, 전층 두께 RCT에 대한 수술적 치료와 비수술적 치료를 비교하는 최근의 체계적 고찰연구를 수행하여 현재 사용 가능한 근거로부터 합의를 이끌어내는데 도움이 되었다.[60] 놀랍게도 검토 결과 분석을 위해 보존된 연구들은 단 3개뿐이었다. 제한된 근거의 결과 들에서 수술 그룹을 선호하는 일정한 통증 점수와 시각적 상사 통증 점수(constant and visual analogue pain scores) 사이에 통계적으로 유의한 차이가 있음을 보여주었다. 그러나, 이러한 차이는 작았고, 임상적으로 중요한 것으로 간주되는 최소한의 차이를 충족하지 못했다. 아마도 이 연구에서 가장 놀라운 발견은 현재 RCT를 받은 사람들 사이에서 외과적 치료와 비외과적 치료를 조사하는 높은 수준의 근거가 부족하다는 것이다.

표준화된 관리 권장사항
(Standardized management recommendations)

어깨 질환에 대한 표준화된 관리 권장사항을 고려할 때, 임상진료지침을 참조하는 것이 일반적이다. 예를 들어, 임상가가 실시한 설문조사를 통해 어깨 통증에 대한 물리치료 선택지를 조사한 연구에서는 제공된 치료법의 대부분이 권고지침사항(93%)과 일치하는 것으로 나타났다. 그러나, 가이드라인에서 권장하지 않거나 확정적이지 않은 치료법(예: 침, 전기자극, 얼음찜질, 초음파,[44] 비특이적 어깨 통증에 대한 마사지 및 TENS),[53,81] 또는 아직 조사되지 않은 치료법의 비율도 높았다(90% 및 79%).[81]

가이드라인이 최신이고 유효하며 질적 수준이 높을 경우, 공유된 의사 결정과 임상적 신뢰도를 지원한다.[62] 안타깝게도, 이것은 근골격 어깨 질환과 관련된 현재의 임상진료지침의 대다수의 경우가 그렇지 않다. 최근 근골격계 임상진료지침을 검토한 결과, 유지된 임상진료지침 중 회전근개 증후군 관리와 관련된 진료지침의 질적 수준이 높은 것은 1개뿐이었다.[48] 임상진료 실무지침의 결론을 실무로 적용할 때, 임상가는 반드시 가이드라인을 만드는 데 사용할 수 있는 근거의 가치에 대해 신중해야 한다.

수정된 델파이 기법 응답
(Modified Delphi technique responses)

급성 외상성 회전근개 파열
(Acute traumatic rotator cuff tears)

1. **우리가 실제로 알고 있는 것:**
   - 급성 회전근개 파열 진단이 지연되면 환자가 수술을 받더라도 어깨 기능이 손상될 수 있다.[29]

2. **우리가 알고 있다고 생각하지만 실제로는 알지 못하는 것:**
   - 일반적으로 외상성 회전근개 건 파열의 가장 좋은 치료법으로 수술이 제시되지만, 실제로 그 이유를 알지 못한다.

3. **우리가 실제로 모르는 것과 알아야 할 것:**
   - 급성 파열을 위한 가장 효과적인 치료법은 무엇인가?
   - 외상성 어깨 회전근개 파열의 경우, 통증의 원인으로 파열을 생각하는 것이 편하지 않은 이유와 그렇지만 외상 파열로 인해 통증의 근원이 파열로 생각하게 되는 이유는 무엇일까? 급성 파열 후 활액 속의 화학 성분과 관련이 있는 건 아닐까?
   - 급성 파열에 대한 정형외과적 신체검사의 임상적 유용성.

보조적 치료법들(Adjunct treatments)

1. **우리가 실제로 알고 있는 것:**
   - 어떤 사람들에게는 테이핑과 보조기가 통증을 완화하고 운동 범위를 개선하는 데 효과적일 수 있다. 단, 이러한 테크닉이 근거 기반 물리치료 프로그램과 함께 사용된다.
   - 도수치료기법은 운동 프로그램에 포함되어 초기 관리에 적게 사용할 때 어깨 통증이 있는 일부 개인에게 효과적이다. 권장 사항은 "강함"이지만 "강함"이 큰 치료 효과를 의미하지는 않는다.[59]

2. **우리가 알고 있다고 생각하지만 실제로는 알지 못하는 것:**
   다음은 일반적으로 사실로 간주되지만 정확하지 않을 수 있다.
   - 자세를 개선하고 비정상적인 근육 타이밍과 비정상적인 움직임 패턴을 해결하면 어깨 증상이 개선될 것이다.
   - 치료 관리에 도수치료기법을 포함하면 어깨 질환이 있는 대부분의 사람들(80% 이상)에게 도움이 될 것이다.
   - 도수 치료를 더 많이 연습하고 더 많은 테크닉과 기술들을 익힐수록, 동시에 더 많은 임상 결과들이 좋아질 것이다.

3. **우리가 실제로 모르는 것과 알아야 할 것:**
   - 운동과 같은 다른 치료에 테이핑과 브레이싱(bracing, 보조기)을 추가하면 치료 반응이 향상되는가(즉, 더 빠르고 더 나은 결과를 가져올까)?
   - 테이핑과 브레이싱(보조기)이 결과를 향상시킨다면 그 이유를 알아야 한다.
   - 테이핑과 브레이싱(보조기)이 더(또는 덜) 도움이 될 수 있는 특정 임상 매개변수 또는 조건이 있는가?
   - 도수치료기법, 테이핑, 브레이싱(보조기) 및 전기치료와 같은 추가(보조) 치료를 독립적으로 적용되거나 운동과 같은 다른 중재들과 통합되었을 때, 얼마나 긴 시간을, 얼마간의 기간을 길게, 및 관련된 비용은 얼마인가?
   - 도수치료기법 절차(예: 움직임을 동반한 관절가동술, 관절가동술, 역학적 진단 및 치료)가 경-흉부 관련 어깨 통증을 식별하는 유효한 선별 도구(screening tools)인가?
   - 모든 직접적인 중재들(예: 통증유발점 요법, 지압, 관절가동술)은 생리학적으로 동일하며 유일한 차이점은 "터치"가 적용되는 이유인가?

평가(Assessment)

1. **우리가 실제로 알고 있는 것:**
   - 통증은 척추에서 어깨 부위로 전달될 수 있다.

2. **우리가 알고 있다고 생각하지만 실제로는 알지 못하는 것:**
   - 우리는 어깨 통증을 호소하는 환자에 대한 정기적인 정형외과적 평가 중에 척추를 배제하는 방법을 알고 있다고 생각하지만 표준 시스템은 없다.

3. **우리가 실제로 모르는 것과 알아야 할 것:**
   - 어깨 통증을 갖고 있는 사람들을 치료하기 위한 평가에서 가장 중요한 요소는 무엇인가?
   - 개별화된 치료 계획을 제공하기 위해 평가 접근 방식을 개발할 수/개발해야 하는가?
   - 어깨 통증을 호소하는 환자들을 위해 척추를 어떻게 배제해야 하는 방법은 모르지만 알아야 한다.
   - 우리는 개별 환자의 표현에 어떤 장애와 관련이 있는지 모른다. 우리는(합리적인 분석을 통해) 주어진 요인이 항상 관련성이 있고 반드시 다루어져야 하거나, 반대로 관련성이 없고 무시될 수 있다고 가정하지 않기 위해 이것을 알아야 한다.

석회성 건병증(Calcific tendinopathy)

1. **우리가 실제로 알고 있는 것:**
   - 회전근개 건에 석회성 침전물이 있는 일부 사람들에서 약해지는 증상을 경험하지만, 다른 사람들은 증상이 없다.

2. **우리가 알고 있다고 생각하지만 실제로는 알지 못하는 것:**
   - 회전근개의 석회화 침착은 통증 및 어깨 기능 장애와 관련이 있다고 생각한다. 하지만 우리는 실제로 그것을 전혀 모른다. 그것들은 정상적인 치유 과정의 일부일 수 있으며, 실제로 일부 사람들이 경험하는 통증과 상관없이, 회전근개 파열을 예방할 수 있다.

3. **우리가 실제로 모르는 것과 알아야 할 것:**
   - 우리는 왜 회전근개 건에 석회질 침착물이 생기는지, 어떤 사람들은 어깨 통증을 경험하고 어떤 사람들은 통증이나 기능 장애를 전혀 경험하지 않는 원인이 무엇인지 모른다. 우리는 더 나은 교육과 관리를 제공하기 위해 이것을 알아야 한다.

의사소통(Communication)

1. **우리가 실제로 알고 있는 것:**
   - 인정(acknowledgment) 및 검증(validation)은 의료 의사소통에서 중요하다.
   - 어깨 통증에 대해 이야기할 때 사용하는 단어들은 사람들의 삶에 유익하거나 해로운 영향을 미칠 수 있다.
   - 회전근개 질환에 대해 의사가 사용하는 다른 라벨들은 다른 선택사항이 있을 때 사람들이 수술을 동의하도록 영향을 미칠 수 있다.[82]

2. **우리가 알고 있다고 생각하지만 실제로는 알지 못하는 것:**
   - 어떻게 듣고, 어떻게 인정하며, 환자의 이야기와 경험을 확인하는가; 우리는 그렇게 한다고 생각하지만 환자들은 계속해서 그들이 듣지도 않고, 믿지 않거나, 무시당하고, 무효화된다고 느낀다고 말한다.
   - 우리는 의료 전문가로서 자격을 취득하면 자동적으로 효과적인 환자 교육 기술로 이어진다고 가정한다. 교육은 현대 의료의 중요한 구성 요소이지만, 학부 의료 교육의 1% 미만이 어깨 통증이 있는 사람들을 안내하고 촉진하는 데 필요한 지식과 기술을 개발하는 데 전념하고 있다.

3. **우리가 실제로 모르는 것과 알아야 할 것:**
   - 개인의 신념과 살아온 경험을 가장 잘 인정하고 검증하는 방법.
   - 주어진 개인에게 교육을 제공하는 최선의 방법.
   - 임상 실무에서 행동 변화를 가장 잘 발전시키는 방법과 주어진 개인에 맞게 조정하는 방법.
   - 어깨 재활에 대한 의미 있고 해결 중심적인 접근 방식을 개발하는 최선의 방법.
   - 어깨 통증이 있지만 치료를 받지 않는 사람들이 증상을 극복하기 위한 해결책을 찾는 방법. 우리는 효과적이고 독립적인 자기 관리를 달성하기 위해 "이 사람들은 무엇을 하고 있으며 어떻게 하고 있습니까?"라고 물어볼 필요가 있다.
   - 얼마나 많은 사람들이 치료를 받지 않고 지속되는 어깨 증상을 가지고 살고 있으며, 그 이유는 무엇입니까?
   - 어깨 통증이 있는 환자에게 공유 의사 결정 모델을 제시하는 가장 좋은 방법은 무엇입니까?
   - 환자에게 제시할 수 있는 최상의 가치 기반 치료에 대한

합의가 이루어지도록 다른 치료 제공자와의 관계/커뮤니케이션을 어떻게 구축합니까?

운동 및 재활(Exercise and rehabilitation)

1. **우리가 실제로 알고 있는 것:**
   - 상완이두근 건의 장두는 어깨 통증과 기능 장애와 관련될 수 있다.
   - 운동은 연부조직/회전근개 관련 어깨 통증의 치료에 (어느 정도) 효과적이다.
   - 장기적인 이익을 위해서는 자기 관리와 자신감이 중요하다.
   - 근력강화 및 운동 조절 운동은 통증 감소 및 기능 개선에 효과적이다. 운동 조절 운동은 근력강화 프로그램보다 더 빠른 반응을 보인다.

2. **우리가 알고 있다고 생각하지만 실제로는 알지 못하는 것:**
   - 어깨에서 상완이두근 건의 장두의 기능. 현재, 그 역할에 대한 우리의 이해는 일반적으로 주변의 해부학적 구조들을 분리해 건의 힘이나 기능해부학적 상태를 정확하게 나타내지 못하는 시신을 통해 나타낸(오래된) 운동학적 연구에 크게 의존한다.
   - 어깨 통증이 있는 사람들은 어깨 근육의 근력을 향상시키고 강해지는 것이 대부분의 어깨 질환에서 재활이 성공적인 이유이기 때문에 좋아진다.
   - 우리는 대부분의 어깨 질환에 대해 특정 운동이 일반적인 운동보다 낫다고 생각하지만 실제로는 모른다.
   - 환자의 자기 관리 및 순응도를 어떻게 지지할 것인가
   - 어깨 통증을 경험하는 사람의 임상 결과를 개선하기 위해 손상(근력 감소/운동 범위 감소/비정상적 움직임 패턴)을 줄일 필요가 있는지 여부.
   - 우리는 어떤 어깨 운동이 특정한 어깨 근육을 회복시키고 이러한 운동을 진행시키는 가장 좋은 방법을 알고 있다고 생각한다. 그러나 이러한 "이해"는 합의점을 갖고 있지 않으며 대부분 근육의 작용에 대한 단순한 역학적인 이해를 기반으로 한다. 이것은 정상적인 어깨 근육 기능의 복잡한 운동 제어 측면을 적절하게 다루지 못한다.

3. **우리가 실제로 모르는 것과 알아야 할 것:**
   - 태극권과 요가 같은 전신 운동 프로그램(whole body exercise programs)과 통합된 호흡과 이완 기법이 분절 운동 치료(local exercise treatments) 보다 손상 및 장애에 더 효과적인가?
   - 임상적으로 상완 이두근 건의 장두를 가장 잘 평가할 수 있는 방법은 무엇인가? 임상 테스트 및 영상 소견에 대한 반응은 실제로 무엇을 의미하는가?
   - 어깨에서 정확한 역할을 아직 이해하지 못하고 있는데, 상완 이두근 장두 건병증을 어떻게 치료할 수 있는가? 가장 좋은 치료법은 무엇인가?
   - 중재로서 몰입형 가상 현실(VR)이 어깨 장애 및 장애를 줄이고 어깨 증상을 경험하는 사람들의 운동 제어를 개선할지 여부는 알 수 없다.
   - VR이 일상적인 치료에 부가 가치가 있는지 여부는 알 수 없다. VR이 중재하지 않거나 평소보다 더 나은 결과를 가져올 것임을 시사하는 개별적인 특성이 있는지 여부는 알 수 없다.
   - 몰입형 VR이 장애를 줄이고 기능을 높이는 데 도움이 된다면 그 이유를 알아야 한다.
   - 환자가 현재 재활 프로그램보다 클리닉 및/또는 집에서 VR을 사용할 때 재활 프로그램을 더 잘 준수할 것인가?
   - 회전근개 관련된 어깨 통증 관리를 위한 가장 좋은 재활 방법은 무엇인가?
   - 결과와 관련된 운동의 매개변수는 무엇인가?
   - 자기 관리(self-management) 및 순응(adherence)을 지원하는 방법.
   - 연구에 따르면 사람들은 근력강화 운동 후에 더 강해지지 않고, 운동 조절 운동 후에 실제로 더 잘 움직이지 않는다(평균 그룹 변화를 볼 때). 그렇다면 이러한 운동이 효과적인 이유는 무엇인가?
   - 치료효과는 어떻게 나타나는가? 예를 들어, 운동이 도움이 된다면 회복 메커니즘은 무엇인가? 전신 염증 감소, 두려움 감소, 자신감 회복, 위약효과, 개선된 부하

내성, 어깨 조직의 생화학적 항상성 회복, 근육 비대 및 건 경직 촉진 또는 잠재적 효과의 조합을 통해 도움이 되는가?

오십견(Frozen shoulder)

1. **우리가 실제로 알고 있는 것**
   - 모든 사람에게 자체적으로 제한이 있는 것은 아니다.
   - 관절 내 코르티코 스테로이드 주사는 단기간에 임상적으로 중요한 통증 개선을 제공할 수 있다.
   - 현재는 배제 진단(diagnosis of exclusion)에 근거한 상태이다.
2. **우리가 알고 있다고 생각하지만 실제로는 알지 못하는 것:**
   - 우리는 병태생리학을 이해하고 있다고 생각하지만 그렇지 않다.
   - 코르티코 스테로이드 주사는 오십견의 염증 과정을 표적으로 하지만 확실하지는 않다.
   - 정의된 타임라인에서 정의된 단계를 거치며 항상 개선된다.
3. **우리가 실제로 모르는 것과 알아야 할 것:**
   - 통증에 중추 과민성/통각성 요소가 있는가?
   - 이 상태에 대한 최상의 관리.
   - 초기 단계에서 상태를 가장 잘 진단하는 방법.
   - 상태를 "오십견"이라고 부르는 것이 오십견 진단을 받은 사람들에게 해를 끼치는가?
   - 코르티코스테로이드 주사는 염증, 근섬유아세포 또는 둘 모두를 대상으로 하는가?
   - 오십견이 있는 사람들은 특히 주사 요법과 관련하여 치료에 대해 어떻게 생각하고 느끼는가?
   - 수압 팽창(관절 팽창) 절차가 오십견 관리에 정말 도움이 되는가?
   - 수압 팽창(hydrodistension)을 시행할 때 주사할 약제의 가장 좋은 조합은 무엇인가?
   - 수압 팽창 중에 관절낭이 파열될 필요가 있는가?
   - 일부 개인에서 근육이 "동결된" 어깨를 보호하는 근거가 되며(관절낭 수축이 아님) 이러한 개인의 특징은 무엇인가?

주사 요법(Injection therapy)

1. **우리가 실제로 알고 있는 것:**
   - 부작용이 없는 것은 아니지만 오십견의 초기(통증 > 뻣뻣함) 단계에서 통증을 줄이는 데 도움이 될 수 있다.
   - 회전근개와 관련된 어깨 통증의 경우, 주사 요법의 이점은 매우 다양하고 수명이 짧다.
2. **우리가 알고 있다고 생각하지만 실제로는 알지 못하는 것:**
   - 어깨 상태에 대한 주사 요법을 적용할 때, 주사 요법을 위한 초음파 적용 지침은 더 나은 안전성 및/또는 효과에 기여한다.
   - 우리는 주사와 같은 비수술적 치료가 어깨 골관절염 진단을 받은 사람들의 통증과 기능을 개선한다고 생각하지만 근거는 제한적이다.
3. **우리가 실제로 모르는 것과 알아야 할 것:**
   - 어깨 골관절염에서 주사 요법의 효과는 무엇이며 가장 효과적인 주사제는 무엇인가?
   - 회전근개 관련 어깨 통증이 있는 사람들에게 식염수는 코르티코 스테로이드만큼 효과가 있는가?
   - 코르티코 스테로이드가 어깨 조직에 미치는 장기적인 조직 효과는 무엇인가?

생활 방식(Lifestyle)

1. **우리가 실제로 알고 있는 것:**
   - 고지방 식이요법은 건의 질적인(quality) 부분에 부정적인 영향을 미치며, 파열과 건병증의 위험을 증가시킨다.[16]
2. **우리가 알고 있다고 생각하지만 실제로는 알지 못하는 것:**
   - 아디포카인(adipokines)의 분비는 지방 섭취 및 체성분과 밀접한 관련이 있으며 잠재적으로 건 생리 및 부상에 작용할 수 있다.

3. **우리가 실제로 모르는 것과 알아야 할 것:**
   - 중추성 비만, 인슐린 저항성, 아디포카인(adipokines), 만성 저등급 염증(chronic low-grade inflammation) 및 지방 섭취는 건 치유를 방해하는 역할을 하고 건병증의 원인이 된다. 관련된 분자 경로를 정의하고 병인과 상관관계가 있는/예측하는 식별 가능한 바이오 마커(생체지표)를 정의하기 위한 연구가 필요하다.

통증(Pain)

1. **우리가 실제로 알고 있는 것:**
   - 많은 요인들이 통증 경험을 일으킨다.
   - 통증의 중증도 및 장애는 의료 영상 또는 임상 검사 결과와 일치하지 않다. 즉, 통증은 종종 불균형적이고 예측할 수 없다.
   - 어깨 통증은 경추 부위에서 나타날 수 있다.
   - 몰입형 가상 현실(Immersive virtual reality-VR) 기술은 다양한 임상 통증 상태에 대한 효과적인 단기 통증 완화를 제공할 수 있다. 기능성 자기 공명 영상을 사용한 연구에서는 VR을 사용할 때 통증 처리와 관련된 뇌의 5개 영역에서 활동이 감소한다고 보고했다.[30,31]

2. **우리가 알고 있다고 생각하지만 실제로는 알지 못하는 것:**
   - 어깨 통증을 경험하는 사람들에게 통증의 실제 의미.
   - 어깨 통증은 경추 근육계에 이차적인 변화를 일으킨다.
   - 지속적인 어깨 통증이 있는 일부 사람들의 경우, 어떤 유해가소성 통증(nociplastic pain)이 원인이 된다. 따라서, 표현형 환자는 치료를 방향을 조정하는 데 중요하다.
   - 순수 유해수용성 통증(pure nociceptive pain)과 유해가소성 통증(nociplastic pain)에 대한 치료법이 다르다.

3. **우리가 실제로 모르는 것과 알아야 할 것:**
   - 통증 관련 결과를 어떻게 개선할 수 있는가? 어떤 사람이 어떤 요소를 수정해야 하는가?
   - 임상적으로 확인된 경추 부위의 변화가 1차 소견인지, 2차 소견인지, 우연인지는 알 수 없으나 이러한 현상을 기초 연구를 통해 보다 정확하게 이해하면 관리에 도움이 될 수 있다.
   - 통증이 말초 요인에 의해 유발되는 어깨 통증 환자의 임상 분류 또는 변경된 중추 통증 처리가 근본적인 원인인 표현형(phenotype).
   - 어깨 통증과 기능장애 기초가 되는 복잡한 메커니즘을 가장 잘 평가하는 방법과 그것들이 상호작용하는 방법(예: 생체역학, 신경생리학적, 심리학적, 사회적, 생활양식 및 문화적 결정요인들을 평가하는 방법).
   - 가상 현실 중재를 이용하여 근골격 어깨 통증이 있는 사람들의 통증을 효과적으로 관리하고 재활을 지원할 수 있는가? 효과가 있는 경우, 그들의 조건이나 개인들이 더(또는 덜) 유익한가? 소프트웨어 설계디자인과 선호도가 결과에 영향을 미치는가? “보상(reward)” 시스템이 결과를 향상시키는가?

병리 및 증상(Pathology and symptoms)

1. **우리가 실제로 알고 있는 것:**
   - 어깨 통증은 영상에서 보이는 “병리”와 거의 관련이 없다.

2. **우리가 알고 있다고 생각하지만 실제로는 알지 못하는 것:**
   - 어깨 특수 검사를 통해 구조적 진단을 할 수 있지만 이는 옳지 않다.

3. **우리가 실제로 모르는 것과 알아야 할 것:**
   - 우리는 어떤 사람들은 왜 통증을 경험하고 다른 사람들은 그렇지 않은지 이해하지 못한다. 이는 분명히 병리학적 소견보다 더 광범위하다. 주어진 개인에 대한 요인의 원인을 어떻게 결정하는가?
   - 심리사회적 요인과 건강의 사회적 결정인자는 통증에 어떤 영향을 미치며 이러한 요인을 가장 잘 평가하고 관리할 수 있는 방법은 무엇인가?
   - 치료가 생화학적 수준에서도 병리학에 영향을 미치는가?

소아 어깨 문제(Pediatric shoulder problems)

1. **우리가 실제로 알고 있는 것:**
   - 성장하는 어린이는 성인과 다른 근골격계를 가지고 있다.
2. **우리가 알고 있다고 생각하지만 실제로는 알지 못하는 것:**
   - 외상성 어깨 불안정성은 자연스러운 성장 과정
3. **우리가 실제로 모르는 것과 알아야 할 것:**
   - 어깨 문제를 겪고 있는 아동 및 청소년의 생생한 경험. 그들은 무엇을 이해하고 있으며, 삶에 미치는 영향은 무엇이며, 치료 결과가 그들에게 가장 중요한가?

심리사회적 요인(Psychosocial factors)

1. **우리가 실제로 알고 있는 것:**
   - 심리사회적 요인은 어깨 통증의 회복 및 예후와 관련이 있다.
   - 지속적인 어깨 통증은 우울증 및 불안과 밀접한 관련이 있다.[10]
2. **우리가 알고 있다고 생각하지만 실제로는 알지 못하는 것:**
   - 심리 사회적 중재가 어깨 통증이 있는 사람들에게 도움이 된다고 생각하지만 실제로는 모른다.
   - 우리는 환자들이 심리사회적 요인에 대해 논의하는 것을 좋아하지 않는다고 생각하지만, 이에 대한 근거는 없다.
3. **우리가 실제로 모르는 것과 알아야 할 것:**
   - 심리사회적 중재가 급성에서 지속성 어깨 통증으로 진행되는 것을 감소시키는가?
   - 지속적인 어깨 통증이 있을 때 심리사회적 중재가 결과를 개선시키는가?

견갑상 신경 차단(Suprascapular nerve blocks)

1. **우리가 실제로 알고 있는 것:**
   - 견갑상 신경 차단술(Suprascapular nerve blocks–SSNB)은 어깨 통증 관리에 일상적으로 사용되지 않는다.
2. **우리가 알고 있다고 생각하지만 실제로는 알지 못하는 것:**
   - 우리는 SSNB가 단기적으로 효과적이라고 생각하지만 우리는 모른다.
3. **우리가 실제로 모르는 것과 알아야 할 것:**
   - SSNB는 어떤 환자 그룹에, 어떤 단계에서, 그리고 얼마나 오랫동안 효과적이고 안전한가? 결정적인 손상은 무엇인가?

수술 대 비수술적 중재
(Surgery versus nonsurgical interventions)

1. **우리가 실제로 알고 있는 것:**
   - 어깨 충돌 증후군 환자를 위한 견봉하 감압술은 비수술적 치료보다 더 큰 이점이 없다.
   - 외상성 회전근개 파열 환자들에 대한 보존적 치료는 전체 두께의 손상이라 할지라도 수술과 유사한 결과를 얻을 수 있다.
2. **우리가 알고 있다고 생각하지만 실제로는 알지 못하는 것:**
   - 모든 선택적 외과적 수술 절차, 운동, 도수치료기법 또는 주사 요법은 예상했던 효과를 넘어서는 효과를 갖고 있다.
3. **우리가 실제로 모르는 것과 알아야 할 것:**
   - Grade III 견쇄관절 부상 관리에서, 외과적 또는 비외과적 경로로 치료를 지시하는 초기 예후 요인이 있는가?
   - 개별 환자에 대한 치료법(외과적 또는 비외과적)을 어떻게 맞춰 조정해야 하는가? 개별 상황에서 관련 결정 요인은 무엇인가?
   - 치료는 얼마나 구체적이어야 하는가?
   - 우리는 치료적 중재가 변화에 영향을 미치는 정확한 메커니즘을 모른다. 우리는 변화된 생체 역학 및 조직 뻣뻣함에 관한 생의학적 설명에서 신경 조절에 대한 신경처리 설명으로 이동했다. 서로 다른 메커니즘의 기여와 상호 작용에 대해 더 많이 알아야 하기 때문에 어느 것도 둘 다 완전히 받아들여지거나 무시되어서는

안 된다.

수영선수의 어깨(Swimmer's shoulder)

1. **우리가 실제로 알고 있는 것:**
   - 수영 선수의 어깨 통증은 심각한 문제이다.[52,69]
   - 어깨 외회전 범위가 93~100°를 넘는 수영선수는 어깨 통증이 발생할 위험이 있다.[76]
   - 극상근, 견갑하근, 이두근 장두의 건병증 변화는 수영하는 사람의 어깨에서 관찰되는 주요 병리학적 과정이다.[61,69]
   - 극상근 건에서 급성 수영 훈련 반응(거리보다 전력 질주 훈련에서 더 큼)이 있으며, 어깨 통증이 있거나 없든 수영선수들에겐 자기공명영상에서 회전근개 건의 변화된다는 근거가 있다.[61]

2. **우리가 알고 있다고 생각하지만 실제로는 알지 못하는 것:**
   - 수영선수의 어깨 통증은 일반적으로 회전근개 건이 시간이 지남에 따라 훈련 부하에 적응하지 못할 때 발생한다.
   - 견갑하근의 건은 극상근과 동일한 훈련에 대한 급성 반응을 보인다.
   - 어깨 근력은 수영하는 선수의 어깨를 보호할 수 있다.
   - 부하의 변화는 어깨 통증의 위험 요소이지만, 급성 대 만성 운동부하 모델이 유용한지 그리고 최적의 비율은 얼마인가?[17]

3. **우리가 실제로 모르는 것과 알아야 할 것:**
   - 연령대/레벨에 따른 최적의 수영 훈련 부하량은 얼마인가?
   - 회전근개 건 두께와 기준 두께로 돌아가는 데 걸리는 시간에 대한 수영 훈련의 누적 효과
   - 초음파로 건 두께를 모니터링하는 것이 예측 모델에서 유용한가?
   - 수영선수들의 어깨 통증 및 훈련 부하와 관련된 힘 발생 속도, 지구력, 힘 생산력과 같은 매개변수를 포함한 근육 운동능력에 관한 추가 조사가 필요하다.
   - 수영선수들을 위한 효과적인 어깨 통증 예방 프로그램을 개발할 수 있는가? 그것은 어떤 형태인가?

결론(Conclusion)

우리는 점진적 운동 기반 접근법(graduated exercise-based approach)이 어깨와 관련된 대부분의 근골격계 문제 관리에 대한 가장 설득력 있는 수준의 근거가 있음을 알고 있다(실제로 묘책은 아니지만). 우리는 심리적 변수가 중요한 영향력을 미치고 다른 신체 부위와 마찬가지로 만연할 수 있다는 가능성을 잘 알고 있다(비록 이러한 영역의 영향을 주는 방향성에 대한 추가 연구가 필요하다). 어깨 통증이 있는 환자의 통증 발생원으로 선택된 조직의 발병기전에 대해서는 논란이 있다. 마지막으로, 우리는 기존의 관행에서 사용되는 대부분의 소위 임상 특수 검사가 눈에 띄게 중복되어 있고, 진단을 위한 "독립적인" 측정으로 기능하지 않는다는 것을 알고 있다. 여전히, 병인에 기반을 둔 진단 과정을 따르는 의료 임상가들이 많다.

임상 테스트 또는 영상 이미지를 기반으로 많은 진단 전문가가 어깨 장애에 라벨을 지정하고 이 라벨에 기반한 치료기법을 설계한다. 우리는 병리학이 환자의 통증 경험에 얼마나 기여하는지를 알지 못하며, 이 정의된 치료기법을 통해 환자가 어떻게 개선되는지에 대한 이유도 모른다. 또한, 우리는 어깨 통증의 위험 요소와 관련된 논리적 패턴을 정의할 수 없으며, 어깨 통증이 있는 개인에 대한 심리학적 정보 치료 접근의 역할을 이해하지 못한다. 연구 우선 순위는 다음과 같다. 1) 어깨 통증의 예후를 이해하는 것은 관리를 개선하고, 불필요한 치료를 줄일 수 있는 가능성이 있기 때문에 2) 표현형은 관리 옵션을 개선하는 능력을 향상시킬 수 있다.

이 장에서 제공된 정보는 어깨 관련 증상들에 대한 이해를 넓히고 심화함에 따라 개선된 치료를 발전시키기 위해 연구자들이 해결해야 할 우선 사항으로 고려될 수 있는 지식 격차를 식별하는 데 도움이 되었다. 또한, 이러한 결과로 임상가에게 어깨 근골격계 문제들과 관련된 전문 지식의 부재로 인해 임상 진료의 어려운 부분과 임상 의사 결정 및 관리 계획에서 해당 정보를 어떻게 사용해야 하는지를 반영하고 고려할 기회를 제공한다.

감사의 말

이 장에 기여한 다음 사람들에게 진심으로 감사드립니다.

Amee Seitz, Angela Spontelli Gisselman, Beate Dejaco, Ben Dean, Bill Vicenzino, César Fernández-de-las-Peñas, Christopher Mercer, Chris Worsfold, Christine Bilsborough-Smith, Craig Boettcher, Craig Wassinger, Danielle Hollis, Derek Griffin, Emma Salt, Eric Hegedus, Gajan Rajeswaren, Gwendolen Jull, Helen Walker, Hubert van Griensven, Ian Horsley, Jean-Sébastian Roy, Jenny McConnell, Jillian McDowell, Joel Bialosky, Joletta Belton, Karen Ginn, Karen McCreesh, Kieran O'Sullivan, Lennard Voogt, Liesbet de Baets, Lorenzo Masci, Mark Jones, Mike Stewart, Mike Cummings, Mira Meeus, Niamh Brady, Panos Barlas, Rachel Chester, Rod Whiteley, and Sally McLaine.

참고문헌(References)

1. Abdulrazaq M, Innes JK, Calder PC. Effect of ω-3 polyunsaturated fatty acids on arthritic pain: a systematic review. Nutrition. 2017;39:57-66.
2. Altman DG, Bland JM. Absence of evidence is not evidence of absence. BMJ. 1995;311:485.
3. Arya S, Isharwal S, Misra A, et al. C-reactive protein and dietary nutrients in urban Asian Indian adolescents and young adults. Nutrition. 2006;22:865-871.
4. Ascherio A, Katan MB, Zock PL, Stampfer MJ, Willett WC. Trans fatty acids and coronary heart disease. New England Journal of Medicine. 1999;340:1994-1998.
5. Birklein F, Schmelz M. Neuropeptides, neurogenic inflammation and complex regional pain syndrome (CRPS). Neuroscience Letters. 2008;437:199-202.
6. Bjørklund G, Aaseth J, Doşa MD, et al. Does diet play a role in reducing nociception related to inflammation and chronic pain? Nutrition. 2019;66:153-165.
7. Boorman RS, More KD, Hollinshead RM, et al. What happens to patients when we do not repair their cuff tears? Five-year rotator cuff quality-of-life index outcomes following nonoperative treatment of patients with full-thickness rotator cuff tears. J Shoulder Elbow Surg. 2018;27:444-448.
8. Burkhart SS, Morgan CD, Kibler WB. The disabled throwing shoulder: spectrum of pathology Part I: pathoanatomy and biomechanics. Arthroscopy. 2003;19:404-420.
9. Carr A, Cooper C, Campbell MK, et al. Effectiveness of open and arthroscopic rotator cuff repair (UKUFF): a randomised controlled trial. The Bone & Joint Journal. 2017;99-b:107-115.
10. Cho CH, Jung SW, Park JY, Song KS, Yu KI. Is shoulder pain for three months or longer correlated with depression, anxiety, and sleep disturbance? J Shoulder Elbow Surg. 2013;22:222-228.
11. Cools AM, Johansson FR, Cagnie B, Cambier DC, Witvrouw EE. Stretching the posterior shoulder structures in subjects with internal rotation deficit: comparison of two stretching techniques. Shoulder & Elbow. 2012;4:56-63.
12. Dashottar A, Costantini O, Borstad J. A comparison of range of motion change across four posterior shoulder tightness measurements after external rotator fatigue. International Journal of Sports Physical Therapy. 2014;9:498-508.
13. Di Pierro F, Zacconi P, Bertuccioli A, et al. A naturally-inspired, curcumin-based lecithin formulation (Meriva formulated as the finished product Algocur) alleviates the osteo-muscular pain conditions in rugby players. Eur Rev Med Pharm Sci. 2017;21:4935-4940.
14. Dragan S, Şerban M-C, Damian G, Buleu F, Valcovici M, Christodorescu R. Dietary patterns and interventions to alleviate chronic pain. Nutrients. 2020;12:2510.
15. Ellenbecker TS, Cools A. Rehabilitation of shoulder impingement syndrome and rotator cuff injuries: an evidence-based review. Br J Sports Med. 2010;44:319-327.
16. Elli S, Schiaffini G, Macchi M, Spezia M, Chisari E, Maffulli N. High-fat diet, adipokines and low-grade inflammation are associated with disrupted tendon healing: a systematic review of preclinical studies. British Medical Bulletin. 2021;10.1093/bmb/ldab007.
17. Feijen S ST, Kuppens K, Tate A, Struyf F. Prediction of shoulder pain in youth competitive swimmers: the development and internal validation of a prognostic prediction model. The American Journal of Sports Medicine. 2020;19:1-8.
18. Gaffey A, Slater H, Porritt K, Campbell JM. The effects of curcuminoids on musculoskeletal pain: a systematic review. JBI Evidence Synthesis. 2017;15:486-516.
19. Gallo J, Raska M, Kriegova E, Goodman SB. Inflammation and its resolution and the musculoskeletal system. Journal of Orthopaedic Translation. 2017;10:52-67.
20. Gioxari A, Kaliora AC, Marantidou F, Panagiotakos DP. Intake of ω-3 polyunsaturated fatty acids in patients with rheumatoid arthritis: a systematic review and meta-analysis. Nutrition. 2018;45:114-124.e114.
21. Guanche C, Knatt T, Solomonow M, Lu Y, Baratta R. The synergistic action of the capsule and the shoulder muscles. Am J Sports Med. 1995;23:301-306.
22. Guebre-Egziabher F, Rabasa-Lhoret R, Bonnet F, et al. Nutritional intervention to reduce the n- 6/n- 3 fatty acid ratio increases adiponectin concentration and fatty acid oxidation in healthy subjects. European Journal of Clinical Nutrition. 2008;62:1287-1293.
23. Gumina S, Passaretti D, Gurzì M, Candela V. Arginine L-alpha-ketoglutarate, methylsulfonylmethane, hydrolyzed type I collagen and bromelain in rotator cuff tear repair: a prospective randomized study. Current Medical Research and Opinion. 2012;28:1767-1774.

24. Haahr JP, Andersen JH. Exercises may be as efficient as subacromial decompression in patients with subacromial stage II impingement: 4-8-years' follow-up in a prospective, randomized study. Scand J Rheumatol. 2006;35:224-228.

25. Haahr JP, Ostergaard S, Dalsgaard J, et al. Exercises versus arthroscopic decompression in patients with subacromial impingement: a randomised, controlled study in 90 cases with a one year follow up. Ann Rheum Dis. 2005;64:760-764.

26. Hall K, Borstad JD. Posterior shoulder tightness: to treat or not to treat? J Orthop Sports Phys Ther. 2018;48:133-136.

27. Hall K, Lewis J, Moore A, Ridehalgh C. Posterior shoulder tightness: an intersession reliability study of 3 clinical tests. Archives of Physiotherapy. 2020;10:14-14.

28. Haynes RB, Devereaux PJ, Guyatt GH. Clinical expertise in the era of evidence-based medicine and patient choice. BMJ Evidence-Based Medicine. 2002;7:36-38.

29. Hegedus EJ, Goode AP, Cook CE, et al. Which physical examination tests provide clinicians with the most value when examining the shoulder? Update of a systematic review with meta-analysis of individual tests. British Journal of Sports Medicine. 2012;46:964-978.

30. Hoffman HG, Richards TL, Bills AR, et al. Using FMRI to study the neural correlates of virtual reality analgesia. CNS Spectrums. 2006;11:45-51.

31. Hoffman HG, Richards TL, Van Oostrom T, et al. The analgesic effects of opioids and immersive virtual reality distraction: evidence from subjective and functional brain imaging assessments. Anesthesia and Analgesia. 2007;105:1776-1783.

32. Hollmann L, Halaki M, Kamper SJ, Haber M, Ginn KA. Does muscle guarding play a role in range of motion loss in patients with frozen shoulder? Musculoskelet Sci Pract. 2018;37:64-68.

33. Holmgren T, Bjornsson Hallgren H, Oberg B, Adolfsson L, Johansson K. Effect of specific exercise strategy on need for surgery in patients with subacromial impingement syndrome: randomised controlled study. BMJ. 2012;344:e787.

34. Itoi E, Grabowski JJ, Morrey BF, An KN. Capsular properties of the shoulder. Tohoku J Exp Med. 1993;171:203-210.

35. Karjalainen TV, Jain NB, Page CM, et al. Subacromial decompression surgery for rotator cuff disease. Cochrane Database Syst Rev. 2019;1:CD005619.

36. Keene DJ, Soutakbar H, Hopewell S, et al. Development and implementation of the physiotherapy-led exercise interventions for the treatment of rotator cuff disorders for the 'Getting it Right: Addressing Shoulder Pain' (GRASP) trial. Physiotherapy. 2020;107:252-266.

37. Ketola S, Lehtinen J, Arnala I, et al. Does arthroscopic acromioplasty provide any additional value in the treatment of shoulder impingement syndrome?: a two-year randomised controlled trial. J Bone Joint Surg Br. 2009;91:1326-1334.

38. Ketola S, Lehtinen J, Rousi T, et al. No evidence of long-term benefits of arthroscopicacromioplasty in the treatment of shoulder impingement syndrome: five-year results of a randomised controlled trial. Bone & Joint Research. 2013;2:132-139.

39. Ketola S, Lehtinen JT, Arnala I. Arthroscopic decompression not recommended in the treatment of rotator cuff tendinopathy: a final review of a randomised controlled trial at a minimum follow-up of ten years. Bone Joint J. 2017;99-B:799-805.

40. Khansari N, Shakiba Y, Mahmoudi M. Chronic inflammation and oxidative stress as a major cause of age-related diseases and cancer. Recent Patents on Inflammation & Allergy Drug Discovery. 2009;3:73-80.

41. Knaapen L. Being 'evidence-based' in the absence of evidence: the management of non-evidence in guideline development. Social Studies of Science. 2013;43:681-706.

42. Kostoglou-Athanassiou I, Athanassiou L, Athanassiou P. The effect of omega-3 fatty acids on rheumatoid arthritis. Mediterranean Journal of Rheumatology. 2020;31:190.

43. Kuhn JE, Dunn WR, Sanders R, et al. Effectiveness of physical therapy in treating atraumatic full-thickness rotator cuff tears: a multicenter prospective cohort study. J Shoulder Elbow Surg. 2013;22:1371-1379.

44. Kulkarni R, Gibson J, Brownson P, et al. BESS/BOA patient care pathways: subacromial shoulder pain. Shoulder Elb. 2015;7:135-143.

45. Lähdeoja T, Karjalainen T, Jokihaara J, et al. Subacromial decompression surgery for adults with shoulder pain: a systematic review with meta-analysis. Br J Sports Med. 2020;54:665-673.

46. Land H, Gordon S, Watt K. Clinical assessment of subacromial shoulder impingement – which factors differ from the asymptomatic population? Musculoskeletal Science and Practice. 2017;27:49-56.

47. Lewis J, Mc Auliffe S, O'Sullivan K, O'Sullivan P, Whiteley R. Musculoskeletal physical therapy after COVID-19: time for a new "normal". JOSPT. 2021;51:5-7.

48. Lin I, Wiles LK, Waller R, et al. Poor overall quality of clinical practice guidelines for musculoskeletal pain: a systematic review. Br J Sports Med. 2018;52:337-343.

49. Ludewig PM, Braman JP. Shoulder impingement: biomechanical considerations in rehabilitation. Manual Therapy. 2011;16:33-39.

50. Margioris AN. Fatty acids and postprandial inflammation. Current Opinion in Clinical Nutrition & Metabolic Care. 2009;12:129-137.

51. Mavrogenis S, Johannessen E, Jensen P, Sindberg C. The effect of essential fatty acids and antioxidants combined with physiotherapy treatment in recreational athletes with chronic tendon disorders: a randomised, double-blind, placebo-controlled study. Physical Therapy in Sport. 2004;5:194-199.

52. McMaster WC, Troup J. A survey of interfering shoulder pain in United States competitive swimmers. Am J Sports Med. 1993;21:67-70.

53. Members PP, Experts CS, Albright J, et al. Philadelphia Panel evidence-based clinical practice guidelines on selected rehabilitation interventions for shoulder pain. Physical Therapy. 2001;81:1719-1730.

54. Merolla G, Dellabiancia F, Ingardia A, Paladini P, Porcellini G. Co-analgesic therapy for arthroscopic supraspinatus tendon repair pain using a dietary supplement containing Boswellia serrata and Curcuma longa: a prospective randomized placebo-controlled study. Musculoskeletal Surgery. 2015;99:43-52.

55. Mozaffarian D, Aro A, Willett WC. Health effects of trans-fatty acids: experimental and observational evidence. European Journal of Clinical Nutrition. 2009;63:S5-S21.

56. Myers JB, Laudner KG, Pasquale MR, Bradley JP, Lephart SM. Glenohumeral

range of motion deficits and posterior shoulder tightness in throwers with pathologic internal impingement. Am J Sports Med. 2006;34:385-391.

57. Neer CS, 2nd. Anterior acromioplasty for the chronic impingement syndrome in the shoulder: a preliminary report. J Bone Joint Surg Am. 1972;54:41-50.

58. Olsen KS, Fenton C, Frøyland L, Waaseth M, Paulssen RH, Lund E. Plasma fatty acid ratios affect blood gene expression profiles: a cross-sectional study of the Norwegian women and cancer post-genome cohort. PLoS One. 2013;8:e67270.

59. Pieters L, Lewis J, Kuppens K, et al. An update of systematic reviews examining the effectiveness of conservative physical therapy interventions for subacromial shoulder pain. Journal of Orthopaedic & Sports Physical Therapy. 2020;50:131-141.

60. Piper CC, Hughes AJ, Ma Y, Wang H, Neviaser AS. Operative versus nonoperative treatment for the management of full-thickness rotator cuff tears: a systematic review and meta-analysis. J Shoulder Elbow Surg. 2018;27:572-576.

61. Porter KN, Talpey S, Pascoe D, Blanch PD, Walker HM, Shield AJ. The effect of swimming volume and intensity on changes in supraspinatus tendon thickness. Physical Therapy in Sport. 2020;47:173-177.

62. Qaseem A, Forland F, Macbeth F, Ollenschläger G, Phillips S, van der Wees P. Guidelines International Network: toward international standards for clinical practice guidelines. Ann Intern Med. 2012;156:525-531.

63. Radák Z, Naito H, Kaneko T, et al. Exercise training decreases DNA damage and increases DNA repair and resistance against oxidative stress of proteins in aged rat skeletal muscle. Pflügers Archiv. 2002;445:273-278.

64. Rosa DP, Camargo PR, Borstad JD. Effect of posterior capsule tightness and humeral retroversion on 5 glenohumeral joint range of motion measurements: a cadaveric study. The American Journal of Sports Medicine. 2019;47:1434-1440.

65. Salamh PA, Liu X, Hanney WJ, Sprague PA, Kolber MJ. The efficacy and fidelity of clinical interventions used to reduce posterior shoulder tightness: a systematic review with meta-analysis. Journal of Shoulder and Elbow Surgery. 2019;28:1204-1213.

66. Sandford FM, Sanders TA, Wilson H, Lewis JS. A randomised controlled trial of long-chain omega-3 polyunsaturated fatty acids in the management of rotator cuff related shoulder pain. BMJ Open Sport & Exercise Medicine. 2018;4:e000414.

67. Schmidt CC, Jarrett CD, Brown BT. Management of rotator cuff tears. The Journal of Hand surgery. 2015;40:399-408.

68. Seaman DR. The diet-induced proinflammatory state: a cause of chronic pain and other degenerative diseases? Journal of Manipulative and Physiological Therapeutics. 2002;25:168-179.

69. Sein ML, Walton J, Linklater J, et al. Shoulder pain in elite swimmers: primarily due to swim-volume-induced supraspinatus tendinopathy. Br J Sports Med. 2010;44:105-113.

70. Takagishi K, Makino K, Takahira N, Ikeda T, Tsuruno K, Itoman M. Ultrasonography for diagnosis of rotator cuff tear. Skeletal Radiol. 1996;25:221-224.

71. Tyler TF, Nicholas SJ, Roy T, Gleim GW. Quantification of posterior capsule tightness and motion loss in patients with shoulder impingement. Am J Sports Med. 2000;28:668-673.

72. Tyler TF, Roy T, Nicholas SJ, Gleim GW. Reliability and validity of a new method of measuring posterior shoulder tightness. J Orthop Sports Phys Ther. 1999;29:262-269; discussion 270-264.

73. Umhau JC, Garg K, Woodward AM. Dietary supplements and their future in health care: commentary on draft guidelines proposed by the Food and Drug Administration. Antioxid Redox Signal. 2012;16:461-2.

74. Vandvik PO, Lähdeoja T, Ardern C, et al. Subacromial decompression surgery for adults with shoulder pain: a clinical practice guideline. BMJ. 2019;364:l294.

75. Vitali M, Naim Rodriguez N, Pironti P, et al. ESWT and nutraceutical supplementation (Tendisulfur Forte) vs ESWT-only in the treatment of lateral epicondylitis, Achilles tendinopathy, and rotator cuff tendinopathy: a comparative study. Journal of Drug Assessment. 2019;8:77-86.

76. Walker H, Gabbe B, Wajswelner H, Blanch P, Bennell K. Shoulder pain in swimmers: a 12-month prospective cohort study of incidence and risk factors. Phys Ther Sport. 2012;13:243-249.

77. Wilk KE, Macrina LC, Fleisig GS, et al. Correlation of glenohumeral internal rotation deficit and total rotational motion to shoulder injuries in professional baseball pitchers. The American Journal of Sports Medicine. 2011;39:329-335.

78. Witt DW, Talbott NR. In-vivo measurements of force and humeral movement during inferior glenohumeral mobilizations. Man Ther. 2016;21:198-203.

79. Yang J-l, Chen S-y, Hsieh C-L, Lin J-j. Effects and predictors of shoulder muscle massage for patients with posterior shoulder tightness. BMC Musculoskeletal Disorders. 2012;13:1-8.

80. Yang JL, Jan MH, Chang CW, Lin JJ. Effectiveness of the end-range mobilization and scapular mobilization approach in a subgroup of subjects with frozen shoulder syndrome: a randomized control trial. Man Ther. 2012;17:47-52.

81. Zadro J, O'Keeffe M, Maher C. Do physical therapists follow evidence-based guidelines when managing musculoskeletal conditions? Systematic review. BMJ Open. 2019;9:e032329.

82. Zadro JR, O'Keeffe M, Ferreira GE, et al. Diagnostic labels for rotator cuff disease can increase people's perceived need for shoulder surgery: an online randomized controlled experiment. J Orthop Sports Phys Ther. 2021;1-45.

83. Euromonitor International. Vitamins in the United Kingdom. Oct 2020. Available at: https://www.euromonitor.com/vitamins-in-the-united-kingdom/report

Part 2
평가와 관리
(Assessment and management)

2

어깨 통증을 경험한 사람들과의 의사소통 11
(Communicating with people experiencing shoulder pain)

Mike Stewart, Joletta Belton, Stephen Loftus, Tamar Pincus, Peter O'Sullivan, Jeremy Lewis

개요: Joletta의 경험
(Introduction: Joletta's experience)

Lous Heshusius는 Experiencing Chronic Pain in Society에서 항상 의사가 진정으로 경청해 주기를 갈망하였다고 썼다.[23] 나는 이 말에 깊이 공감했으며, 통증을 치료하기 위해 찾아다니던 경험에 대한 통찰력을 갖게 되었다. 실제로 나는 의사가 경청하고 있다는 것을 느끼지 못하였다. 나는 그들이 나를 믿어주거나 인정해준다는 것을 거의 느끼지 못하였다. 오히려 내가 통증을 경험하고 있으며 그것이 진짜이고 그로 인해 고통받고 있다는 것을 계속 증명해야 했다. 그리고 나의 통증을 증명해야 했고, 내 진실과 나의 인간성, 나의 가치를 증명해야 했다. 내가 관리를 받을 자격이 있다는 것을 증명하는 일로 나를 지치고 의기소침하게 만들었다.

동시에 나의 통증을 치료하기 위해 만났던 임상가들은 매우 친절하고 잘 배려해 주었다. 나는 그들이 나를 돕고 싶어하고 내가 나아지기를 원한다는 것을 알았고 그들을 실망시키고 싶지 않았다. 나는 그들의 치료가 나 자신뿐 아니라 그들에게도 좋은 결과를 가져다 주기를 간절히 바랬다. 그런데 어디서부터 잘못된 걸까? 그들이 나를 돌보고 더 나아지기를 원한다는 것을 알았다면 왜 나에게 그렇게 들리지 않고 가치가 없다고 느꼈을까?

일반적으로 의료분야에서 의사소통을 말할 때는 환자에게 어떤 정보를 어떻게 제공해야 하는 지와 같은 정보를 전달하는 방법과 관련이 있다. 나는 치료를 받는 동안 나의 통증에 원인으로 근력약화, 불안정성, 잘못된 자세, 잘못된 정렬 등에서부터 다양한 형태의 기능장애, 질병, 파열(tear), 충돌, 관절에서의 "뼈 부딪침(bone-on-bone)" 등에 이르는 많은 것들이 있다고 들었다. 나는 무엇을 언제 해야 하는지, 그것을 했을 때 결국에는 "고쳐질(fixed)" 것이라는 말을 들었다.

나의 경험에 대해 질문을 받았을 때, 나는 나의 증상에 관해 매우 구체적이고 집중적으로 이야기해야 했다. 그래서 나는 증상과 그것이 언제 시작되었으며 얼마나 오래 지속되었는지, 통증이 척도 상으로 얼마나 강렬했고(나에게는 무의미한) 통증의 질은 어떠했는지, 어떤 치료를 받았으며 어떤 치료에 실패했는지 등을 설명하였다. 그리고 이것이 통증에 관한 나의 이야기(my story)가 되었다. 그러나 그것은 나의 이야기가 아니었다. 그것은 치료에 반응하지 않는 관절 통증에 관한 임상 이야기(clinical story)였고, 나와의 관련성은 전혀 없어 보였다.[36] 그 곳에 나의 지식과 전문성(expertise), 나의 삶과 경험, 나의 걱정과 두려움, 가치와 목표, 희망과 꿈은 없었다.
내 이야기에서 나는 완전히 사라졌다

그러나 통증은 단순한 증상, 통증 점수, 진단명 그 이상이었다. 이해할 수 없는 통증과 그것이 기대한 대로 치료에 반응하지 않는다는 것은 믿을 수 없을 정도로 고통스러웠다. 그리고 나의 경력, 재정적 안정, 친구, 가족, 미래 등 많은 것을 잃었다. 나는 앉거나 운전하고 사회 활동을 하거나 나 자신을 느끼게 하는 일상적인 일을 할 수 있는 능력을 잃었다. 그래서 나는 내가 아니었다. 나는 고립되고 위축되었으며 혼자였다. 내 삶과 내가 알던 세상이 뒤집어졌다. 통증으로 위협받는 것은 나의 신체 조직이 아니라 나의 정체성, 내 자신-내 존재(self-my very existence) 그 자체였다. 그러나 내가 잃어버린 것들이나 나의 고통은 거의 인정되지 않았다. 내 통증에 관한 이야기는 거의 들어주지 않았다.

들어주지 않으니 나를 알릴 수가 없었다.[3] 나를 알아주지 않으면서 나의 고통을 어떻게 이해할 수 있을까? 내 통증을 이해하지 못한다면 어떻게 나아갈 길을 찾을 수 있을까? 그래서 누군가가 진심으로 들어주기를 바랬다. 누군가가 내 고통에 대해 들어주고 어려움을 인정하고 내 문제를 해결해 주기를 바랬다. 나는 필사적으로 문제에 대해 이해해야 했다. Arthur Frank는 우리가 처한 상황을 해결하기 위해 어떻게 이야기를 전달해야 하는지에 대한 글을 썼다. 이야기가 계속해서 전달되려면 그 상황에 대한 설명을 계속해서 수행되어야 한다.[17]

의사소통의 가장 중요한 측면은 말하는 것이 아니라 듣는 것이다. 마침내 나의 이야기를 해달라는 요청을 받았을 때, 진정으로 귀를 기울였을 때 나는 그 이야기에서 중요 거리(critical distance)을 얻을 수 있었고, 들려지는 것에 대해 숙고하기 시작할 수 있었다. 그제서야 나는 상황을 이해하기 시작하고 내가 처한 상황을 해결할 수 있었다. 많은 임상가들이 중요한 내용으로 넘어가고 싶어하는 이유는 이해하지만 내 이야기를 듣고, 인정하고, 검증할 때까지 진행을 할 수 없었다. 그것이 중요한 내용이다. 그 문제를 해결하고 나니 새로운 정보를 받아들일 수 있는 능력이 더 커지고 앞으로 나아갈 수 있는 길을 더 잘 찾을 수 있게 되었다.

임상에서의 만남을 하는 동안 우리가 함께 만들어 가는 이야기는 생물학적 의미와 전기적(biographical) 의미를 모두를 포함해야 한다. 그 이야기는 나에게 적용되어야 한다. 그렇지 않으면 단지 통증이나 진단명, 어깨 관절에 대한 이야기일 뿐이다. 문제에 대한 이야기에서, 그 사람에 대한 것은 완전히 없어진다.[3] 이것이 중요하다, 그 이유는 손상과 장애, 일탈, 기능장애에 대한 언어로 가득 찬 나의 의무기록에 있는 이야기들이 나 자신에 대해 말하는 이야기의 일부가 되었기 때문이다; 나는 약하고, 불안정하고, 기능장애가 있으며, 능력이 없는, 무능한, 가치가 없는… 등.

여기서 나는 혼자가 아니다–치료를 원하는 많은 사람들이 틀렸다고 느끼며, 우리의 통증이 실제가 아니며, 적절하지 않거나, 또는 어느 정도 과장되었다거나 또는 "모든 것이 우리 머리 속에(all in our head)" 있다고 느끼게 만든다. 우리는 버려지고 "더 이상 할 수 있는 것이 없다"는 말을 들을 때 절망하게 된다.[54] 그러나 경청해 주고, 인정해 주고, 알아줄 때는 힘을 얻는다. 우리를 이해해 줄 때, 우리의 경험을 이해하기 시작할 수 있으며 앞으로 더 나아갈 길을 찾을 수 있게 된다.

의사소통 방식을 바꾸면 건강관리/치료의 결과를 극적으로 개선할 수 있는 기회가 제공된다. 대화(conversation/dialogue)는 임상가와 환자 모두가 추구하려는 변화를 가져올 수 있다.[30,36] 경청과 존중, 존경이 포함된 의사소통은 신뢰를 키울 수 있고, 변화와 치유를 촉진하여 통증을 완화시킬 수 있는 새롭고 더 치료적인 이야기의 생성을 촉진할 수 있다.

들어주셔서 감사한다.

효과적으로 의사소통하기 (Communicating effectively)

의사소통은 분명 어깨 재활의 주요 구성 요소이다. 의미있고 정중하며 세심하게 효과적인 방식으로 소통을 할 수 없다면, 우리가 아는 것은 중요하지 않다.[19] Joletta의 건강관리 상에 경험은 임상가가 의사소통을 할 때 개개인의 요구에 맞게 환자 자신의 이야기에 귀를 기울일 필요성이 있음을 강조한다. 의사소통은 건강관리 실무 현장의 모든 측면에 스며 들어 있으며 신뢰와 상호관계 그리고 강력한 치료적 동맹을 구축하는 것이다. 효과적인 의사소통이 없으면 환자의 신뢰를 얻는 것이 불가능하며, 지지와 안심(reassurance), 확인(validation), 희망, 권한 부여(empowerment), 회복력(resilience), 자기–효능감(self–efficacy) 등을 제공하는데 어려움에 빠뜨리게 된다.[18]

모든 형태의 의사소통이 다 도움이 된다고 제안하는 것은 순진한 것이다. 불행하게도 어깨 통증을 앓고 있는 사람들이 가장 설득력 있게 받아 들이는 메시지 중 일부에는 환자에게 불안을 유발하고, 취약성(vulnerability)을 높이며, 자기–효능감을 감소시키거나 무력하게 만드는 치명적인 내용(고의적이든 무의식적이든)이 포함되어 있을 수 있다(1장 참고).[12] 인간의 모든 상호작용과 마찬가지로, 가장 카리스마 있게 능숙한 의사소통을 하는 사람도 또한 아주 큰 해를 끼칠 수도 있다.[42] 1923년 Rudyard Kipling이 영국 런던에 Royal College of Surgeons에서 한 연설에서 "물론, 말은 인류가 사용하는 가장 강력한 약"이라고 하였다. 임상 현장에서 우리가 선택하는 단어는 위해를 유발하거나 지속시킬 수 있는 능력이 있다.[2] 말은 다른 사람이 생각하고 느끼고 행동하는 방식에 긍정적 또는 부정적 영향을 미칠 수 있는 능력을 가지고 있으며,[52] 긍정적인 임상 결과를 만들 수도 깨뜨릴 수도 있다.[10]

이 단원 전체에서 우리의 목표는 실질적인 지지(support)와 지침 및 임상적 동반자 관계를 제공함으로써 이러한 일상적인 문제를 처리하는 데 외로움을 더 느낄 수 있도록 하는 동시에, 더 많은 사람들을 도울 수 있는 장비를 더 잘 갖추게 하고, 그러한 결과로 건강관리전문가로서의 역할에 더 큰 만족감을 느낄 수 있도록 하는 것이다. 완벽한 의사소통이란 존재하지 않으며, 의사소통 방법을 배우는 방법은 한 가지만 있는 것이 아니다. 우리 모두는 실수를 하고, 우리는 더 잘하기 위해 노력할 수 있다. 우리 모두는 강점이 있으며, 발전이 필요한 부분들을 가지고 있다. 이것은 저자들과 경험이 풍부한 임상가인 우리 모두에게 해당되는 사실이다.

우리는 의사소통을 "말과 다른 수단을 사용하여 사람들 사이에서 정보와 생각, 감정을 서로 교환하는 것"으로 정의할 수 있다.[28] 효과적인 의사소통을 위해서는 동등한 사람들 사이에서 협력적이고 양방향적인 이해를 필요로 한다. 의사소통은 종합적으로 연구된 과학(researched science)이자 심사숙고하는 예술(much-contemplated art)이다. 유능한 의사소통자들은 환자를 이끌거나 앞서 가려 할 때, 환자 옆에서 걸어야 할 때, 따라가야 할 때를 잘 이해한다. 어깨 통증이 있는 사람들을 위한 효과적인 의사소통 기술의 개발은 다음의 두 가지 핵심 개념을 인정하는 것으로 시작된다:

1. 다른 사람의 문제에 대한 답은 종종 우리가 아닌 그들의 말과 생각에 있는 경우가 많다.
2. 다른 사람에게 힘을 실어주기 위해서는 먼저 우리 자신의 힘을 잃을 각오가 되어 있어야 한다.

의사소통을 통해 관계를 구축하는 것이 간단하게 들릴 수 있고, 많은 임상가들이 이미 필요한 기술을 갖추고 있다고 생각하지만 현실적으로는 이와 다른 경우가 많다. 의미 있고 효과적인 관계(rapport) 형성은 흔히 의사소통이 미묘하고 상황에 따라 다르며 독특하기 때문에, 실제로는 달성하기 어려운 경우가 많다.[7] Bullington은 "다른 인간을 만나는 것은 다른 세계를 만나는 것"이라고 우리를 상기시켰다.[4] "다른 세계"에서는 관습이나 문화, 언어, 의사소통, 신념 및 행동이 임상가가 살고 있는 세계와 많이 다를 수 있다. 낯선 나라를 여행할 때 특별함을 느끼고 그들의 문화적 관습과 그 관습을 존중해야 하는 것과 같은 방식으로 당신 앞에 있는 환자가 거주하는 "다른 세계"로 "여행"할 때도 똑같이 해야 한다.

어깨 문제를 가진 대부분의 사람들은 자신의 통증을 주요 관심사로 설명한다. Eccleston과 Crombez[12]는 통증을 "걱정을 키우는 이상적인 환경(an ideal habitat for worry to flourish)"라고 말하였다. 환자가 경험하고 있는 세계로 여행할 때 우리는 민감할 필요가 있다 즉, 간단한 말로서도 다음과 같이 몇 달간, 몇 년, 심지어 평생 동안 해를 끼칠 수 있는 능력이 있기 때문에 민감해야 한다. 예를 들어; "당신의 뼈에 모양은 당신보다 30살 더 많은 사람에서 나타나는 전형적인 모습이네요. 관절 치환술이 당신에게 도움이 될 수 있는 유일한 방법이지만 수술을 하기에는 당신은 너무 젊다. 통증은 더 심해질 것이다. 당신은 그것과 함께 살아가며 적응하는 방법을 배워야 할 것이다." 분명히 어떤 사람들에게는 이러한 방식으로 전달되는 말은 근심과 걱정을 더할 뿐이며, 한번 밖으로 짜낸 치약과 같이 다시 넣기는 사실상 불가능하다.

어깨 통증이 있는 사람들과의 관계 형성과 협력 관계의 발전*(Building rapport and developing collaborative relationships with people who have shoulder pain)*

환자와 임상가의 목표는 단순해 보일 수도 있다. 둘 다 무엇이 잘못되었는지 알아내고, 그 문제를 '고칠' 계획을 세우거나, 치료법이 없는 경우 그것을 관리하기를 원한다. 실제 현실의 상황은 더 복잡하다. Joletta의 이야기에 요약되어 있는 것처럼, 증상과 시도한 치료법 그리고 가정하는 진단 목록은 그녀의 이야기를 담아내지는 못하였다. 그녀는 괴로움을 느꼈고, 그녀의 괴로움이 무시되자 그녀는 아무도 귀를 기울이지 않는다는 느낌을 받았다. 어떤 환자들은 자신의 고통에 대해 "듣도 보도 못한 외침(the cry that is never heard)"이라고 말한다. 이러한 부르짖음에 응답하기 위해 우리는 그 부르짖음에 귀를 기울이는 법을 배워야 하고, 우리가 그것을 들을 때 사람들이 우리가 그것을 듣고 있다는 것을 알게 해야 한다.

임상가에게 어깨 통증은 예후에 대한 높은 수준의 불확실성을 보이며, 이것은 심리학적, 사회적 요인(6장 참조)을 포함한 많은 요인의 영향을 받을 수 있다. 많은 임상가들은 나타나는 증상들을 설명하기 위해 생체역학적 가설을 세우하고 이를 확인하는 데 노력을 집중한다. 그 결과로 이러한 초점과 일치하지 않는 정보들에 대해서는 거의 무의식적으로 무시하게 된다. 예를 들어:

***임상가:** 오늘 여기에 온 이유는 무엇입니까?*

***환자:** 제 어깨 때문입니다. 통증은 끔찍합니다. 나는 이것이 내 삶을 지배하고 있는 것 같아요… 못 하는 일이 너무 많아요. 나는 통증이 저절로 없어지기를 기다리려 했지만, 이제 벌써 3개월이나 지났고 이제는 어찌할 바를 모르겠어요.*

***임상가:** 네, 3개월이라고 말씀하셨군요. 그 통증이 갑자기 나타났나요, 어떻게 하다 다치신 건가요?*

환자의 이야기는 통증에 대한 이야기로 엮어지지만 임상가는 즉시 사실을 확인해야 한다. 종종 이러한 상황에서 환자는 통증에 대한 자신의 이야기를 다시 강조하고 확대하면서 시작하여 계속 되풀이하기 시작한다. 또는 아주 퉁명스러운 짧은 말로, 눈을 마주치지 않고 딴청부리는 것처럼 보일 수도 있다. 이것들은 모두 뭔가 매우 중요한 것을 전달하면서 귀 기울이지 않는다고 느끼는 사람들의 징후이다. 때때로 환자들은 좌절감을 느끼고, 동요(agitation)되거나 심지어 분노하는 징후를 보인다. 실질적인 증거는 통증을 가지고 살아가는 사람들은 특히 진단에 대한 불확실성의 맥락에서 믿지 않고 받아들여지지 않는다고 느낀다는 것이다.[49] 임상가가 환자의 이야기 속에서 통증을 인정하지 않는 것은 거절의 벽에 또 다른 하나의 벽돌을 추가하는 것으로 인식될 수 있고, 무시당하고 검증되지 않은 채로 남겨지게 되는 것이다. 인정받기를 통해 환자의 초조함을 줄이고, 문제점을 알아내고, 치료적 연맹을 강화하는 것이 가장 빠르고 즉각적인 방법 중 하나이다. Edmond와 Keefe[14]는 다음과 같이 강조하는 말을 하였다:

따라서 인정받기(validation) 과정에는 다른 사람들의 공개된 문제를 이해할 수 있고, 적절하다(legitimate) 라고 표현하는 것이 포함되며, 인정받은 결과를 전달하는 사람이 해당 결과의 내용에 동의하는지 여부에 관계없이 해당 문제에 대해 전달한다.
이해할 수 있고 적절하다는 것은 듣는 사람이 전달되는 내용을 듣고 이해하며, 주어진 상황에서 해당 검증 결과의 내용이 합리적이고 유효하다는 것을 듣는 자에게 전달한다는 것을 의미한다.

핵심 인정받기 이론가(key validation theorist)인 Marsha Linehan[32]은 인정받기란 듣는 사람이 상대방의 생각과 감정을 이해할 수 있도록 적절하게 전달하는 과정이라 제안하였다. 어깨 문제가 있는 사람들을 위한 대부분의 상담에는 이러한 공감적 형태의 의사소통이 없다. 가족과 친구들의 고통과 필요한 것에 대해 공감하고 반응하는 것은 매우 유능한 임상가의 경우 그들의 환자들에게 비슷한 자연스러운 반응을 보이는 것을 잊어버리거나 스스로 중단하는 것을 관찰하는 것은 당혹스러운 일이다. 아주 작게 부분적으로 고통의 대한 표현에 공감을 나타낸다면 불만과 질병–행동이 결과적으로 증가할 것이라는 것은 널리 알려진 믿음(belief) 때문이다. 조작적 조건화 모델(operant conditioning model)에 기반한 이러한 믿음은 공감반응(empathic responses, 통증과 고통에 대한 확인을 포함한)을 반응이 일어나기 직전의 행동(behavior immediately preceding the response)으로 유지하게 작용하는 사회적 강화(social reinforcement)로 간주된다.[14]

그러나 통증의 관점에서 인정받기에 대해 훌륭하게 고찰한 Edmond와 Keefe[14]의 연구에서, 일단 인정받기가 이루어지면 환자는 임상가를 더 신뢰하게 되고 자신의 문제에 대해 더 나은 느낌을 받게 되며, 중요한 것은 통증과 통증 행동에 대한 보고가 모두 감소하게 된다. 부족하지만 근거들을 고찰한 결과, 이러한 생각들이 옳았다는 것을 알 수 있었다. 통증을 가지고 사는 사람들과 그들의 낭만적인 파트너 사이의 의사소통을 관찰한 연구에서, 더 낮은 지지(support)를 받는 것과 인정받는 것은 관련이 있는 것으로 검증되었으나, 통증이나 기분(mood)에 대한 보고와는 관련이 없었다.[34] 마지막으로, 자신이 매우 낮게 인정받았다고 인식하는 통증 환자군은 재활치료 후에 유의하게 더 큰 통증에 의한 영향과 더 낮은 기분 상태를 보이는 것으로 나타났다.[13]

개개인의 통증을 인정받는 것을 목표로 하는 인정받기(validation)와는 정반대는 특징없이 안심시키기(generic reassurance)이다. 특징없이 안심시키기는 환자에게 임상가가 많은 경험이 있고 이전에 이러한 모든 것을 보았으니 걱정할 필요가 없고, 모든 것이 다 괜찮을 것이라는 낙관적인 메시지를 주는 것으로 구성되며, 개개인과 관련된 특정 정보가 없이 이루어진다. 이러한 유형의 안심시키기 식의 의사소통은 통증이 한동안 지속되는 복합적인 경우에 특히 더 환자의 기분을 악화시킬 수 있다. 1차 진료 단계에서 이루어진 연구에 의하면, 이러한 안심시키기는 즉각적인 만족도가 높은 경우에도 더 나쁜 결과와 관련이 있으며,[45] 요통 환자의 경우 이러한 말은 상담을 받는

당시에 우울증에 걸린 환자의 경우 3개월 후에 우울증이 더 심해지는 것과 관련이 있었다.[24]

이러한 모든 연구들이 보여주는 것은 환자가 자신의 통증에 대한 명확한 설명과 그들이 통증 관리 계획에 대해 알고 이해할 수 있기를 원하고 있다는 것이다.

사람들의 말 듣기(Listening to people)

병력 조사가 너무 체계적이고, 너무 철저하게 조사되어, 나는 처음으로 나의 통증에 대해 경청되고 있다는 느낌을 받았다.
이 상담은 그 자체로 치료가 되었다.

Hilary Mantel[39]

존경하는 작가인 힐러리 맨텔(Hilary Mantel)이 표현한 것과 같이, 환자의 경험을 거울삼아 심사숙고할 때 우리는 임상 실무에서 우리 자신의 유사한 경험을 다시 생각하는 것을 시작할 수 있을 것이다. 아마도 그 때는 추가적인 중재 없이도 의사소통 기술만으로도 치료 효과를 얻을 수 있었던 시기였을 것이다. 이러한 일이 발생하면, 이러한 만족할 만한 단순한 경험은 우리 모두를 혼란스럽게도 만들 수 있지만, 방금 일어난 일을 이해하려고 할 수도 있다. 어깨 통증이 있는 사람은 "말을 하고 나니 많이 나아지긴 했지만 아직 우리는 그 어떤 치료도 하지 않은 거죠?"라는 생각해 볼만한 피드백을 줄 수 있지만, 임상가는 치료법의 근본적인 본질과 치료의 본질에 대해서도 궁금해할 수 있다. Mantel의 경험을 긍정적으로 만든 것은 무엇인가? 그녀는 왜 그리고 어떻게 상담을 치료적이라고 인식하게 되었는가? 이러한 질문에 대한 가능한 답변 중 일부는 듣기와 관련이 있다.

Linton[33]은 좋은 의사소통을 위해서는 세 가지 단계가 있다고 주장하였다: 경청(listen), 경청(listen), 그리고 경청(listen)이다. 경청은 상대방의 말을 들어야 한다는 것에 대한 적극적인 인정으로 시작된다. 우리 시대에 영향을 미치는 수많은 요인들을 생각해 보면, 우리가 귀를 기울이기가 어렵다는 사실을 알게 되는 것도 당연하다. Lawn 등[31]은 건강관리를 위한 상담 과정에서 서술적 접근(narrative approach) 방식에 대한 장벽을 조사하였다. 그들은 훈련의 부족, 다학제 간 의사소통의 부족, 다양한 시간적 제약이 주요 요인임을 발견하였다. Padfield 등[43]은 또한 임상 진료 환경 내에서 시간적 제약이 환자의 이야기를 탐색하려고 시도할 때 많은 참가자에게 전달 상에 장애(logistical obstacle)가 문제임을 발견하였다.

몇 년 동안 임상가와 연구원 그리고 통증을 가진 사람들을 상담한 건강관리 저널리스트인 Judy Foreman은 "통증이 있는 사람들이 필요로 하는 것과 건강관리전문가가 알고 있는 것들 사이에는 끔찍한 불일치가 있다."고 결론지었다.[15] 다음의 내용은 어떻게 이러한 격차가 임상 현장에서 나타날 수 있는지에 대한 한 가지 전형적인 예이다:

그녀는 교회 성가대를 위해 오르간을 연주하는 것이 자신의 인생의 가장 정점이라고 말하였다. 그녀는 일주일에 두 번 연습과 일요일 반주를 위해 찾아왔다. 지금은 팔꿈치를 움직일 수 없는 수준의 통증으로, 그녀는 더 이상 건반을 칠 수 없었다. 그녀의 하루하루는 그녀가 기대하는 그 어떤 것도 없었다. 끊임없는 통증은 그녀의 희망을 앗아갔다. 인생은 통증을 제외하고는 모든 것이 공허한 것처럼 보였다. 내가 그녀에게 이것을 병원 직원에게 설명했냐고 물었더니 그녀는 그들이 묻지 않았다고 하였다. 그녀의 병력은 예상할 수 있듯이 팔꿈치의 병력과 정확히 같다.[41]

질병을 앓는 동안 위협받는 것은 신체뿐만 아니라 개인의 전체적인 정체성(identity)도 있다.[36] 따라서 임상가로서, 개개인의 가치와 본질적으로 연결된 협력적이고 서술적 접근(narrative approach)을 보장하는 것이 필수적이다.[44,48] Padfield 등[43]은 많은 임상 상담 시에 임상가와 환자가 서로 다른 의미를 가진 서로 다른 목표를 찾는다는 내적 딜레마(inherent dilemma)가 있음을 제시하였다. Frankel과 Levinson[18]은 125명의 의사들에 오디오 녹음을 검토하였고, 의사소통 스타일과 의료과실 간에 상관 관계가 있음을 발견하였다. 흥미롭게도 임상가가 제공한 정보의 양과 질에는 차이가 없었다. 발견된 차이점은 임상가가 환자의 이야기와 연관시키는 능력과 밀접하게 관련성이 있다는 것이다.[18] 이것은 임상가가 환자의 특이한 이야기를 적극적으로 경청하고 반응해야 할 필요성 있음을 강조한다. 이러한 중요한 기술은 과소평가되어 있고 임상 현장에서 부족하다는 것 두 가지가 밝혀졌다.[8,11,26,51] 그림 11.1은 건강관리가 이루어지는 현장에서 흔히 볼 수 있는 의사소통 유형을 보여주고 있다.

가장 좋은 상태는, 상담이 두 사람이 함께 모여 자신들의 지식과 경험을 공개적이고 정직하게 공유하는 것이라 할 수 있다. Coulter와 Collins[9]는 임상가가 진단과 질병의 병인학, 예후, 치료적 옵션 그리고 결과에 대한 확률에 관한 지식을 가지고 있을 수 있지만, 만약 환자들의 가치나 선호도, 위험에 대한 태도, 사회적 환경과 질병의 경험 등에 관한 환자들의 지식과 전문성을 인식하지 못한다면 건강관리에 대한 과정이 다소 불완전한 상태에 남게 된다고 주장하였다. 건강관리를 위한 의사소통의 핵심 원칙은 임상가인 우리가 환자보다 더 많은 이야기를 하는 경우 여기에는 문제가 있다는 것이다. 관련 연습 11.1을 참조하시오.

다른 사람들에게 권한을 부여하기 위해 임상가인 우리는 먼저 우리의 힘(power)의 일부를 잃을 준비가 되어 있어야 한다. 이 힘의 대부분은 우리가 사용하는 단어와 우리가 얻은 지식 안에 있다. 이 놀라운 지식은 악담하는 말(curse)과 함께 온다.[46] 우리가 아는 것에 익숙해질수록, 우리는 다른 사람들이 우리가 아는 것을 모를 수도 있다는 사실을 더 많이 잊게 된다. 이러한 문제를 강조해서, 실제로 실무에서 사용할 수 있는 몇 가지 잠재적 해결방법을 보여주는 다음의 사례 연구(그림 11.2)는 실제 상담에서 발췌한 대화 내용이다. 무언의 생각(unspoken thoughts), 신념과 행동(beliefs and actions)은 굵은 괄호 안에 표시하였다.

그림 11.2는 우리의 인지적 편견(cognitive biases)이 무의식적으로 현실을 얼마나 쉽게 왜곡할 수 있는지를 보여준다. 우리는 감각 입력에 대한 우리의 인식을 기반으로 주관적인 사회적 현실을 구성한다.[16] 그림 11.2에서 임상가는 환자가 "퇴행성 변화(degenerative changes)"를 "닳았다 (worn out)"로 잘못 해석하고 있음을 인식하고, "마모되고 찢어짐(wear and tear)"이라는 말을 통해 피해를 최소화하려고 시도한다. 그러나 숨어 있는 영향을 깨닫지 못한 채로 임상가는 직장에서 물건을 드는 것이 어깨를 "닳게" 만든다는 환자의 믿음을 자신도 모르게 확인한다. 이것은 이어서 환자의 통증 행동(pain behavior)을 강화시킨다. Barker 등[1]은 환자가 종종 "마모되고 찢어진" 것에 대한 의학 용어를 잘못 해석하여, "무엇인가 썩어가고 있다(something is rotting away)"라고 인식한다. 이러한 소견은 대상자들에게 자신의 신념을 표현하는 사진 이미지를 만들게 함으로서 통증에 대한 자신의 지각을 표시하도록

관련 연습 11.1

다음 문장을 읽고 생각해 봅시다. 당신은 어떻게 생각하세요? 당신은 어깨 통증이 있는 사람들을 관리할 때 이러한 규칙들을 생각하나요? 당신은 클리닉에서 이와 비슷한 생각을 해본 적이 있나요? 다음의 문장에서 사용되는 단어들을 통해 무엇을 알아냈습니까?

1. "나는 환자에게 그들이 특별히 무엇을 원하는지 묻지 않는다고 말해야 한다. 나는 그들에게 너무 많은 선택권을 주면, 그들은 종종 혼란스러워 할 수 있다고 생각했다. 그것은 그들에게 거의 무리이다." *임상가*

2. "나는 문을 통해 들어오는 모든 환자들을 수용해야 하고, 그들에게 항상 운동을 시켜줄 것이다. 나는 너무 어렵게 생각하지 않았고, 그저 내가 주고 싶은 프로그램의 일부분일 뿐이다." *물리치료사*

3. "전체적으로, 신체적 평가는 운동을 선택하는 데 매우 큰 역할을 한다. 나는 내가 가장 좋다고 생각하는 것을 열심히 하는 경향이 있다." *물리치료사*

출처: Stenner 등[51]

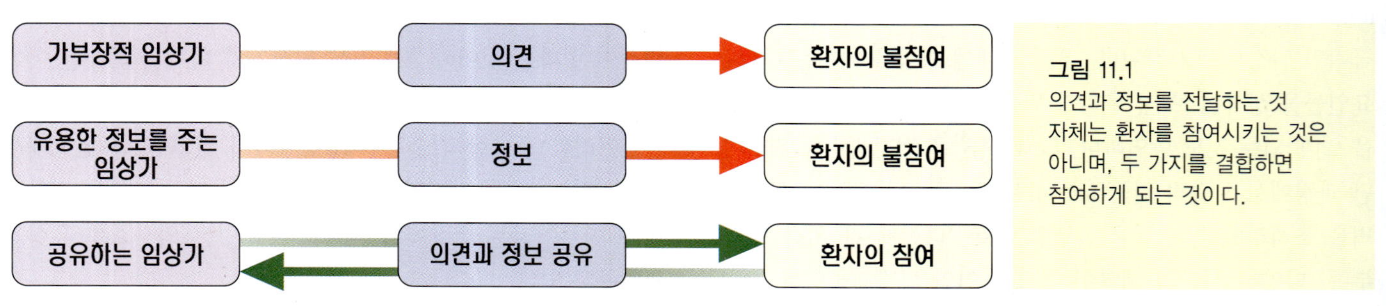

그림 11.1
의견과 정보를 전달하는 것 자체는 환자를 참여시키는 것은 아니며, 두 가지를 결합하면 참여하게 되는 것이다.

환자	임상가
"자 그럼, 이제 저의 어깨를 보셨는데, 무엇이 나의 통증을 일으키고 있다고 생각하십니까?"	"글쎄요, 걱정할 것 없어요. 하지만 X선 검사에서 퇴행성 변화가 발견되었고, 당신의 어깨에서 통증을 유발하는 약간의 기계적 기능장애가 발견되었습니다." **(어깨의 해부학적 모델을 보여준다.)**
"오, 그건 좋지 않은 것 같아요! 그럼 나의 어깨가 닳아서 제 자리에 있지 않은 건가요? 지금은 어떻게 해야 하나요?" **(지금은 퇴행성 변화와 기계적 기능장애를 걱정하고 있어 듣는 것이 잘 안된다.)**	"제가 말했듯이, 그것은 정말 걱정할 것이 없습니다. 당신의 나이대의 많은 사람들이 퇴행성 변화를 가지고 있습니다. 그것은 정상적으로 어깨가 닳고 찢어지는 것이라고 생각하세요. 이것은 얼굴에 주름이 생기는 것과 같은 겁니다." **(이렇게 하는 것은 문제를 안심시키고 문제가 정상이라고 생각하게 하는데 도움이 될 것이다.)**
"그래서 퇴행성으로 닳고 찢어져 내 어깨뼈를 제자리에 있지 않게 되었나요? 어쩐지 너무 아프더라구요!" **(나는 지금 걱정이 되지만 주름 크림처럼 쉽게 치료하는 방법이 있나요?)**	"네, 이 문제는 많은 통증을 유발할 수 있지만, 우리는 약간의 가동술 치료와 운동으로 그것을 고칠 수 있습니다." **(해부학적 어깨 모델을 다시 가리키면서 환자의 통증 경험을 확인시키기 바란다.)**
"너무 좋네요! 이제 말이 통하네요. 나는 상사에게 내가 직장에서 하는 모든 물건 드는 작업이 내 어깨를 닳게 했다고 말했어요. 이제는 어떻게 해야 하나요?" **(일을 멈추고, 물건 들어올리는 것을 피하고, 어쩌면 수술을 해야 하나요?)**	"그래요, 가능한 한 활동적으로 지내려고 노력하는 것이 가장 좋습니다. 당신의 통증이 당신이 얼마나 많이 하는지를 보여줍니다. 이것은 여러분의 몸이 당신에게 경고하는 방법입니다." **(환자가 일을 멈추기를 원하지 않는다.)**
"예: 이제 이해했습니다. 감사합니다." **(나의 통증이 나에게 더 큰 피해를 주고 있네요. 나는 보호하고 쉬어야 하네요. 아프면 멈추겠습니다.)**	"좋아요. 다음에 다시 뵙겠습니다. 다음 미팅을 예약해 드리겠습니다." **(모든 것이 다 잘 됐었고, 환자는 잘 이해하고 참여하는데 동기부여를 받는 것처럼 보인다.)**

그림 11.2
환자는 임상가가 의도한 의미와 다른 의미로 해석할 수 있다.

관련 연습 11.2

1. 그림 11.2에 인지한 의사소통을 개선할 수 있는 잠재적인 의사소통 장벽(communication barriers)과/또는 촉진 요소들을(facilitators) 나열하였다.
2. 이제는 그림 11.2의 대화를 다시 작성해 봄으로써 임상가와 환자 간에 의견과 정보를 더 잘 공유하게 하여 의사소통을 개선할 수 있는 방법을 고려해본다.

하게 한 Padfield[43]에 의해 지지되었다. "닳고 찢어지는 것"은 썩거나 건강에 해로운 과일 조각으로 묘사되었다. 관련 연습 11.2를 참조하시오.

근거들을 주의 깊게 생각해 보고 제기된 주제들을 인식한 후에 그림 11.2의 대화를 다르게 처리할 수 있는 방법을 생각해 본다(그림 11.3).

표 11.1에는 임상 실무 환경에서 발생하는 몇 가지 일반적인 의사소통 문제에 대한 솔루션-중심의 접근 방식을 자세히 설명하였다. 당신 혼자서나 또는 동료와 함께 시간을 내어 이러한 문제에 대해 생각해 본다. 여러분은 이 표에 추가할 수 있는 다른 문제나 임상에서 사용할 수 있는 추가 솔루션에 대해 생각해 볼 수 있는가?

이야기의 역할(The role of narrative)

인간은 이야기를 하는 사람이다. 우리는 어릴 때부터 이야기를 하며 살아간다. 우리는 똑같은 삶에 의미를 부여하는 삶의 이야기를 살아간다. 환자가 어깨 통증과 같은 문제로 우리에게 왔을 때, 그것은 어깨 통증이 그들이 원하고 기대했던 삶의 이야기를 어떤 식으로 든 방해하기 때문이다. 환자가 특히 장기적으로 통증과 씨름해야 하는 경우, 통증은 삶의 이야기의 중심 부분이 될 수 있으며 이는 질병 이야기(illness narrative)가 될 수 있다.[17] 환자가 이러한 이야기를 임상가와 공유하는 것은 중요하며, 우리 임상가가 환자들에게서 이러한 이야기를 듣는 것 뿐만 아니라 받아들이고 검증하였다는 것을 환자가 아는 것이 훨씬 더 중요하다.

환자들이 얼마나 자주 그들의 임상가가 이것을 하였다고 느끼지 않는다는 것은 놀라운 일이다. 이 단원에서는 Joletta의 경험이라는 한 가지 예에서 시작하지만, 자신의 이야기에 관심을 기울이지 않았다고 느끼는 환자의 보고가 많았고, 그 결과로 분노와 환멸(disillusionment), 좌절(frustration)이 뒤섞여질 수 있다. 그러나 만약 환자가 자신의 이야기를 잘 듣고 이해하였다고 느낀다면, 그 사실만으로도 치료가 될 수 있다.[35] 그들의 이야기가 중요하고 임상 지식을 가진 사람들에 의해 검증되었다는 것을 아는 것은, 치료의 중요한 첫 번째 단계이다. 이야기는 임상 실무에서 평가뿐만 아니라 치료가 완료될 때까지 의사소통 전반에 걸쳐 가장 핵심적인 역할을 한다.

Mattingly[40]은 새로운 환자에게 재활센터를 소개하는 임상가의 설명에서 환자의 이야기는 중요한 역할을 한다고 설명하였다. 이 센터는 교통사고로 인해 영구적으로 장애를 입은 젊은이들과 장애를 가지고 새로운 삶을 살아가는 법을 배워야 하는 사람들의 재활에 중점을 두고 있다. Mattingly는 미래에 대한 새로운 이야기에 흐름(narrative trajectory)에 본질적인 개요를 설명하였다.

Mattingly는 이것을 "치료적 고용(therapeutic emplotment)"이라고 칭하였다.[40] 새롭고 의미 있는 삶의 이야기를 향한 이러한 이야기의 흐름이 없이는 다양한 재활 활동과 치료가 환자에게 본질적으로 무의미할 것이다. 새로운 이야기의 흐름은 치료의 중요한 부분이며, 근거-기반 치료에서 중요한 역할을 한다.

Sackett 등[47]은 임상 실무에 대한 근거-기반 접근 방식을 장려할 때, 세 가지 측면을 강조하였다. 첫째는, 가장 유용한 근거(best available evidence), 둘째, 임상전문가(expertise)와 임상가의 경험, 셋째, 환자의 가치와 바람(values and desires)였다. 이야기의 흐름은 이러한 모든 측면들을 통합해야 한다. 그러나 환자의 이야기가 중요한 역할을 하는 것은 특히 환자의 가치와 바람 부분에서이다. 환자의 이야기에 세심한 주의를 기울인다면 누군가의 가치와 바람이 무엇인지 알 수 있다. 환자의 가치와 바람을 무시하면(또는 그렇게 보이는 것처럼) 기술적으로는 적절하더라도 평가와 치료가 실패할 가능성이 높다.

이 외에도 임상 실무가 복잡해질 수 있고, 완전한 확실성(complete certainty)을 제공하기에는 근거가 불충분한 경우가 많은 것이 현실이다. 실무에 대한 이야기(서술적) 접근 방식

환자	임상가
"그럼, 이제 나의 어깨를 평가해 주셨는데, 무엇이 통증을 유발하고 있다고 생각하십니까?"	"당신의 X-선 사진에서 나이와 관련된 정상적인 변화와 어깨의 움직임에 대한 아주 작은 변화가 있지만 모든 것이 좋아 보입니다. 저는 당신의 어깨를 아프게 하는 것에 대한 당신이 느끼는 것을 듣고 싶습니다." **("걱정하지 마세요"라고 말하지 않도록 주의하고, 환자의 믿음을 탐색하는데 더 적극적인 관심을 기울인다.)**
"최근 몇 년 동안 고통스러웠고, 그것은 제가 일을 하는 것을 방해하고 있기 때문에, 나의 어깨 안에 통증을 일으키는 그 어떤 손상이 있을 것이라고 추측합니다."	"나는 당신에게 손상이 없다고 안심시킬 수는 있지만, 지난 2년 동안 확실히 예민해지고 경직되어져서, 그로 인해 신체적으로 일을 할 수 없게 된 것처럼 들리네요?" **(환자의 이야기를 듣고 들은 내용을 다시 확인한다.)**
네. 나는 점점 통증이 심해지고 직장에서나 아이들과 놀 때 정말 힘들어요. 이런 일들을 계속해야 할까요, 아니면 멈추고 쉬어야 할까요?"	"당신은 어떻게 생각하세요? 출근도 안하고 아이들과 노는 것도 그만둔다면 무슨 일이 생길까요?"
"글쎄요, 저는 그렇게 하면 더 뻣뻣해지고 더 고통스러워질 것 같고, 나에게는 중요한 돈을 버는 것과, 좋은 아빠가 될 수 없을 것이라고 생각합니다." **(아마도 계속 활동하는 것이 가장 좋을 것 같습니다.)**	"그래요, 중단하는 것은 좋은 생각이 아닙니다. 위험성 때문이 아니라, 당신이 말했듯이, 당신의 어깨는 더 뻣뻣해지고 더 아플 것이기 때문입니다. 당신은 활동적으로 지내도 안전합니다.
"정말로 좋은 소식이네요, 고마워요! 그럼, 활동적으로 유지하는 것 외에, 우리가 그것을 더 좋게 만들기 위해 무엇을 할 수 있을까요?" **(제가 무엇을 할 수 있을까요? 당신은 무엇을 할 수 있나요? 얼마나 오래 할 수 있나요?)**	"좋아요, 우리는 함께 방법을 찾는데 몇 가지 선택권이 있어요. 하지만 우리가 이것들에 대해 이야기하기 전에, 먼저 왜 어깨가 아픈지에 대해 지금 이해하고 있는 것에 대해 말해줄 수 있나요? 내가 병원에서 당신에게 뭐라고 물어봤던 당신의 파트너라고 상상해 보세요. **(건강관리 커뮤니케이션은 오해의 소지가 있고 모호할 수 있기 때문에 지금까지 말한 것과 들었을 수 있는 것 사이에 차이가 있는지 확인하는 것이 가장 좋다.)**

그림 11.3
의사소통의 차이와 오해를 줄이기 위해서 협력적인 접근이 필요하다.

표 11.1 임상 의사소통 문제 해결을 위한 솔루션-중심의 접근 방식

문제	솔루션
나는 환자가 말하는 것에 주의를 기울이는 것이 어렵다는 것을 안다.	• 시간을 내서 들어보세요. • 방해물(전화, 컴퓨터, 서류 작업)을 제거한다. • 눈을 마주친다. • 고개를 끄덕여 이해를 표시한다. • 확인하고 "재확인(playback)"(예: "예, 제가 잘 들었는지 확인해 보겠습니다. 마치 …처럼 들립니다."
나는 사람들이 그들의 어깨 통증이 그들의 삶에 어떤 영향을 미치는지에 대해 이야기하도록 하는 것이 어렵다는 것을 안다.	• 세션의 시작은 주제를 벗어나는 내용으로 시작해 환자와 대화한다. • 프롬프트(prompts)를 이용하여 더 광범위한 문제에 대한 대화를 촉진한다. 예를 들어, "통증과 함께 사는 것은 종종 어렵습니다. 그것이 당신의 삶에 어떤 영향을 미치는지 말해줄 수 있나요?" • 창의적이 되세요! 글로 된 이야기나, 예술품, 은유(metaphors) 등을 통해 표현하도록 촉진한다.
나는 환자들의 말을 충분히 듣고 연결할 시간이 없는 것이 걱정이다.	• 환자가 처음 2분 동안 중단하지 않고 이야기할 수 있도록 하여 시간을 최대한 활용한다. • 예를 들어, "우리가 30분의 시간이 있는데 어떻게 이 시간을 최대한 활용할 수 있을까요?"와 같은 시간 제약에 대해 확인한다. • 혼합 학습(blended learning)과 "숙제"를 활용한다. 예를 들어, "다음에 논의할 수 있도록 우리가 이야기해야 할 것들의 목록을 만들 수 있습니까?"
나는 환자의 문제를 해결할 필요성을 알고, 내 지식을 그들과 공유해야 할 필요성을 발견하나 그들이 무엇을 필요로 하는 지를 듣지 못한다.	• "고치겠다(fix it)" 사고방식에서 "참고 견디자(sit with it)"라는 사고방식으로 전환하는 데 초점을 맞춘다. • 당신과 같은 생각을 하고 있다고 생각하지 마세요. 의미를 확인하고 명확하게 확인한다. • 원활한 진행을 위해 세 가지 규칙을 따른다: 경청하고, 그들이 필요로 하는 사항을 파악한 다음, 당신이 그들을 어떻게 안내할 지에 대해 정한다.

(narrative approach)은 다음의 내용을 받아들인다:

이야기 접근법은 사실적 지식만으로는 불충분한 경우, 갈등(conflict)과 불확실성(uncertainty), 다양한 수준의 의미(meaning)와 서로 다른 의견(opinions)들을 허용한다.
이야기 접근법은 상충되는 조건들(conflicting options) 사이에서 협상하고, 불확실한 상황에서 결정을 내리는데 충분한 이해를 제공할 수 있다.[37]

복잡성(complexity)과 불확실성(uncertainty)에 대처해야 하는 이러한 필요성은 해석상에 차이의 관점에서 생각할 수 있다. 어떤 이야기도 말할 수 있는 모든 것에 대해 말할 수는 없다. 말한 것(what is said)은 말하지 않은 것(what is not said)과 대조가 된다. 이것은 모든 이야기에 해석상에 차이가 있다는 것을 의미하며, 누군가의 이야기가 발전함에 따라 추가적인 전개(development)와 복잡성이 허용될 수 있도록 개방될 수 있다. Joletta의 경험에서 보았듯이, 만약 환자가 무시당한다고 느끼게 되면 환멸(disillusionment)과 이탈(disengagement), 그 치료에 대한 근거가 아무리 좋더라도 건강관리를 대한 순응(compliance)에 의지가 아주 작아질 것이다. 이것은 각 환자가 자신의 이야기 흐름에 자신의 가치와 바람이 포함되어 있음을 알 수 있도록 환자의 이야기를 관리 계획 안에 넣어야 함을 의미한다. 이 모든 것은 환자가 왔을 때 우리가 하는 의사소통의 방법에 주의를 기울여야 하고, 그들이 자신들의 이야기를 말 할 수 있도록 해야 한다는 것을 의미한다.

모든 건강관리 전문가는 이야기를 듣고 필요한 정보를 수집하기 위한 프로토콜을 가지고 있다.[38] 초보자는 이것에 대해 마음으로 배우고 제2의 천성이 되도록 이것을 사용하는 연습을 반드시 해야 한다. 경험을 통해 임상가는 환자의 필요에 따라

관련 연습 11.3

평가를 시작할 때 인터뷰를 시작하면서 Charon[6]에게 다음과 같은 질문을 한다: "당신의 상태에 대해 내가 꼭 알아야 할 것을 말해주세요". Charon은 또한 이 질문을 할 때 자신이 펜을 들고 메모를 시작하는 것을 멈추고 의식적으로 자신의 손 위에 앉을 것이라고 언급하였다. 환자들은 비록 아주 장황하더라도, 우리가 그들을 방해하지 않는다면, 3분 이상 말을 하는 경우는 거의 드물다.

이러한 프로토콜을 수정하는 방법을 배운다. 평가에 대한 이야기(서술적) 접근법은 누가, 무엇을, 어디서, 언제, 어떻게, 그리고 무엇보다도 왜라는 질문을 강조한다. 환자들은 자신의 이야기를 어떻게 말합니까? 또한 우리는 음악을 들을 때 목소리의 톤을 들을 수 있습니까? 신체적 언어에서 우리는 무엇을 관찰할 수 있습니까? 환자가 피하려는 말은 무엇이며 그 이유는 무엇입니까?

환자가 말하려는 이야기는 그림의 일부일 뿐이다. Greenhalgh[22]는 전체 이야기를 작성하기 위해 통합할 필요가 있는 세 가지 문장에 대해 설명하였다: 경험적 문자(experiential text) – 환자가 말하는 것; 신체적 문장(physical text) – 신체검사에서 얻은 정보; 도구적 문장(instrumental text) – 방사선 사진과 혈액 검사와 같은 조사에 대한 정보. 임상가는 환자의 이야기에 흐름에서 참조할 만한 내용으로 환자의 이야기에 임상적 버전을 만들기 위해서는 이러한 모든 문장들을 통합해야 한다. 관련 연습 11.3을 참조하시오.

사람들이 어깨 통증을 가지고 살아온 경험에 대해 이야기할 수 있게 하기(Enabling people to talk about their experience of living with shoulder pain)

통증을 가지고 산다는 것은 매우 고통스러운 경험이 될 수 있다. 통증은 무수히 많은 주관적인 인간의 신념과 감정을 속이는 간단한 4개 스펠링(pain)의 단어이다. 복잡하지 않은 카타르시스적(cathartic)인 "아야!(Ouch!)"의 표현과는 거리가 멀고, 일반적으로 통증 경험과 관련이 있으며, 지속적인 어깨 통증을 자주 동반하는 통증은 특징적으로 우울과 불안, 고립(isolation), 불확실성(uncertainty)과 혼돈(chaos)의 감정으로 둘러싸여 있다.[4,33] 이렇게 혼란스러운 감정들의 조합에서 의미를 찾고자 하는 욕망이 나온다.[4] Mantel[39]은 "고통은 주변의 감정과 쉽게 분리할 수 없다. 불안은 날을 날카롭게 만들고, 절망은 그것을 악화시키며, 외로움은 몇 시간을 며칠처럼 보이게 함으로써 그것을 오래 지속시킨다. 가장 큰 고통은 설명할 수 없는 통증이다."

종종 암시적으로 남아 있지만, 은유(metaphors)는 우리가 다른 사람들을 돕는 방법과 다른 사람들이 그들의 경험을 이해하기 위해 손을 내미는 방법에 영향을 미친다. 우리는 표현에 가장 어려워 하는 사람들의 경험을 전달할 때 은유를 사용한다.[20] 통증은 그러한 경험 중 하나이다. 은유에는 주관적 경험과 임상적 설명 사이에 다리를 제공하는 능력이 포함된다.[36] 이것을 염두어 두고, 우리는 어깨 통증을 가지고 있는 사람들이 경험을 표현하기 위해 은유를 사용하는 정도를 반드시 인식해야 한다. 우리는 또한 치료적 이득(therapeutic gains)을 향하는 경로를 만드는 의사소통 기술을 개발해야 한다. 어깨 통증에 대한 경험에 대해 의사소통하기 어렵다고 느끼는 사람들을 위해, 공유에 대한 이해를 발전시키고 공감적 연결을 더 잘 할 수 있게 하기 위해 환자가 은유를 만드는 것을 어떻게 이끌어 낼 것인가를 생각하는 것이 중요하다.

Clarke 등[7]의 질적 연구인 "나는 제대로 대답할 수 없어서 너무 어리석은 것 같아요..."라는 제목의 연구에서, Clarke 등[7]은 통증을 가지고 살고 있는 노인들이 자신의 통증에 대해 전달하기 위해 은유(metaphors)와 직유(similes)를 사용한다는 것을 발견하였다. 건강관리 전문가들에게 자신의 고통을 설명할 수 없을 때의 당혹감에 대해 설명하라는 질문에 한 참가자는 "나는 어휘력도 없고, 의학 용어에 대해서도 잘 모른다. 나는 나의 감정을 설명할 수 있는 전문 용어를 알지 못한다." 그러나 인터뷰 중에 충분한 공간과 시간이 주어졌을 때, 동일한 참가자는 자신의 낙농 산업에서 일한 경험을 활용하여 자신의 통증에 대한 경험을, 냉장고 파이프에서 들을 수 있는 "일종의 버블링(bubbling)" 소리에 비유하여 설명하였다. 의미 있는 삶의 경험을 신체적 감각과 연결하는 것의 중요성을 인식하는 것은, 임상적인 문제(clinical encounters)에 대해 서술적 접근을 사용함으로써 은유를 통해 우리는 이미 알고 있는 것들과 추상적으로 연결할 수 있다.

Shinebourne과 Smith[50]는 환자가 만들어낸 은유를 사람들이 문자 그대로 의사소통하기에 너무 고통스러운 감정을 표현할 수 있는 언어적으로 "안전한 다리(safe bridge)" 역할을 한다고 주장하였다. 사람들이 은유적 표현을 통해 이러한 다리를 건너려고 할 때 감지하는 능력이 제한되어 있기 때문에, 건강관리전문가들은 어깨 통증에 대한 의미 있는 재개념화(reconceptualization)와 궁극적으로 안전하고 자신감 있는 신체 활동으로의 복귀를 위한 기회를 낭비하게 될 위험성이 있다. 임상가로서, 우리는 환자 자신의 은유적 표현을 식별하여 그 의미를 탐색하고 공감과 치료적 연결을 발전시키기 위한 노력을 해야 한다. Gray 등[21]은 고통받는 사람들의 삶과 관련해 건강한 심리(health psychology) 상태를 유지하기 위해, 임상가는 반드시 이야기와 은유로 전달하는 맥락을 잘 보존하는 데 초점을 맞춘 서술적 접근 방식을 찾아야 한다고 주장하였다. 관련 연습 11.4를 참조하시오.

은유는, 특히 위에서 본 원과 같이 은유적 표현을 시각적으로 만드는 표현은 단어를 넘어서는 은유적 의사소통 수단이 될 수 있다. 이미지는 어깨 통증에 대한 믿음과 감정에 도달하기 어려운 다른 방법을 찾을 수 있는 방법을 제공함으로써, 우리들의 언어적 제약(linguistic constraints)의 경계를 확장시킨다. 그들은 또한 고립되고 혼란스러운 내적 고통의 경험 안에서 감각의 연결(sense of connection)을 가능하게 할 수 있다. 단어(words)는 제한적이지만 예술은 감정적 반응을 이끌어낸다.[27] Padfield 등[43]은 통증을 가지고 살아가는 사람들에 의해 만들어진 은유적인 이미지를 "사람들이 발을 들여놓을 수 있는 이야기 공간(narrative space), 다른 사람들과 일종의 동일시(identification)와 공감(empathy)하는 가능성…. 추가적인 이야기를 위한 일종의 미끄러운 표면"을 제공한다고 보고하였다.

은유는 우리의 언어, 생각, 행동을 포함한 일상 생활의 모든 측면에 펴져 있다.[29] 그것들은 은유를 통해 우리가 추상적으로 이미 알려진 것과 연결시킬 수 있게 해준다. 은유는 우리 모두에게 감정적인 안도감과 행동 변화로 이어질 수 있는 대화를 위해 공유된 표현적 문구를 제공하지만, 질병과 기능장애 그리고 우울로 가는 과정을 가속화하고 통증의 의미 있는 재개념화(reconceptualization)를 방해할 수도 있다.[53] Hurwitz[25]는 통증은 아픔을 주고 완화를 요구할 뿐만 아니라 무섭고, 당황스러우며, 화나게 하고 고립시키며 의학적 치료를 거부하고, 설명을 요구한다."고 주장하였다. 임상가로서, 우리는 고통받는 사람들을 의미 있고 과학적으로 정보에 근거한 이해로 안내하여 회복을 위해 힘을 실어줄 수 있도록 전문적이고 도덕적인 의무가 있다. 우리의 은유적 표현, 특히 어깨 통증을 가지고 있는 사람들이 만들어낸 표현은 불확실한 통증 경험의 혼란 속에서

관련 연습 11.4

환자가 만들어낸 은유를 사용하기

환자: "너무 답답해요. 나는 그 어떤 답도 없이 제자리에서 빙글빙글 도는 것만 같아요."

임상가: "어깨에 통증을 가지고 산다는 것은 매우 답답할 수 있어요. 나는 당신이 방금 말한 것에 관심이 있어요. 우리가 뭔가를 시도해도 괜찮겠습니까?"

환자: "네 좋아요."

임상가: "당신은 방금 어깨 통증으로 제자리에서 빙글빙글 돌고 있다는 느낌이 든다고 말씀하셨어요. 그 모습을 그리면 이런 모습이 될까요?"

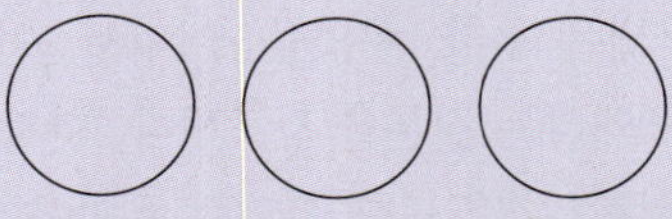

환자: "네. 나는 그렇게 생각해요. 끝없는 고리 안에 갇힌 것 같아요."

임상가: "당신의 친구들이 이렇게 빙글빙글 돌고 있다고 말한다면 당신은 어떤 조언을 하시겠습니까? 그들에게 그러한 상태를 바꿀 수 있다고 제안했다면 그것은 무엇입니까?"

환자: "나는 일단 멈추고, 이러한 주기를 끊을 수 있는 방법에 대해 생각해 보자고 조언하고 싶어요. 어쩌면 그들이 시작점을 만들고 스스로 다른 방법을 찾을 수 있을 거예요. 그들은 또한 주기를 역전시키거나 속도를 늦추며 결국에는 회전을 멈출 수 있는 레버를 찾을 수 있을 거예요. 연회장에서 왈츠를 추는 속도를 늦추는 것처럼요"

임상가: "좋은 계획 같군요. 올바른 이해를 하지 못하면 통증은 왈츠를 추는 것처럼 혼란스러울 수 있습니다. 당신이 통제권을 되찾는 데 도움이 될만한 몇 가지 방법을 우리 같이 찾아볼까요?"

환자: "네. 좋은 아이디어 같군요!"

질서를 추구하고자 할 때 우리 모두에게 도움을 줄 수 있다.

당신이 얼마나 관심을 갖고 있는지 알기 전까지는 아무도 당신이 얼마나 알고 있는지 신경쓰지 않는다(No-one cares how much you know until they know how much you care)

건강 문제가 있는 사람이 건강관리전문가를 만나기로 결정할 때 불안과 두려움을 경험하는 것은 드문 일이 아니다. 여기에는 다음과 같은 수 많은 이유가 있다:

의사가 나를 진지하게 받아줄까? 물리치료사가 내 모든 걱정거리에 대해 설명할 기회를 줄까요? 나의 민족과 인종, 종교, 피부색, 체형, 생활방식의 선택, 성별 또는 성 정체성이 건강관리 제공자와 다르기 때문에 표준 이하의 관리를 받게 될까요? 나는 임상가에게 내 어깨를 보여주기 위해 옷을 벗어야 할지도 모른다는 두려움이 있다. 나는 존중받을 수 있을까? 나는 내 문제에 대해 너무 많은 건강관리전문가를 만나 보았고, 그들은 모두 내 문제에 대해 다른 설명을 했고, 그들이 제공하는 치료가 모두 효과가 있을 것이라고 약속했었다(그러나 절대 그렇지 않았다) – 이 사람도 같을까? 이 임상가도 최근에 만난 사람처럼 내 문제가 내 머리 속에 있다고 할까?

나는 의사가 무엇을 찾아낼지 너무 무섭다. 나는 주사가 필요할 것 같아 너무 무섭다. 나에게 수술이 필요할 것 같아 너무 무섭다. 나는 이것이 결코 해결되지 않을 것이라는 말을 들을 것이 너무 두렵다. 지난 번에 의사는 자기 소개도 하지 않았고 내 이름(first name)을 불렀다. 그래서 나는 너무 기분 나빴고 무기력 해졌다. 왜 의사는 계속해서 나의 통증에 대해 언급했는데, 나는 분명히 통증이라고 말하였다. 나는 지난번에 임상가가 나에게 한 말을 이해하지 못하였는데, 이번에도 똑같을까? 건강관리전문가는 내가 병원에 가는 것이 얼마나 힘든지, 진료실에 가기 위해 시간을 내는 것이 얼마나 힘든지 알고 있을까? 나는 다시 직장에 가야 하는데 이번에는 얼마나 기다려야 할까? 저번처럼 급하게 들락날락하게 될까?

지난번에 내가 겪었던 그 이상한 검사들은 다 뭐였지? 나는 그들이 무엇을 위해 그렇게 했는지 전혀 모른다. 왜 임상가는 이런 문제를 가지고 사는 것이 어떤 것인지 알고 싶어하지 않을까? 왜 의사는 내 문제에 대한 다양한 치료 방법에 대해 나와 논의하지 않을까? 물리치료사는 나의 문제가 자세라고 하고 의사는 파열 때문이라고 하는데 왜 똑같은 말을 하지 않을까? 의사가 나에게 집중할까, 아니면 지난번처럼 전화로 할까? 대기실에서 나에게 다시 인적사항에 대해 질문할까…?

이러한 내용들은 오랫동안 불안감을 주었으며 걱정스럽게도 어깨 증상에 대해 도움을 청하는 사람들이 이러한 걱정과 추가적인 우려를 제시하였다. 우리는 당신이 더 많은 예를 추가할 수 있을 거라 확신한다.

이 단원의 목적은 상담 중에 가장 중요한 사람이 건강관리전문가가 아니라는 것을 입증하고, 치료를 받으려는 사람에게 몇 가지 간단한 제안을 제공하는 것이다. 그러나 의심할 여지없이 진료를 받기 위해 결정을 내린 사람이며, 종종 상당한 노력을 해야 하는 사람이라는 것이다.

환자가 당신을 보거나 말하기 전에
(Before the patient sees or speaks to you)

이 두 가지 시나리오를 상상해 보라. 당신은 환자이며 전화를 걸어 예약을 할 수 있는 병원의 전화번호를 받았다. 첫번째 시나리오에서, 접수 팀의 한 직원이 당신의 전화에 응답하는데, 아주 바쁜 것 같았고, 당신이 일이나 직장이나 학업을 쉴 수 없으며, 연로한 부모/장애 자녀를 돌보고 있는 것에는 신경쓰지 않는 것처럼 보였고, 오전 8시에는 버스를 타야 하는데 교통체증이 너무 심해서 도착하는 데 1시간 이상이 걸릴 것 같은데, 전화를 빨리 끊을 수 없었을 것 같았다. 당신은 본인이 받은 개별적인 치료가 부족하다는 것에 대해 실망감을 느끼며 대화를 마무리하였고, 이것이 당신은 임상가를 만났을 때 받게 될 치료에 다시 반영될지 도 모른다고 걱정하고 있다.

2번째 시나리오에서는 관리팀 직원이 당신의 전화를 받고 먼저 자기 소개를 하였고 전화해 주셔서 감사한다고 하였고, 응답이 지연된 이유를 설명하고 사과를 하였으며, 그들이 당신을 어떻게 드울 수 있는지를 물었고, 당신이 가장 편리한 시간을 묻고 그것을 수용하려고 노력하였으며, 이메일과 같은 당신의 연락처를 요청하였다. 예약 시간을 변경해야 하거나 추가적인 질문이 있을 경우 병원의 연락처나 첫번째 방문 시에 복장이나 가져오야 할 것 등에 대한 정보와 관련 정보가 보내게 될 것을 알려주었다. 통화는 상대방이 "만나는 날을 고대하고 있으며 최선을 다해 도와드리겠다"라는 말과 함께 끝이 난다. 자상하고 전문적인 상호 작용은 당신에게 깊은 인상을 주며 당신이 자신의 건강과 관련하여 올바른 결정을 내렸다고 확신을 갖게 한다.

환자가 당신의 센터나 병원 부서 또는 원격 콜 센터에 전화하여 방문을 예약할 때는 반드시 절차가 간단하고, 책임감 있고, 서두르지 않고, 신속하고, 편안하고, 전문적이며, 배려심 있게 응대해야 한다. 환자가 경험하게 될 과정을 이해할 수 있도록 본인이 자신의 병원에 전화하여 약속을 잡아 보라. 마찬가지로, 전화를 받는 사람이 되어 보고, 관리 팀의 관점에서 프로세스를 평가해 보고, 첫 번째 연락이 가능한 최고 수준으로 제공될 수 있도록 변화를 주는 시간을 가져 보라. 만약 최적의 건강관리 서비스를 제공하는 것이 당신에게 중요하다면, 환자가 당신이 제공할 관리 방법에 접근하는 데 사용되는 시스템도 중요하다. 환자는 가능한 한 당신의 기관에서 제공하는 보호자 또는 환자가 함께 가길 원하는 소중한 사람과 함께 참석할 기회를 제공해야 한다. 가능하다면 환자는 당신의 기관에서 제공하는 안내자이든 환자가 함께 참석하기를 원하는 소중한 사람이든 함께 참석할 수 있는 기회를 제공받아야 한다. 물론 사람들은 혼자 방문하는 것을 선호할 수도 있지만, 만약 보호자를 선택한다면 이 사람은 환자를 도와 묻고 싶어 하는 질문을 상기시키고 잠재적으로 고통스러운 환경에서 위안을 제공하며, 진료 후에 평가 결과에 대해 서로 논의할 수 있다.

대기실(*The waiting area*)

건강관리 기관에 진료 대기 공간을 크게 할당하는 것은 단순히 대기 공간 이상의 기능을 하게 된다. 최대한 환자들의 사생활을 존중하고, 당신의 전문직업적 가치를 반영하고, 편안하게 느낄 수 있는 공간 그리고 정보와 교육을 제공하는 환경이 되도록 설계해야 한다. 그들은 또한 환자와 임상가 모두의 경제적 부담을 줄이기 위해 가치 있는 임상적 정보의 수집도 이용될 수 있다: 우려 사항과 받게 되는 치료에 대해 논의하는 것을 주 목표로 하는 상담 중 환자는 종종 임상가가 왜 설문지를 작성하는 데 초점을 맞추는지 그 이유를 이해하지 못한다.

당신의 기관에 대기 공간이 작든 크든 상관없이 그 곳의 사용을 극대화한다. 환자에게 당신을 만나기 전에 정보를 완벽히 작성해야 함을 알리고, 필요한 경우 공식 통역사 또는 신뢰할 수 있는 안내자와 같이 할 수 있다. 서면이나 전자 시스템을 이용해 대기 공간에서 귀중한 자료를 수집할 수 있다. 당신은 환자에게 적절한 심리사회적 질문과 일반적인 그리고 특정한 기능장애 설문지를 작성하게 하고, 자신의 신체 차트(body charts)나 증상 도표(symptom diagrams)를 작성하도록 요청할 수 있다. 환자는 동반 질환과 약물 복용 상태, 과거 수술과 의학적 병력에 대해 자세히 설명할 수 있다. 수면과 흡연, 영양 및 현재와 과거의 운동이나 활동 참여 등과 같은 생활 스타일에 대한 질문도 할 수 있다. 위험 신호에 대한 선별(screening) 검사는 대기 공간에서 수행할 수도 있으며 이러한 모든 정보는 임상가가 적절한 후속적 질문을 하게 되는 클리닉에서 검토할 수 있다. 이러한 과정을 통해, 필수적인 정보가 수집되고 임상가가 환자와 함께 하는 시간을 좀 더 잘 활용할 수 있게 된다. 임상가와 상호 작용하는 것을 더 선호하는 환자들은 양식을 작성하는 시간을 사용하지 않게 하여 좌절감을 경험하지 않도록 한다.

대기실에서 뭔가 하는 것을 좋아하지 않는 소수의 환자들은 물론, 상담실에서 이 양식들을 작성하게 할 수 있다. 그러나 대기실에서 또는 환자가 진료소에 오기 전에 정보를 수집한다고 해서 임상 진료실에서 듣고, 공감하고, 확인하는 것들이 뒷받침되는 효과적인 의사소통의 필요성이 부정되는 것은 아니다.

대기 공간을 건강관련 정보를 전달하는 장소로도 사용할 수 있다. 한 가지 제안하는 점은 텔레비전 화면이나 모니터를 설치하고 신중하게 선택한 짧은 건강관리 비디오를 틀어 놓는 것이다. 예를 들어, 신체 활동과 운동의 가치나 수면의 중요성, 스트레스 감소, 금연, 건강을 최적화하기 위한 영양 균형을 보여주는 비디오가 여기에 포함될 수 있다. 이러한 자료들은 전문 기관이나 건강관리 기금 제공자 및 자선 단체, 소셜 미디어 웹사이트에서 제공되거나 당신의 클리닉에서 특별히 제작될 수도 있다.

첫 번째 만남(*The very first meeting*)

대기실이나 진료실에서 또는 전화나 화상 상담을 통해 환자와 처음 만날 수 있다. 제안할 사항은 동일하다. 먼저 당신의 이름(직위와 성이 아님)과 직업 그리고 직급을 이용하여 자신을 소개하고, 환자로 하여금 당신의 이름으로 부르도록 요청하는 것을 고려해 본다. 환자에게 자신을 어떻게 부르기를 원하는지 묻고 이를 이후에 일관되게 사용한다. 만약 환자와 함께 진료실로 돌아갈 때는 환자 앞에서 걷게 하지 말고 옆에서 걷도록 한다. 만약 진료실에서 환자를 만난다면 환자가 들어올 때 서 있도록 하고 환자에게 집중해야 하며 절대 서류 작업이나 전화를 받지 말아야 한다.

첫 번째 질문(The first question)

환자를 의자에 앉도록 안내하고 서로를 어떻게 지칭할 것인지 결정한 다음, 환자에게 찾아와준 것에 대해 감사를 표한다. 그런 후에 환자가 당신에게 온 이유와 전혀 관련이 없는 질문을 하는 것을 생각해 볼 수 있다. "여기까지 오는 길은 쉬우셨어요?", "비는 맞지 않으셨나요?"와 같이 복잡하거나 정치적이거나 논란이 될 만한 것이 아닌 것으로 한다. 이렇게 함으로써 당신이 그 사람 개인에게 관심을 갖고 있다는 것을 보여주고, 그들의 어깨보다는 그들 개인에 더 관심이 많다는 것을 알려준다.

분위기 조성(Setting the scene)

환자는 진료실을 방문하는 중에 어떤 일이 일어날지 불안하고 불확실해 할 수 있다. 당신은 분위기를 잘 만들어 주면 그들의 걱정을 덜어줄 수 있다. 환자에게 허용된 시간과 그 시간 동안 어떤 일이 일어날 것인지를 먼저 알린다. 예를 들어, 다음과 같다: "우리에게는 30분의 시간이 있습니다. 이 시간 동안 나는 귀하의 문제가 어떻게 시작되었고, 그것이 귀하에게 어떤 영향을 미쳤는지 당신과 상의하고 싶습니다. 먼저 이야기를 나누다가 기회가 되면 당신의 어깨를 검사할 수 있도록 해 주시면, 나는 각 단계별로 어떻게 하는게 좋을지에 대해 설명하겠습니다. 평가가 완료되면, 다시 당신과 함께 앉아서 제가 알게 된 것에 대해 당신과 상의하고 싶습니다. 그때 내가 찾아낸 것과 관련하여 당신은 어떤 질문이든 할 수 있는 기회가 있을 것입니다. 그 후에 나는 당신의 어깨 증상을 관리할 수 있는 다양한 방법들에 대해 상의하고 그것들의 이점과 위험성(위해), 예상되는 결과, 기간, 그 외에 다양한 옵션이 필요한 지에 대해, 우리가 무엇을 해야 하고, 앞으로 나아갈 최선의 방법을 함께 결정할 수 있을 겁니다."

두 번째 질문(The second question)

일단 분위기를 잘 만들었으면, 환자에게 그들이 당신을 보러 온 이유에 대해 이야기하도록 질문한다. 당신은 "당신의 어깨 문제에 대해, 언제 시작되었고, 그것이 당신에게 어떤 영향을 미치고 있는지 말해주세요"와 같은 말로 질문을 할 수도 있다. 이렇게 하면, 환자가 말을 할 때 좀 더 어깨의 증상을 중심으로 말하고, 환자는 자신의 어깨 문제에 집중하게 될 수 있다. 우리는 "당신의 이야기를 들려주세요"와 같이 덜 구조화된 문장을 사용해 시작하는 것이 좋을 거라고 제안한다. 왜냐하면 그것은 좀 더 사람-중심적으로 당신 앞에 있는 사람에게서 가장 중요한 것을 들을 수 있는 기회가 제공될 수 있기 때문이다.

대부분의 사람들은 그들의 어깨 문제에 초점을 맞추겠지만, 실제적인 응급의 예는 다음과 같다. 각각 다른 사람이 자신의 이야기를 하도록 기회를 주었을 때의 반응이다:

"이모가 골암(bone cancer)에 걸렸어요. 저도 암에 걸릴까 걱정됩니다."

"주치의에게 넘어졌다고는 말했고 그것은 사실인데, 사실 술을 너무 많이 마셔서 그랬다고는 말하지 않았어요. 나는 내가 술을 너무 많이 마셔서 걱정이에요-나에게 이것이 가장 큰 문제인 것 같아요."

"나는 내가 넘어졌다고 모두에게 말했지만 그건 사실이 아니예요. 내 어깨가 나의 주요 문제가 아니라 사실은 내가 여기까지 오기 위한 하나의 방법이었어요.-나는 나의 남편에 학대를 받고 있고 파트너로부터 신체적 학대를 받고 있어요."

"나는 너무 우울해요."

"평상 시에 사람들에게 넘어졌다고 말하지만 실제로는 고문을 당하고 있어요, 지난 3일 동안 한쪽 팔이 벽에 묶여 있었어요. 잠을 잘 때 내 체중이 무거워 어깨가 탈구되었어요".

아마도 대기실에 있는 사람 옆으로 가서 그 환자에게 어떻게 불려지고 싶은지 물어 보고, 앞에 있는 사람에게 관심을 보이는 질문을 하는 분위기를 만든 다음, "저에게 당신의 이야기를 들려주세요"라 말하면, 이런 경우 그 사람은 그들이 경청하려고 한다는 것을 느낄 것이다. 사람들이 대답하기 시작하면, 절대 설명을 요구하지 말고 환자가 중단 없이 첫 번째 문장을 완성할 수 있도록 한다. 대부분의 사람들은 몇 분 안에 시작한 첫 문장을 완성할 것이다. 방해하지 않는다면, 그들은 자신이 더 가치 있는 존재임을 느끼게 될 것이며, 그들의 관심사가 당신에게 중요하다고 느낄 것이다. 환자가 자신의 첫 문장을 완성한 후에는, 걱정하는 사항을 공유해 준 것에 대해 감사를 표하고, 이 단원의 앞부분에서 제안한 바와 같이 또 다른 관련된 문제에 대한 질문과 후속적 조치를 시행한다.

신체 검사(The physical examination)

경험이 많은 임상가는 일반적으로 환자의 말을 듣고 의사소통하는데 더 많은 시간을 할애하고 신체 검사에는 더 적은 시간을 가진다. 최근에 졸업한 임상가의 경우는 그 반대이다. 환자와 관련성(relevance)이 있고 이용 가능한 근거들에 의해 뒷받침되며, 의미 있는 정보를 제공하는 절차인 신체 검사를 시도해 본다. 환자에게 신체 검사의 다음 단계와 그것이 왜 적절한 것이지에 대한 이유를 알려 준다:

- "당신의 어깨가 어떻게 움직이는지, 그리고 얼마나 움직이는지 보고 싶은 이유는…"
- "당신의 움직임을 평가하기 위한 방법은…"
- "당신이 했으면 하는 것은…"
- "이거 괜찮은가요?"
- "당신의 어깨 근육의 근력을 평가하고 싶습니다. 그 이유는…"
- "당신의 근력을 평가하는 방법은…"

의사 결정 공유(Shared decision-making)

공유를 통한 의사 결정은 임상가와 환자 간의 비대칭인 관계를 해결하는 것을 목표로 한다. 신체 검사가 완료되면 환자를 앉게 한다. 그들이 가지고 있는 모든 정보를 제공하고 그들의 어깨를 검사할 수 있게 해 준 것에 대해 감사를 표한다. 당신은 편향되지 않은 방식으로 이용 가능한 치료적 옵션에 대한 정보를 환자에게 제공할 의무가 있으며, 의도하는 이점과 잠재적인 위해 요인(위험), 시간적 프레임, 필요한 노력 그리고 현실적인 결과 등에 대해 간략하게 설명한다. 이렇게 공유된 의사 결정을 하는 과정이 시작되며 13장에 좀 더 자세히 설명되어 있다 환자는 당신에게 무엇을 할 것인지에 대해 물을 수 있다: 그것들에 대해 정직하게 대답한다. 당신 앞에 있는 사람이 당신의 어머니, 아버지, 자녀, 가장 친한 친구, 사랑하는 사람이라고 가정해 본다면, 그들에게 무엇을 말할 것인가? 지금 앞에 있는 사람에게도 똑같이 말하십시오.

환자가 이해했습니까?

Kieran O'Sullivan 박사는 아일랜드에 리머릭(Limerick) 대학교 교수이다. 그는 환자가 당신과 논의한 정보를 이해했는지 확인하는 방법을 제안하였다. 먼저 환자에게 그 정보를 누구에게 말할 것인지 묻는 것으로부터 시작한다. 이를 통해 환자의 소셜 네트워크(social network), 환자가 자신의 상태에 대해 논의할 수 있는 가장 신뢰할 수 있는 사람이 있는지 여부 그리고 그것을 관리하는 방법에 대해 이해하는데 도움이 된다. 두 번째 질문은 단순히 "그들에게 뭐라고 말할 것입니까?"이다. 이에 대한 환자의 대답은 매우 중요한데, 이것은 논의된 정보가 의도한 대로 받아들여지고 해석되었는지 여부를 임상가에게 보여주기 때문이다. 만약 그렇지 않은 경우에 임상가는 다른 방식으로 정보를 제시해야 한다.

교육(Education)

임상가들은 흔히 교육적인 정보를 충분하게 전달할 시간이 없다고 한다. 가능하다면, 중요한 의료 정보를 전달하거나 엄선된 비디오에 대한 링크와 환자의 건강관리 관련 정보를 함께 이메일로 전송하면 환자에 이해와 교육을 더 용이하게 할 것이다. 임상가는 환자에게 며칠에 한 번 또는 일주일에 한 번 비디오를 시청하고 가족이나 소중한 친구와 함께 시청하도록 제안하는 것을 고려할 수 있다. 비디오가 끝나면 임상가는 환자에게 비디오가 자신의 경험과 관련이 있는지 논의해 볼 것을 권해 본다.

단순히 보거나 읽는 것을 넘어 더 깊은 수준의 교육을 촉진하는 또 다른 방법은 환자에게 시청한 비디오의 제목이나 그들이 읽은 인포그래픽(infographic) 또는 기사에 대해 쓰고, 다음 두 가지 질문에 답하도록 요청하는 것이다: 1) 당신이 보고나 읽은 비디오 또는 기사에서 가장 가치 있는 메시지가 무엇이라고 생각하십니까?; 2) 이해가 되지 않는 것은 무엇인가요? 환자가 이후에 다시 상담을 위해 당신의 병원에 방문할 때, 임상가는 환자에게 어떤 비디오를 보았는지, 그것에 대해 어떻게 생각했는지, 가장 중요한 메시지는 무엇이었는지 묻고, 이해하기 어려웠거나 혼란스러웠던 점이 무엇인지를 질문할 수 있다. 환자 지원자(patient volunteers)가 이해하기 어려웠던 것을 있을 때, 임상가는 그 주제에 대한 교육에 초점을 맞출 수 있고, 필요한 경우 추가적인 자료를 제공하고 논의하여, 환자-중심의 교육이 되도록 촉진할 수 있다.

결론(Conclusion)

요약하자면, 의사소통은 어깨 통증이 있는 사람들에 효과적인 건강관리를 위한 중요한 기반이다. Joletta의 경험은 들어보지도 못하고 생각하지 못했던 고통스러운 개인적인 이야기를 강조하였다. 근거들이 이러한 경험이 임상 실무에서 드문 일은 아님을 보여주었지만, 이 단원에서 우리는 의사소통의 중요성에 대해 숙고하고, 의사소통 기술을 개발하기 위한 임상적인 방법을 제공하는 데 도움이 되었기를 바란다.

참고문헌(References)

1. Barker KL, Reid M, Lowe CJM. Divided by a lack of common language? A qualitative study exploring the use of language by health professionals treating back pain. BMC Musculoskeletal Disorders. 2009;10:1-10.
2. Biro D. The Language of Pain. New York: W.W. Norton & Company; 2010.
3. Brody H. "My story is broken; can you help me fix it?" Medical ethics and the joint construction of narrative. Literature and Medicine. 1994;13:79-92.
4. Bullington J, Nordemar R, Nordemar K, Sjöström-Flanagan C. Meaning out of chaos: a way to understand chronic pain. Scandinavian Journal of Caring Sciences. 2003;17:325-331.
5. Cano A, Leong L, Heller JB, Lutz JR. Perceived entitlement to pain-related support and pain catastrophizing: associations with perceived and observed support. Pain. 2009;147:249-254.
6. Charon R. Narrative Medicine: Honoring the Stories of Illness. Oxford University Press; 2008.
7. Clarke A, Anthony G, Gray D, et al. "I feel so stupid because I can't give a proper answer…" How older adults describe chronic pain: a qualitative study. BMC Geriatrics. 2012;12:1-8.
8. Cooper K, Smith BH, Hancock E. Patient-centredness in physiotherapy from the perspective of the chronic low back pain patient. Physiotherapy. 2008;94:244-252.
9. Coulter A, Collins A. Making Shared Decision-Making a Reality. London: King's Fund; 2011.
10. Darlow B, Dowell A, Baxter GD, Mathieson F, Perry M, Dean S. The enduring impact of what clinicians say to people with low back pain. The Annals of Family Medicine. 2013;11:527-534.
11. Dierckx K, Deveugele M, Roosen P, Devisch I. Implementation of shared decision making in physical therapy: observed level of involvement and patient preference. Physical Therapy. 2013;93:1321-1330.
12. Eccleston C, Crombez G. Worry and chronic pain: a misdirected problem-solving model. Pain. 2007;132:233-236.
13. Edlund SM, Wurm M, Holländare F, Linton SJ, Fruzzetti AE, Tillfors M. Pain patients' experiences of validation and invalidation from physicians before and after multimodal pain rehabilitation: associations with pain, negative affectivity, and treatment outcome. Scandinavian Journal of Pain. 2017;17:77-86.
14. Edmond SN, Keefe FJ. Validating pain communication: current state of the science. Pain. 2015;156:215.
15. Foreman J. A Nation in Pain: Healing our Biggest Health Problem. Oxford University Press; 2014.
16. Fox E. Rainy Brain, Sunny Brain: The New Science of Fear and Optimism. Harper Collins; 2012.
17. Frank AW. The Wounded Storyteller: Body, Illness, and Ethics. University of Chicago Press; 2013.
18. Frankel RM, Levinson W. Back to the future: can conversation analysis be used to judge physicians' malpractice history? Communication & Medicine. 2014;11:27.
19. Gardner H, Winner E. First intimations of artistry. In: Strauss S, ed. U-Shaped Development. New York: Academic Press; 1982. pp.147-168.
20. Geary J. I is An Other: The Secret Life of Metaphor and How it Shapes the Way We See the World. New York: HarperCollins; 2011.
21. Gray RE, Fergus KD, Fitch MI. Two Black men with prostate cancer: a narrative approach. British Journal of Health Psychology. 2005;10:71-84.
22. Greenhalgh T. Narrative based medicine in an evidence-based world. BMJ. 1999;318:323-325.
23. Heshusius L. Experiencing Chronic Pain in Society. Arroyo Grande: CreateSpace Independent Publishing Platform; 2017.
24. Holt N, Mansell G, Hill JC, Pincus T. Testing a model of consultation-based reassurance and back pain outcomes with psychological risk as moderator: a prospective cohort study. The Clinical Journal of Pain. 2018;34:339.
25. Hurwitz B. In: Padfield D, ed. Perceptions of Pain, first edition. Stockport: Dewi Lewis Publishing; 2003. p.10.
26. Jones L, Roberts L, Little P, Mullee M, Cleland J, Cooper C. Shared decision-making in back pain consultations: an illusion or reality? European Spine Journal. 2014;23:13-19.
27. Kenny DT. Constructions of chronic pain in doctor-patient relationships: bridging

the communication chasm. Patient Education and Counseling. 2004;52:297-305.

28. Kourkouta L, Papathanasiou IV. Communication in nursing practice. Materia Socio-Medica. 2014;26:65.

29. Lakoff G, Johnson M. Metaphors We Live By. University of Chicago Press; 2008.

30. Launer J. Narrative-based practice in health and social care: conversations inviting change. Routledge; 2018.

31. Lawn S, Delany T, Sweet L, Battersby M, Skinner T. Barriers and enablers to good communication and information-sharing practices in care planning for chronic condition management. Australian Journal of Primary Health. 2015;21:84-89.

32. Linehan MM. Validation and psychotherapy. In: Bohart AC, Greenberg LS, eds. Empathy Reconsidered: New Directions in Psychotherapy. American Psychological Association; 1997;353-392.

33. Linton SJ. Understanding Pain for Better Clinical Practice: A Psychological Perspective. Elsevier; 2005.

34. Linton SJ, Boersma K, Vangronsveld K, Fruzzetti A. Painfully reassuring? The effects of validation on emotions and adherence in a pain test. European Journal of Pain. 2012;16:592-599.

35. Loftus S. Embodiment in the practice and education of health professionals. In: Green B, Hopwood N, eds. The Body in Professional Practice, Learning and Education. Springer; 2015;139-156.

36. Loftus S. Pain and its metaphors: a dialogical approach. Journal of Medical Humanities. 2011;32:213-230.

37. Loftus S, Greenhalgh T. Towards a narrative mode of practice. In: Education for Future Practice. Sense Publishers; 2010;85-96.

38. Loftus S, Mackey S. Interviewing patients and clients. Communicating in the Health Sciences. 2012;187-194.

39. Mantel H. Giving up the Ghost: A memoir. Macmillan; 2003.

40. Mattingly C. The concept of therapeutic 'emplotment'. Social Science & Medicine. 1994;38:811-822.

41. Morris DB. The Culture of Pain. University of California Press; 1991.

42. Moynihan R, Cassels A. Selling sickness: How the world's biggest pharmaceutical companies are turning us all into patients. Greystone Books; 2008.

43. Padfield D, Janmohamed F, Zakrzewska JM, Pither C, Hurwitz B. A slippery surface... can photographic images of pain improve communication in pain consultations? International Journal of Surgery. 2010;8:144-150.

44. Parsons S, Harding G, Breen A, et al. Will shared decision making between patients with chronic musculoskeletal pain and physiotherapists, osteopaths and chiropractors improve patient care? Family Practice. 2012;29:203-212.

45. Pincus T, Holt N, Vogel S, et al. Cognitive and affective reassurance and patient outcomes in primary care: a systematic review. Pain. 2013;154:2407-2416.

46. Pinker S. The Sense of Style: The Thinking Person's Guide to Writing in the 21st Century. Penguin Books; 2015.

47. Sackett D, Straus S, Richardson W, Rosenberg W, Haynes R. Evidence-based medicine: How to teach and practice EBM, second edition. Edinburgh: Churchill Livingstone; 2000.

48. Schoeb V, Staffoni L, Parry R, Pilnick A. "What do you expect from physiotherapy?": a detailed analysis of goal setting in physiotherapy. Disability and Rehabilitation. 2014;36:1679-1686.

49. Serbic D, Pincus T. Chasing the ghosts: the impact of diagnostic labelling on self-management and pain-related guilt in chronic low back pain patients. Journal of Pain Management. 2013;6:25-35.

50. Shinebourne P, Smith JA. The communicative power of metaphors: an analysis and interpretation of metaphors in accounts of the experience of addiction. Psychol Psychother. 2010;83:59-73.

51. Stenner R, Swinkels A, Mitchell T, Palmer S. Exercise prescription for non-specific chronic low back pain (NSCLBP): a qualitative study of patients' experiences of involvement in decision making. Physiotherapy. 2016;102:339-344.

52. Stewart M, Loftus S. Sticks and stones: the impact of language in musculoskeletal rehabilitation. Journal of Orthopaedic & Sports Physical Therapy. 2018;48:519-522.

53. Stewart M, Ryan S-J. Do metaphors have therapeutic value for people in pain? A systematic review. Pain and Rehabilitation. 2019;2020:10-23.

54. Toye F, Seers K, Hannink E, Barker K. A mega-ethnography of eleven qualitative evidence syntheses exploring the experience of living with chronic non-malignant pain. BMC Medical Research Methodology. 2017;17:1-11.

어깨 평가결과 및 측정평가 방법 12

(What shoulder outcomes to assess and how to measure them)

Joy MacDermid, Rochelle Furtado, Jean-Sébastien Roy

측정결과에서 "왜"와 "무엇"을 고려할 것
(Considering the "why" and "what" of outcome measures)

측정평가는 임상 실무 및 연구의 모든 부분에서 중요하다. 우리가 무엇을 측정하고 이러한 구조들을 얼마나 잘 측정하는지에 따라, 우리가 측정한 것을 치료하고, 관리에 대한 지속적인 조정(adjustments)이 이전 치료 반응에 대한 유효한 평가에 의해 반영되기 때문에 치료의 질(quality of care)에 영향을 미친다.

예후 또는 회복과 관련된 의미 있는 데이터를 공유하면 환자에게 동기를 부여하고 간접적으로 결과에 영향을 미치기 때문에, 측정평가는 환자의 자기효능감(self-efficacy)과 순응도(adherence) 등에 도움이 된다. 따라서 측정 전략을 선택하는 초기 단계는 측정하려는 대상, 측정하려는 이유 및 측정방법을 정의하는 것이다.

임상 실무에서는 일반적으로 측정결과척도(OM; measurements outcome measures)라고 한다. 영상 및 혈액 검사와 같은 기술적으로 진단 측정은 OM의 특정 하위 그룹이지만 14장에서 별도로 고려했다. OM을 사용하는 다양한 방법을 고려할 때, 내용 및 측정 속성을 기반으로 선택하는 것이 중요하다. 예를 들어, GRC(변경점수의 국제등급-Global Rating of Change Score)는 때때로 변화의 빠른 측정으로 사용되지만, 설계상 기억왜곡(recall bias)의 대상이 된다.[96] 측정할 구성 요소 또는 특성을 이해하는 것은 평가 전략에서 중요한 단계이다. 해당 특성의 적절한 구성 요소와 범위를 평가하는 측정을 찾는 것이 측정의 유효성(내용 유효성)의 기본이다. 예를 들어, 어깨 불안정성과 어깨 관절염은 매우 다른 임상 정보를 가지고 있으며, 이러한 임상 집단과 관련된 항목이 다를 것이다. OM에는 신경 전도, 자가/환자 보고 OM(self/patient-reported OMs; PROMs), 임상가 기반 OM(clinician-based OMs; CBOMs) 및 수행기반 OM(performance-based OMs; PROMs)과 같은 객관적 측정을 포함된다. 일부 어깨 기능 PROMs은 특정 업무 목록(예: 어깨 통증 및 장애지수(SPADI))을 샘플링한다. 어떤 것들은 컴퓨터 적응 검사(CAT)를 통해 각 환자에게 고유한 업무 목록을 제시하고, 다른 것들은 환자가 자신의 업무 목록을 작성하도록 요구한다(환자별 기능 척도(PSFS)).

PROM은 업무수행 능력/난이도, 업무수행 방법에 대한 만족도(예: 캐나다 직업수행 평가측정) 또는 업무수행 빈도를 평가하여 장애와 같은 구성요소의 다양한 관점을 평가할 수 있다.[171] 예를 들어, 능력/장애와 같은 항목의 긍정적/부정적 구성들도 응답에 영향을 미칠 수 있다.[171] 일부 측정은 영향을 받은 어깨에 초점을 맞추고(예: SPADI) 다른 측정은 사람 수준에서 장애를 고려한다(예: 팔 어깨 손 장애 검사; Disability Arm Shoulder Hand(DASH)).

일부는 연속선이 평가되는 시각적 상사 척도(VAS)를 사용하고, 다른 일부는 설명 앵커가 있는 0~10의 숫자 평가 척도 또는 불연속 범주가 개별적으로 설명되는 리커트 척도(Likert scales)를 사용한다. 내용 외에도 이러한 구조적 차이는 측정 특성, 환자와의 관련성 및 서로 다른 OM이 서로 관련되어 있는지에 대한 방식에 영향을 미친다.

기능, 장애 및 건강의 국제 분류(International Classification of Functioning, Disability and Health, ICF)를 모델[193](그림 12.1)로 사용하면 신체 구조의 손상(예: 영상, 신체 기능, 어깨 근력, 활동 제한 및 참여 제한을 포함하는 장애)을 평가할 수 있다. 대부분의 PROM에는 ICF의 여러 측면을 교차하는 항목이 있으며, ICF 연결은 OM 콘텐츠를 설명하는 데 점점 더 많이 사용되고 있다.[8,38,53,117,127,169]

객관적이고 수행능력 기반 손상 테스트는 병리/장애의 기초가 되는 메커니즘과 개입이 의도된 목표를 수정하는지 여부를 이해하는 데 중요하다. PROMs는 환자의 경험과 어깨 상태가 전반적인 기능과 삶의 질에 어떤 영향을 미치는지 이해하는 데 필요하다.

특정 시점에 수행된 OM은 현재 상태를 설명한다. 이 점수는 환자와 임상 또는 표준 데이터를 비교하여 손상/장애의 심

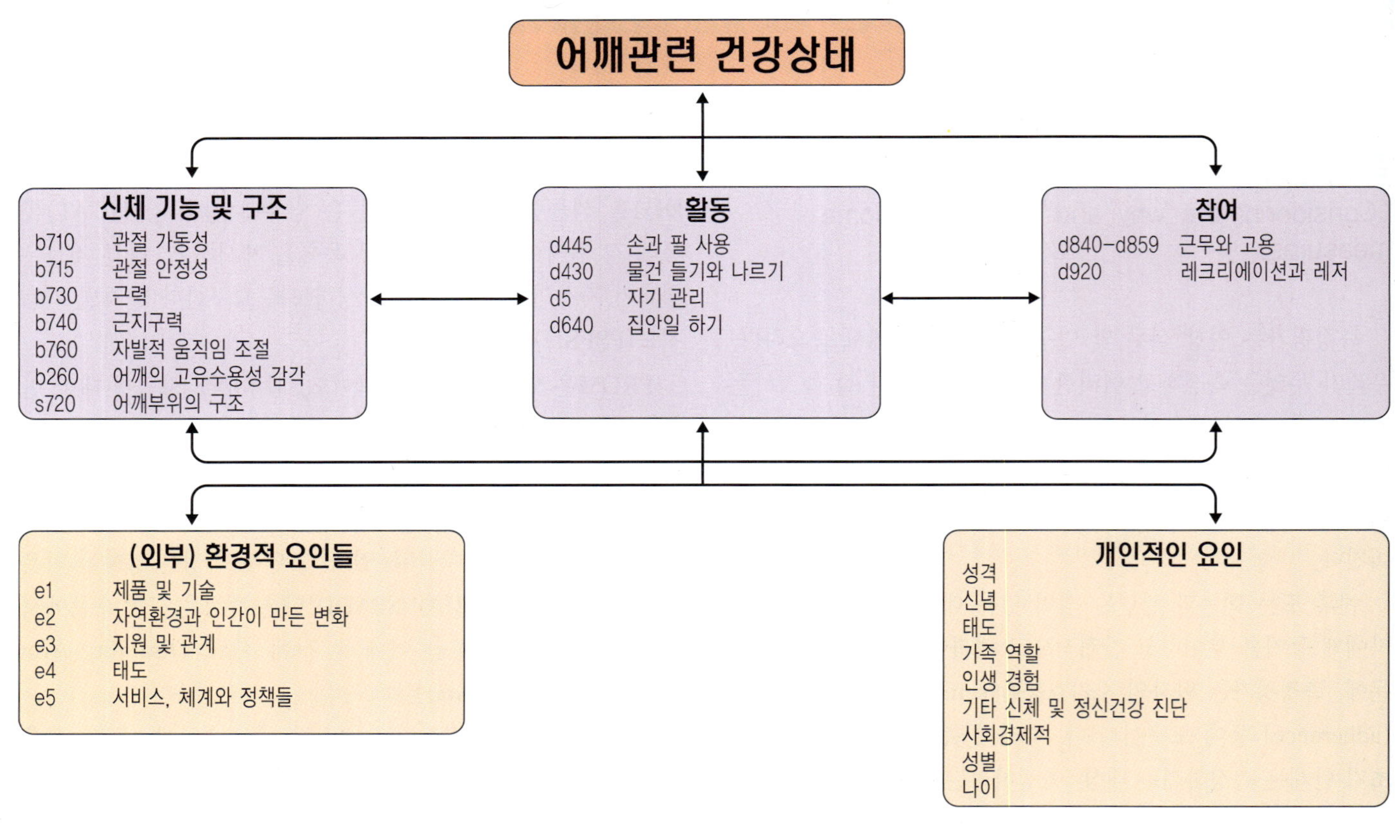

그림 12.1
어깨 상태와 관련된 ICF 개념 모델.

각도를 정량화하는 데 사용할 수 있다. 일반적으로, 여러 시점에서 OM을 사용하여 치료, 노화, 질병 또는 자연 회복 과정과 관련된 변화를 측정한다. 이를 성공적으로 수행하기 위해 우리는 변화를 감지할 수 있고(즉, 반응성이 있으며) 임상 의사 결정에 정보를 제공하고 변화의 양이 척도 전체에서 진정한 의미를 갖는 경우(간격 척도) OM을 선택한다. 반응성 연구, 특히 OM 간의 일대일 비교가 있는 반응성 연구는 시간 경과에 따른 임상 변화를 측정하는 데 최적인 OM 선택을 안내하고 임상적 중요 차이/변화(clinically important difference/change; CID/CIC)와 같은 유용한 벤치마크를 제공할 수 있다. 반응성은 상황, 환자 모집단 및 중재에 따라 다르다.

때때로 우리는 진단을 내리거나 임상적 의미가 있는 특정 하위 그룹의 구성원을 결정하기 위해 특정 시점에서 다른 개인 또는 하위 그룹을 구별하는 데 관심을 둔다. 예를 들어, 스포츠/직장으로의 복귀 준비 또는 다른 치료 접근이 필요할 수 있는 임상 하위 그룹이다. 예를 들어, 업무 장애 척도는 종종 업무 역할을 수행할 수 있는 사람과 그렇지 않은 사람을 구별하는 데 사용된다.[178] 신경병성 통증 척도는 다른 통증 관리가 필요한 환자를 나타낸다. 좋은 변별 테스트를 만드는 특성은 OM 응답성을 만드는 특성과 다르다. 예를 들어, 판별/진단 도구는 예/아니오 응답 옵션과 함께 잘 작동할 수 있는 반면, 리커트 척도 또는 0~10점 척도는 응답성을 최적화하는 데 사용된다.

일부 OM은 합병증/부작용 또는 업무/스포츠 복귀와 같은 미래 결과를 예측하기 위한 것이다. 예측 규칙과 마찬가지로 예측 OM은 특정 미래 결과와 가장 관련이 있는 항목/요인을 평가해야 한다. 경우에 따라 측정은 여러 목적에 도움이 될 수

표 12.1 어깨 평가결과 측정 요약

평가 구성	측정	수행 부담: 항목 수, 완성하는 시간	점수 범위	최소한으로 감지 가능한 변화	임상적으로 중요한 차이
일반적인 건강상태	EuroQol-5 치수-5 레벨	5개 항목, 〈5분 낮은 부담	0-1	보고되지 않음	0.03-0.52
일반적인 건강상태	단축형 표(약식)-36	36개 항목, 10~60분 높은 부담	0-100	보고되지 않음	보고되지 않음
일반적인 건강상태	환자 보고 결과 측정 상지 시스템 정보	29개 항목, 10분 낮은 부담	0-10	보고되지 않음	4.2
통증과 기능	미국 어깨 및 주관절 외과 의사 표준화 평가	11개 항목, 〈5분 낮은 부담	0-100	10.5 (90% CI)	6.4 점
장애 및 기능	팔, 어깨 및 손의 장애 설문지	30개 항목, 〈30분 낮은 부담	0-100	10.7	10.2 점
통증, 장애, 및 기능	어깨 통증 및 장애 지수	13개 항목, 5~10분 낮은 부담	0-130	18.1 (90% CI)	13.2 점
통증과 기능	옥스포드 어깨 점수	12개 항목, 10분 낮은 부담	0-60	11.4 (90% CI)	12 점
기능	단순 어깨 테스트	12개 항목, 2~3분 낮은 부담	0-100	32.3 (95% CI)	2.4-9.7 점
통증, 기능, 및 만족도	펜실베니아 대학 어깨 점수표	20개 항목, 10~15분 낮은 부담	0-100	보고되지 않음	보고되지 않음
어깨 불안정	멜버른 어깨 불안정 척도	22개 항목, 10~15분 낮은 부담	0-100	5.5 점	보고되지 않음
회전근개 질환으로 인한 삶의 질	회전근개로 인한 삶의 질	34개 항목, 15~20분 낮은 부담	0-100	n/a	11 점
회전근개 질환으로 인한 삶의 질	서부 온타리오 회전근개 지수	21개 항목, 〈10분 낮은 부담	0-1400	16.7	34
어깨 불안정성	서부 온타리오 어깨 불안정성 지수	21개 항목, 〈10분 낮은 부담	0-2100	339.3	10% 변화
통증	수치 통증 평가 척도	1개 항목, 〈1분 낮은 부담	0-10	2 점	1 점 또는 15% 변화
통증	McGill 통증 설문지	78개 항목, 30분 높은 부담	0-78	보고되지 않음	보고되지 않음
통증	간단한 통증 목록	10개 항목, 10분 낮은 부담	0-10	보고되지 않음	2.2 점
업무 장애 및 생산성 손실	업무 제한 설문지	25개 항목, 5~10분 낮은 부담	0-100	0.77-0.97	13 점
업무 불안정	업무 불안정 척도	23개 항목, 5~10분 낮은 부담	0-23	0.86-0.93	보고되지 않음

(계속)

표 12.1 *(계속)*					
평가 구성	**측정**	**수행 부담: 항목 수, 완성하는 시간**	**점수 범위**	**최소한으로 감지 가능한 변화**	**임상적으로 중요한 차이**
장애에도 불구하고 업무에 집중할 수 있는 능력	스탠포드 프리젠티즘(인식) 척도	6개 항목, 5~10분 낮은 부담	0–100	0.71–0.80	보고되지 않음
국제 변화율	단일 평가 수치 평가표	1개 항목, <1분 낮은 부담	0–100	7–9%	15%
기능	환자별 기능 점수	항목 1개, 1~5분 낮은 부담	0–10	2 점	1.2 점

범례: ASES, 미국 어깨 및 팔꿈치 외과 의사 표준 평가; BPI, 간단한 통증 목록; DASH, 팔, 어깨 및 손의 장애 설문지; EQ-5D-5L, EuroQol-5 치수-5 레벨; MISS, 멜버른 어깨 불안정 척도; MPQ, McGill 통증 설문지; NRPS, 수치 통증 평가 척도; OSS, 옥스포드 어깨 점수; PROMIS-UE, 환자 자가보고 결과 측정 상지 시스템 정보; PSFS, 환자별 기능 점수; PSS, 펜실베니아 대학 어깨 점수표; RCD, 회전근개 질환; RC-QOL, 회전근개로 인한 삶의 질; SANE, 단일 평가 수치 평가표, SF-36, 단축형 표(약식)-36; SPADI, 어깨 통증 및 장애 지수; SPS, 스탠포드 프리젠티즘(인식) 척도; SST, 단순 어깨 테스트; WIS, 업무 불안정 척도; WLQ, 업무 제한 설문지; WORC, 서부 온타리오 회전근개 지수; WOSI, 서부 온타리오 어깨 불안정 지수.

있지만 다양한 유형의 임상 결정에 사용할 때 OM의 측정 장점과 한계를 이해하는 것이 중요하다. 어깨 OM[172,175,178,179,182]에 대한 증거를 종합하는 체계적 고찰 연구는 임상가가 다양한 도구의 전반적인 측정 기능을 이해하는 데 유용하다(표 12.1).

평가결과를 임상의사결정으로 통합(Integrate outcome measures into clinical decision-making)

OM은 임상 의사 결정에 통합될 때 유용할 수 있지만 임상 인터뷰나 신체 검사를 대체하지는 않는다.[153] 보고 오류를 줄이기 위해 임상가는 문해력을 고려하고 양식에 오류가 있는지 확인해야 한다.[25]

OM을 사용한 임상 경험은 주어진 건강 상태 유형, 개입 및 회복 단계에 따른 점수가 환자에게 적절한지 여부를 판단하는 치료사 능력을 향상시킨다. 이는 임상 특정 데이터베이스 또는 유사한 환자에 대한 출판된 문헌에서 얻은 벤치마크와 점수를 비교하여 향상된다. 급성 어깨 증상들은 일반적으로 3~6개월의 빠른 회복 기간을 가지며, 회복 기간은 수년 동안 더 연장될 수 있다.[63,133] 성장 곡선과 같은 방법은 회복 궤적을 설명하는 데 점점 더 많이 사용되고 있으며, 이를 수정하는 요인[150]은 환자 진행 상황을 작성하는 데 유용할 수 있다.

모든 OM은 임상 결정을 내릴 때 고려해야 하는 측정 오류와 관련이 있다. 예를 들어, ICC(Intraclass Correlation Coefficients)와 같은 신뢰도 비율을 사용하여, 측정 오류를 모집단의 변동성과 연관시킬 수 있다. 그런 다음 적절한 신뢰도 비율 벤치마크(그룹 결정의 경우 ICC 〉 0.75, 개별 환자 결정의 경우 0.90)를 달성하는 OM을 선택한다. 절대 오차 지수를 사용하여 측정 오차를 특정 단위(예: 감지 가능 최소 변화(minimal detectable change; MDC)) 또는 일치 한계((limits of agreement; LoA)로 정량화한다. 이 숫자를 사용하여 점수 추정 OM 점수(point-estimate OM score)를 더 확신할 수 있는 간격으로 조정할 수 있다. 샘플 표준 편차(SD)와 급수내 상관 계수(ICC)는 측정의 표준 오차(SEM; $SEM = (SD \times \sqrt{1-ICC})$)를 계산하는 데 도움이 되며, 이는 동일한 환자의 측정값(진정한 변화 없이)이 얼마나 반복적으로 달라질 가능성이 있는지를 확인한다. 우리는 SEM을 사용하여 MDC90 ($1.64 \times SEM \times \sqrt{2}$), 환자의 실제 점수가 떨어질 확률이 90%인 간격을 계산한다.

예를 들어, 회전근개 병리가 있는 환자는 DASH에서 44/100(0은 장애 없음) 점수를 얻을 수 있지만 SEM이 4.4인 경우 MDC90은 실제 점수가 39.5에서 48.5 사이에 떨어질 가능성이 있다는 90% 신뢰도를 나타낸다.[136] MDC는 측정 오류가 대칭적이고 편향적이지 않다고 가정한다. Bland 및 Altman 접근법은 두 명의 평가자/OM 또는 평가 간격(진정한 변화가 발생하지 않은 경우) 사이에 체계적 평균 차이(systematic mean difference)(편향)가 있는지 여부를 평가하고, 해당 차이

중심으로 2SD의 간격(합의적 제한, LoA)을 제공한다. 이는 도구적 제한(instrument limitations), 환자 피로 또는 학습과 같은 요인이 점수에 영향을 미쳤는지 여부를 평가하는 데 중요할 수 있다.

PROM은 시간이 지남에 따라 재보정 또는 반응 변화(예: 우선순위 재검토 또는 일상 활동 변경)의 대상이 된다.[187] 사람들이 점수를 재조정하는 반응 변화는 감지하기 어려울 수 있다. 체계적 편향이 발생하지 않는 한 측정 오류는 임의적이어야 한다. 단기 목표를 설정할 때, 예상 측정 오류를 초과하고 있는지 확인하고 목표 설정에서 MDC90을 적절한 대상으로 사용할 수 있는지 확인하고자 한다.

임상 연구에서 장기적인 환자 목표 또는 대상을 설정할 때, 임상적으로 중요한 변화가 무엇인지 고려한다. 사용되는 값에는 최소 또는 임상적 중요 차이(MID/CID)라고도 하는 최소 또는 임상적 중요 변화(MIC/CIC)가 포함된다. MIC/MID는 환자, 임상가, 연구자 또는 자금 지원 기관이 중요하다고 인식하는 점수의 가장 작은 변화이다.[209] 우리는 종종 CID를 단일 숫자 벤치마크로 적용하지만, CID 주변의 관련 신뢰 구간 또는 곡선 아래 영역, 민감도 및 특이성을 사용하여 의미 있는 변화를 구별하는 CID의 정확도를 계산할 수 있다.[207]

MDC 또는 MIC를 벤치마크로 사용할 때 기억해야 할 몇 가지 주의 사항: 수치는 모집단, 치료 접근 방식 및 시점에 따라 다르며, CID에 단순한 규칙을 적용하는 데 위험이 있다.[78] 또한, 어깨 설문지의 Rasch 분석(https://www.rasch.org/)은 우리가 사용하는 대부분의 척도가 원래 구성된 대로 간격 수준 척도를 제공하지 않는다는 것을 보여주었다. 이것은 척도의 한 부분의 변화가 범위의 다른 지점에서 동일하지 않을 수 있음을 의미한다. 경우에 따라 Rasch 분석 및 재채점 알고리즘을 통해 간격 수준 점수를 얻을 수 있다.[20,37,91] 불행히도 이러한 솔루션이 항상 안정적인 것은 아니다. 예를 들어, 다른 샘플 SPADI에 대한 Rasch 분석은 다른 솔루션을 제공했다.[20,37,91] 이러한 모든 이유로 MDC 및 MIC는 유용하지만, OM 점수의 변화가 의미가 있는지 여부에 대한 결정을 지시하는 것이 아니라 정보를 제공하는 데 사용해야 하는 불완전한 기준이다. PASS(환자 수용 가능 증상 상태–Patient Acceptable Symptom State)는 환자가 남아 있어도 좋다고 간주되는 OM의 점수를 나타내기 때문에 거의 보고되지 않지만 유용한 대상 기준이다.

OM을 사용하여 미래 결과를 예측할 때, 상대적 위험 또는 교차비(odds ratios)를 사용하여 사람이 현재 점수/상태 또는 여러 요인을 고려하여 미래 점수/결과를 추정하는 수학 방정식을 기반으로 특정 결과를 얻을 가능성을 설명할 수 있다. OM이 차별적 드는 예측적 목적으로 사용되는 경우 의사 결정 규칙/컷 오프의 정확성을 인식하고 투명해야 한다. 이것은 환자가 치료 및 결과에 해로울 수 있는 라벨을 획득하게 하는 잘못된 분류 오류의 잠재적인 단점을 고려할 때 중요하다.

코어 세트 개발의 진행 상황
(Progress on development of core sets)

지난 10년 동안 OM 개발자, 전문가, 사용자 및 소비자가 핵심 OM 세트 개발에 협력하는 추세가 있었다. 이러한 일관성의 이점에는 메타 분석을 위한 공동관리자료(data pooling) 용이성, 여러 연구에 대한 구성/측정의 비교 가능성, 임상 데이터의 활용 및 다중 사이트 연구 수행의 용이성이 포함된다. 핵심 OM에 대한 합의를 달성하기 위한 과제에는 가장 많은 증거를 가진 OM이 반드시 최선은 아니며 더 나은 대안에 대한 제한된 증거로 인해 일반적으로 사용되는 결함 측정은 유지될 수 있다는 점을 포함한다. 허용되는 OM이 여러 개 있을 수 있으며, 개별 팀이나 연구자는 자신에게 잘 맞는 OM을 포기하는 것을 꺼릴 수 있으며, 이는 코어 세트 구현을 방해할 수 있다. 마지막으로 서로 다른 합의 그룹은 종종 서로 다른 결론에 도달한다.

어깨 상태에 대해 합의 패널이 권장하는 핵심 영역에는 신체 기능/활동의 내부 핵심, 전반적인 인지 효과 및 부작용이 포함된다.[27,69] 두 번째는 수면, 참여 및 정서적 웰빙(원래 심리적 기능이라고 함)으로 구성된다. 어깨 측정의 내용 분석에 따르면 대부분의 어깨 PROM이 이러한 핵심 영역을 나타냄을 나타낸다.[69] 핵심 구성과 측정 간의 연관성은 게시되지 않았다. 어깨 임상 연구에 사용된 측정을 검토한 결과, OM 사용이 매우 다양하므로[160] 향후 OM 사용에 대한 합의를 달성하기 어려울 수 있다. 다행스럽게도 동일한 구성을 측정하는 PROM은 종종 높은 상관 관계를 가지며 검증된 측정과 유사한 결과를 얻을 수 있음을 나타낸다.

어깨 손상 결과
(Shoulder impairment outcomes)

https://apps.who.int/classifications/icfbrowser/

어깨 신체 검사에는 일반적으로 ICF 언어로 어깨 부위의 신체 구조 손상(ICF-s720)(예: 이미징 또는 상완골두 위치[111] 또는 관절의 가동성(b710), 관절의 안정성(b715), 근력(b730), 근지구력(b740), 고유수용감각(b260) 또는 수의적 움직임의 조절(b760)과 같은 신체 기능[160]을 포함하는 결과 평가가 포함된다. 이 장에서는 일상적인 어깨 손상 결과(예: 가동범위(ROM) 및 근육 수행능력 테스트)와 견갑골 조절과 같은 기타 중요한 어깨 손상 결과에 초점을 맞춘다. 이러한 결과는 처음에 양쪽 어깨에서 검사하여 좌우 차이를 구분할 수 있어야 한다.[85]

관절 가동성(Joint mobility; ICF-b710)

어깨의 주요 역할은 기능적 활동을 수행하기 위해 손을 공간에 배치하는 것이다.[85,122] ICF에서 관절의 가동성 기능(b710)은 "관절의 움직임 범위와 용이성"으로 정의된다. 어깨 운동범위(ROM)의 평가는 어깨의 일상적인 신체 검사의 필수적인 부분이며[160] 진단을 돕고, 운동 제한 치료 목표를 식별하고, 초기 결손과 관련된 환자 진행사항을 결정한다.[152] ROM은 굴곡, 신전, 외전, 체간 교차 내전(cross-body adduction), 외회전, 내회전, 손을 등 뒤로 놓기(hand-behind-back) 등 일련의 움직임으로 평가되어야 한다. 이러한 측정은 환자가 앉거나 누워 있거나 서 있는 상태에서 능동적 및 수동적으로 수행할 수 있으며, 연구에 따르면 다양한 유형의 능동적 또는 수동적 움직임으로 신뢰할 수 있는 ROM 측정을 할 수 있다.[9,42,77,128,132,152,183,212,222] 수동적 ROM(Passive ROM)은 중간에서 높은 단계의 내부 상호간 신뢰도를 보여주는 움직임에 따른 저항 또는 통증의 크기(예: 움직임 다이어그램으로 특징지어 짐)를 사용하여 추가적으로 확인할 수 있다.[34] ROM 검사의 유효성을 최적화하려면 몸통(예: 전방 굴곡 시 체간 신전) 및 견갑골(즉, 90° 외전에서 내회전 동안 견갑골 전인) 보상을 제한하는 것이 중요하다.[42]

일반적인 측각기 및 경사계(스마트폰에 통합된 것을 포함)를 사용하여 어깨 ROM을 평가할 수 있다. 측각기는 어깨 통증이 있거나 없는 개인에서 뛰어난 평가자 내 신뢰도와 중등도에서 우수한 평가자 간 신뢰도를 보여준다.[42,77,109,110,152,183,212] MDC 값은 다른 기기보다 한 기기를 선호하는 것으로 보이지 않으며 능동 어깨 ROM의 경우 5°에서 23° 사이, 수동 어깨 ROM의 경우 3°에서 21° 사이에서 다양하다.[42,77,109,110,152,183,212]

근력(Muscle strength; ICF-b730)

어깨는 선천적으로 불안정하다.[4] 견갑흉근과 견갑상완근(scapulothoracic and scapulohumeral muscles)은 견관절의 안정성과 가동성을 유지하는데 필수적이며 근력과 지구력을 평가해야 한다.[174] 일반적으로 목표로 삼는 근육 그룹은 상완골 굴곡근, 신전근, 외전근, 외회전근 및 외회전근 뿐만 아니라 견갑골 거상근, 내림근, 전인근 및 후인근들이다. 육체노동자 및 운동선수와 같은 일부 집단에서는 몸통 또는 하지의 근육 그룹을 평가하는 것도 중요할 수 있다. 이러한 영역의 약점은 어깨의 과도한 사용으로 이어질 수 있기 때문이다.[103]

임상 환경에서 어깨 근력은 도수근력검사(MMT)를 사용하여 대략적으로 추정할 수 있다. 그러나, 등척성 수축 동안 최대 자발적 근력을 측정하는 소형 휴대용 근력계(HHD) 또는 최대 자발적 등척성, 등장성 또는 등속성(동심 및 편심) 근력을 측정하는 대형 정적 근력계를 사용하여 수행능력(performance)을 정량화 하는 것이 바람직하다. 표준화된 포지셔닝과 적절한 안정화를 사용하여 교체 및 불필요한 움직임을 최소화하는 것이 신뢰할 수 있는 점수를 얻는 데 필수적이다.[56,174] 시간이 지남에 따라 점수 또는 임상/표준 데이터를 비교하는 것은 유사한 테스트 절차에서 수행되어야 하며, 근육 성능에 미치는 현저한 영향을 고려할 때 연령 및 성별 차이로 분류되어야 한다.[176]

상완골 굴곡근, 신전근, 외전근, 내회전근과 외회전근의 경우 HHD와 고정형 근력계의 검사자내 및 검사자간 신뢰도는 모두 양호(good) 우수(excellent)까지 다양하다.[173] MDC는 HHD를 사용하여 29~40N으로 보고되었으며,[21] 최대 등척성 근력을 위해 고정 근력계를 사용하여 57N까지, 상완골 내/외회전근 및 외전근/내전근 최대 등속 근력에 대해 21%~43%.[142] 변화에 대한 반응은 상완골 외전근, 굴곡근 및 외측 회전근들이며[141,205] 이러한 지표는 거의 특성화되지 않았고, 종종 작은 샘플을 포함하므로 추가 연구가 필요하다.

견갑골 거상근들, 하강근들, 전인근들, 후인근들의 경우, 근력 측정의 신뢰도는 거의 평가되지 않았으며, 이를 조사한 연구에서는 MDC가 높은 HHD(전인근의 MDC는 127N)[205,18,30,76,119,196,202]에 대한 평가자 내 신뢰도가 낮거나 우수하다고 보고하기 때문에 정밀도가 부족함을 보여준다. 마지막으로, MMT를 사용하는 임상가는 4점(5점 만점)을 얻기 위해 최대 근력의 20%만 필요하기 때문에 그 타당성에 의문이 제기되었음을 명심해야 한다.[54] 상완골 근육의 MMT에 대해 우수한 평가자 내 신뢰도와 중등도 이상의 평가자 간 신뢰도가 얻어졌으며[76] 견갑골 근육의 경우에만 낮은 평가자 간 신뢰도를 보였다.[60] 타당도 문제와 간격 척도 수준 조정의 필요성을 감안할 때 근력계가 선호된다.

근지구력(Muscle endurance; ICF-b740)

ICF는 이것을 "필요한 기간 동안 근육 수축을 유지하는 것"으로 정의하며, 수행기반 기능 테스트에 포함되는 경우가 많기 때문에 격리된 구성으로 거의 연구되지 않았다(아래 참조). 등장성 수축을 수행하는 어깨 회전근에 대한 지구력 프로토콜은 각 피험자의 최대 토크의 50%로 설정된 저항을 사용하고 60회 연속 반복에 대한 힘의 감소를 평가하여 우수한 검사-재검사 신뢰도(ICC >0.84)를 입증했다.[174] 다른 사람들은 등속성 수축을 사용하여 어깨 지구력/피로를 연구했지만 이러한 프로토콜의 신뢰성에 대한 증거는 제한적이다.[12,32,208] 이 영역은 기능의 여러 측면에서 상지의 지속적인 안정화에 있어 어깨 근육의 역할을 고려하여 추가적인 연구가 필요하다.

어깨 고유수용감각 (Shoulder proprioception; ICF-b260)

고유수용감각은 ICF에서 "신체 부위의 상대적인 위치를 감지하는 감각 기능", 즉 움직임을 제어하고 위치를 유지하는 것으로 정의된다. 이것은 어깨질환[3,19]에서 영향을 받으며 재활[2] 또는 외과적 중재로 변화된다.[211] 고유수용감각의 평가에는 운동 감각, 관절 위치 감각, 진동 감지 능력, 힘 생성 또는 사지 속도 변화가 포함된다.[4] 가장 많이 사용되는 고유수용감각 검사는 운동감각을 수동적 움직임이나 관절 위치를 감지하기 위한 역치로 평가한다. 측정[3,4,19]에는 능동 또는 수동 움직임이 사용되는지 여부, 지침 및 기준 측정으로 사용되는 항목이 다른 다양한 테스트 프로토콜이 포함된다. 체계적 고찰연구에서 어깨 외전 90°에서 내회전을 위한 등속성 근력계(isokinetic dynamometer)가 있는 수동 프로토콜이 가장 신뢰할 수 있다고 결론지었다.[4] 하지만, 측각계(goniometers), 경사계(inclinometers), 레이저포인터 또는 가속도계/관성 센서(accelerometers/inertial sensors)와 같은 간단한 장비를 사용하는 다른 프로토콜은 충분한 신뢰성을 가지고 있다.[4] 관절 위치 감각은 검사-재검사 신뢰도가 중등도에서 양호(good) 수준이다(MDC는 2°에서 6°까지 다양함).[4]

견갑골 위치 및 조절 (Scapular position; ICF-s720)(and control; ICF-b760)

거상 시, 어깨 가동성의 약 35%가 견갑흉관절에 의존하고 견갑골은 회전근개 근육의 안정적인 기반을 제공하기 때문에 적절한 견갑골 가동성과 조절이 필수적이다. 견갑골 이상운동증(견갑골의 비정상적인 자세와 움직임)이 어깨 통증의 지속에 기여하는 요인으로 제안되었다.[28,81,104] 견갑골 위치와 가동성의 두 가지 범주가 제안되었다: 견갑골 위치의 선형 및 각도 측정, 견갑골 움직임의 정성적 관찰.[44,116,123,139,156,157,191,192]

선형 측정은 척추의 고정 지점에 대한 견갑골 위치를 평가하는 데 사용된다. LSST(견갑골 외측 활주 검사-Lateral Scapular Slide Test)는 팔을 세 가지 위치(팔은 안정 위치, 엉덩이에 손, 팔은 90° 외전)로 놓고 견갑골 위치(같은 수평면에서 견갑골 하각과 흉추 극돌기 사이의 거리)를 평가한다.[44,103,123] 다른 예시에는 휴식 위치에서 견갑골의 전인(견갑의 후방 각도 또는 견갑골 기저부와 극돌기 사이의 거리)[44,123,156] 또는 내림(견봉의 후방 각도와 C7 사이의 수직 거리)[28]을 평가하기 위해 개발된 선형 측정이 포함된다.

각도 측정은 상방회전 시에 견갑골의 각도 위치를 평가한다. 뼈의 랜드마크 사이의 거리를 기반으로 한 수학 공식을 사용하거나 견갑골 척추를 따라 위치한 경사계를 사용하는 다양한 방법이 제안되었다.[70,92,123, 186,190,219] Lewis와 Valentine[123]은 견갑골극의 뿌리부분과 견갑골의 하각 사이에 배치된 경사계를 사용하여 견갑골 기울기를 측정하는 방법을 제안했다. 대부분의 연구는 견갑골 위치의 선형 및 각도 측정에 대해 신뢰도가 좋음에서 우수하다고 보여준다.

견갑골 조절은 또한 팔을 올리는 동안 견갑골의 움직임을 관찰함으로써 질적인 면으로 평가될 수 있다. 예를 들어 Kibler[105,204]등은 팔을 올리는 동안 변경된 견갑골 제어를 특징짓는데 사용되는 세 가지 비정상적인 움직임 패턴(견갑골의 하내각, 내측 경계 또는 상견갑 경계의 결절)을 설명했다(낮은 수준에서 중등도 수준의 측정자내 및 측정자간 신뢰도). 견갑골 운동이상증 검사(Scapular Dyskinesis Test, SDT)에서 환자는 손에 덤벨을 들고 팔을 들어올리고 임상가는 그 움직임을 정상, 약간 비정상 또는 비정상으로 평가한다(중등도 정도의 계측자 간 일치도).[139,201]

현재의 근거는 이러한 측정이 견갑골의 위치와 움직임을 특성화하는데 제한되어야 함을 시사하는 제한된 차별적 타당성을 나타낸다.

수행-기반 기능 검사 (Performance-based functional tests)

SSET(단순 어깨 지구력 검사, Simple Shoulder Endurance Test)[88] 및 Fit-HaNSA(머리, 목, 어깨, 팔 기능 장애 검사; Functional Impairment Test-Head, Neck/Shoulder/Arm)[74,75, 115,134,176] 같은 검사 도구는 통증, 근지구력, 근력 약함, 이동성, 감각 통합 및 운동 제어와 같은 장애에서 통합 또는 "약한 연결성"을 반영하는 복합 검사이다. ICF에서는 다음과 같은 활동 "물체 운반, 이동 및 취급(d430–d449)"과 같은 활동을 수행할 수 있는 능력을 측정한다. SSET에서 환자는 45° 높이에서 팔로 볼트를 조이고 풀어야 한다. 검사 시작 후 2분, 4분, 6분에 환자의 손목에 0.45kg의 무게를 가한다. 환자가 더 이상 업무를 수행할 수 없을 때 테스트가 종료된다. SSET은 중등도의 검사-재검사 신뢰도(r = 0.59~0.60)를 보였다.[88] FIT- HaNSA는 3개의 하위 업무로 구성된다. 허리 높이와 눈높이에 가중 물체를 반복적으로 배치한 다음 머리위 위치에서 지속적인 조작/조립이 이어지며 각 과제는 최대 5분 동안 순차적으로 수행된다. 환자가 너무 불편하거나 업무를 완료할 수 없을 때 테스트를 종료하고 총 점수에 합산하여 3개의 하위 테스트 시간으로 채점한다. 테스트를 수행하려면 업무를 수행하기 위해 선반형 장치를 구입하거나 조립[64]해야 한다. FIT-HaNSA는 어깨 장애가 있거나 없는 개인[74,115,134,176] 또는 목/팔 통증이 있는 2등급 편타성 환자[162]에서 FIT-HaNSA에 대해 우수한 신뢰도와 구성 타당도가 있음이 보고되었다.

복합적 임상가 기반 평가결과(Composite clinician-based outcome measures; CBOMs)

일부 임상가와 연구자는 글로벌 지표로 간주되는 요약 측정 검사를 사용하기 원한다. 이러한 점수는 임상 시험에서 다양한 결과 측정의 합동 가중치 또는 합동 지수를 만들어 구성할 수 있다.

Constant

https://www.orthopaedicscore.com/scorepages/constant_shoulder_score.html

Constant는 "전반적인 임상적 기능 평가"를 제공하도록 설계되었다.[40] 주관적 기능에 대한 항목은 35점으로 0–5점으로 평가되고, 나머지 65점은 활성 ROM 및 근력의 신체 평가를 담당한다.[40] 변수에는 검사자가 항목을 묻는지 또는 자가 보고하는지 여부와 ROM 및 강도를 측정하는 방법이 포함된다. Constant와 같은 복합적 CBOM은 가중치가 임의적이며 다른 구성이 함께 추가되어, 측정의 특이성 원칙에 위배되기 때문에 측정 전문가들로부터 널리 비판을 받았다. 체계적 고찰연구에서는 심리학적 증거의 질과 표준화된 절차의 부족을 비판한다.[179] 이러한 주요 결함에도 불구하고, 연구 결과에서 널리 사용되는 척도이다. 연구에 사용된다면 신뢰성 향상을 위해 절차(장치, 검사자 절차, 위치 지정)를 표준화하기 위해 상당한

노력을 기울여야 한다.[82,179] 치료사가 특정 구조를 추적해야 하므로 임상적 유용성은 미미하다.

환자에 의해 보고된 통증 및 장애 평가 (Patient-reported pain and disability measures)

어떠한 단일 PROM도 "표준 기준(gold standard)"으로 확립되지 않았다. 임상가는 측정 구조, 내용 및 측정 능력이 다른 다양한 PROM 배열 중에서 선택할 수 있다.[130,136] 아래에서 어깨 장애에 대해 가장 자주 사용, 평가 및 인용된 PROM을 설명한다.

어깨 질환의 전반적인 건강 상태, 유용성 및 질 평가를 위한 PROM (PROMs for generic health status, utility and QoL measures in shoulder conditions)

포괄적(generic) PROM은 신체적, 심리적, 사회적 건강을 포함하는 전반적인 건강, 웰빙 또는 삶의 질(QoL)을 고려하도록 설계되었다. 이점에는 글로벌 관점과 다양한 건강 상태를 비교할 수 있는 능력이 포함된다. 일반 OM은 질병의 부담을 결정하거나, 여러 건강 문제의 누적 효과를 설명하거나,[221] 정신적 및 신체적 상호 작용을 고려하는 데 사용할 수 있다.[133] 유용성(예: EQ-5D)는 경제적 분석을 지원하는 추가적인 이점이 있다. 그러나, 건강 상태(예: SF-36) 및 유용성 OM은 일반적으로 상태 또는 관절 특정 OM과 비교할 때 반응이 낮기 때문에 개별 환자 또는 임상 시험에서 치료에 대한 반응을 측정하기 위한 기본 OM으로서 이상적이지 않다.

1) EQ-5D-5L, EuroQol-5 치수-5 레벨 (EuroQol 5L-5D; EQ-5D-5L)

https://euroqol.org/eq-5d-instruments/

EQ-5D-5L은 건강의 5가지 차원[80,164]에서 5가지 수준의 심각도를 평가하는 유용성 측정이며 단일 전역 항목(single global item)이 있다. 상지 정형외과적 질환에서 사용에 대한 체계적 고찰 연구에서는 적절한 반응성뿐만 아니라 우수한 신뢰성과 타당성을 가지고 있다고 결론지었다.[71] 장점은 적용 용이성, 200개 이상의 언어로 번역되고 자금 지원 없이 연구 또는 임상 사용이 무료이며 광범위한 비교 데이터 풀이 있다는 점이다.[224] 등록은 필수이다. 이전 버전이 존재하며 5L과 3L 간의 비교 가능성을 계산할 수 있다.[87] EQ-5D 지수의 MCID 범위는 0.03~0.52이고 MID는 0.08이다.

2) 36항목 약식 건강조사표 (36-Item Short Form Health Survey; SF-36)

https://www.rand.org/health-care/surveys_tools/mos/36-item-short-form/survey-instrument.html

SF-36은 신체 기능, 신체 역할, 신체 통증, 일반 건강, 활력, 사회적 기능, 정서적 역할 및 정신 건강의 8개 하위 척도로 구성된 건강 상태 측정이다.[217,218] 8개의 하위 척도 점수(/100) 및/또는 신체 및 정신 건강을 나타내는 2개의 규범 참조 요약 점수로 보고해야 한다.[216] 요약 점수는 더 축약된 SF-12로도 측정할 수 있다.[216] SF-36이 단일 요약 점수로 설계되지는 않았지만 범위 지정 검토에서 그러한 방식으로 사용된 것으로 나타났다.[124] SF-12/36은 어깨 또는 회전근개 특정 측정보다 반응이 적으며 MCID 및 MDC는 아직 어깨 집단에서 평가될 수 있다.[133] 이점에는 광범위한 사용, 포괄적인 특성, 대규모 비교 기준 또는 임상 데이터 풀, SF-6D를 통한 유용성 매핑,[184] 근골격계 질환의 검증이 포함된다. 단점은 채점에 복잡성과 도구에 대한 무료 액세스의 잠재적인 문제를 포함한다.

3) 상지-환자 보고 평가결과 정보 시스템 (Patient-Reported Outcomes Measurement Information System-Upper Extremities; PROMIS-UE)

https://www.healthmeasures.net/explore-measurement-systems/promis

http://www.healthmeasures.net/explore-measurement-systems/nih-toolbox

PROMIS 및 NIH 소프트웨어 검사장비는 최근에 개발된 일련의 OM을 제공하며, 심리학적 측정 증거의 새로운 부분을 가지고 있다. 등록이 필수이다. PROMIS는 CAT를 개발했지만 새로운 표준 항목 척도도 개발했다. 상지 기능에 관한 항목은 여러 상지 모집단에 걸쳐 구성되고 검증되었다.[89,98,99]
PROMIS-UE는 CAT 또는 7항목 표준화 항목 약식으로 관리할 수 있다. 일부 연구에서는 UE OM 대신 PROMIS 신체 기능 척도를 사용했다. PROMIS OM은 어깨 모집단에서 광범위한 테스트를 거쳤다.[7,16,17,52,58,151,155,161,18] 강점은 간결함과 증상과는 별개의 기능에 대한 초점을 맞추는 것이다. PROMIS CAT이 표준화된 어깨 척도[16,161,180] 보다 더 우수하거나 더 나은 기능을 보인다고 제안되었지만, 일부는 표준화된 어깨 OM과 낮은 상관관계를 발견했다.[161] CAT는 컴퓨터 기반 관리를 필요로 하는데 이는 일부 상황이나 환자 모집단에 대한 구현 장벽이 될 수 있다. CAT는 응답자의 부담을 낮출 수 있지만 임상가는 시간이 지남에 따라 동일한 항목에 대한 변경 사항을 검토할 수 없으며 표준 항목 어깨 OM에 비해 절약되는 시간이 최소화된다.[147] PROMIS UE CAT의 MCID는 어깨 관절 성형술 또는 회전근개 질환에서 3-5 사이로 보고되었다.[59,73]

단일 항목 포괄적 PROM *(Single item global PROMs)*

1) 단일 평가 수치 평가표 (Single Assessment Numeric Evaluation; SANE)

https://orthop.washington.edu/sites/default/files/files/POOS-12_SANE.pdf

단일 평가 수치 측정평가는 기능 측정으로 간주되는 단일 항목의 포괄적 PROM이다. "0%에서 100%까지의 척도에서, 100%가 정상인 경우 오늘 귀하의 [예: 어깨]를 어떻게 평가하겠습니까?"[225]에 대한 응답은 숫자를 작성하여 완료한다. 장점은 부담이 적고, 여러 근골격계 문제에 걸쳐 사용 가능하며, 두 차례에 걸쳐 시행할 때 전체적인 변화를 평가하는데 더 유효한 방법이라는 것이다(기억 편향 제한). 단점은 "정상"에 대한 환자의 해석이 다를 수 있고 측정되는 구조가 불분명하다는 점을 포함한다. SANE는 어깨 병리에 사용할 수 있는 신뢰할 수 있고 유효하며 반응이 빠른 도구인 것으로 나타났다.[154] MDC는 7-9%로 보고되고 MCID는 15%이다.

2) 변화에 대한 단일 항목 평가 (Single Item Measures of Change)

GRC(포괄적 변화 등급 Global Rating of Change) 또는 GPE(포괄적 인지 변화; global perceived effect)는 후속 조치에 환자가 자신의 변화 또는 치료 효과를 악화, 변화 없음, 향상으로 평가하는 단일 항목 PROM이다. 이들은 일반적으로 OM 검증에서 하위 그룹을 만드는 데 사용되며 신뢰할 수 있다.[21] 간격과 앵커(anchors)의 수가 다를 수 있으며 본질적으로 기억 편향(recall bias)이 있다.[21,96]

어깨에 대한 표준 항목 영역/관절별 PROM *(Standard-item region/joint-specific PROMs for the shoulder)*

어깨 평가를 위한 표준화된 일련의 항목을 사용하는 표준 항목 영역/관절별 PROM이 아래에 요약되어 있다.

1) 미국 어깨 및 주관절 외과의 표준 평가 (American Shoulder and Elbow Surgeons Standardized Assessment; ASES)

https://www.orthopaedicscore.com/scorepages/patient_completed_score.html

ASES는 기능적 제한과 어깨 통증을 측정한다.[166] ASES에는 단일 항목 통증(0-10)과 10개의 기능적(4점 리커트) 항목을 포함하는 두 가지 하위 척도가 있다. 통증과 기능은 동등하게 가중치를 부여하고 총 점수 범위는 0에서 100점까지이다. 여기서 0은 최악이고 100은 최고이다. 체계적 고찰 연구에 따르면 ASES는 신뢰할 수 있고 유효한 도구이지만, 다른 상황에

서 세로 응답 특성을 추정하기 위해서는 추가 업무가 필요하다.[178] 서류나 모바일 버전에서 신뢰할 수 있는 것으로 보고되었지만,[86] 한 연구에서는 통증 차원의 검사-재검사 신뢰도가 부적절하다고 제안했으며 "평소 스포츠를 하세요" 항목은 특히 노인의 경우 데이터 누락률이 높다.[210] MDC는 10.5(90% CI)이고 MCID는 15.5(총 15% 차이)이다.[93] 어깨 관절 성형술을 받은 환자는 ASES 점수 76점을 PASS(Patient Acceptable Symptom State)로 간주한다.[31]

2) 팔, 어깨 및 손의 장애 설문지 (Disabilities of the Arm, Shoulder and Hand questionnaire; DASH)

https://dash.iwh.on.ca/about-dash

전체 30개 항목의 DASH는 증상을 측정하는 항목도 포함하지만 상지 질환이 있는 사람의 장애를 측정하기 위해 개발되었다.[14] 점수 범위는 0-100(100이 최악)이며 표준화 점수[1] 및 임상 집단의 광범위한 데이터와 비교할 수 있다. DASH는 신뢰할 수 있고 타당하다는 체계적 고찰 연구가 보고되었다.[178] 2005년 DASH는 11개 항목으로 구성된 QuickDASH[15]로 축소되었다.[15] 전체 DASH와 유사한 측정 속성을 가지며 응답의 부담을 줄였다.[135] DASH의 장점에는 여러 상지 상태에 맞춘 사용, 대규모 비교 데이터 풀, DASH 웹사이트에서 많은 번역이 제공된다는 점 등이 있다. MDC는 10.7(90% CI)이고 MCID는 10.2점이다.

3) 어깨 통증 및 장애 지수 (Shoulder Pain and Disability Index; SPADI)

https://orthotoolkit.com/spadi/

SPADI는 어깨 통증과 기능[167]을 별도의 하위 척도로 측정한다. 통증 하위 척도에는 5개의 항목이 있고 장애 하위 척도에는 8개의 항목이 있으며, 각 항목은 VAS 또는 더 일반적으로 NRS로 0(최고)에서 10(최악)까지 점수가 매겨진다. 여러 연구와 체계적 고찰 연구를 통해 신뢰성, 타당성 및 응답성이 입증되었다.[24,170,178] 장점은 다른 PROM에서 종종 결합되는 통증과 장애의 구성을 분리하는 것이지만 각각 50%로 평가하는 총 점수도 일반적으로 사용된다. MDC는 18.1(90% CI)[178]이고 MCID는 14-21/100이다.[47]

4) 옥스포드 어깨 점수(Oxford Shoulder Score; OSS)

http://www.orthopaedicscore.com/scorepages/oxford_shoulder_score.html

OSS(옥스포드 어깨 점수-Oxford Shoulder Score)는 불안정성을 제외한 다양한 유형의 어깨 수술 결과를 평가하기 위해 개발된 12가 항목 PROM이다.[48] OSS에는 통증(20점)과 일상생활 활동(40점)의 두 가지 하위 척도가 포함된다. 점수 범위는 0에서 60까지이며 점수가 높을수록 장애가 심한 것을 나타낸다. 체계적 고찰 연구를 기반으로 OSS는 신뢰할 수 있고 타당하며(구성 타당도만 보고됨) 변화에 민감하다(효과 크기가 보고됨). 반응 지수/연구 및 번역 연구는 다른 PROM에 비해 여전히 제한적이다.[185] MCID는 6이다(총 13% 차이).[93]

5) 단순 어깨 검사(Simple Shoulder Test; SST)

https://orthotoolkit.com/simple-shoulder/

SST는 어깨 기능 장애가 있는 사람에서 영향을 받은 어깨의 기능적 제한을 측정한다.[125] 이분법적인 응답 옵션(예/아니오)의 12개 항목으로 구성되어 있으며 진행성 항목에 따라 척도가 어렵게 증가한다(Guttman 척도). 점수는 환자가 할 수 있다고 나타내는 항목의 수이다. 체계적 고찰연구에서는 SST를 신뢰할 수 있고 유효한 도구로 보고했지만, 종단적(장기간에 걸친) 반응도(longitudinal responsiveness) 특성에 대한 추가 데이터가 필요하다.[178] 장점은 환자와 임상가의 부담이 적고

광범위하게 사용된다는 것이다. 번역본은 아직까지 많이 게시되지 않다. MDC는 32.3(95% CI)이고 MCID는 2.4~9.7점이다.

6) 펜실베니아 대학 어깨 점수 (University of Pennsylvania Shoulder Score; PSS)

https://orthotoolkit.com/penn-shoulder-score/

PSS는 통증, 기능 및 만족도의 3가지 하위 척도로 구성된 100점 척도이다. 통증 및 만족도 항목은 10점 NRS를 사용하여 응답자가 기능 수준에 대해 얼마나 많은 통증 또는 만족을 보고하는지 결정한다. 기능 하위 섹션은 각각 4점 리커트 척도가 있는 20개 항목의 합계를 기반으로 한다. 소수의 연구에서는 PSS가 신뢰할 수 있고 타당하며 응답성이 높다고 제안한다. 제한 사항에[118]는 제한된 비교 데이터와 다양한 구조를 종합 점수로 결합하는 것이 포함된다.

질환-특정 PROM (Condition-specific PROMs)

상태/질병 별 OM은 단일 증상, 건강 상태 또는 진단의 영향을 평가하는 것이다.

1) 서부 온타리오 회전근개 지수(WORC) 및 축약형-WORC (Western Ontario Rotator Cuff Index (WORC) and Short-WORC)

https://journals.lww.com/jorthotrauma/fulltext/2006/09001/western_ontario_rotator_cuff_index__worc_.48.aspx

Western Ontario Rotator Cuff Index[106,107]는 회전근개 질환에 초점을 맞춘 질병별 QoL PROM이다. WORC는 원래 21개의 시각적 상사 척도(VAS) 항목으로 구성되어 있으며 신체 증상, 스포츠/레크리에이션, 업무, 생활 방식 및 감정 등 5개 하위 척도로 구성되어 있다. 개발자가 합계(/2100)를 제안했지만 점수 차이는 문헌(/2100 대 백분율)에 나타난다. 표준수치(Normative values)가 확립되었다.[101] WORC는 업무 및 생활 방식 하위 척도의 항목을 유지하여 최근 21개에서 7개의 VAS 항목(/700)으로 축약되었다. Short-WORC는 이후 백분율(0-100%)로 점수가 매겨지는 숫자(0-10) 버전[49,50]에서 검증되었다. 한 체계적 고찰연구에서는 MDC90이 16.7/100이고 MIC가 34/100으로 타당하고 신뢰할 수 있으며 반응이 좋다고 보고했으며, 다른 연구에서는 MCID가 276(총 13% 차이)이라고 보고했다.[93] 일부 연구에서는 어깨 관절에 특정된 OM보다 더 반응성이 높다고 했다.[49]

2) 회전근개 삶의 질 (Rotator Cuff Quality of Life; RC-QoL)

https://pubmed.ncbi.nlm.nih.gov/11075319/

RC-QoL은 회전근개 병리를 가진 사람들을 위한 질병 별 삶의 질 척도이다.[23,84] RC-QoL의 34개 항목은 이전 문헌, 전문가 의견 및 환자 인터뷰를 기반으로 구축된 임상 측정 프로세스를 통해 도출되었다. 작은 근거 풀이 신뢰성,[57] 타당성,[23] 및 반응성을 뒷받침한다. MDC는 3이고 MCID 범위는 7~14점이다.[57]

3) 멜버른 어깨 불안정성 척도 (Melbourne Instability Shoulder Scale; MISS)

https://pubmed.ncbi.nlm.nih.gov/15723010/

MISS[220]은 어깨 불안정성에 대한 22개 항목 OM으로 통증(4개 항목), 불안정성(5개 항목), 기능(8개 항목), 직업 및 스포츠(5개 항목)의 4개 영역을 포함하며 점수는 5점 Likert 불안정성이다. 제한된 수의 연구에서는 MISS가 신뢰할 수 있고 타당하며 반응이 빠르다고 나타낸다(MDC = 5.5점).[171,223] 더 많은 심리 측정(psychometric)에 대한 근거가 필요하다.

4) 웨스턴 온타리오 어깨 불안정성 지수 (Western Ontario Shoulder Instability Index; WOSI)

https://orthotoolkit.com/wosi/

WOSI[180]은 신체적 증상(10개 항목), 스포츠/레크리에이션/일(4개 항목), 생활 방식(4개 항목) 및 감정(3개 항목)의 4개 영역을 가지며 VAS(점수/2100)를 사용하여 점수를 매겼다. WOSI는 신뢰할 수 있고 타당하며 반응이 빠른 것으로 나타났으며[223] 불안정성-특정(instability-specific) OM에 대한 가장 많은 지원 증거가 있는 것으로 나타났다.[223] MCID는 10%이고 MDC는 339.3/ 2100이다.

증상-특정 PROM (Symptom-specific PROMs)

증상별 특화된 PROM은 피로, 통증 강도 또는 통증 간섭(interference)과 같은 증상의 심각도 및/또는 영향을 측정한다. NIH(National Institutes of Health) 소프트웨어 검사장비는 통증 강도(NRS) 및 통증 간섭[41]의 측정을 제안하며, 다양한 OM을 위한 웹사이트를 제공한다.

https://www.healthmeasures.net/explore-measurement-systems/nih-toolbox

1) 숫자 통증 평가 척도 (Numerical Pain Rating Scale; NPRS)

https://www.orthopaedicscore.com/scorepages/VAS_score.html

NPRS는 0-10의 앵커가 있는 단일 숫자 항목 PROM이다. VAS와 달리 구두 또는 텍스트로 관리할 수 있다. 질문 프레임, 시간 프레임 및 앵커는 연구마다 다르다. NIH 소프트웨어 검사장비는 "지난 7일 동안 평균 통증은 어땠는지?" "'고통 없음'에서 '극심한 고통'[160]으로 평가해 주세요" 라고 질문할 것을 권장한다. NPRS의 장점은 텍스트 또는 구두 형식으로 적용하기 쉽고, 채점의 단순성, 일반적인 사용, 어깨 통증이 있는 환자를 포함한 많은 질병[35,83]에서 신뢰할 수 있고 타당하며 반응이 있다는 광범위한 근거이다.[149] MDC는 2점이다. MCID는 1점이다.

2) 맥길 통증 설문(McGill Pain Questionnaire; MPQ)

https://eprovide.mapi-trust.org/instruments/short-form-mcgill-pain-questionnaire

McGill 통증 설문지는 통증 특성에 초점을 맞춘 최초의 PROM 중 하나였다.[143] 어깨 병리를 포함하여 다양한 진단에 사용되었다.[55] 원래 버전은 단어만을 기반으로 했지만(20개의 서로 다른 통증 품질 항목에 78개 단어) 축약된 버전[55]에서는 단어 수를 줄이고 숫자 척도를 도입하여 통증의 품질과 강도를 모두 정량화 했다. 22개 항목 SF-MPQ-V2(항목 등급 0-10)의 가장 최근 버전은 부담이 적고 통증 유형에 초점을 유지하며 신경병성 통증을 구별하는 항목을 포함한다.[159] 다른 통증 척도와 비교했을 때 단점은 반응에 대한 부담과 정신적인 심리 측정 연구가 적다는 것이다.[94,126]

3) 간단한 통증 평가(Brief Pain Inventory; BPI)

https://www.mdanderson.org/research/departments-labs-institutes/departments-divisions/symptom-research/symptom-assessment-tools/brief-pain-inventory.html

간단한 통증 평가지(Brief Pain Inventory)는 통증의 강도(감각적 차원)와 환자의 삶에서 통증의 간섭(반응적 차원)을 측정한다.[39] 연구를 위한 긴 형식과 임상 실무를 위한 짧은 형식이 있다(7개 및 10개 항목 버전 존재).[163] MSK 장애[131] 및 어깨 장애[226]를 포함하여 암 및 비암성 통증[6,100]에 사용되었다.[226] 일부 연구는 2개의 하위 척도를 지원하지만,[131] 대규모 연구에서는 두 개의 별도 하위 척도(정서적인 간섭, 신체적 간섭)로

해석해야 한다고 제안했다. Rasch 모델에 최적으로 맞추기 위해 수면 항목이 제거되거나 별도로 해석된다(간격 수준 조정).[213] BPI는 여러 언어로 번역되었다. 신뢰할 수 있고 타당하며 반응성이 좋다(MCID = MSK 장애에서 2.2점). BPI는 9개 항목(BPI-SF)으로 단축되었다.[140]

장애 - (활동/참여) 특정 OMs

(Disability- (activity/participation) specific OMs)

일부 OMs는 특정 활동 제한 또는 참여 제한(예: 스포츠 복귀 또는 직장 복귀)을 평가하도록 설계되었다.

1) 업무 제한 설문지

(Work Limitations Questionnaire; WLQ)

https://www.tuftsmedicalcenter.org/research-clinical-trials/institutes-centers-labs/center-for-health-solutions/available-questionnaires

업무 제한 설문지(Work Limitations Questionnaire)[120,121]는 업무 장애 및 생산성 손실을 평가하는 데 사용된다.[5,8,175] 항목 수(예: 8, 25, 26), 하위 척도 또는 채점 형식이 다른 여러 버전으로 제공된다. 따라서 WLQ 버전을 선택할 때 주의해야 한다.[175,200] WLQ-25에는 시간 요구, 신체적 요구, 정신적/대인관계 요구 및 출력 요구의 네 가지 하위 척도가 있다.[197] 체계적 검토에서 WLQ-25는 우수한 신뢰성, 타당성 및 반응성 속성을 보여준다(MCID =13점, MDC=0.77-0.97).[175]

2) 업무 불안정성 척도(Work Instability Scale; WIS)

https://eprovide.mapi-trust.org/instruments/rheumatoid-arthritis-work-instability-scale

업무 불안정성 척도는 류마티스 관절염 환자의 업무 불안정성을 측정하기 위해 Rasch 분석을 사용하여 개발된 23개 항목 PROM으로,[68] 개인의 기능적 능력과 개인의 업무 장애 위험에 처하게 하는 업무 간의 불일치로 정의된다. WIS는 원래 관절염 환자를 위해 개발되었지만 많은 상지 근골격계 질환에 대해 검증되었다. MDC는 0.86-0.93.[165,198,199]로 보고된다.

3) 스탠포드 프리젠티즘 척도

(Stanford Presenteeism Scale; SPS)

https://pubmed.ncbi.nlm.nih.gov/11802460/

6개 항목의 SPS는 건강 장애 및 통증으로 인한 주의 산만(distractions)에도 불구하고 업무에 집중할 수 있는 근로자의 지각된 능력의 영향을 측정한다.[112] SPS는 5개 항목 리커트 척도에 6개 항목을 포함한다. 체계적 고찰 연구에서 SPS는 우수한 신뢰성과 타당도 특성을 가지고 있지만 응답성은 제한적인 것으로 나타났다(MDC = 0.71-0.80).[175]

개인별 특정 PROM(*Person-specific PROMs*)

개인별 OM에는 환자가 선택한 항목이 있다. 일반적으로 환자별 PROM은 사람이 자신의 상태에 가장 중요한 항목을 선택하기 때문에 표준 항목 척도보다 반응이 빠르다.

1) 환자 특정 기능 척도

(Patient Specific Functional Scale; PSFS)

https://www.sralab.org/rehabilitation-measures/patient-specific-functional-scale

PSFS[189]는 환자에게 문제로 인해 수행할 수 없거나 어려움을 겪고 있는 중요한 활동 3~5개를 식별하고 난이도를 평가하도록 요청한다. PSFS는 어깨 및 기타 많은 근골격계 병리학에 사용되는 신뢰할 수 있고 타당하며 반응이 빠른 도구인 것으로 나타났다.[114] 강점은 환자 중심성, 기능적 목표와의 관계 및 높은 반응성이 포함된다. 단점은 항목이 표준이 아니기 때문에 개인이나 규범 간에 점수를 비교할 수 없다는 것이다. 상지 장애에서 MCID는 1.2점, MDC는 2점으로 보고된다.[79,108]

2) 캐나다 직업 수행 평가 (The Canadian Occupational Performance Measure; COPM)

https://www.thecopm.ca/ 

COPM은 환자가 업무 수행 측면을 선택하고 어려움과 만족도에 대해 평가하도록 요구한다. COPM은 특정 교육이 필요하며 관리 시간이 훨씬 더 긴 치료 계획에 통합된다.

환자-보고 심리학적 평가 (Patient-reported psychological measures)

심리학적 PROM은 환자가 긍정적인 회복 궤적/결과를 가질 가능성이 있는지 또는 불량한 회복/결과의 위험이 있는지 예측하는 데 종종 사용된다.[10,65] 생체심리사회적 어깨 재활에 초점을 두고 점점 더 많이 사용되고 있다. 심리사회적 건강은 복잡하며 평가를 복잡하게 만드는 많은 중첩 구조로 되어 있다(그림 12.2). 심리학적 PROM은 결과 궤적을 개선할 수 있는 단계에서 수정 가능한 예측 변수를 식별하는 데 유용하다.[66] 그러나, 이러한 레이블을 개선하기보다는 최적이 아닌 결과를 설명하는 데 사용하는 경우 사람들을 우울, 통증 파국화, 무기력 또는 지나치게 불안한 것으로 식별하는 데 잠재적 위험이 있다. 환자에게 라벨을 붙이면 임상가나 환자가 자신의 상황이

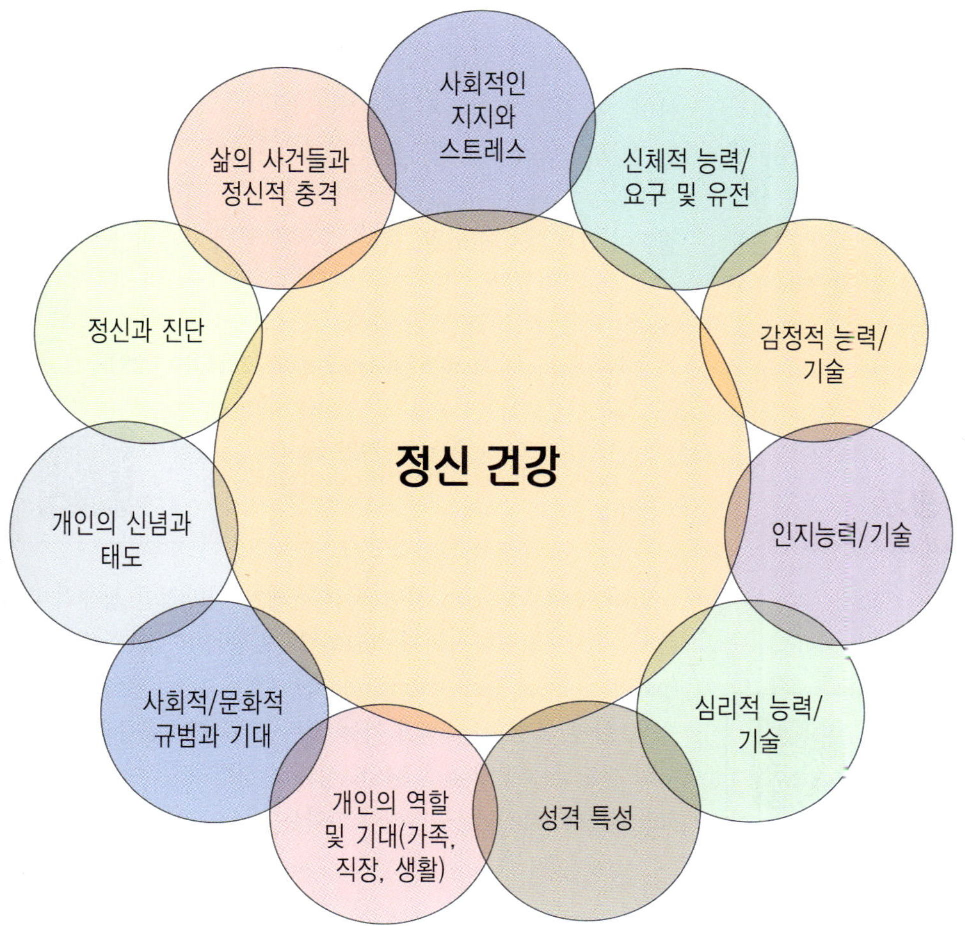

그림 12.2
심리적 PROM 점수에 기여하는 정신 건강 및 웰빙에 영향을 미치는 구조.

더 절망적이라고 생각하고, 낮은 수준의 치료적 결과를 초래할 수 있다. 심리학적 PROM은 현실적일 수도 있고 그렇지 않을 수도 있는 인지된 상태를 측정한다. 심각한 부상이나 장애를 반영하는 부정적인 현실적 평가는 과장된 심리적 반응과 다르다. 예를 들어, 절단 및 신경병성 통증이 있는 환자는 경미한 부상을 입은 환자와 다르게 "통증 파국화" 또는 자기효능감 PROM에 대답할 것이다.

심리학적 OM을 사용하는 목적은 진단을 내리는 것이 아니라 가급적이면 치료 대상이 될 수 있는 회복에 장애가 될 수 있는 믿음(beliefs) 과 증상(symptoms)을 확인하기 위해 사용된다. 질병의 심리적 특징은 OM에 대한 반응, 부상/질병 중증도, 진행 상황, 행동, 맥락, 문화 및 태도를 포함한 여러 요인을 고려하여 상태에 관해 적절한 부정적인 진술과 부정적인 생각을 구별하는 임상 경험/판단으로 조정된다. 우리는 이전의 삶의 경험과 트라우마에 대해 환자가 어떻게 받아들이고 의사소통하는지,[209] 어디서부터 트라우마 정보에 입각한 치료를 실행해야 영향을 미친다는 것을 알고 있다.[11,158] 모든 건강 상태에는 건강 상태와 함께 개선될 수 있는 신체적, 심리적, 사회적 반응이 포함되므로 OM을 통해 이를 모니터링할 수 있다. 생체심리사회적 치료(biopsychosocial treatment)는 어깨 상태 관리에 효과적이다.[72,97] 어깨 상태 관리의 심리사회적 측면에 대한 관심이 증가하고 있음에도 불구하고 예후 및 치료 목표에 대한 증거는 제한적이고 모호하므로[10,138] 어떤 OM 구성 또는 컷오프를 통해 환자를 다른 치료 경로로 분류하는 것이 가장 좋은 지 알 수 없다.

증상/구체적으로 정의된 심리학적 평가
(Symptom/construct-defined psychological measures)

1) 환자 건강 설문지
(The Patient Health Questionnaire; PHQ)

https://strokengine.ca/en/assessments/patient-health-questionnaire-phq-9/

PHQ는 PHQ−9 및 PHQ−2,[137,203]을 포함하여 여러 버전으로 존재하며, 보다 일반적으로 사용되는 예후 OM 중 하나이다. 우울증 증상을 측정하고 어깨 질환이 있는 사람의 선별 도구로 사용되어 더 큰 장애를 예측한다.[144,215] 한 항목이 자살 충동을 나타내므로 병원 및 연구 사용자는 이 항목을 지지하는 사람들을 위한 계획이 필요할 수 있다.

2) 병원 불안 및 우울 척도
(The Hospital Anxiety and Depression Scale; HADS)

https://strokengine.ca/en/assessments/hospital-anxiety-and-depression-scale-hads/

HADS에는 우울증을 평가하는 7개 항목(0~3점)의 하위 척도가 있으며, 5개 항목은 즐거움을 경험할 수 없으며, 2개는 외모(appearance)와 느려지는 느낌(feelings of slowing down)에 관한 것이다. 7개 항목은 불안관련 하위 척도를 구성하며, 이 중 2개 항목은 자율신경 불안(패닉 및 속이 더부룩함)을 평가하고 5개 항목은 긴장과 초조함을 평가한다. 높은 점수일수록 괴로움이 크다는 것을 의미한다. HADS는 어깨 질환이 있는 환자의 하위 그룹을 구별하는 데 사용되었다.[36,51,226]

3) 전반적 건강 설문지-28
(The General Health Questionnaire-28; GHQ-28)

https://www.gl-assessment.co.uk/products/general-health-questionnaire-ghq/

GHQ−28은 개인의 현재 정신 상태가 일반적인 상태와 다른지 여부를 확인하기위해 고안된 28개 항목의 심리학적 안녕(psychological well−being)을 측정한다. 요인 분석은 신체 증상, 불안/불면증, 사회적 기능 장애 및 중증 우울증의 4가지 하위 척도를 설정했다.[188] MSK 상태의 선별 또는 예후를 위해 사용되었다. 하지만, 구입해야 한다는 단점이 있다.

4) 공포-회피 신념 설문지
(Fear-Avoidance Beliefs Questionnaire; FABQ)

https://www.sralab.org/rehabilitation-measures/fear-avoidance-beliefs-questionnaire

FABQ는 신체 활동 및 업무에 대한 환자의 두려움-회피 신념이 어깨 장애를 포함하여 MSK 통증 및 장애에 어떻게 영향을 미칠 수 있는지에 초점을 맞춘다.[148] 그것은 환자가 0 = 완전히 동의하지 않음 에서 6 = 완전히 동의함 으로 동의를 평가하는 0-6점의 16개 항목을 가지고 있다. 최대 점수는 96점이다. FABQ에는 2개의 하위 척도가 있다. 7개의 질문(/42)이 있는 업무 하위 척도(FABQw)와 4개의 질문(/24)이 있는 신체 활동 하위 척도(FABQpa)이다. 어깨 상태에서 통증과 장애 결과를 구별하는 데 사용되었다.[148]

5) 운동공포증의 탬파 척도
(Tampa Scale of Kinesiophobia; TSK-11 or 17)

https://orthotoolkit.com/tampa-scale/

TSK는 두려움-회피 모델(업무 관련 활동에 대한 두려움, 이동에 대한 두려움, 재부상에 대한 두려움)을 기반으로 자가 보고된 움직임에 대한 두려움[146]을 평가한다. 그것은 두 가지 하위 척도로 구성되어 있다: 통증이나 부상의 위험으로 인지하여 활동 회피 및 심각한 상태에 대한 믿음을 반영하는 신체 초점. TSK에는 1-4등급으로 평가된 17개의 질문이 있으며, 일부 항목에는 역점수(reverse scoring)가 있다. 총 점수 범위는 17-68이며, 여기서 17은 운동공포증이 없음을 의미하고, 37은 운동공포증이 있음을 의미하며, 68은 심함을 의미한다. 단축형 TSK-11의 점수 범위는 11-44이며 어깨 질환의 예후를 알아 본 연구가 있다.[148]

6) 통증 자기효능감 설문지
(Pain Self Efficacy Questionnaire; PSEQ)

https://orthotoolkit.com/pseq/

PSEQ는 통증에도 불구하고 특정 업무를 수행할 수 있는 자신감을 측정한다. 항목이 0(전혀 자신 없음)에서 6점(완전히 자신 있음)까지 평가되는 10개 항목 설문지이다. 제한된 데이터는 어깨 모집단[144,145]의 통증 및 장애 결과의 예측변수로서 심리학적 특성을 지원한다.[33] 2개 항목 버전은 DASH 점수와 관련이 있으며 상지 모집단에서 선별 OM으로 제안되었다.[26]

7) 통증 파국화 척도(Pain Catastrophizing Scale; PCS)

https://www.physio-pedia.com/Pain_Catastrophizing_Scale

PCS는 반추(rumination), 과장(magnification) 및 무력감(helplessness)으로 정의되는 파국적 사고의 정도를 평가한다.[195] 총 0~52 범위의 13개 항목 척도[43,144] 이며 광범위하게 번역되었다.[30] 4항목으로 구성된 버전은 부담을 줄이고 강력한 측정 속성을 보여준다.[214] 이름은 환자에게 라벨을 지정하거나 비난하기 위한 오용될 수 있지만, 의도는 수정 가능한 위험 요소를 식별하는 것이다.

8) 불공정 경험 설문지
(Injustice Experience Questionnaire; IEQ)

https://eprovide.mapi-trust.org/instruments/injustice-experience-questionnaire

IEQ는 환자가 자신의 부상과 관련하여 부당함에 대해 서로 다른 생각을 경험하는 빈도를 보고하는 12항목의 PROM이다.[194] 여기에는 손실의 심각성/회복 불가능성 및 비난/불공평이라는 두 가지 상관 요소가 있다. 인지된 불의는 별개의 구조

로 보고되었으며,[194] 체계적 고찰 연구에서 통증 강도, 장애 관련 변수 및 MSK 질환에 정신 건강 결과와 관련이 있다는 강력한 근거가 발견되었다.[29] IEQ는 현재 Michael Sullivan 박사를 대신하여 Mapi Research Trust에서 라이선스를 부여받아 배포되고 있다. 부상 근로자[102] 및 섬유근육통(fibromyalgia) [168]에서 검증되었다.

9) 생활 지남력 검사-개정판 (Life Orientation Test-Revised; LOT-R)

https://osf.io/atgm9/

LOT-R[181]은 긍정과 부정의 10문항 척도로, 3문항은 낙관(optimism), 3문항은 비관(pessimism), 4문항은 채움말(fillers) 역할을 한다. 응답자는 각 항목을 4점 척도(0 = 매우 동의하지 않음, 1 = 동의하지 않음, 2 = 중립적임, 3 = 동의함, 4 = 매우 동의함)로 평가한다. 낙관주의(optimism)는 어깨 통증에 대한 통증 파국화의 영향을 완화시키는 것으로 나타났다.[43]

다중 구성 예후 측정 (Multi-construct prognostic measures)

특정 구조에 초점을 맞춘 PROM과 달리 일부 심리학적 PROM은 전반적인 예측에 초점을 맞춘 일련의 예후 항목을 평가한다.

Örebro 근골격계 통증 선별 설문지(Örebro Musculoskeletal Pain Screening Questionnaire; OMPSQ)

https://orthotoolkit.com/ompsq-sf/

ÖMPSQ는 "심리적 위험신호(yellow flags)"라고 하는 미래의 장애와 관련된 심리사회적 요인을 식별하도록 설계되었다. 이는 임상가의 인식을 보완하는 것으로 나타났다.[13] 10개, 12개 및 21개 항목 버전이 있으며, 요통에 가장 많이 사용되었다. ÖMSQ-12 콘텐츠 보유 버전은 광범위한 근골격계 해당 사례(musculoskeletal caseloads)에서 권장되었다.[62]

관리 과정/환자의 만족도 (Process of care/patient satisfaction)

진료 PROM에 대한 만족도와 같은 진료치료 과정은 진료 전달에 중점을 둔다. 한 리뷰에서는 환자 만족도 PROM이 표준화가 거의 되지 않았고 신뢰도가 낮으며 타당성이 불확실하다는 점을 강조했다.[67] 우리는 어깨 관절 성형술 후 환자의 PROM, 손상 장애 또는 전문가 사례 검토와 만족도가 낮은 관련이 있음을 발견했다.[177] 이러한 제한에도 불구하고 의료 서비스 제공을 평가하기 위한 중요한 관리 조치로 간주되는 경우가 많으며, 일부 조직에서 의무화하거나 핵심 세트에 포함될 수 있다.

순응도(adherence)는 결과를 수정하기 위해 치료 프로그램에 대한 조정을 알릴 수 있기 때문에 중요한 프로세스 측정이다. 그러나 측정하기 어려울 수 있다. 61개 옵션을 검토한 결과 결정적인 부분(no conclusive winner)은 없었다.[22] PROM의 순응도는 종종 상황에 따라 다르다.[61] 상지 환자를 위한 5개 항목 측정은 운동, 활동 수정, 기기/보조기 장치 사용, 가정 프로그램 및 전반적인 참여를 고려한다.[129] 환자와 임상가가 두 가지 관점을 모두 포착하기 위해 완료해야 할 버전이 있다.

제한사항 (Limitations)

모든 OM에는 장점과 한계가 있다. PROM에는 평가 중인 대상의 건강 상태 또는 치료에 대한 부적절한 대상 지정, 간격 척도의 부족, 바닥/천장 효과, 부적절한 응답성, 부적절하게 높은 건강 정보 이해력 요구, 높은 부담, 문화 간 적절한 번역 부족 및 기타 결함과 같은 측정 결함이 있을 수 있다. 손상 측정은 계측 도구를 사용하여 수행한 경우에도 전체 규모에서 정밀도가 부족하고, 계측기와 관련된 바닥 또는 천장 효과가 있을 수 있으며, 교정 오류가 발생할 수 있고, 검사자 간의 신뢰성이 부족하고, 중요한 임상 결과와의 연관성이 제한적일 수 있다. 자가 보고 및 성과 기반 측정 모두 의도적이거나 비자발적으로 성실/진정한 노력 또는 응답이 결여될 수 있다. 증상이나 장애의 중요한 측면을 누락되었을 가능성 또는 환자가 잘못 분류했거나 또는 잘못 분류되었을 가능성은 잠재적 문제로 간주되어야 한다. 임상가는 가능한 최상의 측정 방법을 선택하고, 다양한 유형의 평가를 상호 참조하고, 시간이 지남에 따라 평가를 반복하고, 건강 정보 이해력과 사회적 맥락의 영향을 고려하여 부적절한 OM의 잠재적인 부작용을 완화한다.

결론 (Conclusion)

결과 평가 과정에서는 치료 대상인 메커니즘 또는 장애에 대한 영향을 추적하기 위한 측정, 예후 측정, 활동 및 참여를 포함하여 환자의 우선 순위를 반영하는 중요한 건강 결과 측정을 의도적으로 선택해야 한다. 임상 측정 과학은 어깨 질환이 있는 사람들의 상태, 변화 및 예후를 평가하기 위해 검증된 측정 범위를 크게 개선되었지만, 격차는 여전히 남아 있다.

참고문헌(References)

1. Aasheim T, Finsen V. The DASH and the QuickDASH instruments. Normative values in the general population in Norway. J Hand Surg Eur Vol. 2014. doi:10.1177/1753193413481302.
2. Ager AL, Borms D, Bernaert M, et al. Can a conservative rehabilitation strategy improve shoulder proprioception? A systematic review. J Sport Rehabil. 2021. doi:10.1123/jsr.2019-0400.
3. Ager AL, Borms D, Deschepper L, et al. Proprioception: how is it affected by shoulder pain? A systematic review. J Hand Ther. 2020. doi:10.1016/j.jht.2019.06.002.
4. Ager AL, Roy JS, Roos M, Belley AF, Cools A, Hébert LJ. Shoulder proprioception: how is it measured and is it reliable? A systematic review. J Hand Ther. 2017. doi:10.1016/j.jht.2017.05.003
5. Amick BC, Lerner D, Rogers WH, Rooney T, Katz JN. A review of health-related work outcome measures and their uses, and recommended measures. Spine (Phila Pa 1976). 2000;25(24):3152-3160. doi:10.1097/00007632-200012150-00010
6. de Andrés Ares J, Cruces Prado LM, Canos Verdecho MA, et al. Validation of the Short Form of the Brief Pain Inventory (BPI-SF) in Spanish patients with non-cancer-related pain. Pain Pract. 2015. doi:10.1111/papr.12219
7. Anthony CA, Glass NA, Hancock K, Bollier M, Wolf BR, Hettrich CM. Performance of PROMIS Instruments in Patients with Shoulder Instability. Am J Sports Med. 2017. doi:10.1177/0363546516668304
8. Arumugam V, Macdermid JC, Grewal R. Content analysis of work limitation, stanford presenteeism, and work instability questionnaires using international classification of functioning, disability, and health and item perspective framework. Rehabil Res Pract. 2013 doi:10.1155/2013/614825
9. Awan R, Smith J, Boon AJ. Measuring shoulder internal rotation range of motion: a comparison of 3 techniques. Arch Phys Med Rehabil. 2002. doi:10.1053/apmr.2002.34815
10. De Baets L, Matheve T, Meeus M, Struyf F, Timmermans A. The influence of cognitions, emotions and behavioral factors on treatment outcomes in musculoskeletal shoulder pain: a systematic review. Clin Rehabil. 2019. doi:10.1177/0269215519831056
11. Bath H. The three pillars of trauma-informed care. Reclaiming Children and Youth. 2008. Available at: https://www.hope.ms.gov/sites/mccj/files/Hope%20training%20January%202021/read_3%20Pillars%20of%20TIC.pdf
12. Beach ML, Whitney SL, Dickoff-Hoffman SA. Relationship of shoulder flexibility, strength, and endurance to shoulder pain in competitive swimmers. J Orthop Sports Phys Ther. 1992. doi:10.2519/jospt.1992.16.6.262
13. Beales D, Kendell M, Chang RP, et al. Association between the 10 item Örebro Musculoskeletal Pain Screening Questionnaire and physiotherapists' perception of the contribution of biopsychosocial factors in patients with musculoskeletal pain. Man Ther. 2016. doi:10.1016/j.math.2016.03.010
14. Beaton DE, Katz JN, Fossel AH, Wright JG, Tarasuk V, Bombardier C. Measuring the whole or the parts? Validity, reliability and responsiveness of the Disabilities of the Arm, Shoulder and Hand outcome measure in different regions of the upper extremity. J Hand Ther. 2001. doi:10.1016/S0894-1130(01)80043-0
15. Beaton DE, Wright JG, Katz JN, et al. Development of the QuickDASH: comparison of three item-reduction approaches. J Bone Jt Surg - Ser A. 2005. doi:10.2106/JBJS.D.02060
16. Beckmann JT, Hung M, Bounsanga J, Wylie JD, Granger EK, Tashjian RZ. Psychometric evaluation of the PROMIS Physical Function Computerized Adaptive Test in comparison to the American Shoulder and Elbow Surgeons score and Simple Shoulder Test in patients with rotator cuff disease. J Shoulder Elb Surg. 2015. doi:10.1016/j.jse.2015.06.025
17. Beleckas CM, Padovano A, Guattery J, Chamberlain AM, Keener JD, Calfee RP. Performance of Patient-Reported Outcomes Measurement Information System (PROMIS) Upper Extremity (UE) versus physical function (PF) computer adaptive tests (CATs) in upper extremity clinics. J Hand Surg Am. 2017. doi:10.1016/j.jhsa.2017.06.012
18. Beshay N, Lam PH, Murrell GAC. Assessing the reliability of shoulder strength measurement: hand-held versus fixed dynamometry. Shoulder Elb. 2011. doi:10.1111/j.1758-5740.2011.00137.x
19. Blasier RB, Carpenter JE, Huston LJ. Shoulder proprioception: effect of joint laxity, joint position, and direction of motion. Orthop Rev. 1994;23(1):45-50.
20. Boake BR, Childs TK, Soules TD, Zervos DL, Vincent JI, MacDermid JC. Rasch analysis of the Shoulder Pain and Disability Index (SPADI) in a postrepair

rotator cuff sample. J Hand Ther. 2020. doi:10.1016/j.jht.2020.09.001

21. Bobos P, Ziebart C, Furtado R, Lu Z, MacDermid JC. Psychometric properties of the global rating of change scales in patients with low back pain, upper and lower extremity disorders. A systematic review with meta-analysis. J Orthop. 2020. doi:10.1016/j.jor.2020.01.047

22. Bollen JC, Dean SG, Siegert RJ, Howe TE, Goodwin VA. A systematic review of measures of self-reported adherence to unsupervised home-based rehabilitation exercise programmes, and their psychometric properties. BMJ Open. 2014. doi:10.1136/bmjopen-2014-005044

23. Boorman RS, More KD, Hollinshead RM, et al. The Rotator Cuff Quality-of-Life Index predicts the outcome of nonoperative treatment of patients with a chronic rotator cuff tear. J Bone Jt Surgery-American Vol. 2014. doi:10.2106/JBJS.M.01457

24. Bot SDM, Terwee CB, Van Der Windt DAWM, Bouter LM, Dekker J, De Vet HCW. Clinimetric evaluation of shoulder disability questionnaires: a systematic review of the literature. Ann Rheum Dis. 2004. doi:10.1136/ard.2003.007724

25. Bourget-Murray J, Frederick A, Murphy L, French J, Barwood S, LeBlanc J. Establishing user error on the patient-reported component of the American Shoulder and Elbow Surgeons Shoulder Score. Orthop J Sport Med. 2020. doi:10.1177/2325967120910094

26. Briet JP, Bot AGJ, Hageman MGJS, Menendez ME, Mudgal CS, Ring DC. The Pain Self-Efficacy Questionnaire: validation of an abbreviated two-item questionnaire. Psychosomatics. 2014. doi:10.1016/j.psym.2014.02.011

27. Buchbinder R, Page MJ, Huang H, et al. A preliminary core domain set for clinical trials of shoulder disorders: a report from the OMERACT 2016 shoulder core outcome set special interest group. J Rheumatol. 2017. doi:10.3899/jrheum.161123

28. Burn MB, McCulloch PC, Lintner DM, Liberman SR, Harris JD. Prevalence of scapular dyskinesis in overhead and nonoverhead athletes: a systematic review. Orthop J Sport Med. 2016. doi:10.1177/2325967115627608

29. Carriere JS, Donayre Pimentel S, Yakobov E, Edwards RR. A systematic review of the association between perceived injustice and pain-related outcomes in individuals with musculoskeletal pain. Pain Med. 2020. doi:10.1093/pm/pnaa088

30. Celik D, Dirican A, Baltaci G. Intrarater reliability of assessing strength of the shoulder and scapular muscles. J Sport Rehabil. 2017. doi:10.1123/jsr.2012-0007

31. Chamberlain AM, Hung M, Chen W, et al. Determining the patient acceptable symptomatic state for the ASES, SST, and VAS pain after total shoulder arthroplasty. J Shoulder Elb Arthroplast. doi:10.1177/2471549217720042

32. Chandler TJ, Kibler WB, Stracener EC, Ziegler AK, Pace B. Shoulder strength, power, and endurance in college tennis players. Am J Sports Med. 1992. doi:10.1177/036354659202000416

33. Chester R, Khondoker M, Shepstone L, Lewis JS, Jerosch-Herold C. Self-efficacy and risk of persistent shoulder pain: results of a Classification and Regression Tree (CART) analysis. Br J Sports Med. 2019. doi:10.1136/bjsports-2018-099450

34. Chesworth BM, MacDermid JC, Roth JH, Patterson SD. Movement diagram and "end-feel" reliability when measuring passive lateral rotation of the shoulder in patients with shoulder pathology. Phys Ther. 1998;78(6):593-601.

35. Chiarotto A, Maxwell LJ, Ostelo RW, Boers M, Tugwell P, Terwee CB. Measurement properties of visual analogue scale, numeric rating scale, and pain severity subscale of the Brief Pain Inventory in patients with low back pain: a systematic review. J Pain. 2019. doi:10.1016/j.jpain.2018.07.009

36. Cho CH, Jung SW, Park JY, Song KS, Yu KI. Is shoulder pain for three months or longer correlated with depression, anxiety, and sleep disturbance? J Shoulder Elb Surg. doi:10.1016/j.jse.2012.04.001

37. Christensen KB, Thorborg K, Hölmich P, Clausen MB. Rasch validation of the Danish version of the Shoulder Pain and Disability Index (SPADI) in patients with rotator cuff-related disorders. Qual Life Res. 2019. doi:10.1007/s11136-018-2052-8

38. Cieza A, Stucki G. Content comparison of Health-Related Quality of Life (HRQOL) instruments based on the International Classification of Functioning, Disability and Health (ICF). Qual Life Res. doi:10.1007/s11136-004-4773-0

39. Cleeland CS, Ryan KM. Pain assessment: global use of the Brief Pain Inventory. Annals Acad Med Singapore. 1994;23(2):129-138.

40. Constant CR, Murley AH. A clinical method of functional assessment of the shoulder. Clin Orthop Relat Res. 1987. doi:10.1097/00003086-198701000-00023

41. Cook KF, Dunn W, Griffith JW, et al. Pain assessment using the NIH Toolbox. Neurology. 2013. doi:10.1212/WNL.0b013e3182872e80

42. Cools AM, De Wilde L, Van Tongel A, Ceyssens C, Ryckewaert R, Cambier DC. Measuring shoulder external and internal rotation strength and range of motion: comprehensive intra-rater and inter-rater reliability study of several testing protocols. J Shoulder Elb Surg. 2014. doi: 10.1016/j.jse.2014.01.006.

43. Coronado RA, Simon CB, Lentz TA, Gay CW, Mackie LN, George SZ. Optimism moderates the influence of pain catastrophizing on shoulder pain outcome: a longitudinal analysis. J Orthop Sports Phys Ther. 2017. doi:10.2519/jospt.2017.7068

44. da Costa BR, Armijo-Olivo S, Gadotti I, Warren S, Reid DC, Magee DJ. Reliability of scapular positioning measurement procedure using the Palpation Meter (PALM). Physiotherapy. 2010. doi:10.1016/j.physio.2009.06.007

45. D'hondt NE, Kiers H, Pool JJM, Hacquebord ST, Terwee CB, Veeger DHEJ. Reliability of performance-based clinical measurements to assess shoulder girdle kinematics and positioning: systematic review. Phys Ther. 2017. doi:10.2522/ptj.20160088

46. D'hondt Ne, Pool JJM, Kiers H, Terwee CB, Veeger HEJ. Validity of clinical measurement instruments assessing scapular function: Insufficient evidence to recommend any instrument for assessing scapular posture, movement, and dysfunction: a systematic review. J Orthop Sports Phys Ther. 2020. doi:10.2519/jospt.2020.9265

47. Dabija DI, Jain NB. Minimal clinically important difference of shoulder outcome measures and diagnoses: a systematic review. Am J Phys Med Rehabil. 2019. doi:10.1097/PHM.0000000000001169

48. Dawson J, Rogers K, Fitzpatrick R, Carr A. The Oxford Shoulder Score revisited. Arch Orthop Trauma Surg. 2009. doi:10.1007/s00402-007-0549-7

49. Dewan N, Macdermid JC, Macintyre N. Validity and responsiveness of the short version of the Western Ontario Rotator Cuff Index (Short-WORC) in patients with rotator cuff repair. J Orthop Sports Phys Ther. 2018. doi:10.2519/jospt.2018.7928

50. Dewan N, MacDermid JC, MacIntyre NJ, Grewal R. Reproducibility: reliability and agreement of short version of Western Ontario Rotator Cuff Index (Short-WORC) in patients with rotator cuff disorders. J Hand Ther. 2016. doi:10.1016/j.jht.2015.11.007

51. Ding H, Tang Y, Xue Y, et al. A report on the prevalence of depression and anxiety in patients with frozen shoulder and their relations to disease status. Psychol Heal Med. 2014. doi:10.1080/13548506.2013.873814

52. Dowdle SB, Glass N, Anthony CA, Hettrich CM. Use of PROMIS for patients undergoing primary total shoulder arthroplasty. Orthop J Sport Med. 2017. doi:10.1177/2325967117726044

53. Drummond AS, Sampaio RF, Mancini MC, Kirkwood RN, Stamm TA. Linking the Disabilities of Arm, Shoulder, and Hand to the International Classification of Functioning, Disability, and Health. J Hand Ther. 2007. doi:10.1197/j.jht.2007.07.008

54. Dvir Z. Grade 4 in manual muscle testing: the problem with submaximal strength assessment. Clin Rehabil. 1997. doi:10.1177/026921559701100106

55. Dworkin RH, Turk DC, Trudeau JJ, et al. Validation of the short-form McGill Pain Questionnaire-2 (SF-MPQ-2) in acute low back pain. J Pain. 2015. doi:10.1016/j.jpain.2015.01.012

56. Edouard P, Samozino P, Julia M, et al. Reliability of isokinetic assessment of shoulder-rotator strength: a systematic review of the effect of position. J Sport Rehabil. 2011. doi:10.1123/jsr.20.3.367

57. Eubank BH, Mohtadi NG, Lafave MR, Wiley JP, Emery JCH. Further validation and reliability testing of the Rotator Cuff Quality of Life Index (RC-QOL) according to the Consensus-Based Standards for the Selection of Health Measurement Instruments (COSMIN) guidelines. J Shoulder Elb Surg. 2017. doi:10.1016/j.jse.2016.07.030

58. Fisk F, Franovic S, Tramer JS, et al. PROMIS CAT forms demonstrate responsiveness in patients following arthroscopic rotator cuff repair across numerous health domains. J Shoulder Elb Surg. Published 2019. doi:10.1016/j.jse.2019.04.055

59. Franovic S, Kuhlmann N, Schlosser C, Pietroski A, Buchta AG, Muh SJ. Role of preoperative PROMIS scores in predicting postoperative outcomes and likelihood of achieving MCID following reverse shoulder arthroplasty. Semin Arthroplasty. 2020. doi:10.1053/j.sart.2020.05.008

60. Frese E, Brown M, Norton BJ. Clinical reliability of manual muscle testing. Middle trapezius and gluteus medius muscles. Phys Ther. 1987. doi:10.1093/ptj/67.7.1072

61. Frost R, Levati S, McClurg D, Brady M, Williams B. What adherence measures should be used in trials of home-based rehabilitation interventions? A Systematic review of the validity, reliability, and acceptability of measures. Arch Phys Med Rehabil. 2017. doi:10.1016/j.apmr.2016.08.482

62. Gabel CP, Burkett B, Melloh M. The shortened Örebro musculoskeletal screening questionnaire: evaluation in a work-injured population. Man Ther 2013. doi:10.1016/j.math.2013.01.002

63. Galatz LM, Griggs S, Cameron B, Iannotti JP. Prospective longitudinal analysis of postoperative shoulder function. J Bone Jt Surg. 2001;83(7):1052-1056.

64. Galea V, Pierrynowski M, MacDermid J, Gross A. Upper limb neuromuscular strategies are altered in patients with mechanical neck disorders compared with asymptomatic volunteers. Crit Rev Phys Rehabil Med. 2012;24(1-2):69-84.

65. George SZ, Parr JJ, Wallace MR, et al. Biopsychosocial influence on exercise-induced injury: genetic and psychological combinations are predictive of shoulder pain phenotypes. J Pain. 2014. doi:10.1016/j.jpain.2013.09.012

66. Gibson E, Sabo MT. Can pain catastrophizing be changed in surgical patients? A scoping review. Can J Surg. 2018. doi:10.1503/cjs.015417

67. Gill L, White L. A critical review of patient satisfaction. Leadersh Heal Serv. 2009. doi:10.1108/17511870910927994

68. Gilworth G, Chamberlain MA, Harvey A, et al. Development of a work instability scale for rheumatoid arthritis. Arthritis Care Res. 2003. doi:10.1002/art.11114

69. Goldhahn J, Beaton D, Ladd A, Macdermid J, Hoang-Kim A. Recommendation for measuring clinical outcome in distal radius fractures. Osteoporos Int. 2012;23:S341.

70. Greenfield B, Catlin PA, Coats PW, Green E, McDonald JJ, North C. Posture in patients with shoulder overuse injuries and healthy individuals. J Orthop Sports Phys Ther. 1995. doi:10.2519/jospt.1995.21.5.287

71. Grobet C, Marks M, Tecklenburg L, Audigé L. Application and measurement properties of EQ-5D to measure quality of life in patients with upper extremity orthopaedic disorders: a systematic literature review. Arch Orthop Trauma Surg. 2018. doi:10.1007/s00402-018-2933-x

72. Guerrero AVS, Maujean A, Campbell L, Sterling M. A systematic review and meta-analysis of the effectiveness of psychological interventions delivered by physiotherapists on pain, disability and psychological outcomes in musculoskeletal pain conditions. Clin J Pain. 2018. doi:10.1097/AJP.0000000000000601

73. Haunschild ED, Gilat R, Fu MC, et al. Establishing the minimal clinically important difference, patient acceptable symptomatic state, and substantial clinical benefit of the PROMIS Upper Extremity questionnaire after rotator cuff repair. Am J Sports Med. 2020. doi:10.1177/0363546520964957

74. Hawkes DH, Alizadehkhaiyat O, Fisher AC, Kemp GJ, Roebuck MM, Frostick SP. Normal shoulder muscular activation and co-ordination during a shoulder elevation task based on activities of daily living: an electromyographic study. J Orthop Res. 2012. doi:10.1002/jor.21482

75. Hawkes DH, Alizadehkhaiyat O, Kemp GJ, Fisher AC, Roebuck MM, Frostick SP. Shoulder muscle activation and coordination in patients with a massive rotator cuff tear: an electromyographic study. J Orthop Res. 2012. doi:10.1002/jor.22051

76. Hayes K, Walton JR, Szomor ZL, Murrell GAC. Reliability of 3 methods for assessing shoulder strength. J Shoulder Elb Surg. doi:10.1067/mse.2002.119852

77. Hayes K, Walton JR, Szomor ZL, Murrell GAC. Reliability of five methods for assessing shoulder range of motion. Aust J Physiother. 2001. doi:S0004-9514(14)60274-9

78. Hays RD, Woolley JM. The concept of clinically meaningful difference in health-related quality-of-life research: how meaningful is it? Pharmacoeconomics.

2000. doi:10.2165/00019053-200018050-00001

79. Hefford C, Abbott JH, Arnold R, Baxter GD. The Patient-Specific Functional Scale: validity, reliability, and responsiveness in patients with upper extremity musculoskeletal problems. J Orthop Sport Phys Ther. 2012. doi:10.2519/jospt.2012.3953

80. Herdman M, Gudex C, Lloyd A, et al. Development and preliminary testing of the new five-level version of EQ-5D (EQ-5D-5L). Qual Life Res. 2011. doi:10.1007/s11136-011-9903-x

81. Hickey D, Solvig V, Cavalheri V, Harrold M, Mckenna L. Scapular dyskinesis increases the risk of future shoulder pain by 43% in asymptomatic athletes: a systematic review and meta-analysis. British Journal of Sports Medicine. 2018. doi:10.1136/bjsports-2017-097559

82. Hirschmann MT, Wind B, Amsler F, Gross T. Reliability of shoulder abduction strength measure for the Constant-Murley score. Clin Orthop Relat Res. 2010. doi:10.1007/s11999-009-1007-3

83. Hjermstad MJ, Fayers PM, Haugen DF, et al. Studies comparing numerical rating scales, verbal rating scales, and visual analogue scales for assessment of pain intensity in adults: a systematic literature review. J Pain Symptom Manage. 2011. doi:10.1016/j.jpainsymman.2010.08.016

84. Hollinshead RM, Mohtadi NGH, Vande Guchte RA, Wadey VMR. Two 6-year follow-up studies of large and massive rotator cuff tears: comparison of outcome measures. J Shoulder Elb Surg. 2000. doi:10.1067/mse.2000.108389

85. Holmes RE, Barfield WR, Woolf SK. Clinical evaluation of nonarthritic shoulder pain: diagnosis and treatment. Phys Sportsmed. 2015. doi:10.1080/00913847.2015.1005542

86. Hou J, Li Q, Yu M, et al. Validation of a mobile version of the American Shoulder and Elbow Surgeons Standardized Shoulder Assessment Form: an observational randomized crossover trial. JMIR Mhealth Uhealth. 2020. doi:10.2196/16758

87. Van Hout B, Janssen MF, Feng YS, et al. Interim scoring for the EQ-5D-5L: mapping the EQ-5D-5L to EQ-5D-3L value sets. Value Heal. 2012. doi:10.1016/j.jval.2012.02.008

88. Hughes RE, Johnson ME, Skow A, An KN, O'Driscoll SW. Reliability of a simple shoulder endurance test. J Musculoskelet Res. 1999. doi:10.1142/S0218957799000208

89. Hung M, Voss MW, Bounsanga J, Crum AB, Tyser AR. Examination of the PROMIS upper extremity item bank. J Hand Ther. 2017. doi:10.1016/j.jht.2016.10.008

90. Ikemoto T, Hayashi K, Shiro Y, et al. A systematic review of cross-cultural validation of the pain catastrophizing scale. Eur J Pain (UK). 2020. doi:10.1002/ejp.1587

91. Jerosch-Herold C, Chester R, Shepstone L, Vincent JI, MacDermid JC. An evaluation of the structural validity of the shoulder pain and disability index (SPADI) using the Rasch model. Qual Life Res. 2018. doi:10.1007/s11136-017-1746-7

92. Johnson MP, McClure PW, Karduna AR. New method to assess scapular upward rotation in subjects with shoulder pathology. J Orthop Sports Phys Ther. 2001. doi:10.2519/jospt.2001.31.2.81

93. Jones IA, Togashi R, Heckmann N, Vangsness CT. Minimal clinically important difference (MCID) for patient-reported shoulder outcomes. J Shoulder Elb Surg. 2020;29(7):1484-1492. doi:10.1016/j.jse.2019.12.033

94. Jumbo SU, MacDermid JC, Kalu ME, Packham TL, Athwal GS, Faber KJ. Measurement properties of the Brief Pain Inventory-Short Form (BPI-SF) and the revised short Mcgill Pain Questionnaire-version-2 (SF-MPQ-2) in pain-related musculoskeletal conditions: a systematic review protocol. Arch Bone Jt Surg. 2020. doi:10.22038/abjs.2020.36779.1973

95. Jumbo SU, MacDermid JC, Packham TL, Athwal GS, Faber KJ. Reproducibility: reliability and agreement parameters of the Revised Short McGill Pain Questionnaire Version-2 for use in patients with musculoskeletal shoulder pain. Health Qual Life Outcomes. 2020. doi:10.1186/s12955-020-01617-4

96. Kamper SJ, Maher CG, Mackay G. Global rating of change scales: a review of strengths and weaknesses and considerations for design. J Man Manip Ther. 2009. doi:10.1179/jmt.2009.17.3.163

97. Karjalainen KA, Malmivaara A, van Tulder MW, et al. Multidisciplinary biopsychosocial rehabilitation for neck and shoulder pain among working age adults. Cochrane Database Syst Rev. 2003. doi:10.1002/14651858.cd002194

98. Kazmers NH, Hung M, Bounsanga J, Voss MW, Howenstein A, Tyser AR. Minimal clinically important difference after carpal tunnel release using the PROMIS Platform. J Hand Surg Am. doi:10.1016/j.jhsa.2019.03.006

99. Kazmers NH, Qiu Y, Yoo M, Stephens AR, Tyser AR, Zhang Y. The minimal clinically important difference of the PROMIS and QuickDASH instruments in a nonshoulder hand and upper extremity patient population. J Hand Surg Am. 2020. doi:10.1016/j.jhsa.2019.12.002

100. Keller S, Bann CM, Dodd SL, Schein J, Mendoza TR, Cleeland CS. Validity of the Brief Pain Inventory for use in documenting the outcomes of patients with noncancer pain. Clin J Pain. 2004;20(5):309-318.

101. Kemp SE, Urband CE, Haase LR, Obermeier MC, Sikka RS, Tompkins M. Normative values of the Western Ontario Rotator Cuff (WORC) Index for the general population in the USA. J ISAKOS. 2020. doi:10.1136/jisakos-2019-000418

102. Kennedy L, Dunstan DA. Confirmatory factor analysis of the injustice experience questionnaire in an Australian compensable population. J Occup Rehabil. 2014. doi:10.1007/s10926-013-9462-9

103. Kibler WB. The role of the scapula in athletic shoulder function. Am J Sports Med. 1998. doi:10.1177/03635465980260022801

104. Kibler WB, Ludewig PM, McClure PW, Michener LA, Bak K, Sciascia AD. Clinical implications of scapular dyskinesis in shoulder injury: the 2013 consensus statement from the "scapular summit." Br J Sports Med. 2013. doi:10.1136/bjsports-2013-092425

105. Kibler WB, Uhl TL, Maddux JWQ, Brooks P V, Zeller B, McMullen J. Qualitative clinical evaluation of scapular dysfunction: a reliability study. J Shoulder Elb Surg. 2002. doi:10.1067/mse.2002.126766

106. Kirkley A, Alvarez C, Griffin S. The development and evaluation of a disease-specific quality-of-life questionnaire for disorders of the rotator cuff: the Western Ontario Rotator Cuff index. Clin J Sport Med. 2003. doi:10.1097/00042752-200303000-00004

107. Kirkley A, Griffin S, Dainty K. Scoring systems for the functional assessment of the shoulder. J Arthrosc Relat Surg. 2003. doi:10.1016/j.arthro.2003.10.030

108. Koehorst MLS, Van Trijffel E, Lindeboom R. Evaluative measurement properties of the patient-specific functional scale for primary shoulder complaints in physical therapy practice. J Orthop Sports Phys Ther. 2014. doi:10.2519/jospt.2014.5133

109. Kolber MJ, Hanney WJ. The reliability and concurrent validity of shoulder mobility measurements using a digital inclinometer and goniometer: a technical report. Int J Sports Phys Ther. 2012; 7(3):306-13.

110. Kolber MJ, Vega F, Widmayer K, Cheng MSS. The reliability and minimal detectable change of shoulder mobility measurements using a digital inclinometer. Physiother Theory Pract. 2011. doi:10.3109/09593985.2010.481011

111. Konieczka C, Gibson C, Russett L, et al. What is the reliability of clinical measurement tests for humeral head position? A systematic review. J Hand Ther. 2017. doi:10.1016/j.jht.2017.06.010

112. Koopman C, Pelletier KR, Murray JF, et al. Stanford Presenteeism Scale: health status and employee productivity. J Occup Environ Med. 2002. doi:10.1097/00043764-200201000-00004

113. Koslow PA, Prosser LA, Strony GA, Suchecki SL, Mattingly GE. Specificity of the lateral scapular slide test in asymptomatic competitive athletes. J Orthop Sports Phys Ther. 2003. doi:10.2519/jospt.2003.33.6.331

114. Kowalchuk-Horn K, Jennings S, Richardson G, VanVliet D, Hefford C, Abbott JH. The Patient-Specific Functional Scale: psychometrics, clinimetrics, and application as a clinical outcome measure. J Orthop Sports Phys Ther. 2011. doi:10.2519/jospt.2012.3727

115. Kumta P, MacDermid JC, Mehta SP, Stratford PW. The FIT-HaNSA demonstrates reliability and convergent validity of functional performance in patients with shoulder disorders. J Orthop Sports Phys Ther. 2012. doi:10.2519/jospt.2012.3796

116. Larsen CM, Juul-Kristensen B, Lund H, Søgaard K. Measurement properties of existing clinical assessment methods evaluating scapular positioning and function. A systematic review. Physiother Theory Pract. 2014. doi:10.3109/09593985.2014.899414

117. Lee HJ, Song JM. Linking of items in two function-related questionnaires to the International Classification of Functioning, Disability and Health: Shoulder Pain. J Korean Phys Ther. 2018. doi:10.18857/jkpt.2018.30.6.239

118. Leggin BG, Michener LA, Shaffer MA, Brenneman SK, Iannotti JP, Williams GR. The Penn shoulder score: reliability and validity. J Orthop Sports Phys Ther. 2006;36(3):138-151.

119. Leggin BG, Neuman RM, Iannotti JP, Williams GR, Thompson EC. Intrarater and interrater reliability of three isometric dynamometers in assessing shoulder strength. J Shoulder Elbow Surg. 1997. doi:10.1016/S1058-2746(96)80026-7

120. Lerner D, Amick BC, Lee JC, et al. Relationship of employee-reported work limitations to work productivity. Med Care. 2003. doi:10.1097/01.MLR.0000062551.76504.A9

121. Lerner D, Reed JI, Massarotti E, et al. The Work Limitations Questionnaire's validity and reliability among patients with osteoarthritis. J Clin Epidemiol. 2002. doi:10.1016/S0895-4356(01)00424-3

122. Lewis JS. Subacromial impingement syndrome: a musculoskeletal condition or a clinical illusion? Phys Ther Rev. 2011. doi:10.1179/1743288X11Y.0000000027

123. Lewis JS, Valentine RE. Intraobserver reliability of angular and linear measurements of scapular position in subjects with and without symptoms. Arch Phys Med Rehabil. 2008. doi:10.1016/j.apmr.2008.01.028

124. Lins L, Carvalho FM. SF-36 total score as a single measure of health-related quality of life: scoping review. SAGE Open Med. 2016. doi:10.1177/2050312116671725

125. Lippitt SB, Harryman DT, Matsen FA. Practical tool for evaluation of function: the Simple Shoulder Test. In: The Shoulder: A Balance of Mobility and Stability. American Academy of Orthopedic Surgery; 1993. pp. 501-518.

126. Lovejoy TI, Turk DC, Morasco BJ. Evaluation of the psychometric properties of the revised short-form McGill pain questionnaire. J Pain. 2012. doi:10.1016/j.jpain.2012.09.011

127. Lu Z, MacDermid JC, Rosenbaum P. A narrative review and content analysis of functional and quality of life measures used to evaluate the outcome after TSA: an ICF linking application. BMC Musculoskelet Disord. 2020. doi:10.1186/s12891-020-03238-w

128. Lunden JB, Muffenbier M, Giveans MR, Cieminski CJ. Reliability of shoulder internal rotation passive range of motion measurements in the supine versus sidelying position. J Orthop Sports Phys Ther. 2010. doi:10.2519/jospt.2010.3197

129. MacDermid J. Health literacy, adherence and fidelity. In: Skirven T et al. (eds). Rehabilitation of The Hand, 6th edition. Elsevier Inc.; 2018.

130. MacDermid J. A primer on outcome measures for surgical interventions. In: Thoma A, Sprague S, Voineskos SH, Goldsmith CH (eds). Evidence-Based Surgery. Springer; 2019. doi:10.1007/978-3-030-05120-4_7

131. MacDermid J, Jumbo S, Kalu M, Packham T, Athwal G, Faber K. Measurement properties of the Brief Pain Inventory-Short Form (BPI-SF) and the revised Short-Form McGill Pain Questionnaire-Version-2 (SF-MPQ-2) in pain-related musculoskeletal conditions: a systematic review. Ann Rheum Dis. 2019. doi:10.1136/annrheumdis-2019-eular.3525

132. MacDermid JC, Chesworth BM, Patterson S, Roth JH. Intratester and intertester reliability of goniometric measurement of passive lateral shoulder rotation. J Hand Ther. 1999. doi:10.1016/S0894-1130(99)80045-3

133. MacDermid JC, Drosdowech D, Faber K. Responsiveness of self-report scales in patients recovering from rotator cuff surgery. J Shoulder Elb Surg. 2006. doi:10.1016/j.jse.2005.09.005

134. MacDermid JC, Ghobrial M, Badra Quirion K, et al. Validation of a new test that assesses functional performance of the upper extremity and neck (FIT-HaNSA) in patients with shoulder pathology. BMC Musculoskelet Disord. 2007. doi:10.1186/1471-2474-8-42

135. MacDermid JC, Khadilkar L, Birmingham TB, Athwal GS. Validity of the QuickDASH in patients with shoulder-related disorders undergoing surgery. J Orthop Sports Phys Ther. 2015. doi:10.2519/jospt.2015.5033

136. MacDermid JC, Stratford P. Applying evidence on outcome measures to hand therapy practice. J Hand Ther. 2004. doi:10.1197/j.jht.2004.02.005

137. Manea L, Gilbody S, McMillan D. A diagnostic meta-analysis of the Patient Health Questionnaire-9 (PHQ-9) algorithm scoring method as a screen for depression. Gen Hosp Psychiatry. 2015. doi:10.1016/j.genhosppsych.2014.09.009

138. Martinez-Calderon J, Struyf F, Meeus M, Luque-Suarez A. The association between pain beliefs and pain intensity and/or disability in people with shoulder pain: a systematic review. Musculoskelet Sci Pract. 2018. doi:10.1016/j.msksp.2018.06.010

139. McClure P, Tate AR, Kareha S, Irwin D, Zlupko E. A clinical method for identifying scapular dyskinesis, part 1: Reliability. J Athl Train. 2009. doi:10.4085/1062-6050-44.2.160

140. Mease PJ, Spaeth M, Clauw DJ, et al. Estimation of minimum clinically important difference for pain in fibromyalgia. Arthritis Care Res. 2011. doi:10.1002/acr.20449

141. van Meeteren J, Roebroeck ME, Selles RW, Stam HJ. Responsiveness of isokinetic dynamometry parameters, pain and activity level scores to evaluate changes in patients with capsulitis of the shoulder. Clin Rehabil. 2006. doi:10.1191/0269215506cr983oa

142. van Meeteren J, Roebroeck ME, Stam HJ. Test-retest reliability in isokinetic muscle strength measurements of the shoulder. J Rehabil Med. 2002. doi:10.1080/165019702753557890

143. Melzack R. The short-form McGill pain questionnaire. Pain. 1987. doi:10.1016/0304-3959(87)91074-8

144. Menendez ME, Baker DK, Oladeji LO, et al. Psychological distress is associated with greater perceived disability and pain in patients presenting to a shoulder clinic. J Bone Joint Surg Am. 2015. doi: 10.2106/JBJS.O.00387.

145. Miles CL, Pincus T, Carnes D, Taylor SJC, Underwood M. Measuring pain self-efficacy. Clin J Pain. 2011. doi:10.1097/AJP.0b013e318208c8a2

146. Miller R, Kori S, Todd D. The Tampa Scale: a measure of kinesiophobia. Clin J Pain. 1991. doi:10.1097/00002508-199103000-00053

147. Minoughan CE, Schumaier AP, Fritch JL, Grawe BM. Correlation of PROMIS Physical Function Upper Extremity Computer Adaptive Test with American Shoulder and Elbow Surgeons shoulder assessment form and Simple Shoulder Test in patients with shoulder arthritis. J Shoulder Elb Surg. 2018. doi:10.1016/j.jse.2017.10.036

148. Mintken PE, Cleland JA, Whitman JM, George SZ. Psychometric properties of the Fear-Avoidance Beliefs Questionnaire and Tampa Scale of Kinesiophobia in patients with shoulder pain. Arch Phys Med Rehabil. 2010. doi:10.1016/j.apmr.2010.04.009

149. Mintken PE, Glynn P, Cleland JA. Psychometric properties of the shortened Disabilities of the Arm, Shoulder, and Hand Questionnaire (QuickDASH) and numeric pain rating scale in patients with shoulder pain. J Shoulder Elb Surg. 2009. doi:10.1016/j.jse.2008.12.015

150. Modarresi S, Suh N, Walton DM, MacDermid JC. Depression affects the recovery trajectories of patients with distal radius fractures: a latent growth curve analysis. Musculoskelet Sci Pract. 2019. doi:10.1016/j.msksp.2019.07.012

151. Morgan JH, Kallen MA, Okike K, Lee OC, Vrahas MS. PROMIS physical function computer adaptive test compared with other upper extremity outcome measures in the evaluation of proximal humerus fractures in patients older than 60 years. Journal of Orthopaedic Trauma. 2015. doi:10.1097/BOT.0000000000000280

152. Mullaney MJ, McHugh MP, Johnson CP, Tyler TF. Reliability of shoulder range of motion comparing a goniometer to a digital level. Physiother Theory Pract. 2010. doi:10.3109/09593980903094230

153. Nabhan D, Taylor D, Hedges A, Bahr R. The value of the patient history in the periodic health evaluation: patient interviews capture 4 times more injuries than electronic questionnaires. J Orthop Sport Phys Ther. 2021. doi:10.2519/jospt.2021.9821

154. Nazari G, MacDermid JC, Bobos P, Furtado R. Psychometric properties of the Single Assessment Numeric Evaluation (SANE) in patients with shoulder conditions. A systematic review. Physiother (UK). 2020. doi:10.1016/j.physio.2020.02.008

155. Nicholson AD, Kassam HF, Pan SD, Berman JE, Blaine TA, Kovacevic D. Performance of PROMIS Global-10 compared with legacy instruments for rotator cuff disease. Am J Sports Med. 2019. doi:10.1177/0363546518810508

156. Nijs J, Roussel N, Vermeulen K, Souvereyns G. Scapular positioning in patients with shoulder pain: a study examining the reliability and clinical importance of 3 clinical tests. Arch Phys Med Rehabil. 2005. doi:10.1016/j.apmr.2005.03.021

157. Odom CJ, Taylor AB, Hurd CE, Denegar CR. Measurement of scapular asymmetry and assessment of shoulder dysfunction using the Lateral Scapular Slide Test: a reliability and validity study. Phys Ther. 2001. doi:10.1093/ptj/81.2.799

158. Oral R, Ramirez M, Coohey C, et al. Adverse childhood experiences and trauma informed care: the future of health care. Pediatr Res. 2016. doi:10.1038/pr.2015.197

159. Packham TL, Bean D, Johnson MH, et al. Measurement properties of the SF-MPQ-2 neuropathic qualities subscale in persons with CRPs: validity, responsiveness, and Rasch analysis. Pain Med (US). 2019. doi:10.1093/pm/pny202

160. Page MJ, Huang H, Verhagen AP, Gagnier JJ, Buchbinder R. Outcome reporting in randomized trials for shoulder disorders: literature review to inform the development of a core outcome set. Arthritis Care Res. 2018. doi:10.1002/acr.23254

161. Patterson BM, Orvets ND, Aleem AW, et al. Correlation of Patient-Reported Outcomes Measurement Information System (PROMIS) scores with legacy patient-reported outcome scores in patients undergoing rotator cuff repair. J Shoulder Elb Surg. 2018. doi:10.1016/j.jse.2018.03.023

162. Pierrynowski M, McPhee C, Mehta SP, MacDermid JC, Gross A. Intra and inter-rater reliability and convergent validity of FIT-HaNSA in individuals with Grade II whiplash associated disorder. Open Orthop J. 2016. doi:10.2174/1874325001610010179

163. Raman J, MacDermid JC, Walton D, Athwal GS. Rasch analysis indicates that the Simple Shoulder Test is robust, but minor item modifications and attention to gender differences should be considered. J Hand Ther. 2017. doi:10.1016/j.jht.2017.01.005

164. van Reenen M, Oppe M. EQ-5D-3L user guide: basic information on how to use the EQ-5D-3L instrument. EuroQol Res Found. 2015. Available at: https://nanopdf.com/queue/eq-5d-3l-user-guide_pdf?queue_id=-1&x=1625695349&z=MmEwMDoyM2M0OjgyNGE6ZGUwMDplNDZmOmZmOGQ6YjdlNTpiNTEy

165. Revicki D, Ganguli A, Kimel M, et al. Reliability and validity of the Work Instability Scale for Rheumatoid Arthritis. Value Heal. 2015. doi:10.1016/j.jval.2015.09.2941

166. Richards RR, An KN, Bigliani LU, et al. A standardized method for the assessment of shoulder function. J Shoulder Elb Surg. 1994. doi:10.1016/s1058-2746(09)80019-0

167. Roach KE, Budiman-Mak E, Songsiridej N, Lertratanakul Y. Development of

a shoulder pain and disability index. Arthritis Care Res. 1991. doi:10.1002/art.1790040403

168. Rodero B, Luciano J V., Montero-Marín J, et al. Perceived injustice in fibromyalgia: psychometric characteristics of the Injustice Experience Questionnaire and relationship with pain catastrophising and pain acceptance. J Psychosom Res. 2012. doi:10.1016/j.jpsychores.2012.05.011

169. Røe Y, Buchbinder R, Grotle M, et al. What do the OMERACT shoulder core set candidate instruments measure? An analysis using the refined international classification of functioning, disability, and health linking rules. J Rheumatol. 2020. doi:10.3899/jrheum.190832

170. Røe Y, Soberg HL, Bautz-holter E, Ostensjo S. A systematic review of measures of shoulder pain and functioning using the International Classification of Functioning, Disability and health (ICF). BMC Musculoskelet Disord. 2013. doi:10.1186/1471-2474-14-73

171. Rosa D, MacDermid J, Klubowicz D. A comparative performance analysis of the International Classification of Functioning, Disability and Health and the Item-Perspective Classification framework for classifying the content of patient-reported outcome measures. Health Qual Life Outcomes. 2021. doi: 10.1186/s12955-021-01774-0.

172. Rouleau DM, Faber K, MacDermid JC. Systematic review of patient-administered shoulder functional scores on instability. J Shoulder Elb Surg. 2010. doi:10.1016/j.jse.2010.07.003

173. Roy J-S, Fremont P, Dionne C, MacDermid JC. Treatment and return to work of workers suffering from rotator cuff disorders: a knowledge review. 2017. DOI:10.13140/RG.2.2.15416.75520

174. Roy J-S, Ma B, MacDermid JC, Woodhouse LJ. Shoulder muscle endurance: the development of a standardized and reliable protocol. Sport Med Arthrosc Rehabil Ther Technol. 2011. doi:10.1186/1758-2555-3-1

175. Roy J-S, MacDermid JC, Amick BC, 3rd, et al. Validity and responsiveness of presenteeism scales in chronic work-related upper-extremity disorders. Phys Ther. 2011. doi:10.2522/ptj.20090274

176. Roy J-S, MacDermid JC, Boyd KU, Faber KJ, Drosdowech D, Athwal GS. Rotational strength, range of motion, and function in people with unaffected shoulders from various stages of life. Sports Med Arthrosc Rehabil Ther Technol. 2009. doi:10.1186/1758-2555-1-4

177. Roy J-S, MacDermid JC, Goel D, Faber KJ, Athwal GS, Drosdowech DS. What is a successful outcome following reverse total shoulder arthroplasty? Open Orthop J. 2010. doi:10.2174/1874325001004010157

178. Roy J-S, MacDermid JC, Woodhouse LJ. Measuring shoulder function: a systematic review of four questionnaires. Arthritis Care Res. 2009. doi:10.1002/art.24395

179. Roy J-S, MacDermid JC, Woodhouse LJ. A systematic review of the psychometric properties of the Constant-Murley score. J Shoulder Elb Surg. 2010. doi:10.1016/j.jse.2009.04.008

180. Saad MA, Kassam HF, Suriani RJ, Pan SD, Blaine TA, Kovacevic D. Performance of PROMIS Global-10 compared with legacy instruments in patients with shoulder arthritis. J Shoulder Elb Surg. 2018. doi:10.1016/j.jse.2018.06.006

181. Scheier MF, Carver CS, Bridges MW. Distinguishing optimism from neuroticism (and trait anxiety, self-mastery, and self-esteem): a reevaluation of the Life Orientation Test. J Pers Soc Psychol. 1994. doi:10.1037/0022-3514.67.6.1063

182. Schmidt S, Ferrer M, González M, et al. Evaluation of shoulder-specific patient-reported outcome measures: a systematic and standardized comparison of available evidence. J Shoulder Elb Surg. 2014. doi:10.1016/j.jse.2013.09.029

183. Shin SH, Ro DH, Lee OS, Oh JH, Kim SH. Within-day reliability of shoulder range of motion measurement with a smartphone. Man Ther. 2012. doi:10.1016/j.math.2012.02.010

184. Slobogean GP, Noonan VK, O'Brien PJ. The reliability and validity of the Disabilities of Arm, Shoulder, and Hand, EuroQol-5D, Health Utilities Index, and Short Form-6D outcome instruments in patients with proximal humeral fractures. J Shoulder Elb Surg. 2010. doi:10.1016/j.jse.2009.10.021

185. Slobogean GP, Slobogean BL. Measuring shoulder injury function: common scales and checklists. Injury. 2011. doi:10.1016/j.injury.2010.11.046

186. Sobush DC, Simoneau GG, Dietz KE, Levene JA, Grossman RE, Smith WB. The Lennie test for measuring scapular position in healthy young adult females: a reliability and validity study. J Orthop Sports Phys Ther. 1996. doi:10.2519/jospt.1996.23.1.39

187. Sprangers MAG, Schwartz CE. Integrating response shift into health-related quality of life research: a theoretical model. In: Social Science and Medicine. 1999. doi:10.1016/S0277-9536(99)00045-3

188. Sterling M. General Health Questionnaire - 28 (GHQ-28). J Physiother. 2011. doi:10.1016/S1836-9553(11)70060-1

189. Stratford P. Assessing disability and change on individual patients: a report of a patient specific measure. Physiother Canada. 1995. doi:10.3138/ptc.47.4.258

190. Struyf F, Nijs J, Baeyens JP, Mottram S, Meeusen R. Scapular positioning and movement in unimpaired shoulders, shoulder impingement syndrome, and glenohumeral instability. Scand J Med Sci Sport. 2011. doi:10.1111/j.1600-0838.2010.01274.x

191. Struyf F, Nijs J, De Coninck K, Giunta M, Mottram S, Meeusen R. Clinical assessment of scapular positioning in musicians: an intertester reliability study. J Athl Train. 2009. doi:10.4085/1062-6050-44.5.519

192. Struyf F, Nijs J, Mottram S, Roussel NA, Cools AMJ, Meeusen R. Clinical assessment of the scapula: a review of the literature. Br J Sports Med. 2014. doi:10.1136/bjsports-2012-091059

193. Stucki G, Kostanjsek N, Üstün B, Cieza A. ICF-based classification and measurement of functioning. Eur J Phys Rehabil Med. 2008. doi:R33Y2008N03A0315

194. Sullivan MJL, Adams H, Horan S, Maher D, Boland D, Gross R. The role of perceived injustice in the experience of chronic pain and disability: scale development and validation. J Occup Rehabil. doi:10.1007/s10926-008-9140-5

195. Sullivan MJL, Bishop SR, Pivik J. The Pain Catastrophizing Scale: development and validation. Psychol Assess. 1995. doi:10.1037/1040-3590.7.4.524

196. Sullivan SJ, Chesley A, Hebert G, McFaull S, Scullion D. The validity and reliability of hand-held dynamometry in assessing isometric external rotator performance. J Orthop Sports Phys Ther. 1988. doi:10.2519/jospt.1988.10.6.213

197. Tang K, Beaton DE, Amick BC, Hogg-Johnson S, Côté P, Loisel P. Confirmatory factor analysis of the Work Limitations Questionnaire (WLQ-25) in workers' compensation claimants with chronic upper-limb disorders. J Occup Rehabil. 2013. doi:10.1007/s10926-012-9397-6

198. Tang K, Beaton DE, Boonen A, Gignac MAM, Bombardier C. Measures of work disability and productivity: Rheumatoid Arthritis Specific Work Productivity Survey (WPS-RA), Workplace Activity Limitations Scale (WALS), Work Instability Scale for Rheumatoid Arthritis (RA-WIS), Work Limitations Questionnaire (WLQ), and Work Productivity and Activity Impairment Questionnaire (WPAI). Arthritis Care Res. 2011. doi:10.1002/acr.20633

199. Tang K, Beaton DE, Lacaille D, et al. The Work Instability Scale for Rheumatoid Arthritis (RA-WIS): does it work in osteoarthritis? Qual Life Res. 2010. doi:10.1007/s11136-010-9656-y

200. Tang K, Pitts S, Solway S, Beaton D. Comparison of the psychometric properties of four at-work disability measures in workers with shoulder or elbow disorders. J Occup Rehabil. 2009. doi:10.1007/s10926-009-9171-6

201. Tate AR, McClure P, Kareha S, Irwin D, Barbe MF. A clinical method for identifying scapular dyskinesis, part 2: validity. J Athl Train. 2009. doi:10.4085/1062-6050-44.2.165

202. Taylor JD, Bandy WD. Intrarater reliability of 1 repetition maximum estimation in determining shoulder internal rotation muscle strength performance. J Strength Cond Res. 2005. doi:10.1519/1533-4287(2005)19<163:IRORME>2.0.CO;2

203. Thombs BD, Benedetti A, Kloda LA, et al. The diagnostic accuracy of the Patient Health Questionnaire-2 (PHQ-2), Patient Health Questionnaire-8 (PHQ-8), and Patient Health Questionnaire-9 (PHQ-9) for detecting major depression: protocol for a systematic review and individual patient data meta-analysis. Syst Rev. 2014. doi:10.1186/2046-4053-3-124

204. Uhl TL, Kibler W Ben, Gecewich B, Tripp BL. Evaluation of clinical assessment methods for scapular dyskinesis. J Arthrosc Relat Surg. 2009. doi:10.1016/j.arthro.2009.06.007

205. Vermeulen HM, de Bock GH, van Houwelingen HC, et al. A comparison of two portable dynamometers in the assessment of shoulder and elbow strength. Physiotherapy. 2005. doi:10.1016/j.physio.2004.08.005

206. de Vet HC, Terwee CB, Ostelo RW, Beckerman H, Knol DL, Bouter LM. Minimal changes in health status questionnaires: distinction between minimally detectable change and minimally important change. Health Qual Life Outcomes. 2006. doi:10.1186/1477-7525-4-54

207. de Vet HCW, Terluin B, Knol DL, et al. Three ways to quantify uncertainty in individually applied "minimally important change" values. J Clin Epidemiol. 2010. doi:10.1016/j.jclinepi.2009.03.011

208. Voight ML, Allen Hardin J, Blackburn TA, Tippett S, Canner GC. The effects of muscle fatigue on and the relationship of arm dominance to shoulder proprioception. J Orthop Sports Phys Ther. 1996. doi:10.2519/jospt.1996.23.6.348

209. Vranceanu AM, Elbon M, Ring D. The emotive impact of orthopedic words. J Hand Ther. 2011. doi:10.1016/j.jht.2010.10.010

210. Vrotsou K, Cuéllar R, Silió F, Garay D, Busto G, Escobar A. Test-retest reliability of the ASES-p shoulder scale. Musculoskelet Sci Pract. 2019. doi:10.1016/j.msksp.2019.02.004

211. Walecka J, Lubiatowski P, Consigliere P, Atoun E, Levy O. Shoulder proprioception following reverse total shoulder arthroplasty. Int Orthop. 2020. doi:10.1007/s00264-020-04756-x

212. Walker H, Pizzari T, Wajswelner H, et al. The reliability of shoulder range of motion measures in competitive swimmers. Phys Ther Sport. 2016. doi:10.1016/j.ptsp.2016.03.002

213. Walton DM, Beattie T, Putos J, Macdermid JC. A Rasch analysis of the Brief Pain Inventory Interference subscale reveals three dimensions and an age bias. J Clin Epidemiol. 2016. doi:10.1016/j.jclinepi.2015.10.022

214. Walton DM, Mehta S, Seo W, MacDermid JC. Creation and validation of the 4-item Brief PCS-chronic through methodological triangulation. Health Qual Life Outcomes. 2020. doi:10.1186/s12955-020-01346-8

215. Wang JC, Chan RC, Tsai YA, et al. The influence of shoulder pain on functional limitation, perceived health, and depressive mood in patients with traumatic paraplegia. J Spinal Cord Med. 2015. doi:10.1179/2045772314Y.0000000271

216. Ware J, Kosinski M, Keller SD. A 12-Item Short-Form Health Survey: construction of scales and preliminary tests of reliability and validity. Med Care. 1996. doi:10.2307/3766749

217. Ware JE. SF-36 Health Survey update. Spine (Phila Pa 1976). 2000. doi:10.1097/00007632-200012150-00008

218. Ware JE, Snow KK, Kosinski M, Gandek B. SF-36 Health Survey Manual and Interpretation Guide. Lincoln, RI: Quality Metric, Inc; 1993.

219. Watson L, Balster SM, Finch C, Dalziel R. Measurement of scapula upward rotation: a reliable clinical procedure. Br J Sports Med. 2005. doi:10.1136/bjsm.2004.013243

220. Watson L, Story I, Dalziel R, Hoy G, Shimmin A, Woods D. A new clinical outcome measure of glenohumeral joint instability: the MISS questionnaire. J Shoulder Elb Surg. 2005. doi:10.1016/j.jse.2004.05.002

221. Wells GA, Russell AS, Haraoui B, Bissonnette R, Ware CF. Validity of quality of life measurement tools - from generic to disease-specific. J Rheumatol. 2011. doi:10.3899/jrheum.110906

222. Werner BC, Holzgrefe RE, Griffin JW, et al. Validation of an innovative method of shoulder range-of-motion measurement using a smartphone clinometer application. J Shoulder Elb Surg. 2014. doi:10.1016/j.jse.2014.02.030

223. Whittle JH, Peters SE, Manzanero S, Duke PF. A systematic review of patient-reported outcome measures used in shoulder instability research. J Shoulder Elb Surg. 2020. doi:10.1016/j.jse.2019.07.001

224. Van Wilder L, Rammant E, Clays E, Devleesschauwer B, Pauwels N, De Smedt D. A comprehensive catalogue of EQ-5D scores in chronic disease: results of a systematic review. Qual Life Res. 2019. doi:10.1007/s11136-019-02300-y

225. Williams GN, Gangel TJ, Arciero R a, Uhorchak JM, Taylor DC. Comparison of the Single Assessment Numeric Evaluation method and two shoulder rating scales. Outcomes measures after shoulder surgery. Am J Sports Med. 1999. doi:10102104

226. Wolfensberger A, Vuistiner P, Konzelmann M, Plomb-Holmes C, Léger B, Luthi F. Clinician and patient-reported outcomes are associated with psychological factors in patients with chronic shoulder pain. Clin Orthop Relat Res. 2016. doi:10.1007/s11999-016-4894-0

임상 추론, 행동 변화, 의사 결정 공유 13

(Clinical reasoning, behavioral change and shared decision-making)

Mark Jones, Kevin Hall, Jeremy Lewis

개요(Introduction)

이 단원에서는 임상 추론과 공유 의사 결정이라는 상호 연관된 두 가지 개념을 다룬다. 임상 추론은 "의료 전문가가 근거에 기반한 치료를 제공하기 위해 환자, 환자의 상황과 임상 문제(들)을 이해할 목적으로 환자와 협력하여 수행하는 질문 및 분석의 성찰 과정(reflective process)"으로 정의할 수 있다.[27,p.379] 우리는 임상 추론에 무엇이 포함되는지 그리고 관련된 이점에 대한 개요를 제공한다. 우리는 모든 분석적 사고(analytic thinking)에 공통적인 요소를 식별함으로서 새로운 관점을 취하고 각 요소를 근골격계 실무에서 임상 추론이 적용되는 사례와 연관시킬 것이다. 그런 다음 우리는 사고의 질(quality of thinking)과 임상적 추론을 판단하는 데 사용할 수 있는 비판적 사고(critical thinking)의 지적 표준(intellectual standards)에 대해 공유한다.

의사 결정 공유(Shared decision-making; SDM)는 치료적 동맹(therapeutic alliance)을 개발하고 환자가 자신의 건강관리에 참여를 촉진하는 과정이다. SDM은 또한 전문적인 표준기준(professional standards)에서 필수적인 것으로 알고 있지만, 일반적으로 이것은 표면적으로만 이해되고 있고 임상에서는 잘 구현되지 않는 경우가 많다.[15,31,33,55] SDM은 모든 전문 분야와 상황에 적용할 수 있는 측면이 있지만, 우리는 근골격계 치료에 중점을 두고 전체적인 임상적 상호 작용을 통한 SDM의 적용에 대해 논의하고, SDM을 실시해야 하는 시점과 무엇을 달성할 수 있는지에 대한 사례를 제공하였다.

임상 추론(Clinical reasoning)

임상 추론은 무엇을 포함하는가?

(What does clinical reasoning involve?)

임상 추론에는 환자의 정보 수집과 분석이 포함된다. 얻은 정보를 바탕으로 환자의 문제 및 관리 방법의 선택에 관한 가설을 이끌어낸다. 환자와의 상담, 신체적 검사, 재평가 등을 통해 얻은 정보를 지속적으로 재평가하고 필요한 경우 가설을 수정하는 과정이 반복된다. 임상 추론에는 종종 비분석적 과정과 분석적 과정이 포함된다.[11,13,34,36,41] 비분석적 과정(nonanalytical process)는 암묵적이거나 직관적인 지식(즉, 의식적 자각 없이 문제와 해결방법을 인식하는 것)을 포함하며 그 자체로는 비효과적이다. 대조적으로 환자의 문제, 원인, 해결방법에 대해 이론적 지식(예: 흔한 임상 문제의 임상적 특징)을 통해 학습되고 임상 경험을 통해 강화된 의식적 패턴 인식은 전문가가 익숙한 상황에 처했을 때 보이는 임상 실무의 특징이다.[5,32,37,52] 전문가는 이 책에서 제시하는 일반적인 임상 패턴을 식별하기 위해 노력해야 하지만, 새로운 패턴을 인식하는 것은 점점 더 어려워지기 때문에 이에 의존하는 것은 조심해야 한다. 우리는 임상가가 환자의 증상 표현에서 신체적, 심리적, 환경적 요인을 식별하는 데 중점을 두고 패턴 인식(pattern recognition)과 좀 더 느린 가설 중심 과정(slower analytical hypothesis-oriented process) 사이에서 균형을 맞추기를 권한다. 이 단원에서 우리는 임상 추론의 분석 과정(analytical process)에 초점을 맞춘다.

임상 추론이 왜 중요한가?

(Why is clinical reasoning important?)

임상 추론은 여러 가지 이유에서 중요하다. 첫째, 어깨 통증과 장애와 같은 근골격계적 문제는 급성 치료 관리에 관한 적절한 조언으로 자연스럽게 해결/반응하는 경미한 좌상에서부터 기술적 합리성(검증된 관리 프로토콜을 적용)을 무시하는 복잡한 다인성(multifactorial) 양상의 표출에 이르기까지 다양할 수 있다. 건강관리전문가는 생물학적/유전적 요인, 기능/구조의 신체적 손상, 활동/참여의 제한/능력, 심리사회적/환경적 요인을 포함한 건강 문제에 영향을 미치는 것으로 알려진 전체 범위의 요인에 대해 포괄적인 평가/분석을 수행할 수 있어야 한다.[59] 우리의 현재 지식은 불완전하고 임상실무지침(clinical practice guidelines)이 있는 경우에도 그 지침대로만 사용하도록 의도된 것이 아니어서 환자 개인의 증상 표출 양상과 상황에 따라 적용에 대한 판단이 항상 필요하다.

임상 추론은 임상 상황에서의 분석적 사고이며 자연적인 편견으로부터 판단을 보호하는 데 중요하다. 임상적 판단과 연관된 30가지 이상의 다양한 형태의 인지적 오류가 확인되었는데,[12] 그 중 많은 부분이 불충분한 정보와 추가 숙고의 부족에 의한 성급한 첫 느낌(first impression)에 의한 결정으로 인해 발생할 수 있다.[34,36] 임상 추론 능력의 향상은 현재의 임상 실무에서 결정을 내리는데 도움이 될 뿐만 아니라 미래의 환자를 위한 학습과 개발을 향상시킨다.[7,8,17,32] 임상 실무에서의 전문성은 우수한 연구 번역, 분석적 사고, 임상 경험의 결과로 볼 수 있다.

임상 추론에 적용된 분석적 사고의 구성요소 (Elements of analytical thinking applied to clinical reasoning)

모든 분석적 사고와 마찬가지로 임상 추론은 핵심요소로 구성된 가설 지향적이며 반복적인 과정이다.[20] 사고의 요소는 자신과 다른 사람들의 추론을 검토하는데 사용될 수 있다. Hawkins와 동료들은[28] 임상 추론과 관련된 분석적 사고의 요소를 다음과 같이 요약하였다.

표 13.1 근골격계 치료에서 임상 추론에 적용된 분석적 사고의 요소

분석적 사고의 요소	임상 실무를 증가시키기 위해 임상 추론에 적용된 분석적 사고의 요소
목적이 있는가: 당신의 임상 실무의 "목적"을 비판적으로 성찰하면 자신이 취하는 초점과 부족한 것이 없는지를 검토할 수 있다.	• 나는 환자를 한 사람으로 이해하고, 그들의 건강 문제, 걱정, 목표, 그리고 그들이 질병을 가지고 살면서 어떤 경험을 하고 있는지 이해하고 있는가? • 내가 생체심리학적 접근법을 하고 있고, 이 환자 개인에게 가장 적절한 관리법을 제공할 수 있는 수준에 어떤 문제가 있는지를 분석하였는가?
임상적 판단 범주와 관련된 질문의 통합: 검사를 통해 당신이 답하고자 하는 "질문들"과 인터뷰 및 신체 평가의 각 부분에 대한 근거를 검토하는 것은 단순히 다른 사람의 루틴을 따르고 있지 않음을 확인하고, 검사의 각 섹션을 그들이 제공하는 임상적 판단의 추론 또는 범주와 연관시키는데 도움이 된다.	환자의 건강 문제들과 건강 문제와 함께 살아온 그들의 경험을 이해하기 위해 답변해야 할 질문의 범주에는 다음의 것들을 포함할 수 있다: • 진단의 범주화: – 증상 병리학(Symptomatic pathology)? – 병리생리학적 과정(예: 과부하 "좌상" 또는 조직 반응 과정, 퇴행성, 염증성, 생화학적, 허혈성)? – 통증 유형/기전은? – 임상 증후군(Clinical syndrome)? – 비특이적이지만 명백한 근골격계 통증? – 증상의 원인에 대한 가설은? – 신체적 장애는? • 개개인에게 어떤 영향을 받는가? – 일, 운동과 사회 활동 시에 활동에 참여하는 능력과 제한되는 사항은? – 심리사회적 요인은? • 어떤 요소들이 잠재적으로 문제의 발전과 지속적인 진행(신체적, 심리적, 사회적 환경적, 유전적)에 기여하는가? • 신체적 검사와 치료, 특정한 안전 검사 시에 주의가 요구되는 안전 상에 문제나 추가 조사 또는 기타 전문가에게 의뢰해야 할 필요성이 있는가? • 사용 가능한 연구 자료나 경험–기반 근거 그리고 환자 선호도를 종합할 때 가장 좋은 관리 상에 옵션은 무엇인가? • 회복의 속도와 정도(예: 예후)에 영향을 미치는 긍정적 요인과 부정적 요인은 무엇인가?

표 13.1 *(계속)*

분석적 사고의 요소	임상 실무를 증가시키기 위해 임상추론에 적용된 분석적 사고의 요소
질문에 답변하는 데 사용되는 정보: 질문에 답하는 데 필요한 구체적인 정보를 고려하면 당신의 검사에 각 섹션과 임상적 판단의 목적과 가치를 쉽게 이해할 수 있다.	다음 기준을 다룰 때 다양한 정보의 소스(와 지식)가 사용된다: • 가장 중요한 문제(들) • 문제에 대한 설명, 부위, 행동, 관련성 및 병력 • 동시에 발생하는 동반질병 • 위험 신호에 대한 선별검사 • 사회적, 문화적, 경제적, 환경적, 직장 및 생활환경 • 과거와 현재의 생활 방식과 운동에 참여 • 신념 • 자신의 문제에 대한 개인의 이해(예: 회복에 대한 기대, 목표, 선호하는 관리방법) • 모든 통증(예: 불안, 좌절, 분노, 두려움, 우울)의 발생과 이것과 자신의 문제와의 관계 그리고 대처 전략 • 근골격계, 신경계, 심혈관계, 호흡기 및 기타 시스템의 기능과 구조에 신체적 장애가 있는가(필요에 따라) • 증상, 활동 및 참여 제한, 신체적 장애 간에 관련성
가정(assumptions)의 확인: 평가와 분석 시에 일반적인 적절하지 않은 가정에 대한 인식은 평가의 깊이와 분석의 정확도를 더 향상시킨다.	가정은 다음과 같은 부적절한 일반화와 불충분한 정보를 기초할 경우, 추론의 오류를 초래할 수 있는 당연하게 받아들여진다: • 환자가 스스로 제공한 정보(예: 문제, 증상, 활동 및 참여)는 추가적인 검사가 필요 없는 전부라고 믿는다. • 명확한 설명 없이 환자의 답변 만으로 그 의미를 해석할 수 였다고 가정한다(예: 위협에 대한 환자의 인식, 회복에 대한 기대, 관리에 대한 기대 그리고 참여에 대한 기대와 관련하여 환자의 이해가 환자에게 어떤 의미를 갖는가. 문제에 대한 악화 요인은 구체적으로 무엇인가?) • 환자가 보고하는 통증의 관련성을 명확하게 설명하지 않고 이해한다고 가정한다. • 병리학적인 문제가 무엇인가 있는지 아니면 없는지, 또는 환자의 증상에 근원을 알고 있다고 가정한다. • 운동을 하지 않는 환자들은 동기부여가 되지 않았다고 가정한다. • X가 Y를 치료하는 가장 좋은 방법이라고 가정하는 것은 당신이 항상 그렇게 해왔던 것이기 때문일 것이다.
또 다른 판단과 행동에 영향을 미치는가: 사전 결정된 프로토콜을 단순히 따르는 것이 아니라 개별적으로 맞춤화된 관리를 위해서는 임상적 판단이 다른 판단과 행동에 미치는 영향을 이해해야 한다.	임상적 판단은 다음과 같은 또 다른 판단과 행동에 영향을 미친다: • 심각도(severity), 민감도(irritability), 염증, 신경병증, 혈관 특징, 불안정성 등에 관한 판단은 신체 검사에 포함된 특정한 평가방법(예: 신경학적, 혈관 평가)에 영향을 미치며, 수행되는 가동범위와 근력 평가 시에 주의가 필요하다. • 증상의 발생 기전, 범위 및 양상의 분석은 진단의 범주화(diagnostic categorizations), 문제의 근본적 원인 확인과 어느 신체 부위를 검사할 필요가 있는가를 판단하는 데 영향을 미친다. • 지배적인 통증 유형에 대한 판단은 신체검사 분석과 관리, 예후에 영향을 미친다. • 신체적, 심리사회적 검사의 분석은 관리 및 예후에 영향을 미친다.
관점 구현: 환자의 문제를 검사하고 분석할 때 취하고 있는 관점이나 관점을 인식하면 다른 관점도 고려해야 하는지 여부를 반영할 수 있다.	모든 분석적 사고(analytical thinking)는 다음의 예와 같은 관점에서 발생한다: • 생체의학적(biomedical) 대 생체심리사회학(biopsychosocial) • 임상가-중심 대 환자-중심 • 검사와 분석 및 관리법에 사용되는 특정한 "접근법"(예: 주사, 수술, 운동, 건침, 인지행동 치료, 도수치료 전문분야)

우리가 생각할 때마다 우리는 함축과 결과로 이어지는 가정에 기반한 관점 내에서 목적을 위해 생각한다. 우리는 질문에 답하고, 문제를 해결하고, 문제를 해결하기 위해 개념, 아이디어, 이론 등을 사용하여 데이터와 사실 그리고 경험을 해석한다.

Hawkins 등[28,p.5]

표 13.1에는 임상적 추론에 대한 각 요소의 적용과 함께 분석적 사고의 요소[20]를 제시하였다. 그것에는 임상적 추론을 성찰하고 비판할 수 있는 체계적이고 포괄적인 방법을 제공한다. 제안된 예들은 완전하지는 않다. 단순히 처방된 환자의 검사법을 가르치고 배우는 것이 아니라, 어떠한 추론이 일어나야 하는지 한 발짝 물러서서 당신의 임상 실무에 '목적'을 생각해 봐야 한다. 이러한 목적을 달성하기 위해서 답변하기 위해 설정한 "질문"을 식별해야 한다. 이러한 질문들에 답하는 것이 중요하다고 생각하게 하는 "정보"를 곰곰이 생각해 본다. 공식화해야 하는 임상적 판단의 범주나 "추론(inferences)"이 각 범주에 대해 구체적인 어떤 정보를 전달하는지 고려해 본다. 당신이 하는 검사와 분석 그리고 근거-기반 관리법을 뒷받침할 만한 "이론과 개념적" 지식을 검토하고 비판한다. 당신의 평가와 관리 접근 방식에 내재되어 있는 "가정(assumptions)"을 확인하고 적절하지 않은 가정을 최소화하기 위한 전략을 채택해야 한다. 당신의 추론이 "또 다른 판단과 행동에 영향을 미친다"는 점에서, 여러분의 추론이 정말로 가설-지향적(hypothesis-oriented)이고 반복적(iterative)인지 확인해 본다. 마지막으로, 여러분이 취하고 있는 "관점(point of view)"을 인식함으로써 여러분의 추론의 폭을 넓게 생각하고 다른 관점에서도 생각해 봐야 할지를 곰곰이 판단해 본다.

분석적 사고와 추론의 질을 판단하기 위한 지적 기준 *(Intellectual standards for judging the quality of analytical thinking and reasoning)*

표 13.2에는 분석적 사고의 질을 판단하기 위한 지적 기준의 개요를 제시하였다.[20] 이 표는 사고와 추론에서 질(quality)의 다양한 측면을 이해하고, 당신의 고유한 임상 실무와 질적 검사와 추론에서 중요하다고 생각하는 것을 반영하는 데 사용될 수 있다.

표 13.2 분석적 사고의 질을 판단하기 위한 지적 기준[20]

분석적 사고의 질을 판단하기 위한 지적 기준	기준에 대한 설명	임상적 검사와 임상 추론을 적용할 때의 예
깊이와 폭	철저하고 전인적인 분석(holistic analysis)을 위해 평가의 깊이와 폭(예: 면접 및 신체검사)이 충분한가?	• 환자가 초기에 보고하지 않은 다른 증상들에 대한 선별검사(screening): – 관절 관련 증상(예: 염발음, 관절이 잠긴 감각) – 신경 관련 증상(예: 저림, 감각과민, 이상감각) – 근육/연부 조직 관련 증상(예: 긴장, 경련, 압통) – 혈관 관련 증상(예: 부기, 색깔 또는 체온의 변화) • 자발적이지 않은 추가적인 활동 제한과 악화 요인에 대한 선별검사: – 영향을 받은 신체 부위 또는 다른 부위로 전이되는 증상, 손상 받은 다른 신체 부위의 움직임, 자세/위치의 영향 – 부하가 증상에 미치는 영향(예: 들어올리기, 밀기, 당기기) – 압박이 증상에 미치는 영향(예: 영향을 받은 쪽으로 눕기) – 일상생활의 기능적 활동(가사일, 직장, 피트니스, 스포츠, 레저)이 증상에 미치는 영향 – 비근골격계의 기능과의 관련성(예: 위장, 심호흡계)

(계속)

표 13.2 *(계속)*

분석적 사고의 질을 판단하기 위한 지적 기준	기준에 대한 설명	임상적 검사와 임상 추론을 적용할 때의 예
		• 자발적이고 자연적이지 지원하지 않는 심리학적 요인에 대한 선별검사: – 환자의 이해/신념(예: 문제에 대한 이해, 회복 가능성, 자기관리, 자기효능감). – 환자에 위협에 대한 인식(예: 문제의 심각성, 삶의 모든 측면에 대해 인식하는 영향, 인식하는 회복 가능성) – 스트레스의 존재(예: 불안, 분노, 두려움, 우울) 그리고 증상과의 관계 – 환자의 대처 방법(예: 파국화(catastrophizing)의 연속에 대한 수용) – 대처 전략(coping strategies)(과도한 회피 연속(avoidance continuum)에 대한 대안과 다른 신체적 활동의 사용, 약물 사용, 알코올/약물) • 자발적이고 자연적이지 않는 사회환경적 요인에 대한 선별검사: – 사회와 생활 환경 – 교육과 보건에 대한 지식 – 가정, 직장, 친구로부터의 지지에 대한 인식 – 재정적 문제 • 자발적이고 자연적으로 지원하지 않는 신체적 환경 요인에 대한 선별검사: – 직장과 가정 환경 – 운동, 훈련, 운동 부하 • 신체 검사와 치료 시 예방 조치의 필요성과 추가적인 의학적 조사의 필요성을 나타내는 임상 양상의 신호에 대한 선별검사 – 위험 신호 – 증상의 심각도 – 증상의 민감성 – 문제의 진행(progression)(예: 상태가 급격히 악화됨) – 괴로움(예: 과거의 임상 경험과 관련된 불안감) – 공동 이환율(Co-morbidities)
관련성과 중요성	평가 결과의 관련성과 중요성이 정당화되었는가?	• 신체 검사에서 신체적 손상의 소견에 기인하는 관련성과 중요성(예: 자세, 능동적 및 수동적 움직임, 운동-조절, 근력, 감각운동-기능, 근육 길이, 연부 조직, 신경역동학, 신경학적, 건강 수준)은 다음과 같은 사항에 대해 생각해 볼 수 있다: – 신체적 손상에 대한 증상이 있는가? – 신체적 손상이 활동 및 참여 제한과 논리적으로 관련이 있는가? – 신체적 손상의 정도는 어느 정도인가?(예: 정상 또는 무증상 쪽과의 비교) – 손상 수정(impairment modification)이나 치료의 효과는 무엇인가?

(계속)

표 13.2 *(계속)*

분석적 사고의 질을 판단하기 위한 지적 기준	기준에 대한 설명	임상적 검사와 임상 추론을 적용할 때의 예
		• 심리학적 및 사회적 요인들과의 관련성과 중요성은 다음과 같은 사항에 의해 알아낼 수 있다: – 환자의 위협에 대한 인식, 회복에 대한 기대, 관리에 대한 기대 그리고 자신의 대처 전략과 관련하여 자신의 문제에 대한 이해와 환자의 이해가 그들에게 갖는 의미 사이의 관계. 그 다음은 각각의 관련성과 중요성(예: 환자의 회복력에 기여할 수 있는 합리적이고 적응적인 관점과 증상의 지속성에 대한 보호를 제공할 수 있는 반면, 부적응적인 민감성과 지속적인 증상에 대한 취약성과 위험을 생성하는 도움이 되지 않는다는 관점 – Edwards 등[19] 참조)에 대해 판단해야 한다. – 환자의 증상(병력과 행동적)과 모든 스트레스(예: 불안, 분노, 두려움, 우울) 간에 관계 – 환자의 대처 전략이 증상과 기능장애 및 회복에 미치는 영향 – 환자의 인식하는 지지가 증상, 기능장애 및 자기효능감에 미치는 영향
명확성(clarity), 정확성(accuracy) 및 정밀도(precision)	얻어낸 환자의 정보가 명확하고 정확하며 정밀한가? 임상가의 분석 및 보고서가 정확하고 정밀한가?	• 얻어낸 정보의 명확성, 정확성 및 정밀도는 임상 추론 분석의 질에 영향을 미친다: – 분석된 정보의 정확성을 보장하기 위해 다음과 같이 환자에게 명확한 답변을 해야 하는 필요성을 인식하게 한다: – 증상의 부위 – 정확성을 위해 악화시키는 활동을 명확히 하였는가(예: 움직임과 활동, 자세에 대한 것은 어떠한가? 그것이 문제인가?) – 증상의 민감성에 관한 명확성과 정확성(예: 악화되는 데 시간이 얼마나 걸리는지, 악화된 증상이 가라앉는데 걸리는 시간) – 증상과 다른 증상의 양상과 병력 관계에 대해 명확히 한다. – 사용하는 대처 전략과 그것들의 효과에 대한 명확히 한다. • 임상가 분석의 명확성, 정확성 및 정밀도: – 진단적 분류법이 적절한 수준의 특이도를 가지고 있는가? – 진단법의 특이도는 일부 말초부 수축성 조직(예: 슬괵근), 건(예: 아킬레스) 그리고 인대(예: ACL) 손상에서 더 크지만, 임상적으로 조직적/구조적 진단 분류(예: 어깨, 척추, 고관절)를 어렵게 하는 해부학적으로 복잡성이 있는 신체 부위에서는 더 낮다. – 어깨와 같이 증상에 대한 정확한 조직적 근원을 임상적으로 구별할 수 없는 경우에도, 이것은 국소적 체성 유해수용감각, 척추부 체성 관련통, 내장기 관련통, 신경병증 및 혈관성 간에 광범위하게 감별 진단하고, 잠재적인 심각한 병리(골절, 탈구, 감염, 악성종양)를 배제하는 것은 중요하다.

의사 결정의 공유(Shared decision-making)

임상가는 다양한 건강 문제, 진단과 손상 검사법 그리고 근거-기반 관리 전략에 대한 전문적인 지식을 가지고 있지만, 환자는 자신의 문제, 개인적인 상황, 목표 그리고 건강관리에 대한 선호도에 대한 전문적인 지식을 보유하고 있다. 의사 결정의 공유(SDM)는 협업적 추론(Collaborative Decision making)[18]이라 불리며, 이것은 제공된 임상가의 분석과 관리, 평가 결과, 불확실성 그리고 환자의 선호도에 대한 근거-기반 정보를 기반으로 치료에 대한 선택을 할 때, 임상가와 환자(때로는 신뢰할 수 있는 가족 구성원, 절친한 친구나 대표자) 간에 이루어지는 건강관리에 협력이다.[10]

SDM은 환자가 정보에 입각한 건강관리 방법을 선택할 수 있게 돕기 위해 두 가지 지식을 모두 활용한다. 이것은 한 가지 옵션이 명확하게 더 우월하지 않은 경우나, 환자의 선호도가 강하고 위험 요소가 존재하는 경우와 같이 불확실한 상황인 경우에 더 특히 중요하다.[9,29,30] 수동적인 순응(passive compliance) 보다 자기-효능감, 변화에 대한 동기 부여 그리고 능동적인 환자의 참여를 촉진하는 환자-중심의 실천 철학을 반영한다.[16,22] SDM은 또한 국가 보건정책과 세계보건기구 그리고 국제 규제기관들이 추진하는 건강관리 결정에 참여할 수 있는 환자의 권리와 관련된 윤리가 필수적이다.

혜택(*Benefits*)

SDM의 중요성은 건강관리 의사 결정에서 공유할 기회가 주어진 환자가 자신의 관리에 대해 더 큰 책임을 질 수 있다는 이론과 근거에 의해 강조된다. 따라서 더 큰 자율성과 자기-효능감을 일으킬 수 있다.[18,23,42,51] 또한 그들의 건강관리 서버스에 더 만족하고, 더 나은 의미 있는 결과를 얻을 가능성이 높다.[2,23,25,42,56,57] 참여할 수 있는 기회는 일부 환자들에게 더 가치있게 느끼게 하고, 변화에 대한 더 큰 동기의식을 촉진할 수도 있다. 불행하게도, SDM은 종종 임상 실무에서 형편없이 구현되기도 하는데,[15,33,55] 종종 특정한 관리 계획에 대한 동의나 치료 절차에 대한 사전 동의로 제한되기도 한다.[9,18]

의사 결정 공유에는 무엇이 필요한가? (*What does shared decision-making require?*)

SDM은 임상가가 변화에 대한 환자의 준비(patients' readiness)와 동기의식, 그리고 치료에 협력하고 참여하는 것을 이해하는 데 도움이 될 수 있는 행동 변화 이론(behavior change theory)에 대한 이해를 필요로 하거나 최소한 도움을 받게 된다.

행동 변화 이론(Behavior change theory)

행동 변화는 행동의 수정(modification) 또는 변형(transformation)이다. 행동 변화 과학(behavior change science)은 다음과 같이 가정한다: 1) 이환율(morbidity)과 사망률(mortality)은 부분적으로 특정한 행동에서 기인하며, 2) 이러한 행동은 수정할 수 있다. 현재 흡연이나 신체적 운동 부족, 과도한 알코올 섭취 그리고 잘못된 식단이 의학적 그리고 근골격계 건강에 영향을 미치는 생활 양식 요인에 부정적인 영향을 준다고 설명하는 많은 근거들이 있다.[39] 건강 증진을 위한 신체적 활동의 사용에 관한 인용 가능한 지침서에는 다음과 같이 나와 있다: "만약 신체적 활동이 하나의 약이었다면, 이것으로 예방하고 치료하는데 도움을 줄 수 있는 질병들이 많기 때문에, 우리는 그것을 기적적인 치료법이라 부를 것이다."[49]

근골격계 임상가는 모든 접촉을 통해 전반적인 건강 행동을 촉진할 수 있지만, 근골격계 질환의 관리에 도움이 되는 특정한 행동을 촉진하기 위해서도 또한 행동 변화 중재법을 사용할 수 있다. 예를 들어, 회전근개-관련 어깨 통증 관리 시에 물리치료사가 주도하는 운동의 적용을 지지하는 근거들이 크게 증가하고 있다. 가정 운동 치료에 대한 순응(adherence)은 치료 결과를 예측하는 중요한 변수인 것으로 나타나고 있다. 그럼에도 불구하고, 50-70%의 사람들이 이러한 프로그램에 순응하지 못하고 있어, 가정 운동의 순응에는 문제가 있다.[1,48] 순응도를 개선하기 위한 전략을 실시하면 임상적 결과가 개선될 수 있다.

선택한 이론(*Choosing a theory*)

건강 행동을 예측하거나 변화시키는 데 사용되는 많은 이론적 모델이 있어, 적절한 모델을 선택하는 것은 어렵다. 행동 변화 이론을 종합적으로 검토한 결과, 1,600개 이상의 구성 요소(constructs)을 포함된 83개의 행동 이론이 확인되었다.[44] 능력(capability)과 기회(opportunity) 및 동기(motivation)는 여러 모델에서 해결해야 할 행동 변화의 주된 요소로 확인되었다.[44]

변경해야 할 사항의 정의(*Defining what needs to change*)

표적 행동(target behavior)(예: 하루에 10,000보 걷기)이 결정되면, 다음 단계는 그 행동을 실시하기 어려울 수 있는 이유에 대해 이해하는 것이다. 행동은 개개인의 또 다른 행동과 그 주변 사람들의 행동의 맥락에서 일어난다. 이러한 복잡성을 이해하는 것은 행동 변화 중재를 발전시킬 때 중요하며, 심리사회적, 신체적, 문화적 요인들이 고려되어져야 한다.[43]

변경 방법에 대한 정의 (*Defining how to change it*)

표적 행동을 이해하고 행동 분석을 통해 변경해야 할 사항을 파악하는 것이, 행동 변화 바퀴(behavior change wheel)[46](그림 13.1)의 변경 방법을 알아내는 데 도움이 될 수 있다. 이것은 지원(enablement)과 훈련, 교육, 모델링 그리고 환경적 재구성을 통해서 이루어질 수 있다. 이를 통해 임상가나 연구자는 올바른 행동 변화 기법을 선택할 수 있게 되며, 이것은 행동을 변화시키거나 조절하기 위해 고안된 중재가 된다.[45] 행동 변화 기법 분류 체계(Behavior Change Technique Taxonomy)(v1)는 행동 변화를 촉진하기 위해 사용될 수 있는 합의되

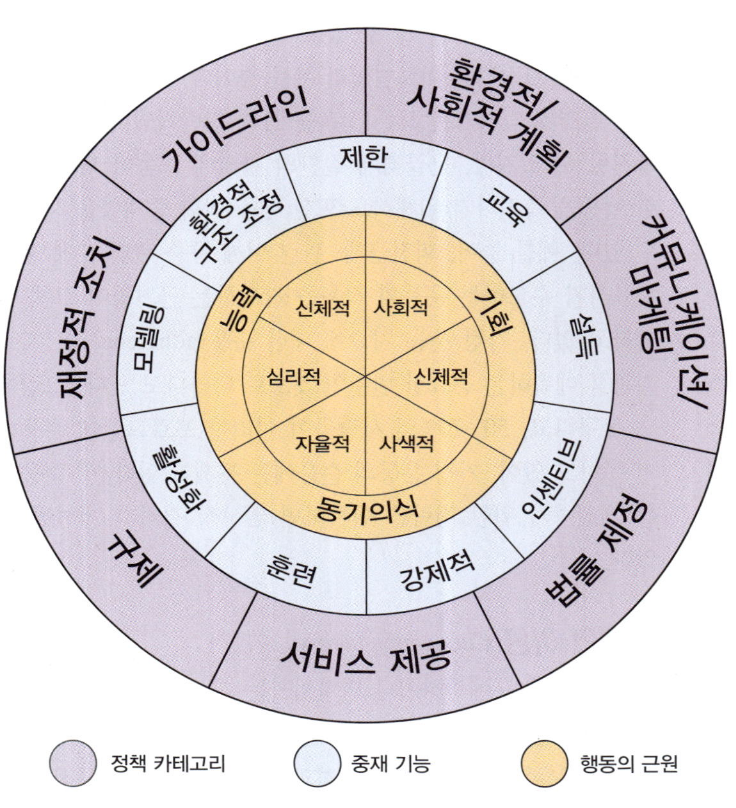

그림 13.1
행동 변화 중재를 특성화하고 설계하기 위한 틀인 행동 변화 바퀴(Behavior Change Wheel).

(Michie 등 2011의 허가를 받아 사용함.[46])

표 13.3 범주에 대한 예와 서술자가 사용하는 행동 변화의 범주(categories of behavior change; BC)의 예

BC 기법의 범주	이 군 내에 BC 기법의 예	BC 기법에 대한 설명
1. 목표 및 계획	1.2 문제 해결	행동에 영향을 미치는 요인을 분석하거나 분석하도록 지시하고, 장벽의 극복(overcoming barriers) 및/또는 촉진 요인의 증가를 위한 전략을 생성하거나 선택한다.
2. 피드백 및 모니터링	2.3 행동의 자가-모니터링(self-monitoring)	행동 변화 전략의 일부로서 사용자가 자신의 행동을 모니터링하고 기록할 수 있는 방법을 정의한다.
3. 사회적 지지	3.2 사회적 지원(실제적)	행동 수행에 대한 조언, 조정(arrange) 또는 실질적인 도움을 제공한다.
4. 지식의 형성(shaping)	4.1 행동 수행 방법에 대한 지침	행동을 수행하는 방법에 대해 조언하거나 동의한다(기술 훈련 포함).

모든 16개 범주와 93개 BC 기법에 대한 전체적인 요약은 Michie 등(2013)을 참조한다.[45]

고 구별된 16개 범주에 93개의 기법으로 설명할 수 있다 (표 13.3).

이러한 기법들은 단독으로 또는 다른 기법들과 함께 사용될 수 있다. 그러나 이것들이 결합될 경우 효과는 간섭되고(interfering)(음성), 첨가되며(additive) 또는 새로 만들어질(emergent) 수 있다는 점을 이해하는 것이 중요하다. 행동 변화 기법을 선택할 때는 전체적인 중재가 실용적(practical)이고, 경제적(affordable), 효과적이며, 수용 가능(acceptable)하고, 안전하게 유지되도록 하는 것이 중요하다.[43]

이론적 틀(theoretical framework)을 사용하여 개발된, 잘 설명되고 정의된 행동 변화 중재는 행동 변화에 대한 지식의 축적을 촉진하고, 연구자와 임상가가 건강한 행동을 촉진하고 임상 결과를 개선할 수 있도록 효과적인 중재를 복제할 수 있게 한다. 모든 16개 범주와 93개 BC 기법에 대한 전체적인 요약은 Michie 등(2013)을 참조한다.[45] 만약 관리를 받는 개인이 체중 감량을 희망하지만 어디서부터 시작해야 할지 모르는 경우, 행동 변화 바퀴를 이용하여 개인화된 행동 변화 중재방법 개발을 위해 사용할 수 있다. 체중 감량 그 자체는 행동이 아니지만, 고칼로리 음식의 섭취를 줄이거나 신체 활동을 증가시키는 것과 같은 몇 가지 행동이 이 목표를 달성하기 위해 관련이 있을 수 있다. 치료를 받는 사람과 함께 이러한 행동들을 탐색함으로써 어떤 행동이 가장 큰 효과를 낼 수 있는지를 확인할 수 있을 것이다. 활동 일지나 음식 일지는 만약 초기에 명확하지 않은 경우, 이러한 행동에 대한 더 깊은 통찰력을 제공하는 데 도움이 될 수 있다. 처음에 너무 많은 것을 바꾸려고 시도하는 것은 강압적일 수 있고, 종종 하나의 행동을 목표로 잡고 작은 성취를 바탕으로 점진적으로 변화를 주하는 것이 더 성공적이다.[43] 예를 들어, 고칼로리 과자의 섭취를 줄이는 것이 목표 행동으로 결정된다면, 행동 바퀴의 중심에 COM-B 모델을 사용한 행동 분석 방법을 이용하면 무엇을 변화시켜야 하는지 정확하게 알아내는 데 도움이 된다.

"능력(capability)" 분석으로 고칼로리 음식의 규칙적인 섭취와 관련하여 주당 칼로리 섭취에 대한 이해 부족을 알게 될 수도 있다. "기회(opportunity)" 분석은 간식 섭취 행동을 유발하는 사회적 촉진체(social prompts)를 알아낼 수도 있다. 그런 다음에 교육이나 환경 재구성(environmental restructuring)과 같은 관련된 중재 기능을 사용하여 행동 중재법을 설계할 수 있으며, 행동 변화 기법은 분류 체계(taxonomy)에서 선택할 수 있다.[45] "건강에 미치는 영향(health consequences)에 대한 정보"와 "사회적 환경의 재구성"을 제공하는 것은, "목표와 계획(goals and planning)", "모니터링" 및 "사회적 지지" 범주에 포함되는 기법일 뿐만 아니라 이러한 시나리오에 특히 적절할 수 있다.[45]

생체심리사회적 실무(*Biopsychosocial practice*)

의사결정의 공유에 내재된 의미는 다음과 같다:

1) 건강 문제를 받아들이는 데 있어 생체심리사회적 철학은 각 요소에 대해 명확하게 평가하는데 필요한 생물학적, 심리학적, 사회적, 신체적 환경 요인들(그림 13.2)에 의해 영향을 받는다.[34,59] 그리고
2) 환자의 이해와 자기-효능감 그리고 참여를 촉진하는 관리.[16,34]

관리를 원하는 사람을 좀 더 잘 이해하기 위해서는 개개인에 생활의 상황과 그들이 자신의 문제와 함께 살아가는 경험에 대한 이해가 필요하다. 경험에 대한 환자의 관점을 이해하는 것에는 환자의 문제에 대한 자신의 이해와 회복, 관리, 참여 그리고 자기-효능감에 대한 기대와 관련하여 그에 대한 이해가 갖는 의미를 탐구하는 것이 포함된다.[4] 분석은 모든 인식하는 위협(예: 자신의 상태에 악화)과 그러한 지각(예: 과거의 경험, 이전의 건강 문제에 대한 설명)에 대한 근거를 고려할 필요가 있다. 또한 환자들이 경험하고 있을 수 있는 모든 걱정에 대한 평가에는 통증의 원인과 통증과 그들의 문제/증상 사이의 관련성 그리고 그들의 대처 전략(예: 약물, 회피/부하 관리, 운동)등에 대한 이해가 포함된다. 높은 수준의 괴로움과 외상, 두려움, 과도한 회피, 파국화(catastrophizing) 또는 낮은 자아-존중감(self-worth)에 대한 인식 등과 같은 요소들은 개인의 취약성(vulnerability)을 증가시키는 반면, 사회적 지지와 능동적인 대처 전략, 수용(acceptance)과 양호한 자기-효능감(self-efficacy)은 회복력(resilience)을 증진시킨다.[19,50]

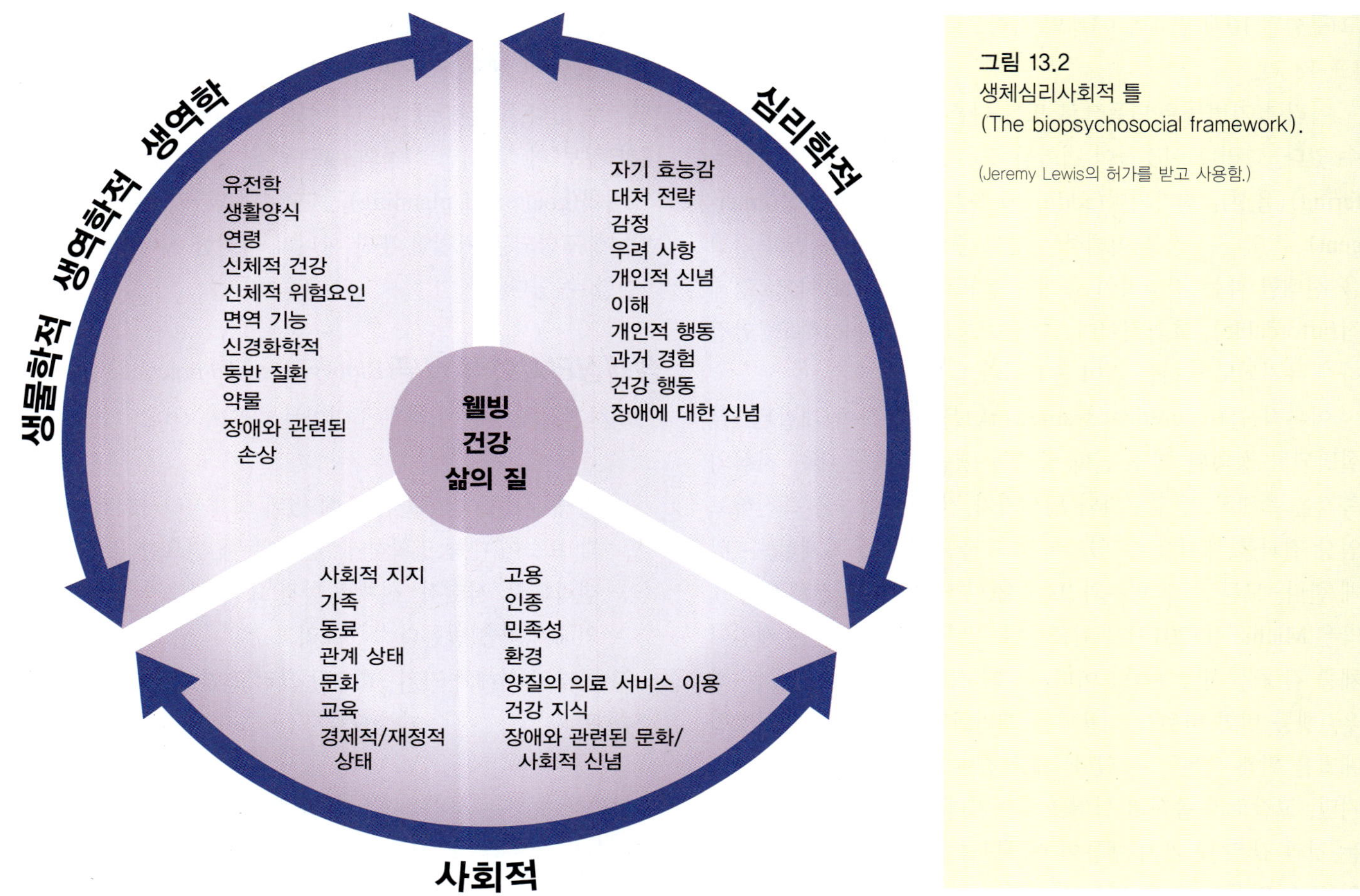

그림 13.2
생체심리사회적 틀
(The biopsychosocial framework).

(Jeremy Lewis의 허가를 받고 사용함.)

의사결정 공유의 요소
(Elements of shared decision-making)

SDM의 요소에는 다음의 내용이 포함된다:[9,31,56]

- 문제에 대한 분석(The problem is analyzed).
- 개별적 접근(individualized approach)이 필요한 환자들마다 환자들의 문제와 개인적인 상황들이 다 다르기 때문에 항상 하나의 단순한 하나의 관리 방법만이 있는 것은 아니라는 설명.
- 환자도 의사 결정 과정에서 서로 협력하기 위해 초대된다.
- 환자에게 자신의 문제에 시작과 유지에 기여했다고 생각되는 요인들을 포함된 자신의 문제 분석에 대한 초기 설명을 하게 한다.
- 자연적인 회복 과정을 포함한 치료적 옵션을 설명하는데, 한 가지 옵션은 추가적인 치료 중재가 필요한지 여부를 판단하기 위해 특정한 시간(관찰과 대기) 동안의 자기–관리에 대한 조언이다.
- 환자의 선호도(preferences), 가치(values)와 상황(circumstances)의 맥락에서 모범적인 실무사례(연구자료와 당신의 경험을 기반으로 한)와 관련하여 질문을 할 기회를 포함해 다양한 옵션의 이점과 잠재적인 위해 요인에 대해 논의한다.

의사소통 기술은 모든 건강관리 관련 전공의 학부 과정에서 가르치고 있지만, 환자의 불만족과 불만은 종종 의사소통 부족

표 13.4 의사결정 공유를 위한 효과적인 의사소통을 위한 4가지 습관 접근법

습관	의사결정 공유를 위한 중요한 의사소통 행동
1. 초기에 투자하라	• 라포(rapport) 형성 • 분위기의 조성(Setting the scene) • 환자의 걱정에 대한 모든 사항을 도출
2. 환자의 관점을 도출하라	• 문제들이 환자의 삶에 미치는 영향 탐구 • 심리사회적 요인 평가 • 환자의 경험과 신념에 대한 검증
3. 공감을 표시하기	• 환자의 감정을 인식하고 공감하며 반응한다.
4. 마지막에 투자하기	• 분석에 대한 설명(Explanation of analysis) • 의사결정 공유 • 옵션에 대해 논의 • 합의된 조치와 계획의 요약

출처: Frankel과 Stein[23,p.81], Matthias, Salyers와 Frankel.[42,p.177.]

과 관련된 오해와 관련이 있다.[56] 좋은 의사소통을 구성하는 모든 것에 대해 다루는 것은 이 단원의 범위를 벗어나므로, 독자들은 다음의 온라인 자료들을 참조하면 간결하게 설명할 수 있을 것이다: https://cptbc.org/wp-content/uploads/2020/02/CPTBC-making-a-connection-2019.pdf. 그러나 모든 환자들의 만남을 통해 SDM을 촉진할 수 있는 기회와 전략을 설명하는 프레임워크를 제공하기 위해(즉, 치료적 옵션을 고려할 때에만 반대가 됨) 우리는 "효과적인 임상 의사소통에 대한 4가지 습관 접근법(Four Habits Approach to effective clinical communication)"[23,54,40,42]라고 불리는 한 가지 전략을 요약하였다(표 13.4). SDM을 위해 중요한 이러한 의사소통 행동과 관련된 추가적인 세부 사항들은 11장에 제시하였고, 의사소통에 대한 심도 있는 논의를 제공하였다.

의사 결정 공유는 우연히 일어나지 않는다: 이것은 언제 시작되었고 어떻게 보이나요? *(Shared decision-making doesn't just happen: when does it start and what does it look like?)*

4가지 습관 접근법(Four Habits Approach)(표 13.4)에 요약된 의사소통 행동은 의사결정 공유를 위해 중요한 전체적인 임상적 만남을 통해 임상가의 사고와 행동의 중요한 측면을 확인한다. 네 가지 습관에는 겹치는 부분이 있다.

습관 1: 라포 형성(establishing rapport)

라포의 형성은 자발적인 환자 정보와 SDM 및 관리에 참여하려는 의지, 변화에 대한 동기의식과 만족도에 영향을 미친다.[21,25,38,42] 라포 형성은 초기 소개 단계에서 시작하여 검사와 후속적 관리에 이르기까지 지속되는 연속적인 프로세스이다. 라포 관계를 증진시키는 많은 방법들이 있지만, 중심이 되는 것은 사람에 대한 관심(단지 어깨 문제뿐만 아니라), 공감 그리고 그들의 관심사에 대한 검증(validation)을 보여주는 방법이다.

습관 1: 분위기 조성하기 - 정보를 가진 환자

환자에게 예상되는 상담 시간과 계획한 내용에 대해 알려준다. 예를 들어, "먼저 당신의 어깨 문제에 대해, 그것이 어떻게 시작되었고, 당신에게 어떤 영향을 끼쳤는지에 대해 논의하고 싶습니다; 그 후에 당신의 허락한다면 당신의 어깨를 검사하고 싶습니다. 나는 각 단계에서 내가 무엇을 할 것인지 설명할 것입니다. 평가 후에는 당신과 함께 앉아서, 제가 배운 내용을 전달하고 사용 가능한 관리 방법에 대해 논의하고 싶습니다. 그러면 우리는 함께 앞으로 나아갈 최선의 방법을 결정할 수 있을 겁니다."라고 말할 수 있다.

습관 1: 환자의 걱정에 대한 모든 내용을 알아내기

환자에게 가장 중요한 문제가 확인되면, 다른 신체 부위와 다른 증상들을 선별하는 것 등을 포함한 추가적인 문제를 명확히 한다. 문제들 간의 관련성을 명확히 하는 것은 환자와 논의할 수 있는 평가 결과들에 우선 순위를 공식화하는 데 도움이 된다.

습관 2: 문제가 환자의 삶에 미치는 영향 탐구하기

고려해야 할 가치 있는 질문들은 다음과 같다, "이 문제를 가지고 살아간다는 것은 어떤 것인가?" 그리고 "만약 이런 문제가 없었다면 당신은 어땠을까요? (무엇을 하고 있을까요?) 기능과 삶의 참여(life participation)에 미치는 영향을 이해하는 것은 문제를 악화시키고, 완화시키는 요인에 대해서만 묻는 것보다 더 큰 이해를 제공한다. 또한 단기 그리고 장기 목표를 계획하기 위한 환자별 평가의 측정 결과를 제공할 수도 있다.

습관 2: 심리사회적 요인의 평가

문제를 가진 사람을 이해하기 위해서는 환자의 개인적인 사회/생활 상황과 환자의 문제/통증 관련 경험에 대한 환자의 관점을 명확하게 탐색하는 생체심리사회적 접근법이 필요하다.[4,26] 환자의 경험과 사회적 영향(즉, 심리사회적 상태)에 대한 환자의 관점에는 다음의 내용을 포함한다:

- **환자의 이해/신념(Patients' understanding/beliefs)**: 이것은 특히 환자의 신념과 선호도(preferences)가 부정확하거나 불완전한 정보에 기초할 수 있기 때문에 치료 과정 중에 회복과 관리, 평가 결과 그리고 참여와 관련하여 증상(과 진단)이 환자에게 어떤 의미를 갖는지 알아보는 것이 매우 중요하다.
- **자신의 문제에 대한 환자의 평가 (Patients' evaluation of their problem(s))**: 여기에는 심각성에 대한 인식 수준, 현재 일상 생활과 이후에 미치는 영향, 시간 척도(timescale)와 자기-관리 능력이 포함된다.
- **환자들의 괴로움(Patients' distress)**: 예를 들면, 불안과 좌절, 두려움, 분노, 무력감, 우울증이다. 행동적(behaviorally)으로나 병력적(historically)으로 환자의 증상에 대한 모든 고통과의 관련성을 평가하는 것은, 고통이 증상과 장애에 기여하는지 아니면 단순히 같이 나타나기만 하는지를 알아내는 데 도움이 된다.
- **환자의 회복력에 원천 (Patients' resilience resources)**: 예를 들어, 환자들의 수용(acceptance)에 대한 성향, 문제-해결 능력, 능동적인 대처 전략(coping strategies) 그리고 좋은 자기-효능감이 있다.
- **환자의 대처 행동과 전략 (Patients' coping behaviors and strategies)**: 예를 들어, 과도한 회피(avoidance), 휴식과 약물 복용, 수동적 치료와 같은 수동적 대처 전략에 비해 긍정적 사고와 통증으로부터 주의를 분산하기, 휴식과 운동 그리고 스트레칭과 같은 신체적 통증 경감 기법의 사용과 같은 능동적 대처 전략이 있다. 임상가의 분석과 이후에 환자의 설명에 대한 주요 핵심은 대처 전략이 적응형(즉, 문제의 현재 단계에 적합함)인지 또는 부적응형(즉, 회복에 도움이 되지 않음)인지 여부이다.
- **환자의 목표(Patients' goals)**: 환자의 목표에 대한 명확한 평가는 환자의 회복에 대한 기대와 이들을 해결하고 달성하는 데 중요한 것들에 대한 더 깊은 통찰력을 제공한다. 목표를 평가하는 것은 또한 SDM과 참여(participation)를 위한 기회를 제공한다. 환자들은 중요성에 따라 다양한 기능적 목표에 순위를 매기고, 너무 광범위한 목표를 좀 더 작은 하위-목표로 세분화하도록 도움이 될 수 있다. 잘 알려진 약어 SMART(또는 SMARTER) 목표는 환자가 다음과 같은 결정 과정에 적극적으로 참여하도록 독려하는데 중요하다.
  - 특이적(Specific)
  - 측정 가능(Measurable)
  - 달성 가능(Achievable)
  - 관련성(Relevant)
  - 시간 제한(Time bound)
  - 평가됨(Evaluated)
  - 검토됨(Reviewed)
- **변화에 대한 환자의 의지와 능력(Patients' willingness and ability to change)**: 환자들에 변화에 대한 동기의식은 상당히 다양하다. 동기 부여 면접(motivational interviewing)의 원칙은 환자의 변화에 대한 중요성과 변화에 긍정적으로 영향을 주는 그들의 자기-효능감을 평가하기 위해 사용될 수 있다.[47]

습관 2: 통합된 이해에 검증

통합된 정보에 대한 간략한 요약(예: "내가 이 권한을 가지고 있는지 확인해 보겠습니다" 또는 "내가 이해하고 있는지 확인하고 싶습니다")은 환자에게 공감을 보여주는 동시에, 여러

분의 이해를 검증할 수 있는 기회를 제공한다.[24]

습관 3: 공감으로 환자의 감정을 인식하고 반응하는 것

임상적 맥락에서, 공감은 환자가 겪고 있는 것을 이해하고 환자의 상황에 대해 상상력을 발휘할 수 있는 임상가의 인지 능력을 의미한다.[6] 임상에서 적용할 때, 환자는 자신의 목소리를 내고, 듣고, 믿어준다고 느낄 가능성이 더 높기 때문에, SDM[42]에 중요한 치료적 동맹이 강화된다. 공감적 반응(empathic responses)은 표현(예: "어려울 거예요 틀림 없어")이든 적절한 접촉이든 이를 통해 환자의 걱정과 감정에 대해 확인하고 지지를 제공한다. Matthias, Salyers 그리고 Frankel[42]는 공감의 긍정적인 효과를 보여주는 다음의 연구들을 강조하였다: "…심리적 동맹(therapeutic alliance), 대처 능력의 향상, 신뢰도의 향상, 관계와 만족도의 향상, 통증 감소와 심지어 생리학적 과정에도 긍정적인 영향을 미친다."

습관 4: 분석에 대한 설명

환자는 가능한한 원인이나 원인에 기여하는 요인을 포함해 자신의 문제에 대한 명확히 이해하기를 원한다. 정보는 개인의 선호도에 따라 말이나 문자 그리고/또는 시청각 자료로 표현될 수 있다. 핵심적인 신체적 장애에 대해 설명해야 하고 신체적 양상에 영향을 줄 수 있는 환경적 그리고 심리사회적 요인들에 대해 논의해야 한다. 설명은 반드시 전문적인 용어가 없어야 하며, 환자의 양상과 상황들이 의미 있게 연결되어야 하며, 이해를 위해 재평가되어야 한다.

습관 4: 공유된 의사 결정에 대한 관심

SDM은 환자 참여 정도와 관련된 연속체(continuum)이다.[31] 이전에 건강관리를 받은 경험과 관련이 있을 수 있는 일부 환자는 SDM에 참여할 것으로 기대하지 않는다. 이는 철저한 평가와 설명 그리고 참여에 대한 초대에 따라 달라질 수 있지만, 자율성(autonomy)에는 어느 정도의 자율성을 포기하고 "지시(directed)"받을 권리를 행사하는 것이 포함된다.[18] 핵심은 환자에게 필요한 평가와 관리 옵션을 완전히 알려주고, 질문을 할 기회를 주고, 환자의 선호도와 걱정거리에 대해 논의할 기회를 제공하는 것이다. 일단 이러한 정보가 환자에게 주어지면, 환자는 의사-결정을 포기할 수도 있지만, 최적의 결과를 얻고 재발을 최소화하기 위한 관리에 적극적으로 참여하도록 권장해야 한다. 예를 들어, 환자가 일상생활 활동에서 부하 관리와 관련된 문제를 스스로 해결할 수 있을 때, 특히 어깨에 가해지는 부하가 부하 용량(근력)을 초과하는 아주 큰 위험에 처해지는 비정상적이거나 익숙하지 않은 활동을 할 때 어깨의 통증 관리와 재발이 최소화되어 개선이 이루어진다. 이러한 지식을 갖춘 환자는 고위험 활동의 속도를 조절하거나 활동 자체를 변경할 수 있게 된다(예: 지속적인 오버헤드 작업을 위해 사다리를 사용).

습관 4: 선택 사항에 대한 논의

관리 옵션에 대한 논의에는 연구와 모범적인 실무 지침 그리고 모든 지침들이 환자의 개별적인 임상 양상과 개인적 상황에 맞게 적절히 조정되어야 한다는 설명과 함께 개인적인 경험에 대한 참조가 포함되어야 한다.[35] 자연적 흐름(natural history)을 통한 회복의 개념과 유도된 자기-관리만을 계속할 수 있는 선택권을 포함하여, 옵션의 가능한 이점이나 불확실성 및 잠재적 위해(harms)에 대해서도 논의해야 한다.[31]

운동량(exercise dosage)에 대한 논의에서는 환자의 생활방식과 어떤 장애물이 있는지 등과 같은 현실적인 것들이 포함되어야 한다. 잠재적인 장애물(potential barriers)(예: "이 계획을 수행하는 데 방해가 되는 것은 무엇입니까?")에 대해 명확하게 질문하는 것은 SDM을 촉진할 뿐만 아니라 장애물을 해결하기 위한 전략을 중심으로 문제 해결(중요한 능동적 대처 전략) 과정을 촉진하게 된다.

임상 가이드라인과 마찬가지로 의사결정의 지지에 도움(decision support aids)은 연구에 의한 근거에 기초하지만, 환자의 관리 선호도(management preference)를 형성하는데 도움을 주거나 정보를 주기 위해 개발되었다.[10,29,53,58] 이러한 도움은 일반적으로 시각적으로 제시되었으며, 회전근개 부분 파열이 있는 사람들을 위해 제작되었다.[14]

습관 4: 합의된 조치와 계획에 대한 요약

임상 실무에서 시간(time)이 문제이지만, "최종 투자(investing in the end)"는 초기에 투자하는 것과 마찬가지로, 만남(encounter)을 통해 확립된 치료적 동맹을 강화함으로써 SDM을 더 촉진하게 될 것이다. 최소한 합의된 조치사항과 계획의 요약에는 이상적으로 합의되고, 실행된 자기-관리와 조언에 대한 서면 요약본을 함께 검토되어야 한다.

모든 것을 하나로 모으기
(Bringing it all together)

상자 13.1 행동 분석 - *RCRSP*를 위한 가정 운동 프로그램의 채택

우측 회전근개와 관련되어 점점 심해지는 어깨 통증으로 9개월 병력을 가진 38세 여성 에밀리(Emily)가 물리치료를 위해 방문하였다. 그녀의 기능적인 한계에는 심각한 수면 장애와 그녀의 아이들(5세와 7세)과 놀 수 없는 것이 포함되어 있다. 그녀는 최근 자신의 통증과 비협조적인 고용주와의 갈등으로 인해 간병인(caregiver) 일을 그만두었다. 그녀는 어깨 통증이 시작된 이후로 불안과 우울증(만성 우울증 진단)이 더 커지는 것을 경험하였다. 그녀는 일을 할 수 없는 것으로 인한 재정적인 어려움을 표하였고 자신의 상황에 갇혀 있다고 느꼈다.

철저한 검사를 통해 Emily의 걱정거리에 모든 스펙트럼과 이것들이 그녀의 가족과 직장, 사회 생활에 미치는 영향을 분석한 후에 종합적인 신체 검사를 실시하였다. 철저하고(thoroughness) 공감하는 태도는 Emily의 경험에 대한 임상가의 이해에 대한 검증과 연합되어, 그녀에게 합의된 관리 계획과 목표를 진행할 수 있는 자신감과 동기의식을 부여하는데 훌륭한 라포 형성을 하게 되었다.

1. **능력(Capability):** Emily는 자신을 운동을 하지 않는 사람이라고 설명한다. 아픈 어깨로 운동하는 것에 대한 그녀는 "내가 잘못하거나 바보처럼 보이지 않을까 걱정된다"라고 생각한다. 그녀는 그것이 왜 중요한지 이해하고 그녀의 어깨의 약화가 문제이고 그녀가 육체적인 직장 일을 하기 위해서는 더 강해질 필요가 있다는 것을 인식하지만, 그녀의 통증이 더 악화시킬까 매우 두려워하고 있다. 그녀는 "내 상황이 더 나빠지면 내가 어떻게 대처해야 할지 자신이 없다"고 말했다. 행동적 중재로 그녀가 행동을 수행하기 위해 신체적 기술과 정신적 장애를 극복하는 것을 다룰 필요가 있다.
2. **동기부여(Motivation):** Emily는 과거의 긍정적인 경험을 통해 물리치료가 도움이 될 수 있다는 것을 이해하고 있다. 그녀는 또한 고객들이 물리치료(긍정적인 사회적 규범)에 반응하는 것을 보았다. 그녀는 그것이 효과가 있을 것이라고 믿지만 우울증 때문에 스스로 동기를 부여하는 데 큰 어려움을 겪고 있다. 행동 중재(behavioral intervention)는 행동 계획(behavioral planning)과 습관 형성에 대해 다룰 필요가 있다.
3. **기회(Opportunity):** 그녀는 지금 일을 하지 않고 있고, 그 행동을 수행할 기회(시간, 공간, 남편의 지지)가 있다. 그녀는 그 운동들이 도움이 될 것이라고 믿는다. 기회는 장비에 대한 접근의 제공과 계기(triggers)와 알림(reminders)의 사용을 통해 해결될 수 있다.

중재의 기능(Intervention functions)

신체적, 생리학적 능력은 훈련과 교육, 그리고 지원(enablement)을 통해 다뤄질 것이다. 자율적 동기 부여(automatic motivation)는 교육과 환경적 구조 조정(environmental restructuring)을 통해 해결되고, 기회는 환경적 구조 조정과 지지를 통해 해결될 것이다.

행동 변화 기법(Behavior change techniques)

환자의 선호도(preferences)를 통합하는("목표 설정(행동) (1.1)"[45])에 대해 공감하고 격려하는("사회적 지지(불특정) 행동 변화 기법 3.1"[45]) 협업적 접근법(collaborative approach)이 채택되었다. Emily는 각 운동 세션에서 세트와 반복에 관한 결정을 적게 하는 것이 정신적 장애를 제거할 것이라고 느꼈기 때문에 처방 받은 운동량("행동 계획 1.4")[45]에 대해 더 선호한다고 설명하였다. Emily의 기능적 제한과 관련된 세 가지 운동을 찾아내었고, 자신감과 신체적 기술을 향상시키기 위해 병원("행동 연습/리허설 8.1")[45]에서 피드백과 함께 연습하고 리허설하였다.

운동 중에 경험하는 통증이나 불편함의 의미는 부상이나 손상을 의미하는게 아니고 민감한 보호성 반응이라고 다시 생각하게 되었다("구성/재구성 13.2")[45]. 자신감을 구축하기 위해 통증-모니터링 모델을 사용하여 예상되는 감각과 관련한 명확한 지침과 안도감 ("사회적 지지(불특정적) 3.1")[45]을 제공하였다. Emily와의 논의를 통해, 물리치료사가 안내자, 안도감 그리고 격려를 제공하는 해설가(voiceover)로 운동을 수행하는 Emily에게 비디오 형식으로

(계속)

"행동을 수행하는 방법에 대한 지침 4.1"[45] 를 제공하기로 결정했다("사회적 지지(불특정적) 3.1").[45] 감독하에 병원에서 자신이 운동하는 모습을 보는 것은 그녀가 정신적 장애를 극복하고 기대되는 감각적 경험을 촉진하는 데 도움이 될 수 있다.

두 번째 상담에서는 가정 운동이 적절한지에 대해 논의하였고, "현재의 행동과 목표의 불일치(1.6)"[45]에 대해 공감하며 논의하였다. Emily는 운동 일지("행동 2.3의 자가-모니터링")[45]를 사용하는 것이 도움이 될 것이라고 생각하지 않았다: "만약 내가 운동을 했어도, 나는 운동에 대한 일지가 필요하지 않다는 것을 알겁니다". Emily는 왜 그녀가 계획된 운동량에 미치지 못하는지에 대한 명확한 설명을 할 수 있었고, 언젠가는 그녀의 우울증이 모든 동기부여를 약화시킨다고 설명했었다. 게다가, 그녀는 피로 때문에 저녁 시간이 힘들다는 것을 알았고, 그녀의 남편이 아이들을 돌보고 도와 주기 위해 곁에 있었지만, 그녀는 오전 시간이 더 편했다고 느꼈다.[45] 협력적인 "행동 목표의 검토(review [of the] behavior goal(s))(1.5)"[45]를 통해 매일 운동의 새로운 목표를 설정하였다. Emily는 같은 맥락에서 리허설과 반복을 통해 맥락(context)이 행동을 유도하기 시작하도록 함으로써 "습관 형성(8.3)"이 용이해 지도록 점심시간에 운동을 하기로 결정하였다. 그녀는 부엌에 저항 밴드를 부착하였고, 그들을 제자리에 두는 "환경의 재구성 12.2"[45]을 하였고, 행동을 촉발하기 위해 전화 알림을 설정하였다("프롬프트/큐 prompts/cues 7.1").[45]

행동 변화 중재(Behavior change interventions)는 그 내용을 설명하지만 전달 방식에 대해서는 설명하지 않았다. 행동 변화 중재는 긍정적인 공감적 소통의 틀 안에서 개개인에 맞게 조절되고 사람-중심으로 전달되었다.

결론(Conclusion)

임상적 추론과 의사 결정 공유는 임상 실무에서 매우 필수적인 역량이다. 모든 분석적 사고와 마찬가지로 임상 추론은 지도적 목적(예: 환자의 건강 문제와 그들의 경험을 이해하여 건강 교육과 최선의 관리에 대한 정보를 전달한다)에 의해 이루어진다. 패턴 인지(pattern recognition)는 전문가의 실무에서 인지되는 기능이지만 임상가의 분석이 몇 가지 일반적인 패턴으로 축소될 때 추론적 오류의 원인이 되기도 하며, 패턴 인식을 보다 신중한 가설 검정과 결합하는 것의 중요성을 강조하였다. 임상 추론은 정확한 판단에 필수적인 중요한 생체사회심리학과 근골격계 이론과 개념에 의해 뒷받침된다. 모든 인간은 편견의 영향을 받는다; 임상 실무에서와 당신 자신의 추론 과정에서 공통적인 가정에 대한 인식은 얻은 정보와 판단의 정확성과 정밀함을 향상시킬 수 있다. 마찬가지로, 당신의 관점(point of view)이나 실무적 관점(practice perspective)에 대한 인식과 비판(예: 생의학적 대 생체사회심리학, 선호하는 임상적 접근법)은 실무에서의 변화와 성장을 촉진하는 숙련된 분석적 사고의 요소이다.

COM-B 모델을 사용하면 임상가는 개인의 능력과 기회 그리고 변화에 대한 동기를 이해하는 데 도움이 될 수 있다. 이러한 이해는 개개인에게 적절하고 의미 있는 개별적 기술로 구성된 맞춤형 행동 변화 중재를 사용하고 협업 과정을 통해 행동 변화를 촉진하여 변화에 대한 욕구를 높일 수 있다.

SDM(Shared Decision Making, 의사 결정 공유)는 환자와 임상가 간에 협업으로 환자를 만나는 동안 일어난다. SDM은 라포의 형성과 환자의 우려에 대한 철저한 평가, 임상 과정에 대한 설명, 환자의 관점에 대한 관심, 공감과 임상가의 분석 및 관리 옵션에 대한 명확한 설명을 통해 향상된다. 성공적인 SDM은 환자들이 그들의 관리에서 더 큰 책임을 질 수 있도록 권한을 부여함으로써 더 나은, 더 의미 있는 결과와 함께 더 큰 자율성과 자기-효능감을 만들어 낼 수 있다.

참고문헌(References)

1. Alexandre NMC, Nordin M, Hiebert R, Campello M. Predictors of compliance with short-term treatment among patients with back pain. Rev Panam Salud Publica. 2002;12:86-94.
2. Arnetz JE, Almin I, Bergström K, Franzén Y, Nilsson H. Active patient involvement in the establishment of physical therapy goals: Effects on treatment outcome and quality of care. Advances in Physiotherapy. 2004;6:50-69.
3. Beinart NA, Goodchild CE, Weinman JA, Ayis S, Godfrey EL. Individual and intervention-related factors associated with adherence to home exercise in chronic low back pain: a systematic review. Spine J. 2013;13:1940-1950.
4. Beneciuk JM, George SZ, Jones MA. Assessment, reasoning and management of psychological factors in musculoskeletal practice. In: Jones MA, Rivett DA (eds). Clinical Reasoning in Musculoskeletal Practice, 4th edition. Edinburgh: Elsevier; 2019:71-88.
5. Boshuizen HPA, Schmidt HG. The development of clinical reasoning expertise. In: Higgs J, Jensen G, Loftus S, Christensen N (eds). Clinical Reasoning in the Health Professions, 4th edition. Edinburgh: Elsevier; 2019.
6. Braude HD. Conciliating cognition and consciousness: the perceptual foundations of clinical reasoning. Journal of Evaluation in Clinical Practice. 2012;18:945-950.
7. Christensen N, Jensen GM. Developing clinical reasoning capability. In: Higgs J, Jensen G, Loftus S, Christensen N (eds). Clinical Reasoning in the Health Professions, 4th edition. Edinburgh: Elsevier; 2019:435-443.
8. Christensen N, Jones MA, Rivett DA. Strategies to facilitate clinical reasoning development. In: Jones MA, Rivett DA (eds). Clinical Reasoning in Musculoskeletal Practice, 4th edition. Edinburgh: Elsevier; 2019:562-282.
9. Costanzo C, Doll J, Jensen GM. Shared decision making in practice. In: Higgs J, Jensen G, Loftus S, Christensen N, eds. Clinical Reasoning in the Health Professions, 4th edition. Edinburgh: Elsevier; 2019:181-190.
10. Coulter A, Collins A. Making shared decision-making a reality. No decision about me, without me. Available at: https://www.kingsfund.org.uk/sites/default/files/Making-shared-decision-making-a-reality-paper-Angela-Coulter-Alf-Collins-July-2011_0.pdf.
11. Croskerry P. Clinical cognition and diagnostic error: applications of a dual process model of reasoning. Adv Health Sci Educ Theory Pract. 2009;14 Suppl 1:27-35.
12. Croskerry P. The importance of cognitive errors in diagnosis and strategies to minimize them. Acad Med. 2003;78:775-780.
13. Croskerry P. A universal model of diagnostic reasoning. Acad Med. 2009;84:1022-1028.
14. Deville G, Gibson J, Lewis J, Guémann M. A patient decision aid to facilitate shared decision-making for patients with shoulder pain associated with a non-traumatic rotator cuff tear. Kinésithérapie. 2020;20:9-21.
15. Dierckx K, Deveugele M, Roosen P, Devisch I. Implementation of shared decision making in physical therapy: observed level of involvement and patient preference. Phys Ther. 2013;93:1321-1330.
16. Dukhu S, Purcell C, Bulley C. Person-centred care in the physiotherapeutic management of long-term conditions: a critical review of components, barriers and facilitators. International Practice Development Journal. 2018;8:1-27.
17. Edwards I, Jones M. Clinical reasoning and expert practice. In: Jensen G, Gwyer J, Hack L, Shepard K, (eds). Expertise in Physical Therapy Practice, 2nd edition. St. Louis: Saunders Elsevier; 2007:192-213.
18. Edwards I, Jones M, Higgs J, Trede F, Jensen G. What is collaborative reasoning? Advances in Physiotherapy. 2004;6:70-83.
19. Edwards RR, Dworkin RH, Sullivan MD, Turk DC, Wasan AD. The role of psychosocial processes in the development and maintenance of chronic pain. The Journal of Pain. 2016;17:T70-T92.
20. Elder L, Paul R. The Thinker's Guide to Analytic Thinking. Tomales, California: Foundation for Critical Thinking Press; 2016.
21. Ferreira PH, Ferreira ML, Maher CG, Refshauge KM, Latimer J, Adams RD. The therapeutic alliance between clinicians and patients predicts outcome in chronic low back pain. Phys Ther. 2013;93:470-478.
22. Fish D, De Cossart L. Clinical thinking, client expectations and patient-centred care. In: Higgs J, Jensen G, Loftus S, Christensen N (eds). Clinical Reasoning in the Health Professions, 4th edition. Edinburgh: Elsevier; 2019:97-107.
23. Frankel RM, Stein T. Getting the most out of the clinical encounter: The four habits model. The Permanente Journal. 1999;3:79-88.
24. Garber MB, Boissonnault WG. The patient interview: The science behind the art of skillful communication. In: Boissonnault WG, VanWye WR (eds). Primary Care for the Physical Therapist: Examination and Triage. St Louis: Elsevier; 2021:39-48.
25. Hall AM, Ferreira PH, Maher CG, Latimer J, Ferreira ML. The influence of the therapist-patient relationship on treatment outcome in physical rehabilitation: a systematic review. Phys Ther. 2010;90:1099-1110.
26. Hammerich AS, Scherer SA, Jones MA. Influence of stress, coping and social factors on pain and disability in musculoskeletal practice. In: Jones MA, Rivett DA (eds). Clinical Reasoning in Musculoskeletal Practice, 2nd edition. Edinburgh: Elsevier; 2019:47-70.
27. Harris P, Nagy S, Vardaxis N. Mosby's Dictionary of Medicine, Nursing and Health Professions, 3rd edition. Edinburgh: Elsevier; 2014.
28. Hawkins D, Elder L, Paul R. The Thinker's Guide to Clinical Reasoning. Tomales, California: Foundation for Critical Thinking Press; 2010.
29. Hoffmann TC, Del Mar CB. Patient expectations of the benefits and harms of treatments, screening, and tests: a systematic review. JAMA Intern Med. 2015;175(2):274-286.
30. Hoffmann TC, Legare F, Simmons MB, et al. Shared decision making: what do clinicians need to know and why should they bother? Med J Aust. 2014;201:35-39.
31. Hoffmann TC, Lewis J, Maher CG. Shared decision making should be an integral part of physiotherapy practice. Physiotherapy. 2020;107:43-49.
32. Jensen GM, Resnick L, Haddad A. Expertise and clinical reasoning. In: Higgs J, Jensen G, Loftus S, Christensen N, eds. Clinical Reasoning in the Health Professions, 4th edition. Edinburgh: Elsevier; 2019:67-76.
33. Jones LE, Roberts LC, Little PS, Mullee MA, Cleland JA, Cooper C. Shared decision-making in back pain

consultations: an illusion or reality? Eur Spine J. 2014;23 Suppl 1:S13-19.

34. Jones MA. Clinical reasoning: Fast and slow thinking in musculoskeletal practice. In: Jones MA, Rivett DA (eds). Clinical Reasoning in Musculoskeletal Practice, 2nd edition. Edinburgh: Elsevier; 2019.

35. Jones MA, Grimmer K, Edwards I, Higgs J, Trede F. Challenges in applying best evidence to physiotherapy. Internet Journal of Allied Health Science Practice. 2006;4:1-8.

36. Kahneman D. Thinking, Fast and Slow. London: Allen Lane; 2011.

37. Kaufmann DR, Yoskowitz NA, Patel VL. Clinical reasoning and biomedical knowledge: Implications for teaching. In: Higgs J, Jensen G, Loftus S, Christensen N (eds). Clinical Reasoning in the Health Professions, 4th edition. Edinburgh: Elsevier; 2019.

38. Klaber Moffett JA, Richardson PH. The influence of the physiotherapist–patient relationship on pain and disability. Physiotherapy Theory and Practice. 1997;13:89-96.

39. Loef M, Walach H. The combined effects of healthy lifestyle behaviors on all cause mortality: a systematic review and meta-analysis. Prev Med. 2012;55:163-170.

40. Lundeby T, Gulbrandsen P, Finset A. The expanded four habits model: a teachable consultation model for encounters with patients in emotional distress. Patient Education and Counseling. 2015;98:598-603.

41. Marcum JA. An integrated model of clinical reasoning: dual-process theory of cognition and metacognition. Journal of Evaluation in Clinical Practice. 2012;18:954-961.

42. Matthias MS, Salyers MP, Frankel RM. Re-thinking shared decision-making: context matters. Patient Education and Counseling 2013;91:176-179.

43. Michie S, Atkins L, West RT. The Behaviour Change Wheel: A Guide to Designing Interventions. London: Silverback Publishing; 2014.

44. Michie S, Campbell R, Brown J, West R, Gainforth H. ABC of Theories of Behavior Change. London: Silverback Publishing; 2014.

45. Michie S, Richardson M, Johnston M, et al. The behavior change technique taxonomy (v1) of 93 hierarchically clustered techniques: building an international consensus for the reporting of behavior change interventions. Ann Behav Med. 2013;46:81-95.

46. Michie S, van Stralen MM, West R. The behaviour change wheel: A new method for characterising and designing behaviour change interventions. Implementation Science. 2011;6:42.

47. Miller WR, Rollnick S. Motivational Interviewing: Helping People Change, 3rd edition. New York: Guilford Publications; 2012.

48. Nelson BW, O'Reilly E, Miller M, Hogan M, Wegner JA, Kelly C. The clinical effects of intensive, specific exercise on chronic low back pain: a controlled study of 895 consecutive patients with 1-year follow up. Orthopedics. 1995;18:971-981.

49. Department of Health and Social Care. UK Chief Medical Officers' Physical Activity Guidelines. Available at: https://assets.publishing.service.gov.uk/government/uploads/system/uploads/attachment_data/file/832868/uk-chief-medical-officers-physical-activity-guidelines.pdf.

50. Pincus T, McCracken LM. Psychological factors and treatment opportunities in low back pain. Best Pract Res Clin Rheumatol. 2013;27:625-635.

51. Sandman L, Munthe C. Shared decision-making and patient autonomy. Theor Med Bioeth. 2009;30:289-310.

52. Schwartz A, Kostopoulou O. Clinical reasoning in medicine. In: Higgs J, Jensen G, Loftus S, Christensen N (eds). Clinical Reasoning in the Health Professions, 4th edition. Edinburgh: Elsevier; 2019.

53. Stacey D, Légaré F, Lewis K, et al. Decision aids for people facing health treatment or screening decisions. Cochrane Database Syst Rev. 2017;4:CD001431.

54. Stein T, Krupat E, Frankel R. Talking with patients: using the four habits model. The Permanente Medical Group. 2011.

55. Stenner R, Swinkels A, Mitchell T, Palmer S. Exercise prescription for patients with non-specific chronic low back pain: a qualitative exploration of decision making in physiotherapy practice. Physiotherapy. 2016;102:332-338.

56. Trede F, Higgs J. Collaborative decision making in liquid times. In: Higgs J, Jensen G, Loftus S, Christensen N (eds). Clinical Reasoning in the Health Professions, 4th edition. Edinburgh: Elsevier; 2019:159-168.

57. Trede F, Higgs J. Collaborative decision making. In: Higgs J, Jones MA, Loftus S, Christensen N (eds). Clinical Reasoning in the Health Professions, 3rd edition. Amsterdam: Butterworth Heinemann Elsevier; 2008:31-41.

58. Trevena L, McCaffrey K. Using decision aids to involve clients in clinical decision making. In: Higgs J, Jensen G, Loftus S, Christensen N (eds). Clinical Reasoning in the Health Professions, 4th edition. Edinburgh: Elsevier; 2019:191-200.

59. World Health Organization. International Classification of Functioning, Disability and Health. Geneva: World Health Organization; 2001.

영상검사, 혈액검사, EMG 및 신경전도검사 14

(The role of imaging, blood tests, EMG, and nerve conduction)

Caroline Alexander, Gajan Rajeswaran, Sanjay Vijayanathan, Dana Lewis, Ann Cools

개요(Introduction)

영상, 혈액 검사 그리고 근육 활동에 대한 근전도 기록의 적절한 사용은 어깨와 관련된 근골격계 질환의 임상적 검사와 관리를 지원한다. 이 단원에서는 이러한 검사 기법에 대해 설명하고 사례 연구를 사용하여 문맥화하였다.

견관절의 영상(Imaging of the shoulder)

견관절의 영상 검사는 임상적인 검사에서는 보이지 않는 병리의 평가와 진단을 가능하게 하여 관리를 도와준다. 여기에는 일반 방사선 촬영, 초음파, 컴퓨터 단층 촬영(CT), 자기공명영상(MRI) 등이 포함되며 환자의 개인적 특성이나 병력 그리고 지역-기반 시설에 따라 장단점이 있다.

방사선 사진과 CT 영상은 광원으로부터 나온 X-선을 어깨를 통해 디지털 검출기로 통과시켜 생성된다. X-선은 전자기 스펙트럼(가시광선 포함)의 일부이며, 이온화 방사선(ionizing radiation)의 한 형태이다. 인간이 태양광과 지구의 자연적인 방사선에 노출되는 양은 연간 2.4mSv로, 이는 125회의 흉부 X-선 촬영에 해당한다.[35] 높은 방사선량은 암의 위험을 증가시킬 수 있지만 영국의 평생 암 위험이 2명 중 1명이라는 것을 감안할 때, 대부분의 의료적 이온화 방사선에 대한 노출은 이 위험에 큰 영향을 미치지 않을 것이다.[21] 그러나 이는 어깨 방사선 촬영(방사선량이 단지 0.01mSv)에 해당되는 것으로 어깨 CT(방사선량 2.4~2.8mSv)를 특히 이온화 방사선에 민감한 환자에게 사용할 때는 좀 더 주의해서 수행해야 한다.[4,18] 비교를 위해 영국 런던에서 미국 뉴욕으로 돌아오는 항공편에서의 방사선 노출량은 0.6mSv이다.

방사선 촬영이 꼭 필요할 때만 가능한 한 가장 낮은 방사선량을 사용하여 수행될 수 있도록 하기 위해 이온화 방사선 의료 피폭 규정(Ionizing radiation medical exposure regulations; IRMER)이 마련되어 있다. 초음파와 MRI는 이온화 방사선을 포함하지 않는 영상 검사이므로 이러한 규정이나 고려사항이 적용되지 않는다. 일부 환자는 영상 검사(가장 일반적으로 MRI)를 받는 동안 폐쇄공포증(claustrophobic)이 생길 수 있다. 폐쇄공포증이 있는 것으로 알려진 환자들은 기존 MRI의 영상 품질보다는 낮지만 환자가 앉아서 촬영할 수 있는 개방형 스캐너를 사용할 수도 있다.

영상 촬영에 대해 고려해야 할 금기사항이 있다. MRI는 강한 자기장에 환자를 노출시키므로 환자 내외부의 금속 물체가 스캔 중에 움직이거나 가열되어 치명적인 결과를 초래할 수 있다. 환자를 의뢰할 때 의뢰자는 이러한 사항을 언급할 책임이 있으며 환자는 스캐너에 들어가기 전에 이러한 사항에 대해 다시 확인을 받아야 한다. 관절 성형술(arthroplasty)과 같은 최신의 수술 보철물은 MRI와 호환이 가능하기도 하므로 MRI 스캔을 수행할 수 있는지를 결정하려면 세부 정보가 필요하다. 가장 큰 단점은 스캔해야 하는 부위를 가리는 잡음(artefact)이 생길 수 있다는 것이다. 심박 조율기(pacemaker)는 MRI와 호환이 가능하며, 일부 의료 기관에서는 심박 조율기를 착용한 환자에게 적절한 심장 모니터링을 제공하며 MRI 검사를 시행할 수도 있다

우연종(incidentaloma)이나 부수적 소견(incidental finding)이란 검사를 시행하는 임상 양상과 관련 없이 영상 검사에서 발견되는 소견을 말하며 환자는 검사 당시 증상이 없다.[31] 이는 환자에게 심각한 불안을 유발할 수 있고 불확실한 진단은 잠재적으로 추가/추적 영상 검사, 생검 또는 수술로 이어질 수 있으며 잠재적인 위험과 불확실성을 가지고 있다.[34] 부수적 소견은 상당히 자주 발견되므로 영상 검사를 의뢰하는 임상가는 이 부수적 소견의 발생 가능성에 대해 환자와 충분의 논의해야 하며 이 때, 증상이 없는 사람들에게서 관찰된 영상 소견에 대한 설명을 포함하는 것이 좋다.

영상 검사의 비용은 매우 다양하다. 비교를 위해, 현재 런던에 있는 UK National Health Service(NHS) 병원의 영상 검사 비용은 다음과 같다. 방사선 £35(US $48), 진단 초음파 £71(US $97), 초음파 유도하주사 £103(US $140), CT £169(US $230), MRI £268(US $365).[43] 어떤 영상 검사가 가장

적절한지 결정할 때, 그리고 의료의 지속 가능성을 보장하기 위해서는[26] 비용의 차이(variation)를 고려해야 한다. 우리는 검사를 선택할 때 고려해야 하는 기준에 대해 논의하고 임상 시나리오를 사용하여 이를 설명할 것이다.

임상 사례(Cases)

견봉하 통증 증후군(Subacromial pain syndrome)

견봉하 통증 증후군으로 보이는 좌측 어깨에 통증이 있는 53세 여성이 내원하였다. 이 질환은 일정 기간 동안의 비수술적 관리로 원하는 목표를 달성하지 못한 경우에만 영상 검사가 필요하다. 이 경우 영상 검사의 목적은 감별 진단을 배제하고 치료계획을 지원하기 위해 병리의 심각도를 평가하는 것이다.[24]

비용이 저렴하고 쉽게 이용할 수 있으며 상대적으로 낮은 방사선량을 감안할 때, 어깨 방사선 사진은 1차 영상 검사, 특히 상완관절와관절의 골관절염이나 석회성 건염의 감별진단에 유용하다. 초음파 영상은 견봉하 점액낭염, 건증, 부분 또는 전층 파열(full thickness tear), 석회화, 골극 형성, 견봉쇄골 관절과 상완골두의 퇴행성 변화를 의미하는 다양한 소견을 보여줄 수 있다(그림 14.1). 초음파는 연부조직 구조의 우수한 공간적 분해능력(spatial resolution)을 제공하며 비용이 상대적으로 저렴하고 방사선이 없으므로 아마도 최고의 1차 검사일 것이다. 필요한 경우 초음파 유도 하에 주사를 투여할 수도 있다(23장 참고).

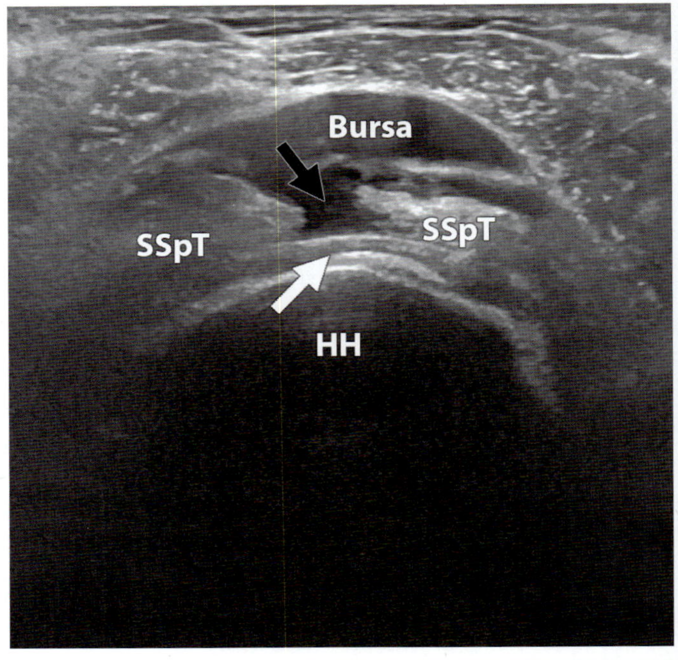

그림 14.1
좌측 어깨 통증으로 내원한 53세 여성.
견봉하삼각근 점액낭(subacromialsubdeltoid bursa)에 체액의 팽창과 체액이 상완골두(HH)의 관절 연골(흰색 화살표)을 윤곽을 그리는 전체 층의 극상근 건(supraspinatus tendon SSpT) 파열(검은색 화살표)로 팽창되는 심각한 점액낭염을 보여주는 횡단면 초음파 이미지.

MRI 또한 견봉하 통증 증후군에 대한 우수한 영상 검사이며 동적 영상은 아니지만 초음파와 동일한 병리를 보여준다. 관절과 뼈 그리고 근육의 병리를 평가하는 데 초음파보다 훨씬 우수하다(그림 14.2).

석회성 건병증(calcific tendinopathy)은 방사선 검사에서도 관찰할 수 있어서(그림 14.3) 초음파가 석회화의 존재와 진행을 평가하는 가장 좋은 영상 기법이라는 것에는 논쟁의 여지가 있다. 초음파는 건 내 석회화의 초기 단계를 보여주며 동시에 반복혼합 주사(barbotage), 흡인(aspiration), 점액낭 주사(bursal injection)와 같은 치료를 유도하는데 사용할 수 있다(27장 참고). 유착성 관절 주위염(adhesive periarthritis)과 골내 소방형성(intraosseous loculation)의 평가에는 특별히 효과적이지는 않다.

CT는 석회성 건병증에서 방사선 사진에 비해 진단적 이점이 거의 없고 실질적 역할이 없음에도 방사선량이나 비용은 훨씬 더 많이 든다. 그러나 골내 석회화의 돌출(extrusion of the calcification)(석회화가 뼈 내부로 돌출)을 효과적으로 보여줄 수 있으므로 다른 영상 검사에서 석회화 돌출이 나타나지 않거나 석회화 돌출의 존재가 관리에 영향을 미치는 경우에만 고려되어야 한다.

MRI는 건 안의 석회화를 보여줄 수 있지만 초음파만큼 민감하지 않으며, 훨씬 높은 비용과 이용가능성(availability)이 떨어지므로 비수술적 관리로는 반응이 좋지 않거나 오십견, 골내(intraosseous) 또는 덤벨형(dumbbell) 소방형성(loculation)(오구견봉인대가 반고체 상태인 점액낭하 석회화(sub-

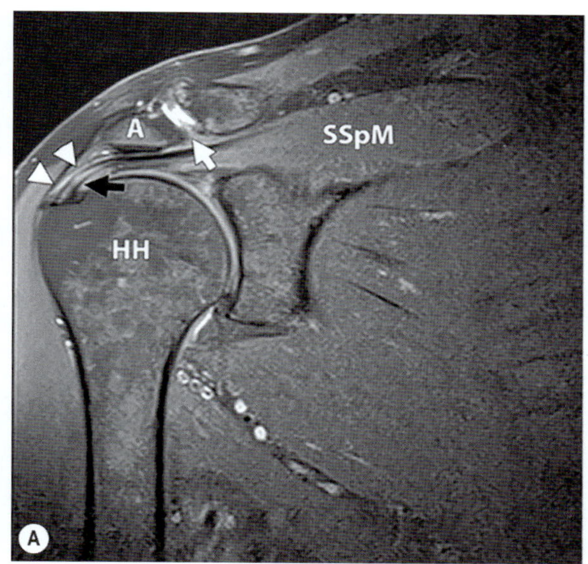

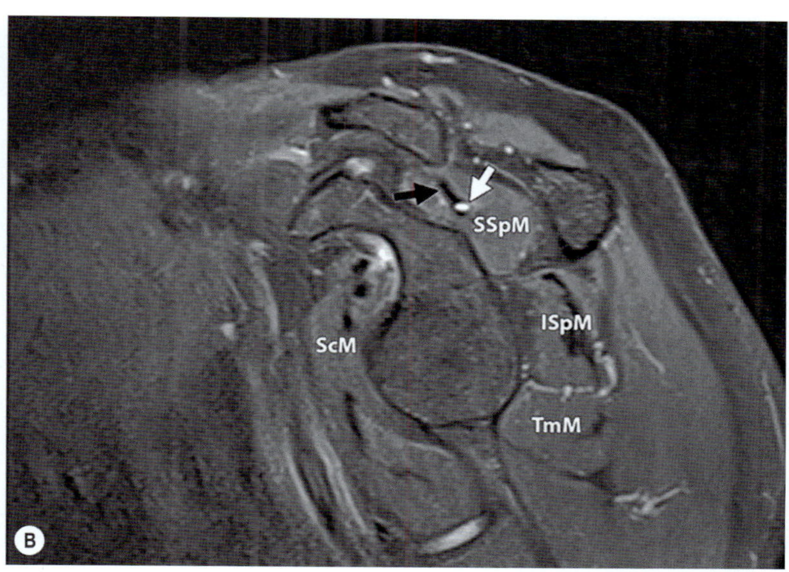

그림 14.2
우측 어깨 통증이 있는 46세 남성. (A) 견봉하삼각근 점액낭염(흰 화살)을 보이는 코로나 지방 포화 양성자 밀도(coronal fat saturated proton density) MRI, AC 관절 퇴행성 변화와 관절낭염(흰색 화살), 극상근 건병증 그리고 부분층 물질내 박리 파열(partial thickness intrasubstance delamination tear)(검은색 화살)이 보인다. (B) 회전근개 근육에서 시상 지방 포화 양성자 밀도(Sagittal fat saturated proton density) 이미지(A의 중간부분)로 극상근 건의 물질내 박리 파열이 근육내 건(검은 화살표)에 인접한 관 모양의 T2 고신호 낭포(high signal cyst)(흰색 화살표)와 근육에 근건접합부까지 확장된 것을 보여준다. 이것은 초음파로 평가하기 어려울 수 있다.
HH, 상완골두; ISpM, 극하근; ScM, 견갑하근; SSpM, 극상근; TmM, 소원근.

bursal calcification)을 압박하여 아령모양으로 만듦)와 같이 환자의 임상적 관리에 영향을 미치는 경우에만 고려해야 한다.

유착성 관절낭염; 오십견 (Adhesive capsulitis; frozen shoulder)

56세의 남성이 비우세측 좌측 어깨에 통증과 관절가동범위 제한, 특히 능동과 수동 외회전에 제한이 있다. 임상적으로 오십견이 의심된다. 이 상황에서 MRI는 임상적 가설을 뒷받침하는 최고의 영상 검사로서 상완관절와관절의 삼출과, 액와 오목부(axillary recess)에 염증성 변화, 회전근 간격(rotator interval)에 연부 조직 비후가 보인다(그림 14.4). 그러나 비싼 비용으로 인해 일반적으로 다루기 어려운 사례(recalcitrant case) 경우에만 사용된다.

오십견 환자에 초음파 영상의 역할은 진단을 지원하기 보다는 주로 상완관절와관절과 견봉하 점액낭에 주사치료를 유도하는 경우와 수압팽창술(guided hydrodilation procedure)을 유도하는 것이다. 일반적으로 오십견 환자의 방사선 사진에서는 이상 소견이 발견되지 않으며, 일반적으로는 감별 진단인 상완관절와관절의 골관절염을 배제하기 위해 사용된다. 골관절염에 대한 방사선 사진의 전형적인 특징은 관절 공간의 소실(관절연골의 손상으로 인한), 변연성 골극(marginal osteophyte) 형성, 연골하 경화증(subchondral sclerosis), 연골하 낭포성 변화(subchondral cystic change) 등이다.[23] 관절의 변화는 주로 후방에서 나타나며, 변연성 골극은 관절 공간 소실의 정도와 비례한다(그림 14.5).[19] 이러한 소견은 염증성 관절염(예: 류마티스 관절염)과 차이가 있다. 이러한 질환에서는 관절의 변화가 후방에 주로 나타나기보다는 중심부에서 나타나며 관절주위의 골감소증(osteopenia)과 함께 변연성 골극도 관절 공간 소실의 정도에 비해 작게 나타난다.[23]

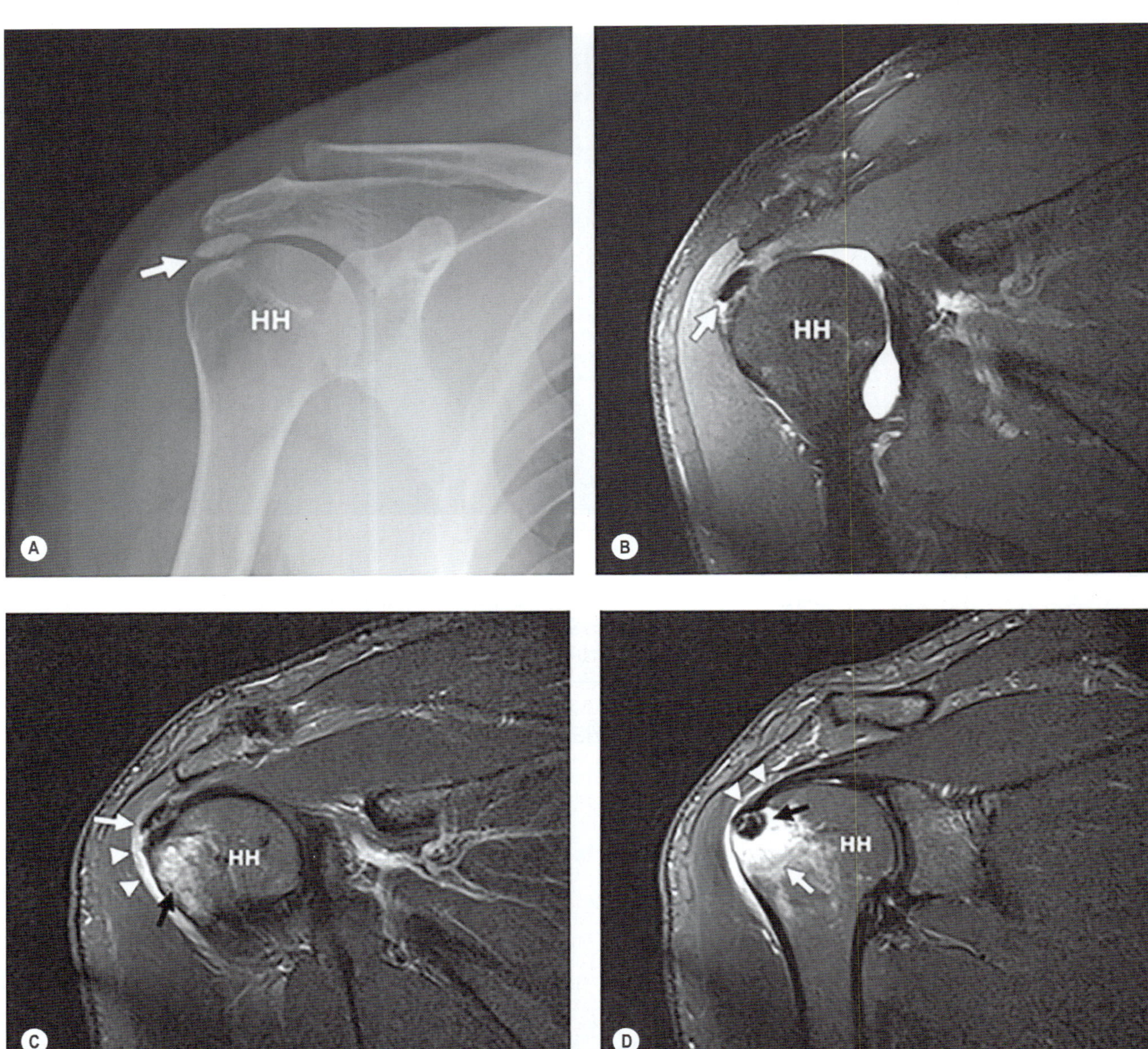

그림 14.3
급성 우측 어깨 통증이 있는 51세 여성. (A) 전후방 방사선 사진으로 석회성 건병증(화살표)과 일치하는 극상근 건의 예상되는 위치에서 연부조직 석회화 부위에 타원형의 초점을 보여준다. (B) 방사선 사진 상에 연부조직 석회화가 극상근 건(화살표) 내에 있음을 확인하는 관상 지방 포화 양성자 밀도(coronal fat saturated proton density) MRI.
(C) 급성 우측 어깨 통증이 재발한 후 17개월 후에 시행된 관상 단 타우 반전 복구(coronal short tau inversion recovery; STIR) MRI 영상은 지속적인 극상근의 석회화 건병증(흰색 화살표), 현저한 견봉하삼각근 점액낭염 (흰색 화살표 머리) 그리고 건 정지부(검은색 화살표) 부근에 표시된 새로운 상완골두(HH) 골수부종(bone marrow edema)을 보여주고 있다.
(D) (C)에 약간 뒤쪽에 있는 관상 STIR MRI에는 상완골두(HH) 내에 붉은 골수부종(florid bone marrow edema)(흰색 화살표)과 극상근 건(흰 화살표 머리) 지시부에 인접한 부위의 석회화의 골내 소방형성(검은 화살표)를 가진 석회화 건염에 이차적인 유착성 관절주위염의 존재를 확인할 수 있다. 이러한 소견은 초음파로는 평가하기 어려울 것이다.

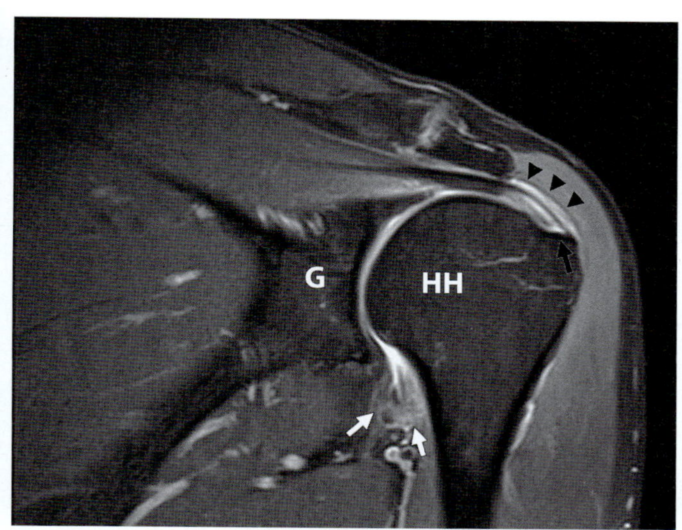

그림 14.4
좌측 어깨 통증과 특히 외회전에 제한된 관절가동범위를 보이는 56세 남성. 상완관절와관절에 적은 삼출과 유착성 관절낭염과 동반된 하부 액와 오목부(inferior axillary recess) (흰색 화살표)의 비후와 부종이 보이는 관상 지방 포화 양성자 밀도(coronal fat saturated proton density) MRI. 또한 물질내 박리(intrasubstance delamination)(검은 화살표)와 견봉하삼각 점액낭염(검은 화살촉)을 동반한 극상근 건에 부분층 관절면(partial thickness articular surface) 파열이 보인다.

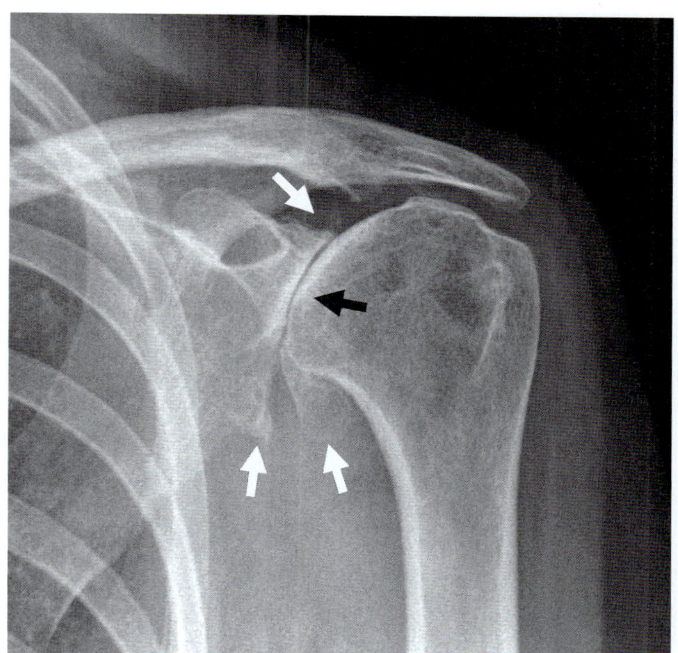

그림 14.5
좌측 어깨 통증과 관절가동범위가 제한된 76세 여성이다. AP 방사선 사진은 심각한 골관절염과 함께 "뼈-뼈"(bone-on-bone) 모양(검은 화살표)뿐만 아니라 상당한 주변 골극 형성(흰색 화살표), 연골하 경화증과 연골하 낭종 형성으로 심각한 골관절염이 동반된 상완관절와관절에 상당한 관절 공간 소실을 보인다.

화농성 관절염(Septic arthritis)

56세 남성이 좌측 어깨의 통증, 부기, 발열, 불안감(malaise)을 호소하고 있다. 어깨에서는 비교적 드물지만 화농성 관절염으로 의심된다. 가장 우선할 검사는 영상 검사는 방사선 촬영이며, 이는 진단과 심각도(severity)를 확인하는 능력이 탁월하고 비용이 저렴하며 쉽게 이용할 수 있다. 축(axial) 면과 AP 면으로 가장 잘 볼 수 있다(그림 14.6).

CT는 수술적 관리가 고려되는, 비교적 중증의 골관절염 환자에게 사용할 수 있다. 이러한 맥락에서 CT는 수술전 계획 단계에서 필수적인 뼈보존(bone stock)(남아 있는 관절와 뼈의 양), 관절와의 형태와 모양(관절와의 관절면과 견갑극 장축 사이의 각도)을 측정하는데 더 좋기 때문에 종종 평가에 유용하다.

MRI는 감염 차원에서 활액막염, 회전근개 병리, 골수 부종(bone marrow edema), 골내 체액 축적 정도를 평가하여 원발성 골관절염과 다른 원인의 관절염을 감별하고자 할 때 유용하다(그림 14.6).

외상(Trauma)

어깨에 직접적인 충격을 준 낙상 후에 우측 어깨에 통증이 발생한 53세 여성이 내원하였다. 방사선 사진은 상완골과 쇄골, 견갑골의 골절 진단과 전이(displacement), 연속성(comminution), 각도(angulation) 등을 초기에 가장 잘 평가할 수 있고 추적 관찰 시에도 이용할 수 있다. 골절을 놓치지 않으려면 서로 수직인 두 면 이상의 사진이 필수적이다. CT는 종종 외과적 관리가 필요한 골절을 추가로 평가하는데 사용되며, 모든 면에서 골절의 형태를 더 잘 이해할 수 있도록 해준다. 상완

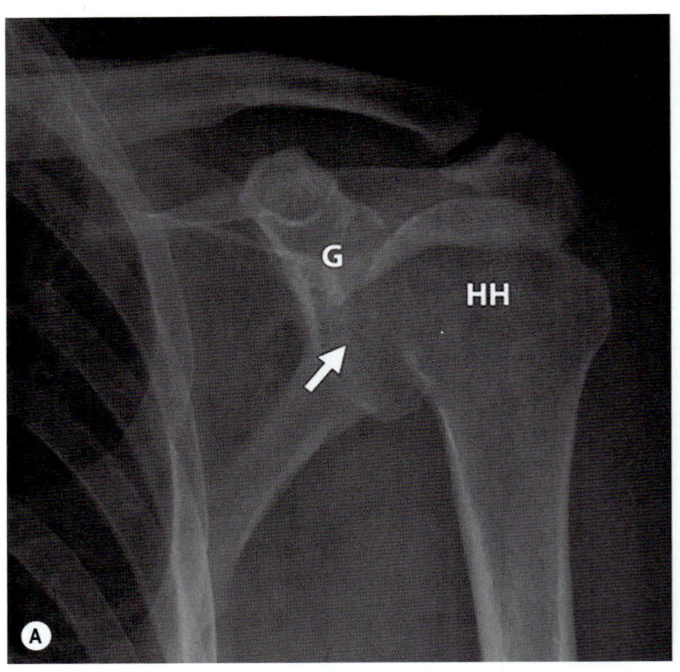

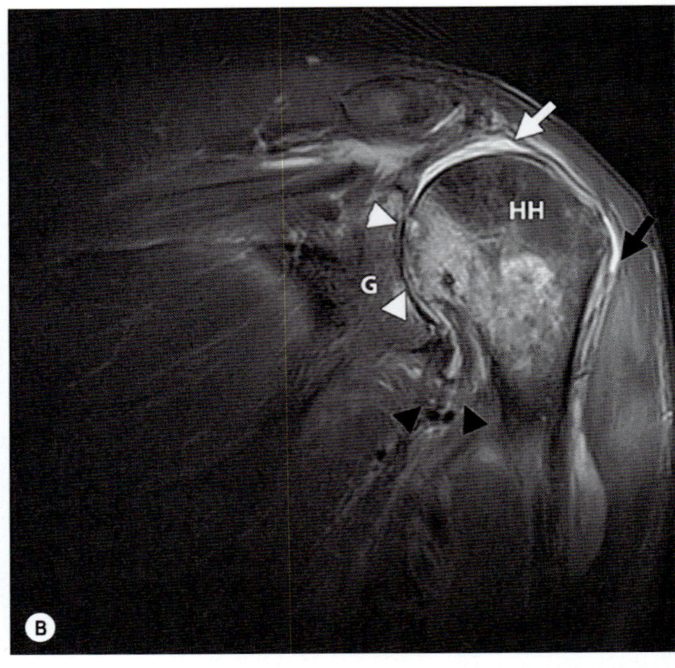

그림 14.6
좌측 어깨의 통증과 부기, 발열 그리고 불안감을 보이는 56세 남성.
(A) AP 방사선 사진에서 관절 관절 공간의 소실(G)과 미란성 관절병증 (erosive arthropathy)으로 의심되는 연골하 광휘(subchondral lucency)(화살표)가 보여진다.
(B) 관상 지방 포화 양성자 밀도 MRI에서는 심각한 전층 상완관절와관절 연골(G)의 손상과 미란성 변화 그리고 작은 관절하 체액 덩어리(흰색 화살촉), 관절 삼출액(흰색 화살) 그리고 관절낭염(검은색 화살촉), 전층 극상근 건 파열으로 인한 관절 체액이 상완골 외측 가장자리(검은 화살)와 점액낭으로 확장(그림에 표시되지 않음)된 것이 보인다. 형태는 화농성 관절염과 일치한다. 이것은 관절경을 이용한 관절 확인후 현미경과 조직 배양을 통해 확인되었다.
HH, 상완골두.

골 대결절에 골절은 변위가 아주 작아 방사선 사진에서는 종종 놓칠 수 있다. 이러한 환자의 초기 방사선 사진은 정상이었다. 만약 방사선 사진은 정상이나 임상적으로 의심이 많이 있는 경우에는 MRI가 유용하며 이를 통해 대결절 골절을 확인하고 이와 연관된 회전근개의 파열을 평가할 수 있다(그림 14.7).

49세 남성이 외상성 낙상 후 우측 어깨 통증과 부기 때문에 내원하였다. 견봉쇄관절 부위가 아프고 전위(displacement)된 것처럼 보인다. 견봉쇄관절의 분리 손상을 평가하기 위해 관절의 탈구/아탈구 여부와 견봉쇄관절과 오구돌기, 쇄골 사이의 거리에 증가 여부를 방사선 사진으로 먼저 평가한다(그림 14.8). 수술적 치료를 고려하는 경우에 MRI가 방사선 사진으로는 평가할 수 없는 견봉쇄/오구쇄골 인대, 승모근과 삼각근 등을 평가하는데 유용하다(그림 14.8).[1]

32세인 남성이 외상 후 어깨 통증으로 내원하였으며, 상완관절와관절의 탈구가 의심된다. 상완관절와관절의 탈구는 급성기에 방사선 사진으로 가장 잘 평가할 수 있다. 이는 전방과 후방 탈구를 구별하는데 사용되며, 정복 기법에 대한 정보를 준다. 환자가 견딜 수 있는지 여부에 따라 내회전과 외회전 상태, 견갑골 "Y", 액와 면상에서의 전후방을 보는 것이 가장 이상적이다. 환자가 이전에 어깨 불안정했던 경험이 있었다면, 상완골 힐삭스(Hill Sachs) 병변이나 관절와 골 Bankart 골절(탈구되는 과정에서 상완골두의 후상방 부위가 관절와와 부딪

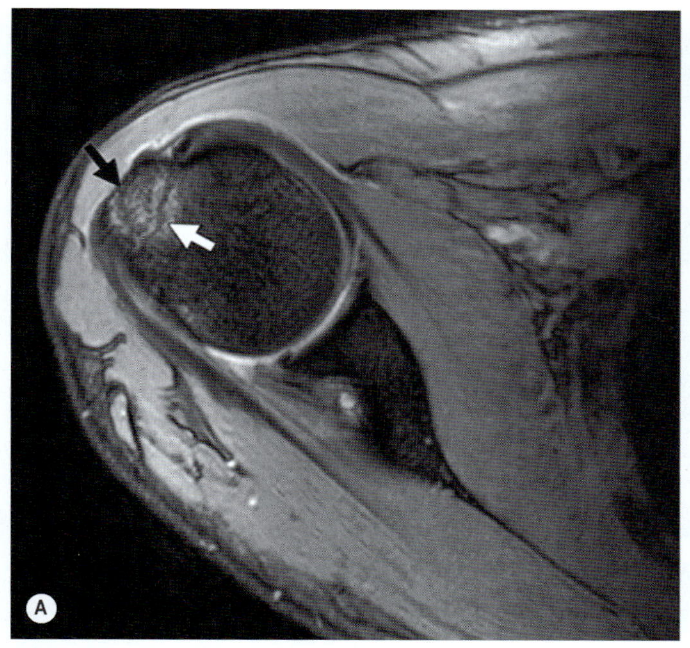

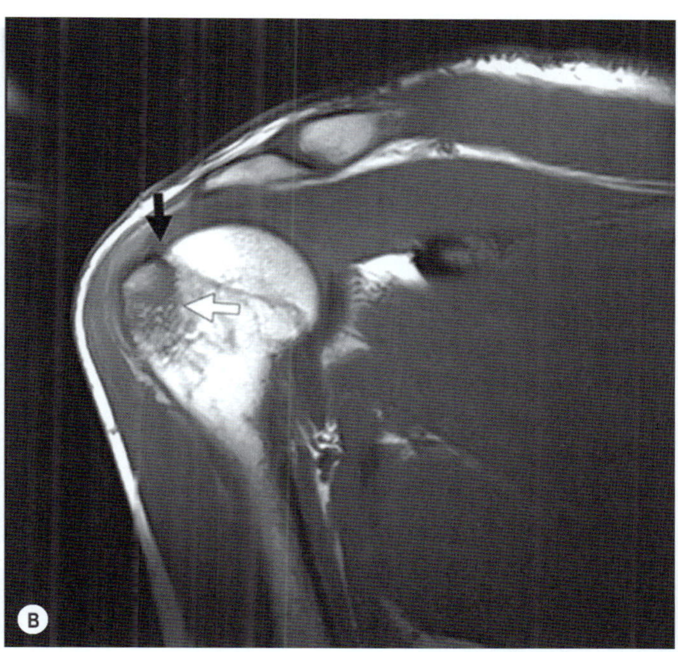

그림 14.7
넘어져 어깨에 충격을 받고 우측 어깨 통증을 호소하는 53세 여성이다. 초기 방사선 사진에는 정상이었다.
(A) 축성 T2*-가중 경사 에코 다중 에코 데이터 이미지 조합(weighted gradient echo multiple echo data image combination; MEDIC) MRI에서는 전이되지 않은 골절이 있는 상태로 들쭉날쭉한 골절선(흰색 화살표)을 가진 상완골(검은 화살표)의 대결절부에서 붉은 골수 부종(florid bone marrow edema)이 보인다.
(B) 관상 T1-가중(coronal T1-weighted) MRI에서 동일한 위치에서 골수 부종과 골절을 유지하는 피질 손상(cortical disruption)이 보인다.

쳐 발생하는 양쪽 뼈의 충격 손상)을 의심할 수 있다. 그러한 경우에는 각각 스트라이커 절흔(Stryker notch)면과 West Point 면을 찍을 수 있다.[20] 재발성 불안정성이 있는 환자는 관절와순(glenoid labrum)과 관절 연골의 파열을 평가하는데 MRI가 유용하다(그림 14.9).

MRI 관절조영술(MRI arthrogram, 상완관절와관절에 조영제를 주사한 후 수행)은 조영제가 관절내의 모든 파열 부위를 강조해주기 때문에 관절와순의 파열을 추가로 파악하는데 유용할 수 있다(그림 14.10). CT는 Hill Sachs 병변이나 골성 Bankart(bony Bankart) 골절로 외과적 고정술이 고려되는 환자를 좀 더 자세히 평가하는데 유용하다.[2]

뼈 병변(Bone lesions)

외상의 병력 없이 우측 어깨/팔 통증이 있는 26세 남자가 내원하였다. 한 가지 감별 진단은 뼈 병변(뼈 내부의 손상)이었다. 뼈 병변은 상대적으로 드물며 일반적으로는 어깨 통증을 조사하기 위한 방사선이나 MRI에서 예기치 않게 발견되는 소견이다. 영상 검사는 악성과 양성 병변을 구별하는데 중요한 역할을 한다. 양성 뼈 병변의 가장 중요한 방사선학적 특징은 경계 부위(marginated border; 병변과 정상적인 뼈 사이의 연결 부위가 좁다. 그림 14.11이 잘 나타난다는 것이다. 만약 경계 부위가 명확하지 않은 경우에는 감염, 악성 종양과 같은 악성의 원인을 생각해 봐야 한다. 악성의 뼈 병변에 또 다른 징후로는 골막 반응(periosteal reaction), 피질 파괴(cortical destruction), 뼈 내/외부의 연부 조직 덩어리(intra/extra osse-

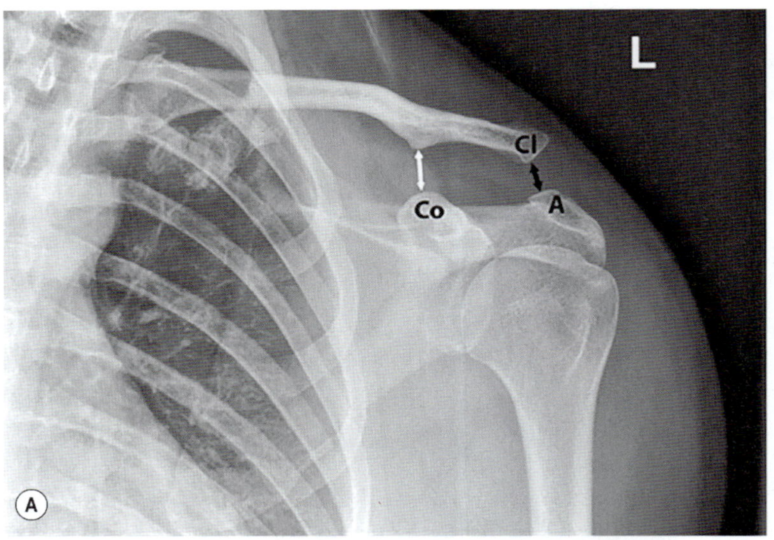

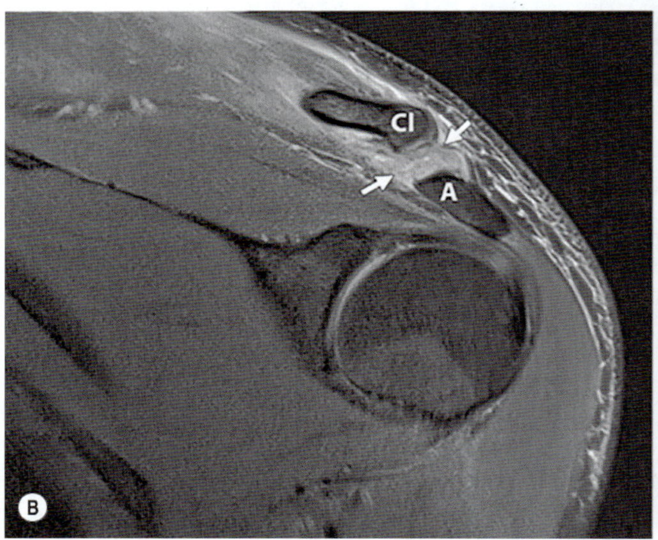

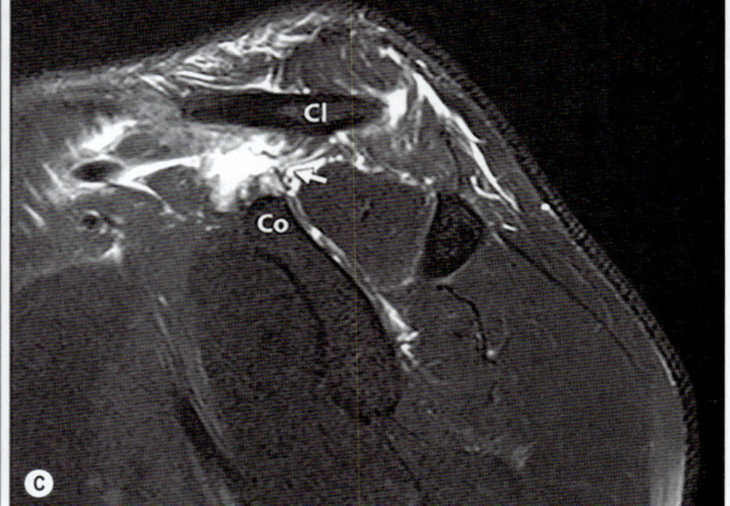

그림 14.8
외상성 손상 후 우측 어깨 통증과 부기가 보이는 49세 남성이다.
(A) AP 방사선 사진에서 AC 관절의 관절 공간(검은 화살표)이 넓고 오구쇄골 관절 간에 거리(흰 화살표)가 넓어져, 견봉(A)에 비해 쇄골 외측부(Cl)의 상방 전위가 보여지는 AC 관절의 탈구와 일치한다.
(B) AC 관절 탈구를 확인하고 AC 관절의 탈구와 AC 관절의 벌어짐 그리고 AC 관절 인대(화살표)의 전층 파열을 확인할 수 있는 코로나 지방 포화 양성자 밀도 MRI.
(C) 시상 지방 포화 양성자 밀도(sagittal fat saturated proton density) MRI에는 오구쇄골 인대의 전층 파열(화살표)로 인한 오구쇄골 관절 거리가 넓어진 것을 보여준다.

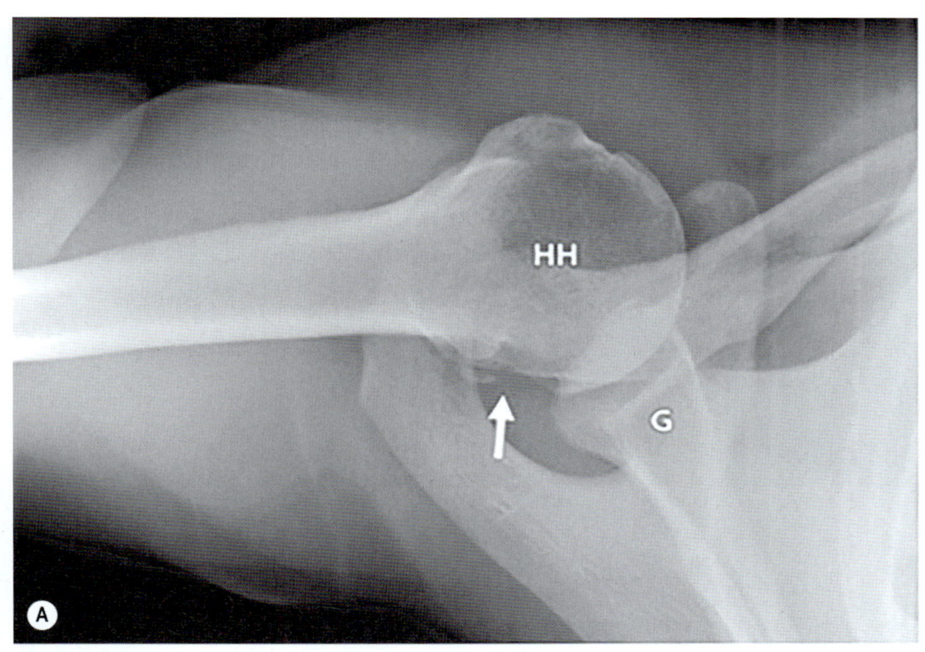

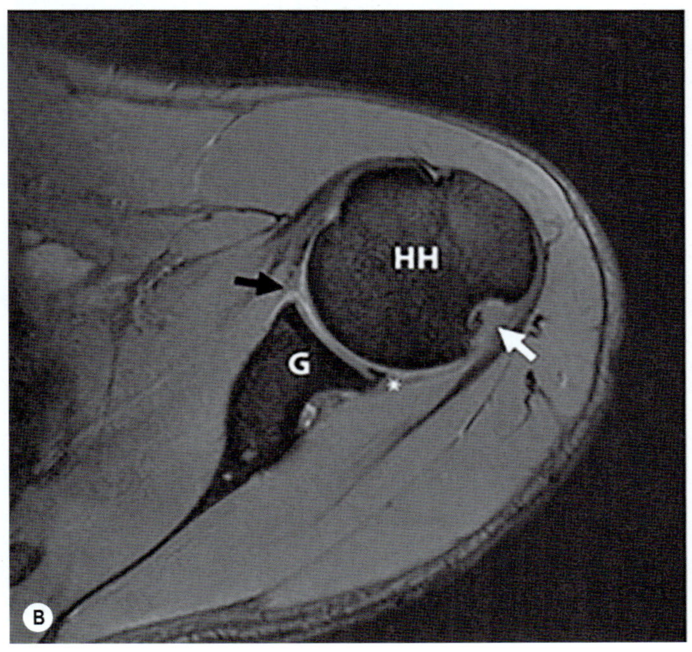

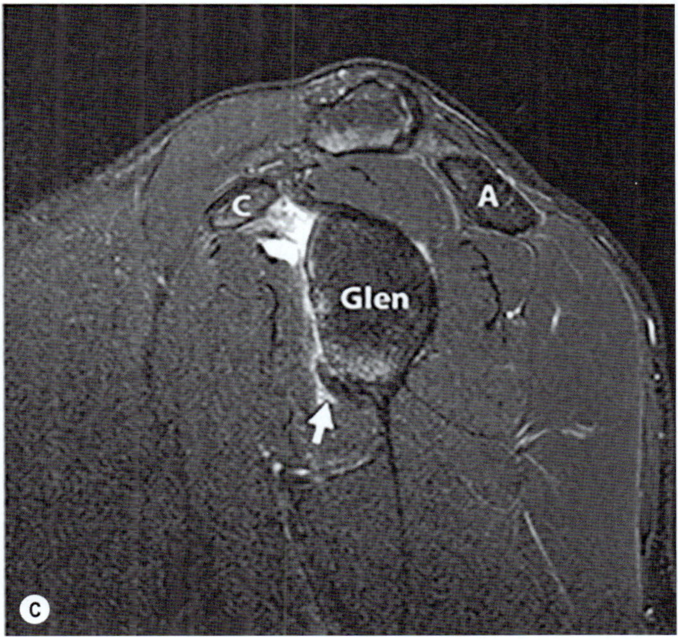

그림 14.9
이전의 어깨 불안정성 증상 이후 어깨 통증과 불편함을 가진 32세 남성이다. (A) 상완관절와관절(G)에서 정상적인 정렬을 보여주는 축 방사선 사진이지만, 이전의 어깨 전방 탈구로 인한 상완골 두(HH) 후상방부에 크게 오목해진(화살표) 부위가 보인다. (B) 축 T2*–가중 경사 에코 다중 에코 데이터 이미지 조합(weighted gradient echo multiple echo data image combination; MEDIC) MRI에서는 상완골두(HH)에 Hill Sachs 병변(흰색 화살표)의 존재를 확인할 수 있고, 정상적인 저신호 삼각형 전방 관절순(normal low signal triangular anterior labrum)(검은 화살표)은 보이지 않는다(정상적인 후방 관절순(*)과 비교). (C) 시상 단 타우 반전 복구(sagittal short Tau inversion recovery; STIR) MRI에서는 전하방 관절순 파열(화살표)이 보여진다. A, 견봉; C, 오구돌기; Glen, 관절와.

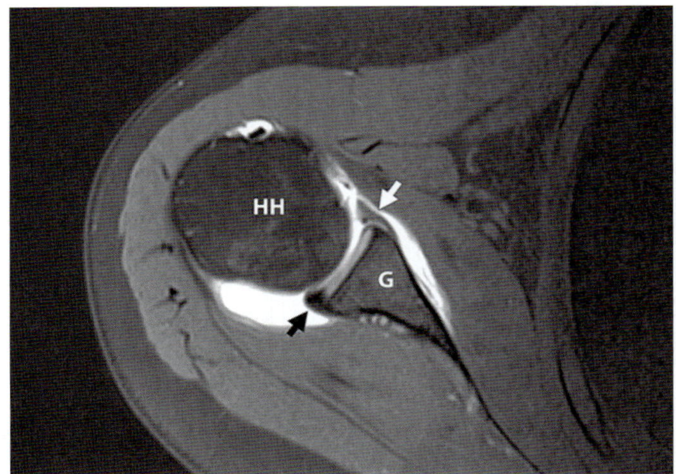

그림 14.10
우측 어깨 통증과 이전에 어깨 탈구 병력이 있는 44세 남성이다.
상완관절와관절 안에 조영제를 주입한 후 얻은
축 지방 포화 T1-가중(axial fat saturated T1-weighted)
MRI 관절조영술(arthrogram) 사진.
대조적으로 윤곽이 보이는 골막에 얇은 띠(흰색 화살표)에 의해
관절와 부위에 부착된 상태로 남아 있는 전하방 관절순의 내측부
박리가 보인다. 정상적인 관절순 후면부(검은색 화살표)와
비교해 본다.
G, 관절와; HH, 상완골두.

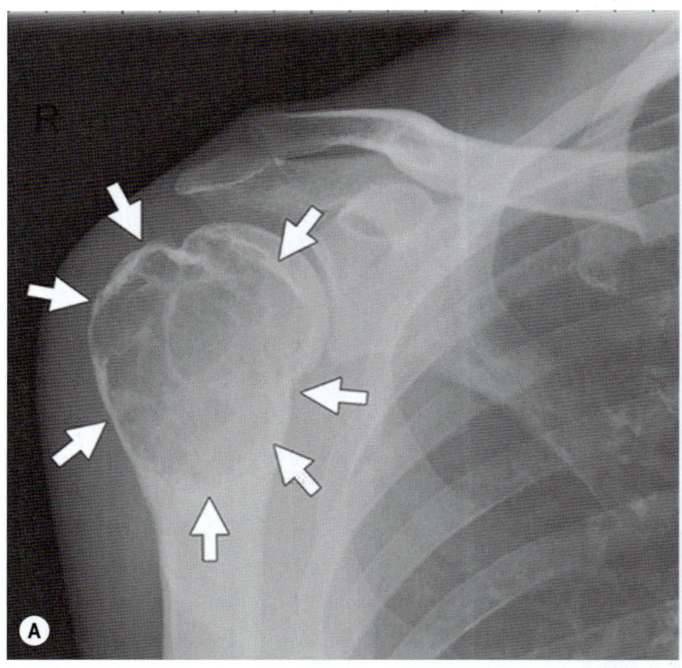

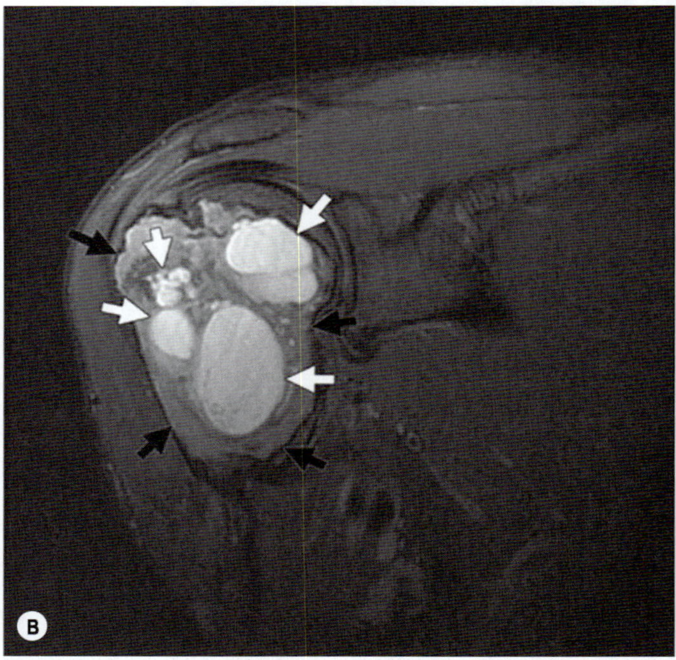

그림 14.11
우측 어깨/팔에 통증이 있는 26세 남성이다.
(A) AP 방사선 사진에는 비경화성(non-sclerotic) 경계부와 피질 파괴 또는 골막 반응(화살표)은 없는 상완골 근위부에 확장성(expansile), 관절하 투명 병변(subarticular lucent lesion)이 보여, 비악화성(nonaggressive) 원발성 뼈 병변이 예상된다.
(B) 관상 지방 포화 양성자 밀도(Coronal fat saturated proton density) MRI에는 상완골 병변 내에 낭포성(흰색 화살표)과 고형(검은 화살표) 성분들 두 가지가 모두 보여지며, 피질 파괴 또는 골막 반응은 확인되지 않는다. 확인 가능한 유체-유체(fluid-fluid) 수준은 보이지 않는다. 이 병변은 거세포종(giant cell tumor)의 특징으로 의심되며, 환자에게 영상-유도 생검(image-guided biopsy)을 시행하는 뼈 종양 센터로 의뢰하여 그 의심을 확인하였다.

ous soft tissue mass) 등이 있다.

어깨에서 가장 흔한 양성 병변(benign lesion)은 상완골의 단순 골 낭종(bone cyst)으로, 대부분 20세 미만에서 발생한다.[32] 이것은 방사선 사진에서 잘 나타나며 병적 골절로 인해 합병증이 발생하지 않는 한 증상이 나타나지 않는다. 악성 병변(malignant lesions)은 어깨에서 상대적으로 흔하지 않지만, 이차성 뼈 전이(metastases), 다발성 골수종(multiple myeloma) 그리고 골육종(osteosarcoma)과 같은 흔하지 않은 일차성 악성 종양들이 포함된다. 방사선 사진은 일반적으로 초기에 시행되는데, 만약 의심되는 특징이 있는 경우에는 MRI나 CT(또는 모두)로 추가적인 영상 검사를 시행해야 한다(그림 14.11)

혈액 검사(Blood tests)

중세시대부터 18세기까지는 병상 의학(bedside medicine)이 일반적이었다. 1794년과 1848년 사이에 병원 의학(hospital medicine)이 등장하였다. 그 이후로 실험실 의학(laboratory medicine)이 의학의 길잡이 역할을 하였다.[3]

질환이 아닌 증상으로서 어깨 통증은 내재적 병리학적 과정에서 기인하거나 국소적 또는 원위부의 해부학적 구조로부터 발생하거나, 전신성 질환의 발현으로 인해 나타날 수 있다. 실험실 검사는 근본적인 병인학적 원인을 고려할 때, 확실한 진단을 제공하지는 않지만 진단 과정에서 잠재적 감별 진단의 목록을 지지하거나 반박하는 역할을 한다. 진단적 모호성(diagnostic ambiguity)은 다른 범주의 질병이 어떻게 나타날 수 있는지에 대한 중요한 표현형 중복(phenotypic overlap)으로 인해 그물망을 넓게 던지는 것과 같이 종종 나타난다.

어깨에 대한 철저한 평가에는 신중한 병력 청취와 맞춤형 임상 평가의 수행뿐 아니라 방사선 영상 촬영도 포함된다. 대부분의 어깨 관절 질환의 경우, 1차 생화학 검사는 전혈 측정(full blood count; FBC)과 염증 표식자(inflammatory marker) 검사로 충분하다. 특정 상황에서는 좀 더 전문적인 혈액 검사가 필요할 수 있다(그림 14.1 참고). 어깨 관련 증상의 맥락에서 혈액 검사의 유용성을 조사하기 위해 어깨 관련 증상 분류의 복잡성과 만만치 않은 도전을 보여주는 사례 연구를 제시하였다.

사례(Case)

59세 여성이 외상 없이 3주간의 급성 발병된, 뻣뻣함을 동반한 대칭적이며 둔한 어깨와 골반 통증으로 내원하였다. 그녀는 국소적 신경학적 결핍을 부정하였고 방사선 검사를 거부하였다. 그녀의 증상은 독감과 유사한 전구 증상이 있었고 일반적으로 아침에 악화되었으며 어깨가 움직여지기까지 약 1시간 정도가 걸린다고 하였다. 그녀는 머리를 빗거나 찬장을 여는데 어려움을 겪고 있으며 차에서 내리는 것이 점점 더 어려워지고 있다고 하였다. 증상은 비스테로이드성 항염증제(Non-Steroidal Anti-Inflammatory Drugs; NSAIDs)를 사용하면 완화된다. 그녀는 전체적으로 건강을 유지하고 있으며 국소 감염 증상, 체중 감소, 최근의 발열 병력은 없었다고 하였고 두통이나 시각적 변화의 병력도 부인하였다.

그녀는 식이요법으로 조절 가능한 당뇨와 갑상선 기능저하증(매일 levothyroxine 100mcg 복용)의 병력을 갖고 있었고 알려진 약물 알러지는 없었다. 가족력은 산모의 류마티스성 관절염과 고혈압을 더 악화시키므로 중요하다. 담배를 피우지 않으며 거의 대부분은 밤에 와인 한잔을 마신다. 그녀는 회계사로 일하고 있으며 독립적인 일상생활을 하고 있다. 남편과 두 자녀와 함께 살고 있으며 건강할 때는 평상적인 일주일 동안 중간 정도의 신체적 활동을 하였다.

초기 검사에서, 관절 기형이나 국소 압통은 없었다. 근위부 근육의 약화가 감지되었지만 격려 후 재검사에서는 양쪽 상하지의 모든 근육군이 정상으로 검사되었다. 견관절 외전 시 뚜렷한 통증이 없고 관절의 안정성도 보존되어 관절가동범위도 만족스러웠다. 신경학적으로, 근긴장도, 반사, 협응 능력 그리고 감각검사에서도 문제가 없었다. 걸음걸이는 정상이었지만 팔을 사용하지 않고는 의자에서 일어나기가 어려웠다. 그녀는 당연히 걱정과 좌절감을 가지고 있었다.

사례 분석(Case reflection)

당연히 류마티스성 다발성 근육통(polymyalgia rheumatic; PMR)을 의심할 수 있겠지만 잠재적인 감별진단을 고려하지

표 14.1 어깨 통증/뻣뻣함 및 추가 혈액검사 시에 나타날 수 있는 상태의 요약

질병 과정	질환	일반적 증상 양상	혈액 검사
염증성(inflammatory)			
	류마티스 관절염	대칭적으로 변형을 유발하는 다발성관절병증(polyarthropathy) (전형적으로 손의 작은 관절에서 발생). 어깨 무릎 팔꿈치 등 더 큰 관절을 포함할 수도 있음. 아침에 통증과 뻣뻣함이 일반적임. 관절외 증상이 나타날 수 있음(예: 압박성 신경병증, compression neuropathies).	FBC (빈혈), RF (↑/↔), Anti-CCP (↑/↔), CRP/ ESR (↑)
	혈청음성 척추관절염 (Seronegative spondyloarthropathies) (예: 강직성 척추염)	염증성 요통 및 말초 부착부위와 관련된 뻣뻣함 그리고 비대칭성 대관절 관절병증(예. 견갑대 침범). 관절 외 증상이 나타날 수 있음(예: 안구, 심혈관, 폐, 신장 대사성 증상)	FBC (빈혈), CRP/ESR (↑/↔)
	전신성 홍반성 루푸스 (Systemic lupus erythematosus)	관절통(모든 관절이 포함될 수 있음). 혈액, 신장, 신경정신적, 피부, 점막, 장막 침범 가능성이 있는 다계통적 질환(multisystem disease)	FBC(범혈구 감소증, pancytopenia), LFTs (손상됨), 신장 기능(손상됨), ESR (↑), CRP (↔, 비록 ↑ 약물-유도 루프스(in drug-induced lupus)), C3/C4 (↓), ANA/항-dsDNA/항인지질항체 양성(anti-phospholipid antibody positivity)
대사성(Metabolic)			
	당뇨(유착성 관절낭염)	통증, 뻣뻣함, 움직임 제한. 전형적인 비대칭성	HbA1c
	가성 통풍(Pseudogout) (전형적으로 통풍은 어깨 관절을 침범하지 않음)	가동성 감소와 관련된 발적 부기 통증이 있는 관절을 동반한 단일/소관절 관절병증(mono-/oligo-articular arthropathy)	FBC (WBC 상승이 나타날 수 있음), 조직 배양과 편광 현미경 검사(polarized light microscopy)를 위한 관절 천자(joint aspiration)*
감염성(Infective)			
	화농성 관절염(일반적이지 않음)	움직일 때 통증을 동반한 관절에 발적, 열감, 부기. 선행(predisposing) 위험 요인: 면역억제, IVDU, 기저 관절 질환, 관절내 기구	FBC, CRP, 혈액 배양, 배양을 위한 관절 천자*
신생물성(Neoplastic)			
	원발성 또는 전이성(Primary or metastatic)	체중 감소, 식은땀(night sweats), 발열, 병적 골절, 악성 종양에 대한 병력	FBC (빈혈), CRP/ESR (↑), 골 특성(칼슘 수치 상승) 골수종 선별 검사와 종양 표식자 영상 검사 +/- 조직학*
기타: 퇴행성, 외상성, 특발성			

*임상적으로 긴급한 상황.
ANA, 항핵항원(anti-nuclear antigen), 항-CCP, 환식 시트룰린화 펩타이드(anti-cyclic citrullinated peptide), 항dsDNA, 항이중가닥(anti-double stranded) DNA, C3/C4, 인간 보체 단백질(complement protein-3/-4), CRP, -반응성 단백질(c-reactive protein), CK, 크레아틴 키네이스(creatine kinase), ESR, 적혈구 침강률(erythrocyte sedimentation rate), FBC, 전혈수(full blood count), HB1, 당화 혈색소(glycated hemoglobin), IVDu, 정맥주사-약물 마약 중독자(intravenous-drug user), LFTs, 간기능검사(liver function tests); RF, 류머티즘 인자(rheumatoid factor); WBC, 백혈구 수(white blood count).

않고 결론을 내리면 실수를 하게 된다. 혈액 검사에는 CRP/ESR(증가 예상)뿐 아니라 FBC(정혈구성 정색소성 빈혈, normocytic normochromic anemia)가 포함된다. 환자의 병력에서 기타의 감별진단이나 이중 병리를 암시하는 미묘한 요소를 고려하는 것이 중요하다. 환자는 당뇨가 있었고 이를 식이요법으로 조절이 가능하며 당뇨가 잘 조절되고 있다는 것을 건강관리 제공자가 종종 확인하기는 하지만 이에 대한 생화학적 증거(당화혈색소, glycated hemoglobin, HbA1c)를 찾아야 한다. 당뇨는 오십견 뿐만 아니라 감염 위험의 증가와 연관될 수 있으며 양측성 발생이 보고되었다. 드물기는 하지만 고려해야 할 잠재적인 감별진단으로 패혈성 상완관절와관절(septic GHJ)이 있다.[25]

이 환자는 또한 갑상선 기능저하증이 있는데, 이는 근육의 뻣뻣함을 동반할 수 있는 반면, 갑상선 기능항진증(갑상선 기능저하증에 대한 과잉 치료에 의해 발생)에서는 근위부의 근육 약화가 특징적으로 나타날 수 있다. 이는 그녀의 갑상선 상태를 평가해야 한다는 것을 의미한다. 게다가 심한 류마티스 관절염의 가족력이 있으며 더욱이, 다발근육통(polymyalgic)로 유발된 RA[27]로 인한 현상으로 인식되는 중증 류마티스성 관절염(RA)의 가족력이 있으며, 이는 또한 진단 정밀 검사의 일부로 고려되어야 한다. 다행인 것은, 부신생물 증후군(paraneoplastic syndrome)이나 원발성 근육 장애(예를 들어, 다발성근염(polymyositis), 피부근염(dermatomyositis)), 면역 매개 과정(immune-mediated process, 예를 들어, 전신성 홍반성 낭창(systemic lupus erythematosus))을 암시하는 특징들은 나타나지 않았다는 것이다. 관리는 대부분 글루코콜티코이드(glucocorticoid)를 기반으로 하므로 치료 시작 이전(신장, 간 그리고 뼈)에 기본적인 수준의 생화학적 검사(biochemical profile)가 권장된다.

환자가 어깨 통증을 호소할 때는 고려해야 할 질병이 상당히 많이 겹친다. 진단이 불확실한 경우에는 표적화된 다중 모드의 조사(targeted multimodal investigation)와 결합된 다학제적 팀 접근 방식(multidisciplinary team approach)이 필요하다. 완전하지는 않지만 표 14.1에는 어깨 통증/뻣뻣함과 혈액 검사와 함께 나타날 수 있는 질병의 목록이 요약되어 있다.

근전도 검사와 신경 전도 검사
(Electromyographic activity and nerve conduction management)

근전도(Electromyography; EMG) 또는 근육의 전기적 활성도 측정은 임상적 검사의 연장선으로 간주되어야 한다. 이는 신경 전도의 이상을 감지할 수 있으며 말초 신경병증에 대한 객관적인 증거를 제공할 수 있다.[11] 또한 분석적/기능적 움직임을 하는 동안 근육의 동원 패턴을 평가하고 측정할 수 있다.[15,16] EMG는 근육의 힘을 측정하는 것이 아니라는 것을 기억해야 한다.

임상에서, 표면 EMG뿐 아니라 침형이나 미세 와이어를 이용하여 EMG를 시행할 수 있다. 선택은 측정하고자 하는 근육(근육의 천부 또는 심부)과 대상자가 수행할 움직임의 양에 따라 달라진다.[10] 침형과 미세 와이어 전극은 단일 운동 단위, 즉 단일 운동 신경원에 의해 신경공급을 받는 근섬유의 전위를 기록한다. 침 전극과 미세 선(fine wire) 전극은 단일 운동 단위(single motor units), 즉 단일 운동 신경원에 의해 공급받는 근섬유로부터 나오는 전위를 기록한다. 이와 대조적으로, 표면 전극은 주변 근육 섬유의 전기적 활동이 더 많이 포함하는 여러 개의 신경원에 운동 단위가 선택된다.[28] 표면 EMG의 기본 가정은 기록된 전위가 전극 바로 아래의 근육으로부터 비롯된다는 것이다. 그러나 더 멀리 있는 근육의 전위도 체적 전도(volume conduction)를 통해 기록 부위에 도달하여 EMG 신호에 영향을 줄 수 있다. 이러한 현상을 "혼선(crosstalk)"라고 한다.[10,28] 표면 EMG와 관련하여 혼선과 같은 몇 가지 제한 사항이 있지만, 이 방법은 표면 근육을 기록하기 위해 임상 현장에서 널리 사용된다.[39]

EMG 신호를 분석할 때 몇 가지 방법을 사용할 수 있다. 시간 경과에 따른 평균 또는 최대 수의적 활동(mean/peak voluntary activity)을 계산할 수 있다.[28] 이는 생성된 EMG 양에 관한 정보를 준다. 그러나 원(raw) EMG의 진폭을 비교할 수는 없다. 즉, 한 사람과 다른 사람 또는 한 사람의 다른 시점을 비교하거나 환자가 생성할 수 있는 원 EMG 양과 연구 논문에 보고된 원 진폭(raw amplitude)을 비교할 수 없다.[7] 비교를 위해서는 EMG진폭을 표준화(normalization)라고 하는 표준화된 방식으로 조정해야 한다. 이는 일반적으로 평균 활성도를 MVIC(maximal voluntary isometric contraction, 최대 수의적 등척성 수축)동안의 활성도에 대한 백분율로 측정하여 달성된다. 이는 대상자가 통증으로 MVIC를 생성할 수 없을 때 문제가 될 수 있다.

다른 방법을 사용할 수도 있지만 약간의 타협이 필요하다. 활성도의 양을 표준화하지 않는 분석 방법은 다음과 같다. 움직임 또는 다른 근육과 관련하여 근육 활동의 시작/종료(offset) 시간(msec)을 결정하거나,[9] 주파수 분석(원 신호가 기준선(zero line)을 교차하는 횟수)을 수행(이는 피로 그리고/또는 지구력을 평가하는데 기여함).[28] EMG 신호를 분석하는 새로운 방법은 SPM(statistical parametric mapping, 통계적 매개변수 매핑)으로, 기존의 EMG 분석에서와 같이 미리 결정된 특정 위치에서뿐만 아니라 움직이는 도중의 주어진 시점에서 대상자, 운동, 움직임 사이를 비교할 수 있다.[36] SPM에서 EMG 신호의 전체 곡선은 통계적으로 비교된다. 그림 14.12에 예가 제시되어 있다.

전두면(검정), 시상면(빨강)에서의 거상 동작 중 견갑거근의 통계적 매개변수 매핑 분석의 예(좌측). 짙은 분홍색 영역은 운동면들의 활성도의 표준편차가 중첩된다는 것을 나타낸다. 우측 그림은 움직임의 어느 시점에서 두 운동면에서의 근육 활성도에 어떠한 차이가 있는지 보여준다(점선 위의 어두운 부분). X 축은 전체 시간에 대한 움직임 시간의 백분율을 나타낸다.

평균과 최대 활성도 이외에도, 근육의 균형비(balance ratios)에 관심이 있다면 한 근육의 활성도를 다른 근육의 활성도와 비교한다.[29] 이를 통해 관절의 기능적인 동적 안정성과 움직임에 필요한 것으로 알려진 근육간 활성도의 균형을 평가할 수

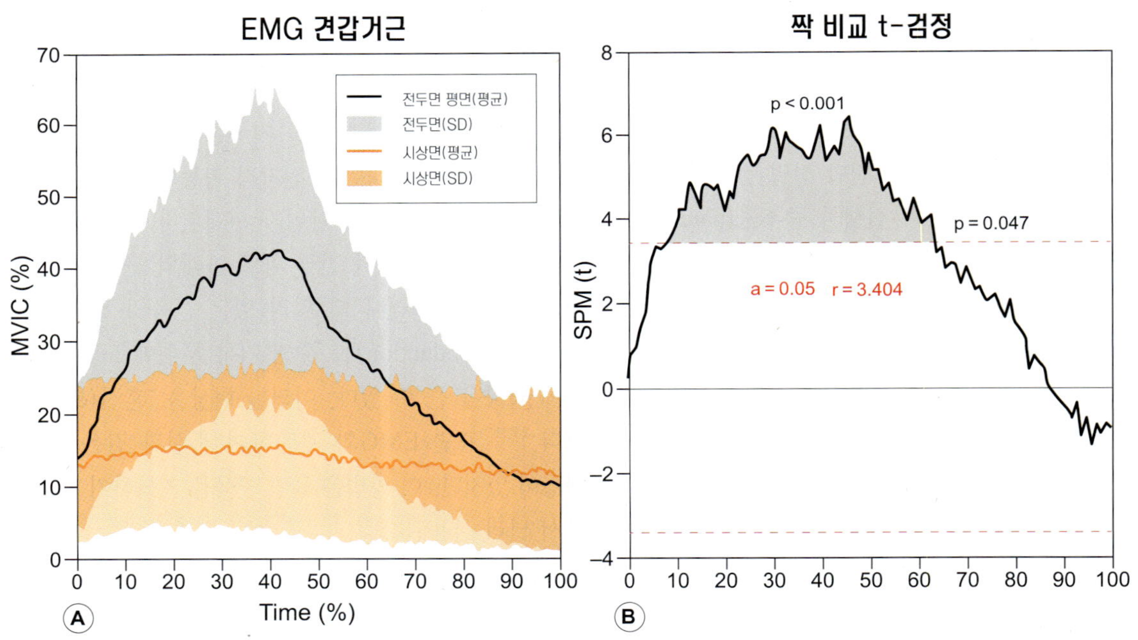

그림 14.12
(A) 전면(검은색)과 시상(주황색)면에서 상승 중인 견갑거근(LS)의 통계적 매개변수 분석의 예: 진한 주황색 영역은 움직이는 면 사이에 활동의 표준 편차(SD)가 중첩됨을 의미한다.
(B) 두 면 사이에서 근육 활동에 유의한 차이가 있는 움직임(점선 위의 어두운 영역)에 대한 그림. X축은 운동 시간을 전체 시간의 백분율로 나타내었다.

있다. 후자의 경우, 운동 중 근육 동원에 대한 분석은 임상가가 정상적인 근육 활동과 근육간 균형을 회복하는 데 초점을 둔 운동 프로그램을 통해 환자를 안내하는 데 도움이 될 수 있다.

EMG는 또한 신경학적 손상이나 질병을 평가하는데 사용될 수 있다. 신경학적 검사는 만성 척추신경근 병증, 말초 신경병증, 운동 신경원 병변과 같은 일부 신경학적 질병에서 관찰될 수 있는 활성도 패턴의 변화(예: 자발적 발화, spontaneous firing)를 평가하기 위해 사용될 수 있다.[17] 움직임을 하는 동안의 활성도를 기록하는 것과 대조적으로 EMG는 또한 중추나 말초 신경계를 인위적으로 자극하여 반응을 기록할 수도 있다.[33,38] 이 방법은 재활 운동에는 사용되지 않지만 예후를 안내하고 진단과 치료의 경로를 확정하는 데 도움이 될 뿐만 아니라 어깨 움직임의 조절에 대한 이해를 지원할 수 있다. 여기에서 EMG에 의해 기록된 반응은 자발적이 아니라 유발된 동원으로, 진폭, 타이밍, 그리고/또는 반응의 변화를 측정하여 정상 수치와 비교한다.

사례(Case)

29세 남성이 외측 흉벽에 둔한, 직접적인 외상을 입고 내원하였다. 그는 건설 노동자로서 현재는 일을 할 수 없다. 휴식 시에는 통증이 없지만 팔을 90° 이상 올릴 수 없다. 이 동작을 할 때 견갑골의 상방 회전이 충분히 일어나지 않는 견갑골 운동 이상이 특징적으로 나타난다.

환자가 겪은 외상과 그에 따른 어깨의 기능 상실이 있었으므로 그는 전거근에 신경을 공급하는 장흉 신경(long thoracic nerve)을 포함한 신경 전도 검사를 받았다. 활용 가능한 모든 운동신경원을 모두 동원하기 위해 Erb 지점(흉쇄유돌근의 후방 경계부위)에 최대 자극을 주었다.[40] 반응의 잠복기와 진폭은 각각 느리고 작았으며 이는 Erb 지점 너머의 말초 신경 전도의 손실을 나타낸다. 혼합 신경에 초최대 자극(supra-maximal stimulation)을 주면 혼합 신경인 운동과 감각 섬유 모두에서 반응을 유발한다는 점에 유의해야 한다. 감각 손실을 식별하기는 어렵다. EMG 기록 자료의 초기에서 볼 수 있는 더 빠른 잠복 운동 반응(latency motor response)은 약간 늦게,

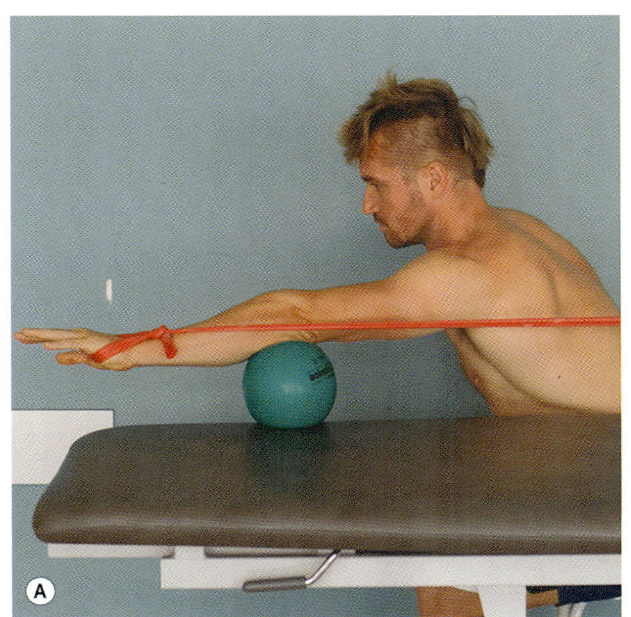

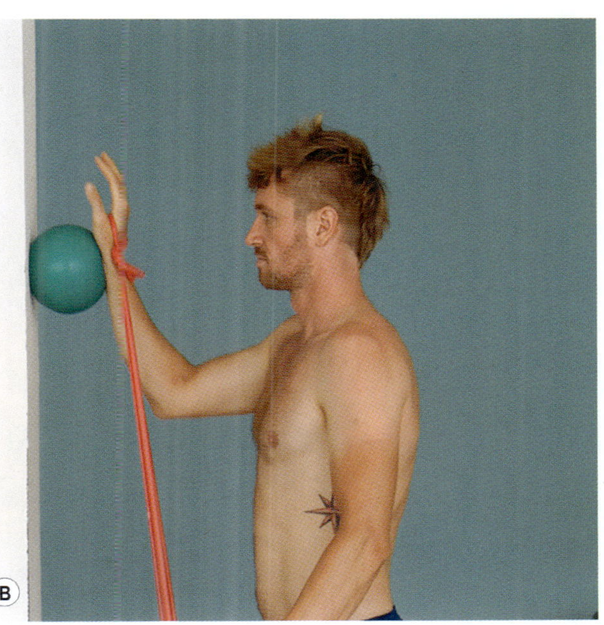

그림 14.13
어깨에 부하가 적은 닫힌사슬 운동(closed chain exercises): 벤치 슬라이드(bench slide)(A)와 벽 슬라이드(wall slide)(B).

더 느린 감각 반응과 중첩될 수 있는 반응을 유발할 수 있기 때문에 감각 손실을 식별하는 것은 어렵다. 감각과 운동 섬유 모두로부터 나오는 이러한 혼합된 EMG 패턴은 풀기 어려울 수 있다. 감각 섬유와 같이 작은 섬유의 손실은 EMG 보다 정량적인 감각 검사(quantitative sensory test)를 이용하여 조사하는 것이 더 나을 것이다.[44]

전거근의 탈신경이 확인되었고, 환자는 2주 후에 내원하였다. 초기의 치료 전략은 신경 전도의 회복을 기다리는 동안 팔의 거상 동작에 가동성을 유지하기 위해서 벤치 슬라이드(Bench Slide)(그림 14.13A)와 벽 슬라이드(Wall Slide)(그림 14.13B)와 같이 전거근에 작은 활성도만 필요한 거상 운동에 초점을 맞췄다.[14] 일일 가정 프로그램에는 순응도(adherence)를 극대화하기 위해 3가지 운동으로 제한하였으며, 근 피로로 인해 마지막 반복을 수행하기 어려울 정도의 강도로 10회 3세트로 설정한 근력 강화 프로그램을 포함하였다.

4개월 후, 능동 거상에 상당한 증가가 관찰되었으며, 환자는 직업 활동으로의 복귀를 보고하였지만 완전한 기능적 능력은 아직 회복하지 못한 상태였다. 이후 좀 더 어려운 전거근 운동(예를 들어, 견갑면(scapular plane)에서 저항에 대해 팔을 올리는 열린 사슬 운동)을 시행하였다. 모든 견갑골 근육을 최대한 활성화하기 위해 운동에 외회전 요소를 추가하였다[예: ER 벽 슬라이드(그림 14.14A), 외회전 상태에서의 거상(그림 14.14B)][8] 6개월 후 환자는 치료를 종료하였다

환자와 관련된 목표를 확인하고 조언을 추가해 주는 것 외에도 운동 처방은 종종 특정 움직임을 하는 동안 목표 근육의 예상되는 근육 동원을 기반으로 한다. 작업을 수행하는 동안 근육이 적절하게 동원되도록 운동 중의 EMG 활성도로 근육 동원 패턴을 확인할 수 있다. 이를 위해 다양한 운동을 하는 동안 상완관절와/견갑흉추부 근육들의 동원 패턴을 조사하는 많은 연구들이 수행되었다. 상자 14.1에 제시된 데이터는 어깨 재활과 관련하여 발표된 연구를 종합한 것으로, 운동을 처방할 때 임상 추론을 돕는 것으로 간주할 수 있다.

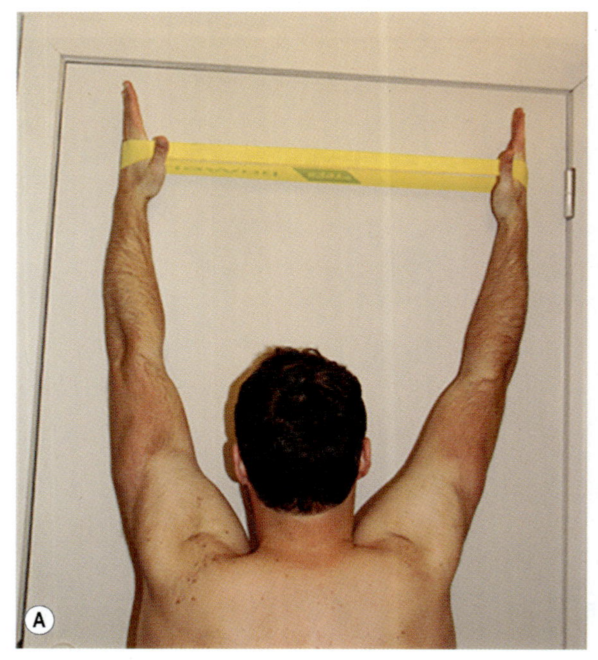

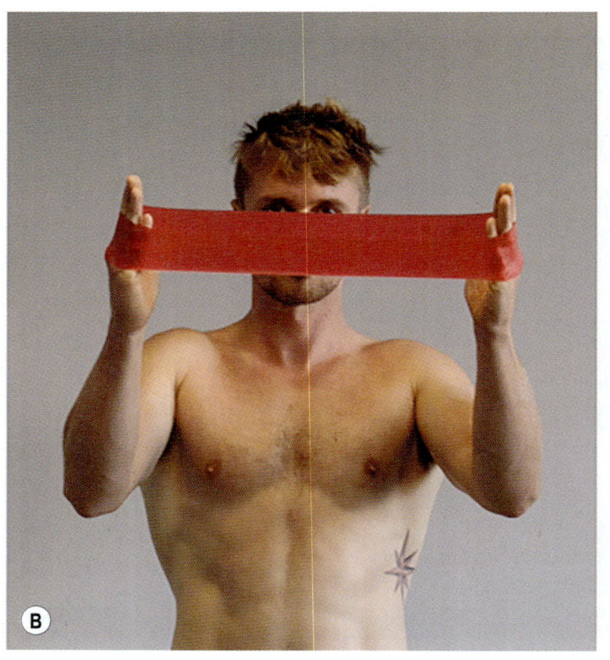

그림 14.14
거상 운동: 모든 견갑골 근육을 최대로 활성화시키기 위한 운동, 외회전 벽 슬라이드(A), 외회전을 동반한 거상 운동(B).

상자 14.1

- 하부와 중간 승모근은 주로 움직임에 외회전 요소를 추가함으로써 활성화된다.[8,13]
- 소흉근은 열린 운동사슬에서 움직이거나, 외회전을 함으로서 억제될 수 있다.[8]
- 거상 운동 시에 전거근의 활성도는 독립적 전인 운동(isolated protraction exercise)[12]이 앞으로 나아가기(stepping forward)[37]시보다 더 컸다.
- 회전근개(RC)의 활성도는 벤치 슬라이드(Bench Slide)나 벽 슬라이드(Wall slide)운동과 같은 저-부하의 닫힌 사슬 운동 시에 낮다.[14,21]
- 바로 누운 자세에서의 거상 운동 시 삼각근의 활성도는 체간 기울기를 증가시킴으로써 증가할 수 있다.[14]
- 외회전 운동 중에는 극상근과 극하근 모두의 활성도가 높다.[21]
- 낮은 거상 각도(90° 미만)에서 굴곡/신전 운동을 시행하면 견갑하근의 활성도가 증가할 수 있다.[30,45]
- 회외 상태에서 플라이오메트릭 거상 운동을 할 때 상완이두근의 활성도가 높다.[5]
- 손을 편 상태에서 운동을 하면 중부 및 하부 승모근의 활성도가 증가하는 반면, 주먹을 쥔 상태에서는 회전근개의 활성도가 증가한다.[6,42]

참고문헌(References)

1. Alyas F, Curtis M, Speed C, Saifuddin A, Connell D. MR imaging appearances of acromioclavicular joint dislocation. Radiographics. 2008;28:463-479; quiz 619.
2. Bencardino JT, Gyftopoulos S, Palmer WE. Imaging in anterior glenohumeral instability. Radiology. 2013;269:323-337.
3. Berger D. A brief history of medical diagnosis and the birth of the clinical laboratory. Part 1: Ancient times through the 19th century. MLO Med Lab Obs. 1999;31:28-30, 32, 34-40.
4. Binkert CA, Verdun FR, Zanetti M, Pfirrmann CW, Hodler J. CT arthrography of the glenohumeral joint: CT fluoroscopy versus conventional CT and fluoroscopy – comparison of image-guidance techniques. Radiology. 2003;229:153-158.
5. Borms D, Ackerman I, Smets P, Van den Berge G, Cools AM. Biceps disorder rehabilitation for the athlete: a continuum of moderate- to high-load exercises. Am J Sports Med. 2017;45:642-650.
6. Borms D, Maenhout A, Cools AM. Incorporation of the kinetic chain into shoulder-elevation exercises: does it affect scapular muscle activity? J Athl Train. 2020;55:343-349.
7. Burden A, Bartlett R. Normalisation of EMG amplitude: an evaluation and comparison of old and new methods. Med Eng Phys. 1999;21:247-257.
8. Castelein B, Cagnie B, Parlevliet T, Cools A. Superficial and deep scapulothoracic muscle electromyographic activity during elevation exercises in the scapular plane. J Orthop Sports Phys Ther. 2016;46:184-193.
9. Cavallari P, Bolzoni F, Bruttini C, Esposti R. The Organization and control of intra-limb anticipatory postural adjustments and their role in movement performance. Front Hum Neurosci. 2016;10:525.
10. Chowdhury RH, Reaz MB, Ali MA, Bakar AA, Chellappan K, Chang TG. Surface electromyography signal processing and classification techniques. Sensors (Basel). 2013;13:12431-12466.
11. Chung T, Prasad K, Lloyd TE. Peripheral neuropathy: clinical and electrophysiological considerations. Neuroimaging Clin N Am. 2014;24:49-65.
12. Cools AM, Borms D, Cottens S, Himpe M, Meersdom S, Cagnie B. Rehabilitation exercises for athletes with biceps disorders and SLAP Lesions: a continuum of exercises with increasing loads on the biceps. Am J Sports Med. 2014;42:1315-1322.
13. Cools AM, Struyf F, De Mey K, Maenhout A, Castelein B, Cagnie B. Rehabilitation of scapular dyskinesis: from the office worker to the elite overhead athlete. Br J Sports Med. 2014;48:692-697.
14. Cools AM, Tongel AV, Berckmans K, et al. Electromyographic analysis of selected shoulder muscles during a series of exercises commonly used in patients with symptomatic degenerative rotator cuff tears. J Shoulder Elbow Surg. 2020;29:e361-e373.
15. Cools AM, Witvrouw EE, Declercq GA, Danneels LA, Cambier DC. Scapular muscle recruitment patterns: trapezius muscle latency with and without impingement symptoms. American Journal of Sports Medicine. 2003;31:542-549.
16. Dark A, Ginn KA, Halaki M. Shoulder muscle recruitment patterns during commonly used rotator cuff exercises: an electromyographic study. Phys Ther. 2007;87:1039-1046.
17. Davalos L, Kushlaf H. Abnormal spontaneous electromyographic activity. StatPearls (online). Treasure Island (FL): StatPearls Publishing; 2021.Available at: https://www.ncbi.nlm.nih.gov/books/NBK482461/
18. De Filippo M, Bertellini A, Sverzellati N, et al. Multidetector computed tomography arthrography of the shoulder: diagnostic accuracy and indications. Acta Radiol. 2008;49:540-549.
19. Dines DM, Laurencin CT, Williams GR (eds). Arthritis and Arthroplasty:

The Shoulder. Philadelphia: Saunders Elsevier; 2009.

20. Dumont GD, Russell RD, Robertson WJ. Anterior shoulder instability: a review of pathoanatomy, diagnosis and treatment. Curr Rev Musculoskelet Med. 2011;4:200-207.

21. Edwards PK, Ebert JR, Littlewood C, Ackland T, Wang A. A systematic review of electromyography studies in normal shoulders to inform postoperative rehabilitation following rotator cuff repair. J Orthop Sports Phys Ther. 2017;47:931-944.

22. Farina D, Negro F. Accessing the neural drive to muscle and translation to neurorehabilitation technologies. IEEE Rev Biomed Eng. 2012;5:3-14.

23. Jacobson JA, Girish G, Jiang Y, Resnick D. Radiographic evaluation of arthritis: inflammatory conditions. Radiology. 2008;248:378-389.

24. Kassarjian A, Bencardino JT, Palmer WE. MR imaging of the rotator cuff. Magn Reson Imaging Clin N Am. 2004;12:39-60, vi.

25. Klinger HM, Baums MH, Freche S, Nusselt T, Spahn G, Steckel H. Septic arthritis of the shoulder joint: an analysis of management and outcome. Acta Orthopaedica Belgica. 2010;76:598-603.

26. Lewis JS, Cook CE, Hoffmann TC, O'Sullivan P. The elephant in the room: too much medicine in musculoskeletal practice. J Orthop Sports Phys Ther. 2020;50:1-4.

27. Lopez-Hoyos M, Ruiz de Alegria C, Blanco R, et al. Clinical utility of anti-CCP antibodies in the differential diagnosis of elderly-onset rheumatoid arthritis and polymyalgia rheumatica. Rheumatology (Oxford). 2004;43:655-657.

28. McManus L, De Vito G, Lowery MM. Analysis and biophysics of surface EMG for physiotherapists and kinesiologists: toward a common language with rehabilitation engineers. Front Neurol. 2020;11:576729.

29. Moeller CR, Bliven KC, Valier AR. Scapular muscle-activation ratios in patients with shoulder injuries during functional shoulder exercises. J Athl Train. 2014;49:345-355.

30. Myers JB, Pasquale MR, Laudner KG, Sell TC, Bradley JP, Lephart SM. On-the-field resistance-tubing exercises for throwers: an electromyographic analysis. J Athl Train. 2005;40:15-22.

31. O'Sullivan JW, Muntinga T, Grigg S, Ioannidis JPA. Prevalence and outcomes of incidental imaging findings: umbrella review. BMJ. 2018;361:k2387.

32. Parman LM, Murphey MD. Alphabet soup: cystic lesions of bone. Semin Musculoskelet Radiol. 2000;4:89-101.

33. Pascual-Leone A, Davey N, Rothwell J, Wasserman E, Puri BK. Handbook of Transcranial Magnetic Stimulation 1. London: CRC Press; 2002.

34. Powell DK. Patient explanation guidelines for incidentalomas: helping patients not to fear the delayed surveillance. AJR Am J Roentgenol. 2014;202:W602.

35. United Nations Scientific Committee on the Effects of Atomic Radiation. Sources and Effects of Ionizing Radiation. New York: United Nations; 2008.

36. Ribeiro DC, Day A, Dickerson CR. Grade-IV inferior glenohumeral mobilization does not immediately alter shoulder and scapular muscle activity: a repeated-measures study in asymptomatic individuals. J Man Manip Ther. 2017;25:260-269.

37. Richardson E, Lewis JS, Gibson J, et al. Role of the kinetic chain in shoulder rehabilitation: does incorporating the trunk and lower limb into shoulder exercise regimes influence shoulder muscle recruitment patterns? Systematic review of electromyography studies. BMJ Open Sport Exerc Med. 2020;6:e000683.

38. Daube JR, Rubin DI. Clinical Neurophysiology (3rd edition). Oxford: Oxford University Press; 2013.

39. SENIAM. Surface ElectroMyoGraphy for the Non-Invasive Assessment of Muscles. Available at: www.seniam.org.

40. Seror P. The long thoracic nerve conduction study revisited in 2006. Clin Neurophysiol. 2006;117:2446-2450.

41. Smittenaar CR, Petersen KA, Stewart K, Moitt N. Cancer incidence and mortality projections in the UK until 2035. Br J Cancer. 2016;115:1147-1155.

42. Sporrong H, Palmerud G, Herberts P. Hand grip increases shoulder muscle activity: an EMG analysis with static hand contractions in 9 subjects. Acta Orthopaedica Scandinavica. 1996;67:485-490.

43. University College London Hospitals NHS Foundation Trust. Provider to Provider Services 2019-2020 Tariff. Available at: https://www.uclh.nhs.uk/application/files/8416/0490/8552/UCLH_Provider_to_Provider_Tariff_2019-20.pdf.

44. Waldman SD, Waldman HJ, Waldman KA. Evaluation and treatment of peripheral neuropathies. In: Waldman SD, Bloch JI (eds). Pain Management. WB Saunders; 2007:268-278.

45. Wattanaprakornkul D, Cathers I, Halaki M, Ginn KA. The rotator cuff muscles have a direction specific recruitment pattern during shoulder flexion and extension exercises. J Sci Med.Sport. 2011;14:376-82.

46. Weiner C. Anticipate and communicate: ethical management of incidental and secondary findings in the clinical, research, and direct-to-consumer contexts (December 2013 report of the Presidential Commission for the Study of Bioethical Issues). Am J Epidemiol. 2014;180:562-564.

근골격계 어깨질환의 평가 및 분류
(Assessing and classifying musculoskeletal shoulder conditions)

15

Angela Cadogan, Jeremy Lewis, Danielle Hollis

개요(Introduction)

전 세계적으로 근골격계 질환은 지난 30년 동안 장애의 주요 원인이었으며[70] 어깨 통증은 세 번째로 흔한 근골격계 질환이다.[58] 어깨 통증은 모든 연령대에 영향을 미치며 심각한 장애, 건강 관련 삶의 질 저하, 우울증, 만성 건강 상태의 위험 증가 및 기능적 독립성 상실과 관련이 있다.[15,45,65,70] 임상가가 채택한 전통적인 평가 방법은 구조(해부학)와 증상의 원인(병리학)을 규명하고 증상의 병리해부학적 원인에 따른 치료를 시도하였다. 진단에 대한 병리해부학적 접근법은 치료 결정을 안내하고 예후를 알리고 의료 커뮤니케이션을 향상시키는 의도된 이점과 함께 어깨 평가의 일상적이고 허용되는 측면이 되었다.

병리해부학적 접근법은 골절, 탈구, 급성 연조직 파열과 같은 외상성 손상과 골육종과 같은 다른 특정 상태에서 평가의 중요한 구성요소로 남아 있지만 임상 검사는 대부분의 어깨 상태에 대한 특이성이 부족하다. 많은 임상 환경에서 대부분의 사람들은 병리해부학적 진단이 치료 결정을 제공하지 못하는 비외상성 어깨 증상을 보인다. 외상성 및 비외상성 발병에서 수반되는 심리사회적, 생활 방식, 환경적, 상황적 및 경험적 요인이 영향을 미치고 치료 결과에 영향을 미칠 것이다. 이는 평가에 대한 분리된 병리해부학적 접근이 치료를 원하는 대다수의 사람들을 위한 치료 결정을 안내하기에는 불충분하다는 것을 의미한다. 따라서 어깨 장애의 분류를 재구성하고 근골격계 증상에 대한 현대적 이해와 일치시킬 필요가 있다.

원인 구조를 식별하기 위해 고안된 병리해부학적 진단에 대한 전통적인 접근 방식을 둘러싼 한계와 불확실성은 이제 치료의 중심에 사람과 그들의 이야기를 배치하는 해석의 틀 내에서 통합되어야 함을 의미한다. 병리해부학적 요인 외에도, 이 틀은 임상가가 개인과 그들의 필요에 대한 보다 전체적인 이해를 제공하기 위해 건강 결정요인 및 상황적 영향의 범위를 평가하도록 요구한다. 이 장의 목표는 다음과 같다: 1) 어깨 통증 발현에 대한 전형적인 진단 평가의 타당성을 검토하고 병리해부학적 진단의 역할을 논의한다. 2) 치료 결과에 영향을 미치는 것으로 알려진 다른 요인에 대한 새롭고 떠오르는 근거를 논의한다. 3) 치료를 원하는 많은 사람들의 결과를 개선하기 위해 어깨 장애를 분류하는 데 사용할 수 있는 새로운 평가 모델을 고려한다.

어깨 진단에 대한 전통적인 접근 방식
(Traditional approach to shoulder diagnosis)

진단의 정의(Definition of diagnosis)

진단이라는 용어는 그리스어 "dia"(분리)와 "gignōskein"(인식하다, 알다)에서 유래되었다.[46] 따라서 그리스어 "dia-gignōskein"의 의미는 "분별하다 또는 구별하다"였으며, 이후 17세기경 현대 라틴어에서 "진단"이 되었다.[46] "진단"이라는 단어는 징후, 증상, 검사의 평가를 통해 개인의 임상 증상을 결정하는 것으로 정의할 수 있다.[1,39]

근골격계 어깨 진료에서 "진단"이라는 용어는 "병리해부학적 진단"과 동의어가 되었다. 임상가는 일반적으로 특정 해부학적 구조와 환자 증상의 원인으로 추정되는 관련 병리를 식별하기 위해 어깨 평가를 수행했다. 병리해부학적 진단의 몇 가지 예에는 상완골 골절, 견갑하근 파열, 관절순 파열, 극상근 석회화 건병증이 포함된다. 다른 형태의 진단이 있지만 병리해부학적 진단 모델은 일반적으로 지난 수십 년 동안 근골격계 평가의 기초를 형성했다.

병리해부학적 진단(Pathoanatomic diagnosis)

진단에 대한 병리해부학적 접근은 회복에 긍정적인 영향을 미칠 상황에서 구조적 병변이나 병리를 표적으로 하는 치료법을 선택하는 데 도움이 될 수 있다. 예를 들어, 골절의 수술적 고정, 젊은 사람의 외상성 회전근개 파열의 수술적 재건술 또는 심각한 증상 및 병적 상태와 관련된 견상완 관절의 수술적 치환술. 병리해부학적 진단은 또한 뼈, 인대, 건 및 근육 손상과 같은 치유기간 동안 과도한 부하로부터 특정 조직을 보호하도록 안내할 수 있다.

병리해부학적 진단이 가능한 경우 어깨 질환이 있는 사람들이 자신의 상태와 예후를 이해하고, 사용 가능한 치료 옵션과 관련된 기대와 결정을 알리고, 의료 전문가 간의 의사 소통 수단을 제공하여 특정 상태를 위해 합의된 치료 경로에 대한 접근을 용이하게 할 수 있다.

비외상성 어깨 통증에서 병리해부학적 진단의 제한 (Limitations of pathoanatomic diagnosis in nontraumatic shoulder pain)

진단과 치료에 대한 병리해부학적 접근은 두 가지 가정에 입각한다. 합리적인 일관성으로 환자 증상의 해부학적 원인을 결정할 수 있고 그렇게 하면 치료 옵션을 더 잘 알리고 환자 결과를 개선할 수 있다. 이것은 외상성 조직 파열과 수술적 치료가 임상적 이점을 보여준 진행성 골관절염과 같은 일부 비외상성 상태에서 사실일 수 있지만, 비외상성 어깨 상태를 가진 사람들에 대한 이러한 근본적인 믿음에 도전하는 근거가 증가하고 있다. 통증의 원인을 식별하기 위한 임상 검사의 타당성, 영상 소견의 증상적 관련성에 대한 해석, 병리해부학적 구조를 대상으로 하는 수술적 치료의 결과와 관련된 병리해부학적 접근법에 대한 우려는 많은 비외상성 어깨 설명을 위한 병리해부학적 모델의 광범위한 적용 가능성에 의문을 제기했다.

임상 검진 검사의 타당성 (Validity of clinical examination tests)

어깨 정형의학적 특수 검사는 구조적 병리를 확인하거나 회전근개 건병증 또는 관절순 파열과 같은 상태를 확인하는 데 도움을 주기 위해 임상 검진에 광범위하게 통합되었다. 그들은 특정 구조가 분리될 수 있고 통증과 같은 양성 검사 결과가 검사 중인 구조에서 비롯된다는 가정에 의존한다.[49] 검진 중에 어깨 구조를 분리하는 능력은 회전근개 근육과 건, 상완관절와관절낭, 관절낭 인대, 점액낭 조직 사이의 복잡한 해부학적 연결에 의해 의심할 여지 없이 어려움을 겪는다.[13] 따라서 특정 어깨 구조를 선택적으로 분리하는 이러한 검사의 능력은 의심스럽고 특정 어깨 병리에 대한 이러한 많은 검사의 특이성이 낮다는 근거가 쌓이고 있다.[20,22,23,26,27]

특정 병리학을 식별하기 위한 이러한 검사의 정확성에 대한 근거는 정형의학적 검사가 영상이나 수술 참조 기준(reference standards)과 비교할 때 진단적 가치가 제한적임을 일관되게 보여 준다.[22,26,27] 최근의 체계적 고찰연구 및 메타 분석의 저자는 병리해부학적 진단을 알리기 위해 단일 검사의 사용을 명백하게 권장할 수 없다고 결론지었다.[27] 이러한 검사가 결합된 경우에도 진단 효용은 제한적이었다.[25]

영상 소견의 증상적 관련성 (Symptomatic relevance of imaging findings)

방사선학적 영상 또는 수술적 시각화는 시각화된 병리가 통증의 원인이라는 가정에 기초하여 이러한 대부분의 진단 정확도 연구에서 구조적 병리를 식별하는 데 사용되는 참조 표준 검사였다. 진단 영상 조사에서 병리학적 소견을 해석할 때 임상 실무에서도 동일한 가정이 종종 이루어진다. 무증상 인구에서 영상화된 병리학의 높은 유병률이 있다. 예를 들어, 회전근개 건병증, 부분 및 전체 두께 회전근개 파열, 관절순 파열, 견봉하 점액낭의 비후는 증상이 없고 정상적인 기능을 가진 많은 사람들에게서 명백하며[31,38,40,50,51,55] 이러한 소견의 유병률은 나이가 들수록 증가하는 것으로 보인다.[38,40,55] 이것은 어떤 사람들에게 어깨의 퇴행성 변화가 단순히 노화의 정상적인 징후일 수 있음을 시사한다(예: 거울 안에 자신을 봤을 때 흰머리와 주름과 같은 것은 느끼지 않고, 단지 "상처"만 받는다!) 따라서 비특이적 요통의 경우와 마찬가지로 영상 소견을 해석할 때 주의를 기울여야 한다.

따라서 임상 검사의 진단 정확도를 추정하기 위한 참조 표준 검사로 점액낭, 관절순, 퇴행성 건 변화와 같은 병리학적 영상 또는 수술적 시각화를 사용한 진단 정확도 연구 결과는 재평가되어야 한다. 영상 소견이 임상 소견의 맥락에서 해석되어야 하고 무증상 병리학의 과잉 진단 및 부적절한 치료를 피하기 위해 제시되는 증상 및 징후와 상관관계가 있어야 하는 임상 실무에서도 마찬가지이다. 연구자들은 견봉하[6,8] 또는 견봉쇄골 관절 통증을 식별하기 위한 임상 검사를 비교하기 위한 참조 검사로 국소 마취제의 진단 주사를 사용했다.[7,12,64] 일부 검사는 통증 원인을 배제하는 데 도움이 되었지만 견봉하 부위 또는 견봉쇄골 관절에서 발생하는 통증을 양성으로 식별하는 능력에서 임상적으로 의미 있는 변화를 보여준 개별 검사는 거의 없었다.

우리는 통증이 유해수용성 및 비-유해수용성 원인이 있는 복잡한 현상이라는 것을 알고 있으며(7장 참조) 통증 인식에 영향을 줄 수 있는 무수한 요인에 대한 인식과 이해가 증가하고 있다. 즉, 근골격계 통증을 기본 조직 병리의 정확하고 확실한 지표로 보는 전통적인 관점은 통증에 대한 진화하는 이해의 맥락에서 재구성되어야 한다.

외상성과 비외상성 어깨 질환 (Traumatic and nontraumatic shoulder conditions)

외상성 어깨 질환(Traumatic shoulder conditions)

특히 젊고 활동적인 사람에서 골절, 복합 상완관절와관절 불안정성, 신경혈관 손상 및 연조직 파열과 같은 외상성 손상을 신속하게 진단하는 것은 수술이 필요할 수 있으므로 정형의학적 검토를 용이하게 하는 데 중요하다. 이러한 외상성 손상에 대한 수술 기회를 놓치면 시간이 지남에 따라 근육의 질이 저하되어 재건 가능성에 부정적인 영향을 미치고 기능 장애를 초래할 수 있는 차선의 결과를 초래할 수 있다.[24] 심각한 구조적 손상을 일으키는 데 필요한 외상의 심각도는 나이가 들고 조직 건강이 좋지 않은 경우(예: 골다공증) 감소할 수 있으며 특정 인구에서 외상성 구조적 손상의 가능성을 평가할 때 이러한 요인을 고려해야 한다.

비외상성 어깨 질환(Nontraumatic shoulder conditions)

병리해부학적 병변의 수술적 치료가 우수한 결과를 가져온다는 가정은 비외상성 어깨 통증이 있는 사람들에게도 문제가 되었다. 충돌 증상이 있는 사람과 작은 비외상성 단독 극상근 파열이 있는 사람에서 견봉하 감압술과 회전근개 봉합술을 포함한 수술적 치료는 비수술적 치료에 비해 결과가 크게 개선되지 않았다.[41,42] 적절한 시간과 비수술적 치료 과정을 거쳐도 증상이 호전되지 않는 사람들에게 수술적 치료가 치료의 연속성에서 자리를 잡을 수 있지만, 이러한 수술적 방법이 비외상성 어깨 상태에 대한 적절한 1차 치료라고 할 수 없다.

비외상성 어깨 증상이 있는 대다수의 사람들에게 특정 병리해부학적 진단을 찾는 과정은 일반적으로 치료 선택을 제시하는 데 거의 도움이 되지 않으며 특히 관리 초기 단계에서 상당한 임상적 이점을 부여하지 않는다. 증상의 병리해부학적 원인

표 15.1 특정 치료가 필요할 수 있는 병리해부학적 진단의 범주

범주	외상성 상태 정형외과적 검토가 필요할 수 있음	비외상성 상태 임상 경과가 충분하지 않은 경우 표적 치료가 필요할 수 있음
불안정성 어깨 불안정성 병력	골성 Bankart 골절 상완관절와순 파열(크거나 복합적) 상완골 견열 상완관절와 인대(HAGL) 병변	
어깨 강직 수동 움직임 감소, 특히 외회전	잠긴 후방 탈구 상완골 골절	상완관절와관절 관절염 오십견
회전근개 완전한 수동 움직임, 통증, 회전근개 검사에서 약화	급성, 크거나 다양한 회전근개 찢어짐 완전한 견갑하근 찢어짐	석회화 건병증(흡수성)
견봉쇄(AC)관절 AC 관절에 스트레스를 주는 움직임에 대한 다른 상태, 관찰, 촉진, 통증 제외	쇄골이나 견갑골 골절 높은 등급의 탈구	견봉쇄관절의 관절병증 쇄골 골용해(osteolysis)
다른 상태	골절 급성 연부조직 파열	흉쇄관절의 관절병증

을 찾는 것은 무증상 병리학의 과잉 진단과 과잉 치료로 이어질 수 있으며 일부 사람들에게 부적응 통증 관련 신념 및 행동으로 이어질 수 있는 두려움과 불안을 유발할 가능성이 있어 결과에 부정적인 영향을 미친다.

병리해부학적 진단은 임상 경로 초기에 비외상성 어깨 질환에 대해 종종 필요하지 않는다. 그러나 치료 선택을 제시하고 예후 정보를 제공하고 특정 상태에 대해 합의된 임상 경로에 따라 의료 시스템을 통해 치료의 연속성을 촉진하기 위해 특정 상태를 배제하거나 식별하는 데 도움이 되기에는 임상 진행이 불충분할 때 진단적 명확성을 더 확보하는 것이 점점 더 중요해지고 있다.

상완관절와관절염과 견봉쇄관절염 같은 상태는 진행성 악화를 특징으로 하는 자연사 병력(natural histories)을 가지고 있다. 비수술적 치료가 더 이상 증상을 적절하게 조절하지 못하는 경우, 많은 사람들이 수술적 치료로 경감을 경험한다.[5,9,19] 종종 호의적인 자연사 병력에도 불구하고 일부 사람들은 시간이 지나도 적절하게 해결되지 않는 석회화 건병증(27장 참조)의 지속적인 증상을 경험한다. 주사 요법과 수술적 치료를 포함한 표적 치료는 오십견 및 석회화 건병증과 같은 일부 비외상성 어깨 상태에 대해 호의적이고 기능적으로 제한되는 증상의 치료에 유익한 것으로 나타났다.[3,17] 표 15.1은 임상적 경과가 불충분한 경우, 표적 치료가 도움이 될 수 있는 외상성 및 비외상성 상태를 분류한다.

건강(Health)

건강은 단순히 질병이나 허약함이 없는 것이 아니라 신체적, 정신적, 사회적으로 완전히 안녕한 상태로 정의된다.[68] 개인의 건강 상태에 영향을 미치고 치료 결과를 조절할 수 있는 기타 심리사회적 요인뿐만 아니라 다양한 상황적 및 경험적 요인에 대한 인식이 증가하고 있다. 이러한 요인들은 조합되어 작용하고 서로 상호 작용하여 개인의 고통 경험, 장애 수준 및 치료에 대한 반응에 영향을 미친다.[43] 급성 외상성 발병에서 병리해부학적 회복이 즉각적인 우선 순위가 될 수 있다.[44] 나중에 재활 기간 동안 그리고 많은 비외상적 발병이 있는 사람들의 경우 이러한 요인이 증상의 지속성과 관련 장애에 역할을 할 가능성이 더 크다.

심리사회적 요인(*Psychosocial factors*)

좋은 치료 결과에 대한 환자의 기대와 더 높은 수준의 통증 자기효능감과 같은 인지적 및 심리사회적 요인은 수술적[14,59] 및 비수술적(물리치료) 치료에 따른 통증 및 기능에 대한 더 나은 치료 결과를 지속적으로 예측하는 것으로 나타났다.[10,16] 어깨 통증 및 기능,[11] 고통, 불안, 파국화 및 운동공포증[37,52,61,67]의 기본 척도는 어깨 증상이 있는 사람들의 통증 및 장애의 조정자로 인식되었다(6장 참조).

생활방식 요인(*Lifestyle factors*)

생활방식 요인은 사회적, 영양, 흡연, 약물 및 알코올 섭취, 레크리에이션 및 신체 활동 습관에 대한 개인의 선택과 관련된 수정 가능한 요인이다(5장 참조). 어깨 질환을 포함한 근골격계 질환은 심혈관 질환, 당뇨병, 치매 및 암과 같은 다른 비전염성 질환과 유사한 생활방식 위험 요인을 공유한다.[70]

환경적 요인(*Environmental factors*)

환경적 요인은 개인의 외부에 있으며 직접 통제할 수 없다. 이러한 요인은 개인뿐만 아니라 인구 집단의 건강에도 영향을 미친다. 건강의 맥락에는 정책, 의료 접근성, 의료 서비스의 가용성, 장애인을 위한 신체적 접근성, 주택 및 사회 인프라, 문화적 요인을 포함한다. 결과에 영향을 미치기 위해 이러한 각 요인이 서로 결합하고 상호 작용하는 정도는 개인마다 다를 수 있으며 유사한 임상 증상을 보이는 사람의 경우에도 마찬가지이다. 치료 우선 순위는 개인에게 가장 영향력 있는 요인을 파악하는 데 달려 있다. 일부의 경우 병리해부학적 병변(예: 골 Bankart 병변(상완관절와 골절), 외상성 회전근개 파열 또는 전위된 상완골 골절)을 대상으로 하는 치료와 같은 어깨 상태에 특정한 생체의학적 요인을 관리에 우선 순위를 둘 수 있다. 다른 사람들에게는 다양한 심리사회적, 생활방식 또는 환경적 수정 요인이 회복에 상당한 장벽을 제시할 수 있으며 관리를 위해 생체의학적 요인보다 우선할 수 있다.

이러한 각 요인에 대한 신중하고 철저한 평가는 어깨 증상이 있는 사람들의 결과에 가장 유익한 영향을 미치는 최선의 중재를 선택하는 데 필수적이다. 중요하게도, 이러한 요소들은 별도로 관리되는 경우가 거의 없으며 동시에 치료 구성 요소를 지원하기 위해 더 넓은 관리 프로그램 내에서 통합되고 우선순위가 지정된다.

상황적 요인(Contextual factors)

생체심리사회적 요인 및 기타 건강 결정 요인 외에도 상황적 효과와 생생한 경험이 건강, 장애 및 치료에 대한 반응에 영향을 미치는 요인으로 점차 인식되고 있다. 인과관계가 복잡한 사람들의 경우 개별 요소에 대한 평가로 시작하기보다는 추가 조사를 위한 출발점으로 환자 면담(1장 및 11장 참조)을 사용하는 "전인 중심(whole person-centered)" 접근법이 제안되었다.[21,47]

치료 제공자의 특성, 증상이 있는 사람, 그들 사이의 관계 및 치료 자체의 특성을 포함한 상황적 효과는 모두 임상 결과에 영향을 미칠 수 있다.[56] 최근 근거에 따르면 진단 용어는 두려움을 유발하고 생각을 오염시키며 부정적인 감정을 유발하고 일부 사람들의 결과에 부정적인 영향을 미칠 수 있는 즉각적인 행동과 습관 변화를 유발할 수 있다.[53] 그러나 여전히 많은 사람들이 증상의 원인과 관련된 논의를 기대하고 있으며,[62] 개인 클리닉에 다니는 성인 집단에서는 83%가 진단이 중요하다고 평가했다.[36] 어깨 통증이 있는 사람들은 또한 "너무 아픈" 이유를 이해하고 싶은 욕구를 표현했으며, 진단 및 치료와 관련된 그들의 기대에 영향을 미치는 것으로 보이는 통증에 대한 잘 확립된 생체역학적 개념을 가지고 있었다.[35]

이러한 딜레마를 고민하는 것은 어깨 증상 및 기타 근골격계 질환이 있는 사람들에게 정보를 전달할 때 신중한 의사소통, 설명, 상황화(contextualization)를 요구하는 임상 실무의 과학에 대한 기법을 나타낸다.

어깨 평가(Shoulder assessment)

어깨 증상의 평가는 임상가가 개인에게 가장 적절한 관리에 대한 결정을 내리는 데 도움을 주는 수단을 제공하는 것을 목표로 한다. 따라서 어깨 평가의 현대적 방법은 전통적인 병리해부학적 접근을 넘어 확장되어야 한다. 다른 생체심리사회적, 상황적, 경험적 요인의 기여도를 평가하는 데 도움이 되는 임상적 방법을 사용하여 해석의 틀 내에서 임상검사 소견을 통합하는 것이 필요하다.

평가는 가 인이 치료실에 들어올 때 관찰하는 것으로 시작하며 언어 및 비언어적 의사소통을 포함한다. 정보가 수집되는 환자 인터뷰 및 신체 평가 중에 계속되며, 심각한 의학적 상태의 지표를 선별하기 위해 가설을 검사하고(8장 및 13장 참조) 특정 치료가 필요할 수 있는 특정 어깨 상태를 식별하고 치료를 안내하는 데 도움이 되도록 기타 증상을 추가로 정의한다. 의도적인 의사소통(6장, 11장 및 36장 참조)은 이 과정의 중심이며 의미 있는 결과 측정(12장 참조) 및 임상 추론(13장 참조)의 적용으로 입증한다.

해석적 평가(Interpretive assessment)

해석적 평가는 임상 검사에서 얻은 추가 정보와 추가 조사 결과를 통합하는 데 중심을 둔다. 이야기-기반(narrative-based) 임상 도구를 사용하면 증상이 있는 사람을 일련의 임상 증상 및 징후가 아닌 개인으로 볼 수 있다. 개인이 자신의 이야기를 할 수 있게 하면 사람 중심의 치료가 향상되고 의사소통이 개선되며 공감, 신뢰, 협력의 모델을 제공하여 치료 결정을 안내한다.[48] 건강 정보에 대한 해석, 상태 및 신념에 대한 이해, 증상 및 치료에 대한 우려와 두려움에 대해 개인에게 질문하면 치료 반응에 영향을 미칠 수 있는 일부 상황적 효과의 가능한 영향에 대해 이해하는 데 도움이 될 수 있다.

일반적인 건강, 인지, 심리적, 생활방식, 사회적 요인에 관한 정보는 설문지를 사용하고 초기 및 이어지는 임상에서 신중한 질문을 통해 얻을 수 있다. 결과는 추가 평가, 후속 의뢰 또는 특정 관리의 필요성에 대한 결정을 내리는 데 도움이 될 수 있다.

진단 불확실성의 관리(Managing diagnostic uncertainty)

비외상성 증상이 있는 환자의 진단이 불확실하기 때문에 대부분의 경우 환자와 평가 결과를 논의할 때 임상가는(기껏해야) 다음과 같이 말해야 한다. "우리의 논의와 영상 및 실험실 검사로 뒷받침되는 신체적 평가를 기반으로 귀하는 [어떤 상태] 이(가) 있을 가능성이 높습니다." 그런 다음 공유된 의사 결정이 뒤따라야 한다(13장 참조). 이 단원은 가능성 있는 진단 시점에 도달한 임상가를 지원하는 데 중점을 둔다. 예를 들어, 어깨 통증과 제한된 움직임의 조합에 직면했을 때 임상가는 이 증상을 뻣뻣하고 고통스러운 어깨로 분류할 수 있다. 골관절염, 무혈관성 괴사, 골육종, 폐쇄성 후방 탈구를 포함하여 어깨 통증과 경직의 임상 증상에 대한 수많은 이유가 있으며 각각 별도의 관리 경로가 필요하다.

우리는 하위 분류가 연구 목적과 보다 적절하게 표적화된 임상 중재를 위해 가능할 뿐만 아니라 바람직하다고 제안한다. 예를 들어, 적당하고 건강한 50세 남성의 비우세측 어깨 통증은 반대측과 비교할 때 능동 및 수동 외회전의 50% 손실이 있고 방사선 사진에서 이상 징후가 발견되지 않았다면 임상가는 현재의 통증과 경직을 원발성 특발성 오십견으로 하위 분류할 수 있다. 그런 다음 임상가는 환자에게 오십견이 있을 가능성이 있다고 말할 수 있다. 그런 다음 상태에 대한 논의가 이어지고 예상되는 이점, 해로움 및 기간을 포함하는 다양한 관리 옵션에 대한 공정한 설명이 이어진다. "지켜보고 기다리기" 선택도 고려하고 논의해야 한다.

임상 검사(Clinical examination)

면담(Interview)

면담 중에 증상의 시작 기전(외상성 대 비외상성), 증상 위치, 심각도, 특성 및 행동, 관련 증상, 병력, 이전 치료에 대한 반응 및 동반 질환에 대한 중요한 정보가 수집된다. 이 정보는 인구통계학적 자료에 더하여 나중에 임상 가설을 구체화하는 데 도움이 되는 신체 검사 결과에 함께 추가된다(10장 및 12장 참조).

신체 검사(Physical examination)

신체 검사의 목적은 어깨를 체계적으로 평가하여 실질적인 위축, 골절이나 탈구를 암시할 수 있는 구조적 이상, 흑색종과 같은 다른 문제에 대한 선별검사(screening)와 같은 관찰 가능한 문제를 식별하는 것이다. 촉진은 온도 변화를 감지하고 예기치 않은 덩어리, 융기, 구조적 이상, 부종을 식별하는 데 중요하다. 촉진이 구조물의 결정적인 식별을 위해 신뢰할 수 있다는 근거는 없다.

신체 검사에는 전이통(referred), 경부, 흉부 및 복부 통증과 같은 어깨 이외의 증상 원인을 연관시키거나 배제하기 위한 선별 검사가 포함된다. 능동 및 수동 움직임, 근육 수행력과 같

표 15.2 어깨의 신체 검사에 대한 권고된 요소들

검진	목적
관찰	확인 사항 : • 상당한 위축 • 멍, 변색 • 탈구, 골절 • 심한 고정 자세 이상 • 잠재적인 흑색종 또는 기타 덩어리/혹
촉진	확인 사항 : • 온도 변화 • 혹과 돌기 • 연조직 부종 및 뼈 이상
경부, 흉부, 복부의 평가	확인 사항 : • 전이통(16장 참조)

(계속)

은 기본적인 신체적 어깨 검진 결과는 국소 어깨 증상을 식별하거나 배제하는 데 도움이 되는 중요한 감별 진단 정보를 제공할 수 있다. 일반적으로 통증, 뻣뻣함, 불안정감과 같은 관련 증상이 검사 중에 기록되며 주요 어깨 문제가 뻣뻣함, 불안정성, 통증 또는 약화와 관련이 있는지 여부를 결정하는 데 도움이 될 수 있다. 기능적 움직임 검사도 중요하며 관절 이완(laxity) 검사와 종합적인 신경학적 검사도 필요할 수 있다. 표 15.2는 어깨 증상이 있는 사람의 신체 검사에 대한 권장 사항을 자세히 설명한다.

표 15.2 *(계속)*

검진	목적
생리적 움직임의 능동 및 수동 범위. 서 있거나, 앉거나, 옆으로 눕거나, 누운 자세, 엎드린 자세와 관련된 경우, 긴(주관절 신전) 및 짧은(주관절 굴곡) 지레 팔을 사용하여 증상 재현과 운동 범위를 평가할 수 있다.	어깨의 양쪽 평가 : • 굴곡 • 신전 • 외전 (견갑골 +/− 해부학적 면) • 외회전 • 내회전/손을 등에 올리기 • 체간 교차 굴곡(내전)/신전(외전)
근육 수행력 검사. 선 자세, 앉은 자세, 옆으로 누운 자세, 누운 자세, 엎드린 자세로 실시할 수 있다.	평가하기 : • 외전 • 굴곡 • 신전 • 외회전 • 내회전 • 처짐 징후(특정한 회전근개 요소의 파열) 포함할 수 있음 : • 최대 등척성 근력(꺾임 검사, break test) • 등척성 근력(make test) • 반복시 통증 • 반복시 피로 • 반복시 증상들
적절한 절차	다음을 포함할 수 있음 : • 신경학적 검사 • 신경수막 검사(21장 참조) • 혈역학 검사(22장 참조) • 기타 관련 생리학적 검사(예: 호흡 기능, 고관절–허리 비) • 운동 사슬 평가
기능적 평가	증상을 유발하거나 완화시키는 환자 식별 움직임 또는 자세 : • 능동적인 움직임 • 기능적 활동 • 자세(20장 참조)

임상 검사 결과의 해석
(Interpretation of clinical examination findings)

많은 사람들이 통증, 뻣뻣함, 쇠약, 불안정성을 포함하는 다양한 증상을 보인다. 많은 경우에 이러한 증상이 겹치지만 일반적으로 주요한 임상 특징이 있다. 검사 중에 얻은 주요 임상 특징을 기반으로 임상 가설을 세울 수 있다: 불안정한 어깨(면담); 어깨 강직(stiff)(수동 가동범위 검사); 어깨 통증(능동 및 수동 움직임, 근력 검사); 약한 어깨(능동 및 수동 움직임 검사, 근력 검사). 이러한 범주에는 몇 가지 특정 상태가 있으며 임상적으로 필요한 경우, 추가 감별 진단이 필요할 수 있다.

영상(Imaging)

특정 어깨 상태에 대한 임상 검사의 특이성이 부족하기 때문에 수술이나 주사와 같이 해당 상태를 대상으로 하는 특정 치료가 필요한 경우 특정 병리해부학적 진단을 확인하거나 배제하기 위해 적절한 영상이 필요한 경우가 많다. 외상성 상태가 의심되거나 치료에 반응하지 않는 비외상성 상태인 경우 적절한 영상을 활용하여 임상적 감별 진단을 더욱 명확하게 하여 관리를 안내할 수 있다. 어깨 영상을 요청할 때 환자의 안전, 비용, 진단적 가치, 과잉 진단 및 과잉 치료의 위험도 고려해야 하며, 영상화된 병리와 임상 증상의 신중한 상관관계가 필수적이다.

사용할 수 있는 지침이 없는 경우 다음은 어깨 증상이 있는 사람을 위한 진단 과정에서 지침이 될 수 있다. 영상 지시 지침(상자 15.1)은 임상적 결정을 지원하지만 임상적 판단을 대체해서는 안된다. 어깨 상태의 평가와 관리에서 영상의 역할은 14장에서 자세히 설명하였다.

방사선 사진은 어깨 영상 촬영을 위한 권장 시작점이며 어깨 증상이 있는 대부분의 사람들에게 다른 영상 검사 전에 권장된다.[57,60,66] 임상 질문에 따라 다른 영상 양식이 사용된다. 진단용 초음파는 연부조직을 시각화하고 중재적 절차를 안내하는 방법으로 사용된다.[66] 자기 공명 영상은 잠복 골절의 시각화에 사용되는 고해상도 영상이고 회전근개, 점액낭, 상완이두근 건, 견봉, 견봉쇄골 관절 및 주변 골수의 질과 무결성에 대한 자세한 연부조직 영상을 제공한다.[66] 전산화 단층 촬영은 복잡한 골절을 영상화하고 관절 성형술 전과 같은 수술 계획을 세우는 데 사용된다.[66] 더 자세한 내용은 14장에 나와 있다.

상자 15.1 영상 검사의 적응증

- 위험 신호
- 심각한 외상
- 최초 및 이후의 외상성 어깨 탈구
- 의심되는 급성 외상성 회전근개 또는 어깨 근육 파열
- 원인을 알 수 없는 심한 통증
- 이로 인해 관리가 변경되는 상태를 구별하기 위해
- 오십견에 대한 상완관절와 관절내 주사와 같은 침습적 시술 전
- 예상치 못한 상태 악화
- 치료에 진전이 없을 때

새로운 어깨 분류 모델
(New shoulder classification model)

우리는 어깨 증상이 있는 사람들의 치료 우선 순위를 식별하는 데 도움이 되는 다른 영향 요인을 통합하는 해석적 평가 틀 내에서 진단에 대한 전통적인 접근 방식의 적절한 사용을 통합하는 새로운 어깨 증상 분류 모델을 제안한다. 분류의 목적은 임상가가 증상의 조합을 설명하기 위한 작업 가설을 달성하고 이를 환자에게 전달하고 가능한 최선의 관리를 제안하도록 지원하는 것이다. 분류 체계는 새로운 지식과 기술 발전에 따라 필연적으로 진화하고 변화할 것이며, 개인의 필요에 따라 최적의 관리를 제공할 수 있도록 건전한 임상 추론 과정에 의해 지원되는 변동 범위를 허용하는 지침으로 사용되도록 의도되었다.

다음의 분류 시스템은 평가, 진단 검사 및 치료 의사결정을 안내하기 위해 모든 수준의 의료에서 사용될 수 있다. 이 모델은 임상 가설이 각 범주 내에서 더 세분화될 수 있는 주요한 임상 특징에 따라 개인을 그룹화한다. 이 모델은 증상과 징후가 종종 겹치고 시간이 지남에 따라 변경된다는 점을 인정한다. 중복되는 표현을 설명하지 않는 분류 모델은 임상 현실을 반영

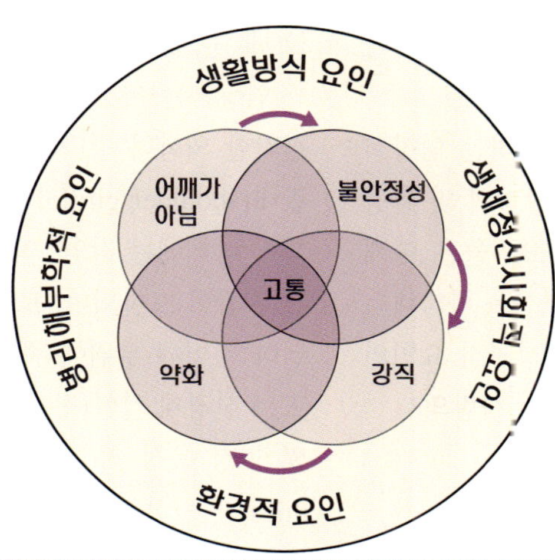

생활방식

신체 활동
영양물 섭취
수면
흡연
스트레스
술
기분전환용 약물 사용

생체심리사회적

생체역학적/생물학적
생리적(예: 부종) 및/또는 기능적 이상(예: 움직임 제한 또는 조절)을 초래하는 하나 이상의 변수에 의해 생성된 움직임 및/또는 자세의 변형
유전적 요인
대사 요인
호르몬 요인
의학적 합병증
근골격계 합병증
약물
신경생리학적 과정

심리학적
개인에게 해로운 영향을 미치고 고통을 유발할 수 있는 인지, 행동 및 정서적 요인, 정신 건강, 기분, 불안 및 두려움

사회적
개인과 건강에 영향을 미치는 사회경제적, 가족환경, 대인관계, 직업적, 문화적, 종교적 요인

환경적

정책
의료 불평등
의료 서비스 이용–의료 서비스의 가용성 및 사용, 신체적 접근성을 포함
의료 제정 지원 자격
보상
주택 및 사회 인프라
문화

병리해부학적

염증
생화학적 불균형
감염
신경병증
퇴화
연조직 병리
골절
유리체
혈관 병리
관절병증

그림 15.1
어깨 분류 모델.

하지 않을 수 있다. 이 모델은 또한 진화하는 임상 증상에 따라 치료 우선 순위를 변경하면서 범주 간 이동을 허용한다.

분류 시스템은 또한 건강 및 치료 결과를 결정하는 임상적 특징과 기타 생체심리사회적, 병리해부학적, 생활방식 및 환경적 요인 사이의 상호작용을 인정한다. 이러한 요인들은 어깨 질환이 있는 사람들의 평가 및 관리에서 그 중요성을 나타내는 임상 범주를 둘러싸고 있다. 이 모델의 핵심은 상황적 요인의 중요성과 평가 및 치료 모두에서 어깨 증상이 있는 사람의 이야기를 이해하는 것이다. 모델과 설명 범례는 그림 15.1에 나와 있다.

어깨 장애의 임상적 분류 (Clinical classification of shoulder disability)

근골격계 어깨 문제가 있는 거의 모든 사람들은 다양한 조합의 통증, 쇠약, 뻣뻣함, 흔하지는 않지만 불안정성을 설명한다. 이 모델의 분류는 개인에 대한 가장 중요한 임상 증상을 기반으로 하기 위한 것이다. 범주는 진단 추론 과정을 반영하기 위해 순차적으로 그룹화되며, 이전 범주가 제외된 경우 사람이 한 범주에 속할 확률이 증가한다. 이러한 범주는 엄격한 진단 기준을 나타내기 위한 것이 아니라 추가 조사 및 관리에 대한 추가 진단 추론 및 결정이 발생할 수 있는 시작점을 나타낸다.

임상 검사는 강력한 임상 추론 과정에 의해 뒷받침되어야 한다. 각 범주 내에서 위험 신호 또는 심각한 의학적 상태, 특정 외상성 및 비외상성 병리해부학적 어깨 상태, 기타 임상 증후군(예: 충돌, 견갑골 이상운동, 기계적 민감성) 또는 지속적인 통증 표현을 포함하여 증상을 나타내는 몇 가지 가능한 원인이 있다. 전반적인 임상 추론 과정은 면담 및 신체 검사 중에 수집된 정보를 통해 알 수 있으며, 이 정보는 새로운 정보를 추가하여 다듬을 수 있는 가능한 가설 목록을 작성하는 데 사용된다.

각 범주의 가능한 증상 원인 목록이 도형 아래에 나열되어 있다. 이것들은 완전하지는 않지만 제시되는 증상을 설명하기 위해 고려되는 보다 일반적인 원인의 일부를 나타낸다. 이 장의 앞부분에서 다룬 감별 진단 과정을 돕기 위해 특정 상태를 확인, 배제 또는 구별하기 위해 영상이 필요할 수 있다.

어깨 문제가 아니다(Not the shoulder)

임상가는 이전의 의학적 평가가 있더라도 증상의 원인으로 심각한 의학적 병리의 지표에 대해 주의를 기울여야 한다. 견갑대(shoulder girdle) 및 상지 증상과 함께 나타날 수 있는 의학적 상태에는 감염, 암(1차 및 2차 뼈, 폐 및 기타 암), 심혈관 손상이 포함되며, 모두 1차 진료 환경에서 일반적으로 간과된다.[69] 어깨 부위에 증상을 일으킬 수 있는 다른 상태로는 폐 또는 신경계 질환(상부 또는 하부 운동신경), 류마티스 관절염 및 혈청 음성 척추관절병증(seronegative spondyloarthropathies)과 같은 전신 염증성 질환이 있다.

건강 위험 요소, 비전형 증상 및 징후, 다른 신체 계통의 관여 및 이전 치료에 대한 반응 평가는 의학적 후속 조치가 필요한 심각한 병리의 위험 신호 지표를 식별하는 데 도움이 될 수 있다.[4] 위험 신호는 의료 상담 사이에도 발생할 수 있으며 임상가는 세션 사이에 위험 신호가 발생하는지 경계해야 한다. 의학적 평가 의뢰의 적시성은 진단 지연 또는 누락과 관련된 오류 관련 피해를 피하는 데 중요하다.[18] 위험 신호, 염증 상태 및 불길한 병리학은 8장에서 자세히 다루었다.

어깨 증상은 또한 체성(예: 경흉부 부위) 또는 내장 구조(예: 심장, 담낭)에서 관련되는 통증으로 인해 발생할 수 있다. 체성 연관 통증에 대한 적절한 검사를 수행하고 내장 신체 계통 침범의 증상 또는 징후에 대해 주의를 기울이는 것은 어깨 증상이 있는 사람들을 위한 선별 과정에서 중요하다. 이것은 16장에서 논의된다.

불안정한 어깨(Unstable shoulder)

불안정한 어깨의 주요 임상 진단 특징은 불안정성(아탈구 또는 탈구)의 병력이다. 불안정성(외상성 대 비외상성)의 기전과 상황, 불안정성의 빈도, 방향 및 심각도는 어깨 불안정성을 하위 분류하여 추가 조사가 필요한지 여부를 결정하고 안내하는 데 도움이 되는 환자 병력의 핵심 요소이고, 뿐만 아니라 다양한 유형의 불안정성에 대한 최상의 관리하는 데 도움이 된다. 자세한 내용은 17장과 37장에 나와 있다.

외상성 불안정성

외상성 불안정성 사고는 뼈, 관절낭인대, 관절순, 연조직,

신경혈관 구조에 대한 구조적 손상을 초래할 수 있다. 구조적 병리를 확인하거나 배제하기 위해 어깨 주변에서 처음으로 어깨 탈구를 겪는 모든 사람들에게 영상 촬영이 일반적으로 권장된다. 진단되지 않은 구조적 병리는 재발성 불안정성 및 불량한 결과를 초래할 수 있으며 최초 외상성 탈구가 있는 40세 이상에서 골절 및 회전근개 파열의 유병률이 더 높다.[2] 전방 불안(apprehension) 및 재위치(relocation) 검사는 불안이 양성 검사 기준으로 사용될 때 구조적 불안정성 병변에 대해 높은 수준의 정확도를 보였다.[25-27] 관절순 병리에 대한 신체 검사는 다양한 정확도를 보여 주었으며 주의해서 해석해야 한다.[26,27]

경우에 따라 공동 의사 결정에 따른 구조적 손상에 대해 수술이 필요할 수 있다. 많은 경우에 치유 조직의 병리해부에 초점을 맞춘 비수술적 치료 및 재활 시도가 제공될 수 있으며, 이후 운동 범위, 근력, 고유수용감각의 점진적인 회복이 뒤따른다.

비외상성 불안정성

이것은 주로 젊은 사람들이 영향을 받는 불안정성 사람들의 복잡한 하위 그룹일 수 있다. 외상성 불안정성 환자는 영상에서 구조적 병변이 거의 나타나지 않지만, 일부 경우에는 진행 중인 불안정성의 구조적 원인을 배제해야 할 수도 있다. 대부분의 사람들에게 병리해부학적 진단 접근법은 도움이 되지 않으며 치료의 중심은 결과의 중요한 심리사회적, 생활방식 및 환경적 수정 요인에 대한 평가와 관리를 포함하는 신경근 재활에 중점을 둔 물리치료이다.

어깨 강직(Stiff shoulder)

"어깨 강직"의 정의는 어떤 이유로든 수동적 운동 범위의 상실이며,[29] 일반적인 원인에는 오십견, 상완관절와관절 골관절염이 포함된다. 그러나 다른 외상성 범위, 신생물성, 신경학적 상태는 고정된 후방 견갑상완 탈구, 근위 상완골 골절, 근위 상완골의 골육종, 상부 운동 신경 상태의 높은 긴장도 및 근육 보호를 포함하여 수동 운동의 손실을 유발할 수 있다.[28,30,63] 치료와 예후는 증상에 대한 가장 가능성 있는 설명에 따라 달라지며 이 책 전체에서 논의된다.

통증 어깨(Painful shoulder)

"통증 어깨" 그룹으로 분류되려면 통증이 주된 특징이어야 한다. 견봉하 관절 통증과 견쇄관절 통증 상태 모두에 대한 진단의 중요한 특징은 어깨 불안정성과 경직된 어깨 상태를 통증의 원인으로 배제하는 것이다. 즉, 불안정성의 병력이 없고 완전 또는 거의 완전한 수동 운동 범위가 이 범주에서 중요한 임상 특징이다.

대부분의 사람들은 많은 원인이 있는 어깨 주변의 통증을 호소한다. 가장 일반적으로 통증을 유발하는 구조(불안정하고 어깨 강직 상태에서는 아직 다루지 않음)에는 견봉하 구조(견봉하 점액낭, 회전근개 건, 이두근 장두)와 견봉쇄골 관절(인대, 뼈, 관절낭)이 포함된다. 통증은 일반적으로 통증 억제, 구조적 병리 또는 사용하지 않는 위축으로 인한 근육 성능 검사에서 확인된 약화 정도와 관련된다.

견봉하 통증

몇 가지 중요한 병리해부학적 가설은 급성 외상성 회전근개 파열, 특히 수술적 치료가 필요할 수 있는 완전한 견갑하근 파열을 포함하여 이 그룹의 관리 및 예후에 영향을 미친다. 상완이두근 건병증(26장 참조) 및 석회화 건병증(27장 참조)에 기인한 통증은 미묘한 중재가 필요할 수 있다. 다른 고통스러운 견봉하 질환의 대부분은 치료가 주로 장애 및 증상 기반이기 때문에 병리해부학적 중요성이 제한적이다.[32,33] 그러나 적절한 비수술적 관리 기간에 반응하지 않는 상태는 추가적인 통증 완화 중재 또는 정형외과적 검토가 필요할 수 있으므로 영상은 진행되지 않는 사람들을 위한 임상 과정 후반에 진단을 개선하는 역할을 할 수 있다.

쇄골 통증

어깨 불안정성, 어깨 강직 및 견봉하 통증의 배제는 견봉 쇄골 관절과 자주 논의되지 않는 흉쇄 관절이 중요한 임상 진단 특징이다. 견봉쇄골(또는 흉쇄골) 관절 주위의 압통 및 스트레스를 가하는 위치에서 통증 유발과 함께 완전한 수동 운동 범위(통증 및 관련 끝 범위의 경미한 손실 제외), 회전근개 저항 검사로 통증 또는 약화, 최소화된 이러한 관절(높이의 끝 범위, 몸을 가로지르는 움직임 및 종종 등 뒤로 손)은 관절에서 발생하는 통증의 주요 특징이다. 견갑골 움직임은 증상이 있는 쇄골 관절이 있는 일부 사람들에게 통증을 유발할 수도 있다. 이러한 관절에 영향을 줄 수 있는 다양한 병리가 있으며, 특정 병리의 구별은 증상이 해결되지 않을 경우 관리와 예후에 대한 정보를 제공할 수 있다.

약한 어깨(Weak shoulder)

이 범주에는 어깨의 쇠약, 근력 또는 힘의 상실이 주된 특징이며 다양한 통증, 불안정성 및 완전한 수동 운동이 없을 때 발생할 수 있는 사람들이 포함된다.

파열

팔에 힘을 잃기에 충분한 급성 근육 또는 건 파열은 일반적으로 수술적 치료가 필요하며 영상 확인을 통해 조기에 병리해부학적 진단을 받는 것이 지연된 수술적 치료로 인한 부작용을 피하는 데 중요하다. 힘의 상실은 또한 급성 손상의 통증과 관련이 있을 수 있지만 근력의 상실이 가장 우려되는 특징이다.

신경병증

일부 신경병증은 초기 단계에서 통증을 나타내지만 몇 주 후에 특정 근육 약화 및 관련 위축이 종종 명백해진다. 상당한 쇠약이 시작되기 전인 초기 단계에서 통증의 감별 진단은 어려울 수 있지만 일단 쇠약이 명백해지면 감별 진단이 더 명확해지고, 특히 근육 위축의 특정 신경지배 패턴이 뒤따르기 때문이다. 말초 신경병증의 원인은 외상에서 종양이나 관절주위 낭종과 같은 압박성 병변, 바이러스 감염 후 증상에 이르기까지 다양하다.[34,54] 가능한 원인을 조사하고 신경 기능의 회복을 관찰하기 위해 종종 의학적 의뢰로 뒷받침되는 주의 깊은 병력이 필요하다. 예후는 일반적으로 병인에 따라 회복이 느리고 수개월 또는 수년이 걸리는 탈신경화의 지속 기간에 따라 다르다.

결론(Conclusion)

우리의 틀은 근골격계 어깨 질환을 연관통, 불안정성 또는 과가동성, 강직 또는 약화와 같은 주요 제시 문제로 광범위하게 분류한다. 통증은 그들 모두에게 공통적이지만 어떤 경우에는 존재하지 않을 수도 있다. 움직임 기반 진단은 병리해부학적 진단을 완전히 무시할 필요는 없다. 부정하지 않고 공존할 수 있다.

더 넓은 평가 틀 내에서 전통적인 병리해부학적 진단 모델을 통합하면 치료 전략과의 정렬을 개선하고 어깨 상태 경험에서 생활방식 요인, 동반 질환, 심리사회적 및 상황적 요인의 역할을 더 잘 인식할 수 있다. 외상성 구조적 병변과 치료에 반응하지 않는 특정 상태를 진단하는 것이 중요하지만, 비외상성 어깨 증상에 대한 치료를 찾는 많은 사람들에게 병리해부학적 진단 접근법의 유용성은 제한적이다. 덜 강조하지만 병리해부학적 가설을 통합하는 움직임 기반 분류 시스템은 올바른 균형을 이룰 수 있으며 어깨 증상에 대한 치료를 찾는 사람들에게 더 많은 서비스를 제공할 가능성이 더 크다.

참고문헌(References)

1. Aggarwal R, Ringold S, Khanna D, et al. Distinctions between diagnostic and classification criteria? Arthritis Care Res. 2015;67:891-897.
2. Atef A, El-Tantawy A, Gad H, Hefeda M. Prevalence of associated injuries after anterior shoulder dislocation: a prospective study. Int Orthop. 2016;40:519-524.
3. Barber FA, Cowden CH, 3rd. Arthroscopic treatment of calcific tendonitis. Arthrosc Tech. 2014;3:e237-e240.
4. Boissonnault WG. Primary Care for the Physical Therapist. Elsevier Inc.; 2005.
5. Cadet E, Ahmad CS, Levine WN. The management of acromioclavicular joint osteoarthrosis: débride, resect, or leave it alone. Instr. Course Lect. 2006;55:75-83.
6. Cadogan A, McNair P, Laslett M, Hing W. Diagnostic accuracy of clinical examination and imaging findings for identifying subacromial pain. PLoS ONE. 2016;11:e0167738.
7. Cadogan A, McNair P, Laslett M, Hing W. Shoulder pain in primary care: diagnostic accuracy of clinical examination tests for non-traumatic acromioclavicular joint pain. BMC Musculoskelet Disord. 2013;14:156.
8. Calis M, Akgun K, Birtane M, Karacan I, Calis H, Tuzun F. Diagnostic values of clinical diagnostic tests in subacromial

impingement syndrome. Ann. Rheum. Dis. 2000;59:44-47.

9. Carter MJ, Mikuls TR, Nayak S, Fehringer EV, Michaud K. Impact of total shoulder arthroplasty on generic and shoulder-specific health-related quality-of-life measures: a systematic literature review and meta-analysis. J Bone Joint Surg Am. 2012;94:e127.121-e127.129.

10. Chester R, Jerosch-Herold C, Lewis J, Shepstone L. Psychological factors are associated with the outcome of physiotherapy for people with shoulder pain: a multicentre longitudinal cohort study. British Journal of Sports Medicine. 2018;52:269-275.

11. Chester R, Shepstone L, Daniell H, Sweeting D, Lewis J, Jerosch-Herold C. Predicting response to physiotherapy treatment for musculoskeletal shoulder pain: a systematic review. BMC Musculoskelet Disord. 2013;14:203.

12. Chronopoulos E, Kim TK, Park HB, Ashenbrenner D, McFarland EG. Diagnostic value of physical tests for isolated chronic acromioclavicular lesions. American Journal of Sports Medicine. 2004;32:655-661.

13. Clark JM, Harryman II DT. Tendons, ligaments, and capsule of the rotator cuff. Gross and microscopic anatomy. J. Bone Joint Surg Am. 1992;74:713-725.

14. Coronado RA, Seitz AL, Pelote E, Archer KR, Jain NB. Are psychosocial factors associated with patient-reported outcome measures in patients with rotator cuff tears? A Systematic review. Clinical Orthopaedics and Related Research. 2018;476:810-829.

15. Croft PR, Pope DP, Silman AJ. The clinical course of shoulder pain: prospective cohort study in primary care. BMJ. 1996;313:601-602.

16. De Baets L, Matheve T, Meeus M, Struyf F, Timmermans A. The influence of cognitions, emotions and behavioral factors on treatment outcomes in musculoskeletal shoulder pain: a systematic review. Clin Rehabil. 2019;33:980-991.

17. ElShewy MT. Calcific tendinitis of the rotator cuff. World J Orthop. 2016;7:55-60.

18. Finucane LM, Downie A, Mercer C, et al. International framework for red flags for potential serious spinal pathologies. J Orthop. Sports Phys Ther. 2020;50:350-372.

19. Gancarczyk SM, Ahmad CS. Acromioclavicular arthritis and osteolysis. Operative Techniques in Sports Medicine. 2014;22:214-220.

20. Gismervik SØ, Drogset JO, Granviken F, Rø M, Leivseth G. Physical examination tests of the shoulder: a systematic review and meta-analysis of diagnostic test performance. BMC Musculoskelet Disord. 2017;18:41.

21. Greenhalgh T. Narrative based medicine: narrative based medicine in an evidence based world. BMJ (Clinical research ed.). 1999;318:323-325.

22. Hanchard NCA, Handoll HHG. Physical tests for shoulder impingements and local lesions of bursa, tendon or labrum that may accompany impingement. Cochrane Database Syst Rev. 2008;CD007427.

23. Hanchard NCA, Lenza M, Handoll HHG, Takwoingi Y. Physical tests for shoulder impingements and local lesions of bursa, tendon or labrum that may accompany impingement. Cochrane Database Syst Rev. 2013;CD007427.

24. Hantes ME, Karidakis GK, Vlychou M, Varitimidis S, Dailiana Z, Malizos KN. A comparison of early versus delayed repair of traumatic rotator cuff tears. Knee Surg Sports Traumatol Arthrosc. 2011;19:1766-1770.

25. Hegedus EJ, Cook C, Lewis J, Wright A, Park JY. Combining orthopedic special tests to improve diagnosis of shoulder pathology. Phys Ther Sport. 2015;16:87-92.

26. Hegedus EJ, Goode A, Campbell S, et al. Physical examination tests of the shoulder: a systematic review with meta-analysis of individual tests. British Journal of Sports Medicine. 2008;42:80-92.

27. Hegedus EJ, Goode AP, Cook CE, et al. Which physical examination tests provide clinicians with the most value when examining the shoulder? Update of a systematic review with meta-analysis of individual tests. British Journal of Sports Medicine. 2012;46:964-978.

28. Hollmann L, Halaki M, Kamper SJ, Haber M, Ginn KA. Does muscle guarding play a role in range of motion loss in patients with frozen shoulder? Musculoskelet Sci Pract. 2018;37:64-68.

29. ISAKOS Upper Extremity Committee. ISAKOS Upper Extremity Committee Consensus Statement: Shoulder Stiffness. Berlin: Springer-Verlag; 2014.

30. Itoi E, Arce G, Bain GI, et al. Shoulder Stiffness: Current Concepts and Concerns. Springer; 2015.

31. Lee CS, Goldhaber NH, Davis SM, et al. Shoulder MRI in asymptomatic elite volleyball athletes shows extensive pathology. Journal of ISAKOS: Joint Disorders & Orthopaedic Sports Medicine 2020;5:10-14.

32. Lewis J. Rotator cuff related shoulder pain: assessment, management and uncertainties. Man Ther. 2016;23:57-68.

33. Lewis JS. Rotator cuff tendinopathy: a model for the continuum of pathology and related management. British Journal of Sports Medicine. 2010;44:918-923.

34. Madani A, Creteur V. Nerves around the shoulder: what the radiologist should know. J Belg Soc Radiol. 2017;101:9.

35. Maxwell C, Robinson K, McCreesh K. Understanding shoulder pain: a qualitative evidence synthesis exploring the patient experience. Physical Therapy. 2021;101:pzaa229.

36. McRae M, Hancock MJ. Adults attending private physiotherapy practices seek diagnosis, pain relief, improved function, education and prevention: a survey. J Physiother. 2017;63:250-256.

37. Menendez ME, Baker DK, Oladeji LO, Fryberger CT, McGwin G, Ponce BA. Psychological distress is associated with greater perceived disability and pain in patients presenting to a shoulder clinic. J Bone Joint Surg Am. 2015;97:1999-2003.

38. Milgrom C, Schaffler M, Gilbert S, van Holsbeeck M. Rotator-cuff changes in asymptomatic adults. The effect of age, hand dominance and gender. J Bone Joint Surg Br. 1995;77:296-298.

39. Miller-Keane Encyclopedia and Dictionary of Medicine, Nursing and Allied Health, 7th edition. Diagnosis. Saunders; 2003.

40. Minagawa H, Yamamoto N, Abe H, et al. Prevalence of symptomatic and asymptomatic rotator cuff tears in the general population: from mass-screening in one village. Journal of Orthopaedics. 2013;10:8-12.

41. Moosmayer S, Lund G, Seljom US, et al. Tendon repair compared with physiotherapy in the treatment of rotator cuff tears: a randomized controlled study

in 103 cases with a five-year follow-up. J Bone Joint Surg Am. 2014;96:1504-1514.

42. Nazari G, MacDermid JC, Bryant D, Athwal GS. The effectiveness of surgical vs conservative interventions on pain and function in patients with shoulder impingement syndrome. A systematic review and meta-analysis. PloS One. 2019;14:e0216961-e0216961.

43. Office of Disease Prevention and Health Promotion. Determinants of Health. Available at: https://www.healthypeople.gov/2020/about/foundation-health-measures/Determinants-of-Health.

44. Olds M, Coulter C, Marant D, Uhl T. Reliability of a shoulder arm return to sport test battery. Phys Ther Sport. 2019;39:16-22.

45. Ostor AJK, Richards CA, Prevost AT, Speed CA, Hazleman BL. Diagnosis and relation to general health of shoulder disorders presenting to primary care. Rheumatology. 2005;44:800-805.

46. Oxford Online Dictionary. Diagnosis. Available at: https://en.oxforddictionaries.com/definition/diagnosis.

47. Rocca E, Anjum RL. Complexity, reductionism and the biomedical model. In: Anjum RL, Copeland S, Rocca E (eds). Rethinking Causality, Complexity and Evidence for the Unique Patient: A CauseHealth Resource for Healthcare Professionals and the Clinical Encounter. Springer International Publishing; 2020:75-94.

48. Rosti G. Role of narrative-based medicine in proper patient assessment. Supportive Care in Cancer 2017;25:3-6.

49. Salamh P, Lewis J. It is time to put special tests for rotator cuff–related shoulder pain out to pasture. J Orthop Sports Phys Ther. 2020;50:222-225.

50. Sher JS, Iannotti JP, Williams GR, et al. The effect of shoulder magnetic resonance imaging on clinical decision making. Journal of Shoulder and Elbow Surgery. 1998;7:205-209.

51. Shubin Stein BE, Wiater JM, Pfaff HC, Bigliani LU, Levine WN. Detection of acromioclavicular joint pathology in asymptomatic shoulders with magnetic resonance imaging. Journal of Shoulder and Elbow Surgery. 2001;10:204-208.

52. Smedbråten K, Øiestad BE, Røe Y. Emotional distress was associated with persistent shoulder pain after physiotherapy: a prospective cohort study. BMC Musculoskelet Disord. 2018;19:304.

53. Stewart M, Loftus S. Sticks and stones: the impact of language in musculoskeletal rehabilitation. J Orthop Sports Phys Ther. 2018;48:519-522.

54. Sumner AJ. Idiopathic brachial neuritis. Neurosurgery. 2009;65:A150-A152.

55. Tempelhof S, Rupp S, Seil R. Age-related prevalence of rotator cuff tears in asymptomatic shoulders. Journal of Shoulder and Elbow Surgery. 1999;8:296-299.

56. Testa M, Rossettini G. Enhance placebo, avoid nocebo: how contextual factors affect physiotherapy outcomes. Man Ther. 2016;24:65-74.

57. Tuite MJ, Small KM. Imaging evaluation of nonacute shoulder pain. American Journal of Roentgenology. 2017;209:525-533.

58. Urwin M, Symmons D, Allison T, et al. Estimating the burden of musculoskeletal disorders in the community: the comparative prevalence of symptoms at different anatomical sites, and the relation to social deprivation. Ann Rheum Dis. 1998;57:649-655.

59. Vajapey SP, Cvetanovich GL, Bishop JY, Neviaser AS. Psychosocial factors affecting outcomes after shoulder arthroplasty: a systematic review. Journal of Shoulder and Elbow Surgery. 2020;29:e175-e184.

60. Vakil C. Radiation and medical procedures: how do we do no harm? Canadian Family Physician. 2017;63:774-775.

61. Van Der Windt DAWM, Kuijpers T, Jellema P, Van Der Heijden GJMG, Bouter LM. Do psychological factors predict outcome in both low-back pain and shoulder pain? Ann Rheum Dis. 2007;66:313-319.

62. Verbeek J, Sengers MJ, Riemens L, Haafkens J. Patient expectations of treatment for back pain: a systematic review of qualitative and quantitative studies. Spine. 2004;29:2309-2318.

63. Walmsley S, Osmotherly PG, Rivett DA. Movement and pain patterns in early stage primary/idiopathic adhesive capsulitis: a factor analysis. Physiotherapy. 2014;100:336-343.

64. Walton J, Mahajan S, Paxinos A, et al. Diagnostic values of tests for acromioclavicular joint pain. J Bone Joint Surg Am. 2004;86:807-812.

65. Williams A, Kamper SJ, Wiggers JH, et al. Musculoskeletal conditions may increase the risk of chronic disease: a systematic review and meta-analysis of cohort studies. BMC Med. 2018;16:167.

66. Wise JN, Daffner RH, Weissman BN, et al. ACR Appropriateness Criteria® on acute shoulder pain. J Am Coll Radiol. 2011;8:602-609.

67. Wolfensberger A, Vuistiner P, Konzelmann M, Plomb-Holmes C, Léger B, Luthi F. Clinician and patient-reported outcomes are associated with psychological factors in patients with chronic shoulder pain. Clinical Orthopaedics and Related Research. 2016;474:2030-2039.

68. World Health Organisation. Constitution. Available at: https://www.who.int/about/who-we-are/.

69. World Health Organisation. Diagnostic Errors: Technical Series on Safer Primary Care. Geneva: World Health Organisation; 2016.

70. World Health Organisation. Musculoskeletal Conditions. Available at: https://www.who.int/news-room/fact-sheets/detail/musculoskeletal-conditions.

어깨가 아님 (Not a shoulder)

16

Chris Worsfold, Jeremy Lewis, Mira Meeus, Gwendolen Jull, Shaun O'Leary, Greg Lynch, Richard Rosedale, Grant Watson, Jillian McDowell, Bill Vicenzino, Brian Mulligan

개요(Introduction)

어깨 통증은 가장 일반적으로 국소 어깨 문제로부터 발생한다. 또한, 중추성 통증 처리의 변화, 심각한 병리, 내장 병리 및 경흉추 부위의 장애로 인해 발생할 수 있다. 어깨 부위에 통증을 유발하는 특정 병리를 구별하는 것은 어렵다. 임상 실무는 가설을 세우고, 검사, 수용 또는 반박하는 가능한 최고의 (임상) 탐정 및 최고의 범죄 현장 수사관과 유사하다. 임상가는 의뢰서에 적힌 진단을 무조건 받아들이거나 자신이 좋아하는 진단의 증상을 찾아서는 안된다. 임상가는 진단의 불확실성을 인식하고 어깨 통증의 비근골격계의 원인도 고려해야 한다. 이 장의 초점은 국소 어깨 구조에서 비롯된 것이 아닌 어깨 통증으로 나타날 수 있는 상태에 대해 논의하는 것이다. 이 장은 위험 신호, 염증 상태 및 불길한 어깨 병리를 논의하는 8장과 함께 읽어야 한다.

경흉추로부터 어깨 부위로 전이된 통증
(Pain referred to the shoulder region from the cervicothoracic spine)

어깨 부위에 통증을 경험하는 사람에게, 국소적 상호의존성은 제시된 국소 통증과 장애를 유발하거나 기여하는 다른 부위의 가능성을 의미한다. 전이통은 실제 전도되는 부위를 지배하는 신경과 다른 신경이 지배하는 영역에서 감지된다: 전이 통증 영역을 지배하는 신경은 관여하지 않으며 어떤 입력도 전달하지 않는다. 일반적으로 체성 전이 통증은 원인 부위와 동일한 분절 신경 분포를 공유하는 영역에서 감지된다. 예를 들어, 어깨 통증, 제한된 어깨 운동 및 국소 근육 억제는 경추 또는 경흉추에 원인을 가질 수 있다. 어깨 운동의 전체 범위는 경흉추와 흉추의 가동성에 따라 달라지므로 이 부위의 가동성 저하가 인지된 팔 거상 부족의 원인이 될 수 있다.[66] 명확한 통계는 없지만, 어깨 통증을 호소하는 사람들의 최대 40%는 경흉추 부위와 국소적 상호의존성을 가질 수 있다.[45]

여러 가지 접근법이 제안되었지만 경흉추 구조에서 어깨 통증을 평가하는 가장 좋은 방법은 알 수 없었다. 이 단원에서는 Maitland 접근법, McKenzie 방법, Mulligan 개념이라는 국제적으로 인정받은 세 가지를 고려할 것이다. 이러한 접근 방법에는 분명한 차이점이 있지만 주목할만한 유사점도 있다. 이러한 접근 방법이 다른 접근 방법보다 더 신뢰할 수 있고, 유효하거나 효과적인지 여부를 결정하기 위한 연구는 수행되지 않았다. 그들의 소개 이후, 연구는 이러한 방법에 대한 원래의 생체역학적 가설이 임상 추론을 뒷받침하는 생체심리사회 모델로 대체되면서 이러한 평가 및 관리 모형에 대한 우리의 이해를 형성하였다.

경흉추가 어깨 부위에 미치는 영향에 대한 신체 검사의 중요한 출발점은 경추 회전과 측방 굴곡을 결합한 다음 금기 사항이 없는 경우, 경추 굴곡 및 신전을 추가하는 것과 같은 능동 생리학적 움직임과 이러한 움직임의 결합을 주의 깊게 평가하는 것이다. 그렇게 하는 것이 안전하고 적절할 때, 능동적인 움직임만으로 증상을 재현하지 못한다면 임상가는 생리학적 경흉추 움직임 방향으로 부드러운 압력을 가할 수 있다. 경흉추와 어깨 사이의 관계를 결정하는 역치는 임상 평가 모델에 따라 다르다. 또한, 지속적인 어깨 통증(〉6개월 지속)이 경추 근육 약화와 관련될 가능성도 있다.[1] 결정적인 관계가 존재하는지, 그리고 어떤 환자 집단이 있는지를 확립하기 위해서는 지속적인 연구가 필요하다. 이는 목 근육 수행능력 검사와 재활이 어깨 통증의 평가 및 관리에도 관련이 있을 수 있다는 의미일 수 있다. 다음 과정에서는 경흉추 평가 및 관리에 대한 Maitland, McKenzie 및 Mulligan 접근 방법을 설명하였다.

메이틀랜드 접근법(The Maitland Approach)

근골격계 질환의 평가 및 관리에 대한 Maitland 접근 방법은 관리가 진행됨에 따라 가설이 제안되고 검사 및 수정되는 임상 추론 과정을 기반으로 한다. 장애의 성격과 원인에 대한 감별 진단은 환자의 면담, 신체 검사, 중재에 대한 반응에 대한 신중한 관찰을 통해 임상가와 환자가 협력하여 수립한다. 경추 근골격계 장애(특히 경추 분절 C4–7 기원)는 어깨와 상완부에 통증을 나타낼 수 있다.[9] 또한 견갑골에 대한 공유된 근육 부착과 같은 경추와 어깨 사이에 생체역학적 상호의존성이 있으며, 상승된 어깨 기능을 위한 경흉추 가동성에 대한 의존성이 있다.[49,60] 따라서 경추 장애는 어깨 통증을 유발할 수 있으며, 어깨장애와 동반되거나 어깨 장애에 이차적으로 발전할 수 있다.

검진(The examination)

Maitland 접근 방법은 환자의 이야기를 적극적으로 경청하는 것으로 시작하여 목적이 있는 정보를 얻기 위한 추가 질문으로 시작하는 다층 검사이다. 임상가는 병력의 특징과 현재의 움직임, 직업 또는 여가 활동이나 통증을 악화시키는 자세에 대한 이해를 얻기 위해 경청한다. 첫째, 임상가는 익숙한 기계적 방식에 귀를 기울인다. 어깨 통증은 내장기와 같은 비근골격계 원인 부위에서 나타날 수 있기 때문이다. 두 번째로, 자세나 활동의 특징이 경추나 어깨 부위, 또는 모두를 더 많이 관련시키는지 여부를 결정하기 위해 과거의 정보를 분석한다. 이 시점에서 통증의 원인에 대해 결정할 수는 없지만, 가능한 원인 및 기여 요인에 대한 몇 가지 가설이 생성되어 신체 검사에 대한 집중적이고 환자 중심적인 접근 방식을 지시한다.

신체 검사는 통증을 악화시키는 환자의 지정된 활동에 대한 분석으로 시작하여 경추 및 어깨 부위의 움직임 검사로 진행되며 마지막으로 특정 구조를 대상으로 하는 정밀 검사로 진행된다. 다시 말하지만, 어떤 검사도 감별 진단에서 답을 제공할 수 없다; 오히려 각 검사 수준에서 정보가 통합되고 가설이 검사되고 수정되어 잠정적 감별 진단에 도달한다. 그 과정에 필수적인 것은 감별 진단 과정에서 어깨 통증에 미치는 영향을 결정하기 위한 관련 검진/시험적 치료 기법의 평가이다.

환자가 지정한 악화 또는 기능 제한 활동을 분석하고 어깨나 목의 비정상적인 자세 또는 움직임 방식을 수정한다. 증상 및 징후에 대한 모든 영향은 가능한 부위 및 구조적 원인에 대한 정보를 추가한다. 답변이 항상 결정적인 것은 아니다. 예를 들어, 견갑골의 위치를 수정하면 어깨 통증이나 움직임이 개선될 수 있지만, 이는 여러 가지 이유로 발생할 수 있으며(36장 참조) 그 중 하나는 목이나 어깨 구조에 대한 부정적인 긴장을 변경한 결과일 수 있다.

다른 상황에서는 더 확실한 정보를 얻을 수 있다. 주요 악화 운동으로 팔을 옆으로 뻗는 것은 견봉하 유해수용기 또는 신경 조직 기계적 민감성을 나타낼 수 있다. 목을 반대쪽으로 측방 굴곡하거나 손목을 신전하는 등의 신경 민감성을 추가하여 동작을 반복할 때 통증 반응이 변하면 신경 조직의 기계적 민감성이 의심된다. 이러한 관찰이 견봉하 원인을 배제할 수는 없지만, 이는 경추 경계면에서 신경 기계적 민감성과 잠재적 기능 장애의 잠정적 가설에 무게를 더한다. 자세한 내용은 21장을 참조한다.

어깨 통증이 경추 부위에서 발생한다고 생각되면 감별 검진 과정과 시험 치료 효과 평가를 위해 기본 어깨 정보를 기록하는 것이 중요하다. 검진에는 움직임의 질, 범위 및 증상 유발을 평가하는 모든 능동 및 수동 어깨 운동과 견갑축(axioscapular) 운동에 대한 분석이 포함된다. 결과는 관절(상완관절와관절, 견봉쇄 및 흉쇄 관절)과 근육 기능(견갑골, 견갑상완 근육)에 대한 보다 자세한 검사로 이어질 수 있다. 국소 어깨 상태가 임상적 표현의 기초가 되지 않을 수 있다는 의심은 어깨 운동의 질이나 범위에 관련 결함이 없거나 검사에서 증상이 없는 경우 고려될 수 있다. 이것은 특히 경추에 대한 후속 중재에 대한 반응으로 명백한 국소 어깨 소견이 감소된 경우에 해당된다.

경추 및 흉추 영역이 평가한다. 어깨/팔 통증의 경추 원인은 경추 운동이나 복합 운동이 어깨 증상을 재현하지 않을 때 폐기할 수 없다. 근육 경련은 능동 경추 운동에 대한 척추 분절의 기여를 수정하여 통증 반응을 무효화할 수 있다. 경추 및 흉추 부위의 숙련된 수동 검사가 필요하다. 주로 하부 경추 분절 C4–7의 통증과 비정상적인 움직임은 어깨 통증을 설명할 수 있는 징후일 수 있다. 유사하게, 어깨를 올려 거상함에 따라 흉추 신전이 필요하다는 점을 고려할 때 흉추 분절 가동성의 상실도 관련이 있을 수 있다.

분절에 적용한 도수치료의 시험 치료는 가설 검사의 일부로 수행된다. 이 치료를 시험하는 동안 도수치료 1회가 변화를 만들기에 충분하다는 것이 중요하다(예: 2–3분 내성이 있는 경우). 모든 관련 국소 어깨 소견은 경추 소견과의 관계를 결정하기 위해 재평가된다. 3가지 기본 결과가 있다: 1) 차이가 없음, 2) 약간의 개선이 있음, 3) 현저한 개선이 있다. 차이가 없다면 일차로 경흉추부 원인의 가능성이 희박하며 이 경우 임상가는 관련 어깨 소견에 초점을 맞춰야 한다. 약간의 차이가 있으면 도수치료의 다른 검사를 수행하고 효과를 재평가해야 한다. 현저한 개선이 있는 경우 경흉추부 통증의 원인이 될 수 있다.

특히, 치료 직후의 현저한 개선은 증상의 경추 원인을 보장하지 않는다. 어떤 경우에는 도수치료가 원인을 구체적으로 다루지 않고 통증을 조절하는 효과가 있을 수 있다. 어깨 통증이 경흉추에서 비롯된 것이라는 확신이 있기 전에 치료 사이에 개선(또는 대부분)이 유지되어야 한다. 환자가 회복되고 호전이 없다면 목이 증상의 주요 원인이 아니거나 동반된 경추부 근육 손상이 있어 치료가 필요하고 경추 근육 기능 검사[48]가 정당화되는 것은, 어깨를 움직일 때 머리/목 복합체에 부하되어 신체적으로 긴장되는 근육이 견갑하근과 상부 승모근이기 때문이다.

요약하면, 어깨 통증의 원인에 대한 감별 검진의 Maitland 접근 방법은 포괄적인 다층 검사에 의해 정보를 얻은 임상 추론 과정을 포함한다. 하나의 검사 결과에 의존하는 것이 아니라 병력 및 신체적 특성과 시험 치료 반응에 대한 성실한 평가에서 방법을 찾는다.

맥켄지 방법(*The McKenzie Method*)

맥켄지 방법의 진단과 치료[MDT(McKenzie Method of Mechanical Diagnosis and Therapy)]는 Robin McKenzie가 개발한 근골격 분류 체계로, 진행 중인 연구와 증거에 따라 계속 진화하고 있다. 임상가가 환자와 협력하여 불만 사항에 대한 적절한 관리 전략을 수립할 수 있도록 하는 전형적인 평가와 문제 해결이다. 임상가는 이 문제가 환자의 삶에 어떤 영향을 미쳤는지, 일상 생활의 특정 활동이 환자의 증상과 움직임에 미치는 영향을 조사하면서 철저한 병력을 조사한다. 병력을 듣는 동안 임상가는 감별 진단을 공식화하기 시작하고 신체 검사에서 더 자세히 조사한다. 구조화된 검사와 일련의 부하 전략을 활용하여 임상가는 가정된 분류를 확인하거나 반박하고 환자의 통증 경험에 대한 영향을 고려하여 관리 전략을 수립할 수 있다.

근골격계 임상가에게 한 가지 어려운 점은 환자가 "어깨 통증"을 호소하고 통증이 어깨 부위에서 비롯된 것인지 아니면 경추와 같은 다른 곳에서 발생한 것인지 판단할 필요가 있다는 것이다. 예를 들어, 경추 신경근병증과 같이 관계가 일반적으로 더 명확한 상황이 있지만 관계가 그다지 명확하지 않은 시나리오가 있으므로 평가에서 경추를 기원을 효과적으로 판정하거나 배제하는 것이 중요하다. 어깨 통증이 있는 환자의 목 평가에 대한 권고 사항[36]과 Walker 등[67]에 의해 추가 논의되었음에도 불구하고 더 높은 수준의 근거에 의해 뒷받침되는 목 평가에 대한 명확한 지침은 사용할 수 없다.[55,62]

어깨 통증을 유발할 수 있는 원인으로 목에 대한 철저한 검사를 실시하지 않는 결과는 치료가 잘못 적용된 경우 환자에게 차선의 결과를 초래할 수 있다.[67] Rosedale 등[54]은 사지 통증을 호소하는 환자에서 척추 기원의 유병률을 평가하는 코호트 연구를 발표하였다. 369명의 환자를 대상으로 한 이 연구에서 84명이 어깨 통증으로 언급되었고 47.6%(40/84)는 훈련된 임상가에 의한 MDT 평가에 따라 경추에서 유래한 증상을 가지고 있는 것으로 밝혀져 어깨 통증을 나타내는 환자의 경추 평가의 중요성을 입증하였다.

MDT 평가 동안 잠재적인 척추 기원을 나타내기 위해 제안된 병력의 특정 측면이 있다. 여기에는 증상의 위치(예: 견갑골 통증, 어깨 아래 원위부 통증), 감각 이상과 같은 신경학적 증상, 목 통증의 병력, 이전 어깨 치료에 대한 좋지 않은 반응 또는 환자가 앉을 때와 경추 굴곡이나 회전시 증상이 더 악화되었다고 설명하는 경우이다. 신체 검사의 특정 결과는 증상의 잠재적인 척추 원인을 나타낼 수도 있다. 여기에는 사람의 자세를 바꾸면서 나타나는 증상의 변화가 포함된다(예: 비스듬히 앉거나 똑바로 앉기). 가동 범위와 관련하여 Rosedale 등[54]의 연구에서 중요한 발견은 "척추"로 분류된 환자의 50%만이 관찰 가능한 척추 가동성 손실이 있다는 것이다. 이것은 가동 범위의 감소에만 근거하여 척추를 배제하는 것이 현명한 것인지 의문을 제기할 것이다.

MDT 신체 검사에는 먼저 척추 자세의 변화가 어깨 기준 증상에 영향을 미치는지 여부를 평가하는 임상가를 포함한다. 임상가는 증상 위치와 강도, 능동 및 수동 움직임 범위, 익숙한 통증을 유발하는 환자-특정 움직임 등 보다 포괄적인 어깨 기준을 설정한다. 다음으로, 임상가는 목의 움직임과 함께 어깨 통증이 재현되는지 여부를 판단하기 위해 움직임 장애에 대한 척추의 움직임 범위를 평가한다. 마지막으로 임상가는 어깨 기준에 미치는 영향(예: 통증, 어깨 움직임 범위, 어깨 움직임 질)을 확인하기 위해 경추의 반복적인 움직임을 조사한다.

평가는 시상면에서 시작된다; 예를 들어, 환자는 증상 반응을 보고하면서 목의 끝 범위 후인 또는 신전 동작을 반복적으로 수행한다. 그런 다음 변화가 발생했는지 확인하기 위해 어깨 기준을 다시 평가한다. 시상면에서 지속적인 변화를 일으키지 않는 경우, 임상가는 바로 누운 자세에서 시상면을 추가로 조사하거나 경추 측방 굴곡 또는 회전을 반복하여 관상면으로 이동할 수 있다. 완료되면 어깨 기초선을 다시 평가한다. 이 과정의 어떤 구성 요소라도 환자의 어깨 증상에 변화가 있다면, 경추 부위의 침범에 대한 더 큰 의심이 고려될 것이다.

경추 부위 평가에서 어깨 기초선에 긍정적인 변화가 있는 것으로 보이면 환자는 목의 반복적인 움직임에 대한 반응에 대해 교육을 받고 치료 효과가 지속되는지 평가하기 위해 며칠 동안 이 치료를 시도하도록 조언한다. 그림 16.1은 MDT 척추 사지 감별 알고리즘을 나타낸다. 그림 16.2는 경추 부위의 반복적인 움직임에 따른 어깨 전후 범위를 나타낸다.

척추가 배제된 환자의 경우 어깨에 대한 포괄적인 평가가 수행되며 능동 움직임, 수동 움직임 또는 저항 검사를 포함하되 이에 국한되지 않는 일련의 반복적인 어깨 움직임을 포함한다. 환자의 어깨 기초선(증상, 기계적 및 기능적)에서 반복되는 움직임 검사에 대한 반응을 통해 임상가는 관리를 지시하는 특정 하위 그룹 환자로 분류할 수 있다.

가장 일반적인 분류는 "선호하는 방향(Directional Preference)" 운동의 확립에 기초한다(Heidar Abady 등의 연구에서 37%).[24] 환자는 끝 범위 반복 동작의 특정 방향에 대한 반응으로 기초선의 즉각적인 변화를 보일 것이다. 또 다른 일반적인 분류는 수축성 조직 기능장애(Contractile Dysfunction, 건염증과 관련이 있음)이며 조직 허용량과 환자의 기능을 회복하기

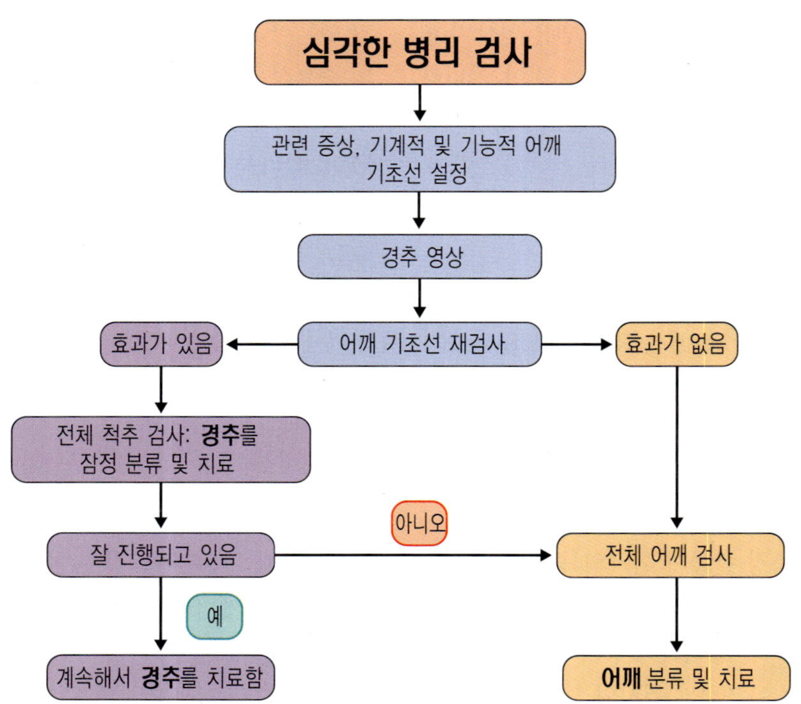

그림 16.1
척추 사지의 감별 알고리즘.

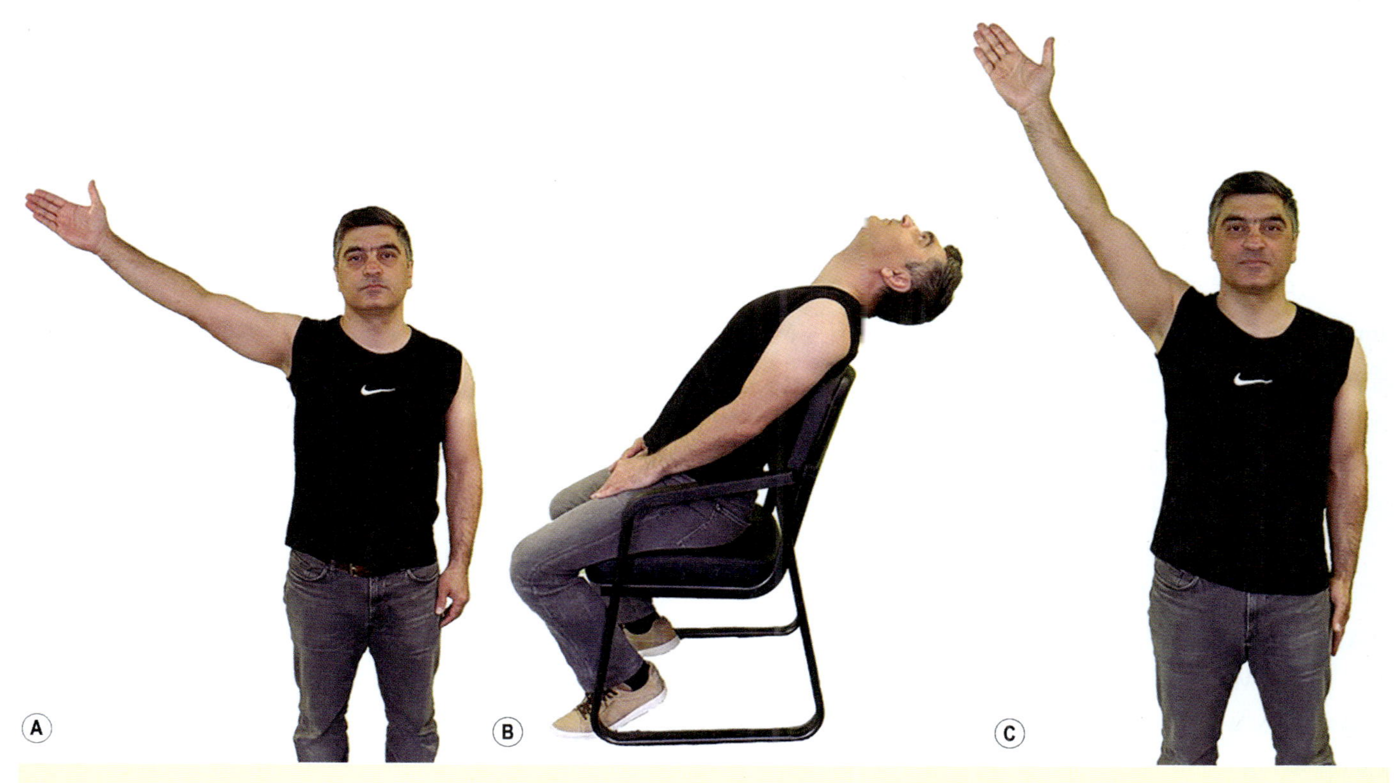

그림 16.2
경추 부위의 반복 움직임을 하기 전과 후에 어깨 가동범위.

위해 점진적인 부하 체계를 필요로 한다. 환자의 표현이 이러한 분류 기준에 맞지 않는 경우 수술 후 구조적으로 손상(예: 관절순 파열), 심각한 병리(예: 골절) 및 근거기반 실무 내에서 MDT 원칙을 사용하여 적절하게 관리하는 등 다른 MDT 분류를 고려할 수 있다.

멀리건 개념(The Mulligan Concept)

Mulligan 개념은 능동 움직임 또는 기능적 과제를 동반한 가동술을 결합한 독특한 도수치료 접근 방식이다.[26,46] 고려되는 치료법이지만 움직임을 동반한 가동술[MWM(Mobilization with Movements)]도 검사 절차이다. 평가 및 치료에서 MWM의 기본 원칙은 적절한 도수적(또는 치료 벨트) 힘이 가해지고 움직일 때 발생하는 모든 통증을 제거해야 한다는 것이다. 치료 대상이 어깨가 아니라고 결정하는 Mulligan 개념의 접근 방식은 임상 면담 및 신체 검사 중에 수집된 정보에서 환자 중심의 임상 추론(13장 참조)에 의존한다.

임상 면담(Clinical interview)

면담에서 수집된 두 가지 주요 구성요소는 환자의 악화 요인과 환자의 통증 기록이다. 악화 요인은 환자가 치료를 받으려는 주요 불만을 악화시키는 활동이다. 그것들은 움직임, 근육 수축 또는 기능적 과제일 수 있다. 어깨 통증을 변화시키거나 악화시키는 보고된 경추 움직임 또는 자세는 임상가가 경추에 대한 관리를 고려하도록 유도한다. 신체 통증 및 증상 차트는 견갑대(shoulder girdle)에 걸쳐 피부 분절 또는 근육 분절 방식에서 더 넓고 모호한 통증 영역이 보고된 경우 척추 기원을 암시할 수도 있다. 체성 및 유해수용성 통증 기술어(descriptors)와 결합된 이 증상 그룹은 경추를 신체 검사에 포함해야 함을 나타낼 수 있다. 패턴 인식은 실무자의 경험에 따라 증가하는 것으로 생각되는 기술이다(13장 참조).

신체 검사(Physical examination)

악화 요인 및 신체 검사에서 환자의 익숙한 증상을 안정적으로 재현하는 특정 동작(과제)을 선택하여 MWM으로 검사할 수 있다. 이를 고객 특정 장애 평가(CSIM, Client Specific Impairment Measure)라고 한다. 검진 절차로 사용되는 MWM은 PILL 반응이라고 하는 주요한 Mulligan 개념으로 임상 추론 지침을 따른다. 통증이 없고 즉각적이며 오래 지속되는 효과가 있다. 즉, MWM은 MWM 완료 후 그리고 치료 사이의 시간이 지남에 따라 환자의 CSIM을 PILL로 만들어야 한다.

Mulligan 개념을 실무자들이 상지 통증에서 경추를 연관시키기 위한 선별 도구로 사용하는 주요 MWM 검사는 SMWAM(Spinal Mobilization with Arm Movement)이다.[26] 특히 Brian Mulligan[47]은 다음과 같은 통증 방식을 보고하는 환자에게 SMWAM을 고려할 것을 권장하였다.:

1. 팔을 수평 내전하는 동안 환자가 느끼는 능형근 영역 통증
2. 팔을 수평 위로 외전할 때 목에서 상완으로 방사되는 통증
3. 팔을 한 방향 이상으로 움직일 때 손으로 방사되는 통증

Mulligan 개념은 모든 상지 설명에서 경추를 정기적으로 검사할 것을 권장한다. Mulligan의 실무자는 표준 정형의학 검사를 사용하여 환자의 기준선을 설정하고 SMWAM 검사를 적용하여 경추를 제거하기 전에 CSIM을 식별한다. 신경학적 검진은 상지의 반사, 근력, 감각을 검사하고 기록하기 위해 수행된다. Spring 검사도 신체 검사의 의사 결정 과정에 필수적이며 능동 운동 범위, 반복된 움직임에 대한 반응, Spurling 검사는 환자에게 올바른 CSIM 및 SMWAM 검사의 선택을 안내할 수 있다.

임상 검진에서 SMWAM을 검사로 사용하는 이점은 적용의 속도와 용이성, 그리고 환자의 CSIM을 수정하는 실시간 즉각적인 피드백이다. 일반적인 임상 지침으로 환자의 통증이 있는 피부 분절을 식별하고 상지의 움직임이 반복됨에 따라 신경 위쪽의 해당하는 척추 돌기가 측면으로 이동한다. 어깨의 경우 일반적으로 C3–5[13] 사이이다.

임상 사례(Clinical example)

환자는 우측 어깨의 견갑면[즉, 스캡션(scaption)]의 거상을 통해 통증 호를 나타낸다. C4 피부 분절 내에서 견봉과 삼각근 정지(insertion) 사이에 국소적으로 통증이 발생한다.[13] C3은 표적 극돌기가 될 것이다. 외전 시 환자가 쉽게 재현할 수 있는 통증은 CSIM이 되어 SMWAM 검사 동안 가동술 중 능동 움직임으로 사용한다. 환자는 앉고 치료사는 뒤에 선다. 임상가는 좌측 엄지손가락의 내측면을 C3 극돌기의 우측면에 위치시킨다(척추 주위 근육의 연부조직을 통해). 우측 검지와 중지를 사용하여 좌측 엄지를 통해 C3 가시돌기의 우측면에서 측면 활주를 수행하여 통증 측면에서 멀어지는 방향으로 분절에 회전력을 전달한다(그림 16.3). 환자가 우측 팔로 견갑면 동작을 반복할 때 병진(translation)이 유지되어야 한다.

통증 호를 제거하는 데 성공하면 임상가는 이를 성공적인 SMWAM 검사로 해석하고 통증이 경추에서 비롯된 것이라고

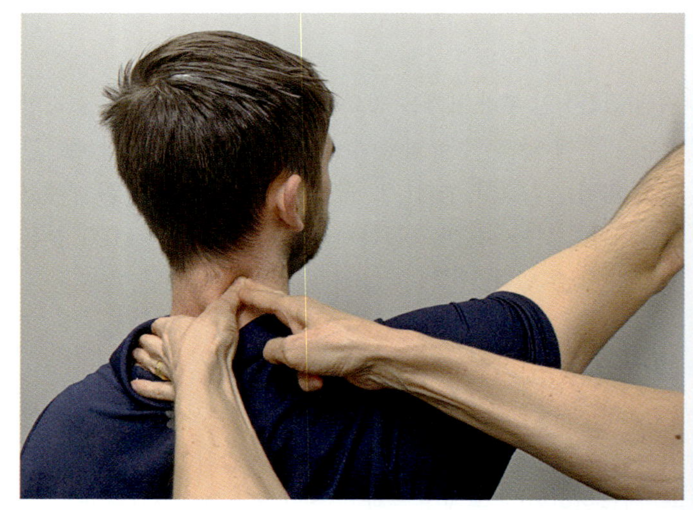

그림 16.3
단일 분절 SMWAM. C3의 극돌기는 환자가 우측 어깨를 견갑면으로 움직일 때 측면 활주를 한다.

상자 16.1 반복 치료에 대한 Mulligan 개념 "3의 법칙"

- Mulligan 개념에서 환자는 처음에 재평가 전 첫째 날 움직임 기술로 가동술을 3회 반복한다.
- 과민성이 감소함에 따라 반복 횟수는 과압력(overpressure)으로 6번 2~3세트로 적용하고 마지막으로 과압력으로 10번 3~5세트로 적용한다.
- 집에서 하는 운동은 MWM의 효과와 오래 지속되는 효과를 높이기 위해 처방한다.

가정하거나 최소한 경추 치료가 통증을 성공적으로 완화할 가능성이 더 높다고 가정한다. 그런 다음 그들은 SMWAM을 치료로 활용하여 과민성 단계와 관련된 후속 반복을 수행한다("3의 법칙"에 대한 상자 16.1 참조).

SMWAM 동안 견갑면의 통증이 감소되었지만, 완전히 사라지지 않았다면 적용된 힘의 방향과 양의 미세한 변화를 시도해야 한다. 여전히 실패하면 엄지손가락의 위치를 변경하여 동시에 두 개의 분절에 힘이 가한다: 우측에서 C3, 좌측에서 C4, 더 강한 회전력을 전달하여 C3를 C4에 비해 우측으로 더 이동시킨다.

환자의 CSIM에 여전히 변화가 없으면 임상가는 위와 아래의 다른 분절을 시험할 것이다. SMWAM 검사에서 PILL 반응을 얻지 못하면 임상가는 증상을 관리하기 위해 어깨를 표적으로 하는 치료를 고려하도록 안내할 것이다. 증상이 있는 어깨 움직임은 어깨 MWM으로 다음으로 평가한다. 만약 견갑면 끝 범위에서 견관절 강직이 일차적인 비교 징후가 되는 경우, SMWAM를 C7 수준에서 흉추 수준 T4까지 경흉추 접합부에서도 시도될 것이다.

SMWAM이 긍정적인 PILL 반응에 의존하는 반면, 어깨 관절을 표적으로 하는 MWM의 부정적인 PILL 반응은 임상적 추론을 알려주고 임상적으로 중요할 수 있다. 예를 들어, MWM 검사를 견관절, 견갑흉곽관절, 견봉쇄골관절 또는 흉쇄관절에 적용하였을 때 즉각적인 통증 완화가 없다면 어깨 부위 침범 가능성이 감소할 수 있다. 또한, 어깨에 적용된 MWM의 사용으로 인한 장기적인 완화 효과가 없는 경우, 임상가는 MWM 사용을 재고해야 한다. 즉, 적용된 힘을 조절하고 총 치료량을 증가시키며 적용된 수동 힘의 방향을 미세 조정했음에도 불구하고 4차 전 치료 평가에서 CSIM이 개선되지 않는다.

초기 설명에서 과민 반응이 증가하기 전에 환자가 3개 이상의 MWM 검사 동작을 허용할 수 있다는 점에 유의해야 한다. 신경학적 징후가 안정적이고 신경 징후의 악화없이 PILL 반응이 달성되는 경우, 신경근 통증이 있는 경우 시술자는 주의하여 진행해야 한다. 임상 경험은 SMWAM이 어깨의 체성 유해수용성 통증과 강직에 더 효과적으로 작용함을 시사한다.

SMWAM으로 PILL 반응을 달성한 예에서 경추는 어깨가 아니라 치료 대상이 된다. 치료가 경추를 대상으로 했다는 것 자체가 어깨 통증의 원인을 진단하는 것은 아니다. Brian Mulligan[46]이 "분절의 간극"에 대한 기계적 설명을 제안했지만, SMWAM은 생체역학적 영향을 완전히 정교화하고 이를 정밀 검사 도구로 검증하기 위해서는 추가 연구가 필요하다.

권장 사항(Recommendations)

다음과 같은 경우 경흉추 중재 및 관리를 고려하는 것이 좋다.

1. 단독 또는 조합으로 능동적인 생리학적 경흉추 운동의 평가
   - 경흉부 강직 및/또는 관련 어깨 통증이 없는 통증
   - 경흉추 강직 및/또는 관련 어깨 통증을 동반한 통증
   - 국소 경흉추 강직 및/또는 관련 어깨 통증을 동반한 통증 없음; 그리고
2. 어깨 증상의 감소는 다음과 같은 반응으로 발생한다.
   - 반복적인 목 움직임[54]
   - 및/또는 팔 만약 견갑면 끝 범위에서 견관절 강직이 일차적인 비교 징후가 되는 경우, 척추 가동술[26]
   - 및/또는 경흉부 가동술[39]

경추 신경근병증(Cervical radiculopathy)

경추 신경근병증은 하나 이상의 신경이 신경근 수준에서

영향을 받아 감각 상실, 운동 상실 또는 반사 장애를 포함한 신경 전도 결핍의 객관적인 징후가 나타날 때 발생한다. 원인은 디스크 탈출, 척추증(spondylosis) 또는 골극증(osteophytosis)일 수 있으며 유병률은 50대에 가장 높다.[4] 신경 전도 결손의 객관적인 징후의 상황에서, 양성 Spurling 검사의 조합, 경추 축 견인으로 인한 증상 감소, 양성 팔 압박 검사의 조합은 경추 신경근병증의 진단 가능성이 높아진다.[62]

Spurling의 목 압박 검사는 목을 신전, 측방 굴곡한 다음 동측으로 회전시키고 머리를 하방으로 압박을 가한다. 머리가 측방 굴곡하고, 회전된 쪽의 동측 사지에 신경근 증상이 방사되는 경우 검사는 양성으로 간주된다.[40] 이 검사는 높은 특이도와 민감도(각각 95%와 92%)를 가지며 평가자 간 신뢰도가 양호하다.[40]

경추 축 방향 견인 검사는 바로 누운 자세서 수행되며 검사자는 환자의 목에 10 - 15kg(15 - 33lb)에 해당하는 축 방향 견인력을 적용한다. 견인으로 인한 증상의 감소와 견인(신연) 해제로 증상의 증가 또는 발현은 경추 신경근병증을 암시하는 양성 결과로 간주한다.[65]

팔 압박 검사는 엄지손가락으로 삼두근 후방으로, 손가락으로 이두근 전방으로 환자의 상완 중간 1/3을 압박한다. 다른 두 영역(견봉쇄골 관절 및 견봉하 영역)과 비교하여 점수가 3점 이상(10점 만점)일 때 검사가 양성으로 간주한다.[21]

4-6개월 내에 상당한 개선과 함께 양호한 자연 경과가 있는 것으로 보이지만 완전한 회복까지의 시간은 24-36개월 사이가 될 수 있다. 소수의 환자들은 대부분의 경우 척수병증 없이 완전한 신경학적 회복과 함께 잔여 통증과 장애를 가지고 있다.[68] 경추 신경근병증 환자에서 구조화된 물리치료 계획과 결합된 전방 경추 감압 및 유합술(ACDF)의 5~8년 결과에 대한 전향적 무작위 연구[16]에서, 경추 신경근병증 환자의 물리치료 단독 요법과 비교하여 팔 통증과 건강 결과값이 두 환자 그룹 간에 유의한 차이가 발견되지 않았다. 그러나 병용 치료 그룹은 물리치료 단독에 비해 목 장애와 통증이 더 크게 감소한 것으로 보고하였다. 치료 결과에 대한 환자의 자기 평가도 병용 치료 그룹에서도 더 우수하였다.

내장 관련 어깨 통증
(Visceral referred shoulder pain)

횡격막에서 횡격막 신경(C3, 4, 5)을 통해 전달되는 어깨 통증은 흉부 내장기의 수술 후 흔히 발생하며 제왕 절개 수술을 받은 여성의 40%[69]에서 일반 흉부 수술 후 60%까지 발생한다.[50] Danelli 등[10]은 횡격막, 심낭 또는 종격동 흉막 표면의 자극 중 하나로 기전을 설명하였다. 이것은 수술 중 복강 내 마취 세척이 수술 후 어깨 통증의 발생을 줄이는 것으로 보인다는 근거에 의해 뒷받침 된다(검토는 Fernández-López 등[17] 참조).

외상성 횡격막 파열(Traumatic diaphragmatic rupture; TDR)은 어깨 통증의 드문 원인이지만 자동차 충돌의 일반적인 결과이다.[30] 대부분의 환자가 호흡곤란, 숨가쁨, 복통, 메스꺼움, 구토를 포함한 호흡 곤란 증상을 나타내지만, King 등[30]은 어깨 통증이 유일한 증상으로 TDR 진단이 22년에 지연된 경우를 설명하였다. 물리치료와 코르티손(cortisone) 주사에 실패한 지 10년 후, 환자는 복통과 메스꺼움이 발생하였다. 추가 조사를 통해 일반 방사선 사진에서 횡격막 탈장이 밝혀졌다. King 등[30]에 의해 기술된 자연 경과는 설득력이 있었다: 횡격막은 자연적으로 치유되는 것으로 알려져 있지 않으며, 9-12mmHg의 복부-흉부 압력 변화가 흉막강으로 복부 내용물을 끌어당기기 때문에 시간이 지남에 따라 결함이 확대될 수 있다.

일반적으로 열, 복통, 백혈구 증가증의 세 가지 임상적 특징이 있는 사망률이 높은 질환인 비장 농양과 같은 병리는 유일한 증상으로 어깨 통증으로 나타날 수 있다.[58] 식도(흉추 신경 T4-T6) 또한 횡격막 중앙부에 접촉하여 어깨에 통증이 생기는 것을 말하는데, 식사 중이나 식후에 어깨 통증이 증가하는 것은 암과 같은 식도 병리의 증상일 수 있다. 담낭염 및 담석증과 같은 담낭 장애(흉추 신경 T7-T9의 신경 지배)는 발열, 체중 감소, 황달을 특징으로 하며 우측 어깨 통증을 나타낼 수도 있다: 우측 어깨는 담낭 병리의 첫 번째 증상 중 하나일 수 있다.[33]

자궁내막증 및 자궁외 임신과 관련된 어깨 통증(Shoulder pain related to endometriosis and ectopic pregnancy)

자궁내막증은 가임기 여성의 약 10%에서 경험하고[64] 신체의 여러 부위에서 발생할 수 있다.[29] 월경 주기와 관련된 주기적 우측 어깨 통증은 자궁내막증[61]과 연관될 수 있으므로 감별진단으로 고려해야 한다. 임상적 추론을 뒷받침할 수 있는 자궁내막증의 위험 요인으로는 출산하지 않음, 조기 초경, 짧은(<27일) 월경 주기, 7일 이상 지속되는 과도한 월경, 낮은 체질량 지수, 자궁내막증이 있는 가까운 친척(어머니, 이모, 자매), 높은 농도의 에스트로겐, 생식기 이상이 있다. 자궁내막증은 골반 복막에서 가장 흔하게 발생하지만 상복강, 횡격막, 간 등에서 보고된 바 있다.[29,61]

흡연, 자궁외임신의 병력, 성병, 체외 수정(in vitro fertilization; IVF) 치료를 포함하여 전위(ectopic, 또는 자궁외[extrauterine]) 임신과 관련된 몇 가지 알려진 위험 요소가 있다. 자궁외임신은 임신 80~90명 중 1명꼴로 발생하며 무증상일 수 있으나 증상이 나타날 경우(질 출혈, 갈색의 묽은 분비물, 생리불순, 복부 한쪽의 경련 또는 통증, 위장염과 유사한 증상, 배변 시 통증) 긴급 의료 조치가 필요하다. 증상은 일반적으로 임신 4주에서 12주 사이(때로는 나중에)의 임신 초기에 발생한다. 일반적으로 자궁외임신의 다른 증상과 관련이 있지만, 어깨 통증은 아마도 횡격막을 자극하는 복강 내 출혈로 인한 증상일 수 있다.[25,63]

진단이 분명하지 않아 해결되지 않는 어깨 통증의 경우 최근 복부 수술(제왕 절개/개흉술), 과거 외상(둔탁한 힘/자동차 충돌) 및 최근의 건강 변화(예: 체중 감소, 발열, 황달)는 내장기 병리를 고려하고 지역적으로 적절한 임상 경로를 통해 추가 조사를 위해 의뢰할 수 있다. 자궁내막증 및 자궁외 임신과 관련된 연관 어깨 통증의 가능성을 고려해야 한다(자세한 내용은 Kinjo[31]을 참조).

중추 민감화(Central sensitization)

어깨 통증을 경험하는 모든 사람들의 절반 이상이 1년 이내에 완전히 회복되지만 상당한 비율이 지속적인 어깨 통증을 보고하고[34,35] 여러 체계적 고찰 연구에 따르면 중추 민감화(CS)가 역할을 할 수 있다고 제안하였다.[48,56] 중추 민감화는 정상 또는 역치 이하의 다른 입력에 대한 중추신경계의 수용성 신경세포의 반응성 증가로 정의될 수 있다. 여기에는 내인성 통증 조절 체계의 기능 장애로 인한 반응성 증가가 포함될 수 있다.[28] Noten 등[48]은 근골격계(MSK) 어깨 통증이 있는 사람들에서 CS의 존재에 대한 중간 정도의 근거를 보고하였다. 그들은 일반화된 기계적 통각과민(국소 및 말단 모두, 예를 들어, 전완과 손)과 이질통의 존재는 어깨 통증이 있는 사람들의 하위 그룹에서 중추신경계의 관련을 나타낼 수 있다고 결론지었다. Noten 등[48]은 어깨 통증이 있는 환자의 신경 생리학적 통증 체계에 대한 더 나은 이해를 향한 진전이 있었지만, 내인성 통증 조절에 대한 결과는 이와 관련하여 명확하지 않다고 결론지었다.[48] 변경된 내인성 통증 조절은 흥분성 및 억제성 감각 입력 간의 불균형을 나타낼 수 있으며 이는 중추 민감화가 통증 경험을 유발함을 나타낸다. 증가된 흥분성 입력과 상호작용하는 하향식 통증 억제 능력의 효능은 이 집단에서 여전히 의문의 여지가 있다; 지금까지 내인성 통증 억제를 평가하는 연구는 결정적이지 않다.

척추 통증 및 슬관절 골관절염(OA)과 같은 다른 MSK 집단에 대한 연구는 유해가소성(nociplastic) 통증의 연속체를 따라 환자를 연구하는 데 진전을 보였다. 중추 민감화는 부분적으로 유해성 통증을 설명할 수 있는 특정 신경생리학적 현상이다. 유해성 통증은 "말초 유해수용기의 활성화를 유발하는 실제 또는 위협적인 조직 손상의 명확한 근거가 없거나 통증을 유발하는 체성 감각 체계의 질병 또는 병변에 대한 근거가 없음에도 불구하고 변경된 통각으로 인해 발생하는 통증"으로 정의된다.[28]

다른 MSK 상태[11,18]에서 유해성 통증의 연속체를 고려할 때 환자를 하위 그룹화하는 것이 중요하고 증상 기반(의학적 진단) 분류가 충분하지 않다는 것이 분명해진다. 통증 관리에 대한 통증 기전 기반 접근 방식을 가진 표현형 환자는 진단을 넘어 통증 처리 및 통증 관련 심리적 요인에서 특정 병리학을 정의함으로서 생체심리사회적 모델을 포함하고 구축한다.[8] 결과적으로 모든 소인, 자극 및 영구적인 요인이 고려되어 OA에서 이미 자세히 설명된 것과 같은 다양한 표현형(phenotypes)이 나타난다.[53] 다른 MSK 상태에 대한 연구와 일치하여[12] 통증 과민성, 심리적 고통, 구조적 손상, 대사 요인, 염증과 같은 일부 특성은 어깨 통증이 있는 사람들의 다양한 임상 표현형과 관련될 수 있다.

지속적인 어깨 통증이 있는 환자에서 가장 많이 연구된 특징은 어깨의 해부학적 구조와 생체역학이다. 그럼에도 불구하고, 임상적 표현과 생체역학 및 구조적 요인 사이의 관계는 일관성이 없어[19,20] 이것이 지속적인 어깨 통증에 대한 유일한 설명이 될 수 없음을 시사한다. 연구자들은 역할을 할 수 있는 심리사회적 요인을 조사하였다. 고통, 우울증, 불안, 파국화, 운동공포증, 두려움 회피 신념 또는 낮은 자기 효능감과 같은 부정적인 감정 및 행동 측면은 내인성 통증 조절에 영향을 미치며 지속적인 어깨 불만에 기여할 수 있다.[6,7,38,41–43] 반대로, 더 큰 자기 효능감과 회복에 대한 기대는 더 낮은 수준의 통증 및 장애와 관련이 있다.[42]

체성 감각 측면은 중요한 생물학적 특징이다. 체성 감각 피질은 통증의 감각적 특징에 대한 지각에 크게 관여하지만, 통증과 체성 감각 처리는 피질 구조가 겹치면서 이루어지므로 통증 상태가 체성 감각 기능 자체의 변화와 관련이 있는지에 대한 의문이 제기된다. 손상된 내인성 통증 조절 및 대뇌 피질의 체성 감각 정보에 대한 지각 변화는 회전근개 관련 어깨 통증(RCRSP)의 만성화와 관련이 있다.[22] 오십견의 경우, 진행 중인 염증이 염증 매개체로서 중추 민감화를 유발할 수 있다는 가설이 있다. 중추 민감화 과정에서 직접적인 역할을 할 수 있다.[32] 급성 및 지속성 RCRSP를 가진 사람들은 더 낮은 수준의 내인성 통증 조절을 나타내었지만, 중추 민감화의 존재는 급성 RCRSP를 가진 소수의 개인에서만 발견되는 반면 지속성 RCRSP를 가진 사람들의 대부분(거의 80%)은 감소된 통증 억제 능력을 보였다.[22] 활동, 유발적인 움직임, 부하를 수정하지 못하는 것 뿐만 아니라 신경계가 급성기에 민감도를 정상화할 수 없는 것을 포함하여 지속적으로 증가된 통증 민감도에 대한 많은 이유가 있다. 지속적인 말초 통각은 중추 민감화의 발달에 기여하고 지속적인 통증을 유발하는 신경 가소성 변화를 유발할 수 있다.[37]

자율 신경계(ANS) 기능 장애는 어깨 통증 연구에서 거의 연구되지 않았다. 사용 가능한 몇 가지 연구에서 자율 신경계 조절의 변화가 지속적인 목과 어깨 통증의 병인에 역할을 하는 것으로 보인다. 심박수 변동성(HRV)은 연속적인 심장 박동 사이의 시간 변동이다. HRV 측정은 ANS 불균형을 식별하는 비침습적 방법이다. 간단히 말해서, ANS가 더 건강할수록 맥박 사이의 변동성이 더 커지고 HRV가 높은 사람들은 심혈관 건강이 더 좋고 스트레스에 더 탄력적일 수 있다. 낮은 HRV는 심혈관 질환 및 사망 위험 증가와 관련이 있다(36장 참조). 지속적인 목-어깨 통증이 있는 근로자는 건강한 대조군과 비교하여 심박수 증가 및 심박수 변동성 감소가 보고되었으며 흥미롭게도 이는 목-어깨 통증 그룹의 신체 활동 감소로 부분적으로 설명될 수 있다.[23] 오십견에서 자율 신경계 조절 장애의 역할도 제안되었으며,[59] 다른 지속적인 통증 집단에서 자율 신경 기능의 변화에 대한 증거와 유사하며, 더 구체적으로는 류마티스 관절염과 같은 류마티스 및 염증성 질환에서 나타난다.[44] 또한, 중추신경계에 도달하는 지속적인 유해수용성 자극은 장기간 지속되는 중추 민감화와 병행하여 교감신경계의 활동을 증가시킬 수 있다.[32,57]

어깨 통증이 있을 때 우리는 국소적인 어깨 구조 이상을 생각해야 하며 접근 방식은 생체역학적 진단에만 의존해서는 안 된다. 표현형과 유전자형은 모두 어깨 통증이 있는 사람들에 대한 환자 중심 치료로 이어질 수 있으며 결과를 개선할 수 있다. 불행히도, 개별 환자에서 변경된 중추 통증 처리의 우세를 평가하고 해결하는 것은 임상 실무에서 여전히 수수께끼로 남아 있다. 연구에서 변경된 통각/통증 민감도 지수는 그룹 수준에서 연구할 수 있지만, 개별 환자의 임상 결과를 해석하는 것은 여전히 임상 추론에 크게 의존한다(13장 참조).

생활방식 요인과 어깨 통증
(Lifestyle factors and shoulder pain)

어깨 통증과 비만과 같은 대사 위험 요인을 연결하는 근거가 늘어나고 있다.[5,14,52] 당뇨병 환자의 건병증 유병률이 증가하고 있다.[51] 전신 대사 스트레스는 만성 낮은 등급 염증, 지질 대사 변화, 변형된 건 기질 및 어깨 통증과 관련될 수 있다. 대사 증후군이 있는 사람은 회전근개 파열의 위험이 더 높고 회전근개 파열이 더 심하다.[5] 또한 당뇨병에서 오십견의 높은 발생률은 놀랍고 어깨 관절낭에서 교원질 당화(collagen glycosylation) 및 교차 결합(cross-linking)의 더 빠른 속도 때문에 관절 가동성을 제한하는 것으로 가설을 세웠다.[27] 식이 행동은 만성 낮은 수준 전신성 염증[2]과 관련이 있을 수 있으며, 따라서 지속적인 통증 및 통증 강도와 관련될 수 있다. 채식주의 및 완전 채식과 같은 식물성 식단은 지속적인 근골격계 통증에 통증 완화 효과가 있을 수 있다.[15] 5장은 생활방식 요인과 어깨 통증에 중점을 맞춘다.

결론(Conclusion)

심각한 비근골격계 내장기 병리는 근골격계 병리로 위장할 수 있다. 임상가로서 우리는 임상적 어깨 소견에 대해 넓고 지속적인 시선을 유지해야 할 의무가 있다. 가능한 모든 증상의 원인을 고려하기 위해 가능한 최고의 임상 탐정이 될 필요가 있다. 중추 민감화에 대한 최근 연구에서는 어깨 통증을 치료하려는 사람을 평가할 때 국소적 어깨 구조와 국소적 상호의존성을 고려할 뿐만 아니라 신경 가소성 패러다임을 고려할 것을 촉구한다. 마지막으로, 도수치료의 세 가지 주요 대표자(Maitland, McKenzie, Mulligan) 사이에는 경추 및 어깨 장애를 구별하는 접근 방식에서 놀랍고 안심할 수 있는 유사점이 있다. 간단히 말해서, 목 움직임이 어깨 증상에 미치는 영향, 어깨 통증이 있는 모든 사람들을 대상으로 부수적이고 수동적이든 생리적이고 능동적(또는 혼합 접근)인 검사를 해야 하고, 그리고 나서 손상된 것으로 발견되면 적절한 재활 전략을 목표로 삼아야 한다.

참고문헌(References)

1. Asker M, Ravnanger J, Bjørnstad T, Skillgate E. Correlation between neck motor control impairment and shoulder pain in elite male handball players. Journal of Science and Medicine in Sport. 2014;18:e76.
2. Barbaresko J, Koch M, Schulze MB, Nöthlings U. Dietary pattern analysis and biomarkers of low-grade inflammation: a systematic literature review. Nutrition Reviews. 2013;71:511-527.
3. Boissonnault WG, Bass C. Pathological origins of trunk and neck pain: part III—diseases of the musculoskeletal system. Journal of Orthopaedic & Sports Physical Therapy. 1990;12:216-221.
4. Boyd EA, Goudreau L, O'Riain MD, Grinnell DM, Torrance GM, Gaylard A. A radiological measure of shoulder subluxation in hemiplegia: its reliability and validity. Arch Phys Med Rehabil. 1993;74:188-193.
5. Burne G, Mansfield M, Gaida JE, Lewis JS. Is there an association between metabolic syndrome and rotator cuff-related shoulder pain? A systematic review. BMJ Open Sport & Exercise Medicine. 2019;5:e000544.
6. Chester R, Jerosch-Herold C, Lewis J, Shepstone L. Psychological factors are associated with the outcome of physiotherapy for people with shoulder pain: a multicentre longitudinal cohort study. British Journal of Sports Medicine. 2018;52:269-275.
7. Chester R, Khondoker M, Shepstone L, Lewis JS, Jerosch-Herold C. Self-efficacy and risk of persistent shoulder pain: results of a Classification and Regression Tree (CART) analysis. British Journal of Sports Medicine. 2019;53:825-834.
8. Chimenti RL, Frey-Law LA, Sluka KA. A mechanism-based approach to physical therapist management of pain. Physical Therapy. 2018;98:302-314.
9. Cooper G, Bailey B, Bogduk N. Cervical zygapophysial joint pain maps. Pain Med. 2007;8:344-353.
10. Danelli G, Berti M, Casati A, et al. Ipsilateral shoulder pain after thoracotomy surgery: a prospective, randomized, double-blind, placebo-controlled evaluation of the efficacy of infiltrating the phrenic nerve with 0.2% wt/vol ropivacaine. European Journal of Anaesthesiology| EJA. 2007;24:596-601.
11. Davis F, Gostine M, Roberts B, Risko R, Cappelleri JC, Sadosky A. Characterizing classes of fibromyalgia within the continuum of central sensitization syndrome. Journal of Pain Research. 2018;11:2551.
12. Deveza LA, Melo L, Yamato T, Mills K, Ravi V, Hunter D. Knee osteoarthritis phenotypes and their relevance for outcomes: a systematic review. Osteoarthritis and Cartilage. 2017;25:1926-1941.
13. Devinsky O, Feldham E. Examination fo the Cranial and Peripheral Nerves. New York: Churchill Livingstone; 1988.
14. Dominick CH, Blyth FM, Nicholas MK. Unpacking the burden: understanding the relationships between chronic pain and comorbidity in the general population. Pain. 2012;153:293-304.
15. Elma Ö, Yilmaz ST, Deliens T, et al. Do nutritional factors interact with chronic musculoskeletal pain? A systematic review. Journal of Clinical Medicine. 2020;9:702.
16. Engquist M, Löfgren H, Öberg B, et al. A 5-to 8-year randomized study on the

treatment of cervical radiculopathy: anterior cervical decompression and fusion plus physiotherapy versus physiotherapy alone. Journal of Neurosurgery: Spine. 2017;26:19-27.

17. Fernández-López I, Peña-Otero D, de los Ángeles Atín-Arratibel M, Eguillor-Mutiloa M. Influence of the phrenic nerve in shoulder pain: a systematic review. International Journal of Osteopathic Medicine. 2020;36:36-48.

18. Ferro Moura Franco K, Lenoir D, Dos Santos Franco YR, Jandre Reis FJ, Nunes Cabral CM, Meeus M. Prescription of exercises for the treatment of chronic pain along the continuum of nociplastic pain: a systematic review with meta-analysis. Eur J Pain. 2021;25:51-70.

19. Frost P, Andersen JH, Lundorf E. Is supraspinatus pathology as defined by magnetic resonance imaging associated with clinical sign of shoulder impingement? J Shoulder Elbow Surg. 1999;8:565-568.

20. Girish G, Lobo LG, Jacobson JA, Morag Y, Miller B, Jamadar DA. Ultrasound of the shoulder: asymptomatic findings in men. AJR Am J Roentgenol. 2011;197:W713-719.

21. Gumina S, Carbone S, Albino P, Gurzi M, Postacchini F. Arm Squeeze Test: a new clinical test to distinguish neck from shoulder pain. European Spine Journal. 2013;22:1558-1563.

22. Haik MN, Alburquerque-Sendín F, Fernandes RAS, et al. Biopsychosocial aspects in individuals with acute and chronic rotator cuff related shoulder pain: classification based on a decision tree analysis. Diagnostics (Basel). 2020;10:928.

23. Hallman DM, Ekman AH, Lyskov E. Changes in physical activity and heart rate variability in chronic neck-shoulder pain: monitoring during work and leisure time. Int Arch Occup Environ Health. 2014;87:735-744.

24. Heidar Abady A, Rosedale R, Chesworth BM, Rotondi MA, Overend TJ. Application of the McKenzie system of Mechanical Diagnosis and Therapy (MDT) in patients with shoulder pain; a prospective longitudinal study. Journal of Manual & Manipulative Therapy. 2017;25:235-243.

25. Hendriks E, Rosenberg R, Prine L. Ectopic pregnancy: diagnosis and management. American Family Physician. 2020;101:599-606.

26. Hing W, Hall T, Rivett DA, Vicenzino B. The Mulligan Concept of Manual Therapy: Textbook of Techniques, 2nd edition. Sydney: Churchill Livingstone; 2019.

27. Hsu JE, Anakwenze OA, Warrender WJ, Abboud JA. Current review of adhesive capsulitis. Journal of Shoulder and Elbow Surgery. 2011;20:502-514.

28. IASP. IASP Terminology. Available at: https://www.iasp-pain.org/Education/Content.aspx?ItemNumber=1698.

29. Kaveh M, Tahermanesh K, Kashi AM, Tajbakhsh B, Mansouri G, Sadegi K. Endometriosis of diaphragm: a case report. International Journal of Fertility & Sterility. 2018;12:263.

30. King BW, Skedros JG, Glasgow RE, Morrell DG. Resolution of chronic shoulder pain after repair of a posttraumatic diaphragmatic hernia: a 22-year delay in diagnosis and treatment. Case reports in orthopedics. 2020;2020:7984936.

31. Kinjo M. Shoulder Pain. Springer; 2018.

32. Konttinen YT, Kemppinen P, Segerberg M, et al. Peripheral and spinal neural mechanisms in arthritis, with particular reference to treatment of inflammation and pain. Arthritis & Rheumatism. 1994;37:965-982.

33. Koopmeiners MB. Screening for gastrointestinal system disease. In: Boissonnault WG (ed). Examination in Physical Therapy Practice: Screening for Medical Disease, 2nd edition. New York: Churchill Livingstone; 1995:

34. Kuijpers T, van der Windt DA, Boeke AJ, et al. Clinical prediction rules for the prognosis of shoulder pain in general practice. Pain. 2006;120:276-285.

35. Kuijpers T, van Tulder MW, van der Heijden GJ, Bouter LM, van der Windt DA. Costs of shoulder pain in primary care consulters: a prospective cohort study in The Netherlands. BMC Musculoskeletal Disorders. 2006;7:1-8.

36. Kulkarni R, Gibson J, Brownson P, et al. Subacromial shoulder pain. Shoulder Elbow. 2015;7:135-143.

37. Kwon M, Altin M, Duenas H, Alev L. The role of descending inhibitory pathways on chronic pain modulation and clinical implications. Pain Practice. 2014;14:656-667.

38. Luque-Suarez A, Martinez-Calderon J, Navarro-Ledesma S, Morales-Asencio JM, Meeus M, Struyf F. Kinesiophobia is associated with pain intensity and disability in chronic shoulder pain: a cross-sectional study. Journal of Manipulative and Physiological Therapeutics. 2020;43:791-798.

39. Maitland GD, Hengeveld E, Banks K, English K. Maitland's Vertebral Manipulation, 7th edition. Edinburgh: Butterworth-Heinemann; 2005.

40. Malanga GA, Landes P, Nadler SF. Provocative tests in cervical spine examination: historical basis and scientific analyses. Pain Physician. 2003;6:199-206.

41. Martinez-Calderon J, Meeus M, Struyf F, et al. Psychological factors are associated with local and generalized pressure pain hypersensitivity, pain intensity, and function in people with chronic shoulder pain: a cross-sectional study. Musculoskeletal Science and Practice. 2019;44:102064.

42. Martinez-Calderon J, Meeus M, Struyf F, Morales-Asencio JM, Gijon-Nogueron G, Luque-Suarez A. The role of psychological factors in the perpetuation of pain intensity and disability in people with chronic shoulder pain: a systematic review. BMJ Open. 2018;8:e020703.

43. Martinez-Calderon J, Struyf F, Meeus M, Luque-Suarez A. The association between pain beliefs and pain intensity and/or disability in people with shoulder pain: a systematic review. Musculoskeletal Science and Practice. 2018;37:29-57.

44. Meeus M, Vervisch S, De Clerck LS, Moorkens G, Hans G, Nijs J. Central sensitization in patients with rheumatoid arthritis: a systematic literature review. Semin Arthritis Rheum. 2012;41:556-567.

45. Mintken P. Shoulder pain and regional interdependence: contributions of the cervicothoracic spine. Journal of Yoga & Physical Therapy. 2015;5:1.

46. Mulligan BR. Manual Therapy: "NAGS", "SNAGS", "MWMS" etc., 7th edition. Wellington: APN Print Ltd; 2018.

47. Mulligan BR. Spinal mobilisations with arm movement (further mobilisations with movement). Journal of Manual & Manipulative Therapy. 1994;2:75-77.

48. Noten S, Struyf F, Lluch E, D'Hoore M, Van Looveren E, Meeus M. Central pain processing in patients with shoulder pain: a review of the literature. Pain Practice. 2017;17:267-280.

49. Osborn W, Jull G. Patients with non-specific neck disorders commonly report upper limb disability. Manual Therapy. 2013;18:492-497.

50. Pennefather S, Akrofi M, Kendall J, Russell G, Scawn N. Double-blind comparison of intrapleural saline and 0.25% bupivacaine for ipsilateral shoulder pain after thoracotomy in patients receiving thoracic epidural analgesia. British Journal of Anaesthesia. 2005;94:234-238.

51. Ranger TA, Wong AM, Cook JL, Gaida JE. Is there an association between tendinopathy and diabetes mellitus? A systematic review with meta-analysis. British Journal of Sports Medicine. 2016;50:982-989.

52. Rechardt M, Shiri R, Karppinen J, Jula A, Heliovaara M, Viikari-Juntura E. Lifestyle and metabolic factors in relation to shoulder pain and rotator cuff tendinitis: a population-based study. BMC Musculoskelet Disord. 2010;11:165.

53. Roman-Blas JA, Mendoza-Torres LA, Largo R, Herrero-Beaumont G. Setting up distinctive outcome measures for each osteoarthritis phenotype. Therapeutic Advances in Musculoskeletal Disease. 2020;12:1759720X20937966.

54. Rosedale R, Rastogi R, Kidd J, Lynch G, Supp G, Robbins SM. A study exploring the prevalence of Extremity Pain of Spinal Source (EXPOSS). Journal of Manual & Manipulative Therapy. 2020;28:222-230.

55. Rubinstein SM, Pool JJ, Van Tulder MW, Riphagen II, De Vet HC. A systematic review of the diagnostic accuracy of provocative tests of the neck for diagnosing cervical radiculopathy. European Spine Journal. 2007;16:307-319.

56. Sanchis MN, Lluch E, Nijs J, Struyf F, Kangasperko M. The role of central sensitization in shoulder pain: a systematic literature review. In: eds. Seminars in arthritis and rheumatism. 2015;44:710-716.

57. Schaible H-G, Grubb BD. Afferent and spinal mechanisms of joint pain. Pain. 1993;55:5-54.

58. Söyüncü S, Bektaş F, Cete Y. Traditional Kehr's sign: left shoulder pain related to splenic abscess. Turkish Journal of Trauma & Emergency Surgery. 2012;18:87-88

59. Struyf F, Meeus M. Current evidence on physical therapy in patients with adhesive capsulitis: what are we missing? Clinical Rheumatology. 2014;33:593-600.

60. Theodoridis D, Ruston S. The effect of shoulder movements on thoracic spine 3D motion. Clinical Biomechanics. 2002;17:418-421.

61. Theodosopoulos T, Yiallourou AI, Hatzipappas J, Koutoulidis V, Dadnios N, Contis J. Right-shoulder pain: an unusual sign of hepatic endometriosis. Journal of Gynecologic Surgery. 2014;30:383-385.

62. Thoomes EJ, van Geest S, van der Windt DA, et al. Value of physical tests in diagnosing cervical radiculopathy: a systematic review. Spine J. 2018;18:179-189.

63. van de Ven J, Geomini P. A pregnant woman with acute shoulder pain. Nederlands Tijdschrift voor Geneeskunde. 2017;161:D1136-D1136.

64. Viganò P, Parazzini F, Somigliana E, Vercellini P. Endometriosis: epidemiology and aetiological factors. Best practice and research. Clinical Obstetrics & Gynaecology. 2004;18:177-200.

65. Viikari-Juntura E, Porras M, Laasonen E. Validity of clinical tests in the diagnosis of root compression in cervical disc disease. Spine. 1989;14:253-257.

66. Wainner RS, Whitman JM, Cleland JA, Flynn TW. Regional interdependence: a musculoskeletal examination model whose time has come. J Orthop Sports Phys Ther. 2007;37:658-660.

67. Walker T, Cuff A, Salt E, Lynch G, Littlewood C. Examination of the neck when a patient complains of shoulder pain: a global survey of current practice (2019). Musculoskeletal Care. 2020;18:256-264.

68. Wong JJ, Côté P, Quesnele JJ, Stern PJ, Mior SA. The course and prognostic factors of symptomatic cervical disc herniation with radiculopathy: a systematic review of the literature. The Spine Journal. 2014;14:1781-1789.

69. Zirak N, Soltani G, Hafizi L, Mashayekhi Z, Kashani I. Shoulder pain after caesarean section: comparison between general and spinal anaesthesia. Journal of Obstetrics and Gynaecology. 2012;32:347-349.

불안정한 어깨: 평가와 관리 17

(The unstable shoulder: assessment and management)

Jo Gibson, Anju Jaggi, Amee L Seitz, Margie Olds, Lennard Funk

불안정성의 정의(Defining instability)

어깨를 구성하는 관절낭(capsule), 관절순(labrum), 인대, 뼈 및 주변 근육은 안정성을 유지하기 위해 힘의 균형을 제공한다. 이들 중 하나가 단독으로 또는 조합되어 중단되면 불안정성이 발생할 수 있다. 불안정성은 관절와에서 상완골두를 유지할 수 없는 상태를 말하며 일과성 아탈구, 부분 전위, 탈구로 진단될 수 있다.[13,60] 불안정성은 통증, 신경혈관 손상, 어깨가 헐거워지고 무너질 수 있다는 느낌, 운동 공포증을 포함할 수 있는 증상들과 관련이 있다. 대조적으로 어깨 이완(laxity)은 과도한 움직임(생리적 및 부가적)이 있지만 증상이 없는 것이다.

사고 및 응급실에서 발생하는 어깨 탈구의 96%는 외상성 사건으로 인한 전방 어깨 탈구로서 가장 흔한 유형이다.[13] 넘어지거나 충돌사고 등 어깨에 큰 힘이 가해지면 불안정성이 발생한다. 결과적으로 어깨 구조가 손상되어 증상이 재발할 수 있다. 개인의 최대 97%가 외상성 전방 탈구 이후에 Bankart 병변을 유지하지만,[112] 이 구조적 병변은 노인에게서 덜 일반적이다.[107,112] 외상성 불안정성은 덜 일반적이며 유병률은 2%에서 30%로 추정되는 것으로 완전히 알려져 있지 않다.[81] 외상의 명확한 기전이 없는 불안정성은 일반적으로 과잉 이완 및 부적절한 근육 조절과 관련된 반복적인 머리 위 움직임이나 선천적 기형의 결과로 발생한다.

불안정성과 직접적인 관리를 정의하기 위해 수많은 분류 시스템이 제안되었다. 이들은 주로 병인(외상 대 비외상), 빈도, 방향, 중증도로 분류된다.[122] 대부분의 탈구는 한방향으로 발생하며 그중 전방이 가장 흔하다; 일부는 종종 양방향 또는 다방향이라고 하는 하방 구성 요소와 함께 두 방향으로 발생한다.[79] 다방향이라는 용어는 증상과 관련되기 보다는 진단적인 다방향 이완의 존재에 대한 의존으로 인해 많은 저자에 의해 다르게 해석되고 적용되었다.[72] Neer와 Foster의 주요 논문에서 활동 관련 통증이 있는 적어도 두 방향에서 과도한 관절 전위로 다방향 불안정성에 대해 가장 일관되게 인용된 다방향 불안정성의 정의를 설명하였다.[79] 이 상태의 정의와 분류에 상당한 차이가 있음을 감안할 때, 중재 연구 결과의 추정(extrapolation)은 어렵고 유병률이 과도하게 보고될 가능성이 있다.[60,72,122]

Lewis 등이 설명한 Stanmore 분류(그림 17.1)는 불안정성의 세 가지 Polar 유형을 정의한다.[65] Polar Ⅰ 불안정성은 견관절(glenohumeral joint: 상완관절와관절) 내 구조적 결함의 증거가 있는 외상과 직접 관련이 있다. Polar Ⅱ 비외상성 어깨 불안정성은 주로 연부조직 구조(기능부전 관절낭)에 대한 구조적 결함과 관련이 있지만 뼈 손상은 없다. Polar Ⅲ는 구조적 결함은 없지만 때때로 근육 패턴화(muscle patterning)라고 하는 비정상적인 어깨 근육 조절과 관련이 있다. 이 분류는 그룹 사이에 연속체가 존재하며 구조적 무결성과 근육이 다양한 정도를 제외한 모든 유형에서 역할을 한다는 점에서 독특하다.[122]

어깨 불안정성의 분류에 대한 합의의 부족은 지속적인 혼란을 초래하고 중재 및 치료 선택의 비교를 어렵게 만들었다. 빈도, 병인, 방향, 중증도(FEDS) 분류 시스템만이 신뢰도 및 내용 타당도에서 검사되었다.[60] 이 시스템은 어깨 불안정성을 환자가 인식한 FEDS 증상에 따라 분류하고 불안정성의 주요

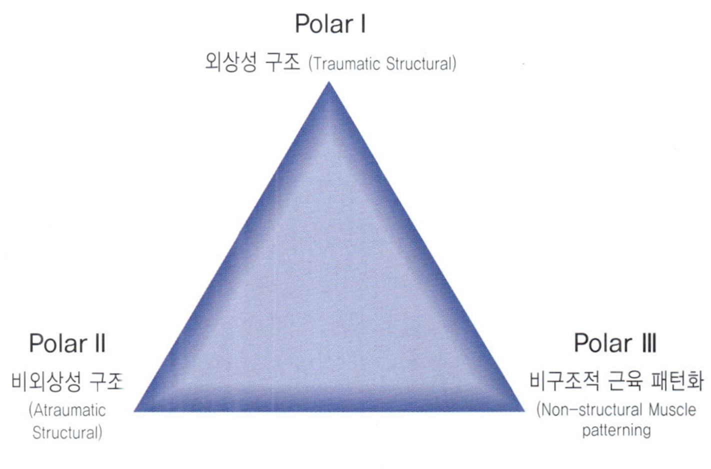

그림 17.1 어깨 불안정성의 Stanmore 분류.

방향을 식별한다. 그러나 FEDS 체계는 다방향 불안정성의 개념을 제외하고 일부 환자에서 통증이 미묘한 불안정성의 이차 신호일 수 있다는 점을 인정하지 않는다는 점에 유의해야 한다.

현재까지 모든 분류 체계는 주로 생체역학적 틀을 기반으로 하였다. 그러나 어깨 불안정성에 대한 외과적 및 비외과적 결정은 단순히 생물학적 손상 자체보다는 연령, 스포츠 수준, 기능, 동기 부여와 같은 요인의 영향을 받기도 한다.[13,81] 따라서 어깨 불안정성은 생물학적 심리사회적 모델을 고려해야 한다. 더 많은 연구가 필요하지만, 재발을 예측하는 사전 선별 도구와 성공적인 중재는 임상가의 의사결정을 안내하는 외상성 불안정성에서 탐구되었다.[85,116]

역학(Epidemiology)

상완관절와관절 불안정성(*Glenohumeral joint instability*)

어깨 탈구의 전체 발생률은 년 100,000명당 23.9명[131]에서 23.1명[64]으로 다양하며 20세 미만의 젊은 남성에서 발생률이 더 높다(년 100,000명 당 98.3명).[64] 단면 역학 연구에 따르면 모든 탈구의 72%가 남성이고 20세 미만의 젊은 남성의 부상 비율은 비슷한 연령의 여성보다 6.7배 더 높다고 보고하였다.[64] 외상성 어깨 탈구의 거의 50%는 15세에서 29세 사이의 환자에서 발생하며, 70세 이상의 고령 여성에서 두 번째 발병률 정점이 관찰되었다.[13] 탈구는 가장 흔하게 낙상(58.8%)으로 발생하고 집(47.7%)이나 스포츠 또는 레크리에이션 장소(34.5%)에서 발생한다. 전반적으로 탈구의 48.3%는 스포츠 또는 레크리에이션 활동 중에 발생하며[131] 비교적 젊고, 충돌이 많은 운동선수가 가장 높은 불안정성을 경험하였다.[24,120] 개인이 외상성 어깨 탈구를 일으키기 쉬운 요인을 평가한 연구에서는 어깨 운동 범위, 견갑골 운동 이상증, 근력 결핍 또는 Beighton 점수의 예측값을 입증하지 못하였다.[87,92]

외상성 전방 견관절 탈구는 후방 탈구보다 15.5~21.7배 더 흔하다.[95,127] 외상성 후방 탈구의 유병률은 14세에서 19세 사이의 남성 환자(100,000명/년 당 9.21명)에서 정점이고, 남성 연령은 20~49세(100,000명/년 당 2.26명), 70세 이상 노인 환자에서 연간 인구 100,000명당 1.1명으로 보고되었다.[95,127] 외상성 후방 탈구의 최대 67%는 급성 외상성 사건으로 발생하며 나머지 대부분은 나머지(31%)는 발작(seizures)으로 인한 것이다. 증가된 관절와 후방 전위는 최초의 후방 탈구의 위험을 증가시키는 것으로 나타났다.[88]

비외상성 어깨 불안정성의 진정한 유병률은 보편적으로 인정되는 분류 체계가 없기 때문에 문헌에서 추정하기 어렵다. 그러나 저자들은 발병률이 4-10% 사이라고 보고하였다.[81] 대부분의 사람들은 근육 조절 상실과 함께 근본적인 이완이 있을 것이다. 반복적인 미세 외상은 던지는 스포츠와 같이 극단적으로 팔을 움직일 때 관절낭 내에서 병리학적 이완을 유발할 수 있다. 비구조적 원인은 선천적 또는 발달적이거나 심리적일 수 있다.[81]

재발 위험(*Risk of recurrence*)

재발성 탈구의 거의 90%는 최초 외상성 어깨 전방 탈구(FTASD)[93]의 2년 이내에 발생하며 재발률은 연령과 반비례한다. 14세에서 25세 사이의 사람들은 다양한 연구 설계, 환자 인구 통계, 스포츠 활동 및 수준으로 인해 문헌에서 정확한 수치를 결정하기가 어렵지만, 재발성 전방 어깨 불안정성의 위험이 증가한다.[83,84,86] 일부 연구에서는 남성에서 재발성 어깨 불안정성의 비율이 증가했다고 보고했지만[84,123] 다른 연구에서는 그렇지 않았다.[86,113] 유사하게, Bankart 병변과 관련하여 문헌에서는 합의가 부족하며, 일부 논문에서는 골성 Bankart 병변 후 재탈구 위험이 증가하고,[86] 일부 저자는 재발 위험이 감소했다고 보고하였다.[101] 근거의 가중치는 Hill-Sachs 병변이 재발성 불안정성[84,123]에 대한 중요한 단변량 위험 인자가 아니라는 것을 뒷받침할 것이다. 그러나 최근의 한 논문[26]은 상완골두(궤도를 벗어난 병변)와의 접촉 경로로 넓어지는 상완골두의 Hill-Sachs 병변이 재발성 어깨 불안정성의 위험을 크게 증가시킨다고 주장하였다. 다른 병리학적 병변에서, 대결절(greater tuberosity) 골절인 사람은 어깨 전방 불안정성이 재발할 가능성이 7배 낮았고, 신경 마비가 있는 사람은 어깨 불안정성이 재발할 가능성이 2.5배 낮았다.[84]

많은 저자들이 스포츠 참여와 스포츠 유형을 재발 위험 요인으로 보고했음에도 불구하고, 체계적 고찰 연구에서는 운동 인구와 비운동 인구의 재발률에 유의미한 차이를 보여주지 않았다.[67, 123] 어깨 높이 이상의 팔을 사용하여 작업하는 사람은 재발 위험이 더 크지만(p=0.05), 연령, 통증 등급 〉8(최악의 통증을 나타내는 10점 통증 척도의 경우), 접촉성 스포츠 참여(p=0.07)에 대해서는 그렇지 않았다.[99] 고된 육체 노동을 하는 사람들은 더 많이 앉아 있는 노동자들에 비해 반복적인 불안정성의 위험이 더 높은 것으로 나타났다.[119] 탈구 후 6주에 양성 불안정성 검사를 받은 사람들은 반복적인 불안정성의 위험이 증가한 것으로 나타났다.[73,100] 운동 공포증과 FTASD 이후 자가 보고된 통증 및 장애 역시 12개월 추적 관찰에서 불안정성 사건의 위험을 증가시키는 것으로 나타났다.[86]

최근 연구에서 이러한 많은 위험 요소(나이, 골성 Bankart 병변, 우세 손, 초기 FTASD 후 고정, 운동 공포증, 인지된 통증 및 장애)가 어깨의 재발성 불안정성(PRIS)을 예측하는 예측 도구와 결합하였다.[85] 온라인 도구(www.margieolds.com/pris)는 FTASD 다음 해에 어깨 불안정성이 재발할 가능성이 적은 사람들을 식별하고 최선의 관리에 관한 공유 의사 결정을 촉진하는 데 도움이 될 수 있다.

처음 외상성 후방 탈구 이후의 재발률은 17%에서 40% 사이로 보고되었고[95,127] 대부분은 초기 손상 후 첫해에 발생하였다. 재발 위험 증가와 관련된 4가지 주요 요인으로는 1) 40세 미만의 연령, 2) 발작 중 지속되는 탈구, 3) 큰 역 Hill-Sachs 병변의 존재, 4) 관절와 후굴증(retroversion)이다.[11]

견봉쇄 및 흉쇄 관절 불안정성
(봉우리빗장관절 및 복장빗장관절, Acromioclavicular and sternoclavicular joint instability)

견봉쇄관절(ACJ) 불안정성 손상은 일반 인구에서 연간 100,000명당 3-4건의 발생률을 보고하였다.[69] 최근의 전향적 코호트 연구에 따르면 ACJ 부상은 사고 및 응급실에 제출된 모든 어깨 손상의 11%를 차지했으며 손상의 68%는 염좌로, 32%는 탈구로 진단되었다.[109] 이러한 손상은 30세 미만의 남성에게 더 흔하며 스포츠 활동, 특히 높은 에너지 접촉 스포츠와 관련이 높았다.[69,109] 비외상성 ACJ 불안정성은 극히 드물며 문헌에 5건의 사례 보고만 보고되었다.[4]

흉쇄관절(SCJ)의 손상은 흔하지 않으며 일반적으로 높은 에너지 외상성 충격으로 인해 발생하며, SCJ의 탈구는 어깨 부위의 모든 탈구의 3%를 차지한다. 전방 탈구는 후방 탈구보다 최대 9배 더 흔한 것으로 보고되었다.[103] SCJ의 비외상성 탈구 및 불안정성은 덜 빈번하고 과운동성 증후군과 높은 연관성이 있다.[34]

개인의 관점(The individual's perspective)

불안정한 어깨를 가진 개인은 일반적으로 운동에 대한 두려움과 관련된 신체적, 사회적, 정서적 기능의 감소를 경험할 것이다.[102] Gartsmann 등은 삶의 질 저하가 고혈압, 울혈성 심부전, 급성 심근경색증, 당뇨병, 임상적 우울증과 같은 다른 주요 의학적 질병과 함께 중증도가 높다고 보고하였다.[35] 심리사회적 요인과 환자의 기대가 치료 결과와 자가 보고 통증 및 기능에 미치는 영향은 근골격계 질환이 있는 집단에서 잘 보고되었다.[17,71] 이러한 코호트는 임상가들이 그들의 문제가 그들의 삶에 미치는 영향을 인식하지 못한다고 표현하였다.[54,74]

영국 총리이고 육군 장교이자 작가인 윈스턴 처칠 경(Sir Winston Churchill)은 외상성 전방 어깨 탈구를 경험하였다. 그는 자신의 경험을 설명하면서 다음과 같이 썼다.

어깨 관절을 함께 고정하는 관절낭을 찢으려면 상당한 부담이
필요하지만 일단 작업이 완료되면 끔찍한 책임이 남는다.
나는 폴로에서 나를 절름발이로 만들고, 테니스를 치는 것을 막고,
위험과 폭력과 노력의 순간에 심각한 당혹감이 되는 부상을 입었다.
가장 안타까운 일 중 하나이다. 철학적이려고 노력하지만 참 어렵다.
물론 큰 사업보다 인생의 소소한 즐거움에 불운이 있는 편이 낫다.
그러나 나는 그것에 대해 매우 좋지 않고 불행하다.[121]

FTASD 후 지속적인 불안을 가진 사람들을 평가하는 기능적 자기 공명 영상(fMRI) 연구는 운동 행동의 인지 제어와 관련된 뇌 영역의 기능적 연결에서 특정한 재구성을 보여주었다.[43,105,132] Howard 등은 대조군에 비해 비외상성 불안정성(전통적인 재활 접근 방식에 대한 저항이 입증됨) 환자에서 1차 운동 피질, 전운동 피질 및 중간 전두회(frontal gyrus)를 포함한 특정 영역 내에서 증가된 뇌 활동을 발견하였다.[47] 환자는 운동 시퀀스의 초기 학습에서 관찰된 것과 유사한 신경 활동을 나타내며, 이는 환자가 어깨 안정성을 유지하기 위해 어떤 의미에서 더 열심히 또는 다르게 일하고 있음을 나타낸다. 이러한 연구는 운동 전략과 불안 및 불안정 감정의 지속에 대한 정서적 및 인지 기능의 잠재적 영향을 보여준다.[61]

연구에 따르면 경쟁적 관심, 운동 공포증, 내부 스트레스 요인 및 동기 요인과 같은 외적 및 내적 요인 모두 어깨 탈구 및 후속 수술 후 스포츠로 복귀하려는 환자의 결정에 중요한 영향을 미칠 수 있다는 것을 보여주었다.[115] 이는 환자의 관점을 이해하고 어깨 불안정성과 치료에 대한 환자의 믿음과 기대를 주관적 검사의 기본 원칙으로 탐구하는 것의 중요성을 강조한다.

평가(Assessment)

환자 면담(Patient interview)

어깨 불안정성의 임상 진단은 주로 환자의 면담 및 신체 검사를 기반으로 한다(11장 및 15장 참조). 하위 그룹을 설정하고 평가를 기초로 하여 철저한 병력을 통해 확보하는 것이 중요하다. 불안정성 진단은 일반적으로 아탈구, 불안 또는 어깨가 불안정하다는 느낌을 호소하는 사람들, 특히 운동의 끝 범위에서 사용된다. 그러나 스포츠 활동과 관련하여 불안정한 청소년 운동선수는 상완이두근의 장두 부분에서 전방 어깨 통증을 나타낼 수 있다. 유사하게, 비외상성 불안정성을 가진 사람들은 불안정에 대한 주관적인 느낌과 연관된 활동과 관련하여 광범위한 상완관절와관절 통증과 피로를 보고할 수 있다. 후방 불안정성을 가진 많은 사람들은 일반적으로 통증을 주된 증상으로 보고하였다.[7]

발병 기전, 연령, 불안정성의 빈도 및 방향, 자극적인 움직임/활동, 기능/삶의 질에 대한 영향, 과운동성의 존재와 관련된 주요 질문은 어깨 불안정성의 유형을 분류하고 관리 및 예후에 정보를 제공하는 데 도움이 된다.

발병 기전(Mechanism of onset)

상완관절와관절 불안정성(Glenohumeral joint instability)

전위 또는 불안정성 증상을 초래하는 중요한 외상성 사건을 설정하는 것은 구조적 병리의 가능성을 식별하는 데 도움이 된다.[81] Berhardson은 전방 불안정성 코호트에서 손상의 주요 기전이 탈구 사건으로 82.5%의 환자에게 영향을 미쳤고, 그 중 46%는 의료 전문가의 정복이 필요하였다.[7] 이것은 특정 부상을 식별할 수 없는 후방 불안정성과 일치하는 증상이 있는 사람들의 78%와 대조되었다. 역도 및 어깨 누르기(11%), 축구에서 "막기(blocking)"(10%)는 단일 종목을 식별할 수 있는 사람들에게서 가장 흔한 활동이었다.[127]

머리 위로 하는 스포츠에 참여하는 개인은 관절 범위의 극단에서 빠르고 강력한 움직임의 반복되는 미세 외상으로 인해 이완(laxity)을 얻었을 수 있었다.[127] 환자는 증상을 유발하는 위치로 반복적인 움직임의 병력이 있을 수 있다. 과이완성(hyperlaxity)또는 과가동성(hypermobility)의 배경을 가진 환자는 증상을 활동의 변화와 관련시킬 수 있다.[81] 어린 시절에 아탈구 병력(자발적 또는 무의식적으로 탈구된)이 있는지 여부와 다른 관절에 일반화된 관절 이완의 잠재적 존재를 암시하는 증상이 있는지 여부를 탐색하는 것이 중요하다.

상부관절순 전후방 병변 (Superior labral anterior posterior lesions)

SLAP(superior labral anterior posterior) 파열의 발병 기전에 대해 몇 가지 손상 기전이 제안되었다. 외상성 병변은 뻗은 팔이나 어깨 지점으로 떨어지는 것과 같은 직접적인 압박 부하, 어깨에 대한 직접적인 견인 부상, 또는 자동차 충돌을 예상한 버팀대의 결과로 인해 발생할 수 있다.[31]

SLAP 병변은 머리 위로 하는 스포츠에 참여하는 개인 또는 반복하여 머리 위로 하는 동작의 부하와 관련된 직업군에서 반복적인 머리 위로 하는 활동의 결과로 발생할 수 있다. 이러한 시나리오에서, SLAP 단열은 종종 잠행성 발병과 진행성 심부 어깨 통증, 특히 팔이 외전 및 외회전 위치에서 나타난다. 환자는 또한 던지기에서 레이트 코킹기(late-cocking) 단계에 힘과 성능의 손실을 보고할 수 있다.[12]

견봉쇄 및 흉쇄 관절 불안정성 (Acromioclavicular and sternoclavicular joint instability)

견봉쇄골관절(ACJ) 불안정성은 일반적으로 외상성이며 통증만으로 인한 미묘한 불안정성에서부터 다양한 정도의 완전한 탈구에 이르기까지 다양하다(24장 참조). 외상성 ACJ 손상을 설명하는 가장 일반적인 두 가지 기전은 직접 및 간접적인 외상이다. 직접적인 충격 손상은 발생률이 가장 높으며 사람이 낙상 위치에서 팔이 ACJ 쪽으로 떨어질 때 발생한다.[108,129] ACJ에 대한 간접적인 손상은 상완골두가 견봉 위쪽으로 움직일 때 손이 과도하게 신장되어 떨어지는 결과를 야기할 때 발생할 수 있다.[108,129]

외상성 흉쇄관절(SCJ) 탈구는 도로 교통사고, 스포츠 손상 및 높은 곳에서의 낙상을 포함한 높은 에너지 부상 후에 발생한다. 쇄골의 전내측면에 직접적인 타격을 주거나 어깨에서 팔을 구부린 상태에서 어깨에 가해지는 압박력은 SCJ의 후방 탈구를 유발할 수 있다. 측면에서 쳤을 때와 같이 견갑대의 측면에 가해지는 압박력은 SCJ의 전방 탈구를 유발할 수 있다.[70,94] 연구에 따르면, SCJ를 후방으로 탈구하는 데 필요한 힘은 전방으로 탈구하는 데 필요한 힘보다 50% 더 크다.[103]

움직임과 활동의 유발 (Provoking movements and activities)

환자는 항상 불안정성 방향을 명시할 수는 없지만, 증상을 유발하는 운동에 대해 의문을 제기하면 이를 명확히 하는 데 도움이 될 수 있다.[60] 전방 불안정성이 있는 사람들의 경우, 어깨의 외전 90°에 위치하고 끝 범위에서 외회전할 때 증상의 유발이 흔하다.[7] 후방 불안정성을 가진 사람들은 종종 어깨 굴곡, 수평 내전 90°에서의 활동과 견관절에 후방으로 직접적인 힘과 부하가 있을 때 유발한다고 보고하였다.[7]

다방향 불안정성을 가진 사람들은 종종 완전한 탈구보다는 재발성 아탈구 사건을 보고하고 어깨 높이 아래로 단순한 손을 뻗는 움직임으로 불안정성을 보고할 수 있다. 또한, 그들은 어깨가 아탈구되거나 탈구된 상태로 밤에 잠에서 깬다고 보고할 수 있다.

기능/삶의 질에 미치는 영향 (Impact on function/quality of life)

개인의 불안정성 경험, 그들의 삶에 미치는 영향, 그들의 신념, 우려 및 치료에 대한 기대는 관리 옵션과 결과에 영향을 줄 수 있는 심리 사회적 요인을 강조하는 데 가장 중요하다.[17,115] Olds 등은 12개월의 FTASD 후 재발성 어깨 불안정성으로 손상 당시 손상에 대한 두려움, 자기 보고 통증과 기능 사이의 연관성을 보여주었다.[86] 비외상성 불안정성을 가진 환자에서, Noorani 등은 20% 이상의 결석, 3개월 이상의 결근, 견관절의 지속적인 아탈구 또는 탈구, 사고 및 응급 상황에서의 빈번한 경우는 심리적 지원을 제공하는 다학제 전문 팀에 조기 의뢰가 필요할 수 있음을 강조하였다.[81]

과이완성 및 과가동성 스펙트럼 장애 (Hyperlaxity and hypermobility spectrum disorders)

과이완성은 사람들을 불안정성의 증상에 취약하게 만들 수 있다. 과이완성은 선천적이거나("느슨하게 태어남") 후천적("느슨해짐")일 수 있으며, 항상 과가동성 스펙트럼 장애(HSD) 또는 Ehlers Danlos 증후군 또는 Marfan 병과 같은 유전성 결합 조직 장애와 관련이 있는 것은 아니다.[16](HSD는 HSD의 표현형 영역이 일반적으로 근골격계에 제한되기 때문에 유전성 결합 조직 장애와 구별되는 관절 과운동성과 관련된 임상적으로 관련된 상태의 그룹이다.)

인구의 4~13%는 전신 질환과 관련이 없는 관절 과운동성을 가지고 있다. 외상성 어깨 불안정성을 가진 사람들과 달리, 과이완성 및 불안정성을 가진 사람들은 재발성 탈구보다 재발성 아탈구 에피소드를 경험할 가능성이 더 크다.[53] 과이완성을 가지고 있는 사람들의 경우, 증상은 일반적으로 우성인 어깨에서만 생긴다. 수영 선수, 역도 선수, 노 젓는 사람, 체조 선수

표 17.1 5점 과가동성 설문지[38]

5점 과가동성 설문지	
1	당신은 무릎을 구부리지 않고 손을 바닥에 평평하게 놓을 수 있습니까?
2	당신은 엄지손가락을 구부려 팔뚝을 만질 수 있습니까?
3	어린 시절, 당신은 당신의 몸을 이상한 모양으로 뒤집어 친구를 즐겁게 했습니까? 아니면 다리를 일자로 벌릴 수 있습니까?
4	어린이 때나 십대 때 슬개골이나 어깨가 한 번 이상 탈구되었습니까?
5	당신은 자신을 이중 관절이라고 생각합니까?

이 질문 중 2개 이상에 예라고 답하면 과가동성을 나타낸다.
(민감도 85%, 특이도 90%)[38]

및 라켓 운동, 머리 위로 또는 스포츠를 하는 사람들은 가장 일반적으로 영향을 받는다.[53]

과이완성 관절이 있는 사람들은 그렇지 않은 사람들보다 구조적 병변을 유지하기 위해 더 적은 외상을 필요로 할 수 있지만 발병 기전을 확인하는 것이 중요하다.[81] 또한, 영향을 받을 수 있는 다른 관절과 선천성 과이완성이 있는 사람들의 과가동성 스펙트럼 장애와 관련된 다른 증상에 대해 환자에게 질문하는 것이 중요하다. Hakim과 Grahame에 의해 기술된 5개 항목의 과가동성 질문지(표 17.1)는 과가동성 스펙트럼 장애를 가진 개인을 식별하는 데 있어 유효하고 신뢰할 수 있는 도구이자 임상 검사에 유용한 보조 도구이다.[38]

신체 검사(Physical examination)

특수 검사(Special tests)

상담 및 병력에서 논의된 요소 외에도, 견관절 불안정성을 판단하고 잠재적으로 방향을 규정하는 더 큰 능력을 가진 특정 임상 검사가 있다. 전방 견관절 불안정성의 존재를 결정하기 위한 검사에는 전방 불안 검사,[98] 재위치 검사,[51] 및 놀람 검사(surprise test)가 포함된다.[40] 이는 증상 재현 검사이며, 불안 반응을 재현하는 경우 검사의 양성으로 간주된다. 이러한 검사는 표 17.2에 설명되어 있다. 통증을 양성 검사로 사용하면 검사의 진단 정확도가 크게 낮아진다.[32,66] 불안 검사, 재위치, 놀람 검사의 조합은 전방 불안정성에서 판단할 가능성이 가장 크다.[66]

전방 및 후방 당김 검사,[36] 부하 및 이동 검사,[106] 고랑 징후(sulcus sign)[79]는 관절의 상대적 이완을 평가하고 불안정 증상을 재현하지 않는 한 불안정성을 결정하지 않는다. 또한, 전위의 단계와 이완의 정량화는 검사 중 환자가 긴장을 풀 수 없기 때문에 거짓 음성(false negatives)의 위험이 있는 검사자 간 신뢰도가 떨어진다.[29] 중립 상태에서 외회전과 같은 과이완성의 생리학적 측정이 특히 바로 누운 자세에서 측정하는 경우 전방 과이완성을 평가하는 데 더 신뢰할 수 있다는 권장 사항이 있다.[75,97]

후방 불안 검사는[90] 검사가 양성일 때 후방 검사 확률 양성 우도비(+LR)가 +LR 19인 후방 불안정 진단을 권장한다.[50]

표 17.2 통증 또는 불안을 양성 결과로 사용한 전방 불안정성 검사의 진단 정확도

검사	설명	실행	결과	민감도(%)	특이도(%)
불안[98,32] (Apprehension)	환자가 불안해하거나 견관절이 수동적 움직임의 극단에서 제자리를 벗어날 것을 두려워하는지 결정	환자가 바로 누운 자세에 있고 팔이 90° 외전된 상태에서 검사자는 수동적으로 팔을 외회전으로 움직인다.	• 통증 • 불안	50 72	56 96
재위치[51,32] (Relocation)	전방 불안 검사를 통해 유발된 불안감 또는 두려움이 견관절에 추가된 수동 안정성으로 감소하거나 제거되는지 여부를 결정	환자를 바로 누운 자세로 하고 팔을 90° 외전한 상태에서 검사자는 전방 어깨 위에 손을 올려 후방 방향의 힘을 가한다. 팔은 수동적으로 외회전으로 움직인다.	• 통증 • 불안	30 81	90 92
전방 이완[40,66] (놀람 검사) (Anterior release)	검사자가 제공한 수동 안정성이 예기치 않게 제거될 때 수동적인 움직임의 극한에서 견관절이 어긋날 수 있다는 우려 또는 두려움이 발생하는 경우 결정	환자를 바로 누운 자세로 하고 팔을 90° 외전한 상태에서 검사자는 전방 어깨 위에 손을 올려 후방 방향의 힘을 가한다. 팔은 수동적으로 외회전으로 움직인다. 그런 다음 검사자는 후방 힘을 가하는 손을 제거한다.	통증 또는 불안	64	99

그러나 불안이 전방 불안정성 검사의 신뢰도를 높이는 반면 후방 불안정성이 확인된 후방 구조 병변이 있는 환자의 1/3만이 불안이나 불안정감을 느낀다. 후방 불안정성을 가진 대부분의 사람들은 위치별 통증을 보고하며,[23,127] 결과적으로 후방 불안 검사를 적용할 때 통증과 불안은 긍정적인 소견으로 간주되어야 한다. 후방 불안정성을 식별하기 위한 단독 임상 검사로 사용되는 갑자기 움직이기(jerk) 검사, Kim 검사, 후방 끼임 징후(posterior impingement sign), O'Brien 검사들은 근거가 부족하다. 그러나 Kim 등은 고통스러운 jerk 검사를 적용한 환자가 비수술적 치료 후 더 높은 실패율을 보였다고 보고하였다.[57] 군집분류(clustering)가 임상 양상을 뒷받침하는 데 도움이 될 수 있지만, 임상가는 임상 진단을 뒷받침하기 위해 병력과 위험 요인의 인식에 의존해야 한다.[23]

과외전 검사는 원래 하방 불안정성에 대한 평가로 설명되었다.[33] 비록 후방 불안 검사는 한 연구에서 검증되었고, 과외전 검사는 전방 불안정성에 대한 검사로만 검증되었지만, 이 세 가지 검사 중 2개에서 불안이 양성으로 확인되면 다방향 불안정성을 진단할 수 있다. 다방향 불안정성은 Beighton 지수를 사용하여 자주 정의되는 전반적인 일반 이완의 존재와 함께 더 큰 가능성을 갖는다.[46] Beighton 지수는 엄지와 새끼 손가락의 중수지절 관절, 슬관절, 주관절 및 허리/슬괵근에서의 가동성에 대한 9가지 이분법적인 검사로 구성된다.[6] 저자들은 청소년 및 성인(관련 병력이 있는 경우)의 결정점(cut-off) 점수로 5/9를, 사춘기 이전 그룹의 경우 6/9를 제안한다.[55] 그러나 역치보다 1점 미만인 경우, 5점 과가동성 설문지에서 2점 이상이면 일반화된 관절 과가동성을 확인한다.[16,55] 피부 및 근막의 특징, 과가동성 가족력과 같은 다른 요인이 있는 경우, Ehlers-Danlos, Loeys-Dietz 또는 Marfan 증후군과 같은 유전적 결합 조직 장애를 더 배제하기 위한 참조가 고려되어야 한다.[16]

상부 관절순 병변(Superior labral lesions)

SLAP 병변의 임상 진단은 다른 어깨 병리와 함께 흔히 발생하고 보고된 검진 검사의 진단 정확도가 일반적으로 낮기 때문에 여전히 어려운 문제이다.[31] 통합 진단 정확도 값에 대한 메타 분석에서 II형에서 IV형 SLAP 병변의 진단을 확인하기 위한 주의사항은 전방 활주, Yergason 및 압박 회전 검사이다.[45] 그러나 이 메타 분석을 기반으로 SLAP 병변을 제외하기 위한 검사는 권장되지 않는다. 게다가, 최근의 연구에 따르면 이두근 부하 I, 이두근 부하 II, 스피드(Speed's), 수동 압박, O'Brien's 검사 중 3개의 조합은 이 검사 클러스터의 뛰어난 민감도와 특이도로 인해 확인을 위한 MRI 또는 MRA 없이 SLAP 병변을 진단하기에 충분할 것이다.[19] 그러나 클러스터 검사는 한계가 있으며 실제로 이러한 병변의 진단을 알리는 데는 발병 병력 및 기능적 제한이 필수적이다.[19,31]

견봉쇄관절(Acromioclavicular joint)

I 및 II형 ACJ 손상의 존재를 확인하기 위해 Paxinos, 교차 내전/스카프(scarf), O'Brien의 능동 압박 및 ACJ 저항 신전 검사와 같은 통증 유발 검사가 ACJ 부상의 존재를 확인하기 위해 권장된다.[20] 그러나 이러한 검사는 관련 외상 병력과 관련 징후 및 증상이 없는 경우 임상적 유용성이 제한적이다.[14,59]

쇄골이 돌출된 손상의 경우, 이 돌출이 쇄골의 진정한 상승이 아니라 견갑골의 함몰을 나타낸다. 명확한 기형이 있는 환자에서 연구자들은 병변을 정의하는 데 도움이 되는 ACJ의 환원성(reducibility)을 사용하고 반대쪽 어깨와 비교하여 쇄골 측면 끝의 전후방 가동성/수평 안정성을 평가한다고 설명하였다. Morris 등은 견갑골 운동 이상증과 도수 평가에서 인식한 이완(laxity)의 관련성을 더 높은 등급의 손상을 나타내는 것으로 강조한다.[76] 이러한 평가 접근법은 검사자간 신뢰도와 정보 관리에 대한 유용성을 평가하는데 대한 연구가 부족하다.

더 최근에는 III형 손상과 유형 V 손상을 구별하기 위해 어깨 으쓱 검사(shrug test)가 설명되었다. 환자에게 어깨를 으쓱하게 하고 AC 관절이 감소하면 삼각근 근막이 손상되지 않았으며 V형 손상을 배제할 수 있음을 시사한다.[20,130]

흉쇄 관절(Sternoclavicular joint)

흉쇄 관절의 불안정성을 평가할 때 특정 검사의 유용성을 뒷받침하는 연구가 부족하다. Van Tongel 등은[118] 국소 촉진과 결합된 전인(protraction) 검사가 SCJ에 영향을 미치는 퇴행성 병리를 진단하는 데 신뢰할 수 있다고 설명하지만, 이것은 불안정한 환자에서는 조사되지 않았다. 외상성 SCJ 불안정성을 가진 환자에서 사례 연구 보고서는 증상에 영향을 미치기 위해 자세 변화를 평가하는 증상 수정 접근법의 사용을 지지한다.[2,3]

근육 기능 평가(Assessing muscle function)

다방향 불안정성을 가진 환자를 평가하는 연구는 대조군과 비교하여 환자에서 변경된 근육 활동 및 변경된 상완골 및 견갑골 운동학에 대한 근거를 제공한다.[110] 외상성 불안정성이 있는 환자에게 미세 전류 근전도 분석에 의해 뒷받침되는 임상 관찰은 관절와/상완관절와관절에서 상완골의 변위와 관련된 비정상적인 근육 동원 유형을 보여주었다.[49] 전방 불안정성이 있는 코호트에서 저자들은 상완관절와관절 내회전근과 외회전근, 견갑골 전인 및 후인 모두에서 특정 강도 결함을 보고하였다.[1,27]

어깨 근육 기능에 대한 이해는 어깨 근육의 평가에 대한 특정 접근법을 안내하는 데 도움이 된다. 견갑대의 근육은 움직임을 허용하고 움직임의 평면과 방향에 의존하는 상완관절와관절에서 안정성을 유지하기 위해 동원된 유형으로 작용한다.[8,125] 견갑대의 기능은 견갑골(승모근, 전거근, 능형근, 소흉근)에 직접적인 영향을 미치는 근육과 상완골두 위치에 직접적으로 영향을 미치는 근육(극하근, 극상근, 견갑하근, 삼각근, 대흉근, 광배근)에 의존한다. 이러한 근육의 작용과 안정성의 기능을 유지하기 위해 균형 잡힌 짝힘(force couples)으로 작동할 필요성을 고려하는 것이 중요하다. 또한, 이 근육은 팔다리를 움직이고 안정시키는 역할을 하는 이중 역할을 한다. 그 출발점으로 근육의 성능을 평가하는 것은 관리에 대한 정보를 줄 것이기 때문에 이 중요하다.

회전근개 근력(어깨돌림띠, Rotator cuff strength)

다양한 외전 각도를 적용하여 바로 누운 자세에서 회전근개(RC)를 검사하는 것은 환자가 서 있는 자세보다 더 특이적인 것으로 나타났다.[8,21,37] 환자는 주관절을 90° 굴곡한 상태로 45–90° 외전 사이로 바로 누운 자세를 취해야 한다. 팔 아래에 놓인 작은 롤 수건은 팔 무게를 지탱하고 견관절의 신전을 방지한다. 불안한 지점까지 능동적인 외회전이 수행되어야 하며, 후방 RC가 단축된(내부 범위) 위치(그림 17.2A)에 있는 상태에서 등척성 강도를 검사하기 위해 움직임의 한계에서 저항 외회전이 수행되어야 하고, 그리고 나서 신장된(외측 범위) 위치에서 전방 RC를 검사하기 위해 동일한 위치에서 회전한다(그림 17.2B). 그런 다음 팔을 최대 내회전으로 능동적으로 움직여 견갑골이 소파에서 들어올려지지 않도록 하고, 저항 외회전은 신장된 위치에서 후방 RC를 검사하고, 이 위치에서 저항 내회전은 단축된 위치에서 전방 RC를 검사한다. 휴대용 동력계의 사용은 보다 객관적인 어깨 강도 측정을 얻기 위한 신뢰할 수 있는 방법인 것으로 나타났으며[52] 도수 근육 검사에서 "정상"으로 평가된 사람들의 어깨에서 최대 28%의 위축을 식별하는 것으로 나타났다.[117]

견갑골 근육(Scapular muscles)

독립적인 견갑골 조절은 환자에게 견갑골을 올리거나 내리거나 뒤로 젖히도록 하여 관찰할 수 있다. 승모근과 전거근 기능과 같은 견갑흉부 근육에 대한 추가 평가가 수행되어야 한다. 승모근 검사는 환자가 다양한 각도에서 사지의 하중을 잡고 있는 엎드린 자세에서 가장 잘 수행된다(그림 17.3A). 저항이 가해질 때 증가된 견갑골의 움직임을 관찰하면서, 바로 누운 자세나 앉은 자세에서 분리된 전인이 수행될 수 있는 곳에서 전거근을 검사해야 한다(그림 17.3B). 팔을 들어 올릴 때 견갑골 상방 회전의 상실은 비외상성 불안정성을 가진 환자에서 가장 일관된 운동학적 소견 중 하나이다.[110] 견갑골 보조 검사와 같은 증상 수정 접근법이나 유발 움직임(예: 상방 회전) 동안 견갑골을 용이하게 하는 방법은 근력과 운동 조절을 정상화하기 위한 재활 전략을 알려주는 데 도움이 될 수 있다.[124]

증상 수정(Symptom modification)

증상 수정 접근법(그림 17.4)은 36장에서 자세히 살펴본다. 이러한 절차의 효과 기전은 명확하게 이해되지 않는다.[63] 도수적인 부하 및/또는 움직임 전략을 조작하여 불안정한 경험을 개선하면 보호 및 안전 행동 및 운동 공포증과 같은 부정적인 영향의 충격을 줄이는 데 기여할 수 있다. 외상성 및 비외상성 어깨 불안정성이 있는 환자에서 특정 감각운동 결손이 잘 보고된다.[28,62,78] 증상 수정 중 접촉 입력과 적용된 저항은 근육 동원에 영향을 미치고 신체 도해(body schema)를 정상화하는 데 도움이 될 수 있다.[63,111] 어깨 병리에서 운동 사슬의 역할과 재

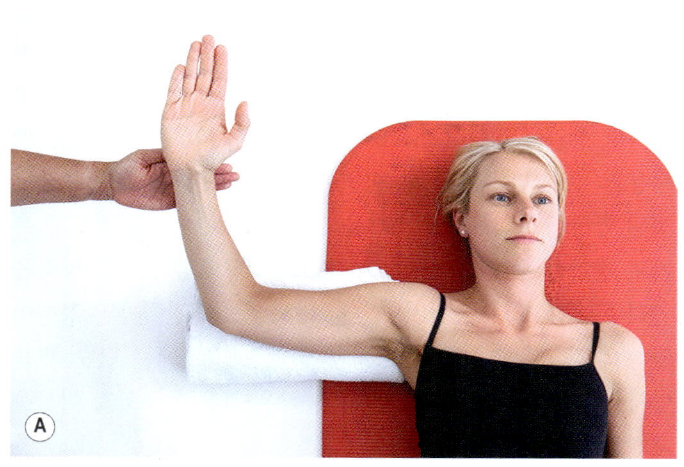

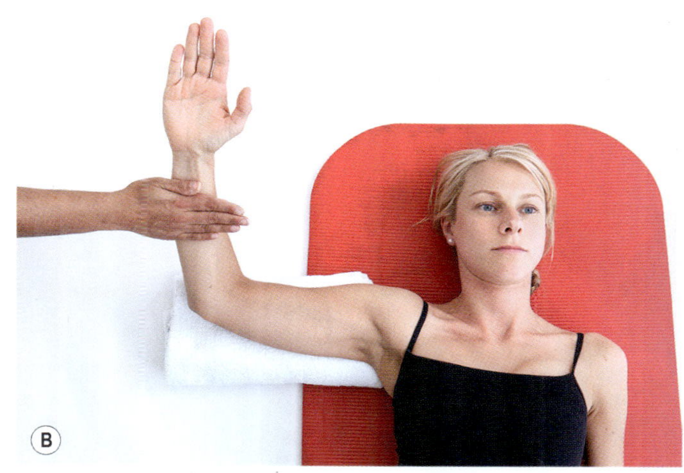

그림 17.2 A&B
바로 누운 자세에서 회전근개를 평가.

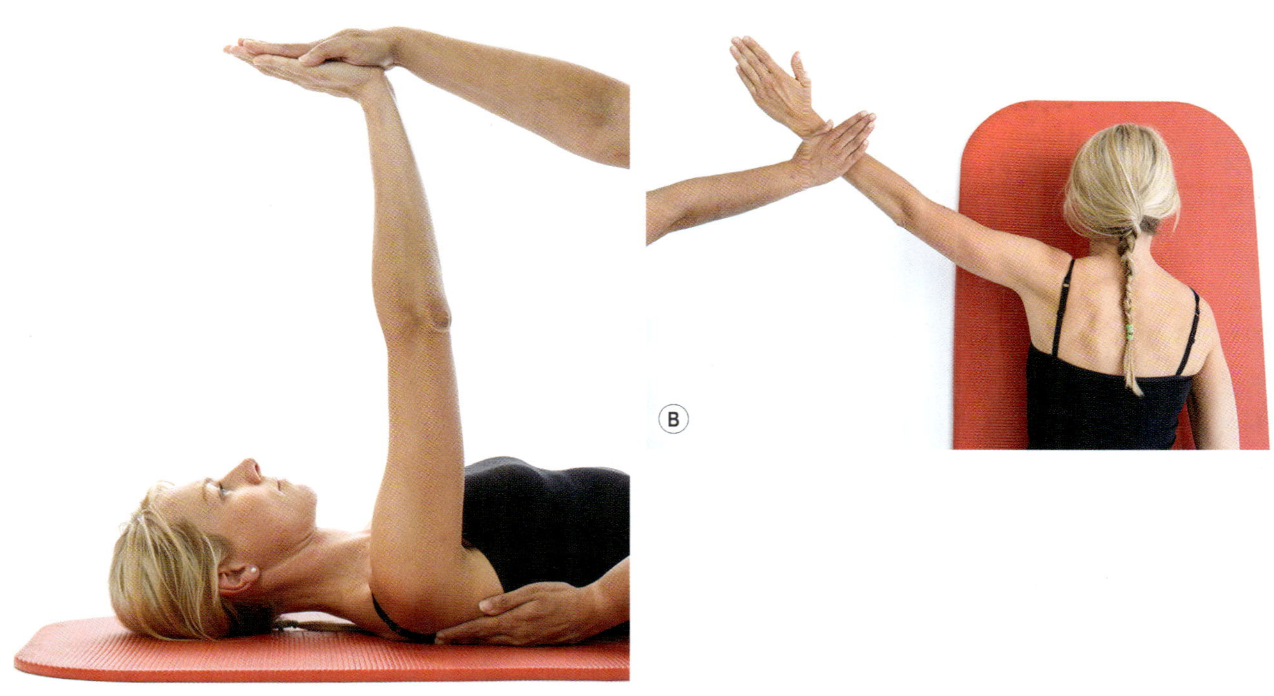

그림 17.3 A&B
견갑흉부 근육의 평가.

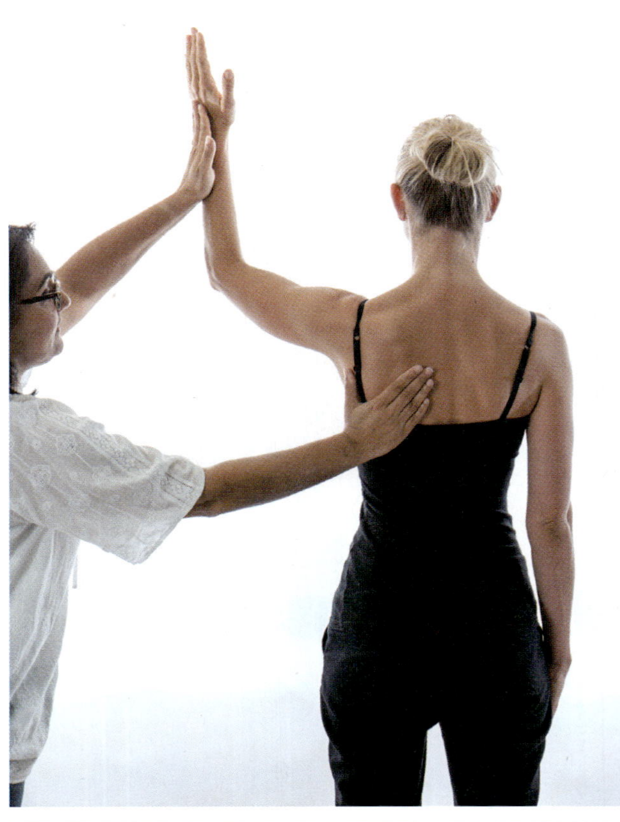

그림 17.4
증상 수정 접근법: 후방 회전근개와 견갑골의 촉진.

활에서 잠재적 역할에 대한 관심이 증가하고 있다. 그러나 현재까지는 근거가 상충된다.[9,91] 증상 수정 접근법을 알리는 것과 관련하여, 계단이나 체중 이동의 형태로 하부 사분면으로 어깨 운동을 시작하면 견갑골 근육의 국소 동원이 증가한다는 근거가 있다.[91] 심각한 운동공포증이 있는 환자에게 이것은 불안정성에 영향을 미치고 부정적인 믿음과 기대에 도전하는 추가 도구를 제공할 수 있다.

객관적인 평가에 대한 접근 방식은 주관적인 병력에 근거하며 불안정성의 표현을 확인하고 회전근개와 견갑골 근육의 근력 결핍을 확인하며 환자의 움직임과 기능에 대한 자신감을 향상시키는 것을 목표로 한다. 이것은 재활을 위한 목표를 제공하고 개인의 표현의 다요인적 특성을 인정한다.

영상(Imaging)

단순 방사선 사진은 외상성 어깨 불안정성에 따른 1차 조사이다. 상완관절와관절 탈구의 경우 관절와(골성 Bankart 병변) 및 상완골두(Hill-Sachs 병변)의 뼈 결함을 평가하는 데 사용할 수 있다.[13] 그러한 병변이 식별되는 경우, 3D로 재구성된 영상이 포함된 CT 스캔을 사용하여 뼈 손상의 정도를 추가로 평가할 수 있으며 이것이 필요할 때 외과적 접근 방식을 알려주는 데 도움이 될 수 있다. 비외상성 견관절 불안정성이 있는 환자, 특히 보존적 조치가 실패한 경우에는 단순 필름 방사선 촬영이 관절와 이형성증과 같은 고유한 구조적 이상을 배제하는 데 유용하다.[5]

관절 내 가돌리늄(gadolinium)(조영제)으로 강화된 자기공명 영상(MR arthrogram)은 어깨 불안정성과 관련된 관절 내 연부조직 손상의 스펙트럼을 평가하기 위한 표준 방식이다. 영상 촬영 중 팔을 불안 위치(외전과 외회전)에 배치하면 전방 및 상방 관절순 병리를 식별하는 감도가 증가할 수 있음이 입증되었다.[128]

기타 고려사항(Other considerations)

신경 손상(Nerve involvement)

외상성 탈구의 관리를 복잡하게 하는 잠재적 요인에는 동반되는 신경 손상이 포함된다. FTASD 후 신경 손상의 위험 요인에는 환자의 고령, 초기 외상의 더 높은 에너지, 탈구에서 정복까지의 더 긴 기간이 포함된다.[41] FTASD 후 신경 손상은 주로 신경증 또는 축삭절단이며, 환자의 3% 미만에서 완전한 신경 파괴가 나타난다.[42] 액와신경은 FTASD 이후에 단독으로 또는 다른 신경과 결합하여 가장 흔히 손상된다.[96] 60세 이상의 고령자, 특히 관련 회전근개 파열이나 대결절 골절이 있는 사람에서 위험이 더 크다.[96]

최근의 체계적 고찰 연구는[42] FTASD 이후에 단독 신경 손상보다 다중 신경 침범이 더 흔하다고 제안했는데, 이는 이전 연구와 상충된다.[96] 그러나 다발성 신경 손상 가능성이 가장 높은 환자는 낙상 후 노인 여성과 높은 에너지 외상 후 젊은 남성이라는 데 동의한다. 다중 신경 손상 유형에는 근피신경, 요골신경 및 잠재적으로 견갑상신경이 포함된다.

이것은 감각 및 근절 검사와 함께 FTASD 후 액와신경 및 기타 관련 말초 신경의 통합성을 평가하는 것의 중요성을 강조한다. 의심되는 병변은 근전도 검사 및 신경 전도 검사를 위해 의뢰해야 한다. 그러나 거짓 음성의 위험을 최소화하고 단일 연구에서 가장 진단적인 정보를 얻으려면 손상 후 3–4주에 검사를 수행해야 한다.[15] 신경 손상이 동반된 환자의 재활 고려 사항에는 근력 회복 지연과 근육 안정성이 포함된다. 따라서 외회전과 외전이 결합된 가동 범위의 고위험 자세로의 복귀 지연과 근력 강화는 1년 이상의 회복 과정이 예상된다.

회전근개 파열(Rotator cuff tear)

방사선학적으로 입증된 전체 층의 회전근개 파열은 40세 이상의 성인에서 FTASD 후 흔히 발생하며 연령에 따라 발병률이 증가한다.[104,107] 이 연령대에서 무증상 회전근개 파열의 유병률을 고려할 때 급성 파열과 정상적인 연령 관련 변화를 구별하는 것은 어려울 수 있다.[114] 저자들은 통증보다 위축과 기능 상실이 수술의 더 나은 지표라고 주장한다.[25]

관리 선택(Management options)

관리상의 논란(Controversies in management)

FTASD의 관리는 논쟁의 여지가 있으며, 많은 사람들이 모든 환자에 대한 재활을 해보는 것을 지지한다. FTASD 이후 재발성 불안정을 줄이기 위한 중재를 체계적 고찰을 한 결과 47%의 환자가 비수술적 관리에 따른 어깨 불안이나 탈구 재발을 경험하지 않은 것으로 나타났다.[56] 그러나, 다른 사람들은 젊은 활동적인 환자의 주요 치료법으로 수술적 안정을 제안한다. 4건의 연구에 대한 메타 분석이 포함된 Cochrane 검토에서 FTASD 환자에 대한 비수술적 치료와 수술적 관리를 비교하였다.[44] 검토 결과, 활동 수요가 많은 젊은 남성의 경우 재활만 한 것에 비해 안정화 수술의 1차 치료를 뒷받침하는 근거가 제한적이라고 결론 내렸다. 보다 최근의 체계적 고찰 연구 및 메타 분석은 관절경 Bankart 치유가 비수술적 관리보다 FTASD 후 7배 더 낮은 재발률과 더 높은 경기 복귀율을 보고했다는 결론을 내렸다.[48] 그러나 이러한 데이터에 대한 비판적 검토는 그렇지 않음을 시사할 수 있다. Cochrane 검토에 포함된 4건의 연구 중 1차 수술과 재활에 대한 무작위 연구는 2건만 발표되었다.[10,58] 두 메타 분석에서 코호트는 주로 평균 연령이 22세인 남성(90%)으로 구성되었다. Cochrane 검토에서 재활 관리를 받은 참가자는 수술 후 프로토콜로 치료를 받았다.

따라서 우리는 제공된 재활 프로그램을 고려하여 FTASD에 따른 환자의 1차 수술을 지원하기 위해 이러한 결과를 사용할 것을 주의한다. 첫째, 재활 프로그램에는 3~4주간의 슬링 고정이 포함되었다. 둘째, 이러한 무작위 시험에서 규칙적인 근력 강화는 능동 및 능동 보조 운동 대신에 8주 후에 시작되었다. 마지막으로, 재활 프로그램에는 고유수용감각, 협응, 코어(core) 동적 기능 운동을 포함하여 FTASD 이후 효과적인 것으로 나타난 재활의 핵심 구성 요소가 포함되지 않았다.[30]

FTASD를 위한 현대 재활은 1주일 이상 고정해도 재발 위험이 감소하지 않는다는 것을 인식해야 한다.[89] 환자는 1주일 후 또는 편안함이 허용되는 경우 슬링을 벗도록 권장해야 한다. 장시간 고정을 제한하면 근력 및 운동 조절 감소의 부정적인 결과를 피할 수 있다. 환자는 첫 주에 회전근개와 견갑골 위치 근육의 조기 활동을 시작해야 하며 고유수용감각, 운동 조절[30] 및 운동 공포증을 다루는 활동을 포함해야 한다. 1차 외과적 중재와 적절한 동시 재활 전략을 비교하기 위해서는 보다 대표적인 전향적 연구가 필요하다.

비외상성 상완관절와관절 불안정성
(Atraumatic glenohumeral joint instability)

적절한 영상 진단이 필요한 경우 양호한 임상 병력은 적절한 관리를 결정하는 데 도움이 된다. 그 문헌은 50%에서 80%의 효과적인 결과를 보고하는 대부분의 사례에 대해 구조화된 재활 프로그램을 지지한다. 그러나 이것은 다양한 진단 기준과 결과가 있는 열악한 연구를 기반으로 하며 현재까지 수술과 재활을 비교한 양질의 연구는 없다. 수술은 과도한 관절낭 부피를 줄여 이완(laxity)을 줄이고 고유감각을 개선하기 위한 것이다(41장 참조). 처음에 이것은 개방성 관절낭 변위 절차를 거쳤으나 관절경 접근 방식으로 대체되었다.[68] 적절한 재활과 함께 적절한 적응증의 경우 70% 이상의 성공률로 결과가 매우 좋다.[126]

상부관절순 전후방 병변(SLAP lesions)

SLAP 병변을 초래하는 급성 손상 기전이 있는 환자의 경우 조기 관절경 중재가 필요할 수 있다. 의사 결정은 SLAP 파열의 유형과 정도, 환자의 나이, 기능적 요구, 스포츠 활동 수준 및 외과 의사의 선호도를 포함한 여러 요인을 기반으로 한다.[31] 젊은 운동선수의 외상 후 증상이 있는 SLAP 병변의 관절경 치료는 좋은 임상 결과를 가져온다.[12]

던지기 운동과 같은 반복적인 머리 위 활동으로 인해 SLAP 파열이 발생한 환자의 경우, 초기 치료는 3–6개월 동안 보존적이어야 한다. 비수술적 관리가 성공하지 못한 경우 SLAP 치유 또는 이두근 건 고정술의 형태로 수술이 적절할 수 있다. 그러나 머리 위로 던지는 운동선수의 보고된 결과는 덜 성공적이며 상당수의 환자가 부상 전 활동 수준으로 돌아가지 못한다.[12,31]

견봉쇄골관절 불안정성 (Acromioclavicular joint instability)

외상성 ACJ 부상을 치료하기 위한 전통적인 관리는 점점 더 심각해지는 연부조직 손상의 연속체를 나타내는 Rockwood 분류를 기반으로 한다: 유형 1 및 2는 견봉쇄 인대(ACL)의 손상을 나타내며 오구쇄 인대(CCL)는 보존된다. 유형 3은 ACL 및 일부 CCL 인대의 파열을 나타낸다; 유형 4와 5는 변위(후방 또는 하방) 증가와 연부조직 침범으로 ACL과 CCL 모두의 파열을 나타낸다. 문헌에서 합의된 것은 유형 1과 유형 2의 비수술적 관리와 유형 4와 유형 5의 수술적 치료이며, 유형 3은 여전히 논란이 남아 있다.[129] 그러나 방사선 사진, MRI 또는 CT 스캔에 따라 분류할 때 관찰자 간 및 관찰자 간 합의가 좋지 않아 부상을 분류하는 것은 부정확하다.[18,39,80] 점점 더 많은 전문가들이 영상에 의존하기보다는 수술의 역할을 알리는 데 있어 임상적 표현, 환자 요인, 통증, 기능적 결함에 더 중점을 두어야 한다고 주장한다.

일반적으로 대부분의 급성 손상은 수술과 비수술의 전반적인 관리 사이에 거의 차이가 없이 대부분의 환자가 부상에 대해 기능적으로 보상할 수 있기 때문에 초기에 비수술적으로 관리할 수 있다.[77] 그러나 일부 연구에서는 특정 그룹이 외과적 재건술을 더 잘 수행한다고 제안하며, 여기에는 머리 위 운동 선수와 머리 위 육체 노동자가 포함된다.[22] 수술에는 ACJ의 감소와 CCL 및 ACL의 재건을 포함한다. 가장 최근의 연구는 인대의 해부학적 재건이 CCL 복합체의 정상적인 3차원 특성을 모방하기 때문에 더 나은 생체역학적 결과를 제공한다는 것을 보여준다.[82] 그러나 외과의의 선호도에 따라 다양한 기술이 있다.

흉쇄관절 불안정성(Sternoclavicular joint instability)

SCJ의 외상성 아탈구 또는 탈구는 일반적으로 상당한 힘을 필요로 하며 관련 손상을 염두에 두어야 한다. 후방 종격동(mediastinal compromise) 구조의 손상 또는 후방 탈구의 위험이 있으며 잠재적인 의료 응급 상황으로 간주되어야 한다. 드물게 SCJ 디스크(disc)가 손상되어 머리 위 스포츠에서 딸깍 소리와 통증을 유발할 수 있다; 이것은 때때로 정상적인 디스크의 전단 손상의 결과이지만 더 일반적으로 퇴행성 디스크의 찢어짐으로 인해 발생한다. 대부분의 전방 탈구 및 후방 아탈구는 비수술적으로 관리할 수 있지만, 급성 후방 탈구, 특히 종격동 손상이 있는 경우 개방적 정복 및 안정화가 필요할 수있다.[34]

요약(Summary)

어깨 안정성은 관절낭 인대 구조, 뼈의 일치도 및 주변 어깨 근육 조직의 균형 잡힌 순수 반작용력에 따라 달라진다. 어깨 불안정성은 이러한 요인의 손상 또는 파열과 관련된 다양한 스펙트럼을 포함한다. 분류 체계에 대한 지속적인 합의 부족은 불안정성의 하위 그룹에 대한 효과적인 치료법의 비교와 이해를 제한한다. 그러나 분류 체계의 유사성은 치료 접근법을 알려주는 구조적 병리의 유무와 함께 발병 기전(즉, 외상성 여부)의 중요성을 강조한다.

발병 기전, 불안정성의 빈도 및 증상의 중증도에 관한 관련 정보를 추정하려면 자세한 환자 병력이 필수적이다. 영향을 받지 않은 어깨와 비교하여 특정 근력 결핍에 대한 자세한 검사는 기준값을 설정하고 임상가에게 표적 집중 재활을 지시한다. 또한, 예후 요인 간의 상호 작용에 대한 이해도를 높임으로써 임상가는 어깨 불안정 환자의 치료 선택사항에 관한 공동 의사 결정에 참여할 수 있다. 심리사회적 요인들이 반복되는 불안정성을 예측하는 데 미치는 영향은 처음부터 개인의 신념, 기대, 우려를 이해하는 것의 중요성을 강조한다.

참고문헌(References)

1. Ansanello Netto W, Zanca GG, Saccol MF, Zatiti SCA, Mattiello SM. Scapular muscles weakness in subjects with traumatic anterior glenohumeral instability. Phys Ther Sport. 2018;33:76-81.
2. Armstrong A. Disorders of the Sternoclavicular Joint. Orthopaedics and Trauma. 2018;32:186-199.
3. Athanatos L, Pal Singh H, Armstrong A. The management of sternoclavicular instability. Journal of Arthroscopy and Joint Surgery. 2018;5:126-132.
4. Barchick SR, Otte RS, Garrigues GE. Voluntary acromioclavicular joint dislocation: a case report and literature review. J Shoulder Elbow Surg. 2019;28:e238-e244.
5. Bateman M, Jaiswal A, Tambe A. Diagnosis and management of atraumatic shoulder instability. Journal of Arthroscopy and Joint Surgery. 2018;2018:79-85.
6. Beighton P, Solomon L, Soskolne CL. Articular mobility in an African population. Ann Rheum Dis. 1973;32:413-418.
7. Bernhardson AS, Murphy CP, Aman ZS, LaPrade RF, Provencher MT. A prospective analysis of patients with anterior versus posterior shoulder instability: a matched cohort examination and surgical outcome analysis of 200 patients. Am J Sports Med. 2019;47:682-687.
8. Boettcher CE, Cathers I, Ginn KA. The role of shoulder muscles is task specific. J Sci Med Sport. 2010;13:651-656.
9. Borms D, Maenhout A, Cools AM. Incorporation of the kinetic chain into shoulder-elevation exercises: does it affect scapular muscle activity? J Athl Train. 2020;55:343-349.
10. Bottoni CR, Wilckens JH, DeBerardino TM, et al. A prospective, randomized evaluation of arthroscopic stabilization versus nonoperative treatment in patients with acute, traumatic, first-time shoulder dislocations. Am J Sports Med. 2002;30:576-580.
11. Brelin A, Dickens JF. Posterior shoulder instability. Sports Med Arthrosc Rev. 2017;25:136-143.
12. Brockmeyer M, Tompkins M, Kohn DM, Lorbach O. SLAP lesions: a treatment algorithm. Knee Surg Sports Traumatol Arthrosc. 2016;24:447-455.
13. Brownson P, Donaldson O, Fox M, et al. BESS/BOA patient care pathways: traumatic anterior shoulder instability. Shoulder Elbow. 2015;7:214-226.
14. Cadogan A, McNair P, Laslett M, Hing W. Shoulder pain in primary care: diagnostic accuracy of clinical examination tests for non-traumatic acromioclavicular joint pain. BMC Musculoskelet Disord. 2013;14:156.
15. Campbell WW. Evaluation and management of peripheral nerve injury. Clin Neurophysiol. 2008;119:1951-1965.
16. Castori M, Tinkle B, Levy H, Grahame R, Malfait F, Hakim A. A framework for the classification of joint hypermobility and related conditions. Am J Med Genet C Semin Med Genet. 2017;175:148-157.
17. Chester R, Jerosch-Herold C, Lewis J, Shepstone L. Psychological factors are associated with the outcome of physiotherapy for people with shoulder pain: a multicentre longitudinal cohort study. Br J Sports Med. 2018;52:269-275.
18. Cho CH, Hwang I, Seo JS, et al. Reliability of the classification and treatment of dislocations of the acromioclavicular joint. J Shoulder Elbow Surg. 2014;23:665-670.
19. Clark RC, Chandler CC, Fuqua AC, Glymph KN, Lambert GC, Rigney KJ. Use of clinical test clusters versus advanced imaging studies in the management of patients with a suspected SLAP tear. Int J Sports Phys Ther. 2019;14:345-352.
20. Cook JB, Krul KP. Challenges in treating acromioclavicular separations: current concepts. J Am Acad Orthop Surg. 2018;26:669-677.
21. Dark A, Ginn KA, Halaki M. Shoulder muscle recruitment patterns during commonly used rotator cuff exercises: an electromyographic study. Phys Ther. 2007;87:1039-1046.
22. Deans CF, Gentile JM, Tao MA. Acromioclavicular joint injuries in overhead athletes: a concise review of injury mechanisms, treatment options, and outcomes. Curr Rev Musculoskelet Med. 2019;12:80-86.
23. Dhir J, Willis M, Watson L, Somerville L, Sadi J. Evidence-based review of clinical diagnostic tests and predictive clinical tests that evaluate response to conservative rehabilitation for posterior glenohumeral instability: a systematic review. Sports Health. 2018;10:141-145.
24. Dickens JF, Rue JP, Cameron KL, et al. Successful return to sport after arthroscopic shoulder stabilization versus nonoperative management in contact athletes with anterior shoulder instability: a prospective multicenter study. Am J Sports Med. 2017;45:2540-2546.
25. Dunn WR, Kuhn JE, Sanders R, et al. Symptoms of pain do not correlate with rotator cuff tear severity: a cross-sectional study of 393 patients with a symptomatic atraumatic full-thickness rotator cuff tear. J Bone Joint Surg Am. 2014;96:793-800.
26. Dyrna FGE, Ludwig M, Imhoff AB, Martetschlager F. Off-track Hill-Sachs lesions predispose to recurrence after nonoperative management of first-time anterior shoulder dislocations. Knee Surg Sports Traumatol Arthrosc. 2021;29:2289-2296.
27. Edouard P, Degache F, Beguin L, et al. Rotator cuff strength in recurrent anterior shoulder instability. J Bone Joint Surg Am. 2011;93:759-765.
28. Edouard P, Gasq D, Calmels P, Degache F. Sensorimotor control deficiency in recurrent anterior shoulder instability assessed with a stabilometric force platform. J Shoulder Elbow Surg. 2014;23:355-360.
29. Eshoj H, Ingwersen KG, Larsen CM, Kjaer BH, Juul-Kristensen B. Intertester reliability of clinical shoulder instability and laxity tests in subjects with and without self-reported shoulder problems. BMJ Open. 2018;8:e018472.
30. Eshoj HR, Rasmussen S, Frich LH, et al. Neuromuscular exercises improve shoulder function more than standard care exercises in patients with a traumatic anterior shoulder dislocation: a randomized controlled trial. Orthop J Sports Med. 2020;8:2325967119896102.
31. Familiari F, Huri G, Simonetta R, McFarland EG. SLAP lesions: current controversies. EFORT Open Rev. 2019;4:25-32.
32. Farber AJ, Castillo R, Clough M, Bahk M, McFarland EG. Clinical assessment of three common tests for traumatic anterior shoulder instability. J Bone Joint Surg Am. 2006;88:1467-1474.
33. Gagey OJ, Gagey N. The hyperabduction test. J Bone Joint Surg Br. 2001;83:69-74.

34. Garcia JA, Arguello AM, Momaya AM, Ponce BA. Sternoclavicular joint instability: symptoms, diagnosis and management. Orthop Res Rev. 2020;12:75-87.

35. Gartsman GM, Brinker MR, Khan M, Karahan M. Self-assessment of general health status in patients with five common shoulder conditions. J Shoulder Elbow Surg. 1998;7:228-237.

36. Gerber C, Ganz R. Clinical assessment of instability of the shoulder. With special reference to anterior and posterior drawer tests. J Bone Joint Surg Br. 1984;66:551-556.

37. Ginn KA, Cohen ML. Conservative treatment for shoulder pain: prognostic indicators of outcome. Arch Phys Med Rehabil. 2004;85:1231-1235.

38. Grahame R, Hakim AJ. Hypermobility. Curr Opin Rheumatol. 2008;20:106-110.

39. Granville-Chapman J, Torrance E, Rashid A, Funk L. The Rockwood classification in acute acromioclavicular joint injury does not correlate with symptoms. J Orthop Surg (Hong Kong). 2018;26:2309499018777886.

40. Gross ML, Distefano MC. Anterior release test. A new test for occult shoulder instability. Clin Orthop Relat Res. 1997;105-108.

41. Gutkowska O, Martynkiewicz J, Stepniewski M, Gosk J. Analysis of patient-dependent and trauma-dependent risk factors for persistent brachial plexus injury after shoulder dislocation. Biomed Res Int. 2018;2018:4512137.

42. Gutkowska O, Martynkiewicz J, Urban M, Gosk J. Brachial plexus injury after shoulder dislocation: a literature review. Neurosurg Rev. 2020;43:407-423.

43. Haller S, Cunningham G, Laedermann A, et al. Shoulder apprehension impacts large-scale functional brain networks. AJNR Am J Neuroradiol. 2014;35:691-697.

44. Handoll HH, Almaiyah MA, Rangan A. Surgical versus non-surgical treatment for acute anterior shoulder dislocation. Cochrane Database Syst Rev. 2004;CD004325.

45. Hegedus EJ, Goode AP, Cook CE, et al. Which physical examination tests provide clinicians with the most value when examining the shoulder? Update of a systematic review with meta-analysis of individual tests. Br J Sports Med. 2012;46:964-978.

46. Hegedus EJ, Michener LA, Seitz AL. Three key findings when diagnosing shoulder multidirectional instability: patient report of instability, hypermobility, and specific shoulder tests. J Orthop Sports Phys Ther. 2020;50:52-54.

47. Howard A, Powell JL, Gibson J, Hawkes D, Kemp GJ, Frostick SP. A functional magnetic resonance imaging study of patients with Polar Type II/III complex shoulder instability. Sci Rep. 2019;9:6271.

48. Hurley ET, Manjunath AK, Bloom DA, et al. Arthroscopic Bankart repair versus conservative management for first-time traumatic anterior shoulder instability: a systematic review and meta-analysis. Arthroscopy. 2020;36:2526-2532.

49. Jaggi A, Noorani A, Malone A, Cowan J, Lambert S, Bayley I. Muscle activation patterns in patients with recurrent shoulder instability. Int J Shoulder Surg. 2012;6:101-107.

50. Jia X, Ji JH, Petersen SA, Freehill MT, McFarland EG. An analysis of shoulder laxity in patients undergoing shoulder surgery. J Bone Joint Surg Am. 2009;91:2144-2150.

51. Jobe FW, Kvitne RS, Giangarra CE. Shoulder pain in the overhand or throwing athlete. The relationship of anterior instability and rotator cuff impingement. Orthop Rev. 1989;18:963-975.

52. Johansson FR, Skillgate E, Lapauw ML, et al. Measuring eccentric strength of the shoulder external rotators using a handheld dynamometer: reliability and validity. J Athl Train. 2015;50:719-725.

53. Johnson SM, Robinson CM. Shoulder instability in patients with joint hyperlaxity. J Bone Joint Surg Am. 2010;92:1545-1557.

54. Jones S, Hanchard N, Hamilton S, Rangan A. A qualitative study of patients' perceptions and priorities when living with primary frozen shoulder. BMJ Open. 2013;3:e003452.

55. Juul-Kristensen B, Schmedling K, Rombaut L, Lund H, Engelbert RH. Measurement properties of clinical assessment methods for classifying generalized joint hypermobility: a systematic review. Am J Med Genet C Semin Med Genet. 2017;175:116-147.

56. Kavaja L, Lahdeoja T, Malmivaara A, Paavola M. Treatment after traumatic shoulder dislocation: a systematic review with a network meta-analysis. Br J Sports Med. 2018;52:1498-1506.

57. Kim SH, Park JC, Park JS, Oh I. Painful jerk test: a predictor of success in nonoperative treatment of posteroinferior instability of the shoulder. Am J Sports Med. 2004;32:1849-1855.

58. Kirkley A, Griffin S, Richards C, Miniaci A, Mohtadi N. Prospective randomized clinical trial comparing the effectiveness of immediate arthroscopic stabilization versus immobilization and rehabilitation in first traumatic anterior dislocations of the shoulder. Arthroscopy. 1999;15:507-514.

59. Krill MK, Rosas S, Kwon K, Dakkak A, Nwachukwu BU, McCormick F. A concise evidence-based physical examination for diagnosis of acromioclavicular joint pathology: a systematic review. Phys Sportsmed. 2018;46:98-104.

60. Kuhn JE. A new classification system for shoulder instability. Br J Sports Med. 2010;44:341-346.

61. Ladermann A, Tirefort J, Zanchi D, et al. Shoulder apprehension: a multifactorial approach. EFORT Open Rev. 2018;3:550-557.

62. Lee JH, Park JS, Hwang HJ, Jeong WK. Time to peak torque and acceleration time are altered in male patients following traumatic shoulder instability. J Shoulder Elbow Surg. 2018;27:1505-1511.

63. Lehman GJ. The role and value of symptom-modification approaches in musculoskeletal practice. J Orthop Sports Phys Ther. 2018;48:430-435.

64. Leroux T, Wasserstein D, Veillette C, et al. Epidemiology of primary anterior shoulder dislocation requiring closed reduction in Ontario, Canada. Am J Sports Med. 2014;42:442-450.

65. Lewis A, Kitamura T, Bayley JIL. (ii) The classification of shoulder instability: new light through old windows! Current Orthopaedics. 2004;18:97-108.

66. Lo IK, Nonweiler B, Woolfrey M, Litchfield R, Kirkley A. An evaluation of the apprehension, relocation, and surprise tests for anterior shoulder instability. Am J Sports Med. 2004;32:301-307.

67. Longo UG, Loppini M, Rizzello G, Ciuffreda M, Maffulli N, Denaro V. Management of primary acute anterior shoulder dislocation: systematic review and quantitative synthesis of the literature. Arthroscopy. 2014;30:506-522.

68. Longo UG, Rizzello G, Loppini M, et al. Multidirectional instability of the

shoulder: a systematic review. Arthroscopy. 2015;31:2431-2443.

69. Martetschlager F, Kraus N, Scheibel M, Streich J, Venjakob A, Maier D. The diagnosis and treatment of acute dislocation of the acromioclavicular joint. Dtsch Arztebl Int. 2019;116:89-95.

70. Martetschlager F, Warth RJ, Millett PJ. Instability and degenerative arthritis of the sternoclavicular joint: a current concepts review. Am J Sports Med. 2014;42:999-1007.

71. Martinez-Calderon J, Struyf F, Meeus M, Luque-Suarez A. The association between pain beliefs and pain intensity and/or disability in people with shoulder pain: A systematic review. Musculoskelet Sci Pract. 2018;37:29-57.

72. McFarland EG, Kim TK, Park HB, Neira CA, Gutierrez MI. The effect of variation in definition on the diagnosis of multidirectional instability of the shoulder. J Bone Joint Surg Am. 2003;85:2138-2144.

73. Milgrom C, Milgrom Y, Radeva-Petrova D, Jaber S, Beyth S, Finestone AS. The supine apprehension test helps predict the risk of recurrent instability after a first-time anterior shoulder dislocation. J Shoulder Elbow Surg. 2014;23:1838-1842.

74. Minns Lowe CJ, Moser J, Barker K. Living with a symptomatic rotator cuff tear 'bad days, bad nights': a qualitative study. BMC Musculoskelet Disord. 2014;15:228.

75. Morita W, Tasaki A. Intra- and inter-observer reproducibility of shoulder laxity tests: comparison of the drawer, modified drawer and load and shift tests. J Orthop Sci. 2018;23:57-63.

76. Morris B, Dome D, Sciascia A, Kibler WB. The Scapula and Acromioclavicular Separation and Arthritis. Switzerland: Springer International Publishing; 2017.

77. Murray IR, Robinson PG, Goudie EB, Duckworth AD, Clark K, Robinson CM. Open reduction and tunneled suspensory device fixation compared with nonoperative treatment for type-III and type-IV acromioclavicular joint dislocations: the ACORN prospective, randomized controlled trial. J Bone Joint Surg Am. 2018;100:1912-1918.

78. Myers JB, Wassinger CA, Lephart SM. Sensorimotor contribution to shoulder stability: effect of injury and rehabilitation. Man Ther. 2006;11:197-201.

79. Neer CS, 2nd, Foster CR. Inferior capsular shift for involuntary inferior and multidirectional instability of the shoulder. A preliminary report. J Bone Joint Surg Am. 1980;62:897-908.

80. Ng CY, Smith EK, Funk L. Reliability of the traditional classification systems for acromioclavicular joint injuries by radiography. 2012;4:266-269.

81. Noorani A, Goldring M, Jaggi A, et al. BESS/BOA patient care pathways: atraumatic shoulder instability. Shoulder Elbow. 2019;11:60-70.

82. North AS, Wilkinson T. Surgical reconstruction of the acromioclavicular joint: can we identify the optimal approach? Strategies Trauma Limb Reconstr. 2018;13:69-74.

83. Olds M, Donaldson K, Ellis R, Kersten P. In children 18 years and under, what promotes recurrent shoulder instability after traumatic anterior shoulder dislocation? A systematic review and meta-analysis of risk factors. Br J Sports Med. 2016;50:1135-1141.

84. Olds M, Ellis R, Donaldson K, Parmar P, Kersten P. Risk factors which predispose first-time traumatic anterior shoulder dislocations to recurrent instability in adults: a systematic review and meta-analysis. Br J Sports Med. 2015;49:913-922.

85. Olds M, Ellis R, Kersten P. Predicting Recurrent Instability of the Shoulder (PRIS): a valid tool to predict which patients will not have repeat shoulder instability after first-time traumatic anterior dislocation. J Orthop Sports Phys Ther. 2020;50:431-437.

86. Olds MK, Ellis R, Parmar P, Kersten P. Who will redislocate his/her shoulder? Predicting recurrent instability following a first traumatic anterior shoulder dislocation. BMJ Open Sport Exerc Med. 2019;5:e000447.

87. Owens BD, Campbell SE, Cameron KL. Risk factors for anterior glenohumeral instability. Am J Sports Med. 2014;42:2591-2596.

88. Owens BD, Campbell SE, Cameron KL. Risk factors for posterior shoulder instability in young athletes. Am J Sports Med. 2013;41:2645-2649.

89. Paterson WH, Throckmorton TW, Koester M, Azar FM, Kuhn JE. Position and duration of immobilization after primary anterior shoulder dislocation: a systematic review and meta-analysis of the literature. J Bone Joint Surg Am. 2010;92:2924-2933.

90. Pollock RG, Bigliani LU. Recurrent posterior shoulder instability. Diagnosis and treatment. Clin Orthop Relat Res. 1993;85-96.

91. Richardson E, Lewis JS, Gibson J, et al. Role of the kinetic chain in shoulder rehabilitation: does incorporating the trunk and lower limb into shoulder exercise regimes influence shoulder muscle recruitment patterns? Systematic review of electromyography studies. BMJ Open Sport Exerc Med. 2020;6:e000683.

92. Roach CJ, Cameron KL, Westrick RB, Posner MA, Owens BD. Rotator cuff weakness is not a risk factor for first-time anterior glenohumeral instability. Orthop J Sports Med. 2013;1:2325967113489097.

93. Robinson CM, Howes J, Murdoch H, Will E, Graham C. Functional outcome and risk of recurrent instability after primary traumatic anterior shoulder dislocation in young patients. J Bone Joint Surg Am. 2006;88:2326-2336.

94. Robinson CM, Jenkins PJ, Markham PE, Beggs I. Disorders of the sternoclavicular joint. J Bone Joint Surg Br. 2008;90:685-696. 1

95. Robinson CM, Seah M, Akhtar MA. The epidemiology, risk of recurrence, and functional outcome after an acute traumatic posterior dislocation of the shoulder. J Bone Joint Surg Am. 2011;93:1605-1613.

96. Robinson CM, Shur N, Sharpe T, Ray A, Murray IR. Injuries associated with traumatic anterior glenohumeral dislocations. J Bone Joint Surg Am. 2012;94:18-26.

97. Ropars M, Fournier A, Campillo B, et al. Clinical assessment of external rotation for the diagnosis of anterior shoulder hyperlaxity. Orthop Traumatol Surg Res. 2010;96:S84-87.

98. Rowe CR, Zarins B. Recurrent transient subluxation of the shoulder. J Bone Joint Surg Am. 1981;63:863-872.

99. Sachs RA, Stone ML, Paxton E, Kuney M, Lin D. Can the need for future surgery for acute traumatic anterior shoulder dislocation be predicted? 2007;89:1665-1674.

100. Safran O, Milgrom C, Radeva-Petrova DR, Jaber S, Finestone A. Accuracy of the anterior apprehension test as a predictor of risk for redislocation after a first traumatic shoulder dislocation. Am J Sports Med. 2010;38:972-975.

101. Salomonsson B, von Heine A, Dahlborn M, et al. Bony Bankart is a positive predictive factor after primary shoulder dislocation. Knee Surg Sports Traumatol Arthrosc. 2010;18:1425-1431.

102. Scott M, Sachinis NP, Gooding B. The role of structured physiotherapy in treating patients with atraumatic shoulder instability: medium term results from a case series. Shoulder Elbow. 2020;12:63-70.

103. Sewell MD, Al-Hadithy N, Le Leu A, Lambert SM. Instability of the sternoclavicular joint: current concepts in classification, treatment and outcomes. Bone Joint J. 2013;95-B:721-731.

104. Shin SJ, Yun YH, Kim DJ, Yoo JD. Treatment of traumatic anterior shoulder dislocation in patients older than 60 years. Am J Sports Med. 2012;40:822-827.

105. Shitara H, Shimoyama D, Sasaki T, et al. The neural correlates of shoulder apprehension: a functional MRI study. PLoS One. 2015;10:e0137387.

106. Silliman JF, Hawkins RJ. Classification and physical diagnosis of instability of the shoulder. Clin Orthop Relat Res. 1993;7-19.

107. Simank HG, Dauer G, Schneider S, Loew M. Incidence of rotator cuff tears in shoulder dislocations and results of therapy in older patients. Arch Orthop Trauma Surg. 2006;126:235-240.

108. Sirin E, Aydin N, Mert Topkar O. Acromioclavicular joint injuries: diagnosis, classification and ligamentoplasty procedures. EFORT Open Rev. 2018;3:426-433.

109. Skjaker SA, Enger M, Engebretsen L, Brox JI, Boe B. Young men in sports are at highest risk of acromioclavicular joint injuries: a prospective cohort study. Knee Surg Sports Traumatol Arthrosc. 2021;29:2039–2045.

110. Spanhove V, Van Daele M, Van den Abeele A, et al. Muscle activity and scapular kinematics in individuals with multidirectional shoulder instability: a systematic review. Ann Phys Rehabil Med. 2021;64:101457.

111. Staker JL, Evans AJ, Jacobs LE, et al. The effect of tactile and verbal guidance during scapulothoracic exercises: an EMG and kinematic investigation. J Electromyogr Kinesiol. 2019;102334.

112. Taylor DC, Arciero RA. Pathologic changes associated with shoulder dislocations. Arthroscopic and physical examination findings in first-time, traumatic anterior dislocations. Am J Sports Med. 1997;25:306-311.

113. te Slaa RL, Brand R, Marti RK. A prospective arthroscopic study of acute first-time anterior shoulder dislocation in the young: a five-year follow-up study. J Shoulder Elbow Surg. 2003;12:529-534.

114. Teunis T, Lubberts B, Reilly BT, Ring D. A systematic review and pooled analysis of the prevalence of rotator cuff disease with increasing age. J Shoulder Elbow Surg. 2014;23:1913-1921.

115. Tjong VK, Devitt BM, Murnaghan ML, Ogilvie-Harris DJ, Theodoropoulos JS. A qualitative investigation of return to sport after arthroscopic Bankart repair: beyond stability. Am J Sports Med. 2015;43:2005-2011.

116. Tokish JM, Thigpen CA, Kissenberth MJ, et al. The Nonoperative Instability Severity Index Score (NISIS): a simple tool to guide operative versus nonoperative treatment of the unstable shoulder. Sports Health. 2020;12:598-602.

117. Tyler TF, Nahow RC, Nicholas SJ, McHugh MP. Quantifying shoulder rotation weakness in patients with shoulder impingement. J Shoulder Elbow Surg. 2005;14:570-574.

118. Van Tongel A, Karelse A, Berghs B, Van Isacker T, De Wilde L. Diagnostic value of active protraction and retraction for sternoclavicular joint pain. BMC Musculoskelet Disord. 2014;15:421.

119. Vermeiren J, Handelberg F, Casteleyn PP, Opdecam P. The rate of recurrence of traumatic anterior dislocation of the shoulder. A study of 154 cases and a review of the literature. Int Orthop. 1993;17:337-341.

120. Wagstrom E, Raynor B, Jani S, et al. Epidemiology of glenohumeral instability related to sporting activities using the FEDS (Frequency, Etiology, Direction, and Severity) classification system: a multicenter analysis. Orthop J Sports Med. 2019;7:2325967119861038.

121. Wallace AL. Faithful but unfortunate: Churchill and his shoulder. Shoulder Elbow. 2019;11:4-8.

122. Warby SA, Watson L, Ford JJ, Hahne AJ, Pizzari T. Multidirectional instability of the glenohumeral joint: etiology, classification, assessment, and management. J Hand Ther. 2017;30:175-181.

123. Wasserstein DN, Sheth U, Colbenson K, et al. The true recurrence rate and factors predicting recurrent instability after nonsurgical management of traumatic primary anterior shoulder dislocation: a systematic review. Arthroscopy. 2016;32:2616-2625.

124. Watson L, Warby S, Balster S, Lenssen R, Pizzari T. The treatment of multidirectional instability of the shoulder with a rehabilitation program: Part 1. Shoulder Elbow. 2016;8:271-278. 6

125. Wattanaprakornkul D, Cathers I, Halaki M, Ginn KA. The rotator cuff muscles have a direction specific recruitment pattern during shoulder flexion and extension exercises. J Sci Med Sport. 2011;14:376-382.

126. Witney-Lagen C, Hassan A, Doodson A, Venkateswaran B. Arthroscopic plication for multidirectional instability: 50 patients with a minimum of 2 years of follow-up. J Shoulder Elbow Surg. 2017;26:e29-e36.

127. Woodmass JM, Lee J, Wu IT, et al. Incidence of posterior shoulder instability and trends in surgical reconstruction: a 22-year population-based study. J Shoulder Elbow Surg. 2019;28:611-616.

128. Wright A, Monga P. Diagnosing shoulder instability. Journal of Arthroscopy and Joint Surgery. 2018;5:67-70.

129. Yewlett A, Dearden PMC, Ferran NA, Evans RO, Kulkani R. Acromioclavicular joint dislocation: diagnosis and management. 2012;4:81-86.

130. Yoo Y-S. Acromial clavicular joint. In: Bain GI, Di Giacomo G, Itoi E, Sugaya H (eds). Normal and Pathological Anatomy of the Shoulder. Berlin: Springer; 2015.

131. Zacchilli MA, Owens BD. Epidemiology of shoulder dislocations presenting to emergency departments in the United States. J Bone Joint Surg Am. 2010;92:542-549.

132. Zanchi D, Cunningham G, Ladermann A, Ozturk M, Hoffmeyer P, Haller S. Structural white matter and functional connectivity alterations in patients with shoulder apprehension. Sci Rep. 2017;7:42327.

어깨 강직 18

(The stiff shoulder)

Jeremy Lewis, Sarah Boyd, William King, Paul Salamh

개요(Introduction)

여러분 앞에 있는 사람이 일반적으로 어깨 강직이라고 하는 예상보다 적은 어깨 가동 범위를 가지고 있다는 결론은 복잡하지 않다. 이 결론에 도달하는 방법은 환자 면담에서 나왔고 육안 검사, 각도 측정, 경사계 측정, 줄자, 움직임 캡처 소프트웨어 및 기능 검사를 사용한 능동적 및 수동적, 생리학적 어깨 움직임의 평가로 확인된다. 더 어려운 질문은 어깨가 왜 뻣뻣한가(stiff)이다.

어떤 생체심리사회적 요인이 특정 개인의 어깨 강직을 나타내는 데 기여하는지 결정하려는 시도는 고유한 일련의 과제를 수반하며 신중한 고려가 필요하다. 15장에서 제안하고 그림 15.1에 묘사된 것처럼 어깨와 관련된 근골격계 질환에서 발생하는 증상을 나타내는 대부분의 사람들은 통증, 운동 상실, 쇠약 및 기타 무수한 증상을 설명한다. 임상가의 역할은 임상 탐정으로서 환자 면담 시 수집된 정보(11장), 임상 추론(13장)과 필요할 경우 추가 조사 결과(14장)를 통합하고, 통증, 강직 및 기타 증상의 구체적인 조합이 이 시점에서 앞에 있는 사람과 여러분, 임상가에게 무엇을 의미할 수 있는지 가정하는 것이다.

평가 과정 동안 개인은 12장에서 논의한 대로 적절한 환자 보고 결과 측정(PROM)을 완료해야 한다. 이 PROM은 어깨 기능, 통증 경험, 심리사회적 및 생활방식 요인, 공포 회피 행동, 통증 파국화 및 우울증과 관련된 귀중한 정보를 제공한다. 다른 어깨 질환과 마찬가지로 모든 사람에게 완벽한 결과 측정은 아니지만, 어깨 강직과 관련된 요인은 다양할 가능성이 높으며, 이 모든 요소를 다루어야 강직으로 인한 장애를 줄일 수 있다.

면담하는 동안에 개인은 옷 입기, 개인위생 관리, 스포츠 참여, 취미, 직업 및 기타 가치 있는 일상 활동과 같은 일상적인 작업을 수행하는 데 어려움을 설명할 수 있다. 면담을 통해 임상가는 일반적으로 발병이 느리거나 빠른지, 외상성, 비외상성, 특발성, 이원성(iatrogenic), 다른 증상, 상태 또는 동반 질환과 관련이 있는지, 그리고 아마도 가족력인지 알게 될 것이다.[84,114,165] 임상가는 또한 증상 행동에 대한 중요한 정보를 종합하기 시작하고 환자의 우려, 두려움, 기대, 욕구 및 임상 관계의 목표를 이해하기 시작할 것이다. 모든 단계에서 임상가는 환자의 이야기에 주의를 기울이고(1장과 11장 참조) 환자의 믿음, 우려, 경험을 확인하여 상호 신뢰와 존중을 바탕으로 가능한 가장 강력한 치료 동맹을 구축하는 것을 목표로 한다.

임상 검진의 핵심은 골육종 및 기타 뼈 종양, 감염, 탈구 잠김 또는 무혈성 괴사와 같은 심각한(위험신호) 병리(8, 13, 14, 15, 24, 25장 참조)를 선별하는 것이다.[50,84,126] 우리는 살아 있는 사람들의 신체 내부를 볼 수 있는 1세대 인간에 속하게 되어 행운이며, 영상(14장 참조)은 적절하게 사용될 경우, 어깨 강직을 보이는 사람들의 가설 검사, 임상 추론 및 진단에 중요한 역할을 한다.

생리학적 운동의 능동 및 수동 어깨 범위를 평가하고 관련 기능 활동 중 움직임을 평가하고 정상 자료와 함께 반대측과(가능한 경우) 비교하는 것이 필수적이다. 강직이 어깨 기능의 주요 제한인 경우, 수동 및 능동 운동 범위를 평가할 때 움직임이 동등하게 제한될 수 있다.[18,165] 추가적으로, 환자가 보고하는 것과 수동적 운동 범위를 검사할 때 임상가가 인지하는 것은 임상 추론을 뒷받침할 수 있다. 예를 들어, 환자는 능동적 및 수동적으로 견관절에서 외회전이 15°로 제한되어 통증을 보고할 수 있으며, 이 범위의 끝에서 임상가가는 상당한 움직임 제한(강직)을 느낄 수 있다. 유형 인식, 통증 과학에 대한 현대적 이해, 다양한 어깨 상태 및 그 표현에 대한 지식, 영상 조사에 대한 해석은 모두 임상 결과에 대한 임상가의 이해를 지원한다.

환자 면담에서 얻은 정보는 적절한 영상 촬영에 의해 지원되는 임상 검진과 함께 어깨 강직, 통증 및 쇠약의 조합을 설명하는 데 도움이 될 수 있다. 탈구 잠김, 심한 골관절염, 회전근개 관절병증, 골육종 또는 무혈성 괴사와 같은 진단은 어깨 강직 및 동반되는 증상의 원인을 설명할 수 있다. 오십견의 경우와 같이 영상 소견, 혈액 검사, 기타 조사로 진단을 확인할 수 없는 다른 상황에서는 임상 가설이 형성될 수 있지만 결코 확인되지 않을 수 있다. 이러한 상황에서, 임상가는 환자에게 "… 우리의 대화, 임상 평가 및 영상 결과를 토대로 볼 때, 당신이 오십견일 가능성이 높고, 이것이 당신이 어깨 통증을 경험하고 있고 제한된 움직임을 겪고 있는 이유입니다."라고 세심하게 알려야 한다.

다음 단계는 환자와 다양한 치료 선택의 위해성, 유익성, 요구 사항을 설명하는 공유 의사 결정 대화에 참여하는 것이다(13장). 이것이 어깨 강직의 평가와 관리 사이의 가교처럼 보일 수 있지만, 우리는 환자, 어깨 강직을 둘러싼 가치, 신념, 기대에 대해 계속 더 많이 배우기 때문에 평가의 매우 중요한 부분 이기도 하고, 그들의 관리 결정을 지지하고 영향을 미칠 수 있는 개인에 대한 이해를 얻는다.[58]

이 장의 다음 부분에서는 어깨 강직과 관련된 다양한 상태에 대한 평가 및 관리를 살펴본다. 그것은 완전하지 않으며, 우리는 공통적이고 덜 공통적인 방식의 예를 선택하였다.

오십견(Frozen shoulder)

역사(*History*)

오십견(Frozen Shoulder, FS)은 일반적으로 상당한 어깨 통증, 운동 제한 및 상당한 이환율을 수반하는 상태이다. 시간이 지남에 따라 기능이 향상되고 장애가 감소하지만, 통증과 어깨 경직은 FS가 있는 모든 사람에게 해결되지 않을 수 있다. 상당한 연구에도 불구하고 FS는 복잡하고 제대로 이해되지 않은 근골격 질환으로 남아 있다.[1,27,78,84] 150년 전, Duplay[38,39]는 견봉하 점액낭의 염증으로 인한 상태를 "견갑상완골 관절 주위(péri−arthrite scapulo−humérale)"로 설명하면서 어깨 통증과 제한된 움직임의 장애 조합을 설명하였다. 방사선 영상의 출현으로 석회질 침착물이 관찰되었으며, 일부에서는 이 새로 관찰된 현상으로 인해 일정 기간 동안 통증과 강직이 발생하였다.[7]

Codman[32]은 처음에 이 상태를 "유착성 견봉하 점액낭염"으로 간주했지만 15년 동안의 임상 관찰 끝에 오십견이라는 용어에 찬성하여 이를 거부하였다. 그는 그 상태가 회전근개의 비석회화 건염과 관련이 있다고 믿었고, 석회화는 다른 병리를 나타낸다고 주장하였다. 1년 동안(1933년 경) Codman은 오십견으로 고통받는 4명의 환자를 치료하고 다음과 같은 증상을 일관되게 설명하였다:(영향을 받는 쪽에서 잠을 잘 수 없음, 고통스럽고 불완전한 어깨 거상 및 외회전, 가능한 뼈 위축을 제외하고 정상적인 어깨 방사선 사진). 그는 병인이 불확실하고 치료가 어려운 상태이지만 장애는 거의 확실하게 해결될 것이라고 덧붙였다. 오십견을 치료하기 위해 Codman은 1주에서 2주 동안 팔을 들어 올리지 못하게 하는 입원을 주장하였다. 환자는 진자 운동을 수행하기 위해 하루에 한 번 침대에서 일어나도록 허용되었다. Lippmann[88]은 Codman의 많은 관찰을 지지했지만, 관절 주위 염증이나 오십견은 이두근건의 장두에 염증이 생겨 이두근초(sheath)와 이두근구(groove)에 건(tendon)이 단단히 접착되어 발생한다고 주장하였다. 12명의 수술 중 소견을 바탕으로 Lippmann은 이 상태를 이두근 건초염이라고 부르고 임상적으로는 de Quervain's 병변과 유사한 것으로 간주해야 한다고 주장하였다. 그 후 얼마 지나지 않아 10명의 환자에 대한 일련의 사례와 견관절낭의 염증, 섬유증 및 구축에 대한 관찰을 기반으로, 그리고 액와 주름이 상완골두에 "부착"됨에 따라 Neviaser[100]은 유착성 관절낭염이라는 용어가 병리학을 더 잘 설명할 수 있다고 제안하였다 – 유착은 피부에 도포한 석고와 유사하다. 상완골의 회전 및 도수교정은 유착성 관절낭을 상완골두에서 분리하는 것을 지지하였다. 이후의 근거는 상완관절와관절낭과 오구상완인대 및 회전근간격의 비후 및 구축이 상완골에 유착이 없는 오십견과 관련이 있음을 시사했으며,[16,17,19,141,152] 이 상태를 설명하는데 사용되는 용어에 대한 것에 혼란을 야기하였고, 최고의 용어에 대한 논쟁을 부채질하였다.

용어(*Terminology*)

오십견과 유착성 관절낭염(adhesive capsulitis)이라는 두 가지 용어는 오늘날 일반적으로 이 상태를 설명하기 위해 같은 의미로 사용된다. 역사적으로, 오십견이라는 용어를 도입한 Codman[32]과 유착성 관절낭염을 도입한 Neviaser[100]은 겉보기에 유사한 임상 양상으로 서로 다른 병리를 설명하고 있었다. 원본 간행물과 상대적으로 제한된 후속 연구의 참가자 수가 적기 때문에 원래 용어가 동일하거나 별도의 조건을 나타내는지, 일부 중복되는 별도의 조건 또는 병리학의 연속체를 나타내는지 불확실하다. 지난 수십 년 동안 두 용어가 병합되었으며 이 상태를 가진 모든 사람에서 관절낭 구축, 염증 또는 유착이 동일한 방식으로 발생하는지 여부는 해결되지 않은 상태로 남아 있다.[16,89] 요약하자면, FS와 유착성 관절낭염은 다른 병리학 또는 동일한 상태이며 통증과 강직을 유발하는 다양한 유형과 병리학이 있다. 유착과 염증에 대한 근거가 여전히 모호하기 때문에[16,57,89] 우리는 환자가 경험하는 것(어깨가 얼었거나 얼었다가 녹는 중)과 유사하기 때문에 오십견이라는 용어를 선호한다. 오십견이라는 용어가 가장 좋은 용어인지, 아니면 시간이 지나도 견딜 수 있는지 여부는 확실하지 않다. 우리는 그것이 현재 사용 가능한 최고의 용어라고 제안한다.

용어의 불확실성으로 인해 일부 임상가와 연구자는 두 이름을 모두 거부해야 하며 단순히 임상적 표현을 어깨 강직(stiff shoulder)라고 불러야 한다고 주장한다. 우리는 어깨 강직이라는 용어가 너무 광범위하다고 주장한다. 이 용어는 종종 매우 다른 관리가 필요한 제한된 어깨 운동(이 장에서 논의됨)을 포함하는 다양한 임상 발표에 대한 포괄적인 용어이기 때문이다. 예를 들어, 오십견과 무혈성 괴사는 유사한 임상 양상을 보일 수 있으며 둘 다 가장 중요한 용어인 어깨 강직에 속한다. 어깨 범위가 제한된 모든 사람들을 어깨 강직으로 "진단"하는 것은 임상 담론을 허용하지 않으며 연구를 위한 선정 및 제외 기준을 공식화할 때 도움이 되지 않다.

이에 따라 어깨 강직과 관련된 조건의 하위 범주로 합의된 임상 특징과 함께 오십견이라는 용어를 사용하면 임상가와 연구자가 서로 의사소통을 할 수 있다. 어깨 강직이 의심되는 증상을 자격 없는 "어깨 강직"으로 진단하는 것은 어깨 강직으로 나타나는 많은 조건 중 하나로 논의를 촉진하지 않을 뿐 아니라 현재의 혼란과 치료를 원하는 사람들이 직면한 혼란을 증폭시킬 뿐이다.

"원발성(primary)" 및 "속발성(secondary)" 오십견이라는 용어가 문헌에 소개되었다.[89] 원발성 FS는 특발성 오십견이라고도 하며, 발병이 외상, 수술 또는 관련 동반 질환과 관련이 없다. 속발성 FS는 기저 동반 질환이 있거나 수술 또는 외상 후에 발생한다. 이차 형태는 내인성, 내인적 의원성, 외인성 및 전신성 하위 범주로 더 분류되었다. 내인성(Intrinsic)은 어깨에 내재된 다른 상태(예: 회전근개 병리)를 포함하고, 외인성(Extrinsic)은 바로 어깨에 더 멀리 떨어진 상태(예: 경추 신경근병증)와 관련되며, 이차 계통(Secondary systemic)은 진성 당뇨병(DM) 또는 갑상선 상태와 같은 관련 전신 건강 상태를 포함한다. 내인적 의원성은 수술 후 오십견이 발생하는 것을 말한다. 그림 18.1은 오십견을 하위 분류하는 데 일반적으로 사용되는 명명법이 자세히 나와 있다.

병태생리학과 시간 경과
(Pathophysiology and time course)

오십견(FS) 거울(mirror)을 정의하고 분류하는 복잡성은 병태생리학과 상태의 경과를 확인하려고 시도한다. Neviaser[100]은 "유착성 관절낭염"이라는 용어를 알려준 관절낭의 염증 과정을 설명하였다. 이 기능은 임상 관찰 및 원래의 "오십견" 용어와 결합되어 상태의 경과를 3단계로 분류하였다. 1단계는 "냉동(freezing)"(염증), 2단계는 "동결(frozen)"(섬유증), 3단계는 섬유증 해결을 통한 자연적인 해결로 "해동(thawing)"이다.[99] 초기 단계에서 관찰된 염증 및 신생혈관성, 그리고 이 질환과 관련된 가장 심각한 통증 경험을 동반한 염증 및 신생혈관성은 적색, 분홍색, 백색 용어를 사용하여 단계와 대략 일치하는 색상 분류로 이어졌다.[101] 이 저자들은 통증이 시작되지만 강직이 없는 네번째 "전 염증(pre-inflammatory)" 단계를 추가하였다.[101]

Lewis[84]는 통증과 강직이라는 두 가지 별개의 임상 단계의 사용을 제안하였다. 이 두 가지 단계의 설명은 통증 〉 강직(첫 번째 단계) 또는 강직 〉 통증(두 번째 단계) 중 더 만연한 상태에 중점을 둔다.[84] 분류에 관계없이 상태가 진행되는 속도는 가변적이며 1년에서 4년 또는 그 이상 지속되며 연구에서는 이 기간을 훨씬 초과하여 FS의 증상을 보고하므로 FS가 자가 해결 상태라는 믿음에 도전한다.[54,153] 일부 사람들의 경우 FS와 함께 생활하는 기간이 다른 사람들보다 훨씬 더 긴 이유와 일부 사람들에서는 증상이 분명히 해결되는 반면 다른 사람들은 지속적인 손상(통증 및 운동 상실)을 나타내는 이유는 확실하지 않다.

FS의 병태생리학을 이해하고 다양한 단계의 설명과 일치시키려는 시도가 있었다. 성장 인자, 사이토카인(cytokines) 및 면역 세포는 질환의 시작 시 제안된 염증 및 신생혈관과 관련

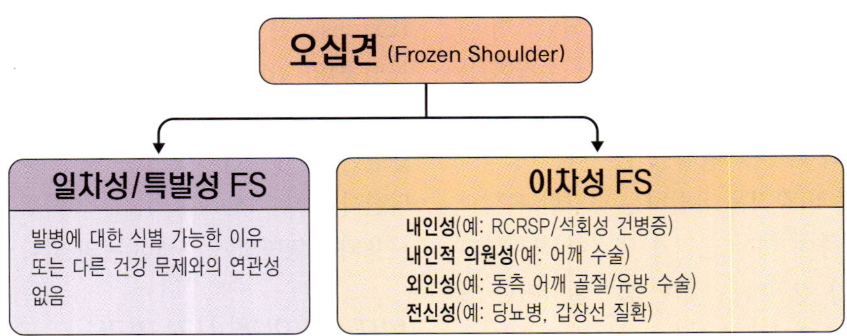

그림 18.1
오십견을 분류하는 데 일반적으로 사용되는 명명법. FS, 오십견; RCRSP, 회전근개 관련 어깨 통증.

이 있다. 그러나 염증 관련성과는 여전히 확실하지 않다.[16,89] 견갑골 및 인대의 다양한 부위에서 섬유증 및 비후의 특징은 수축성 및 조직 기질 단백질의 존재와 관련이 있으며, 이는 더 수용되는 것으로 보인다.[80] 유착성 관절낭염 집단에서 더 큰 근섬유아세포 염색의 존재는 또한 관절낭 구축의 병태생리와 관련이 있다.[57] 생물학에 대한 최근의 검토는 많은 연구에서 제안된 병태생리학의 가변성을 확인하였으며, 아마도 분류 체계의 가변성을 반영하였을 것이다. 그러나 저자들은 염증과 섬유화가 FS에 관련되어 있지만 명확하게 이해되지는 않는다고 결론지었다. 이러한 특징은 사이토카인, 성장 인자, 기질 금속단백분해효소, 면역 세포와 관련된 과정과 어떤 면에서 관련이 있다.[28,57,119]

현재 FS와 관련된 제한(강직)은 상완관절와관절낭의 구축에 의한 것으로 주로 생각되고 있으며, 관절낭의 구축이 확인되면 "오십견 구축 증후군"이라는 진단 용어가 제시되었다.[84] 그러나 관절낭 구축은 FS의 임상 증상을 나타내는 모든 사람에게 나타나지 않을 수 있다. 소규모 사례 시리즈에서 Hollmann 등은[59,60] 강직이 실제로 관절낭 구축으로 인한 것이 아닐 수 있으며 능동 근육 보호로 인한 것일 수 있다고 보고하였다. 계속되는 불확실성은 어깨 강직을 경험하는 많은 사람들이 오십견으로 분류되지만 강직의 원인은 다양할 수 있으며 일부 사람들에게는 관절낭 구축과 능동 근육 보호가 결합될 수 있음을 시사한다.

역학과 연관성(Epidemiology and associations)

중국과 일본에서는 오십견을 구어체로 "50세 어깨"라고 부르는데, 이는 대부분의 사람들에게 평균 발병 연령(남성 52세, 여성 55세)을 나타낸다. FS의 역학은 분류 및 과정보다 다소 명확하지만 우리 지식의 상당한 격차가 지속된다. 일반 인구의 관점에서, 발병률은 인구 1000명당 2.4명으로 추정되고, 인구의 최대 5.3%가 FS의 기본 형태이다.[70,144] FS의 유병률은 여성 대 남성의 비율이 7:3으로 추정되고, 노동 연령 인구의 비율은 5:4(여성 대 남성)로 보고되었다.[132,148] 당뇨병이 있는 사람에게서 FS가 발생할 위험이 증가하는 것으로 보인다.[81,164] 당뇨병은 비만과 관련이 있으며 이는 FS[77]와도 관련이 있다; 당뇨병과 비만도 대사 증후군의 특징이다.[20] 대사 증후군에서 전염증성 지단백혈증이 FS의 원인 인자로 제안되었지만 이러한 특징은 FS와 관상 동맥 심장 질환(CHD)의 연관성 뿐만 아니라 상태[108]에 미치는 영향을 이해하기 위해 추가 조사가 필요하다.

관상 동맥 심장 질환(CHD)은 FS와 관련된 또 다른 건강 상태로 확인되었지만 CHD에 대한 대사 증후군의 원인 특성을 고려할 때 이러한 연관성의 일부 또는 전체가 FS에 대해 다른 것보다 더 중요한지 여부는 불분명하다.[164] 또한 갑상선 문제로 진단된 사람들에게서 FS의 더 높은 유병률(최대 10.9%)과 위험(2.69배 더 높음)이 있다.[22,33] Dupuytren의 손 구축과 같은 다른 근골격계 질환도 조직 제한을 특징으로 하며 FS의 위험 인자와 관련이 있는 것으로 나타났지만 정확한 관계는 불분명하다.[92,134] 정신 건강과 오십견 사이에도 연관성이 있는 것으로 보이지만 이것이 인과 관계가 있는지, 결과에 영향을 미치는지 또는 FS로 인한 것인지는 불확실하다.[8,26,131]

진단(Diagnosis)

FS를 진단하는 것은 아마도 복잡한 분류, 광범위한 발표, 다양한 상태의 경과 및 혈액 검사 또는 영상 확인의 부족으로 인해 의료 전문가에게 문제를 일으킬 수 있다. Delphi 과정은 FS의 중요한 진단 기능에 대한 전문가의 합의를 얻었지만 확인된 요소는 후속 연구에서 임상적으로 검증되지 않았다.[149,150] 영국의 물리치료사를 대상으로 한 설문조사에서 FS의 임상 진단적 특징을 확인하려고 시도하였으며, 제한적 수동적 어깨 측면(외측) 회전만 참여자에 대해 높은 수준의 일치도를 보였다.[52,53]

전방 관절낭의 비후, 자기공명영상(MRI) 영상에서 관절낭의 고신호강도, 오구상완인대 비후, 회전근개 내측 활액막염과 같은 특정 초음파 및 MRI 소견은 임상 검진과 상관관계가 있으며 진단의 일부를 형성할 수 있다.[29,43,136,161] 영상은 견관절염, 무혈성 괴사, 골육종 또는 고정된 후방 어깨 탈구와 같은 FS를 모방할 수 있는 다른 상태를 배제하는 데 중요하며 이러한 이유로 평가 과정과 관련이 있다. 그러나 현재 FS에서 규정할 황금 표준 진단 검사로 등장한 영상 양식은 없다.[84,115] 관절경 검사 중에도 FS 발현의 변화가 발생하고 임상적으로 진단된 일부 사례는 마취 후 거짓 양성으로 판명되는 경우가 있다.[59,60]

이러한 결과는 최종 진단이 달성될 수 있는 확실성에 의문을 제기한다. 이러한 도전의 결과로 진단은 대부분 임상적 추론 과정을 통해 이루어지며 중요한 것은 다른 가능한 진단을 배제할 때 이루어진다.[52,84,113] 상자 18.1은 제시된 어깨 강직이 오십견 때문이라는 임상 가설을 뒷받침하는 제안을 자세히 설명하였다.

환자의 이야기(The patient's story)

환자의 목소리는 의료의 필수적인 부분으로 점점 더 인식되고 있지만,[109] FS 진단을 받은 개인의 생생한 경험을 조사한 연구는 부족하다. 한편의 질적 연구에서 면담과 주제 분석을 사용하여 FS와 함께 생활할 때 환자의 우선 순위와 인식을 조사하였다.[69] 그들은 네 가지 주요 주제를 확인하였다. 통증–운동 시 심한 통증 및 통증으로 인한 수면 부족; 혼란–진단을 받는 데 어려움, 모순된 조언, 빈약한 의사 소통; 불편함–증상이 심각하게 방해가 되는 시간, (전문의) 치료 지연; 치료–가능한 빠른 해결, 통증 없는 움직임을 최우선으로 한다.

FS와 함께 생활하는 사람들의 경험을 더 완전히 이해하기 위해 추가 작업이 수행되고 있다. Jones 등에[69] 의해 확인된 주요 기능 외에도 King[75,76]은 정상적인 삶을 유지하는 데 어려움과 정신적 행복에 대한 해로운 영향을 포함하는 다른 문제를 확인하였다. 이러한 질적 연구의[69,75,76] 결과는 귀중한 통찰력을 제공하고 임상가와 환자 간의 의미 있는 치료 동맹의 개발을 지원하는 데 도움이 된다.

상자 18.1 제시된 어깨 강직이 오십견 때문이라는 가설을 뒷받침하는 임상 결과

- 발병 시 환자의 연령: 약 50세.
- 견관절 외회전 범위(팔꿈치를 구부린 상태에서 내전으로 측정)는 반대쪽에 비해 최소한 50%만큼 능동적 및 수동적으로 동일하게 제한된다(제안된 측정 기술은 Valentine과 Lewis[143] 참조).
- 다른 견관절 운동은 하나 이상의 추가 운동 평면에서 반대측과 비교하여 능동적 및 수동적으로 동등하게 제한된다(예: 손을 등 뒤에서/어깨 굴곡/외전/스캡션).
- 증상이 최소 한 달 동안 나타났다.
- 위험 신호를 고려하였으며 일반적인 방사선 사진에서 실질적으로 비정상적인 것이 감지되지 않았다.
- 그림 18.1에 따라 하위 분류한다.

관리(Management)

이번 연구 성과에서는 FS에 대한 안전하고 비용 효과적인 치료법을 찾는 데 초점을 맞추었다. 특히 FS는 상당한 이환율과 관련된 장기 상태이기 때문이다.[12,67,84–86,90,105,106,115,142] FS에 대한 치료를 조사하는 체계적이고 서술적인 검토는 침술, 비스테로이드성 항염증제(NSAID), 경구 스테로이드, 도수치료, 전기치료, 운동, 코르티코스테로이드 주사, 히알루론산 관절

내주사, 수압 팽창 주사 및 수술 선택을 조사하였다.[11,13-15,42,47,67,79,94,98,99,103,130,137] 침술 효능에 대한 최근 검토 결과는 통증과 움직임에 대한 단기적 이점을 시사하였다.[11] 침술, NSAID, 전기치료 방식에 대한 검토는 FS 통증, 운동 및 기능에 대한 중장기 효과를 뒷받침하는 근거가 거의 없음을 나타내었다.[42,94,105] 일반적으로 처방되는 다른 비수술적 치료 방식에는 운동과 도수치료가 있다. 하나의 체계적인 검토에서는 다양한 각도의 가동술이 FS에[103] 효과적이라고 제안하였고, 두 개의 검토에서는 기계적 물리치료에서 중기(최대 6개월)에 효과적이라고 제안하였다.[94,98]

FS의 치료에는 다양한 투여 경로, 약물, 용량을 사용하여 다양한 해부학적 위치에 다양한 유형의 주사가 권장되었다. 이들 중 가장 흔한 것은 코르티코스테로이드(CS)를 포함한다. 대부분의 비수술적 선택과 마찬가지로 CS 주사는 FS에 대해 단기에서 중기적 이점(최대 6개월)을 나타내었다.[79,94,107,130,137,156] 주사 치료 후의 결과 효과는 주사 부위(견관절 또는 견봉하) 또는 전달 방법(랜드마크 또는 초음파 유도)에 의해 실질적으로 영향을 받지 않을 수 있다.[40,111,130] 히알루론산 주사는 FS를 위한 CS 주사와 효과적이고 유사하지만 우수하지는 않은 것으로 나타났다.[107]

혈소판 풍부 혈장 주사 및 견갑상 신경차단 주사가 임상 실무에서 사용되지만 현재 비교 시험이 없다. 관절내(보통 CS 주사 및 진통제와 함께 사용)에 다량의 유체(보통 등장 식염수)를 사용하는 주사인 수압 팽창(Hydrodistension)도 통증과 장애의 단기 개선을 보여주었다.[15,159] 그러나 다른 저자들은 수압 팽창의 물리적 기전이 관절낭(capsule) 신장을 유발할 수 있는지에 대해 의문을 제기했으며 최근 메타 분석에서는 수압 팽창이 FS 치료에서 작고 아마도 중요하지 않은 임상 효과만 있다고 결론지었다.[122] FS 관리에서 주사 치료에 대한 자세한 내용은 23장에 나와 있다.

비수술적 치료가 원하는 결과를 얻지 못하면 종종 수술이 고려된다.[41] 두 가지 기법이 역사적으로 고려되어 왔다: 구축된 관절낭의 수술적 복구[관절경 관절낭 복구(ACR)]와 마취 후 도수교정(MUA)이다. 이러한 기법은 중장기적으로 효과적이고 유사하다.[13,47] 최근의 심화 연구에서는 MUA가 ACR과 비교할 때 수명 연장의 질 측면에서 가장 비용 효율적인 수술적 치료법이라는 결론을 내렸다.[113]

임상 실무를 더 잘 알리고 이 상태의 관리를 지원하기 위해 적절한 후속 조치 시간이 있는 고품질 대조 시험이 부족하다.[10] 증상을 참을 수 있는 환자에게는 지켜보고 기다리는 접근 방식을 권장한다. 그들은 조언과 교육을 받아야 하며 가능한 한 팔을 사용하고, 정신적 이미지와 호흡 운동을 사용하고, 필요에 따라 적절한 처방전 없이 구입할 수 있는 처방약으로 통증을 조절하도록 권장해야 한다. 이들에게 안전망이 제공되어야 하며 증상이 악화되거나 견딜 수 없을 경우 병원으로 빠르게 돌아갈 수 있어야 한다.

통증을 참을 수 없고, 수면을 방해하고, 움직일 때 심한 통증이 있는 통증 〉 강직 단계의 환자는 예상되는 이점과 가능성이 있는 견관절(±견봉하 점액낭)에 CS 주사 치료를 하기 위해 신속하게 추적해야 한다. 단, 주사 치료의 위해가 논의되었고 주사에 대한 금기 사항이 제외되었으며 동의를 얻었다. 주사 후 운동 프로그램은 관리 계획에 포함되어야 한다. 그런 다음 마지막으로 주사 치료와 운동으로 원하는 결과를 얻지 못하면 가장 최근의 가장 질 좋은 근거의 발견에 따라 관절낭 복구 또는 마취 하에 도수교정을 고려해야 한다.[113]

오십견과 당뇨병(*Frozen shoulder and diabetes mellitus*)

당뇨병(DM)은 고혈당과 관련된 평생의 대사 질환이다. DM의 전 세계 유병률은 2017년 4억 7,600만 명에서 2025년 7억 9,800만 명으로 거의 두 배로 증가할 것으로 예상된다.[72,87,145] DM은 수많은 합병증과 관련된 지속적이고 전신적인 질병이다.[3,128,129] DM은 Dupuytren 구축, FS, 수근관 증후군, 건초염, 방아쇠 손가락 및 일반적인 제한된 관절 가동성과 같은 상태와 관련이 있다.[21,61,74,83,164] DM은 오십견 발병의 주요 위험 인자이며, 그 다음으로 갑상선 질환과 체질량 지수 상승이 밀접하게 그 뒤를 잇는다. FS의 발생률은 당뇨병이 없는 사람과 비교했을 때 2-4배 높은 것으로 추정되며,[139] 1형(이전에는 인슐린 의존성) DM에서 9%에서 79%[61]까지 오십견 유병률이 139명, 2형 DM에서 7%에서 30%까지 다양하다.[2,49,139] Rai 등[112]은 FS로 진단된 환자가 DM 상태를 결정하기 위해 적절한 혈액 검사를 받아야 한다고 권고하였다.

당뇨병 환자의 경우 혈당 조절이 불량하면 혈액 내 헤모글로빈 A1c(HbA1c) 또는 당화 헤모글로빈 수치가 증가하기 때문에 혈액 내 혈당(당) 수치를 조절해야 하는 일일 과제가 있다.[23,158] HbA1c는 mmol/mol 또는 백분율로 표시되며 5.6% 미만의 값은 정상으로 간주된다; 5.6%와 6.5%(48mmol/mol) 사이의 값은 당뇨병 전 단계를 나타내고 6.5% 이상의 수준은 당뇨병을 나타낸다. HbA1c 값은 일정기간 동안 혈당 수치가 얼마나 높았는지에 대한 평균을 제공하는 반면, 혈당 수치(mmol/L)는 특정 시점, 즉 검사 시간에 혈중 포도당의 농도를 나타낸다.

Chan 등[23]은 누적 HbA1c라고 불리는 장기 포도당 조절의 새로운 측정치가 FS와 긍정적으로 연관되어 있으며, 매년 HbA1c가 7% 이상 증가하여 FS 발병 위험이 증가했다고 보고하였다. Yian 등[158]은 10년 이상 DM과 함께 사는 개인이 FS에 걸릴 위험이 증가했음을 입증하였다. DM은 DM이 없는 사람보다 높은 비율로 Dupuytren의 구축, 방아쇠 손가락, 척추관절병증 및 오십견에서 명백한 바와 같이 일반적인 관절 강직 및 운동 상실과 관련이 있다. 이러한 질환의 발생은 고혈당증(과도한 포도당)과 같은 포도당 대사 장애와 관련된 생체역학적 이상에 기인한다. 고혈당증은 증가된 혈당 또는 11.1mmol/L 보다 높은 수준의 포도당이 혈장에서 감지될 때 발생한다.

논의된 바와 같이, FS의 병인 및 병태생리학은 DM[3,80]과의 연관성처럼 완전히 이해되지 않으며, 향후 연구를 위한 중요한 영역으로 남아 있다. 불확실성이 지속되지만 FS-DM 관계에 대한 통찰력을 제공하는 것을 목표로 가설이 제안되었다. 한 가설은 장기간의 높은 혈당 수치(고혈당증)와 이것이 분자 수준에서 갖는 생리학적 효과 사이의 연관성을 제안하였다. 당화(Glycation)는 단백질 또는 지질에 대한 당의 공유 결합을 포함하는 무작위의 비효소적 반응이다. 공유 결합은 두 개의 원자가 전자를 공유하는 화학 결합이다.[97] 물(H_2O)은 두 개의 수소 원자가 산소 원자에 공유 결합되어 안정적인 공유 결합을 생성하는 예이다. 이 복잡한 상호작용은 최종 당화 생성물(AGE)의 형성으로 이어진다. AGE 축적의 정상적인 생리적 비율은 나이가 들수록 증가하지만, 당뇨병과 같은 고혈당 환경에서 현저하게 증가한다. AGE는 세포막에 위치한 AGE 수용체(RAGE)에 결합하여 신호를 세포로 전달한다. 이 과정은 세포 내에서 활성산소종(ROS)을 생성한다. 산소는 세포 내에 풍부하고 세포 내에서 정상적인 대사에 의해 생성된 전자를 쉽게 받아들인다. ROS의 예로는 수산화기(−OH) 및 슈퍼옥사이드 이온(O_2^-)이 있다.[4,97]

활성산소종(ROS)의 생산과 정상적으로 세포를 보호하는 항산화 방어 사이의 불균형은 자유 라디칼과 산화 스트레스의 증가로 이어지고, 이는 단백질, 지질 및 핵산(DNA 및 RNA)의 손상을 증가시켜 정상적인 세포 과정의 붕괴와 세포 죽음을 초래할 수 있다. 산화 스트레스는 암과 천식을 포함한 많은 질병의 병인에 관여되어 왔다.[4,97] ROS의 과잉 생산은 세포 및 조직 손상을 일으키고 많은 신경퇴행성, 심혈관 및 대사 질환의 기저에 있는 지속적인 염증에 기여할 것이라는 분명한 근거가 있다.[24,63] AGEs는 RAGE와 그에 따른 산화 스트레스를 통해 혈관 석회화를 가속화하는 것으로 보인다.[151] 이것이 회전근개 석회화 건병증에서 관찰되는 석회 침착에 기여하는 기전일 수 있다(27장 참조). 분명히 이것은 가설이며 추가 조사가 필요하다.

노화, 생활 방식(예: 흡연, 잘못된 식단, 5장에서 논의된 부적절한 신체 활동) 및 당뇨병과 같은 고혈당 상태는 AGE의 축적을 초래한다. DM 진단을 받은 사람들의 경우 AGEs는 당뇨병성 망막병증, 신장병증, 심근병증과 관련이 있다. AGE는 또한 피부, 건, 인대 세포뿐만 아니라 관절낭 조직의 세포에도 축적될 수 있다. 이러한 조직에서 AGEs와 이들 조직의 단백질 사이의 증가된 교차결합은 생물학적 구조와 기능이 변화하고 조직의 강직이 증가하며 움직임이 감소하게 되는데, 즉, 탄력성이 떨어지는 피부, 정상적인 건 역학에 대한 변화, 과도한 인대와 관절낭 강직으로 인한 관절 운동 감소 등을 초래할 것이다. 그 효과가 해소되는 데 시간이 오래 걸리거나 비가역적일 수 있지만,[46] 불확실하다.[96]

AGEs는 모든 사람에게 축적되지만, 특정 생활 습관에 대한 반응으로 나이가 들수록 더 만연하고 고혈당 환경에서 크게 증가한다. 콜라겐의 가교 및 안정화와 함께 AGEs의 축적은 당뇨병 환자에서 오십견의 발병률을 높이는 데 기여하는 것으로 가정되었다. 중요하게도, AGE의 증가는 비당뇨병 집단에서 FS의 발병 기전에 역할을 할 수 있으며, AGE의 증가된 발현은 FS에서 볼 수 있는 섬유아세포 증식에 기여한다.[64]

DM과 관련된 이차 계통적 오십견으로 진단된 사람들을 위한 최선의 관리에 대해서는 알려진 바가 거의 없다. 존재하는 지식의 부족으로 인해 이 FS의 하위 그룹에 있는 사람들은 특발성 FS를 가진 사람들과 동일한 관리를 제공받는 것이 일반적이다. 이것이 최선의 방법인지 현재로서는 알 수 없다. 예를 들어, 당뇨병 환자의 FS 관리를 위해 CS 주사를 사용하면 장기적인 결과에 대한 현재 지식이 없는 상태에서 장기간[9,156,160]에 걸쳐 고혈당[31,160]이 발생할 수 있다. 알려진 것은 DM 및 FS가 있는 사람들의 예후 및 치료 결과가 더 나쁘고 부작용이 더 크며,[13,25,48,125] 더 많은 치료가 필요할 가능성이 있다는 것이다.[68,155]

골관절염(Osteoarthritis)

견관절 골관절염(GHJ–OA)은 유리질 관절 연골, 연골하 및 관절주위 뼈, 관절주위 연부조직(근육, 건, 점액낭, 관절낭, 인대)을 포함하는 진행성 퇴행성 관절 질환이다.[65] GHJ–OA의 병인 및 증상의 원인은 완전하지 않다. 증상으로는 어깨 통증, 강직(가동 범위 감소), 경증에서 무력화에 이르는 기능 감소가 있다. 고관절과 슬관절 다음으로 GHJ는 OA에 영향을 받는 세 번째로 흔한 관절이다.[65,162] 흔하지는 않지만 많은 사람들에게 상지 기능과 신체적 독립의 심각한 상실로 인해 쇠약해질 수 있다. 병인은 다인자적이며 연령 증가가 한 요인이다. 세계 인구의 평균 연령 증가와 함께 OA의 방사선학적 징후와 증상의 증가가 동시에 발생하였다.[55,65] 나이 외에도 GHJ–OA의 발병과 관련된 다른 요인으로는 외상, 재발성 GHJ 불안정성, 비만, 만성 염증(5장 참조), 성별(여성에게 더 흔함), 유럽 백인들의 혈통 및 유전학이 있다.[36] GHJ–OA에 대한 치료법은 없다.

상완골두의 중심과 관절와의 주변(가장 두드러지는 부분은 아래 부분)은 가장 두꺼운 유리 연골을 보여준다. 상완골두의 상부 2/3는 어깨 외전의 중간 범위에서 관절와와 접촉하고 GHJ–OA에서 이 영역은 관절 연골과 연골하 골의 분명한 감소를 나타낸다. GHJ–OA는 부분적으로 정상 또는 약화된 연골에 대한 정상 또는 과도한 스트레스로 인한 것일 수 있다. GHJ–OA와 관련된 통증 경험의 이유는 다인성이다(7장 참조). 연골 손실은 통증을 완전히 설명하지 못한다– 예를 들어, 무릎은 상당한 체중 부하를 받고 연골 두께 손실은 통증에 최소한의 기여를 한다.[6] 구조적으로, GHJ와 관련된 연골하 골, 점액낭, 활액막, 관절낭, 인대 조직은 연골보다 더 풍부한 신경지배를 받으며 개인이 경험하는 통증에 더 큰 역할을 할 수 있다.

염증성 사이토카인의 증가된 발현(5장 참조)은 연골세포의 세포자연사를 유도할 수 있다.[154] 따라서 GHJ–OA는 알려진 위험 요소가 있는 경우 더 많이 나타날 수 있는 생화학적 및 생역학적 요소의 복잡한 관계에서 기인할 가능성이 있다. 6장에서 논의한 바와 같이 심리사회적 요인과 환경적 요인도 고려해야 하며 GHJ–OA는 생체심리사회적 문제로 간주되어야 한다.[133] GHJ–OA 변화는 60세[71] 이상 성인의 약 3분의 1에서 나타나며, 일부 사람들에게 증상이 나타날 때, GHJ–OA는 급성 심근경색, 당뇨병, 울혈성 심부전과 유사한 삶의 질에 해로운 영향을 미친다.[45]

GHJ–OA의 두 가지 범주가 설명되었다: 1차 GHJ–OA는 노인 인구에서 더 흔하고,[30] 이차 GHJ–OA는 젊은 사람들(60세 미만)에서 더 흔하다. 외상(예: 골절, 탈구), 어깨 수술, 무혈성 괴사(알코올 유발, 코르티코스테로이드 치료, 세포독성 약물, Gaucher 병, 비만, 방사선, 겸상적혈구병), 염증성 관절염(예: 류마티스 관절염), 반응성 관절염(예: 라임) 및 이전 감염(예: 패혈성 관절염) 및 이차성 회전근개 파열(회전근개 관절병증)[123]에 의해 이차적으로 발생하는 것으로 분류된다. 회전근개 관절병증(RTA)은 70세 이상 인구의 2.5%에 영향을 미친다.[104] 고전적으로 RTA는 회전근개 건의 대규모 파열 후에 발생하는 GHJ–OA로 설명된다. RTA는 일반적으로 네 가지 유형(유형 IA, IB, IIA 및 IIB) 중 하나를 포함하는 연속체를 통해 진행된다. IIA형은 회전근개가 상완골을 동적으로 안정화시키지 못하여 상완골두의 이동이 수반되며, 최종 단계인 IIB형은 상완골두가 전상방으로 탈구되는 경우이다.[118,127]

진단(*Diagnosis*)

상완관절와관절염(glenohumeral arthritis)의 진단은 상담(11장 참조), 위험 신호 고려, 임상 소견, 방사선학적 특징의 조합을 포함하는 신중하고 철저한 평가를 통해 이루어진다. 일반적으로 처음에는 움직일 때 통증이 있고 그 다음에는 휴식 중에 밤에도 나타나며 수면을 방해할 수 있다. 움직임이 제한되고 근육 위축의 징후가 나타날 수 있다. 어깨 힘이 약화될 수 있으며 이는 비활동성, 건의 구조적 손상 및/또는 통증으로 인한 근육 기능의 억제로 인한 것일 수 있다.

어깨 영상은 임상 가설을 뒷받침하고 진단을 확립하는 데 도움이 된다. 방사선 사진 평가에는 일반적으로 전후방 영상, Grashey 영상, 액와 영상이 포함된다. 이 세 가지 견해는 임상가가 골관절염의 존재, 유형 및 정도를 결정하는 데 도움이 될 뿐만 아니라 종종 외상 또는 기타 병리와 관련된 다른 가능한 상태를 배제하는 데 도움이 된다.[37] Grashey 영상[전후방(AP) 경사 내회전 영상이라고도 함]의 목적은 관절와와 평행한 영상을 얻는 것이며 이를 달성하기 위해 환자는 견갑골이 방사선판에 닿도록 30°~45° 회전한다. Grashey 영상의 한 가지 이점은 회전근개의 상태를 추론할 수 있다는 것이다.[37] 이것은 유형 I(정상 관절 형태 및 견봉상완골 거리 〉6mm)에서 유형 5[견봉상완 거리〈5mm, 견봉의 비구화(acetabularization), GHJ 공간의 협소화 및 상완골두 붕괴]에 이르는 Hamada-Fukuda 분류 체계를 사용하여 달성된다.[37,51] Samilson-Prietro 분류 체계는 GHJ-OA가 방사선학적으로 관찰될 수 있는 정도를 설명하는 또 다른 방법이다.[124] CHJ-OA의 진단을 확립하고 수술 계획을 지원하는 데 도움이 되는 다른 영상 검사로는 컴퓨터 단층촬영(CT),[147] 자기공명영상(MRI)이 있다.[62]

관리(Management)

GHJ-OA를 "치료"할 수 있는 알려진 중재가 없기 때문에 치료에는 교육, 통증 조절, 자기 관리 및 자기 효능감 지원, 유지 관리, 그리고 가능한 경우 운동 범위 및 기능 개선이 포함된다. 관리는 세 가지 주요 범주로 나뉜다: 지켜보기와 기다리기, 비수술적 및 수술적 중재.

비수술적 관리(Nonsurgical management)

초기 단계에서 지켜보기 및 기다리기 접근법은 교육, 자기 효능감 및 자기 관리 촉진에 의해 뒷받침되며, 필요에 따라 약리학적 및 비약리학적 통증 완화와 함께 활동 수정, 건강하지 못한 생활 습관의 감소 및 통합에 의해 적절히 지원된다.

약리학적 관리(Pharmacological management)

영국 NICE(National Institute for Health and Care Excellence)는 다음과 같은 약리학적 관리를 권장한다(https://www.nice.org.uk/guidance/cg177/chapter/1-Recommendations#pharmacological management):

- 운동 및 체중 감량과 같은 기타 비수술적 관리 외에도 의료 전문가는 파라세타몰(Paracetamol) [(아세트아미노펜(acetaminophen)] 및 국소 비스테로이드성 항염증제(NSAID)를 고려해야 한다.
- 파라세타몰 및 국소 NSAID는 경구 NSAID, 사이클로옥시게나제(cyclooxygenase)2(COX-2) 억제제 또는 아편 유사제보다 먼저 고려해야 한다.
- 파라세타몰 또는 국소 NSAID가 골관절염 환자에게 불충분한 통증 완화를 제공하는 경우, 파라세타몰에 경구 NSAID/COX-2 억제제를 추가하는 것을 고려해야 한다.
- 파라세타몰 또는 국소 NSAID가 골관절염 환자의 통증 완화에 효과가 없으면 경구 NSAID/COX-2 억제제로의 대체를 고려해야 한다.
- 경구 NSAIDs/COX-2 억제제를 가능한 한 최단 기간 동안 최저 유효 용량으로 사용하고 양성자 펌프 억제제(PPI)를 공동 처방한다.
- 골관절염 환자가 저용량 아스피린을 복용해야 하는 경우, 통증 완화가 효과가 없거나 불충분할 경우 의료 전문가는 NSAID 또는 COX-2 억제제(PPI 포함)를 대체하거나 추가하기 전에 다른 진통제를 고려해야 한다.
- 모든 경구 NSAID/COX-2 억제제는 유사한 규모의 진통 효과를 갖지만, 잠재적인 위장, 간 및 심장-신장 독성이 다르다. 따라서 약물 및 용량을 선택할 때 연령을 포함한 개별 환자 위험 요소를 고려해야 한다.
- 글루코사민(glucosamine) 및 콘드로이틴(chondroitin)과 같은 영양 보조제의 사용에 대한 근거는 제한적이며,[146] NICE는 골관절염 관리에 글루코사민 또는 콘드로이틴 제픔의 사용을 권장하지 않는다.

어깨 골관절염에 대한 관절내 주사는 23장에서 자세히 설명한다. 단독 치료가 아니라 치료 패키지의 일부로만 간주해야 한다. 코르티코스테로이드는 GHJ-OA 관리에 사용되는 가장 일반적인 주사제이다. GHJ-OA에서 주사 가능한 코르티코스테로이드 사용에 대한 권장 사항은 결정적이지 않지만, 코르티손의 유형 및 용량에 관한 지침은 무릎 관절과 유사하다.[73] 히알루론산(HA)은 고분자량 글리코사미노글리칸으로 항염, 진통 및 연골 보호 효과가 있는 것으로 생각된다.[66,135] GHJ-OA에서의 효과에 대한 결정적인 결론을 내리기에는 근거가 충분하지 않지만, 1개월, 3개월, 6개월에 코르티코스테로이드와 함께 HA의 효능을 평가한 최근 무작위 대조 실험에서 HA 그룹은 모든 시점에서 통증 및 장애 점수가 개선되었음을 발견하였다. 그러나 코르티코스테로이드 그룹은 1개월 만에 개선을 보였다.[91]

Fuggle 등[44]은 경구 아편 유사제는 골관절염과 관련된 심각한 증상이 있는 사람들에게만 처방되어야 한다고 권장한다. 비교적 약한 아편 유사제는 단기간 처방되어야 하며 수술을 고려하기 전에 최종 약리학적 치료로 처방되어야 한다.

비약물 관리(Nonpharmacological management)

운동 치료는 일반적으로 GHJ-OA 관리에 처방된다. 그러나 GHJ-OA를 위한 운동과 운동 유형을 모두 뒷받침하는 연구 근거가 부족하다.[138] 이러한 불확실성은 관리 및 예상 결과와 관련된 논의 중에 환자와 공유되어야 한다.[58] 그럼에도 불구하고 임상가와 환자는 생활방식 요인, 운동 치료 및 12주 이상의 보조 치료를 고려하여 허용 가능한 개선 또는 만족스러운 증상 유지가 달성되었는지 확인해야 한다. GHJ-OA에 대한 운동 치료의 입증되지 않은 효과로 인해 현재 특정 프로그램이 권장되지 않을 수 있다. Millett 등은 증상이 비수술적 중재에 반응하지 않는 경우 GHJ-OA에 대한 수술을 고려해야 한다고 제안하였다.[93] 비수술적 관리가 원하는 결과를 얻지 못하고 환자와 의사 결정을 공유한 후 수술적 중재는 일반적으로 관리의 다음 단계가 될 것이다.

수술(Surgery)

GHJ-OA에 대한 수술적 중재의 주요 목표는 개선된 기능이 일반적으로 예측하기 어렵기 때문에 통증 완화이다. GHJ-OA와 관련된 가장 일반적인 수술적 중재에는 관절와 표면 재건을 사용한 반관절 치환술, 어깨 전치환술(TSA) 및 역 견관절 치환술(rTSA)이 있다. 적응증과 추적 기간 및 회복의 정도는 각 절차 유형에 따라 다르다. 관절와 표면이 있는 반관절 치환술은 상완골두가 교체되어야 하지만 관절와 표면의 골관절염의 중증도가 교체를 보증하지 않을 때 수행된다. TSA는 관절와 및 상완골 측면이 모두 상당히 효과적이며 교체가 필요하지만 회전근개가 손상되지 않은 경우 표시된다. 마지막으로, rTSA는 회전근개 관절병증을 가진 사람들을 위해 남겨진다. rTSA의 목적은 오목한 견관절을 볼록한 구성 요소로, 볼록한 상완골두를 오목한 구성 요소로 대체하는 것이다. 이 오목한 구성 요소는 견갑골 관절에서 회전 중심을 내측과 하방으로 이동시켜 삼각근에 기계적 이점을 제공하여 어깨 거상에 더 많이 수행한다.[120,121]

인구의 평균 연령의 증가, 개선된 수술 기법 및 전문 지식으로 인해 GHJ-OA에 대한 수술 절차의 수는,[35] 116개가 증가하고 있으며 수술 중 및 수술 후 합병증이 발생하지만, 그 수는 일부 환자 모집단에서 상대적으로 낮은 것으로 보이고 다른 환자에서 더 높은 것으로 보인다. Cowling 등[34]은 수술 중 합병증 비율이 2.5%이고 대부분이 골절이라고 보고하였다. 모든 합병증의 발생률은 여성에서 더 높았고, 수술이 반 인공관절 치환술 또는 역 어깨 인공관절 치환술인 경우 합병증의 위험이 증가하였다. 모든 합병증의 발생률은 인공관절 치환술을 받은 환자에서 더 적었다.

Craig 등[35]은 견관절 치환술 후에 평생 위험이 55-59세 남성의 경우 약 25%(4명 중 1명), 85세 이상 여성의 경우 약 3%(37명 중 1명)라고 보고하였다. 재수술의 위험은 수술 후 첫 5년 동안 가장 높았다. 수술 후 심각한 부작용의 위험은 수술 후 30일에 3.5%(28명 중 1명), 수술 후 90일에 4.6%(22명 중 1명)였다. 85세 이상 환자의 경우 여성 9명 중 1명, 남성 5명 중 1명이 90일 이내에 적어도 하나의 중대한 이상반응을 경험하였다.[35] 포함된 유해 사례: 모든 원인으로 인한 사망, 폐색전증, 심근경색증, 하기도 감염, 급성 신장 질환, 요로 감염, 뇌혈관 사고의 증가.[35] 이러한 자료는 수술을 고려하는 환자와 공유해야 한다.

GHJ-OA 치료를 원하는 사람들을 위한 수술적 및 비수술적 관리의 역할과 관련하여 대답해야 할 중요한 연구 질문이 많이 있다. 다루어야 할 한 가지 중요한 질문은 31, 32, 33, 34장에서 논의된 치료 및 방식의 유무에 관계없이 교육, 운동 치료, 생활 습관 관리의 효과를 결정하는 것이다. 또 다른 하나는 장단기 임상 결과, 건강 경제성, 환자 만족도 측면에서 수술적 치료와 비수술적 치료를 비교하는 것이다. 우리 지식의 이러한 격차를 해결하기 위해 광범위한 생체심리사회적 결과 측정이 그러한 연구 프로그램에 포함될 필요가 있다.

골육종(Osteosarcoma)

골육종은 뼈의 악성 종양으로 중심 종양과 표면 종양으로 분류된다. 각 유형은 다른 하위 유형으로 더 분류될 수 있다.[95] 골육종은 신체의 모든 뼈에서 발생할 수 있지만 무릎 주변(34%), 대퇴골 하부 또는 경골 상부에서 가장 흔하다. 두 번째로 흔한 위치는 근위 상완골(12%)이며 8%는 늑골, 흉골 및 쇄골에서 발생한다. 골육종은 여성보다 남성에서 약간 더 흔하다.[117] 골육종은 모든 연령에서 발생할 수 있지만 가장 일반적으로 두 가지 연령 범주에서 나타난다. 골육종의 발병률은 아동기, 청소년기 및 초기 성인기(최고 연령 15~19세)에 가장 높고(백만명당 8명) 65~85세(최고연령 75~79세) 사이에 두 번째 최고(백만명당 6명)이다.[95]

영국에서는 매년 약 160명이 골육종 진단을 받고(백만명당 2.6명) 미국에서는 매년 1,000명의 새로운 사례가 진단된다. 골육종의 초기 증상은 종양 부위의 통증과 종창(종괴 또는 덩어리)이다. 통증은 초기 단계에서 간헐적일 수 있으며, 기계적인 근골격계 설명을 모방하는 움직임으로 악화될 수 있다.[110] 소아에서 더 흔하기 때문에 "성장통"으로 오진될 수 있다. 어깨 근처에 있을 때 통증, 종창, 골육종의 크기 증가가 결합하여 운동 제한을 유발할 수 있다. 다른 드문 증상으로는 발열, 권태감, 체중 감소, 빈혈이 있다. 수술, 화학 치료, 방사선 치료가 가장 일반적인 치료법이며 물리치료, 작업치료, 식이 요법, 보조기 및 보철도 필요하다.

상완골두의 잠긴 후방 탈구
(Locked posterior dislocations of the humeral head)

어깨는 신체에서 가장 흔히 탈구되는 관절이다. 세 가지 주요 유형이 발생한다: 전방(95%), 하방(1%) 및 후방(4%). 드물지만 후방 탈구는 진단에 어려움을 일으키고 진단이 종종 지연된다. 최대 73%의 사례에서[157] 진단은 손상이 만성이 되어 후방 탈구를 유발하고 더 나쁜 예후와 관련이 있는 경우에만 이루어진다.[5] 후방 탈구는 외상(59%), 간질, 저혈당 또는 약물 유발 발작(40%) 또는 전기 쇼크(1%)로 인해 발생할 수 있다.[5] 발작 및 전기 충격은 내회전근을 상당한 힘으로 수축시켜 후방 탈구를 유발할 수 있다.[5] 통증 및 약화 외에도 어깨 경직은 두드러진 증상이며 오십견과 같은 다른 어깨 상태를 모방할 수 있다.[5] 관리에는 비수술적 접근과 수술적 접근의 조합이 포함된다.

상완골두의 무혈성 괴사
(Avascular necrosis of the humeral head)

무혈성 괴사는 골괴사, 무균 괴사 또는 허혈성 괴사라고도 하며 혈액 공급이 충분하지 않아 뼈 세포가 사멸되는 질병이다.[140] 외상성 또는 비외상성 발병이 있을 수 있다. 모든 뼈에서 발생할 수 있지만 가장 일반적으로 장골의 골단에 영향을 미치며 미국에서는 매년 약 15,000~20,000명이 이 상태로 진단을 받으며 가장 일반적으로 30~50세이다.[163] 상완골두는 무혈성 괴사가 두 번째로 흔한 부위다.[56,82,140] 후상완 회선 동맥은 상완골두에 혈액 공급의 대부분을 공급하며, 전측 회선 동맥의 상행 분지의 골간 연속, 궁상 동맥, 견갑상 동맥, 견갑 회선 동맥도 기여한다. 상완골두로의 혈액 공급 장애는 무혈성 괴사를 일으킬 수 있다.[56] 장기간 고용량의 전신(경구 또는 정맥내) 코르티코스테로이드 사용은 비외상성 무혈성 괴사의 35%를 차지하는 주요 위험 인자이다. 코르티코스테로이드, 경구 스테로이드 또는 스테로이드를 관절에 주사하는 빈도가 낮은 것과 관련된 위험은 거의 없는 것으로 보인다. 기타 위험인자에는 인간 면역결핍바이러스, 겸상적혈구빈혈, 당뇨병, 고셔병, 전신성 홍반루프스, 췌장염, 자가면역질환, 흡연, 암, 관련 치료,

감압병[Caisson 병, 밴드(bend)]이 있다.[56,140] 상완골두의 4개 부분 골절-탈구는 100%에 가까운 무혈성 괴사 발생 위험과 약 45%의 전위된 4개 부분 골절이 있다. 질병의 발병 초기에는 방사선학적 소견이 관찰되지 않을 수 있으며 자기공명영상이 선호되는 영상 방법이다. 증상에는 통증, 쇠약, 어지러움 및 관절 경직 증가가 포함된다. 관리에는 비수술적 절차와 수술적 절차가 결합되어 있다.[56,82,140]

참고문헌(References)

1. Abrassart S, Kolo F, Piotton S, et al. 'Frozen shoulder' is ill-defined. How can it be described better? EFORT Open Rev. 2020;5:273-279.
2. Alsubheen SA, Nazari G, Bobos P, MacDermid JC, Overend TJ, Faber K. Effectiveness of nonsurgical interventions for managing adhesive capsulitis in patients with diabetes: a systematic review. Arch Phys Med Rehabil. 2019;100:350-365.
3. Arkkila PE, Gautier JF. Musculoskeletal disorders in diabetes mellitus: an update. Best Pract Res Clin Rheumatol. 2003;17:945-970.
4. Auten RL, Davis JM. Oxygen toxicity and reactive oxygen species: the devil is in the details. Pediatric Research. 2009;66:121-127.
5. Aydin N, Enes Kayaalp M, Asansu M, Karaismailoglu B. Treatment options for locked posterior shoulder dislocations and clinical outcomes. EFORT Open Rev. 2019;4:194-200.
6. Bacon K, LaValley MP, Jafarzadeh SR, Felson D. Does cartilage loss cause pain in osteoarthritis and if so, how much? Annals of the Rheumatic Diseases. 2020;79:1105-1110.
7. Baer W. Operative treatment of subdeltoid bursitis. Bull. Johns Hopkins Hosp. 1907;18:282-284.
8. Bagheri F, Ebrahimzadeh MH, Moradi A, Bidgoli HF. Factors associated with pain, disability and quality of life in patients suffering from frozen shoulder. Arch Bone Jt Surg. 2016;4:243-247.
9. Barbosa F, Swamy G, Salem H, et al. Chronic adhesive capsulitis (frozen shoulder): comparative outcomes of treatment in patients with diabetes and obesity. J Clin Orthop Trauma. 2019;10:265-268.
10. Bateman M, McClymont S, Hinchliffe SR. The effectiveness and cost of corticosteroid injection and physiotherapy in the treatment of frozen shoulder: a single-centre service evaluation. Clin Rheumatol. 2014;33:1005-1008.
11. Ben-Arie E, Kao P-Y, Lee Y-C, Ho W-C, Chou L-W, Liu H-P. The effectiveness of acupuncture in the treatment of frozen shoulder: a systematic review and meta-analysis. Evidence-Based Complementary and Alternative Medicine. 2020;2020:9790470.
12. Boudreault J, Desmeules F, Roy J-S, Dionne C, Fremont P, MacDermid JC. The efficacy of oral non-steroidal anti-inflammatory drugs for rotator cuff tendinopathy: a systematic review and meta-analysis. Journal of Rehabilitation Medicine. 2014;46:294-306.
13. Boutefnouchet T, Jordan R, Bhabra G, Modi C, Saithna A. Comparison of outcomes following arthroscopic capsular release for idiopathic, diabetic and secondary shoulder adhesive capsulitis: a systematic review. Orthopaedics & Traumatology: Surgery & Research. 2019;105:839-846.
14. Buchbinder R, Green S, Youd JM, Johnston RV. Oral steroids for adhesive capsulitis. Cochrane Database of Systematic Reviews. 2006: CD006189.
15. Buchbinder R, Green S, Youd JM, Johnston RV, Cumpston M. Arthrographic distension for adhesive capsulitis (frozen shoulder). Cochrane Database of Systematic Reviews. 2008:CD007005.
16. Bunker T. Time for a new name for frozen shoulder-contracture of the shoulder. Shoulder & Elbow. 2009;1:4-9.
17. Bunker TD. Frozen shoulder: unravelling the enigma. Ann R Coll Surg Engl. 1997;79:210-213.
18. Bunker TD. Time for a new name for 'frozen shoulder'. Br Med J (Clin Res Ed). 1985;290:1233-1234.
19. Bunker TD, Anthony PP. The pathology of frozen shoulder. A Dupuytren-like disease. J Bone Joint Surg Br. 1995;77:677-683.
20. Burne G, Mansfield M, Gaida JE, Lewis JS. Is there an association between metabolic syndrome and rotator cuff-related shoulder pain? A systematic review. BMJ Open Sport & Exercise Medicine. 2019;5:e000544.
21. Cagliero E, Apruzzese W, Perlmutter GS, Nathan DM. Musculoskeletal disorders of the hand and shoulder in patients with diabetes mellitus. Am J Med. 2002;112:487-490.
22. Cakir M, Samanci N, Balci N, Balci MK. Musculoskeletal manifestations in patients with thyroid disease. Clin Endocrinol (Oxf). 2003;59:162-167.
23. Chan JH, Ho BS, Alvi HM, Saltzman MD, Marra G. The relationship between the incidence of adhesive capsulitis and hemoglobin A. J Shoulder Elbow Surg. 2017;26:1834-1837.
24. Chelombitko M. Role of reactive oxygen species in inflammation: a minireview. Moscow University Biological Sciences Bulletin. 2018;73:199-202.
25. Cho C-H, Jin H-J, Kim DH. Comparison of clinical outcomes between idiopathic frozen shoulder and diabetic frozen shoulder after a single ultrasound-guided intra-articular corticosteroid injection. Diagnostics. 2020;10:370.
26. Cho C-H, Jung S-W, Park J-Y, Song K-S, Yu K-I. Is shoulder pain for three months or longer correlated with depression, anxiety, and sleep disturbance? Journal of Shoulder and Elbow Surgery. 2013;22:222-228.
27. Cho C-H, Lee Y-H, Kim D-H, Lim Y-J, Baek C-S, Kim D-H. Definition, diagnosis, treatment, and prognosis of frozen shoulder: a consensus survey of shoulder specialists. Clinics in Orthopedic Surgery. 2020;12:60.
28. Cho C-H, Song K-S, Kim B-S, Kim DH, Lho Y-M. Biological aspect of pathophysiology for frozen shoulder. BioMed Research International. 2018;2018:7274517.
29. Choi Y-H, Kim DH. Correlations between clinical features and MRI findings in early adhesive capsulitis of the shoulder:

a retrospective observational study. BMC Musculoskeletal Disorders. 2020;21:1-9.

30. Chong PY, Srikumaran U, Kuye IO, Warner JJ. Glenohumeral arthritis in the young patient. J Shoulder Elbow Surg. 2011;20:S30-40.

31. Choudhry MN, Malik RA, Charalambous CP. Blood glucose levels following intra-articular steroid injections in patients with diabetes: a systematic review. JBJS Rev. 2016;4:01874474-201603000-00002.

32. Codman E. The Shoulder: Rupture of the Supraspinatus Tendon and Other Lesions in or about the Subacromial Bursa. Boston: Thomas Todd Company; 1934.

33. Cohen C, Tortato S, Silva OBS, Leal MF, Ejnisman B, Faloppa F. Association between frozen shoulder and thyroid diseases: strengthening the evidences. Revista Brasileira de Ortopedia. 2020;55:483-489.

34. Cowling PD, Holland P, Kottam L, Baker P, Rangan A. Risk factors associated with intraoperative complications in primary shoulder arthroplasty. Acta Orthop. 2017;88:587-591.

35. Craig RS, Lane JC, Carr AJ, Furniss D, Collins GS, Rees JL. Serious adverse events and lifetime risk of reoperation after elective shoulder replacement: population based cohort study using hospital episode statistics for England. BMJ. 2019;364:l298.

36. Cushnaghan J, Dieppe P. Study of 500 patients with limb joint osteoarthritis. I. Analysis by age, sex, and distribution of symptomatic joint sites. Annals of the Rheumatic Diseases. 1991;50:8-13.

37. Dekker TJ, Steele J, Vinson E, Garrigues G. Current peri-operative imaging concepts surrounding shoulder arthroplasty. Skeletal Radiology. 2019;48:1485-1497.

38. Duplay S. De la périarthrite scapulo-humérale. Archives Générales de Médicine. November 1872.

39. Duplay S. De la périarthrite scapulo-humérale. La Semaine Médicale. 1896.

40. Erickson BJ, Shishani Y, Bishop ME, Romeo AA, Gobezie R. Adhesive capsulitis: demographics and predictive factors for success following steroid injections and surgical intervention. Arthroscopy, Sports Medicine, and Rehabilitation. 2019;1:e35-e40.

41. NICE. Scenario: Frozen Shoulder. Available at: https://cks.nice.org.uk/topics/shoulder-pain/management/frozen-shoulder/.

42. Favejee M, Huisstede B, Koes B. Frozen shoulder: the effectiveness of conservative and surgical interventions—systematic review. British Journal of Sports Medicine. 2011;45:49-56.

43. Fields BK, Skalski MR, Patel DB, et al. Adhesive capsulitis: review of imaging findings, pathophysiology, clinical presentation, and treatment options. Skeletal Radiology. 2019;1-14.

44. Fuggle N, Curtis E, Shaw S, et al. Safety of opioids in osteoarthritis: outcomes of a systematic review and meta-analysis. Drugs & Aging. 2019;36:129-143.

45. Gartsman GM, Brinker MR, Khan M, Karahan M. Self-assessment of general health status in patients with five common shoulder conditions. Journal of Shoulder and Elbow Surgery. 1998;7:228-237.

46. Gerrits EG, Landman GW, Nijenhuis-Rosien L, Bilo HJ. Limited joint mobility syndrome in diabetes mellitus: a minireview. World J Diabetes. 2015;6:1108-1112.

47. Grant JA, Schroeder N, Miller BS, Carpenter JE. Comparison of manipulation and arthroscopic capsular release for adhesive capsulitis: a systematic review. Journal of Shoulder and Elbow Surgery. 2013;22:1135-1145.

48. Gundtoft PH, Attrup ML, Kristensen AK, Vobbe JW, Sørensen L, Hölmich P. Diabetes mellitus affects the prognosis of frozen shoulder. Dan Med J. 2020;67:A02200071.

49. Gundtoft PH, Kristensen AK, Attrup M, et al. Prevalence and impact of diabetes mellitus on the frozen shoulder. South Med J. 2018;111:654-659.

50. Hall K, Mercer C. The stiff shoulder a case study. Man Ther. 2015;20:884-889.

51. Hamada K, Fukuda H, Mikasa M, Kobayashi Y. Roentgenographic findings in massive rotator cuff tears. A long-term observation. Clinical Orthopaedics and Related Research. 1990;92-96.

52. Hanchard NC, Goodchild L, Thompson J, O'Brien T, Davison D, Richardson C. Evidence-based clinical guidelines for the diagnosis, assessment and physiotherapy management of contracted (frozen) shoulder: quick reference summary. Physiotherapy. 2012;98:117-120.

53. Hanchard NC, Goodchild L, Thompson J, O'Brien T, Davison D, Richardson C. A questionnaire survey of UK physiotherapists on the diagnosis and management of contracted (frozen) shoulder. Physiotherapy. 2011;97:115-125.

54. Hand C, Clipsham K, Rees JL, Carr AJ. Long-term outcome of frozen shoulder. J Shoulder Elbow Surg. 2008;17:231-236.

55. Harkness E, MacFarlane GJ, Silman A, McBeth J. Is musculoskeletal pain more common now than 40 years ago? Two population-based cross-sectional studies. Rheumatology. 2005;44:890-895.

56. Hernigou P, Hernigou J, Scarlat M. Shoulder osteonecrosis: pathogenesis, causes, clinical evaluation, imaging, and classification. Orthopaedic Surgery. 2020;12:1340-1349.

57. Hettrich CM, DiCarlo EF, Faryniarz D, Vadasdi KB, Williams R, Hannafin JA. The effect of myofibroblasts and corticosteroid injections in adhesive capsulitis. Journal of Shoulder and Elbow Surgery. 2016;25:1274-1279.

58. Hoffmann TC, Lewis J, Maher CG. Shared decision making should be an integral part of physiotherapy practice. Physiotherapy. 2020;107:43-49.

59. Hollmann L, Halaki M, Haber M, Herbert RD, Dalton S, Ginn KA. Determining the contribution of active stiffness to reduced range of motion in frozen shoulder. Physiotherapy. 2015;101:e585.

60. Hollmann L, Halaki M, Kamper SJ, Haber M, Ginn KA. Does muscle guarding play a role in range of motion loss in patients with frozen shoulder? Musculoskelet Sci Pract. 2018;37:64-68.

61. Holte KB, Juel NG, Brox JI, et al. Hand, shoulder and back stiffness in long-term type 1 diabetes: cross-sectional association with skin collagen advanced glycation end-products. The Dialong study. J Diabetes Complications. 2017;31:1408-1414.

62. Hopkins CM, Azar FM, Mulligan RP, Hollins AM, Smith RA, Throckmorton TW. Computed tomography and magnetic resonance imaging are similarly reliable in the assessment of glenohumeral arthritis and glenoid version. Archives of Bone and Joint Surgery. 2021;9:64.

63. Hussain T, Tan B, Yin Y, Blachier F, Tossou MC, Rahu N. Oxidative stress and inflammation: what polyphenols can do

for us? Oxidative Medicine and Cellular Longevity. 2016;2016:7432797.

64. Hwang KR, Murrell GA, Millar NL, Bonar F, Lam P, Walton JR. Advanced glycation end products in idiopathic frozen shoulders. J Shoulder Elbow Surg. 2016;25:981-988.

65. Ibounig T, Simons T, Launonen A, Paavola M. Glenohumeral osteoarthritis: an overview of etiology and diagnostics. Scandinavian Journal of Surgery. 2020;1457496920935018.

66. Iwata H. Pharmacologic and clinical aspects of intraarticular injection of hyaluronate. Clin Orthop Relat Res. 1993;285-291.

67. Jain TK, Sharma NK. The effectiveness of physiotherapeutic interventions in treatment of frozen shoulder/adhesive capsulitis: a systematic review. J Back Musculoskelet Rehabil. 2014;27:247-273.

68. Jenkins EF, Thomas WJ, Corcoran JP, et al. The outcome of manipulation under general anesthesia for the management of frozen shoulder in patients with diabetes mellitus. Journal of Shoulder and Elbow Surgery. 2012;21:1492-1498.

69. Jones S, Hanchard N, Hamilton S, Rangan A. A qualitative study of patients' perceptions and priorities when living with primary frozen shoulder. BMJ Open. 2013;3:e003452.

70. Kelley MJ, Shaffer MA, Kuhn JE, et al. Shoulder pain and mobility deficits: adhesive capsulitis: clinical practice guidelines linked to the international classification of functioning, disability, and health from the Orthopaedic Section of the American Physical Therapy Association. Journal of Orthopaedic & Sports Physical Therapy. 2013;43:A1-A31.

71. Kerr R, Resnick D, Pineda C, Haghighi P. Osteoarthritis of the glenohumeral joint: a radiologic-pathologic study. American Journal of Roentgenology. 1985;144:967-972.

72. Khan MAB, Hashim MJ, King JK, Govender RD, Mustafa H, Al Kaabi J. Epidemiology of type 2 diabetes - global burden of disease and forecasted trends. J Epidemiol Glob Health. 2020;10:107-111.

73. Khazzam MS, Pearl ML. AAOS Clinical Practice Guideline: Management of Glenohumeral Joint Osteoarthritis. J Am Acad Orthop Surg. 2020;28:790-794.

74. Kiani J, Goharifar H, Moghimbeigi A, Azizkhani H. Prevalence and risk factors of five most common upper extremity disorders in diabetics. J Res Health Sci. 2014;14:92-95.

75. King W. The lived experience of frozen shoulder: and interpretative phenomenonological analysis. British Elbow and Soulder Society (BESS) Conference; 14 October 2020.

76. King W. The lived experience for frozen shoulder: and interpretative phenomenological analysis. VP-Virtual Physiotherapy Conference; 13-14 November 2020.

77. Kingston K, Curry EJ, Galvin JW, Li X. Shoulder adhesive capsulitis: epidemiology and predictors of surgery. Journal of Shoulder and Elbow Surgery. 2018;27:1437-1443.

78. Kobayashi T, Karasuno H, Sano H, et al. Representative survey of frozen shoulder questionnaire responses from the Japan Shoulder Society: what are the appropriate diagnostic terms for primary idiopathic frozen shoulder, stiff shoulder or frozen shoulder? Journal of Orthopaedic Science. 2019;24:631-635.

79. Koh KH. Corticosteroid injection for adhesive capsulitis in primary care: a systematic review of randomised clinical trials. Singapore Medical Journal. 2016;57:646.

80. Kraal T, Lübbers J, van den Bekerom M, et al. The puzzling pathophysiology of frozen shoulders–a scoping review. Journal of Experimental Orthopaedics. 2020;7:1-15.

81. Lamplot JD, Lillegraven O, Brophy RH. Outcomes from conservative treatment of shoulder idiopathic adhesive capsulitis and factors associated with developing contralateral disease. Orthopaedic Journal of Sports Medicine. 2018;6:2325967118785169.

82. Le Coz P, Herve A, Thomazeau H. Surgical treatments of atraumatic avascular necrosis of the shoulder. Morphologie. 2021;105:155-161.

83. Lebiedz-Odrobina D, Kay J. Rheumatic manifestations of diabetes mellitus. Rheum Dis Clin North Am. 2010;36:681-699.

84. Lewis J. Frozen shoulder contracture syndrome - aetiology, diagnosis and management. Man Ther. 2015;20:2-9.

85. Lewis J, O'Sullivan P. Is it time to reframe how we care for people with non-traumatic musculoskeletal pain? Br J Sports Med. 2018;52:1543-1544.

86. Lewis JS, Cook CE, Hoffmann TC, O'Sullivan P. The elephant in the room: too much medicine in musculoskeletal practice. J Orthop Sports Phys Ther. 2020;50:1-4.

87. Lin X, Xu Y, Pan X, et al. Global, regional, and national burden and trend of diabetes in 195 countries and territories: an analysis from 1990 to 2025. Sci Rep. 2020;10:14790.

88. Lippmann RK. Frozen shoulder; periarthritis; bicipital tenosynovitis. Archives of Surgery. 1943;47:283-296.

89. Lundberg BJ. The frozen shoulder. Clinical and radiographical observations. The effect of manipulation under general anesthesia. Structure and glycosaminoglycan content of the joint capsule. Local bone metabolism. Acta Orthop Scand Suppl. 1969;119:1-59.

90. Maund E, Craig D, Suekarran S, et al. Management of frozen shoulder: a systematic review and cost-effectiveness analysis. Health Technol Assess. 2012;16:1-264.

91. Merolla G, Sperling JW, Paladini P, Porcellini G. Efficacy of hylan G-F 20 versus 6-methylprednisolone acetate in painful shoulder osteoarthritis: a retrospective controlled trial. Musculoskelet Surg. 2011;95:215-224.

92. Milgrom C, Novack V, Weil Y, Jaber S, Radeva-Petrova DR, Finestone A. Risk factors for idiopathic frozen shoulder. The Israel Medical Association Journal. 2008;10:361.

93. Millett PJ, Gobezie R, Boykin RE. Shoulder osteoarthritis: diagnosis and management. Am Fam Physician. 2008;78:605-611.

94. Minns Lowe C, Barrett E, McCreesh K, De Burca N, Lewis J. Clinical effectiveness of non-surgical interventions for primary frozen shoulder: a systematic review. Journal of Rehabilitation Medicine. 2019;51:539-556.

95. Misaghi A, Goldin A, Awad M, Kulidjian AA. Osteosarcoma: a comprehensive review. SICOT J. 2018;4:12.

96. Mueller MJ, Sorensen CJ, McGill JB, et al. Effect of a shoulder movement intervention on joint mobility, pain, and disability in people with diabetes: a randomized controlled trial. Phys Ther. 2018;98:745-753.

97. Nakamura A, Kawahrada R. Advanced glycation end products and oxidative stress in a hyperglycaemic environment. IntechOpen; 2021. 10.5772/intechopen.97234.

98. Nakandala P, Nanayakkara I, Wadugodapitiya S, Gawarammana I. The efficacy of physiotherapy interventions in the treatment of adhesive capsulitis: a systematic review. J Back Musculoskelet Rehabil. 2021;34:195-205.

99. Neviaser AS, Hannafin JA. Adhesive capsulitis: a review of current treatment. Am J Sports Med. 2010;38:2346-2356.

100. Neviaser J. Adhesive capsulitis of the shoulder. A study of the pathological findings in periarthritis of the shoulder. Journal of Bone and Joint Surgery (Am). 1945;27:211-222.

101. Neviaser RJ, Neviaser TJ. The frozen shoulder. Diagnosis and management. Clin Orthop Relat Res. 1987;59-64.

102. Neyton L, Kirsch JM, Collotte P, et al. Mid-to long-term follow-up of shoulder arthroplasty for primary glenohumeral osteoarthritis in patients aged 60 or under. Journal of Shoulder and Elbow Surgery. 2019;28:1666-1673.

103. Noten S, Meeus M, Stassijns G, Van Glabbeek F, Verborgt O, Struyf F. Efficacy of different types of mobilization techniques in patients with primary adhesive capsulitis of the shoulder: a systematic review. Archives of Physical Medicine and Rehabilitation. 2016;97:815-825.

104. Nove-Josserand L, Walch G, Adeleine P, Courpron P. Effect of age on the natural history of the shoulder: a clinical and radiological study in the elderly. Revue de Chirurgie Orthopedique et Reparatrice de L'appareil Moteur. 2005;91:508-514.

105. Page MJ, Green S, Kramer S, Johnston RV, McBain B, Buchbinder R. Electrotherapy modalities for adhesive capsulitis (frozen shoulder). Cochrane Database of Systematic Reviews. 2014;CD011324.

106. Page MJ, Green S, Kramer S, et al. Manual therapy and exercise for adhesive capsulitis (frozen shoulder). Cochrane Database of Systematic Reviews. 2014;CD011275.

107. Papalia R, Tecame A, Vadalà G, et al. The use of hyaluronic acid in the treatment of shoulder capsulitis: a systematic review. Journal of Biological Regulators and Homeostatic Agents. 2017;31:23-32.

108. Pietrzak M. Adhesive capsulitis: an age related symptom of metabolic syndrome and chronic low-grade inflammation? Medical Hypotheses. 2016;88:12-17.

109. Pomey M-P, Hihat H, Khalifa M, Lebel P, Néron A, Dumez V. Patient partnership in quality improvement of healthcare services: patients' inputs and challenges faced. Patient Experience Journal. 2015;2:29-42.

110. Prater S, McKeon B. Osteosarcoma. StatPearls. Treasure Island, FL: StatPearls Publishing; 2021. Available at: https://www.ncbi.nlm.nih.gov/books/NBK549868/.

111. Raeissadat SA, Rayegani SM, Langroudi TF, Khoiniha M. Comparing the accuracy and efficacy of ultrasound-guided versus blind injections of steroid in the glenohumeral joint in patients with shoulder adhesive capsulitis. Clinical Rheumatology. 2017;36:933-940.

112. Rai SK, Kashid M, Chakrabarty B, Upreti V, Shaki O. Is it necessary to screen patients with adhesive capsulitis of shoulder for diabetes mellitus? J Family Med Prim Care. 2019;8:2927-2932.

113. Rangan A, Brealey SD, Keding A, et al. Management of adults with primary frozen shoulder in secondary care (UK FROST): a multicentre, pragmatic, three-arm, superiority randomised clinical trial. The Lancet. 2020;396:977-989.

114. Rangan A, Gibson J, Brownson P, Thomas M, Rees J, Kulkarni R. Frozen shoulder. Shoulder & Elbow. 2015;7:299-307.

115. Rangan A, Hanchard N, McDaid C. What is the most effective treatment for frozen shoulder? BMJ. 2016;354:i4162.

116. Rasmussen JV, Amundsen A, Sørensen AKB, et al. Increased use of total shoulder arthroplasty for osteoarthritis and improved patient-reported outcome in Denmark, 2006–2015: a nationwide cohort study from the Danish Shoulder Arthroplasty Registry. Acta Orthopaedica. 2019;90:489-494.

117. Rojas GA, Hubbard AK, Diessner BJ, Ribeiro KB, Spector LG. International trends in incidence of osteosarcoma (1988-2012). International Journal of Cancer. 2021;149:1044-1053.

118. Rugg CM, Gallo RA, Craig EV, Feeley BT. The pathogenesis and management of cuff tear arthropathy. Journal of Shoulder and Elbow Surgery. 2018;27:2271-2283.

119. Ryan V, Brown H, Minns Lowe CJ, Lewis JS. The pathophysiology associated with primary (idiopathic) frozen shoulder: a systematic review. BMC Musculoskelet Disord. 2016;17:340.

120. Salamh PA, Kolber MJ, Cheatham SW, Hanney WJ, Speer KP, Singh H. Postrehabilitation exercise considerations after reverse total shoulder arthroplasty. Strength & Conditioning Journal. 2014;36:23-33.

121. Salamh PA, Speer KP. Post-rehabilitation exercise considerations following total shoulder arthroplasty. Strength & Conditioning Journal. 2013;35:56-63.

122. Saltychev M, Laimi K, Virolainen P, Fredericson M. Effectiveness of hydrodilatation in adhesive capsulitis of shoulder: a systematic review and meta-analysis. Scandinavian Journal of Surgery. 2018;107:285-293.

123. Saltzman BM, Leroux TS, Verma NN, Romeo AA. Glenohumeral osteoarthritis in the young patient. Journal of the American Academy of Orthopaedic Surgeons. 2018;26:e361-e370.

124. Samilson R, Prieto V. Dislocation arthropathy of the shoulder. The Journal of Bone and Joint Surgery. 1983;65:456-460.

125. Sana'a AA, Nazari G, Bobos P, MacDermid JC, Overend TJ, Faber K. Effectiveness of nonsurgical interventions for managing adhesive capsulitis in patients with diabetes: a systematic review. Archives of Physical Medicine and Rehabilitation. 2019;100:350-365.

126. Sano H, Hatori M, Mineta M, Hosaka M, Itoi E. Tumors masked as frozen shoulders: a retrospective analysis. J Shoulder Elbow Surg. 2010;19:262-266.

127. Seebauer L. Biomecanical classification of cuff tear arthropaty. Global Shoulder Society Meeting. 2003:17-19.

128. Shah KM, Clark BR, McGill JB, Mueller MJ. Upper extremity impairments, pain and disability in patients with diabetes mellitus. Physiotherapy. 2015;101:147-154.

129. Shah KM, Ruth Clark B, McGill JB, Lang CE, Mueller MJ. Shoulder limited joint mobility in people with diabetes mellitus. Clin Biomech. 2015;30:308-313.

130. Shang X, Zhang Z, Pan X, Li J, Li Q. Intra-articular versus subacromial corticosteroid injection for the treatment of adhesive capsulitis: a meta-analysis and systematic

review. BioMed Research International. 2019;2019:1274790.

131. Sharma SP, Moe-Nilssen R, Kvåle A, Bærheim A. Predicting outcome in frozen shoulder (shoulder capsulitis) in presence of comorbidity as measured with subjective health complaints and neuroticism. BMC Musculoskeletal Disorders. 2017;18:1-7.

132. Sheridan MA, Hannafin JA. Upper extremity: emphasis on frozen shoulder. Orthopedic Clinics. 2006;37:531-539.

133. Sheth MM, Morris BJ, Laughlin MS, Elkousy HA, Edwards TB. Lower socioeconomic status is associated with worse preoperative function, pain, and increased opioid use in patients with primary glenohumeral osteoarthritis. Journal of the American Academy of Orthopaedic Surgeons. 2020;28:287-292.

134. Smith SP, Devaraj VS, Bunker TD. The association between frozen shoulder and Dupuytren's disease. Journal of Shoulder and Elbow Surgery. 2001;10:149-151.

135. Strauss EJ, Hart JA, Miller MD, Altman RD, Rosen JE. Hyaluronic acid viscosupplementation and osteoarthritis: current uses and future directions. Am J Sports Med. 2009;37:1636-1644.

136. Suh CH, Yun SJ, Jin W, et al. Systematic review and meta-analysis of magnetic resonance imaging features for diagnosis of adhesive capsulitis of the shoulder. Eur Radiol. 2019;29:566-577.

137. Sun Y, Zhang P, Liu S, et al. Intra-articular steroid injection for frozen shoulder: a systematic review and meta-analysis of randomized controlled trials with trial sequential analysis. The American Journal of Sports Medicine. 2017;45:2171-2179.

138. Thomas M, Bidwai A, Rangan A, et al. Glenohumeral osteoarthritis. Shoulder & Elbow. 2016;8:203-214.

139. Tighe CB, Oakley WS. The prevalence of a diabetic condition and adhesive capsulitis of the shoulder. South Med J. 2008;101:591-595.

140. Tyrrell Burrus M, Cancienne JM, Boatright JD, Yang S, Brockmeier SF, Werner BC. Shoulder arthroplasty for humeral head avascular necrosis is associated with increased postoperative complications. HSS Journal. 2018;14:2-8.

141. Uitvlugt G, Detrisac DA, Johnson LL, Austin MD, Johnson C. Arthroscopic observations before and after manipulation of frozen shoulder. Arthroscopy. 1993;9:181-185.

142. Uppal HS, Evans JP, Smith C. Frozen shoulder: a systematic review of therapeutic options. World Journal of Orthopedics. 2015;6:263.

143. Valentine RE, Lewis JS. Intraobserver reliability of 4 physiologic movements of the shoulder in subjects with and without symptoms. Arch Phys Med Rehabil. 2006;87:1242-1249.

144. Van der Windt D, Koes BW, de Jong BA, Bouter LM. Shoulder disorders in general practice: incidence, patient characteristics, and management. Annals of the Rheumatic Diseases. 1995;54:959-964.

145. van Dieren S, Beulens JW, van der Schouw YT, Grobbee DE, Neal B. The global burden of diabetes and its complications: an emerging pandemic. Eur J Cardiovasc Prev Rehabil. 2010;17 Suppl 1:S3-8.

146. Vasiliadis HS, Tsikopoulos K. Glucosamine and chondroitin for the treatment of osteoarthritis. World Journal of Orthopedics. 2017;8:1.

147. Vo KV, Hackett DJ, Gee AO, Hsu JE. Classifications in brief: Walch classification of primary glenohumeral osteoarthritis. Clinical Orthopaedics and Related Research. 2017;475:2335-2340.

148. Walker-Bone K, Palmer KT, Reading I, Coggon D, Cooper C. Prevalence and impact of musculoskeletal disorders of the upper limb in the general population. Arthritis Rheum. 2004;51:642-651.

149. Walmsley S, Osmotherly PG, Rivett DA. Clinical identifiers for early-stage primary/idiopathic adhesive capsulitis: are we seeing the real picture? Physical Therapy. 2014;94:968-976.

150. Walmsley S, Rivett DA, Osmotherly PG. Adhesive capsulitis: establishing consensus on clinical identifiers for stage 1 using the Delphi technique. Physical Therapy. 2009;89:906-917.

151. Wei Q, Ren X, Jiang Y, Jin H, Liu N, Li J. Advanced glycation end products accelerate rat vascular calcification through RAGE/oxidative stress. BMC Cardiovasc Disord. 2013;13:13.

152. Wiley AM. Arthroscopic appearance of frozen shoulder. Arthroscopy. 1991;7:138-143.

153. Wong CK, Levine WN, Deo K, et al. Natural history of frozen shoulder: fact or fiction? A systematic review. Physiotherapy. 2017;103:40-47.

154. Woo C-H, Eom Y-W, Yoo M-H, et al. Tumor necrosis factor-α generates reactive oxygen species via a cytosolic phospholipase A2-linked cascade. Journal of Biological Chemistry. 2000;275:32357-32362.

155. Woods D, Loganathan K. Recurrence of frozen shoulder after manipulation under anaesthetic (MUA) the results of repeating the MUA. The Bone & Joint Journal. 2017;99:812-817.

156. Xiao RC, Walley KC, DeAngelis JP, Ramappa AJ. Corticosteroid injections for adhesive capsulitis: a review. Clin J Sport Med. 2017;27:308-320.

157. Xu W, Huang L-X, Guo JJ, Jiang D-H, Zhang Y, Yang H-L. Neglected posterior dislocation of the shoulder: a systematic literature review. Journal of Orthopaedic Translation. 2015;3:89-94.

158. Yian EH, Contreras R, Sodl JF. Effects of glycemic control on prevalence of diabetic frozen shoulder. J Bone Joint Surg Am. 2012;94:919-923.

159. Yoon JP, Chung SW, Kim J-E, et al. Intra-articular injection, subacromial injection, and hydrodilatation for primary frozen shoulder: a randomized clinical trial. Journal of Shoulder and Elbow Surgery. 2016;25:376-383.

160. Younes M, Neffati F, Touzi M, et al. Systemic effects of epidural and intra-articular glucocorticoid injections in diabetic and non-diabetic patients. Joint Bone Spine. 2007;74:472-476.

161. Zappia M, Di Pietto F, Aliprandi A, et al. Multi-modal imaging of adhesive capsulitis of the shoulder. Insights into Imaging. 2016;7:365-371.

162. Zhang Y, Jordan JM. Epidemiology of osteoarthritis. Clin Geriatr Med. 2010;26:355-369.

163. Zippelius T, Matziolis G, Röhner E, Windisch C, Lindemann C, Strube P. Psychological distress and health-related quality of life in patients with bone marrow edema syndrome. Annals of Translational Medicine. 2019;7:552.

164. Zreik NH, Malik RA, Charalambous CP. Adhesive capsulitis of the shoulder and diabetes: a meta-analysis of prevalence. Muscles, Ligaments and Tendons Journal. 2016;6:26.

165. Zuckerman JD, Rokito A. Frozen shoulder: a consensus definition. J Shoulder Elbow Surg. 2011;20:322-325.

어깨 약화 (The weak shoulder) 19

Jeremy Lewis, Karen McCreesh, Kathryn Fahy, Jared Powell

개요(Introduction)

임상가는 종종 어깨 약화(weakness)로 진단하고 환자는 어깨가 약하다고 자주 보고하지만 이 일반적인 어깨 장애는 임상적으로 의미 있는 방식으로 설명하기 어렵다. 약화의 정의에는 다음이 포함된다. 부하가 가해지면 "무너지기(give way)" 쉬움, 압력을 받으면 부러짐, 힘이 부족함, 무게, 힘 또는 압력을 지탱하거나 행사할 수 없음, 외부 힘에 저항할 수 없음, 신체적으로 힘든 작업을 수행할 힘이 없음.[58]

약화가 확인되면 임상가는 약화가 다음과 같은 것들로 인한 것인지 결정해야 하므로 시작점일 뿐이다: 구조적인 완전성의 실질적 또는 부분적 손실(예: 파열, 골절), 통증 억제, 통증에 대한 두려움, 추가 손상에 대한 두려움, 위험신호 병리, 신경 또는 혈관 침범, 내분비 근육병증(예: 갑상선 기능장애, 뇌하수체 기능장애, 당뇨병), 전해질 장애(예: 저칼륨혈증), 급성 감염, 감염의 장기적 결과, 자가면역 및 염증 상태(예: 다발성 경화증, 근위축성 측삭 경화증(ALS), SARS-CoV-2, 류마티스 관절염, 루푸스, 쇼그렌(Sjögren) 증후군), 독성 원인(예를 들어, 알코올의 부작용, 스타틴(statins), 콜히친(colchicine), 항말라리아제, 지도부딘(zidovudine), 근감소증, 비타민 D 결핍 또는 철분 결핍 등이 있다. 약화는 국소적, 양측성, 일반적 대칭적 또는 일반적 비대칭적이며, 임상적 소견은 임상 추론 과정에 어떻게 통합되는가? 나타난 약화에 대한 근본적 원인을 구별하는 것은 가장 적절한 관리 전략을 구현하는 데 필수적이다. 근력강화 프로그램이 모든 형태의 약화에 대한 만병통치약은 아니며, 그렇게 제안하는 것은 근거 기반 실무가 아니다.

약화의 병인, 평가 및 관리는 복잡하며 임상 소견을 교정하기 위해 필요한 반복 및 세트 수로 줄일 수 없다. 약화는 구조적 완전성(예: 회전근개 건 파열)을 회복하기 위한 외과적 복구 후에 재활을 하더라도 근약화를 줄일 수는 없다. 약화는 진정으로 생물심리사회적 문제이며 단독으로 한 가지 원인에 기인하는 경우는 거의 없다(그림 15.1 참조). 이 단원에서는 어깨 약화에서 좀 더 일반적인 신경근골격계 원인을 다룰 것이다. 이 장은 7장(통증 신경과학), 8장(위험 신호), 12장(평가할 결과), 15장(어깨 근골격계 상태 평가 및 분류)과 함께 읽어야 한다.

어깨 약화란 무엇이며 어떻게 평가할 수 있는가?(What is shoulder weakness and how can it be assessed?)

만약 근력이 "특정한 조건[5]에서 근육이 환경에 영향을 미칠 수 있는 최대의 자발적 결과 방출"이라면, 약화는 생물학적 시스템(예: 어깨)이 자발적으로 최대 힘을 생성하는 능력의 현저한 감소를 나타낸다. 근력 검사는 생물학적 시스템에서 근육의 시너지 특성으로 인해 특정 근육(예, 극상근)이 아닌 특정 관절 동작(예, 어깨 외전)의 힘 방출(force output) 측정이라는 것을 명확히 하는 것이 중요하다. 어깨는 종종 어깨 외전 및 외회전과 같은 특정 방향의 약화를 나타내므로 단순히 어깨가 약하다는 것이 아니라 이러한 방향에서 힘 방출 감소 또는 근수행력 감소로 소견을 설명하는 것이 적절할 것이다.

어깨 약화를 감지하기 위해 사용할 수 있는 객관적인 검사는 무엇인가? 실질적인 이유로 실용적이고 임상 실무에 적용할 수 있는 측정 기술에 중점을 둘 것이다. 여기에는 다음이 포함된다: 수동 근육 검사, 휴대용 근력계, 기능 검사 및 악력계,[5] 등속성 근력 검사는 근력의 표준 척도[57]로 간주되지만 높은 비용, 휴대성 부족 및 광범위한 임상 가용성 부족으로 인해 이 장에서는 다루지 않는다.

도수 근력 검사(MMT)는 임상가가 근력을 측정하는 임상적 방법으로, 임상가가 검사할 환자의 신체 부위를 미리 정해진 위치에 놓고 환자에게 그 신체 부위를 임상가의 손에 대고 밀도록 지시한다. 일반적으로 MMT는 0–5 등급으로 등급이 매겨지며, 여기서 0은 감지할 수 있는 근육 활동이 없음을 나타내고 5는 최대 파괴력에 대해 등척성 방식으로 유지하는 능력을 나타낸다.[5] MMT가 대략적인 근력값을 확인하는 실용적인 방법일 수 있지만 그 신뢰성과 타당성은 무엇인가? MMT는 상당한 내부 및 평가자 간 신뢰도[6]를 보여주지만 특히 심각한 근력 손상이 없는 경우, 근력의 정확한 측정으로서 민감도가 제한적일 수 있다.[5] MMT는 기능적 활동(예: 앉기-서기)과의 상관관계[19]로 인해 근력의 유효한 척도로 제안되지만 어깨 근력의 임상적 평가를 위해 이를 구체적으로 입증하는 연구는 부족하다.

어깨 근력의 임상 평가에는 MMT가 많은 한계가 있다. 여기에는 검사자의 근력에 대한 의존성, 검사자와 환자의 힘을 발휘하려는 자신감과 의지, 평가 시스템의 해석, 검사 후 근력의 올바른 등급 지정 등이 포함된다. 미묘한 양측 간에 차이 감지, 각 검사 위치 및 검사 방향에 대해 감지 가능한 최소 차이에 대한 지식, 양측 간에 차이 및 세션 간 차이를 감지할 수 있는 강도 임계값. 요약하면, MMT는 근력에 대한 주관적인 평가이다.[6] MMT의 많은 한계에도 불구하고 임상 실무에서 어깨 근력의 비교적 간단하고 저렴한 초기 측정(추적진단)으로 간주될 수 있다.

휴대용 근력계(HHD, Dynamometry)는 편리성, 휴대성 및 상대적 경제성으로 인해 인기를 얻고 있는 강도 측정 방법이다. HHD는 특정 신체 활동의 힘 방출을 측정하기 위해 개인의 신체에 적용되는 검사자의 손에 있는 근력계를 사용한다. HHD는 어깨 근력의 척도로 평가자 내 및 평가자 간 신뢰도가 높거나 우수함을 보여준다.[15,27] HHD는 어깨 근력을 측정할 때 등속성 검사와 상당한 상관관계가 있는 것으로 나타났다.[27] MMT와 마찬가지로 HHD의 신뢰성과 유효성은 검사자의 강도에 의해 제한된다. 그러나 예를 들어, 무릎에 비해 어깨 근력 검사의 장점은 어깨가 상대적으로 높은 힘을 생성할 수 없기 때문에 검사자가 과도하게 강해야 할 필요성을 줄일 수 있다는 것이다.[66] 이는 어깨 근골격계 질환에 대한 치료를 원하는 많은 사람들에게 해당되는 경우이지만 적응이 필요한 많은 운동선수 및 어깨 증상을 나타내는 다른 사람들에게는 HDD가 적합하지 않을 수 있음을 인정한다.

HHD는 신뢰할 수 있고 타당한 어깨 근력 측정법이며 MMT보다 더 민감한 근력 측정법이다. 휴대성, 사용 용이성, 임상적 유용성 및 경제성 향상으로 인해 HHD는 임상 실무에서 어깨 근력의 유용한 척도가 된다. 기능 검사와 악력은 어깨 근력을 측정하는 대리 방법이며 임상적 유용성으로 인해 고려될 수 있다. 앉아서 하는 메디신볼 던지기는 어깨 근력과 중간 정도의 상관관계가 있으며,[7] 손의 악력은 어깨 근력과 강한 상관관계가 있다.[28] 반대쪽 어깨를 검사할 수 없거나 양쪽 어깨에 증상이 있는 경우 손 악력 검사가 유용할 수 있다.

근력 평가는 근육 성능에 대한 더 크고 중요하며 더 의미 있는 임상 평가의 한 구성 요소일 뿐이라는 것은 논쟁의 여지가 있다. 근력 검사를 포함한 근수행력은 다양한 방법을 사용하여 평가할 수 있다. 예를 들어, 임상가는 환자가 통증(또는 기타 관련 증상) 및/또는 피로를 보고할 때까지 환자가 수행할 수 있는 활동의 반복 횟수를 평가하여 근수행력을 평가하는 것이 단일 반복 최대값(1RM) 보다 더 중요할 수 있다. 따라서 연구자가 근수행력 검사의 일부로 피로에 대한 반복과 통증에 대한 반복의 가치를 평가하는 것이 유용할 것이다.

"근력 강화"는 단순한 "생물학적" 중재가 아닌 생물심리사회적 중재이다("Strengthening" is a biopsychosocial, and not just a "bio" intervention)

회전근개 관련 어깨 통증(RCRSP)이 있는 개인을 관찰하면 증상이 없는 사람이나 증상이 있는 사람의 영향을 받지 않은 어깨와 비교할 때 증상이 있는 쪽의 어깨 약화가 있음을 시사한다. 구체적으로 RCRSP 환자의 경우 어깨 외전 및 외회전 근력이 각각 최대 29% 및 43% 감소한 것으로 나타났다.[12,37] 근력 결손은 또한 전인 및 수평 확장과 같은 견흉부 관절 근육을 편향시키는 것으로 제안된 움직임에서 관찰되었지만 이러한 결손은 어깨 외전 및 외회전 동안 관찰되는 것만큼 심각하지 않았다.[12] 근력 결손은 RCRSP를 가진 개인의 빈번한 특징이며, 어깨 약화가 감지되면 근력강화 프로그램을 시행해야 하는 것이 논리적일 것이다. 근력 결손이 강화를 필요로 한다고 주장하는 것은 매력적이고 직관적이지만, 임상적 현실은 덜 명확하다.

RCRSP를 위한 재활의 일부로 저항 운동을 활용한 임상 시험에서 임상적으로 중요하지 않은 어깨 근력 증가, 가장 일반적으로 어깨 외전 및 외회전 운동이 관찰되었다.[35,39] 약간의 근력 증가에도 불구하고 어깨 통증과 기능이 크게 개선되었다.

이 임상 관찰은 우리의 생의학 기반 임상 추론과 원인과 결과에 대한 뉴턴의 이해에 직접적인 도전을 제시한다. 더 중요한 것은 이것이 우리 임상 실무에 무엇을 의미하는가? 근력 강화를 중단하는가? 정답은 아니지만 "근력 강화"에 대한 미묘한 접근 방식이 필요하다.

근력 강화 과정은 진공 상태에서 발생하지 않는다. 우리가 근력 강화하려는 움직임은 생각, 감정, 과거 경험이 있는 사람에게 붙어 있으며, 그 사람 역시 더 넓은 사회문화적 환경의 일부이다. 이러한 유형의 임상적 사고는 질병이나 부상으로 고통받는 사람에 대한 전체론적이고 인본주의적인 관점인 의료의 생물심리사회적 모델로 우리를 필연적으로 이끈다. "근력 강화"를 해결하기 위한 중재로 저항 운동이 다음과 같은 이점이 있음을 알 수 있다.

- 통증을 줄인다(통각저하 효과는 통증 억제가 근육에 미치는 영향을 역전시킬 수 있다).
- 통증 자기효능감과 자신감을 향상시킨다.
- 통증의 재평가/재해석으로 이어진다.
- 건강과 관련된 삶의 질을 향상시킨다.
- 통증에서 특정 과제로 주의를 돌린다.
- 자연스럽게 진행되는 동안 단순하게 시간을 표시한다.
- 전신 및 국소 염증/생화학적 지표를 개선한다.
- 기분과 정신 건강을 개선한다.
- 근력과 신경근 기능을 증가시킨다.

"약하고 통증이 있는 어깨"에 대한 저항 훈련은 임상가가 활용하도록 권장되는 비용 효율적인 중재이다. 그러나 근력 강화 운동을 포함하는 임상적 근거는 단순히 어깨 근력 증가를 목표로 하는 것 이상으로 인정되어야 한다. 근력 강화 과정은 생물심리사회적 눈을 통해 볼 때 여러 수준에서 건강, 통증 및 기능에 영향을 줄 수 있는 다재다능한 도구가 된다. 근력 결손은 특히 운동 인구[11,24]에서 미래의 어깨 질환에 대한 알려진 위험 요소이며 금기 사항이 없고 재활프로그램의 적절한 단계에 있는 경우 근골격계 어깨 상태를 나타내는 사람들을 위한 대부분의 임상적 만남에서 저항 운동을 고려하는 것이 중요하다. 적어도 100년 동안 모든 의료 전문직의 임상가들은 어깨 문제로 치료를 원하는 사람들에게 증상의 원인은 비정상적인 자세 때문이며 문제를 해결하려면 개인의 자세를 개선해야 한다고 알려왔다. 현재 연구에 따르면 "비정상적인 자세"와 증상 사이에는 일관된 관계가 없는 것으로 보인다. 또한 자세를 개선하기 위해 처방된 운동은 증상 감소와 관련이 있지만 정적 자세를 변경하지는 않는다(20장 참조). 따라서 "자세 개선"을 위한 운동으로 얻는 이점은 비정상적인 자세가 증상의 원인이라는 믿음과 관련이 없을 수 있다.

동일한 운동이 일반적으로 어깨 강화 프로그램의 일부로 처방되며 근력 증가로 인한 이점이 거의 없을 수 있다. 연구에 따르면 어깨 통증이 있는 사람들이 개선되었다고 보고하지만 정적인 자세는 "자세" 운동으로 개선되지 않으며 근력은 "근력 강화" 운동으로 개선되지 않는다. 따라서 운동의 이점은 자세가 개선되거나 강해지기 때문이 아니다. 따라서 환자에게 문제가 약하거나 약해진 어깨 근육으로 인해 발생하며 증상을 줄이려면 더 강해져야 한다고 말하는 것은 자세가 잘못되었으며 개선하기만 하면 된다고 말하는 것과 같은 현대적 표현일 수 있다.

일반적인 신체의 힘을 개선 및 유지하고, 신체적으로 활동적이며, 건강한 생활 방식으로 사는 것이 현재와 미래의 건강을 위해 가치 있는 행동임을 인정하는 것이 중요하지만, 현재 활용 가능한 연구는 "약한" 어깨가 어깨 통증과 장애를 줄이기 위해 자세가 "개선"되어야 한다는 것을 지지하지 않는 것과 마찬가지로 통증과 장애를 줄인다. 이에 대해서는 20장과 36장에서 자세히 설명한다.

약화와 관련된 어깨의 근골격계 질환
(Musculoskeletal conditions involving the shoulder associated with weakness)

회전근개 관련 어깨 통증
(Rotator cuff related shoulder pain)

임상가와 연구자들은 어깨 증상을 설명하는 가장 적절한 명명법에 대해 계속해서 토론하고 있다. 논쟁의 한 측면은 견봉하 충돌 증후군, 견봉하 점액낭염, 회전근개 건 파열 및 회전근개 건염/건병증과 같은 현재 진단을 유지해야 한다는 요구이다. 반대편에 있는 사람들은 진단 라벨을 거부하고 증상이 불길한(위험 신호) 병리 또는 신경근병증에 기인하지 않을 때 요추 부위에 사용되는 진단 용어를 채택할 것을 요구한다. 예를 들면, 어깨 문제와 함께 나타나는 단순 요통, 기계적 요통, 요통(lumbago) 또는 요통(low back pain): 단순 어깨 통증(±근력 약화), 역학적인 어깨 통증 및 약화, 또는 어깨 통증 및 약화와 같이 같은 의미로 불리는 것에 대해. 논쟁의 양쪽 모두에 대한 우려의 장점과 이유가 있다.

15장에서 논의한 바와 같이, 치료를 필요로 하는 어깨 증상을 보이는 대부분의 사람들은 다양한 정도의 통증, 약화, 경직 및 불안정성을 나타낼 것이다(그림 15.1 참조). 임상적 감각으로 일하는 임상가는 증상을 나타내는 것을 이해하기 위해 조사에서 요구하는 대로 지원되는 면담 및 신체 검사 중에 얻은 정보를 종합한다(14장 참조). 예를 들어, 50세의 사람 A는 불안정성의 징후가 없고 방사선 사진에서 아무런 문제가 없는 극도로 고통스럽고 약한 비우세측 어깨의 특발성 발병을 나타내며 능동적 및 수동적 움직임의 여러 방향으로에 제한과 함께 다음과 같을 수 있다. 어깨가 아프고 약하고 뻣뻣한 것으로 분류된다. 또는 임상가는 통증, 약화 및 제한된 움직임의 조합이 알려진 패턴에 적합하다고 생각할 수 있으며 평가를 기반으로 환자에게 오십견일 가능성이 있음을 알린다.

오십견일 가능성이 있는 증상의 조합을 분류하는 가치는 의료 전문가 간의 의사소통을 용이하게 하고, 병리 및 관리를 이해하는 데 필요한 많은 지식(10장 참조)을 추가하기 위한 연구가 수행될 수 있도록 하고, 제공할 현재 근거를 포함한다는 것이다. 최고의 관리, 약화, 통증, 뻣뻣함의 기초적인 분류 모델을 옹호하는 사람들은 많은 증상을 해결하기 위한 최선의 선택으로 강화를 제안할 수 있지만, 사실 현재 지식은 이것이 최선의 치료가 아니며 위험이 없는 것은 아니지만 초기 단계 오십견에 대한 주사 요법은 더 나은 결과와 관련이 있다. 이는 아킬레스 건병증 또는 외측 팔꿈치 건병증의 임상 진단과 다르지 않는다. 여기서 임상가는 임상적 추론, 패턴 인식, 환자 병력 및 평가를 결합하여 증상을 이해한다.

분명히 이러한 해부학적 부위에는 증상에 대한 무수한 가능성이 있으며 임상가는 해부학적 부위에 따라 외측부 팔꿈치 통증 또는 발뒤꿈치 통증과 같은 증상을 분류할 수 있다. 그러나 우리는 두통(머리 통증)이라는 용어와 마찬가지로 조사 및 임상적 추론에 의해 뒷받침되는 병력, 면담 및 신체 검사의 소견을 통해 임상가는 다음과 같이 가설을 세울 수 있다고 주장한다. "주관절 외측부 건병증/아킬레스 건병증/편두통이 있을 가능성이 있다." 그 다음에는 "이것이 우리가 의미하는 용어이다." 및 "이것이 귀하의 관리 옵션입니다."가 와야 한다.

2016년 Lewis는 회전근개 관련 어깨 통증(RCRSP)이라는 용어를 도입하였다.[33] 이는 어깨 관련 통증(16장 참조)이 (가능한 한) 배제되고 어깨 통증과 약화가 확인될 때 가장 일반적으로 어깨 거상 및 외회전할 때 존재한다고 가정한다. RCRSP를 암시하는 또 다른 중요한 특징은 증상이 시작되기 전에 생리적 부하가 증가한 이력이 있거나 생리적 부하가 일정하게 유지되지만 수면 부족, 스트레스, 신체활동 감소, 흡연 또는 증가, 영양 변화와 같은 생활양식 요인이 구별된다. 도입된 이후 RCRSP라는 용어는 점점 더 수용되고 있으며 현재 150개 이상의 동료-심사(peer-reviewed) 간행물에서 사용되고 있다.

RCRSP[33]이라는 용어는 전통적인 진단(예: 부분 및 전체 두께의 회전근개 파열, 견봉하 충돌 증후군 및 견봉하 점액낭염)을 유지하는 것과 증상 기반 분류 시스템(통증이 있는 약한 어깨)을 촉진하는 것에 대한 임상가와 연구자 간의 논쟁에서 중간 지점을 찾기 위해 제안되었다. RCRSP의 진단은 징후와 증상의 패턴을 기반으로 하며, 견봉 돌기(견봉하 충돌 증후군), 확장된 점액낭(활액낭염) 또는 회전근개 건 파열과 같은 관찰된 병리를 참조하지 않았다.

환자에게 증상이 결정적인 구조적 문제(예: 견봉 충돌, 점액낭염 또는 건 파열)로 인한 것임을 알리면 임상 과정이 더 쉬워질 수 있다. -이는 병리학적이고 "해결방법(fix)"은 주사 또는 수술이다.- 접근 방식은 사용 가능한 연구에서 더 이상 지원되지 않는다. 또한 환자가 구조적 병리(정상적인 형태학적 변이일 가능성이 있음)가 증상을 유발하고 주사, 복구 또는 제거가 필요하다고 확신하는 경우 피해, 의료 자원 낭비 및 불필요한 임상 위험의 가능성이 있다. 마찬가지로 환자는 자신의 증상을 이해하기를 원한다. 임상가가 "오늘 왜 찾아오셨어요?" 조사 및 임상적 검사 후, 임상가가 환자에게 어깨에 심각한 문제가 없는 것으로 보이지만(즉, 위험신호 없음) 어깨가 약하고

> **상자 19.1 임상 시나리오**
>
> **임상가:** 논의 및 평가에 따르면 회전근개 관련 어깨 통증이 있을 가능성이 높습니다. 회전근개는 어깨의 근육과 건으로 구성되어 있습니다. 어깨의 안정성에 기여하고 어깨의 움직임을 도와 찬장 꼭대기까지 올라가거나 공을 던지거나 양치질을 할 수 있습니다. 근육에 대해 무엇을 알고 있습니까?
>
> **환자:** 운동은 근육에 좋지 않나요?
>
> **임상가:** 물론입니다. 잘하셨습니다. 그것은 RCRSP에 사용할 수 있는 최고의 치료법 중 하나입니다. 그러나 최종 결정을 내리기 전에 귀하가 고려할 수 있는 모든 다양한 치료 옵션과 그 이점, 위해(위험), 예상 시간 경과, 해야 할 일 및 예상 결과에 대해 논의하고 싶습니다.

뻣뻣하며 아프다고 알리면 환자의 모든 우려 사항을 해결하지 못할 수 있다.

중간 지점은 불확실한 구조적 진단을 피하고 환자가 자신의 통증과 약화를 이해하도록 돕는 것이다. 일반적인 임상 시나리오는 상자 19.1에 나와 있다.

분명히 위의 시나리오에서 언급한 치료 옵션에는 주시 및 대기, 주사, 수술 및 재활이 포함되며 모두 조언과 교육으로 지원된다. 재활 프로그램을 선택하는 환자를 위해 36장에 Shape-Up-My-Shoulder가 제시되어 있다.

광범위 회전근개 파열(Massive rotator cuff tears)

광범위 회전근개 파열의 정의

광범위 회전근개 파열(RCT)은 모든 RCT의 10~40%, 재파열의 80%를 차지하며[1,14] RCRSP의 범위에 속하지만(36장 참조) 이 단원에서 별도로 설명한다. 광범위 회전근개 파열은 외상으로 인해 발생할 수 있지만, 대다수는 증상의 시작과 관련된 결정적 또는 실질적인 외상 에피소드가 없다. 큰 비외상성 회전근개 파열의 크기는 시간이 지남에 따라 증가할 수 있으며 일반적으로 두 개의 건이 분리된 경우 광범위 파열로 정의된다.[22] 근육 내 지방 침윤 및 근육 위축과 같은 광범위 열상에 대한 몇 가지 특징이 수술 후 개선되지 않을 수 있지만, 광범위 열상은 여전히 수술에 잘 반응할 수 있다.[22]

광범위하지만 복구 가능한 파열의 크기가 증가하거나 다른 요인과 연관되면, 파열은 회복될 수 없는 광범위 회전근개 파열(iMRCT)로도 알려진 수술 불가능한 대규모 회전근개 파열로 분류될 수 있다. 복구 가능하거나 불가한 회전근개 파열의 또 다른 일반적인 특징은 어깨 약화와 수반되는 통증이다. 약화는 가성불완전마비로 나타날 수 있으며, 여기서 약화는 능동적 움직임이 제한되는 정도이다(즉, 90° 미만의 상승, 실질적으로 더 큰 수동적 운동 범위).[61] 가성불완전마비 또는 가성마비(pseudoparalysis)라는 용어는 16건의 연구가 포함된 체계적 고찰 연구[61]에서 조사되었으며, 여기서 9건은 용어를 사용하거나 정의하지 않았고 7건은 이질적인 정의를 사용하였다. 통증, 뻣뻣함 및 관절염 변화와 관련된 이질성으로 더 많은 혼란이 확인되었다. 연구 결과는 혼란이 해결될 때까지 이러한 용어를 사용하는 데 주의해야 한다고 제안한다. 임상 결과를 설명하기 위해 가성마비를 사용하는 사람들의 경우 용어를 사용할 때 의미하는 바를 설명하는 것이 도움이 될 수 있다.

iMRCTs에서 광범위 회전근개 파열(MRCTs)을 구성하고 분리하는 것이 무엇인지 결정하는 것은 어렵고 임상 및 연구 조사에서 혼란을 초래했다. 이에 대한 주된 이유는 다양한 연구 그룹과 임상가에 의해 여러 정의가 제안되었으며 일부 정의는 복구 가능하거나 복구 불가능한 광범위 회전근개 파열 모두에 사용되기 때문이다. 예를 들어, 파열 크기(≥ 5 cm/2 in),[13] 파열된 건 수 (≥ 2 손상된 회전근개 건)[22] 및 상완골두 노출크기[44]에 따른 광범위 회전근개 파열을 정의한 저자가 포함된다. 명확성을 개선하기 위해 Schumaier 등[55]은 광범위 회전근개 파열에 대한 다음과 같은 정의를 내린 델파이 연구를 수행했다:

MRCT는 관상면 또는 축면에서 관절와 가장자리로의 건 후인 및/또는 시상면에서 측정된 대결절의 67% 이상 노출된 파열로 정의되어야 한다. 측정은 MRI[자기공명영상] 또는 수술 중 수행할 수 있다.

델파이 연구 결과는 최종 정의에 가성마비라는 용어를 포함하지 않았거나 증상의 지속 기간을 포함하지 않았다.[55] Schumaier 등[55]이 도달한 정의는 "복구가 시도될 수 있는 대규모 파열과 회복될 수 없는 파열 모두에 대한 포괄적인 용어인 것으로 보이며 그들은 "우리의 목표는 파열이 복구 가능한지 또는 복구 후 치유 가능성을 정의하는 것이 아니다."라고 하였다. 실제로, iMRCT의 정의에는 파열을 돌이킬 수 없게 만드는 파열 관련 특성, 환자 관련요인 및 수술 기법[47]이 포함되어야 한다. 정의에 대한 합의는 임상 의사소통, 연구 조사 및 환자 교육을 향상시키는 데 도움이 될 것이다.

요약하면, 회전근개 파열과 관련하여 "광범위"이라는 용어가 광범위하게 사용되지만, 광범위 파열을 복구 가능 또는 복구 불가능으로 하위 범주화하는 것과 마찬가지로 결정적인 정의는 아직 파악하기 어렵다. 정의에 대한 지속적인 혼란은 적절한 용어를 구별하기 위해 환자 대표뿐만 아니라 여러 전문가의 합의가 필요하다. 광범위 회전근개 파열과 관련된 많은 불확실성 영역을 다루기 위한 향후 연구가 필요하다.

임상 영상은 매우 복잡하다. 진단영상은 2개 이상의 건을 포함하는(관절와 테두리의 경계부위로 후인된) 광범위 파열을 나타낼 수 있으며, 이는 상완관절와관절을 포함하는 퇴행성 변화와 연관될 수도 있고 연관되지 않을 수도 있고 임상적으로 약화의 조합을 포함할 수 있다(구조적 및/또는 비사용 위축 및/또는 통증으로 인한), 경직(비정상적인 관절 생체역학 및/또는 근육 보호(통증 및/또는 두려움 및/또는 감각 운동 제어의 변화로 인한)로 인한 것일 수 있음), 및 통증(여러 가지 이유로 인해) 분명한 것은 임상적 증상에 무수한 가능성이 있다는 것이다.

약화, 운동 제한 및 통증의 동반과 관련된 광범위 회전근개 파열 관리

회전근개 파열의 치료는 크게 수술적 방법과 비수술적 방법으로 나눈다. 외과적 절차에는 가능한 경우 복구가 포함되며, 가능한 경우 의도된 이점과 잠재적인 위험이 평가되고 환자와 논의되면 근막 자가 이식 또는 무세포 진피 동종이식을 사용한 우수한 관절낭 재건이 포함될 수 있다.[48,51] 이러한 절차는 진행성 상완관절와관절염이 없는 iMRCT 환자에서 더 일반적으로 고려된다. 우수한 관절낭 재건술에 대한 체계적 고찰 연구의 결과는 iMRCT 관리의 통증 및 기능에서 양호하거나 우수한 단기 임상 결과를 보고했다. 그러나 결론은 장기간의 추적 조사가 없고 퇴행, 감염, 극하근의 심한 지방 변성, 수술 후 어깨 강직과 같은 몇 가지 주목할만한 합병증이 있는 질이 좋지 않거나 공정하지 않은 연구를 기반으로 한다.[3]

사용된 다른 절차에는 광배근,[34] 하부,[59] 또는 중간[43] 승모근 건 이행술(tendon transfers), 생분해성 견봉하 공간에서의 관절경 삽입이 포함된다.[38] 이러한 절차의 대부분은 엄격한 위약-대조군 연구를 거치지 않았으며 장기간의 결과, 상완관절와관절의 관절염이 있거나 없는 노인의 경우,[20,46,65] 역 어깨 전치환술은 iMRCT를 위한 또 다른 외과적 중재이다.

광범위(복구 가능하거나 불가) 회전근개 파열의 비수술적 관리는 결정적인 근거에 의해 뒷받침되지 않는다. 전향적 무작위 위약 대조시험의 결과는 광범위 〉 5 cm(2 inch) 회전근개 파열 진단을 받은 사람들을 위한 전용 운동 프로그램을 조사하였다.[2] 제한 사항이 있지만(저자가 인정함) 결과는 운동 그룹에 참여하는 사람들이 더 큰 향상을 기록했음을 시사한다.(조사에 사용된 프로그램은 다음에서 사용할 수 있다. https://www.torbayandsouthdevon.nhs.uk/services/physiotherapy/support-videos/torbay-shoulder-exercise-programme/.)

Agout 등[1]은 iMRCT로 진단받은 71명을 대상으로 비수술적 관리가 포함된 다기관(n=12) 코호트 연구를 수행했다. 3명의 환자가 처음 3개월 동안 수술을 받았고 68명은 비스테로이드성 항염증 약물, 재활(정의되지 않음) 및/또는 견봉하 코르티코스테로이드 주사를 포함하는 프로그램을 완료했다. 상당한 비뚤림의 위험이 있지만 그들은 어깨 움직임과 기능의 개선, 통증 감소가 6개월에 최고조에 달하고 12개월에 안정적으로 유지된다고 보고했다. 분명한 것은 iMRCT의 관리가 잘 설계된 강력한 임상 시험에 의해 지원되지 않는다는 것이다. 이러한 데이터를 사용할 수 있을 때까지 광범위 회전근개 파열의 외과적 및 비외과적 관리는 상당한 편견 및 전문가 의견과 관련된 연구에 의해 정보를 받을 것이다.

상완이두근 건병증(*Biceps tendinopathy*)

이두근 장두(LHB) 건의 통증은 LHB 건이 익숙하지 않은 부하, 활동 후 부적절한 휴식 및 생활 방식 요인에 단독으로 또는 조합되어 노출될 때 발생할 수 있다. 증상이 있는 경우 상태는 LHB 건병증으로 진단된다. 대부분의 건병증과 마찬가지로 LHB 건병증은 통증 및 그에 수반되는 약화와 관련이 있다. 약화는 통증으로 인한 근육 기능의 억제로 인한 것일 가능성이 크다. LHB 건병증은 26장에서 자세히 다룬다.

석회성 건병증(*Calcific tendinopathy*)

회전근개 건에 영향을 미치는 매우 많은 장애가 있으며 그 중 하나는 석회화 건병증이다. 회전근개 건에 칼슘 침착물이 존재하는 것이 특징이며 어깨 통증이 없는 사람들에게서 흔히 관찰된다. 증상이 있을 때 이 상태를 회전근개 석회화 건병증(RCCT)이라고 한다. 침착물은 약 1/3의 사례[52]에서 증상이 있는 것으로 보이며 RCCT는 중년 성인에서 가장 흔하게 나타나고 여성에서 더 흔하게 나타난다.[36] 왜 일부 사람들은 무증상 상태이고 다른 사람들은 심한 통증을 겪는지는 아직 불확실하다. 증상이 있는 경우 어깨 약화(힘 생성 감소)가 매우 일반적이며, 이러한 약화는 통증으로 인한 근육 기능의 억제로 인해 가장 흔하게 발생한다. RCCT는 27장에서 자세히 다룬다.

초기 오십견(*Early frozen shoulder*)

오십견(FS)은 삶의 60대에 주로 사람들의 어깨에 영향을 미치는 복잡한 근골격계 질환이다. Lewis[32]는 임상적으로 어깨 통증 우세 단계와 어깨 강직 우세 단계의 두 단계로 구분할 수 있다고 제안했다: 초기 단계에서 감지할 수 있는 약화는 아마도 통증으로 인한 근육 기능의 억제 때문일 것이다. 뻣뻣함이 우세한 단계에서 힘을 생성하는 능력의 감소는 수개월 간의 상대적 비활동으로 인해 근수행력이 감소하고 잠재적으로 증상에 대한 두려움이 지속되기 때문일 수 있다.[32] 오십견은 18장에서 자세히 다룬다.

원위부 쇄골 골분해(*Distal clavicular osteolysis*)

원위부 쇄골 골분해(Distal clavicular osteolysis, DCO)는 일반적으로 역도 선수의 어깨로 알려져 있으며 약하고 통증이 있는 어깨의 임상적 증상에 기여할 수 있는 종종 간과되는 병리이다. DCO의 출현을 뒷받침하는 메커니즘은 반복적인 어깨 사용(만성 웨이트 트레이닝에서 자주 관찰됨)의 결과로 무외상성(ADCO)이거나 명백한 외상에 이차적일 수 있다.[53] 관찰 데이터에 따르면 ADCO의 방사선학적 근거는 장기간 웨이트 훈련을 받은 남성의 28%에 존재하며, 결정적으로 DCO의 방사선학적 근거를 보인 모든 사람들은 어깨 통증을 경험했다고 보고했다. 이는 DCO가 약하고 통증이 있는 어깨의 임상적 증상에 영향을 미치는 중요한 유해수용성 인자라 할 수 있다.

ADCO의 근본적인 병리학은 누적된 외부 부하와 견봉쇄골 관절(ACJ) 너 조직의 고유한 회복 능력 사이의 불균형을 초래하는 것으로 제안된다.[9] 진단영상은 원위 쇄골의 분해, 연골하 골절 및 쇄골 원위부의 미세 낭포 모양으로 인한 AC관절이 벌어지게 나타낼 수 있다.[30] 종종 병리학은 견봉의 손상없이 쇄골 원위부에 국한되어 나타난다.[30] MRI는 표준 진단영상 방식이다.

ADCO의 임상 증상은 대개 ACJ에 국한된 둔한 통증을 수반하며, 만지면 압통이 생기고 부어오를 수도 있다.[9] 통증 위치는 특히 증상이 지속됨에 따라 ACJ보다 더 큰 영역을 나타낼 수 있지만 ACJ는 종종 통증의 근원지로 강조된다. 고전적으로 통증은 미는 동작(예: 벤치 프레싱, 팔굽혀펴기, 던지기 동작)에 의해 악화된다. 움직임의 범위는 대부분 보존되지만 표현의 과민성에 따라 고통스러울 수 있다. 훈련 세션 중에 통증이 종종 악화된다.

RCRSP와 주요 경쟁적 병리학과 관련된 ADCO의 감별진단은 훈련 세션 동안 악화되는 ACJ 영역에서 가장 두드러지는 반복적인 어깨 부하 및 통증의 병력을 통해 임상적으로 이루어진다. 신체 검사는 ACJ의 민감성과 부종을 나타낼 수 있으며 저항하는 밀기 동작이나 던지기 동작에 의해 통증이 재현될 수 있다. 약화가 존재하는 경우 종종 일반화된 것으로 설명되며 통증으로 인한 근육 기능의 억제로 인한 것일 수 있다.

약화와 관련되어 어깨에 발생하는 기타 질환 (Other conditions involving the shoulder associated with weakness)

어깨 약화의 감별진단은 상위 또는 하위 운동 신경원 소스에서 신경학적 원인의 가능성을 고려해야 한다. 상위 운동신경원 소스는 다발성 경화증, 뇌졸중 또는 운동 신경원 질환과 같은 신경학적 장애일 수 있다(위험 신호 장애 구별에 대한 자세한 내용은 8장 참조). 어깨 약화의 하부 운동 신경원에는 경추 신경근병증, 흉곽출구 증후군, 상완 신경염 또는 장흉신경, 액와신경, 척추부신경 또는 견갑상신경과 같은 말초 신경 손상이 포함된다. 경추 신경근병증은 어깨 약화의 원인을 결정할 때, 특히 방사성 통증이나 감각 이상 또는 노인의 경우 주요 감별진단 중 하나이다. 경추와 신경근에 대한 포괄적인 평가가 필수적이다(16장 참조). 흉곽 출구 증후군은 마찬가지로 신경학적 징후가 있을 때 중요한 감별진단이다(22장 참조). 어깨 약화의 덜 흔한 말초 신경학적 원인은 다음 섹션에 제시되어 있다.

상완 신경염(Brachial neuritis)

파슨이지 터너(Parsonage Turner) 증후군으로도 알려진 상완 신경염 및 신경통성 근위축증은 갑작스런 심한 어깨 통증의 핵심 특징을 가진 임상 양상의 스펙트럼이며, 이는 팔뚝과 손으로 퍼질 수 있으며 어깨의 현저한 약화, 근육 위축 및 감각 상실이 뒤따른다.[62] 원인에는 유전적, 기계적, 자가면역적 요인의 상호작용이 포함된다. 신경학적 충격 정도의 다양한 변화가 설명되었다. 일반적으로 영향을 받는 신경에는 장흉신경, 전골간신경, 견갑상 운동신경과 외측 상완 피부 및 천부 요골 감각 신경이 포함되어 회전근개 및 견갑골 안정화 근육의 약화를 초래한다.

누락된 진단이 일반적이며 진단적 접근 방식은 배제 중 하나이며 MRI 및 침습적인 근전도 검사가 유용한 조사이다. 경추 신경병증(하나의 신경근만 영향을 받는 경우)과 주의 깊게 신경학적 검사를 하고 목을 움직일 때 악화가 없는 경우와 구별할 수 있다.[40] 수동적 어깨 움직임의 보존은 오십견과 구별된다. 운동 및 감각 기능의 회복은 2년에 걸쳐 발생하지만 환자의 최대 50%가 지속적이고 무력한 통증 및 쇠약 증상을 경험할 수 있다.[63] 통증 강도는 일반적으로 초기 발병 후 가라앉지만 지속적인 약화와 그에 따른 어깨 움직임의 운동학적 변화는 많은 사람들에게 지속적인 장애의 원인이 된다. 물리치료 제공은 처음에는 환자의 능력에 따라 관절 가동성 보존, 통증 관리 및 손상되지 않은 근육 조직의 힘 유지에 중점을 둔다. 신경 재분배가 시작되면 점진적이고 점진적인 운동 프로그램을 시행할 수 있다.

말초신경 손상(Peripheral nerve injury)

말초신경 손상은 외상성 어깨 손상의 특징일 수 있다. 이러한 신경 손상은 12주 이내에 회복이 일어나는 일시적인 허혈 및 국소적 탈수초에 의해 유발되는 신경병증에서부터 수술적 중재 없이 회복할 수 있는 능력이 거의 없는 완전한 축삭 파괴에 이르기까지 다양하다.[4] 액와신경 손상의 발생률은 결과적으로 삼각근 마비와 함께 상완관절와관절 탈구의 13–21%에서알려졌다.[50,60] 근위부 상완골 골절의 최대 67%는 다양한 등급의 견인 관련 신경 손상을 나타내며 가장 일반적으로 액와 신경에도 영향을 미친다.[64] 액와신경은 또한 후방 어깨의 사변형 공간에서 압박에 취약하여 던지는 운동 선수에서 경미한 신경 실행증으로 나타난다.

장흉 신경(long thoracic nerve) 마비는 상완 신경염 증상의 일부로 발생할 수 있지만 단독으로 발생할 수도 있다. 직업적 또는 운동 활동으로 인한 신경 외상, 압박 또는 신장의 구별 가능한 병력이 어떤 경우에는 존재하지만 다른 경우에는 특발성으로 보인다. 전거근의 약화와 함께 견갑골 익상이 관찰되며 통증과 능동적 어깨 거상 제한이 동반된다. 검사자의 손으로 견갑골을 도수 안정화를 적용하면 일반적으로 어깨 거상 범위가 개선되고 통증이 감소하며 근수행력이 향상된다. 재활은 남아 있는 견갑골 안정화 근육을 위한 운동 프로그램과 어깨 운동 범위의 유지로 구성된다. 견갑골 테이핑 또는 보조기(bracing)는 일부 증상 완화를 제공할 수 있다. 대부분의 사례는 6~24개월의 소요시간에 걸쳐 해결된다.[21] 저절로 해결되지 않는 경우에는 외과적 의견을 구해야 한다.[45] 일반적으로 덜 알려진 다른 신경병증은 견갑상(suprascapular)신경과 척추부(spinal accessory)신경의 신경병증이다.

경부 림프절 생검의 결과로 부(accessory)신경이 손상받는 것으로 알려져 있다.[42] 견갑상 신경은 낭종과 같은 견갑상 절흔의 공간 점유 병변에 의해 압박될 수 있다. 적절한 표적 MRI와 함께 전기 진단 검사는 임상 검사를 보완하고 신경 포획 진단을 지지할 수 있다.[8]

즉, 신경학적 어깨 약화의 원인, 영향 및 예후를 이해하기 위해서는 어깨의 신경학적 구조와 기능에 대한 지식이 필요하다. 필요에 따라 의료, 방사선, 외과 및 작업 치료 전문가들을 포함하는 다학제적 접근 방식을 사용해야 한다. 이러한 장애의 본질은 예측할 수 없는 회복 궤적과 함께 장기간의 재활 단계를 필요로 하므로 환자와의 강력한 치료 동맹이 결과를 최적화하는 데 가장 중요하다.

***골수염**(Osteomyelitis)*

골(뼈) 척수염(염증)은 뼈의 감염이며 히포크라테스 시대(기원전 460–370년)까지 거슬러 올라가는 상태에 대한 논의와 함께 인류 역사 전반에 걸쳐 존재해 왔다.[54] 1844년 Nelaton이 골수염을 도입한 것으로 인정하면서 상태를 설명하는데 사용된 많은 용어가 있다.[54]

소아 골수염의 연간 발병률은 고소득 국가(100,000명당 2–13명)에 비해 저소득 국가(아동 100,000명당 43–200명)[17]에서 불균형적으로 더 높다.[17,49] 성인에서 더 흔한 것으로 보이며, 경제적으로 선진국의 한 연구에서는 성인의 연간 발병률이 100,000명당 90명으로 보고된 반면 어린이는 100,000명당 13명으로 알려졌다.[49] 이 상태는 남성에게 더 흔한 것으로 보인다. 황색포도상구균(Staphylococcus aureus)은 골수염을 일으키는 가장 흔한 세균이지만 다른 세균에 의해 유발될 수 있으며 드물게 진균 감염에 의해 유발될 수도 있다.

골수염의 가장 흔한 부위는 척추, 골반, 쇄골,[10] 상완골[56] 등의 장골이며, 흉쇄관절,[29] 견갑골에서도 보고된 바 있다.[23,26] 감염은 뼈와 골수를 포함하고 괴사를 초래한다. 감염은 급성이거나 지속적일 수 있다. 골수염이 어깨와 관련된 경우 일반적으로 상당한 통증과 약화(통증 및 근육 위축으로 인해)[31]가 있지만 단독으로 발생하지는 않는다. 급성 골수염은 7~10일에 걸쳐 발생하며 감염 부위의 발열, 피로, 메스꺼움, 통증, 온기, 부종, 압통 등의 증상이 나타난다. 또한 움직임의 손실이 있을 것이다. 골수염의 위험 요인에는 당뇨병, 인간 면역 결핍 바이러스(human immunodeficiency virus), 말초 혈관 질환, 낫적혈구병(sickle cell disease), 류마티스 관절염, 정맥 내 약물 사용, 비장 제거, 결핵, 관절 교체, 알코올 중독, 흡연, 장기간 스테로이드 사용, 면역 억제, 혈액 투석, 외상(예: 골절), 치과 치료를 포함한 수술, 백신 투여가 포함된다.

***어깨와 관련된 종양 및 염증성 관절병증**(Tumors and inflammatory arthropathies involving the shoulder)*

양성 종양과 악성 종양도 어깨 통증과 약화의 원인이 될 수 있다. 위험 신호를 배제할 수 없으며, 임상적 증상이 근골격계가 아니거나 순수 근골격계가 아님을 암시할 수 있는 환자의 이야기 및 증상의 변화에 대해 지속적으로 경계해야 한다. 류마티스 관절염은 어깨와 관련된 염증성 관절병증[16]의 가장 흔한 유형이며 5년 이상 이 질환을 앓은 사람의 90% 이상이 어깨에 영향을 미친다.[16] 류마티스 관절염의 유병률은 약 1%이며 남성보다 여성에게 더 많이 발생한다(3:1).[16] 통증 및 약화와 관련되어 어깨에 영향을 미치는 기타 희귀 염증 상태에는 건선성 관절염, 류마티스성 다발근통, 라이터(Reiter's) 증후군, 라임(Lyme)병, 강직성 척추염 및 결정성 관절병증(통풍, 가성통풍 및 밀워키(Milwaukee) 어깨)이 포함된다.[16]

8장, 14장, 15장, 16장, 22장, 25장에는 종양, 염증 상태, 기타 병리, 어깨 통증 및 관련 약화를 유발할 수 있는 어깨와 관련된 구조와 같은 위험신호 상태에 대한 논의가 포함되어 있다.

외상성 양상(Traumatic presentations)

근육 약화는 골절, 건 파열 또는 탈구와 같은 어깨에 대한 심각한 외상과 어깨 수술 후 피할 수 없는 결과이다. 통증, 조직 손상, 움직임에 대한 두려움 및 불용은 모두 근력 상실의 매개체일 수 있다. 고정은 치유를 촉진하기 위한 일반적인 초기 관리 전략이지만 어깨 근력에 부정적인 영향을 미치는 것을 고려하는 것이 중요하다.

점차적으로 이러한 잠재적인 부정적인 영향에 대응하고 어깨의 힘과 가동성의 조기 회복을 촉진하기 위해 조기 가동을 장려하는 어깨 부상 및 수술 프로토콜이 안전하고 효과적인 것으로 간주되고 있다.[25,41] 외상 후 약화 관리는 공동 결정에 따라야 한다. —의료팀과 수술팀, 물리치료사와 환자 간의 과정을 진단영상 결과와 알려진 치유 시간 척도를 통해 알린다.

자세한 내용은 24, 29, 41장에 나와 있다.

요약(Summary)

어깨 약화는 어깨 통증을 호소하는 사람들에게 가장 흔한 문제 중 하나이다. 또한 운동 인구의 미래 부상에 대한 위험 요소인 것으로 나타났다. 약화 관리에는 원인에 대한 지식, 평가 기술의 숙련도, 재활 프로그램의 숙련된 계획 및 진행, 환자 교육 및 공동 의사 결정을 중심으로 하는 종합적인 접근 방식이 필요하다. 재활에 대한 접근 방식은 기본 신경근 기능, 동시 증상, 환자 목표 및 용량, 전반적인 예후 및 회복 궤적에 따라 달라진다. 직관에 반하는 것처럼 보이지만 어깨 약화의 결과가 항상 어깨 강화 운동인 것은 아니라는 점을 강조하는 것이 중요하다.

참고문헌(References)

1. Agout C, Berhouet J, Spiry C, et al. Functional outcomes after non-operative treatment of irreparable massive rotator cuff tears: prospective multicenter study in 68 patients. Orthopaedics & Traumatology: Surgery & Research. 2018;104:S189-S192.
2. Ainsworth R, Lewis J, Conboy V. A prospective randomized placebo controlled clinical trial of a rehabilitation programme for patients with a diagnosis of massive rotator cuff tears of the shoulder. Shoulder & Elbow. 2009;1:55-60.
3. Altintas B, Scheidt M, Kremser V, et al. Superior capsule reconstruction for irreparable massive rotator cuff tears: does it make sense? A systematic review of early clinical evidence. The American Journal of Sports Medicine. 2020;48:3365-3375.
4. Avis D, Power D. Axillary nerve injury associated with glenohumeral dislocation: a review and algorithm for management. EFORT Open Rev. 2018;3:70-77.
5. Bohannon RW. Considerations and practical options for measuring muscle strength: a narrative review. Biomed Res Int. 2019;2019:8194537.
6. Bohannon RW. Reliability of manual muscle testing: a systematic review. Isokinetics and Exercise Science. 2018;26:245-252.
7. Borms D, Maenhout A, Cools AM. Upper quadrant field tests and isokinetic upper limb strength in overhead athletes. J Athl Train. 2016;51:789-796.
8. Budzik JF, Wavreille G, Pansini V, Moraux A, Demondion X, Cotten A. Entrapment neuropathies of the shoulder. Magn Reson Imaging Clin N Am. 2012;20:373-391, xii.
9. Cahill B. Atraumatic osteolysis of the distal clavicle: a review. Sports Med. 1992;13:214-22.
10. Chen C, Yin Y, Xu H, Li Z, Wang F, Chen G. Personalized three-dimensional printed polyether-ether-ketone prosthesis for reconstruction after subtotal removal of chronic clavicle osteomyelitis: a case report. Medicine. 2021;100:e25703.
11. Clarsen B, Bahr R, Andersson SH, Munk R, Myklebust G. Reduced glenohumeral rotation, external rotation weakness and scapular dyskinesis are risk factors for shoulder injuries among elite male handball players: a prospective cohort study. Br J Sports Med. 2014;48:1327-1333.
12. Clausen MB, Witten A, Holm K, et al. Glenohumeral and scapulothoracic strength impairments exists in patients with subacromial impingement, but these are not reflected in the shoulder pain and disability index. BMC Musculoskelet Disord. 2017;18:302.
13. Cofield R. Subscapular muscle transposition for repair of chronic rotator cuff tears. Surgery, Gynecology & Obstetrics. 1982;154:667-672.
14. Denard PJ, Jiwani AZ, Lädermann A, Burkhart SS. Long-term outcome of arthroscopic massive rotator cuff repair: the importance of double-row fixation. Arthroscopy. 2012;28:909-915.
15. Dollings H, Sandford F, O'Conaire E, Lewis JS. Shoulder strength testing: the intra-and inter-tester reliability of routine clinical tests, using the PowerTrack II Commander. Shoulder & Elbow. 2012;4:131-140.
16. Duquin T, Sperling J. Inflammatory Arthropathies of the Shoulder. Cancer Therapy Advisor. Available at: https://www.cancertherapyadvisor.com/home/decision-support-in-medicine/shoulder-and-elbow/inflammatory-arthropathies-of-the-shoulder/.
17. Emeagui N, Obu G, Opara H, et al. Paediatric osteomyelitis in a tertiary hospital in South-South Nigeria: clinical experience at Federal Medical Centre Asaba. Journal of Advances in Medicine and Medical Research. 2020;57-64.
18. Engel GL. The need for a new medical model: a challenge for biomedicine. Science. 1977;196:129-136.
19. Eriksrud O, Bohannon RW. Relationship of knee extension force to independence in sit-to-stand performance in patients receiving acute rehabilitation. Physical Therapy. 2003;83:544-551.
20. Flynn L, Struk A, Wright TW. Reverse total shoulder arthroplasty for irreparable rotator cuff tears. Operative Techniques in Orthopaedics. 2018;28:238-243.
21. Friedenberg SM, Zimprich T, Harper CM. The natural history of long thoracic and spinal accessory neuropathies. Muscle Nerve. 2002;25:535-539.
22. Gerber C, Fuchs B, Hodler J. The results of repair of massive tears of the rotator cuff. JBJS. 2000;82:505.
23. Gerber N, Fawcett K, Bittman M, Beiner J. Osteomyelitis in an unusual location with an atypical presentation: a case report and review of the literature of scapular osteomyelitis in pediatric patients. Pediatric Emergency Care. 2021;37:e149-e151.
24. Hams AH, Evans K, Adams R, Waddington G, Witchalls J. Shoulder internal and external rotation strength and prediction of subsequent injury in water-polo players. Scand J Med Sci Sports. 2019;29:1414-1420.
25. Handoll H, Brealey S, Rangan A, et al. The ProFHER (PROximal Fracture of the Humerus: Evaluation by Randomisation) trial - a pragmatic multicentre randomised controlled trial evaluating the clinical effectiveness and cost-effectiveness of surgical compared with non-surgical treatment for proximal fracture of the humerus in adults. Health Technol Assess. 2015;19:1-280.
26. Hébert-Seropian S, Pelet S. Aspergillus osteomyelitis of the scapula: a case report. JBJS Case Connector. 2020;10:e0343.
27. Holt KL, Raper DP, Boettcher CE, Waddington GS, Drew MK. Hand-held dynamometry strength measures for internal and external rotation demonstrate superior reliability, lower minimal detectable change and higher correlation to isokinetic dynamometry than externally-

fixed dynamometry of the shoulder. Phys Ther Sport. 2016;21:75-81. 10.1016/j.ptsp.2016.07.001

28. Horsley I, Herrington L, Hoyle R, Prescott E, Bellamy N. Do changes in hand grip strength correlate with shoulder rotator cuff function? Shoulder Elbow. 2016;8:124-129.

29. González Muñoz JI, Córdoba Peláez M, Tébar Boti E, Téllez Cantero JC, Castedo Mejuto E, Varela de Ugarte A. Surgical treatment of sternoclavicular osteomyelitis. Archivos De Bronconeumologia. 1996;32:541-543.

30. Kassarjian A, Llopis E, Palmer WE. Distal clavicular osteolysis: MR evidence for subchondral fracture. Skeletal Radiol. 2007;36:17-22.

31. Kendall J, McNally M. Septic arthritis of the shoulder with proximal humerus osteomyelitis, treated by Ilizarov shoulder arthrodesis. J Bone Jt Infect. 2017;2:90-95.

32. Lewis J. Frozen shoulder contracture syndrome: aetiology, diagnosis and management. Man Ther. 2015;20:2-9.

33. Lewis J. Rotator cuff related shoulder pain: assessment, management and uncertainties. Man Ther. 2016;23:57-68.

34. Li X. Editorial commentary: is it time to abandon the latissimus dorsi tendon transfer as a salvage procedure for patients with large irreparable rotator cuff tears that failed primary repair? Arthroscopy. 2020;36:95-98.

35. Lombardi I, Jr., Magri AG, Fleury AM, Da Silva AC, Natour J. Progressive resistance training in patients with shoulder impingement syndrome: a randomized controlled trial. Arthritis Rheum. 2008;59:615-622.

36. Louwerens JK, Sierevelt IN, van Hove RP, van den Bekerom MP, van Noort A. Prevalence of calcific deposits within the rotator cuff tendons in adults with and without subacromial pain syndrome: clinical and radiologic analysis of 1219 patients. Journal of Shoulder and Elbow Surgery. 2015;24:1588-1593.

37. MacDermid JC, Ramos J, Drosdowech D, Faber K, Patterson S. The impact of rotator cuff pathology on isometric and isokinetic strength, function, and quality of life. J Shoulder Elbow Surg. 2004;13:593-598.

38. Malahias M-A, Brilakis E, Avramidis G, Trellopoulos A, Antonogiannakis E. Arthroscopic partial repair with versus without biodegradable subacromial spacer for patients with massive rotator cuff tears: a case-control study. Musculoskeletal Surgery. 2020;1-9.

39. Malliaras P, Johnston R, Street G, et al. The efficacy of higher versus lower dose exercise in rotator cuff tendinopathy: a systematic review of randomized controlled trials. Arch Phys Med Rehabil. 2020;10:1822-1834.

40. Mamula CJ, Erhard RE, Piva SR. Cervical radiculopathy or Parsonage-Turner syndrome: differential diagnosis of a patient with neck and upper extremity symptoms. J Orthop Sports Phys Ther. 2005;35:659-664.

41. Mazuquin BF, Wright AC, Russell S, Monga P, Selfe J, Richards J. Effectiveness of early compared with conservative rehabilitation for patients having rotator cuff repair surgery: an overview of systematic reviews. Br J Sports Med. 2018;52:111-121.

42. Minami R, Ito E, Nishijima N. Trapezius palsy resulting from accessory nerve injury after cervical lymph node biopsy dramatically improved with conservative treatment. Prog Rehabil Med. 2016;1:20160006.

43. Moroder P, Akgün D, Lacheta L, et al. Middle trapezius transfer for treatment of irreparable supraspinatus tendon tears: anatomical feasibility study. Journal of Experimental Orthopaedics. 202 ;8:5.

44. Nobuhara K, Hata Y, Komai M. Surgical procedure and results of repair of massive tears of the rotator cuff. Clinical Orthopaedics and Related Research. 1994;304:54-59.

45. Noland SS, Krauss EM, Felder JM, Mackinnon SE. Surgical and clinical decision making in isolated long thoracic nerve palsy. Hand (N Y). 2018;13:689-694.

46. Pandya J, Johnson T, Low AK. Shoulder replacement for osteoarthritis: a review of surgical management. Maturitas. 2018;108:71-76.

47. Plachel F, Siegert P, Moroder P, et al. Treatment of non-arthritic pseudoparetic shoulders with irreparable massive rotator cuff tears: arthroscopic procedures yield comparable midterm results to reverse arthroplasty. BMC Musculoskeletal Disorders. 2021;22:1-9.

48. Prinja A, Mohan H, Singh J, Walton M, Funk L, Monga P. Superior capsular reconstruction for irreparable rotator cuff tears: a literature review and specialist practice report. Journal of Clinical Orthopaedics and Trauma. 2021;19:62-66.

49. Riise ØR, Kirkhus E, Handeland KS, et al. Childhood osteomyelitis-incidence and differentiation from other acute onset musculoskeletal features in a population-based study. BMC Pediatrics. 2008;8:1-10.

50. Robinson CM, Shur N, Sharpe T, Ray A, Murray IR. Injuries associated with traumatic anterior glenohumeral dislocations. J Bone Joint Surg Am. 2012;94:18-26.

51. Roth TS, Welsh ML, Osbahr DC, Varma A. Arthroscopic single-row superior capsular reconstruction for irreparable rotator cuff tears. Arthroscopy Techniques. 2020;9:e675-e681.

52. Sansone V, Consonni O, Maiorano E, Meroni R, Goddi A. Calcific tendinopathy of the rotator cuff: the correlation between pain and imaging features in symptomatic and asymptomatic female shoulders. Skeletal Radiology. 2016;45:49-55.

53. Scavenius M, Iversen, BF. Nontraumatic clavicular osteolysis in weight lifters. AJSM. 1992;20:463-7.

54. Schmitt SK. Osteomyelitis. Infectious Disease Clinics of North America. 2017;31:325-338.

55. Schumaier A, Kovacevic D, Schmidt C, et al. Defining massive rotator cuff tears: a Delphi consensus study. Journal of Shoulder and Elbow Surgery. 2020;29:674-680.

56. Smith SS, Lee Y, Wang L. Adolescent with osteomyelitis after intramuscular administration of a vaccine: a case report. Journal of the American Pharmacists Association. 2020;60:e357-e360.

57. Stark T, Walker B, Phillips JK, Fejer R, Beck R. Hand-held dynamometry correlation with the gold standard isokinetic dynamometry: a systematic review. PM R. 2011;3:472-479.

58. Stevenson A. Oxford Dictionary of English. Oxford University Press, USA; 2010.

59. Stoll LE, Codding JL. Lower trapezius tendon transfer for massive irreparable rotator cuff tears. Orthop Clin North Am. 2019;50:375-382.

60. te Slaa RL, Wijffels MP, Brand R, Marti RK. The prognosis following acute primary glenohumeral dislocation. J Bone Joint Surg Br. 2004;86:58-64.

61. Tokish JM, Alexander TC, Kissenberth MJ, Hawkins RJ. Pseudoparalysis: a systematic review of term definitions, treatment approaches, and outcomes of management techniques. Journal of Shoulder and Elbow Surgery. 2017;26:e177-e187.

62. van Alfen N. Clinical and pathophysiological concepts of neuralgic amyotrophy. Nat Rev Neurol. 2011;7:315-322.

63. van Alfen N, van Engelen BG. The clinical spectrum of neuralgic amyotrophy in 246 cases. Brain. 2006;129:438-450.

64. Visser CP, Coene LN, Brand R, Tavy DL. Nerve lesions in proximal humeral fractures. J Shoulder Elbow Surg. 2001;10:421-427.

65. Viswanath A, Bale S, Trail I. Reverse total shoulder arthroplasty for irreparable rotator cuff tears without arthritis: a systematic review. Journal of Clinical Orthopaedics and Trauma. 2021;17:267-272.

66. Wikholm J, Bohannon, RW. Hand-held dynamometer measurements: tester strength makes a difference. J Orthop Sports Phys Ther. 1991;13:191-198.

자세
(Posture)

20

Jeremy Lewis, Filip Struyf

개요(Introduction)

지난 세기 동안 상체 자세와 어깨 통증의 발생 및 지속 사이의 관계에 상당한 관심이 주어졌다. 이러한 관계를 뒷받침하는 많은 논리적이고 합리적인 가설이 임상 평가 및 실기에 제안, 수용 및 통합되었다. 임상가는 일반적으로 하나 이상의 자세 이상을 구별하며, 어깨 증상에 대한 설명을 찾는 사람들은 상체 자세와 견갑골 위치의 이상이 증상의 핵심이라는 정보를 자주 받는다. 또한 통증과 장애를 줄이는 열쇠는 자세를 개선하는 것이며, 이는 흉추 후만증 감소, 전방 머리 자세 감소, 견갑골을 올바른 위치로 재배치하는 것을 수반할 수 있음을 알려준다.

이 단원의 목적은 이러한 믿음을 조사하는 것이다. 우리는 역사적 관점과 현대적 관점 모두에서 자세에 대한 이해를 탐구할 것이다. 우리는 사실과 허구를 분리하고 자세에 대해 알려진 것과 가정된 것을 구별할 것이다. 우리는 이용 가능한 문헌을 종합하고 어깨의 근골격계 문제가 있는 사람들을 위한 신체 자세 및 견갑골 위치의 의심되는 편차를 평가하고 치료하는 가치를 논의할 것이다.

자세란 무엇인가?(What is it about posture?)

서구 사회에서 '정상'으로 간주되는 '완벽한' 직립 자세와 자세 이상을 평가하는 기준은 16세기 후반 군사 훈련 기간에 시작된 것으로 보인다.[34] 좋은 자세의 중요성은 19세기에 민간인의 삶에 스며들어 건강과 동의어가 되었고, 나쁜 자세는 그에 상응하여 나쁜 건강과 열등한 성격과 연관되었다. 예를 들어, Victor Hugo의 The Hunchback of Notre-Dame(1831)에서 종지기인 Quasimodo는 사악하고 추악하며 육체적 괴물로 묘사된다. 독일 의사인 Daniel Gottlob Moritz Schreber(1808-1861)는 산업 혁명이 건강에 미치는 영향에 관심을 갖고 자세를 개선하기 위한 체계적인 치료 운동 프로그램과 장치를 개발했다(그림 20.1). 독일의 해부학자 Christian Wilhelm Braune(1831-1892)와 생리학자인 Otto Fischer (1861-1917)는 신체의 무게 중심을 확인했고[16] 그들의 연구는 자세의 의료화에 추진력을 더했다.

영국의 빅토리아 시대와 에드워디안(Edwardian) 시대에 좋은 자세를 장려하는 품행 수업은 부유층 사이에서 인기가 있었고 좋은 자세는 폐결핵(결핵)과 싸우는 방법으로 제안되었다. 뻣뻣하고 넓은 깃(collars)은(그림 20.2) 남녀 패션의 일부가 되었다. 의심할 여지 없이 그들은 턱을 앞으로 내밀거나 구부정한 자세를 불가능하게 만들었을 뿐만 아니라 정상적인 머리 움직임과 기능을 제한했을 것이다.

그 후 20세기 초반에서 중반까지 여성들은 머리에 책을 이고 걷는 자세를 "개선"하도록 배웠다.[117] 그리고 미국에서는 임상 및 방사선 평가의 조합을 기반으로 여성들이 척추 지압사들이 운영하는 미스 교정 자세(Miss Correct Posture) 연례 대회에 참가할 수 있었다.[118]

자세의 의료화와 좋은 자세가 좋은 건강을 의미한다는 겉보기에 깨뜨릴 수 없는 가정이 임상 실기에 통합되었다. 예를 들어, Braun과 Amundson[15]은 자세 평가가 임상적 검사의 중요한 구성 요소이며 결과가 치료 프로그램 설계에 영향을 미칠 것이라고 말했다. 이는 정상적인 자세에서 벗어나면 신체가 비정상적인 스트레스를 받아 잠재적으로 통증과 기능 상실을 초래하여 자세를 교정하면 스트레스가 감소하고 통증이 감소하며 기능이 향상된다는 임상적으로 자명한 사실에 이르게 된다는 믿음에 근거한다.[48-50,53,54,86,104]

다른 설명이 없는 상황에서 많은 임상가들은 환자들에게 "나쁜 자세"가 증상의 근본 원인이라고 계속 말한다.[48,71] 한 가지 구체적인 예는 구어체로 "구부정한" 자세라고 하는 나쁜 상체 자세가 견봉하 충돌 증후군과 같이 어깨에 영향을 미치는 것을 포함하여 많은 상체 상태의 병인에서 잠재적인 병인학적 요인으로 일반적으로 인용되어 왔다는 것이다.[4,39,97] 많은 저자들은 구부정한 자세를 FHP(forward head position)라고 부른다. FHP는 흉추 후만증의 증가, 목(및 몸)에서 머리의 전방 병진운동 및 변경된 견갑골 위치와 관련이 있다.[4,48,50,89] 어깨에서

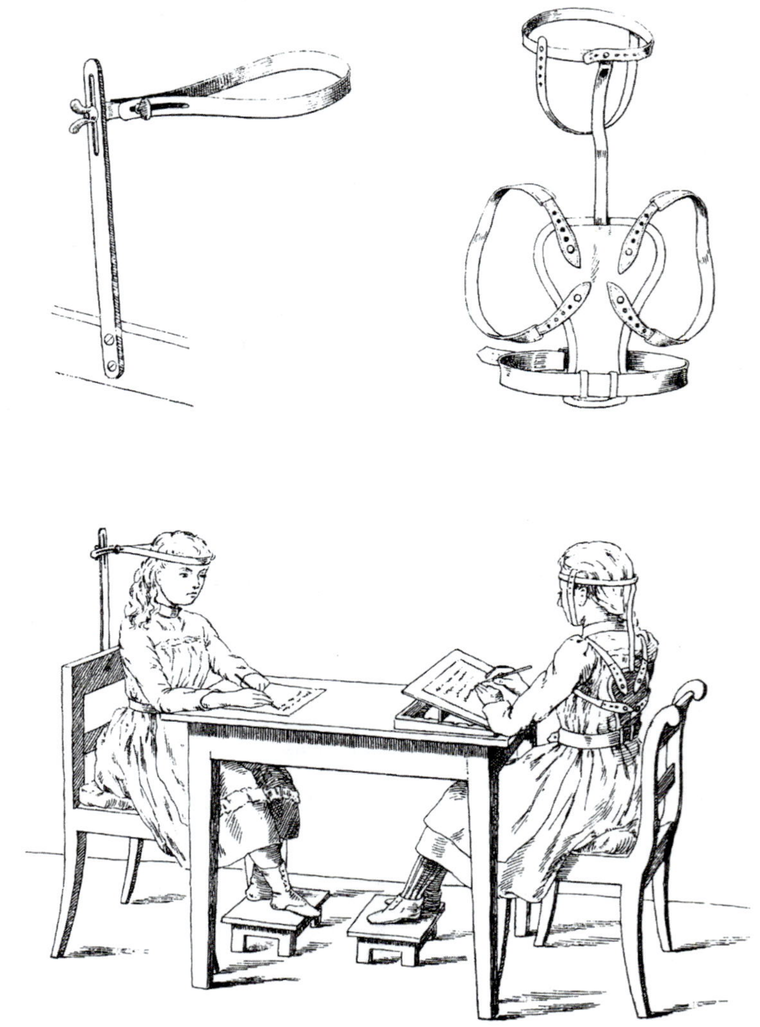

그림 20.1
모리츠 슈레버(Moritz Schreber)의 자세 교정 장치.

(Wikimedia Commons. https://commons.wikimedia.org/wiki/File:Geradhalter_(Schreber).png.)

이러한 변화는 견봉하 충돌의 발달로 이어지는 견봉하 구조를 손상시키는 것으로 생각된다. 다음은 예시이다.

자세 정렬이 좋은 사람의 경우, 견봉하 공간의 연부조직에 영향을 주지 않고 160°에서 180°의 완전한 움직임을 통해 팔을 거상할 수 있다. 전형적인 전방 머리, 둥근 어깨, 증가된 흉부 후만증을 가진 환자에서 견갑골은 전방 및 하방 회전하여 견봉 과정을 억제하고 관절와의 방향을 변경한다. 이제 환자가 팔을 들어 올리려고 시도할 때 극상근 건 및/또는 삼각근 점액낭이 견봉 과정의 전방 부분에 충돌할 수 있다.[39]

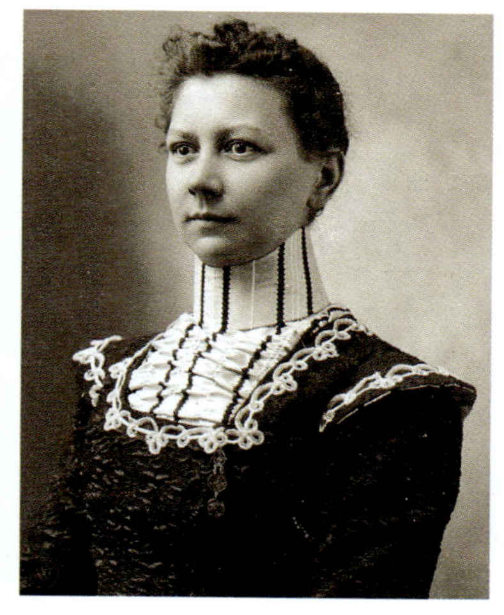

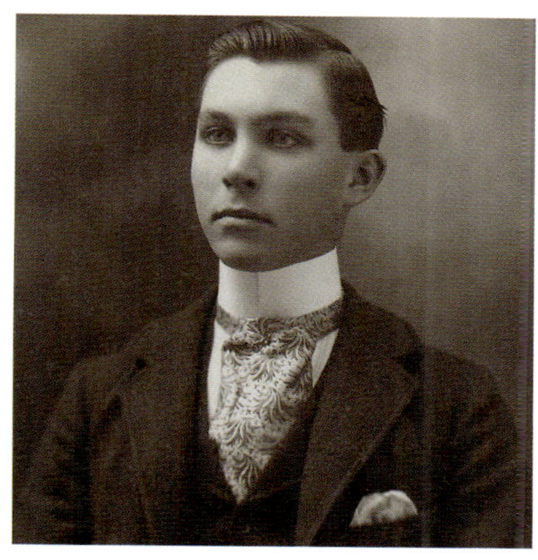

그림 20.2
머리의 자세를 조절하는 깃(collars).

(왼쪽: https://www.worthpoint.com/worthopedia/edwardian-woman-high-neck-collar-1852471947.) 오른쪽: https://www.pinterest.co.uk/pin/316870523753655998/.)

자세의 정의(Defining posture)

정상 자세(Normal posture)

자세는 신체 각 부분의 상대적인 위치와[98] 신체의 자세로 정의된다.[2] Kendall 등[48,50]은 좋은 자세는 신체의 이상적인 정렬과 골격근 구조의 정상적인 균형에 달려 있다고 말했다. Kendall 등[48]은 이상적인 정적인 서 있는 자세를 표 20.1에 요약된 지점을 통과하는 선으로 정의했다.

표 20.1 이상적인 자세를 가진 사람의 시상면에서 직선이 통과해야 하는 점

해부학적 자세	표면 지표
• 관상봉합 첨부에 약간 후방부	
• 외이도	• 귓불
• 축추의 치돌기(dens of the axis)	• 어깨관절 중간을 통과
• 경추의 몸체	• 흉곽의 전방과 후방에 중간 부위
• 요추의 몸체	• 등과 복부 중간
• 천골 융기(promontory)	• 대퇴골의 대전자를 통과
• 고관절 중앙의 약간 후방	• 무릎 정중선의 약간 전방
• 무릎 중앙 약간 전방	• 외측과의 약간 전방
• 외측과의 약간 전방	
• 종골 입방 관절을 통과	

비정상 자세(Abnormal posture)

American Academy of Orthopaedic Surgeons(1947)는 잘못된 자세는 신체 여러 부분의 잘못된 관계이며[105] 지지 구조에 부담을 증가시킨다고 하였다.[48] Turner는 통증이 잘못된 자세의 거의 불가피한 결과라고 주장했고, Kendall 등[48,50]은 잘못된 자세는 불편함과 장애를 유발할 수 있기 때문에 단순히 미학적 수수께끼가 아니라고 말했다. 이러한 개념은 임상 실무에 스며들었고 임상 검사의 필수적인 부분으로서 자세 평가의 중요성은 의학,[19,53] 물리치료[4,39] 및 정골의학[104] 문헌에서 발견된다. 이러한 원칙에 따라 개인의 자세는 이상적인 표준과 비교되며 편차는 종종 병리학의 기초로 간주된다. 자세에 대한 이러한 개념은 주로 광범위한 임상 관찰과 의견을 기반으로 한다. 다음 섹션에서는 비정상적인 것으로 간주되고 증상을 유발하거나 기여하거나 지속시키는 것으로 여겨지는 일반적으로 관찰되는 자세 표현을 소개한다.

전방 머리 자세(Forward head posture)

전방 머리 자세(FHP)는 머리가 어깨보다 앞으로 나올 때 존재하는 것으로 간주되며 견봉하 충돌 증후군의 병인에서 잠재적인 병인학적 요인으로 인용되었다.[39,89] 이는 FHP가 흉추 후만각의 증가, 전방 어깨 자세(FSP), 견갑골이 상대적으로 더 많이 거상, 내전, 하방 회전 및 전방 경사에 위치하기 때문이다.[19,39,48] 이러한 변화의 효과는 상완관절와관절 굴곡 및 외전 범위의 상실,[19,39,53] 극상근 건의 최상부(점액낭) 표면의 압박

및 자극, 그리고 상완관절와관절 거상 범위의 감소로 이어진다.[4,53,89]

정적 견갑골 위치 및 운동이상증
(Static scapular position and dyskinesis)

견갑골의 위치와 움직임은 임상적으로 정상 또는 비정상으로 정의될 수 있다. 비정상적인 움직임을 견갑골 운동이상증이라고 한다. 비정상적인 견갑골 자세와 움직임의 정의는 다양하며 많은 평가 방법의 신뢰성과 타당성은 모호하다. 이완된 정적 위치에서 견갑골은 "과도하게" 거상, 하강, 전인, 후인, 회전(위 또는 아래) 및 기울어짐(전방 또는 후방)으로 분류될 수 있다. 견갑골의 위치는 흉곽의 모양과 쇄골을 통한 체간과의 연결 및 흉곽을 배치하는 주변 근육에 따라 달라진다. 견갑골 위치는 체형, 뼈 모양 및 근육량의 정상적인 변화에 의해 영향을 받을 수 있다. 또한 외상, 신경 손상 및 골연골종의 존재를 포함한 여러 병리학의 영향을 받을 수 있다.[13,94]

견갑골의 내측 경계 및/또는 하각이 후방 흉부로부터 후방으로 변위되는 경우, 이는 비정상적인 견갑골 자세로 간주되며 익상 또는 견갑골 익상(scapular winging)이라고 한다. 그러나 근골격계 어깨 증상을 보이는 개인의 정적 견갑골 위치에 대한 임상적 관찰에서 날개짓과 같은 변화가 정상 범위 내에 있는지 또는 증상을 유발, 기여 또는 결과로 결정하기는 어렵다. 증상이 없는 사람들에게 좌우 비대칭이 흔하기 때문에 복잡성은 더욱 복잡해진다.

견갑골은 상완골두를 지지하는 기반을 제공한다. 4장에서 논의된 바와 같이, 대부분의 이전 연구들에서 어깨를 움직이는 동안에 상완관절와관절과 상완골두 간에 예측 가능한 관계를 증명하였다. 견갑골의 움직임 및/또는 위치는 흉곽의 모양, 근육 조절, 하지 에너지 전달, 통증의 존재, 상완관절와관절, 견봉관절 및 흉쇄관절의 생체역학에 의해 결정된다.[101] 견갑골의 움직임은 흉곽의 형태와 쇄골을 통한 체간과의 연결, 흉곽을 움직이고 위치시키는 주변 근육에 따라 달라진다. 견갑골 움직임의 변화, 특히 불규칙하거나 부드럽지 않거나 과도할 경우 견갑골 운동이상증이라고 한다. 임상가 사이의 이해를 표준화하기 위해 견갑골 운동이상증의 다음 분류를 권장한다:[70,102]

1. 견갑골의 조기 또는 과도한 거상, 하강, 전인, 회전 또는 기울기, 그리고/또는,
2. 팔을 들어 올리거나 되돌아가는 동안 견갑골의 불규칙하거나 급작스러운 움직임, 그리고/또는,
3. 팔이 되돌아오는 동안 견갑골이 빠르게 아래쪽으로 회전한다.

위의 항목 중 어느 것도 존재하지 않는 경우, 임상가는 견갑골 운동이상증이 관찰되지 않았다고 문서화할 수 있다. 위의 항목 중 하나라도 개별적으로 또는 조합하여 관찰되는 경우 견갑골 운동이상증이 문서화되고 미묘하거나 명백한 것으로 분류될 수 있다. 위의 항목 중 하나라도 일관성이 없거나 인지할 수만 있다면 진단이 미묘하다. 일관되고 명확하게 관찰되는 경우 진단은 명백한 운동이상증이다. 견갑골 운동이상증이 증상을 유발하거나 이에 기여할 수 있지만, 관찰만으로는 견갑골 운동이상증이 증상이 없거나 근본적인 병리학의 결과일 수 있으므로 견갑골 운동이상증을 관찰만으로 증상의 원인으로 암시하는 데 다시 주의를 촉구한다.

근위부 교차 증후군(Proximal crossed syndrome)

Janda는 근육 유형의 특징적인 차이로 인해 근골격계 내에서 근육 불균형과 그에 따른 자세 이상이 발생한다고 제시했다. 하나 이상의 관절에 걸쳐 있는 경향이 있는 자세 근육은 짧아지고 활동이 과도(hyperactive)해지며 신장성을 잃는다. 위상 근육(phasic muscles)은 반대 방식으로 반응하여 저긴장성(hypotonic) 및 위축이 된다. 상체에서 Janda는 대흉근, 견갑거근, 흉쇄유돌근, 사각근, 상부 승모근을 자세 근육으로, 하부 승모근, 능형근, 전거근을 위상 근육으로 연관시켰다. 자세 근육과 위상 근육 사이의 불균형은 머리를 앞으로 향하게 하고 견갑골 위치의 수반되는 변화와 함께 후만 자세를 증가시킨다. Janda는 이러한 불균형을 상부교차증후군 또는 근위부 교차증후군이라 하여 자세를 개선하기 위해 자세근을 스트레칭하는 것이 치료의 원칙이었다.[43-45]

SICK 견갑골 증후군(SICK scapula syndrome)

SICK 견갑골이라는 용어는 Burkhart 등[18]에 의해 도입되었다. 견갑골 변위, 내측 하연 융기, 오구돌기 통증 및 이상 위치, 견갑골 움직임의 운동이상증을 특징으로 하는 견갑골의 병리학적 위치를 설명한다. SICK 견갑골과 관련된 증상에는 전방 및 상부 어깨 통증, 후방 상부 견갑골 부위 통증, 오구돌기 통증 및 이러한 통증 발현의 조합이 포함된다. 견갑골 위치의 이상, 즉 SICK일 때 견봉하충돌증후군, 회전근개 근력 감소, 건병증 및 전신 어깨 통증과 관련이 있다.[40] 위에서 설명한 것처럼 견갑골을 위치시키고 움직이는 근육은 증상을 치료하는 주요 대상으로 간주된다. 이러한 자세 이상과 관련이 있으며 더 나은 자세를 달성하기 위해 스트레칭, 근력 강화 및 소위 연부조직 "이완" 기법의 조합이 권장된다.[18,23]

전방 머리 자세의 원인 (The etiology of forward head posture)

FHP는 가장 흔하게 관찰되는 자세 이상 중 하나이며, 수근관 증후군,[116] 경추 통증 및 신경근병증,[4,41,67] 두통,[113] 근막 통증 증후군,[107] 측두하악 관절 기능 장애,[86] 흉곽 출구 증후군,[104] 흉통,[43,45] 어깨 통증[14,19] 및 견봉하 충돌 증후군과 관련이 있다.[39]

McKenzie[71]는 장시간 앉아 있는 것이 FHP의 소인이 될 수 있다고 제시했다. 제안된 다른 원인 요인으로는 좌식 습관,[68] 장비가 부족한 작업장 및 자세 인식 부족이 있다.[37] 불안(anxiety), 불안감(insecurity), 두려움 또는 낙담과 같은 심리적 요인은 과도한 흉부 후만증 및 FHP의 원인이 될 수 있다. Calliet[19]는 구조적 변화, 감정, 이중 초점 또는 삼중 초점 안경(bi or trifocal spectacles)이 FHP 발달에 한 부분으로 역할을 할 수 있다고 제시했다. Rasch와 Burke[84]는 부상, 질병, 근육 또는 신경 쇠약, 유전 또는 부적절한 의복이 요인이 될 수 있다고 제시했다. 구강 호흡은 또한 FHP에 대한 소인 요인으로 간주되었다. Neviaser[76]는 자세 장애의 두 가지 주요 근본 원인은 열악한 직업 및 수면 습관이라고 말했다. 스마트폰 사용, FHP 및 견갑골 운동이상증 사이의 관계가 보고되었다.[1]

비정상적인 자세와 어깨 통증 및 장애와의 관계(Abnormal posture and its relationship with shoulder pain and disability)

근골격계 어깨 상태와 관련하여 자세 이론가들은 일반적으로 자세의 이상이 어떻게 견봉하 충돌 증후군을 유발하고 지속시키는지 설명했다.[4,14,15,19,39,45,48,51,77,86,97] 임상 이론가들은 FHP와 흉부 후만증의 관련 증가가 어떻게 어깨 기능을 손상시킬 수 있는지 제시했다.[4,39,43,90] 이 결합된 자세 이상은 견갑골을 거상, 외전(전인), 하방 회전(관절와가 아래쪽을 향하고 하각이 척추 쪽으로 이동) 및 전방으로 기울어지게 한다(견봉이 더 전방으로 이동). 이것은 중립 위치에서 상완골의 내회전 증가와 관련이 있다.[39,43,48]

자세 이론가들은 이러한 변화가 심부 경부 굴근, 주요 능형근과 소능형근, 중간 및 하승모근, 극하근, 소원근, 상지 기능 중 흉벽의 견갑골을 덜 안정화시킬 수 있는 전거근의 길이 증가와 약화가 동시에 발생한다고 주장한다. 사지 기능, 대흉근과 소흉근은 물론 광배근, 견갑하근, 대원근도 짧아진다.[39,43,48,90] 견갑골의 거상된 위치[48,86]는 견갑골의 하방 회전을 유발하는 단축된 견갑거근과 관련이 있다.[21,43]

대조적으로, Darnell[27]은 견갑배신경(dorsal scapula nerve) 포획으로 인한 견갑거근의 약화를 설명했고, Calliet[19]는 견갑골의 하방 회전이 견갑거근을 연장시켜 삽입 시 자극을 유발할 것이라고 제안했다. 아래쪽으로 회전하고, 전인하고, 거상하고, 전방으르 기울어진 견갑골은 정상적인 견갑상완 기전을 변경한다. 정상적인 전거근 기능의 상실은 견갑골이 적절하게 위쪽으로 회전할 수 없고 상완골을 지지하는 기초 역할을 할 수 없음을 의미한다. 임상적으로 이는 "익상 견갑골(winging scapula)"과도 연관될 수 있다.[48]

단축된 소흉근은 오구돌기에 부착되어 있기에 견봉을 전방으로 당기고,[21,90] 아래로 회전하고 전방으로 기울어진 견갑골은 팔의 거상을 기계적으로 차단하여 견봉에 의해 견봉하 내용물을 압박하여 충돌 증상을 이끈다. 견갑골 거상은 하부 승모근의 약화와 견갑거근 및 상부 승모근의 단축으로 인해 발생한다. 이것은 견봉하 내용물이 손상될 가능성이 있는 팔을 올리는 동안 흉벽의 견갑골 움직임 패턴을 변경하게 된다.[39] 단축된 대흉근, 견갑하근, 소원근 및 광배근은 상완골을 내부적으로 회전시켜 극상근, 소원근, 극하근 및 이두근 건을 스트레칭한다.[4,39,43,48,53,54]

이로 인해 전방 어깨의 관절낭이 짧아진다.[4,39] 다른 저자들이 충돌 과정과 관련하여 후방 관절낭의 수축[109]을 설명했기 때문에 이는 혼란스럽다. 후방 또는 전방 관절낭 수축의 존재를 검증하는 근거 또는 다른 병리학적 과정에서 발생하는 수축의 다른 영역을 자세히 설명하는 정보는 사용할 수 없다.

상완골의 내회전은 상지 활동 중에 상완관절와관절 외회전, 외전 및 신전의 범위를 제한한다고 주장되어 왔다.[4,39] 상완골에 작용하는 대흉근은 견갑대를 전인으로 끌어당길 것이며, 이는 약화되고 길어진 후인근와 함께 던지기와 같은 특정 상지 활동 전에는 견갑골이 완전히 수축될 수 없음을 시사한다.[53,54] 수축 범위의 이러한 손실은 대흉근이 적절하게 늘어날 수 없음을 의미하며, 던지기 또는 관련 활동 중에 근육이 팔을 앞으로 추진하는 데 사용할 수 있는 에너지와 힘을 감소시킨다.[53,54] 이 효과는 회전근개를 포함한 다른 어깨 근육에 대한 요구가 잠재적으로 증가하여 조기 피로와 실패로 이어질 수 있다.

적절한 후인 범위의 상실과 후인근이 힘차게 앞으로 이동한 후 원심적으로 어깨를 늦추지 못하는 것은 관절낭, 상완관절와 인대, 관절와순과 같은 정적 어깨 안정기에 가해지는 부담이 증가하여 이러한 구조에 손상을 일으킬 가능성이 있음을 의미한다. 증가된 흉부 후만증으로 인한 흉부 확장의 부족은 상완관절와관절 거상 범위의 감소로 이어져 견봉 아래 견봉하 내용물에 손상(compromise) 및 충돌을 초래한다.[19,53,54,97]

Ayub[4]는 또한 견갑골의 내전된 위치가 견봉쇄골 관절 압박을 증가시켜 사다리꼴 인대를 늘리는 동안 원뿔형 인대를 단축시킬 수 있다고 제안했다(그림 4.2 참조). 이로 인해 쇄골이 흉골에서 후방으로 미끄러져 흉쇄 관절낭의 전방 부분이 짧아졌다. 결과적으로 쇄골에서 가능한 움직임이 줄어들어 쇄골 회전 및 견갑골 회전의 가용 범위가 제한되었다. 견갑골의 변경된 위치는 오구견봉인대의 견인력을 증가시켜 견봉의 전방 및 하부 측면에 견인 돌기를 형성하고 충돌의 또 다른 원인이 될 수 있다.

견봉하 공간의 모든 구조와 마찬가지로 이두근의 긴 머리도 자세 변화의 결과로 충돌 위험이 있는 것으로 간주된다. Ayub,[4] Grimsby 와 Gray[39]에 따르면 이두근 건의 외피는 어깨 관절의 윤활막의 연속이고 윤활막은 회전근개와 관련되어 있기 때문에 이러한 구조 중 하나를 포함하는 염증 과정은 다른 구조에 영향을 미칠 가능성이 있다.

Darnell[27]은 변경된 자세가 사각근에 미치는 영향으로 인해 FHP가 견갑배 신경의 긴장을 증가시킬 것이라는 가설을 세웠다. 손상된 신경은 능형근과 견갑거근을 약화시키고 견갑대가 내밀게 할 수 있는 포획 신경병증을 유발할 수 있다.
Darnell[27]은 또한 장기간 견갑대를 내밀면 견갑상신경이 늘어나 통증을 유발하고 극하근을 약화시킬 것이라고 제시했다.
이러한 가설 중 일부를 뒷받침하는 것은 정상으로 분류된 FHP를 가진 사람들에 비해 심각한 FHP를 가진 사람들의 견봉상완 거리가 감소했다고 보고한 연구에서 나온다.[28] 또한, FHP는 휴식 시 전거근의 두께와 관련이 있는 것으로 보이며, 아직 확립되지는 않았지만 시간이 지나면 어깨 증상의 발달에 기여할 수 있다.[52] 또한, FHP는 견봉하 충돌 증후군[55] 진단을 받은 사람의 상완관절와관절의 운동 범위 감소, 증상이 없는 사람의 근력 감소(자체 조절 기능),[80] 목 통증이 있는 사람의 어깨 움직임 및 어깨 벌림 근력 감소와 관련이 있을 수 있다.[92] 자세에

표 20.2 FHP와 관련된 자세 및 기능적 변화 요약

단축된 근육	늘어나고 약해지는 근육	결과
• 후두하 근육	• 심부 목 굴곡근	전방 관절낭의 수축
• 견갑거근	• 극상근	흉부 후만 증가
• 상부승모근	• 극하근	견갑골
• 흉쇄유돌근	• 소원근	• 전인
• 대흉근	• 능형근	• 전방 경사
• 소흉근	• 중부 승모근	• 하방 회전
• 견갑하근	• 하부 승모근	• 거상
• 광배근	• 전거근	• ±익상
• 대원근		

Janda[43]와 Chaitow[21]에서 채택[21]

대한 이전 연구와 마찬가지로 이러한 연구 중 상당수는 상당한 방법론적 문제와 작은 연구 모집단을 가지고 있다. 더 많은 연구가 필요하다는 것은 분명하다. 표 20.2는 FHP와 관련된 자세 및 기능적 변화를 요약한 것이다.

자세 이론에 관여하는 근육
(Muscles involved in postural theory)

표 20.2에 자세히 나와 있듯이 경추, 축견갑골 및 견갑상완 근육의 불균형은 자세 및 증상의 변화와 관련이 있다. 자세 관련 증상 및 통증의 발병기전에서 자세 이론가들이 일반적으로 연관된 근육 중 3개는 승모근, 전거근 및 소흉근이다.

Struyf 등[99]은 어깨 통증이 있는 사람과 없는 사람의 어깨 흉부 근육 활동과 동원 시점(recruitment timing)을 비교한 체계적 고찰연구에서 견봉하 충돌 증후군(SIS)과 상완관절와관절 불안정성 진단을 받은 사람에게서 근육 활동의 많은 변수가 확인되었다고 보고했다. SIS군에서는 하부승모근과 전거근의 활성도가 감소하였고 상부승모근의 활성도는 증가하였다. 불안정성 그룹의 결과는 명확하지 않았으며 근육 동원에 대한 합의가 없었다. 근전도 검사(EMG)를 사용한 연구를 기반으로 한 고찰 연구에 12개의 논문이 포함되었으며, 4장에서 논의한 바와 같이 제한점이 없는 것은 아니다. 또한 이 연구는 인과 관계에 대한 정보를 제공할 수 없었다.

승모근(*Trapezius*)

척수부 신경은 승모근에 가장 일관된 운동 신경 분포를 제공한다. 근육은 상부, 중간 및 하부로 나뉜다. 승모근의 상부 섬유에 전통적으로 부여된 역할은 견갑골의 거상과 상방 회전이다. 중간섬유와 하부섬유는 견갑골을 후인시키고, 하부섬유 역시 견갑골을 상방 회전시킨다.[11,84,114] 이러한 전통적인 역할은 도전을 받았다. Johnson 등[46]은 2개의 방부 처리된 표본에서 4개의 어깨에 있는 승모근의 세 부분의 기시, 정지 및 방향을 조사했다. 그들은 상부 섬유(7번째 경추 수준 위의 모든 다발)가 주로 수평 방향으로 정렬되어 있는 것으로 밝혀졌다고 결론지었다. 이 모든 섬유는 쇄골 원위 1/3의 후방 경계를 따라 삽입된다. 위쪽 상부 항선(nuchal line)의 섬유는 아래쪽 방향을 나타내는 유일한 섬유로 알려져있다.

제 7번 경추(C7)와 제 1 흉추(T1)의 섬유는 견봉의 안쪽 경계와 견갑골의 첨부에 부착하기 위해 가로로 통과하는 것으로 밝혀졌다. T2에서 T5까지의 다발은 견갑골 척추의 내측 측면에서 삼각 결절에 삽입되는 공통 건막 건으로 수렴된다. T6에서 T10까지의 다발은 삼각결절의 내측연에 삽입되고 T10에서 T12까지의 다발은 결절의 아래쪽 가장자리에 삽입되었다. T6에서 T12까지의 다발은 항상 존재하지 않는 것으로 보고되었다. 가장 큰 다발은 C6과 T1에서 발생하는 것으로 밝혀졌다. 상부 항선과 위쪽 항인대로부터의 최상부 섬유는 견갑골을 들어올리고 위쪽으로 회전시키기 위해 구조적으로 올바른 평면에 있었지만 가늘고 이러한 움직임을 생성할 수 있는 능력이 없는 것으로 나타났다. Johnson 등[46]은 4개의 노인 사체 표본을 조사한 후 발견한 결과를 보고했다. 그들의 발견을 뒷받침하기 위해서는 더 넓은 연령 분포를 다루는 더 많은 수의 주제에 대한 조사가 필요하다.

Camargo 등[20]은 승모근과 전거근이 견갑골과 쇄골의 움직임을 생성하기 위해 협력근으로 작용한다고 결론지었다. 승모근은 견갑골의 우세한 안정근으로 간주될 수 있는 반면, 전거근은 견갑골의 우세한 움직임이지만 기능상 상당한 겹침이 존재한다.

전거근(*Serratus anterior*)

전거근은 장흉신경(long thoracic nerve)의 지배를 받으며 주요 작용은 흉곽에 대한 견갑골의 내측 경계를 안정화하고 견갑골의 전인 및 상방 회전이다. 강력한 전인 기능은 흉쇄 관절에 상대적인 긴 모멘트 팔과 결합된 근육의 전체 근력 수평선을 기반으로 한다. 최상부 섬유는 견갑골의 거상을 도울 수 있다. 푸쉬업을 하는 동안 전거근은 흉곽을 뒤로 들어 올린다.

소흉근(*Pectoralis minor*)

소흉근은 세 번째에서 다섯 번째 늑골에서 시작하여 오구돌기의 내측 하연에 정지한다. 그 동작에는 견갑골의 전인과 하방 회전이 포함된다. 이는 또한 견갑골의 내측 경계와 하각을 늑골에서 멀리 들어 올리는 것(익상 견갑골)뿐만 아니라 어깨를 하강시키는 작용을 한다고 여겨져 왔다.[48,84,114] 전통적으로 소흉근의 단축은 견갑골의 전방경사, 전인, 하방회전을 증가시킨다고 주장되어 왔으며, 이러한 3대 자세변화로 인해 상체와 견갑골 자세의 이상을 일차적으로 자세를 개선하고 증상을 줄이기 위해 고안된 치료의 주요 대상이다.[19,21,39,54,89,90]

Sahrmann[89]은 소흉근의 단축과 관련된 몇 가지 임상 증후군을 설명했다. 여기에는 흉곽출구 증후군, 견갑골 익상 및 기울임 증후군, 견갑골 외전 증후군, 견갑골 하강증후군 및 견갑골 하방 회전 증후군이 포함된다. 이들 및 기타 상부 사분면 증후군과 관련된 소흉근의 자세 단축을 확인하기 위해 근육 길이 검사가 제안되었다. Sahrmann[8]은 소흉근이 정상 길이일 때 치료 테이블과 견봉의 후방 측면(환자가 누운 상태, 팔을 옆으로 눕히고 팔꿈치를 구부린 상태) 사이의 거리가 2.5cm(1inch)를 초과하지 않아야 한다고 설명했다. 이보다 더 먼 거리는 근육 불균형이 발생했고 근육이 짧아졌다는 것을 의미한다. 짧은 대흉근과 관련된 근육 불균형을 구별하는 것은 적절한 치료 중재와 관련하여 임상가에게 정보를 제공하고 지시하기 위해 임상 추론 과정의 맥락에서 사용된다.

Lewis와 Valentine[65]은 어깨 통증이 있는 45명과 없는 45명을 대상으로 이 검사의 평가자 내 신뢰도를 측정하였다. 그들은 소흉근 길이 검사가 증상이 없는 사람의 우세한 쪽과 비우세적인 쪽, 증상이 있는 사람의 통증이 없는 쪽과 통증이 있는 쪽 모두에 대해 평가자 내 신뢰도가 우수한 것으로 밝혀졌다고 하였다. 그러나 민감도, 특이도, 양성 및 음성 우도비에 대해 계산된 값은 검사에 진단적 신뢰성이 부족함을 시사한다. 그 이유 중 하나는 테이블에서 견봉까지의 정상적인 거리에 대한 컷오프로 설명된 임계값의 2.5cm/1가 증상이 있는 사람과 없는 사람의 차이 없이 모든 90명의 참가자(어깨 180개)에서 초과되었기 때문이다.

Struyf 등[100]은 SIS가 있는 25명과 증상이 없는 25명을 대상으로 소흉근 길이 대체 검사의 측정자내 및 측정자간 신뢰도를 평가하기 위해 제안된 또 다른 방법에 대해 보고하였다. 검사는 오구돌기의 내측면과 흉골에서 네 번째 늑골의 꼬리 가장자리 사이의 거리를 측정하는 것과 관련이 있다. 그런 다음 거리를 환자의 키로 나누어 PMI(소흉근 지수)라는 정규화된 측정값을 생성했다. 측정 신뢰도는 양호에서 우수로 알려졌다. 측정 과정의 타당성과 증상이 있는 사람과 없는 사람의 차이는 알려지지 않았다.

짝힘(*Force couples*)

한 쌍의 힘은 개별적으로 반대 동작을 할 수 있는 두 개 이상의 근육 또는 근육 그룹을 포함하지만 함께 작동할 때 관절 주변에서 시너지 효과가 있는 움직임을 생성한다. 승모근과 전거근은 전통적으로 한 쌍의 힘을 생성하는 것으로 간주되어 왔으며 이들이 함께 작용할 때 두 근육의 기시부 사이에 있는 축을 중심으로 견갑골의 회전을 생성하고 그렇게 함으로써 견갑골의 안정적인 기반을 만들어 상완골두와 회전근개의 기능을 지지한다. 이는 확실성이 도전을 받았다. 견갑골의 회전축은 처음에는 견갑골 극의 뿌리로, 그 다음에는 삼각결절(deltoid tubercle)로, 결국에는 견쇄관절로 이동하는 것으로 설명되었다.[5] C7 및 T1 섬유의 수평 방향은 이 축을 통과하며 Johnson 등[46]에 따르면 견갑골을 회전시킬 수 없다. 근육의 하부 섬유가 삼각 결절에 정지된다는 것은 견갑골 상방 회전의 다양한 단계에서 회전축 주위가 아니라 회전축에서 작용한다는 것을 의미한다. 이는 하부 섬유가 견갑골 안정화에 더 많이 기여하고 견갑골 회전에 덜 기여할 수 있음을 시사한다. 가로 방향의 상부 및 중간 섬유는 조정과 같은 활동에서 발생할 수 있는 것처럼 쇄골과 견갑골을 뒤로 당길 수 있다. 쇄골의 회전축은 흉쇄관절에 위치하며 중간 삼각근의 횡섬유가 이 축을 통과한다. 따라서 이 섬유들은 흉쇄 관절에서 쇄골을 회전시키는 것과 동시에 흉쇄 관절을 통해 압박을 유지할 수 있고 그에 따라 견갑골을 간접적으로 상승시키는 측면 끝을 들어 올린다.

Johnson[46] 등은 승모근의 기능이 경추가 아니라 상지의 하중을 흉쇄 관절로 전달하는 것이라고 결론지었다. 다른 기능은 쇄골 측면 끝의 위쪽 회전과 수평 및 수직 평형을 유지하여 전거근이 견갑골을 위쪽으로 회전시킬 수 있도록 한다. 승모근은 견갑골 거상에 직접적인 역할을 하는 것으로 생각되지 않았다. Johnson[46]등은 4개의 노인 사체 표본을 조사한 후 발견한 결과를 보고했다. 그들의 발견을 뒷받침하기 위해서는 더 넓은 연령 분포를 다루는 더 많은 수의 주제에 대한 조사가 필요하다.

평가(Assessment)

전방 머리 자세(*Forward head posture*)

정도에 따라 FHP는 경증, 중등도 또는 중증으로 분류될 수 있다.[56] FHP의 존재를 확인하는 데 일반적으로 사용되는 방법에는 시각적 평가,[4,14,37] 수직선[15,48,50]과의 비교 및 측면 사진이 포함된다.[15,38,62,66,82,83,113] 사진을 사용하여 두 개의 선을 그린다. 하나는 귀 구슬을 제7번 경추 극돌기(C7)에 해당하는 피부 표면 표시에 연결한다. 그런 다음 C7에서 가로로 선이 그려진다. 결과 각도를 FHP 각도라고 한다. Braun과 Amundson[15]은 20명의 남성 피실험자의 안정 시 머리 자세 위치는 평균 51.97°라고 보고했다. 이것은 남성과 여성의 각도를 조사한 Raine과 Twomey[83]의 보고에서 51.9°가 더 적절한 것으로 비교되었다.. 각도가 작아질수록 관찰된 FHP는 더욱 뚜렷해진다. FHP는 48° - 50° 미만의 각도로 정의되었다.[91]

전방 어깨 자세(*Forward shoulder posture*)

FHP는 전방 어깨 자세(FSP)로 알려진 내밀어진(둥근) 어깨와 관련이 있다. 측면 사진에서 FSP를 측정하기 위해 두 개의 선이 구성된다. C7 수준에서 수평선을 그리고 두 번째 선은 C7에서 어깨 중간점까지이다. 결과 각도는 FSP 각도이다. Raine과 Twomey[83]가 보고한 평균 시상면 어깨 자세는 47.6°였다. 각도가 작을수록 FSP가 커진다.

견갑골 자세 측정(*Measuring scapular posture*)

견갑골의 안정 자세는 여러 방법을 사용하여 측정되었다. 여기에는 시각적 관찰, 사진,[5,83] 촉진,[5,95] 측각계,[29] 방사선 조사,[30,33,72,81,88] 줄자 측정,[64] 캘리퍼스,[106] 아날로그 및 디지털 경사계가 포함된다.[64,106] 이러한 기술의 조합을 통해 임상가는 견갑골 후인, 거상, 하강, 상방 및 하방 회전, 전방 및 후방 경사를 측정할 수 있다(자세한 설명은 Lewis와 Valentine을 참조한다[64]).

동적 견갑골 자세라고도 하는 운동 중 견갑골 자세를 측정하기 위해 제안된 방법에는 방사선 촬영,[30,33,72,81,88] 전기기계식 추적(electromechanical tracking),[111] 전자기 추적,[7,26] 촉진 및 사진 촬영[5]이 포함된다. 견갑골의 동적 자세를 측정하는 것은 정적 자세를 측정하는 것보다 더 문제가 많으며 많은 교란 요인의 영향을 받는다. 한 가지 문제는 움직임이 시작되기 전에 구별된 고정된 위치에서 피부에 고정된 동작 센서가 움직이는 동안 견갑골의 움직임을 정확하게 추적하지 못할 수 있다는 것이다. 다른 하나는 선택된 각도에서 어깨 움직임을 멈추고 견갑골 위에 있는 피부 표면적 지표를 다시 촉진하여 선택된 어깨 움직임 각도 사이에서 어떻게 움직였는지 확인해야 할 필요가 있다. 이러한 유형의 견갑골 운동 분석에 사용되는 정지-시작(stop-start) 방법론은 일반적인 일상 활동 중에 중단되지 않은 견갑골 운동과 다른 결과를 생성할 수 있다. 이 방법은 또한 결과에 영향을 줄 수 있는 피로를 유발할 수 있다.

흉부 후만증(*Thoracic kyphosis*)

Gorman과 Jull[78]은 증상이 없는 120명의 여성을 대상으로 10년 연령 반드로 분류하여 흉추 후만각과 흉추 가동성을 조사했다. 흉부 후만증은 나이가 들수록 증가하는 것으로 나타났다. 각도 범위는 최연소 그룹(22-29세)의 41°(표준 편차[SD] = 9)에서 최고령 그룹(70세 이상)의 66°(SD = 10)까지였다. 각 10년 증가에 대해 후만증의 각도는 50대 이후에 가장 크게 증가했다. 이 연구는 또한 흉추 확장의 움직임이 연령이 증가함에 따라 크게 감소한다는 것을 발견했다. 최연소 그룹(37°, SD = 11)에서 가장 최고령 그룹(12°, SD = 7)까지 신전 범위가 68% 감소했다.

Crawford와 Jull[25]은 증상이 없는 60명의 여성을 성인 그룹(18~30세)과 노인 그룹(50~75세)으로 나누어 양측 어깨 굴곡과 흉부 신전 사이의 관계를 조사했다. 성인 그룹의 평균 양측 팔 높이는 172°(SD = 12)이고 평균 후만각은 33°(SD = 10)이다. 노인 그룹의 팔 높이는 157°(SD = 10)이고 관련 후만각은 52° SD = 12)였다. 그들의 결과는 성인 그룹이 양쪽 팔을 들어올리는 동안 15° 흉부 신전을 사용했으며, 이는 사용 가능한 흉부 신전 범위의 약 51%를 나타낸다. 이에 비해 나이가 많은 피험자는 사용 가능한 신전의 평균 68%를 나타내는 13°를 사용했다. 흉부 후만증은 여러 가지 방법으로 측정할 수 있으며, 기립 방사선 사진이 공식 기준이다. 이 방법을 이용하여 흉추 만곡 반경과 흉추 중심각을 도출하기 위한 컴퓨터 보조 방법인 Cobb각, 수정된 Cobb각을 측정하고 계산할 수 있다.[17,35] 임상적으로 플랙시커브(flexicurve)[115]와 경사계[63]가 권장되었다. 경사계의 신뢰도는 여러 연구에서 입증되었으며,[10,63,110] 플랙시커브 방법보다 타당하고 타당도[42]가 더 큰 것으로 알려졌다.[9]

견갑골 운동이상증 관리(Managing scapular dyskinesis)

Cools 등[24]은 연부조직 유연성과 근육 수행력을 모두 증가시키는 것과 관련된 견갑골 운동 이상증에 대한 관리 제안을 발표했다. 소흉근, 견갑거근, 상승모근이 포함된 단축된 근육들의 유연성을 회복해야 한다. 프로그램의 다른 구성 요소에는 FHP를 줄이기 위한 척추 자세 교정이 포함된다. 환자는 중립적인 요골반 자세를 달성한 다음 머리를 중립 위치에 위치시키기 위해 미묘하고 부드러운 "후두부 들어 올림(occipital lift)" 조작으로 견갑흉부 및 경추 자세를 교정하도록 권장된다.[24] 근육 수행력을 향상시키는 것은 전거근, 승모근의 상부, 중간 및 하부의 근력과 타이밍을 다루는 것을 포함할 수 있다. 감각운동도 필요할 수 있다.

자세 이론에 대한 이의 제기
(Challenges to the postural theory)

잘못된 자세의 정의 및 낮은 95% 신뢰구간
(The definition of poor posture and lack of 95% confidence intervals)

자세는 수직선이 귓불, 어깨 중간, 대퇴골의 대전자를 통과하고 무릎 정중선 약간 앞쪽을 통과할 때 완벽한 자세로 정의된다. 따라서 이상적인 신체 자세의 개념에 이분법적 상태가 주어졌다는 것은 분명하다. 결함 없는 신체 자세 하나와 이상적인 견갑골 위치가 있으며 이 표준에서 벗어나는 것은 비정상으로 분류된다. 그러나 이 분류 모델은 완벽하든 그렇지 않든 대부분의 의료 진단 기준과 충돌한다. 예를 들어, 혈중 포도당 또는 철분 수치를 평가할 때 결과가 정상으로 간주되는 최소 및 최대 범위가 있다. 과학에서는 95% 신뢰 구간(모집단의 실제 평균이 95% 확신할 수 있는 값 범위)의 개념이 쉽게 받아들여진다. 그러나 놀랍게도 자세와 관련하여 정상 값의 범위와 95% 신뢰 구간이 없다. 사람들은 완벽한 자세 또는 비정상적인 자세로 분류되며 변형이 허용되지 않는다.

또 다른 문제는 내부 해부학적 구조를 나타내기 위해 선택된 외부 지표의 임상 평가를 기반으로 정상의 존재 또는 결여에 대한 결정이 내려진다는 것이다. 이러한 변수 사이의 명확한 상관관계를 보여주는 증거가 부족하며 신체 습관과 호흡은 평가를 혼란스럽게 할 수 있는 두 가지 요인이다. 또한, 연구 결과는 시상면 자세를 평가하는 임상가(카이로프랙터, 물리치료사, 재활전문의, 류마티스 전문의 및 정형외과 의사)의 상호간 신뢰도가 낮다는 것을 시사한다.[31]

자세는 규칙을 따르는가?
(Does posture follow the rules?)

위의 비정상적인 자세와 어깨 증상 사이의 관계를 더 잘 이해하기 위한 근거를 제공하려는 시도가 있었지만 대부분 정적 자세 관찰, 기능 소실 및 증상 사이의 관계를 뒷받침하지 못하였다.

Raine과 Twomey[82,83]는 160명의 무증상 사람들을 대상으로 시상면과 관상면 자세 변수를 조사하여 FHP, FSP 및 흉추후만곡선 사이에 관계가 없다고 하였다. Greenfield 등[36]은 견봉하 충돌 증후군이 있는 30명의 자세와 증상이 없는 30명의 자세를 나이와 성별(연령 범위 17−65세)에 대해 비교했다. 그들의 연구 결과는 견갑골 회전, 견갑골 전인 및 흉부 후만 각에 대한 두 그룹 간의 차이가 보고되지 않았기 때문에 자세와 어깨 병리 사이에 관계가 존재한다는 주장을 뒷받침하는 근거를 제공하지 않았다. Greenfield 등[36]은 그들의 결과가 하나의 평면에서만 견갑골 자세의 평가, 불확실한 진단, 연구를 위한 데이터 수집 동안 가능한 근육 피로, 충돌 증후군이 있는 대부분의 사람들이 치료를 받고 있었기 때문에 자세에서 "개선(improvement)"을 포함하는 몇 가지 교란 요인에 의해 영향을 받았다고 인정하였다.

Lukasiewicz 등[69]은 증상이 없는 20명과 견봉하 충돌 증후군 진단을 받은 17명의 견갑골 방향을 검사했다. 참가자들은 전자기계식 디지탈라이져(electromechanical digitalizer) 사용하여 제한된 좌석에서 검사를 받았다. 그들의 연구 결과를 그래픽으로 표현한 결과, 안정 시 견갑골의 전방 경사각과 후방 경사각에 큰 차이가 없음을 시사한다. 견갑골 내회전(수직축 기준)의 양에서도 유의한 차이가 없었다. 약한 하부 승모근이 견갑골 위치에 영향을 미친다는 자세 이론을 지지하는 Lukasiewicz 등[69]은 팔을 들어 올렸을 때(90° 및 최대 거상) 견갑골은 견봉하 충돌이 있는 그룹에서 더 앞쪽으로 기울어지고 올라갔다고 하였다.

대조적으로, 특정 자세와 병리학을 연관시키는 이론에 대한 이의 제기로, 증상이 있는 그룹에서 견갑골의 위치는 증상이 없는 사람들의 그룹보다 더 연장되거나 아래쪽으로 회전하지 않았다. 최대 60초 동안 팔을 들어 올려야 하는 필요성, 호흡, 약간의 자세 조정, 피부를 통한 뼈 지표 측정과 같은 교란 요인(특히 Lukasiewicz 등[69]은 디지털화 부위의 근육 수축으로 인해 촉진 확인이 어렵다고 말했고, 특히 견갑골의 하각과 견봉의 후각에서), 그들의 소견에 영향을 미쳤을 수 있다.

Grimmer 등[38]은 맞춤형 장치를 사용하여 제한 없이 앉아 있는 동안 검사를 받은 증상이 없는 무작위로 선택된 427명의 FHP를 조사하였다. 427명의 무증상 참가자 중 누구도 Kendall 등[48–50]이 제안한 이상적인 머리 자세와 일치하는 머리 자세를 보여주지 않았다. 이상적인 자세라는 것이 존재하는가?[62]

Lewis 등[62]은 증상이 없는 60명과 견봉하 충돌 증후군으로 임상 진단을 받은 60명을 대상으로 정적 자세를 조사했다. 이 연구의 목적은 FHP가 흉추 후만증의 증가, 견갑골의 위치 변화, 상완관절와관절 거상 범위의 감소와 관련이 있는지 조사하는 것이었다. 그들의 연구 결과는 상체 자세가 의학, 물리치료, 카이로프랙틱 및 정골의학 문헌에 광범위하게 설명된 패턴을 따르지 않았으며 자세와 견봉하 충돌 증후군 사이의 관계에 이의 제기를 했음을 시사했다. 주목할만한 것은 후속 연구와 종합이 충돌 증후군의 임상 조건으로서의 존재에 이의 제기를 했다는 것이다.[12,57,58,60,79]

Lewis 등[62]이 보고한 중요한 발견은 비정상적인 자세를 가진 것으로 분류된 사람들(이상적인 자세와 비정상적인 자세에 대한 역사적 정의를 기반으로 함)이 마찬가지로 유연하고 동일한 범위의 움직임을 나타내며 정적인 자세와 관련된 증상이 증가하지 않을 수 있다는 것이다. Lewis 등[62]은 정적 흉부, 견갑골, 머리 및 어깨 자세의 임상 검사가 치료를 원하는 대다수의 사람들에게 임상 의사 결정을 알리지 않는다고 주장하였다. 예를 들어, 대상자의 서 있는 자세에서 관찰될 때 FHP 및 수반되는 흉부 후만증 및 전방으로 기울어진 견갑골을 갖는 것으로 분류될 수 있지만, 증상 없이 정상적으로 기능할 수 있는 충분한 유연성 및 근수행력을 가질 수 있다. 일부 사람들의 크고 고정된 자세 변화가 심각한 증상과 기능 소실로 이어질 수 있다는 주장은 없었다.[59] 그러나 Lewis 등[62]은 상체(upper body) 자세의 정적인 관찰에서 거의 도출될 수 없다고 주장하고 이후에 완벽한 자세에 대한 역사적 정의(의학적으로 정상일 가능성이 가장 높은[61])가 더 이상 임상의사결정을 알리기 위해 임상실무에 사용되어서는 안된다고 권장하였다.

견봉하 충돌 증후군과 견갑골 방향 사이의 관계가 존재하는지 확인하기 위한 체계적 고찰 연구에서 Radcliffe 등[85]은 견갑골 위치를 평가하기 위해 여러 방법론을 사용한 10개의 연구를 포함하였다. 일부 연구에서는 견갑골의 상방 회전 감소, 견갑골 전방 경사 증가 패턴을 보고했으며, 반대로 다른 연구에서는 그 반대라고 보고한 반면, 다른 연구에서는 증상이 없는 사람과 비교했을 때, 견갑골 위치의 차이를 구별하지 못하였다. 검토의 결론은 견갑골이 충돌 증후군에서 일반적이고 일관된 자세를 취한다는 임상적 믿음을 뒷받침하는 증거가 불충분하다는 것이었다. 또한 가정된 정상적인 견갑골 자세에서 벗어난 것이 충돌 증후군에 기여하지 않을 수도 있지만 견갑골 위치의 정상적인 변형을 나타낼 가능성을 높인다.

Barrett 등[8]은 어깨 통증 진단을 받은 두 그룹의 사람들이 포함된 사례군 연구를 실시하였다. 한 그룹(n=20)은 어깨 운동이 포함된 6주간의 운동 수업에 참여했다. 다른 그룹(n=19)은 어깨 운동과 흉부 자세 개선을 위한 운동, 즉 흉부 신전 운동으로 구성된 5주간의 운동 수업에 참여했다. 주요 결과 측정은 수업 종료 후 6주 및 6개월에 측정된 DASH(Disability of the Arm, Shoulder and Hand) 점수였다. 이것은 무작위 대조 시험이 아니었고 그룹 간 비교가 확실하게 이루어질 수는 없지만 두 그룹 모두 두 시점에서 개선을 보고하였다. 효과 크기는 어깨운동만 시행한 그룹에서 0.78~1.16, 흉부운동을 추가로 시행한 그룹에서 0.85~1.88로 나타났다. 두 그룹의 효과 크기는 큰 것으로 간주될 수 있다. 중요한 것은 흉부 신전 운동을 받은 그룹은 운동 중재가 끝날 때 흉부 안정 자세의 변화를 나타내지 않았다는 것이다. 이는 보고된 개선이 정적 흉추 자세의 변화로 인한 것이 아님을 시사하였다.

안정 자세가 재활과 함께 변경되지 않을 수 있음을 시사하는 선행 연구는 골격 성숙에 도달한 사람들을 대상으로 수행되었다. 대조적으로, Ruivo 등[87]은 130명의 청소년(15−17세)을 16주 저항 및 스트레칭(n=84) 또는 대조군(n=46)으로 무작위 배정하였다. 두 그룹 모두 고등학교 체육 수업에 참여했으며, 실험 그룹은 주 2회 체육 수업의 마지막 15~20분 동안 자세 스트레칭 및 근력강화 운동을 수행하였다. 프로그램이 끝날 때 저자는 자세 그룹에서 FHP와 어깨 전인의 상당한 변화를 보고하였다. 최종 자료 수집에서 대조군의 0.5°에 비해 실험군에서 2.5°의 FHP 감소가 있었다. 어깨 각도는 대조군에서 2.0° 차이가 났고 자세 그룹에서는 3.9° 차이가 났다. 이러한 변화의 임상적 중요성은 불확실하지만 어깨관절 평가표(ASES, American Shoulder and Elbow Surgeons Shoulder Assessment)로 측정한 임상 실무에서 어깨 통증 및 기능은 임상 시험기간 동안 그룹 간 또는 그룹 내에서 차이를 나타내지 않았다.[87]

오버헤드 운동 선수(예: 테니스, 배구, 핸드볼)를 추적한 연구에서는 현재 무증상 견갑골 운동이상증과 향후 어깨 통증 발생 사이의 관계를 조사하였다.[3,22,47,74,93,103] 견갑골 운동 이상증이 미래의 어깨 증상을 예측할 수 있다고 보고한 연구 결과는 모호하였다. Møller 등[73]은 견갑골 운동이상증이 예측 역할을 할 수 있지만 부하와 관련해서만 가능하다고 하였다. 운동 수준을 크게 증가시키는(주당 〉 60% 증가) 무증상 견갑골 운동이상증을 가진 개인이 핸드볼 선수의 어깨 부상 위험을 증가시킬 수 있는 반면, 주간 부하를 60% 이상 증가시키지 않는 견갑골 운동이상증은 어깨 통증 증가와 관련이 없다고 결론지었다. 이는 상호 작용 위험요소로 간주될 수 있다. 어깨에 가해지는 부하가 더 빨리 증가할수록 견갑골 운동이상증이 있는 사람이 어깨 통증을 경험할 가능성이 더 높아진다. 이 연구들은 어깨 통증의 경험이 항상 견갑골 운동 이상증의 결과는 아니라는 것을 시사한다. 이러한 불확실성은 견갑골 운동이상이 어깨 통증이나 병리학의 결과일 수 있다는 다른 연구 결과로 인해 더욱 복잡해졌다.[6,96,112]

자세의 이해에 대한 종합
(Synthesizing our understanding of posture)

자세는 이분법적 상태로 부여되었다. 완벽하거나 비정상적이거나 중간 지점, 95% 신뢰 구간, "허용 가능한(acceptable)" 자세 범위가 없다. 이와 같이 모든 사람은 정의상 비정상적인 자세를 가질 가능성이 높다. 또 다른 주장은 그것이 보편적이라면 비정상이 아닐 수도 있다는 것이다. 오늘날 약 600,000명의 물리치료사, 정골의학자, 척추지압사, 스포츠 및 컨디셔닝 코치, 운동선수 및 개인 트레이너가 활동하고 있으며 이들 모두 잠재적으로 매년 수백만 명의 사람들에게 어깨 문제가 비정상적인 자세로 인한 것이라고 조언하고 있다. 산업적 규모에서 정상성을 의료화하는 문제의 심각성을 훼손해서는 안된다. 상자 20.1은 현재의 문헌과 지식을 바탕으로 우리의 생각을 요약한 것이다.

상자 20.1 상체 자세에 대한 최근의 이해 요약

1. 자세의 상당한 편차, 특히 고정된 자세의 편차는 증상 및 장애와 직접적인 관련이 있을 수 있다. 그러나 항상 그런 것은 아니다 (https://en.wikipedia.org/wiki/Lamar_Gant 참조).
2. 일반적으로 자세 관찰과 근육 불균형 평가는 우리에게 거의 알려주지 않으며 관찰에서 실질적인 결론을 도출하는 데 주의해야 한다.
3. 우리는 일탈이 정상의 변화를 나타내는지, 증상과 관련이 없는지, 환자의 증상의 원인인지, 또는 증상에서 "도피"하는 방법인지, 또는 증상을 줄이는 방법인지 정적 자세의 관찰로부터 결론을 내릴 수 없다.
4. 자세가 증상의 근본 원인이며 증상을 줄이기 위해 자세를 개선해야 한다고 환자에게 알리기 전에 반성해야 한다. 환자에게 근거에 기반한 것을 말하고 있는지, 아니면 불확실성을 영속화하고 있는지 또는 자신의 편견을 영속화하고 있는지 스스로에게 물어보아야 한다.
5. 달리 입증되지 않는 한 가능한 한 자세가 정상 범위 내에 있음을 환자에게 알려야 한다.

6. 자세를 교정하거나 개선하기 위한 운동을 해도 정적인 자세가 눈에 띄게 바뀌지는 않을 수 있다.
7. 우리는 "자세" 운동이 역동적인 움직임에 미치는 영향을 아직 알지 못하지만, 어떤 식으로든 우리가 알기 전까지는 규정된 운동이 자세를 개선하고 증상 감소의 기전이 무엇인지 암시하는 것을 피해야 한다.
8. 자세가 관련되어 있는지 여부를 판단할 수 있는 유일한 방법은 일시적으로 자세를 변경하고 환자의 반응을 확인하는 것이다. 이는 시각적 단서, 도수 촉진, 테이핑, 보조기, 운동 프로그램 및 자세 알림을 통해 달성할 수 있다. 그러나 이러한 모든 중재가 움직임 자신감, 두려움 감소, 위약 및 산만함과 같은 다른 이유로 인해 긍정적인 반응을 생성할 수 있으므로 이조차도 불확실성으로 가득 차 있다.

결론(Conclusions)

구체적이거나 확인 가능한 증상의 원인이 없는 경우, 구어체로 "앞머리 자세", "구부정한 자세", "턱을 내민 자세" 또는 "둥근 어깨 자세"라고 하는 어깨와 관련된 많은 임상 증후군의 병인 및 지속에 잠재적인 병인학적 요인의 잘못된 상체 자세가 원인으로 인용되었다. 자세와 관련된 신념은 임상 실무에 스며들어 환자에게 증상의 근거와 재활의 근거를 설명하는 데 자주 사용되었다.

임상 이론가들은 이상적인 자세, 잘못된 자세의 결과, 임상적 검사 및 근골격계 어깨 통증 치료를 원하는 사람들의 관리에서 자세 평가 및 교정의 중요성을 정의하였다. 자세 검사는 이상적인 자세에서 벗어나면 수많은 임상 증후군을 일으키고 자세를 개선하면 정상적인 기능을 회복하고 통증을 줄일 수 있다는 믿음 때문에 권장되었다. 자세 평가가 가정된 중요성이 의학, 물리치료, 및 정골의학 문헌에서 분명하지만 자세에 관한 대부분의 주장은 결정적인 근거 없이 이루어진다.

한 가지 제안은 환자의 정적인 머리와 어깨 자세에 초점을 맞추는 것을 중단하고 나타나는 증상에 대해 입증되지 않은 자세 설명을 제공하는 것을 중단하는 것이다. 아마도 어깨 증상을 보이는 대부분의 사람들에게 자세가 "정상"이거나 허용 가능한 범위 니에 있음을 알리는 것이 훨씬 더 적절할 것이다. 우리의 평가는 사람들이 현재의 정적인 자세보다 낮 동안 자세를 바꾸는 빈도에 더 초점을 맞춰야 한다. 상체 자세와 어깨 통증의 불확실한 관계에 대한 답은 아마도 콰지모도(Quasimodo)를 고려하는 것일 것이다. 노트르담 드 파리 대성당의 종지기로서 그는 계단을 오르고, 무거운 종을 울리고, 끊임없이 자세를 바꾸는 등 신체적으로 활동적이었다.

참고문헌(References)

1. Akodu AK, Akinbo SR, Young QO. Correlation among smartphone addiction, craniovertebral angle, scapular dyskinesis, and selected anthropometric variables in physiotherapy undergraduates. J Taibah Univ Med Sci. 2018;13:528-534.
2. Allen T. Dorland's Illustrated Medical Dictionary. Philadelphia: WB Saunders; 2003.
3. Andersson SH, Bahr R, Clarsen B, Myklebust G. Preventing overuse shoulder injuries among throwing athletes: a cluster-randomised controlled trial in 660 elite handball players. Br J Sports Med. 2017;51:1073-1080.
4. Ayub E. Posture and the upper quarter. In: Donatelli R (ed). Physical Therapy of the Shoulder, 2nd edition. Melbourne: Churchill Livingstone; 1991:81-90.
5. Bagg SD, Forrest WJ. A biomechanical analysis of scapular rotation during arm abduction in the scapular plane. Am J Phys Med Rehabil. 1988;67:238-245.
6. Bandholm T, Rasmussen L, Aagaard P, Diederichsen L, Jensen BR. Effects of experimental muscle pain on shoulder-abduction force steadiness and muscle activity in healthy subjects. Eur J Appl Physiol. 2008;102:643-650.
7. Barnett ND, Duncan RD, Johnson GR. The measurement of three dimensional scapulohumeral kinematics-a study of reliability. Clin Biomech. 1999;14:287-290.
8. Barrett E, Conroy C, Corcoran M, et al. An evaluation of two types of exercise classes, containing shoulder exercises or a combination of shoulder and thoracic exercises, for the treatment of nonspecific shoulder pain: a case series. J Hand Ther. 2018;31(3):301-307.
9. Barrett E, Lenehan B, O'Sullivan K, Lewis J, McCreesh K. Validation of the manual inclinometer and flexicurve for the measurement of thoracic kyphosis. Physiotherapy theory and practice. 2018;34:301-308.
10. Barrett E, McCreesh K, Lewis J. Intrarater and interrater reliability of the flexicurve index, flexicurve angle, and manual inclinometer for the measurement of thoracic kyphosis. Rehabilitation Research and Practice. 2013;2013:475870.

11. Basmajian JV, De Luca CJ. Muscles Alive: Their Function Revealed by Electromyography, 5th edition. Baltimore: Williams and Wilkins; 1985.

12. Beard DJ, Rees JL, Cook JA, et al. Arthroscopic subacromial decompression for subacromial shoulder pain (CSAW): a multicentre, pragmatic, parallel group, placebo-controlled, three-group, randomised surgical trial. Lancet. 2018;391:329-338.

13. Beauchamp-Chalifour P, Pelet S. Osteochondroma of the scapula with accessory nerve (XI) compression. Case Reports in Orthopedics. 2018;2018:7018109.

14. Bowling RW, Rockar PA, Jr., Erhard R. Examination of the shoulder complex. Phys Ther. 1986;66:1866-1877.

15. Braun BL, Amundson LR. Quantitative assessment of head and shoulder posture. Arch Phys Med Rehabil. 1989;70:322-329.

16. Braune W, Fischer O. On the Centre of Gravity of the Human Body: As Related to the Equipment of the German Infantry Soldier. Springer Science & Business Media; 2012.

17. Briggs A, Wrigley T, Tully E, Adams P, Greig A, Bennell K. Radiographic measures of thoracic kyphosis in osteoporosis: Cobb and vertebral centroid angles. Skeletal radiology. 2007;36:761-767.

18. Burkhart SS, Morgan CD, Kibler WB. The disabled throwing shoulder: spectrum of pathology. Part III: The SICK scapula, scapular dyskinesis, the kinetic chain, and rehabilitation. Arthroscopy. 2003;19:641-661.

19. Calliet R. Shoulder Pain, 3rd edition. Philadelphia: F.A. Davis Company; 1991.

20. Camargo PR, Neumann DA. Kinesiologic considerations for targeting activation of scapulothoracic muscles. Part 2: trapezius. Braz J Phys Ther. 2019;23:467-475.

21. Chaitow L. Muscle Energy Techniques. Edinburgh: Churchill Livingstone; 1996.

22. Clarsen B, Bahr R, Andersson SH, Munk R, Myklebust G. Reduced glenohumeral rotation, external rotation weakness and scapular dyskinesis are risk factors for shoulder injuries among elite male handball players: a prospective cohort study. Br J Sports Med. 2014;48:1327-1333.

23. Cools AM, Dewitte V, Lanszweert F, et al. Rehabilitation of scapular muscle balance: which exercises to prescribe? The American Journal of Sports Medicine. 2007;35:1744-1751.

24. Cools AM, Struyf F, De Mey K, Maenhout A, Castelein B, Cagnie B. Rehabilitation of scapular dyskinesis: from the office worker to the elite overhead athlete. Br J Sports Med. 2014;48:692-697.

25. Crawford HJ, Jull GA. The influence of thoracic posture and movement on range of arm elevation. Physiotherapy Theory and Practice. 1993;9:143-148.

26. Culham E, Peat M. Spinal and shoulder complex posture. I: Measurement using the 3Space Isotrak. Clinical Rehabilitation. 1993;7:309-318.

27. Darnell MW. A proposed chronology of events for forward head posture. J Craniomandibular Pract. 1983;1:49-54.

28. Dehqan B, Delkhoush CT, Mirmohammadkhani M, Ehsani F. Does forward head posture change subacromial space in active or passive arm elevation? J Man Manip Ther. 2020;1-8.

29. Doody SG, Waterland JC, Freedman L. Scapulo-humeral goniometer. Arch Phys Med Rehabil. 1970;51:711-713.

30. Dvir Z, Berme N. The shoulder complex in elevation of the arm: a mechanism approach. Journal of Biomechanics. 1978;11:219-225.

31. Fedorak C, Ashworth N, Marshall J, Paull H. Reliability of the visual assessment of cervical and lumbar lordosis: how good are we? Spine. 2003;28:1857-1859.

32. Feldenkrais M. Body and Mature Behaviour: A Study of Anxiety, Sex, Gravitation and Learning. New York: International University Press Incorporated; 1949.

33. Freedman L, Munro R. Abduction of the arm in the scapular plane: scapular and gleno-humeral movements. A roentgenographic study. The Journal of Bone and Joint Surgery. 1966;48A:1503-1510.

34. Gilman SL. "Stand Up Straight": notes toward a history of posture. Journal of Medical Humanities. 2014;35:57-83.

35. Goh S, Price R, Leedman P, Singer K. A comparison of three methods for measuring thoracic kyphosis: implications for clinical studies. Rheumatology. 2000;39:310-315.

36. Greenfield B, Catlin PA, Coats PW, Green E, McDonald JJ, North C. Posture in patients with shoulder overuse injuries and healthy individuals. J Orthop Sports Phys Ther. 1995;21:287-295.

37. Griegel-Morris P, Larson K, Mueller-Klaus K, Oatis CA. Incidence of common postural abnormalities in the cervical, shoulder, and thoracic regions and their association with pain in two age groups of healthy subjects. Phys Ther. 1992;72:425-431.

38. Grimmer K. An investigation of poor cervical resting posture. Aust J Physiother. 1997;43:7-16.

39. Grimsby O, Gray J. Interrelation of the spine to the shoulder girdle. In: Donatelli R (ed). Physical Therapy of the Shoulder, 3rd edition. New York: Churchill Livingstone; 1997:95-129.

40. Hickey D, Solvig V, Cavalheri V, Harrold M, McKenna L. Scapular dyskinesis increases the risk of future shoulder pain by 43% in asymptomatic athletes: a systematic review and meta-analysis. Br J Sports Med. 2018;52:102-110.

41. Horter TS. How to care for your neck. Physical Therapy. 1978;52:184-185.

42. Hunter DJ, Rivett DA, McKiernan S, Weerasekara I, Snodgrass SJ. Is the inclinometer a valid measure of thoracic kyphosis? A cross-sectional study. Braz J Phys Ther. 2018;22:310-317.

43. Janda V. Muscles and cervicogenic pain syndromes. In: Grant R (ed). Physical Therapy of the Cervical and Thoracic Spine. New York: Churchill Livingstone; 1988.

44. Janda V. Muscles and motor control in cervicogenic disorders. Grant R (ed). Physical Therapy of the Cervical and Thoracic Spine. Amsterdam: Elsevier Science; 2002.

45. Janda V. On the concept of postural muscles and posture in man. Australian Journal of Physiotherapy. 1983;29:83-84.

46. Johnson G, Bogduk N, Nowitzke A, House D. Anatomy and actions of the trapezius muscle. Clinical Biomechanics. 1994;9:44-50.

47. Kawasaki T, Yamakawa J, Kaketa T, Kobayashi H, Kaneko K. Does scapular dyskinesis affect top rugby players during a game season? J Shoulder Elbow Surg. 2012;21:709-714.

48. Kendall F, McCreary E, Provance P. Muscle Testing and Function, 4th edition. Baltimore: Williams and Wilkins; 1993.

49. Kendall FP, McCreary EK. Muscles: Testing and Function, 3rd edition. Baltimore: Williams and Wilkins; 1983.

50. Kendall H, Kendall F, Boynton D. Posture and Pain. Baltimore: The Williams and Wilkins Company; 1952.

51. Kessler RM, Hertling D. Management of common musculoskeletal disorders: physical therapy principles and methods. Philadelphia: Harper and Row; 1983.

52. Khosravi F, Peolsson A, Karimi N, Rahnama L. Scapular upward rotator morphologic characteristics in individuals with and without forward head posture: a case-control study. J Ultrasound Med. 2019;38:337-345.

53. Kibler WB. The role of the scapula in athletic shoulder function. Am J Sports Med. 1998;26:325-337.

54. Kibler WB. Shoulder rehabilitation: principles and practice. Med Sci Sports Exerc. 1998;30:S40-50.

55. Land H, Gordon S, Watt K. Clinical assessment of subacromial shoulder impingement - which factors differ from the asymptomatic population? Musculoskelet Sci Pract. 2017;27:49-56.

56. Lau HM, Chiu TT, Lam TH. Measurement of craniovertebral angle with electronic head posture instrument: criterion validity. J Rehabil Res Dev. 2010;47:911-918.

57. Lewis J. Bloodletting for pneumonia, prolonged bed rest for low back pain, is subacromial decompression another clinical illusion? Br J Sports Med. 2015;49:280-281.

58. Lewis J. The end of an era? J Orthop Sports Phys Ther. 2018;48:127-129.

59. Lewis J, O'Sullivan P. Is it time to reframe how we care for people with non-traumatic musculoskeletal pain? Br J Sports Med. 2018;52:1543-1544.

60. Lewis JS. Subacromial impingement syndrome: a musculoskeletal condition or a clinical illusion? Physical Therapy Review. 2011;16:388-398.

61. Lewis JS, Cook CE, Hoffmann TC, O'Sullivan P. The elephant in the room: too much medicine in musculoskeletal practice. J Orthop Sports Phys Ther. 2020;50:1-4.

62. Lewis JS, Green A, Wright C. Subacromial impingement syndrome: the role of posture and muscle imbalance. J Shoulder Elbow Surg. 2005;14:385-392.

63. Lewis JS, Valentine RE. Clinical measurement of the thoracic kyphosis. A study of the intra-rater reliability in subjects with and without shoulder pain. BMC Musculoskelet Disord. 2010;11:39.

64. Lewis JS, Valentine RE. Intraobserver reliability of angular and linear measurements of scapular position in subjects with and without symptoms. Archives of Physical Medicine and Rehabilitation. 2008;89:1795-1802.

65. Lewis JS, Valentine RE. The pectoralis minor length test: a study of the intra-rater reliability and diagnostic accuracy in subjects with and without shoulder symptoms. BMC Musculoskelet Disord. 2007;8:64.

66. Lewis JS, Wright C, Green A. Subacromial impingement syndrome: the effect of changing posture on shoulder range of movement. J Orthop Sports Phys Ther. 2005;35:72-87.

67. Lezberg S. Posture of the head: its relevance to the conservative treatment of cervicobrachial radiculitus. Journal of the American Physical Therapy Association. 1966;46:953-957.

68. Lu L, Robinson M, Tan Y, et al. Effective assessments of a short-duration poor posture on upper limb muscle fatigue before physical exercise. Front Physiol. 2020;11:541974.

69. Lukasiewicz AC, McClure P, Michener L, Pratt N, Sennett B. Comparison of 3-dimensional scapular position and orientation between subjects with and without shoulder impingement. J Orthop Sports Phys Ther. 1999;29:574-583; discussion 584-576.

70. McClure P, Tate AR, Kareha S, Irwin D, Zlupko E. A clinical method for identifying scapular dyskinesis, part 1: reliability. J Athl Train. 2009;44:160-164.

71. McKenzie R. Treat Your Own Neck. New Zealand: Spinal Publications; 198[illegible].

72. Michiels I, Grevenstein J. Kinematics of shoulder abduction in the scapular plane. On the influence of abduction velocity and external load. Clin Biomech. 1995;10:137-143.

73. Møller M, Nielsen RO, Attermann J, et al. Handball load and shoulder injury rate: a 31-week cohort study of 679 elite youth handball players. Br J Sports Med. 2017;51:231-237.

74. Myers JB, Oyama S, Hibberd EE. Scapular dysfunction in high school baseball players sustaining throwing-related upper extremity injury: a prospective study. J Shoulder Elbow Surg. 2013;22:1154-1159.

75. Neumann DA, Camargo PR. Kinesiologic considerations for targeting activation of scapulothoracic muscles - part 1: serratus anterior. Braz J Phys Ther. 2019;23:459-466.

76. Neviaser J. Musculoskeletal disorders of the shoulder region causing cervicobrachial pain: differential diagnosis and treatment. Surgical Clinics of North America. 1963;43:1703-1714.

77. Nicholson G. Rehabilitation of common shoulder injuries. Clinics in Sports Medicine. 1989;8:633.

78. O'Gorman HJ, Jull GA. Thoracic kyphosis and mobility: the effect of age. Physiotherapy Theory and Practice. 1987;3:154-162.

79. Paavola M, Malmivaara A, Taimela S, et al. Subacromial decompression versus diagnostic arthroscopy for shoulder impingement: randomised, placebo surgery controlled clinical trial. BMJ. 2018;362:k2860.

80. Pheasant S, Haydt R, Gottstein T, Grasso A, Lombard N, Stone B. Shoulder external rotator strength in response to various sitting postures: a controlled laboratory study. Int J Sports Phys Ther. 2018;13:50-57.

81. Poppen NK, Walker PS. Normal and abnormal motion of the shoulder. J Bone Joint Surg Am. 1976;58:195-201.

82. Raine S, Twomey LT. Head and shoulder posture variations in 160 asymptomatic women and men. Arch Phys Med Rehabil. 1997;78:1215-1223.

83. Raine S, Twomey LT. Posture of the head, shoulder and thoracic spine in comfortable erect standing. Australian Journal of Physiotherapy. 1994;40:25-32.

84. Rasch PJ, Burke RK. Kinesiology and Applied Anatomy, 6th edition. Philadelphia: Febiger; 1978.

85. Ratcliffe E, Pickering S, McLean S, Lewis J. Is there a relationship between subacromial impingement syndrome and scapular orientation? A systematic review. Br J Sports Med. 2014;48(16):1251-1256.

86. Rocabado M. Arthrokinematics of the temporomandibular joint. Dental Clinics of North America. 1983;27:573-594.

87. Ruivo RM, Pezarat-Correia P, Carita AI. Effects of a resistance and stretching training program on forward head and protracted shoulder posture in adolescents. J Manipulative Physiol Ther. 2017;40:1-10.

88. Saha AK. Theory of Shoulder Mechanism: Descriptive and Applied. Springfield: Charles C. Thomas; 1961.

89. Sahrmann S. Diagnosis and Treatment of Movement Impairment Syndromes. London: Mosby; 2002.

90. Schenkman M, Rugo de Cartaya V. Kinesiology of the shoulder complex. Journal of Orthopedic and Sports Physical Therapy. 1987;8:438-450.

91. Shaghayegh Fard B, Ahmadi A, Maroufi N, Sarrafzadeh J. Evaluation of forward head posture in sitting and standing positions. Eur Spine J. 2016;25:3577-3582.

92. Shin YJ, Kim WH, Kim SG. Correlations among visual analogue scale, neck disability index, shoulder joint range of motion, and muscle strength in young women with forward head posture. J Exerc Rehabil. 2017;13:413-417.

93. Shitara H, Kobayashi T, Yamamoto A, et al. Prospective multifactorial analysis of preseason risk factors for shoulder and elbow injuries in high school baseball pitchers. Knee Surg Sports Traumatol Arthrosc. 2017;25:3303-3310.

94. Sivananda P, Rao BK, Kumar PV, Ram GS. Osteochondroma of the ventral scapula causing scapular static winging and secondary rib erosion. J Clin Diagn Res. 2014;8:LD03-LD05.

95. Sobush DC, Simoneau GG, Dietz KE, Levene JA, Grossman RE, Smith WB. The Lennie test for measuring scapular position in healthy young adult females: a reliability and validity study. J Orthop Sports Phys Ther. 1996;23:39-50.

96. Sole G, Osborne H, Wassinger C. Electromyographic response of shoulder muscles to acute experimental subacromial pain. Man Ther. 2014;19:343-348.

97. Solem-Bertoft E, Thuomas KA, Westerberg CE. The influence of scapular retraction and protraction on the width of the subacromial space. An MRI study. Clin Orthop Relat Res. 1993;99-103.

98. Stevenson A, Waite M (eds). Concise Oxford English Dictionary: Luxury Edition. Oxford University Press; 2011.

99. Struyf F, Cagnie B, Cools A, et al. Scapulothoracic muscle activity and recruitment timing in patients with shoulder impingement symptoms and glenohumeral instability. J Electromyogr Kinesiol. 2014;24:277-284.

100. Struyf F, Meeus M, Fransen E, et al. Interrater and intrarater reliability of the pectoralis minor muscle length measurement in subjects with and without shoulder impingement symptoms. Manual Therapy. 2014;19:294-298.

101. Struyf F, Nijs J, Baeyens JP, Mottram S, Meeusen R. Scapular positioning and movement in unimpaired shoulders, shoulder impingement syndrome, and glenohumeral instability. Scand J Med Sci Sports. 2011;21:352-358.

102. Struyf F, Nijs J, De Coninck K, Giunta M, Mottram S, Meeusen R. Clinical assessment of scapular positioning in musicians: an intertester reliability study. J Athl Train. 2009;44:519-526.

103. Struyf F, Nijs J, Meeus M, et al. Does scapular positioning predict shoulder pain in recreational overhead athletes? Int J Sports Med. 2014;35:75-82.

104. Sucher B. Thoracic outlet syndrome – a myofascial variant: Part 1. Pathology and diagnosis. Journal of the American Osteopathy Association. 1991;90:686-694.

105. American Academy of Orthopaedic Surgeons. Posture and its relationship to orthopaedic disabilities. A report of the posture committee. 1947.

106. Thomas SJ, Swanik KA, Swanik C, Huxel KC. Glenohumeral rotation and scapular position adaptations after a single high school female sports season. Journal of Athletic Training. 2009;44:230-237.

107. Travell JG, Simons DG. Myofascial Pain and Dysfunction: The Trigger Point Manual. Vol 1: The Upper Extremities. Baltimore: Williams and Wilkins; 1983.

108. Turner M. Posture and pain. Physical Therapy Review. 1957;37:294-297.

109. Tyler TF, Roy T, Nicholas SJ, Gleim GW. Reliability and validity of a new method of measuring posterior shoulder tightness. J Orthop Sports Phys Ther. 1999;29:262-269; discussion 270-264.

110. Van Blommestein AS, MaCrae S, Lewis J, Morrissey M. Reliability of measuring thoracic kyphosis angle, lumbar lordosis angle and straight leg raise with an inclinometer. Open Spine Journal. 2012; 4: 10-15.

111. Wang CH, McClure P, Pratt NE, Nobilini R. Stretching and strengthening exercises: their effect on three-dimensional scapular kinematics. Arch Phys Med Rehabil. 1999;80:923-929.

112. Wassinger CA, Sole G, Osborne H. Clinical measurement of scapular upward rotation in response to acute subacromial pain. J Orthop Sports Phys Ther. 2013;43:199-203.

113. Watson DH, Trott PH. Cervical headache: an investigation of natural head posture and upper cervical flexor muscle performance. Cephalagia. 1993;13:272-284.

114. Williams P, Bannister L, Berry M, et al. (eds). Gray's Anatomy, 38th edition. Edinburgh: Churchill Livingstone; 1995.

115. Yanagawa TL, Maitland ME, Burgess K, Young L, Hanley D. Assessment of thoracic kyphosis using the flexicurve for individuals with osteoporosis. Hong Kong Physiotherapy Journal. 2000;18:53-57.

116. Zackarkow D. Posture: Sitting, Standing, Chair Design, and Exercise. Springfield: Charles C. Thomas; 1988.

117. Getty Images. Available at: https://www.gettyimages.co.uk/detail/video/models-walk-with-books-on-their-heads-during-a-deportment-news-footage/1B012404_0005.

118. Vintage Everyday. Available at: https://www.vintag.es/2017/10/miss-correct-posture-pictures-from.html.

어깨 통증과 관련된 신경역동학 21

(Neurodynamics related to shoulder pain)

Toby Hall, Michel Coppieters

신경병증과 신경역동학에 대한 다른 관점 (A different perspective on neuropathies and neurodynamics)

신경병증은 하나 이상의 신경 손상, 질병 또는 기능장애를 의미한다. 신경병증은 압박성 신경병증, 당뇨병성 신경병증, 암 치료로 유발된 신경병증과 같은 다양한 유형의 신경병증처럼 기본 메커니즘은 매우 다양하고 복잡하다. 임상에서는 신경병증을 서로 다른 유형을 모두 같은 것처럼 평가하고 관리하는 경향이 있으며 유사한 방식으로 평가, 관리하고 있다. 예를 들어, 압박성 신경병증,[30] 암 치료로 유발된 신경병증,[21] 당뇨병성 신경병증을 평가할 때 신경역동학 검사를 시행한다.[7] 신경전도 검사도 이러한 조건에서 적용한다. 하지만 기본 병리학적 기전은 다양한 신경병증 유형에 따라 다를 뿐만 아니라 압박성 신경병증이나 암 치료를 위해 적용한 화학요법으로 유발된 신경병증 유형들도 모두 다르다.[45] 또한, 동일한 진단을 받은 환자 사이에서도 근본적인 메커니즘은 다를 수 있다. 예를 들어, 두 환자에게 수근관 증후군과 관련된 증상을 유발하는 병리학적 기전은 전혀 다를 수 있다.[4]

신경 압박은 국소 탈수초화, 축삭 변성, 포착 부위, 원격 부위(예: 후근 신경절, 척수 및 뇌 영역)에서의 면역 반응, 이온 채널 상향 조절, 혈류 장애를 비롯한 여러 병리 기전과 신경 내 부종, 축삭 이동의 변화, 비정상적인 자극 생성, 혈액-신경 장벽의 변화와 관련될 수 있다. 이러한 기전은 신경병증의 결과로 발생하는 어깨 통증을 호소하는 환자들에서 나타날 수 있다.

신경역동학에 대한 최근 견해는 1) 신경계의 증가된 기계적 민감도를 평가하고 2) 신경계 내부와 주변의 항상성을 회복하기 위해 움직임을 사용하는 임상 개념이다.[12] 신경계의 기계적 감도 증가는 신경병증을 추정할 증후 중 하나일 뿐이다. 다른 증상으로는 감각 이상, 무감각, 통각 과민, 이질통, 자발적 통증, 근력 감소, 2점 식별 능력 감소가 있다. 이것은 신경역동학 검사가 신경계의 기계적 민감도가 증가하는 조건에서 가장 연관성이 높고 신경역동학적 검사를 통해 이 기전의 존재 여부를 확인하는데 드움이 될 수 있다.

증가된 기계적 민감도의 유병률은 신경병증의 유형에 따라 다를 수 있다. 당뇨병성 신경병증과 화학요법으로 유발된 신경병증에서는 흔하지 않고, 국소 염증을 특징으로 하는 디스크 탈출로 인한 급성 신경병증에서 좀 더 나타날 수 있다. 또한, 신경역동학 검사가 신경병증의 다른 많은 특성을 평가하지 않는다는 것을 의미하며, 따라서 신경병증이 있음에도 불구하고 기계적 민감도가 증가하지 않으면 신경역동학 검사에서 음성일 가능성이 높다. 이는 신경역동학 검사의 감별 능력이 없음을 의미하지는 않는다. 신경병증에 대한 각 평가 방법에는 한계가 있다. 예를 들어, 전기 진단 검사는 주로 직경이 큰 신경 섬유를 평가하는 반면, 많은 신경병증은 직경이 작은 신경 섬유의 병리로 특징되거나 원인이 될 수 있다.[11] 게다가 전기 진단 검사는 화학요법으로 유발된 말초신경병증에서 음성인 경우가 많다. 신경병증의 기본 메커니즘에 대한 통찰력을 갖는 것은 임상가가 말초신경병증이 있는 환자들에 대한 임상 및 기술 조사 결과를 선택하고 이해하는데 도움이 된다.

신경역동학 진단 요소가 주로 증가된 기계적 민감도에 초점을 맞추는 반면, 신경역동학 치료 적응증은 더 광범위하며 신경계 안팎의 항상성을 회복하는 것을 목표로 한다. "신경계 내부 및 주변의 변화된 항상성"은 다소 모호할 수 있지만 위에 나열된 메커니즘과 관련이 있으며 부종, 저산소증, pH 감소, 탈수초화, 포획 및 원격 위치에서 국소적으로 증가된 면역 화합물 농도를 포함하고 있다. 이는 신경역동학적 치료가 신경 내 부종을 감소시키고,[48] 축삭 재생과 수초화를 개선하고,[18] 면역 화합물과 신경교세포의 농도를 국소 포집 부위뿐만 아니라[60] 후근 신경절 및 척수 기능도 정상화한다는 동물 대상 실험 연구를 근거로 제시하고 있다.[29,46] 신경역동학 치료와 관련된 긍정적인 변화의 대부분은 기계적 민감도 증가에 의존하지 않고 있으며 신경역동학 검사상 양성 결과는 신경역동학 관리를 위한 필수 전제 조건이 아니다. 운동기반 중재가 금기 사항이 아닌 이상 신경역동학 치료는 신경병증 관리에서 의미 있는 중재가 될 수 있다.

신경역동학과 어깨 통증
(Neurodynamics and shoulder pain)

어깨 통증은 모든 근골격계 질환 중 가장 흔한 질환이다. 환자의 어깨 통증을 평가할 때 병리학적 진단의 불확실성에 대해 이 책에서 많은 내용을 기술하고 있다. 이는 구조적 변화, 통증의 가능한 원인, 이른바 표준 기준(gold standard) 진단 검사의 유효성 간의 관계가 불확실하기 때문이다.[32] 15장에서 논의한 바와 같이 구조적 진단을 도출하고 증상의 결정적인 원인을 감별하는 것은 진단적 딜레마에 빠질 수 있다.

이러한 불확실성을 고려해 어깨 부위 신경손상과 포착성 신경병증은 감별 진단에서 고려해야 하는 어깨 통증의 잠재적 원인이 된다. 이러한 신경 손상은 특정 스포츠, 낙상 또는 자동차 사고 후 발생할 수 있는 극단적인 힘과 관련된 심각한 외상으로 인해 발생할 수 있다. 신경 손상 및 이에 따른 신경병증성 통증은 어깨 탈구 및 아탈구, 어깨 수술 중 사고, 상완골 골절과 연관될 수 있다. 명확한 임상 증후군은 액와부 견갑골 상부, 장흉부 및 척추부 신경을 포함하여 어깨를 가로지르는 모든 신경 손상 후에 발생할 수 있다.[36]

어깨 부위 포착신경병증은 비교적 흔한 질환은 아니지만 점차 확인되고 있으며 배구선수나 던지는 동작을 하는 선수와 같이 반복적으로 머리 위쪽으로 팔 동작을 수행하는 운동선수에서 유발된다(38장 참조).[54] 견갑상 신경은 견갑골의 척추 위쪽이나 아래쪽에서 눌려 손상될 가능성이 가장 높다. 신경 손상 또는 포착 신경병증의 임상 감별 진단은 종합적인 신경학 검사를 통해 진행하고 있으며 필요한 경우 전기 진단 검사 및 영상 진단을 위한 지속적인 검사 의뢰가 이루어진다. 신경역동학 검사는 진단에 특별히 도움이 되지 않을 수 있다. 신경에 대한 검사는 아직 신뢰성과 유효성에 대한 충분한 연구 근거가 밝혀지지 않았기 때문이다.

어깨 통증의 다른 잠재적 원인은 상완 신경총 손상이다. 실제 신경학적 흉곽출구 증후군(TOS)는 매우 드물다. 비특이적 신경학적 TOS는 가장 흔한 형태의 TOS로 분류하지만, 오구하(subcoracoid; 부리밑) 또는 쇄골간 공간이나 사각근 삼각형 부위[3]의 동적 손상으로 인해 팔의 증상을 유발하는 경우로 인해 논쟁과 논란의 여지가 있는 상태이다. 그러나 상완 신경총 손상은 어깨 통증, 움직임 손상 및 장애를 유발할 수도 있다. 대표적인 예는 판코스트(Pancoast) 종양으로 상완신경총의 하부 몸통을 압박하거나 침범하여 신경총을 연장하거나 압박하는 어깨 움직임에서 신경총을 민감하게 한다. 어깨 부위에 통증이 유발될 수 있으며 손의 근력 약화 및 호너(Horner) 증후군과 연관될 수도 있다. 매우 드물긴 하지만, 임상 현장에서 일반 개업의(1차 진료 의사)가 어깨 통증과 움직임 제한에 대한 물리치료(physiotherapy)를 의뢰한 판코스트 종양을 진단받은 환자가 내원하였다. 의사는 의뢰 당시 환자가 판코스트 종양을 진단받은 사실을 알지 못했다. 추가적인 검사에서 폐의 첨부에 있는 종양을 확인하였다. 이런 경우 어깨 통증 및 움직임 손상과 명확한 연관이 있는 신경역동학 검사 상 양성 반응과 함께 신경조직의 기계적 민감도 반응의 특징을 확인하였다. 두 경우 모두 발병 원인은 알 수 없었으며 상완신경총의 민감화를 설명할 수 있는 경추 또는 어깨의 병리학적 특징을 알 수 있는 징후는 없었다. 즉, 환자의 상태에 대한 근골격계 원인은 확인할 수 없었다.

상완신경총과 말초신경계에 영향을 줄 수 있는 다른 원인은 유방암 치료가 원인일 수 있다. 여기에는 수술, 방사선 요법, 화학요법이 포함된다. 방사선 요법을 받는 유방암 환자는 상완신경병증이 발생할 가능성이 더 높다.[22] 유방암 환자의 신경역동학 검사에서 증가된 기계적 민감도에 대한 근거가 있다:[20,52] 예를 들어, Smoot 등[52]의 연구에서 어깨 주위의 상지 통증을 호소하는 유방암 환자가 통증이 없는 유방암 환자에 비해 신경역동학 검사에서 움직임이 감소했다고 보고하였다. 평소 통증이 있는 유방암 환자를 대상으로 한 다른 연구에서도 신경역동학 검사와 경추 측방 굴곡과 같은 민감한 움직임 시 통증이 증가하였다고 보고하였다.[20] 어깨 가동범위에서도 유방암 환자에서 어깨 가동범위가 유의하게 감소하였지만 이는 신경병증과는 연관이 없을 수도 있다. 신경역동학 검사에서 음성이더라도 신경 손상을 배제하지 않으며, 증가된 기계적 민감도가 화학요법으로 유발된 신경병증의 특징이 아닐 수도 있다.

어깨 통증에 대한 진단의 어려움 중 하나는 경추에 기인한 연관통이다. 경추 신경병증(16장 참조)에서 경추가 팔쪽으로 연관통을 유발할 수 있다는 내용은 잘 알려져 있다. 그러나 경추 관련 어깨 통증의 개념은 문헌에서는 잘 인식되어 있지 않다.[59] 이러한 근거에도 불구하고 많은 임상가들은 어깨 통증이 있는 환자를 검사할 때 일반적으로 경추에 대한 감별 검사를 실시하고,[58] 미국 물리치료사협회 정형도수물리치료분과의 오십견 평가에 대한 임상실무 지침서에서는 신경역동학을 포함한 경추 검사를 권고하고 있다.[34] 1,000명 이상을 대상으로 한 설문조사에서 목과 어깨 통증과 장애 사이의 연관성을 제시하였다.[37] 경추 관련 어깨 통증에 대한 하나의 경우는 경추 신경조직의 손상으로 인한 결과일 수 있다.[31] Date와 Gray[19]는 어깨 충돌 진단을 받은 33명에 대해 전기진단 검사를 시행한 결과 33건 중 2건(6%)에서 C5/6신경병증을 확인하였고, 추가로 9건(27%)에서 신경병증의 가능성이 있음을 확인하였다. 경추의 신경조직 민감화는 어깨 통증과 손상이 있는 일부에서 잠재적 기전으로 가정할 수 있지만[26] 이에 대한 연구는 부족하다.

경추상완 통증 증후군이라는 용어는 어깨/목 부위 통증이 있는 환자의 신경역동학 검사를 통해 확인된 신경조직의 기계적 민감도가 주요 특징을 보이는 임상 증상을 설명하기 위해 제안하였다.[27] 의학적 검사가 없기 때문에 임상 특징을 기반으로 진단한다. 한 연구에서는 목과 어깨 통증이 있는 120명을 평가하였다. 이중 30명(25%)에서 다른 근골격계 구조의 기능 이상으로 신경역동학 검사에서 신경조직의 기계적 과민성이 있음을 확인하였다.[1] 이와 유사하게 Gangavelli 등[28]의 연구에서 경추상완 통증이 있는 361명을 조사한 결과 20%가 신경조직의 기계적 민감도에서 결정적인 특징이 있는 것으로 확인하였다. 이러한 결과는 신경조직의 기계적 민감도가 어깨 통증 평가에서 중요한 고려사항임을 시사한다.

어깨 통증에 대한 신경역동학적 검사
(Neurodynamic examination for shoulder pain)

상지 말초신경의 기계적 민감도를 평가하기 위해 여러가지 신경역동학 검사가 있다. 사용되는 용어는 저자마다 다르지만 기본 검사에는 정중신경을 검사하는 상지 신경역동학 검사(ULNT) 1과 2A, 요골신경을 검사하는 ULNT2B, 척골신경을 검사하는 ULNT3이 있다.[9,25,50] 이러한 신경역동학 검사는 기계적 민감도를 평가하기 위해 신경계 구성요소에 기계적 스트레스를 가하는 일련의 움직임으로 구성되어 있다. 그러나 신경역동학 검사는 비신경조직 구조에 기계적 스트레스를 준다. 따라서 구조적 구분(structural differentiation)은 신경조직에서 발생하는 증상을 구별하기 위한 신경역동학 검사에서 중요한 부분이다.

구조적 구분의 개념은 신경계의 연속성에 기초한다. 신경계는 원격으로 관절 위치를 변경하여 선택적으로 로드(load) 또는 언로드(unload)시킬 수 있다. 예를 들어, ULNT1 자세에서 손목 신전은 경추 신경근의 긴장을 증가시키지만,[40] 목 구조에는 영향을 주지 않는다. 따라서 증상의 유발 외에도 구조적 구분으로 발현된 증상을 변화시킬 수 있는 능력은 신경역동학 검사에서 양성으로 판정하는 필수 기준이다.[43] 이러한 기준은 신뢰도[47]와 타당도가 보통에서 중간 정도이다.[43] UNLT 검사 동안 관절가동범위는 무증상인 건강한 성인에서[17,39,53] 상당히 다양한 것으로 알려져 있으며 관절 가동범위를 통해 양성 결과로 신뢰할 수 없다.[43] 움직임에 대한 저항을 수정하는 근육 반응은 정상 및 비정상 반응, 신뢰성 또는 타당성 측면에서 연구되지 않았으며 신경역동학 검사 양성 판정 기준으로 고려할 수 없다. 표 21.1은 정중신경, 척골신경, 요골신경의 신경역동학 검사를 위한 검사 과정을 설명하고 있다.

어깨 통증의 경우, 정중신경(ULNT1)의 신경역동학 검사는 어깨를 90° 외전, 90° 외회전 자세에서 주관절을 신전시켜 어깨 증상을 재현할 수 있다. 그러나 이 자세는 어깨의 국소 비신경계 구조에도 상당한 스트레스를 유발한다. 증상에 대한 원인이 신경인지 아닌지 감별하기 위해 구조적 구분이 필요하다. 신경역동학 검사 동작에 손목 신전이 추가되어 결과적으로 어깨 통증이 증가한다면 이는 증가된 신경의 기계적 민감도가 환자의 어깨 통증을 유발하는 원인이라는 가설을 뒷받침할 것이다. 이 경우 목의 반대쪽 측방굴곡을 포함하여 어깨 부위의 말초신경계에 대한 부하를 증가시킬 수 있다. 언급한 바와 같이 진단은 어려운 과정이며 신경역동학 검사에 대한 반응은 임상 추론 과정의 일부로 임상 가설을 지지하거나 제외하는데 도움이 될 수 있다(13장 참조). 양성 결과는 환자의 어깨 통증과 움직임 장애에 기여할 수 있는 신경조직의 민감도의 증가를 의미할 수 있다. 또한 움직임-기반-중재에 대한 금기 사항이 없는 경우, 신경 가동술 기법을 관리 계획의 일부로 적용할 수 있음을 의미한다.

표 21.1 정중, 척골, 요골신경의 신경역동학 검사를 위한 기본 구성요소

신경역동학 검사	신경역동학 검사 구성요소	검사 마지막 자세
ULNT1 (정중신경)	견갑대 90° 굴곡, 견관절 외전과 외회전, 주관절 신전, 전완 회외, 손목과 손가락 신전	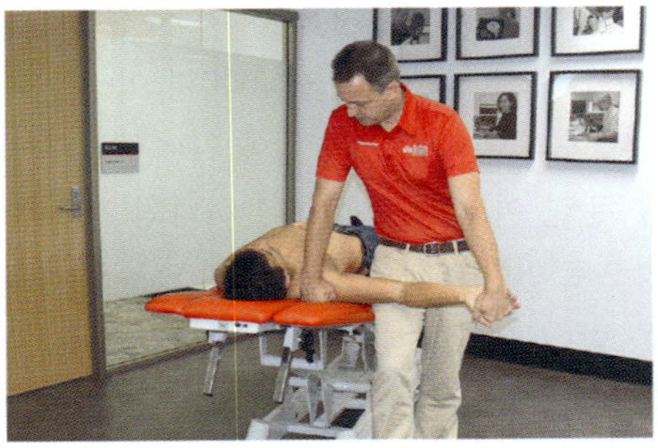
ULNT2A (정중신경)	견갑대 하강, 견관절 외회전과 20~30° 외전, 주관절 신전, 전완 회외, 손목과 손가락 신전	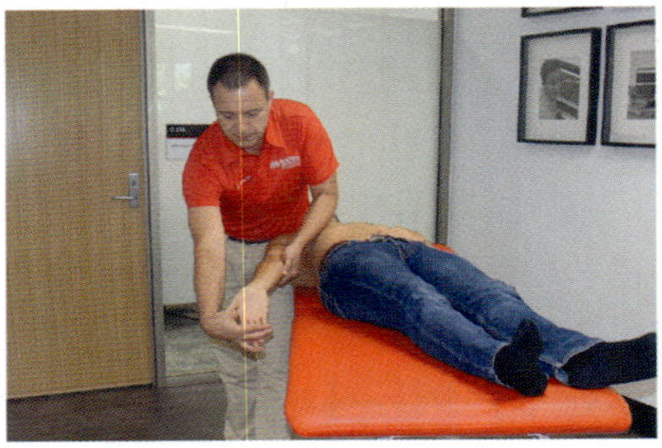
ULNT2B (요골신경)	견갑대 하강, 견관절 내회전과 20~30° 외전, 주관절 신전, 전완 회내, 손목과 손가락 굴곡	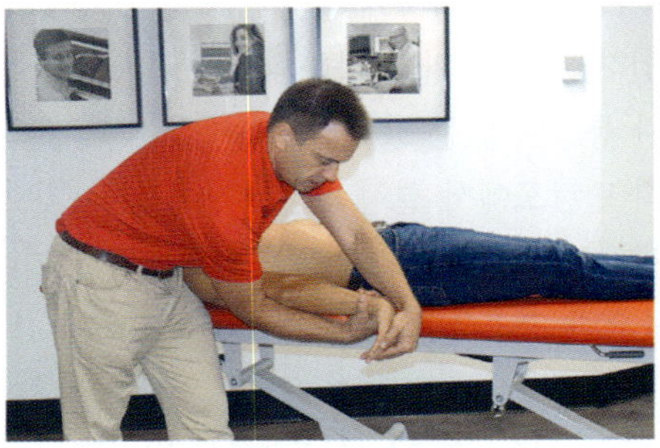
ULNT3 (척골신경)	견갑대 하강, 견관절 외전과 외회전, 주관절 굴곡, 전완 회내, 손목과 손가락 신전	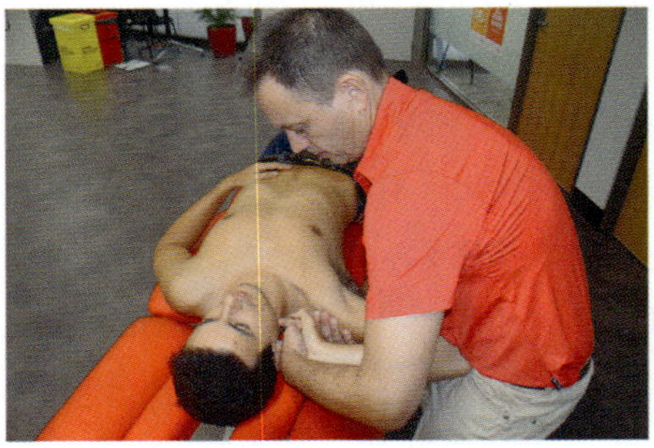

ULNT, 상지 신경역동학 검사.

검사 명칭은 검사한 신경에 대한 특징을 의미하지만 이러한 검사는 다른 신경에도 기계적 부하를 줄 수 있다.[35,42] 예를 들어, 주관절 신전은 정중신경 및 요골신경에 대한 검사의 일부이다. 사체연구를 통해 ULNT1를 적용하는 동안 요골신경에도 영향을 줄 수 있음을 확인하였다.[35] 따라서 검사에 대한 양성 결과가 검사한 신경이 민감해졌다는 것을 의미하거나 어깨에 한정된 신경조직의 문제가 아닐 수도 있음을 인지하는 것이 중요하다. 어떤 신경이 민감하게 반응하는 지를 결정하기 전에 여러 검사에 대한 반응을 종합적으로 평가하는 것이 중요하다. 신경 촉진에 대한 통각 과민 반응의 평가와 같은 추가적인 검사는 신경 줄기의 기계적 민감도에 대한 이해를 위해 제시할 수 있다.

경추 신경근병증, 손목터널증후군, 주관절터널증후군을 포함한 일반적인 상지 신경 통증 장애와 관련된 신경역동학 검사의 타당도 연구를 진행하였다.[43] 이러한 유형의 연구와 관련된 혼란스러운 요소는 압박 신경병증(예: 경추 신경근병증과 손목터널증후군)이 항상 신경조직의 기계적 민감도를 증가시키는 원인이 아닐 수 있으며 압박 신경병증을 신경역동학 검사로 항상 검진이 되지 않는다는 점이다. 또한 이러한 진단에 대한 정확도 연구에 자주 사용되는 표준 기준(gold standard)은 전기 진단 및/또는 자기공명영상(MRI)과 같은 첨단 의료 진단 장비를 이용한 것이다. 전기 진단, MRI, 신경역동학 검사는 서로 다른 영역을 평가한다는 사실을 인지하고 있음이 중요하다(전기 진단: 주로 대구경 수초 섬유의 자극 전도; MRI: 해부학적; ULNT: 신경의 기계적 민감도). 따라서 신경병증에 대한 신경역동학 검사를 검증하기 위한 표준 기준(일부)으로 전기 진단과 MRI를 사용하는 것은 논란의 여지가 있다. 예를 들어, 전기 진단 검사가 정상인 경우에도 기계적 민감도가 증가할 수 있다.[23]

초기 타당성 연구[57]는 신경역동학 검사에서 양성 결과에 대해 매우 관대한 기준을 적용하였다(예: 증상의 재현 또는 구조적 구분 또는 좌우 차이가 10° 이상인 경우). 이런 관대한 기준을 적용한 결과는 ULNT가 매우 높은 민감도(ULNT 음성 결과에 따른 신경병증을 배제하기 위한 의미있는 검사)와 낮은 특이성(ULNT 양성 결과 이후의 신경병증을 감별하는데 유용하지 않음)을 의미하는 것으로 받아들여졌다. 신경역동학 검사에서 양성 결과(즉, 구조적 구분으로 변화할 수 있는 증상의 재현)에 대한 기준을 정확하게 적용하면 ULNT의 민감도와 특이도가 모두 중등도 수준이라는 점이 확인되었다.[2,51]

최근 연구가 이전 연구 결과를 반박하고 있으나 신경역동학 검사가 정확하게 감별 진단이 된다는 잘못된 믿음을 갖고 사용하고 있다.[38] Vanti 등은 수근관 증후군이 있는 환자들의 하위 그룹은 신경역동학 검사상 양성 판정을 받지 못했다고 하였다.[56] 마찬가지로 Baselgia 등은 전기 진단으로 수근관 증후군이 확인된 환자의 46%만이 증상 재현 및 구조적 구분에 기초한 신경역동학 검사에서 양성인 것으로 확인되었다.[4] 정량적 감각 검사(quantitative sensory test)로 평가했을 때 수근관 증후군이 확인된 환자와 신경역동학 검사가 음성인 환자는 직경이 작은 신경 섬유에 영향을 주는 신경 손상이 더 심각한 것으로 확인되었다. 신경역동학 검사의 주요 목적은 신경 줄기의 기계적 민감드를 평가하는 것이다. 검사가 신경조직 장애를 확인 하지만 신경의 기계적 과민성이 없는 경우 신경 압박 장애를 감별하기 어렵다.

검사 표준화는 임상 및 연구 환경에서 중요하지만, 신경역동학 검사[9,25,50]를 개발한 개발자는 개별 환자의 요구 사항 및 반응을 기반으로 한 검사에 대한 변화의 중요성을 강조하였다. 신경역동학 검사는 장애와 관련된 통증의 중증도에 따라 대상자에게 적용 가능한 수동 움직임 내에서만 진행할 수 있다. 신경간(nerve trunk)이 민감도 더 심해진 경우 운동 장애가 더 심해지고 기본적인 신경역동학 검사를 적용하지 어려울 수도 있다. 따라서 모든 상황에 대해 표준화된 신경역동학 검사는 비현실적이며 임상가는 환자 개인에 맞는 검사를 선택해 사용해야 한다. 예를 들어, 어깨 외전 및 외회전 움직임에 심한 제한과 통증을 호소하는 환자의 경우이다. 이때 정중신경(ULNT1)에 대한 표준화된 신경역동학 검사를 적용하기 어려울 수 있다. 이 경우 검사 순서와 구성요소를 수정해 주관절을 신전시키고 손목과 손가락을 이완한 상태에서 어깨 외전과 외회전의 다른 위치에서 경추 외측 굴곡을 평가할 수 있다. 아마도 경추 외측 굴곡은 팔을 옆으로 검사한 다음 30° 외전에서의 반응과 비교할 수 있다. 이러한 방법으로 가장 심하게 제한된 환자라도 증가된 신경조직의 기계적 민감도를 평가할 수 있다.

신경역동학 검사 중에 다양한 구성요소의 움직임이 적용되는 순서는 신경조직 병리의 위치를 확인할 수 있는 중요한 방법으로 제안하고 있다.[41,49] 이 방법이 유용할 수 있지만 안타깝게도 여러 문헌[6,14,44]에서는 부정적인 견해를 보이고 있으며 신경역동학 검사 순서에 대한 반응은 단순히 움직임 조합의 첫 번째에 주의를 기울였기 때문일 수 있다.[10]

신경역동학을 이용한 어깨 통증 관리
(Management of shoulder pain using neurodynamics)

신경역동학검사로 확인된 신경조직의 기계적 민감도의 증가가 환자의 현재 어깨 통증 원인으로 중요하다고 판단된다면 신경 구성요소에 대해 논리적으로 관리계획의 일부에 포함하게 될 것이다. 신경조직이 민감할 때 관리 방법은 신경조직을 둔감해질 수 있는 도수치료와 운동치료가 포함될 수 있다. 그러나 관리 계획은 이러한 접근 방식에만 국한해서는 안된다. 최근 말초신경 장애에 대한 물리치료 고찰 연구에서 물리치료사는 환자의 신경병증과 전반적인 건강에 대한 평가와 이에 대한 모니터링, 환자의 건강 상태에 대한 교육, 가치 있는 활동으로 돌아갈 수 있도록 지도하고, 추가적으로 도수치료와 운동치료를 적용하는 것을 고려해야 한다.[33]

신경가동술은 특정 신체 부위의 움직임과 위치 정렬을 통해 신경 구조와 주변에 연결되 있는 조직 사이의 움직임을 통합한다. 여기에는 치료사가 수동적으로 또는 환자가 능동적으로 적용할 수 있는 신경가동술의 "활주(sliding)"과 "긴장(tensioning)"기법이 포함된다. 저자가 아는 한 특히 어깨 통증에서 신경가동술의 효과를 확인한 통제 연구(controlled studies)는 없다. 그러나 많은 체계적 고찰 연구에서 근골격계 장애 대한 신경가동술을 조사하였다.[5,24,55] 가장 최근의 종합적 고찰의[5] 결론은 신경가동술이 신경 관련 목 통증 및 요통에 효과적이나 제한된 연구로 인해 대부분의 다른 질환에 대해서는 그 효과가 불분명하고 하였다.

경상완 통증에 대한 신경가동술은 근거가 있는 경우 어깨 통증에 가까운 통증이다. 4건의 연구에서 경추 반대쪽에 대한 측방 활주기법 적용에 대한 효과를 확인하였으며 신경가동술을 적용한 그룹 모두에서 통증이 유의하게 개선되었다고 하였다. 이러한 연구에서 경추 가동술은 치료 대기자, 초음파 치료, 활동을 유지하는 대조군과 비교하였다. 메타분석은 0~10점 척도에서 1.9점(95% CI: 0.6~3.1)의 통증 감소를 확인하였다.

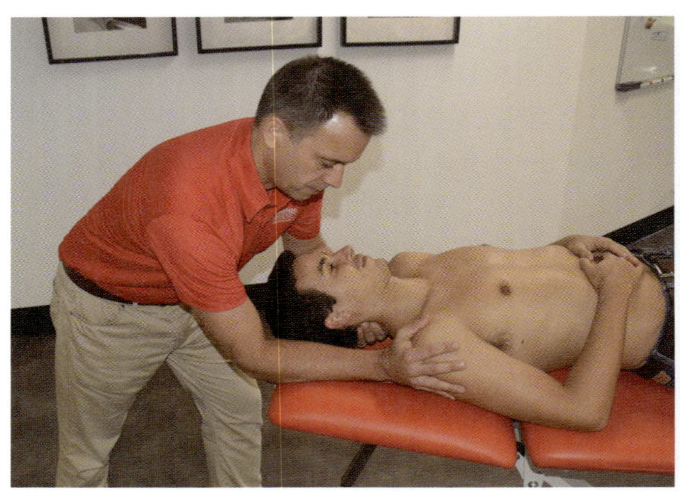

그림 21.5
경추 반대쪽 측방 활주기법.

경추 반대쪽 측방 활주기법은 환자가 누운 자세에서 임상가가 적용하는 수동 기법이다. 과민성이 높을 때 환자의 팔은 손이 복부에 위치하도록 한다(그림 21.5). 임상가는 한손으로 견갑대(shoulder girdle)를 고정하고 다른 손으로 환자의 머리와 목을 지지한다. 영향을 받은 경추 움직임 부위에 대해 측방 활주기법을 적용한다. 신경계가 민감도가 감소해지면 가장 관련성이 높은 신경역동학 검사를 시행하여 정중, 요골, 척골 신경 중에 부하가 더 많이 걸리도록 팔을 위치시킬 수 있다.

반대쪽으로 부드럽게 적용된 측방 활주기법은 저항이 느껴지는 범위까지 느린 진동기법으로 적용한다. 진동은 약 60초씩 5세트로 적용한다. 경추 측방 활주기법은 목의 신경조직에 기계적인 영향을 줄 뿐만 아니라 팔의 정중신경에도 어느 정도 영향을 미친다.[8] 경추 측방 활주기법을 적용한 후 치료 효과에 대한 가장 확실한 결과는 신경역동학 검사에서 반응의 개선 또는 통증의 중증도 감소와 함께 어깨 움직임 향상이다.

또한 치료과정 사이에 신경조직의 민감도를 개선시킬 수 있는 운동을 권고해야 한다. 활주 기법은 통증을 유발하지 않고 적용할 수 있으며 민감도를 개선시킬 수 있는 적절한 첫 번째 운동방법이다. 긴장기법은 일반적으로 재활의 마지막 단계에서 적용한다. 말초신경에 대한 긴장 및 활주 운동은 일반적인 편위(excursion) 및 긴장과는 다르다.[13,15,16] 긴장(strain) 기법을 적용하는 동안 유발되는 신경 긴장의 상당한 증가는 활주기법 중에는 유발해서는 않되며 해당 신경의 편위는 긴장 기법보다 활주 기법이 약 2.5[13]~5배[16] 더 크다. 운동 방법으로 신경가동술을 적용에 대한 근거는 활주와 긴장기법의 효과를 확인한 연구에서 브고하고 있다.[5] 이 연구는 결론의 정확성을 떨어뜨리는 편향소의 위험이 높았으나 기법을 적용한 방법은 통증에 상당한 영향을 주는 것으로 확인되었다. 신경역동학 운동 중에 필요한 운동량은 명확하지 않지만, 낮은 수준에서 시작하여 상태가 호전됨에 따라 점진적으로 운동량을 증가시키는 방법이 더 용이할 것이다.

참고문헌(References)

1. Allison GT, Nagy BM, Hall T. A randomized clinical trial of manual therapy for cervico-brachial pain syndrome: a pilot study. Man Ther. 2002;7:95-102.
2. Apelby-Albrecht M, Andersson L, Kleiva IW, Kvåle K, Skillgate E, Josephson A. Concordance of upper limb neurodynamic tests with medical examination and magnetic resonance imaging in patients with cervical radiculopathy: a diagnostic cohort study. J Manipulative Physiol Ther. 2013;36:626-632.
3. Balderman J, Abuirqeba AA, Eichaker L, et al. Physical therapy management, surgical treatment, and patient-reported outcomes measures in a prospective observational cohort of patients with neurogenic thoracic outlet syndrome. J Vasc Surg. 2019;70:832-841.
4. Baselgia LT, Bennett DL, Silbiger RM, Schmid AB. Negative neurodynamic tests do not exclude neural dysfunction in patients with entrapment neuropathies. Arch Phys Med Rehabil. 2017;98:480-486.
5. Basson A, Olivier B, Ellis R, Coppieters M, Stewart A, Mudzi W. The effectiveness of neural mobilization for neuromusculoskeletal conditions: a systematic review and meta-analysis. J Orthop Sports Phys Ther. 2017;47:593-615.
6. Boyd BS, Topp KS, Coppieters MW. Impact of movement sequencing on sciatic and tibial nerve strain and excursion during the straight leg raise test in embalmed cadavers. J Orthop Sports Phys Ther. 2013;43:398-403.
7. Boyd BS, Wanek L, Gray AT, Topp KS. Mechanosensitivity during lower extremity neurodynamic testing is diminished in individuals with type 2 diabetes mellitus and peripheral neuropathy: a cross sectional study. BMC Neurology. 2010;10:75.
8. Brochwicz P, von Piekartz H, Zalpour C. Sonography assessment of the median nerve during cervical lateral glide and lateral flexion. Is there a difference in neurodynamics of asymptomatic people? Man Ther. 2013;18:216-219.
9. Butler DS. Mobilisation of the Nervous System. Melbourne: Churchill Livingstone; 1991.
10. Butler DS, Coppieters MW. Neurodynamics in a broader perspective. Man Ther. 2007;12:e7-8.
11. Chao CC, Tseng MT, Lin YH, et al. Brain imaging signature of neuropathic pain phenotypes in small-fiber neuropathy: altered thalamic connectome and its associations with skin nerve degeneration. Pain. 2021;162:1387-1399.
12. Coppieters M, Nee B. Neurodynamic management of the peripheral nervous system. In: Jull G, Moore A, Falla D, Lewis J, McCarthy C, Sterling M(eds). Grieve's Modern Musculoskeletal Physiotherapy, 4th edition. Edinburgh: Elsevier; 2015:287-297.
13. Coppieters MW, Alshami AM. Longitudinal excursion and strain in the median nerve during novel nerve gliding exercises for carpal tunnel syndrome. Journal of Orthopaedic Research. 2007;25:972-980.
14. Coppieters MW, Alshami AM, Babri AS, Souvlis T, Kippers V, Hodges PW. Strain and excursion of the sciatic, tibial, and plantar nerves during a modified straight leg raising test. Journal of Orthopaedic Research. 2006;24:1883-1889.
15. Coppieters MW, Butler DS. Do 'sliders' slide and 'tensioners' tension? An analysis of neurodynamic techniques and considerations regarding their application. Man Ther. 2007;13:213-221.
16. Coppieters MW, Hough AD, Dilley A. Different nerve-gliding exercises induce different magnitudes of median nerve longitudinal excursion: an in vivo study using dynamic ultrasound imaging. J Orthop Sports Phys Ther. 2009;39:164-171.
17. Covill LG, Petersen SM. Upper extremity neurodynamic tests: range of motion asymmetry may not indicate impairment. Physiother Theory Pract. 2012;28:535-41.
18. da Silva JT, Santos FM, Giardini AC, et al. Neural mobilization promotes nerve regeneration by nerve growth factor and myelin protein zero increased after sciatic nerve injury. Growth Factors. 2015;33:8-13.
19. Date ES, Gray LA. Electrodiagnostic evidence for cervical radiculopathy and suprascapular neuropathy in shoulder pain. Electromyography and Clinical Neurophysiology. 1996;36:333-339.
20. de la Rosa-Diaz I, Torres-Lacomba M, Acosta-Ramirez P, et al. Protective myoelectric activity at performing upper limb neurodynamic test 1 in breast cancer survivors. A cross-sectional observational study. Musculoskelet Sci Pract. 2018;36:68-80.
21. de la Rosa-Díaz I, Torres-Lacomba M, Acosta-Ramírez P, et al. Protective myoelectric activity at performing upper limb neurodynamic test 1 in breast cancer survivors. A cross-sectional observational study. Musculoskelet Sci Pract. 2018;36:68-80.
22. Delanian S, Lefaix JL, Pradat PF. Radiation-induced neuropathy in cancer survivors. Radiother Oncol. 2012;105:273-282.
23. Dilley A, Lynn B, Pang SJ. Pressure and stretch mechanosensitivity of peripheral

nerve fibres following local inflammation of the nerve trunk. Pain. 2005;117:462-472.

24. Ellis RF, Hing WA. Neural mobilization: a systematic review of randomized controlled trials with an analysis of therapeutic efficacy. J Man Manip Ther. 2008;16:8-22.

25. Elvey R. Brachial plexus tension tests and the pathoanatomical origin of arm pain. In: Idczak R(ed). Aspects of Manipulative Therapy. Melbourne: Lincoln Institute of Health Sciences; 1979:105-110.

26. Elvey RL. Physical evaluation of the peripheral nervous system in disorders of pain and dysfunction. J Hand Ther. 1997;10:122-129.

27. Elvey RL, Hall TM. Neural tissue evaluation and treatment. In: Donatelli R(ed). Physical Therapy of the Shoulder, 3rd edition. Philadelphia: Churchill Livingstone; 1997:131-152.

28. Gangavelli R, Nair NS, Bhat AK, Solomon JM. Cervicobrachial pain: how often is it neurogenic? J Clin Diagn Res. 2016;10:YC14-16.

29. Giardini AC, Dos Santos FM, da Silva JT, de Oliveira ME, Martins DO, Chacur M. Neural mobilization treatment decreases glial cells and brain-derived neurotrophic factor expression in the central nervous system in rats with neuropathic pain induced by CCI in rats. Pain Res Manag. 2017;2017:7429761.

30. González Espinosa de Los Monteros FJ, Gonzalez-Medina G, Ardila EMG, Mansilla JR, Expósito JP, Ruiz PO. Use of neurodynamic or orthopedic tension tests for the diagnosis of lumbar and lumbosacral radiculopathies: study of the diagnostic validity. Int J Environ Res Public Health. 2020;17:7046.

31. Hall TM, Elvey RL. Nerve trunk pain: physical diagnosis and treatment. Man Ther. 1999;4:63-73.

32. Hegedus EJ, Goode AP, Cook CE, et al. Which physical examination tests provide clinicians with the most value when examining the shoulder? Update of a systematic review with meta-analysis of individual tests. Br J Sports Med. 2012;46:964-978.

33. Jesson T, Runge N, Schmid AB. Physiotherapy for people with painful peripheral neuropathies: a narrative review of its efficacy and safety. Pain Reports Online. 2020;5:e834.

34. Kelley MJ, Shaffer MA, Kuhn JE, et al. Shoulder pain and mobility deficits: adhesive capsulitis. J Orthop Sports Phys Ther. 2013;43:A1-31.

35. Kleinrensink GJ, Stoeckart R, Mulder PG, et al. Upper limb tension tests as tools in the diagnosis of nerve and plexus lesions. Anatomical and biomechanical aspects. Clin Biomech. 2000;15:9-14.

36. Kokkalis ZT, Pantzaris N, Iliopoulos ID, Megaloikonomos PD, Mavrogenis AF, Panagiotopoulos E. Nerve injuries around the shoulder. J Long Term Eff Med Implants. 2017;27:13-20.

37. Koller J, Bismarck C, Krebs S, Hitzl W, Mayer M, Koller H. Coexistence of neck and shoulder disability: results of a population-based cross-sectional study on normative scores and multifactorial risk factors for neck and shoulder problems. Asian Spine J. 2021;15:180-191.

38. Koulidis K, Veremis Y, Anderson C, Heneghan NR. Diagnostic accuracy of upper limb neurodynamic tests for the assessment of peripheral neuropathic pain: a systematic review. Musculoskelet Sci Pract. 2019;40:21-33.

39. Lohkamp M, Small K. Normal response to Upper Limb Neurodynamic Test 1 and 2A. Man Ther. 2011;16:125-130.

40. Lohman CM, Gilbert KK, Sobczak S, et al. 2015 Young Investigator Award Winner: cervical nerve root displacement and strain during upper limb neural tension testing. Part 1: a minimally invasive assessment in unembalmed cadavers. Spine(Phila PA 1976). 2015;40:793-800.

41. Maitland G. The Slump test: examination and treatment. Australian Journal of Physiotherapy. 1985;31:215-219.

42. Manvell N, Manvell JJ, Snodgrass SJ, Reid SA. Tension of the ulnar, median, and radial nerves during ulnar nerve neurodynamic testing: observational cadaveric study. Phys Ther. 2015;95:891-900.

43. Nee RJ, Jull GA, Vicenzino B, Coppieters MW. The validity of upper-limb neurodynamic tests for detecting peripheral neuropathic pain. J Orthop Sports Phys Ther. 2012;42:413-424.

44. Nee RJ, Yang CH, Liang CC, Tseng GF, Coppieters MW. Impact of order of movement on nerve strain and longitudinal excursion: a biomechanical study with implications for neurodynamic test sequencing. Man Ther. 2010;15:376-381.

45. Park SB, Goldstein D, Krishnan AV, et al. Chemotherapy-induced peripheral neurotoxicity: a critical analysis. CA Cancer J Clin. 2013;63:419-437.

46. Santos FM, Silva JT, Giardini AC, et al. Neural mobilization reverses behavioral and cellular changes that characterize neuropathic pain in rats. Molecular pain. 2012;8:57.

47. Schmid AB, Brunner F, Luomajoki H, et al. Reliability of clinical tests to evaluate nerve function and mechanosensitivity of the upper limb peripheral nervous system. BMC Musculoskelet Disord. 2009;10:11.

48. Schmid AB, Elliott JM, Strudwick MW, Little M, Coppieters MW. Effect of splinting and exercise on intraneural edema of the median nerve in carpal tunnel syndrome: an MRI study to reveal therapeutic mechanisms. Journal of Orthopaedic Research. 2012;30:1343-1350.

49. Shacklock M. Clinical Neurodynamics. Edinburgh: Elsevier; 2005.

50. Shacklock M. Neurodynamics. Physiotherapy. 1995;81:9-16.

51. Sleijser-Koehorst MLS, Coppieters MW, Epping R, Rooker S, Verhagen AP, Scholten-Peeters GGM. Diagnostic accuracy of patient interview items and clinical tests for cervical radiculopathy. Physiotherapy. 2021;111:74-82.

52. Smoot B, Boyd BS, Byl N, Dodd M. Mechanosensitivity in the upper extremity following breast cancer treatment. J Hand Ther. 2014;27:4-11.

53. Stalioraitis V, Robinson K, Hall T. Side-to-side range of movement variability in variants of the median and radial neurodynamic test sequences in asymptomatic people. Man Ther. 2014;19:338-342.

54. Strauss EJ, Kingery MT, Klein D, Manjunath AK. The evaluation and management of suprascapular neuropathy. J Am Acad Orthop Surg. 2020;28:617-627.

55. Su Y, Lim EC. Does evidence support the use of neural tissue management to reduce pain and disability in nerve-related chronic musculoskeletal pain? A systematic review with meta-analysis. Clin J Pain. 2016;32:991-1004.

56. Vanti C, Bonfiglioli R, Calabrese M, et al. Upper Limb Neurodynamic Test 1 and symptoms reproduction in carpal tunnel

syndrome. A validity study. Man Ther. 2011;16:258-263.

57. Wainner RS, Fritz JM, Irrgang JJ, Boninger ML, Delitto A, Allison S. Reliability and diagnostic accuracy of the clinical examination and patient self-report measures for cervical radiculopathy. Spine(Phila PA 1976). 2003;28:52-62.

58. Walker T, Cuff A, Salt E, Lynch G, Littlewood C. Examination of the neck when a patient complains of shoulder pain: a global survey of current practice(2019). Musculoskeletal Care. 2020;18:256-264.

59. Walker T, Salt E, Lynch G, Littlewood C. Screening of the cervical spine in subacromial shoulder pain: a systematic review. Shoulder Elbow. 2019;11:305-315.

60. Zhu GC, Tsai KL, Chen YW, Hung CH. Neural mobilization attenuates mechanical allodynia and decreases proinflammatory cytokine concentrations in rats with painful diabetic neuropathy. Phys Ther. 2018;98:214-222.

혈류역학과 어깨 22

(Hemodynamics and the Shoulder)

Alan J Taylor, Roger Kerry

개요(Introduction)

혈류역학적 또는 혈관 문제로 인해 어깨 증상의 원인이 될 수 있다. 흔하지 않지만 심각한 합병증에 대한 가능성으로 인해 임상가는 환자가 혈류역학적 손상으로 인해 나타나는 증상을 인지하고 있어야 한다. 상지의 반복적이고 격렬한 활동으로 인해 어깨 통증이 유발될 수 있다.[21] 일반적으로 이러한 진행은 근골격계와 드물게 신경계를 포함하거나 적어도 관련된 것으로 진단한다. 보다 최근에는 어깨와 상지에 관련된 임상 소견에서 혈관 손상 가능성에 대한 이해가 높아졌다.[19] 잠재적인 어깨 근골격계 질환이 있는 모든 사람들은 어깨 및 상지 증상에 대한 혈관의 영향을 고려해야 한다.

혈류 제한이나 색전증과 같은 혈류역학으로 인한 증상이 흔하지 않기 때문에 이에 대한 가능성을 고려하는 경우는 드물다. 결과적으로 상지 혈관 상태에 대한 잘못된 진단을 내릴 수 있으며 이로 인해 장기적으로는 심각한 결과를 초래할 수 있다.[19] 치료 실패와 잘못된 치료로 인해 스포츠나 전문직을 조기에 은퇴하는 원인이 되고 있으며[2] 전신을 위협하는 혈전색전증은 드물긴 하지만, 더 심각한 후유증을 유발한다.[25]

이 장에서는 모든 의사가 상지 상태에 대한 감별 진단 시 고려해야 할 다양한 혈관 증후군을 제시하고자 한다. 근골격계 상태에 비해 드물지만 임상 추론, 초기 평가 시 적절한 인식 및 분류가 치료를 원하는 사람들의 결과를 개선할 수 있으므로 이에 대한 고려가 필요하다. 간단하게 하기 위해 동맥과 정맥, 해부학적 위치나 혈류 손상의 공통 부위로 구분한다. 상자 22.1은 주의를 기울여야 하는 주요 혈액학적 질환을 제시하고 있다.

어깨 주변의 혈관 증후군

(Vascular syndromes around the shoulder region)

동맥과 정맥 흉곽출구 증후군

(Arterial and venous thoracic outlet syndromes)

흉곽출구라는 용어는 쇄골 아래와 흉부 위쪽 어깨의 해부학적 부위를 의미한다. 그림 21.1은 흉곽출구의 주요 해부학적 구조를 보여주고 있다. 기술적으로 목에서 팔로 신경혈관 다발이 지나는 경로이다. 흉곽출구증후군(TOS)이라는 용어는 광범위하며 신경성(nTOS), 동맥(aTOS), 정맥(vTOS)을 포함한다. 동맥과 정맥 TOS는 신경성 보다 흔하지 않지만 반드시 확인해야할 희귀장애이다. 이는 모든 연령과 성별에서 나타나며 활동이 많은 젊은층에서 발현한다.[19] 이 장에서는 TOS와 vTOS 발생에 초점을 맞춰 구조, 인식, 관리 방법을 제시한다.

상자 22.1 주의가 필요한 어깨 및 상지 혈액학적 질환

동맥 및 정맥 흉곽출구 증후군

- 쇄골하-액와 동맥 폐색(Subclavian–axillary artery occlusion)
- 쇄골하-액와 동맥류(Subclavian–axillary artery aneurysms)
- 파제트-수로터 증후군(상지 심부 정맥 혈전증)

비흉곽 출구 증후군

- 쇄골하동맥도혈증후군(Subclavian steal syndrome)
- 네모공간 증후군(Quadrilateral space syndrome)

쇄골하-액와 동맥 폐색

(Subclavian-axillary arterial occlusion)

정의(Definition)

쇄골하 액와 부위의 동맥 폐색은 외부 또는 내부 원인으로 발생할 수 있다. 외부 폐색은 주변 근골격계 구조들이 동맥을 압박하여 일시적으로 흐름에 제한이 생기면 발생한다. 흉곽 출구 영역 내에서 압박을 유발할 수 있는 근육은 전사각근, 쇄골하근, 소흉근이 있다.[21] 근육이 비대해지거나 미세한 근육 불균형 기능 장애는 원위부쪽 혈류 폐색을 유발할 수 있으며 국소 및 말초 혈액역학적 변화가 생길 수 있다.[19] 늑쇄골(costoclavicular) 공간과 관련된 뼈 구조에는 경부 늑골(cervical rib)

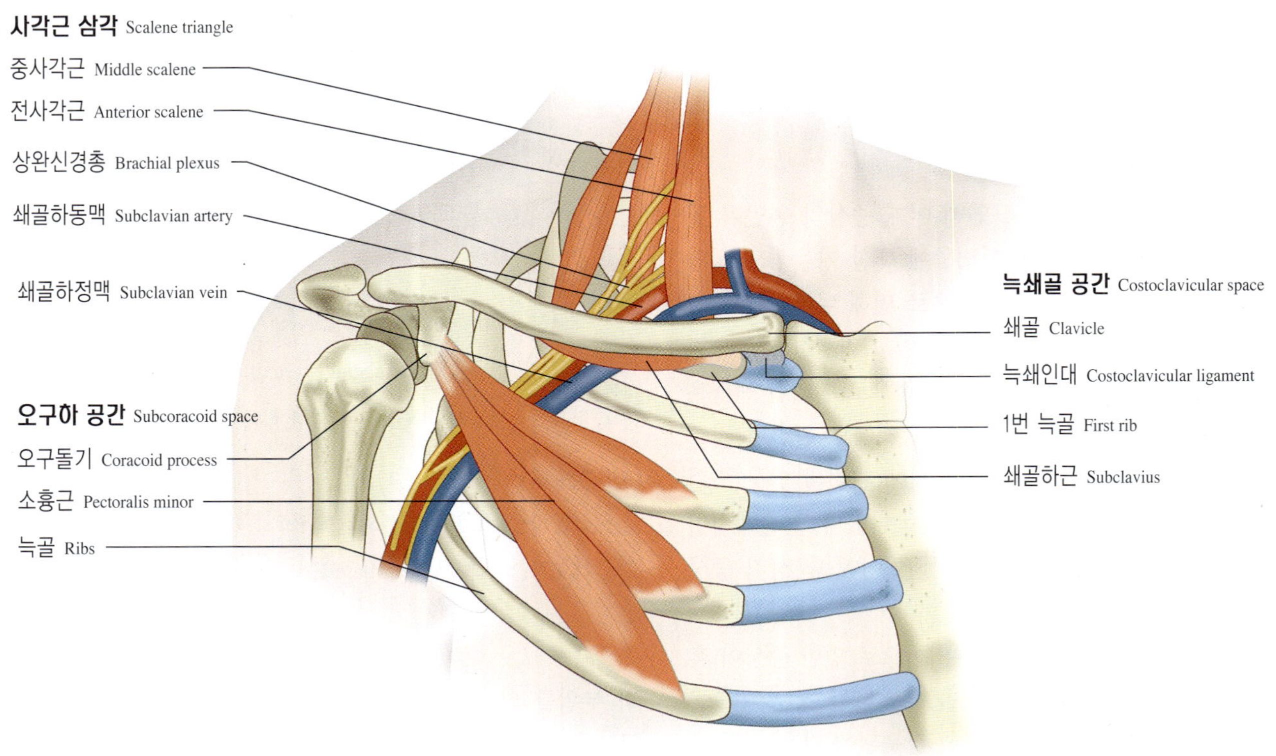

그림 22.1
흉곽출구 해부학.

또는 비정상적인 1번 늑골이 포함된다.[2] 이러한 구조를 통한 폐색은 반복적인 사분면 상부 움직임이나 직접적인 외상의 결과일 수 있다. 내부 폐색은 죽상 동맥 경화증과 관련이 있다. 쇄골하-액와 유도성 폐색(subclavian-axillary inducible occlusion)(즉, 일시적이거나 던지기 동작과 상완관절와관절의 불안정의 결과)로 인한 원위부 혈전증에 관한 임상 사례가 지속적으로 보고되고 있다.[25]

양상(Presentation)

쇄골상와(supraclavicular fossa)와 팔 부위의 통증은 젊은 층에서 혈관 문제로 인한 경우가 흔하지 않다. 해부학적인 부위의 동맥 폐색에 대한 임상적 양상은 척골신경 손상, 상완관절와관절 병리, 경추 기능장애, "테니스 엘보", 손의 국소부위 병리와 비혈관성 흉곽 출구 증후군을 포함한 다양한 신경근골격계로 진단하고 있다. 활동과 관련된 약화, 피로, 오한, 감각이상을 포함하는 말초 증상에 대한 설명이 일반적이다. 임상가는 동맥 질환 원인으로 감기로 인한 레이노 유형(Raynaud's-type)의 과민증에 대한 확인이 필요하다.

평가(Assessment)

혈관 검사는 안정 상태에서는 정상이다. 임상 검사는 영향을 받은 이후뿐만 아니라 비교 가능한 자세에서 시행해야 한다. 검사는 자세 변화 동안 원위부 맥박이 감소하거나 느껴지지 않을 수 있으며, 따라서 에드손(Adson's) 검사, 알렌(Allen's) 검사, 힐스테드(Halstead's) 검사와 루즈 신전 외전 부하 검사(Roos Extension Abduction Stress Test; EAST)와 같은 고전적인 "흉곽 출구" 검사에서 양성이거나 음성일 수 있다. 어떤 경우에는 자세요소 보다 운동요소가 더 관련성이 높을 수 있기 때문에 음성체위 검사(negative positional test)에서는 동맥 원인을 배제하지 않는다. 또한 팔 자세 악화 검사(provocative arm position test)의 이면에는 진단적 유용성과 정확한 기전은 거의 알려져 있지 않으며 더 많은 임상 양상에 따라 검사 결과에 주의해야 한다.[28–32]

관리(Management)

혈관에 대한 반복적인 외상은 동맥 내막에 병리학적 변화를 유발할 수 있다. 이때 활동 수정 및 악화시키는 활동을 중단하는 것이 중요하다. 때로는 항혈소판 치료가 필요할 수 있다. 기존 치료에 효과가 없는 경우 비정상적인 해부학적 구조에 대한 외과적 처치가 필요할 수 있다. 외과적 처치가 필요하지 않는 경우 동맥 표식자(arterial marker)를 모니터링하면서 신중하게 계획된 재활 및 재교육 프로그램과 함께 근본적인 근골격계 장애를 해결하기 위한 물리치료를 진행해야 한다.

쇄골하-액와 동맥 동맥류

(Subclavian-axillary artery aneurysm)

정의(Definition)

동맥벽 직경의 확장은 반복적인 외상의 결과일 수 있다. 결과적으로 동맥류 형성은 위에서 설명한 구조와 관련된 장기간의 외력의 결과일 수 있다. 혈전증과 원위부 색전증(손에서의 색전증)의 위험은 병리학에서 중요하다. 반복적인 활동 동안 동맥류로 지나는 지속적인 압력은 혈전증 발생 원인이 된다.

양상(Presentation)

일반적인 증상은 아주 작으며 혈관 가설은 적용되지 않는다.[9] 임상 양상은 위에서 설명한 폐색 문제와 유사하다. 손가락 부위의 오한, 활동 중 지구력 상실, 상지 활동에 필요한 움직임 속도 또는 조절능력 감소를 호소하는 경우 임상가는 혈관문제 가능성을 고려해야 한다.

평가(Assessment)

맥박을 측정하는 원위부 자세, 운동 후 검사, 모세혈관 재충만 시간(capillary refill time), 손의 혈색이 회복되는 양상을 통해 빠르고 간편하게 측정할 수 있다. 전완, 손목, 요골 그리고 척골의 분절별 수축기(segmental systolic) 혈압은 혈관 관련 질환을 진단하거나 배제한다.[7] 손가락의 수축기 혈압과 도플러 검사(Doppler measurement)를 이용한 손가락 맥박 측정 시 자세히 확인하면 손바닥 궁에서 원위부 색전증의 정도를 평가하는데 유용할 수 있다. 촉진 시 동맥류의 크기와 위치에 따라 쇄골 상부와 쇄골 하부에 박동성 질량(pulsatile mass)이 나타날 수 있다.

관리(Management)

카테터를 이용해(Catheter-driven) 혈전을 용해하는 치료는 말단부 혈관의 응고를 용해하는 방법으로 보고되고 있다.[9,19] 높은 수준의 활동을 위한 회복이 필요한 경우 동맥류의 외과적 절제를 고려할 수 있다. 절제 이후 체계적으로 계획된 재활 및 재교육 프로그램과 병행해 근본적인 생체역학적 원인을 해결하고 재활을 목표로 하는 물리치료를 시행해야 한다.

파제트-슈로터 증후군

(Paget-Schroetter syndrome)

정의(Definition)

파제트-슈로터 증후군은 쇄골하-액와부 정맥 혈전증의 기본 형태를 의미하며 신체 활동과 격렬한 활동의 결과로 발생하기 때문에 "활동성 정맥 혈전증(effort vein thrombosis)" 또는 "활동성 혈전증(effort thrombosis)"이라고도 한다. 1875년 James Paget경이 보고한 사례에서 처음 소개되었으며 이후 1899년 Leopold van Schroetter이 발표하였다. 파제트-슈로터 증후군은 쇄골하-액와 정맥계의 심부정맥 혈전증으로 액와 정맥보다 쇄골하 부위에 더 많이 발생한다. 파제트-슈로터 증후군은 정확한 진단이 어려워 실제 발생률은 정확하게 알려져 있지 않으며 모든 심부정맥 혈전증의 약 3~7%를 차지할 것으로 추측하고 있다. 파제트-슈로터 증후군으로 인한 폐색전증의 위험은 약 12%정도이다.[23] 파제트-슈로터 증후군의 병인은

Vircho의 3요소와 일치하며 혈전이 발생하기 위해서는 혈행 정지, 혈관벽 손상, 과응고 상태가 혈전을 유발하는 원인이 된다.[33]

격렬한 활동과 장기간 정적 자세가 요구되는 스포츠나 스포츠 이외의 활동은 파제트-슈로터 증후군의 위험요소가 될 수 있다. 격렬한 활동은 주변 근육 조직의 비대, 높은 신체 에너지 요구량, 혈관 구조의 직접적인 외상과 같은 병리적 원인과 직접 연관이 있다. 역도와 보디 빌딩과 같은 활동과 연관이 있는 사람들은 특히 위험하다. 쇄골상/상완 부위에 대한 직접적인 압력은 국소부위 울혈과 혈관벽 외상의 원인이 될 수 있다. 따라서 백패킹과 같이 짐을 짊어지는 활동도 위험요인에 포함된다. 격렬한 스포츠(extreme sport)에서 사용하는 수화작용(hydration)을 위해 정맥에 대한 주사바늘 사용이 혈관벽 손상의 원인 가능성을 고려해야 한다.

양상(Presentation)

파제트-슈로터 증후군은 전형적으로 건강하고 젊은층에서 호발한다.[35] 환자는 가장 일반적으로 쇄골상와(supraclavicular fossa) 부위의 통증과 함께 점차 팔 부위의 통증을 호소한다.[5,8,18,17,35] 팔의 과사용, 비정상적인 자세, 상복부(upper quadrant) 외상이 발생 원인일 수 있다. 따라서 과거력과 가족력이 포함된 세밀한 주관적 병력 확인과 연관된 특수 질문(잠재적인 응고장애 또는 탈수와 같은 과응고의 다른 원인과 관련된)을 해야 한다.[5,8] 과응고 상태와 연관성을 고려해야 하며 임상가는 운동선수가 복용할 수 있는 약물의 특성을 확인해야 한다. 경구피임약과 호르몬 대체요법은 환자의 과응고 상태에 영향을 줄 수 있는 일반적인 약물이다.[26,35] 임상가는 환자가 말하고 싶지 않은 관련 약물을 복용하고 있을 수 있음을 인지하고 있어야 한다. 다른 위험 요인으로는 경늑(cervical rib), 제1늑골 기형, 전사각근 비대, 쇄골하근 또는 소흉근에 기인한 "일반적인(traditional)" 흉곽출구 증후군 요인과 활성화된 단백질 C 저항성과 항카디오리핀 항체(anticardiolipin antibodies)에 기인한 내인성 요인이 있다.[4]

팔의 부종 그리고/또는 청색증은 일반적인 증상으로 해당 증상만 나타날 수 있다.[5,8] 일반적으로 통증과 부종이 동반된다. 파제트-슈로터 증후군은 정맥 폐쇄 형태로 통증과 부종은 정맥압을 높이기 위한 근육활동의 결과이다. 통증과 말단 감각 이상은 상지의 반복적인 활동과 관련이 있다. 다른 증상에는 말초 청색증이 포함될 수 있다. 폐색전증이 발생하면 숨가쁨, 흉막성 흉통, 객혈(hemoptysis) 원인불명의 기침이 생길 수 있다.

평가(Assessment)

검진 시 부종, 청색증, 쇄골상 와(supraclavicular fossa)와 흉벽 주의의 피부에서 정맥의 팽창이 확인될 수 있다.[5,8,15] 원위부 맥박은 영향을 받지 않지만 쇄골상 맥박 주변에서 약간의 이상과 불편함을 호소할 수 있다. 검사 중 상지 움직임과 관련된 징후와 증상을 기록해야 한다. 파제트-슈로터 증후군과 관련된 징후와 증상은 일반적으로 비정상적인 신경역동학과 비슷한 양상으로 나타날 수 있으며, 상완신경총 주변의 쇄골하 혈관 구조와 연관성을 고려할 때 신경역동학 검사에서 양성 결과가 나올 수 있다. 반사성교감신경이영양증(reflex sympathetic dystrophy) 또는 어깨-손 증후군의 진단 또한 부정확할 수 있다. 광혈류검사(Photo plethysmography; 혈류기능검사)와 컬러이중초음파(color duplex ultrasound) 영상은 쇄골하-액와 정맥계(subclavian-axillary venous system)에서 혈전증(thrombosis)을 검진할 수 있다.[5,8,15,17]

관리(Management)

급성기 관리 방법은 관련 약물 복용 중단과 함께 항응고 치료를 적용할 수 있다. 혈전용해제와 외과적 처치는 상지의 심부 정맥 혈전증 관리에 있어 일반적으로 적용하지 않는 것으로 알려져 있다.[4] 의료적 관리는 Virchow 3요소 중 과응고 상태 한가지만 다룰 것이다. 물리치료사는 다른 2가지 요소를 개선하는 역할을 할 수 있다. 예를 들어, 국소부위 정체는 하키 선수의 첫번째 늑골 기능장애로 인해 유발될 수 있으며 이는 운동기간 동안(즉, 하키 운동을 하는 동안) 과도한 상부 사분면의 굴곡/전인(protraction) 양상이 나타난다. 마찬가지로 혈관벽 외상은 흉곽출구의 역학적 구조 이상, 연부조직 비대, 반복적인 팔 움직임 중 비정상적인 운동 패턴 등의 결과 일 수 있다. 효과적인 관리를 위해서는 의학적 치료와 함께 적절한 물리치료가 필요하다.[8]

비흉곽출구 증후군
(Non-thoracic outlet syndromes)

네모공간증후군(Quadrilateral space syndrome)

정의(Definition)

해부학적으로 사각형 공간은 위쪽으로 작은 원뿔, 아래쪽으로 큰 원뿔로 인해 구분되며, 안쪽은 삼두근의 장두, 측면은 상완골 축에 의해 구분된다.[9] 액와신경과 상완골후회동맥(PCHA)이 이 부위를 통과한다(그림 22.2).

기전(Mechanism)

PCHA가 상완골의 목 주위에서 늘어나게 되면 상지 움직임 시 PCHA벽에 반복적인 긴장과 기계적 스트레스를 유발해 혈전증과 동맥류 변성을 일으킬 수 있다.[7] PCHA는 액와 동맥의 원위부 1/3에서 나오는 가지동맥이다. 이 부위의 손상에는 외부 압박이 포함되며, 잠재적인 혈전증과 동맥류를 유발한다.[34] PCHA는 전회선동맥(anterior circumflex artery)보다 크며 상완골의 외과경(surgical neck) 주위를 감싼다.[12] 발현되는 증상은 유사할 수 있으나 PCHA의 압박은 "흉곽출구"의 해부학적 영역 바깥쪽에 있으며 일반적으로 팔을 올리는 동안 상완골두로부터 압박되며 일반적으로 외전과 외회전 동작과 관련이 있다. 상완골두와의 연관성으로 인해 PCHA는 상완관절와관절 불안정성과도 관계가 있다. 따라서 임상가는 비정상적인 말초부위 증상을 호소하는 환자들의 상완골 불안정성을 평가할 때 PCHA 손상 여부도 함께 고려해야 한다.

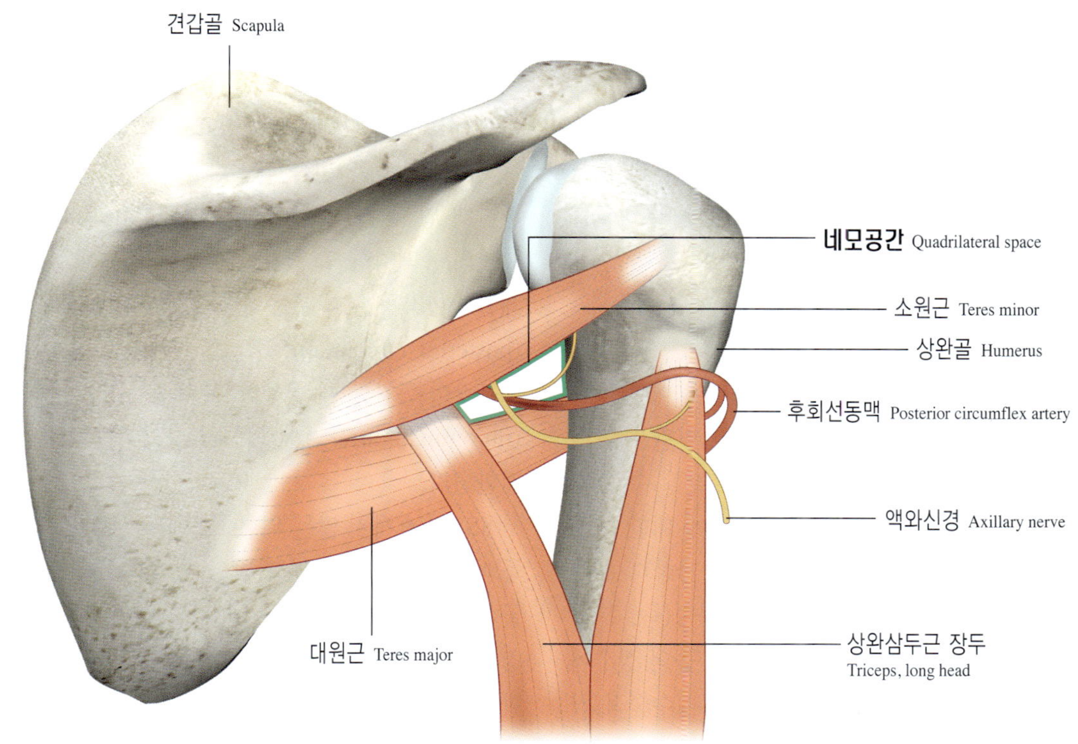

그림 22.2
네모공간(Quadrilateral space).

양상(Presentation)

실제 근골격계 기능장애(예: 상완관절와관절 불안정성)와의 연관성으로 인해 임상 증상은 연관된 기능장애(예: 상완관절와관절 국소부위의 간헐적 통증, 관절에서 "단단함(clunking)" 등)로 나타난다. 동시에 수영과 던지기와 같은 팔을 머리 위로 올리는 움직임 중에 손의 근력이 일시적으로 약화되는 경우가 있다. 일반적으로 증상이 있는 경우 가끔씩 손에 이상한 느낌이 있음을 호소한다. 임상가는 이러한 증상에 대한 신경 또는 혈관 문제로 인한 증상인지를 감별해야 한다.

평가(Assessment)

원위부 구조로 인해 전형적인 "흉곽출구" 특징(예: 비정상적인 1번 늑골, 전사각근(anterior scalene) 비대 등)이 나타나지만 손상기전과 연관시킬 필요는 없다. 오히려 상완관절와관절 불안정성에 대한 특징과 손상 정도를 평가해야 한다. 평가 시 증상을 유발시키면 일시적인 맥박 소실이 나타날 수 있다. 일시적인 동맥 손상 정도와 관련된 객관적인 측정을 위해 팔에서 혈압측정 방법을 사용할 수 있다. 그러나 임상가는 오버헤드 암(arm overhead) 자세와 같은 기능장애가 유발되는 자세에서 평가를 시행해야 한다는 점을 주의해야 한다. 손이 창백해지는 현상과 말단부 변화는 협착 또는 혈전증의 정도를 확인할 수 있다.

관리(Management)

만성 상태에 따라 관리 방법이 달라진다. 혈관에 대한 반복적인 외상(즉, 상완골 골두의 반복적인 압박)은 혈관 내막의 병리학적 죽상경화성(atherosclerotic) 변화를 유발할 수 있다고 알려져 있다.[26] 이러한 변화에 대한 시간 경과에 대한 표준화된 지표는 없으며 관리를 위한 우선 순위를 평가하기 위해 임상적 판단이 필요하다. 상완관절와관절 불안정성(즉, 부상 또는 혈류 제한의 근본원인)을 다루는 물리치료는 동맥 징후에 대한 세밀한 모니터링 상태에서 시작할 수 있다. 비수술적 처치로 인해 증상이 호전되는 경우 치료가 성공했다고 할 수 있다. 그러나 다른 처치로 증상이 개선되더라도 재활 기간 동안 동맥 징후가 남아있거나 악화된다면 내막 병리가 발생할 수 있으며 이때는 외과적으로 진단(surgical exploration)/재구조화(restructuring)가 필요할 수 있다.

쇄골하동맥도혈증후군(Subclavian steal syndrome)

정의(Definition)

쇄골하동맥도혈증후군(SSS)은 같은쪽 쇄골하-척추동맥(VA)에서의 역류를 유발할 수 있어 VA 도혈증후군으로도 알려져 있다.[16,18,22,23] 원인은 VA 기시부에 인접한 쇄골하 동맥의 협착 또는 폐색으로 인해 발생한다. 상지 움직임으로 인해 말초부에 혈액이 필요하면 동측 척추동맥에서 혈액을 보내거나 "도혈(steal)"할 수 있으며 이는 혈류의 역행이나 후뇌 허혈(hind-brain ischemia)과 같은 일시적인 징후 및 증상을 유발할 수 있다.[27] 이는 척추동맥 기능부전 증상이 있는 일부 환자에서 나타날 수 있으며 일반적으로 머리 위에서 움직임이나 동작과 관련된 상지 기능부전으로 나타날 수 있다.

기전(Mechanism)

SSS(그림 22.3)는 일반적으로 죽상동맥경화증과 관련이 있다. 급성 원인은 왼쪽 쇄골하동맥에서 발생해 왼쪽에서 가장 흔하게 발생하며, 이는 혈액의 와류(turbulence)를 증가시켜 혈관의 동맥경화 및 협착을 가속화하는 것으로 생각된다.[20]
쇄골하협착증은 척추동맥에서 역류현상을 일으켜 후순환계(posterior circulation)의 허혈을 유발한다. 이는 상지의 혈류 요구량이 증가할 때 발생하지만, 좁아진 쇄골하 또는 무명동맥(innominate artery)에 의해 손상되며 척추기저시스템으로 전환된다.[18,23]

SSS의 흔하지 않는 위험요소에는 흉곽출구 부위에서 쇄골하동맥에 대한 기계적인 압박이 있다. 이 과정은 일반적으로 쇄골하동맥이 1번 늑골 위로 교차될 때 신경근 압박으로 인해 수영선수, 크리켓 볼러(cricket bowler), 투수와 같이 머리 위로 팔을 올리거나 던지는 동작이 있는 운동선수에서 발생한다. 또한 경추의 해부학적 기형이나 우대동맥궁(right aortic arch)과 같은 선천성 기형이 있으면 혈류제한의 원인이 될 수 있다.[18]

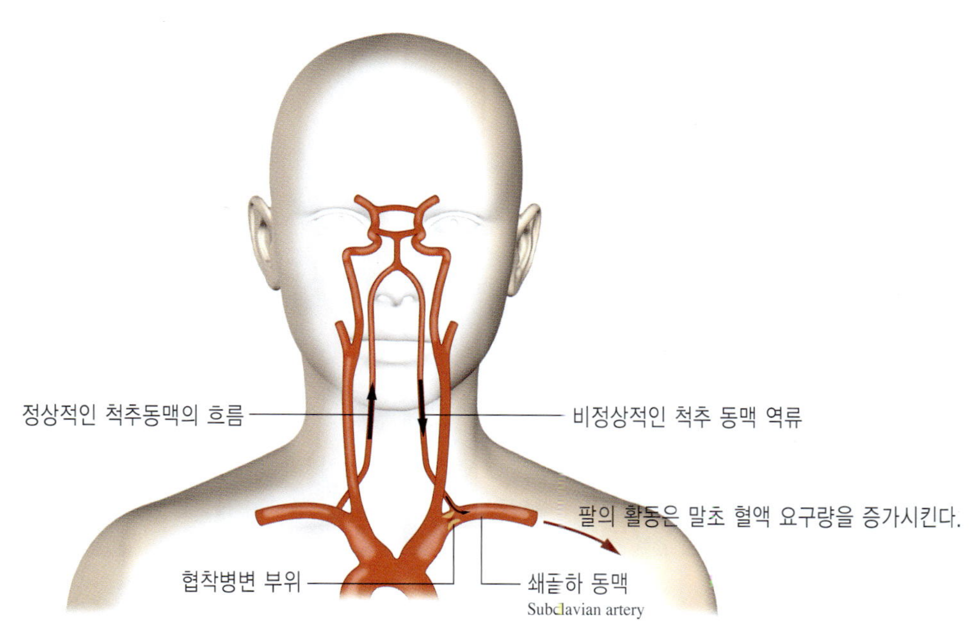

그림 22.3
쇄골하동맥도혈증후군의 기전.

양상(Presentation)

SSS 환자는 일시적인 현기증/불균형을 호소하거나 머리 위 움직임이나 상지 활동 중 적하발작(drop attack)이나 복시(double vision)와 같은 척추기저동맥 부전(vertebrobasilar insufficiency) 관련 증상이 나타날 수 있다.[4]

평가(Assessment)

SSS는 위에서 설명한 바와 같이 환자의 주관적인 병력(인터뷰)을 통해 확인한다. 주 호소가 중증(예: 적하발작(drop attacks) 보다 경증이나 일시적인 경우, 편안한 자세에서 그리고/또는 증상을 유발시키는 자세에서 정확하게 맥박 검사(요골) 그리고/또는 팔에서 혈압 검사를 진행할 수 있다. 결과는 손상 기전이나 병리학에 따라 다를 수 있다. 기저부에 죽상경화성 협착증이 있는 환자는 휴식 시 맥박과 혈압이 떨어질 수 있으며 이는 오버헤드 암 동작과 같은 기능적 움직임 시에 악화된다. 근본적인 혈관 병리가 없는 건강한 대상자는 기계적 흐름에 대한 제한이 유발되는 악화된 자세나 활동에서만 증상이 나타날 것이다.

관리(Management)

쇄골하 협착증은 심혈관질환에 대한 위험 지표이며 진단받은 환자는 적극적인 치료를 통해 2차 질환을 예방할 수 있게 될 것이다.[1,22–24] 의학적 치료에는 아스피린, β-차단제, 안지오텐신 전환 효소억제제(angiotensin converting enzyme inhibition), 스타틴(statins)이 있다.[1] 경증 환자의 경우 물리치료 중재 없이 내과적 치료와 관찰을 통해 증상이 호전이 가능하다.

증상이 지속되는 환자의 경우 쇄골하 동맥폐색은 외과수술이나 피부를 통한 처치 방법을 통해 치료할 수 있다.[3] 풍선혈관성형술(Balloon angioplasty)과 스텐트 삽입술(stenting)은 척추 순환계(vertebral circulation) 손상 가능성이 없을 때 시행할 수 있다. 하지만 혈관 손상이 더 길거나 원위부 폐색인 경우 외과적 처치로 치료할 수 있다. 재활은 수술 후 고려해야 할 것이다.

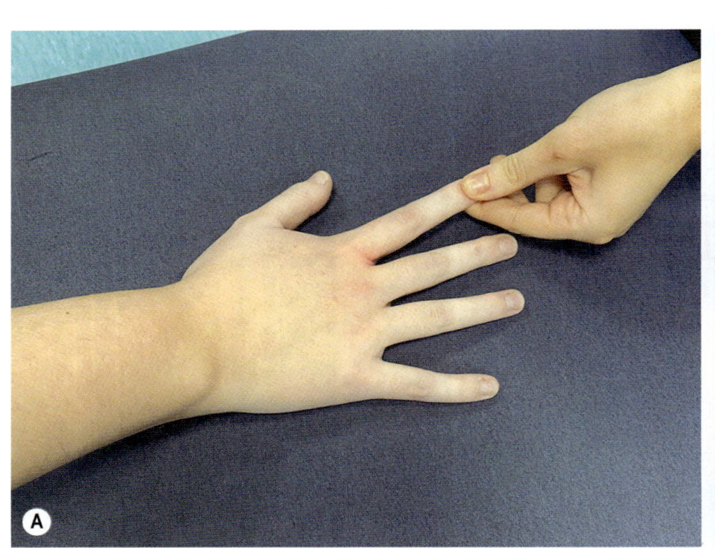
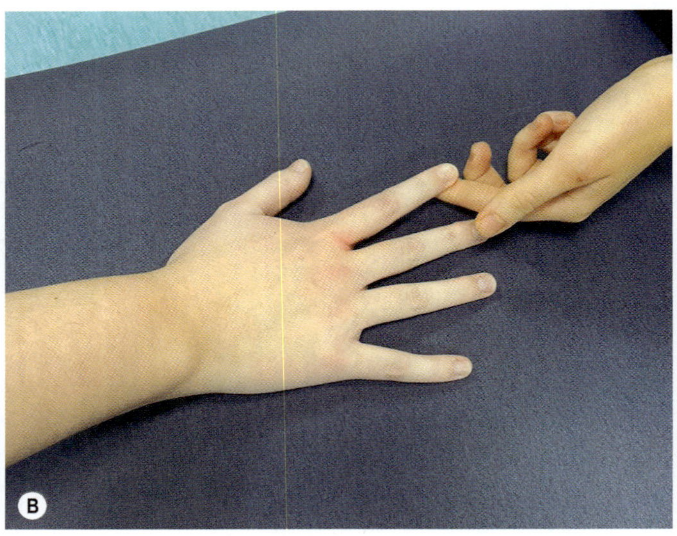

그림 22.4
손 검사. 모세혈관 회복시간 검사는 (A) 임상가가 손톱바닥을 2~3초 동안 쥐고, (B) 손을 풀고 손톱바닥의 정상 혈색으로 돌아가는 시간을 관찰하고 평가한다. 이 시간은 약 2초로 해야 한다.

임상적 평가(Clinical assessment)

혈관 관련 문제가 있더라도 안정 시에 시행하는 혈관 검사가 정상일 수 있음을 인지하고 있는 것이 중요하다. 따라서 증상에 대해 혈관 문제를 배제하고 원인을 신경근골격계 틀에 맞추기가 쉽다. 안타깝게도 혈관 관련해 진단 시기는 가장 중요하며 원인에 대한 치료가 늦어질수록 병리적 문제가 더 악화될 수 있다. 수많은 사례 보고에서 첫 번째로 진료한 임상가가 초기평가 시 징후를 발견했다면 혈관 병리의 심각한 합병증은 피할 수 있었을 것이다. 간단한 임상 평가 기법은 임상가를 초기 단계에서 혈관 관련 가설을 검증할 수 있도록 한다.

관찰과 손 검사(Observation and hand examination)

휴식 중이거나 활동 중에 손이 하얗게 되거나 혈색이 돌아오지 않는 증상(blanching)이 나타난다면 상지 동맥 폐색의 징후이다. 체위에 따른 혈류 흐름의 제한이 있는 경우(심각한 병리가 예상되지 않는 환자의 경우), 혈색이 돌아오지 않는 증상이 시작될 때까지의 활동(예: 머리 위에서 움직임)을 통해서만 유발된다. 이 활동 중에 임상가는 손(가장 원위부로서 폐색에 가장 민감하게 반응)의 혈색 변화를 관찰할 수 있다. 손톱바닥 모세혈관 회복시간 검사는 손톱바닥을 쥐고 혈색이 되돌아오는데 소요되는 시간(즉시 돌아옴)을 기록하는 쉬운 측정 방법이다. 중증의 정맥 폐색(즉, 파제트-슈로터 증후군)에서 비-요흔성 부종(non-pitting edema)이 관찰될 수 있다. 이는 특이한 피부반점과 말초 청색증과 연관이 있으며, 일반적으로 손이나 팔다리 피부색이 푸른색으로 착색되는 것과 관련이 있다.[26] 그림 22.4는 손에 대한 검사를 설명하고 있다.

맥박촉진검사(Pulse palpation)

맥박의 촉진은 초기 검사에서 혈관 상태를 이해하는 간단하고 빠른 방법이다. 상완, 요골, 척골 맥박의 상태를 양팔을 검사해 기록한다. 증상이 유발되는 활동이나 팔 위치를 재현하는 동안이나 직후에 원위부 맥박의 감소 또는 소실은 동맥 폐색을 의미하지만 폐색 부위는 알 수 없다. 혈관 관련 과거력이 있거나 죽상동맥경화증 위험이 높은 환자에서 박동성 종괴(pulsatile mass)는 동맥류 형성의 특징이며 쇄골하 동맥류가 의심되는 경우 쇄골상/하 부위의 맥박검사를 고려해야 한다. 추가 검사는 청진법(auscultation)이며 잡음(bruit)이 나타날 수 있다.[14]

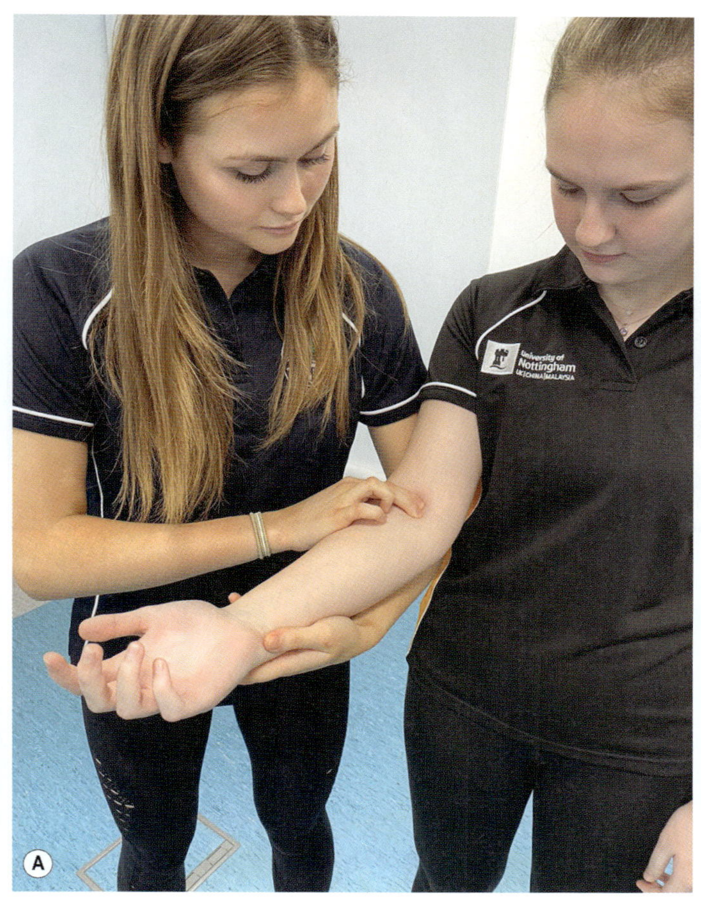

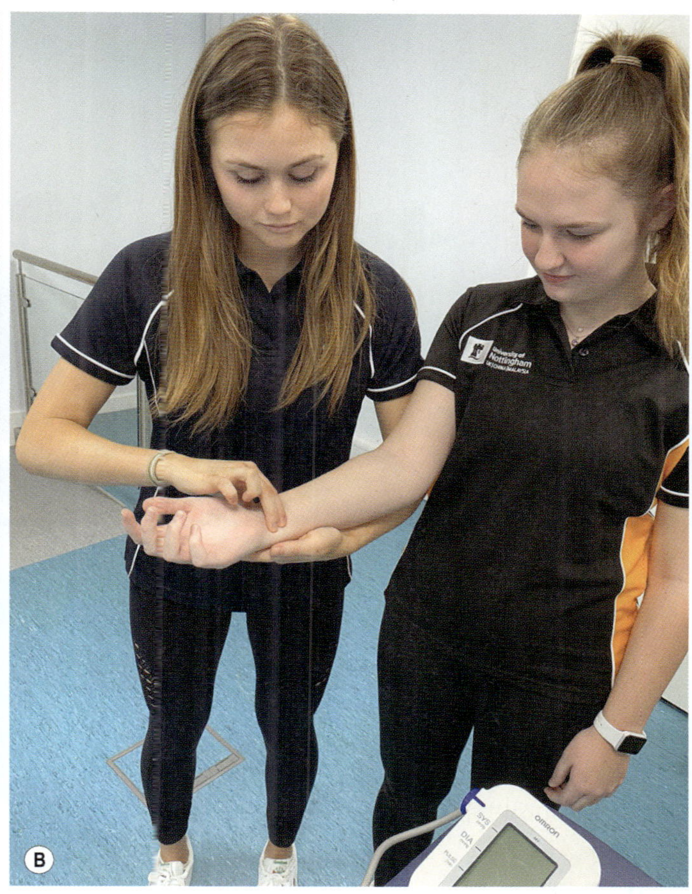

그림 22.5
맥박촉진검사. (A) 상완부 맥박, (B) 요골부 맥박.

그림 22.5는 맥박촉진검사 방법을 설명하고 있다.

양측 팔 혈압측정검사
(Arm to arm blood pressure testing)

양 팔 사이의 혈압차가 20mmHg이상이면 안정 시 혈류 제한이 나타날 수 있다. 증상이 나타난 부위(환자가 설명)에서 좌우 혈압 측정을 통해 동적 흐름이 제한되는 과정에 대한 추가 검사를 고려할 수 있다.

증상 유발 검사(Provocative maneuvers)

신전 외전 스트레스 검사(EAST)와 에드손 검사(Adson's test)와 같이 스트레스를 유발시키는 검사를 일반적으로 사용하고 있다. 이러한 스트레스 유발 검사는 추가적으로 시행할 수 있으며 동맥 손상에 대한 진단 시 유용하다. 그러나 이러한 유용성은 가변적이다.[11] 한 연구에 따르면, 대상자의 58%가 검사 시 최소한 한번 이상 양성 판정을 받았다.[6] 에드손 검사와 EAST 검사를 단독으로 진행할 경우 특이도는 각각 76%와 30%이지만 두 가지 검사를 함께 사용할 경우 진단 특이도가 82%까지 증가하였다. 그럼에도 불구하고 자기공명혈관조영술은 증상이 유발되는 팔 자세에 따라 흉곽출구에서 신경혈관 다발을 평가할 수 있어 동맥 손상 진단을 위한 참고 기준으로 제시되고 있다.[11] 그림 22.6은 흉곽출구증후군 기능검사를 설명

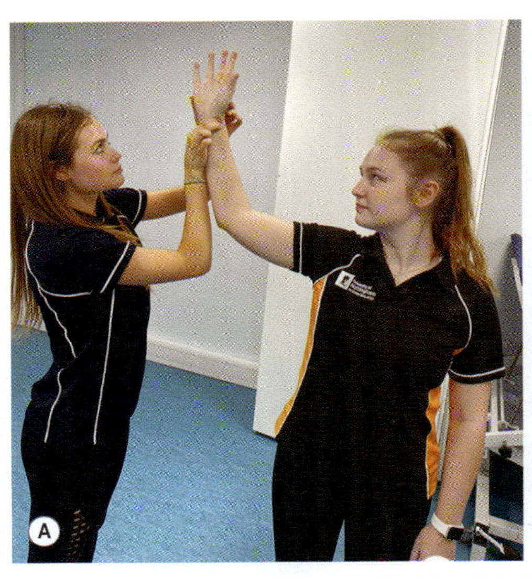

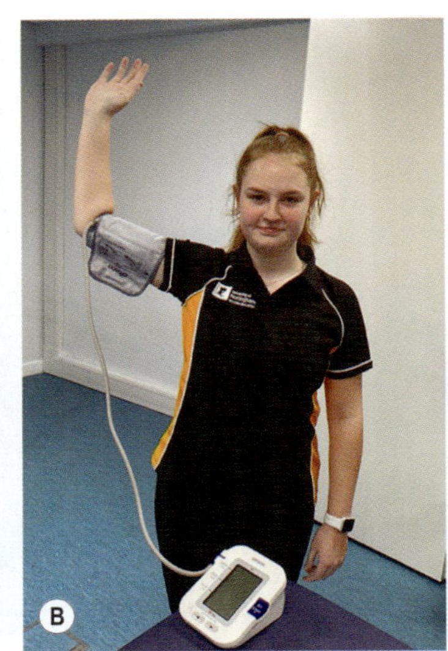

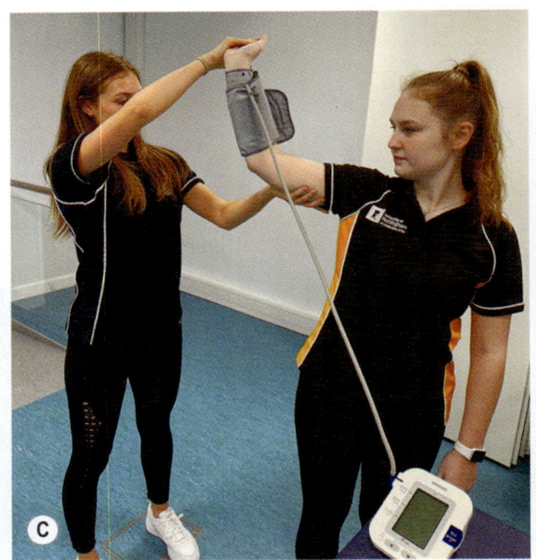

그림 22.6
흉곽출구증후군 기능 검사 및 맥박 촉진. (A) 맥박 촉진, (B) 상완 혈압 측정과 (C) 요골 혈압 측정.

하고 있다. 표 22.1은 동맥 및 정맥 징후와 증상을 구별하는 특징을 자세히 설명하고 있다.

관리 개요(Management overview)

어깨와 상지의 혈액 흐름 제한은 여전히 어렵고 잘못 이해되는 경우가 많아 일반적으로 진단을 위한 가설로 인식되고 있지 않다. 임상가의 주요 역할은 초기에 동맥 또는 정맥 흐름 제한을 인식 및 구분하고 이를 위한 적절한 검사를 시행하고, 추가 검사를 위해 적절한 서비스로 신속하게 분류한다. 긴급 검사가 필요하다고 판단하는 경우는 병리와 환자 상태에 따라 달라진다. 다시 말해, 증상 악화, 박동성 질량, 사지나 손의 혈색이 하얗게 되거나 사지의 부종이 생기는 경우 신속한 조치가 필요하다. 그러나 대부분의 경우에는 일시적이고 미묘한 증상이 나타날 수 있으며 이는 자기공명혈관조영술에서만 확인할 수 있다. 어느 쪽이든 혈관팀(vascular team)에 시기 적절하게 의뢰하는 것이 첫 번째 단계이다.

비수술과 수술적 관리

(Nonsurgical and surgical management)

확인된 많은 상지 사례에서 비정상적인 늑골 또는 구조에 대한 외과적 감압 치료(surgical decompression)를 하지만 많은 경우 상완관절와관절 불안정성 또는 기타 관련 기능장애와 같은 근골격계 기능장애를 해결하기 위해 비수술적 방법을 통해 적절하게 관리할 수 있다. 이에 대한 다양한 잠재적 관리 방안이 제안되고 있다. 환자 교육은 환자에게(장기간 지속되는) 증상에 대해 설명하고 재활이 필요할 수 있다는 긍정적인 방법을 제시하는 것이 주요한 방법으로 제안하고 있다. 이후 최적의 관절 운동학적인 부분에 대한 회복과 관련 근육 및 해부학적 기능장애를 해결하는 것을 목표로 다양한 중재가 제안되고 있다. 여기에는 적절한 휴식, 재활, 늑쇄골 공간, 1번 늑골, 후사각근 삼각에 대한 재부하 능력 회복, 근력 증진, 스트레칭, 도수치료 방법이 있다.[13] 비수술적 방법에 대한 효과가 없다면 외과적 감압 치료가 필요할 수 있다.

표 22.1 동맥 및 정맥 징후 및 증상 구별

증후군	증상부위	증상이 유발되는 행동	증상에 대한 설명	임상 징후	주요 임상 검사/ 의학적 조사
쇄골하액와 동맥 폐색	쇄골상와, 상지	활동과 팔 자세 관련	통증, 피로, 쇠약, 냉증 (원위부)	유발시키는 자세에서 원위부 맥박 상실, 운동 시 수축기압 감소, 조기피로 발생	대조동맥조영술(Contrast arteriography), MRA, 이중검사(duplex flow study)
쇄골하 동맥류	상지	팔 움직임, 활동 시 일반적인 증가(예: 달리기)와 관련	통증, 피로, 허약, 냉증	박동성 쇄골상/쇄골하 종괴(mass). 유발시키는 자세에서 원위부 맥박 상실, 운동 시 수축기 압력 감소, 조기 피로 발생	대조동맥조영술, MRA, duplex flow study, 흉부 X-ray
파제트-슈로터 증후군 (상지 심부 정맥 혈전증)	상지	상복부, 팔, 어깨 복합체의 움직임, 자세	팔의 통증, 부기, 냉증	팔 부종, 청색증, 흉벽의 표재성 정맥 팽창	이중초음파 검사, 정맥조영술(venography)
쇄골하동맥 도혈증후군	일과성 후뇌 허혈	현기증, 실신감 또는 실제 실신함	상지 움직임 또는 활동중 어지러움 또는 실신	운동(상지) 중 유발되는 현기증 또는 실신	팔을 올린 상태에서 혈압측정
네모공간증후군/ 후상완회선동맥 손상	상지/어깨	외전 움직임/ 상완관절와관절의 외회전	통증, 일시적인 쇠약, 조기 피로, 말단 감각 이상	외전/외회전 시 일시적인 맥박 소실	팔을 올린 상태에서 혈압측정, X-ray

MRA, 자기공명혈관조영술.

요약 및 결론(Summary and conclusions)

임상가는 어깨와 팔 기능장애에 대한 혈관성 원인은 드물지만 다양한 연령대에서 발생할 수 있음을 인지하고 있어야 한다. 혈관 위험 요소가 없는 건강한 젊은 성인에게서 점점 더 많이 발병하고 있다. 반복적인 스트레스와 높은 수준의 스포츠 활동 시 부하는 혈관 손상과 부상의 원인이 될 수 있음을 제시하고 있다.[20] 훈련을 통한 근육 비대, 피로 유발 관절 변형, 해부학적 기형이 결합되어 혈관 구조에 영향을 줄 수 있다.[10]

드물긴 하지만 오진이나 혈관 상태의 진단 지연으로 인한 결과는 심각할 수 있다. 임상가는 혈관성 기전이 원인이 될 수 있음을 인지하고 적절한 신체 검사를 시행하고 개인에 대한 적절한 분류(triage)를 진행하는데 필요한 임상 추론 능력을 갖추는 것이 중요하다.

참고문헌(References)

1. Aboyans V, Kamineni A, Allison MA, et al. The epidemiology of subclavian stenosis and its association with markers of subclinical atherosclerosis: the Multi-Ethnic Study of Atherosclerosis(MESA). Atherosclerosis. 2010;211:266-270.
2. Adam G, Wang K, Demaree CJ, et al. A prospective evaluation of duplex ultrasound for thoracic outlet syndrome in high-performance musicians playing bowed string instruments. Diagnostics. 2018;8:11.
3. Babic S, Sagic D, Radak D, et al. Initial and long-term results of endovascular therapy for chronic total occlusion of the subclavian artery. Cardiovascular and Interventional Radiology. 2012;35:255-262.
4. Boettinger M, Busl K, Schmidt-Wilcke T, Bogdahn U, Schuierer G, Schlachetzki F. Neuroimaging in subclavian steal syndrome. Case Reports. 2009;2009:bcr1120081198.
5. Bosch FTM, Nisio MD, Büller HR, van Es N. Diagnostic and therapeutic management of upper extremity deep vein thrombosis. Journal of Clinical Medicine. 2020;9:2069.
6. Brantigan CO, Roos DB. Diagnosing thoracic outlet syndrome. Hand Clinics. 2004;20:27-36.
7. Brown S-AN, Doolittle DA, Bohanon CJ, et al. Quadrilateral space syndrome: the Mayo Clinic experience with a new classification system and case series. Mayo Clinic Proceedings. 2015:382-394.
8. Cook JR, Thompson RW. Evaluation and management of venous thoracic outlet syndrome. Thoracic Surgery Clinics. 2021;31:27-44.
9. Cothran Jr RL, Helms C. Quadrilateral space syndrome: incidence of imaging findings in a population referred for MRI of the shoulder. American Journal of Roentgenology. 2005;184:989-992.
10. de Mooij T, Duncan AA, Kakar S. Vascular injuries in the upper extremity in athletes. Hand Clinics. 2015;31:39-52.
11. Dessureault-Dober I, Bronchti G, Bussières A. Diagnostic accuracy of clinical tests for neurogenic and vascular thoracic outlet syndrome: a systematic review. Journal of Manipulative and Physiological Therapeutics. 2018;41:789-799.
12. Hangge PT, Breen I, Albadawi H, Knuttinen MG, Naidu SG, Oklu R. Quadrilateral space syndrome: diagnosis and clinical management. Journal of Clinical Medicine. 2018;7:86.
13. Hooper TL, Denton J, McGalliard MK, Brismée J-M, Sizer Jr PS. Thoracic outlet syndrome: a controversial clinical condition. Part 2: non-surgical and surgical management. Journal of Manual & Manipulative Therapy. 2010;18:132-138.
14. Illig KA, Donahue D, Duncan A, et al. Reporting standards of the Society for Vascular Surgery for thoracic outlet syndrome: executive summary. Journal of Vascular Surgery. 2016;64:797-802.
15. Jalota R, Soos MP. Subclavian Vein Thrombosis. StatPearls. Treasure Island: StatPearls Publishing; 2021.
16. Jordan SE, Ahn SS, Gelabert HA. Differentiation of thoracic outlet syndrome from treatment-resistant cervical brachial pain syndromes: development and utilization of a questionnaire, clinical examination and ultrasound evaluation. Pain Physician. 2007;10:441-452.
17. Karaolanis G, Antonopoulos CN, Koutsias SG, et al. A systematic review and meta-analysis for the management of Paget-Schroetter syndrome. Journal of Vascular Surgery. 2021;9:801-810.e5.
18. Kargiotis O, Siahos S, Safouris A, Feleskouras A, Magoufis G, Tsivgoulis G. Subclavian steal syndrome with or without arterial stenosis: a review. Journal of Neuroimaging. 2016;26:473-480.
19. Menon D, Onida S, Davies AH. Overview of arterial pathology related to repetitive trauma in athletes. Journal of Vascular Surgery. 2019;70:641-650.
20. Ochoa VM, Yeghiazarians Y. Subclavian artery stenosis: a review for the vascular medicine practitioner. Vascular Medicine. 2011;16:29-34.
21. Ohman JW, Thompson RW. Thoracic outlet syndrome in the overhead athlete: diagnosis and treatment recommendations. Current Reviews in Musculoskeletal Medicine. 2020;13:457-471.
22. Patel RAG, White CJ. Brachiocephalic and subclavian stenosis: current concepts for cardiovascular specialists. Progress in Cardiovascular Diseases. 2021; 65:44-48.
23. Potter BJ, Pinto DS. Subclavian steal syndrome. Circulation. 2014;129:2320-2323.
24. Rafailidis V, Li X, Chryssogonidis I, et al. Multimodality imaging and endovascular treatment options of subclavian steal syndrome. Canadian Association of Radiologists Journal. 2018;69:493-507.
25. Reutter D, Husmann M, Thalhammer C. The pitcher-syndrom: aneurysm of the

posterior circumflex humeral artery-a rare source for upper limb ischemia. Vasa. 2010;39:113-114.

26. Saleem T, Baril DT. Paget Schroetter Syndrome. StatPearls. Treasure Island: StatPearls Publishing; 2021.

27. Shankar Kikkeri N, Nagalli S. Subclavian Steal Syndrome. StatPearls. Treasure Island: StatPearls Publishing; 2021.

28. Stapleton C, Herrington L, George K. Sonographic evaluation of the axillary artery during simulated overhead throwing arm positions. Phys Ther Sport. 2008;9:126-135.

29. Stapleton C, Herrington L, George K. Sonographic evaluation of the subclavian artery during thoracic outlet syndrome shoulder manoeuvres. Manual Therapy. 2009;14:19-27.

30. Stapleton CH, Elias J, Green DJ, Cable NT, George KP. Arterial compression during overhead throwing: a risk for arterial injury? Ultrasound in Medicine & Biology. 2010;36:1259-1266.

31. Stapleton CH, Green DJ, Cable NT, George KP. Flow-mediated dilation and intima-media thickness of the brachial and axillary arteries in individuals with and without inducible axillary artery compression. Ultrasound in Medicine & Biology. 2009;35:1443-1451.

32. Stapleton CH, Herrington L, George K. Anterior translation at the glenohumeral joint: a cause of axillary artery compression? Am J Sports Med. 2008;36:539-544.

33. Stone J, Hangge P, Albadawi H, et al. Deep vein thrombosis: pathogenesis, diagnosis, and medical management. Cardiovasc Diagn Ther. 2017;7:S276-S284.

34. van de Pol D, Planken RN, Terpstra A, Pannekoek-Hekman M, Kuijer PPF, Maas M. Nonoperative management and novel imaging for posterior circumflex humeral artery injury in volleyball. Current Sports Medicine Reports. 2017;16:317-321.

35. Vemuri C, Salehi P, Benarroch-Gampel J, McLaughlin LN, Thompson RW. Diagnosis and treatment of effort-induced thrombosis of the axillary subclavian vein due to venous thoracic outlet syndrome. Journal of Vascular Surgery. 2016;4:485-500.

주사요법을 이용한 어깨 통증 관리 23

(Injection therapy in the management of shoulder pain)

Tim Cook, Christine Bilsborough Smith, Lorenzo Masci, Emma Salt, Stuart Wildman, Jeremy Lewis

개요(Introduction)

어깨는 세 번째로 흔한 근골격계 손상 부위이며 45세 이상 성인의 1%가 새로운 어깨 통증문제로 의료기관에 내원하고 있다.[91] 주사요법은 회전근개 관련 어깨 통증(rotator cuff-related shoulder pain; RCRSP),[29,70] 오십견,[70] 상완관절와관절과 견봉쇄관절 골관절염,[16] 석회성 건병증[73](27장 참조)을 포함한 다양한 어깨 상태에 대한 여러 치료 방법 중 하나이다. 어깨는 가장 많은 주사 요법을 시행하는 부위로 근골격계의 주사요법 3건 중 1건을 차지하고 있다.[72] 어깨 통증이 있는 5명 중 1명(22%)은 초기 일반의(GP) 진료 시 주사요법을 처치받고 있다.[118] 어깨 통증 관리를 위한 주사요법은 치료 방법으로 그 효과를 뒷받침하는 근거가 제한적이다.[15,78] 다양하게 사용되는 주사 요법의 용량, 시기, 빈도, 주사물질과 기술에 대한 상당한 불확실성을 갖고 있다. 주사 후 최적의 견해에 대한 불확실성 또한 존재한다.

이 단원의 목적은 어깨 주사와 관련된 기존 지식을 종합하는 것이다. 일반적인 어깨 질환 즉, RCRSP, 오십견, 골관절염에 대한 주사 요법의 사용에 대해 논의할 것이다. 여러 질환에 어떤 약물이 가장 효과적인지와 용량에 대한 최근 견해에 대해 설명할 것이다. 특정 주사 기법에 대한 설명과 주사 후 관리에 대해서도 제안할 것이다. 영상 유도 방법, 랜드마크 유도 절차, 견갑상 신경 차단에 대해 논의할 것이다. 또한 연구 지식의 부족을 확인하고 임상 실무 영역에서 필요한 향후 연구를 제안할 것이다.

회전근개 관련 어깨 통증 치료를 위한 주사요법(Injection therapy as a treatment for rotator cuff-related shoulder pain)

주사요법(일반적으로 코티코스테로이드 약물사용)은 RCRSP의 관리를 위해 보편적으로 널리 사용되는 사용법이다.[63] RCRSP는 주사요법으로 치료하는 가장 흔한 근골격계(MSK) 질환이며, 이는 모든 주사요법 시행의 1/3 이상을 차지하고 있다.[72] 이러한 사용량은 코티코스테로이드 주사를 공유하고 의사결정 과정의 일부로 참고할 치료 방법으로 권장하는 국제 지침이 뒷받침하는 것으로 생각된다.[1,14,67]

환자 치료에 적합하다는 근거는 부족하지만 주사 요법이 RCRSP환자의 특정 하위그룹에서 가장 효과적일 수 있다고 제안하고 있다. 영국 지침은 특히 통증 수준이 심한 경우, 급성기 환자에 대한 효과를 뒷받침하는 연구를 근거로 제시하고 있다.[37] 다른 국가 지침에서는 이전의 비수술적 치료에도 불구하고 증상이 지속되는 경우 주사 요법을 시행할 수 있으며[120] 다른 형태의 비수술적 관리와 함께 적용해야 한다고 권고한다.[16,54] 환자에게 최소 6주 간격으로 최대 2회로 제한하는 것을 권고하고 있다. 임상가는 초기 주사요법의 효과가 거의 또는 전혀 없었던 환자들에게 반복적인 주사 요법을 시행하는 것은 권고하지 않는다.[14,67] 이 지침의 근거는 반복적인 주사 요법으로 인한 잠재적인 건 및 연골 손상의 부작용 때문이다.[35]

모든 MSK 주사 전에 의사결정 과정의 일부로 임상가는 환자에게 동의를 받아야 한다. 이는 절차와 관련해 예상되는 좋은 점과 가능한 부작용 가능성에 대한 설명할 수 있는 방법이다. 주사요법을 고려하는 환자들은 징후, 증상, 위해 가능성에 대해 상담해야 한다. 주사요법 시술에 대한 교육을 받은 임상가는 드물긴 하지만 잠재적인 부작용을 인지하고 있어야 한다. 부작용의 포괄적인 목록에는 주사 후 통증, 아나필락시스(anaphylaxis), 피부 위축 또는 피부색 변화, 멍, 건 파열, 감염, 안면 홍조, 당뇨병인 경우 혈당 조절 기능 저하가 있다.[72] 부작용이 발생한 경우 취해야 할 조치에 대한 방법을 공유해야 한다.
질 높은 임상실습 과정에는 서면 동의 방법이 포함되어 있다.

무엇을 주입하고 왜 하는가?
(What to inject and why?)

주사요법에 쓰이는 코티코스테로이드에 대한 특정 약물이나 용량에 관한 확실한 근거는 없다.[1] 영국약전(bnf.nice.org.uk)[11]에서 몇 가지 제안하고 있지만 전문가 의견에 따르면 트리암시놀론(triamcinolone), 메틸프레드니솔론(methylprednisolone)이 가장 일반적으로 사용되고 있다.[1,72,108] 국소 마취제(예: 염산리도카인)는 일반적으로 통증 완화와 임상 진단을 위해 코티코스테로이드와 함께 사용된다.[1,120] 현재까지 자가유래 혈소판 재생치료(platelet-rich plasma; PRP), 고장성 포도당(프롤로 요법이라고도 함) 또는 염화나트륨(식염수)과 같은 다른 주사 가능한 약물에 대한 수준이 높은 근거는 없다.[29]

코티코스테로이드 주사(마취 유무와 상관없이)가 작용하는 정확한 효과 기전은 알려져 있지 않다. 코티코스테로이드는 국소 염증,[28] 또는 전체 건세포(tenocyte) 수[18]를 감소시키고 유해수용기 활성을 억제할 수 있다.[62] 일부 저자들은 모든 치료적 이점이 견봉하 공간의 물리적 팽창의 결과일 수 있거나 맥락적 "위약" 효과의 결과일 수 있다고 제시하고 있다.[78] 이러한 지속적인 불확실성은 부분적으로 주사요법의 조직학적 효과를 조사하는 연구가 부족하기 때문이다. 코티코스테로이드 약물을 위약 주사와 비교하는 임상 연구도 부족하다.[30] 특히 식염수를 위약 주사로 널리 사용하는 것은 실제로 추가 조사가 필요한 치료 효과가 있을 수 있기 때문에 효과에 대한 의문이 제기되고 있다.[4,30]

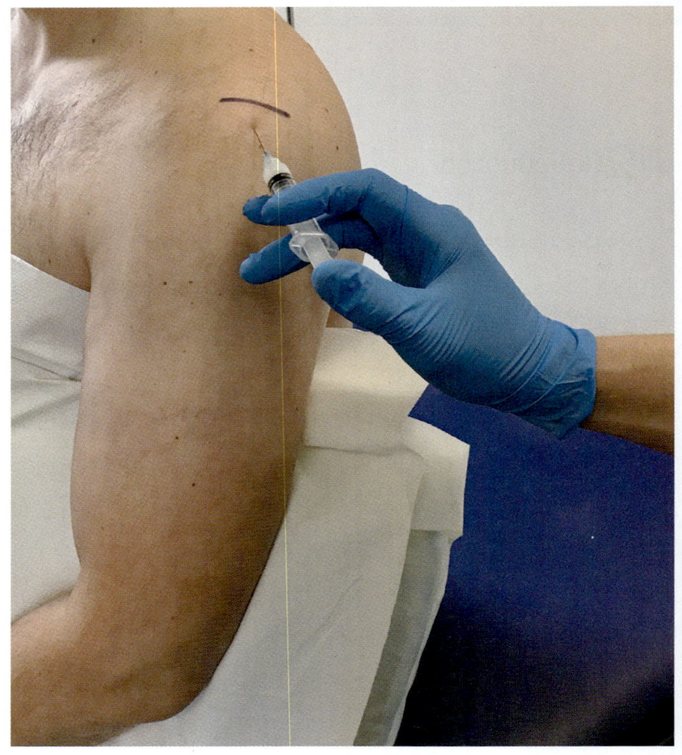

그림 23.1
견봉하 공간에 주요 표시자 유도 주입법. 피부에 그려진 선은 견봉이 촉진되는 측면 가장자리를 나타낸다.

방법과 주사 후 조언
(Methods and post-injection advice)

주사요법에서 선호하는 부위는 견봉하 공간 내의 견봉하-삼각근하 점액낭이다.[72,79] 5ml 주사기는 30~40mm(1.25~1.5inch) 길이의 21게이지 바늘과 함께 사용한다. 과학적 근거는 없지만 일반적으로 트리암시놀론 20mg(0.5ml)과 1% 리도카인 45mg(4.5ml)(총량 5ml)을 권장한다.

환자는 일반적으로 팔을 지지대 위에 편안한 자세로 앉아 있는 것이 좋으며, 팔과 몸 사이에 베개나 말아진 수건을 사용해 편안하게 해준다. 혈관미주신경성 실신(vasovagal syncope)을 피하기 위해 일부 임상가는 환자를 바로 누운 자세에서 시행하는 것을 선호한다. 임상가는 견봉의 측면 가장자리 중앙보다 아래에 바늘을 삽입한다. 바늘 끝부분을 견봉 아래에 두고 위쪽방향으로 삽입한다(그림 23.1). 바늘이 혈관에 삽입되지 않도록 주사기를 뒤로 당겨 확인한다. 그런 다음 저항이 느껴지지 않는 곳에 한 회분의 용량을 주입한다.[72] 표시자 및 초음파 유도 방법(나중에 논의함) 모두를 사용해 주입하는 것도 가능하다. 주사 후 환자는 24시간 동안 어깨를 가능한 쉬도록 하고 한주 동안 격렬한 운동을 피하고[41] 고강도 활동은 매우 점진적으로 시작하는 것을 권장한다.

요약 및 향후 연구 분야
(Summary and areas for future research)

RCRSP에 대한 치료법으로서 주사 요법이 널리 사용되고 있음에도 불구하고 이를 뒷받침할 만한 높은 수준의 연구가 부족하다. 진행된 연구의 대부분은 편향의 위험이 높고 예후를 예측하는 것이 어렵다는 비판을 받고 있다.[30] 이전의 메타분석과 체계적 고찰 연구에서는 이 상태에 대한 주사요법이 비교적 적은 수의 환자에서 최소한의 단기 통증을 완화할 수 있음을 제시하고 있다.[30,78]

코티코스테로이드 주사의 효과에 대한 의구심과 회전근개 건 조직에 부정적인 영향을 미칠 가능성에 대한 우려가 커지고 있다.[35,36,89,95] 코티코스테로이드 주사의 국소 주입은 건의 기계적 특성을 감소시키는 건 세포에 독성 영향(toxic effect)을 미치는 것으로 생각된다.[35,36] 이 분야에 대한 연구는 제한적이지만 코티코스테로이드 주사요법을 받은 환자에 대한 12주 추적 관찰 연구에서 회전근개 전층 파열의 발생률이 17%에 달한다고 보고하였다.[95] 더 제한된 근거는 수술 전 주사요법과 회전근개 봉합 수술 후 좋지 않은 결과 사이에 강한 상관관계가 있음을 보고하고 있다.[121]

이러한 우려에 대해 일부에서는 RCRSP 치료를 위한 주사요법을 지속적으로 처치 받는 것은 습관성이라고 하였다.[78] 이는 임상 중재 효과를 면밀히 조사하고 널리 사용되기 전에 이에 대한 유용성을 확인해야 하는 근거중심의학(EBM)과는 다소 상반된다.[3] 그럼에도 불구하고, 임상가들은 다른 비수술적 처치가 효과가 없고 환자가 의사결정과정에서 발생할 수 있는 위험성을 인지하고 동의한 경우, 여전히 주사요법을 RCRSP에 대한 처치 가능한 치료 방법으로 판단하고 있다.

오십견에 대한 주사요법
(Injections for frozen shoulder)

오십견(Frozen shoulder; FS)은 수동적 어깨 움직임 상실과 함께 지속적이고 극심한 통증을 특징으로 하는 질환이다.[64] FS의 임상 단계: 1) 강직(뻣뻣한) 단계 보다 더 심한 통증, 2) 통증 단계보다 더 심한 뻣뻣한 단계로 분류할 수 있다.[70] 임상적, 조직병리학적, 관절경 소견은 단계에 따라 광범위한 상관관계가 있으며, 잘 정의된 단계와 상관없이 연속적으로 인식되고 있다.[44] 주사요법은 거의 70년 동안 FS의 치료 방법으로 사용되고 있다.[33] 초기 결과는 좋지 않았지만[33] FS 관리를 위한 주사요법은 현재는 체계적으로 정립된 치료 방법이다.[97] 널리 사용되는 치료 방법 임에도 불구하고 최적의 시기, 방법, 주입 유형에 대한 의구심은 남아 있다.

무엇을 주입하고 왜 하는가?(What to inject and why?)

코티코스테로이드는 화학적 조절제로 알려져 있으며 FS환자의 어깨 관절에 주사 할 때 섬유종증, 혈관 증식, 섬유증, α-평활근 액틴에 대한 섬유아세포 염색을 감소시키는 것으로 확인되었다.[56] 이는 초기 단계에서 주사요법이 질병의 경과를 변화시킬 수 있음을 의미한다. 초기 단계에서 주사요법과 위약 치료에 대한 비교연구에서 12주 후에 어깨 통증, 장애지수(SPADI) 점수(12장 참조), 관절가동범위에서 임상적으로 의미 있는 차이를 확인하였다.[124] 염증이 FS의 일부 원인으로 알려져 있지만 코티코스테로이드가 이 과정에 작용하는 정도는 불확실하다. FS의 발병기전과 코티코스테로이드 작용에 대한 견해 차이가 존재한다.[32,56]

스테로이드 주사가 작용하는 정확한 기전은 알려져 있지 않지만 스테로이드 주사가 오십견 증상에 긍정적인 효과가 있음을 제시하는 강한 근거가 있는 것으로 생각된다. 체계적인 검토 연구에서는 주사 후 최대 6주,[20,45]와 4개월까지 효과가 유지됨을 보고하고 있다.[45] 8건의 무작위 임상 시험(환자 416명)을 포함하는 다른 체계적인 검토 연구에서는 관절 내 스테로이드 주사가 FS 관리에 안전하고 효과적이며 기능 개선, 관절가동범위 증가, 통증을 감소시키는 것으로 보고하였다. 코티코스테로이드 주사는 4~6주, 12~16주에 유의한 효과가 있었으며 최대 26주까지 지속될 수 있다.[115] 여기에서 중요한 점은 측정했던 모든 결과에서 유의한 효과가 있지 않았으며 여러 결과 측정에서 통계적으로 유의한 효과가 있음을 보고하고 있지만, 시점에 따른 일부 결과의 임상적 효과가 입증되지 않은 점은 추가 연구가 필요하다. 스테로이드 주사와 결합한 조기 물리치료는 수술과 물리치료를 결합했을 때와 동일한 임상 결과를 보고하고 있다. 결과적으로 전자는 보다 실용적인 1차 관리 방법으로 고려할 수 있다.[96]

사용하는 약물의 종류와 치료용량은?
(Which drugs and what dose?)

오십견 치료에 가장 많이 사용되는 2가지 코티코스테로이드는 트리암시놀론 아세토니드(triamcinolone acetonide; TA)와 메틸프레드니솔론 아세포네이트(methylprednisolone acetate; MP)이다.[108] 중재 방사선 전문의를 대상으로 한 설문 조사에서 효과가 오래 지속되는 특징으로 MP보다 TA를 선호하는 것으로 알려져 있다.[108] 그럼에도 불구하고 약물 유형 간에 기능적

결과 또는 통증에 유의한 효과 차이가 있음을 제시하는 근거는 거의 없다.[19]

TA를 10mg과 40mg 사용시 효과 비교 연구가 진행되었다. 더 높은 용량에서 통증과 수면에 대해 더 크게 개선되었으나 그 차이는 6주 이상 지속되지 않았다.[34] 후속 연구로 무작위, 삼중 맹검, 위약(1% 리도카인 5ml) 대조군 연구에서 20mg과 40mg 용량의 효과 차이를 비교하였다. 통증, 관절가동범위, SPADI 점수에 대해 두 그룹 모두에게 상당한 개선 효과가 있었으며 12주 이상 그룹 간 차이가 없다고 보고하였다.[124] 동일한 용량(20mg과 40mg)을 비교한 유사 연구에서는 주사 후 최대 6주까지 다양한 결과 측정에서 그룹 간 차이가 없음을 확인하였다.[19,66,124] 결론적으로 가능한 대부분의 근거는 저용량 스테로이드 주사와 고용량 스테로이드 주사 사이의 결과에서 유의한 효과 차이가 없음을 시사하고 있다.

주사 부위는? *(Which site to inject?)*

상완관절와관절 관절내(IA) 주사와 견봉하(SA)주사에 대한 비교 연구에서 2~3주 후에 IA주사 후 통증이 유의하게 감소하는 것으로 확인하였으며[82,111] 12주에는 기능 및 관절가동범위(내회전의 경우 제외)에서 주사 부위에 따른 유의한 차이는 없었다.[111] 최근 메타분석에 따르면 최대 3개월 동안 지속되는 SA 주사에 비해 IA 주사 후 통증이 더 유의하게 감소했다고 보고하였다.[24] IA와 SA 주사를 결합해서 적용한 비교연구에서는 IA 또는 SA 주사를 단독으로 적용한 경우 보다 내회전 범위에서 약간 더 나은 결과를 보고하였다.[25] 이는 SA 공간에서 회전근 사이로 스테로이드가 스며들기 때문이라는 가설을 세웠다.[111] 다른 연구에서 IA 단독 또는 회전근 사이 주사와 결합했을 때와 비교 해서 결과에 차이가 없다는 연구결과가 있어 이에 대한 가설을 불확실하다.[92]

수압팽창 주사 *(Hydrodilatation injection)*

수압팽창(HD)(관절 팽창이라고도 함) 주사는 상완관절와관절에 식염수, 스테로이드, 마취제를 고용량으로 섞어 사용하며 관절낭을 확장하여 어깨 관절의 관절가동범위를 증가시키는 것을 목적으로 한다. HD는 고도의 기술이 필요한 방법이다. 대조군과의 비교연구에서 통증 감소, 관절가동범위 증가에,[106,123] 대한 단기간 효과를 확인하였으나 외회전,[123] 통증 및 관절가동범위[106]에 대한 일시적이고 미비한 개선은 임상적으로 의미가 없을 수 있다. 출간된 연구에 따른 근거는 반복적인 시행이 단일 시행에 비해 더 나은 효과를 확인하지 못했다고 보고하고 있다.[106,123] HD는 IA 또는 SA 주사보다 1개월까지는 유의한 단기 효과가 있지만 3개월에서는 유의한 차이가 없었다. 코티코스테로이드 주사는 HS와 스테로이드 결합만큼 효과적인 것으로 보이며, 두 가지 다 3개월까지 스테로이드를 사용하지 않은 HD 보다는 효과적이다.[94]

향후 연구 *(Future research)*

임상실무지침서에 따른 근거는 주사요법이 잘 정립되어 있으며 오십견 치료에 임상적인 효과가 있음을 제시하고 있다.[97] 그럼에도 불구하고 임상가에 따라 상당한 지식 격차가 존재하고 있다. 의사결정과정을 공유하는 것이 임상 실무의 주요한 핵심이기 때문에[58] 근거 부족으로 인해 주사요법의 장점이 부작용 보다 더 큰지에 대한 딜레마가 발생한다. 자연 병력(natural history)에 따른 주사요법을 적용할 최적의 해부학적 위치, 시기, 전달 방식(이미지 또는 주요 표시자 유도법), 부작용에 대한 더 많은 지식을 통한 임상 실무가 치료를 효과적으로 할 수 있게 할 것이다.

상완관절와관절 골관절염에 대한 주사요법 (Injection therapy for glenohumeral joint osteoarthritis)

상완관절와(GH)관절은 슬관절과 고관절 다음으로 골관절염이 세 번째로 흔하게 발병하는 큰 관절이다.[125] 발병 원인에 따라 원발성 골관절염과 속발성 골관절염으로 분류할 수 있다. 원발성 골관절염은 노년층에서 흔하게 발생하며 후방 관절와 마모와 연관이 있다.[26] 속발성 골관절염은 외상, 재발성 탈구 과거력, 수술, 무혈성 괴사 후 젊은층에서 흔하게 발생한다. 어깨관절의 견관절 치환술(prosthetic replacement)은 기능을 제한할 수 있으며, 젊은층보다 일부 노년층에서 제한이 덜하다.[26] 특히 젊은층에서는 비수술적 방법이 증상 감소에 더 효과적이다. 일반적으로 비수술적 방법에는 움직임 재훈련, 교육, 운동

치료,[31] 경구 약물치료, GH관절에 대한 관절 내 주사요법이 있다. 주사요법은 노년층에도 적용할 수 있다.

기법(Technique)

GH관절에 대한 주사요법은 이미지 유도법 없이도 적용할 수 있다. 주요 표시자 유도 주사요법은 다양한 기술을 적용해 사용할 수 있다.[12] 이미지 유도 주사요법은 초음파 또는 X선 투시를 사용한다(논의는 이후에 기술함). 일반적으로 GH관절에 대한 주요 표시자 유도 주사요법은 이미지 유도 주사요법보다 정확도가 낮은 편이지만 정확도는 접근 방식에 따라 다르며 후방 접근 방식이 더 정확하다.[5,10,85,113] 초음파 유도 주사요법은 X선 투시 유도 주사요법과 정확도가 동일하지만 환자 선호도는 더 높다. 이때 저렴한 방사선을 사용하지 않는다.[52]

주사 요법이 가능한 경우(Injectable options)

코티코스테로이드는 GH관절의 골관절염 관리에 적용하는 가장 일반적인 주사제이다. 슬관절과 같은 다른 관절과 달리 효과에 대한 근거는 부족하고, 뒷받침하는 대부분의 근거는 증례(anecdotal)보고이다.[6] 최신 근거에 의하면 GH관절의 골관절염에서 주사용 코티코스테로이드 사용에 대한 권고 유무는 결론을 내지 못하고 있다. 그럼에도 불구하고 코티손(cortisone)의 유형과 용량에 대한 지침은 슬관절에 대한 지침과 유사하다.[65]

히알루론산(Hyaluronic acid; HA)은 고분자량 글리코사미노글리칸으로, 외인성 형태에서 항염, 진통, 연골 보호 효과가 있는 것으로 알려져 있다.[60,114] GH관절의 골관절염의 치료를 위한 HA 주사요법을 적용했을 때 효과를 알아본 근거 수준이 높은 연구는 부족한 실정이다. 1, 3, 6개월에 코티코스테로이드와 함께 HA 적용 시 효과를 알아본 최근의 무작위 대조군 연구에서 HA그룹이 모든 시점에서 통증과 장애지수가 개선되었다고 보고하였다. 그러나 코티코스테로이드 그룹은 1개월 만에 개선되었다고 보고하였다.[76]

자가 유래 혈소판 풍부 혈장 치료(Platelet-rich plasma; PRP)는 원심분리기를 이용해 전혈을 분리해 생성된 기준치 이상의 혈소판 농도를 갖는 혈액 샘플로 구성되어 있다.[68] 슬관절 골관절염에서 PRP 주사요법에 대한 근거는 고무적이지만[23] GH관절 골관절염 치료에서 PRP 주사요법 효과에 대한 결론을 이끌어 낼 만한 높은 수준의 연구는 부족하다.

견봉쇄 및 흉쇄관절 골관절염에 대한 주사요법(Injections for acromioclavicular and sternoclavicular joint osteoarthritis)

견봉쇄(AC)관절의 활액막염 또는 골관절염은 임상가가 고려하지 않는 어깨 통증의 일반적인 원인이다. 환자는 자주 어깨 움직임 중에 특히 수평 굴곡(내전) 시 AC관절에 국한된 통증을 호소한다.[48] X-선 또는 초음파 영상은 연골하 낭종, 관절 공간 협착, 골극 형성을 포함한 퇴행성 변화를 확인할 수 있다. 관절에 국소마취제를 주입한 후 통증이 감소하는 것은 AC관절이 통증의 원인 부위라는 임상 가설을 뒷받침할 수 있다.[7,107] AC관절에 대한 코티코스테로이드 주사요법은 통증이 심하거나[2] 환자가 다른 비수술적 중재에 효과가 없는 경우 적용 가능한 치료방법으로 생각된다.[16]

AC관절 내 주사요법 적용 방법은 주요 표시자 유도법 또는 이미지 유도법을 사용할 수 있다. AC관절에 대한 주요 표시자 유도법은 50% 이하의 정확도를 보인다. 이는 상대적으로 작은 크기의 관절, 다양한 해부학적 구조, 골극 존재와 관련이 있는 것으로 생각된다.[9] 이미지 유도 주사요법은 일반적으로 더 정확하다. 투시 유도법(Fluoroscopically-guided)에 의한 AC 주사요법의 정확도는 100%이다.[88] 초음파 유도 주사요법에서도 유사한 정확도가 확인되었으며, 장점으로는 이온화 방사선이 필요없으며 휴대성, 비용이 저렴하다는 점이다.[86]

흥미로운 점은 개선된 정확도가 임상 효과에 대한 중요성 여부는 아직 알려져 있지 않다. 초음파 유도법을 이용한 관절 내 코티코스테로이드 주사요법과 관절 주위 코티코스테로이드 주사요법의 효과를 비교한 연구에서 단기 추적관찰 결과에서 그룹 간에 통증이나 기능에 유의한 차이가 없음을 보고하였다.[101] 더욱이 코티코스테로이드 주사요법의 단기 효과에 대한 근거는 거의 없으며 이러한 주사요법이 병리의 자연 경과에 영향을 준다는 근거 또한 없다.[61]

흉쇄(SC)관절 주사요법은 일반적으로 어깨 내측 또는 흉벽 통증으로 나타나는 골관절염 치료에 사용된다.[48] CT-87

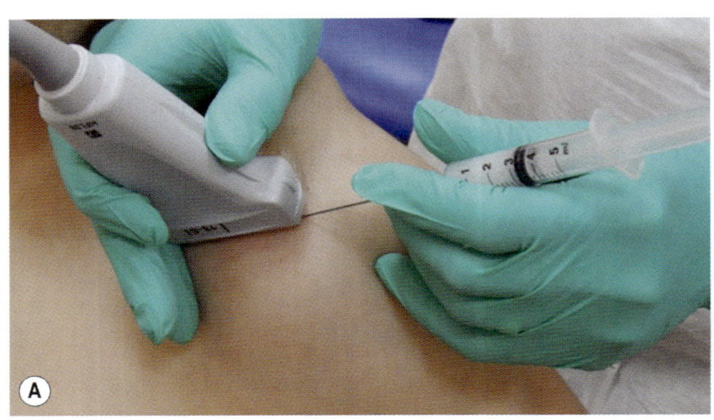

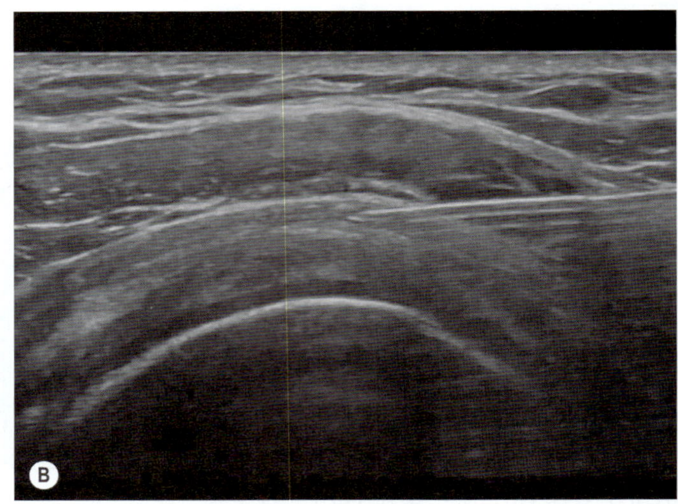

그림 23.2
(A) 견봉하 삼각근 점액낭에 대한 초음파 유도법.
(B) 극상근 건 표면의 무반향 견봉하 삼각근 점액낭층에 초음파 유도법을 이용한 주입을 보여주는 초음파 이미지.

과 초음파 유도법 적용에 대한 정확도는 입증되었다.[90] SC관절 골관절염에 대한 주사요법의 효과를 문서화한 연구는 없다.

요약하면, 상완관절와, 견봉쇄, 흉쇄 관절 관절염에 대한 코티코스테로이드 주사요법은 비수술적 관리에 효과가 없는 지속적인 통증 치료에 사용된다. 일반적으로 이러한 증상에 대한 코티코스테로이드 주사요법의 효과를 지지하는 근거는 제한적이다. 이 시점에서 다른 주사 가능한 약물의 사용을 뒷받침할 만한 충분한 연구 결과 또한 없다. 국제 지침은 현재 편향적 위험이 높은 것으로 판단되는 연구의 제한된 자료를 기반으로 하고 있으며[2,16] 이를 바탕으로 주사요법의 정확한 임상 징후와 효과를 이해하려면 더 많은 근거가 필요하다.

초음파 유도 어깨 주사
(Ultrasound-guided shoulder injections)

초음파 이미지는 관절천자와 조직 생검과 같은 의학적 검진을 위해 1970년대에 처음 사용되었다.[75] 이제는 MSK 장애 치료에서 주사요법의 정확도를 향상시키는데 사용되고 있으며 해부학적 주사 부위에 대한 바늘의 방향을 실시간으로 확인이 가능하다. 주요 표시자 유도 주사요법은 주사 부위를 확인하기 위해 피부 촉진을 이용해 해부학적 주요 표시자를 표시하는 점이 다르다.[103]

장비에 대한 비용 절감과 향상된 이미지 해상도로 인해 MSK 진료에서 주사요법을 위한 초음파 사용이 증가하고 있다.[7,51,80] 특히 영국에서 진료 범위가 확대되면서[39,40] 물리치료사와 같은 비의료 전문가가 현재 임상 치료의 일부로 초음파 유도법을 사용한 주사요법을 시행하고 있다.

초음파 유도 견봉하 삼각근 점액낭 주사요법
(Ultrasound-guided subacromial subdeltoid bursa injection)

견봉하 삼각근 점액낭(SASD bursa)은 활액막이 늘어선 큰 구조이며,[22] RCRSP가 있는 환자들에게 널리 사용하는 주사 부위이다.[71] 점액낭은 극상근 표면과 삼각근 심부에 위치한 무반향(검은색) 또는 저반향(진한 회색)의 선형 구조로 확인된다. 선형 모양은 인접한 점액낭 주위 지방층의 고반향 경계에 형성되어 있다. 종종 녹색 21게이지 50mm(2inch) 바늘을 이용해 측면을 통해 바늘이 변환기(transducer)와 평행한 "평면 내" 접근법으로 주입한다(그림 23.2A와 23.2B). 저항이 느껴지지 않아야 하며 주입이 진행될 때 점액낭 전체에서 팽창이 실시간으로 확인되어야 한다. 바늘 끝이 점액낭 외부층에 있는 경우 국소 부위만 팽창될 가능성이 있다.

사체 표본(cadaveric specimen)에 대한 주요 표시자 유도법의 정확도는 63~80% 사이의 다양한 성공률을 보고하고 있다.[84] 이러한 자료에 대한 추가 조사에 따르면 회전근개 건, 삼각근과 상완관절와관절과 같은 인접 구조를 침범하지 않고 SASD 점액낭에만 주입하는 정확도는 20%이다. 사체를 이용한 주사요법 연구에서 조직의 노화와 구조적 결함의 증가로 인해 한계가 있다.[77] RCRSP 진단을 받은 환자를 대상으로 주사요법 직후 자기공명영상을 비교한 연구에서 주요 표시자 유도 방법의 경우 정확도가 69~100% 라고 보고하고 있으며,[38,55,99] 인접구조 침범하는 경우를 제외하면 24~31%로 감소하였다.[55] 이에 비해 초음파 유도 방법의 정확도는 60~100% 범위로 보고하고 있다.[38,99] 정확도의 범위가 넓다는 것은 임상가 개개인간의 역량 차이가 크다는 것을 의미할 수 있지만 초음파 장비의 품질과 프로브 주파수 같은 방법적인 차이로 해석할 수 있다.

SASD 점액낭 주입 방법의 임상적 효능을 비교한 연구 결과는 계속 변화하고 있다.[8,27,103] 연구에서 주사요법 부위가 자주 "견봉하 공간"이라는 용어로 사용되고 있다는 점은 주목할 만 하다. 견봉하 공간은 SASD 점액낭, 점액낭 지방, 회전근개건, 막, 연골을 포함한 구조이다. 분명 다른 구조임에도 불구하고 사용되는 용어는 서로 혼용하고 있어 연구 결과 해석에 영향을 줄 수 있다. Sage 등[103]은 견봉하 부위 초음파 유도 방법에 대해 6주 후 어깨 통증과 어깨 관절가동범위에서 단기간의 유의한 개선을 보고하였다. 다른 연구에서는 SASD 점액낭과 공간에 대한 초음파 유도와 주요 표시자 유도 주사요법 간의 임상 결과에서 차이가 없음을 확인하였다.[8,99]

초음파 유도 상완관절와관절 주사요법
(Ultrasound-guided glenohumeral joint injection)

초음파 유도법은 오십견과 골관절염과 같이 상완관절와(GH)관절에 영향을 주는 질환에 사용할 수 있다. 5~15MHz 주파수의 선형(또는 평면)프로브는 21게이지 50mm(2inch) 바늘과 함께 가장 일반적으로 사용되며, 체질량이 큰 환자의

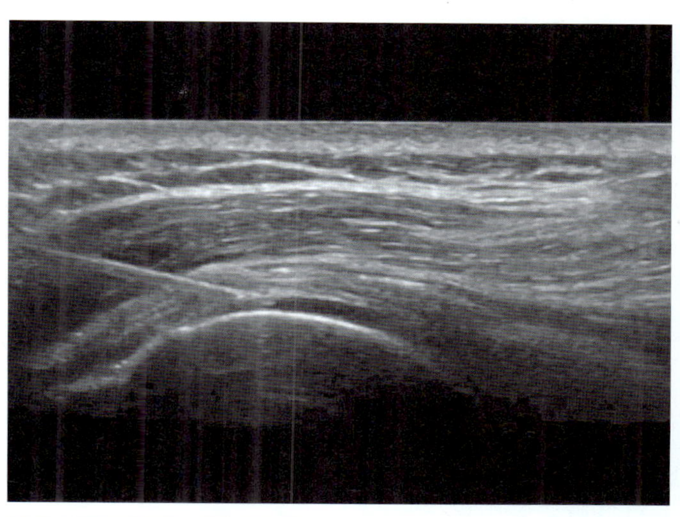

그림 23.3
상완골두의 무반향 관절연골 표면에 있는 상완관절와관절에 대한 전외측 접근법을 통한 초음파 유도 주사요법을 보여주는 초음파 이미지.

경우 곡선 모양(또는 곡선) 프로브와 더 긴(척추)바늘이 사용되기도 한다. "평면 내"와 "평면 외"(바늘이 변환기와 평행하지 않는 경우) 방법을 통합하는 초음파 유도하에 GH관절에 주사요법을 적용하기 위한 몇가지 접근 방법이 제시되고 있다. 일반적으로 적용하는 두 가지 사후 접근 방식에 대해 집중적으로 논의할 것이다. 두 방법 모두 주사할 면이 가장 위쪽에 환자를 옆으로 눕히는 것이 좋다.

후방, 전외측과 거의 모든 "평면 내" 접근법(그림 23.3)에서는 바늘 끝이 관절낭 방향으로 진행해야 하며 주사 시 저항이 거의 느껴지지 않고 주사액을 관절 속(facing)에 정확하게 주입하기 위해 각도자(bevel)가 아래를 향하도록 해야 한다.[81] 진입 위치가 극하근 건보다 아래쪽인 경우 일반적으로 환자는 편안함을 느낀다. 이는 정확한 바늘 주입 각도와 시각화 기술이 필요한 까다로운 절차이다. 초음파 유도법에서 이 기술을 수행하면 관절낭이 종종 상완골두에 있는 관절 유리연골의 표면에서 볼수 있기 때문에 획기적인 접근 방식을 통해 정확하게 주사하는데 필요한 접근법에 대한 인식이 높아지고 있다(그림 23.4). 관절 삼출액이 있는 경우, 상완관절와관절의 후방 오목부를 표적으로 하는 후내측 접근법으로 접근하는 것이 더 용이

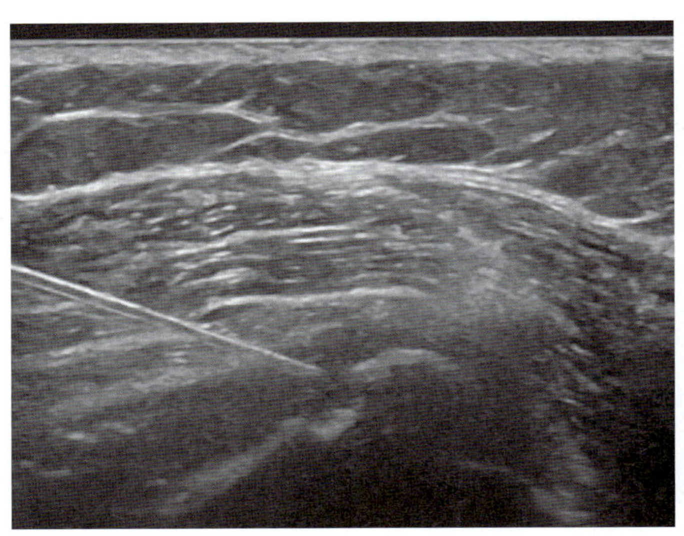

그림 23.4
퇴행성 상완관절와관절의 후방 측면에서 삼출액에 대한 후내측 접근법을 이용한 초음파 유도 주사요법을 보여주는 초음파 이미지.

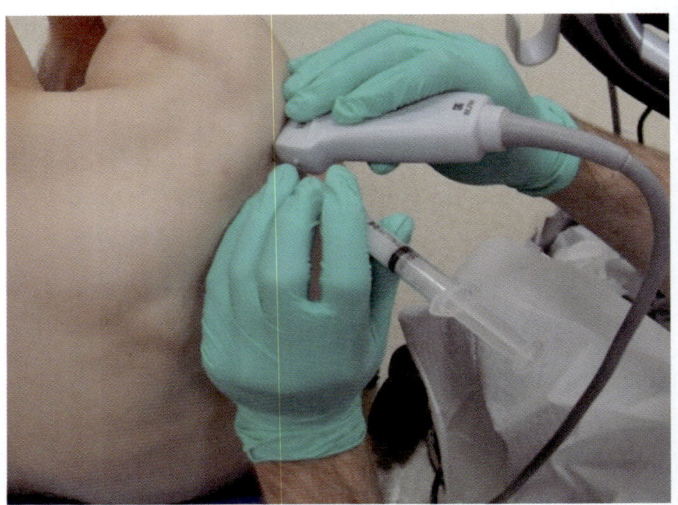

그림 23.5
상완관절와관절에 대한 후내측 접근법을 이용한 초음파 유도 주사요법.

할 수 있다(그림 23.5).

GH관절의 초음파 유도 주사요법을 받은 환자에서 90~100%의 높은 정확도를 보고하고 있으며[50,81,93] 사체에 적용했을 경우 92.5% 정확도를 보고하고 있다.[85] Patel 등[85]은 사체 표본에 대한 주요 표시자 유도법은 72%의 정확도가 있다고 보고하였다.

초음파 유도 견봉쇄관절(AC) 주사요법

(Ultrasound-guided acromioclavicular(AC) joint injection)

견봉쇄(AC)관절은 일반적으로 골관절염과 같은 질환에 대해 주사요법을 적용한다. 관절의 측면에서 "평면 내" 방법으로 진행된다. 이 기술은 관절 내 디스크[102]와 정확한 절차로 진행되기 위해 바늘과 각도자 위치 조정이 필요하기 때문에 어려운 과정이다(그림 23.6A,B). 추가적인 문제는 관절 가장자리에 큰 골극이 위치하고 있다. 관절의 표면 위치 때문에 고주파 선형 프로브를 사용한다. 23게이지 25mm(1inch)의 작은 파란색 바늘 끝을 막고 주사액이 주입되는 것을 방해하는 위험을 줄일 수 있다.

AC관절의 초음파 유도 주사요법은 사체연구에서 95~100%의 정확도를 보고하고 있다.[86,100] 주요 표시자 유도 주사요법은 39~50% 정확도를 보고하였다.[9] 임상 실험에서 AC관절 골관절염 진단을 받은 환자들에 대해 초음파 유도 주사요법의 경우 96%, 주요 표시자 유도 주사요법의 경우 61%의 정확도가 있음을 보고하였다.[83] Park 등[83]은 초음파 유도 주사 그룹에서 3개월과 6개월 후에 SPADI 점수, 촉진과 내전 가동범위에서 유의하게 향상되었다고 보고하였다.

초음파 유도 상완이두근건초에 대한 주사요법

(Ultrasound-guided long head of biceps tendon sheath injection)

상완이두근 건의 장두에서 외상은 건초염과 건병증과 같은 질환의 원인이 될 수 있다.[53] 상완이두근 장두에 대한 건초염에 대한 초음파 유도 주사요법은 86.7%의 정확도, 주요 표시자 유도법의 경우 26.7%의 정확도가 있음을 보고하고 있다.[53] 주사요법은 상완이두근구 측면에 위치하는 전방굴곡 동맥의 아치형 가지를 피하기 위해 일반적으로 측면 접근법, 평면 내 접근법을 사용하고 있다.[49] 주사 바늘이 건 자체가 아닌, 건 외피에 있는지 확인하기 위해 시각화 방법을 사용하는 것이 중요하

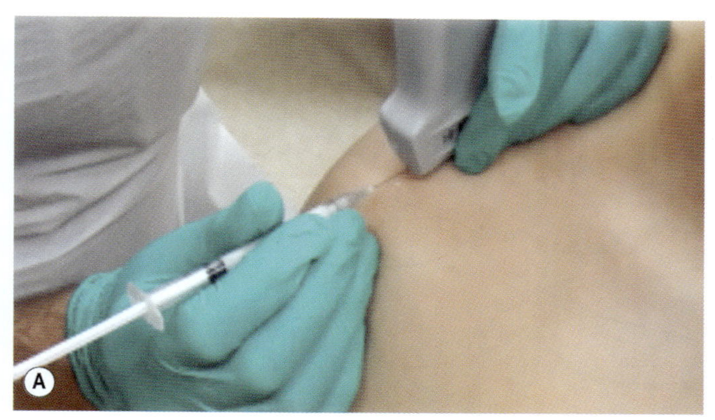

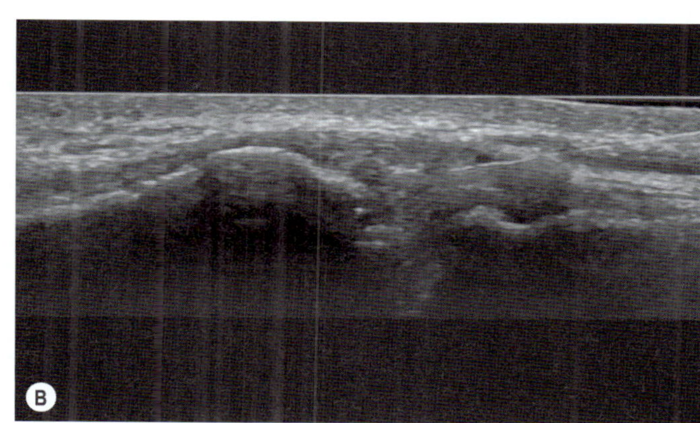

그림 23.6
(A) AC관절에 대한 초음파 유도 주사요법의 측면 접근법.
(B) 측면 접근법에서 AC관절에 대한 초음파 유도 주사액 주입을 보여주는 초음파 이미지.

다. 일반적으로 환자의 조직 깊이에 따라 21게이지 50mm (2inch) 녹색 바늘을 사용하기도 한다. 상완이두근 건초 삼출의 임상적 관련성은 국소 건초염을 의미하는 경우는 거의 없고 상완관절과 관절의 삼출액/활막염 또는 회전근개 파열을 의미하는 경우가 더 많기 때문에 이를 반영하는 것도 중요하다.[83]

초음파 유도 방법이 효과적인가?

(Are ultrasound-guided procedures worth the effort?)

초음파 유도 접근법의 정확도가 향상되고 있음에도,[47] 기존의 주요 표시자 유도 주사요법과 비교해 치료보다 더 효과적인지는 명확하지 않다.[8,27] 초음파 유도 접근법에 대한 임상가를 훈련하는데 소요되는 시간과 지속적인 멘토링의 필요성은 불확실성을 높이고 있다. 이러한 불확실성에도 불구하고 현재 초음파 유도 어깨 주사요법에 대한 수요는 증가하고 있다.[59] 기존의 방사선 접근법에서 벗어나 널리 사용되고 있어 초음파 유도 접근법을 요구하는 환자는 증가하고 있다. 초음파 사용에 대한 환자 만족도도 높은 것으로 보고하고 있다.[74,122]

환자는 관절에 주사하는 경우 주사액이 인접한 근육이나 건이 아니라 관절에 주입되는 것으로 예상한다. 피하 지방 위축, 피부 탈색, 감염, 건과 연골 변성과 같은 스테로이드 주사의 부작용에 대한 인식이 높아지고 있다. 이러한 부작용 중 일부는 주사액이 표적으로 삼은 구조 외부에 주입되는 경우, 높아질 수 있다. 근골격계 주사 요법의 상당 부분이 건 구조에 인접해 주입되며 코티코스테로이드는 건 구조에 부정적인 영향을 주는 것으로 확인되고 있다.[36] 결과적으로 초음파 유도 주사요법 지침에 따라 진행한 경우 부작용이 발생한 주사요법이 정확하고 건이나 피하조직 내에 주입되지 않았다는 임상과 의료법 관련 근거를 제공할 수 있다. 또한 임상가는 바늘 위치에 대한 최종 이미지를 치료에 대한 의학적 근거로 사용할 수 있다.

기술이 빠르게 향상되고 장비 관련 비용이 감소하여 접근성이 높아짐에 따라 초음파 유도 주사요법에 대한 수요는 계속 증가할 것이다. 이와 함께 명확한 절차가 필요하고 효율적인 비용과 안전하고 효과적임을 확인하는 과정이 필요하다.

견갑상 신경 차단술(Suprascapular nerve blocks)

견갑상 신경(SSN)은 상완관절와관절(GH)과 견봉쇄(AC) 관절, 극상근과 극하근, 견봉하 점액낭과 오구쇄골인대를 포함한 어깨 내부와 주변의 여러 구조에 대해 신경 지배를 한다.[42,112] 이러한 구조 중 하나 이상의 구심성 정보는 감각 정보를 중추 신경계로 전달할 수 있으며 잠재적으로 어깨 통증을 인지하도록 한다(그림 23.7).

신경 차단은 뇌에 대한 구심성 입력을 줄이고자 적용하는 주사 치료이며 잠재적으로 통증에 대한 자각을 줄이는데 효과

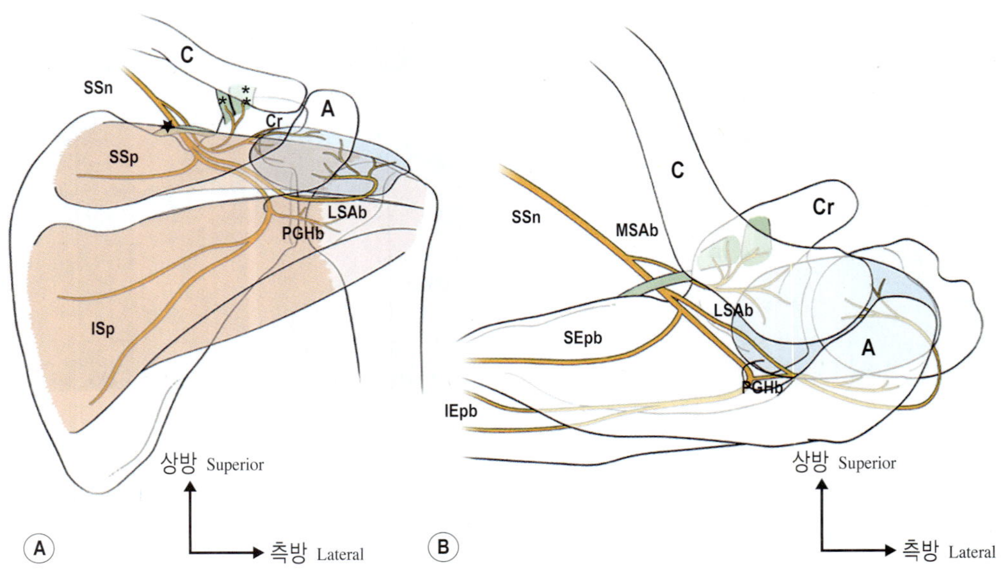

그림 23.7
견갑상신경 원위부와 감각 분지 도해(A,후면; B,위쪽). 견갑상 신경(SSN)은 3가지 감각 분지가 있다: 견갑상절흔에 인접한 견봉하 내측 분지, 견갑상 절흔 수준의 견봉하 외측 분지(LSAb), 척추 관절와 절흔에서 원위 후방관절와상완 분지(PGHb). 견봉하 분지는 견봉하 점액낭(파란색에 양극성 신경 지배를 한다. 견봉하 내측 분지(MSAb)는 오구쇄골인대(원추형(*)과 사다리꼴(**)인대)를 지배한다. PGHb는 상완관절와관절 관절낭 후방에 감각 신경 지배를 한다.
A, 견봉; C, 쇄골; Cr, 오구돌기; ISp, 극하근 가지; SSp, 극상근 가지.[70]

Laumonerie P, Blasco L, Tibbo ME, et al. Sensory innervation of the subacromial bursa by the distal suprascapular nerve: a new description of its anatomic distribution. J Shoulder Elbow Surg. 2019;28:1788–1794.[70] 참조.

가 있다. 견갑상 신경 차단(SSNB)은 수년 동안 임상가들이 사용하고 있으며 1941년에 Wertheim과 Rovenstine이 만성 어깨 통증 치료를 위해 처음 사용하였다.[43]

견갑상 신경 차단술에 가장 적합한 환자는?(*Which patients are best suited to have a suprascapular nerve block?*)

지난 10년 동안 만성 근골격계 어깨 통증 환자들을 관리하기 위해 SSNB 효과를 제시하는 문헌 출판이 증가하였다. GH와 AC관절 골관절염, 오십견, RCRSP, 점액낭 유래 통증 또는 이러한 질환이 혼합된 다양한 유형의 어깨 병리를 SSNB를 사용하여 치료할 수 있다.

영국 주관절과 견관절 협회(BESS)와 영국 정형외과 학회(BOA)의 국제 지침에서는 GH관절 골관절염과 견봉하 어깨 통증 관리에 SSNB 사용을 권고하고 있다.[67,116] 체계적 고찰 연구의 근거는 SSNB를 위약 또는 비교 치료와 비교했을 때 오십견과 지속적인 어깨 통증(다양한 근골격계 원인인 경우)이 있는 환자의 통증 감소에 효과적이라고 제시하고 있다.[21,45] 또한 2019년에 492명의 물리치료사를 대상으로 한 설문조사 연구에 의하면 대부분의 응답자가 지속적인 어깨 통증이 있는 환자에게 SSNB를 권유할 것이라고 보고하고 있다. 특히 SSNB는 어깨 수술을 하지 않은 회전근개 관절병증 환자들이 선호하는 치료법이다.[104]

견갑상 신경 차단의 예상 작용 기전(*The likely mechanisms of action of a suprascapular nerve block*)

신경이 자극을 전달하고 잠재적으로 통증을 인식하게 하려면 나트륨(Na)이온이 세포막으로 들어가야 한다. 이 기전을 통해 신경은 탈분극되고 구심성 흥분을 통해 뇌로 전달한다.

따라서 신경 활동 전위의 변화는 통증 완화 효과를 촉진할 수 있다. SSNB 치료는 일반적으로 마취제와 코티코스테로이드 약물을 혼합해 사용한다. 마취제는 Na이온화를 방해해 단기간(최대 24시간) 동안 탈분극을 하지 못하게 한다.[117] 마취제와 코티코스테로이드를 혼합해 사용하는 목적은 장기간의 진통 효과를 유지하게 하는 것이다. 이 효과에 대한 기전은 밝혀져 있지 않다. 한 가지 이론에서는 코티코스테로이드가 유해수용성 C-섬유 전달을 직접적으로 감소시킨다는 것이다.[119] 또 다른 가설은 통증 가소가 코티코스테로이드의 항염증 효과의 결과라고 제시하고 있다.[57]

기전에 상관없이 시간 경과에 따라 중추신경계에 대한 침해수용성 입력을 줄이면 어깨에 분포하는 피질망이 수정되어 어깨 부위의 통증에 대한 반응이 장기적으로 감소할 수 있다.[13] 많은 연구에서 SSNB 치료를 받은 대상자가 중재 후 12주에 통증이 완화되었다고 보고하였다.[21] SSNB가 재활 물리치료와 함께 적용한 서비스 평가에서는 중재 후 6개월 후 기준선에서 임상적으로 의미있었으며, 통계적으로 유의한 통증 감소가 있다고 보고하였다.[104,105] SSNB 치료 효과 지속시간과 기전을 확인하는 추가 연구가 필요하다.

견갑상 신경 차단 적용 방법
(Methods to perform a suprascapular nerve block)

주요 표시자 유도법(마이어 기법)
(Landmark-guided(Meier technique))

주요 표시자는 견갑골 극 내측 끝과 견봉의 측면 끝에 위치한다. 임상가는 이 두 지점 사이의 중간점을 찾고 위쪽(두부쪽)에서 2cm(0.8inch), 중간에서 2cm(0.8inch)에 주입한다. 바늘은 바늘 끝이 극상와에 접촉할 때까지 진입부위에서 원위로 45° 각도로 주입한다.[46] 바늘을 몇 밀리미터 뒤로 뺀다. 임상가는 바늘이 견갑상동맥에 있는지 여부를 확인하기 위해 주사기의 밀대를 뒤로 당긴다. 확인 후 주사액을 주입한다(그림 23.8).

전기자극 유도법(Electrostimulation-guided)

전기자극 유도법은 바늘 위치의 정확성을 확인하는데 유용

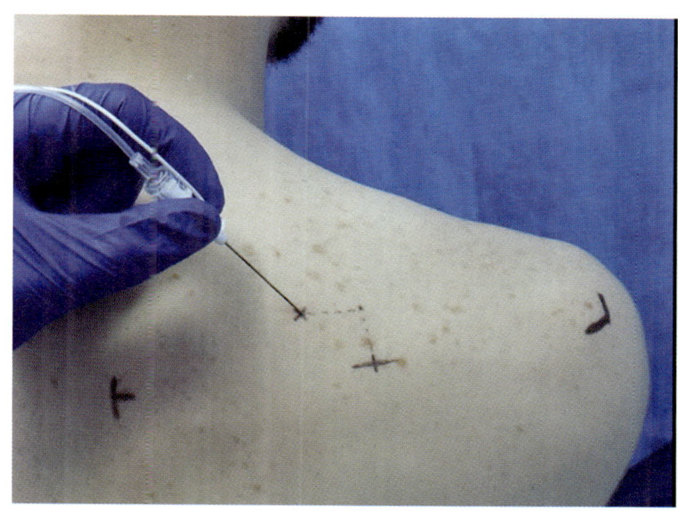

그림 23.8
마이어(Meier)의 주요 표시자 유도법을 이용한 견갑상신경 차단술 적용.

할 수 있다. 처음에는 주요 표시자 유도법이 적용되지만 주사액이 주입되는 지점에서 전기 자극기(그림 23.8에서 바늘에 부착된 흰색코드)가 신경에 자극을 준다. 극상근 근처에서 근수축에 대한 연축 반응이 있는 경우 임상가는 주사액이 주입되기 전에 바늘 근처에 신경이 있음을 확신할 수 있다.

초음파 유도법(Ultrasound-guided)

초음파는 폐첨부를 통과하지 않고 견갑상절흔에 가까운 주입하고자 하는 부위를 시각화한다. 도플러를 사용하면 신경 근처에 있는 견갑상동맥에 주입되는 가능성을 최소화할 수 있다.

X선 투시 유도법(Fluoroscope-guided)

X선 투시 유도법은 X선 방사선을 사용하여 바늘을 주입할 위치를 시각화 한다. 표 23.1은 서로 다른 SSNB 절차의 장단점을 자세히 설명하고 있다. 주요 표시자 유도법은 안전하고 효과적이라고 알려져 있다.[109,110] 그러나 근골격계 초음파 스캐닝과 주사요법에 대한 교육을 받은 임상가들의 경우 초음파 유도법을 선택하는 것이 더 정확하고 잠재적인 부작용 위험이

표 23.1 견갑상신경 차단술의 장단점

	주요 표시자 유도법	전기자극 유도법	초음파 유도법	X선 투시 유도법
장점	• 기존에 시술하고 있는 임상가에게 약간의 추가 교육이 필요 • 추가 장비가 필요하지 않아 구입 비용이 저렴	• 바늘이 신경 근처에 있는 확인이 가능	• 좋은 효과. • 이론적으로 주요 표시자 유도법 보다 안전함	• 이론적으로 주요 표시자 유도법 보다 안전함
단점	• 신경 손상, 혈관 침범, 기흉의 부작용이 있음	• 신경 손상, 혈관 침범, 기흉의 부작용이 있음 • 체내에서 바늘로 신경을 자극함으로 이에 대한 환자가 불쾌감을 느낄 수 있음 • 일부 추가 교육과 구입 비용이 필요	• 많은 추가 교육과 상당한 구입비용 필요	• 많은 추가 교육과 상당한 구입비용 필요 • 방사선 노출 위험

낮기 때문에 임상적으로 의미가 있다고 한다.[21]

SSNB를 적용할 때 최적의 약물 용량이 얼마인지, 용량 반응 비율은 아직 불명확하다. 대부분의 발표된 연구에서는 마취제(예: 1% 리도카인 또는 0.5% 부피바카인)와 스테로이드(예: 트리암시놀론 아세토나이드 또는 메틸프레드니솔론)를 사용하고 있다. 마취제 용량 범위는 6~10ml 리도카인 또는 10ml 부피바카인이다. 코티코스테로이드는 트리암시놀론 아세토나이드 0.5ml(20mg), 메틸프레드니솔론 1ml(40mg)이 사용된다.[21] 나이와 체질량 지수와 같은 요인에 따라 사용량을 조절해야 하는지, SSNB를 특정기간 동안 적용해야 하는지 여부는 불명확하다.

견갑상 신경 절제술은 SSNBs의 효과가 단기간 동안만 지속되는 경우 관리 방법으로 고려할 수 있다. SSNB와 절제술의 효과 차이, 시술 시 발생할 수 있는 부작용에 대한 비교는 알려져 있지 않다. 어떤 방법이 가장 효과적인지, 어떤 환자 그룹에 적용했을 때 가장 효과적인지에 대한 향후 연구가 필요하다. 또한 연구자는 SSNB가 다른 형태의 치료(예: 재활 프로그램)를 병행하는 경우 장기적인 효과 여부를 확인해 볼 필요가 있다.

환자에게 치료 효과와 위험성을 가장 잘 전달하는 방법*(How best to communicate the benefits and risks of the procedure to the patient)*

모든 주사요법과 마찬가지로 SSNB의 치료 목표는 통증과 장애를 감소시키는 것이다. SSNB는 약물 복용, 수술을 받거나 병원 진료를 여러 번 받아야 하는 침술과 같은 다른 형태의 통증 완화를 보존적 치료를 받는 것보다 더 나은 선택일 수 있다. 또한 통증 감소는 환자가 능동적인 재활 운동에 더 효과적으로 참여할 수 있게 하여 잠재적으로 더 나은 장기 효과가 기대할 수 있다.[105]

SSNB가 이전에 어깨 치료를 위해 치료 받았던 다른 근골격계 관련 주사와 같은 기전으로 작용하지 않는다는 사실을 환자에게 설명하는 것이 더 효과적일 수 있다. 여러 다른 주사요법 치료에 효과를 보지 못한 환자의 경우 더 필요할 수 있다. SSNB를 "다른 주사"가 아닌 "절차"(주사 포함)로 설명한다면 환자 참여를 더 이끌어낼 수 있다.

환자는 SSNB의 효과와 부작용에 대한 정보를 바탕으로 결정할 수 있도록 해야 한다. 표 23.2는 예측 가능한 부작용을 요약 설명하고 있으며 임상가가 치료 여부를 고민하는 환자에게 제공할 수 있는 정보를 제시하고 있다. SSNBs는 이 장의 앞부분에서 설명한 어깨에 대한 다른 주사요법과 동일한 부작용을 갖고 있다. SSNB 방법과 관련된 추가 부작용은 마비로 이어

표 23.2 견갑상신경 차단술 부작용과 권고 지침서

부작용	SSNB 예약 시 설명	환자 주의사항	환자가 취해야 할 조치
신경손상	• 환자에게 마취제를 사용하면 근력이 단기간 감소하고 어깨 주변 감각 변화가 생길 수 있음을 설명 • 바늘이 신경을 손상시켜 마비가 생길 가능성이 있음을 설명 • 보호자가 동행해 귀가할 수 있도록 설명	• 시술 후 24시간 동안 팔의 약화(특히 외전)와 어깨 주변의 무감각	• 시술 후 근력이 회복하기 전까지 운전/장비 운전을 피해야 함 • 약화와 무감각이 시술 후 24시간 후에도 회복되지 않으면 환자는 SSNB를 시술한 임상의/진료과에 문의
심혈관 문제	• 혈관과 신경이 인접해 있어 시술 중 체순환계에 주사액을 주입될 수 있으며 CVS 반응이 발생할 수 있음을 설명. 일반적인 심혈관 질환이 있거나 주입하는 주사제와 상호 작용을 할 수 있는 약물을 복용 중인 경우 위험이 증가할 수 있음을 설명	• 다음의 증상 발생 가능성: 심계항진(palpitations), 어지럼/실신, 흉통, 숨이 가쁨, 전반적으로 몸이 좋지 않은 느낌, 어눌한 말투, 얼굴과 몸 측면의 처짐	• 즉시 응급 요청
기흉	• 신경이 폐첨부에 인접해 있어 기흉(폐천자) 위험이 있음을 환자에게 설명	• 다음의 증상 중 발생 가능성: 숨가쁨 증가, 가슴압박/조임/호흡곤란	• 즉시 응급 요청

SSNB, 견갑상신경 차단술; CVS, 심혈관계.

지는 신경 손상, 잠재적인 심혈관 질환으로 진행되는 혈관 침범 또는 기흉을 유발하는 폐첨단을 관통이 있다. SSNB가 장기적인 치료방법 아닐 수 있음을 환자에게 설명해야 한다. 다른 주사요법과 유사한 방식으로 SSNB는 통증을 감소시키고 환자가 운동 치료와 같은 다른 보존적 치료에 보다 효과적으로 참여할 수 있도록 한다. 또한 차단술이 효과가 없을 수 있다는 점을 환자에게 설명해야 한다.

SSNB와 관련된 잠재적 부작용을 논의할 때 진통제 처방과 수술과 같은 다른 형태의 치료 또한 위험성이 있다는 점을 설명할 필요가 있다. 다른 치료 방법이 효과가 없는 심각하고 지속적인 어깨 통증을 호소하는 환자들의 경우 SSNB 치료의 잠재적인 효과가 부작용보다 더 클 수 있다.

SSNB는 특히 다른 치료 방법으로 효과가 없을 때 지속적인 어깨 통증을 관리하는 효과적인 치료방법이 될 수 있다. 향후 연구는 효과적인 최적의 주입 용량, 혼합하는 약물의 선호도, 어떤 주입 방법이 더 안전한지, 차단술을 적용하는 최적의 시기(관리 차원에서), SSNB와 다른 치료 방법에 대한 효과 비교가 필요하다.

결론(Conclusion)

이 장에서 다양한 일반적인 어깨 병리 치료를 위한 주사요법의 사용과 관련된 적응증과 방법을 제시하였다. 모든 치료 방식과 마찬가지로 의사는 주사요법을 적용하기로 결정하기 전에 자신의 임상 경험, 이용 가능한 의학적 근거, 환자의 선호도를 고려하는 것을 추천한다. 현재의 근거 기반 치료에는 상당한 차이가 있지만, 주사요법이 다양한 어깨 질환에 효과적이고 일반적인 비수술적 치료 방법으로 알려져 있는 점은 부정하기 어렵다. 그러나 논의한 바와 같이 부작용이 없는 것은 아니다. 부작용은 정량화하기 어렵고 통증 완화와 기능 개선에 대한 환자 요구가 높은 편이지만, 의사결정 과정을 공유해서 이러한 부작용을 논의하는 것이 임상가와 환자 모두에게 최선의 방법이다. 이 장의 각 부분에서 분명한 것은 향후 연구에서 확인하야 하는 우선 순위에 대한 많은 견해 차이가 있다.

참고문헌(References)

1. National Institute for Health and Care Excellence. Scenario: Rotator cuff disorders. 2017. Available at: https://cks.nice.org.uk/topics/shoulder-pain/management/rotator-cuff-disorders/
2. National Institute for Health and Care Excellence. Scenario: Acromioclavicular joint disorders. 2017. Available at: https://cks.nice.org.uk/topics/shoulder-pain/management/acromioclavicular-joint-disorders/
3. Akobeng AK. Principles of evidence based medicine. Arch Dis Child. 2005;90:837-840.
4. Alvarez CM, Litchfield R, Jackowski D, Griffin S, Kirkley A. A prospective, double-blind, randomized clinical trial comparing subacromial injection of betamethasone and xylocaine to xylocaine alone in chronic rotator cuff tendinosis. Am J Sports Med. 2005;33:255-262.
5. Aly AR, Rajasekaran S, Ashworth N. Ultrasound-guided shoulder girdle injections are more accurate and more effective than landmark-guided injections: a systematic review and meta-analysis. Br J Sports Med. 2015;49:1042-1049.
6. Arroll B, Goodyear-Smith F. Corticosteroid injections for painful shoulder: a meta-analysis. Br J Gen Pract. 2005;55:224-228.
7. Bee WW, Thing J. Ultrasound-guided injections in primary care: evidence, costs, and suggestions for change. Br J Gen Prac. 2017;378-379.
8. Bhayana H, Mishra P, Tandon A, Pankaj A, Pandey R, Malhotra R. Ultrasound guided versus landmark guided corticosteroid injection in patients with rotator cuff syndrome: randomised controlled trial. J Clin Orthop Trauma. 2018;9:S80-s85.
9. Bisbinas I, Belthur M, Said HG, Green M, Learmonth DJ. Accuracy of needle placement in ACJ injections. Knee Surg Sports Traumatol Arthrosc. 2006;14:762-765.
10. Bloom JE, Rischin A, Johnston RV, Buchbinder R. Image-guided versus blind glucocorticoid injection for shoulder pain. Cochrane Database Syst Rev. 2012;CD009147.
11. British National Formulary. London: British Medical Association and Royal Pharmaceutical Society; 2020.
12. Borbas P, Eid K, Ek ET, Ricks M, Feigl G, Jeserschek JM. A cadaveric study of the three different palpation-guided techniques for glenohumeral joint injections. Shoulder Elbow. 2020;12:399-403.
13. Bradnam L, Shanahan EM, Hendy K, et al. Afferent inhibition and cortical silent periods in shoulder primary motor cortex and effect of a suprascapular nerve block in people experiencing chronic shoulder pain. Clin Neurophysiol. 2016;127:769-778.
14. BOA, RCS, CSP, BESS. Commissioning guide: subacromial shoulder pain. 2014. Available at: https://bess.ac.uk/subacromial-pain-2/.
15. Buchbinder R, Green S, Youd JM. Corticosteroid injections for shoulder pain. Cochrane Database Syst Rev. 2003;CD004016.
16. Burbank KM, Stevenson JH, Czarnecki GR, Dorfman J. Chronic shoulder pain: part II. Treatment. Am Fam Physician. 2008;77:493-497.
17. Buttaci CJ, Stitik TP, Yonclas PP, Foye PM. Osteoarthritis of the acromioclavicular joint: a review of anatomy, biomechanics, diagnosis, and treatment. Am J Phys Med Rehabil. 2004;83:791-797.
18. Carofino B, Chowaniec DM, McCarthy MB, et al. Corticosteroids and local anesthetics decrease positive effects of platelet-rich plasma: an in vitro study on human tendon cells. Arthroscopy. 2012;28:711-719.
19. Carroll MB, Motley SA, Smith B, Ramsey BC, Baggett AS. Comparing corticosteroid preparation and dose in the improvement of shoulder function and pain: a randomized, single-blind pilot study. Am J Phys Med Rehabil. 2018;97:450-455.
20. Challoumas D, Biddle M, McLean M, Millar NL. Comparison of treatments for frozen shoulder: a systematic review and meta-analysis. JAMA Network Open. 2020;3:e2029581.
21. Chang KV, Hung CY, Wu WT, Han DS, Yang RS, Lin CP. Comparison of the effectiveness of suprascapular nerve block with physical therapy, placebo, and intra-articular injection in management of chronic shoulder pain: a meta-analysis of randomized controlled trials. Arch Phys Med Rehabil. 2016;97:1366-1380.
22. Chang KV, Mezian K, Naňka O, Wu WT, Lin CP, Özçakar L. Ultrasound-guided interventions for painful shoulder: from anatomy to evidence. J Pain Res. 2018;11:2311-2322.
23. Chen P, Huang L, Ma Y, et al. Intra-articular platelet-rich plasma injection for knee osteoarthritis: a summary of meta-analyses. J Orthop Surg Res. 2019;14:385.
24. Chen R, Jiang C, Huang G. Comparison of intra-articular and subacromial corticosteroid injection in frozen shoulder: a meta-analysis of randomized controlled trials. International Journal of Surgery. 2019;68:92-103.
25. Cho CH, Kim du H, Bae KC, Lee D, Kim K. Proper site of corticosteroid injection for the treatment of idiopathic frozen shoulder: results from a randomized trial. Joint Bone Spine. 2016;83:324-329.
26. Chong PY, Srikumaran U, Kuye IO, Warner JJ. Glenohumeral arthritis in the young patient. J Shoulder Elbow Surg. 2011;20:S30-40.
27. Cole BF, Peters KS, Hackett L, Murrell GA. Ultrasound-guided versus blind subacromial corticosteroid injections for subacromial impingement syndrome: a randomized, double-blind clinical trial. Am J Sports Med. 2016;44:702-707.
28. Cole BJ, Schumacher HR. Injectable corticosteroids in modern practice. J Am Acad Orthop Surg. 2005;13:37-46.
29. Cook T, Lewis J. Rotator cuff-related shoulder pain: to inject or not to inject? J Orthop Sports Phys Ther. 2019;49:289-293.
30. Cook T, Minns Lowe C, Maybury M, Lewis JS. Are corticosteroid injections more beneficial than anaesthetic injections alone in the management of rotator cuff-related shoulder pain? A systematic review. Br J Sports Med. 2018;52:497-504.
31. Crowell MS, Tragord BS. Orthopaedic manual physical therapy for shoulder pain and impaired movement in a patient with glenohumeral joint osteoarthritis: a case report. J Orthop Sports Phys Ther. 2015;45:453-461, A451-453.
32. Cruz-Topete D, Cidlowski JA. One hormone, two actions: anti- and pro-inflammatory effects of glucocorticoids. Neuroimmunomodulation. 2015;22:20-32.

33. Cyriax J, Troisier O. Hydrocortone and soft-tissue lesions. Br Med J. 1953;2:966-968.

34. De Jong BA, Dahmen R, Hogeweg JA. Intra-articular triamcinolone acetonide injection in patients with capsulitis of the shoulder: a comparative study of two dose regimens. Clinical Rehabilitation. 1998;12:211-215.

35. Dean BJ, Franklin SL, Murphy RJ, Javaid MK, Carr AJ. Glucocorticoids induce specific ion-channel-mediated toxicity in human rotator cuff tendon: a mechanism underpinning the ultimately deleterious effect of steroid injection in tendinopathy? Br J Sports Med. 2014;48:1620-1626.

36. Dean BJ, Lostis E, Oakley T, Rombach I, Morrey ME, Carr AJ. The risks and benefits of glucocorticoid treatment for tendinopathy: a systematic review of the effects of local glucocorticoid on tendon. Semin Arthritis Rheum. 2014;43:570-576.

37. Diercks RL. Practice guideline 'Diagnosis and treatment of the subacromial pain syndrome'. Ned Tijdschr Geneeskd. 2014;158:A6985.

38. Dogu B, Yucel SD, Sag SY, Bankaoglu M, Kuran B. Blind or ultrasound-guided corticosteroid injections and short-term response in subacromial impingement syndrome: a randomized, double-blind, prospective study. Am J Phys Med Rehabil. 2012;91:658-665.

39. Department of Health. Patients First and Foremost.2013. Available at: https://assets.publishing.service.gov.uk/government/uploads/system/uploads/attachment_data/file/170701/Patients_First_and_Foremost.pdf

40. Department of Health. The Musculoskeletal Services Framework. 2006. Available at: https://webarchive.nationalarchives.gov.uk/ukgwa/20130107105354/http:/www.dh.gov.uk/prod_consum_dh/groups/dh_digitalassets/@dh/@en/documents/digitalasset/dh_4138412.pdf

41. DTB. Articular and periarticular corticosteroid injections. Drug and Therapeutics Bulletin. 1995;33:67-70.

42. Ebraheim NA, Whitehead JL, Alla SR, et al. The suprascapular nerve and its articular branch to the acromioclavicular joint: an anatomic study. J Shoulder Elbow Surg. 2011;20:e13-17.

43. Elsharkawy HA, Abd-Elsayed AA, Cummings KC, Soliman LM. Analgesic efficacy and technique of ultrasound-guided suprascapular nerve catheters after shoulder arthroscopy. Ochsner J 2014;14:259-263.

44. Faryniarz DA, Dicarlo EF, Hannafin JA. Adhesive capsulitis: a proposed clinical staging scheme with histological correlation. Available at: https://www.researchgate.net/publication/267772974_Adhesive_Capsulitis_A_Proposed_Clinical_Staging_Scheme_with_Histological_Correlation.

45. Favejee MM, Huisstede BM, Koes BW. Frozen shoulder: the effectiveness of conservative and surgical interventions: systematic review. Br J Sports Med. 2011;45:49-56.

46. Fernandes MR, Barbosa MA, Sousa AL, Ramos GC. Suprascapular nerve block: important procedure in clinical practice. Part II. Rev Bras Reumatol. 2012;52:616-622.

47. Finnoff JT, Hall MM, Adams E, et al American Medical Society for Sports Medicine (AMSSM) position statement: interventional musculoskeletal ultrasound in sports medicine. PM R. 2015;7:151-168.e112.

48. Garretson RB, Williams GR. Clinical evaluation of injuries to the acromioclavicular and sternoclavicular joints. Clin Sports Med. 2003;22:239-254.

49. Gilbert GM, Nelson R. Anatomy, shoulder and upper limb, anterior humeral circumflex artery. StatPearls. Treasure Island: StatPearls Publishing; 2021.

50. Gokalp G, Dusak A, Yazici Z. Efficacy of ultrasonography-guided shoulder MR arthrography using a posterior approach. Skeletal Radiol. 2010;39:575-579.

51. Grassi W, Filippucci E, Busilacchi P. Musculoskeletal ultrasound. Best Pract Res Clin Rheumatol. 2004;18:813-826.

52. Gross C, Dhawan A, Harwood D, Gochanour E, Romeo A. Glenohumeral joint injections: a review. Sports Health. 2013;5:153-159.

53. Hashiuchi T, Sakurai G, Morimoto M, Komei T, Takakura Y, Tanaka Y. Accuracy of the biceps tendon sheath injection: ultrasound-guided or unguided injection? A randomized controlled trial. J Shoulder Elbow Surg. 2011;20:1069-1073.

54. Hazleman B. Shoulder problems in general practice. Reports on the Rheumatic Diseases Series 4. Arthritis Research Campaign. Versus Arthritis; 2005.

55. Henkus HE, Cobben LP, Coerkamp EG, Nelissen RG, van Arkel ER. The accuracy of subacromial injections: a prospective randomized magnetic resonance imaging study. Arthroscopy. 2006;22:277-282.

56. Hettrich CM, DiCarlo EF, Faryniarz D, Vadasdi KB, Williams R, Hannafin JA. The effect of myofibroblasts and corticosteroid injections in adhesive capsulitis. J Shoulder Elbow Surg. 2016;25:1274-1279.

57. Hewson D, Bedforth N, McCartney C, Hardman J. Dexamethasone and peripheral nerve blocks: back to basic (science). Br J Anaesth. 2019;122:411-412.

58. Hoffmann TC, Lewis J, Maher CG. Shared decision making should be an integral part of physiotherapy practice. Physiotherapy. 2020;107:43-49.

59. Innes S, Maybury M, Hall A, Lumsden G. Ultrasound guided musculoskeletal interventions: professional opportunities, challenges and the future of injection therapy. Sonography. 2015;2(4):84-91.

60. Iwata H. Pharmacologic and clinical aspects of intraarticular injection of hyaluronate. Clin Orthop Relat Res. 1993;285-291.

61. Jacob AK, Sallay PI. Therapeutic efficacy of corticosteroid injections in the acromioclavicular joint. Biomed Sci Instrum. 1997;34:380-385.

62. Johansson A, Hao J, Sjölund B. Local corticosteroid application blocks transmission in normal nociceptive C-fibres. Acta Anaesthesiol Scand. 1990;34:335-338.

63. Johansson K, Oberg B, Adolfsson L, Foldevi M. A combination of systematic review and clinicians' beliefs in interventions for subacromial pain. Br J Gen Pract. 2002;52:145-152.

64. Jones S, Hanchard N, Hamilton S, Rangan A. A qualitative study of patients' perceptions and priorities when living with primary frozen shoulder. BMJ Open. 2013;3:e003452.

65. Khazzam MS, Pearl ML. AAOS Clinical Practice Guideline: Management of Glenohumeral Joint Osteoarthritis. J Am Acad Orthop Surg. 2020;28:790-794.

66. Kim KH, Park JW, Kim SJ. High-vs low-dose corticosteroid injection in the treatment of adhesive capsulitis with severe pain: a randomized controlled double-blind study. Pain Medicine. 2018;19:735-741.

67. Kulkarni R, Gibson J, Brownson P, et al. Subacromial shoulder pain. Shoulder Elbow. 2015;7:135-143.

68. LaPrade RF, Dragoo JL, Koh JL, Murray IR, Geeslin AG, Chu CR. AAOS research symposium updates and consensus: biologic treatment of orthopaedic injuries. J Am Acad Orthop Surg. 2016;24:e62-78.

69. Laumonerie P, Blasco L, Tibbo ME, et al. Sensory innervation of the subacromial bursa by the distal suprascapular nerve: a new description of its anatomic distribution. J Shoulder Elbow Surg. 2019;28:1788-1794.

70. Lewis J. Frozen shoulder contracture syndrome: aetiology, diagnosis and management. Manual Therapy. 2015;20:2-9.

71. Lewis J. Rotator cuff related shoulder pain: assessment, management and uncertainties. Man Ther. 2016;23:57-68.

72. Longworth S. Injection Techniques in Musculoskeletal Medicine: A Practical Manual for Clinicians in Primary and Secondary Care, 4th edition. Churchill Livingstone Elsevier; 2012.

73. Louwerens JK, Sierevelt IN, van Noort A, van den Bekerom MP. Evidence for minimally invasive therapies in the management of chronic calcific tendinopathy of the rotator cuff: a systematic review and meta-analysis. J Shoulder Elbow Surg. 2014;23:1240-1249.

74. Lumsden G, Lucas-Garner K, Sutherland S, Dodenhoff R. Physiotherapists utilizing diagnostic ultrasound in shoulder clinics. How useful do patients find immediate feedback from the scan as part of the management of their problem? Musculoskeletal Care. 2018;16:209-213.

75. McGahan JP. The history of interventional ultrasound. J Ultrasound Med. 2004;23:727-741.

76. Merolla G, Sperling JW, Paladini P, Porcellini G. Efficacy of Hylan G-F 20 versus 6-methylprednisolone acetate in painful shoulder osteoarthritis: a retrospective controlled trial. Musculoskelet Surg. 2011;95:215-224.

77. Minagawa H, Yamamoto N, Abe H, et al. Prevalence of symptomatic and asymptomatic rotator cuff tears in the general population: from mass-screening in one village. J Orthop. 2013;10:8-12.

78. Mohamadi A, Chan JJ, Claessen FM, Ring D, Chen NC. Corticosteroid injections give small and transient pain relief in rotator cuff tendinosis: a meta-analysis. Clin Orthop Relat Res. 2017;475:232-243.

79. Molini L, Mariacher S, Bianchi S. US guided corticosteroid injection into the subacromial-subdeltoid bursa: technique and approach. J Ultrasound. 2012;15:61-68.

80. Nazarian LN. The top 10 reasons musculoskeletal sonography is an important complementary or alternative technique to MRI. AJR Am J Roentgenol. 2008;190:1621-1626.

81. Ogul H, Bayraktutan U, Yildirim OS, et al. Magnetic resonance arthrography of the glenohumeral joint: ultrasonography-guided technique using a posterior approach. Eurasian J Med. 2012;44:73-78.

82. Oh JH, Oh CH, Choi JA, Kim SH, Kim JH, Yoon JP. Comparison of glenohumeral and subacromial steroid injection in primary frozen shoulder: a prospective, randomized short-term comparison study. J Shoulder Elbow Surg. 2011;20:1034-1040.

83. Park KD, Kim TK, Lee J, Lee WY, Ahn JK, Park Y. Palpation versus ultrasound-guided acromioclavicular joint intra-articular corticosteroid injections: a retrospective comparative clinical study. Pain Physician. 2015;18:333-341.

84. Partington PF, Broome GH. Diagnostic injection around the shoulder: hit and miss? A cadaveric study of injection accuracy. J Shoulder Elbow Surg. 1998;7:147-150.

85. Patel DN, Nayyar S, Hasan S, Khatib O, Sidash S, Jazrawi LM. Comparison of ultrasound-guided versus blind glenohumeral injections: a cadaveric study. J Shoulder Elbow Surg. 2012;21:1664-1668.

86. Peck E, Lai JK, Pawlina W, Smith J. Accuracy of ultrasound-guided versus palpation-guided acromioclavicular joint injections: a cadaveric study. PM R. 2010;2:817-821.

87. Peterson CK, Saupe N, Buck F, Pfirrmann CW, Zanetti M, Hodler J. CT-guided sternoclavicular joint injections: description of the procedure, reliability of imaging diagnosis, and short-term patient responses. AJR Am J Roentgenol. 2010;195:W435-439.

88. Pichler W, Weinberg AM, Grechenig S, Tesch NP, Heidari N, Grechenig W. Intra-articular injection of the acromioclavicular joint. J Bone Joint Surg Br. 2009;91:1638-1640.

89. Poulsen RC, Watts AC, Murphy RJ, Snelling SJ, Carr AJ, Hulley PA. Glucocorticoids induce senescence in primary human tenocytes by inhibition of sirtuin 1 and activation of the p53/p21 pathway: in vivo and in vitro evidence. Ann Rheum Dis. 2014;73:1405-1413.

90. Pourcho AM, Sellon JL, Smith J. Sonographically guided sternoclavicular joint injection: description of technique and validation. J Ultrasound Med. 2015;34:325-331.

91. Royal College of General Practitioners. Office of Populations, Censuses and Surveys. Third National Morbidity Survey in General Practice, 1980–1981. Department of Health and Social Security, series MB5 No 1. London: HMSO; 1980–1981.

92. Prestgaard T, Wormgoor ME, Haugen S, Harstad H, Mowinckel P, Brox JI. Ultrasound-guided intra-articular and rotator interval corticosteroid injections in adhesive capsulitis of the shoulder: a double-blind, sham-controlled randomized study. Pain. 2015;156:1683-1691.

93. Raeissadat SA, Rayegani SM, Langroudi TF, Khoiniha M. Comparing the accuracy and efficacy of ultrasound-guided versus blind injections of steroid in the glenohumeral joint in patients with shoulder adhesive capsulitis. Clin Rheumatol. 2017;36:933-940.

94. Raghavan R, Dwyer AJ. A systematic review of treatment of frozen shoulder by hydrodistension with or without steroid or intraarticular steroid injection. Current Orthopaedic Practice. 2019;30:377-384.

95. Ramírez J, Pomés I, Cabrera S, Pomés J, Sanmartí R, Cañete JD. Incidence of full-thickness rotator cuff tear after subacromial corticosteroid injection: a 12-week prospective study. Modern Rheumatology. 2014;24:667-670.

96. Rangan A, Brealey SD, Keding A, et al. Management of adults with primary frozen shoulder in secondary care (UK FROST): a multicentre, pragmatic, three-arm, superiority randomised clinical trial. The Lancet. 2020;396:977-989.

97. Rangan A, Hanchard N, McDaid C. What is the most effective treatment for frozen shoulder? BMJ. 2016;354:i4162.

98. Roddy E, Ogollah RO, Oppong R, et al. Optimising outcomes of exercise and corticosteroid injection in patients with subacromial pain (impingement)

syndrome: a factorial randomised trial. Br J Sports Med. 2021;55:262-271.

99. Rutten MJ, Maresch BJ, Jager GJ, de Waal Malefijt MC. Injection of the subacromial-subdeltoid bursa: blind or ultrasound-guided? Acta Orthop. 2007;78:254-257.

100. Sabeti-Aschraf M, Lemmerhofer B, Lang S, et al. Ultrasound guidance improves the accuracy of the acromioclavicular joint infiltration: a prospective randomized study. Knee Surg Sports Traumatol Arthrosc. 2011;19:292-295.

101. Sabeti-Aschraf M, Stotter C, Thaler C, et al. Intra-articular versus periarticular acromioclavicular joint injection: a multicenter, prospective, randomized, controlled trial. Arthroscopy. 2013;29:1903-1910.

102. Saccomanno MF, De Ieso C, Milano G. Acromioclavicular joint instability: anatomy, biomechanics and evaluation. Joints. 2014; 2: 87-92.

103. Sage W, Pickup L, Smith TO, Denton ER, Toms AP. The clinical and functional outcomes of ultrasound-guided vs landmark-guided injections for adults with shoulder pathology: a systematic review and meta-analysis. Rheumatology. 2013;52:743-751.

104. Salt E, Van Der Windt D, Chesterton L, McRobert C, Foster N. Physiotherapists' use of suprascapular nerve blocks: an online survey. Physiotherapy. 2019;105:461-468.

105. Salt E, van der Windt DA, Chesterton L, Mainwaring F, Ashwood N, Foster NE. Physiotherapist-led suprascapular nerve blocks for persistent shoulder pain: evaluation of a new service in the UK. Musculoskeletal Care. 2018;16:214-221.

106. Saltychev M, Laimi K, Virolainen P, Fredericson M. Effectiveness of hydrodilatation in adhesive capsulitis of shoulder: a systematic review and meta-analysis. Scand J Surg. 2018;107:285-293.

107. Shaffer BS. Painful conditions of the acromioclavicular joint. J Am Acad Orthop Surg. 1999;7:176-188.

108. Shah A, Mak D, Davies AM, James SL, Botchu R. Musculoskeletal corticosteroid administration: current concepts. Can Assoc Radiol J. 2019;70:29-36.

109. Shanahan EM, Ahern M, Smith M, Wetherall M, Bresnihan B, FitzGerald O. Suprascapular nerve block (using bupivacaine and methylprednisolone acetate) in chronic shoulder pain. Ann Rheum Dis. 2003;62:400-406.

110. Shanahan EM, Smith MD, Wetherall M, et al. Suprascapular nerve block in chronic shoulder pain: are the radiologists better? Ann Rheum Dis. 2004;63:1035-1040.

111. Shang X, Zhang Z, Pan X, Li J, Li Q. Intra-articular versus subacromial corticosteroid injection for the treatment of adhesive capsulitis: a meta-analysis and systematic review. Biomed Res Int. 2019;2019:1274790.

112. Shi LL, Freehill MT, Yannopoulos P, Warner JJ. Suprascapular nerve: is it important in cuff pathology? Adv Orthop. 2012;2012:516985.

113. Sidon E, Velkes S, Shemesh S, Levy J, Glaser E, Kosashvili Y. Accuracy of non assisted glenohumeral joint injection in the office setting. Eur J Radiol. 2013;82:e829-831.

114. Strauss EJ, Hart JA, Miller MD, Altman RD, Rosen JE. Hyaluronic acid viscosupplementation and osteoarthritis: current uses and future directions. Am J Sports Med. 2009;37:1636-1644.

115. Sun Y, Zhang P, Liu S, et al. Intra-articular steroid injection for frozen shoulder: a systematic review and meta-analysis of randomized controlled trials with trial sequential analysis. Am J Sports Med. 2017;45:2171-2179.

116. Thomas M, Bidwai A, Rangan A, et al. BESS/BOA Patient Care Pathways. Glenohumeral osteoarthritis. Shoulder and Elbow. 2016;8:203-214.

117. Vadhanan P, Tripaty DK, Adinarayanan S. Physiological and pharmacologic aspects of peripheral nerve blocks. J Anaesthesiol Clin Pharmacol. 2015;31:384-393.

118. van der Windt DA, Koes BW, de Jong BA, Bouter LM. Shoulder disorders in general practice: incidence, patient characteristics, and management. Ann Rheum Dis. 1995;54:959-964.

119. Vieira PA, Pulai I, Tsao GC, Manikantan P, Keller B, Connelly NR. Dexamethasone with bupivacaine increases duration of analgesia in ultrasound-guided interscalene brachial plexus blockade. Eur J Anaesthesiol. 2010;27:285-288.

120. University of New South Wales. Clinical practice guidelines: management of rotator cuff syndrome in the workplace. University of New South Wales; 2013.

121. Weber AE, Trasolini NA, Mayer EN, et al. Injections prior to rotator cuff repair are associated with increased rotator cuff revision rates. Arthroscopy. 2019;35:717-724.

122. Wheeler P. What do patients think about diagnostic ultrasound? A pilot study to investigate patient-perceived benefits with the use of musculoskeletal diagnostic ultrasound in an outpatient clinic setting. International Musculoskeletal Medicine. 2010;32:68-71.

123. Wu WT, Chang KV, Han DS, Chang CH, Yang FS, Lin CP. Effectiveness of glenohumeral joint dilatation for treatment of frozen shoulder: a systematic review and meta-analysis of randomized controlled trials. Sci Rep. 2017;7:10507.

124. Yoon SH, Lee HY, Lee HJ, Kwack KS. Optimal dose of intra-articular corticosteroids for adhesive capsulitis: a randomized, triple-blind, placebo-controlled trial. Am J Sports Med. 2013;41:1133-1139.

125. Zhang Y, Jordan JM. Epidemiology of osteoarthritis. Clin Geriatr Med. 2010;26:355-369.

어깨 외상 24

(Shoulder trauma)

Duncan Tennent, Ian Horsley, Yemi Pearse, Ben Ashworth

개요(Introduction)

어깨의 외상성 손상은 일반적이며 연부조직, 뼈, 관절에 단독 또는 복합적인 손상을 유발한다. 외상은 어깨 부위를 구성하는 뼈와 관절의 골절과 탈구를 유발할 수 있다. 안정화 구조와 변형력이 관리 방법과 치료 결과를 결정하므로 연부조직 해부학에 대한 이해가 필요하다. 임상 검사는 난이도가 있으며 신중하게 진행해야 한다. 손상의 대부분은 비수술적 치료로 회복할 수 있으나 비수술적 방법과 외과적 치료의 한계, 응급 조치가 필요할 수 있다는 점을 인지하고 있는 것이 중요하다.

상완골 근위부 골절(Proximal humeral fractures)

상완골 근위부 골절의 관리는 아직까지 명확하지 않다. 골절 형태에 따라 다양한 변동성이 존재한다. 그러나 이러한 손상을 이해하고 치료 과정을 구성하기 위해 유사한 골절 형태를 분류 시스템을 통해 그룹화하였다: 1) 정상적인 뼈의 해부학적 구조에 대한 치료 없이 유합되면 동일한 자연적 회복, 2) 정상적인 뼈의 해부학적 구조로 회복하기 위한 외과적 치료 방법이다.

가장 많이 사용하는 분류 시스템은 Neer 분류 시스템이다 (그림 24.1).[104] 골절 시 상완골은 근위부 골편의 수와 변위 정도를 기준으로 한다. 골편이 변위 되지 않은 경우 외과적 수술 없이 유합될 가능성이 높으며 거의 정상 위치에서 유합 되기 때문에 어깨 기능에 제한이 없을 것으로 생각된다. 재활 과정은 가능한 조기에 시작해야 하며 고정 기간이 짧을수록 예후가 더 좋다.[61,84] 재활의 초점은 손상된 부위가 치유되는 동안 골편에 변화가 생기지 않도록 하고 흉터 최소화, 점진적인 근력 증진을 통해 움직임을 회복하는 것이다.

골편이 광범위하게 변위되면, 유합될 가능성이 낮고, 뼈 모양(그리고 뼈에 부착된 근육)이 변형될 것이다. 이는 생체역학에 부정적인 영향을 미치고 결과적으로 어깨 기능을 제한할 것으로 예상한다. 중요한 부분으로 판단되는 변위량은 임의적이다. 처음에 Neer 분류는 1cm(0.4inch)(변형) 또는 45°(회전) 변위를 기준으로 하였다. 보다 최근에는 >5mm(0.2inch) 변위를 주요 기준으로 삼고 있다.

골편이 광범위하게 변위 되었을 때 골 해부학적 구조의 외과적 복원술이 어깨 역학과 더 나은 기능적으로 회복시킬 것으로 예상한다.[-5] 외과적 처치로 해부학적 구조를 완벽하게 복원하는 것은 매우 어렵다. 더욱이 골편을 고정할 때는 재활 중에 근력이 증진되면서 골편에 주는 자극을 견딜 수 있을 만큼 충분히 견고해야 한다. 그러나 골편과 상완골 근위부 뼈의 상태에 따라 어려울 수도 있다. 이때 수술 방법은 상완골 근위부를 인공 보철물 치환술이 있다. 기존의 인공 보철물 치환술은 기능적 회전근개가 필요하며 골편 조각이 보철물의 상완골두 부위와 해부학적 관계가 유지되는 경우에만 가능하다.[17] 골편의 해부학적 유합이 되는 것은 일관성이 부족하며 골편 유합 또는 회전근개 기능 온전하지 않는 65세 이상의 대상자들에게는 역극성 어깨 치환술이 증가하고 있다.[27,137]

여러 무작위 통제 연구와 체계적 고찰 연구가 발표되었지만 어느 한 가지 치료 방법이 다른 방법보다 더 효과적임을 제시하는 연구 결과는 없었으나[54,112,122] 이는 골절 패턴의 다양성, 환자 상태, 외과적 처치 때문일 것이라 생각된다. 일부 저자는 근거 기반 치료 알고리즘을 개발했지만 문헌 사용에 있어 편향성이 있었다.[127] 대부분의 골절은 전위되지 않으며 비수술적 치료인 조기 가동술을 적용해야 하는 몇 가지 원칙이 있다.[61,84] 전위된 골절에 대한 수술을 고려하는 경우 다음과 같은 일반적인 지침을 제시한다:

- 해부학적 회복으로 기능이 개선된다.[17,60]
- 치환술의 실패, 감염 또는 신경 손상 같은 협병증[78]이 있는 경우 예후가 좋지 않다.
- 고령 환자에서 역치환술의 결과는 고정이나 기존의 인공관절치환술 보다 예측이 가능하다.[137]
- 고정술 실패 후 관절성형술의 결과는 일차 관절 성형술 보다 좋지 않으며, 고령 환자에서 실패한 반치환술을

	2 부위	3 부위	4 부위	
II 해부경				
III 수술경				
IV 대결절				
V 소결절				
VI 전방 골절 탈구				전면
VI 후방 골절 탈구				

그림 24.1
상완골 근위부 골절의 Neer 분류.

역치환술로 수정한 결과는 일차 치환술 보다 예후가 좋지 않다.[37]

- 지연 역치환술의 결과가 급성 역치환술의 결과와 동일하기 때문에 고령 환자에 대한 비수술적 관리를 적용하는 것은 유합 기간이 길어지는 것 외에는 차이가 없다.[130]

상완관절와관절 탈구(Glenohumeral dislocation)

어깨는 신체에서 탈구가 빈번한 관절이다.[1,79,95] 큰 부하(예: 럭비는 3400N),[121]에 취약한 자세가 되면 탈구와 기타 다른 외상이 생긴다.[9,33] 그러나 어깨 탈구에 대한 예후는 비교적 양호하며 3~6개월 내에 부상 전 수준으로 회복된다.[91]

표 24.1 초기와 재발성 어깨 탈구에 대한 교정이 불가한 경우와 교정 가능한 위험인자

교정이 불가능한 경우

- 성별: 40세 미만의 남성이 여성 보다 3배 더 위험하다.[109]
- 연령: 젊은층은 최초 탈구가 빈번하고 노인은 낙상 시 발생한다. 15~20세 남성에서 더 높은 재발률(〉50%)이 보고된다[109,130](20세 미만은 20세 이상 보다 13배 더 빈번함)[109]
- 골 형태/해부학: 접촉면[69](골 표면의 연속성 결여), 얕은 관절와 또는 기타 비정상적인 구조적 위치(발달), 예를 들어, 습관성 전방 탈구에서 진행된 관절와 전방 탈구[11,65]
- 골 소실: 의미 있는 골 소실(관절폭의 〉13.5%). 상완골의 Hill- Sachs 병변; 관절와- Bankart 병변, 역 Bankart 또는 관절와 골절[131]
- 유전 요인: 관절의 과이완과 과운동성, 수동 억제 기능을 하는 연부조직의 기능 저하.[131] 어깨 탈구가 있는 남성의 경우 이완되 있을 가능성이 더 높고, 대조군과 비교해 객관적인 외회전 가동범위가 증가해 있었다.[25] 그러나 이 두 요인이 위험요인으로 확인되지는 않았다. 탈구 또는 재발 가능성에 영향을 준다.
- 과거 탈구 병력[29,110]
- 활동 수준: 부딪침이 많은 스포츠는 부상 위험이 높으며 교정이 되지 않을 수 있다(예: 18세 미만의 남자 부상 선수의 70%).[92]

교정 가능한 경우*

- 강도: 최대 부하 생성
- 균형 잡힌, 여러 방향에서 부하 생성(상완관절와관절과 견흉관절 부하 결합)
- 안정성: 되먹임, 협응, 타이밍(부하 생성 속도)

*저자 의견

탈구는 전방(90%), 후방(2~5%) 또는 아래 방향일 수 있다.[67,69,94,132,139] 어깨의 과도한 경사 또는 강제 외회전은 전방 탈구를 유발할 수 있는 반면 후방 탈구는 일반적으로 어깨의 강한 내회전, 내전, 굴곡으로 인해 발생한다.[23,69]

어깨 탈구와 재발을 유발하는 여러 요인이 알려져 있다(표 24.1).[109,131] 구조적과 기능적 부분은 Stanmore 삼각으로 분류하며,[65] 어깨 불안정성에 대한 외상성(TUBS)과 비외상성(AMBR Ⅱ) 원인이 있다.[11] 구조적으로 "정상적인" 어깨는 기능장애가 있는 신경근 계통("근육 유형")으로 인해 불안정해질 수 있으며 병리학적 활성화 유형을 재교육하는 재활이 필요하다.[11,65,99]

압박력은 안정성 구성의 핵심 요소이다. 탈구는 능동(기능적)과 수동(구조적) 조건이 정상적인 관절의 완전성을 유지할 수 없을 때 발생한다.[15] 관절 안정성에 기여하는 골과 관절순의 변화는 근건 조직의 압박력을 넘어선다.[65] 지배적 근육 그룹의 탈구 억제 능력은 제어할 수 없는 전단력을 감소시키기 위해 국소 안정자를 통해 균형을 유지한다.[81] 견갑골의 위치와 회전근개 기능은 안정성 저하를 예방하는데 필수적이다.[93] 고유수용성 되먹임은 관절낭-관절순 조직(기계수용기) 손상 또는 신경근 피르에 의해 변화될 수 있다(41장).[25,59,65,83]

표 24.2 전방과 후방 어깨 불안정성에 대한 검사

전방 불안정성 검사

- 불안 검사: 수술 여부 또는 일반적인 휴식 여부를 결정[59,64]
- 아탈구/재정복 검사
- 외회전 가동범위 검사

후방 불안정성 검사[38,58]

- Kim "통증성 Jerk" 검사[11,75]
- Wrightington 후방 불안정성 검사(WPIT)[67]
- 후방 불안 검사[32]

어깨 평가(Shoulder assessment)

전방과 후방 어깨 불안정성 검사(표 24.2)는 적절한 중재를 선택하기 위해 임상가가 시행한다(예: 수술 가능성을 확인하기 위한 양성 불안 검사).[59] 체계적 고찰연구에서는 이러한 검사의 민감도와 특이도를 보고하고 있으며[58,98] 후방 불안정성 검사에 대한 민감도와 특이도가 낮게 나왔다.[65]

외과적 관리(Surgical management)

전방 불안정성의 비외과적 관리가 충돌이 많은 스포츠, 특히 젊은 운동선수에서 치료 효과가 거의 없으며(18세 미만의 경우 70% 이상[50,88,131]) 지속적인 불안정 상황을 유발할 수 있어 일반적으로 외과적 수술이 필요하다. 관절경 봉합술은 손상 전 수준으로 회복하는데 개방 안정화술보다 더 좋은 예후를 보였고, Latarjet 수술은 관절경 Bankart 수술 또는 개방 안정화술과 비교했을 때 재발성 탈구 가능성을 크게 감소시켰다.[64,70] 봉합 앵커를 사용하는 최신 관절경술은 개복 수술만큼 효과적일 수 있지만[21] 고도의 손상(Bankart 병변, 심한 Hill-Sachs 병변 또는 상완관절와관절 인대의 상완골 견열(HAGL)의 상완 박리 파열)을 위해서는 고도의 기술이 필요하다. 후방 불안정성은 유사한 수술 방법을 사용해 효과적으로 치료된다.[38,47]

재활과 기능 회복
(Rehabilitation and return to performance)

수술 후 재활은 그림 24.2에서 자세히 설명하고 있는 주요 단계에 따라 진행해야 한다. 진행은 정량화 가능한 수행력 회복(Return to Performance; RTP) 기준(예: 힘, 안정성, 가동성 검사)을 기반으로 시행해야 한다.[38,75] 고강도 동작으로 돌아가기 전에 일단 최대 힘을 낼 수 있는 능력이 회복되면 근력 향상 속도를 구체적인 목표로 하는 운동에 집중하는 것이 효과적이다.[7,32,38]

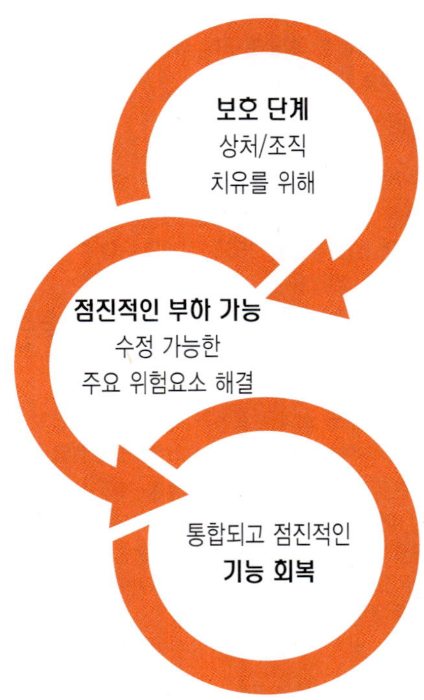

그림 24.2
스포츠 활동 회복.

관절순과 관련된 파열
(Tears involving the glenoid labrum)

일반적으로 스포츠 또는 고강도 업무와 관련된 단독 외상 또는 자주 반복되는 미세 손상은 관절순 손상을 유발할 수 있다. 관절경으로 검사한 모든 어깨 손상의 6~27%에서 상부 관절와 전후방 병변(SLAP)을 보고하고 있지만,[68,135] 어깨 증상이 없는 사람들에서 훨씬 높은 비율을 차지한다.[68,119]

해부학(Anatomy)

관절순은 관절낭과 어깨 인대를 고정하는 어깨 관절의 섬유연골이며[31] 관절와 전체 깊이의 약 50%를 차지한다. 단면이 삼각형이고[55] 위쪽으로 상완이두근 장두, 아래쪽으로 상완삼두근 장두가 부착된다. 또한 관절순은 차단 밸브와 같은 역할로 관절을 압력 상태를 유지하고 관절 내 음압을 유지하고 손상될 경우, 관절 역학의 변화를 초래한다.[52]

여러 다른 유형(하위 유형 포함)이 자료집(표 24.3)에 제시하고 있으며 가장 일반적인 유형은 SLAP 병변이다.

외상성 원인은 발생하는 기전에 따라 이분화 될 수 있다.[124] 압박형 손상은 팔을 뻗은 상태에서 어깨가 외전되고 충격 당시 약간 앞으로 굴곡된 상태에서 넘어지면서 발생한다. 이외에도 Funk[48]은 럭비 선수의 관절순 파열 기전을 팔이 외전과 외회전 자세(ABER)에서 상대 선수 또는 지면에 부딪히는 경우로 설명하였다.

견인형 손상은 두 명이 무언가를 들고 있고 한 사람이 예기치 않게 물건을 놓치게 될 때,[90] 또는 오버헤드 동작을 하는 스포츠에서 흔한 것처럼 팔꿈치에 작용하는 이두근의 장두의 반복적인 원심성 수축에 따라 예기치 않은 갑작스러운 움직임에 따라 2차적으로 발생한다.[124]

검사(Examination)

활동성이 많고 오버 헤드 동작을 하는 운동 선수의 어깨 통증은 진단과 관련된 문제 제기가 빈번하며,[24,46] 임상 검사는 근거 기반 실기를 기반으로 시행해야 한다. 팔이 ABER 위치에 있을 때 관절의 뒤쪽에 통증이 유발되면 관절순 파열을 의심할 수 있다. 다른 고려 사항은 상자 24.1에 요약 설명하고 있다.

표 24.3 관절순 손상 분류

관절순 병변		해부학	기전	증상
SLAP (상부 관절와 전후방 병변)	1 형	관절순-상완이두근 복합	• 투구 동작을 하는 스포츠에서 어깨를 반복적으로 사용 • 어깨 탈구 • 팔을 뻗은 상태로 넘어짐 • 넘어지면서 어깨를 부딪힘 • GHJ 탈구 후 • ACJ 손상 관련 • 오버헤드 동작을 하는 스포츠에서 "박피(Peel back)"기전	• 심부의, 쑤시는 통증 • 터지는 소리, 딸깍거리는 소리, 어깨 끼임 • 관절가동범위 감소 • 불안정한 느낌 • 근력 감소 • 가동범위 감소
	2 형	상완이두근 장두의 건의 관절와 부착부 찢어짐		
	3 형	관절순 상부의 "양동이 손잡이"형 파열, 이두근 장두 건은 영향을 받지 않음		
	4 형	3형 + 이두근 장두건 손상		
	5 형	2형+ 전방 어깨 불안정성		
	6 형	이두근 손상 없이 상부 관절순 대파열		
	7 형	2형 병변이 중간과 하부관절상완인대 파열로 연장		
	8 형	이두근 바닥의 연골이 손상된 2형		
후 관절순 파열 (역Bankart 파열)		회전근개에서 극상/극하근 접합부에서 회전근개의 비구순 파열/부분 파열	• 후관절와순 복합체에 대한 반복적인 미세손상 • 팔을 굴곡, 내회전, 내전한 자세에서 후방으로 향하는 힘	• 후방으로 향하는 부하로 악화되는 모호하고 비특이적인 후방 어깨 통증
Bankart 병변		관절낭과 관절순의 전방 박리	• 습관성 전방 어깨 아탈구 또는 전방 탈구	• 거상 동작 시 통증 • 야간통 • 불안정한 느낌 • 습관성 아탈구
골성 Bankart 병변		골 분리와 함께 관절낭과 관절순의 전방 분리	• 습관성 전방 어깨 아탈구 또는 전방 탈구	
Perthe's 병변		전방-하부 관절순이 분리	• 전방 탈구와 관련	
GLAD 병변(관절와순 장애)		인접한 연골 손상이 있는 전방과 하부 관절순의 표재성 박리 또는 결손	• 외전과 외회전 자세에서 어깨 강제 탈구어깨에 대한 • 외전과 외회전 자세에서 동반된 탈구 어깨 내전 손상과 관절와 가장자리에 상완골두 충돌	• 전방 어깨 통증이 주호소 • 신체 검사에서 전방 불안정성 징후가 나타나지 않음
GARD 병변(관절와연 파열)		후방 관절와연, 관절와 또는 두 곳 모두에 영향을 주는 충격에 의한 손상	• 굴곡 자세에서 축에 대한 반복적인 하중에 따른 후방 불안정성	• 불안정성과 관련이 없는 후방 어깨 통증
ALPSA(전방 관절순 골막 소매 박리)		하상완관절인대(IGHL)이 늘어나고 관절순이 찢어짐	• 급/만성 전방 불간정성 이후	• 어깨 전방 통증 • 불안정한 느낌 • 야간통 • 거상 시 통증
HAGL 병변(상완 견열 상완관절와 인대)		상완골 내측 부착부에서 IGHL 박리	• 전방 불안정성과 관련	• 어깨 전방 통증 • 불안정한 느낌 • 야간통 • 거상 시 통증

상자 24.1 관절순 파열 징후와 증상

- 오버 헤드 동작 시 통증
- 갈리는 느낌, "관절음(popping)", 또는 어깨 관절에 끼임
- 야간통
- 어깨의 관절가동범위 감소
- 어깨 근력의 저하
- 주관적인 어깨 불안정한 느낌
- 거상 시 충돌성 통증

관절순 파열을 확인하기 위한 여러 정형외과적 검사를 설명하고 있지만(표 24.4), 이러한 검사의 민감도와 특이도는 명확하지 않다.[39,56] 군집 검사(민감도와 특이도가 가장 높은 특정 검사 조합)가 병리 진단의 신뢰성을 높이는데 도움이 될 수 있다고 제안하였다(Clark 등[30]은 최소 3개의 양성 SLAP 병변 검사의 조합이 자기공명영상과 관절조영술 보다 더 높은 진단 정확도로 어깨 SLAP 병변을 진단하는 데 임상적으로 유용할 수 있다고 결론을 내렸다). 이전의 임상 연구에서는 관절순 파열을 정확하게 진단을 위한 다양한 민감도와 특이도를 보고하였다. Fowler 등[46]은 스포츠 의학 클리닉에서 발표한 관절경 검사로 확인된 레크리에이션 활동 선수의 Jobe와 O'Brien 검사 조합에 대해 94.74%의 민감도와 14.67%의 특이도를 보고했으며, Oh 등[108]은 종합병원에서 관절경을 위해 내원한 환자에서 22%의 민감도와 95%의 특이도를 보고하였고, Taylor 등[129]은 이두근-관절순 병변에 대한 중요한 선별 도구로 "3-팩" 검사(능동 압박 검사, 던지기 검사, 이두근 터널 촉진 검사)를 제안하였다. 보다 최근에 Hegedus 등[56]은 관절순 파열에 대한 강력한 진단 특이도를 가진 임상검사 도구가 아직까지 없다고 하였다.

비수술적 관리(Nonsurgical management)

운동사슬(kinetic chain)은 어깨복합체의 기능을 최적화 시키는 역할을 하고 있기 때문에 원위부 요소에서 최적화되지 않은 기능을 확인하고 이를 회복시키는 것이 중요하다. Boyle[19]은 최적의 어깨 기능을 위해서는 운동 사슬의 각 영역의 가동성과 안정성이 중요하다고 강조하였다. 보다 국소적인 수준에서 90° 외전 시 상완골 내회전 가동범위가 감소하는 경우가 있는데, 이는 반대측과 비교했을 때 상완관절와관절 내회전 결손(GIRD)[22]이라고 한다. 이러한 가동범위 감소는 어깨가 외전되고 외회전 될 때 상완골두의 상방 전위로 변화할 때 후방 어깨 관절낭 또는 어깨 근육의 긴장 때문일 수 있다. 이로 인해 이두근 장두 건 또는 관절순에 긴장이 생겨 SLAP 병변이 유발될 수 있다.[44] 이 경우 상완관절와관절골 외회전근의 구심성과 원심성 수축 모두 근지구력 향상과 균형 잡힌 힘 발생을 할 수 있도록 해야 하며 내회전과 외회전 간의 근 길이 뿐만 아니라, 내회전근의 기능적 길이 조절 능력이 필요하다.

견봉쇄관절 손상
(Acromioclavicular joint injuries)

견봉쇄(AC)관절 손상은 견갑대 손상의 3~5%를 차지한다.[115] 일반적으로 관절을 가로지르는 수직 전단력을 초래하는 견봉의 상측면에 대한 직접적인 외상으로 인해 발생한다.
이러한 손상으로 견쇄 또는 오구쇄골인대(원추형 과/또는 사다리꼴)를 파열시킬 수 있다.

일반적으로 손상은 Rockwood[116](표 24.5)에서 설명한 대로 견봉에 대한 쇄골의 변위 정도에 따라 분류한다. 6형은 견인형 손상의 결과로 발생하며 상완신경총과 혈관이 심각하게 손상된다.

보다 최근에 국제 관절경, 슬관절 정형외과, 정형 스포츠의 학회(ISAKOS)에서는 Rockwood 3형 손상을 두 가지 하위 유형으로 세분화하였다.[13]

- IIIA: 안정적인
- IIIB: 축면에서 추가적인 수평 불안정성

표 24.4 관절순 파열 진단을 위한 검사

진단 검사	병리적 검사	참고문헌
Yergason's 검사	SLAP 병변/관절순 병변/이두근 장두 병변/ 견봉하 충돌	Yergason[138]
Crank 검사	SLAP/관절순 파열	Liu 등[87]
Kim 검사	후내측 관절순 파열	Kim 등[75]
Jerk 검사	후내측 관절순 파열	Kim 등[76]
통증 유발 검사	SLAP 병변	Mimori 등[96]
수동 압박 검사	SLAP 병변	Kim 등[77]
불안 검사	SLAP/관절순 파열/전방 불안정	Rowe와 Zarins[117]
수정된 능동 전단력 검사	관절순 파열	Speer 등[125]
수정된 재위치 검사	관절순/전방 불안정	Hamner 등[53]
누운 자세에서 굴곡 저항 검사	SLAP 2형	Ebinger 등[41]
스피드 검사	SLAP/관절순 병변/이두근 병리/견봉하 충돌	Bennett[14]
강제 어깨 외전과 주관절 굴곡 검사	상관절순	Nakagawa 등[101]
O'Brien 검사	SLAP/관절순/ACJ	O'Brien 등[107]
회외 외회전 저항 검사(RSERT)	SLAP 병변	Myers 등[100]
압박–회전 검사	SLAP 병변	Snyder 등[124]
전방 밀기검사	SLAP 병변	Kibler[72]
상완이두근 부하검사	SLAP 병변	Kim 등[74]
상완이두근 부하검사 II	SLAP 병변	Kim 등[74]
상완이두근 장력 검사	SLAP 병변	Snyder 등[124]
위로 치기 검사	상완이두근 장두	Kibler 등[73]
Ludington 검사	SLAP 병변	Ludington[89]
능동 관절순 전단 검사	SLAP 병변	Kibler 등[73]

ACJ, 견봉쇄관절; SLAP, 상부 관절와 전후방

표 24.5 견봉쇄관절 손상 분류

유형	견쇄인대	오구쇄골인대	쇄골의 방사선 소견	방사선
1	염좌/ 부분파열	손상 없음	정상	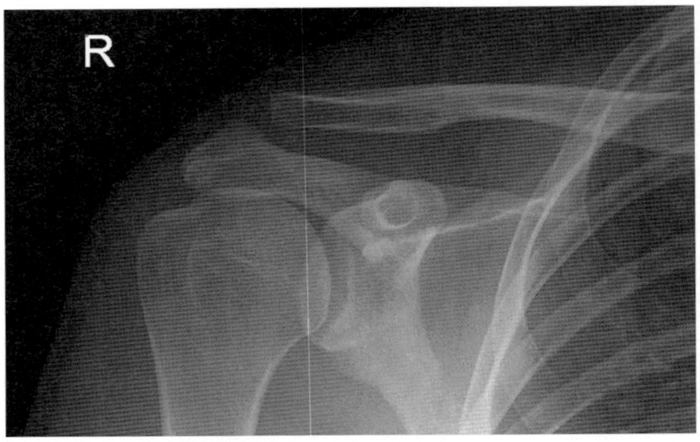
2	파열	염좌/ 부분파열	상부 변위 < 100%	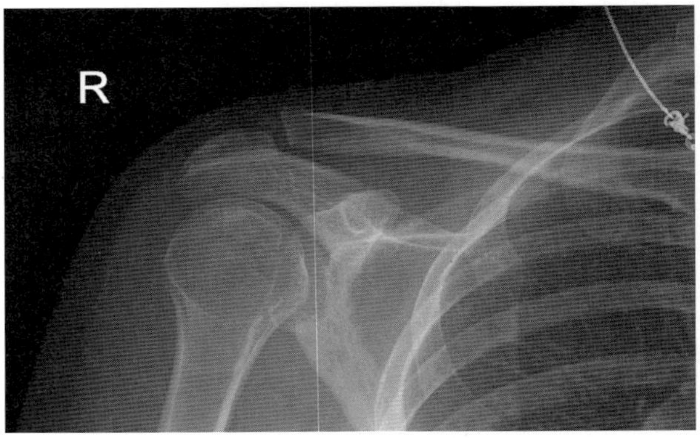
3	파열	파열	상부 변위 100%	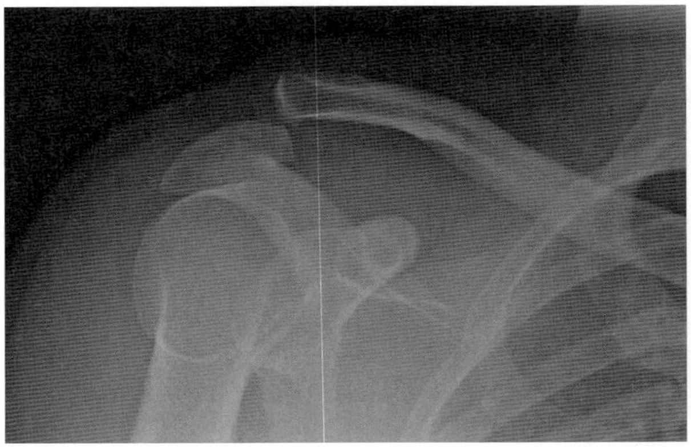

(계속)

표 24.5 *(계속)*

유형	견쇄인대	오구쇄골인대	쇄골의 방사선 소견	방사선
4	파열	파열	축 기준으로 후방 변위	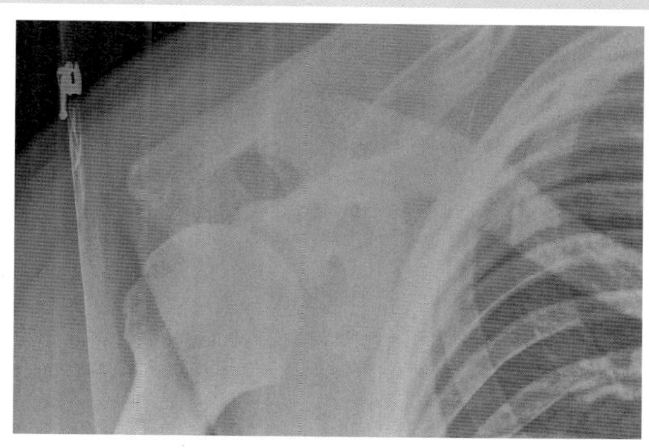
5	파열	파열	상부 변위 100%~300%	
6	파열	파열	오구부 하방	

평가(*Assessment*)

손상 후에는 AC관절과 오구쇄골인대 부위에 압통 가능성이 있다. 검사는 쇄골에 대한 상완관절와관절의 상대적인 하방 변위가 생길 수 있다. 환자에게 의심되는 어깨쪽 손을 반대쪽 어깨위로 올리는 동작 시 쇄골의 불안정성을 확인할 수 있다. 흔하지 않지만 손상 기전이 상완 신경총을 손상시킬 가능성을 염두해 두고 관련된 신경 손상에 대한 검사가 필요하다. 관절와순 파열 SLAP 병변, 회전근개 손상과 관련된 상완관절와관절 손상이 임상 사례의 최대 42% 정도로 보고하였다.[6]

검사(*Investigation*)

AC관절의 전방-후방, 방사선상 축은 쇄골의 상대적인 상부와 후방 변위를 모두 확인하는 진단이 필수적이다. 체중부하 영상(변위를 유발하기 위해 환자가 5Kg의 무게를 지탱 시 영상)과 반대쪽 방사선 영상(비교용)은 거의 확인되지 않는다.[18] 초음파와 자기공명영상과 같은 추가 영상 검사는 더 복합적이거나 관련된 연부조직 손상이 의심되는 경우에만 필요하다.

관리(*Management*)

이는 주로 방사선 영상 분류를 기반으로 하며 다음과 같이 분류할 수 있다:

- 1등급과 2등급: 비수술적 관리; 슬링을 이용한 고정 조기 가동술 시행[12]
- 3등급: 비수술적 관리; 수술적 치료에 대한 불가피한 목적이 없는 한 슬링을 이용한 고정과 조기 가동술[113,118]
- 4등급: 일반적으로 비수술적 치료의 효과가 없어 수술적 치료 진행[43]
- 5등급: 비수술적 관리로 좋은 결과를 확인한 일부 근거가 있지만 일반적으로 수술적 치료 시행[80]
- 6등급: 매우 드물고 일반적으로 신경혈관 손상이 있는 심각한 외상과 연관되 있으며 응급수술이 필요하다.[10]

수술적 방법(Surgical options)

각각의 장단점이 있는 수술 방법이 있다.

급성 손상(3주 내)(Acute injury) (less than 3 weeks)

기본 원칙은 인대가 회복될 때까지 안정화와 함께 AC관절을 재정복하는 것이다. 이는 관절경 또는 개방술, 직조 인공 인대 봉합술(예: Surgilig형 체계) 또는 도금(후크 플레이트, hook plate), 후 금속 가공물 제거술 이후 현수장치(예: 줄타기, Tightrope)를 시행한다.

지속되는 손상(Persistent injury)

AC관절 손상과 관련된 지속적인 증상이 있는 경우 치료 방법은 인대 이식(오구견봉인대 사용) 또는 임시 장치(급성 손상인 경우) 또는 직조 인공 인대로 보완된 오구돌기와 쇄골 주위에 고리가 있는 이식(일반적으로 슬괵근)하는 방법이 있다. 치료 효과는 모두 비슷하다.

흉쇄관절 손상(Sternoclavicular joint injuries)

흉쇄관절 손상은 드물고 모든 견갑대 손상의 0.9%를 차지하고 있으며[16] 일반적으로 손을 뻗은 상태에서 넘어질 때 발생한다. 명확하지는 않지만 Allman 분류[4]를 가장 널리 사용하고 있으며 다음과 같다:

- 1등급: 염좌
- 2등급: 경미한 변형
- 3등급: 실제 탈구, 전방 또는 후방

또한 골단판(성장판) 손상은 골단판(physis) 또는 성장판(growth plate)을 의미하며, 골단부와 골단부를 분리하는 반투명한 연골판이며 장골의 종방향 성장을 담당하며 25세까지 닫히지 않는다.

평가(Assessment)

전방 탈구는 눈에 보이는 전방 변형과 관련이 있으며 고정되어 있거나 움직임이 가능하다.

후방 탈구는 상완신경총 손상,[63,66] 기흉과 호흡곤란,[102] 혈관손상, 연하 장애(삼킴 장애), 음성 변화(거친소리, 부자연스러운, 쉰소리)[97]와 관련이 있다.[97]

검사(Investigation)

일반 방사선 영상은 병리를 확인할 수 없을 때가 있으며 명확한 진단을 위해 컴퓨터 단층 촬영(CT) 또는 CT 혈관 조영술이 필요하다. MRI의 역할은 제한적이다.

관리(Management)

전방 탈구(Anterior dislocation)

- 1/2등급: 비수술적 관리
- 3등급: 폐쇄 정복술 또는 개방정복술로 치료 가능
  - 폐쇄 정복술을 시행한 경우 재발률은 21~100%이다.[42,105]
  - 개방정복술은 안정화 과정이 필요하다.

급성기 안정

봉합나사못(suture anchors)을 사용하거나 사용하지 않고 인대에 직접 봉합술을 적용하는 몇가지 방법을 적용할 수 있다.[85] 대안은 흉쇄유돌근 건의 내측 부분을 사용하는 것이다.[5]

지연된 회복

이식 과정을 추가한 전방 흉쇄인대 재건술; 대퇴근막[3] 또는 반막양근[126]

후방 탈구(Posterior dislocation)

"외전 견인" 방법을 사용한 폐쇄정복술과 타올 클립(towel clip)을 이용한 추가 교정은 전체적으로 50~67% 성공률을 보고하고 있다.[51,82]

간헐적 정복

전방 안정화술은 흉부 수술에 권고하지만 후방탈구 시에도 적용한다. 사례 연구는 많지 않지만 전체 결과는 양호한 것으로 보고되고 있다.

골단판(성장판) 손상

쇄골 내측 골단판은 25세가 될 때까지 닫히지 않기 때문에 25세 미만이 의상이 발생한 경우 골단판 손상을 의심해야 한다. 폐쇄정복술은 성인의 후방 탈구와 비슷한 성공률을 보고하고 있다. 흡수성 봉합사를 사용한 개방정복술과 안정화술이 효과적이라고 보고하였다.[130]

어깨 신경 손상(Nerve injuries to the shoulder)

26개 근육이 견갑골, 쇄골, 상완골의 움직임 안정성에 관여한다. 해당 근육은 견갑골축(axioscapular), 상완축(axiohumeral), 견갑상완(scapulohumeral) 세부군으로 분류할 수 있다(표 24.6). 어깨 근육에 대한 신경 지배는 C5~T1 신경근을 구성하는 상완신경총에서 분지하며 주요 신경 가지는 견갑상

표 24.6 어깨 근육에 따른 신경 지배

근육	신경 지배	분류
승모근	C2-4(척수부신경/뇌신경 XI)	견갑골축
흉쇄유돌근	C2-4(척수부신경/뇌신경 XI)	기타
견갑거근	C3-5(견갑배신경)	견갑골축
소원근	C4-5(액와신경)	견갑상완
극상근	C4-5(견갑상신경)	견갑상완
능형근	C4-5(견갑배신경)	견갑골축
극하근	C4-6(견갑상신경)	견갑상완
삼각근	C5-6(액와신경)	견갑상완
대워근	C5-6(견갑하신경)	견갑상완
상완이두근	C5-6(근피신경)	견갑상완
쇄골하근	C5-6(쇄골하신경)	기타
전거근	C5-7(장흉신경)	견갑골축
견갑하근	C5-8(견갑 상/하 신경)	견갑상완
대흉근	C5-T1(외흉신경과 내흉신경)	상완골축
소흉근	C6-C8(내흉신경)	견갑골축
오구완근	C6-7(근피신경)	견갑상완
광배근	C6-8(흉배신경)	상완골축

표 24.7 어깨 주변에 흔히 발생하는 신경 손상 요약

신경	운동 기능장애	감각 장애	일반적인 원인
견갑상신경	외전과 외회전 약화	신경분지 피부감각 없음 ACJ와 GHJ 신경분지	• 견인력 • 직접적인 타박상 • 반복적인 외상(ABER)
액와신경	외회전 근력 감소 외전 근력 감소 주관절 굴곡을 못할 수 있음	어깨 외측 "연대 배지(regimental badge)"영역의 감각 상실	• 의인성(Iatrogenic) • 어깨 탈구 • 상완골 골절 • 직접적인 타박상
장흉신경	견갑골 운동 이상증을 유발하는 전거근 마비	운동신경, 감각분지 없음	• 의인성 • 직접적인 타박상 • 견인력
상완신경총	팔이나 손목을 움직일 수 없음	팔이나 손에 감각이 없음	• 심각한 어깨 복합체 외상 • 총상 • 관통상
상완신경총 "스팅어(stinger) 증후군"	일시적인 약화 • 외전 • 외회전 • 주관절 굴곡 • 주관절 신전 • 회내 • 5번째 손가락 외전	팔 전체의 일과성 감각 이상	• 고에너지 충돌

ACJ, 견봉쇄관절; GHJ, 상완관절와관절.

신경, 액와신경, 외측흉신경이다.[86]

어깨 주위 신경 손상은 주로 자동차 사고나 스포츠, 특히 럭비,[36,106] 미식축구,[28,35] 또는 레슬링[2,123]과 같은 몸싸움이 많은 스포츠에서 발생한다. 손상 기전은 어깨 부위로 넘어지거나 경추에서 편타 손상과 같이 어깨의 위쪽 측면에 강한 힘이 가해질 때 발생한다. 어깨 복합체 신경 손상은 상완관절와관절 탈구[71,114]와 상완골 근위부 골절과 연관될 수 있다.[133]

직접적인 외상 외에도 배구,[62,136] 테니스,[26] 야구,[34,94] 수영[94] 등 어깨가 외전과 외회전을 하는 스포츠에서 반복적인 오버헤드 동작으로 인해 상완신경총 신경 손상이 발생할 수 있다.[20] 어깨 주위에 일반적인 신경 손상은 표 24.7에 설명하고 있다.

압박의 정도와 강도는 신경 손상 수준과 관련이 있다.[103] 환자의 손상된 신경의 병태생리학적 상태와 환자의 증상에 따른 신경 손상에 대한 몇가지 분류 시스템이 있다. Sunderland 분류는 Seddon[120]의 분류법 보다 최근 분류법으로 3단계에 해당하는 5° 신경 손상[128]을 규정한다:

- 신경차단(Neurapraxia)(1등급): 최소한의 감각 또는 자율신경 관련이 있는 완전한 운동 마비가 일시적이다. 이는 일반적으로 스포츠 활동 중 "스팅어 증후군" 또는 "버너 증후군"이라고 한다.[91]
- 축삭절단(Axonotmesis)(2등급): 축삭돌기의 연속성 상실과 온전한 신경초가 잔존된 상태의 심각한 손상이다. 시간이 지남에 따라 근위축을 유발하는

완전한 운동, 감각, 자율신경 마비가 있다. 회복이 가능하며 감압되는 신경에 따라 다르다. 회복 시간은 탈신경 근육과 근위 재생 축삭 사이의 거리에 따라 다르다. 일반적으로 신경은 하루에 1.2mm 재생된다고 알려져 있다.[111]

- 신경절단(Neurotmesis) (3등급): 가장 심각한 수준의 손상으르 축삭과 신경초 모두의 연속성이 완전히 상실된 상태이다. 드물게 불완전 회복이 되며 신경의 피부 분지에 대한 기능적 손실과 전체 마비가 생긴다.[40]

참고문헌(References)

1. Abrams R, Akbarnia H. Shoulder Dislocations Overview. Treasure Island: StatPearls Publishing; 2020.
2. Afran MR. Nerve injury about the shoulder in athletes, part 2: long thoracic nerve, spinal accessory nerve, burners/stingers, thoracic outlet syndrome. Am J Sports Med. 2004;32(4):1063-76.
3. Allen AW. Living suture grafts in the repair of fractures and dislocations. Arch Surg. 1928;1;16(5):1007–1020.
4. Allman FL Jr. Fractures and ligamentous injuries of the clavicle and its articulation. J Bone Joint Surg Am. 1967;49(4):774-84.
5. Armstrong AL, Dias JJ. Reconstruction for instability of the sternoclavicular joint using the tendon of the sternocleidomastoid muscle. J Bone Joint Surg Br. 2008;90(5):610-3
6. Arrigoni P, Brady PC, Zottarelli L, Barth J, Narbona P, Huberty D, Koo SS, Adams CR, Parten P, Denard PJ, Burkhart SS. Associated lesions requiring additional surgical treatment in grade 3 acromioclavicular joint dislocations. Arthroscopy. 2014;30(1):6-10.
7. Ashworth B, Cohen DD. Force awakens: a new hope for athletic shoulder strength testing. Br J Sports Med. 2019;53(9):524.
8. Aygün Ü, Çalik Y, Işik C, Şahin H, Şahin R, Aygün DÖ. The importance of glenoid version in patients with anterior dislocation of the shoulder. J Shoulder Elbow Surg. 2016;25(12):1930-1936.
9. Badge R, Tambe A, Funk L. Arthroscopic isolated posterior labral repair in rugby players. Int J Shoulder Surg. 2009;3(1):4-7.
10. Balai E, Sabharwal S, Griffiths D, Reilly P. A type VI acromioclavicular joint injury: subcoracoid dislocation in a patient with polytrauma. Ann R Coll Surg Engl. 2020 Nov;102(9):e1-e3.
11. Bateman M, Jaiswal A, Tambe AA. Diagnosis and management of atraumatic shoulder instability. J Arthrosc Jt Surg. 2018;5(2):79-85.
12. Beitzel K, Cote MP, Apostolakos J, Solovyova O, Judson CH, Ziegler CG Edgar CM, Imhoff AB, Arciero RA, Mazzocca AD. Current concepts in the treatment of acromioclavicular joint dislocations. Arthroscopy. 2013 Feb;29(2):387-97.
13. Beitzel K, Mazzocca AD, Bak K, Itoi E, Kibler WB, Mirzayan R, Imhoff AB, Calvo E, Arce G, Shea K; Upper Extremity Committee of ISAKOS. ISAKOS upper extremity committee consensus statement on the need for diversification of the Rockwood classification for acromioclavicular joint injuries. Arthroscopy. 2014;30(2):271-8.
14. Bennett WF. Specificity of the Speed's test: arthroscopic technique for evaluating the biceps tendon at the level of the bicipital groove. Arthroscopy. 1998;14(8):789-96.
15. Blanch P. Conservative management of shoulder pain in swimming. Phys Ther Sport. 2004;5(3):109-124.
16. Boesmueller S, Wech M, Tiefenboeck TM, Popp D, Bukaty A, Huf W, Fialka C, Greitbauer M, Platzer P. Incidence, characteristics, and long-term follow-up of sternoclavicular injuries: An epidemiologic analysis of 92 cases. J Trauma Acute Care Surg. 2016;80(2):289-95
17. Boileau P, Pennington SD, Ghassan A. Proximal humeral fractures in younger patients: fixation techniques and arthroplasty. J Shoulder Elbow Surg. 2011;20(2 Suppl):S47-60.
18. Bossart PJ, Joyce SM, Manaster BJ, Packer SM. Lack of efficacy of 'weighted' radiographs in diagnosing acute acromioclavicular separation. Ann Emerg Med. 1988;17(1):20-4.
19. Boyle MJ. Functional Training for Sports, 2nd edition. Human Kinetics Publishers; 2016.
20. Brown SA, Doolittle DA, Bohanon CJ, Jayaraj A, Naidu SG, Huettl EA, Renfree KJ, Oderich GS, Bjarnason H, Gloviczki P, Wysokinski WE, McPhail IR. Quadrilateral space syndrome: the Mayo Clinic experience with a new classification system and case series. Mayo Clin Proc. 2015;90(3):382-94.
21. Brownson P, Donaldson O, Fox M, et al. BESS/BOA Patient Care Pathways: Traumatic anterior shoulder instability. Shoulder Elb. 2015;7(3):214-226.
22. Burkhart SS, Morgan CD, Kibler WB. Shoulder injuries in overhead athletes. The "dead arm" revisited. Clin Sports Med. 2000;19(1):125-58.
23. Buss DD, Lynch GP, Meyer CP, Huber SM, Freehill MQ. Nonoperative management for in-season athletes with anterior shoulder instability. Am J Sports Med. 2004;32(6):1430-1433.
24. Calvert E, Chambers GK, Regan W, Hawkins RH, Leith JM. Special physical examination tests for superior labrum anterior posterior shoulder tears are clinically limited and invalid: a diagnostic systematic review. J Clin Epidemiol. 2009 May;62(5):558-63.
25. Chahal J, Leiter J, McKee MD, Whelan DB. Generalized ligamentous laxity as a predisposing factor for primary traumatic anterior shoulder dislocation. J Shoulder Elbow Surg. 2010;19(8):1238-1242.
26. Challoumas D, Dimitrakakis G. Insights into the epidemiology, aetiology and associations of infraspinatus atrophy in overhead athletes: a systematic review. Sports Biomech. 2017;16(3):325-341.
27. Chalmers PN, Slikker W 3rd, Mall NA, Gupta AK, Rahman Z, Enriquez D, Nicholson GP. Reverse total shoulder arthroplasty for acute proximal humeral fracture: comparison to open reduction-

internal fixation and hemiarthroplasty. J Shoulder Elbow Surg. 2014;23(2):197-204.

28. Charbonneau RM, McVeigh SA, Thompson K. Brachial neuropraxia in Canadian Atlantic University sport football players: what is the incidence of "stingers"? Clin J Sport Med. 2012;22(6):472-7.

29. Ciccotti MC, Syed U, Hoffman R, Abboud JA, Ciccotti MG, Freedman KB. Return to play criteria following surgical stabilization for traumatic anterior shoulder instability: a systematic review. Arthrosc J Arthrosc Relat Surg. 2018;34(3):903-913.

30. Clark RC, Chandler CC, Fuqua AC, Glymph KN, Lambert GC, Rigney KJ. Use of clinical test clusters versus advanced imaging studies in the management of patients with a suspected SLAP tear. Int J Sports Phys Ther. 2019;14(3):345-352.

31. Clavert P. Glenoid labrum pathology. Orthop Traumatol Surg Res. 2015;101(1 Suppl):S19-24.

32. Cotter EJ, Hannon CP, Christian D, Frank RM, Bach BR Jr. Comprehensive examination of the athlete's shoulder. Sports Health. 2018;10(4):366-375.

33. Crichton J, Jones DR, Funk L. Mechanisms of traumatic shoulder injury in elite rugby players. Br J Sports Med. 2012;46(7):538-542.

34. Cummins CA, Bowen M, Anderson K, Messer T. Suprascapular nerve entrapment at the spinoglenoid notch in a professional baseball pitcher. Am J Sports Med. 1999;27(6):810-2.

35. Daly CA, Payne SH, Seiler JG. Severe brachial plexus injuries in American football. Orthopedics. 2016;39(6):e1188-e1192.

36. de Beer J, Bhatia DN. Shoulder injuries in rugby players. Int J Shoulder Surg. 2009;3(1):1-3.

37. Dezfuli B, King JJ, Farmer KW, Struk AM, Wright TW. Outcomes of reverse total shoulder arthroplasty as primary versus revision procedure for proximal humerus fractures. J Shoulder Elbow Surg. 2016;25(7):1133–7.

38. Dhir J, Willis M, Watson L, Somerville L, Sadi J.. Evidence-based review of clinical diagnostic tests and predictive clinical tests that evaluate response to conservative rehabilitation for posterior glenohumeral instability: a systematic review. Sports Health. 2018;10(2):141-145.

39. Dinnes J, Loveman E, McIntyre L, Waugh N. The effectiveness of diagnostic tests for the assessment of shoulder pain due to soft tissue disorders: a systematic review. Health Technol Assess. 2003;7(29):iii, 1-166.

40. Ditty BJ ON, Rozelle CJ. Surgery for peripheral nerve trauma. In: Tubbs RS RE, Shoja MM, Loukas M, Barbaro N, Spinner RJ (eds). Nerves and Nerve Injuries. Amsterdam: Elsevier; 2015: 373-81.

41. Ebinger N, Magosch P, Lichtenberg S, Habermeyer P. A new SLAP test: the supine flexion resistance test. Arthroscopy. 2008;24(5):500-5.

42. Eskola A. Sternoclavicular dislocation. A plea for open treatment. Acta Orthop Scand. 1986;57(3):227-8.

43. Feichtinger X, Dahm F, Schallmayer D, Boesmueller S, Fialka C, Mittermayr R. Surgery improves the clinical and radiological outcome in Rockwood type IV dislocations, whereas Rockwood type III dislocations benefit from conservative treatment. Knee Surg Sports Traumatol Arthrosc. 2021;29(7):2143-2151.

44. Fitzpatrick MJ, Tibone JE, Grossman M, McGarry M H, Lee TQ. Development of cadaveric models of a thrower's shoulder. JSES. 2005;14:S49-S57.

45. Foruria AM, De Gracia MM, Larson DR, Munuera L, Sanchez Sotelo J. The pattern of the fracture and displacement of the fragments predict the outcome in proximal humeral fractures. J Bone Joint Surg [Br]. 2005;93-B(3):378-86.

46. Fowler EM, Horsley IG, Rolf CG. Clinical and arthroscopic findings in recreationally active patients. Sports Med Arthrosc Rehabil Ther Technol. 2010;2:2.

47. Funk L. Treatment of glenohumeral instability in rugby players. Knee Surg Sports Traumatol Arthrosc. 2016;24:430-439.

48. Funk L, Snow M. SLAP tears of the glenoid labrum in contact athletes. Clin J Sport Med. 2007;17(1):1-4.

49. Gauci M-O, Deransart P, Chaoui J, et al. Three-dimensional geometry of the normal shoulder: a software analysis. J Shoulder Elbow Surg. 2020;29(12):e468-e477.

50. Godin J, Sekiya JK. Systematic review of rehabilitation versus operative stabilization for the treatment of first-time anterior shoulder dislocations. Sports Health. 2010;2(2):156-65.

51. Groh GI, Wirth MA, Rockwood CA Jr. Treatment of traumatic posterior sternoclavicular dislocations. J Shoulder Elbow Surg. 2011;20(1):107-13.

52. Habermeyer P, Schuller U, Wiedemann E. The intra-articular pressure of the shoulder: an experimental study on the role of the glenoid labrum in stabilizing the joint. Arthroscopy. 1992;8(2):166-72.

53. Hamner DL, Pink MM, Jobe FW. A modification of the relocation test: arthroscopic findings associated with a positive test. J Shoulder Elbow Surg. 2000;9(4):263-7.

54. Handoll HH, Brorson S. Interventions for treating proximal humeral fractures in adults. Cochrane Database Syst Rev. 2015;(11):CD000434.

55. Hata Y, Nakatsuchi Y, Saitoh S, Hosaka M, Uchiyama S. Anatomic study of the glenoid labrum. J Shoulder Elbow Surg. 1992;1(4):207-14.

56. Hegedus EJ, Cook C, Lewis J, Wright A, Park JY. Combining orthopedic special tests to improve diagnosis of shoulder pathology. Phys Ther Sport. 2015;16(2):87-92.

57. Hegedus EJ, Goode AP, Cook CE, et al. Which physical examination tests provide clinicians with the most value when examining the shoulder? Update of a systematic review with meta-analysis of individual tests. Br J Sports Med. 2012;46(14):964-978.

58. Hegedus EJ, Goode A, Campbell S, Morin A, Tamaddoni M, Moorman CT 3rd, Cook C. Physical examination tests of the shoulder: a systematic review with meta-analysis of individual tests. Br J Sports Med. 2008;42(2):80-92; discussion 92.

59. Herrington L, Horsley I, Rolf C. Evaluation of shoulder joint position sense in both asymptomatic and rehabilitated professional rugby players and matched controls. Phys Ther Sport Off J Assoc Chart Physiother Sports Med. 2010;11(1):18-22.

60. Hirschmann MT, Quarz V, Audigé L, Ludin D, Messmer P, Regazzoni P, Gross T. Internal fixation of unstable proximal humerus fractures with an anatomically preshaped interlocking plate: a clinical and radiologic evaluation. J Trauma. 2007;63(6):1314-23.

61. Hodgson S. Proximal humerus fracture rehabilitaiton. Clin Orthop Relat Res. 2006;(442):131-138.

62. Holzgraefe M, Kukowski B, Eggert S. Prevalence of latent and manifest suprascapular neuropathy in high-performance volleyball players. Br J Sports Med. 1994;28(3):177-9.

63. Howard FM, Shafer SJ. Injuries to the clavicle with neurovascular complications. A study of fourteen cases. J Bone Joint Surg Am. 1965;47(7):1335-46.

64. Ialenti MN, Mulvihill JD, Feinstein M, Zhang AL, Feeley BT. Return to play following shoulder stabilization: a systematic review and meta-analysis. Orthop J Sports Med. 2017;5(9):2325967117726055.

65. Jaggi A, Lambert S. Rehabilitation for shoulder instability. Br J Sports Med. 2010;44(5):333-340.

66. Jain S, Monbaliu D, Thompson JF. Thoracic outlet syndrome caused by chronic retrosternal dislocation of the clavicle. Successful treatment by transaxillary resection of the first rib. J Bone Joint Surg Br. 2002;84(1):116-8.

67. Javed S, Gheorghiu D, Torrance E, Monga P, Funk L, Walton M. The incidence of traumatic posterior and combined labral tears in patients undergoing arthroscopic shoulder stabilization. Am J Sports Med. 2019;47(11):2686-2690.

68. Jost B, Zumstein M, Pfirrmann CW, Zanetti M, Gerber C. MRI findings in throwing shoulders: abnormalities in professional handball players. Clin Orthop Relat Res. 2005;(434):130-7.

69. Kammel KR, El Bitar Y, Leber EH. Posterior Shoulder Dislocations. StatPearls. Treasure Island: StatPearls Publishing; 2020.

70. Kavaja L, Lähdeoja T, Malmivaara A, Paavola M. Treatment after traumatic shoulder dislocation: a systematic review with a network meta-analysis. Br J Sports Med. 2018;52(23):1498-1506.

71. Kessler KJ, Uribe JW.Complete isolated axillary nerve palsy in college and professional football players: a report of six cases. Clin J Sports Med. 1994;4:272-274.

72. Kibler WB. Specificity and sensitivity of the anterior slide test in throwing athletes with superior glenoid labral tears. Arthroscopy. 1995;11(3):296-300.

73. Kibler W, Sciascia AD, Hester P, Dome D, Jacobs C. Clinical utility of traditional and new tests in the diagnosis of biceps tendon injuries and superior labrum anterior and posterior lesions in the shoulder. Am J Sports Med. 2009;37(9):1840-1847.

74. Kim SH, Ha KI, Ahn JH, Kim SH, Choi HJ. Biceps load test II: A clinical test for SLAP lesions of the shoulder. Arthroscopy. 2001;17(2):160-4.

75. Kim SH, Park JS, Jeong WK, Shin SK The Kim test: a novel test for posteroinferior labral lesion of the shoulder: a comparison to the jerk test. Am J Sports Med. 2005;33(8):1188-92.

76. Kim SH, Park JC, Park JS, Oh I. Painful jerk test: a predictor of success in nonoperative treatment of posteroinferior instability of the shoulder. Am J Sports Med. 2004;32(8):1849-55.

77. Kim YS, Kim JM, Ha KY, Choy S, Joo MW, Chung YG. The passive compression test: a new clinical test for superior labral tears of the shoulder. Am J Sports Med. 2007;35(9):1489-94.

78. Klug A, Wincheringer D, Harth J, Schmidt-Horlohé K, Hoffmann R, Gramlich Y. Complications after surgical treatment of proximal humerus fractures in the elderly: an analysis of complication patterns and risk factors for reverse shoulder arthroplasty and angular-stable plating. J Shoulder Elbow Surg. 2019;28(9):1674-1684.

79. Kraeutler MJ, Currie DW, Kerr ZY, Roos KG, McCarty EC, Comstock RD. Epidemiology of shoulder dislocations in high school and collegiate athletics in the United States: 2004/2005 through 2013/2014. Sports Health. 2018;10(1):85-91.

80. Krul KP, Cook JB, Ku J, Cage JM, Bottoni CR, Tokish JM. Successful conservative therapy in Rockwood type V acromioclavicular dislocations. Orthop J Sports Med. March 2015. doi:10.1177/2325967115S00017.

81. Labriola JE, Lee TQ, Debski RE, McMahon PJ. Stability and instability of the glenohumeral joint: the role of shoulder muscles. J Shoulder Elbow Surg. 2005;14(1):S32-S38.

82. Laffosse JM, Espié A, Bonnevialle N, Mansat P, Tricoire JL, Bonnevialle P, Chiron P, Puget J. Posterior dislocation of the sternoclavicular joint and epiphyseal disruption of the medial clavicle with posterior displacement in sports participants. J Bone Joint Surg Br. 2010;92(1):103-9.

83. Lee JH, Park JS, Jeong WK. Which muscle performance can be improved after arthroscopic Bankart repair? J Shoulder Elbow Surg. 2020;29(8):1681-1688.

84. Lefevre-Colau MM, Babinet A, Fayad F, et al. Immediate mobilization compared with conventional immobilization for the impacted nonoperatively treated proximal humeral fracture: a randomized controlled trial. J Bone Joint Surg Am. 2007;89:2582-2590.

85. Lehmann W, Laskowski J, Grossterlinden L, Rueger JM. Refixation der sternoklavikulären Luxation mit einem Fadenankersystem [Refixation of sternoclavicular luxation with a suture anchor system]. Unfallchirurg. 2010;113(5):418-21.

86. Leinberry CF, Wehbé MA. Brachial plexus anatomy. Hand Clin. 2004;20(1):1-5.

87. Liu SH, Henry MH, Nuccion SL. A prospective evaluation of a new physical examination in predicting glenoid labral tears. Am J Sports Med. 1996;24(6):721-5.

88. Longo UG, Loppini M, Rizzello G, Ciuffreda M, Maffulli N, Denaro V. Management of primary acute anterior shoulder dislocation: systematic review and quantitative synthesis of the literature. Arthrosc J Arthrosc Relat Surg. 2014;30(4):506-522.

89. Ludington NA. Rupture of the long head of the biceps flexor cubiti muscle. Ann Surg. 1923;77(3):358-63.

90. Maffet MW, Gartsman GM, Moseley B. Superior labrum-biceps tendon complex lesions of the shoulder. Am J Sports Med. 1995;23(1):93-8.

91. Markey KL, Di Benedetto M, Curl WW. Upper trunk brachial plexopathy. The stinger syndrome. Am J Sports Med. 1993;21(5):650-5.

92. Mattern O, Funk L, Walton MJ. Anterior shoulder instability in collision and contact athletes. J Arthrosc Jt Surg. 2018;5(2):99-106.

93. Matthews PA, Scott M. Altering scapular position reduces isometric shoulder strength. Shoulder & Elbow. 2013;5: 266-270.

94. McClelland D, Hoy G. A case of quadrilateral space syndrome with involvement of the long head of the triceps. Am J Sports Med. 2008;36(8):1615-7.

95. Meixner C, Loder RT. The demographics of fractures and dislocations across the

entire United States due to common sports and recreational activities. Sports Health. 2020;12(2):159-169.

96. Mimori K, Muneta T, Nakagawa T, Shinomiya K. A new pain provocation test for superior labral tears of the shoulder. Am J Sports Med. 1999;27(2):137-42.

97. Mirza AH, Alam K, Ali A. Posterior sternoclavicular dislocation in a rugby player as a cause of silent vascular compromise: a case report. Br J Sports Med. 2005;39(5):e28.

98. Mora MV, Ibán MÁR, Heredia JD, Gutiérrez-Gómez JC, Diaz RR, Aramberri M, Cobiella C. Physical exam and evaluation of the unstable shoulder. The Open Orthopaedics Journal. 2017;11:946-956.

99. Moroder P, Danzinger V, Maziak N, et al. Characteristics of functional shoulder instability. J Shoulder Elbow Surg. 2020;29(1):68-78.

100. Myers TH, Zemanovic JR, Andrews JR. The resisted supination external rotation test: a new test for the diagnosis of superior labral anterior posterior lesions. Am J Sports Med. 2005;33(9):1315-20.

101. Nakagawa S, Yoneda M, Hayashida K, Obata M, Fukushima S, Miyazaki Y. Forced shoulder abduction and elbow flexion test: a new simple clinical test to detect superior labral injury in the throwing shoulder. Arthroscopy. 2005;21(11):1290-5.

102. Nakayama E, Tanaka T, Noguchi T, Yasuda J, Terada Y. Tracheal stenosis caused by retrosternal dislocation of the right clavicle. Ann Thorac Surg. 2007;83(2):685-7.

103. Neal S, Fields KB. Peripheral nerve entrapment and injury in the upper extremity. Am Fam Physician. 2010;81(2):147-55.

104. Neer C. Displaced proximal humerus fractures. J Bone Joint Surg. 1970;52-A(6):1077-1089.

105. Nettles JL, Linscheid RL. Sternoclavicular dislocations. J Trauma. 1968;8(2):158-64.

106. Nicol A, Pollock A, Kirkwood G, Parekh N, Robson J. Rugby union injuries in Scottish schools. J Public Health (Oxf). 2011;33(2):256-61.

107. O'Brien SJ, Pagnani MJ, Fealy S, McGlynn SR, Wilson JB. The active compression test: a new and effective test for diagnosing labral tears and acromioclavicular joint abnormality. Am J Sports Med. 1998;26(5):610-3.

108. Oh JH, Kim JY, Kim WS, Gong HS, Lee JH. The evaluation of various physical examinations for the diagnosis of type II superior labrum anterior and posterior lesion. Am J Sports Med. 2008;36(2):353-9.

109. Olds M, Ellis R, Donaldson K, Parmar P, Kersten P. Risk factors which predispose first-time traumatic anterior shoulder dislocations to recurrent instability in adults: a systematic review and meta-analysis. Br J Sports Med. 2015;49(14):913-922.

110. Owens BD, Campbell SE, Cameron KL. Risk factors for anterior glenohumeral instability. Am J Sports Med. 2014;42(11):2591-2596.

111. Pfister BJ, Gordon T, Loverde JR, Kochar AS, Mackinnon SE, Cullen DK. Biomedical engineering strategies for peripheral nerve repair: surgical applications, state of the art, and future challenges. Crit Rev Biomed Eng. 2011;39(2):81-124.

112. Rangan A, Handoll H, Brealey S, Jefferson L, Keding A, Martin BC, et al. Surgical vs nonsurgical treatment of adults with displaced fractures of the proximal humerus the PROFHER randomized clinical trial. JAMA. 2015;313(10):1037-47.

113. Rawes ML, Dias JJ. Long-term results of conservative treatment for acromioclavicular dislocation. J Bone Joint Surg Br. 1996;78(3):410-2.

114. Robinson CM, Shur N, Sharpe T, Ray A, Murray IR. Injuries associated with traumatic anterior glenohumeral dislocations. J Bone Joint Surg Am. 2012;94(1):18-26.

115. Rockwood Jr CA, Matsen FA (eds). The Shoulder, 2nd edition. Philadelphia: WB Saunders; 1998.

116. Rockwood Jr CA, Young DC. Disorders of the acromioclavicular joint. In: Rockwood Jr CA, Matsen FA (eds). The Shoulder. Philadelphia: WB Saunders; 1990.

117. Rowe CR, Zarins B. Recurrent transient subluxation of the shoulder. J Bone Joint Surg. 1981;63(6):863-72.

118. Schlegel TF, Burks RT, Marcus RL, Dunn HK. A prospective evaluation of untreated acute grade III acromioclavicular separations. Am J Sports Med. 2001;29(6):699-703.

119. Schwartzberg R, Reuss BL, Burkhart BG, Butterfield M, Wu JY, McLean KW. High prevalence of superior labral tears diagnosed by MRI in middle-aged patients with asymptomatic shoulders. Orthop J Sports Med. 2016;4(1):2325967115623212.

120. Seddon HJ. Three types of nerve injuries. Brain. 1943;66:237.

121. Seminati E, Cazzola D, Preatoni E, Trewartha G. Specific tackling situations affect the biomechanical demands experienced by rugby union players. Sports Biomech. 2017;16(1):58-75.

122. Skou ST, Juhl CB, Hare KB, Lohmander LS, Roos EM. Surgical or non-surgical treatment of traumatic skeletal fractures in adults: systematic review and meta-analysis of benefits and harms. Systematic Reviews. 2020; 9:(179):1-17.

123. Snook GA. A survey of wrestling injuries. Am J Sports Med. 1980;8:450-3.

124. Snyder SJ, Karzel RP, Del Pizzo W, Ferkel RD, Friedman MJ. SLAP lesions of the shoulder. Arthroscopy. 1990;6(4):274-9.

125. Speer KP, Hannafin JA, Altchek DW, Warren RF. An evaluation of the shoulder relocation test. Am J Sports Med. 1994;22(2):177-83.

126. Spencer EE Jr, Kuhn JE. Biomechanical analysis of reconstructions for sternoclavicular joint instability. J Bone Joint Surg Am. 2004;86(1):98-105.

127. Spross C, Meester J, Mazzucchelli RA, Puskás GJ, Zdravkovic V, Jost B. Evidence-based algorithm to treat patients with proximal humerus fractures-a prospective study with early clinical and overall performance results. J Shoulder Elbow Surg. 2019;28(6):1022-1032.

128. Sunderland S. A classification of peripheral nerve injuries producing loss of function. Brain. 1951;74(4):491-516.

129. Taylor SA, Newman AM, Dawson C, et al. The "3-Pack" examination is critical for comprehensive evaluation of the biceps-labrum complex and the bicipital tunnel: a prospective study. Arthroscopy. 2017;33(1):28-38.

130. Tennent TD, Pearse EO, Eastwood DM. A new technique for stabilizing adolescent posteriorly displaced physeal medial clavicular fractures. J Shoulder Elbow Surg. 2012;21(12):1734-9.

131. Tokish JM, Kuhn JE, Ayers GD, et al. Decision making in treatment after a first-

time anterior glenohumeral dislocation: A Delphi approach by the Neer Circle of the American Shoulder and Elbow Surgeons. Journal of Shoulder and Elbow Surgery. 2020;29(12):2429-2445.

132. Torchia MT, Austin DC, Cozzolino N, Jacobowitz L, Bell JE. Acute versus delayed reverse total shoulder arthroplasty for the treatment of proximal humeral fractures in the elderly population: a systematic review and meta-analysis. J Shoulder Elbow Surg. 2019;28(4):765-773.

133. Visser CP, Coene LN, Brand R, Tavy DL. Nerve lesions in proximal humeral fractures. J Shoulder Elbow Surg. 2001;10(5):421-7.

134. Wasserstein DN, Sheth U, Colbenson K, et al. The true recurrence rate and factors predicting recurrent instability after nonsurgical management of traumatic primary anterior shoulder dislocation: a systematic review. Arthroscopy. 2016;32(12):2616-2625.

135. Wilk KE, Reinold MM, Dugas JR, Arrigo CA, Moser MW, Andrews JR. Current concepts in the recognition and treatment of superior labral (SLAP) lesions. J Orthop Sports Phys Ther. 2005;35(5):273-91.

136. Witvrouw E, Cools A, Lysens R, Cambier D, Vanderstraeten G, Victor J, Sneyers C, Walravens M. Suprascapular neuropathy in volleyball players. Br J Sports Med. 2000;34(3):174-80.

137. Yahuaca BI, Simon P, Christmas KN, Patel S, Gorman RA, Mighell MA, Frankle MA. Acute surgical management of proximal humerus fractures: ORIF vs. hemiarthroplasty vs. reverse shoulder arthroplasty. J Shoulder Elbow Surg. 2020;29(7S):S32-S40.

138. Yergason J. Supination sign. J Bone Joint Surg. 1931;13:160-165.

139. Kardouni JR, McKinnon CJ, Seitz AL. Incidence of shoulder dislocations and the rate of recurrent instability in soldiers. Medicine and Science in Sports and Exercise. 2016;48(11):2150-2156.

소아 및 청소년의 어깨

(The pediatric and adolescent shoulder)

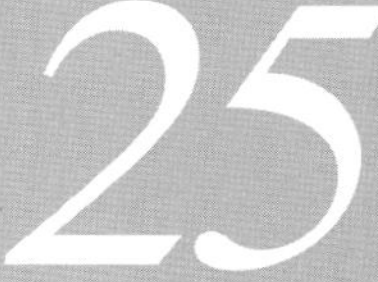

Mitchell Simpson, Keren Lewis, Maya Lewis, Rhiannon Joslin

개요(Introduction)

어깨 문제는 어린이에게 흔하며 출산 외상(birth trauma), 종양(neoplasm) 유전 및 내분비 장애, 성장판 골절, 어깨 불안정성 및 과사용 부상을 포함한 광범위한 병인학(etiologies)을 포함한다. 아동의 취약성으로 인해 이 집단에서는 우발적이지 않은(nonaccidental) 부상도 고려해야 한다.

신생아 초기부터 청소년기 후반까지 어깨 부상의 유형이 크게 다르기 때문에 이러한 상태에 대한 접근과 관리가 복잡하다. 이 장은 아동기에 걸친 정상적인 어깨 발달을 설명하고 소아 및 청소년 어깨 부상에 접근하는 틀을 제공하는 것을 목표로 한다. 진단 및 기본 관리 전략을 포함하여 보다 일반적인 어깨에 대한 설명도 서술된다.

역학(Epidemiology)

외상성 어깨 부상은 사고 및 응급실에서 흔히 볼 수 있다. 10세 이하 어린이의 골절은 어깨부상이 지배적이며 남녀 모두 비슷한 발병률을 보인다.[24] 소아 골절의 82%는 상지와 관련되며 쇄골과 상완골 원위부가 자주 영향을 받는다.[56,99] 어린 소아의 경우(0–2세) 골절의 주요 원인은 침대에서 떨어지는 것이다.[113] 청소년기 어깨 관련 골절은 스포츠 중에 가장 흔하게 발생하며 남성에서 더 높은 발병률(79%)을 보인다.[21] 접촉 스포츠를 하는 어린 남성은 또한 외상성 어깨 탈구의 위험이 가장 크다.[106] 이 연령대에서는 지속적인 불안정성의 높은 비율과 관련된 부상이다.[27,87] 젊은 여성은 청소년기 초기(10–14세)에 어깨의 급성 연조직 손상을 가장 흔히 보고한다.[24]

비외상성 어깨 통증은 일반적으로 주치의가 1차 의료에서 관리한다. 근골격계 문제로 1차 의료에 오는 대부분의 소아 환자는 하지 또는 척추에 영향을 미치는 상태로 내원한다. 어깨와 관련된 문제는 12번째로 흔한 근골격계 상담 이유이다.[118] 약 1–2%의 어린이와 청소년이 중증 만성 통증 또는 장애를 가진 만성 통증으로 3차 종합 병원에 내원한다.[15] 이 어린 사람은 여성 청소년일 가능성이 더 높다.[50] 그리고, 통증 위치는 주로 하지이며 15%의 어린이만이 복합 부위 통증 증후군(complex regional pain syndrome)과 같은 상지 침범 상태로 진단된다.[68]

정상적인 어깨 발달
(Normal shoulder development)

태아 발달의 네 번째 주 동안 사지 싹이 발달하기 시작한다.[29,74] 5주차(카네기 발생기 15[Carnegie stage 15]) 동안 말초신경은 상완 신경총에서 상지 싹의 간엽(mesenchyme)으로 성장하여 상지 근육조직의 발달을 자극한다. 이 시기에 상완골과 견갑골이 연골화되기 시작하고 쇄골이 골화되기 시작한다.[29] 7주차에는 상지와 하지가 반대 방향으로 회전하고 상지가 외측으로 회전하여 팔꿈치가 후방을 향한다. 이제 어깨 관절이 잘 형성되었다. 아래팔 위치와 손 기능에 중요한 상완골의 내측 염전(medial torsion)은 두 번째 달에 발생한다. 견갑골이 측면 방향에서 흉곽 뒤쪽에 더 후방 위치로 이동함에 따라 상완골두의 비틀림이 증가한다. 이는 관절와강(glenoid cavity)의 측면 방향과 상응하게 나타난다. 이 단계에서 상지의 근육 조직이 잘 정의된다; 어깨 관절은 성체(adult form)이며 상완관절와관절 인대(glenohumeral ligaments)가 보인다.[75] 상완관절와관절(glenohumeral joint)의 섬유피막(fibrous capsule)과 관절순(glenoid labrum)은 7주차(카네기 발생기 19)부터 관찰 가능하다.[40] 8주차(카네기 발생기 20–23)에 회전근개 건은 관절낭(capsule)을 형성하고 강화하며, 상완이두근(biceps brachii) 건의 장두(long head)는 상완횡인대(transverse humeral ligament) 및 오구상완인대(coracohumeral ligament)와 함께 나타난다.[40]

태아 기간은 자궁 내 삶의 8주의 끝에서 시작되어 만삭까지 계속된다. 12주에서 16주 사이에 골격 요소가 빠르게 골화되며, 건, 인대, 골단 및 어깨 주위의 관절낭이 풍부한 혈관 네트워크(vascular network)에 의해 관통된다. 삼각근하(subdeltoid), 오구하(subcoracoid), 견갑하근(subscapularis)의 점액낭도 이 기간 동안 발달한다.[29] 태아 발달 동안 모든 어깨 인대와 관절낭은 점점 더 섬유화된다. 태아 기간이 시작될 때 존재하는 회전근개 근육은 만삭이 될 때까지 크기가 증가한다. 관절순은 배아기(embryological period)에 존재하지만 태아기(fetal period)에 현저하게 발달하고 만삭에 조밀하게 섬유화된다.[29]

소아 및 청소년 어깨 발달
(Pediatric and adolescent shoulder development)

전형적인 골격 어깨 발달의 연대기는 예측 가능한 과정을 따른다. 쇄골은 자궁에서 5~7주 경에 골화되는 첫 번째 뼈이며,[59] 생후 22~25세 경에 완전히 결합하는 마지막 뼈이다.[59] 골화는 자궁에서 8주경 신체의 한 주요 중심에서 시작되어 7개의 이차 중심에 나타난다: 오구돌기(coracoid process)(2개의 중심, 12–18개월), 관절와(10–11세), 하각, 견봉(3개의 중심) 및 내측연(medial border)(14–20세). 근위 상완골 골간(diaphysis)은 자궁에서 8주, 상완골두(1~6개월), 대결절(1년), 소결절(3~5년)에 나타난다.[59]

어깨 발달의 변화는 성숙하는 동안 발생할 수 있다. 발생학적 발달 동안 견갑골의 하강이 부족하면 스프렝겔 기형(Sprengel's deformity)이 발생한다. 이 상태는 견갑골의 선천적 거상(elevation) 및 어깨 기능에 대한 해로운 영향과 관련이 있다. 이 드문 선천성 기형은 척추측만증, 사경, 안면 비대칭 및 클리펠–파일 증후군(Klippel–Feil syndrome)과 관련될 수 있다. 이는 견갑골의 거상 정도에 따라 4등급으로 분류된다.[49]

관절와 이형성증(hypoplasia)은 또 다른 발달적 변화이며 후하부 관절와(posteroinferior glenoid)와 인접한 견갑경(scapular neck)의 뼈 결손(bony deficiency)을 포함한다. 소아 인구에서 종종 무증상이거나 경미한 증상을 나타내지만, 중년 또는 노인은 어깨 운동 범위의 제한, 골관절염, 어깨 통증, 드물긴 하지만 후방 관절와 불안정성을 포함하는 증상과 관련될 수 있다.[4,5,7]

쇄골의 선천성 가관절증(pseudoarthrosis)이 있는 영아는 쇄골 융기가 있으며 일반적으로 아동이 발달함에 따라 더 두드러진다. 이것은 증상이 없거나 최소한의 증상이 나타난다. 쇄골의 내측 및 외측 골화 중심의 융합 실패로 인해 발생하는 드문 질환이다. 주로 오른쪽 쇄골의 측면에 영향을 미치며 여성에게 우세하게 나타난다. 이것은 견갑골 운동이상증(dyskinesis)과 관련이 있을 수 있다. 증상이 있는 경우 수술이 지시된다.[18]

어깨와 관련된 근골격계 문제가 있는 아동의 평가(Assessment of a child with a musculoskeletal problem involving the shoulder)

아동을 평가하는 것과 성인을 평가하는 것의 차이점은 무엇인가?(What are the differences between assessing a child and an adult?)

아동은 단순히 작은 성인이 아니며, 이에 소아 평가가 조정되어야 한다. 아동은 신체적, 정신적, 사회적, 심리적으로 지속적으로 발달하고 있으며 아동의 연령과 발달 단계를 평가에 반영하는 것이 중요하다. 발달 단계(대근육, 소근육, 사회적, 감정적, 인지적, 언어적)는 평가의 주요 초점이 되며 소아 건강 전문가는 아동 발달의 지연 또는 퇴행을 식별해야 한다.

신체적으로 성장과 사춘기를 통해 어린이의 근골격계 내에서 발생하는 변화로 인해 이 시기가 부상에 취약하다. 또한, 골격 성숙의 발달은 다양한 범위의 근골격 병리를 가져온다. 사회적으로는 취학, 독립, 인간관계 형성 등 어린 시절에 일어나는 큰 변화가 있다. 어깨 문제가 오래 지속되면 수업 시간에 질문을 하기 위해 손을 들지 못하고, 미술, 음악 수업 또는 스포츠와 같은 학교 활동에 참여하거나 학교 밖 활동 또는 소중한 취미 활동에 참여하지 못할 수 있다. 민감한 나이에 이러한 변화는 아동이 주변 사람들과 상호 작용하는 방식에 영향을 미칠 수 있으며 신체적, 정서적 건강 수준에 해로운 영향을 미칠 수 있다. 이러한 문제를 인식하고 세심하게 해결하는 것이 임상가의 의무이다.

성인 환자는 병원 예약을 선택하고 자신의 요구 사항과 희망 사항을 전달할 수 있으며 필요한 것에 대한 기대를 가질 수 있다. 아이들은 부모나 간병인이 약속 장소에 데려가며, 이것은 그들이 의료 전문가를 만나는 처음일 수 있다. 개인적인 연관성을 찾아 아이의 목소리를 이끌어내고 듣는 것이 중요하다.

의료 전문가는 또한 어린이를 안전하게 보호할 의무가 있다. 그들은 병력의 비일관성(incongruence of history) 또는 걸을 수 없는 아동의 타박상과 같은 비우발적 부상의 일반적인 징후를 인식하고 보호 문제를 확대해야 한다. 아이의 목소리를 들어야 하지만 부모는 단순한 관찰자가 아니라 자녀의 표현에 대한 특별한 관점을 제공한다. 악성 종양, 감염 및 염증성 질환에 대한 위험 신호(red flags)를 고려할 때 부모는 더 과민하거나 무기력하거나 조용한 것과 같은 전신 질환을 나타낼 수 있는 자녀의 행동 변화를 확인하고 보고할 수 있다. 따라서 부모를 참여시키고 그들의 이야기를 듣고 아이와 부모에게도 무슨 일이 일어나고 왜 그런지 설명하는 것이 필수적이다.

면담(*The interview*)

소아 인터뷰의 상당 부분은 환자가 아닌 다른 사람, 일반적으로 부모와 함께 수행된다. 아이가 성장하고 기여할 만큼 나이가 들면 아이에게 직접 질문을 하는 것이 가장 좋다. 청소년의 경우 면담 중에 부모가 방에서 나가도록 하는 것이 적절할 수 있다. 청소년의 비밀에 대해 논의하고 비밀을 유지하는 것이 중요하며, 비밀 유지가 깨질 수 있는 상황을 설명해야 할 필요도 있다. 외상성 및 비외상성 어깨 부상은 때때로 위험을 감수하는 행동, 학대, 자해 및 기타 고통의 원인과 같은 근본적인 사회적 문제를 위장할 수 있다.

아동과 부모가 의사소통하는 것은 복잡하며 11장에서 논의된 주제는 임상가-아동-부모 상호작용 전체에서 관련이 있다. 임상가는 제시된 문제의 병력을 다루어야 하며, 11장에서 논의된 바와 같이 언어에 주의해야 하며, 아동과 부모와 의사소통할 때 다른 기술을 사용해야 할 수도 있다.

태아기/출생 시 병력(Antenatal/birth history)

대부분의 상황에서, 특히 신생아를 평가할 때 산전 또는 출생 시 병력이 필수적이다. 이것은 상완 신경총 손상, 쇄골 및 상완골 골절, 신경 발달 장애와 같이 출생 직후 또는 유아기에 나타나는 상태에 특히 해당된다.

상자 25.1은 어깨와 관련된 산모, 산전 및 출생 시 병력에 대한 몇 가지 핵심 사항을 자세히 설명한다.[30,31,39,70,95,116]

상자 25.1 어깨와 관련된 산모, 산전 및 출생 시 병력에 대한 확인을 위한 중요점

- 산모의 건강 상태: 당뇨병,[S] 고령인 산모 나이(>40세), 임신 중 음주 또는 흡연[n]
- 이전의 산과(obstetric) 합병증: 어깨 난산(shoulder dystocia)의 병력[s]
- 산전 스캔(형태학 및 성장): 정상적인 사지 발달, 자궁 내 성장 제한(intrauterine growth restriction; IUGR) +/− 머리 보존(head sparing)[N]
- 산전 혈청 검사: TORCH 검사(톡소플라스마증 [Toxoplasmosis]; 기타 – 매독, 파보바이러스, B형 간염, 풍진, CMV, 헤르페스바이러스과)[N]
- 산전 검사: 융모막 융모 샘플링(chorionic villus sampling; CVS), 양수천자, 비침습적 산전 검사(취약한 유전적/신경 발달 상태[N]
- 산전 문제: 산전 출혈 또는 태반 조기 박리(태아 뇌에 대한 저산소 손해)[N]
- 출생 임신: 조산[N] vs 만삭
- 분만 방법: 질 분만 vs 선택/응급 제왕절개 +/− 기구[S]
- 전달 부분: 머리 vs 둔부
- 분만 합병증: 어려운 분만(어깨 난산 +/− 쇄골 절제술 필요), 신생아 소생술[N]
- 출생 체중: 출생시 체중(macrosomic)[S]
- 관련 신생아 집중 치료실/특수 보육원 방문

[N]신경 발달 문제의 위험.
[S]어깨 난산 및 관련 상완 신경총 부상의 위험.

현재 병력(Current history)

아동을 인터뷰하는 것은 아동이나 청소년뿐만 아니라 부모와의 관계를 발전시키는 데 있어서도 어려운 일이다. 모든 관련 질문을 확실히 하려면 구조화된 접근 방식이 중요하지만, 면담가는 아동과 응답에 맞게 질문과 표현을 유연하게 조정할 수 있어야 한다. 11장의 권장 사항은 아동과 부모 모두와 관련이 있다.

어깨 문제가 있는 아동의 면담 접근 방식은 다음과 같다:

1. 현재 문제의 병력
- 증상: 통증, 약화(weakness), 감각 변화, 고정(immobility)
- 위치/방사(radiation)
- 연대표(timeline): 처음 시작했을 때, 시간이 지남에 따라 어떻게 변했는지
- 악화 및 완화 요인
- 관련 기능: 저림, 저림감(tingling), 딸깍거리는 소리(clicking), 약화(weakness), 기타 관절 통증, 발진(rashes)
- 기능 상실: 일상적인 활동을 수행할 수 있는 능력/무능력

2. 위험 신호(Red flags)
- 발열/땀
- 증가된 무기력함
- 타박상/비우발적 부상
- 뼈 통증
- 심각한 질병(예: 암)의 병력

3. 과거 병력
- 이전 어깨 부상: 탈구, 골절, 과사용 부상
- 의학적 진단: 암, 결합 조직 장애, 신경 발달 장애
- 병원 입원: 중대 외상, 관련 어깨/관절 문제
- 약물: 약물 유형, 용량, 빈도

4. 가족력
- 류마티스 질환, 결합 조직 장애
- 부모의 만성 통증[14]
- 관련 유전적 조건

5. 발달 병력
- 발달 단계(Milestones): 미세운동과 큰 운동[122]
- 우세손(Hand dominance)

6. 심리사회적 병력
- 아동이 어디에 살고 누구와 함께 사는지
- 보육원/학교/취미
- 스포츠/운동
- HEEADSSS screen[43,117]
- 흡연/흥분제(부모, 방문자, 어린이)

7. 기타 소아 질문
- 예방접종
- 알레르기: 약물, 음식, 천식, 습진, 꽃가루
- 식이
- 잠
- 장/방광
- 키/몸무게

주요 정보를 요약하고 귀하와 가족이 주요 문제에 대해 공유된 이해를 갖도록 하여 인터뷰를 마무리하는 것이 중요하다. 신체 검사로 넘어가기 전에 가족에게 추가 질문이나 우려 사항이 있는지 물어 보아라.

신체 검사(Physical examination)

어깨 신체 검사의 동일한 구성 요소는 어린이와 성인에게 관련되지만 어린이는 지시를 따르려는 동일한 의지를 나타내지 않을 수 있다. 소아 보행 팔다리 및 척추(pediatric Gait Arms Legs and Spine; pGAL)와 같은 평가 방법은 학령기 아동 및 청소년의 비정상적인 관절을 감지하기 위한 신속하고 근거 기반의 평가를 제공한다.[26] 어린 아동의 경우 일상적인 평가가 더 어려울 수 있다. 어린 아이들의 참여를 유도하려면 연령에 맞는 장난감으로 공간을 준비하고 부모에게 질문할 때 자유롭게 놀 수 있도록 하라. 지속적으로 아동의 움직임, 행동 및 상지 기능을 관찰하고 통증의 언어적 및 비언어적 징후를 모니터링하라. 능동 가동 범위를 평가할 때 놀이 기구를 사용하고 다른 방향으로 손을 뻗도록 격려하라. 어깨 및 기타 관절 능동 및 수동 움직임, 협응, 근긴장도, 운동 사슬을 평가하기 위해 "얼마나 큰지…", "늙은 맥도날드는 농장을 가졌어" 또는 "row-row-row-your-boat"와 같은 문화와 연령에 맞는 놀이와 관련 있는 노래를 하고 운을 맞추라.

조사 *(Investigations)*

어린이의 어깨 병리 조사는 어린이가 불필요하고 고통스럽고 침습적이며 잠재적으로 유해한 검사에 노출되는 것을 방지하는 것을 목표로 하는 방식으로 수행되어야 한다. 병리학에 따라 다양한 조사가 유용할 수 있다. 여기에는 혈액 검사(일상적이든 전문적이든), 방사선 영상, 관절액 흡인(joint fluid aspiration), 뼈 생검, 신경 및 신경근 기능을 평가하기 위한 검사가 포함될 수 있다.

어깨의 화농성 관절염(septic arthritis)이 의심되는 소아에서 백혈구 수, 호중구, c-반응성 단백질(c-reactive protein) 및 적혈구 침강 속도(erythrocyte sedimentation rate; ESR)와 같은 상승된 염증 표식을 식별하는 혈액 검사를 모니터링한다. 또한 전신 항생제를 시작하기 전에 말초 혈액 배양 및 관절 흡인물을 채취는 원인 유기체를 결정하고 사용된 항생제를 합리화하는 데 도움을 준다.

영상에는 방사선 사진, 자기공명영상, 초음파 스캔 및 컴퓨터 단층 촬영이 포함되지만 이에 국한되지는 않는다. 소아 집단에서 방사선을 방출하는 영상 촬영 방식은 방사선에 민감한 발달 구조에 잠재적으로 손상을 줄 수 있는 영향을 피하기 위해 가능한 제한되어야 한다.[25] 그러나 방사선 영상의 사용은 진단을 확인하는 데 유용할 뿐만 아니라 또한 분류할 수 있게 한다. 상완골 근위부 골절을 조사하기 위해 X선 사진을 사용하는 것이 그러한 예이다. 니어와 호비츠의 분류(the Neer and Horwitz classifications)와 설터-해리스 분류(Salter-Harris classifications)는 모두 소아 상완골 근위부 골절 하위 유형을 구별하는 데 사용할 수 있다.

방사선학적 소견을 기반으로 하는 이러한 분류 시스템은 관련된 부상 유형에 대한 통찰력을 제공하고 관리 알고리즘에 정보를 제공한다.[60] 표 25.1은 상완골 근위부 골절에 대한 니어와 호비츠의 분류(the Neer and Horwitz classifications)를 자세히 설명한다.[80] 표 25.2는 상완골 근위부 골절에 대한 설터-해리스 분류(Salter-Harris classifications)를 자세히 설명하며, 이는 성장판 침범 정도와 관련이 있다.[105]

신경 및 신경근 기능을 검사하는 것과 같은 보다 전문화된 조사는 상완 신경총병증(brachial plexopathies)의 존재 및 중증도를 조사할 때 유용할 수 있다.[88]

표 25.1 상완골 근위부 골절에 대한 Neer와 Horwitz의 분류[81]

유형 I	최소 변위 (〈5 mm)
유형 II	변위 〈 몸통 너비의 1/3
유형 III	변위 〉 몸통 너비의 1/3 와 변위 〈 몸통 너비의 2/3
유형 IV	변위 〉 몸통 너비의 2/3

표 25.2 상완골 근위부 골절에 대한 Salter-Harris 분류[105]

유형 I	성장판(physis)의 분리를 야기하는 성장판을 통한 골절
유형 II	성장판의 가쪽 방면으로 지나며, 골간단(metaphysis)으로 뻗는 골절
유형 III	성장판과 골간단을 지나는 골절
유형 IV	골간단, 성장판, 골단(epiphysis)으로 뻗는 골절
유형 V	성장판 압궤 손상(crush injury)

관리의 원칙(Principals of management)

소아 어깨 부상의 관리는 양상(presentation), 병리 및 연령에 따라 다르다. 일반적으로 소아는 매우 잘 치유되며 보존적 관리가 선호된다. 소아 인구의 어깨 관리에 대한 기본 원칙은 아래에 설명되어 있으며 개인을 위한 맞춤 치료의 중요성에 대해 논의한다.

신생아기에서 성인기까지의 아동 발달은 부모/가족으로부터 독립으로의 전환을 나타내는 연속체이다. 어린이가 그 연속체에서 어디에 있는지 아는 것은 어깨 문제를 관리할 때 중요한 요소이다. 예를 들어, 쇄골 골절 후 통증 완화를 고려할 때 신생아는 통증 행동을 관찰하고 진통제를 투여하는 부모에게 전적으로 의존한다. 아이는 고통을 말로 표현할 수 있지만 진통제를 주는 결정은 부모에게 있다. 대조적으로, 나이든 청소년은 통증에 어떻게 반응하고 싶은지에 대해 스스로 결정을 내리기 시작하고, 부모의 제안에도 불구하고 진통제가 필요하지 않다고 느끼거나 정제(tablets)를 복용하지 않는 것을 선호하여 진통제를 복용하지 않기로 선택할 수 있습니다. 의료 전문가는 어린이와 청소년이 자신의 시간에 자신의 건강을 관리하고 발달 간계와 병리학에 맞게 관리할 수 있도록 세심하게 해야 한다.

진단 및 치료 계획에 대한 명확한 설명이 중요하다. 아동이나 청소년은 증상을 이해하기 위해 진단명 이상의 것이 필요하다. 그들이 통증을 느끼는 이유나 불안정성 등의 증상이 나타나는 이유를 이해한다면 그 치료는 의미가 있고 회복을 시각화할 수 있다. 진단적 불확실성과 건강 문제에 대한 불명확한 설명은 부모와 자녀 모두에게 혼란을 야기한다.[81,93,119] 진단적 불확실성은 부상, 질병 또는 조사 결과를 둘러싼 의료 전문가의 섞인 메시지 또는 아동과 가족의 기대 또는 믿음과 맞지 않는 진단이 제공될 때 발생할 수 있다. 그러나 진단이 받아들여지면 부모의 서술이 더 긍정적인 영향을 미치고 회복탄력성을 나타낸다.[82] 따라서 어린이와 부모가 어깨 문제에 대해 무엇을 믿고 이해하는지 이해하고 증상의 원인이라고 여길 수 있는 우려를 해결하는 것이 중요하다.

모든 치료 계획이 개별 아동과 가족에 맞게 조정되는 것이 중요하다.[123] 반복적인 병원 예약의 필요성은 가족에게 부담이 될 수 있으며, 반복적인 물리치료 운동은 아동과 부모의 지루함, 순응 문제(adherence problem) 및 가족 갈등으로 이어질 수 있다. 운동 대신 활동을 포함하는 치료 계획은 특히 기존의 가족 생활, 학교 일과 또는 사회 활동과 통합될 때 더 수용될 가능성이 높다.[123] 고정 후 외상성 골절이 치유되면 아동은 정식 재활이 거의 필요하지 않으며 대신 일상적인 게임과 취미로 돌아가도록 권장한다. 수영과 같은 활동은 부상에서 벗어나게 하며, 일상 생활에 중점을 둔다.

비외상성 또는 외상성 어깨 불안정성으로 진단된 아동은 공식적인 비수술적 재활 프로그램이 필요할 가능성이 더 크다. 이것도 의미가 있어야 한다. 아동이나 청소년은 운동이 중요하다고 생각하는 활동과 어떻게 연결되는지 알 필요가 있다. 팔 너머로 던지는 것과 관련된 운동은 크리켓 선수에게 의미가 있는 반면 체중 부하의 안정성에 대한 운동은 체조 선수에게 의미가 있다. 그런 목적이 없으면 운동이 부담이 된다. 지속적인 어깨 통증이 있는 소규모 그룹의 어린 사람들은 의료적, 수술적 치료, 물리치료, 작업치료 및 심리학적 중재를 포함한 다학제적 접근이 필요할 것이다.

청소년과 함께 일하며 자신의 신체와 능력에 대한 자신감을 키워주는 것이 중요하다. 종종 통증이 지속되고 치료가 성공하지 못한 경우 아동과 청소년을 즐겁고 덜 의식적인 사고를 필요로 하는 자발적인 활동으로 다시 안내하면서, 아동 자신의 이야기 내에서 해결책을 찾는 것이 중요하다. 자녀의 목표가 토끼를 집거나, 바이올린이나 기타를 연주하거나, 창 던지기, 암벽 등반 또는 화장을 하는 것이든 간에, 그 특정 시간에 자신의 세계에서 중요한 활동을 찾는 것이 중요하다.

소아 근골격계 어깨 양상
(Pediatric musculoskeletal shoulder presentations)

신생아 초기부터 성인기에 이르기까지 다양한 소아 어깨 질환이 있다. 임상가가 알고 있어야 하는 보다 일반적인 근골격계 어깨 문제 중 일부는 아래에 설명되어 있다.

어깨 난산과 장기적인 결과
(Shoulder dystocia and long-term consequences)

태아의 어깨가 질 분만 중 합병증에 노출되며, 특히 태아가 자발적으로 여성의 골반에서 나올 수 없을 때이다. 이 산과적 응급 상황을 어깨 난산(shoulder dystocia)이라고 하며, 질 두부 분만 시 태아 후두에 대한 부드러운 축 방향 견인이 실패한 후 태아 신체의 분만을 돕기 위해 추가적인 산과적 수기(maneuvers)가 필요할 때 발생한다.[13,100] 어깨 난산은 전방 어깨 또는 덜 일반적인 후방 어깨가 산모의 치골 결합 또는 천골 융기(sacral promontory)에 충격을 줄 때 발생한다.

위험요소(Risk factors)

거구증(macrosomia), 태아 체중 4kg(8.8lb) 이상, 산모 당뇨병, 산모 연령 40세 이상, 재태 연령 40주 이상, 기구 보조 질 분만은 모두 어깨 난산의 발병률을 높이는 것으로 알려진 위험 요소이다. 어깨 난산으로 복잡했던 이전 출산은 다음 임신에서 재발 위험을 상당히 증가시킨다.[33,37]

즉각적인 관리(Immediate management)

질 분만 중 어깨 난산이 감지되면 치골 결합에 대한 어깨 충격이 증가하기 때문에 산모는 즉시 미는 것을 중단해야 한다. 맥로버츠 수기(McRoberts maneuver)는 어머니가 등을 대고 눕고 가슴에서 엉덩이를 구부리는 것을 돕는 것을 포함한다. 이 자세는 골반 입구의 상대적인 전후방 직경을 증가시킨다. 이 방법으로 충격을 받는 어깨가 전달되지 않으면 태아 어깨에 치골상부 압력과 같은 다른 방법을 시도해야 한다.[13,94] 이 수기나 다른 방법이 실패하면 태아 쇄골의 중간 부분에 디지털 압력(digital pressure)을 적용하여 쇄골절개술(쇄골 골절)을 수행할 수 있다.[13,100]

어깨 난산과 관련된 합병증 (Complications associated with shoulder dystocia)

어깨 난산은 에르브 마비와 크룸프케 마비(Erb's and Klumpke's palsies)를 포함하여 상완 신경총과 관련된 장기간 합병증을 유발할 수 있다.[48,100] 신생아가 어떤 장기 합병증을 경험할지 예측하는 것은 어렵다.[78]

Erb 마비(Erb's palsy)

다섯 번째 및 여섯 번째 경추 신경근(C5/6)에 대한 외상은 어깨 근육, 주관절 굴곡근, 상완이두근 및 전완 회외근의 마비를 특징으로 하는 에르브 마비(Erb's palsy)를 초래한다. 신생아의 팔은 종종 절뚝거리고 뻗어 있으며 몸통을 향해 안쪽으로 회전하고 손목은 회내된다. 신장된 에르브 마비는 외상이 C7과 관련되어 신생아의 손목과 손가락 신전근에 영향을 미칠 때 나타난다.[124]

Klumpke 마비(Klumpke's palsy)

크룸프케 마비(Klumpke's palsy)의 위험은 산모가 작거나 태아가 크며 C8–T1 신경 손상과 관련이 있을 때 증가한다. 크룸프케 마비는 일반적으로 "갈퀴손(clawed hand)"처럼 보이는 회외된 전완부, 신전된 손목 및 구부러진 손가락이 특징이다.[124]

어깨 불안정성(Shoulder instability)

어깨 불안정성은 스탠모어 삼각형(Stanmore triangle)에 따라 일반적으로 성인과 동일한 방식으로 분류되는 광범위한 질병을 설명하는 데 사용되는 포괄적인 용어이다.[10,63] 16세 미만 어린이의 대다수(86%)는 외상을 경험하며, 더 적은 수(21%)에서 외상성 사건 없이 다방향성 불안정성이 발생한다.[57] 다방향성 불안정성은 두세 방향에서 발생하는 증상성 상완골 관절의 아탈구 또는 탈구로 정의되며, 통증(근골격 및 신경병증성), 불안, 운동 공포증 및 신경혈관 증상을 증상으로 가진다.[58,121] 이는 평균 발병 연령이 10세로, 어린 아동에서 가장 많이 발생한다.[57]

외상성 전방 탈구는 폐쇄된 상완골 성장판(humeral physis)으로 인해 더 나이가 많은 청소년(>14세)에서 더 흔하며,[87] 종종 재발성 불안정성(93%)으로 인해 복잡하다.[87] 이 그룹에서 수술은 개별적으로 고려되며 수술은 비수술적 치료에 비해 재발률이 낮다.[66] 골격이 미성숙한 소아는 외상성 탈구를 유지할 가능성이 적고, 재발률이 낮고(21.4%) 관절순 파열(labral tears)이 나타날 가능성이 적다.[16,57] 아이들은 인대 느슨함이 증가하고 관절 과이동성이 더 높은 유병률(34%)을 보이는 것으로 알려져 있지만,[110] 일반화된 인대 느슨함 없이 어깨 불안정성이 발생할 수 있으며,[23,77,109] 무증상 청소년을 대상으로 한 연구에서 절반 이상이 어깨 불안정성을 보였다.[23]

소아 인구의 어깨 불안정성은 일반적으로 비수술적으로 관리된다.[67] 재활은 일반적으로 동일한 상태의 성인을 치료할 때 사용되는 유사한 권장 사항을 따른다.[46] 소그룹은 겉보기에 적절한 재활에도 불구하고 지속적인 불안정성, 통증 및 기능 악화로 소아 3차 서비스를 필요로 한다. 연구에 따르면 어린이의 이전 통증 경험은 이후의 통증 경험에 대한 좋은 예측인자로, 이전에 부정적인 통증 경험이 있는 사람들은 시간이 지남에 따라 통증이 증가하는 것으로 나타났다.[83,84] 따라서 이 그룹에서 인지된 위협을 줄이고 통증 기억을 보다 긍정적인 빛으로 재구성하기 위해 다른 접근 방식을 취하는 것이 중요하다. 이를 위해 임상가는 누가, 어디서, 무엇으로 인해 어린 사람이 자신의 몸을 움직이는 데 더 자신감을 갖게 되는지 이해할 필요가 있다. 임상가가 적절하고 의미 있는 재활 전략을 계획하는 데 도움이 되는 아동에게 물어볼 질문은 다음과 같다: "현재 어깨 문제를 가지고 사는 것은 어떻습니까?", "마지막으로 어깨가 덜 아프거나 문제가 되지 않았던 때가 언제입니까?", "그때는 왜 덜 문제였습니까?", "그 기능 수준으로 되돌리려면 무엇이 필요합니까?", "우리가 함께 그것을 달성할 수 있는 방법은 무엇입니까?", "무엇이 당신에게 어깨에 대한 자신감을 다시 줄 수 있습니까?", "오늘 무엇을 하는 것이 안전함/자신감을 느낄 수 있습니까?" 심리학자와 같은 다학제 팀의 다른 구성원을 통합하면 움직임에 대한 믿음과 생각에 도전하는 데 도움이 될 수 있으며 어린 사람의 집중을 의미 있는 목표와 미래에 모든 초점을 맞출 수 있게 한다.

골절(Fractures)

쇄골 골절(Clavicle fractures)

쇄골은 소아에서 골절이 가장 흔한 뼈 중 하나이다. 이러한 부상은 출생 외상과 관련된 주산기 초기에 발생할 수 있으며, 청소년기에는 접촉 스포츠 중 어깨 바깥쪽 끝에 직접적인 타격을 받거나 팔을 쭉 뻗은 상태에서 넘어져 발생할 수 있다.[42,111] 쇄골 골절은 매우 고통스러울 수 있으며, 검사 시 국소 압통, 부기 및 기형과 관련이 있다. 방사선 사진은 골절을 확인하는 데 사용되며 일반적으로 위치에 따라 분류된다.

중간 1/3(80%): 대부분의 소아 쇄골 골절은 뼈의 중간 1/3 또는 중간 몸통에서 발생하며, 외측 분절은 아래쪽으로, 내측 분절은 위쪽으로 변위될 가능성이 가장 높다. 이 골절 그룹의 최적의 실무(best practice)(비수술 대 수술)에 대한 논란이 있다.[79,112] 비수술적 관리는 전통적으로 좋은 결과를 보이는 대부분의 중간 3분의 1 쇄골 골절에 제공되었다. 그러나 더 나은 기능적 결과, 더 빠른 활동으로의 복귀, 불유합 및 부정유합의 합병증 비율 감소와 함께 전위된 골절의 수술적 관리를 뒷받침하는 근거가 증가하고 있다.[28,34] 그렇지 않으면 합병증이 없는 비변위(non-displaced) 또는 최소 변위(minimally displaced)된 중간 몸통 쇄골 골절인 소아는 슬링 고정, 진통제 및 팔꿈치 관절 가동 범위 운동으로 적절하게 관리할 수 있다. 임상 유합은 일반적으로 성인의 경우 6-12주에 발생하지만 소아의 경우 일반적으로 3-6주 사이에 더 빨리 발생한다.[36] 가골(callus)이 몇 주 더 나타나지 않을 수 있지만 일반적으로 이 시점에서 방사선 사진을 얻는다. 전위되지 않은 쇄골 골절이 있는 11세 미만의 어린이는 정기적으로 추적 관찰이나 X-선 촬영이 필요하지 않으며 골절 부위가 더 이상 압통이 없으면 슬링을 제거하고 천천히 정상 기능으로 돌아갈 수 있다. 슬링을 제거한 후 약 6주 동안은 접촉 스포츠를 피해야 한다.

외측 1/3(15%): 쇄골의 말단 또는 외측 1/3 골절이 일반적으로 더 문제가 된다. 그들은 종종 견쇄인대(acromioclavicular ligament) 또는 오구쇄골인대(coracoclavicular ligaments)를 포함하고 불유합(nonunion) 또는 지연된 유합에 더 취약하다. 이러한 경우에는 수술적 소견을 고려해야 한다.

신생아기의 쇄골 골절은 대부분 출산 외상 및 어깨 난산과 관련이 있다. 이는 자발적으로 발생하거나 태아가 산도를 통과할 수 있도록 하는 쇄골절개술(의도적 쇄골 골절)의 결과로 발생할 수 있다.[95] 이러한 골절의 대부분은 최소한의 개입으로 치유된다. 팔의 고정은 신생아 옷의 소매를 옷의 중앙 부분에 고정하여 할 수 있다.

쇄골 골절과 관련된 합병증에는 신경혈관 손상(neurovascular compromise), 불/부정유합, 견봉쇄 관절(acromioclavicular joint instability) 불안정성 또는 어깨 거상(shoulder elevation) 힘 상실이 포함된다.[36,87] 신경혈관 손상, 불안정성을 동반한 외측 3분의 1 골절 또는 견봉쇄골 관절 부조화(incongruence) 또는 기능 상실 또는 통증을 동반한 불유합을 포함한 손상이 있으면 적절한 정형외과 및 신경학적 의견을 구해야 한다. 신경혈관 절충, 개방창(open wound) 또는 피부 천막(skin tenting)의 징후와 관련된 쇄골 골절이 있는 어린이의 경우 긴급 정형 외과 의뢰가 필요하다. 관련된 호흡기 또는 혈역동학적 손상(hemodynamic compromise)에 대한 우려가 있는 경우 응급실에 의뢰해야 한다.[36]

상완골 근위부 골절(Proximal humeral fractures)

상완골 근위부 골절은 전체 소아 골절의 5% 미만을 차지한다.[54] 이러한 골절은 대개 환자의 연령과 손상 기전에 따라 성장판(physis) 또는 골간단(metaphysis)을 통해 발생한다.

이러한 부상의 대부분은 뻗은 손으로 넘어질 때 발생하는데, 이 때 상완골두가 관절와에 대해 압축되고 성장판 또는 골간단 영역을 통해 힘을 전달된다. 대부분의 성장판 손상은 아동의 급속한 성장 단계와 골절에 대한 상대적인 민감성에 따라 아동기 후반과 청소년 초기에 발생한다. 성장판 손상도 발생하지만 사춘기 이전의 어린이는 골간단을 통한 골절이 나타날 가능성이 더 높다(그림 25.1).

초기 치료에는 통증 관리, 고정 및 방사선 사진 평가가 포함된다. 기본적인 파라세타몰(paracetamol)과 이부프로펜(ibuprofen)은 경증에서 중등도의 통증에 유용할 수 있으며 초기 중증 통증에는 비강 내 펜타닐(fentanyl)이 검사 및 방사선 사진 검사에 도움이 된.[104] 전위되지 않은 상완골 근위부 골절의 경우 임상 소견은 압통과 경미한 부기로 제한될 수 있다.[51] 변위된 골절, 영향을 받지 않은 쪽에 비해 더 심각한 전방 부종 및 어깨 변형이 나타날 수 있다.[51]

기본 전방-후방(anterior-posterior; AP) 및 측면(액와) 방사선 사진은 상완골두에 대한 상완골 몸통의 각이나 변위 정도를 확인하는 데 사용된다. 설터-해리스 분류(Salter-Harris classifications)는 성장판이 포함된 골절 변형을 설명하는 데에도 널리 사용된다(표 25.2 참조).

상완골 성장의 약 80%는 16세에서 19세 사이에 닫히는 상완골 근위부 성장판에서 발생하는 것으로 추정된다.[96] 어린이는

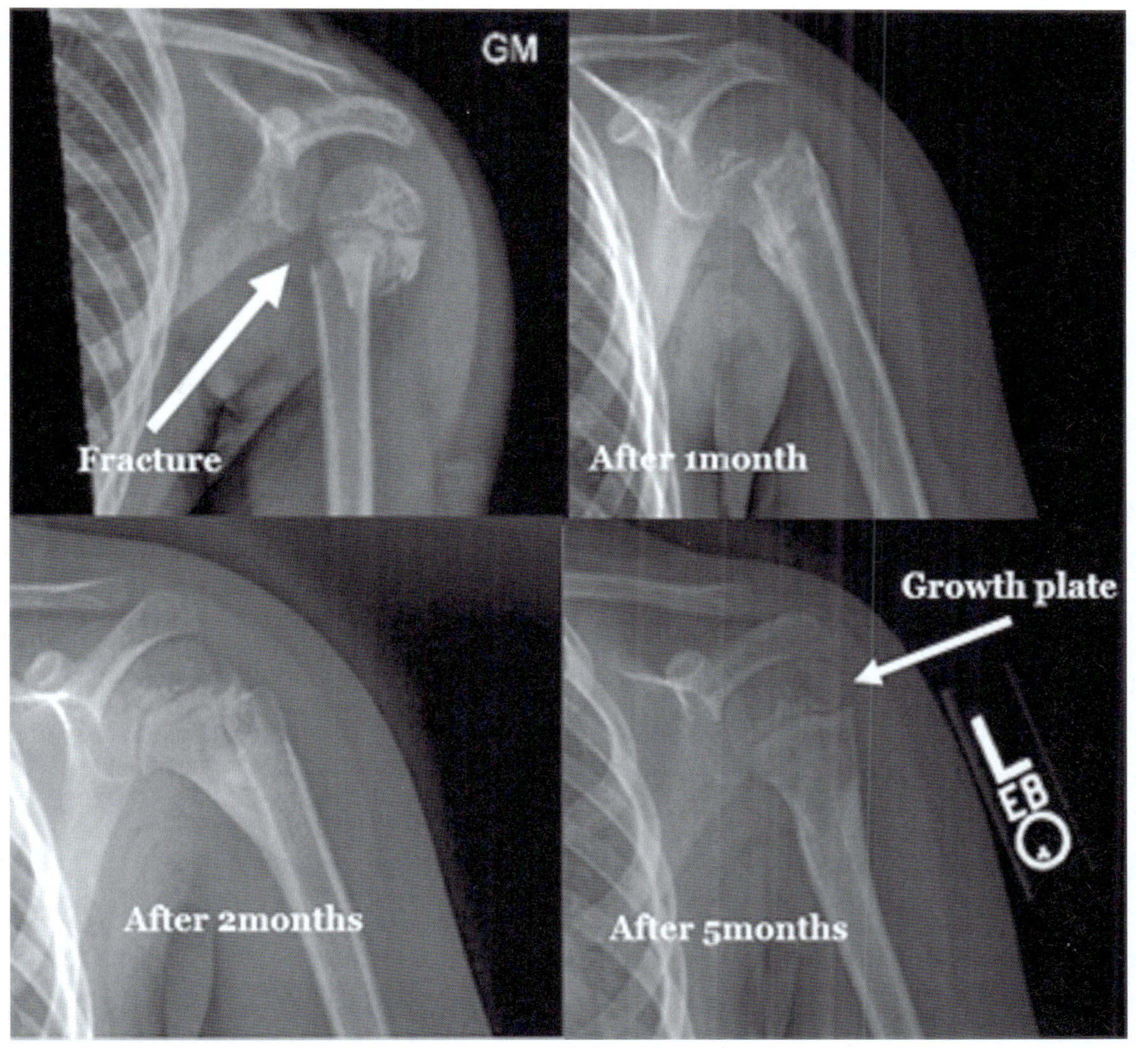

그림 25.1
상완골 근위부 골절의 방사선 사진.

의학박사 Joe Eichinger 의 허가를 받아 복제되었음.
https://www.josefeichingermd.com/orthopaedic-surgeon-charleston-mount-pleasant-sc-patient-instruction-modules-pediatric-proximal-humerus-fractures.html)

표 25.3 Hohloch 등[41] 이 채택한 치료 알고리즘

조건	비전위 또는 약간 전위된 골절	전위 또는 심하게 전위된 골절		
정의	전위량 〈 몸통 넓이의 1/3 〈 각도 20°	전위량 〉 몸통 넓이의 1/3 〉 각도 20°		
관리	모든 소아 설명 비수술적: 패쇄 정복(closed reduction) 유무에 관계 없이 디솔트(Desault) 붕대 또는 슬링	10살 이하의 어린이 비수술적 성공적이지 않으면: ESIN 과 K -wires	10살 초과의 어린이 비개방 정복술과 비수술적 치료 시도 수술적 선택: 골합성을 위한 ESIN	13살 이상의 어린이 수술적 관리를 우선 골합성을 위한 ESIN

ESIN, 탄성 안정 골수내못고정(elastic stable intramedullary nailing).

성인보다 뼈를 재형성하는 능력이 뛰어나므로 어린이의 상완골 근위부 골절은 대부분 비수술적으로 성공적으로 관리된다.[35,41] 응급실의 감소는 거의 나타나지 않는다. 12세 이상 아동의 현저한 변위의 경우 수술적 관리가 권장된다[35,41](표 25.3).

변위되지 않았거나 최소 변위된 상완골 근위부 골절이 있는 어린이 및 청소년은 일반적으로 편안함을 위해 몇 주 동안 고정된 다음 부상 후 2주에서 4주 사이에 부드러운 운동을 시작하고 4주에서 6주 사이에 능동적인 관절 가동 범위 운동을 시작한다. 대부분의 어린이는 부상 후 2개월부터 거의 정상적인 기능을 하며 4~6주 후에 머리 위 활동(overhead activities)을 다시 시작한다. 유아는 4주 동안만 슬링이나 띠(swathe)로 고정하면 조기 치유 가능성이 있고 종종 이미 만져지는 굳은살이 형성되어 있다.[104,108]

소아에서 상완골 근위부 골절의 합병증은 드물다. 가장 흔한 합병증은 성장판 손상 및 성장 제한에 따른 이차적인 상완골의 경미한 단축이며, 이는 나이가 많은 어린이에게 더 일반적이다.[80] 이것은 드물게 기능 장애와 상관관계가 있으며 종종 임상적으로 분명하지 않다.[104] 방사선학적 부정유합도 비슷하게 드물고 기능 제한과 관련이 거의 없다. 때때로 액와신경 손상이 발생하지만 대부분은 일시적인 신경차단(neuropraxias)이다. 신생아의 경우 상완 신경총 손상은 출산 외상으로 인한 부수적 합병증일 수 있으므로 잠재적인 손상을 확인하기 위해 반복적인 신경학적 검사를 통해 면밀히 모니터링해야 한다.[19]

상완골두 변위가 50% 이상인 경우 정형외과 전문의의 의견을 찾아야 한다; 12세 이상의 어린이에서 60° 이상 또는 12세 미만 어린이에서 30° 이상의 방사선학적 각도; 병리학적 손상(facture); 관련 신경혈관 손상(예: 상완 신경총); 또는 다발적 외상.[104]

부상과 부합하지 않는 기전을 가진 2세 미만의 건강한 어린이 골절은 비우발적 부상에 대한 우려를 제기해야 한다.[102] 때때로 골절은 골낭종(bone cyst) 또는 종양 부위를 통해 발생한다. 이러한 부상은 부서지는 데 훨씬 적은 에너지의 외상을 필요로 하며 병적 골절(pathological fractures)이라고 한다.

병적 골절(Pathological fractures)

뼈의 악성 암은 원발성 또는 이차성으로 정의된다. 원발성 골암은 뼈 자체에서 발생하며 뼈로 전이되면 이차성 골암으로 이어진다.[6] 악성 골종양은 남성이 우세한 경향이 있으며 사춘기가 시작되기 전에는 흔하지 않다.[65] 어린이에게 주로 영향을 미치는 악성 골종양에는 골육종(osteosarcomas), 유잉 육종(Ewing sarcoma) 및 연골육종(chondrosarcoma)이 포함된다.

유잉 육종(Ewing sarcoma; ES)

유잉 육종은 주로 어린이와 청소년의 뼈에 영향을 미치는 암 유형이다. 대부분의 ES는 다리의 긴 뼈와 골반에서 발생하지만 작은 비율로 어깨 관절 주변에서도 발생한다(상완골 4.8%, 견갑골 3.8%, 쇄골 1.2%).[17] 열, 피로, 체중 감소 또는 빈혈과 관련하여 종종 몇 주에서 몇 달에 걸쳐 나타나는 국소 부종 또는 통증이 있는 어린이와 청소년에서 ES를 고려해야 한다.[73,103] 진단적 정밀 검사는 일반적으로 일반 방사선 사진으로 시작하여 컴퓨터 단층 촬영(CT) 및 자기공명영상(MRI) 스캔으로 확대하여 질병 및 조직 생검(CT 유도 또는 개방)으로 단계를 진행한다.

골육종(Osteosarcoma)

골육종은 소아 인구에서 가장 흔한 악성 골암이며, 매년 1,000,000명당 2.6명이 진단을 받는다.[3] 명확한 병인은 아직 많이 알려져 있지 않다. 통증은 가장 흔한 증상이며 처음에는 일정하지 않을 수 있다; 붓기 또한 나타날 수 있다. 위험 요인에는 유전 질환(예: 리프라우메니 증후군[Li- Fraumeni syndrome], 망막모세포종(retinoblastoma), 베르너 증후군[Werner 증후군]), 기존 뼈 질환(예: 파제트병[Paget's disease]), 환경 노출(예: 이전 방사선 요법, 이전에 살충제 노출, 이전 화학요법제에 대한 노출), 남성, 청소년, 키가 더 큰 사람이 포함된다.[3]

골육종의 90%는 상완골 근위부에서 발생한다.[89] 골육종의 가능한 임상 특징은 영향을 받은 뼈 및/또는 관절의 통증 및 부기, 영향을 받은 사지의 제한된 움직임, 병적 골절 및/또는 탈구, 또는 전이성 질환의 증상을 포함한다. 영향을 받은 뼈의 일반 X-선은 분리성 병변, 연부 조직의 새로운 뼈 형성 또는 골육종에서 일반적으로 설명되는 특징적인 "햇살(sun-burst)" 모양의 특징을 보여줄 수 있다. CT 또는 MRI를 사용한 후속 영상화는 골 악성 종양의 부위와 범위, 그리고 가능한 전이를 추가로 평가할 수 있다.[52] 치료는 일반적으로 수술적 관리 전에 화학요법을 시행하고 가능한 경우 사지 절단을 피한다.

뼈의 양성 종양(Benign tumors of bone)

양성 뼈 종양은 소아 집단에서도 발생할 수 있다. 하나의 양성 종양은 일반적으로 척추와 긴 뼈에 영향을 미치는 유골 골종(osteoid osteoma)이다. 발병 연령은 10세에서 25세 사이일 수 있으며, 영향을 받는 뼈와 관련된 임상적 특징을 나타낸다. 상완골 근위부에 나타날 때 유골 골종은 어깨 통증으로 나타날 수 있으며 이는 일반적으로 밤에 더 심하다.[85] 유골 골종은 비스테로이드성 항염증 약물에 반응하지 않는 심한 통증이 있는 환자에서 수술이 고려되지만 일반적으로 자기 한계성(self-limiting)이 있다.[85]

쇄골 원위부 골용해(Distal clavicular osteolysis)

쇄골 원위부 골용해(distal clavicular osteolysis; DCO)는 외상 또는 반복적인 스트레스로 인해 발생할 수 있다. MRI 소견은 두 가지 형태로 일관된다: 골수 부종(bone marrow edema), 연골하 낭종(subchondral cysts) 및 더 진행된 경우 쇄골 원위부의 골다염. 성인의 경우 스트레스로 유발된 DCO의 가장 일반적인 메커니즘은 역도이다. DCO는 소아 집단에서도 보고되었다.[131] 1,432명의 어린이를 대상으로 한 후향적 연구에서 평균 연령 15.9세(범위 13-19세)의 외상 병력 없이 어깨 MRI를 받은 어린이 중, 6.5%(n=93)가 DCO를 가졌다고 확인되었다. 모두 말단 쇄골 부종이 있었고, 74%(69/93)가 있었다. DCO가 없는 93명의 어린이로 구성된 대조군이 비교 대상으로 사용되었다. DCO가 있는 사람들은 머리 위 활동(overhead activity)(테니스, 수영, 농구, 배구)과 웨이트 트레이닝에 참여할 가능성이 더 컸다.[101]

이 그룹에서 DCO의 가장 중요한 두 가지 예측 인자는 1) 견봉쇄골 관절/쇄골 원위부의 통증, 2) 머리 위와 웨이트 트레이닝 모두에 참여하는 것이었다. 증상의 현저한 개선 또는 해결은 3개월 동안의 적절한 휴식과 관련이 있었고 DCO 환자의 93%에서 점진적인 기능 복귀와 관련이 있었다. 장기간 임상 및 MRI 추적(평균 4.3년)은 DCO 그룹 93명 중 28명(28/93), 대조군 93명 중 34명(34/93) 보고되었다. 평균 추적 연령은 20.1세였다 견봉쇄골관절(acromioclavicular joint)의 골관절염 변화는 대조군에서 35%, DCO 그룹에서 71% 관찰되었다. 더 중등도 또는 심각한 변화가 있는 사람들은 임상적으로 증상이 있을 가능성이 더 크다.[102] 소아 인구에서 DCO의 장기 후유증은 아직 확립되지 않았으며 14세 이상과 16세 이상에서 연간 70~90회의 테니스 경기를 권장하지 않는 것과 같은 권고

사항을 고려해야 한다. 웨이트 트레이닝을 할 때 수반되는 머리 위 스포츠 훈련 세션 및 대회 횟수를 줄여야 할 필요가 있을 수 있다.

뾰족한 견봉뼛조각(Os acromiale)

견봉은 보통 22~25세에 골화된다. 이것은 견봉전방부(pre-acromion), 견봉중간부(meso-acromion) 및 메타-견봉(meta-acromion)이라고 하는 세 개의 개별 중심로 구성된다(그림 25.2). 이러한 중심이 결합되지 않으면 결합되지 않은 부분을 뾰족한 견봉뼛조각(os acromiale)이라고 한다. Edelson 등[20]은 270개의 견갑골에 대한 골학적 검사에서 8%의 발생률을 보고했으며, 결합되지 않은 부분의 길이는 1.4cm에서 2.6cm(0.5~1inch)로 다양하다. 삼각근의 수축이 견봉의 느슨한 부분을 아래쪽으로 이동시켜 회전근개 손상을 일으킬 수 있다고 제안되었지만[76] 뾰족한 견봉뼛조각이 증상과 관련이 있다는 확신은 없다.[64] 견봉 골절과 결합되지 않은 견봉 부위의 뾰족한 견봉뼛조각을 혼동하지 않도록 주의해야 하며,[126] 무증상일 수 있으나 청소년기에 나타날 수 있고[126] 통증, 불안정성 등의 증상을 동반할 수 있다.[126]

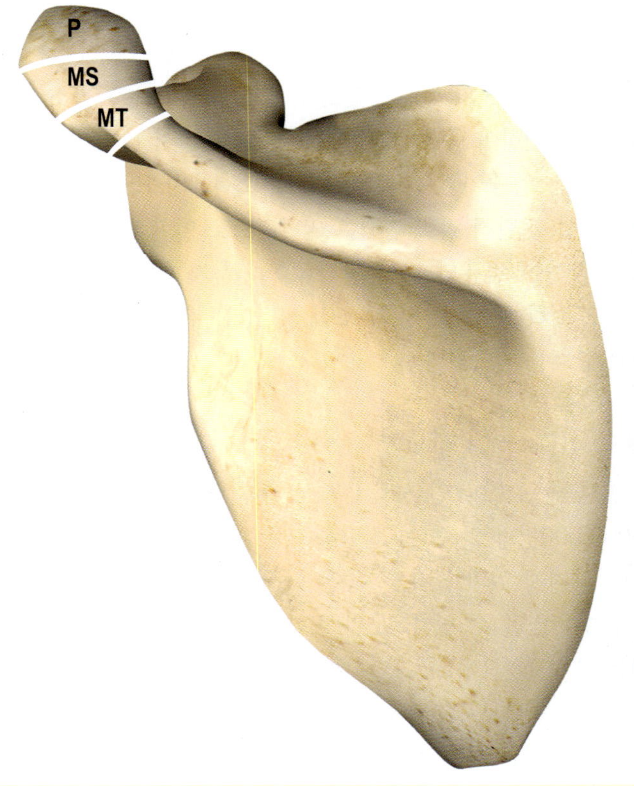

그림 25.2
뾰족한 견봉 뼛조각(Os acromiale).
견봉의 3가지 골화 중심: pre-acromion (P), meso-acromion (MS), meta-acromion (MT). 대부분의 경우 뾰족한 견봉 뼛조각은 meso와 meta-acromion 사이에 발생한다.

Lewis 등[65]의 허가를 받아 다시 그렸음.

결합 조직 장애(Connective tissue disorders)

소아 인구의 어깨 통증은 결합 조직 장애(connective tissue disorders; CTD)로 인한 것일 수 있으며, 그 중 두 가지는 엘러스-단로스 증후군(Ehlers-Danlos syndrome)과 마르팡 증후군(Marfan syndrome)이며, 아래에 설명되어 있다.

엘러스-단로스 증후군(Ehlers-Danlos syndrome)

엘러스-단로스 증후군(Ehlers-Danlos syndrome; EDS)은 관절의 과가동성, 피부 신장성 및 조직 연약함(fragility)을 특징으로 하는 13가지 하위 유형 그룹을 포함하는 포괄적인 용어다.[72] EDS 하위 유형(전형적(classical), 혈관성, 척추측후만성[kyphoscoliotic] 포함)은 상염색체 우성 또는 상염색체 열성 패턴을 통해 유전될 수 있다. 대조적으로, 과가동성 EDS(hypermobile EDS; hEDS)는 알려진 유전적 근거가 없으며 명확한 결합 조직 이상을 보이지 않는다.[72] hEDS는 소아과 내에서 논쟁의 주제이지만[8,32] 최근 Royal College of Paediatrics and Child (RCPCH)는 공적인 입장표명으로 명확한 임상 지침을 제공하였다.[120] 그들은 소아과 의사가 EDS 2017 합의 기준[72]을 사용하여 hEDS를 올바르게 진단하고 hEDS 진단을 받은 어린이를 보호하기 위해 골절, 망막 출혈 및 광범위한 타박상과 같은 임상 소견을 조사해야 하며, 현재 증거로는 hEDS 때문이라고 할 수 없다고 권고하였다. 연구에서 과가동성과 근골격계 통증 사이의 연관성이 발견되지 않았지만[62] 입장 표명에서는 지속적인 근골격계 통증(관절 이완이 있거나 없는)의 진단이 어지러움, 메스꺼움, 시야 흐림, 과민증, 배변 습관의 변화를 포함하는 일련의 증상과 연관될 수 있음을 강조한다.

과가동성은 어깨에서 흔하며 hEDS가 있는 어린이의 약 85%가 어깨 통증을 증상 중 하나로 보고한다. 최근 근거에는 hEDS 환자가 이 질병이 없는 사람에 비해 상대적으로 큰 견봉하 공간을 가질 수 있다고 제안하였다. 이는 증상과 관련이 있을 수 있다.[12]

마르팡 증후군(Marfan syndrome)

마르팡 증후군은 상염색체 우성 CTD로 영국에서 5,000명 중 1명이 발생하며 가장 흔한 CTD 중 하나이다.[2] 이 증후군은 피부, 인대, 혈관의 탄력성을 담당하는 피브릴린-1 단백질(protein fibrillin-1)의 돌연변이와 관련이 있다.[1] 이와 같이 마르팡 증후군은 근골격계, 심혈관계, 안구 및 호흡기계, 척수 및 피부를 포함한 신체의 많은 부분에 영향을 미친다. 평균 이상의 키, 척추측만증, 척추전방전위증, 거미가락증(arachnodactyly), 높은 구개궁(high-arched palate), 빽빽한 치아, 평발, 흉벽 오목(chest wall concavity) 및 관절 과가동성과 관련이 있다.[65] 마르팡 증후군 환자의 70%가 관절 통증을 호소한다. 관절의 과가동성은 어깨 탈구와 통증을 유발할 수 있다. 마르팡 증후군이 있는 어린이는 피부 탄력의 변화로 인해 어깨(엉덩이와 허리 포함)에 눈에 띄는 튼살이 나타날 수도 있다.[2]

안면견갑상완형 근이영양증 (Facioscapulohumeral dystrophy)

안면견갑상완형 근이영양증(Facioscapulohumeral dystrophy, FSHD)는 우세하게 유전되는 근이영양증으로 얼굴과 견갑골 주변 근육의 약화와 소모를 특징으로 한다. 발병 연령은 아동기에서 성인기에 이르기까지 다양하며 평균 발병 연령은 20대 초반이다.[92] FSHD 환자는 일반적으로 느리고 얼굴과 어깨에서 몸통, 골반 및 하지까지 하행 패턴(descending pattern)을 따르는 진행성 근육 약화를 보여준다.[71] 어깨 평가 중에 근이영양증의 가족력에 대해 질문하고 상완관절와관절 및 근막 근력을 면밀히 검사하는 것이 중요하다. FSHD를 앓는 어른 사람들은 눈을 꽉 감거나 이마를 찌푸리거나 입술을 오므리는 데 어려움을 보인다. 관찰 시 그들은 일반적으로 견갑골의 특징적인 익상견갑골(winging of the scapula)를 가지고 있으며 견관절 외전근의 약화로 인한 제한이 있다.[71,114] FSHD가 있는 어린이 및 청소년은 소아 신경과 전문의가 관리하고 종합 근이영양증 전문 클리닉에서 정기적으로 치료하고 모니터링한다.

과사용 손상(Overuse injuries)

스포츠 의학을 위한 미국 정형외과 학회(American Orthopaedic Society for Sports Medicine)의 합의 표명은 사춘기 이전 어린이의 단일 스포츠 전문화가 유익하다는 증거가 없으며 그렇게 함으로써 과사용 부상 및 극도의 피로(burnout)의 대상이 된다고 하였다.[55] 대신 어린이는 즐거움에 초점을 맞춘 다양한 스포츠에 참여해야 한다.[9,75] 어깨 과사용 부상의 원인은 내적 요인과 외적 요인이 있는 다인성이다. 외적 요인에는 경기 강도 또는 스포츠 수준, 주당 훈련 또는 경기 양, 경기 간 휴식 시간(예: 경기 간 휴식일, 비수기 기간)이 포함된다. 내적 요인에는 골격 성숙도, 성장 및 관련 어깨 근육 지지가 포함된다.

성장 기간은 부상에 대한 민감성을 증가시킬 수 있다. 더 일찍 성숙하는 어린이는 더 늦게 성숙하는 어린이보다 더 높은 위험성이 있다.[47,98] 성장 도표를 사용하여 성장 기간을 설정할 수 있지만 부모는 종종 최근에 새 신발과 옷이 필요하다고 보고할 것이다. 방사선 사진을 사용할 수 없는 경우, 부모의 키에 대해 질문하고 월경이 시작되었는지 여부와 월경이 언제 시작되었는지 여아에게 질문하여 골격 성숙도를 안내받을 수 있다.[53] 지침으로, 어린이는 자신의 나이보다 더 많은 시간을 주당 스포츠 시간으로 해서는 안된다.[97] 그들은 1년에 8개월 미만의 기간 동안 주요 스포츠를 해야 하며[97] 훈련에는 청소년 축구에서 성공리에 사용된 것과 같은[44] 특정 신경근 손상 예방 전략이 포함되어야 한다.[22]

리틀 리그 견관절(Little Leaguer's Shoulder)

38장에서는 주로 성인에 대한 투척 부상(throwing injurie)과 재활에 대해 논의한다. 여기서 우리는 어린이의 투척 부상,

특히 "리틀 리그 견관절(Little Leaguer's Shoulder)"에 초점을 맞춘다. 이 상태는 상완골 근위부 성장판(골단 연골)의 전단 또는 스트레스가 인장 강도(tensile strength)를 초과하여 분리될 때 발생하는 상완골 근위부 골단 분리(humeral epiphysiolysis)를 초래하는 과사용 손상이다.[11] 이는 상완골 근위부 골단 골연골증(osteochondrosis) 및 골단 회전 스트레스 골절이라고도 한다.

회전력은 신연력(distraction force)보다 더 큰 역할을 하는 것으로 생각된다.[11,45] 반복적인 미세 외상은 상완골 근위부 골단의 연골 손상을 초래한다. 이는 성장판이 닫히지 않은 운동선수에게만 발생하며, 이론적으로는 성장판이 닫히는 때가 최대 21세이지만 가장 일반적으로 11~16세 사이에 닫힌다. 이 상태는 일반적으로 주니어 리그 야구 선수와 투척 선수(throwing athletes)에서 발생하며 체조 선수와 테니스 선수에서도 보고된 바 있다.[45] 이 상태는 투구 가속 단계 직전의 늦은 코킹(late cocking)(38장) 동안 상완골 몸통의 상당한 외회전 토크와 관련이 있다.[45] 일반적으로 통증은 던지기에 더 많이 노출될수록 점진적으로 증가하지만 팔을 들어올릴 때 통증이 발생하고 때로는 휴식 시 통증이 발생할 수 있다. 임상적으로 상완골 근위부의 외측면에 압통이 있을 수 있으며 종창도 나타날 수 있다. 움직임 범위 제한 및 약화도 흔한 소견이다;[11] 드물게 신경 손상이 발생할 수 있다.[125] 방사선 사진(견관절 외회전 전후방 면상[AP view])에서 상완골 근위부의 확장이 나타날 수 있으며, 초음파는 반대쪽에서는 관찰되지 않는 상완골 근위부에서 저에코(hypoechic) 종창을 감지할 수 있고, 자기공명영상(MRI)은 성장판 주위의 부종을 감지할 수 있다. 조기에 감지되면 상대적인 휴식과 점진적인 복귀를 통해 스포츠 활동을 재개할 수 있다.[11] 늦게 감지되면 최대 6개월의 장기간 상대적인 휴식 기간이 나타날 수 있으며 이후 신중하게 계획되고 점진적인 경기 복귀가 뒤따를 수 있다. 이 질병에는 수술이 필요하지 않다.[11]

요약하면, 어깨 과사용 부상은 젊은 머리 위 던지기 선수에게서 흔히 볼 수 있는 문제이며, 리틀 리그 견관절이 취약한 성장기(보통 11~16세 정도)에 발생하는 상완골 근위부 성장판 부상의 예다.[109] 검사 시, 외전 및 내회전에 대한 약화와 함께 어깨의 전외측부에 압통과 종창이 있을 수 있다.[61] 치료에는 휴식과 활동 수정이 포함되며 이후 던지기로 돌아가는 점진적인 프로그램이 포함된다.[11,38]

아동학대(비사고 손상)

(Child abuse (nonaccidental injury))

근골격계 양상(presentation)은 소아 인구에서 일반적으로 나타난다. 대부분 양성(benign)이고 자기 제한적(self-limiting)이며 상대적으로 빠르게 해결된다. 그러나 그들은 감염, 악성 종양 및 신체적 학대와 같은 보다 심각한 상태와 관련될 수 있다. 임상가는 위험 신호(red-flag) 상태와 신체적 학대를 감별 진단으로 고려해야 한다.

학대는 분명히 아동의 심리적, 신체적 건강에 큰 영향을 미칠 수 있다. 영국 아동 5명 중 1명은 16세가 되기 전에 어떤 형태로든 학대를 당했으며 많은 사례가 숨겨져 있다.[69] 비사고 부상(nonaccidental injury; NAI), 의심되는 신체적 학대(suspected physical abuse; SPA) 및 상해(inflicted injury; II)가 아동에 대한 의도적이고 직접적인 신체적 학대로 인한 상해를 설명할 때 사용된다. NAI 또는 II는 자전거, 스케이트보드에서 떨어지거나 나무에서 떨어지거나 도로 교통 사고와 같은 사고로 인한 부상과 신체적 학대를 구별하는 데 사용된다.

신체적 학대는 교묘하고 예측 가능한 방식으로 나타나지 않을 수 있으며 아동 학대 사례의 약 20%에서 발생한다. 피부 손상이 가장 흔하고 골절이 그 다음이다. NAI와 II는 피부에 타박상, 물린 자국, 상처 및 화상으로 나타날 수 있다. NAI와 II는 망막 출혈, 찢어진 소대(frenulum), 치료 지연, 공존하는 다발성 골절, 가족력이나 임상적 특징 없이 연령대와는 다른 골절(예를 들어, 불완전 골형성[osteogenesis imperfecta], 낙상으로 인한 골절-낙상은 흔하지만 골절은 그렇지 않다)과 같은 손상을 나타내는 의존적이고 보행이 불가능한 소아의 감별 진단에서 고려되어야 한다.[90]

깊은 담뱃불 화상과 다리미에 의한 화상은 피부와 밑에 있는 연약한 어깨 조직을 손상시킬 수 있다. 영아의 골간단 병변은 NAI/II와 동의어이며 메커니즘은 골간단을 가로지르는 전단 또는 비틀림 힘이다. 그들은 1세 미만의 소아일 가능성이 가장 높고, 상완골 근위부, 대퇴골 원위부, 경골 근위부 및 원위부가 가장 흔한 위치다. 강한 흔들기는 또한 골간단부 병변을 유발할 수 있다.[90] 18개월 미만 아동의 상완골 골절은 NAI/II를 의심하게 하며, 아동이 15개월 미만인 경우 더욱 그렇다. 나선형, 비스듬한 및 양동이 손잡이 골절(골단의 근위부 가장자리를 따라 호를 형성하는 아급성 골간단 골절)은 학대와 강하게 연관된다. 일반적으로 3-S라고 하는 일반적인 위치의 골절은 견갑골(견봉 포함), 흉골 및 극돌기이며, 이러한 골절의 NAI/II 가능성을 임상가에게 알려야 한다. 견갑골 골절은 소아에서 매우 드물며 상당한 힘이 필요하다. 상당한 높이(나무)에서 떨어지는 것과 같은 심각한 외상 후에 발생할 수 있지만 그러한 활동이 불가능한 어린 아동의 경우 NAI/II를 고려해야 한다.[90,91,107,115]

결론(Conclusion)

소아 어깨 부상에는 어린이 삶의 여러 단계에서 발생하는 광범위한 질병이 포함된다. 외상성 어깨 부상은 종종 전문 상담 및 영상 서비스를 이용할 수 있는 사고 및 응급실에서 처음으로 나타난다. 더 느리고 더 서서히 시작되는 어깨 부상은 종종 진단이 덜 명확할 수 있는 가정 환경에서 처음으로 나타난다. 보호자와 자녀에 대한 포괄적인 병력과 표적(targeted) 신체검사는 후속 조사 또는 관리를 안내하는 데 도움을 준다. 기본 방사선 사진은 쇄골 또는 상완골 골절을 식별하는 데 특히 유용하며 초음파, MRI 및 신경 질병 연구는 때때로 다른 질병을 구별하는 데 필요하다.

대부분의 어린이는 빠르게 치유되며 어깨 부상의 상당 부분은 치료의 최전선에서 고정, 진통제 및 운동을 통해 비수술적으로 관리할 수 있다. 어린이가 골격이 성숙함에 따라 신체는 뼈를 효과적으로 개조할 수 있는 능력을 상실하며 보다 일반적으로 외과적 관리가 필요하다. 임상가는 어깨 부위의 통증이 근골격계에 기인하지 않을 수 있음을 인지하고 있어야 한다. 보다 복잡한 신경 및 발달 상태의 경우 물리치료, 심리학, 작업치료 및 여러 의료 전문 분야를 포함하는 더 큰 다학제적(multidisciplinary) 팀을 참여시키는 것이 중요하다. 지역사회의 많은 어린이들의 사회적 복잡성과 취약성을 감안할 때, 실무자는 특히 보고된 모욕(insult) 메커니즘과 관련이 없는 손상이 있는 어린이의 경우 비사고적 부상을 염두에 두어야 한다.

참고문헌(References)

1. MedlinePlus. FBN1 gene. Available at: https://medlineplus.gov/genetics/gene/fbn1/#resources.
2. NHS. Marfan syndrome. Available at: https://www.nhs.uk/conditions/marfan-syndrome/.
3. Bone Cancer Research Trust. Osteosarcoma. Available at: https://www.bcrt.org.uk/information/information-by-type/osteosarcoma/.
4. Abboud JA, Bateman DK, Barlow J. Glenoid dysplasia. Journal of the American Academy of Orthopaedic Surgeons. 2016;24:327-336.
5. Allen B, Schoch B, Sperling JW, Cofield RH. Shoulder arthroplasty for osteoarthritis secondary to glenoid dysplasia: an update. J Shoulder Elbow Surg. 2014;23:214-220.
6. Arinima P, Ishak A. Persistent shoulder pain in young male: osteosarcoma. Korean J Fam Med. 2018;39:266-269.
7. Baca MJ, King RW, Bancroft LW. Glenoid hypoplasia. Radiology Case Reports. 2016;11:386-390.
8. Bailey K, Debelle G. Comment on: the multisystemic nature and natural history of joint hypermobility syndrome and Ehlers-Danlos syndrome in children. Rheumatology. 2018;57:2248-2250.
9. Bergeron MF, Mountjoy M, Armstrong N, et al. International Olympic Committee consensus statement on youth athletic development. British Journal of Sports Medicine. 2015;49:843-851.
10. Brownson P, Donaldson O, Fox M, et al. BESS/BOA Patient Care Pathways: traumatic anterior shoulder instability. Shoulder and Elbow. 2015;7:214-226.
11. Casadei K, Kiel J. Proximal humeral epiphysiolysis (Little League Shoulder). StatPearls. Treasure Island: StatPearls Publishing; 2020.
12. Castori M, Camerota F, Celletti C, et al. Natural history and manifestations of the hypermobility type Ehlers-Danlos syndrome: a pilot study on 21 patients. American Journal of Medical Genetics. Part A. 2010;152a:556-564.
13. Chopra S. Management of pregnancy with a history of shoulder dystocia and difficult delivery. In: Rohilla M (ed). Recurrent Pregnancy Loss and Adverse Natal Outcomes. CRC Press; 2020.
14. Clementi MA, Faraji P, Poppert Cordts K, et al. Parent factors are associated with pain and activity limitations in youth with acute musculoskeletal pain: a cohort study. Clin J Pain. 2019;35:222-228.
15. Clinch J, Eccleston C. Chronic musculoskeletal pain in children: assessment and management. Rheumatology. 2009;48:466-474.

16. Cordischi K, Li X, Busconi B. Intermediate outcomes after primary traumatic anterior shoulder dislocation in skeletally immature patients aged 10 to 13 years. Orthopedics. 2009;32(9):orthosupersite.com/view.asp?rID=42855.

17. Cotterill SJ, Ahrens S, Paulussen M, et al. Prognostic factors in Ewing's tumor of bone: analysis of 975 patients from the European Intergroup Cooperative Ewing's Sarcoma Study Group. Journal of Clinical Oncology. 2000;18:3108-3114.

18. de Figueiredo MJPSS, Dos Reis Braga S, Akkari M, Prado JCL, Santili C. Congenital pseudarthrosis of the clavicle. Revista Brasileira de Ortopedia. 2015;47:21-26.

19. Drew SJ, Giddins GE, Birch R. A slowly evolving brachial plexus injury following a proximal humeral fracture in a child. J Hand Surg Br. 1995;20:24-25.

20. Edelson JG, Zuckerman J, Hershkovitz I. Os acromiale: anatomy and surgical implications. J Bone Joint Surg Br. 1993;75:551-555.

21. Ellis HB, Li Y, Bae DS, et al. Descriptive epidemiology of adolescent clavicle fractures: results from the FACTS (Function after Adolescent Clavicle Trauma and Surgery) prospective, multicenter cohort study. Orthopaedic Journal of Sports Medicine. 2020;8:2325967120921344.

22. Emery CA, Roy T-O, Whittaker JL, Nettel-Aguirre A, van Mechelen W. Neuromuscular training injury prevention strategies in youth sport: a systematic review and meta-analysis. British Journal of Sports Medicine. 2015;49:865-870.

23. Emery RJ, Mullaji AB. Glenohumeral joint instability in normal adolescents. Incidence and significance. The Journal of Bone and Joint Surgery. British volume. 1991;73:406-408.

24. Enger M, Skjaker SA, Melhuus K, et al. Shoulder injuries from birth to old age: a 1-year prospective study of 3031 shoulder injuries in an urban population. Injury. 2018;49:1324-1329.

25. FDA. Pediatric X-ray Imaging. Available at: https://www.fda.gov/radiation-emitting-products/medical-imaging/pediatric-x-ray-imaging.

26. Foster HE, Jandial S. pGALS - paediatric Gait Arms Legs and Spine: a simple examination of the musculoskeletal system. Pediatric Rheumatology. 2013;11:44.

27. Franklin CC, Weiss JM. The natural history of pediatric and adolescent shoulder dislocation. Journal of Pediatric Orthopaedics. 2019;39:S50-S52.

28. Gao B, Dwivedi S, Patel SA, Nwizu C, Cruz AI, Jr. Operative versus nonoperative management of displaced midshaft clavicle fractures in pediatric and adolescent patients: a systematic review and meta-analysis. J Orthop Trauma. 2019;33:e439-e446.

29. Gardner E. The prenatal development of the human shoulder joint. Surg Clin North Am. 1963;43:1465-1470.

30. Gherman RB, Chauhan S, Ouzounian JG, Lerner H, Gonik B, Goodwin TM. Shoulder dystocia: the unpreventable obstetric emergency with empiric management guidelines. American Journal of Obstetrics and Gynecology. 2006;195:657-672.

31. Ginsberg NA, Moisidis C. How to predict recurrent shoulder dystocia. American Journal of Obstetrics and Gynecology. 2001;184:1427-1429; discussion 1429-1430.

32. Grahame R. Comment on: the multisystemic nature and natural history of joint hypermobility syndrome and Ehlers-Danlos syndrome in children: reply. Rheumatology. 2018;57:2250-2251.

33. Grossman L, Pariente G, Baumfeld Y, Yohay D, Rotem R, Weintraub AY. Trends of changes in the specific contribution of selected risk factors for shoulder dystocia over a period of more than two decades. Journal of Perinatal Medicine. 2020;48:567-573.

34. Guerra E, Previtali D, Tamborini S, Filardo G, Zaffagnini S, Candrian C. Midshaft clavicle fractures: surgery provides better results as compared with nonoperative treatment: a meta-analysis. Am J Sports Med. 2019;47:3541-3551.

35. Hannonen J, Hyvönen H, Korhonen L, Serlo W, Sinikumpu JJ. The incidence and treatment trends of pediatric proximal humerus fractures. BMC Musculoskelet Disord. 2019;20:571.

36. Hatch RL, Clugston JR, Taffe J. Clavicle fractures. UpToDate. 2020. Available at: https://www.uptodate.com/contents/clavicle-fractures/print.

37. Heinonen K, Saisto T, Gissler M, Kaijomaa M, Sarvilinna N. Rising trends in the incidence of shoulder dystocia and development of a novel shoulder dystocia risk score tool: a nationwide population-based study of 800 484 Finnish deliveries. Acta Obstet Gynecol Scand. 2021;100:538-547.

38. Heyworth BE, Kramer DE, Martin DJ, Micheli LJ, Kocher MS, Bae DS. Trends in the presentation, management, and outcomes of little league shoulder. American Journal of Sports Medicine. 2016;44:1431-1438.

39. Hirvonen M, Ojala R, Korhonen P, et al. Cerebral palsy among children born moderately and late preterm. Pediatrics. 2014;134:e1584-1593.

40. Hita-Contreras F, Sanchez-Montesinos I, Martinez-Amat A, Cruz-Diaz D, Barranco RJ, Roda O. Development of the human shoulder joint during the embryonic and early fetal stages: anatomical considerations for clinical practice. J Anat. 2018;232:422-430.

41. Hohloch L, Eberbach H, Wagner FC, et al. Age- and severity-adjusted treatment of proximal humerus fractures in children and adolescents: a systematical review and meta-analysis. PloS One. 2017;12:e0183157.

42. The Royal Children's Hospital. Clavicle fractures – Emergency Department. Available at: https://www.rch.org.au/clinicalguide/guideline_index/fractures/Clavicle_fractures_Emergency_Department/

43. The Royal Children's Hospital. Engaging with and assessing the adolescent patient. Available at: https://www.rch.org.au/clinicalguide/guideline_index/Engaging_with_and_assessing_the_adolescent_patient/

44. Hyunmin K, Juseoung L, Junghoon K. The Impact of the FIFA 11+ program on the injury in soccer players: a systematic review. The Asian Journal of Kinesiology. 2020;22:55-61.

45. Ito A, Mihata T, Hosokawa Y, Hasegawa A, Neo M, Doi M. Humeral retroversion and injury risk after proximal humeral epiphysiolysis (Little Leaguer's Shoulder). The American Journal of Sports Medicine. 2019;47:3100-3106.

46. Jaggi A, Lambert S. Rehabilitation for shoulder instability. British Journal of Sports Medicine. 2010;44:333-340.

47. Johnson A, Doherty PJ, Freemont A, et al. Investigation of growth, development, and factors associated with injury in elite

schoolboy footballers: prospective study. BMJ. 2009;338:694-696.

48. Johnson GJ, Denning S, Clark SL, Davidson C. Pathophysiologic origins of brachial plexus injury. Obstetrics and Gynecology. 2020;136:725-730.

49. Kadavkolan AS, Bhatia DN, Dasgupta B, Bhosale PB. Sprengel's deformity of the shoulder: current perspectives in management. International Journal of Shoulder Surgery. 2011;5:1-8.

50. King S, Chambers CT, Huguet A, et al. The epidemiology of chronic pain in children and adolescents revisited: a systematic review. Pain. 2011;152:2729-2738.

51. Kohler R, Trillaud JM. Fracture and fracture separation of the proximal humerus in children: report of 136 cases. Journal of Pediatric Orthopedics. 1983;3:326-332.

52. Kundu ZS. Classification, imaging, biopsy and staging of osteosarcoma. Indian Journal of Orthopaedics. 2014;48:238-246.

53. Lai EH-H, Chang JZ-C, Yao C-CJ, et al. Relationship between age at menarche and skeletal maturation stages in Taiwanese female orthodontic patients. Journal of the Formosan Medical Association. 2008;107:527-532.

54. Landin LA. Epidemiology of children's fractures. J Pediatr Orthop B. 1997;6:79-83.

55. LaPrade RF, Agel J, Baker J, et al. AOSSM Early Sport Specialization Consensus Statement. Orthopaedic Journal of Sports Medicine. 2016;4:2325967116644241.

56. Larsen A, Mundbjerg E, Lauritsen J, Faergemann C. Development of the annual incidence rate of fracture in children 1980–2018: a population-based study of 32,375 fractures. Acta Orthopaedica. 2020;91:593-597.

57. Lawton RL, Choudhury S, Mansat P, Cofield RH, Stans AA. Pediatric shoulder instability: presentation, findings, treatment, and outcomes. Journal of Pediatric Orthopedics. 2002;22:52-61.

58. Lawton RL, Choudhury S, Mansat P, Cofield RH, Stans AA. Pediatric shoulder instability: presentation, findings, treatment, and outcomes. Journal of Pediatric Orthopedics. 2002;22:52-61.

59. LeBel ME. Clavicle fractures. In: Greiwe M (ed). Shoulder and Elbow Trauma and its Complications. Woodhead Publishing; 2015:191-213.

60. Lefèvre Y, Journeau P, Angelliaume A, Bouty A, Dobremez E. Proximal humerus fractures in children and adolescents. Orthopaedics & Traumatology: Surgery & Research. 2014;100:S149-S156.

61. Leonard J, Hutchinson M. Shoulder injuries in skeletally immature throwers: review and current thoughts. British Journal of Sports medicine. 2010;44:306-310.

62. Leone V, Tornese G, Zerial M, et al. Joint hypermobility and its relationship to musculoskeletal pain in schoolchildren: a cross-sectional study. Archives of Disease in Childhood. 2009;94:627-632.

63. Lewis A, Kitamura T, Bayley JIL. (ii) The classification of shoulder instability: new light through old windows! Current Orthopaedics. 2004;18:97-108.

64. Lewis J, Green A, Dekel S. The aetiology of subacromial impingement syndrome. Physiotherapy. 2001;87:458-469.

65. Lissauer T, Carroll W. Malignant disease. In: Illustrated Textbook of Paediatrics, 5th edition. Elsevier; 2017:396-397.

66. Longo UG, Coco V, Denaro V, Van Der Linde JA, Poolman RW, Loppini M. Surgical versus nonoperative treatment in patients up to 18 years old with traumatic shoulder instability: a systematic review and quantitative synthesis of the literature. Arthroscopy. 2016;32:944-952.

67. Longo UG, Salvatore G, Locher J, et al. Epidemiology of paediatric shoulder dislocation: a nationwide study in Italy from 2001 to 2014. International Journal of Environmental Research and Public Health. 2020;17:2834.

68. Low AK, Ward K, Wines AP. Pediatric complex regional pain syndrome. Journal of Pediatric Orthopedics. 2007;27:567-572.

69. Office for National Statistics. Child abuse extent and nature, England and Wales: year ending March 2019. Available at: https://www.ons.gov.uk/peoplepopulationandcommunity/crimeandjustice/articles/childabuseextentandnatureenglandandwales/yearendingmarch2019.

70. MacLennan AH, Thompson SC, Gecz J. Cerebral palsy: causes, pathways, and the role of genetic variants. American Journal of Obstetrics and Gynecology. 2015;213:779-788.

71. Mah JK, Chen Y-W. A pediatric review of facioscapulohumeral muscular dystrophy. Journal of Pediatric Neurology. 2018;16:222-231.

72. Malfait F, Francomano C, Byers P, et al. The 2017 international classification of the Ehlers-Danlos syndromes. American Journal of Medical Genetics. 2017;175:8-26.

73. Mendenhall CM, Marcus RB, Enneking WF, Springfield DS, Thar TL, Million RR. The prognostic significance of soft tissue extension in Ewing's sarcoma. Cancer. 1983;51:913-917.

74. Moore KL. The Developing Human. Philadelphia: WB Saunders; 1982.

75. Mostafavifar AM, Best TM, Myer GD. Early sport specialisation, does it lead to long-term problems? British Journal of Sports Medicine. 2013;47:1060-1061.

76. Mudge MK, Wood VE, Frykman GK. Rotator cuff tears associated with os acromiale. J Bone Joint Surg Am. 1984;66:427-429.

77. Muhammad AA, Jenkins P, Ashton F, Christopher MR. Hypermobility: a risk factor for recurrent shoulder dislocations. British Journal of Sports Medicine. 2013;47:4-5.

78. Narendran LM, Mendez-Figueroa H, Chauhan SP, et al. Predictors of neonatal brachial plexus palsy subsequent to resolution of shoulder dystocia. The Journal of Maternal-Fetal & Neonatal Medicine. 2021;1-7.

79. Nawar K, Eliya Y, Burrow S, et al. Operative versus non-operative management of mid-diaphyseal clavicle fractures in the skeletally immature population: a systematic review and meta-analysis. Curr Rev Musculoskelet Med. 2020;13:38-49.

80. Neer CS, 2nd, Horwitz BS. Fractures of the proximal humeral epiphysial plate. Clin Orthop Relat Res. 1965;41:24-31.

81. Neville A, Jordan A, Beveridge JK, Pincus T, Noel M. Diagnostic uncertainty in youth with chronic pain and their parents. The Journal of Pain. 2019;20:1080-1090.

82. Noel M, Beals-Erickson SE, Law EF, Alberts NM, Palermo TM. Characterizing the pain narratives of parents of youth with chronic pain. The Clinical Journal of Pain. 2016;32:849-858.

83. Noel M, Chambers CT, McGrath PJ, Klein RM, Stewart SH. The influence

of children's pain memories on subsequent pain experience. Pain. 2012;153:1563-1572.

84. Noel M, Rabbitts JA, Fales J, Chorney J, Palermo TM. The influence of pain memories on children's and adolescents' post-surgical pain experience: a longitudinal dyadic analysis. Health Psychology. 2017;36:987-995.

85. Noordin S, Allana S, Hilal K, et al. Osteoid osteoma: contemporary management. Orthop Rev (Pavia). 2018;10:7496-7496.

86. O'Neill BJ, Molloy AP, Curtin W. Conservative management of paediatric clavicle fractures. Int J Pediatr. 2011;2011:172571-172571.

87. Olds M, Donaldson K, Ellis R, Kersten P. In children 18 years and under, what promotes recurrent shoulder instability after traumatic anterior shoulder dislocation? A systematic review and meta-analysis of risk factors. British Journal of Sports Medicine. 2016;50:1135.

88. Orozco V, Balasubramanian S, Singh A. A systematic review of the electrodiagnostic assessment of neonatal brachial plexus. Neurol Neurobiol (Tallinn). 2020;3:10.31487/j.nnb.2020.02.12

89. Ottaviani G, Jaffe N. The epidemiology of osteosarcoma. Cancer Treatment and Research. 2009;152:3-13.

90. Paddock M, Sprigg A, Offiah AC. Imaging and reporting considerations for suspected physical abuse (non-accidental injury) in infants and young children. Part 2: axial skeleton and differential diagnoses. Clin Radiol. 2017;72:189-201.

91. Pandya NK, Baldwin KD, Wolfgruber H, Drummond DS, Hosalkar HS. Humerus fractures in the pediatric population: an algorithm to identify abuse. Journal of Pediatric Orthopaedics B. 2010;19:535-541.

92. Pastorello E, Cao M, Trevisan CP. Atypical onset in a series of 122 cases with facioscapulohumeral muscular dystrophy. Clinical Neurology and Neurosurgery. 2012;114:230-234.

93. Pincus T, Noel M, Jordan A, Serbic D. Perceived diagnostic uncertainty in pediatric chronic pain. Pain. 2018;159:1198-1201.

94. Polchleb C, Messenger H. Management of an obstetric emergency. O&G Magazine. 2020;22.

95. Politi S, D'Emidio L, Cignini P, Giorlandino M, Giorlandino C. Shoulder dystocia: an evidence-based approach. J Prenat Med. 2010;4:35-42.

96. Popkin CA, Levine WN, Ahmad CS. Evaluation and management of pediatric proximal humerus fractures. J Am Acad Orthop Surg. 2015;23:77-86.

97. Post EG, Trigsted SM, Riekena JW, et al. The association of sport specialization and training volume with injury history in youth athletes. American Journal of Sports Medicine. 2017;45:1405-1412.

98. Rejeb A, Johnson A, Farooq A, et al. Sports injuries aligned to predicted mature height in highly trained Middle-Eastern youth athletes: a cohort study. BMJ Open. 2019;9:e023284.

99. Rennie L, Court-Brown C, Mok J, Beattie T. The epidemiology of fractures in children. Injury. 2007;38:913-922.

100. Rodis J. Shoulder Dystocia: Intrapartum Diagnosis, Management, and Outcome. UpToDate; 2021. Available at: https://www.uptodate.com/contents/shoulder-dystocia-intrapartum-diagnosis-management-and-outcome?topicRef=4472&source=see_link.

101. Roedl JB, Nevalainen M, Gonzalez FM, Dodson CC, Morrison WB, Zoga AC. Frequency, imaging findings, risk factors, and long-term sequelae of distal clavicular osteolysis in young patients. Skeletal Radiology. 2015;44:659-666.

102. Rosado N, Ryznar E, Flaherty EG. Understanding humerus fractures in young children: abuse or not abuse? Child Abuse & Neglect. 2017;73:1-7.

103. Rud NP, Reiman HM, Pritchard DJ, Frassica FJ, Smithson WA. Extraosseous Ewing's sarcoma. A study of 42 cases. Cancer. 1989;64:1548-1553.

104. Ryan LM. Proximal Humeral Fractures in Children. UpToDate; 2020. Available at: https://www.uptodate.com/contents/proximal-humeral-fractures-in-children?_escaped_fragment_=.

105. Salter RB, Harris WR. Injuries involving the epiphyseal plate. JBJS. 1963;45:587–622.

106. Shah A, Judge A, Delmestri A, et al. Incidence of shoulder dislocations in the UK, 1995-2015: a population-based cohort study. BMJ Open. 2017;7:e016112.

107. Shaw BA, Murphy KM, Shaw A, Oppenheim WL, Myracle MR. Humerus shaft fractures in young children: accident or abuse? Journal of Pediatric Orthopaedics. 1997;17:293-297.

108. Shrader MW. Proximal humerus and humeral shaft fractures in children. Hand Clinics. 2007;23:431-435.

109. Smucny M, Kolmodin J, Saluan P. Shoulder and elbow injuries in the adolescent athlete. Sports Medicine and Arthroscopy Review. 2016;24:188-194.

110. Sobhani-Eraghi A, Motalebi M, Sarreshtehdari S, Molazem-Sanandaji B, Hasanlu Z. Prevalence of joint hypermobility in children and adolescents: a systematic review and meta-analysis. Journal of Research in Medical Sciences. 2020;25:104.

111. Solomon L, Warwick D, Nayagam S. Apley's System of Orthopaedics and Fractures, 9th edition. London: Hodder Arnold; 2010.

112. Song MH, Yun YH, Kang K, Hyun MJ, Choi S. Nonoperative versus operative treatment for displaced midshaft clavicle fractures in adolescents: a comparative study. J Pediatr Orthop B. 2019;28:45-50.

113. Soto F, Fiesseler F, Morales J, Amato C. Presentation, evaluation, and treatment of clavicle fractures in preschool children presenting to an emergency department. Pediatric Emergency Care. 2009;25:744-747.

114. Statland JM, Tawil R. Facioscapulohumeral muscular dystrophy. Continuum (Minneapolis, Minn.). 2016;22:1916-1931.

115. Strait RT, Siegel RM, Shapiro RA. Humeral fractures without obvious etiologies in children less than 3 years of age: when is it abuse? Pediatrics. 1995;96:667-671.

116. Streja E, Miller JE, Bech BH, et al. Congenital cerebral palsy and prenatal exposure to self-reported maternal infections, fever, or smoking. American Journal of Obstetrics and Gynecology. 2013;209:332.e331-332.e310.

117. Talley N, O'Connor S. The paediatric history and examination. In: Clinical Examination, 8th edition. Elsevier; 2018.

118. Tan A, Strauss VY, Protheroe J, Dunn KM. Epidemiology of paediatric presentations with musculoskeletal problems in primary care. BMC Musculoskeletal Disorders. 2018;19:1-6.

119. Tanna V, Heathcote LC, Heirich MS, et al. Something else going on? Diagnostic uncertainty in children with chronic pain and their parents. Children-Basel. 2020;7:165.

120. Royal College of Paediatrics and Child Health. Establishing a correct diagnosis of Ehlers Danlos Syndrome hypermobility type (hEDS) in children and adolescents – position statement. Available at: https://www.rcpch.ac.uk/resources/establishing-correct-diagnosis-ehlers-danlos-syndrome-hypermobility-type-heds-children.

121. Watson L, Warby S, Balster S, Lenssen R, Pizzari T. The treatment of multidirectional instability of the shoulder with a rehabilitation program: Part 1. Shoulder Elbow. 2016;8:271-278.

122. Williams DJ, Jaggi A, Douglas T. The association between crawling as a first mode of mobilisation and the presentation of atraumatic shoulder instability: a retrospective cohort study. Shoulder & Elbow. 2021;13:339-344.

123. World Health Organization. Web Annexes A to K. In: Guidelines on the management of chronic pain in children. Available at: https://apps.who.int/iris/bitstream/handle/10665/337644/9789240017894-eng.pdf

124. Yarfi C, Elekusi C, Banson AN, Angmorterh SK, Kortei NK, Ofori EK. Prevalence and predisposing factors of brachial plexus birth palsy in a regional hospital in Ghana: a five year retrospective study. The Pan African Medical Journal. 2019;32:211.

125. Zaremski JL, Wright TW, Herman DC. Humeral stress fracture with median nerve injury in a baseball player: a case report and discussion. Current Sports Medicine Reports. 2018;17:183-186.

126. Zember J, Vega P, Rossi I, Rosenberg ZS. Normal development imaging pitfalls and injuries in the pediatric shoulder. Pediatr Radiol. 2019;49:1617-1628.

상완이두근 건병증
(Biceps tendinopathy) 26

Angela Spontelli Gisselman, Jeremy Lewis

개요(Introduction)

상완이두근 장두건(long head of biceps brachii tendon; LHBT)의 병리학은 어깨의 전방 영역에서 주로 경험되는 기능 장애 및 통증을 유발할 수 있다. LHB 건병증의 병인은 통증과 기능 장애를 초래하는 과도한 생리적 부하에 대한 건(tendon)의 생리학적 반응을 설명한다.[26,88] 건병증은 반응성 건병증부터 염증, 퇴행성 건병증 및 전층 파열(full-thickness tears)까지 LHBT에 발생할 수 있는 병리의 연속체를 포함한다.[26,93] LHB 건병증은 건이 적절하게 짝을 이룬 무부하(unloading) 및 회복 없이 반복적이고 최대하 부하를 받는 경우에도 발생할 수 있다.[79,88] 생활방식 요인(5장)도 증상의 발달에 기여할 수 있다. LHBT의 구조적 병변만 발생하는 반면, LHBT 병리의 압도적 다수는 회전근개 파열과 함께 발생하는 것으로 보인다.[91,101,117] 이것은 증상이 고립된 LHBT 병리에 의해서만 발생하는지 아니면 다른 병리학적 과정과 함께 발생하는지에 대한 불확실성을 초래한다.

혼란을 더하는 것은 어깨 관절에서 논란이 되는 LHBT의 역할이다. 이러한 불확실성에도 불구하고 상완이두근 건 고정증과 같은 LHBT의 병변을 해결하기 위한 수술 절차가 상당히 증가했다.[10] 이 장의 목적은 LHBT의 장애를 조사하고 LHB 건병증의 평가 및 관리에 대한 제안을 제시하는 것이다.

해부(Anatomy)

상완이두근(biceps brachii)은 주관절 주요 굴곡근으로 짧은 머리는 오구돌기(coracoid process) 근위부에서 시작되고 긴 머리는 견갑골의 관절상 결절(supraglenoid tubercle)에 붙는다. 원위부에서 근육은 요골의 이두근 결절(bicipital tuberosity)에 붙는다. 부착 부위를 고려하여 상완이두근은 팔꿈치 회외와 최소한의 어깨 굴곡을 도와준다. LHB를 구체적으로 살펴보면, 건은 견갑골의 관절상 결절과 상부 관절순의 후방 측면에서 시작된다. 건은 결간구(bicipital groove)에서 빠져나와 이두근 결절을 지나기 끝나기 전에 상완관절와관절(glenohumeral joint)을 지난다.[35] 결간구는 상완골의 소결절과 대결절 사이에 위치한 상대적으로 얕은 뼈 통로다. 사체 연구에서 이 결간구는 위에서 아래로 병목 형성(bottleneck formation)을 하고 있다.[113]

구(groove)의 폭, 깊이 및 각도의 변화는 LHB 건염 및 LHBT 불안정성과 같은 LHB 병리로 이어지는 메커니즘으로 가정되어왔지만 불확실성은 지속된다.[1,17,29,35,124] 결간구(bicipital groove) 내에서 LHBT는 상완관절와관절 상방 인대, 오구상완 인대(coracohumeral ligament), 견갑하근과 극상근의 섬유를 포함하는 관절낭 인대의 얽힌 네트워크에 의해 안정화된다(그림 26.1).[46,50] 총체적으로 이러한 연조직을 이두근 반사 도르래(biceps reflective pulley)라고 한다.[81,82] 이 연조직 슬링 손상은 회전근개 파열, 어깨 불안정, 이두근 파열을 포함한 일반적인 어깨 병리와 관련이 있다.[46,82] LHBT에 대한 동맥 공급은 뼈와 근육 접합부에서 흉견봉 동맥(thoracoacromial artery) 및 상완 동맥(brachial artery)에 의해 제공된다.[23] LHBT는 근피신경(musculocutaneous nerve)으로부터 신경 지배를 받고 건 통증에 역할을 할 수 있는 감각 교감신경 섬유들이 풍부하게 분포되어 있다.[6,115,127]

상완이두근 장두의 기능
(Function of the long head of the biceps tendon)

LHBT 건병증을 진단하고 치료할 때 직면하는 문제는 먼저 상완관절와관절 운동학(glenohumeral kinematics)에서 LHBT의 역할이 보편적으로 받아들여지지 않았기 때문일 수 있다. 사체 연구에서는 LHBT가 상완골두를 능동적으로 누른다고 제안하였으며,[67,122] 이 역할은 보다 최근의 연구에서 확인되었다.[64,85,125] 다른 연구에서는 LHBT가 어깨의 전방 및 후방 방향에서 안정화를 제공하고[56,57,96,104] 다양한 각도의 어깨 외전에서 외회전 한계를 제공한다는 것을 입증했다.[37] 이러한 결과는 주관절과 전완의 움직임이 제한되었을 때 어깨에서 최소

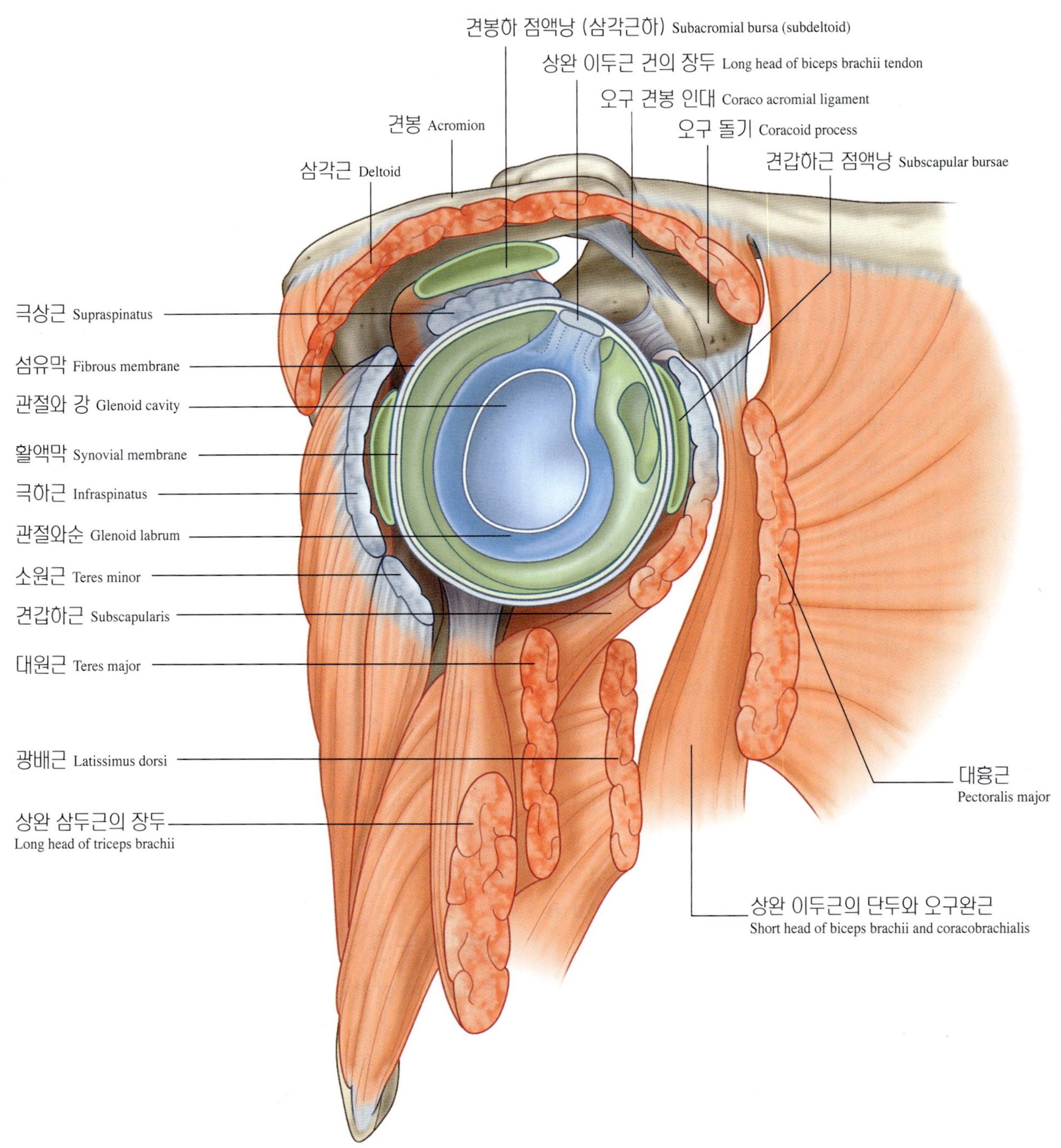

그림 26.1
상완골이 제거된 오른쪽 상완관절와관절의 측면.

Drake R, Vogl AW, Mitchell A. Gray's Anatomy for Students, 4th edition. Elsevier; 2019.의 허가를 받아 복제됨.

이두근 활성을 보여주는 근전도 연구 이후 불확실하게 남아 있으며,[71] 따라서 LHBT은 상완관절와관절 안정성 및 포지셔닝(positioning)에서 어려운 역할을 한다. 상완관절와관절 불안정성이 있는 경우 LHBT는 팔이 외전 및 외회전과 같은 취약한 위치에 있을 때 동적 관절 안정성에 기여하는 것으로 보인다.[55,57,65] 이러한 결론은 LHBT가 어깨 안정성에서 무시할 수 있는 정도의 역할을 가진 흔적 구조(vestigial structure)라는 발견을 겉보기에는 반박한다.[111] 이두건고정술(biceps tenodesis)은 LHB 건병증으로 인한 전방 어깨 통증을 치료하기 위해 LHBT를 상부 관절순에서 외과적으로 분리하고 상완골두 아래에 다시 부착하는 것을 포함한다. LHBT가 상완관절와관절 안정성에서 최소한의 역할을 한다는 주장 때문에, 이 절차를 권장하는 사람들은 LHBT가 최소한의 결과로 수행될 수 있다고 주장한다.

어깨에서 LHBT의 역할에 대한 우리의 지식은 주로 검체 실험(vitro experiments)을 기반으로 한다. 사체(cadaver) 모델의 사용은 평가에 중요한 한계를 나타낸다. 첫째, 사체 모델은 어깨 관절에 대한 근육 활동의 영향을 설명할 수 없다. 둘째, 사체 연구에서 테스트 전에 건에 가중 장력을 적용하기 위해 상완관절와관절의 움직임에 대한 LHBT의 효과를 평가하는 것이 일반적이다. 이들은 연구 목적에 적합한 생체역학적 방법으로 간주될 수 있지만, 이 방법은 연구 결과에 영향을 미칠 수 있는 하지로부터의 에너지 전달 역할(4장)과 같은 생체 내 특성을 모방할 수 없다.[71]

체외에서 수행된 LHBT 운동학적 연구가 우세한 것과는 대조적으로, 생체 내에서 수행된 연구는 상대적으로 거의 없다. 이전의 생체내 결과를 확증하는 결과가 있는 생체내 연구[64,122]가 있지만 구식 영상 기술(즉, 3차원 움직임이나 측정을 캡처할 수 없는 전후방 방사선 사진 사용)으로 인해 결과의 외부적 유효성이 제한된다. 사실, 보다 최근의 조사는 어깨에서 LHBT의 이전에 가정된 역할에 대한 도전을 지지한다. 그러한 연구 중 하나는 양방향 투시조영법(biplanar fluoroscopy)으로 편측 및 독립적(isolated) 이두건고정술(Biceps tenodesis)을 받은 환자의 상완관절와 위치의 차이를 조사했다.[43] 환자는 3개의 동적 어깨 위치를 수행했으며 연구자는 수술한 어깨와 수술하지 않은 어깨의 상완관절와관절 운동을 비교하였다. 측면간의 움직임에서 통계적으로 유의미한 차이가 보고되었지만 어떤 방향으로도 1.5mm(0.06inch)를 초과하지 않았다. Giphart 등[43]은 이두건고정술 후 환자에서 이러한 정도의 운동 변화가 임상적으로 유의미한 차이를 만들지 않을 것이라고 결론지었다. 또한 LHBT가 상완골두의 주요 안정자가 아니라는 주장을 뒷받침할 수 있다. 생체 연구(vivo research) 신뢰도와 타당도를 향상시키기 위해 이식형 및 생분해성 스트레인 센서와 같은 근골격 연조직 좌상(strain) 및 완전성(integrity)을 측정하기 위해 보다 정교한 기술을 사용하여 지속적인 연구가 필요하지만[130] 현재 사용은 초기 단계에 있다.

LHBT의 역할에 대한 상충되는 이론은 건을 단독으로 연구하는 것이 공유된 해부학적 구조와 관절순과의 관계를 인식하지 못한다는 사실에 의해 설명될 수 있다. 관절순과 가까운 근사치를 감안할 때 일부 임상 연구자들은 해부학을 설명하는 데 더 적합한 용어가 이두근-관절순 복합체라고 주장한다.[82,114] 이 복합체와 별개의 독립체의 역할을 조사하면 이 부위의 병리해부학과 기능을 더 잘 이해할 수 있다. 이러한 반박하는 결과에 대한 또 다른 가능한 설명은 LHBT가 어깨의 안정화 인대와 마찬가지로 특히 극단적인 어깨 위치에서 수동 안정자로서 더 두드러진 역할을 할 수 있다는 것이다.[68]

병태생리학(Pathophysiology)

임상적으로 LHB 건병증은 반응성 건병증(reactive tendinopathy)에서 외상성 및 퇴행성 전층 건 파열에 이르기까지 다양하다.[26,84] 건병증과 같은 LHBT 손상의 압도적 다수는 회전근개 병리와 동시에 일어난다.[21,28,91] 어깨 통증으로 견봉하 감압술을 받았고 LHBT와 관련된 "충돌" 증후군이 의심되는 200명을 대상으로 한 연구에서 91%의 사례에서 회전근개 파열이 확인되었다. 뿐만 아니라 LHBT 병리는 회전 근개 파열이 큰 사람들에게 훨씬 더 많이 나타나며, Chen 등은 견갑하근 파열 환자의 97%가 LHBT 병변을 동반했다고 보고했다.[21]

LHBT의 단독 손상은 드물지만 발생할 경우 이두근을 통해 급격한 편심력을 경험한 중년의 사람에게 가장 흔하다.[19,41] LHBT 급성 파열은 반복된 머리 위(overhead) 자세와 건에 축적된 미세 외상이 LHBT 파열을 초래했을 때 어린 머리 위

운동 선수들에게 기록되었다.[76]

LHB 건병증은 보고된 주요 병리이기 때문에 이 부분의 나머지 부분에서는 건병증의 병태생리학에 초점을 맞출 것이다. 건병증에 대한 우리의 이해는 발전해왔으며 LHB 건병증으로 진단받은 사람들을 위한 관리를 논의하기 전에 제시될 것이다.

건은 주로 조밀하고 규칙적인 결합 조직에 내장된 유형 I 콜라겐으로 구성된다.[88] 근복(muscle belly)과 뼈 부위 사이의 고유한 위치로 인해 건은 많은 양의 장력 또는 압박 변형을 받기 쉽다.[32,79] 건의 기계적 부하는 콜라겐 섬유의 합성 및 분해에 크게 기여한다.[32,79,94] 건 건강과 관련된 여러 세포 과정은 기계적 부하에 의해 변경되며, 그 중 일부에는 대사 및 성장 인자의 방출, 건 혈류의 변화, 콜라겐 합성 및 단백질 분해 효소 활성이 포함된다.[32,66,79,94] 세포역학신호변환(mechanotransduction)으로 알려진 기계적 부하에 건이 반응하는 방식은 복잡하며 건의 위치 및 크기를 포함한 여러 내적 및 외적 요인의 영향을 받는다;[121] 기계적 하중의 크기, 방향, 빈도, 속도 및 지속 시간;[26,32,45] 건 하중의 병력; 나이; 및 유전.[26,87,88]

건병증의 과정과 조직 병리와 임상 양상 사이의 관계를 설명하기 위해 몇 가지 뚜렷한 이론적 모델이 제안되었다. 예를 들어, 뉴런 증식 및 콜라겐 파괴와 같은 요인에 초점을 맞춘 이론이 포함되며, 다른 이론은 기계적 과부하 및 손상에 대한 건 세포 반응을 설명한다.[26,34,87,94] 단일 모델이 조직 병리를 결정하는 변수와 임상 양상 간의 모든 상호 작용을 명확하게 수용할 수는 없지만 연구자들은 건 과사용 부상의 발달에 있어 두 가지 중요한 요인에 동의한다: 건에 가해지는 부하의 양과 유형, 그리고 결정적으로 부하에 대한 건의 생리학적 반응.[26,32,34,45,79,88]

최적의 부하를 받는 건강한 건에서는 콜라겐 분해와 콜라겐 합성 사이의 균형을 유지하는 "이상적인" 염증 반응이 일어난다고 여겨진다.[32,88,94,109] 그러나 부하가 건의 생리적 능력을 초과하면 과도한 콜라겐 분해가 발생하며, 이는 콜라겐 분해와 회복 사이의 균형을 상쇄하여 건의 힘과 기능을 감소시킨다.[88,109,110] 정상적인 건 항상성이 손상되면 건 내의 신경 경로가 염증 매개체를 방출하여 손상된 조직을 해결하기 위해 고안된 일련의 면역학적 사건을 시작한다.[109] 이러한 비정상적인 생물학적 반응은 건에 병리학적, 퇴행성 변화를 일으키며, 이러한 변화는 건이 적절한 무부하(unloading) 및 복구 없이 반복적인 최대하 부하를 받을 때도 관찰된다.[26,79,88]

건의 정상적인 항상성 반응의 실패는 초기 또는 반응성 건병증을 초래하고 건 복구 과정의 지속적인 조절 장애는 LHBT에서 종종 관찰되는 지속적인 건병증으로 이어질 수 있다.[26,88,110] 초음파 또는 자기공명영상에서 관철되는 것처럼 건병증의 육안적 구조(macrostructure)는 증상이 있는 사람과 없는 사람에서 유사하게 나타지만, 통증은 통증을 경험하는 사람의 건 내의 생화학적 불균형과 관련이 있을 수 있다. 이 가설은 LHB 건병증과 회전근개 관련 어깨 통증에 대한 조사가 필요하다(19장).

통증이 있고 건병증을 가진 사람과 건강한 대조군을 비교한 연구는 과도하게 사용되고 통증이 있는 건에서 자율 신경, 흥분성 신경 및 감각 신경 매개체의 위치와 존재에 상당한 변화가 있음을 제안하였다.[2,27,88] 예를 들어, 통증이 있고 건병증이 있는 아킬레스 건에서 혈관 신경 섬유의 노르아드레날린의 감소에 주목하였고 반면 아세틸콜린은 증가함이 관찰되었다.[2] 부교감 및 교감 신경계에서 방출되는 이러한 염증 매개체 중 일부는 또한 손상 부위에서 유해수용기와 건병증과 관련된 그 다음 통증을 활성화한다고 여겨진다.[27,58,87] 그러나 건병증의 통증 원인은 상반된 믿음, 불완전한 정보 및 상충되는 증거로 인해 여전히 논쟁의 여지가 있는 주제이다.[75,88,100]

평가(Assessment)

이두근 건병증의 진단은 건병증의 특징인 환자 면담 소견과 통증을 유발하는 검사 과정(즉, 신체 검사)의 조합을 기반으로 한다. 이두근 건병증의 연속성으로 인해 환자는 반응성 건병증의 초기 단계와 만성 퇴행성 건병증의 후기 단계에서 환자는 뚜렷한 증상을 나타낼 수 있다.[26,32,88] 질병의 어느 단계에서든 환자의 임상 증상은 회전근개 관련 어깨 통증을 모방하며, 경우에 따라 관절순 병리와 관련된 증상을 모방한다.[123] 반응성 건병증이 있는 사람은 어깨 앞쪽에 국한되고 본질적으로 예리한 어깨 통증을 아마 보고할 것이다. 그들은 또한 통증이 밤에 더 심하다고 보고할 수 있으며 관련된 어깨로 잠을 잘 때 환자가 깰 수 있다.[18] 건병증의 후기 단계에서 환자는 통증을 머리

위 활동, 반복적인 들기 또는 던지기, 어깨 외회전, 등 뒤로 뻗기와 같은 기능적 활동으로 유발되는 깊고 둔한 통증으로 묘사한다.[18,88]

어느 단계에서든 환자는 어깨와 팔의 전방 및/또는 측면으로 방사되는 통증을 가질 수 있다. 이러한 연관통 패턴은 경추와 어깨에 통증을 유발할 수 있는 다른 부위에 대한 철저한 스크리닝을 통하여 확인한다(16장). 중증 및 초기 단계일 때 LHB 건병증과 관련된 통증 및 움직임 보호는 초기 오십견의 양상을 모방할 수 있다. 사실, Lippmann은 이두근 건초염(bicipital tenosynovitis)이 LHBT를 이두근건막(bicipital sheath)과 고랑에 단단히 유착시켜 오십견의 원인이 될 수 있다고 제안했다.[74]

건병증이 있는 환자와 달리 LHBT의 급성 파열이 있는 환자는 반상출혈(ecchymosis)을 동반할 수 있는 "뽀빠이" 기형("Popeye" deformity)(그림 26.2)이 나타날 가능성이 높다. 임상가는 이두근 근복을 따라 만져질 수 있는 압통에 주목하고 환자는 능동적인 주관절 굴곡 및 회외 시에 상당한 통증을 보고한다.[41] 외상성 파열과 달리 이두근 건병증은 회전근개 또는 관절순과 같은 다른 어깨 병리와 함께 자주 발생하기 때문에 쉽게 진단되지 않는다.[93,117]

어깨에 대한 수많은 유발 검사가 개발되었으며 이두근 건의 병리를 분리하기 위한 몇 가지 주장이 있다. 임상가는 수기(maneuver)가 LHBT에 직접 발생하는 통증과 검사 중에 스트레스를 받는 여러 구조(예: 회전근개 건, 관절순, 신경, 혈관, 관절낭 인대)에서 발생하는 통증을 믿을만하게 식별할 수 있는, 있다고 주장하는 신체 검사로부터의 근거를 해석할 때 주의해야 한다. 실제로 이두근 건병증에 대한 신체 검사의 전반적으로 낮은 진단 정확도는 이 부위의 복잡하고 얽힌 해부학적 구조때문이다.

이두근 병리학에 사용되는 가장 일반적인 신체 검사는 스피

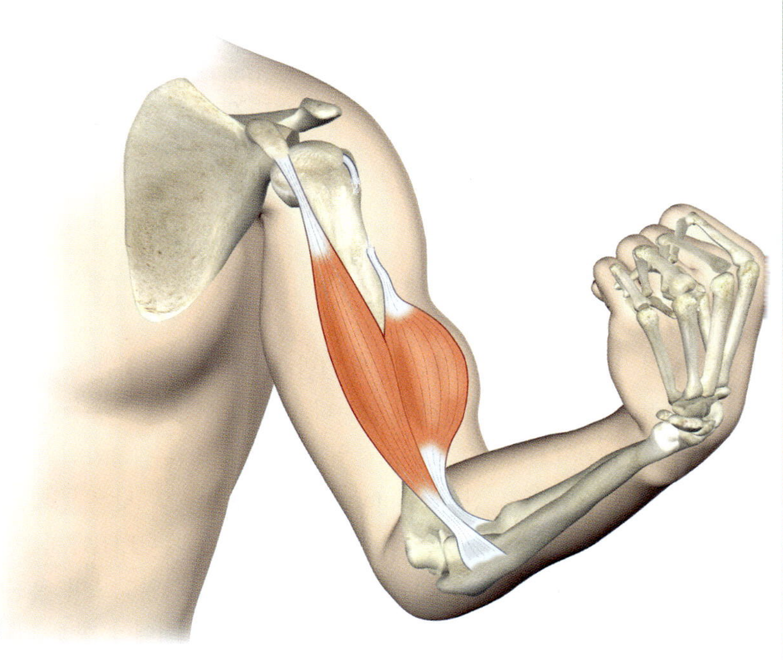

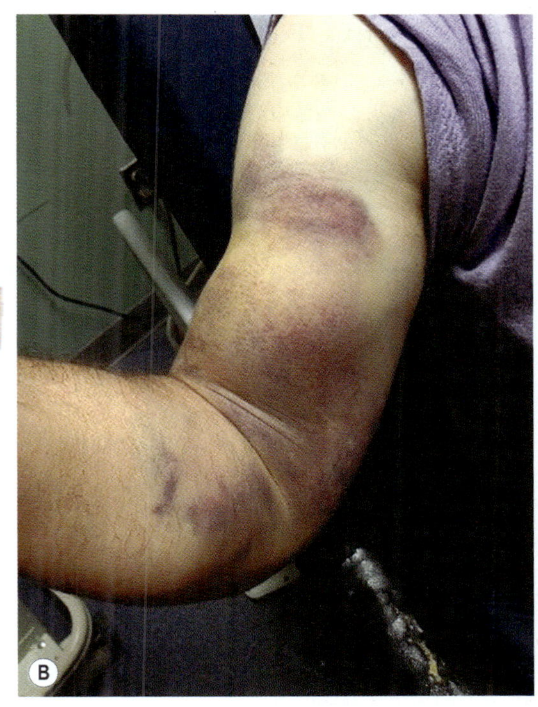

그림 26.2
(A) Elzie Crisler Segar가 만든 만화 캐릭터 이름을 딴 뽀빠이 기형(Popeye deformity)
(B) 기형은 급성 파열 후 반상출혈과 관련될 수 있다.

(B, Polvino DM, Wei G. Biceps tendon rupture. JETem. 2018. 로부터) https://jetem.org/biceps_tendon_rupture/. Grant Wei, MD의 허가를 받아 복제됨.

표 26.1 상완이두근의 장두를 평가하기 위한 임상 검사

검사 이름	원본에서의 설명	관절순 손상 (절순 손상 없음)	양성 우도비 (음성 우도비)	연구 모집단 및 메모
오브리언의 능동압박 검사[95] (O'Brien's active compression)	환자는 팔꿈치가 완전히 펴진 상태에서 영향을 받은 팔을 90° 앞으로 구부리도록 요청받는다. 그런 다음 환자는 팔을 몸의 시상면에 대해 10°에서 15° 안쪽으로 내전한다. 엄지손가락이 아래를 향하도록 팔을 안쪽으로 돌렸다. 그런 다음 검사자는 팔에 균일한 아래쪽 힘을 가했다. 팔을 같은 위치에 놓고 손바닥을 완전히 외회시킨 다음 동작을 반복했다. 첫 번째 시도에서 통증이 유발되었고 두 번째 시도에서 통증이 감소하거나 제거된 경우 검사는 양성으로 간주된다. 견봉쇄골 관절 또는 어깨 상부에 국한된 통증은 견봉쇄골 관절 이상을 진단하는 것이었다. 상완관절와관절 자체 내부로 설명되는 통증 또는 통증이 있는 딸깍거리는 소리는 관절순 이상을 나타낸다.	53 (203)	∞ (0.02)	Hospital for Special Surgery New York의 환자 318명 - 어깨 통증이 없는 50명, 이후 "잘못된 검사"로 인해 제외된 50명. 참고: "…환자는 어깨 '위'의 통증(즉, 견봉쇄골 관절)과 딸깍 소리가 나거나 나지 않는 어깨 관절 '깊은 내부' 통증을 구별할 수 있다"
스피드 검사[12,62] (Speed's test)	스피드 검사는 환자의 팔을 90° 앞으로 굽히고 팔꿈치를 펴고 전완을 회외시킨 상태에서 시행한다. 검사자는 팔이 폄되는 방향으로 팔꿈치 원위부에서 저항을 적용한다. 양성 검사는 결간구에 국소적 통증으로 나타난다.	10 (36)	1.05 (0.70)	45명의 환자의 46개의 어깨, 31명의 남성(평균 연령 53세, 범위, 16–76세) 및 14명의 여성(평균 연령 64세, 범위, 30–80세)의 46명의 어깨, 26개의 우세측 및 20개의 비우세측
어퍼컷 검사[11] (Upper cut test)	이 수기(maneuver)는 연관된 어깨를 중립 위치에 놓고 팔꿈치를 90°로 구부리고 전완을 회외시키고 환자가 주먹을 쥐는 상태에서 수행되었다. 환자는 손을 들고 턱 쪽으로 빠르게 가져오도록 요청받는다 - 복싱 "어퍼 컷" 펀치 검사자는 환자의 주먹에 손을 대고 손을 턱에 닿게 할 때 움직임에 저항을 준다. 양성 검사는 저항하는 움직임 동안 관련 어깨의 앞쪽 부분에 통증 또는 통증이 있는 소리이다.	48 (101)	3.38 (0.34)	어깨통증으로 본원 내원한 총 325명의 환자(연령, 43.2±12.6세; 남자 232명, 여자 93명)… , 수술을 받은 101명의 환자(남자 59명, 여자 42명; 평균 49±15세, 연령 범위, 28–64세)

드 검사(Speed's test), 어퍼컷 검사(upper cut test), 요가손 검사(Yergason's test), 결간구(bicipital groove) 촉진이다. 이러한 검사는 이두근 건병증(즉, 상완관절와관절 관절경 및/또는 자기공명영상) 진단의 표준 기준(gold standard)에 대해 참조되었으며 민감도가 낮거나 중간 정도이며 특이도가 낮고 우도비가 낮음을 반복적으로 입증해 왔다.[9,18,44,51] LHBT 병리의 진단을 결정하기 위해, 어퍼컷 검사는 이용 가능한 가장 특징적인 검사이지만 LHBT 병리를 정확하게 진단할 확률의 약간의 증가만을 제공한다(양성 우도비(LR+) 3.38).[9,11]

어퍼컷 검사와 스피드 검사 또는 이두근 촉진과 스피드 검사와 같은 두 가지 신체 검사의 결합은 진단 정확도가 향상되지만 약간만(LR+ 1.31) 증가한다.[42,51] 이두근 촉진은 LHBT 병리 진단을 확인할 때 일반적으로 수행되지만 추가적인 진단 정확도를 제공하지 않는다.[42] 최근 연구는 무증상인 대상자에서 LHBT 촉진에 초점을 두는 경험 많은 임상가의 실망스러운 평가자간 신뢰도(interrater reliability)와 낮은 정확도(〈50% 정확도)를 강조했다.[83] 이 연구의 결과는 LHBT를 촉진하기 위한 가장 최적 위치가 아직 알려지지 않았으며 촉진만으로 얻은 검사 소견은 매우 신중하게 해석되어야 함을 나타낸다. 표 26.1은 LHBT를 평가하기 위해 제안된 임상 검사를 자세히 설명한다.

전반적으로, 건병증의 초기 및 퇴행성 단계와 관련된 병리학적 변화가 영상에서 쉽게 식별되지 않기 때문에 이두근 건병증에 대한 진단 영상의 사용은 문헌에서 지지되지 않는다.[9]

표 26.1 *(계속)*

검사 이름	원본에서의 설명	관절순 손상 (절순 손상 없음)	양성 우도비 (음성 우도비)	연구 모집단 및 메모
요가손 검사[11] (Yergason's test)	환자의 팔꿈치를 90°로 구부리고 흉곽에 대해 안정화하고 전완이 회내된 상태로 검사자는 도수로 회외에 저항을 주고 환자는 저항에 맞서 팔을 외회전시킨다. 양성 결과는 결간구의 통증 및/또는 상완이두근 장두의 아탈구이다.	48 (101)	1.94 (0.74)	어깨통증으로 본원 내원한 총 325명의 환자(연령, 43.2±12.6세; 남자 232명, 여자 93명)··· , 수술을 받은 101명의 환자(남자 59명, 여자 42명; 평균49 ± 15세, 연령 범위, 28–64세)
이두근 건의 촉진[42]	팔을 내회전 10° 정도 한 상태에서 전방 견봉 3~6cm 아래 이두근 고랑의 이두근 건 촉진으로 점 압통 유발··· 팔을 내회전-외회전으로 움직이면서 압통점 영역은 움직임 호를 따라 움직여야 한다. 결간구 압통의 양성 검사 결과는 반대쪽 어깨의 결간구에 유사한 압력으로 유발되는 통증이 없는 것과 비교하여 침범된 어깨의 깊은 압력에 대해 결간구에서 유발되는 통증이다.	5 (842)	1.13 (0.87)	연구 모집단은 연장자 저자에 의해 어깨의 진단적 관절경 검사를 받은 847명의 환자로 구성되었다···. 본 연구는 다양한 이두근 손상이 아닌 이두근 건의 부분 파열에 대해서만 검사의 임상적 유효성을 평가하도록 설계되었기 때문에, 이 연구는 이두근 건의 완전 파열, SLAP 병변 또는 이두근 탈구를 복구하기 위한 수술을 한 대상자는 없다.

∞, 무한; –LR, 음성 우도비; +LR, 양성 우도비; SLAP, 상부 관절순의 앞에서 뒤까지.

대안적으로 LHBT의 진단 영상은 건의 부분적 또는 전층 파열이 의심될 때 유용할 수 있다. 초음파는 이두근 건의 전층 파열 및 탈구에 대해 높은 진단 정확도를 제공하지만 이는 초음파 영상에 대한 적절한 경험이 있는 임상가에게 크게 의존한다(그림 26.3 및 26.4).[52] 이에 대한 증거는 제한적이며 논쟁의 여지가 있지만 초음파가 반응성 건병증의 진단을 도와줄 것이라고 주장하는 몇몇의 근거가 있다.[52] 방사선 사진은 연조직을 직접

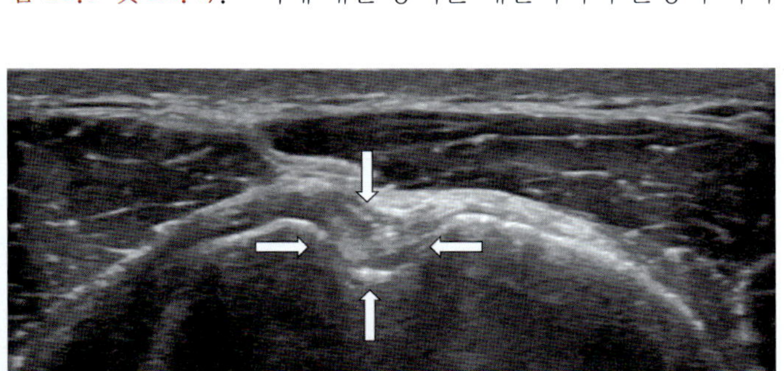

그림 26.3
결간구 내 정상적인 위치(화살표)에 있는 건강하고 손상되지 않은 이두근건 장두의 초음파 사진.

(Mark Maybury의 허가를 받아 사용된 그림, Research physiotherapist/sonographer, NIHR BRC Birmingham, University Hospitals Birmingham NHS Foundation Trust, UK.).

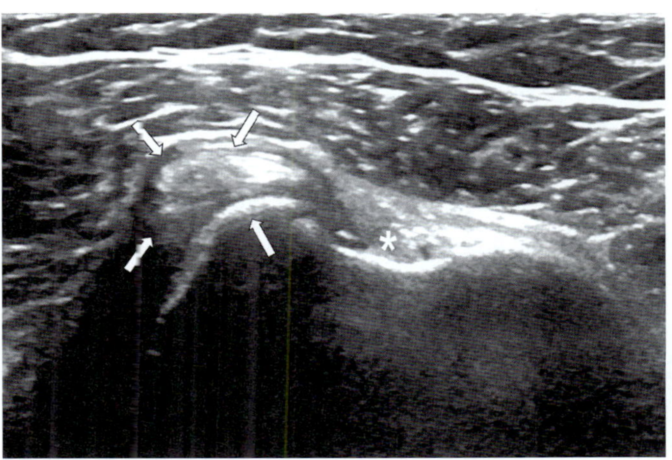

그림 26.4
결간구(화살표)에서 탈구된 이두근건 장두의 초음파 사진.

(Mark Maybury의 허가를 받아 사용된 그림, Research physiotherapist/sonographer, NIHR BRC Birmingham, University Hospitals Birmingham NHS Foundation Trust, UK.)

적으로 평가하는 데 제한이 있지만 LHBT 병리를 암시할 수 있는 골극(osteophyte)과 같은 결간구 및 뼈 이상에 대한 적절한 평가를 제공할 수 있다.[127] 그리고 자기 공명 관절 조영술은 가장 진보된 영상 옵션으로 이두근 건병증에서 보이는 병리학적 변화를 식별하기 위해 상충되는 타당성과 신뢰성을 입증해 왔다.[60,78,105]

관리(Management)

비수술적 관리(Nonsurgical)

회전근개 관련 어깨 통증에 대한 치료 프로토콜이 우세한 것과는 달리 현재 LHB 건병증의 비수술적 치료에 대한 프로토콜은 발표되지 않았다. 이전에 논의한 바와 같이 회전근개 병변과 이두근 건 병리의 복잡한 관계를 고려할 때 이러한 증거의 부족은 놀라운 일이 아니다. 이두근 근위부 건 병리의 치료는 환자의 증상 및 병태생리학적 표현형에 따라 다양할 것이다. 회전근개 이상과 LHBT 병변이 동시에 존재하기 때문에 이두근 건병증의 비수술적 치료는 일반적으로 회전근개 건병증 또는 회전근개 관련 어깨 통증과 유사하다.[72,123](자세한 내용은 36장 참조.)

반응성(reactive) 이두근 건병증의 임상 징후와 증상을 나타내는 사람들의 경우, 재활의 초기 단계는 통증을 최소화하고 건이 더 이상 악화되지 않도록 보호하는 것을 목표로 한다. 이것은 통증을 견딜 수 있는 수준으로 유지하고 활동과 관련된 야간 통증이나 다음날 통증의 증가를 피하는 것에 대한 논의와 함께 상대적인 휴식을 통해 달성된다. 치료기(modality), 테이핑, 직접적인 건침 또는 주사와 같은 보조 치료는 연구 문헌을 검토한 후에만 고려되어야 하며, 예상되는 모든 이점, 시간 척도 및 가능한 위험이 논의되는 공유된 의사 결정 과정의 일부로 고려해야 한다.[53,88,106]

주사 치료(Injection therapies)

단기 통증 조절 및 염증 감소를 위한 공유된 의사 결정 모델 내에서 비스테로이드성 항염증제 처방을 고려할 수 있다.[5] 코르티코스테로이드(corticosteroid) 주사를 고려할 수 있지만 LHBT에 대한 직접 주사를 피하고 대신 코르티코스테로이드의 간접적인 이점을 위해 견봉하 공간에 주사하는 것을 고려한다.[88,106]

LHB 건병증에 대한 코르티코스테로이드 주사의 효능에 대한 연구는 드물지만 회전근개 건병증에 대한 코르티코스테로이드 주사의 사용을 조사한 연구는 단기 통증 완화(〈 8주)를 위한 주사의 고려를 지지한다.[73,89] 랜드마크 유도(landmark-guided) 접근법 비해 정확도를 높이고 통증을 감소시키기 위해 LHBT의 초음파 유도(Ultrasound-guided injection) 주사가 권장된다.[49,83,128] 임상가는 반복적인 코르티코스테로이드 주사를 수행할 때, 특히 스테로이드를 LHBT에 직접 주사할 때 문서화된 부작용(예: 건 파열)으로 인해 만성 이두근 건병증이 있는 환자의 경우 운동에 주의해야 한다.[24,99] LHBT와 이두근 근복에 적용하는 건침(dry needling)은 통증을 줄이는 데 도움이 될 수 있으며,[123] 초기 단계에 포함되고 운동 프로그램에 포함된다면 도수 치료(manual therapies)도 도움이 될 것이다.[98]

건병증 치료를 위한 혈소판 풍부 혈장 (PRP) 주사와 같은 생물학적 제제의 사용은 스포츠 의학에서 기하급수적으로 증가했지만 임상적 효능은 여전히 논쟁의 여지가 많다.[15,36] PRP의 기초 과학은 PRP의 자가 전혈 산물(autologous whole-blood product)이 손상 후 건 치유 및 복구를 촉진한다고 주장한다.[15,129] 그러나 건병증에 대한 PRP의 임상 결과는 확정적이지 않다.[15,22,77,86,88,90] 8명의 참가자가 참여하고 부적절한 결과를 제시한 파일럿 연구가 단 한 건뿐이며 LHBT 병리학에서 PRP 사용을 조사한 연구는 눈에 띄게 부족하다.[54] 다른 건(예: 회전근개, 아킬레스 건, 슬개골)의 병리학에 PRP를 사용할 때 통증과 기능의 개선을 뒷받침하는 근거가 있지만, 이러한 결과는 주로 비무작위 코호트 연구 또는 사례군 연구를 기반으로 하며 주의해서 해석해야 한다.[30,36,86,90,112]

지금까지 대부분의 PRP 연구는 연구 설계의 상당한 이질성(heterogeneity)과 PRP에 대한 비교 대상의 부족으로 어려움을 겪었다.[22,36,90,112] 잘 설계된 무작위 임상 대조 시험은 위약(placebo) 주사 또는 운동 중재와 비교할 때 통증 감소 또는 기능의 추가 개선이 없다는 제한을 보여왔다.[61] 실제로 이러한 상충되는 결과는 근골격계 질환에 대한 PRP 사용을 조사하는 20개 이상의 체계적 고찰 연구 및 메타 분석에서 반복적으로 나타났다. 종합해 보면 문헌은 이두근 건병증 환자의 PRP

사용을 제안하기에 불충분하다.

재활 운동(Rehabilitation exercises)

LHB 건병증에 대한 재활의 중요한 구성 요소는 건병증 표현형에 관계없이 운동 중재를 통한 건 부하이다.[26,32,79,88] 언급한 바와 같이 세포역학신호변환(mechanotransduction)은 건 손상 및 후속 회복을 담당하는 주요 생리적 과정이다.[79,94] 세포 수준에서 건은 정상적인 적응과 성장을 위해 기계적 부하 및 무부하(unloading)가 필요하다.[32,79,80] 임상가의 과제는 건의 병리학적 변화가 아닌 건강한 변화를 촉진하는 점진적 부하 및 무부하의 적절한 유형과 용량을 처방하는 것이다. 건 부하의 역할은 연구 문헌에서 매우 잘 인식되고 있다.[26,32,63] 세포 연구는 완전한 휴식이 단백질 신호 전달의 즉각적이고 상당한 중단으로 이어져 손상된 건에서 조직 합성으로 이어진다는 이해를 강화해 왔다.[13,31,79] 이러한 이유로 개인에 맞는 점진적인 부하 프로그램이 가능한 한 신속하게 도입되어야 한다[26,32](자세한 내용은 36장 참조).

많은 연구가 회전근개 건병증에 대한 운동의 역할을 강화했지만,[48] LHB 건병증에 특정한 운동 중재에 대한 경험적 작업은 거의 수행되지 않았다. 다음 운동 권장 사항은 이두근 건병증을 치료할 때 고려할 수 있는 회전근개 건병증, 견봉하 충돌 증후군, 아킬레스 건병증 및 슬개 건병증에 대한 근거 집합을 나타낸다. 그러나 신체 전반에 걸쳐 다양한 건의 해부학적 역할이 뚜렷하게 다르기 때문에 아킬레스건 및 회전근개 건병증 중재에 관한 문헌을 적용할 때 한계가 있음을 인식하는 것이 중요하다.

이두근 건병증에 대한 운동 요법은 검사에서 확인된 국소적 및 부분적 근육 수행 결함을 다루어야 한다. 이두근 건과 어깨와 팔꿈치에서의 작용을 목표로 하는 운동은 주변 어깨 및 견갑골 주위 근육 조직을 위한 운동과 함께 통합되어야 한다. 상완이두근의 고립된 저항 훈련은 과민성이 통제되는 치료의 후기 단계를 위해 가장 잘 유보될 수 있다.[26,123] 회전근개 근육 활성화와 상완관절와관절의 동적 안정성이 필요한 운동은 증가된 LHBT의 수요가 요구할 것이고 재활의 초기 단계에서 통합하는 것이 적절하다. 체중 부하 운동은 기계수용체를 자극하고 손상 후 존재할 수 있는 변경된 고유수용감각을 해결하는 데 사용될 수도 있다.[123] 체중 부하 운동의 예로는 벽 또는 테이블 팔 굽혀 펴기, 네발기기 운동(예: 버드독(bird-dog), 싱글 암 로우(single arm rows), 싱글 암 리버스 플라이(single arm reverse fly)) 및 엎드린 자세 플랭크가 있다. 운동의 방식, 유형 및 복용량은 다양하며 건병증의 단계 및 환자의 임상 증상에 따라 조정되어야 한다.

편심성 근력강화는 편심성 운동이 손상된 건의 신혈관 형성에 긍정적인 영향을 미친다는 이론 때문에 건병증의 1차 방어로 종종 권장된다.[79] 편심성 운동은 아킬레스 건병증과 슬개건병증에서 효과적인 것으로 나타났지만[108,126] 어깨 건병증에 대한 역할은 불분명하다. 보다 최근에는 편심 운동이 회전근개 건병증에 미치는 영향에 대해 모순된 결과를 제시하는 문헌이 등장했다.[69] 다른 운동과 비교했을 때 편심 운동은 통증에 최소한으로 개선된 효과를 제공했지만 통계적으로 유의미한 차이의 임계값에 도달하지는 않았다.[69] 또한, 편심 운동은 회전근개 건병증 환자의 기능 향상에 있어 다른 형태의 운동보다 우월하지 않았다.[69] 이러한 결과는 구심 및 편심 수축에 대한 세포 반응의 유사성을 강조하는 문헌을 고려할 때 놀라운 일은 아니다.[39] 편심성 운동은 통증이 적은 편심성 운동에 잘 반응한다는 점에서 건병증 치료에 여전히 유용하다.[97] 요약하면, 편심성 운동을 고려해야 하지만 유일한 중재로 간주해서는 안 되며 단계적인 재활 프로그램에 포함되어야 한다(36장).

실험 연구의 근거는 건병증 환자에 대한 등척성 운동의 가능한 진통 효과를 확립해왔다.[40,102,103,120] 그러나 체계적 고찰 연구는 등척성 운동이 활동 직후와 단기 추적 관찰 모두에서 통증 감소 측면에서 등척성 운동이 등장성 운동보다 우수하지 않다고 하였다.[25] 실제로 냉찜질 요법은 단기 통증 완화를 위해 등장성 운동만큼 효과적일 수 있다.[14,25] 증상 관리에 작은 역할을 할 수 있지만 냉찜질 치료 및 도수치료 같은 비활성 보조 요법은 세포역학신호변환(mechanotransduction)을 유도하지 않고 따라서 조직 교체 또는 회복을 초래하지 않는다.[79]

종합하면 근거는 LHB 건병증 환자의 통증 감소 및/또는 기능 향상을 위한 우수한 운동 형태(즉, 등척성 운동 대 등장성 운동)가 없다고 제안한다. 이 연구는 임상가-환자 치료적 연합을 통해 개별화되고 점진적인 운동 프로그램 설계의 중요성을 나타낸다.[88] 그 연합은 재활에 대한 환자의 기대와 우선 순위를 확인하고 최적의 환자 순응도를 촉진하는 데 중요하다. 건 치료는 느리고 점진적인 과정으로 완전한 회복을 위해 6-12개월이 걸릴 수 있다. 임상가는 치료를 원하는 사람들이 최소 12주 동안 수행할 의향이 있는 운동을 선택하는 데 노력을 집중해야 한다.[88] 또한 임상가는 환자의 상태에 따라 운동 변수를 조정해야 한다는 점을 인지하고 있어야 한다.

수술적 관리(Surgical)

비수술적 관리로 원하는 결과를 얻지 못하면 수술을 고려할 수 있다. 일반적으로 이것은 이두근 건절개술 또는 건고정술을 포함한다. 이두근 절개술 동안 LHBT는 기시에서 분리되어 결간구로 자연스럽게 집어넣는다. 건고정술 동안 LHBT를 원래 위치에서 분리한 후 상완골 몸통에 붙어있는 대흉근 위 또는 아래 원위로 다시 부착한다. 미국 정형외과 이사회(American Board of Orthopaedic Surgery Database)의 업데이트 된 분석에 따르면 LHBT 병리가 있는 환자에게 수행되는 연간 외과적 중재 횟수가 크게 증가하고 있다.[10] 동일한 연구에서 이두근 건절개술이 감소하는 동안 2008년부터 이두근 건고정술이 우세한 접근법이 되었음을 확인했다.[10] 회전근개와 LHBT 병리 사이의 연관성을 고려할 때, 50~60세 남성이 LHBT 병변에 대한 외과적 중재를 받을 가능성이 가장 높다는 것은 놀라운 일이 아니다.[10]

LHB 건고정술을 추천하는 것은 이용 가능한 연구 문헌에 의해 알려질 필요가 있다. Schrøderet 등은 유형 II SLAP 병변으로 인한 전방 어깨 통증이 있는 팔을 3가지 중 하나로 무작위화 했다: 40명은 유형 II SLAP 치료를 받았고, 39명은 이두근 건고정술을 받았고, 39명은 관절순 치료를 모방하기 위한 진단 관절경 삽입 및 피부 절개를 포함하는 가짜 수술을 받았다.[107] 모든 그룹은 절차 후 고정되었고 동일한 수술 후 재활을 받았다. 참가자들의 평균 연령은 40세였다. 2년 추적 조사에서 이 3군, 무작위, 이중 맹검(double-blinded), 가짜 대조(sham-controlled) 시험의 결과는 그룹 간에 차이가 없다고 보고했다. 이 중요한 발견은 전방 어깨 통증에 대한 이두근 건고정술이 자연 병력(natural history) 또는 운동 기반 재활 프로그램보다 더 큰 이점을 제공하지 않을 수 있음을 제안한다. 따라서 수술을 고려하기 전에 최소 12주 동안 운동 기반 프로그램(36장)을 강력히 권장한다.

현재 LHBT 병리를 가진 환자에게 건절개술 또는 건고정술과 같은 어떤 외과적 접근법이 우수한 환자 결과를 가져오는지 또는 수술이 꼭 필요한지에 대한 합의가 없다.[131] 건고정술과 비교하여 건절개술은 재활 기간이 짧은 덜 복잡한 과정이다. 건절개술 후 부작용으로는 뽀빠이 기형, 잔류 팔 경련(residual arm cramping), 팔 약화 등이 있지만[119] 이전에 보고된 것처럼 환자들이 이러한 결과를 비판적으로 보지 않는다는 증거가 있다.[3,33] 이러한 수술 합병증은 건고정술 이후에도 발생할 수 있으며, 환자가 보고한 약화와 새로운 또는 기존의 전방 어깨 통증은 건고정술 이후 더 일반적으로 보고된다.[119] 건고정술은 건고정술의 해부학적 위치를 결정하거나 고정 방법을 선택하는 것과 같이 선택할 수 있는 수많은 외과적 기법을 포함하는 기술적으로 복잡한 과정이다.[118] 건고정술은 더 긴 회복 시간이 필요하고 상완골 골절, 이식 실패, 반사교감신경이영양증(reflex sympathetic dystrophy) 및 감염과 같은 심각한 결과의 위험이 크다.[7,50,119]

서로 다른 수술 방법에도 불구하고 두 절차 사이에 환자 결과의 차이를 최소화하는 수준 높은 체계적 고찰 연구가 있다.[47,92,131] 반면 메타 분석을 포함한 다른 리뷰에서는 2년간의 추적 검사에서 건고정술이 약간의 기능적 결과 개선, 뽀빠이 기형 및 팔 경련과 같은 부작용의 감소된 빈도 때문에 우수한 접근법이라고 제안한다.[92] 모든 수술과 마찬가지로 건절개술과 건고정술을 선택하는 결정은 환자와 임상가가 공유된 의사 결정 모델을 사용하고 환자의 부상 상태, 신념 및 목표에 초점을 맞춘 열린 대화에 참여할 때 가장 잘 내려진다.

결론(Conclusion)

전방 어깨 통증에서 LHBT의 역할에 대한 오래된 가정에도 불구하고 LHBT의 생체역학적 역할, 병태생리학 및 부상 관리를 둘러싼 많은 의문과 모순이 남아 있다. 이 장의 결과는 LHB 건병증과 관련된 세 가지 핵심 사항이 있음을 제안한다. 첫째, 어깨와 LHBT의 해부학은 통합되고 복잡하지만 지금까지 우리의 생체 역학 연구는 이러한 복잡성을 반영하지 않는다. 논란의 여지가 없는 사실은 LHBT가 단독으로 기능하지 않고 견관절에서 능동적 및 수동적 안정성을 제공하기 위해 회전근개 및 상완관절와관절 인대와 함께 작동한다는 것이다. 대부분의 생체 역학 조사는 어깨에 있는 다른 수동적 및 동적 안정근과 함께 조화를 이루는 LHBT를 조사하는 데 실패하여 어깨에 실제 생체 내 기능을 정확하게 반영하지 않는 결과를 만든다.

둘째, 전방 어깨 통증에서 LHBT의 정확한 역할은 LHBT의 외과적 제거(즉, 건고정술 또는 건절개술)가 LHB 건병증 및 관련 전방 어깨 통증을 관리하는 효과적인 접근이라는 점점 더 대중적인 개념에도 불구하고 여전히 논쟁의 여지가 있다. 이러한 추세는 가짜 수술이 이두근 건고정술을 받은 환자와 비교하여 통증 및 기능 면에서 동등한 결과를 가져온 LHBT병리에 대한 수술의 임상적 효능에 의문을 제기하는 새로운 근거에 대해 우려되어야 한다.[107]

셋째, 회전근개 병리와의 밀접한 관계로 인해 LHB 건병증 관리를 위한 비수술 재활 프로토콜 및 가장 좋은 임상 지침에 대한 연구가 현저하게 부족하다. 이 장의 결과는 LHB 병리를 조사하기 위해 보다 전체적이고 부분적 접근 방식과 국소적 접근법을 채택하는 것의 중요성에 주목하게 한다. LHBT의 전체적인 그림을 개발하고 LHBT와 관련된 통증을 가장 잘 관리하는 방법에 대한 이해를 높이려면 회전근개와 관련된 병리와 분리되지 않고 LHB 건병증과 함께 접근하는 것이 가치가 있을 것이다.

참고문헌(References)

1. Abboud JA, Bartolozzi AR, Widmer BJ, DeMola PM. Bicipital groove morphology on MRI has no correlation to intra-articular biceps tendon pathology. J Shoulder Elbow Surg. 2010;19:790-794.
2. Ackermann PW, Franklin SL, Dean BJ, Carr AJ, Salo PT, Hart DA. Neuronal pathways in tendon healing and tendinopathy: update. Front Biosci (Landmark Ed). 2014;19:1251-1278.
3. Aflatooni JO, Meeks BD, Froehle AW, Bonner KF. Biceps tenotomy versus tenodesis: patient-reported outcomes and satisfaction. J Orthop Surg Res. 2020;15:56.
4. Ahmed AF, Toubasi A, Mahmoud S, Ahmed GO, Al Ateeq Al Dosari M, Zikria BA. Long head of biceps tenotomy versus tenodesis: a systematic review and meta-analysis of randomized controlled trials. Shoulder & Elbow. 2020;1758573220942923.
5. Aicale R, Bisaccia RD, Oliviero A, Oliva F, Maffulli N. Current pharmacological approaches to the treatment of tendinopathy. Expert Opinion on Pharmacotherapy. 2020;21:1467-1477.
6. Alpantaki K, McLaughlin D, Karagogeos D, Hadjipavlou A, Kontakis G. Sympathetic and sensory neural elements in the tendon of the long head of the biceps. J Bone Joint Surg Am. 2005;87:1580-1583.
7. AlQahtani SM, Bicknell RT. Outcomes following long head of biceps tendon tenodesis. Curr Rev Musculoskelet Med. 2016;9:378-387.
8. Anil U, Hurley ET, Kingery MT, Pauzenberger L, Mullett H, Strauss EJ. Surgical treatment for long head of the biceps tendinopathy: a network meta-analysis. Journal of Shoulder and Elbow Surgery. 2020;29:1289-1295.
9. Bélanger V, Dupuis F, Leblond J, Roy JS. Accuracy of examination of the long head of the biceps tendon in the clinical setting: A systematic review. J Rehabil Med. 2019;51:479-491.
10. Belk JW, Jones SD, Thon SG, Frank RM. Trends in the treatment of biceps pathology: an analysis of the American Board of Orthopaedic Surgery Database. Orthop J Sports Med. 2020;8:2325967120969414.
11. Ben Kibler W, Sciascia AD, Hester P, Dome D, Jacobs C. Clinical utility of traditional and new tests in the diagnosis of biceps tendon injuries and superior labrum anterior and posterior lesions in the shoulder. Am J Sports Med. 2009;37:1840-1847.
12. Bennett WF. Specificity of the Speed's test: arthroscopic technique for evaluating the biceps tendon at the level of the bicipital groove. Arthroscopy. 1998;14:789-796.
13. Boesen AP, Dideriksen K, Couppé C, et al. Tendon and skeletal muscle matrix gene expression and functional responses to immobilisation and rehabilitation in young males: effect of growth hormone administration. J Physiol. 2013;591:6039-6052.
14. Bonello C, Girdwood M, De Souza K, et al. Does isometric exercise result in exercise induced hypoalgesia in people with local musculoskeletal pain? A systematic review. Phys Ther Sport. 2021;49:51-61.
15. Bowers RL, Troyer WD, Mason RA, Mautner KR. Biologics. Techniques in vascular and interventional radiology. 2020;23:100704.
16. Cai Y-Z, Zhang C, Lin X-J. Efficacy of platelet-rich plasma in arthroscopic repair of full-thickness rotator cuff tears: a meta-analysis. Journal of Shoulder and Elbow Surgery. 2015;24:1852-1859.
17. Cardoso A, Ferreira JN, Viegas R, et al. Radiographic evaluation of the bicipital groove morphology does not predict intraarticular changes in the long head of biceps tendon. Radiologia. 2020:S0033-8338(20)30162-4.
18. Carr RM, Shishani Y, Gobezie R. How accurate are we in detecting biceps tendinopathy? Clin Sports Med. 2016;35:47-55.
19. Carter AN, Erickson SM. Proximal biceps tendon rupture: primarily an injury of middle age. Phys Sportsmed. 1999;27:95-101.

20. Chahal J, Van Thiel GS, Mall N, et al. The role of platelet-rich plasma in arthroscopic rotator cuff repair: a systematic review with quantitative synthesis. Arthroscopy. 2012;28:1718-1727.

21. Chen C-H, Hsu K-Y, Chen W-J, Shih C-H. Incidence and severity of biceps long-head tendon lesion in patients with complete rotator cuff tears. Journal of Trauma and Acute Care Surgery. 2005;58:1189-93.

22. Chen X, Jones IA, Togashi R, Park C, Vangsness CT. Use of platelet-rich plasma for the improvement of pain and function in rotator cuff tears: a systematic review and meta-analysis with bias assessment. Am J Sports Med. 2019;48:2028-2041.

23. Cheng NM, Pan W-R, Vally F, Le Roux CM, Richardson MD. The arterial supply of the long head of biceps tendon: anatomical study with implications for tendon rupture. Clinical Anatomy. 2010;23:683-692.

24. Childress MA, Beutler A. Management of chronic tendon injuries. Am Fam Physician. 2013;87:486-490.

25. Clifford C, Challoumas D, Paul L, Syme G, Millar NL. Effectiveness of isometric exercise in the management of tendinopathy: a systematic review and meta-analysis of randomised trials. BMJ Open Sport & Exercise Medicine. 2020;6:e000760.

26. Cook JL, Rio E, Purdam CR, Docking SI. Revisiting the continuum model of tendon pathology: what is its merit in clinical practice and research? Br J Sports Med. 2016;50:1187.

27. Dean BJ, Gwilym SE, Carr AJ. Why does my shoulder hurt? A review of the neuroanatomical and biochemical basis of shoulder pain. Br J Sports Med. 2013;47:1095-1104.

28. Desai SS, Mata HK. Long head of biceps tendon pathology and results of tenotomy in full-thickness reparable rotator cuff tear. Arthroscopy. 2017;33:1971-1976.

29. Deurzen DFP, Garssen FL, Kerkhoffs GMMJ, Bleys RLAW, Have I, Bekerom MPJ. Clinical relevance of the anatomy of the long head bicipital groove, an evidence-based review. Clinical Anatomy. 2021;34(2):199-208.

30. Di Matteo B, Filardo G, Kon E, Marcacci M. Platelet-rich plasma: evidence for the treatment of patellar and Achilles tendinopathy: a systematic review. Musculoskeletal Surgery. 2015;99:1-9.

31. Dideriksen K, Boesen AP, Reitelseder S, et al. Tendon collagen synthesis declines with immobilization in elderly humans: no effect of anti-inflammatory medication. J Appl Physiol. 2017;122:273-282.

32. Docking SI, Cook J. How do tendons adapt? Going beyond tissue responses to understand positive adaptation and pathology development: a narrative review. J Musculoskelet Neuronal Interact. 2019;19:300-310.

33. Duff SJ, Campbell PT. Patient acceptance of long head of biceps brachii tenotomy. Journal of Shoulder and Elbow Surgery. 2012;21:61-65.

34. Durgam S, Stewart M. Cellular and molecular factors influencing tendon repair. Tissue Engineering Part B: Reviews. 2017;23:307-317.

35. Elser F, Braun S, Dewing CB, Giphart JE, Millett PJ. Anatomy, function, injuries, and treatment of the long head of the biceps brachii tendon. Arthroscopy. 2011;27:581-592.

36. Engebretsen L, Steffen K, Alsousou J, et al. IOC consensus paper on the use of platelet-rich plasma in sports medicine. Br J Sports Med. 2010;44:1072.

37. Eshuis R, De Gast A. Role of the long head of the biceps brachii muscle in axial humeral rotation control. Clin Anat. 2012;25:737-745.

38. Fu C-J, Sun J-B, Bi Z-G, Wang X-M, Yang C-L. Evaluation of platelet-rich plasma and fibrin matrix to assist in healing and repair of rotator cuff injuries: a systematic review and meta-analysis. Clinical Rehabilitation. 2016;31:158-172.

39. Garma T, Kobayashi C, Haddad F, Adams GR, Bodell PW, Baldwin KM. Similar acute molecular responses to equivalent volumes of isometric, lengthening, or shortening mode resistance exercise. J Appl Physiol. 2007;102:135-143.

40. Gatz M, Betsch M, Dirrichs T, et al. Eccentric and isometric exercises in Achilles tendinopathy evaluated by the VISA-A score and shear wave elastography. Sports Health. 2020;12:373-381.

41. Geaney LE, Mazzocca AD. Biceps brachii tendon ruptures: a review of diagnosis and treatment of proximal and distal biceps tendon ruptures. The Physician and Sportsmedicine. 2010;38:117-125.

42. Gill HS, El Rassi G, Bahk MS, Castillo RC, McFarland EG. Physical examination for partial tears of the biceps tendon. Am J Sports Med. 2007;35:1334-1340.

43. Giphart JE, Elser F, Dewing CB, Torry MR, Millett PJ. The long head of the biceps tendon has minimal effect on in vivo glenohumeral kinematics: a biplane fluoroscopy study. Am J Sports Med. 2011;40:202-212.

44. Gismervik SØ, Drogset JO, Granviken F, Rø M, Leivseth G. Physical examination tests of the shoulder: a systematic review and meta-analysis of diagnostic test performance. BMC Musculoskelet Disord. 2017;18:41.

45. Glasgow P, Phillips N, Bleakley C. Optimal loading: key variables and mechanisms. Br J Sports Med. 2015;49:278.

46. Godenèche A, Nové-Josserand L, Audebert S, Toussaint B, Denard PJ, Lädermann A. Relationship between subscapularis tears and injuries to the biceps pulley. Knee Surgery, Sports Traumatology, Arthroscopy. 2017;25:2114-2120.

47. Gurnani N, van Deurzen DFP, Janmaat VT, van den Bekerom MPJ. Tenotomy or tenodesis for pathology of the long head of the biceps brachii: a systematic review and meta-analysis. Knee Surgery, Sports Traumatology, Arthroscopy. 2016;24:3765-3771.

48. Hanratty CE, McVeigh JG, Kerr DP, et al. The effectiveness of physiotherapy exercises in subacromial impingement syndrome: a systematic review and meta-analysis. Semin Arthritis Rheum. 2012;42:297-316.

49. Hashiuchi T, Sakurai G, Morimoto M, Komei T, Takakura Y, Tanaka Y. Accuracy of the biceps tendon sheath injection: ultrasound-guided or unguided injection? A randomized controlled trial. Journal of Shoulder and Elbow Surgery. 2011;20:1069-1073.

50. Hassan S, Patel V. Biceps tenodesis versus biceps tenotomy for biceps tendinitis without rotator cuff tears. Journal of Clinical Orthopaedics and Trauma. 2019;10:248-256.

51. Hegedus EJ, Goode AP, Cook CE, et al. Which physical examination tests provide clinicians with the most value when examining the shoulder? Update of a systematic review with meta-analysis of individual tests. Br J Sports Med. 2012;46:964.

52. Henderson REA, Walker BF, Young KJ. The accuracy of diagnostic ultrasound imaging for musculoskeletal soft tissue pathology

of the extremities: a comprehensive review of the literature. Chiropr Man Therap. 2015;23:31-31.

53. Holshouser C, Jayaseelan DJ. Multifaceted exercise prescription in the management of an overhead athlete with suspected distal biceps tendinopathy: A case report. J Funct Morphol Kinesiol. 2020;5:56.

54. Ibrahim VM, Groah SL, Libin A, Ljungberg IH. Use of platelet rich plasma for the treatment of bicipital tendinopathy in spinal cord injury: a pilot study. Top Spinal Cord Inj Rehabil. 2012;18:77-78.

55. Itoi E, Kuechle DK, Newman SR, Morrey BF, An KN. Stabilising function of the biceps in stable and unstable shoulders. J Bone Joint Surg Br. 1993;75:546-550.

56. Itoi E, Motzkin NE, Morrey BF, An K-N. Stabilizing function of the long head of the biceps in the hanging arm position. Journal of Shoulder and Elbow Surgery. 1994;3:135-142.

57. Itoi E, Newman SR, Kuechle DK, Morrey BF, An KN. Dynamic anterior stabilisers of the shoulder with the arm in abduction. J Bone Joint Surg Br. 1994;76:834-836.

58. Jewson JL, Lambert EA, Docking S, Storr M, Lambert GW, Gaida JE. Pain duration is associated with increased muscle sympathetic nerve activity in patients with Achilles tendinopathy. Scandinavian Journal of Medicine & Science in Sports. 2017;27:1942-1949.

59. Johal H, Khan M, Yung S-hP, et al. Impact of platelet-rich plasma use on pain in orthopaedic surgery: a systematic review and meta-analysis. Sports Health. 2019;11:355-366.

60. Kang Y, Lee JW, Ahn JM, Lee E, Kang HS. Instability of the long head of the biceps tendon in patients with rotator cuff tear: evaluation on magnetic resonance arthrography of the shoulder with arthroscopic correlation. Skeletal Radiology. 2017;46:1335-1342.

61. Keene DJ, Alsousou J, Harrison P, et al. Platelet rich plasma injection for acute Achilles tendon rupture: PATH-2 randomised, placebo controlled, superiority trial. BMJ. 2019;367:l6132.

62. Kibler B, Sciascia AD, Hester P, Dome D, Jacobs C. Clinical utility of traditional and new tests in the diagnosis of biceps tendon injuries and superior labrum anterior and posterior lesions in the shoulder. Am J Sports Med. 2009;37:1840-1847.

63. Kibler WB, Chandler TJ, Stracener ES. Musculoskeletal adaptations and injuries due to overtraining. Exerc Sport Sci Rev. 1992;20:99-126.

64. Kido T, Itoi E, Konno N, Sano A, Urayama M, Sato K. The depressor function of biceps on the head of the humerus in shoulders with tears of the rotator cuff. The Journal of Bone and Joint Surgery. 2000;82-B:416-419.

65. Kim SH, Ha KI, Kim HS, Kim SW. Electromyographic activity of the biceps brachii muscle in shoulders with anterior instability. Arthroscopy 2001;17:864-868.

66. Kjaer M, Bayer ML, Eliasson P, Heinemeier KM. What is the impact of inflammation on the critical interplay between mechanical signaling and biochemical changes in tendon matrix? Journal of Applied Physiology. 2013;115:879-883.

67. Kumar VP, Satku K, Balasubramaniam P. The role of the long head of biceps brachii in the stabilization of the head of the humerus. Clin Orthop Relat Res. 1989;172-175.

68. Landin D, Thompson M, Jackson MR. Actions of the biceps brachii at the shoulder: a review. J Clin Med Res. 2017;9:667-670.

69. Larsson R, Bernhardsson S, Nordeman L. Effects of eccentric exercise in patients with subacromial impingement syndrome: a systematic review and meta-analysis. BMC Musculoskelet Disord. 2019;20:446.

70. Lee H-W, Choi K-H, Kim J-Y, Yang I, Noh K-C. Prospective clinical research of the efficacy of platelet-rich plasma in the outpatient-based treatment of rotator cuff tendinopathy. Clin Shoulder Elbow. 2019;22:61-69.

71. Levy AS, Kelly BT, Lintner SA, Osbahr DC, Speer KP. Function of the long head of the biceps at the shoulder: electromyographic analysis. J Shoulder Elbow Surg. 2001;10:250-255.

72. Lewis J. Rotator cuff related shoulder pain: assessment, management and uncertainties. Manual Therapy. 2016;23:57-68.

73. Lin M-T, Chiang C-F, Wu C-H, Huang Y-T, Tu Y-K, Wang T-G. Comparative effectiveness of injection therapies in rotator cuff tendinopathy: a systematic review, pairwise and network meta-analysis of randomized controlled trials. Archives of Physical Medicine and Rehabilitation. 2019;100:336-349.e315.

74. Lippmann RK. Frozen shoulder; periarthritis; bicipital tenosynovitis. Archives of Surgery. 1943;47:283-296.

75. Littlewood C, Malliaras P, Bateman M, Stace R, May S, Walters S. The central nervous system – an additional consideration in 'rotator cuff tendinopathy' and a potential basis for understanding response to loaded therapeutic exercise. Manual Therapy. 2013;18:468-472.

76. Liu X, Tan AHC. Rupture of the long head of the biceps brachii tendon near the musculotendinous junction in a young patient: a case report. World J Orthop. 2020;11:123-128.

77. Loiacono C, Palermi S, Massa B, et al. Tendinopathy: Pathophysiology, therapeutic options, and role of nutraceutics. A narrative literature review. Medicina (Kaunas). 2019;55:447.

78. Loock E, Michelet A, D'Utruy A, et al. Magnetic resonance arthrography is insufficiently accurate to diagnose biceps lesions prior to rotator cuff repair. Knee Surgery, Sports Traumatology, Arthroscopy. 2019;27:3970-3978.

79. Magnusson SP, Kjaer M. The impact of loading, unloading, ageing and injury on the human tendon. The Journal of Physiology. 2019;597:1283-1298.

80. Magnusson SP, Langberg H, Kjaer M. The pathogenesis of tendinopathy: balancing the response to loading. Nature Reviews Rheumatology. 2010;6:262-268.

81. Martetschläger F, Tauber M, Habermeyer P. Injuries to the biceps pulley. Clin Sports Med. 2016;35:19-27.

82. Martetschläger F, Zampeli F, Tauber M, Habermeyer P. Lesions of the biceps pulley: a prospective study and classification update. JSES International. 2020;4:318-323.

83. McDevitt AW, Cleland JA, Strickland C, et al. Accuracy of long head of the biceps tendon palpation by physical therapists; an ultrasonographic study. Journal of Physical Therapy Science. 2020;32:760-767.

84. McFarland EG, Borade A. Examination of the biceps tendon. Clinics in Sports Medicine. 2016;35:29-45.

85. McGarry MH, Nguyen ML, Quigley RJ, Hanypsiak B, Gupta R, Lee TQ. The effect of long and short head biceps loading on glenohumeral joint rotational range of motion and

humeral head position. Knee Surgery, Sports Traumatology, Arthroscopy. 2016;24:1979-1987.

86. Milano G, Sánchez M, Jo CH, Saccomanno MF, Thampatty BP, Wang JHC. Platelet-rich plasma in orthopaedic sports medicine: state of the art. Journal of ISAKOS. 2019;4:188.

87. Millar NL, Murrell GAC, McInnes IB. Inflammatory mechanisms in tendinopathy – towards translation. Nature Reviews Rheumatology. 2017;13:110-122.

88. Millar NL, Silbernagel KG, Thorborg K, et al. Tendinopathy. Nature Reviews Disease Primers. 2021;7:1.

89. Mohamadi A, Chan JJ, Claessen FMAP, Ring D, Chen NC. Corticosteroid injections give small and transient pain relief in rotator cuff tendinosis: a meta-analysis. Clinical Orthopaedics and Related Research. 2017;475:232-243.

90. Moraes VY, Lenza M, Tamaoki MJ, Faloppa F, Belloti JC. Platelet-rich therapies for musculoskeletal soft tissue injuries. Cochrane Database of Systematic Reviews. 2014;CD010071.

91. Murthi AM, Vosburgh CL, Neviaser TJ. The incidence of pathologic changes of the long head of the biceps tendon. J Shoulder Elbow Surg. 2000;9:382-385.

92. Na Y, Zhu Y, Shi Y, et al. A meta-analysis comparing tenotomy or tenodesis for lesions of the long head of the biceps tendon with concomitant reparable rotator cuff tears. J Orthop Surg Res. 2019;14:370.

93. Nho SJ, Strauss EJ, Lenart BA, et al. Long head of the biceps tendinopathy: diagnosis and management. JAAOS. 2010;18:645-656.

94. Nourissat G, Berenbaum F, Duprez D. Tendon injury: from biology to tendon repair. Nature Reviews Rheumatology. 2015;11:223-233.

95. O'Brien SJ, Pagnani MJ, Fealy S, McGlynn SR, Wilson JB. The active compression test: a new and effective test for diagnosing labral tears and acromioclavicular joint abnormality. Am J Sports Med. 1998;26:610-613.

96. Pagnani MJ, Deng X-H, Warren RF, Torzilli PA, O'Brien SJ. Role of the long head of the biceps brachii in glenohumeral stability: a biomechanical study in cadavera. Journal of Shoulder and Elbow Surgery. 1996;5:255-262.

97. Peterson M, Butler S, Eriksson M, Svärdsudd K. A randomized controlled trial of eccentric vs. concentric graded exercise in chronic tennis elbow (lateral elbow tendinopathy). Clin Rehabil. 2014;28:862-872.

98. Pieters L, Lewis J, Kuppens K, et al. An update of systematic reviews examining the effectiveness of conservative physical therapy interventions for subacromial shoulder pain. J Orthop Sports Phys Ther. 2020;50:131-141.

99. Puzzitiello RN, Patel BH, Nwachukwu BU, Allen AA, Forsythe B, Salzler MJ. Adverse impact of corticosteroid injection on rotator cuff tendon health and repair: a systematic review. Arthroscopy. 2020;36:1468-1475.

100. Raney EB, Thankam FG, Dilisio MF, Agrawal DK. Pain and the pathogenesis of biceps tendinopathy. Am J Transl Res. 2017;9:2668-2683.

101. Redondo-Alonso L, Chamorro-Moriana G, Jiménez-Rejano JJ, López-Tarrida P, Ridao-Fernández C. Relationship between chronic pathologies of the supraspinatus tendon and the long head of the biceps tendon: systematic review. BMC Musculoskelet Disord. 2014;15:377.

102. Rio E, Kidgell D, Purdam C, et al. Isometric exercise induces analgesia and reduces inhibition in patellar tendinopathy. Br J Sports Med. 2015;49:1277.

103. Rio E, van Ark M, Docking S, et al. Isometric contractions are more analgesic than isotonic contractions for patellar tendon pain: an in-season randomized clinical trial. Clin J Sport Med. 2017;27:253-259.

104. Rodosky MW, Harner CD, Fu FH. The role of the long head of the biceps muscle and superior glenoid labrum in anterior stability of the shoulder. Am J Sports Medicine. 1994;22:121-130.

105. Rosenthal J, Nguyen ML, Karas S, et al. A comprehensive review of the normal, abnormal, and post-operative MRI appearance of the proximal biceps brachii. Skeletal Radiol. 2020;49:1333-1344.

106. Schickendantz M, King D. Nonoperative management (including ultrasound-guided injections) of proximal biceps disorders. Clinics in Sports Medicine. 2016;35:57-73.

107. Schrøder CP, Skare Ø, Reikerås O, Mowinckel P, Brox JI. Sham surgery versus labral repair or biceps tenodesis for type II SLAP lesions of the shoulder: a three-armed randomised clinical trial. Br J Sports Med. 2017;51:1759.

108. Sprague AL, Couppé C, Pohlig RT, Snyder-Mackler L, Silbernagel KG. Pain-guided activity modification during treatment for patellar tendinopathy: a feasibility and pilot randomized clinical trial. Pilot and Feasibility Studies. 2021;7:58.

109. Steinmann S, Pfeifer CG, Brochhausen C, Docheva D. Spectrum of tendon pathologies: triggers, trails and end-state. Int J Mol Sci. 2020;21:844.

110. Streit JJ, Shishani Y, Rodgers M, Gobezie R. Tendinopathy of the long head of the biceps tendon: histopathologic analysis of the extra-articular biceps tendon and tenosynovium. Open Access J Sports Med. 2015;6:63-70.

111. Szabó I, Boileau P, Walch G. The proximal biceps as a pain generator and results of tenotomy. Sports Med Arthroscopy Rev. 2008;16:180-6.

112. Taylor DW, Petrera M, Hendry M, Theodoropoulos JS. A systematic review of the use of platelet-rich plasma in sports medicine as a new treatment for tendon and ligament injuries. Clin J Sport Med. 2011;21:344-352.

113. Taylor SA, Fabricant PD, Bansal M, et al. The anatomy and histology of the bicipital tunnel of the shoulder. Journal of Shoulder and Elbow Surgery. 2015;24:511-519.

114. Taylor SA, O'Brien SJ. Clinically relevant anatomy and biomechanics of the proximal biceps. Clinics in Sports Medicine. 2016;35:1-18.

115. Tosounidis T, Hadjileontis C, Triantafyllou C, Sidiropoulou V, Kafanas A, Kontakis G. Evidence of sympathetic innervation and α1-adrenergic receptors of the long head of the biceps brachii tendon. J Orthop Sci. 2013;18:238-244.

116. Vavken P, Sadoghi P, Palmer M, et al. Platelet-rich plasma reduces retear rates after arthroscopic repair of small- and medium-sized rotator cuff tears but is not cost-effective. Am J Sports Med. 2015;43:3071-3076.

117. Vestermark GL, Van Doren BA, Connor PM, Fleischli JE, Piasecki DP, Hamid N. The prevalence of rotator cuff pathology in the setting of acute proximal biceps tendon rupture. Journal of Shoulder and Elbow Surgery. 2018;27:1258-1262.

118. Virk MS, Cole BJ. Proximal biceps tendon and rotator cuff tears. Clinics in Sports Medicine. 2016;35:153-161.

119. Virk MS, Nicholson GP. Complications of proximal biceps tenotomy and tenodesis. Clinics in Sports Medicine. 2016;35:181-188.

120. Vuvan V, Vicenzino B, Mellor R, Heales LJ, Coombes BK. Unsupervised isometric exercise versus wait-and-see for lateral elbow tendinopathy. Medicine & Science in Sports & Exercise. 2020;52:287-295.

121. Wang JHC, Guo Q, Li B. Tendon biomechanics and mechanobiology: a minireview of basic concepts and recent advancements. Journal of Hand Therapy. 2012;25:133-141.

122. Warner JJ, McMahon PJ. The role of the long head of the biceps brachii in superior stability of the glenohumeral joint. J Bone Joint Surg Am. 1995;77:366-372.

123. Wilk KE, Hooks TR. The painful long head of the biceps brachii: nonoperative treatment approaches. Clinics in Sports Medicine. 2016;35:75-92.

124. Yoo JC, Iyyampillai G, Park D, Koh KH. The influence of bicipital groove morphology on the stability of the long head of the biceps tendon. J Orthop Surg. 2017;25:2309499017717195.

125. Youm T, ElAttrache NS, Tibone JE, McGarry MH, Lee TQ. The effect of the long head of the biceps on glenohumeral kinematics. Journal of Shoulder and Elbow Surgery. 2009;18:122-129.

126. Young MA, Cook JL, Purdam CR, Kiss ZS, Alfredson H. Eccentric decline squat protocol offers superior results at 12 months compared with traditional eccentric protocol for patellar tendinopathy in volleyball players. Br J Sports Med. 2005;39:102-105.

127. Zappia M, Chianca V, Di Pietto F, et al. Imaging of long head biceps tendon. A multimodality pictorial essay. Acta Biomed. 2019;90:84-94.

128. Zhang J, Ebraheim N, Lause GE. Ultrasound-guided injection for the biceps brachii tendinitis: results and experience. Ultrasound in Medicine and Biology. 2011;37:729-733.

129. Zhang J, Wang JHC. Platelet-rich plasma releasate promotes differentiation of tendon stem cells into active tenocytes. Am J Sports Med. 2010;38:2477-2486.

130. Zhang Q, Adam NC, Hosseini Nasab SH, Taylor WR, Smith CR. Techniques for in vivo measurement of ligament and tendon strain: a review. Annals of Biomedical Engineering. 2021;49:7-28.

131. Zhou P, Liu J, Deng X, Li Z. Biceps tenotomy versus tenodesis for lesions of the long head of the biceps tendon: a systematic review and meta-analysis of randomized controlled trials. Medicine (Baltimore). 2021;100:e23993-e23993.

석회성 건병증

(Calcific tencinopathy)

27

Mitchell Simpson, Jeremy Lewis

개요(Introduction)

많은 증상이 있는 어깨 질환들은 회전근개 건과 관련이 있으며 그 중 하나는 석회화 건병증이다. 이 상태는 건 내에 다양한 크기의 칼슘 침전물이 존재하는 것이 특징이다. 칼슘 침전물은 어깨 통증이 없는 사람에게서도 흔히 볼 수 있으며, 증상이 동반되면 회전근개 석회화 건병증(rotator cuff calcific tendinopathy; RCCT)으로 진단된다. 침전물은 사례의 약 30~50%에서 증상이 있는 것으로 보인다;[52,73] RCCT는 중년 성인에서 가장 자주 나타나고[7,18,46,84] 여성에서 더 흔하다.[46,60] 일부 사람들이 무증상 상태로 남아 있고 다른 사람들은 심한 통증과 병적상태(morbidity)를 경험하는 이유는 여전히 불확실하다.

무증상 석회화는 일반적으로 영상에서 우연히 확인된다. 증상이 있을 때 RCCT는 일반적으로 상당한 통증, 상완골의 대결절 근처의 압통, 야간 불편감 및 어깨 운동 범위 감소와 관련이 있다.[7,32,62] 이 상태의 세 단계가 정의되었다. – 석회화 전, 석회화 및 석회화 후 – 석회화 단계의 후기 단계에서 발생하는 칼슘 재흡수 중에 최고점에 도달하는 것으로 생각되는 증상이 있다.[80]

RCCT의 진단에는 영상 확인이 필요하며 석회 침착물은 100년 이상 동안 방사선 사진에서 관찰되었다.[3] 많은 경우에 초음파(US)는 침착물의 크기를 식별하고 측정할 수 있는 능력, 신생혈관의 존재를 확인할 수 있는 능력, 전리방사선과 관련이 없으며 시간 경과에 따른 변화를 감지하는 능력으로 인해 선택 영상 양식이 되었다.[13,41] 초음파 영상은 다른 회전근개 병리를 구별하는 데 유용하거나 RCCT 과정을 분류하고 준비하는 데 사용될 수도 있다.[7,18,26,27,56] 석회화와 증상 사이의 불확실한 관계를 고려할 때 증상 예후를 안내하는 데 결정적인 것은 아니다.

RCCT의 병리학은 모호하며 자기 제한적일 수 있다.[62,80] 따라서 일반적으로 비수술적 중재가 RCCT 관리의 첫 번째 단계로 권장된다.[60,80] 대부분의 중재는 석회화를 줄이면 증상이 해결될 것이라는 가정과 함께 칼슘 침전물을 줄이는 것을 목표로 한다.[82] 다른 비침습적 중재는 통증 감소와 어깨 기능 증가에 중점을 둔다.[3,47,78]

비수술적 중재에는 휴식, 비스테로이드성 항염증제(nonsteroidal anti-inflammatory drugs; NSAID), 저항 기반 운동 프로그램, 경피적 전기 신경 자극(transcutaneous electrical nerve stimulation; TENS), 아세트산 이온 도입법(acetic-acid iontophoresis; AAI) 및 펄스 초음파가 포함된다.[30,47,78] 지속적이거나 심한 증상이 있는 경우 견봉하 스테로이드 주사(subacromial steroid injections; SAI), 건침 및 세척(lavage)(반복혼합주사(barbotage))과 같은 석회 침착물의 초음파 유도 경피 세척(ultrasound-guided percutaneous irrigation of the calcific deposits; US-PICT), 체외 충격파 요법(extracorporeal shockwave therapy ; ESWT)과 같은 최소 침습적 비수술적 중재가 권장되어 왔다.[2,39,48,78,86]

수술적 중재는 거의 나타나지 않지만, 이전에 비수술적 관리에 실패한 사람들의 어깨 기능을 개선하는 데 효과적일 수 있다.[82] 세 가지 주요 수술 옵션이 있다: 칼슘 침전물을 제거하는 견봉 성형술, 칼슘 침전물을 제거하지 않는 견봉 성형술, 칼슘 침전물 제거.[82] 비수술적 중재와 마찬가지로 연구도 충분하지 않고 증상과 석회화의 관계가 불분명하므로 수술에 대한 권고는 신중해야 한다.

역학(Epidemiology)

RCCT는 비교적 흔한 근골격계 질환으로 30세에서 60세 사이의 성인에서 일반적으로 볼 수 있다.[7,18,46,84] 성인의 어깨 방사선 사진에서 석회 침착물의 존재는 2.7%~10.3%로 보고된다.[7] 석회성 건병증의 실제 유병률은 이보다 훨씬 높을 수 있는데, 초음파와 자기공명영상(MRI) 연구에서는 각각 24.4%, 17.1%로 보고되고 있다.[73,75] 석회화가 관찰되면 28.2%에서 다발성 석회화 침착물이 존재하는 것으로 추정되며,[73] 석회화가 관찰된 사람의 최대 50%에서 증상이 진행된다.[52] RCCT의 증가된 확률과 관련된 요인에는 여성, 갑상선 기능 저하증 및 인슐린 의존성 당뇨병이 포함된다.[33,46,51,71] 무거운 물건을 들거나 보다 활동적인 삶의 방식은 RCCT의 발생률 증가와 관련이 없는 것으로 보인다.[63,80] 석회화는 회전근개 건의 중간 또는 정지에서 발생하며 가장 일반적으로 극상근(80%)에 발생하며, 극하근(15%) 및 견갑하근(5%)은 덜 자주 침범된다.[54,73]

명명법(Nomenclature)

회전근개 건에서 발생하는 다발성, 세포성 석회화 및 재흡수 과정을 설명하는 데 일반적으로 사용되는 여러 용어가 있으며, 아마도 석회화 건병증(calcific tendinopathy)이라는 용어가 가장 적절할 것이다.[80] 이전 용어에는 "석회화 건염(calcific tendinitis)", "석회화 관절염(calcific periarthritis)", "건염석회증(tendinosis calcarean)", "관절주위 인회석 침착물(periarticular apatite deposit)"이 포함된다.[19,49,62]

방사선학적 연구에서 건 몸통부와 건 정지부 모두에서 발생하는 석회성 건병증이 관찰되었다. 하지 건병증을 조사한 연구에서는 정지부 병리와 건내 병리 사이의 다른 질병 과정을 설명했으며 이는 회전근개 건의 경우에도 마찬가지일 수 있으며 석회화의 위치를 다르게 고려해야 할 수도 있다.[62] 다음 연구는 이러한 차이점과 증상이 있는 경우 그들의 관계를 더 잘 이해하는 것이 요구된다.

병인(Etiology)

RCCT의 병인은 불확실하다.[2,12,62,74] 1900년대 초까지 거슬러 올라가는 이론이 제안되었지만 답은 아직 파악하기 어렵다. Codman[14]은 회전근개 건 내 칼슘의 존재를 최초로 기술한 사람 중 한 명이며 퇴행성 석회화의 초기 이론을 제안했다.[14,15] 이 이론은 반복적인 외상과 유리질 변성,[6,7] 국소 허혈 및 혈관 변화,[72] 그리고 세포내 칼슘 축적을 초래하는 건세포의 괴사[55]에 대한 후속 관찰을 통해 여러 저자들에 의한 지지를 받았다. 또한 나이는 건의 퇴화에 기여할 수 있으며, 40세 미만의 사람들에게 RCCT는 거의 영향을 받지 않는 것으로 보인다.[7] 그러나 퇴행성 이론만으로는 최근의 종적(longitudinal) 코호트 연구 및 실험에서 관찰된 건 복구 및 칼슘 재흡수를 설명할 수 없다.[29,37,60]

아마도 현재 가장 많이 받아들여지는 석회화 이론은 Uhthoff와 Loehr의 반응성 가설(reactive hypothesis)이다.[80] 비록 제한이 없는 것은 아니지만 이 모델은 단계 사이의 건의 전이와 건이 회복되어 정상 구조로 돌아가는 능력을 제안한다. 건 줄기 세포와 건의 세포외 기질(extracellular matrix)의 역할에 대한 최근 연구는 이 이론을 뒷받침한다.[5,88] 정상적인 상황에서 건 줄기 세포는 건 재생 및 회복을 허용하는 건세포로 분화할 수 있다. 그러나 변경된 조건에서 건 줄기 세포는 건세포 대신 연골 세포 및 조골 세포로 분화할 수 있으며, 이는 프로스타글란딘 E2(prostaglandin E2)에 의해 매개될 가능성이 있다.[87] 이러한 건세포가 아닌 활성은 연골 세포 형성 및 골화를 초래하여 건 구조 내에 석회 침착물의 형성을 초래한다. 또한, RCCT 및 당뇨병 환자와 관련이 있는 것으로 보이며, 고혈당 환경에 노출되면 건의 ESM을 더욱 방해하는 여러 기질 단백질의 포도당화(glycosylation)를 촉진할 수 있음을 시사한다.[51,71] 당뇨병과 오십견 사이에는 유사한 관계가 있을 수 있다(18장 참조).

유전적 배열 순서의 발전과 동시에 RCCT에 대한 유전적 소인의 가능성을 고려해야 한다. 연구에서는 RCCT 환자에서 인간 백혈구 항원 혈청형 A1급(human leukocyte antigen serotype class A1; HLA-A1)의 빈도가 증가하는 것을 관찰했지만[77] 이는 여러 연구에서 일관성이 없었다.[25] 쥐 연구에서는 ANK 유전(진행성 강직 유전자자리(progressive ankylosing locus))의 돌연변이를 석회화 발달이 가능한 소인 인자로 확인했다.[35] ANK 유전자는 석회화 형성의 주요 억제제인 무기 피로인산염(inorganic pyrophosphate; PPi)의 수송에 필수적인 막관통 단백질을 암호화로 사용한다. 이 유전자에 대한 돌연변이는 PPi의 현저한 감소를 유발하여 결과적으로 석회화 형성에 유리한 환경을 만드는 것으로 여겨진다.[35] 임상 환경에서 ANK 유전자의 변이는 회전근개 파열과 관련이 있지만 RCCT의 임상적 의미는 아직 확실하지 않다.[65]

병원(Pathogenesis)

Uhthoff와 Loehr는 세포 매개에 기초하여 석회화 병인의

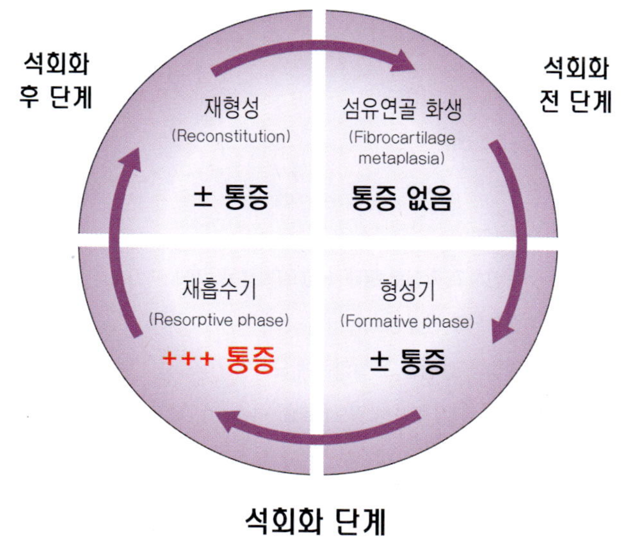

그림 27.1
Uhthoff 등[81]이 제안한 반응성 석회화 순환 모델의 적응.

순환 모델을 제안했다.[80] 저자들에 따르면, 석회화 침착물은 3가지 뚜렷한 병리 단계를 거친다: 석회화 전 단계, 석회화 단계, 석회화 후 단계(그림 27.1).

석회화 전 단계는 증상이 없는 것으로 생각되며, 건세포의 변질로 생길 수 있는 연골 세포 유사 세포의 존재를 특징으로 한다.[12,62,80] 석회화 단계는 형성기, 휴식기 및 재흡수기로 세분화되며, 몇 달에서 몇 년 동안 지속될 수 있다.[80] 이 단계는 칼슘 침착 및 병소(foci) 형성 기간, 석회화 병소와 접하는 섬유 콜라겐 조직에 의해 표시되는 다양한 기간의 세포 비활성 기간, 통증과 가장 관련이 있는 칼슘 자발적 재흡수를 포함하는 최종 단계를 포함하는 것으로 생각된다. 석회화 후 단계(post-calcific stage)는 또한 무증상 단계로 간주되며 젊은 섬유아세포(fibroblast) 및 육아 조직(granulation tissue)으로 이전에 점유된 공간의 개조를 포함한다.[12,80]

증가된 세포 활동 및 육아 조직은 건병증의 통증과 관련이 있으며,[1,61] 최근에는 회전근개의 석회화로 인한 통증에 기여한다는 가설이 제기되었다.[32] RCCT 환자에서 증가된 혈관 및 신경 내성장(ingrowth)이 관찰되었지만 최종적인 결론을 내리기 전에 차이가 존재하는지 확인하기 위한 증상이 없는 사람들의 석회화 침착물에 대한 연구를 수행해야 한다.[32] 석회화 물질은 건 내에서 염증 반응을 유도하고 통증에 기여한다고 알려진 새로운 혈관과 신경의 형성을 자극할 수 있다. 신혈관형성(Neovascularization) 및 신신경분포(neoinnervation)는 RCCT 통증의 잠재적 원인으로 제안되지만 증상이 있는 집단과 무증상 집단이 모두 조사될 때까지는 결정될 수 없다. 또한, 석회화 침전물 자체가 통증의 원인인지 여부는 아직 알려지지 않았다.

초음파 연구는 통증과 병리 사이의 관계를 조사하려고 시도해 왔다.[12,41] Le Goff 등의 연구에서,[41] 석회 침착물 내의 양의(positive) 출력 도플러(power Doppler) 신호는 관찰된 석회화가 있는 증상을 가진 사람과 가지지 않은 사람을 비교할 때 통증과 강하게 연관되어 있는 것으로 보고되었다. 또한, 작을 때보다 석회화 침착물이 클수록 증상과 더 큰 연관성이 있는 것으로 보고되었다. 이는 이전 연구 결과와 일치한다.[7]

방사선학적 연구는 석회화 형태를 분류하려고 시도했지만 형태와 증상을 연관시키려는 시도는 하지 않았다. 대신, 표 27.1에 자세히 설명된 대로 저자는 침전물의 크기, 밀도 및 모양을 기준으로 석회화 형태를 분류했다. Gärtner 등[26]의 분류가 가장 일반적으로 사용된다.

평가 및 진단(Assessment and diagnosis)

RCCT 진단에는 철저한 병력 및 임상 평가를 포함하며, 회전근개 건 내 석회화 병리의 존재를 확인하기 위한 영상 촬영이 수반된다.

최소 50% 이상의 회전근개 석회화는 무증상인 것으로 여겨지기 때문에 RCCT 진단은 관찰된 석회화와 증상 사이의 불확실성으로 복잡해진다.[7] 이와 같이, 만약 관계가 가정된다면, 임상가는 기꺼해야 환자에게 그들의 증상이 건에서 관찰된 칼슘 침전물과 관련이 있을 가능성이 높다고 말해야 한다. 침전물은 증상이 없는 사람들에게 더 흔하지는 않지만 일반적이기 때문에 설명에는 관계의 불확실성과 같은 제한적인 정보가 포함되어야 한다.

임상적 양상(*Clinical presentation*)

석회화 건병증의 임상적 양상은 매우 다양하다.[11,12,80] Uht-

표 27.1 석회화 건병증의 영상 분류

연구	년도	영상 유형	분류	설명
Bosworth[7]	1941	방사선	작은	〈 0.5 cm
			중간	0.5 - 1.5 cm
			큰	1.5 cm
DePalma 와 Kruper[18]	1961	방사선	유형 I	푹신하고 확실한 형태가 없으며 불분명함
			유형 II	정의되고 동질성
Molé 등[56]	1993	방사선	유형 A	밀집하고, 둥글고, 날카롭게 묘사됨
			유형 B	다중 결절, 방사선 밀도(radio-dense), 날카로움
			유형 C	방사선 투과성, 이질적, 불규칙한 윤곽
			유형 D	이영양성 석회화 퇴적물
Gärtner 와 Heyer[26]	1995	방사선	유형 I	잘 구분되고, 밀집됨
Gärtner 와 Simons[27]	1990		유형 II	부드러운 윤곽선/밀집함 또는 날카로움/투명함
			유형 III	부드러운 윤곽/반투명 및 흐림

hoff와 Loehr[80] 및 Chiou[12] 등의 연구에 따르면 통증은 칼슘 재흡수 중에 가장 중요하며, 이는 석회화 과정이 발생할 때까지 임상적으로 나타나지 않을 수 있음을 제안한다. 통증은 상대적으로 단기적(급성)이거나 장기간(지속적)일 수 있으며 몇 개월 동안 지속된다.[12,41,60] 증상이 있는 건의 증상으로는 회전근개 정지부의 압통, 야행성 불편감, 어깨 관절 가동 범위 감소, 국소적 부종이 포함될 수 있다.[7,9,32,62]

현재 RCCT 진단에 기여하는 특정 어깨 검사에 대한 권장 사항은 없다. 통증 지도(pain mapping)는 임상 검사에 대한 부속물로 간주될 수 있으며, 한 연구에서는 석회성 건병증 통증이 일반적으로 어깨 관절 주위에 날카롭고 국소화되어 있다고 보고했다(아래로 방사통 없음). 그러나 이러한 권장 사항은 표본 크기가 작기 때문에 확정적이지 않다.[4]

영상(*Imaging*)

석회화 건병증은 건 내 석회화의 존재를 특징으로 하며, 현재 임상에서는 침착물의 임상적 관련성과 관계없이 RCCT의 공식적인 진단을 위해 이 과정을 관찰해야 한다.[53,73] 기존의 방사선학은 표준 전후방(anterior-posterior; AP), 출구 및 액와

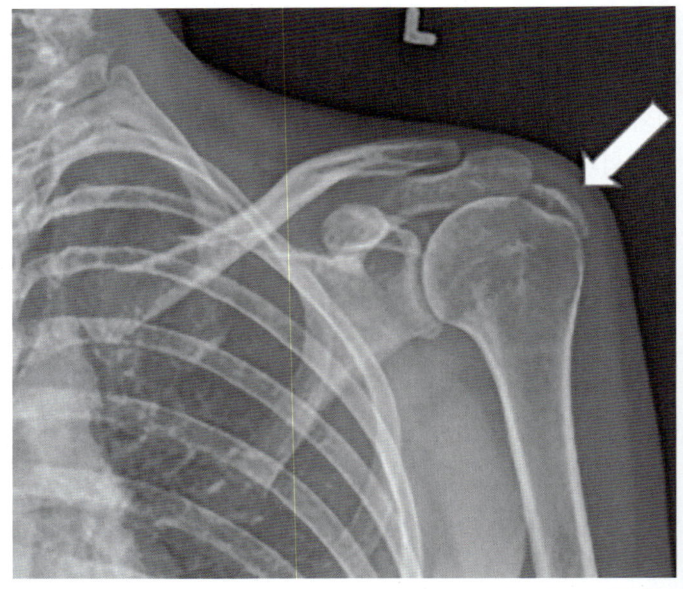

그림 27.2
석회화 침전물의 방사선 사진(화살표).

Orthopaedia-Collaborative Orthopaedic Knowledgebase의 허가를 받아 복제됨. © Association of Bone and Joint Surgeons. https://www.orthopaedicsone.com/display/MSKMed/Calcific+tendonitis+of+the+shoulder.

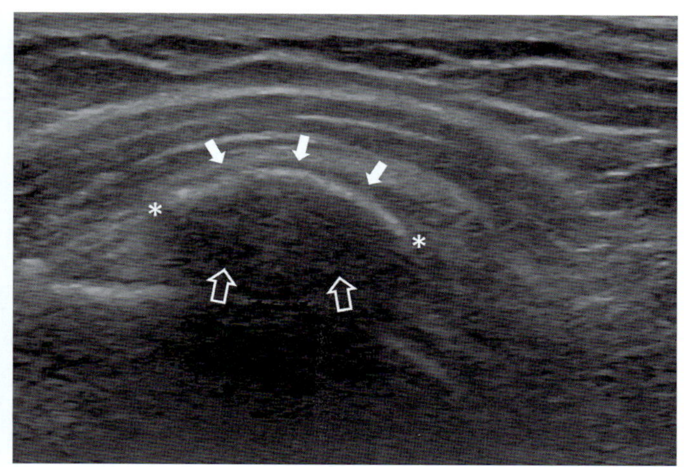

그림 27.3
석회화 침착물에 대한 진단 초음파 스캔 이미지. 실선 화살표는 건의 석회 침착물의 상부 지점을 나타내고 있다. 두 개의 별표(*)는 석회화의 내측과 외측 끝 부분이다. 석회화 아래에 있는 두 개의 열린 화살표는 음향 그림자 (석회화 아래 검은 요소)로 알려진 초음파 인공물을 나타낸다. 초음파가 석회화를 통과하지 못하기 때문에 그림자가 생긴다.

Mark Maybury, Research physiotherapist/sonographer, NIHR BRC Birmingham, University Hospitals Birmingham NHS Foundation Trust, UK의 허가를 받아 사용된 그림.

부 방사선 사진(그림 27.2)을 포함한다. 극상근 건의 칼슘 침착은 중립 회전 위치에서 얻은 필름에서 관찰되는 반면, 극하근과 소원근 건의 석회화는 어깨가 내회전 상태에 있을 때 가장 잘 관찰된다.[23,80] 가능한 경우 다른 영상 옵션에는 초음파 및 MRI가 있다.

초음파는 현재 RCCT 조사에서 선호되는 방법으로 어깨 영상의 검증되고 실용적인 형태다.[13,24,64] 숙련된 초음파 촬영기사(sonographer)의 손에서 초음파 영상은 형태학적 구조와 칼슘 침전물의 모양(호, 조각/점(punctuate), 결절성 및 낭성)을 확실하게 확인할 수 있다.[12,41,43] 그림 27.3은 석회질 침착물의 초음파 이미지를 보여준다.

석회화의 존재 또는 부재가 결정될 수 있지만 이러한 침착물의 임상적 중요성은 불확실하다. 따라서 임상가는 임상적 추론 없이 과도하게 검사하는 것을 유념해야 한다.[8] 또한, 검사 결과에 기반한 치료의 영향은 불필요한 중재를 초래할 수 있으므로 고려되어야 한다. 따라서 더 큰 잠재적 피해와 관련된 침습적 절차를 고려하기 전에 사용 가능한 연구를 해석하고 최소 침습적 옵션부터 시작하는 것을 강력히 추천한다.

관리(Management)

현재 최고의 근거는 최소 처음 6개월까지는 비수술적 중재를 권장한다. RCCT의 초음파 유도 경피 세척(Ultrasound-guided percutaneous irrigation of RCCT; US-PICT) 및 체외 충격파 요법(ESWT)은 위약(placebo) 및 기타 관리 옵션과 비교할 때 좋은 근거로 지지되는 두 가지 방식이다. 그러나 임상 적용(예: 방사형 대 집중형 충격파 요법, 1개 대 2개 바늘 초음파 유도 세척) 및 치료용량 변수(예: 충격파 강도, 기간, 빈도)에 따라 큰 차이가 있다.[78] 수술적 중재는 거의 지시되지 않지만, 증상이 지속되면 고려되어야 할 것이다.

비수술적 관리(Nonsurgical management)

비침습적 중재(Noninvasive interventions)

현재의 비수술적 중재에는 파라세타몰(아세트아미노펜), 비스테로이드성 항염증제, 치료용 초음파, 맥동 전자기장(pulsed electromagnetic field; PEMF), 근육과 건의 수행능력 및 움직임을 개선하기 위한 물리치료 기반 점진적 운동이 포함된다.[30,31] 그러나 이러한 방법을 뒷받침하는 증거는 이러한 방법을 위약과 비교하는 임상 실험의 수가 제한되어 있어 대체로 입증되지 않았다.[30] 또한 임상 환경에는 정기적으로 비수술적 치료 방법의 조합이 포함되지만 이러한 조합을 조사한 연구는 거의 없다.[30,78]

회전근개 건에서 관찰되는 석회화와 관련이 있을 수 있는 증상이 있는 경우 다음과 같은 비수술적 관리 방법을 고려할 수 있다:

1. 상대적인 휴식, 공감, 교육 및 조언을 통해 지켜보고 기다린다. 대부분의 RCCT 사례는 비수술적 중재 후 6개월 이내에 해결되며 자기 제한적(self-limiting)일 수 있다.[30,85] 따라서 임상가는 그에 따라 관리를 조정하고

환자를 정서적으로 지지하고 신체적 회복을 안내하는 데 집중해야 한다.

2. 파라세타몰(아세트아미노펜) 및 비스테로이드성 항염증제. 몇몇 사례 연구(수준 V 근거)는 석회화 건염에서 비스테로이드성 항염증 약물의 사용을 보고했지만 회전근개에 특이적인 것은 거의 없었다.[38,79,89] 대부분의 사례는 경장근(longus coli)의 인두뒤 석회화(관절주위염)와 관련이 있으며, 일반적으로 비스테로이드성 항염증제를 사용하면 통증이 2주 이내에 해결된다는 것을 발견했다. 일화적으로 파라세타몰 및 기타 비마약성(non-opioid) 약물도 단기간 통증 조절에 도움이 될 수 있지만 이는 RCCT 집단에서 연구되지 않았다.
3. 감독(Supervised) 운동 프로그램: RCCT 모집단에서 운동 프로그램과 위약을 비교하는 알려진 연구는 없지만, 감독 운동 프로그램이 장단기 추적검사에서 근골격계 어깨 상태의 기능과 관절 가동 범위를 개선한다는 강력한 근거가 있으므로 RCCT에 도움이 될 것이다.[30]
4. 치료적 초음파: 알려진 가장 큰 무작위 대조군 연구에서 통증 및 삶의 질에 대한 치료 6주 직후 가짜 치료에 비해 맥동 초음파가 통계적으로 유의미하게 개선되었다고 보고했지만, 9개월 후 그룹 간에는 유의미한 차이는 없었다.[21,22]

현재 RCCT 모집단에서 비수술적 중재를 조사하는 높은 수준의 무작위 대조군 연구가 부족하다.[78] 결과적으로 처방된 치료 방법에는 큰 변화가 있다. 위약보다 맥동 초음파의 사용을 지지하는 제한된 증거가 있으며, RCCT 치료에서 경피적 전기 신경 자극 또는 아세트산 이온도입법의 사용을 지지하는 증거는 없다.[78] 운동 처방을 고려할 수 있지만 이 중재를 지지하는 불충분한 연구로 인해 자신 있게 권장할 수 없다.[78]

최소 침습 절차(Minimally invasive procedures)

석회 침착물의 초음파 유도 경피 세척(Ultrasound-guided percutaneous irrigation of calcific tendinopathy; US-PICT)

보다 비침습적, 비수술적 기술과 달리 US-PICT는 석회화와 RCCT 증상 사이의 알려지지 않은 관계에도 불구하고 석회화를 직접 표적으로 삼아 RCCT를 치료하는 것을 목표로 한다. 과거에는 절차를 설명하기 위해 몇 가지 용어(예: 바늘, 세척, 반복혼합주사)가 사용되었으며, US-PICT라는 약어는 향후 보고를 위한 방법을 고유하게 설명하는 것을 목표로 한다.[40] 이것은 스테로이드 주사를 맞거나 맞지 않고 국소적 마취를 하고 수행되며,[28,40,78] 석회화 부위를 세척하는 것을 목표로 한다. 심각한 부작용이나 장기적인 합병증(1년 추적 관찰)은 알려진 바 없으며, 주요 부작용은 시술 중 및 시술 후 불편감이다.[48,78]

RCCT에 대한 비수술적 중재에 대한 가장 최근의 체계적 고찰 연구는 US-PICT의 사용이 장기적으로 통증 및 석회화 감소에 ESWT보다 우수할 수 있다고 결론지었으나 US-PICT는 아직 위약과 적절하게 비교되지 않았다.[78] US-PICT 기술에도 큰 변화가 존재하며 단일 바늘과 이중 바늘 세척, 따뜻한 식염수와 실온 식염수 또는 천자-흡인과 천자 단독 사이에 임상적으로 유의미한 차이가 없다.[78] 단일 바늘과 흡인이 없으며 더 최소 침습적인 기술이 선호될 것이다. US-PICT를 받는 환자는 환자의 최대 5%에서 발생할 수 있는 경미한 미주 신경 반응(vagal reaction)을 모니터링 되어야 한다.[17]

주사제

근골격계 임상에서 주사 가능한 치료법에 대한 근거는 전통적인 견봉하 코르티코스테로이드 주사(SAI)에서 혈소판 풍부 혈장(platelet rich plasma; PRP) 및 줄기 세포 치료의 가정된 이점에 이르기까지 논쟁의 여지가 있다. RCCT 치료에서 SAI의 근거를 요약하려는 최근 시도는 작은 수의 낮은 방법론적인 무작위 대조 시험에서 데이터를 모았다.[2] SAI를 US-PICT의 부속으로 사용하는 것이 다른 양식(US-PICT와 ESWT 조합, ESWT 단독 및 SAI 단독)보다 안전하고 더 효과적일 수 있지만, 이러한 결론은 약했다. RCCT에서 SAI의 사용은 조합된 주사 요법이 효과적인 것으로 간주하기 위해 위약 및 US-

PICT 단독과 보다 엄격하게 비교될 필요가 있다.

다른 주사 치료(예: PRP 및 줄기 세포 치료)는 인간에게 수행된 높은 수준의 전향적 시험에서 충분한 증거가 부족하다. 주사 치료는 향후 RCCT에 대한 효과적인 부속 또는 대체 치료 양식이 될 수 있지만 현재 근거의 수준은 불충분하다.

충격파 치료

체외 충격파 요법(ESWT)은 RCCT의 치료에 일반적으로 사용되며 다양한 적용 방법에 걸친 움직임 메커니즘과 효과에 대한 추측이 있다. 신장 결석(renal calculi)에 대한 충격파 쇄석술(lithotripsy)에 유사한 원리를 적용하여 ESWT는 생체 내 연구에서 보고된 칼슘 침전물의 분해와 함께 건 석회화의 조각냄 및 후속 식균작용(subsequent phagocytosis)[44,57]을 수반하는 것으로 여겨진다.[16,66] 대조적으로 일부 저자는 향상된 신생혈관 형성 및 순환을 포함하는 분자 메커니즘을 통한 침전물 흡수를 제안했다.[83] 이차 진통 효과는 통증 수용체의 탈신경화를 통해 발생할 수 있으며,[34,57] 석회화 병리와 증상 사이의 관계가 없는 경우, 이 이론은 ESWT의 환자 증상에 대한 긍정적인 효과를 가장 잘 설명할 수 있다. 다양한 적용 방법에서 ESWT의 정확한 메커니즘을 결정하려면 추가 연구가 필요하다.

ESWT 적용의 주요 두 가지 방법은 집중형(focused) ESWT(fESWT)와 방사형(radial) ESWT(rESWT)이다.[76] 이들은 뚜렷하게 다른 충격파 방법을 적용하지만 문헌에서 정확하게 구별되지 않는 경우가 많다.[58,76] 집중형 ESWT는 음향 렌즈를 사용하여 각도를 조정하고 작은 영역에 음파를 집중시키며, 이는 더 예리한 표적 지점을 허용한다. 방사형 ESWT는 대신 피부에서 느껴지는 최대 강도로 조직 전체에 충격파를 분산시키는 발산형 변환기를 사용한다. fESWT에 대한 더 많은 연구가 있었지만 둘 다 위약과 비교되었으며 둘 다 RCCT의 효과적인 치료법으로 보인다.[2,20,81,86] rESWT에 대한 연구는 rESWT가 RCCT의 가짜 치료와 비교할 때 효과적으로 통증을 감소시키고 어깨 기능을 향상시킨다고 보고하는 무작위 대조군 연구[10]와 함께 촉망된다. 또한, 이 연구는 이러한 결과가 최소 6개월 동안 유지된다고 결론지었다. Malliaropoulos 등[50]은 개별화된 rESWT 치료 프로그램에서 더 큰 이점과 재발이 거의 없음을 제안하는 후향적 코호트에서 유사한 결과를 보고했다. 두 적용 방법 간의 효과를 비교하기 위한 추가 연구가 필요하며 각 적용 방법에 존재하는 서로 다른 용량 변수를 명확히 할 필요가 있다.

에너지 유속 밀도(Energy flux density; EFD)는 fESWT를 더 세분하는 데 사용되며 보편적으로 동의하지는 않지만 종종 낮음(0.08mJ/mm^2 미만), 중간(0.08–0.28mJ/mm^2) 및 높음(0.28–0.6mJ)으로 분류된다.[70] EFD를 정확하게 구별한 연구에서는 고에너지(high-energy) 집중형 충격파(H-FSW)가 저에너지(low-energy) 집중 충격파(L-FSW)보다 RCCT 치료에 더 효과적이라고 제안한다.[29,37,67] RCCT에 대한 비수술적 중재에 대한 가장 최근의 체계적 고찰 연구[78]에서 처음 6개월 동안 고에너지 ESWT가 위약보다 어깨 기능을 위해 선호된다는 중간 정도의 근거와,[36,66,69] 고에너지 ESWT가 저에너지 ESWT보다 치료 3개월에서 6개월 사이에 통증과 기능을 위해 더 선호된다는 중간 정도의 근거를 밝혔다. 그 고찰 연구[78]는 또한 고에너지 ESWT가 저에너지 ESWT보다 더 효과적이라는 초기 결론[47,86]을 지지했지만, 현재 사용 가능한 무작위 대조군 연구의 수준을 고려할 때 근거 수준은 중등도 수준에 불과하다고 보인다.

충격파 치료의 부작용은 미미하며 대부분 치료 직후 또는 며칠 내에 해결된다. 이는 피부 붉어짐, 연조직 부종, 작은 혈종 및 통증을 포함한다.[57] L-FSW에서는 이러한 증상이 거의 발생하지 않으며, 이 때문에 용량과 관련이 있을 수 있다.[57] ESWT의 반복적이고 낮은 EFD 기간은 이러한 부작용을 최소화하기 위해 시도되었고 효과적인 것으로 밝혀졌다.[68] 연구원과 임상가는 현재 합의가 없지만 통증을 피하기 위해 H-FSW 치료 전에 국소 마취를 시도했다.[69] 통증 내성에 따라 마취 또는 진정제를 투여하는 것이 적절할 수 있지만[59] 말초신경계가 근골격계에 대한 충격파 효과를 매개하는 역할을 할 수 있으므로 예방적 마취가 이러한 효과를 감소시킬 수 있다.[76] RCCT 특정 인구에 대한 더 많은 연구가 요구된다.

수술적 관리(*Surgical*)

RCCT에 대한 수술적 중재는 논쟁의 여지가 있으며 일반적으로 비수술적 중재의 6개월 시험 후에만 고려된다. 각 수술 방법을 비교하는 위약 대조(placebo-controlled) 수술 시험이 결정적으로 부족하며 이는 공유된 의사 결정 과정에서 환자에게 전달되어야 한다. 이후 추가적인 연구가 필요하다.

현재 문헌에 따르면 RCCT에 사용되는 주요 세 가지 수술 옵션은 다음과 같다: 석회 침전물을 제거하는 견봉성형술, 침전물을 제거하지 않는 견봉성형술, 견봉을 보존하면서 칼슘 침전물을 제거.[82] 각각 근거의 정도는 다양하며 최근 체계적 고찰 연구에 따라 선호하는 치료 선택권을 추천할 수 없다.[82] 이는 수준 높은 연구(2건의 무작위 대조군 연구, 1건의 유사-무작위(quasi-randomized) 대조군 연구 및 3건의 비교 코호트 연구가 부족한 것이 원인일 것이다. 대안으로 각 수술 방법의 유사한 회복은 위약 또는 수술 후 상대적 휴식으로 설명될 수 있다.[42]

여러 RCCT 수술 방법에 대한 근거도 논쟁의 여지가 있다. 석회화 건병증과 견봉하 충돌과 관련된 소견 사이에 상관관계가 부족한 것으로 보이므로 이 수술은 RCCT 환자에게 효과적이지 않을 수 있다.[45] 마찬가지로 석회 침착물의 수술적 제거는 효과적인 RCCT 치료로 입증될 수 있지만 석회화가 환자 증상에 기여하는지 여부는 여전히 불확실하며 따라서 이 수술에 대한 근거는 여전히 불확실하다.

수술적 중재와 비수술적 중재 간의 비교도 결정적이지 않으며 무작위 대조군 연구 수준 평가가 부족하다. 이용 가능한 가장 좋은 근거는 관절경 수술과 저에너지 집중형 충격파 요법(L-FSW) 사이의 지속적인 RCCT 결과에서 임상적 차이가 없음을 발견했다.[68] RCCT에 대한 비수술적 중재에 비해 수술적 중재에 대한 명확한 이점이 없고 RCCT의 수술적 치료 방법을 둘러싼 확실성이 부족한 경우, 덜 침습적인 관리 선택권을 우선적으로 고려해야 한다

요약(Summary)

회전근개의 석회화 건병증은 아직 완전히 이해되지 않은 복잡한 상태다. RCCT의 병리학은 불확실하지만 다인성이며 자기 제한적일 수 있다. 석회화 병리와 임상 증상 사이의 관계 및 병리학의 설명은 궁극적으로 상당한 통증 및 이환율과 자주 연관되는 이 상태의 향후 진단 및 관리를 안내할 것이다. 현재 진단이나 치료에 대한 표준 기준은 존재하지 않는다. 건 석회화의 관찰은 초음파 영상에서 가장 잘 보이지만 임상 징후는 비특이적이다. 6개월의 비수술적 치료가 먼저 권장되어야 하며, 이것은 약리학적 통증 완화로 뒷받침되는 관찰 및 기다림을 포함할 수 있다. 점진적인 운동을 고려할 수 있지만 이를 뒷받침하는 연구 근거는 매우 빈약하다. 추가적 중재가 고려되는 경우 다양한 높은 수준의 근거가 석회화 건병증의 초음파 유도 경피 세척(US-PICT) 및 체외 충격파 요법(ESWT)을 지지한다.

참고문헌(References)

1. Alfredson H, Ohberg L, Forsgren S. Is vasculo-neural ingrowth the cause of pain in chronic Achilles tendinosis? An investigation using ultrasonography and colour Doppler, immunohistochemistry, and diagnostic injections. Knee Surg Sports Traumatol Arthrosc. 2003;11:334-338.

2. Arirachakaran A, Boonard M, Yamaphai S, Prommahachai A, Kesprayura S, Kongtharvonskul J. Extracorporeal shock wave therapy, ultrasound-guided percutaneous lavage, corticosteroid injection and combined treatment for the treatment of rotator cuff calcific tendinopathy: a network meta-analysis of RCTs. European Journal of Orthopaedic Surgery and Traumatology. 2017;27:381-390.

3. Baer W. Operative treatment of subdeltoid bursitis. Bull Johns Hopkins Hosp. 1907;18:282-284.

4. Bayam L, Arumilli R, Horsley I, Bayam F, Herrington L, Funk L. Testing shoulder pain mapping. Pain Medicine. 2017;18:1382-1393.

5. Bi Y, Ehirchiou D, Kilts TM, et al. Identification of tendon stem/progenitor cells and the role of the extracellular matrix in their niche. Nature Medicine. 2007;13:1219.

6. Bishop WA. Calcification of the supraspinatus tendon: cause, pathologic picture and relation to the scalenus anticus syndrome. Arch Surg. 1939;39:231-246.

7. Bosworth B. Calcium deposits in the shoulder and subacromial bursitis: a survey of 12,122 shoulders. JAMA. 1941;116:2477-2482.

8. Brun S. Shoulder injuries: management in general practice. Aust Fam Physician. 2012;41:217-220.

9. Brunner U, Habermeyer P, Krueger P. Clinical symptoms and classification of periarticular diseases of the glenohumeral joint. A retrospective study on 183 patients. [German]. Der Unfallchirurg. 1985;88:495-499.

10. Cacchio A, Paoloni M, Barile A, et al. Effectiveness of radial shock-wave therapy for calcific tendinitis of the shoulder:

single-blind, randomized clinical study. Phys Ther. 2006;86:672-82.

11. Cacchio A, Rompe JD. US-guided percutaneous treatment of shoulder calcific tendonitis: some clarifications are needed. Radiology. 2010;254:990.

12. Chiou H, Hung S, Lin S, Wei Y, Li M. Correlations among mineral components, progressive calcification process and clinical symptoms of calcific tendonitis. Rheumatology. 2010;49:548-555.

13. Chiou HJ, Chou YH, Wu JJ, Hsu CC, Huang DY, Chang CY. Evaluation of calcific tendonitis of the rotator cuff: role of color Doppler ultrasonography. J Ultrasound Med. 2002;21:289-295; quiz 296-287.

14. Codman EA. On stiff and painful shoulders: the anatomy of the sub-deltoid and sub-acromial bursa and its clinical importance. Sub-deltoid bursitis. Boston Med Surg J. 1906;154: 613–616.

15. Codman EA. The Shoulder: Rupture of the Supraspinatus Tendon and Other Lesions in Or about the Subacromial Bursa. T Todd Company; 1934.

16. Daecke W, Kusnierczak D, Loew M. Long-term effects of extracorporeal shockwave therapy in chronic calcific tendinitis of the shoulder. J Shoulder Elbow Surg. 2002;11:476-480.

17. Del Castillo-Gonzalez F, Ramos-Alvarez JJ, Rodriguez-Fabian G, Gonzalez-Perez J, Jimenez-Herranz E, Varela E. Extracorporeal shockwaves versus ultrasound-guided percutaneous lavage for the treatment of rotator cuff calcific tendinopathy: a randomized controlled trial. Eur J Phys Rehabil Med. 2016;52:145-151.

18. DePalma AF, Kruper JS. Long-term study of shoulder joints afflicted with and treated for calcific tendinitis. Clinical Orthopaedics. 1961;20:61-72.

19. Dickson JA, Crosby EH. Periarthritis of the shoulder: an analysis of two hundred cases. JAMA. 1932;99:2252-2257.

20. Dimitrios S. Extracorporeal shock-wave therapy: can it be used for the management of any calcific tendinopathy? Hong Kong Physiotherapy Journal. 2016;34:47-48.

21. Ebenbichler G, Erdogmus C, Resch K, et al. Ultrasound therapy for calcific tendinitis of the shoulder. N Engl J Med. 1999;340(20):1533-8.

22. Ebenbichler GR, Pieber K, Kainberger F, Funovics M, Resch KL. Long-term outcome of ultrasound therapy for calcific tendinitis of the shoulder: results of a RCT. PM and R. 2016;8 (9 Supplement):S156.

23. ElShewy MT. Calcific tendinitis of the rotator cuff. World Journal of Orthopedics. 2016;7:55-60.

24. Farin PU, Jaroma H. Sonographic findings of rotator cuff calcifications. J Ultrasound Med. 1995;14:7-14.

25. Gartner J. [Is tendinosis calcarea associated with HLA-A1?]. Zeitschrift fur Orthopadie und ihre Grenzgebiete. 1993;131:469.

26. Gärtner J, Heyer A. Calcific tendinitis of the shoulder. Orthopade. 1995;24:284-302.

27. Gärtner J, Simons B. Analysis of calcific deposits in calcifying tendinitis. Clin Orthop. 1990;111-120.

28. Gatt DL, Charalambous CP. Ultrasound-guided barbotage for calcific tendonitis of the shoulder: a systematic review including 908 patients. Arthroscopy. 2014;30:1166-1172.

29. Gerdesmeyer L, Wagenpfeil S, Haake M, et al. Extracorporeal shock wave therapy for the treatment of chronic calcifying tendonitis of the rotator cuff: a randomized controlled trial. JAMA. 2003 Nov 19;290:2573-80.

30. Green S, Buchbinder R, Hetrick S. Physiotherapy interventions for shoulder pain. Cochrane Database of Systematic Reviews. 2003;CD004258.

31. Greis AC, Derrington SM, McAuliffe M. Evaluation and nonsurgical management of rotator cuff calcific tendinopathy. Orthop Clin North Am. 2015;46:293-302.

32. Hackett L, Millar NL, Lam P, Murrell GA. Are the Symptoms of calcific tendinitis due to neoinnervation and/or neovascularization? J Bone Joint Surg Am. 2016;98:186-192.

33. Harvie P, Pollard TC, Carr AJ. Calcific tendinitis: natural history and association with endocrine disorders. J Shoulder Elbow Surg. 2007;16:169-173.

34. Haupt G. Use of extracorporeal shock waves in the treatment of pseudarthrosis, tendinopathy and other orthopedic diseases. The Journal of Urology. 1997;158:4-11.

35. Ho AM, Johnson MD, Kingsley DM. Role of the mouse ank gene in control of tissue calcification and arthritis. Science. 2000;289:265-270.

36. Ioppolo F, Tattoli M, Di Sante L, et al. Extracorporeal shock-wave therapy for supraspinatus calcifying tendinitis: a randomized clinical trial comparing two different energy levels. Physical Therapy. 2012;92:1376-1385.

37. Ioppolo F, Tattoli M, Sante L, et al. Extracorporeal shock-wave therapy for supraspinatus calcifying tendinitis: a randomized clinical trial comparing two different energy levels. Phys Ther. 2012;92:1376-85.

38. Khurana B. Calcific tendinitis mimicking acute prevertebral abscess. J Emerg Med. 42:e15-e16.

39. Lafrance S, Doiron-Cadrin P, Saulnier M, et al. Is ultrasound-guided lavage an effective intervention for rotator cuff calcific tendinopathy? A systematic review with a meta-analysis of randomised controlled trials. BMJ Open Sport & Exercise Medicine. 2019;5:e000506.

40. Lanza E, Banfi G, Serafini G, et al. Ultrasound-guided percutaneous irrigation in rotator cuff calcific tendinopathy: what is the evidence? A systematic review with proposals for future reporting. Eur Radiol. 2015;25:2176-2183.

41. Le Goff B, Berthelot JM, Guillot P, Glemarec J, Maugars Y. Assessment of calcific tendonitis of rotator cuff by ultrasonography: comparison between symptomatic and asymptomatic shoulders. Joint, Bone, Spine: Revue du Rhumatisme. 2010;77:258-263.

42. Lewis J. Rotator cuff related shoulder pain: assessment, management and uncertainties. Man Ther. 2016;23:57-68.

43. Lin CH, Chao HL, Chiou HJ. Calcified plaque resorptive status as determined by high-resolution ultrasound is predictive of successful conservative management of calcific tendinosis. Eur J Radiol. 2012;81:1776-1781.

44. Loew M, Daecke W, Kusnierczak D, Rahmanzadeh M, Ewerbeck V. Shock-wave therapy is effective for chronic calcifying tendinitis of the shoulder. Journal of Bone & Joint Surgery. 1999;81:863-867.

45. Loew M, Sabo D, Wehrle M, Mau H. Relationship between calcifying tendinitis and subacromial impingement: a prospective radiography and magnetic resonance imaging study. J Shoulder Elbow Surg. 1996;5:314-319.

46. Louwerens JK, Sierevelt IN, van Hove RP, van den Bekerom MP, van Noort A. Prevalence of calcific deposits within the rotator cuff tendons in adults with and without subacromial pain syndrome: clinical and radiologic analysis of 1219 patients. J Shoulder Elbow Surg. 2015;24:1588-1593.

47. Louwerens JK, Sierevelt IN, van Noort A, van den Bekerom MP. Evidence for minimally invasive therapies in the management of chronic calcific tendinopathy of the rotator cuff: a systematic review and meta-analysis. J Shoulder Elbow Surg. 2014;23:1240-1249.

48. Louwerens JKG, Veltman ES, Van Noort A, Van Den Bekerom MPJ. The effectiveness of high-energy extracorporeal shockwave therapy versus ultrasound-guided needling versus arthroscopic surgery in the management of chronic calcific rotator cuff tendinopathy: a systematic review. Arthroscopy. 2016;32:165-175.

49. Maffulli N, Wong J, Almekinders LC. Types and epidemiology of tendinopathy. Clin Sports Med. 2003;22:675-692.

50. Malliaropoulos N, Thompson D, Meke M, et al. Individualised radial extracorporeal shock wave therapy (rESWT) for symptomatic calcific shoulder tendinopathy: a retrospective clinical study. BMC Musculoskelet Disord. 2017;18:513.

51. Mavrikakis ME, Drimis S, Kontoyannis DA, Rasidakis A, Moulopoulou ES, Kontoyannis S. Calcific shoulder periarthritis (tendinitis) in adult onset diabetes mellitus: a controlled study. Ann Rheum Dis. 1989;48:211-214.

52. McKendry RJ, Uhthoff HK, Sarkar K, Hyslop PS. Calcifying tendinitis of the shoulder: prognostic value of clinical, histologic, and radiologic features in 57 surgically treated cases. Journal of Rheumatology. 1982;9:75-80.

53. Merolla G, Singh S, Paladini P, Porcellini G. Calcific tendinitis of the rotator cuff: state of the art in diagnosis and treatment. Journal of Orthopaedics & Traumatology. 2016;17:7-14.

54. Meroni R, Piscitelli D, Valerio S, et al. Ultrasonography of the shoulder: asymptomatic findings from working-age women in the general population. Journal of Physical Therapy Science. 2017;29:1219-1223.

55. Mohr W, Bilger S. Basic morphologic structures of calcified tendopathy and their significance for pathogenesis. Z Rheumatol. 1990;49:346-355.

56. Molé D, Kempf JF, Gleyze P, Rio B, Bonnomet F, Walch G. Results of endoscopic treatment of non-broken tendinopathies of the rotator cuff. 2. Calcifications of the rotator cuff. Revue de Chirurgie Orthopedique et Reparatrice de L'Appareil Moteur. 1993;79:532-541.

57. Mouzopoulos G, Stamatakos M, Mouzopoulos D, Tzurbakis M. Extracorporeal shock wave treatment for shoulder calcific tendonitis: a systematic review. Skeletal Radiol. 2007;36:803-811.

58. Moya D, Ramon S, d'Agostino MC, et al. Incorrect methodology may favor ultrasound-guided needling over shock wave treatment in calcific tendinopathy of the shoulder. J Shoulder Elbow Surg. 2016;25:e241-243.

59. Moya D, Ramon S, Guiloff L, Gerdesmeyer L. Current knowledge on evidence-based shockwave treatments for shoulder pathology. Int J Surg. 2015;24:171-178.

60. Ogon P, Suedkamp NP, Jaeger M, Izadpanah K, Koestler W, Maier D. Prognostic factors in nonoperative therapy for chronic symptomatic calcific tendinitis of the shoulder. Arthritis Rheum. 2009;60:2978-2984.

61. Ohberg L, Alfredson H. Ultrasound guided sclerosis of neovessels in painful chronic Achilles tendinosis: pilot study of a new treatment. Br J Sports Med. 2002;36:173-175; discussion 176-177.

62. Oliva F, Via AG, Maffulli N. Physiopathology of intratendinous calcific deposition. BMC Med. 2012;10:95.

63. Olsson O. Degenerative changes of the shoulder joint and their connection with shoulder pain; a morphological and clinical investigation with special attention to the cuff and biceps tendon. Acta Chirurgica Scandinavica. Supplementum. 1953;181:1-130.

64. Papatheodorou A, Ellinas P, Takis F, Tsanis A, Maris I, Batakis N. US of the shoulder: rotator cuff and non-rotator cuff disorders. Radiographics. 2006;26:e23.

65. Peach CA, Zhang Y, Dunford JE, Brown MA, Carr AJ. Cuff tear arthropathy: evidence of functional variation in pyrophosphate metabolism genes. Clin Orthop Relat Res. 2007;462:67-72.

66. Peters J, Luboldt W, Schwarz W, Jacob V, Herzog C, Vogl TJ. Extracorporeal shock wave therapy in calcific tendinitis of the shoulder. Skeletal Radiology 2004;33(12):712-718.

67. Pleiner J, Crevenna R, Langenberger H, et al. Extracorporeal shockwave treatment is effective in calcific tendonitis of the shoulder. A randomized controlled trial. Wien Klin Wochenschr. 2004;116:536-41.

68. Rebuzzi E, Coletti N, Schiavetti S, Giusto F. Arthroscopy surgery versus shock wave therapy for chronic calcifying tendinitis of the shoulder. Journal of Orthopaedics and Traumatology. 2008;9:179-185.

69. Rompe JD, Bürger R, Hopf C, Eysel P. Shoulder function after extracorporal shock wave therapy for calcific tendinitis. J Shoulder Elbow Surg. 1998;7:505-509.

70. Rompe JD, Kirkpatrick CJ, Kullmer K, Schwitalle M, Krischek O. Dose-related effects of shock waves on rabbit tendo Achillis. A sonographic and histological study. J Bone Joint Surg Br. 1998;80:546-552.

71. Rosenthal AK, Gohr CM, Mitton E, Monnier V, Burner T. Advanced glycation end products increase transglutaminase activity in primary porcine tenocytes. J Invest Med. 2009;57:460.

72. Sandstrom C. Peridentinis calcarea: common disease of middle life. Its diagnosis, pathology and treatment. Am J Roentgenol. 1938;40:1-21.

73. Sansone V, Consonni O, Maiorano E, Meroni R, Goddi A. Calcific tendinopathy of the rotator cuff: the correlation between pain and imaging features in symptomatic and asymptomatic female shoulders. Skeletal Radiol. 2016;45:49-55.

74. Sansone V, Maiorano E, Galluzzo A, Pascale V. Calcific tendinopathy of the shoulder: clinical perspectives into the mechanisms, pathogenesis, and treatment. Orthopedic Research and Reviews. 2018;10:63-72.

75. Sansone VC, Meroni R, Boria P, Pisani S, Maiorano E. Are occupational repetitive movements of the upper arm associated with rotator cuff calcific tendinopathies? Rheumatol Int. 2015;35:273-280.

76. Schmitz C, Csaszar NBM, Milz S, et al. Efficacy and safety of extracorporeal shock wave therapy for orthopedic conditions: a systematic review on studies listed in the PEDro database. British Medical Bulletin. 2015;116:115-138.

77. Sengar DP, McKendry RJ, Uhthoff HK. Increased frequency of HLA-A1 in

calcifying tendinitis. Tissue Antigens. 1987;29:173-174.

78. Simpson M, Pizzari T, Cook T, Wildman S, Lewis J. Effectiveness of non-surgical interventions for rotator cuff calcific tendinopathy: a systematic review. J Rehabil Med. 2020;10.2340/16501977-2725.

79. Tagashira Y, Watanuki S. Acute calcific retropharyngeal tendonitis. Canadian Medical Association Journal. 2015;187:995-995.

80. Uhthoff HK, Loehr JW. Calcific tendinopathy of the rotator cuff: pathogenesis, diagnosis, and management. The Journal of The American Academy of Orthopaedic Surgeons. 1997;5:183-191.

81. Verstraelen F, In den Kleef NJ, Jansen L, Morrenhof J. High-energy versus low-energy extracorporeal shock wave therapy for calcifying tendinitis of the shoulder: which is superior? A meta-analysis. Clin Orthop Relat Res. 2014;472:2816-25.

82. Verstraelen FU, Fievez E, Janssen L, Morrenhof W. Surgery for calcifying tendinitis of the shoulder: a systematic review. World J Orthop. 2017;8:424-430.

83. Wang CJ, Wang FS, Yang KD, et al. Shock wave therapy induces neovascularization at the tendon-bone junction. A study in rabbits. J Orthop Res. 2003;21:984-989.

84. Welfling J, Kahn M, Desroy M, Paolaggi J, de Sèze S. [Calcifications of the shoulder. II. The disease of multiple tendinous calcifications]. Rev Rhum Mal Osteoartic. 1965;32:325-334.

85. Wölk T, Wittenberg RH. [Calcifying subacromial syndrome--clinical and ultrasound outcome of non-surgical therapy]. Zeitschrift fur Orthopadie und ihre Grenzgebiete. 1997;135:451-457.

86. Wu Y-C, Tsai W-C, Tu Y-K, Yu T-Y. Comparative effectiveness of nonoperative treatments for chronic calcific tendinitis of the shoulder: a systematic review and network meta-analysis of randomized controlled trials. Arch Phys Med Rehabil. 2017;98:1678-1692.e1676.

87. Zhang J, Wang JH-C. Production of PGE2 increases in tendons subjected to repetitive mechanical loading and induces differentiation of tendon stem cells into non-tenocytes. Journal of Orthopaedic Research. 2010;28:198-203.

88. Zhang J, Wang JH. Platelet-rich plasma releasate promotes differentiation of tendon stem cells into active tenocytes. Am J Sports Med. 2010;38:2477-2486.

89. Zibis AH, Giannis D, Malizos KN, Kitsioulis P, Arvanitis DL. Acute calcific tendinitis of the longus colli muscle: case report and review of the literature. Eur Spine J. 2013;22:434-438.

고유수용감각 손상의 평가 및 관리 고려 (Reconsidering assessment and management of proprioceptive impairment of the shoulder)

28

Gisela Sole, Craig Wassinger

개요(Introduction)

감각운동 조절(sensorimotor control)은 신체의 평형, 균형, 안정성 및 안전을 유지하고 동요에 대응하고 주변 공간에 대한 인식을 만드는 데 중요하다. 이러한 조절은 모든 감각(체성감각) 및 분절의 운동 조절(뇌에서 근육 및 기타 조직까지)을 의미한다.[1] 체성감각 시스템은 해석 및 통합을 위해 감각 자극에서 중추신경계(CNS)로 정보를 전달한다. 어깨 기능은 척추, 견흉 분절(scapulothoracic segment), 상완관절와관절, 견봉쇄골관절, 흉쇄골 관절(sternoclavicular joint) 뿐만 아니라 주관절, 손목, 손 관절의 협응된 반응이 필요하다. 몸통과 다리의 위치와 해당 분절에서 생성되는 힘은 어깨의 출력에 상당한 영향을 미친다. 상완관절와 관절은 상지 가동성, 정확성 및 속도에 필수적이므로 일상 및 여가 활동을 위한 상지 기능을 촉진하면서 관절 안정성을 조절하는 것은 잘 조직된 감각 운동 시스템에 크게 의존한다.[2]

고유수용감각은 체성감각 시스템의 일부이며 팔다리와 관절이 신체, 주변 환경 및 공간과 관련하여 있는 위치를 감지하는 능력과 관련이 있다.[3] 고유수용감각은 운동 조절 및 행동을 조절하는 다면적 시스템의 과정을 수반한다.[4,5] 연구에서는 부상 및 통증,[3,6] 피로,[7,8] 작업 관련 반복 움직임,[9] 던지기 수행 능력,[10] 및 수술 후 재발성 전방 상완관절와관절 탈구와 관련된 어깨 고유수용감각을 분석해 왔으며, 이는 개선되는 것으로 나타난다.[11] 진동을 추가하거나 추가하지 않은 "고유수용감각 훈련"은 어깨 부상 후 고유수용감각을 "강화"하거나 "복원"하는 것을 목표로 하는 임상 지침의 일부로 구성된다.[12-14] 또한 도수치료, 테이핑, 보조기(bracing)와 같은 보조적인 것들은 상충되는 증거가 있기는 하지만 고유수용감각을 개선하기 위해 제안된다.[14] 이 장에서는 체성감각 시스템의 일부로서 고유수용감각의 현재 개념과 상완관절와관절에 초점을 맞춰 어깨 통증에 대한 반응을 탐구한다. 평가 및 재활을 위한 이론적 개념과 임상적 접근뿐 아니라 다양한 근거 기반 결과를 탐색하기 위해 설명 형식을 사용한다.

체성감각 시스템 내 고유수용감각의 맥락 (The context of proprioception within the somatosensory system)

다른 감각 입력, 신경망뿐만 아니라 심리사회적 영역과도 분리된 고유수용감각을 고려하는 것은 임상적 관점에서 도전적이고 아마도 무의미할 것이다. 고유수용감각은 말초 시스템과 중추 시스템을 모두 포함한다.[15] 감각은 우리 자신의 움직임에 의해 생성되고 신체 이미지 생성에 기여한다.[16] 고유수용감각은 일상적인 움직임 중에 무의식적이며 예를 들어, 팔이 어디에 있는지에 대해 생각할 때 내부 주의 집중을 사용하여 접근할 수 있다. 고유수용감각은 열수용기(thermoception), 유해수용기(nociception), 평형수용기(equilibrioception), 기계수용기(mechanoreception)와 더불어 복잡한 구심성 체성감각 시스템의 일부를 형성한다.[15]

1830년대 찰스 벨(Charles Bell) 경이 "여섯번째 감각(sixth sense)"으로 묘사한 체성감각 시스템은 기본 감각인 시각, 전정(운동 방향 및 속도, 평형 및 균형 포함), 촉각, 청각, 미각 및 후각을 보완한다.[17] 체성감각에는 운동감각 또는 움직임 감각(관절 운동의 해석), 관절 위치 감각(공간에서의 방향에 관한 정보의 해석) 및 힘 감각(관절 내에서 생성되는 힘 해석), 무게감각과 다른 것들의 하위 형식을 포함한다.[16,18-20] 고유수용감각 신호는 시각, 전정 및 기타 감각 정보와 통합되어 적절한 운동 반응을 결정하기 위해 중추신경계에 의해 사용된다. 따라서 감각운동 시스템은 1) 구심성 체성감각 신호(입력), 2) 모든 감각 입력의 중추 해석 및 통합(분석), 3) 원심성 운동 반응(출력)의 세 가지 주요 단계를 포함한다.[21]

잘 기능하는 감각운동 시스템의 결과는 다음에 일어날 일을 예상하고 움직임 오류를 수정(피드포워드(feedforward) 메커니즘)하며 관절 움직임과 부하(피드백 메커니즘)에 반응하여 동적 통제(움직임 반응)의 지속적이고 무의식적인 활성화를 포함하는 신경근 조절이다.[18] 피드포워드 프로세스는 올바른 순서, 타이밍 및 조정을 허용하도록 과제를 연습하고 숙달한 후에 발생한다.

어깨 통증이 있는 사람의 고유수용감각 평가 (Assessment of proprioception for people with shoulder pain)

어깨 고유수용감각은 각도계 또는 경사계 및 레이저 포인터,[8,22,23] 스마트폰 앱,[24,25] 맞춤형 장비,[10,26] 전자기 추적 장치,[27] 그리고 가장 일반적으로 등속 동력계[28,29]를 사용하여 측정되었다. 최근 연구는 어깨 고유수용감각을 평가하기 위해 가상 현실(40장 참조)의 사용을 연구하였다.

고유수용감각을 평가하는 가장 일반적인 방법은 움직임(movement) 감각 또는 운동감각(kinesthesia)(그림 28.1), 관절(재)위치 감각(joint (re-)position sense; JPS)에 대한 재배치 오류,[30,31] 힘 인식에 대한 힘 일치 오류(force matching error for force perception)에 대한 수동적 움직임을 감지하기 위한 각도 역치(angular Threshold To Detect Passive Movement; TTDPM)을 결정하는 것이다. 더 큰 TTDPM뿐만 아니라 JPS 및 힘 감각에 대한 더 큰 오류는 손상된 고유수용감각을 나타내는 것으로 간주된다. 이에 대한 평가는 표 28.1에 설명되어 있다. 관련 감각 운동 평가에는 동요(perturbation), 반응 시간 및 근전도 활동에 따른 안정화 시간이 포함된다.

고유수용감각은 견봉하 통증 증후군(충돌),[34,35] 회전근개 건병증,[36,37] 비특이성 어깨 통증,[38] 오십견[39] 및 상완관절와 불안정성(탈구 후)[40] 을 가진 사람들로 조사되어 왔다. 능동적이고 수동적인 JPS가 가장 일반적으로 평가되는 하위 양식으로 보이지만, 이러한 결과는 어깨 통증 또는 부상이 있는 사람을 증상이 없는 사람으로부터 일관되게 구별하지 못한다.[3,6] 중등도 정도의 근거는 TTDPM(운동감각)에 대한 그룹 차이를 설명하고[3,6] 힘 감각 장애에 대해서는 낮은 수준의 근거를 설명한다.[3] 어깨 통증이 있는 사람과 그렇지 않은 사람의 평균 차이는 일반적으로 관절 위치 오류의 경우 3° 미만이고 TTDPM의 경우 더 낮다.[8,36,41]

이러한 결과를 해석하기 위해서는 측정의 신뢰도에 대한 이해가 필요하다. 급내상관계수(intraclass correlation coefficients; ICC)로 정의된 높은 상대적 신뢰도(relative reliability)를 허용할 수 있는 것으로 보고되었다.[4,39] 90° 외전 위치에서 내회전 및 외회전에 대한 평가 프로토콜은 수동적 JPS 및 운동감각(TTDPM)에 대해 가장 신뢰할 수 있는 것으로 보인다.[4] 절대적 신뢰도(Absolute reliability)에는 표준 측정 오차(standard error of measurement; SEM) 및 최소 감지 가능 차이(smallest detectable differences; SDD) 계산이 포함된다.[42] SEM보다 작은 값의 차이는 "측정 잡음(measurement noise)"의 결과일 가능성이 높다. SEM과 SDD 사이의 범위 차이의 경우 이것이 측정 잡음으로 인한 것인지 "실제" 차이인지는 모호하다. SDD보다 큰 차이 또는 변화는 실제 차이일 가능성이 95%이다.[42]

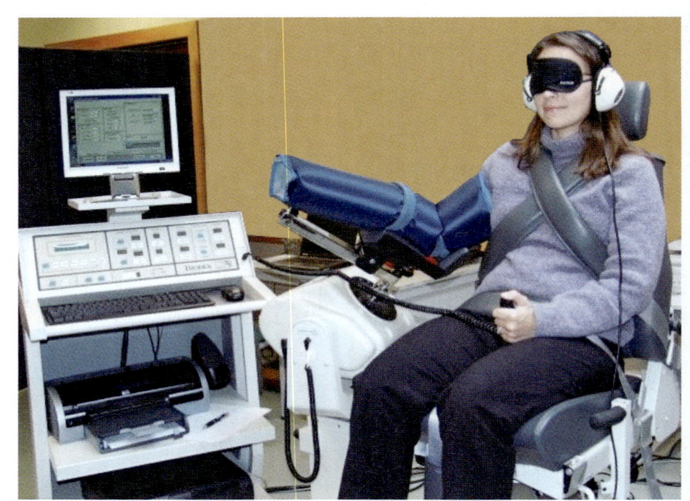

그림 28.1
수동적 움직임을 감지하기 위한 각도 임계값(TTDPM).

무증상 참가자의 등속 근력계를 사용하여 내회전 및 외회전 JPS(수정된 중립 상완관절와관절 자세에서)에 대한 신뢰도를 평가하여 SEM 0.5 – 1° 와 SDD 1 – 2.7°가 계산되었다.[39,43] 외회전/내회전에 대한 TTDPM의 경우(또한 수정된 중립자세), 우리는 SEM를 0.15°로 정의했으며 SDD는 0.42°에 해당한다.[43] 따라서 약 1–3°의 작은 차이는 수동적인 관절 위치 오차에 대해 확신 있게 결정할 수 있고, 등속 근력계를 사용할 때 TTDPM의 경우 0.5°이다.

경사계와 스마트폰 앱을 사용하는 능동적 JPS의 SDD는

표 28.1 고유수용성 하위 양식 및 평가 과정

하위 양식	평가
운동감각(Kinesthesia) 또는 움직임 감각	**수동적 움직임을 감지하기 위한 각도 역치(Threshold To Detect Passive Movement; TTDPM):** 팔을 공기가 가득 채운 슬리브(sleeve)에 넣어 촉각을 감소시키고, 원위 관절을 안정시켜 고유수용감각 입력을 최소화하고 눈가리개를 사용하여 시각 입력을 차단한다. 백색 소음이 있는 헤드폰은 청각 신호를 차단하는 데 사용된다(그림 28.1). 환자는 일반적으로 앉거나 누운 자세로 팔을 장치 지렛대에 올려 놓는다. 팔은 느린 속도(0.25–5°/s)로 장치에 의해 수동적으로 움직이고 참가자는 움직임과 움직임의 방향을 느끼는 첫 번째 경우에서 정지 버튼을 누르도록 지시받는다. 움직임을 감지하기 위한 각도 임계값과 움직임 방향이 기록된다.[11,30]
관절위치감각 (Joint position sense)	**관절위치감각(Joint position sense ; JPS):** 가능한 경우 공기를 가득 채운 슬리브(sleeve)를 사용하고 환자는 눈을 가린다. • *등속 근력계(Isokinetic dynamometer):* 팔다리 또는 관절은 수동적으로 목표 각도로 이동하고 시작 위치로 돌아간다. – *수동적 JPS:* 팔다리는 장치에 의해 다시 수동적으로 움직이고 참가자는 인식된 대상 위치가 돌아올 때 중지 버튼으로 표시한다. – *능동적 JPS:* 참가자는 팔다리를 다시 목표 각도로 능동적으로 움직인다. 목표 위치과 돌아온 위치 사이의 각도 오차가 결정된다.[30] • *레이저포인터:* 사람은 팔 길이에 10cm를 더한 거리에 벽을 마주하고 선다. 오차를 결정하기 위해 줄자를 벽에 고정한다 (cm 단위). 레이저 포인터는 상완 원위부에 고정된다. 그 사람은 지정된 대상에 대해 팔꿈치를 신전하고 손목을 중립으로 유지하면서 어깨를 굴곡(또는 외전)하도록 요청받는다. 참가자는 휴식 자세로 다시 돌아오고 시각적 피드백 없이 포인터를 목표 위치에 적극적으로 조준한다. 대상과 최종 위치 사이의 선형 거리 오류가 측정된다.(삼각법을 사용하여 각도 오차를 계산할 수 있다.)[23] • *각도계 또는 스마트폰 앱:* 레이저 포인터와 유사한 과정이 사용된다. 목표 위치 및 다시 돌아온 위치에 대한 각도 위치를 측정하고 오류를 계산한다.[23,25,32]
힘 감각 (Force sense)	**힘 일치 오류(Force matching error):** 등속 동력계를 사용하여 최대 자발적 등척성 수축(maximum voluntary isometric contraction; MVIC)을 먼저 평가한다. 그런 다음 MVIC의 60%와 같은 목표 힘을 설정한다. 그런 후 참가자는 컴퓨터 화면에 시각적 피드백을 사용하거나 사용하지 않고 번갈아 "목표 힘"을 생성하고 몇 초 동안 유지하도록 요청받는다. 목표 힘과 시각적 피드백 없이 생성된 관찰된 힘 사이의 오차가 계산된다.[22,33]

90° 외전에서 측정할 때 내회전 및 외회전에 대해 1.5°, 능동적 굴곡에 대해 22~12° 범위일 것이다.[24] Vafadar 등[23]은 어깨 통증이 없는 사람들에게 레이저 포인터를 사용하여 어깨관절 굴곡에 대한 평균 관절 위치 오류와 1.8 – 3.1° 범위의 SDD로 좋은 신뢰도(ICC 0.86)를 보고했다. 레이저 포인터나 스마트폰 앱을 사용할 때 어깨 통증이 있는 사람과 무증상인 사람 사이에 발견되는 차이가 더 작을 수 있다는 점을 고려할 때 이러한 SDD는 크다. 예를 들어, Boarati 등[8]은 90° 어깨 굴곡에서 레이저 포인터를 사용할 때 견봉하 통증 증후군이 있는 그룹과 무증상 그룹 사이의 평균 차이를 1.6°로 보고하였으며, 이는 신뢰성 연구에서 계산된 SDD(1.8 – 3.1°)보다 작다.[23,32] 따라서 특히 레이저 포인터, 스마트폰 앱 또는 경사계와 함께 임상 기반 평가 절차를 사용할 때 개인의 JPS에 대한 결함을 측정 소음과 구별하기 어렵다.

개별 연구를 고려할 때 증상이 있는 어깨와 증상이 없는 어깨를 가진 사람의 차이는 문서화된 절대 신뢰도(예: SEM 및 SDD)에 비해 작은 경우가 많다. 그룹 간의 이러한 명확한 차이는 부분적으로 큰 변동성 때문이며 평균 차이에 비해 큰 표준 편차에서 분명하다. 따라서 어깨 통증이 있는 일부 사람들은 측정 가능한 고유수용성 결핍이 있을 수 있지만 유사한 어깨 통증이나 장애가 있는 다른 사람들은 그렇지 않을 수 있다. 평가의 개별적 가변성을 이해하려면 고유수용성의 기초가 되는 모델도 고려해야 한다. 초기 고유수용성 이론은 말초 해부학적 모델에 대한 당대의 지식에 초점을 맞추었고 신경과학의 발전은 우리의 이해를 재구성했다. 이러한 개념은 다음 부분에서 다룬다.

고유수용감각의 말초 해부학적 모델
(Peripheral anatomical model for proprioception)

어깨의 대부분의 해부학적 구조에 위치한 기계적 수용기는 조직의 기계적 변형에 민감하다.[44] 표 28.2는 어깨의 기계 수용기와 위치를 나타낸다. 관절과 피부(근건이 아닌(non-musculotendinous))에 기계수용기는 운동의 끝 범위에서 JPS에 기여할 가능성이 더 높다.[4,14,43] 관절 기계수용기는 역사적으로 관절에서 가장 중요한 고유수용성 기관으로 간주되었다.[44] 최근 이해는 근방추(muscle spindles)와 골지건기관(Golgi tendon organs; GTO)이 주요 고유수용기로서 전체 관절 가동 범위동안 신호를 보낸다.[45] 전체 관절 가동 범위의 방향은 근육 길이 변화와 근육 길이 변화에 대한 예상을 기반으로 인지된다.[15] 이것은 힘과 노력의 감각에 기여하는 근육 길이와 수축 속도의 변화를 감지함으로써 달성된다.[16,44,46,47] 중요한 것은 근방추와 GTO도 적응 가능한 역치를 가지고 있다는 것이다. 즉, 능동적인 움직임과 운동을 통해 민감도를 바꿀 수 있다.[44]

움직임이나 자세는 기계적 수용기, 근방추 및 GTO에서 나오는 고유수용성 일차 구심성 신경 내에서 활동 전위를 시작한다. 이러한 활동 전위는 전도 속도가 빠르다; 전달은 최소한의 시냅스와 정확한 체성감각 체계(somatotopic organization)를 수반한다(신체의 특정 부분은 CNS의 뚜렷한 위치와 연관됨). 고유수용성 활동전위는 척수에 있는 후방 기둥–내측 섬유띠 시스템(posterior column–medial lemniscal system)을 통해 연수에 있는 설상핵(nucleus cuneatus)을 지나 같은 쪽으로 올라간다. 여기에서 섬유는 정중선을 가로질러 시상(대뇌 피질로 가는 운동 및 감각 신호의 중계소)으로 투영되고 궁극적으로 전방 두정엽(일차 감각 피질)에서 끝난다. 일차 감각 피질은 체성감각 정보의 통합과 해석을 담당한다.[50–52]

하행성 운동 시스템(descending motor system)은 1) 일차 운동 피질, 2) 전운동 피질, 3) 보조(supplemental) 운동 피질 이 세 가지 관련 영역으로 구성된다.[53,54] 일차 및 전운동 피질 모두 일차 감각 피질에서 직접 입력을 받는다.[53,54] 하행성 운동 명령은 소뇌와 기저핵 내에서 적용되고 감각 입력에 반응하는 알파(α) 및 감마(γ) 운동 신경에서 끝난다.[54] 이것은 운동 활동의 계획 및 수정 주기를 완성한다.

지난 수십 년 동안의 이론은 말초 및 해부학적 모델에서 고유수용감각을 고려했다. 즉, 손상은 관절낭 또는 인대(루피니 말단 또는 파시니안 소체)의 국소적 기계적 수용기 손상으로 이

표 28.2 어깨의 주요 기계수용기[48,49]

수용기 종류	반응력(Responsive forces)	어깨의 위치
루피니 말단(소체(corpuscle))	장력, 압박, 회전, 한계 감지기	관절순 - 지속적인 압박 관절낭/인대 접합부 (관절낭–관절순과 관절낭–상완) 피부
파시니안 (크라우제) 소체	압박, 장력, 부하 속도, 진동	관절순 - 압박 관절낭/인대 피부
골지건기관(GTO)	장력	관절낭/인대 건
근방추(핵주머니 근세포, 핵사슬근세포)	장력, 장력 부하 속도, 장력에 대한 반응	근육 (감마 시스템)
자유신경종말	유해한 자극에 대한 반응	관절순, 관절낭, 인대, 근육, 피부, 점액낭

어져 구심성 신호 전달을 초래했다.[21] 상완관절와관절의 근-건 단위(예: 회전근개) 또는 관절낭(탈구에서와 같이)의 손상은 기계적 안정성 및 감각 신호 손상을 유발하는 것으로 제안되었다.[18,55] 관절낭의 손상은 탈구 방향에서 수동적 관절 안정성을 손상시킨다. 또한, 관절낭의 장력에 관한 고유수용 감각 정보를 제공하는 기계 수용체는 늘어나거나 찢어진 관절낭 내에서 변경된 장력 부하에 반응하는 것으로 믿어졌다.[2,40,56] 손상된 관절의 기계 수용체로부터 고유수용감각 입력이 손실되면 구심성 신호가 변경되고, 따라서 운동 프로그램 또는 신경근 조절에 영향을 미친다.[26] 고유수용성 구심성 정보의 이러한 손실은 추가적인 관절 안정성 손상으로 이어질 것으로 제안되었다. 따라서, 초점은 정상적인 신경근 반사 관절 안정화를 방해하는 어깨의 말초 손상과 내장된 기계적 수용기로 인한 관절낭 및 인대 손상에 있었다.[57]

고유수용감각을 위한 뉴로매트릭스 모델 (Neuromatrix model for proprioception)

감각으로서의 고유수용감각과 평가 및 재활의 영향에 대한 이해를 발전시키기 위해서는 보다 최근의 신경과학적 개념을 이전의 말초-우세 기전과 통합해야 한다. 고유수용감각 입력의 중추신경계 해석 및 처리는 다양한 요인의 영향을 받는다.

위에서 설명한 바와 같이 뇌의 정의된 신경해부학적 영역은 예를 들어, JPS 또는 운동감각의 평가 중에 구심성 고유수용 입력을 수신하고 해당 입력을 처리하고 적절한 운동 반응 또는 출력을 결정하는 역할을 한다. 다른 뇌 영역과 시스템에 걸쳐 확장되는 기능적 신경생리학적 과정은 움직임 출력에 영향을 미친다. 뉴로매트릭스와 신경태그(neurotag) 모델은 그러한 영향의 복잡성을 설명하는 데 사용되었다(그림 28.2).[3,58,59]

뉴로매트릭스는 세포의 복잡한 연결, 신경 자극(nerve impulse) 및 뇌 영역 내 및 뇌 영역 간의 화학 반응을 나타낸다. 위에서 언급한 영역 외에도 전두엽(생각과 감정), 변연계(감정의 경험과 표현), 뇌하수체(호르몬 조절) 등이 포함된다. 따라서 생각, 감정, 기억, 편안한지 스트레스를 받는지 여부는 우리가 움직이는 방법과 움직임의 정확성에 영향을 미칠 수 있다. 이러한 영향은 뉴로매트릭스 내의 신경태그 개념으로 이해될 수 있다.

신경태그는 특정 시간에 운동으로 이어지고 운동에 영향을 미치는 뇌 영역에 걸쳐 해부학적 및 생리학적으로 연결된 신경의 망이다.[60] 본질적으로 신경태그는 동시에 활성화되는(또는 "발화"하는) 뇌 영역에 걸친 신경 그룹이다. 더 크고 더 자주 사용되는 신경태그는 더 작거나 덜 사용되는 신경태그보다 더 큰 영향을 미칠 가능성이 있다. 신경태그의 영향은 일정하지 않으며 시간이 지남에 따라 변할 수 있다. 이것은 신경가소성으로 알려져 있다.[58,60]

일차 신경태그는 정확한 던지기와 같이 원하는 출력이나 동작을 유도하는 운동 단위에 작용할 수 있다.[58] 이차 신경태그는 일차 신경태그의 정밀도를 조절하여 해당 출력이나 동작에 영향을 미친다.[58,59] 고유수용감각은 기억, 통각 입력, 운동 계획 및 사회적 위협(예: 스포츠 경기장의 다른 선수)과 함께 던지기의 정확성에 영향을 미치는 다수의 이차 신경태그 중 하나로 볼 수 있다. 따라서 감각운동 맥락(sensorimotor context)에서 특정 어깨 움직임 또는 던지기는 일차 신경태그 활성화의 결과이며, 이는 이차 신경태그에 의해 조절된다. 유사하게, 그림 28.1에 설명된 대로 평가된 TTDPM은 고유수용성 신경태그의 영향을 받을 뿐만 아니라 참가자의 과제에 대한 친숙도, 잠재적 통각 입력 및 주의력에 의해서도 영향을 받는다.[55,56,61]

따라서 뉴로매트릭스 모델에서 고유수용감각은 체성 감각과 감각운동 조절을 위해 중추신경계에서 사용하는 다양한 메커니즘 중 하나다(그림 28.2 참조). 고유수용감각 입력은 내부 예측을 갱신하고 원하는 또는 필요한 출력을 수정하기 위해서[58] 시각, 청각, 전정 및 후각 시스템의 입력과 지속적으로 통합된다.[3] 따라서, 통각,[62] 또는 약간 다른 신체 위치와 같은 다른 이차 신경태그의 변화는 고유수용 신경태그와 상호 작용하여 운동 결과의 변화를 초래한다. 이러한 상호 작용은 고유수용성 평가의 결과를 변경하여 높은 가변성과 그것으로 인한 측정 오류에 기여할 수 있다.

뇌졸중이 있는 연구 참가자의 움직임 및 위치 감각 장애에 대한 발견은 중추신경계가 고유수용감각 변화의 기초가 되는 중요한 메커니즘이라는 것을 뒷받침한다.[63] 뇌졸중 환자는 건강한 참가자에 비해 어깨에 대한 움직임 감지 및 재배치 검사에서 양측 결함을 나타낸다.[64] 뇌졸중이 있는 사람과 뇌졸중이

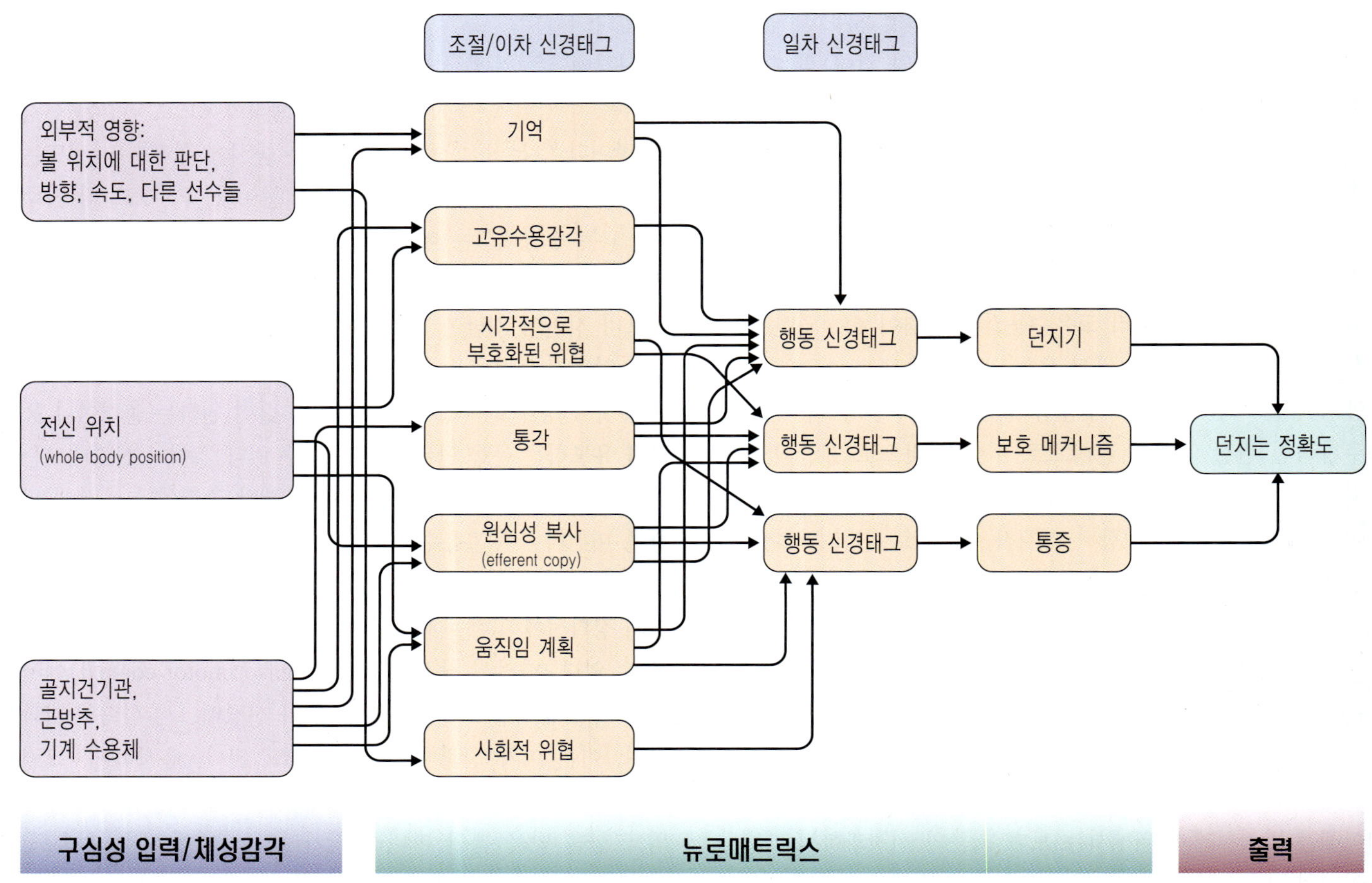

그림 28.2
말초 우세 모델(peripheral-dominant model)과 뉴로매트릭스의 모델을 통합하기 위한 이론적 모델. 가운데에 있는 뉴로매트릭스 상자는 중추 경로를 제시하는 반면, 왼쪽 상자는 어깨 관절, 근육 및 건 내의 중복되는 외부 요인과 고유수용 수용체를 나타낸다. 여러 개의 화살표는 던지는 정확도와 고통의 경험(또는 고통의 부족)에 영향을 미칠 수 있는 복잡하고 수정 가능한 경로를 나타낸다. 오른쪽에서 다시 왼쪽으로 가는 화살표가 피드백 메커니즘을 완성시킬 것이다.

Wallwork SB, Bellan V, Moseley GL. Applying current concepts in pain-related brain science to dance rehabilitation. J Dance Med Sci. 2017;21(1):13–23.[59] 의 허가를 받아 수정됨.

없는 사람의 외회전 및 내회전(90° 외전 상태에서)의 TTDPM을 비교했을 때, 평균 차이는 반대쪽에서 약 7°, 뇌졸중 동측에서 약 3°였다.[64] 따라서, 이러한 사람들에서 말초 기계적수용기에 대한 손상이나 부상이 없음에도 불구하고 고유수용감각의 변화는 명백하다. 그러므로, 기계 수용체로부터의 구심성 고유수용감각 신호는 정상일 가능성이 높지만, 구심성 정보의 중추신경계 처리는 뇌졸중 이후에 변화했다.[63,64]

이차 신경태그로 인한 중추 처리 변화는 어깨 부상 및/또는 통증이 있는 사람의 고유수용감각 검사(출력) 결과에도 영향을 미칠 수 있다.[65,66] 이러한 중추 변화는 어깨 기계적수용기와 근방추 시스템의 잠재적인 변화 외에도 발생할 수 있으며, 개인별 변화를 추가한다. 그러한 복잡한 시스템은 부분적으로 동일한 어깨 상태(예: 오십견 또는 회전근개 관련 어깨 통증)를 가진 사람들의 고유수용감각 측정을 무증상 어깨를 가진 사람들과 비교하는 것과 임상적 중재가 고유수용감각에 영향을 미치는지 여부를 탐색할 때의 어려움을 설명한다.

실험적 통증 모델을 통해 조직 손상 없이 개인에게 투여했을 때 통증의 영향을 평가할 수 있다. 방법에는 고장성 식염수(hypertonic saline)를 근육 및 기타 해부학적 구조에 주입하여 일시적인 국소 또는 연관통을 유발하는 것이 포함된다.[67] 우리는 급성 어깨 통증이 등속성 외회전 및 내회전 근력, 던지기 정확도,[68] 및 고유수용감각에 미치는 영향을 조사하기 위해 실험적으로 유도된 통증 모델을 사용했다.[43] 어깨 통증은 견봉하 공간에 주입된 고장성 식염수에 대한 반응으로 발생했다. 실험적 통증 조건에서 참가자는 통제 조건에 비해 외회전 및 내회전의 최대 토크와 던지기 정확도가 20% 감소하여 모델을 검증했다.[68]

고유수용감각 측면에서 통증 상태를 기준과 비교하고 후속 조치(통증 없음) 했을 때 수동적 관절 재위치 오류(passive joint reproduction error)에 대한 차이는 발견되지 않았다. 그러나 TTDPM의 경우 기준 및 회복 통제 조건과 비교하여 통증 조건에 대해 강화된 운동감각이 분명했다.[43] 차이는 작았지만 (0.5°) TTDPM은 대조군에 비해 실험적 통증 조건에서 평균 30% 감소했다. 감소된 역치, 즉 "개선된" 움직임 감각은 예상치 못한 결과였으며 어깨 통증 및 수반되는 부상이 있는 환자에게 예상되는 것과 대조되었다.

이 연구는 견봉하 공간에 고장성 식염수를 주입하면 향상된 운동 감각과 관련된 어깨 통증을 유발하는 반면 참가자 그룹 전체의 수동 JPS에는 유의미한 영향을 미치지 않는다는 것을 보여주었다.[43] 향상된 운동 감각은 중추 보호 메커니즘을 반영할 것이다. 뉴로매트릭스 모델을 고려할 때, 이 경우 유해수용성 조절 신경태그(식염수의 유해한 자극에 의해 촉진됨)는 특정 검사 동안 운동감각 신경태그에 촉진적 영향을 미쳤을 수 있다.

통증은 위험에 대한 지표이며 중추신경계의 한 가지 역할은 추가 손상으로부터 신체를 보호하는 것이다.[69,70] 실험적 통증은 어깨를 움직임에 더 민감하게 만들었으며 이는 보호적일 수 있다. 움직임에 대한 이러한 증가된 민감도(TTDPM으로 평가)가 방추형 시스템을 통한 강화된 근방추 활동 때문인지, 처리 과정(중추 메커니즘)의 변화로 인한 것인지, 특정 신경태그에 대한 반응의 일부인지 여부는 추가 조사가 필요하다. 이러한 발견은 고유수용감각에 대한 평가의 특이도에 도전하고 이러한 측정에 영향을 미치는 중추신경계 처리 과정에 대한 강력한 방향을 제공한다.

최근에 깨달음은 고유수용성 구심성 신경은 하나의 분리된 관절 분절이 아니라 운동 사슬의 여러 관절과 여러 근육에 걸쳐 통합되어 있다는 것이다.[44] 따라서 고유수용성 메커니즘은 입력, 처리 및 출력 수준에서 복잡하다. 적응은 신경가소성으로 인해 발생하며 부상, 통증 또는 기타 요인(이차 신경태그)의 영향을 모든 수준에서 보상한다. 요약하면, 움직임 계획 및 실행은 구심성 신호와 뇌의 신경망(신경태그) 사이의 복잡하고 수정 가능한 상호 작용에 의해 영향을 받으며 감각 및 운동 매트릭스의 특정 영역에 국한되지 않는다.[58]

운동과 어깨 고유수용감각
(Exercise and shoulder proprioception)

운동은 고유수용감각을 방해하거나 강화할 수 있다. 현재의 이해는 운동이 관절의 기계적 수용기보다는 α 및 γ 시스템의 향상된 민감도를 통해 근방추 및 골지건기관의 기능을 향상시킨다고 제안한다.[5,16,44] 고유수용감각 장애는 운동과 관련된 피로에 대한 급성 반응일 수 있다. 실험실 기반 연구는 피로 프로토콜 전후에 정의된 방식을 평가할 수 있다. 예를 들어, 토크가 초기 또는 최대 수준에 비례하여 미리 정의된 수준으로 떨어질 때까지 등속성 근력계에서 반복적이고 빠른 외회전 및 내회전을 수행할 수 있다.[71-73] 대조적인 피로 후 결과는 차이가 없는 범위에서[73] 능동적 관절 위치 오차의 경우 최대 0.8°[72]~3.3°[71], TTDPM의 경우 0.5°[74]증가까지 보고되었다.

보다 최근에 Sadler와 Cressman[75]는 참가자가 인지된 노력의 정의된 속도를 보고하거나 더 이상 움직임의 속도를 유지할 수 없을 때까지 메트로놈에 맞춰 반복적인 손 뻗기 과제를 사용했다. 이 연구는 컴퓨터 보조 장치를 사용하여 한쪽 어깨 피로(오른쪽)가 양쪽 손 위치 감각의 예민함(acuity)에 미치는 영향을 조사했다. 그 결과 피로한 오른쪽과 피로하지 않은 왼쪽 모두 손 위치 예민함이 감소한 것으로 나타났다.[75] 따라서 한쪽 어깨의 피로는 양측 손의 고유수용감각 결손을 초래했다.

Proske[16]에 의해 서술된 일련의 연구는 고유수용감각의 운동 후 변화가 말초 수용체와 관련될 가능성이 적지만 운동(피로) 효과가 뇌 내에서 발생할 가능성이 더 높다고 제안한다.[75] 향후 연구에서는 피로 프로토콜이 어깨 통증이 있는 사람을 위한 고유수용감각 측정에 어떻게 영향을 미치는지 조사할 수 있다.

중요한 질문은 실험실이나 병원에서 평가된 고유수용감각 측정의 결함이 기능 및 수행 관련 결함과 관련이 있는지 여부이다. 실험적 조건에서 통계적으로 유의미한 것으로 밝혀진 경우에도 TTDPM에 대한 0.5° 또는 관절 위치 오류에 대한 3° 결함의 관련성은 무엇인가? 고유수용감각과 스포츠 관련 수행능력 사이의 잠재적인 관계를 조사하면서, Dover 등[76]은 머리 위(overhead)의 여성 운동선수가 운동 선수가 아닌 사람에 비해 외회전 능동적 관절 위치 오류(경사계로 측정)가 더 크고, 던지지 않는 선수에 비해 던지는 경우에 더 큰 외회전 능동적 관절 위치 오류가 있음을 보여주었다. 따라서 기대와 상반되게 운동선수는 비운동선수에 비해 JPS 정확도가 낮았다.

이러한 결과는 22명의 야구 선수를 대상으로 어깨의 능동적 움직임 범위 식별 평가(active movement extent discrimination assessment; AMEDA)를 사용한 최근 연구와 대조되며,[29] 던지는 팔과 던지지 않는 팔 사이의 위치 예민도에 차이가 없음을 발견했다.[10] 게다가 고유수용감각은 던지기의 속도와 정확성과 상관관계가 없었다.[10] 이는 코치가 평가한 던지기 역학이 수중에서 AMEDA로 평가한 능동적 관절 위치 감각과 강한 상관관계가 있다는 Hams 등[77]의 연구 결과와 대조된다. 같은 연구 그룹의 또 다른 연구에서는 어깨, 발목, 척추 세 관절의 평균 고유수용감각의 예민함이 높을수록 엘리트 운동 선수의 더 높은 수준의 경기력과 관련이 있는 것으로 나타났다.[78] 이러한 연구 결과는 횡단연구 설계(cross-sectional design)의 제한 하에서 고려되어야 한다.[29,76,78]

건강한 참가자를 대상으로 한 무작위 임상 시험에서 Salles 등[79]은 8주간의 어깨 근력강화 운동 프로그램이 고유수용감각을 개선했다고 보고했다(90° 외전 상태에서 능동적 관절 위치 감각 내회전 및 외회전의 절대 오차 평균 3.5° 감소).[79] 만성적으로 반복되고 낮은 강도의 운동과 높은 강도의 근력화 운동을 구분해야 할 필요도 있을 것이다.

전반적으로 연구자들은 오버핸드(overhand) 운동선수와 비운동선수 사이의 고유수용감각에 예민함의 차이를 조사했으며 상충되는 결과를 얻었다. 어깨 근육 근력 강화 프로그램은 운동 선수가 아닌 사람들의 고유수용감각을 향상시키는 것으로 나타났다. 어깨의 고유수용감각 결손과 운동수행능력(예: 던지기 정확도), 기능 또는 수행능력 또는 기타 손상 측정(예: 근육 약화) 간에 대조되는 결과가 발견되었거나 아직 조사되지 않았다.

임상적 고려사항(Clinical considerations)

평가(Assessment)

손상 및 질병의 결과와 중재의 효능을 조사하기 위해 실험실 기반 실험 연구에서 고유수용감각의 평가가 필요하다. 이러한 연구는 임상적 중재를 위한 과학적 기반을 발전시키는 데 중요하다. 임상 환경에서 평가는 개별 환자에게 적절하고 구체적이어야 하며 중재, 재활 및 기능적 재교육에 대한 의사 결정에 영향을 주어야 한다. 위에서 제안한 바와 같이, 고유수용감각 하위 양식의 임상적 평가는 근골격계 질환이 있는 개별 환자에 대한 임상 환경에서 충분히 민감하지 않거나 관련성이 없을 수 있다. 이는 뇌졸중이나 다른 신경학적 장애가 있는 사람과 같이 고유수용감각에 결함이 잘 정의된 환자 그룹에 대한 평가와 대조된다.[63,64]

어깨 통증이 있는 사람들에 대한 고유수용감각 평가의 구성 타당성은 차이가 일관되게 발견되지 않거나 어깨 통증이 있는 사람들의 그룹을 무증상 어깨 그룹과 비교할 때 차이가 매우 작기 때문에 불분명하다.[3,6] 고유수용감각 평가의 생태학적 타당성은 고유수용감각 검사 환경이 일반적인 일상, 업무 및 스포츠 활동과 비교할 수 없을 것 같기 때문에 어려움을 겪는다.[29]

고유수용감각에 단독 평가는 재활을 안내하는 데 의미가 없을 수 있다. 그러나 이는 세계보건기구 국제 기능, 건강 및 장애 분류(International Classification of Functioning, Health and Disability; ICF) 모델(그림 28.3) 내 전체적인 평가의 일부로 도움이 될 수 있다.[80] 요컨대, ICF 모델은 질병에 대한 관점을 하나의 특정 독립체에 보다 전반적인 관점으로 확장한다. 고유수용감각 장애는 '신체 기능 및 구조' 구성요소에 해당하며

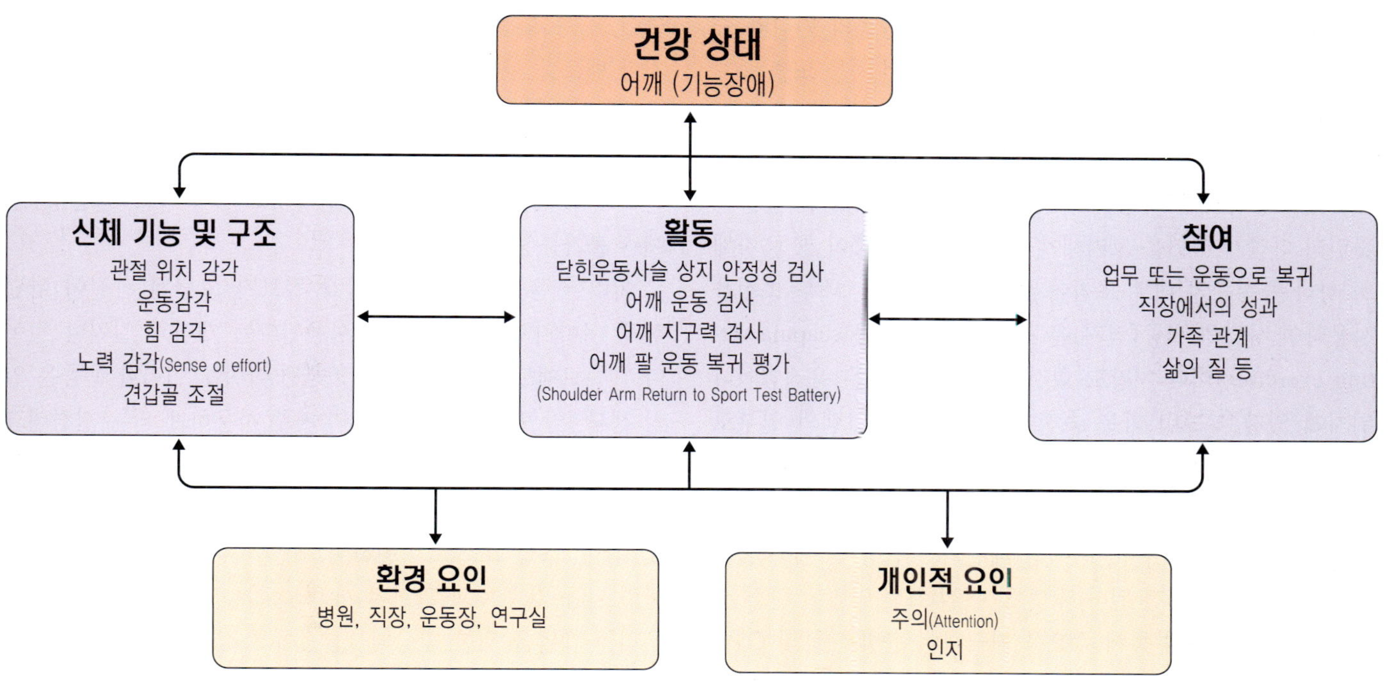

그림 28.3
기능, 건강 및 장애의 국제 분류(International Classification of Functioning, Health and Disability, ICF) 모델은 어깨 통증이 있는 사람들을 위해 고유수용감각 또는 감각운동 평가를 임상 환경에 통합하는 데 적용된다. 신체 기능 및 구조 활동 제한 및 참여 제한 평가의 예가 제공된다.

견갑골과 같은 운동 조절 장애와 공통 부분일 수 있다.[81,82]

평가 및 후속 치료는 '활동' 제한 및 '참여' 제한뿐만 아니라 환경 및 개인적 요인도 고려해야 한다. 활동 수준 평가의 예로는 닫힌 운동 사슬 상지 안정성 검사(Closed Kinetic Chain Upper Extremity Stability Test),[83] 어깨 운동 검사(the Athletic Shoulder Test),[84] 어깨 지구력 검사(the Shoulder Endurance Test),[85] 및 어깨 팔 운동 복귀 평가(Shoulder Arm Return to Sport Test Battery)[86]가 있다. 이러한 평가의 결과는 모두 신체 감각(고유수용감각 포함), 중추 통합 및 움직임 출력에 따라 다르다. 그런 다음 임상가는 활동 및 참여 제한을 대상으로 하는 평가의 맥락에서 고유수용감각 평가(신체 기능 및 구조)의 결과를 사용할 수 있으며 결합하여 임상가에게 재활을 위한 보다 명확한 출발점을 제공할 수 있다.

재활(*Rehabilitation*)

많은 연구가 비수술적 중재가 어깨의 고유수용감각 변수에 영향을 미치는지 여부를 조사했다;[13] 운동이 어깨 기능과 관련된 감각 운동 시스템을 개선한다는 것은 분명하다.[13] 운동 지침과 해설은 다양한 어깨 관련 조건의 재활에서 고유수용감각을 개선하는 운동을 고취해 왔다.[12,14] 어깨 부상 후 눈을 감고 하는 관절 재배치 운동이 제안되었지만[12,87] 그 효능 및 효과에 대한 증거는 부족하다. 감각 운동 시스템 기능을 향상시키기 위한 최선의 또는 가장 적절한 운동은 알려져 있지 않다.

실제로 모든 운동은 운동의 분류와 상관없이 관련 관절 내부 및 주변의 기계적 수용기, 근방추 및 GTO로부터 구심성 활동 전위를 유발한다는 점에서 모든 운동을 '고유수용감각'으로 적절하게 설명할 수 있다.[14] 고유수용감각을 목표로 하는 운동의 원리는 본질적으로 운동 조절 및 협응력을 개선하기 위한 운동 재학습의 원칙[88]에 기반한다.[14] 과거에 설명된 고유수용성 운동도 "등급화된 노출(graded exposure)" 활동의 원리와 중복되는 원리를 가지고 있다.[89] 임상적 관점에서 차등 노출 중재는 점진적인 접근 방식을 사용하여 통증이나 재손상에 대한 두려움을 줄이기 위해 사용되는 행동 접근법이다.[89]

고유수용감각에 특정한 초점을 맞춘다고 주장하는 운동은 훈련의 다단계 측면을 고려해야 한다. 첫째, 집중이 행동 자체로 향하는 집중의 내부 초점이 처음에 사용된다. 내부 초점을 사용하여 사람의 집중(인지)은 견갑골 세팅 운동(scapula setting exercises)이나 저강도 회전근개 운동과 같은 움직임이나 위치에 있다.[81] 그런 다음 초점은 점진적 프로그램의 일부로 던지기의 정확성 또는 방향과 같은 외부 초점으로 이동한다. 둘째, 운동은 낮은 부하에서 천천히 통제된 움직임으로 시작된다. 운동은 속도, 부하, 움직임 패턴의 가변성 및 예측 불가능성을 증가시켜 진전 된다.[14] 셋째, 관절 표면 압박이 관절 수용체와 주변 근육의 동시 수축을 자극하여 근방추를 및 GTO 복합체가 촉진될 수 있다는 전제 아래에 체중 지지 운동이 추천되어 왔다.[12,14,81]

재활의 초기 단계는 고유수용성 신경근촉진법(Proprioceptive Neuromuscular Facilitation; PNF)의 개념 내에서 느린 역전(reversal) 및 동적 안정화를 수반할 수 있다.[12,90] 예를 들어, 탄성 저항 밴드 또는 공이 손에 있거나 없는 느린 외회전 및 내회전 움직임과 같은 견갑골과 상완관절와관절의 국소적이고 의식적인 운동을 포함할 수 있으며,[81] 이는 중립 어깨 위치에서 환자와 더 기능적으로 관련된 위치로 진행된다. 점진적으로 더 어려운 체중 부하 운동을 수행할 수 있다. 예를 들어, 먼저 손으로 공을 잡고 앉아 있는 반 닫힌 사슬에서 균형 보드 또는 스위스 공에 손을 올려 교란을 일으키는 것으로 진행된다.[81] 프로그램은 개인의 요구 사항에 맞는 모의의 기능 활동과 빠른 탄도적 운동 동안 교란훈련을 추가할 수 있다.[14]

ICF와 뉴로매트릭스 모델을 사용하여 운동 처방을 합리화할 수 있다. 예를 들어, 견갑골 또는 상완관절와관절 움직임을 위한 국소적 운동과 자세는 '신체 기능 및 구조' 구성 요소에 중점을 둔다. 새로운 과학적 관점이 중추신경계가 다양한 관절(따라서 운동 사슬)에 걸쳐 여러 근육의 고유수용성 구심성 정보를 처리한다고 제안한다는 점을 고려할 때,[44] 운동 프로그램은 개인에게 특정한 다관절 운동으로 진행되어야 한다. 예를 들어, 몸통 회전이나 체중 이동을 포함하는 케이블 또는 탄성 저항 밴드를 사용한 전체 팔 운동이 있다. 스포츠에 참여하는 사람들의 경우, 일상적인 워밍업 및 워밍다운의 일부로 사용되는 드릴은 고유수용감각 훈련의 일부가 될 수 있으며, 처음에는 느리고 제어된 드릴에 초점을 맞추고 점차 속도, 복잡성 및 예측 불가능성을 증가시킨다.

이러한 운동은 고유수용감각 정보가 고립된 관절이 아닌 신체 이미지와 신체 도식에 사용된다는 개념과 일치할 것이다.[44] 뉴로매트릭스 모델을 참조하면 아마도 이러한 운동은 일상 생활, 일 또는 스포츠에서 더 자주 사용하게 되는 신경태그를 세우고, 이차 유해수용성 신경태그에 의한 조절 또는 간섭이 적다. 이러한 고려 사항을 통해 운동 초점은 ICF의 '활동' 및 '참여' 구성 요소로 이동하여 개인의 일상, 업무 및 스포츠 관련 활동 및 맥락과 관련된 개인 및 기능별 운동과 병합된다. 우리는 재활을 위한 임상의사결정이 특정 처방 프로토콜보다는 이러한 개념을 사용하여 안내될 수 있다고 제안한다.

미래의 관점(Future perspectives)

감각 운동 시스템 검사의 결과에 영향을 미치는 많은 요소가 있다. 어깨 부상,[3,6] 실험적 통증,[43] 근육 피로,[16] 및 열 치료기(thermal modalities)[91]는 모두 감각운동 시스템 측정의 특정 하위 양식에서 변화를 보여주었다. 도수 치료, 테이핑/보조기 및 진동 훈련이 어깨 고유수용감각 측정에 미치는 영향에 대한 증거는 모호하다.[8,13] 20년 전에 Ashton-Miller 등[5]은 감각 운동 시스템과 전체로부터 분리된 고유수용감각이 운동으로 향상되고 그러한 측정의 개선이 향상된 결과를 예측하는지에 대한 질문이 제기되었다. 이 문제는 여전히 답이 없다.

따라서 척추, 견갑골, 몸통 및 하지, 전체 운동 사슬로부터의 체성 감각과 운동 반응에 대한 영향도 향후 연구 방향을 제공한다. 현재 이용 가능한 측정에 근거하여 감각 운동 시스템 및 수행에 대한 고유수용감각 변화의 기여는 여전히 불분명하다.[13,14] 어깨 부상 후 고유수용감각 결함이 기능적 능력 및 신체 또는 스포츠 수행의 회복에 영향을 미치는지 여부를 결정하기 위해서는 종단 연구가 필요하다.

뉴로매트릭스 모델과 신경태그 간의 상호연결성, 신경가소성이 손실을 보상하거나 특히 부상 후 기능 및 수행을 개선하는 방법에 대한 고려는 향후 임상적 중재에 대한 방향을 제공하며 추가 조사가 필요하다. fMRI,[66,92] 신경과학, 신경심리학, 노화, 신경학적 장애 및 근골격 손상 분야를 병합하는 것과 같은 신경 영상을 활용한 연구는 체성감각 시스템이 변화하는 방법과 중재의 효능에 대한 관점을 더할 것이다.

결론(Conclusion)

체성감각 시스템의 일부인 고유수용감각은 신체 움직임, 위치 및 이미지 감각을 제공하는 데 중요한 요소이다. 현재 고유수용감각의 정확한 임상적 측정은 단독으로 수행될 때 실현 가능하지 않거나 유효하지 않을 수 있다. 기능적 수행에 초점을 맞춘 감각 운동 시스템 검사는 임상 사용을 위해 지지된다. 고유수용감각을 목표로 하는 운동의 원칙은 기술 기반 운동 학습, 운동 제어 및 차등 노출 중재를 목표로 하는 것과 유사하다. 현재 지식 내에서 ICF 모델과 뉴로매트릭스 모델 내에서 임상적 평가와 중재와 운동의 영향을 고려해야 한다. 능동적 운동(및 기타 중재)이 중추 신경계 처리 및 출력, 다양한 신경태그에 의한 잠재적 조절에 어떻게 영향을 미치고 건강의 생물심리사회적 모델에 연결되는지 고려하는 것이 더 적절할 수 있다.

참고문헌(References)

1. Hodges PW, Barbe MF, Loggia ML, Nijs J, Stone LS. Diverse role of biological plasticity in low back pain and its impact on sensorimotor control of the spine. J Orthop Sports Phys Ther. 2019;49:389-401.
2. Myers JB, Lephart SM. The role of the sensorimotor system in the athletic shoulder. J Athl Train. 2000;35:351-63.
3. Ager AL, Borms D, Deschepper L, Dhooghe R, Dijkhuis J, Roy J-S, et al. Proprioception: how is it affected by shoulder pain? A systematic review. J Hand Ther. 2020;33:507-16.
4. Ager AL, Roy J-S, Roos M, Belley AF, Cools A, Hébert LJ. Shoulder proprioception: how is it measured and is it reliable? A systematic review. J Hand Ther. 2017;30:221-31.
5. Ashton-Miller JA, Wojtys EM, Huston LJ, Fry-Welch D. Can proprioception be trained? Knee Surg Sports Traumatol Arthrosc. 2001;9:128-36.
6. Fyhr C, Gustavsson L, Wassinger C, Sole G. The effects of shoulder injury on kinaesthesia: a systematic review and meta-analysis. Man Ther. 2015;20:28-37.
7. Freeston J, Adams R, Ferdinands RE, Rooney K. Indicators of throwing arm fatigue in elite adolescent male baseball players: a randomized crossover trial. J Strength Cond Res. 2014;28:2115-20.
8. Boarati EdL, Hotta GH, McQuade KJ, de Oliveira AS. Acute effect of flexible bar exercise on scapulothoracic muscles activation, on isometric shoulder abduction force and proprioception of the shoulder of individuals with and without subacromial pain syndrome. Clin Biomech. 2020;72:77-83.
9. Haik MN, Camargo PR, Zanca GG, Alburquerque-Sendin F, Salvini TF, Mattiello-Rosa SM. Joint position sense is not altered during shoulder medial and lateral rotations in female assembly line workers with shoulder impingement syndrome. Physiother Theory Pract 2013;29:41-50.
10. Freeston J, Adams RD, Rooney K. Shoulder proprioception is not related to throwing speed or accuracy in elite adolescent male baseball players. J Strength Conditioning Res. 2015;29:181-7.
11. Rokito AS, Birdzell MG, Cuomo F, Di Paola MJ, Zuckerman JD. Recovery of shoulder strength and proprioception after open surgery for recurrent anterior instability: a comparison of two surgical techniques. J Shoulder Elbow Surg. 2010;19:564-9.
12. Wilk K, Meister K, Andrews J. Current concepts in the rehabilitation of the overhead throwing athlete. Am J Sports Med. 2002;30:136-51.
13. Ager AL, Borms D, Bernaert M, Brusselle V, Claessens M, Roy J-S, et al. Can a conservative rehabilitation strategy improve shoulder proprioception? A systematic review. J Sport Rehabil. 2021;30:136-51.
14. Clark NC, Röijezon U, Treleaven J. Proprioception in musculoskeletal rehabilitation. Part 2: Clinical assessment and intervention. Man Ther. 2015;20:378-87.
15. Hillier S, Immink M, Thewlis D. Assessing proprioception: a systematic review of possibilities. Neurorehabil Neural Repair. 2015;29:933-49.
16. Proske U. Exercise, fatigue and proprioception: a retrospective. Exp Brain Res. 2019;237:2447-59.
17. McCloskey DI. Kinesthetic sensibility. Physiol Rev. 1978;58:763-820.
18. Riemann BL, Lephart SM. The sensorimotor system, part I: the physiologic basis of functional joint stability. J Athl Train. 2002;37:71-9.
19. Myers JB, Wassinger CA, Lephart SM. Sensorimotor contribution to shoulder stability: effect of injury and rehabilitation. Man Ther. 2006;11:197-201.
20. Aman JE, Elangovan N, Yeh I-L, Konczak J. The effectiveness of proprioceptive training for improving motor function: a systematic review. Front Hum Neurosci. 2015;8:1-18.
21. Lephart SM, Fu FH. Proprioception and Neuromuscular Control in Joint Stability. Champaign: Human Kinetics; 2000.
22. Dover G, Powers ME. Reliability of joint position sense and force-reproduction

measures during internal and external rotation of the shoulder. J Athl Train. 2003;38:304-10.

23 Vafadar AK, Cote J, Archambault PS. Interrater and intrarater reliability and validity of 3 measurement methods for shoulder-position sense. J Sport Rehabil. 2016;25:2014-0309.

24. Ramos MM, Carnaz L, Mattiello SM, Karduna AR, Zanca GG. Shoulder and elbow joint position sense assessment using a mobile app in subjects with and without shoulder pain - between-days reliability. Phys Ther Sport. 2019;37:157-63.

25. Edwards E, S., Lin Y-L, King J, H., Karduna A, R. Joint position sense – there's an app for that. J Biomech. 2016;49:3529-33.

26. Lephart SM, Myers JB, Bradley JP, Fu FH. Shoulder proprioception and function following thermal capsulorraphy. Arthrosc. 2002;18:770-8.

27. Tripp BL, Boswell L, Gansneder BM, Shultz SJ. Functional fatigue decreases 3-dimensional multi-joint position reproduction acuity in the overhead-throwing athlete. J Athl Train. 2004;39:316-20.

28. Voight ML, Hardin JA, Blackburn TA, Tippett S, Canner GC. The effects of muscle fatigue on and the relationship of arm dominance to shoulder proprioception. J Orthop Sports Phys Ther. 1996;23:348-52.

29. Han J, Waddington G, Adams R, Anson J, Liu Y. Assessing proprioception: a critical review of methods. J Sport Health Sci. 2016;5:80-90.

30. Riemann BL, Myers JB, Lephart SM. Sensorimotor system measurement techniques. J Athl Train. 2002;37:85-98.

31. Fortier S, Basset FA. The effects of exercise on limb proprioceptive signals. J Electromyogr Kinesiol. 2012;22:795-802.

32. Suprak DN, Osternig LR, van Donkelaar P, Karduna AR. Shoulder joint position sense improves with elevation angle in a novel, unconstrained task. J Orthop Res. 2006;24:559-68.

33. Proske U, Gregory JE, Morgan DL, Percival P, Weerakkody NS, Canny BJ. Force matching errors following eccentric exercise. Hum Mov Sci. 2004;23:365-78.

34. Jerosch J, Wüstner P. [Effect of a sensorimotor training program on patients with subacromial pain syndrome]. Der Unfallchirurg. 2002;105:36-43.

35. Machner A, Merk H, Becker R, Rohkohl K, Wissel H, Pap G. Kinesthetic sense of the shoulder in patients with impingement syndrome. Acta Orthop Scandin. 2003;74:85-8.

36. Anderson VB, Wee E. Impaired joint proprioception at higher shoulder elevations in chronic rotator cuff pathology. Arch Phys Med Rehabil. 2011;92:1146-51.

37. Gumina S, Camerota F, Celletti C, Venditto T, Candela V. The effects of rotator cuff tear on shoulder proprioception. Int Orthop. 2019;43:229-35.

38. Mörl F, Matkey A, Bretschneider S, Bernsdorf A, Bradl I. Pain relief due to physiotherapy doesn't change the motor function of the shoulder. J Bodywork Mov Ther. 2011;15:309-18.

39. Fabis J, Rzepka R, Fabis A, Zwierzchowski J, Kubiak G, Stanula A, et al. Shoulder proprioception – lessons we learned from idiopathic frozen shoulder. BMC Musculoskel Disord. 2016;17:123.

40. Smith RL, Brunolli J. Shoulder kinesthesia after anterior glenohumeral joint dislocation. Phys Ther. 1989;69:106-12.

41. Keenan KA, Akins JS, Varnell M, Abt J, Lovalekar M, Lephart S, et al. Kinesiology taping does not alter shoulder strength, shoulder proprioception, or scapular kinematics in healthy, physically active subjects and subjects with Subacromial Impingement Syndrome. Phys Ther Sport. 2017;24:60-6.

42. Carter RE, Lubinsky J, Domholdt E. Rehabilitation Reseach: Principles and Applications, 4th edition. St Louis: Elsevier; 2011.

43. Sole G, Osborne H, Wassinger C. The effect of experimentally-induced subacromial pain on proprioception. Man Ther. 2015;20:166-70.

44. Proske U, Gandevia SC. The proprioceptive senses: their roles in signaling body shape, body position and movement, and muscle force. Physiol Rev. 2012;92:1651-97.

45. Proske U. Kinesthesia: the role of muscle receptors. Muscle and Nerve. 2006;34:545-58.

46. Erickson RIC, Karduna AR. Three-dimensional repositioning tasks show differences in joint position sense between active and passive shoulder motion. J Orthop Res. 2012;30:787-92.

47. Gandevia SC, McCloskey DI, Burke D. Kinaesthetic signals and muscle contraction. Trends Neurosci. 1992;15:62-5.

48. Laumonerie P, Dalmas Y, Tibbo ME, Robert S, Faruch M, Chaynes P, et al. Sensory innervation of the human shoulder joint: the three bridges to break. J Shoulder Elbow Surg. 2020;29:e499-e507.

49. Witherspoon JW, Smirnova IV, McIff TE. Neuroanatomical distribution of mechanoreceptors in the human cadaveric shoulder capsule and labrum. J Anat. 2014;225:337-45.

50. Delhaye BP, Long KH, Bensmaia SJ. Neural basis of touch and proprioception in primate cortex. In: Pollock DM (ed). Comprehensive Physiology. New York: John Wiley & Sons Inc; 2018: 1575-602.

51. ten Donkelaar HJ, Broman J, van Domburg P. The Somatosensory System. In: ten Donkelaar HJ (ed). Clinical Neuroanatomy. Cham: Springer; 2020: 171-255.

52. Röijezon U, Clark NC, Treleaven J. Proprioception in musculoskeletal rehabilitation. Part 1: Basic science and principles of assessment and clinical interventions. Man Ther. 2015;20:368-77.

53. Mihailoff G, Haines D. Motor system II: corticofugal systems and the control of movement. In: Fundamental Neuroscience. New York: Churchill Livingstone; 1997: 335-46.

54. Wolpert D, Pearson K, Ghez C, Kandel E. Principles of Neural Science. The Organization and Planning of Movement, 5th edition. New York: McGraw-Hill; 2013: 475-97.

55. Riemann BL, Lephart SM. The sensorimotor system, part II: the role of proprioception in motor control and functional joint stability. J Athl Train. 2002;37:80-4.

56. Myers JB, Lephart SM. Sensorimotor deficits contributing to glenohumeral instability. Clin Orthop Rel Res. 2002;400:98-104.

57. Lephart S, Warner JJ, Borsa PA, Fu FH. Proprioception of the shoulder joint in healthy, unstable and surgically repaired shoulder. J Shoulder Elbow Surg. 1994;3:371-80.

58. Wallwork SB, Bellan V, Catley MJ, Moseley GL. Neural representations and the cortical body matrix: implications for sports

medicine and future directions. Br J Sports Med. 2016;50:990-6.

59. Wallwork SB, Bellan V, Moseley GL. Applying current concepts in pain-related brain science to dance rehabilitation. J Dance Med Sci. 2017;21:13-23.

60. Butler D, Moseley L. Explain Pain. NOI Publishers; 2003.

61. Elangovan N, Herrmann A, Konczak J. Assessing proprioceptive function: evaluating joint position matching methods against psychophysical thresholds. Phys Ther. 2014;94:553-61.

62. Nijs J, Daenen L, Cras P, Struyf F, Roussel N, Oostendorp RAB. Nociception affects motor output: a review on sensory-motor interaction with focus on clinical implications. Clin J Pain. 2012;28:175-81.

63. Niessen MH, Veeger DH, Meskers CG, Koppe PA, Konijnenbelt MH, Janssen TW. Relationship among shoulder proprioception, kinematics, and pain after stroke. Arch Phys Med Rehabil. 2009;90:1557-64.

64. Niessen MH, Veeger DH, Koppe PA, Konijnenbelt MH, van Dieën J, Janssen TW. Proprioception of the shoulder after stroke. Arch Phys Med Rehabil. 2008;89:333-8.

65. Sanchis MN, Lluch E, Nijs J, Struyf F, Kangasperko M. The role of central sensitization in shoulder pain: a systematic literature review. Sem Arthr Rheumat. 2015;44:710-6.

66. Li J-L, Yan C-Q, Wang X, Zhang S, Zhang N, Hu S-Q, et al. Brain functional alternations of the pain-related emotional and cognitive regions in patients with chronic shoulder pain. J Pain Res. 2020;13:575-83.

67. Olesen AE, Andresen T, Staahl C, Drewes AM. Human experimental pain models for assessing the therapeutic efficacy of analgesic drugs. Pharmacol Rev. 2012;64:722-79.

68. Wassinger CA, Sole G, Osborne H. The role of experimentally-induced subacromial pain on shoulder strength and throwing accuracy. Man Ther. 2012;17:411-5.

69. Bank PJ, Peper CE, Marinus J, Beek PJ, van Hilten JJ. Motor consequences of experimentally induced limb pain: a systematic review. Eur J Pain. 2013;17:145-57.

70. Hodges PW, Tucker K. Moving differently in pain: a new theory to explain the adaptation to pain. Pain. 2011;152:S90-8.

71. Voight ML, Hardin JA, Blackburn TA, Tippett S, Canner GC. The effects of muscle fatigue on and the relationship of arm dominance to shoulder proprioception. J Orthop Sports Phys Ther. 1996;23:348-52.

72. Myers JB, Guskiewicz KM, Schneider RA, Prentice WE. Proprioception and neuromuscular control of the shoulder after muscle fatigue. J Athl Train. 1999;34:362-7.

73. Sterner RL, Pincivero DM, Lephart SM. The effects of muscular fatigue on shoulder proprioception. Clin J Sport Med. 1998;8:96-101.

74. Carpenter JE, Blasier RB, Pellizzon GG. The effects of muscle fatigue on shoulder joint position sense. Am J Sports Med. 1998;26:262-5.

75. Sadler CM, Cressman EK. Central fatigue mechanisms are responsible for decreases in hand proprioceptive acuity following shoulder muscle fatigue. Hum Mov Sci. 2019;66:220-30.

76. Dover GC, Kaminski TW, Meister K, Powers ME, Horodyski M. Assessment of shoulder proprioception in the female softball athlete. Am J Sports Med. 2003;31:431-7.

77. Hams AH, Evans K, Adams R, Waddington G, Witchalls J. Throwing performance in water polo is related to in-water shoulder proprioception. J Sports Sci. 2019;37:2588-95.

78. Han J, Waddington G, Anson J, Adams R. Level of competitive success achieved by elite athletes and multi-joint proprioceptive ability. J Sci Med Sport. 2015;18:77-81.

79. Salles JI, Velasques B, Cossich V, Nicoliche E, Ribeiro P, Amaral MV, et al. Strength training and shoulder proprioception. J Athl Train. 2015;50:277-80.

80. World Health Organisation. International Classification of Functioning, Disability and Health (ICF) 2001. Available at: https://www.who.int/standards/classifications/international-classification-of-functioning-disability-and-health.

81. Magarey ME, Jones MA. Dynamic evaluation and early management of altered motor control around the shoulder complex. Man Ther. 2003;8:195-206.

82. Willmore EG, Smith MJ. Scapular dyskinesia: evolution towards a systems-based approach. Shoulder Elbow. 2015;8:61-70.

83. Tucci HT, Martins J, Sposito GdC, Camarini PMF, de Oliveira AS. Closed Kinetic Chain Upper Extremity Stability test (CKCUES test): a reliability study in persons with and without shoulder impingement syndrome. BMC Musculoskel Disord. 2014;15:1.

84. Ashworth B, Hogben P, Singh N, Tulloch L, Cohen DD. The Athletic Shoulder (ASH) test: reliability of a novel upper body isometric strength test in elite rugby players. BMJ Open Sport Exerc Med. 2018;4:e000365.

85. Declève P, Van Cant J, Attar T, Urbain E, Marcel M, Borms D, et al. The shoulder endurance test (SET): a reliability and validity and comparison study on healthy overhead athletes and sedentary adults. Phys Ther Sport. 2021;47:201-7.

86. Olds M, Coulter C, Marant D, Uhl T. Reliability of a shoulder arm return to sport test battery. Phys Ther Sport. 2019;39:16-22.

87. Helgeson K, Stoneman P. Shoulder injuries in rugby players: mechanisms, examination, and rehabilitation. Phys Ther Sport. 2014;15:218-27.

88. Krakauer JW, Mazzoni P. Human sensorimotor learning: adaptation, skill, and beyond. Curr Opinion Neurobiol. 2011;21:636-44.

89. George SZ, Giorgio Zeppieri J. Physical therapy utilization of graded exposure for patients with low back pain. J Orthop Sports Phys Ther. 2009;39:496-505.

90. Knott M, Voss P. Proprioceptive Neuromuscular Facilitation, 3rd edition. New York: Harper & Row; 1985.

91. Wassinger CA, Myers JB, Gatti JM, Conley KM, Lephart SM. Proprioception and throwing accuracy in the dominant shoulder after cryotherapy. J Athl Train. 2007;42:84-9.

92. Landelle C, Anton J-L, Nazarian B, Sein J, Gharbi A, Felician O, et al. Functional brain changes in the elderly for the perception of hand movements: a greater impairment occurs in proprioception than touch. NeuroImage. 2020;220:117056.

수술을 고려할 때

(When to consider surgery)

Ruth Delaney, Edel Fanning, Simon Lambert

개요(Introduction)

치료가 필요한 사람에게 수술이 권고되었을 경우, 수술의는 특수한 신뢰관계에 놓이게 된다. 수술의는 이러한 특수성을 중요하게 생각해야 하며, 수술의 결정은 최신 근거, 수술 기술을 기반으로 하되 환자 개인의 특성, 상황 및 가치를 가장 중요하게 고려해야 한다. 수술은 비수술적 치료가 기대했던 치료적 목표를 달성하지 못한 경우 수술적 치료가 그 목표에 도달할 수 있다고 판단될 경우에 고려되어야 한다. 수술은 골절, 외상, 감염 및 종양과 같이 많은 연구들에서 수술이 다른 중재보다 더 효과적이라고 결과가 입증된 경우 고려되어야 한다.

어깨 수술은 해당구조를 수술하였을 때 유의미한 임상적 개선이 이루어진다는 임상적 근거가 제시된 경우에 고려되어야 한다. 수술의 결정은 복잡하며, 모든 건강관리에 영향을 주는 만큼, 수술로 인한 이익이 해로움보다 크다고 판단될 때만 실시되어야 한다. 수술을 시행하지 않고 상황을 지켜보고 기다리는 접근 방식도 동일하게 중요하다.

궁극적으로 수술의 목적은 장애를 줄이는 것이다. 건이나 관절순이 봉합되고, 골극을 제거한 환자가 증상이 동일하거나 더 악화되었다고 한다면 성공적인 수술이라고 할 수 없다. 궁극적으로 모든 환자에게 고려되어야 할 가장 의미있는 결과 측정은 어깨에 대한 환자의 인식이며, 환자의 주관적 어깨 평가(Subjective Shoulder Value)를 극대화하는 것이다.[9] 주관적 어깨 평가기준은 정상 어깨 기능을 백분율로 표시하는 환자의 주관적인 어깨 평가로 정의되며, 100% 점수로 기록된다.[9]

이 장에서는 환자에게 수술을 권고하기 위해 사용되는 원칙을 간략히 설명하고, 사례를 통해 이 원칙을 설명할 것이다.

가설-연역적 모델

(The hypothetico-deductive model)

그림 29.1은 이 단원 전체에서 사용될 근골격 어깨 질환의 치료를 위해 개발된 가설-연역법의 도식을 보여준다. 일차 진단 또는 가설이 설정된 후 치료계획을 세운다. 여러 문헌에 권고되고 있는 비수술적 치료는 영속적인 성과에 도달했는지 판단할 수 있는 충분한 시간동안 지속한다. 치료결과를 이해하기 위해 네 가지 질문 (Q1-4)에 답변한다. 치료결과를 결정한 후에는 환자의 목표 달성과 관련된 중요한 질문을 한다. 만일 그렇다면, 지속 가능한 향상 지점을 위한 코칭과 멘토링을 제공한다.

Q1-4에 대한 응답과 그 요약에서 결과가 예상과 다르거나, 환자의 목표가 충족되지 않은 경우 재평가가 필요하다. 이차 가설이 세워지고, 재조사된 후 검사를 실시한다. 이 방식은 환자의 증상과 치료에 대한 반응을 가장 잘 설명하는 진단에 도달할 때까지 반복된다.

네 가지 질문의 전반적인 응답이 "YYYN"이면 이 단계에서 수술적 중재를 고려하는 것이 합리적이다. 그러나 수술적 치료가 필요할 것으로 판단되는 응답이 예측된다면 미흡한 성과에 대한 위험도 고려해야 한다. 예를 들어, 견봉하 감압술의 결과는 수술을 실시하지 않은 경우보다 보편적으로 만족도가 떨어진다.

수술을 시행할 경우, 환자의 핵심 고려사항은 다음과 같다: 절차의 목적, 예상 결과, 시간 프레임, 예상되는 이점, 잠재적인 위험 및 결정적으로 개인의 특정한 생활 환경에 대한 신념, 염려 및 이해가 수술 진행여부 결정에 모두 영향을 미친다. 따라서 의사결정 공유(Shared decision-making)(13장 참조)가 중요하다.[3] 가족, 간병인 또는 친구의 지원을 받는 환자 중에 의사가 수술 결정을 내려주길 원할 수도 있다. 이는 환자의 선호도이거나 문화나 나이로 인한 의료의 온정주의적 접근방식("의사가 가장 잘 안다")에 대한 기대 때문일 수 있다. 모든 연령 및 모든 사회의 모든 환자는 최소한 자신의 신체문제에 대한 주요 치료법에 대한 정보를 제공받아야 한다: 관찰 후 대기, 주사치료, 비수술적 치료법과 수술의 예상되는 이점, 유해성, 예상 시간과 치료 후에 요구되는 노력. 이러한 접근을 통해 더 많은 연구 근거들이 임상에 적용되고 모든 의료 전문가들이 "하나의 목소리"를 냄으로서 환자가 겪는 혼란과 어려움을 줄일

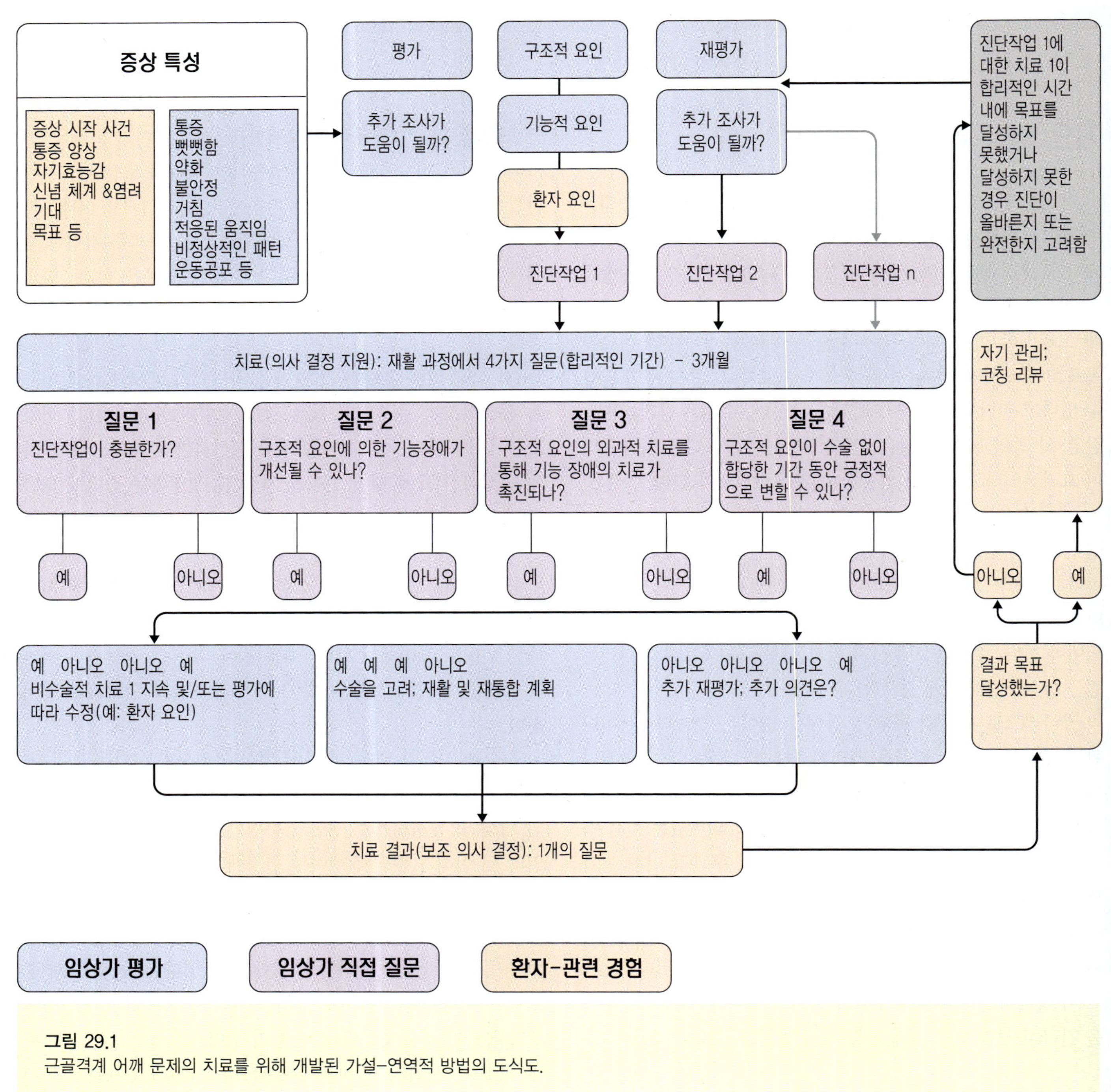

그림 29.1
근골격계 어깨 문제의 치료를 위해 개발된 가설-연역적 방법의 도식도.

수 있다. 이 접근방식을 통해서 헬스케어의 가부장적 모델은 역사 속으로 사라지고, 환자는 더 많은 정보를 얻고 자신의 치료과정에 더 많은 투자를 하게 될 것이다. 수술을 선택할 경우, 환자는 수술의 목적, 기간, 기여도, 재활에 필요한 노력 및 예상되는 결과를 이해해야 한다.

수술 여부가 결정되는 경우 문제는 수술의 시기이다. 수술 진행에 대한 결정은 환자의 삶에서 득과 실을 고려하여 진행되어야 한다. 수술의는 환자가 이해할 수 있는 방식으로 과대 또는 과소평가하지 않고 수술의 부작용과 이익을 설명하고 환자로부터 정보에 입각한 동의서를 받을 책임이 있다. 환자가 주치의에게 들은 내용을 다시 설명하도록 하면(11장 참조) 설명된 내용이 이해되었다는 확신을 얻을 수 있으며, 충분한 시간을 두고 결정할 수 있으므로 정보에 입각한 의사 결정(informed decision-making)을 용이하게 할 수 있다.

환자는 수술을 선택할 수 있는 여러 시점이 있지만, 수술 후 재활이 필수적이기 때문에 수술 당일이 마지막 시점이 아니라는 점을 이해하는 것이 중요하다. 다음 장에서는 통증, 뻣뻣함, 근약화와 불안정과 같은 일반적인 어깨 증상에 따른 수술시기 결정에 대하여 논의한다.

통증(Pain)

견봉하 충돌 증후군은 어깨 통증을 호소하는 사람들에게 흔한 진단이다. 역사적으로 이 진단과 관련된 통증은 극상근 출구의 협착으로 인해 견봉의 측면 끝 아래에 있는 구조에 충돌을 일으키는 구조적인 문제로 간주되어 수술을 받을 수 있었다.[18] 이 증상에 대해 문헌상에 제시된 또 다른 메커니즘은 견갑골 위치의 변화와 회전근개 건병증이 있으며, 일부 학자들은 구조적 협착 견봉하 충돌을 일차적 충돌 증후군으로 분류하고, 다른 메커니즘은 이차적 충돌 증후군으로 분류한다.

어깨 관절과 견봉하 공간(4장 참조)의 신경분포에 대한 지식은 어깨 주변 통증 증후군(7장 참조)에 대한 잠재적인 해부학적 근거를 더 잘 이해할 수 있도록 한다. 성공적인 수술과 최적의 재활 이후에도 견봉하 충돌로 인한 통증이 완전히 해결되지 않은 경우에 대한 한 가지 설명은 아직 그것의 의미가 명확하지 않은 "중추 민감화(central sensitization)"란 개념이다.[16] 아래의 예(사례연구 29.1)는 이러한 함정을 피하고, 수술이 어깨에 기능적 능력을 회복하는 경로의 일부로, 경우에 따라 필요한 초기 단계로, 재활의 보조적 수단으로써 수술을 적합한 시점에 실시할 수 있는 올바른 진단 결정이 될 수 있는 생각의 경로를 제시한다.

사례연구 29.1 *(Case study 29.1)*

55세 오른손잡이 여성 청소부가 6개월 이상 지속된 원인 모를 비외상성 발병으로 간헐적으로 오른쪽 어깨 통증을 호소하며 내원했다. 통증으로 인한 수면장애가 있고, 바로 누운 자세에서도 증상이 나타났다. 팔의 움직임에 제한이 있다. 곧게 편 팔을 가슴 중앙보다 높게 올릴 때 외측 상완부위에 둔하고 아픈 통증이 나타나며 팔을 다시 옆으로 내려놓으면 증상이 감소한다. 앉은 자세와 서 있는 자세에서 여성은 팔을 어깨 높이보다 위로 움직이는 것을 피한다; 그 동작 시 날카로운 전방 상완 통증을 경험한다. 앉은 자세에서 아픈 팔을 반대쪽 어깨로 가져가면 갑자기 날카로운 상완 통증이 나타나며 특히 견봉 쇄골 관절 부위에 나타난다. 여성은 일을 하는 동안 오랫동안 어깨를 쓸 수 없다고 말한다. 여성은 지난 1년 동안 팔을 어깨 높이 위로 뻗어 올릴 경우 오른손 검지 손가락에 약간의 따끔거림을 느꼈으며, 특히 목을 뒤로 신전하는 동작에서 증상을 호소했다. 여성은 목이 뻣뻣한 증상은 없었다. 여성은 다른 근골격계 문제가 없으며 다른 동반 질환이나 병력이 없다. 증상 보고 당시 여성은 어떤 치료도 받은 적이 없었다.

검사: 극하근에서 섬유화가 없는 위축이 관찰됨; 어깨는 약간 전인됨; 흉추는 평평하고 경추의 과전만이 있음. 상부 몸통에 대한 이상 신경 징후는 목의 자세에 의해 유발되며, 여성은 이것이 검지 손가락 저림의 경험과 유사함을 보고하지만 맥박에는 변화가 없으며, 정상적인 반사반응이 나타났다. 어깨 거상 시 내회전에 제한이 있고, 가능한 어깨 동작의 끝 범위에서 외측 상완통 경험이 재현된다. 상완이두근 장근 건에 대한 증상재현 검사에서는 증상이 보이지 않았다. 회전근개 근육 기능에 대한 증상재현 검사에서 측면 또는 전방 상완통을 유발하지 않았지만, 깡통 비우기 및 채우기(Empty-and full-can test) 검사 모두에서 아래쪽 압력에 저항하는데 많은 힘이 필요했다.[13] 그러나 어깨높이에서 팔을 내전 시 가볍게 추가 압력을 가했을 때 여성은 상부어깨통증을 보고하였고, 특히 견봉쇄골 관절 부위에서 증상을 호소하였으며 촉진 시 확산없는 압통을 보고했다.

움직임 검사와 회전근개 근력검사를 하는 동안 견갑골 상극에서 염발음과 불편감이 유발되었으며, 이는 팔을 허리높이에서 외회전에 저항하는 동안 견갑골 "세팅"을 유도했을 때 완화되었다. 검사가 종료되었을 때 여성은 팔을 무릎에 올려놓은 상태에서 외측 상완통의 재발을 호소했으며 이는 남은 상담 시간 동안 지속되었다.

임상 추론(가설–연역법에 의한)은 다음과 같다. 가능한 진단과 각각에 해당하는 치료의 확인을 시도하는 과정을 고려한다. 연역적 방법은 일련의 질문을 통해 임상적 양상을 분석하고 각각의 질문에 "만약에 이렇다면?"를 적용하는 것을 포함한다. 수술의 근거는 다른 치료의 결과가 원했던 최종 결과가 아닌 경우에 발생하는 사건보다는 확실한 임상 결정이 된다.

두 가지 중요한 진단이 고려된다.

- 환자에게 감염이 있는가?
- 환자에게 종양이 있는가?

이들 진단 중 하나가 우려된다면, 신속하고 즉각적으로 전문가에게 의뢰하고 이 경우는 다른 모든 고려 사항보다 우선시 한다. 두 가지 모두 나타나지 않았다면, 가설–연역 과정이 계속된다.

- 질병의 자연 병력(natural history) 환자는 현재 어디에 있는가? 손상이 없는 경우 3~6개월에 걸쳐 자연적으로 회복되는 것이 예상되는데, 비유해성 요소의 유무 또는 진행성 퇴행성 질환이 있는가?
- 외측상완통은 경추성 신경병증의 직접적인 징후인가, 아니면 경추성 신경병증으로 인한 회전근개 약화의 결과인가?
- 견갑골 운동이상증이 경추성 신경병증(견갑골 신경 지배를 받는 능형근과 견갑거근에 영향을 미침)의 징후로 인해 견갑골 내전과 측방 경사시 회전근개 근육 동원이 잘 안되는 것인가?
- 견갑골 운동이상증은 견쇄관절 병리가 원인이 되어 어깨관절의 내회전 결손의 결과인가, 아니면 회전근개의 퇴행성 "침묵(silent)" 병변으로 인한 후상방 관절낭[23]의 구축이 유발되어 나타난 상완관절와 내회전결핍(GIRD)인가?
- 경추성 신경병증으로 인한 견관절 상부에 유해수용감각의 상향 조절 때문에 견쇄관절에 압통이 나타나는가?
- 환자 어깨 질병의 병력이 3주 이상 경과한 경우 이 환자의 통증 경험에 "중심화(central)" 구성 요소를 암시하는 특징이 있나(즉, 현재 "만성"인지)?
- 어떤 치료도 받지 않는다면 증상이 어떻게 될 것인가? 환자의 질병이 자연적으로 회복되도록 둔다면 전망이 (환자의 관점에서) 호의적(낙관적)인가?
- 증상의 어떤 측면이 비수술적 치료를 할 수 없다는 구조적 근거를 보여 줄 수 있나?
- 하나 이상의 통증 표현에 대한 구조적 원인들을 어떻게 시각화할 수 있나?
- 영상에서 보이는 구조적 병변이 실제로 환자의 통증을 유발하는지 여부를 어떻게 알 수 있나?
- 이것을 어떻게 테스트 할 수 있나?
- 조기 수술적 중재를 고려해야 하나?
- 증상의 어떤 측면(구조적 기반이 있을 수 있음)이 비수술적 치료로 변경될 수 있나?
- 조기 외과적 중재가 비외과 중재의 유익한 효과를 증폭시킬 수 있나?
- 조기 외과적 중재가 기능적 "정상"의 비외과적 회복에 영향을 미칠 만큼 충분히 통증 인식을 변화시킬 수 있나?
- 환자 증상의 어떤 측면에 기능적 근거가 있나? 그것은 구조적 문제에 근거한 것인가?
- 이것을 어떻게 검사할 수 있나?
- 설명하거나 이해할 수 없는 것은 무엇인가?
- 인지되지 않은 비유해수용성 통증이 있나?
- 어떻게 알 수 있나?

일련의 진단이나 가설 조합이 세워지고 확률로 분류된다:

1. 견봉하공간과 견봉쇄골관절을 포함한 상부구획에 통증 발생기로 보이는 특징이 있다.
2. 후상방 구축과 일치하는 특징이 있다. 이것은 어깨거상외전 GIRD 시 견제하는 역할을 하여 2차 전방

상완관절와관절 병진운동[11]이 일어나며, 3차 견봉하 통증은 회전근개의 윗면과 견봉쇄관절의 하관절낭이 포함된 오구견봉궁의 아랫면 사이의 충돌로 인해 발생한다.

3. 상완 신경총의 상간부 또는 신경근(C5/6)에 영향을 미치는 경추성 신경병증을 암시하는 특징이 있으며, 이는 회전근개 약화를 초래하고 견갑골 이상운동증 및 견갑대 유해수용감각 역치의 변화와 관련될 수 있다.
4. 견갑골 이상운동증으로 인한 외측 흉곽출구 증후군과 일치할 수 있는 소견이 있다.
5. 회전근개는 구조적으로 정상적으로 보이지만 빠르게 약화되고 피로해진다.
6. 어깨가 내회전하는 동안 통증 유발 또는 예측 근육 보호(guarding)가 있어 움직임에 저항할 수 있다.

전체 진단에서 이러한 각 구성 요소는 구조적 및 기능적 요소를 포함할 수 있다. 구조적 요소는 유해수용성 및/또는 비유해수용성 구성요소를 포함할 수 있다. 이 경우 수술의 효과 여부를 결정할 때 우리는 특징을 개별적으로 분해한 다음 각각에 대한 진단 또는 가설을 구성해야 하며, 그런 다음 검사를 진행할 수 있다.

작업 가설(working hypothesis)의 생성:수술은 언제 해야 적절한가? 만약 그렇지 않다면?

그림 29.1에 묘사된 도식를 사용해서 보면, 위 사례의 경우 상위 구획 증후군(superior compartment syndrome) 또는 견봉하 충돌 증후군이 주요 작업 진단으로 생성된다. 현재 이 증후군에 대해 권장되는 비외과적 치료가 시작되고, 치료에 대한 반응으로 증상 개선이 예상될 수 있는 예상 기간(보통 12주)을 시간 경과에 따라 모니터링한다. 또한 단면 영상이 고려되지만 이 단계에서는 어떤 형태의 진단 영상이 가장 좋을지는 명확하지 않다. 이 케이스에서 각각의 추정 진단은 비수술적 치료가 가능하며, 특히 직업 활동시 부작용이 없는 경우에는 더욱 그렇다. 그러나 증상의 지속 기간을 줄일 수 있는 안전하고 효과적이며 개별화된 외과적 치료가 있다면 분명히 고려할 가치가 있다. 환자의 결정을 돕기 위해 외과적 중재가 도움이 될 수 있다는 것을 입증할 증거를 가지고 있어야 한다.

사례연구 29.1의 진전(Evolution of Case study 29.1)

환자는 견봉하 충돌 증후군의 진단을 받고, 항염증 약물 및 직업환경 변경과 함께 적절한 비수술적 관리를 받았으나, 앞에서 묘사된 지속적인 통증이 나타났다. 진단을 검토하고 재구성하기 위해 추가적인 조사가 고려된다.

어깨 초음파 검사에서 다음의 결과가 보고되었다: 상완이두근의 장두 불안정성 없이 전방 극상근의 관절면 두께파열이 건 두께의 50% 미만으로 나타남; 큰 중격 삼출액이 동반된 견봉하 삼각근 점액낭의 현저한 비후; 관절 내 디스크 조각화, 윤활막염 및 삼출이 동반된 견봉쇄골 퇴행성 관절병증, 방사선과 전문의는 초음파 도자로 촉진했을 때 견쇄 관절 후방에 과도한 이완이 나타났고 이것이 같은쪽 손의 검지에서 전방, 상완 및 따끔거림 뿐만 아니라 외측 통증을 유발한다고 지적한다. 이제 견봉쇄관절병증을 포함하여 진전된 진단 작업을 한다.

이 진단에 대한 표준 치료는 코르티손과 국소 마취제를 사용한 관절 내 견쇄 쇄골 관절 주사와 견갑골 역학에 초점을 맞춘 지속적 물리치료로 구성된다. 주사치료는 추정한 바와 같이 숫자 등급 척도를 사용하였을 때 측면 및 전방 상완통을 50% 이상 감소시켰고, 환자는 손이 저리는 경우가 더 적었다고 보고했다. 치료는 추가 3개월 동안 진행되며 동일한 4개의 질문이 다시 적용된다(Q1–4, 그림 29.1). 응답의 합계는 이제 견

상자 29.1

원칙: 수술은 특히 회복 진행이 예상과 다르거나 회복 중에 다른 요인이 개입되는 경우, 환자 상태를 예상 또는 예상된 회복 일정으로 회복시키는 역할을 한다.

상자 29.2

원칙: 진단작업(working diagnosis)은 각 증상에 적용되는 임상적 추론에 근거해야 하며 합리적이어야 한다.

상자 29.3

원칙: 통증의 진단은 정적이지 않다. 진단작업은 특정 시점의 임상적인 경험이며 자연사 진행, 조사 및 치료 결과의 근거에 따라 수정되어야 한다.

상자 29.4

원칙: 수술은 특정 진단에서 확실한 이점이 있을 수 있다. 더 일반적인 복잡한 증상일수록 비유해성 통증 메커니즘과 관련되며, 위에서 논의한 이유들로 수술에 적합하지 않을 수 있다.

봉쇄골 관절의 구조적 변화를 나타내는 "YYYN"이다. 이 시점에서 한 가지 옵션은 주사가 증상에 도움이 된 경우 관절 내 주사를 지속하는 것이다. 또 다른 옵션은 환자가 진단에 만족하고 자신의 직업이 어깨상태 개선에 미치는 한계를 이해하고 문제를 내버려 두는 것이다. 추가 고려 사항은 견쇄관절병증의 외과적 수술을 진행하는 것이다.

검지손가락의 지속적인 따끔거림이 남아 있는 경우 경추를 검사하거나(목의 추가영상 촬영 후 관련 신경근 차단의 잠재적 옵션 포함), 이차적 견봉하 점액낭병증으로 인한 견봉쇄관절이 통증의 주요 원인임을 고려해야 한다(어깨의 능동 운동 범위와 거상시 수동 움직임 제한 결과가 견쇄쇄골관절이 임상적으로 문제인지 여부를 확실하게 판단하기에 불충분하다. 마찬가지로 견갑골의 자세는 경추성 통증 및 말초 신경병증 증상의 발생 및 유지에 연관성이 있을 수 있다.

비유해수용성 통증이 통증의 전반에 기여하는지 여부에 대한 질문은 증상이 시작된 후 시간이 경과되었으므로 이제 관련이 있다. 지속적으로 남아있는 통증이 수술후에도 장기적으로 남아있는 것은 일반적으로 보여지는 특징이기 때문에 중요하다. 수술 후 통증은 수술의 급성 외상에서 회복하는 통증보다 감소하는 데 더 오래 걸릴 수 있다.

첫 번째 작업 진단을 위한 치료가 이 단계에서 진행 중이며,

상자 29.5

원칙: 수술은 적절한 재활 일정을 재정립하기 위한 "기회의 창"을 제공할 수 있다. 견봉하 "감압(decompression)"의 경우 이것은 구심성 또는 그 대부분의 신경을 차단하여 "도움이 되지 않는" 유해감각을 줄이고 자세 및 근력강화 치료를 방해할 수 있는 통증의 중심화 재현을 감소시킬 수 있다. 물론 견봉하 공간은 수술 후 몇 주에 걸쳐 신경이 재신경화된다. 이런 경우, 재활 프로그램에는 견봉하 공간에서 견갑대까지의 구심성 피드백을 재정립하는 전략이 포함되어야 한다.

진화된 진단을 위한 치료가 시작되었다: 이제 환자와 임상가는 치료에 대한 환자의 반응으로 통증 없는 기능적인 상태라는 목표를 어떻게 달성할지 다시 결정해야 한다. 네 가지 질문이 다시 시도한다(그림 29.1 참조). 전반적인 답변이 불확실한 경우 진단이 불투명한 상태로 남아 있게 됨으로 진단이 명확해질 때까지 수술을 시행해서는 안된다.

이 증후군을 해결하는데 있어서 어려움은 네 가지 추가 개입으로 완화될 수 있다. 1) 영상 유도 선택적 국소마취 주사, 2) 경추 신경근 차단; 3) 옵션 1과 결합된 마취 하의 검사(일부 진단을 위장할 수 있는 가능한 보호 근육 활성화 제거); 4) 종종 옵션 1 과 3이 결합된 소위 펜토탈 검사(아래 참조).

펜토탈 검사(Pentothal Tests)

펜토탈 또는 티오펜톤(thiopentone)(티오펜탈나트륨/펜토탈)은 효과 빠른 지용성 마취유도제이다. 펜토탈은 유해수용성 자극(승모근 쥐어짜기, 흉골 문지르기 또는 안와상(supraorbital) 가장자리 문지르기)으로 인식하지만 기억은 못하는 마취 상태를 만드는데 사용할 수 있다. 펜토탈 검사는 환자의 기도를 제어하는 마취전문의와 함께 수행되며 일반적으로 마취, 진단 주사 및 어깨의 진단 관절경 검사의 보조 검사로 활용된다.

사례를 예로 들면, 깨어 있고 의식이 있는 환자에게 비스듬히 누워 있는 자세에서 통증이 시작되는 지점까지 팔을 능동적으로 들어올리게 한다. 통증은 60°에서 시작되고, 30° 올리는 동안 통증 움직임이 나타났다가, 90°에서 더 이상 못올릴 정도

로 통증이 증가한다. 팔의 수동적 움직임에서도 변화가 나타나지 않았다. 펜토탈이 동측 승모근 쥐어짜기 반응으로 얼굴을 찡그리거나 움츠림 반사를 일으키지만 속눈썹 자극 반응이 없을 때까지 투여하여 무의식 전 마취상태를 확인한다. 그런 다음 환자의 팔을 수동적으로 통증이 있는 얼굴표정(찡그림)이 유발될 때까지 동일한 동작(굴곡)으로 움직인다(상지의 움츠림 반사 및 자극의 측면으로 머리를 돌리는 것도 주목함).
찡그린 얼굴이 팔 130°(이전 각도에서는 안나타남)에서 나타나고 더 높이 올렸을 때도 지속된다면 다음과 같이 추론할 수 있다.

- 130°에서 발생하는 유해수용성 통증이 있다.
- 60°와 130°사이에서 경험하는 통증은 유해수용성이 원인으로 보이지 않는다.
- 초음파 검사 결과와 상관없이, 환자의 통증호 (60 – 130°)는 유해수용성으로 보이지 않으며, 견봉하 점액낭과 회전근개에서 보이는 구조적 "병변"이 증가하는 통증으로 보이지 않는다.
- 이 경우 견봉하 점액낭은 통증의 원인으로 보이지 않는다.

펜토탈 검사에서 도출할 수 있는 결론은 다음과 같다. 1) 견봉쇄골 관절이 증상의 주요 원인으로 보이며, 2) 중요하게도 견봉하 점액낭 절제술이 단독 절차로 수행될 경우 통증 완화를 제공할 가능성이 낮다는 점을 시사한다, 견봉쇄골 관절 수술을 포함하여 수행될 수 있는 모든 수술이 유용하지 않을 수 있다. 이 검사는 잠재적으로 불필요한 수술로부터 환자를 "보호"한다.

흥미롭게도, 동측의 승모근 쥐어짜기 반응이 반대측의 동일한 반응보다 더 쉽게 유발된다면, 이는 전체 동측 견갑대에서 통각의 상향 조절(upregulation)을 시사하며, 이는 다시 전체 증상발현과 일치한다. 이는 통각과민의 원인이 경부임을 반드시 암시하는 것은 아니지만 이를 고려해야 한다. 이는 통증이 조작된 것을 의미하는 것은 아니며, 오히려 장기간의 통증 경험 과정에서 기본적인 보호 반응의 부적응을 의미한다.

상자 29.6 펜토탈 검사의 결과

환자의 전체 통증 경험은 다음 방정식으로 설명할 수 있다.

통증의 총 경험 = {[유해수용성 통증] + [비유해수용성 통증]} +
{심리사회적 요인} +
{시간 경과에 따른 변화}

보조적 검사: 국소마취 시도검사
(Adjunctive tests: local anesthetic challenge tests)

가설을 확인하기 위해 전신 마취 상태에서 견봉쇄골 관절에 영상 유도 하에 국소 마취제를 주입한다. 펜토탈 검사 결과로 인해 지지된 선택적 주사는 양성일 가능성(따라서 진단을 확인하는 데 유용함)이 높아야 한다. 모든 검사와 마찬가지로 펜토탈 검사는 만성 통증 증상으로 나타나는 비유해수용성 통증을 결정하는 검사가 아니라 전체 검사의 일부로 간주되어야 한다. 검사는 가이드 해줄 수 있지만 해석이 명확하지는 않다.

수술은 유해수용성 통증을 최대 90% 완화할 수 있으며, 만약 그렇게 된다면 플라시보 효과를 통해 비유해수용성 통증의 완화에 기여할 수 있다. 따라서 통증의 전체 통증 감소는 유해수용성 통증이 90%, 비유해성 통증이 0%이다(플라시보 효과는 최대 30%가 긍정적인 효과를 보였을 것). 펜토탈 검사 후 예시 사례에서 유해수용성 통증이 전체 통증 경험의 약 20%에 해당하는 경우(높은 범위의 찌푸린 얼굴 vs 인식된는 환자의 경험) 수술은 최대 전체 통증 부담의 20%(18%) 중 90%(18%)는 비침해성 통증이 플라시보 효과에 의해 완화될 수 있는 이점을 제공할 것이다(80%의 30%, 따라서 약 37%). 수술 효과로 인한 전반적인 이점은 전체 통증 부담의 55%(18% + 37%)에 불과할 수 있다. 이러한 상황에서 환자는 수술이 충분한 가치가 있다고 고려하지 않을 수 있다.

요약(Summary)

통증에 대한 단일한 원인이나 통증유발인자를 갖고 있는 환자는 드물다. 각각의 잠재적인 원인을 평가해야 하며 전체 진단 방정식에서 각각의 통증 원인인 유해수용성 및 비유해수용성 요소를 모두 평가해야 한다. 통증 완화를 위한 외과적 접근 방식을 실시하기로 한 결정은 가능한 모든 진단을 고려하고 각 요소별 임상 및 중재 검사를 적용하여 전체 진단에 대한 각각의 관련성을 결정한 후에 이루어진다. 비유해수용성 통증의 비율은 임상 관찰 및 특정 검사를 통해 추론할 수 있다. 수술은 진단이 가능한 구체적으로 이루어졌을 때 진단에 대한 개선된 결과를 제공할 수 있지만 증상을 완전히 회복할 수는 없다(대부분의 수술은 연부조직 병변 재건(repair) 후 85%에서 90% 사이의 증상개선이, 유사한 병변의 재건술(reconstruction) 후에는 지속적인 증상개선이 더 적게 나타난다). 통증의 비유해성 요소는 수술로 직접적인 도움이 되지 않는다. 환자는 비유해수용기전으로 설명될 수 있는 경험의 비율, 유해수용성 감각의비율, 수술이 유익할 가능성에 대해 상담을 받으면, 향후 특정 진단과 관련해 수술을 받을지 여부에 대해 정보에 입각한 결정을 내릴 수 있다.

뻣뻣함(Stiffness)

환자는 종종 자신의 어깨 뻣뻣함을 과소평가할 수 있으며, 뻣뻣함 또 다른 증상, 일반적인 통증과 연관될 때 다른 증상들이 뻣뻣함을 유발하는 것이 일반적이다. 특히 오래 지속된 뻣뻣함은 보상 패턴 발달로 종종 어깨 뻣뻣함에 대한 인식을 덜하게 한다. 특정 일상 업무를 수행하는 데 어려움이 있으면 어깨 뻣뻣함을 느낄 수 있다. 예를 들어, 바지를 올리거나 브래지어를 입는 데 내회전이 부족하거나 머리를 빗는 데 외회전의 부족으로 어려움을 겪는 경우다. 뻣뻣함이 안정 상태(plateaued)이거나 비수술적 중재에 반응하지 않을 경우 수술을 고려해야 할 수 있다.

사례연구 29.2(*Case study 29.2*)

45세의 오른쪽 우세손 여성이 특정 움직임에 대한 어깨통증과 8개월 지속되는 오른쪽 어깨 뻣뻣함으로 내원했다. 여성은 밤에 잠을 잘 못잤는데 최근에 개선되었다. 능동 및 수동 검사에서 끝 범위 통증이 나타난 어깨 외회전 범위는 20°였다. 굴곡은 140°, 내회전은 엄지손가락이 L1까지로 제한되었다. 어깨 근력은 정상이었다. 여성은 어깨 충돌 검사에서 불편함을 경험했다. 상완이두근 장두부위에서 촉진시 압통이 나타났다. 자기공명영상(MRI)은 임상 관리에 영향을 미칠 가능성이 낮으며 일반 방사선 사진으로도 충분하다. 이 경우 엑스레이상 이상 소견은 없었다. 따라서 오십견(유착성 관절낭염) 진단이 내려지고 부드러운 운동 프로그램과 결합된 상완관절와 및 견봉하 코르티코스테로이드 주사로 구성된 비수술적 치료가 시작되었다.

이것은 매우 흔한 임상 시나리오이며 대부분의 경우 환자는 증상 해결을 경험하며 경우에 따라 몇번의 주사가 더 필요하다. 두 번의 주사와 운동 프로그램 후에도 환자가 여전히 어깨 뻣뻣함으로 어려움을 겪고 있다면 수술, 특히 관절경 관절낭 이완술을 고려할 수 있다. 이 시점에서 이러한 중재는 환자의 회복을 앞당기기 위한 목적 달성을 위해 수행될 것이다.

한 가지 고려해야 할 또 다른 시나리오는 환자가 X-ray상에서 상완관절와관절의 퇴행성 변화가 보이기 전 시점의 초기 관절염이 있을 수 있다는 것이다. 이 시나리오에서 이 여성의 관리는 달라질 수 있다. 통증의 일시적 경감을 위해 코르티코스테로이드 주사를 적용할 수 있으며, 관절경 검사를 진행하는 진행할 수 있지만 시술 중에 진단될 가능성이 더 높을 것이다. 치료절차는 두 경우 모두 비슷할 것이다: 상완관절와관절 변연절제술(glenohumeral debridement), 관절낭 이완술(capsular release) 및 견봉하 점액낭절제술(subacromial bursectomy), 아마도 이두건 건고정술(biceps tenodesis)를 추가할 수 있지만, 대화 과정에서 수술 후 예후의 변화에 따른 결과 및 환자의 기대치를 재설정해야 한다.

이 시점까지의 관리는 적절했지만, 상완관절와관절 관절염 관리하기 위해 치료 후반에 추가 중재가 필요할 가능성이 높기 때문에 환자의 여정은 이제 좀 더 복잡해졌다. 관절경 수술 후 물리치료 관리도 달라진다. 치료 접근 방식이 오십견에 대한 적극적인 가동범위 운동프로그램보다 더 부드럽고 단계적으로 진행된다. 이 환자의 향후 치료에 추가적인 주사-코르티코스테로이드 또는 점액 보충-이 포함될 수 있으며 적절한 시점에 관절 성형술을 고려할 수 있다.

특히 전체 어깨 관절 치환술 보철물의 지속 기간이 일반적으로 15~20년이기 때문에 관절염이 있는 젊은 사람에게 관절 성형술을 고려하기는 어렵다.[22] 젊은 사람들은 대개 활동수준

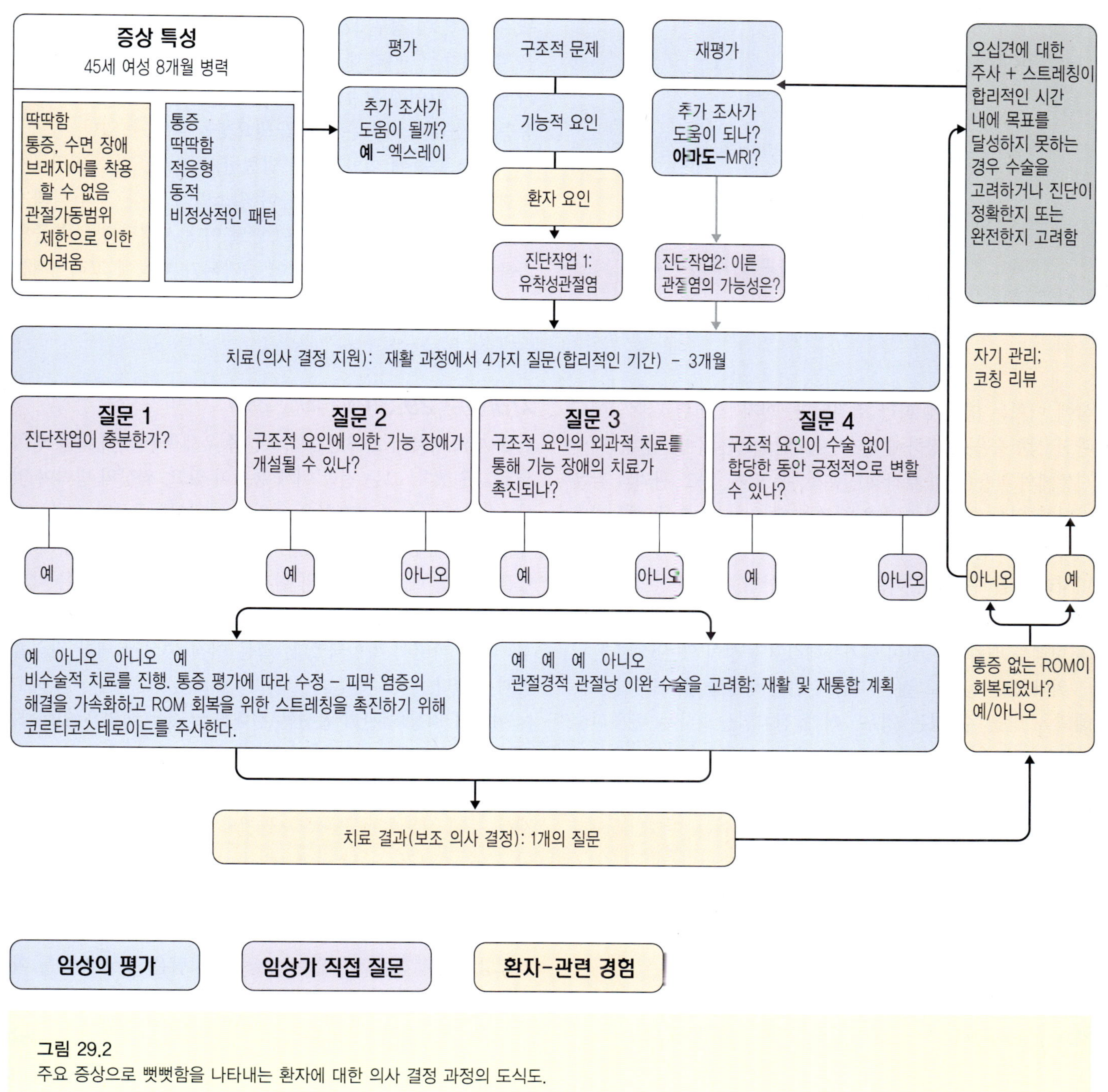

그림 29.2
주요 증상으로 뻣뻣함을 나타내는 환자에 대한 의사 결정 과정의 도식도.

이 더 높고 이는 내구성을 손상시킬 수 있으며 특히 관절와 보철물이 그렇다. 젊은 사람이 어깨 전치환술을 받고 상당한 통증 완화를 경험할 가능성이 있고, 이전의 활동수준으로 돌아갔을 때 덜 활동적인 사람보다 더 일찍 보철물이 손상될 수 있다. 따라서 관절 성형술을 고려하는 첫 결정 시기가 중요하다.

이 시기는 환자가 증상을 견디며 살 수 있는 능력과 증상이

상자 29.7

원칙:

- 뻣뻣함은 종종 다른 증상과 관련이 있으며 내원 시 주된 증상이 아닐 수도 있다.
- 기본 진단이 어깨 뻣뻣함의 예후를 결정한다.
- 뻣뻣함을 위한 수술은 뻣뻣함의 재발을 피하기 위한 수술 후 재활을 함께 진행한다.

삶에 미치는 영향에 따라 결정된다. 환자가 어린 나이임에도 관절 성형술을 결정하게 만드는 요인으로는 수면 장애, 매일 진통제의 복용(관련 부작용), 운전, 옷 입기, 자조 관리과 같은 간단한 일상 활동에 어려움을 겪는 경우이다. 드문 경우지만 외과의사는 관절와가 심하게 손상된 경우 수술 시기에 영향을 미치려고 할 수 있다. 이는 수술이 지연될 경우 손상이 진행되어 수술의 기술적인 어려움이 예상되거나 표준 해부학적 관절와 형태를 배치하는 것이 불가능해질 가능성이 있는 경우다.

위와 같은 문제로 젊은 사람이 관절 성형술 절차를 원하고, 혜택을 받을 수 있는 경우, 어깨 전치환술보다는 반치환술(hemiarthroplasty)을 사용하고, 파이로 카본(pyro-carbon)과 같은 대체 베어링 표면을 사용하는 것을 고려할 수 있다. 해부학적 견관절 전치환술도 고려해야 하며, 이는 반치환술보다 기능적 및 주관적 결과가 우수한 것으로 나타났다.[5,19]

이 시나리오는 어깨 뻣뻣함이 있는 개인의 타임라인이 하나 이상의 지점에서 수술을 포함시킬 수 있으며 이는 병인에 따라 달라질 수 있음을 강조한다.

그림 29.2는 유착관절낭염의 예에 적용되는 의사 결정 개요를 보여준다.

약화(Weakness)

급성 어깨 약화는 종종 외과적 중재 없이 극적으로 호전된다. 예를 들어, 65세로 넘어진 후 전층 회전근개 파열이 있고 급성 가성마비를 보이는 사람은 여전히 비수술적 중재로 호전될 수 있다. 이 경우 2개월 간의 재활을 통해 상당한 개선이 있을 수 있다.[1,17] 따라서 파열이 크고 돌이킬 수 없는 경우라도 외과적 중재(어깨 관절경)를 고려하기 전에 기다리는 것이 종종 권장되며, 재활은 수술의 필요성을 줄일 수 있다.

약화는 통증에 이차적으로 발현될 수 있다. 전층 회전근개 파열이 확인된 경우에도 통증이 감소함에 따라 근력 약화가 상당히 개선될 수 있다. 수술이 한달 이내 시행된 경우 통증완화를 위한 주사는 감염 위험이 증가되기 때문에 고려해서는 안된다.[8] 사례연구 29.3에는 약화에 대한 도전적인 사례가 제시되어 있다.

사례연구 29.3(Case study 29.3)

58세의 농부가 2~3년간의 오른쪽 우세측 어깨의 약화 병력으로 내원했다. 그는 전방 어깨 통증이 있고, 외상의 병력이 없다. 검진에서 어깨 뻣뻣함은 없었고 상완이두근구와 오구돌기 부위 촉진시 압통이 나타났다. 어깨를 외전하는 동안 팔에 저항을 가했을 때 근력 감소와 함께 통증를 나타냈다. 다른 약화는 없었다. MRI상에서 극상근의 높은 등급(50% 이상이 찢어짐) 부분 파열이 확인되었다. 그는 아직 증상에 대한 관리를 받지 못했다.

여기서 최상의 관리 옵션을 선택하는 것은 어려운 일이다. 통증과 약화를 줄이고 추가 악화를 방지하는 것을 목표로 건을 봉합하기 위한 외과적 중재가 유혹적일 수 있다. 외과적 중재를 통해 상완이두근과 오구돌기밑 통증을 해결할 수 있지만, 수술 후 12주 동안 들어올릴 수 없으며 완전한 신체적 농업 활동을 재개하려면 최대 6개월이 걸릴 것이다. 이러한 맥락에서 공유 의사 결정은 필수적이며 수술이 가장 적절한 현재 치료방법으로 간주되지 않는 경우 이 사람은 증상 악화를 확인하기 위한 모니터링이 필요하다. 그는 신체적으로 활동적이지만 생활 방식의 변화(5장 참조)와 함께 단계별 어깨 재활 프로그램(36장 참조)을 고려해야 한다.

딜레마는 전층 파열을 예방을 위해 지금 수술하지 않는다고 해도 결국 나중에 수술이 필요할 수 있다는 것이다. 전층 파열이 봉합 가능하다면, 시도해 볼 수 있는 치료가 될 수 있다. 회전근개 파열의 진행 가능성과 진행 속도는 예측하기 어렵다.[15] 최악의 시나리오는 환자가 회복 불가능한 회전근개 파열 상태

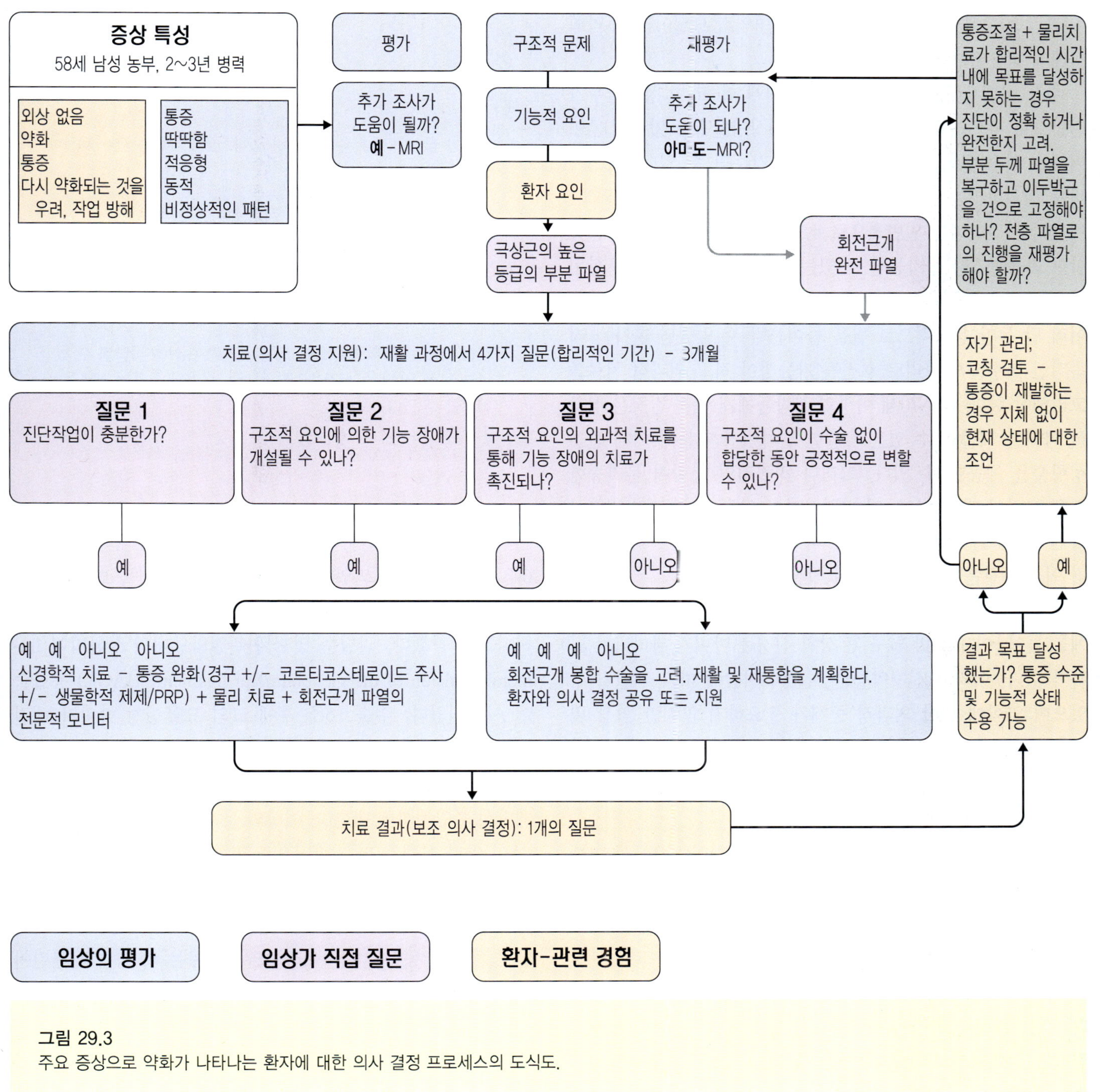

그림 29.3
주요 증상으로 약화가 나타나는 환자에 대한 의사 결정 프로세스의 도식도.

와 상당한 근약화가 진행되어 어깨 관절 성형술을 받는 것이다. 공동 의사 결정 중에 환자가 현재 농장 일을 중단할 수 없어 수술 및 재활을 할 수 없고, 이후에 필요하다면 역견관절 성형술을 고려한다면 지금 수술하지 않는 것은 가능한 결정이다. 이 경우 환자별 요인과 선호도는 수술 여부를 결정하는 데 필수적이다.

그림 29.3에서 앞에서 설명한 가설 연역적 모델이 어깨 약화 사례에 적용된다.

수동 어깨 굴곡이 능동 굴곡보다 대게 더 크며, 상완골두가 전방으로 두드러지게 나와 있을 때(전상방탈출로 알려짐), 이 어깨는 가성마비(pseudoparalytic)로 간주될 수 있다. 가성마비를 정의하려는 시도는 논란과 논쟁을 일으켰다.[6] 정의와 관계없이 거짓마비는 일반적으로 심한 회전근개 파열로 인해 봉합이 가능하거나 불가능할 수 있는 심각한 어깨 약화가 포함된다. 급성 가성마비와 만성 가성마비에는 중요한 차이가 있다. 여러 달 동안 능동적으로 팔을 들어올릴 수 없었던 환자는 지속적인 비수술적 관리로 호전될 가능성이 적고 외과적 치료를 고려해야 한다. 65–70세 이상의 사람들에게 수술 결정은 심각한 약화를 되돌릴 수 있는 유일한 절차이기 때문에 어깨 관절 성형술을 제공할 수 있다. 그러나 직접적인 봉합이 불가능한 젊은 사람의 경우, 수술 전 가성마비가 있을 때 치료의 결과가 가변적이라는 점에 유의해야 하지만 상부관절낭재건 또는 건 이식과 같은 다른 중재가 더 적절할 수 있다.[7]

실제 마비는 정형외과에서 잘 볼 수 없는 유형의 약화이다. 예를 들어, 어깨 전방 탈구 후 상완 신경총 마비가 나타나는 환자가 있다. 이러한 신경약증은 시간이 지남에 따라 해결될 수 있으며 약화에 대한 외과적 중재가 필요하지 않지만 임상 및 신경생리학적으로 주의 깊은 모니터링이 필요하다.

사례연구 29.4(*Case study 29.4*)

21세의 오른손잡이 전문 럭비 선수는 처음으로 오른쪽 어깨에 전방 탈구를 겪었으며, 이는 경기력을 감소시켰다. 그는 어깨 불안정의 과거 병력은 없었지만 충격 후 신경이 늘어나거나 압박될 때 발생하는 "찌르는 통증"의 병력이 있다. 그는 부상 후 일주일간 삼두근, 손목 신근 및 손가락 신근에 약화가 있었다. 그는 완전 손목 처짐이 있다. 신경 전도 및 근전도(EMG) 검사를 시행하였고 상완 신경총 및 요골 신경의 후신경절 후 손상과 약간의 만성적 변화가 보고되었다. 선수와 코치는 불안정성에 대한 어깨 수술을 진행하기로 결정하고 최소한의 수술 지연을 요청하였다. 신경과 전문의는 약화가 적고 신경학적 개선이 있을 때까지 수술을 연기하는 것을 선호한다.

초기 치료로 신경 부종에 대한 스테로이드와 환자 손목과 손가락에 대한 안정 부목이 포함되었다. 신경생리학적 검사는 6주 후에 반복 실시되었다. EMG결과에서 개선을 보였고 임상적으로 근력이 강해졌으며 신경과 전문의는 수술하기에 적합하다고 생각했다. 관절순 및 상완관절와인대의 상완박리(humeral avulsion of the glenohumeral ligament; HAGL) 봉합술이 시행되었다. 수술 16주 후에 그의 요골신경 마비가 해결되었고, 등속성 테스트 시 양쪽 어깨 힘의 차이가 없음이 나타났다. 그는 부딪히는 훈련으로 돌아가도록 허가를 받았고 약화 재발성 불안정성에 대한 더 이상의 문제는 없었다.

이 약화 사례는 더 일반적으로 영향을 받는 액와 신경 또는 근피신경이 아닌 후신경속/요골 신경(posterior cord/radial nerve)에 영향을 미쳤다는 점에서 이례적이었지만, 이는 어깨 탈구 이전에 동일한 사지에서 소위 "찌르는"의 병력과 관련이 있을 수 있다. 그는 대게 젊은 사람들처럼 빠르게 개선되었다.

상자 29.8

원칙:

- 약화는 급성이거나 지속적일 수 있다. 급성 약화는 자주 재활에 잘 반응한다.
- 약화와 관련된 구조적 손상은 개별 환자 특성에 따라 수술을 고려할 가치가 있다.
- 진성 가성마비를 확실하게 확인하는 유일한 외과적 중재는 어깨 관절 성형술이다.
- 진성 마비는 경추 병리 또는 상완 신경총 손상을 나타낼 수 있다. 경추 MRI 및/또는 신경생리학 검사는 평가의 중요한 부분을 형성할 수 있다.

불안정성(Instability)

어깨의 불안정성을 유발하는 원인에 대해서는 혼란이 있다. 구조적(외상성 및 무외상성) 장애와 신경계 장애가 공존할 수 있다.[14] 모든 환자는 자신만의 이야기, 자신의 상황, 우려 사항 및 야망을 가진 사람들이다. 그들이 수술을 고려하지 않을 수도 있다.

사례연구 29.5(Case study 29.5)

강한 접촉성 스포츠에 참여하는 22세의 남성 프로 운동선수가 관절와 및 상완골의 상당한 뼈 손실과 관련된 양측 개방 Latarjet 시술 후 재활을 위해 방문했다. 그의 유일한 관심사는 언제 경기장으로 복귀할 수 있도록 준비되는가이다. 그의 아버지와 의료진은 수술 12주 후에 그가 챔피언십 1라운드에 출전할 수 있기를 희망한다.

그의 어머니와 형도 어깨에 문제가 있었고 프로 축구 선수이자 수많은 상을 수상한 아버지도 마찬가지였다. 10대 시절부터 환자는 왼쪽 어깨에 수많은 어깨탈구를 경험했다. 그는 처음으로 탈구를 겪었을 때를 기억하지 못했지만, 탈구가 발생하면 항상 스스로 재배치할 수 있었다. 그는 16세에 처음으로 왼쪽 어깨 관절경 안정화 수술을 받았다. 그는 모든 재활을 열심히 참여했지만 어깨 탈구는 계속되었고 1년 후 두 번째 왼쪽 어깨 관절경 안정화 수술을 받았다. 그는 축구로 복귀했지만 불과 몇 달 후 오른쪽 어깨에 문제가 발생했고 18세에 오른쪽 어깨 연조직 안정화(Bankart 시술)를 받았다.

그는 왼쪽 어깨 탈구가 지속되었음에도 불구하고 축구 경력에서 탁월했다. 그는 그의 부모가 그를 외과 의사에게 다시 데려가는 것을 회피하기 위해 탈구상태를 부모에게 숨겼다. 그는 양측 라타젯 시술을 받은 지 9개월 만에 챔피언십 축구에 복귀했다. 그의 사례는 "성공은 선형적이지 않다(성공으로 가는 길은 직선이 없다.)"는 사실을 상기시켜 준다. 그는 어깨가 이전 어깨 수술 후와 매우 다르게 느껴졌다고 말했다. 그는 현재 클락킹 소리와 어깨가 뻣뻣한 느낌, 간헐적인 후방 어깨 통증, 왼쪽 어깨가 "뒤에서 흔들리는" 에피소드를 보고한다.

청소년 접촉 운동 선수의 상완관절와관절 탈구는 매우 심각한 부상이다. 정확한 병력과 검사가 핵심이다. 좋은 병력은 환자의 신념, 우려, 기대, 목표 및 수반되는 진단이 포함되어야 한다. 부상의 메커니즘을 이해하는 것도 중요하다. 상당한 외상이 있었을 경우 불안정성에 대한 구조적 문제가 있을 가능성이 더 높으며, 서서히 시작되거나 덜 심각한 외상은 비구조적 원인을 알아봐야 한다.[14] 철저한 검사를 위해 이완성 및 신경학적 침범에 대한 검사가 포함되어야 한다.

종종 구조적 원인을 배제하기 위해 불안정한 어깨를 조사할 필요가 있다. 그러나 양성처럼 들리는 탈구의 검사에는 미묘한 균형이 있다. 영상에서 병변을 발견하면 어떻게 진행하나? 무증상 운동선수에서 관절순 병리적 상태의 높은 발생률을 보고하는 근거가 있다.[10] 따라서 운동선수의 임상 검사, 증상 및 목표 설정 시 방사선학적 조사를 사용하는 것은 필수적이다.

재발에 대한 다른 위험요소도 수술 의사결정 과정에서 고려해야 한다. 연구에 따르면 어린 나이가 재발성 외상성 전방 탈구 발생의 가장 중요한 단일 예후 인자로 나타났다.[24] 골성 Bankart 병변이 있는 환자가 재발성 불안정성을 가질 가능성이 더 크다. 뼈 손실률은 나이가 많은 운동 선수에 비해 청소년에서 훨씬 더 크다. 부상에 대한 두려움과 자가 보고된 통증도 재발성 어깨 불안정성의 위험을 증가시킬 수 있다.[21]

구조적 손상이 있는 경우 즉각적인 수술적 안정화는 접촉 또는 고위험 스포츠와 관련된 젊은 개인에게 신중한 접근 방식일 수 있지만 현재 근거가 압도적이지 않다.[12] 손상된 구조의 외과적 재건에도 불구하고 여전히 상대적으로 높은 빈도가 있을 수 있다. 추가 어깨 불안정성, 특히 접촉 스포츠(5.9%에서 51%)의 젊은 운동선수에서 발생한다.[2,24] 현재 이 코호트에서 수술이 재활보다 더 유익한지에 대한 결론을 추론하기 위한 무작위 대조군 연구에서 제한된 근거가 있다.[21] 그러나 진정한 맹검 무작위 대조군 연구 설계를 허용하는 조건은 대부분의 임상 상황에서 재현하기가 매우 어렵다.

궁극적으로 케이스를 외과적으로 관리할지 여부를 고민할 때 환자 중심의 유익성-위험성(benefit-risk) 분석이 필요하다. 수술 결정은 선수의 안전에서 퍼포먼스 요인 및 소송 문제에 이르기까지 중요한 영향을 미칠 수 있다. 어깨를 비외과적으로 관리하는 것과 관련된 주요 위험은 재발성 불안정성, 후속 탈구로 인한 추가적인 구조적 손상 및 불안정성 관절병증의 위험 증가 가능성이다.[12] 환자가 이후 불안정 에피소드의 더 높은 위험을 원하지 않는다는 결론을 내리고 수술을 통한 조기 안정화를 선택할 수 있다.

어떤 한 방법에 비해 다른 방법의 효과와 외과적 치료 시기를 뒷받침하는 근거는 여전히 제한적이다. 임상가는 초기에 결정된 증상의 원인을 재고할 준비가 되어 있어야 한다(그림 29.4).

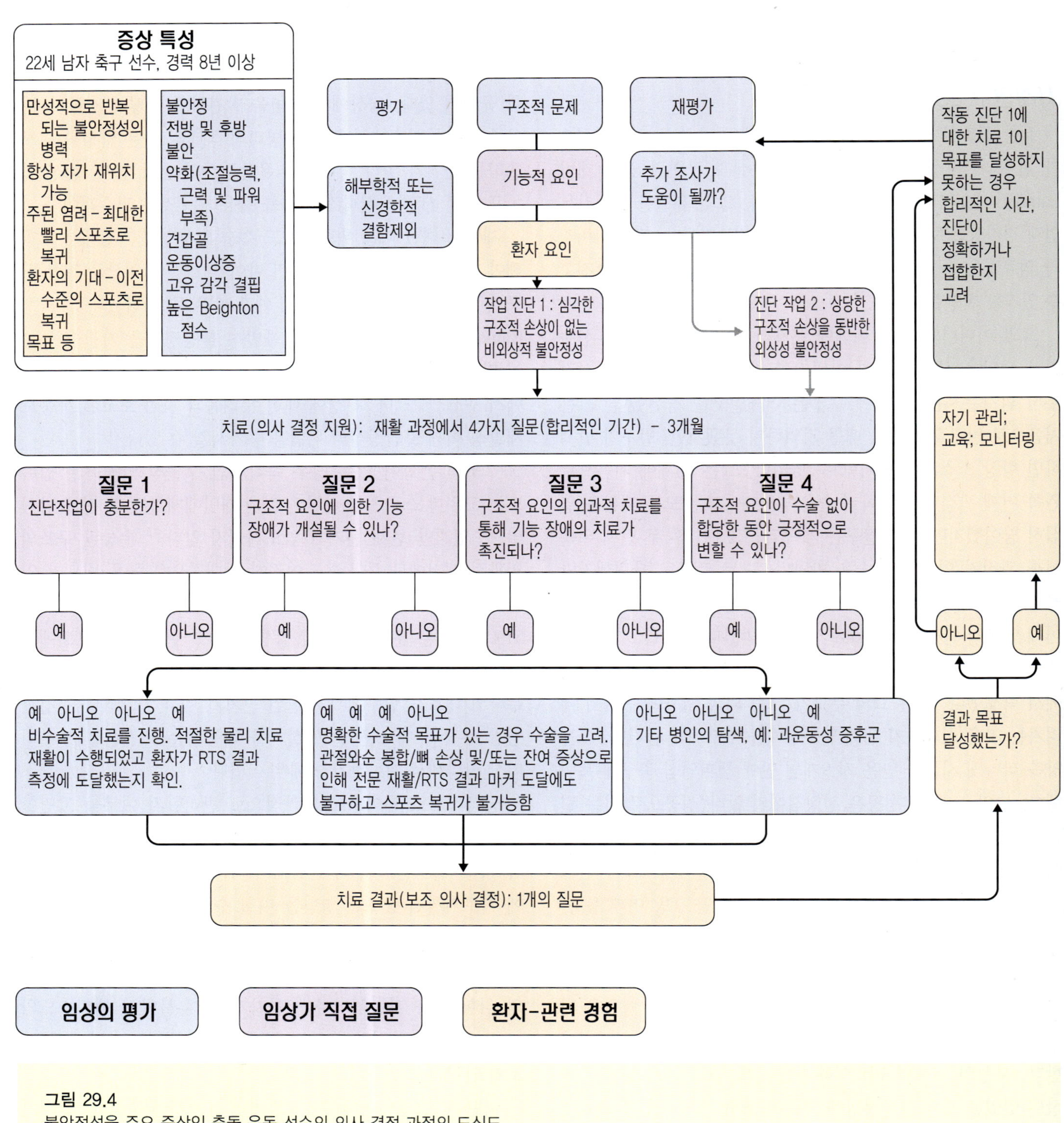

그림 29.4
불안정성을 주요 증상인 충돌 운동 선수의 의사 결정 과정의 도식도.

사례연구 29.6(Case study 29.6)

슈퍼마켓에서 일하는 25세 여성이 작업 중 부상 후 오른쪽 어깨 통증과 불안정성을 주소로 내원했다. 사고가 났을 때 여성은 선반을 쌓고 있었다. 여성은 상자가 미끄러져 넘어졌을 때 맨 위 선반에서 상자를 들어 올리고 있었다. 그녀가 집에 돌아왔을 때 어깨가 아프고 뜨거웠으며 여성의 어머니는 딸이 바르게 앉아 있지 않다는 것을 알아차렸다(뭔가 이상하다는 것을 발견하였다). 여성의 정골의학의사에게 가서 일부 도수교정술을 받았고 증상이 약간 나아졌다. 여성은 어깨를 휴식하기 위해 며칠을 쉬었지만, 직장으로 복귀하려는 때에 참을 수 없는 통증과 아탈구 없이 팔을 들어올리기 위해 어려움을 겪었다.

3년 동안 그녀는 여러 의사를 만났다. X-선, MR 관절 조영술, 뇌 스캔 및 신경 전도 연구를 포함한 모든 조사는 정상으로 보고되었다. 더 최근에 그녀는 오른쪽 다리의 심각한 약화를 초래한 허리 통증의 시작을 보고했다. 그녀는 걸을 때 허리에 약간의 통증을 느꼈고 발목을 젖혀지며 넘어져 앞니가 부러진 사건을 설명했다.

이와 같은 사례는 관리가 어려울 수 있으며 종종 다양한 관여 원인이 있다. 어깨 불안정성에 대한 비구조적 원인이 있는 환자의 경우 신중한 평가가 중요하다. 다학제적 팀 평가는 이러한 유형의 어깨 불안정을 유발할 수 있는 원인을 식별하고 관리방법을 안내하는 데 적합하고 유용하다. 예를 들어, 수술은 명백한 근육 패턴이 있는 환자,[20] 및 강력한 심리적 요소, 중추 민감화의 증거, 콜라겐 장애를 나타낼 수 있는 과이완(hyperlaxity) 또는 아동기 운동 발달 문제가 있는 환자에게 좋지 않은 결과를 초래하는 경우가 많다.

수술은 항상 신중하게 접근하고 숙련된 다학제 팀과의 논의를 거쳐야 한다. 외과적 중재는 때때로 비외과적 치료에 반응하지 않는 사람들에 대한 부가적인 방법으로 환자 치료의 타임라인을 따라 고려된다. 수술을 고려한다면 중요한 기본 병변(예: 관절순, 관절낭, 뼈 또는 신경학적) 또는 관절낭 변위(capsular shift)(그림 29.5)와 같은 외과적 중재를 위한 명확한 목표가 있어야 한다.

위의 예에서 환자는 통각 표현을 넘어 확장되는 만성적으로 통증을 느끼고 불안정한 어깨를 가지고 있었다. 여성의 치료 과정은 혼란과 좌절의 여정이었다. 다학제적 접근이 필요했고 정신과 의사와 상담하려는 의지가 그녀의 회복 과정에서 핵심 요소였다.

결론(Conclusions)

결론적으로, 수술을 고려하기로 결정을 내릴 때 지침이 되는 몇 가지 원칙은 다음과 같다.

- 수술은 회복 진행이 예상과 다르거나 다른 요인이 회복에 개입하는 경우 환자의 주관적 어깨 값이 최적의 수준으로 재활을 위해 예상되는 회복 일정으로 환자를 회복시키는 역할을 한다.
- 진단작업은 각 증상에 적용되는 임상적 추론에 근거해야 하며 합리적이어야 한다.
- 통증 진단은 정적이지 않다. 진단작업은 특정 시점의 임상적 경험이며 자연 병력의 진행, 조사 및 치료 결과의 근거에 따라 수정되어야 한다.
- 수술이 항상 적절한 것은 아니다. 더 일반적인 복잡한 증상은 비 침해성 통증 메커니즘과 관련하여 위에서 논의한 이유로 수술에 효과적이지 않을 수 있다.
- 수술은 적절한 재활 일정을 재정립하기 위한 "기회 창"을 제공할 수 있다. 견봉하 감압술의 경우 이것은 구심성 또는 그 대부분의 신경을 차단하여 도움이 되지 않는 유해수용성 자극을 줄이고 재활에

상자 29.9

원칙:

- 외상성 어깨 탈구 후, 수술은 특히 구조적 병변이 존재하고 재발에 대한 중요한 위험 요소(25세 미만), 남성, 접촉이 많은 스포츠 참여와 관련된 경우, 안정성 회복에 중요한 역할을 할 수 있다.
- 수술은 비외상성 어깨 불안정의 경우, 재활에 실패하고 구조적 병리를 보이는 환자에게 역할을 할 수 있다.
- 모든 경우에 다학제적 팀 간의 의사소통이 필수적이다.

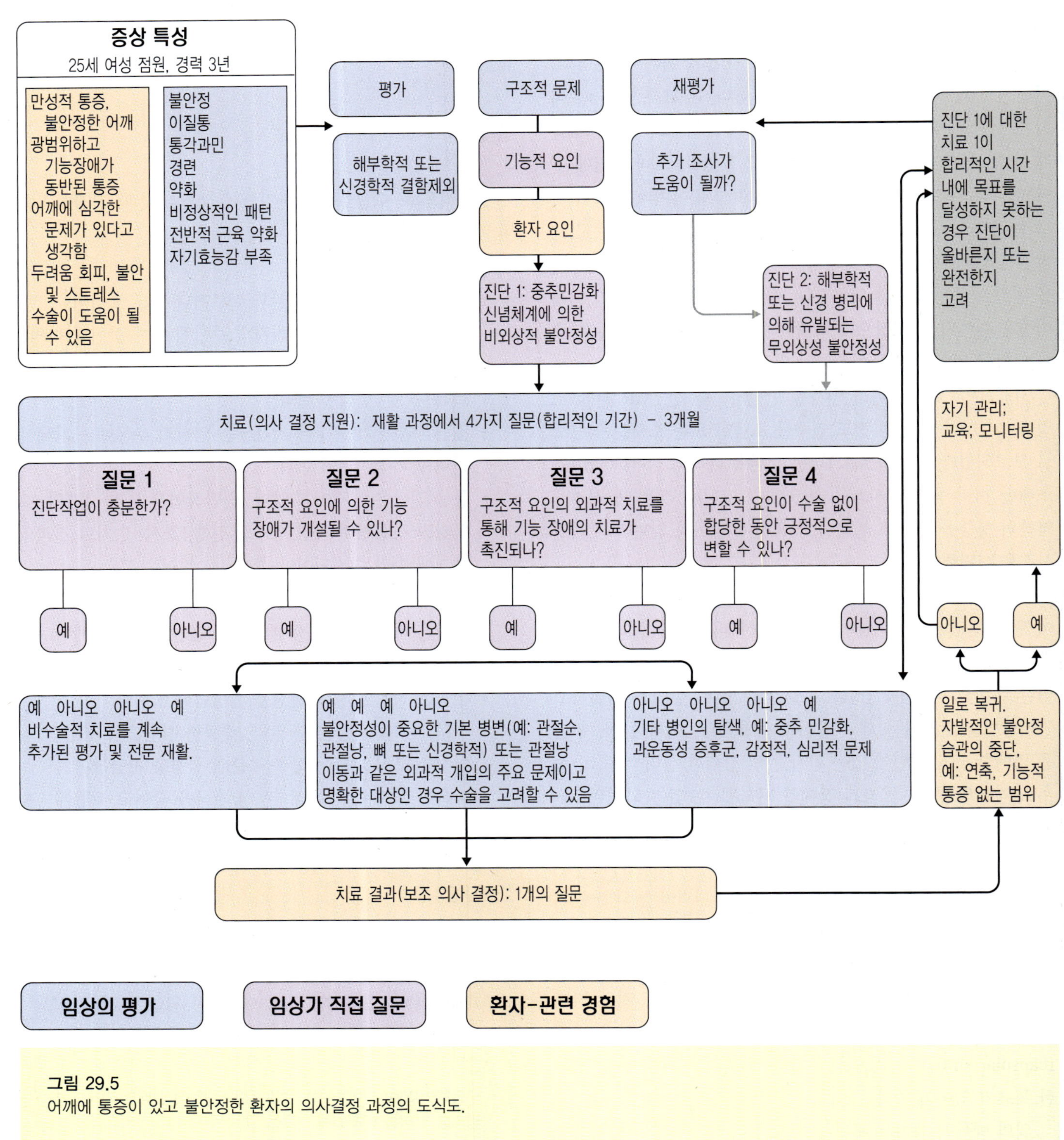

그림 29.5
어깨에 통증이 있고 불안정한 환자의 의사결정 과정의 도식도.

부정적인 영향을 미치는 통증의 중심화 재현을 줄인다.

- 뻣뻣함은 종종 다른 증상과 관련이 있으며 내원 시 주요 증상이 아닐 수 있으며 기본 진단이 어깨 뻣뻣함의 예후를 결정한다.
- 뻣뻣함을 위한 수술은 재발성 뻣뻣함을 피하기 위해 수술 후 재활과 밀접한 관련이 있다.
- 약화는 심각하거나 지속적일 수 있다. 급성 약화는 종종 재활 치료로 호전될 수 있다.
- 약화의 기저에 있는 구조적 손상은 개별 환자 요인에 따라 수술을 고려할 가치가 있다.
- 진성 가성마비를 확실하게 역전시키는 유일한 외과적 개입은 어깨 관절 성형술이다.
- 진성 마비는 경추 병리 또는 상완 신경총 손상을 나타낼 수 있다.
- 외상성 어깨 탈구 후 수술은 안정성 회복에 중요한 역할을 할 수 있다. 특히 접촉이 많은 스포츠에 참여하는 젊은 남성의 경우와 같이 구조적 병변이 재발의 중요한 위험 요소로 존재하는 경우에 그러하다.
- 비외상성 어깨 불안정성의 경우, 수술은 전문적 재활과정이 실패하고 적절한 재활에도 불구하고 구조적 병리 또는 지속적인 증상을 나타내는 환자에게 효과적일수 있다.
- 모든 경우에 다학제적 팀 간의 의사소통은 결과를 최적화하는 데 필수적이다.

참고문헌(References)

1. Ainsworth R, Lewis JS, Conboy V. A prospective randomized placebo controlled clinical trial of a rehabilitation programme for patients with a diagnosis of massive rotator cuff tears of the shoulder. Shoulder & Elbow. 2009;1:55-60.
2. Alkaduhimi H, van der Linde JA, Willigenburg NW, Pereira NRP, van Deurzen DF, van den Bekerom MP. Redislocation risk after an arthroscopic Bankart procedure in collision athletes: a systematic review. J Shoulder Elbow Surg. 2016;25:1549-1558.
3. Bossen JK, van der Weijden T, Driessen EW, Heyligers IC. Experienced barriers in shared decision-making behaviour of orthopaedic surgery residents compared with orthopaedic surgeons. Musculoskeletal Care. 2019;17:198-205.
4. Delaney RA, Freehill MT, Janfaza DR, Vlassakov KV, Higgins LD, Warner JJ. 2014 Neer Award paper: neuromonitoring the Latarjet procedure. J Shoulder Elbow Surg. 2014;23:1473-1480.
5. Eichinger JK, Miller LR, Hartshorn T, Li X, Warner JJ, Higgins LD. Evaluation of satisfaction and durability after hemiarthroplasty and total shoulder arthroplasty in a cohort of patients aged 50 years or younger: an analysis of discordance of patient satisfaction and implant survival. J Shoulder Elbow Surg. 2016;25:772-780.
6. Fahey CJ, Delaney RA. Exploring expert variability in defining pseudoparalysis: an international survey. J Shoulder Elbow Surg. 2021;30:e237-e244.
7. Ferrando A, Kingston R, Delaney RA. Superior capsular reconstruction using a porcine dermal xenograft for irreparable rotator cuff tears: outcomes at minimum two-year follow-up. J Shoulder Elbow Surg. 2021;30:1053-1059.
8. Forsythe B, Agarwalla A, Puzzitiello RN, Sumner S, Romeo AA, Mascarenhas R. The timing of injections prior to arthroscopic rotator cuff repair impacts the risk of surgical site infection. JBJS. 2019;101:682-687.
9. Gilbart MK, Gerber C. Comparison of the subjective shoulder value and the Constant score. J Shoulder Elbow Surg. 2007;16:717-721.
10. Hacken B, Onks C, Flemming D, et al. Prevalence of MRI shoulder abnormalities in asymptomatic professional and collegiate ice hockey athletes. Orthopaedic Journal of Sports Medicine. 2019;7:2325967119876865.
11. Harryman DT, 2nd, Sidles JA, Clark JM, McQuade KJ, Gibb TD, Matsen FA, 3rd. Translation of the humeral head on the glenoid with passive glenohumeral motion. J Bone Joint Surg Am. 1990;72:1334-1343.
12. Hurley ET, Manjunath AK, Bloom DA, et al. Arthroscopic Bankart repair versus conservative management for first-time traumatic anterior shoulder instability: a systematic review & meta-analysis. Arthroscopy. 2020;36:2526-2532.
13. Itoi E, Kido T, Sano A, Urayama M, Sato K. Which is more useful, the "full can test" or the "empty can test," in detecting the torn supraspinatus tendon? Am J Sports Med. 1999;27:65-68.
14. Jaggi A, Lambert S. Rehabilitation for shoulder instability. British Journal of Sports Medicine. 2010;44:333-340.
15. Keener JD, Patterson BM, Orvets N, Chamberlain AM. Degenerative rotator cuff tears: refining surgical indications based on natural history data. The Journal of the American Academy of Orthopaedic Surgeons. 2019;27:156.
16. Latremoliere A, Woolf CJ. Central sensitization: a generator of pain hypersensitivity by central neural plasticity. The Journal of Pain. 2009;10:895-926.
17. Levy O, Mullett H, Roberts S, Copeland S. The role of anterior deltoid reeducation in patients with massive irreparable degenerative rotator cuff tears. J Shoulder Elbow Surg. 2008;17:863-870.
18. Neer CS, 2nd. Impingement lesions. Clin Orthop Relat Res. 1983;70-77.
19. Neyton L, Kirsch JM, Collotte P, et al. Mid- to long-term follow-up of shoulder arthroplasty for primary glenohumeral osteoarthritis in patients

aged 60 or under. J Shoulder Elbow Surg. 2019;28:1666-1673.

20. Noorani A, Goldring M, Jaggi A, et al. BESS/BOA patient care pathways: atraumatic shoulder instability. Shoulder & Elbow. 2019;11:60-70.

21. Olds M, Ellis R, Donaldson K, Parmar P, Kersten P. Risk factors which predispose first-time traumatic anterior shoulder dislocations to recurrent instability in adults: a systematic review and meta-analysis. British Journal of Sports Medicine. 2015;49:913-922.

22. Raiss P, Bruckner T, Rickert M, Walch G. Longitudinal observational study of total shoulder replacements with cement: fifteen to twenty-year follow-up. JBJS. 2014;96:198-205.

23. Saini SS, Shah SS, Curtis AS. Scapular dyskinesis and the kinetic chain: recognizing dysfunction and treating injury in the tennis athlete. Current Reviews in Musculoskeletal Medicine. 2020;13:748-756.

24. Torrance E, Clarke CJ, Monga P, Funk L, Walton MJ. Recurrence after arthroscopic labral repair for traumatic anterior instability in adolescent rugby and contact athletes. The American Journal of Sports Medicine. 2018;46:2969-2974.

어깨 질환 관리에서 가상현실의 역할 30

(The role of virtual reality in the management of shoulder conditions)

Niamh Brady, Beate Dejaco, Jeremy Lewis

개요(Introduction)

가상 현실(virtual reality, VR)은 개인이 시각, 소리, 촉각 및 움직임이 활용된 가상 환경과 상호 작용할 수 있도록 만들어진 컴퓨터-기반 환경이다. VR은 게임 및 엔터테인먼트 산업에서 가장 잘 알려져 있으며, 게이머가 독립적으로 게임을 하거나 전 세계 사람들과 게임으로 상호 작용할 수 있고, 사용자가 박물관과 미술관을 방문하고 콘서트에 참석하며, 이전에는 알려지지 않은 방식으로 "세계를 방문"할 수 있게 한다. VR은 접근성, 경제성 및 단순성의 이유로 인기가 높아지고 있다.

최근에는 VR 기술이 교육, 군사 훈련 및 의료에 통합되고 있다. 통증 관리, 신경 재활 및 정신건강 장애 치료에 VR을 사용하는 것을 뒷받침하는 상당한 근거들이 소개되고 있다.[22,26,39] 근골격계 치료에 있어 VR을 사용하는 것은 상대적으로 새롭고 흥미로운 연구 개발 분야이다. 이 장에서는 VR의 역사, 의료의 다양한 측면에서 VR의 적용, 근골격계 어깨 통증의 관리 및 재활에서 VR을 활용한 중재의 잠재적 역할에 대해 알아보겠다.

가상 현실의 역사(*The history of virtual reality*)

가상 현실은 예술 분야에서 그 기원을 찾을 수 있다. 2차원(평평한) 표면에 3차원(3D) 환경의 환영을 만드는 르네상스 유럽(15세기 및 16세기)의 원근법 예술의 발전은 관찰자가 가상 세계로 몰입되는 것을 목표로 하는 가상 현실의 초기 사례였다. 라파엘로의 "아테네 학당(The School of Athens)"과 다빈치의 "최후의 만찬(The Last Supper)"이 그 예이다. MC Escher(1898 - 1972)의 그래픽 아트는 불가능한 장면을 묘사하는 3D 가상 세계로 시청자를 몰입시키는 또 다른 예이다.

1920년대에 Edwin Link가 개발한 비행 시뮬레이터는 아마도 VR로 간주될 수 있는 기술의 첫 번째 예일 것이다. 이 시뮬레이터는 처음에는 놀이공원에서 사용했지만, 미 공군에서 조종사들을 악천후에서 비행하도록 훈련시키는 방법으로 채택되었다. 1940년에 Link는 약 10,000대의 Link Trainers를 공군에 판매했으며, 모든 미국 제2차 세계 대전 전투기 또는 폭격기 조종사는 비행 전에 이 기술로 훈련을 받았다.[53]

1957년에 Morton Heilig가 최초의 인터엑티브 극장 경험으로 Sensorama™("The Cinema of the Future"라고도 함)를 개발했다.[26] Sensorama™는 현대식 사진 부스보다 약간 더 컸으며 한번에 한 사람이 사용할 수 있었다. 관람자는 장치 안에 머리와 얼굴을 넣고 핸들을 잡고 모의 오토바이를 타고 뉴욕시를 돌아다니며, 3D 모션 이미지, 스테레오 사운드(엔진 및 도시 사운드), 냄새(배기가스 및 피자 냄새), 팬 생성 바람 및 진동 시트를 경험할 수 있었다. Sensorama™는 모래발 주행용 자용차와 헬리콥터 타기를 포함하여 총 6개의 VR 경험을 제공했다.

Philco Corporation은 1961년 군대가 위험한 상황을 원격으로 관찰할 수 있는 시스템인 Headsight를 개발했다. 비록 무겁고 크기가 크며 천장에 매달려 있지만, 헤드마운트 디스플레이(HMD)가 적용된 것은 처음이었다. 1965년 Ivan Sutherland는 가상 현실, HMD, 시선 추적, 촉각 및 음성 인식과 관련된 미래를 예견했다. 그는 1968년 HMD를 천장에 연결하는 검 모양의 돌출부 때문에 "다모클레스의 검"이라고도 알려진 "궁극의 디스플레이"를 선보였다. VR의 대부 또는 컴퓨터 그래픽의 대부라고도 불리는 Sutherland의 가장 중요한 공헌은 HMD를 컴퓨터에 연결한 것이다. 1990년대에 "가상 현실"이라는 용어는 의료를 포함한 다른 분야뿐만 아니라 엔터테인먼트 산업 전반에 걸쳐 VR이 널리 사용될 미래를 예견한 Jaron Lanier에 의해 소개되었다.[21]

기술(The technology)

Lanier가 구상한 "가상 현실"은 가상 환경을 가능한한 사실적으로 만들도록 설계된 다른 유형의 하드웨어와 결합된 HMD이 사용된 몰입형 다중 감각 경험이었다. 다양한 형태의 VR이 다음 세션에서 논의될 것이다.

비몰입형 VR 기술(Non-immersive VR technology)

비몰입형 VR은 사용자가 가상 환경에서 컴퓨터가 생성한 이미지를 관찰하지만 실제 세계를 화면 외부에서 볼 수 있게 만든 것이다. 따라서 사용자는 가상 세계에 완전히 몰입하지 못한다. 몰입형이 아닌 VR 시스템은 Nintendo Wii™ 및 Microsoft Kinect™이 포함된다.

반몰입형 VR 기술(Semi-immersive VR technology)

반몰입형 VR은 비몰입형 VR에서 사용되는 것보다 더 큰 몰입감을 만들기 위해 파노라마 또는 곡면 스크린과 같은 고급 시각적 디스플레이를 사용한다. 비몰입형 기술과 마찬가지로 사용자는 화면 양쪽에서 현실 세계를 볼 수 있다. 그러나 어두운 방과 같은 특정 환경에서는 사용자가 가상 세계에 더 몰입하게 한다. 반몰입형 VR은 훈련생 조종사를 위한 비행 시뮬레이션 장치, 보행 재활 등 훈련 목적으로 각광받고 있다.

몰입형 VR 기술(Immersive VR technology)

몰입형 VR은 사용자에게 다감각적 경험을 제공하는 HMD 디스플레이 장치를 사용한다. HMD는 종종 사용자에게 휴대용 장치, 장갑 및 진동 촉각 플랫폼을 포함한 추가 장비를 통해서 감각 피드백을 제공하며, 아바타(가상환경에서 컴퓨터가 만든 사용자의 형상)로 가상 환경을 탐색하고 상호 작용할 수 있다. 몰입형 VR 시장은 Sony Playstation™, Samsung™, HTC™, PICO Neo™ 및 Oculus™가 모든 VR 장비를 개발하고 홍보하면서 성장하는 시장이며 경쟁이 치열하다.

의료 분야에서 응용(Applications in healthcare)

통증 관리(Pain management)

통증 관리를 위한 VR 중재의 효과를 입증하는 연구가 점점 늘어나고 있다.[25,33,52] 화상으로 인한 통증을 경험하는 환자, 특히 소아 환자에게 VR은 진통제의 대안 또는 보조제로 사용되고 있다. Schmitt 등[40]은 표준 진통제와 함께 VR 치료를 받은 6~19세 어린이의 경우, 진통제 치료만 받은 어린이에 비해 훨씬 적은 통증을 경험한 것으로 나타났다. 또한 화상을 입은 환자에게 있어 표준 치료를 받은 사람들에 비해 통증 감소 외에도 상처 치료 과정에서 나타난 스트레스와 불안 수준을 감소하는 것으로 나타났다.[7]

Snow World™는 화상을 입은 환자를 위해 특별히 설계된 최초의 몰입형 VR 치료장비이다. Snow World™의 성공은 사용자가 눈으로 이루어진 가상 세계에 몰입하여 눈사람, 펭귄, 이글루에 가상의 눈덩이를 던지며 얼음 협곡을 미끄러지듯 이동할 수 있는 컨텍스트들이 치료에 관련성이 있음을 보여주었다. Snow World™는 화상, 열 및 화재와 관련된 이미지와 반대로 상징되는 차가운 환경에 사용자를 몰입시켰다. 기능적 자기공명영상 연구에서 VR를 사용하는 동안 통증(시상, 뇌섬엽(insula)과 관련된 뇌 영역의 활동 감소를 입증했으며[12] 이는 Snow World™와 같은 소프트웨어를 사용할 때 통증 감소를 경험할 수 있는 잠재적인 메커니즘일 수 있다.

VR 사용과 관련된 진통 효과는 부분적으로 주의 분산(distraction) 때문일 수 있다. 즉, 환자의 인식이 고통스러운 영역에서 벗어나 가상 환경에 몰입하면서 가상의 이미지나 작업에 집중하는 것이 가능할 수 있다. Hoffman 등[13]은 인간은 사용할 수 있는 의식적인 주의력이 제한되어 있으며 통증에는 의식적인 주의력이 필요하다고 주장했다. VR은 통증에 집중하는데 사용할 수 있는 의식적 주의를 줄일 수 있는 컴퓨터 생성 다중 시스템 입력을 제공한다. 그들은 더 큰 환상을 제공하고 더 많은 의식적 주의를 기울이는 몰입형 첨단 VR이 저기술 VR보다 더 큰 고통 감소로 이어질 수 있다고 제안한다. 이와 같이 그들은 하이테크 VR(높은 감각 존재)과 로우테크 VR(다감각 피드백이 없고 착시가 적음) 간의 용량–반응(dose–response) 관계가 통증 경험에 어떠한 영향을 미치는지 여부를 연구했다. 하이테크 그룹은 헬멧과 이어폰을 착용하여 물리적 현실을 차단하는 몰입형 다감각 피드백 시스템을 사용했으며, 헤드 트래킹을 사용하여 참가자가 머리를 움직일 때 가상 세계에서 주변을 모두 볼 수 있도록 했다. 로우테크 시스템은 덜 매력적인 환상을 불러일으켰다(투시 안경, 이어폰 없음, 헤드 트래킹 없음). 39명의 무증상 심리학과 학생들이 두 그룹 중 하나로 무작위 배정되었다. 각 참가자들에게 유해한 열 자극을 가한 후 참가자들에게 Snow World™ 게임을 하게 했다.

그 결과 하이테크 VR 그룹의 참가자들에게서 유의미하게 더 큰 "재미"와 더 강한 착시(현실 감각)를 보고했다. VR 이후 통증 역치값은 존재감 수준과 상관 관계가 있으며, 더 큰 현실 감각(하이테크 VR)이 의식적 주의를 제한하고, 더 낮은 현실 감각(로우테크 VR)보다 통증경험 감소와 더 관련이 있음을 보고했다. 저자는 통증을 유발하는 열 자극과 VR이 주의를 끌기 위해 경쟁한다고 가정했으며, VR에 대한 관심이 많을수록 환자가 경험하고 있는 통증의 감소가 더 크다고 제안했다. 연구 결과는 VR 진통효과가 주의 산만 또는 주의 메커니즘을 통해 작동할 수 있으며 유사한 반응을 확인하기 위해 어깨 통증을 경험하는 사람들에게 테스트해야 함을 시사한다. 체계적 고찰 연구 결과를 종합해 봤을 때 Triberti 등[45]은 통증 관리에 대한 VR의 효과에 토대는 감정적 반응이라고 결론지었다. 중요한 것은 이러한 효과들이 가상 세계의 현실 감각과 관련이 있다는 것이다. VR 세계에 현실 감각이 클수록 효과도 커진다. 또한 그들은 VR 세계에 있을 때의 재미가 현실 감각과 관련이 있을 수 있고, 경험하는 통증의 감소와 관련이 있을 수 있다고 가정했다.

Jones 등[19]은 다양한 유형의 지속적인 통증(예: 근골격계 통증, 신경병성 통증, 결합 조직 장애, 간질성 방광염, 흉벽 통증 및 복통)이 있는 개인(n=30)에게 몰입형 VR을 사용할 때 통증 강도의 상당한 감소를 보고했다). 통증이 세션 전에서 세션 후까지 33%, 세션 전에서 세션 동안 60% 감소했다. 급성 통증(예: 주위 분산)에서 VR의 효과를 뒷받침하는 메커니즘이 만성적인 통증 상태에서는 다를 수 있다는 이론도 있다. VR은 지속적인 통증과 공포 회피 행동을 하는 사람들에게 재활 및 단계적 노출을 위한 더 매력적인 환경을 제공할 수 있다.[2]

노출 요법(*Exposure therapy*)

가상 현실 노출 요법(VRE)은 공포증을 앓고 있는 사람들을 위한 잘 정립된 중재이다.[26] VRE는 비행 공포, 높은 곳 또는 거미와 같은 두렵고 잠재적으로 스트레스가 많은 상황에 노출되었을 때 통제가 가능하고 안전한 환경을 제공하는 역할을 한다. VRE는 비행을 두려워하는 사람들에게 불안 감소 및 행동 변화와 같은 증상 감소에 있어 실제 노출된 것 만큼 효과적이며, 중재가 없는 그룹보다 훨씬 더 효과적인 것으로 나타났다. 치료 이후에, VRE 및 표준 실제 노출 그룹의 참가자 중 76%가 비행기를 탔고, 대조군 그룹의 20%가 비행기를 탔다. 중요한 것은 그 효과가 1년 및 3년 추적 조사에서도 유지되었다는 것이다.[36,51] VRE는 공포증이 있는 사람들을 위한 중재방법으로 실용적이고 안전하며 효과적이며 공포 회피 행동을 보이는 근골격계 통증이 있는 개인에게 유사한 효과를 제공할 수 있다.

소규모 RCT(n=52) 연구에서 Thomas 등[44]은 지속적인 요통이 있는 환자에게 요추 굴곡동작을 단계적으로 노출하는 방법으로 VR 피구 게임을 사용하는 중재에 대한 안전성과 타당성을 입증했다. 실험군의 공을 피하기 위해 몸을 숙이거나 공을 막아야 하는 3개의 15분 가상 피구 게임을 완료했다. 참가자들이 자신의 진행 상황과 현금 보상을 볼 수 있는 점수판이 가상 체육관에 표시되었다. 대조군의 참가자는 중재를 받지 않았다. 참가자들은 게임을 즐겼으며, 게임이 사용하기 쉽고, 통증에서 벗어날 수 있었다고 보고했으며, 게임의 수용 가능성을 증명하였다고 보고했다. Thomas 등[44]은 VR 피구 게임의 타당성을 조사했으며, 실험군의 참가자가 게임 플레이의 각 레벨 사이에서 굽힘이 필요한 작업에 대해 요추 굴곡의 증가를 보여주었다는 점은 주목할 가치가 있다.

교육(*Education*)

가상 현실은 건강관리 교육을 제공하는 방법으로 사용할 가능성이 있다. 이는 VR을 통해 심방 세동(atrial fibrillation; AF))과 약리학적 치료와 같은 뇌졸중 예방 전략에 대한 교육용 영화를 참가자들이 보도록 한 Oculus 연구에서 입증되었다.[4] 이 연구에서 참가자들의 AF 및 뇌졸중에 대한 인식이 기준선 22%에서 개입 직후 83%로 개선되었다. 안타깝게도 비교를 위한 대조군은 없었지만 이 연구결과는 VR이 생활 방식 및 행동 변화를 포함한 증상 관리 전략뿐만 아니라 상태별 정보를 제공하는 데 유용할 수 있음을 시사한다. 참가자들은 VR 교육을 즐겼으며 연구 후 최대 1년 동안 정보를 기억할 수 있었다고 보고했다. 참가자들은 또한 영화에서 얻은 지식이 경구용 항응고제 사용과 관련된 행동에 영향을 미쳤다고 보고했다.

Saab 등[37]은 남성에게 고환 질환을 교육하기 위해 VR을 사용했을 때 유사한 결과를 보고하였다. 이 경우 지식 점수(12개 항목 설문지)와 고환 인식 점수(5개 항목 척도)가 기준선과 테스트 직후 사이에 크게 증가했다. 유의미한 개선은 1개월 후속 조치에서 우지되었다. 이는 VR이 특히 지속적인 근골격계 질환에 대해 건강 지식을 향상시키는 효과적인 도구로 작용할 수 있음을 보여준다.

재활과 신체활동(Rehabilitation and physical activity)

가상 현실은 신경 재활 분야에서 활발하게 활용되었으며 이 분야에서 가상 현실의 역할을 뒷받침하는 연구 증거가 증가하고 있다.[22] 신경 재활은 집중적이며 종종 광범위한 작업 반복이 필요하다. 연구에 따르면 VR은 운동을 보다 자극적으로 만들어 개인이 재활에 참여하도록 동기를 부여할 수 있다고 제안한다.[46,50] 체계적 고찰 연구에서 Miller 등은[31] 신경학적 상태 및 지적 장애가 있는 사람을 포함한 45세 이상 성인을 대상으로 가정 기반 신체 활동 수준, 신체 장애, 정서적/인지적 웰빙 및 삶의 질에 대한 VR 사용의 효과를 평가했다. 저자는 14개의 연구를 포함했으며, 그 중 2개만이 무작위 대조 시험이었고 나머지 12개 연구는 혼합된 연구 설계였다. 대부분의 연구에서 약한 근거와 높은 비뚤림 위험에도 불구하고, Miller 등[31]은 VR 재활에 대한 좋은 순응도(63 – 100%)를 발견했으며, VR이 가정 환경에서 신체 활동을 촉진하는데 사용될 가능성이 있다고 제안했다. 그림 30.1은 전신 움직임이 포함된 테더링되지 않은 몰입형 VR 게임을 사용하고 있는 환자의 모습이다.

Deutsch 등[8]은 VR 증강 사이클링 키트를 활용하여 뇌졸중 후 사람들의 심혈관 건강을 증진하는 VR 사이클링의 타당성을 평가했다. 이 소규모 연구에서 4명의 참가자가 8주 동안 매주 2회의 훈련 세션을 완료했다. 참가자들은 초기 세션에서 20~30분 동안 자전거를 타다가 마지막 8주째에는 60분간 자전거를 타는 것으로 늘렸다. 참가자들은 일주일에 평균적으로 90분에서 125분 사이의 사이클링을 완료했다. 모든 참가자의 유산소 능력이 증가했으며 최대하 산소량(범위 6.0~24.5%)이 평균 13% 향상되었다.

VR과 신체 활동을 결합한 능동적 게임은 신체 활동을 촉진하고 건강한 사람들의 좌식 생활을 감소시킬 수 있다.[49] 능동적 게임에는 중간에서 격렬한 강도의 전신 운동이 포함되었다.[48] 이러한 능동적 게임은 전통적 사이클 기반 훈련과 비교하여 재미, 순응도 및 신진대사 요구량을 더 크게 개선하는 것으로 보고되었다.[35] Gamebike™ 운동은 기존의 자전거 타기와 비교했을 때 VR 게임 운동이 감정적 태도(3개 항목 척도로 평가) 및

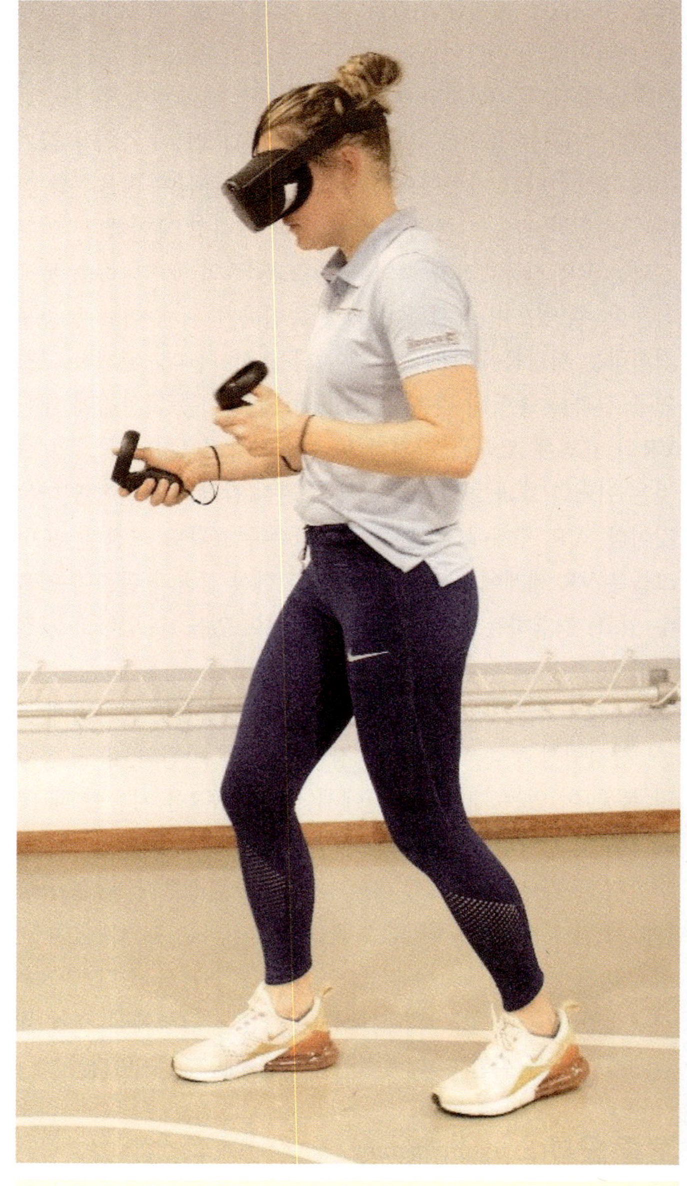

그림 30.1
몰입형 VR 게임을 사용하여 전신 움직임이 포함된 신체 활동 촉진하는 모습.

의도(2-항목 척도)에 유의하게 개선하는 것으로 보고되었다[35]

계획된 행동 이론(Theory of Planned Behavior)은 개인의 행동이 의도와 인식된 행동 통제에 의해 예측된다고 제안한다. 의도는 정서적(예: 행동과 관련된 즐거움) 및 도구적(행동의

인지된 이점) 태도 및 사회적 규범(예: 인지된 사회적 승인)의 영향을 받는다. 잠재적으로 몰입형 활성 게임은 사용자가 운동할 때 지루함, 고통 및 피로로부터 주의를 분산시킬 수 있다. 능동적 게임의 장점은 광범위한 신체적, 인지적 능력에 맞게 다양하게 설정되고 조정될 수 있다는 것이다.

근골격계 통증 관리에 가상 현실(Virtual reality in the management of musculoskeletal pain)

지속적인 근골격계 통증은 다요인성이며, 장기적인 장애와 관련된다. 병리해부학적(pathoanatomical) 진단은 증상을 적절하게 설명하지 못하며,[24] 관리에 대한 생물심리사회적(bio-psychosocial) 접근이 필요하다.[6] 개인에게 자신의 상태에 대해 교육하고 공동의사결정[14,17]에 참여시켜 가능한 증상 관리 옵션, 이점 및 잠재적인 피해에 대해 이해하는 것이 중요하다. 재활 중재, 주사 또는 외과적 시술을 단독적으로 적용했을 때 "다 낫는다"를 기대하게 해서는 안 되며, 신체 활동 참여를 포함하여 생활 방식의 변화가 증상의 영향을 줄일 수 있다는 이해가 있어야 한다.[24] 다른 건강 상태 관리와 마찬가지로, 운동은 근골격계 통증 관리의 필수 구성 요소이다.[41,42] 안타깝게도 운동이 포함된 관리에 대한 낮은 준수는 성공적인 결과에 대한 막는 알려진 장벽이다.[30] VR은 이러한 장벽을 극복하는 데 유용한 도구가 될 수 있다.

근골격 통증 관리를 위한 VR의 사용이 부상하고 있으며 VR 회사는 근골격 평가 및 재활을 용이하게 하는 소프트웨어를 생산했다. VR은 현재 근골격 관리의 핵심 측면인 통증 관리, 교육 및 운동을 촉진하는 데 유용한 플랫폼인 것으로 나타났다.[24] VR은 이 기술을 적용하는 동안 통증과 심리적 스트레스의 감소로 인해 단계별 노출 치료 및 재활 프로그램 순응도에 긍정적인 영향을 미친다.[25,26] VR은 환자가 기존 재활 프로그램보다 활동과 운동에 참여할 수 있는 더 자극적인 환경을 제공할 수 있으며 프로그램에 대한 순응도를 향상시킬 수 있다.[35,50]

최근 VR 기술의 발전으로 개인이 아바타나 홀로그램으로 사람들을 연결하도록 설계된 가상 클리닉이나 체육관과 같은 동일한 가상 공간에 존재하면서 서로 상호 작용할 수 있게 되었다. 참석한 모든 사람들은 같은 물리적 공간에 있지 않고도 같은 장면을 관찰하고, 경험을 공유하고, 상호 작용할 수 있다. 이는 임상가가 물리치료를 받는 개인을 평가하고 화상 통화 상담을 통해 가능한 것보다 더 구체적인 운동 처방과 피드백을 제공할 수 있는 가상 상담 기회를 제공할 수 있다. 이러한 기술의 사용할 수 있는 또 다른 잠재적 방법은 여러 참가자가 동일한 가상 공간에서 임상가 또는 트레이너와 동시에 있으면서 물리적으로 활동할 수 있는 가상 운동 수업을 진행할 수 있다. 연구들을 통해 근골격계 어깨 통증 관리시 그룹 운동의 효과를 보고하였다.[5]

최신 연구들은 VR이 척추 통증[1], 정형외과적 질환,[10] 및 지속적인 통증 질환[9,29]의 근골격 재활을 지원할 가능성이 있음을 보고한다.[9,29] 경추 부위에 통증이 있는 사람들에게 몰입형 VR은 통증 강도 및 목 장애에 대한 표준 재활만큼 효과적이었다. Harvie 등[11]은 VR이 역학적 목 통증이 있는 환자의 체감각 입력과 통증 관련 움직임을 조작하는 데 사용될 수 있음을 보여주었다. 그들의 연구에서 VR은 사용자의 실제 움직임을 줄이거나 늘리는 시각적 환상을 만드는 데 사용되었다. 이로 인해 움직임이 각각 6%와 7% 증가 또는 감소했다.

슬관절 전치환술 후 재활 시에도 몰입형 VR이 효과적인 것으로 나타났다. 표준 재활과 함께 VR 조정 게임을 사용한 환자는 표준 재활 그룹에 비해 운동 범위와 기능이 훨씬 더 향상되었지만 그룹 간의 차이가 임상적으로 중요한지 여부는 불확실하다.[18] Hong과 Lee[15]는 몰입형 VR 개입이 슬관절 전치환술 후 표준 재활에 성공적으로 추가될 수 있음을 입증했다. 중재는 견딜만 했으며, 2주 이내에 환자 근력이 32% 증가하고 고유수용감각이 45% 증가했으며 보행 속도가 기준선 수준으로 돌아왔다.

Gulsen 등[9]은 몰입형 VR을 섬유근육통 환자의 재활 보조제로 사용했으며 VR 그룹이 표준 재활 그룹에 비해 통증, 운동 공포증 및 피로가 감소한 것으로 보고했다. VR 개입이 다양한 근골격계 상태의 재활을 위한 실행 가능하고 매력적인 플랫폼으로 제공할 수 있다는 근거가 있지만 효능을 입증하고 임상 적용을 안내하기 위해서는 추가 연구가 필요하다. 그림 30.2는 VR에서 어깨 동작 범위 평가를 받는 개인을 묘사하고 있다.

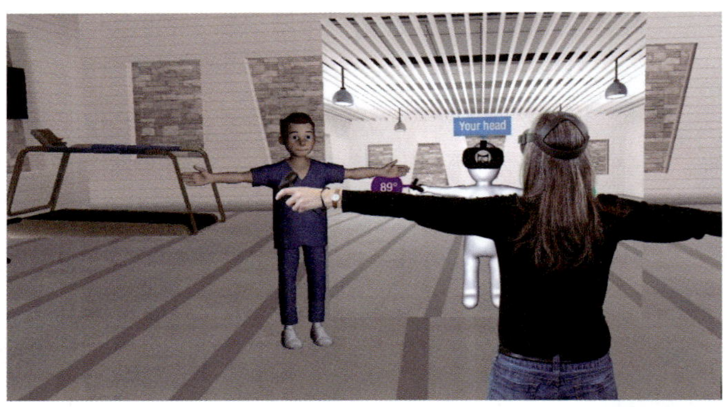

그림 30.2
VR을 사용하여 어깨 운동 범위를 평가.
(XRHealth.com의 승인을 받음.)

가상현실과 구현
(Virtual reality and embodiment)

몰입형 VR은 컴퓨터로 생성된 3D 환경에서 참가자가 높은 현실 감각으로 몰입시킬 수 있는 능력 때문에 근골격계 재활에서 더 유망한 것으로 보인다. 이러한 현실 감각은 감각 운동 통합의 근간이 되는 뇌 메커니즘을 활성화할 수 있으므로 근골격계 질환의 재활에서 통증을 줄이고 기능을 회복하는 데 중요한 역할을 할 수 있다. 현실 감각은 가상의 몸으로 구현된 느낌으로, 사용자가 가상의 몸에 대해 자신의 것(ownership)으로 느끼는 것을 의미한다. 시각, 촉각, 고유수용감각, 운동조절, 전정감각은 모두 구현 감각에 기여한다. 가상 신체의 구현 또는 "자신의 것으로 느낌"은 지속적인 통증과 같은 질환에 대해 임상적 가치를 가질 수 있는 신체에 대한 인식을 조작할 수 있다.[28]

현실 감각 또는 몰입형 가상 환경에서의 구현은 건강한 사람뿐만 아니라 지속적인 근골격계 통증이 있는 환자의 통증 메커니즘과 실험적 통증 감소를 조사하는 여러 연구의 주제였다.[12,27,28] 몰입형 VR은 시각적, 청각적, 촉각적, 감각 운동 피드백에 영향을 미치는 가상 환경의 제어된 조작을 할 수 있다. 시각적 조작은 게임의 목표에 따라 인터랙티브 운동장, 롤러코스터, 기차역 및 더 많은 장면을 포함하여 현실 세계와 다른 세계를 만들어 가상 환경 내에서 제공된다. 청각 및 촉각 피드백은 이어폰과 장갑 및 컨트롤러와 같은 핸드헬드 장치를 사용하여 제공된다. 가상 신체의 주인의식 결합된 몰입형 가상 환경의 이러한 조작이 통증 인식 및 기능에 미치는 영향들은 진행중인 연구들에게 주목하는 부분이다.[27,28,47]

상지통증의 가상현실과 재활
(Virtual reality and rehabilitation of upper limb pain)

근골격계 상지 재활, 특히 어깨 증상이 있는 사람들에 대한 VR 치료의 이점은 자세히 연구되지 않았지만 VR 기술이 특정 상태 환자들의 통증 관리를 촉진시킨다는 몇 가지 희망적인 근거들이 보고되고 있다. Martini 등[27]은 24명의 건강한 참가자의 손에 열을 가했을 때 가상 신체가 통증 역치에 미치는 영향을 조사했다. 이 실험에서 참가자들은 4가지 조건에서 통증이 유발되는 열 자극을 받았다. 1) 대조군 참가자들은 VR을 사용하지 않고 대신 폼 커버에 배치되어 팔이 보이지 않는 마커를 보았다. 2) 참가자는 HMD를 사용하여 VR에 몰입했지만 자신의 신체를 나타내는 아바타를 보지는 못했다(대신 참가자 앞에 있는 테이블에 놓인 가상 실린더를 보았다). 3) 참가자들은 자신의 검지가 아바타의 검지와 비동기적으로 수동적으로 움직이는 자신의 몸을 나타내는 아바타를 관찰했다. 4) 참가자들은 자신의 몸을 나타내는 아바타를 관찰했고 자신의 검지손가락이 아바타의 검지와 동시에(시간에 따라) 수동적으로 움직였다. 마지막 조건에서 아바타의 손가락에 맞춰 손가락을 움직이는 것은 가상 팔다리의 소유권을 높이기 위한 것이었다. 실제로 이 조건에서만 통증 역치의 유의한 개선이 관찰되었다. 이러한 관찰은 VR을 사용한 통증 역치의 변화가 주의 분산만으로 인한 것이 아니라는 것을 시사한다. 이 실험은 고통스러운 영역에서 멀어지기보다는 집중된 주의가 필요했기 때문이다.

지속적인 팔과 손의 통증을 줄이는 VR의 능력이 복합 부위 통증 증후군(CRPS) 1형 진단을 받은 사람(신경 손상이 없는 n=9)과 말초 신경 손상(PNI)이 있는 사람(n=10)에서 연구되었다.[29] 이 연구에서 참가자들은 HMD를 착용했고 실제 크기의 가상 팔과 손이 현실 세계에서 통증이 있는 팔과 손이 있었던 위치와 동일한 위치에 투사되었다. 참가자들은 마치 자신의 신체 일부인 것처럼 가상 팔에 대한 높은 구현감과 자신의 것으로 느끼는 것을 경험했다. 연구에는 가상 팔의 명료도(transparency)의 수준과 크기를 변화시키는 것이 포함되었다. 처음에는 가상 팔을 정상적으로 관찰한 다음 25%, 50% 및 75% 명료도 관찰했다. 75%에서는 여전히 관찰할 수 있지만 희미하게만 나타났다. 다음 테스트에서 가상 팔의 크기는 정상, 정상보다 크게, 정상보다 작게 나타났다.

CRPS 환자의 경우 명료도가 높을수록 PNI 환자의 결과와는 반대로 통증 감소로 이어졌다. 규모가 있는 실험에서 통증 등급은 세 가지 조건 모두에서 PNI로 진단받은 사람들에게 동일하게 유지되었으며, 대조적으로 CRPS 환자는 가상 팔이 실제 팔보다 클 때 약간 더 높은 통증을 경험했고 가상 팔이 실제 크기보다 작을 때 통증이 덜했다. 이 연구 결과는 CRPS 환자를 위한 가상 환경에서 신체의 조작이 통증 인식을 조절할 수 있음을 시사한다. CRPS 진단을 받은 그룹에서 일차 체성감각피질의 신체 표현 장애는 통증 지각에 영향을 미칠 수 있으므로 가상 팔의 명료도를 높이면 영향을 받은 팔의 구심성 입력이 감소할 수 있다.

오십견(18장 참조) 및 석회화 건병증(27장 참조)과 관련된 참을 수 없는 통증을 경험하는 사람들에게 유사한 조사(명료도 및 크기)를 수행하는 것이 유용할 것이다. PNI로 진단받은 사람들의 통증 경험이 변하지 않았다는 사실은 다음과 같은 추가 질문을 제기한다. VR이 통증 감소로 이어질 수 있는 질환과 효과가 없는 질환이 있을까?

House 등[16]은 유방암 생존자의 수술 후 만성 통증 및 관련 장애에 대한 Bright Arm Duo 요법의 타당성을 조사했다. 유방 절제술 후 통증 증후군(PMPS)은 어깨의 운동 범위 감소, 쇠약, 기능 저하, 수면 장애 및 우울증을 유발할 수 있다. Bright Arm Duo 재활 시스템은 로봇 재활 테이블, 컴퓨터 전완부 지지대, 디스플레이 및 가상 재활 게임으로 구성되었다. 이 게임은 운동 기능, 인지 및 감정 집중 훈련을 위해 개발되었다. 16번의 트레이닝 세션 후, NRS(Numeric Rating Scale)에 의해 보고된 통증 강도가 20% 감소했다. 또한, 어깨 가동 범위와 근력 모두에서 개선이 나타났다. 매우 중요한 발견은 우울증의 현저한 개선이었다. 이러한 결과는 VR이 감정적 웰빙에 긍정적인 영향을 미칠 수 있으며, 이는 통증 감소 및 기능 향상과 관련이 있을 수 있음을 시사한다.

근골격계 어깨 통증의 가상현실과 기능적 재활 (Virtual reality and functional rehabilitation of musculoskeletal shoulder pain)

VR이 근골격계 관련 어깨 증상이 있는 사람들의 통증 및 기능적 결과에 영향을 조사한 연구는 매우 적다. 사전 및 사후 테스트를 비교한 코호트 연구에서 Lee 등[23]은 오십견 진단을 받은 사람들을 대상으로 목표 지향적인 비몰입형 VR 시스템(GDSR)의 효과를 연구했다. 이 연구에서 16명의 참가자는 4주 동안 매주 2회 열 및 간섭파 치료와 40분 운동 세션을 실시했다. 운동에는 다양한 움직임과 팔, 몸통 및 다리 근력강화 운동이 포함되었다. 일차 결과 측정은 CMS(Constant Murley Score), 능동 및 수동 어깨 운동 범위, 상지 근육 근력이었다. 다른 결과로는 GDSR 시스템에서 VR 작업을 완료하는 능력으로 정의되는 작업 성과, 각속도, 관절 회전 중 중단 횟수 및 다양한 근력 비율로 정의되는 운동 지수가 포함되었다. 4주간의 훈련 후 모든 참가자는 CMS, 운동 범위 및 상완 근력이 크게 향상되었으며, 작업 수행 및 각속도가 향상되었다. 연구 결과는 비몰입형 GDSR이 오십견 진단을 받은 사람들의 재활에 유용할 수 있음을 시사한다. 그러나 대조군이 없었고 비뚤림 개입 위험이 낮은 다른 중요한 요인(무작위화, 배정방법 은폐, 눈가림, 배정된대로 분석(intention to treat analysis))이 없었기 때문에 결과를 주의해서 해석해야 한다.

Pekyavas 등[32]은 견봉하 통증 증후군 진단을 받은 사람들을 대상으로 가정 운동 프로그램과 VR 운동 게임의 단기 효과를 비교했다. 실험에서 30명의 참가자가 두 그룹으로 무작위 배정되었다. 한 그룹은 비몰입형 Nintendo Wii™ 장치로 운동을 수행했고, 다른 그룹은 가정 기반 운동 프로그램에 참여하였다. 두 그룹 모두 6주 동안 매주 2회 45분씩 운동했다. 결과 측정에는 휴식 시 통증, 주간 통증 및 야간 통증에 대한 시각적 아날로그 척도와 어깨 통증 및 장애 지수(SPADI)를 사용하여 통증을 측정하는 것이 포함되었다. 다른 결과 측정에는 Neer 징후, Hawkins 검사, 측면 견갑골 활주 검사(LSST), 견갑골 보조 검사(SAT) 및 견갑골 후인 검사(SRT)가 포함되었다. 대

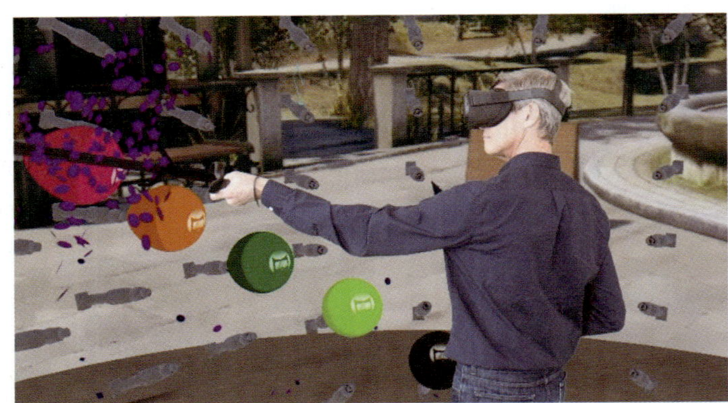

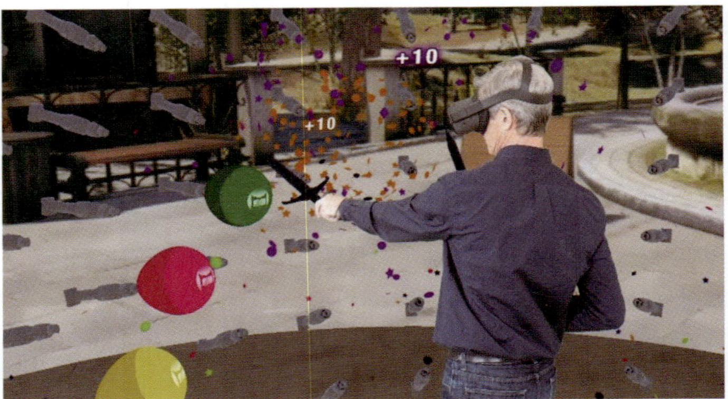

그림 30.3
어깨 움직임, 집중, 재미, 경쟁, 산만함, 진보적인 도전을 통합한 몰입형 VR 게임. 개인은 가상 검을 들고 가상 목표물을 절단하고 있다. "소음"(산만함)은 튀는 소리, 색종이 조각, 구두 지시에 의해 생성되며 도전은 목표물을 맞출 때마다 점수가 올라간다. 이동 범위, 속도 및 복잡성은 소프트웨어를 통해 조작할 수 있다. 이 소프트웨어는 또한 필요한 작업과 관련된 수많은 데이터를 생성할 수 있다.

(XRHealth.com의 승인을 받아 복제되었다.)

조군 운동 프로그램은 스트레칭 운동, 양측 어깨 거상 운동, 견갑골 가동성 운동으로 구성하였다. VR 운동-게임 그룹은 스트레칭 운동, 양측 어깨 올리기, 복싱, 볼링, 테니스 게임을 수행했다. 통증 강도는 두 그룹 모두에서 크게 감소했으며, 이는 시간 경과에 따른 증상 변화, 위약 또는 운동의 이점의 결과일 수 있다.

임상적 관련성은 불확실하지만 운동 게임 그룹에서 Neer 징후, SAT 및 SRT에서 통증 반응이 통계적으로 유의미한 개선이 발견되었으며 대조군에서는 그렇지 않았다. SPADI 결과는 Nintendo Wii™ 그룹에 대해 모든 시간 요인(치료 전, 치료 후, 치료 1개월 후)에서 상당한 개선을 보여주었지만 대조군에서는 개입 1개월 후에만 상당한 개선을 보였다. 저자는 VR 그룹의 빠른 향상이 VR 기술의 다감각 피드백 양식이 감각 운동 피드백 및 반응을 향상시켰기 때문일 수 있다고 가정했다.[32]

요약하면, 어깨 및 팔 재활 중에 VR 시스템을 사용하면 통증 경험을 줄이고 기능을 향상시킬 수 있다. 메커니즘은 잘 이해되지 않았지만 사용자의 주의를 가상 환경으로 끌어들여 통증이 있는 신체 부위에서 주의를 전환시키고, 착시를 통해 체감각 피질을 재정렬하고, 즐거움과 같은 긍정적인 감정을 자극하는 것과 같은 VR의 다른 속성에 기인할 수 있다. 따라서 환자의 통증 인식을 조절한다.

다중 감각적 피드백을 기반으로 VR 세계와 상호 작용할 수 있는 가상 환경에 피사체가 완전히 몰입하는 첨단 가상 환경은 반 또는 증강 몰입보다 더 유망한 것으로 보인다. 몰입형 가상 세계에서의 구현이나 현실 감각과 통증 감소 및 기능 향상 사이의 높은 상관관계는 상지의 근골격계 재활과 관련이 있을 수 있다. 우리는 체성 감각 피질 처리를 변경하여 운동 제어 및 통증 인식을 변경한 지속적인 팔 또는 어깨 통증 환자가 첨단 몰입형 VR을 사용하여 임상적으로 중요한 개선을 경험할 수 있다고 예측한다. 그림 30.3은 기능적 상지 움직임이 포함된 완전 몰입형 VR 게임을 경험하고 있는 개인이다.

VR이 근골격계 어깨 통증의 재활을 위한 흥미롭고 새로운 플랫폼을 제공할 수 있지만 고려해야 할 사항이 많다. VR을 근골격 임상에 통합하려면 실용적이고 저렴하며 견딜 수 있고 참여 가능한지 확인하기 위해 신중한 도입과 실질적인 모니터링이 필요하다. 기술의 발전으로 멀미와 같은 부작용은 드물다.[3,38] 다만, 모션 트래킹의 정확도가 떨어지는 곳에서는 메스꺼움, 어지럼증 등의 증상이 나타날 수 있다.[34] HMD를 통해 제공되는 이미지는 사용자에게 매우 가깝다. VR 사용 시간에 대한 조언은 임상 실무에서 중요한 고려 사항이 될 수 있다.

안전은 가정에서 사용하도록 설계된 최신 VR 장치의 우선 순위이며 사용자는 VR 장비를 사용하는 환경에 해당하는 가상 경계를 만든다. 사용자가 VR 경계에 가까워지면 가상 세계와 현실 세계 간의 접촉을 방지하기 위해 경고가 제공된다. 안전과 관련된 동일한 우려는 임상 실무에서 VR을 사용할 때도 유지되어야 한다.

결론(Conclusion)

오늘날 우리가 생각하는 가상 현실은 약 100년 전 초기 비행 시뮬레이터에 기원을 두고 있다. 현대 VR은 체성감각 입력 조작을 위한 고유한 플랫폼을 제공하므로 통증을 줄일 수 있는 잠재력이 있다. VR은 또한 통증, 부상을 설명하고 자기 관리 전략을 지원하는 데 도움이 될 수 있는 교육 플랫폼이다.

VR은 참여와 순응을 향상시킬 수 있는 게임 요소를 도입하여 재활과 운동을 더욱 도전적이고 매력적으로 만들 수 있는 잠재력을 가지고 있다. 이러한 기능은 추가 탐색이 필요하며 해결해야 할 다른 많은 질문이 있다. 미래의 연구는 환자, 임상의, 소프트웨어 및 하드웨어 엔지니어의 생각, 아이디어, 목표, 가치 및 신념을 활용해야 한다. 현재의 어깨 통증 연구, 운동 과학 및 행동 과학을 고급 VR 기술 개발에 결합하는 것은 미래의 어깨 근골격계 질환을 평가하고 관리하는 방법을 바꿀 수 있는 흥미로운 도전이다.

참고문헌(References)

1. Ahern MM, Dean LV, Stoddard CC, et al. The effectiveness of virtual reality in patients with spinal pain: a systematic review and meta-analysis. Pain Pract. 2020;20:656-675.
2. Ariza-Mateos MJ, Cabrera-Martos I, Ortiz-Rubio A, Torres-Sanchez I, Rodriguez-Torres J, Valenza MC. Effects of a patient-centered graded exposure intervention added to manual therapy for women with chronic pelvic pain: a randomized controlled trial. Archives of Physical Medicine and Rehabilitation. 2019;100:9-16.
3. Bahat HS, Croft K, Carter C, Hoddinott A, Sprecher E, Treleaven J. Remote kinematic training for patients with chronic neck pain: a randomised controlled trial. European Spine Journal. 2018;27:1309-1323.
4. Balsam P, Borodzicz S, Malesa K, et al. OCULUS study: virtual reality-based education in daily clinical practice. Cardiology Journal. 2019;26:260-264.
5. Barrett E, Hayes A, Kelleher M, et al. Exploring patient experiences of participating in a group exercise class for the management of nonspecific shoulder pain. Physiotherapy Theory and Practice. 2018;34:464-471.
6. Booth J, Moseley GL, Schiltenwolf M, Cashin A, Davies M, Hubscher M. Exercise for chronic musculoskeletal pain: a biopsychosocial approach. Musculoskeletal Care. 2017;15:413-421.
7. Brown NJ, Kimble RM, Rodger S, Ware RS, Cuttle L. Play and heal: randomized controlled trial of Ditto intervention efficacy on improving re-epithelialization in pediatric burns. Burns. 2014;40:204-213.
8. Deutsch JE, Myslinski MJ, Kafri M, et al. Feasibility of virtual reality augmented cycling for health promotion of people poststroke. JNPT. 2013;37:118-124.
9. Gulsen C, Soke F, Eldemir K, et al. Effect of fully immersive virtual reality treatment combined with exercise in fibromyalgia patients: a randomized controlled trial. Assistive Technology. 2020;1-8.
10. Gumaa M, Rehan Youssef A. Is virtual reality effective in orthopedic rehabilitation? A systematic review and meta-analysis. Phys Ther. 2019;99:1304-1325.
11. Harvie DS, Broecker M, Smith RT, Meulders A, Madden VJ, Moseley GL. Bogus visual feedback alters onset of movement-evoked pain in people with neck pain. Psychological Science. 2015;26:385-392.
12. Hoffman HG, Richards TL, Bills AR, et al. Using fMRI to study the neural correlates of virtual reality analgesia. CNS Spectrums. 2006;11:45-51.
13. Hoffman HG, Sharar SR, Coda B, et al. Manipulating presence influences the magnitude of virtual reality analgesia. Pain. 2004;111:162-168.
14. Hoffmann TC, Lewis J, Maher CG. Shared decision making should be an integral part of physiotherapy practice. Physiotherapy. 2020;107:43-49.
15. Hong S, Lee G. Effects of an immersive virtual reality environment on muscle strength, proprioception, balance, and gait of a middle-aged woman who had total knee replacement: a case report. Am J Case Rep. 2019;20:1636-1642.
16. House G, Burdea G, Grampurohit N, et al. A feasibility study to determine the benefits of upper extremity virtual rehabilitation therapy for coping with chronic pain post-cancer surgery. Br J Pain. 2016;10:186-197.
17. Hutting N, Johnston V, Staal JB, Heerkens YF. Promoting the use of self-management strategies for people with persistent musculoskeletal disorders: the role of physical therapists. The Journal of

Orthopaedic and Sports Physical Therapy. 2019;49:212-215.

18. Jin C, Feng Y, Ni Y, Shan Z. Virtual reality intervention in postoperative rehabilitation after total knee arthroplasty: a prospective and randomized controlled clinical trial. International Journal of Clinical and Experimental Medicine. 2018;11:6119-6124.

19. Jones T, Moore T, Choo J. The Impact of virtual reality on chronic pain. PloS One. 2016;11:e0167523.

20. Kipping B, Rodger S, Miller K, Kimble RM. Virtual reality for acute pain reduction in adolescents undergoing burn wound care: a prospective randomized controlled trial. Burns. 2012;38:650-657.

21. Lanier J. Dawn of the New Everything: A Journey Through Virtual Reality. Random House; 2017.

22. Laver KE, Lange B, George S, Deutsch JE, Saposnik G, Crotty M. Virtual reality for stroke rehabilitation. The Cochrane Database of Systematic Reviews. 2017;11:CD008349.

23. Lee SH, Yeh SC, Chan RC, Chen S, Yang G, Zheng LR. Motor ingredients derived from a wearable sensor-based virtual reality system for frozen shoulder rehabilitation. Biomed Res Int. 2016;2016:7075464.

24. Lewis J, O'Sullivan P. Is it time to reframe how we care for people with non-traumatic musculoskeletal pain? British Journal of Sports Medicine. 2018;52:1543-1544.

25. Mallari B, Spaeth EK, Goh H, Boyd BS. Virtual reality as an analgesic for acute and chronic pain in adults: a systematic review and meta-analysis. Journal of Pain Research. 2019;12:2053-2085.

26. Maples-Keller JL, Bunnell BE, Kim SJ, Rothbaum BO. The use of virtual reality technology in the treatment of anxiety and other psychiatric disorders. Harvard Review of Psychiatry. 2017;25:103-113.

27. Martini M, Perez-Marcos D, Sanchez-Vives MV. Modulation of pain threshold by virtual body ownership. European Journal of Pain. 2014;18:1040-1048.

28. Maselli A, Kilteni K, López-Moliner J, Slater M. The sense of body ownership relaxes temporal constraints for multisensory integration. Sci Rep. 2016;6:30628.

29. Matamala-Gomez M, Diaz Gonzalez AM, Slater M, Sanchez-Vives MV. Decreasing pain ratings in chronic arm pain through changing a virtual body: different strategies for different pain types. J Pain. 2019;20:685-697.

30. Meade LB, Bearne LM, Sweeney LH, Alageel SH, Godfrey EL. Behaviour change techniques associated with adherence to prescribed exercise in patients with persistent musculoskeletal pain: systematic review. British Journal of Health Psychology. 2019;24:10-30.

31. Miller KJ, Adair BS, Pearce AJ, Said CM, Ozanne E, Morris MM. Effectiveness and feasibility of virtual reality and gaming system use at home by older adults for enabling physical activity to improve health-related domains: a systematic review. Age and Ageing. 2014;43:188-195.

32. Pekyavas NO, Ergun N. Comparison of virtual reality exergaming and home exercise programs in patients with subacromial impingement syndrome and scapular dyskinesis: short term effect. Acta Orthopaedica et Traumatologica Turcica. 2017;51:238-242.

33. Pourmand A, Davis S, Marchak A, Whiteside T, Sikka N. Virtual reality as a clinical tool for pain management. Current Pain and Headache Reports. 2018;22:53.

34. Regan C. An investigation into nausea and other side-effects of head-coupled immersive virtual reality. Virtual Reality. 1995;1:17-31.

35. Rhodes RE, Warburton DE, Bredin SS. Predicting the effect of interactive video bikes on exercise adherence: an efficacy trial. Psychology, Health & Medicine. 2009;14:631-640.

36. Rothbaum BO, Hodges L, Anderson PL, Price L, Smith S. Twelve-month follow-up of virtual reality and standard exposure therapies for the fear of flying. Journal of Consulting and Clinical Psychology. 2002;70:428-432.

37. Saab MM, Landers M, Cooke E, Murphy D, Davoren M, Hegarty J. Enhancing men's awareness of testicular disorders using a virtual reality intervention: a pre-post pilot study. Nursing Research. 2018;67:349-358.

38. Sarig Bahat H, Takasaki H, Chen X, Bet-Or Y, Treleaven J. Cervical kinematic training with and without interactive VR training for chronic neck pain – a randomized clinical trial. Manual Therapy. 2015;20:68-78.

39. Scapin S, Echevarria-Guanilo ME, Junior PRBF, Goncalves N, Rocha PK, Coimbra R. Virtual reality in the treatment of burn patients: a systematic review. Burns. 2018;44:1403-1416.

40. Schmitt YS, Hoffman HG, Blough DK, et al. A randomized, controlled trial of immersive virtual reality analgesia, during physical therapy for pediatric burns. Burns. 2011;37:61-68.

41. Searle A, Spink M, Ho A, Chuter V. Exercise interventions for the treatment of chronic low back pain: a systematic review and meta-analysis of randomised controlled trials. Clinical rehabilitation. 2015;29:1155-1167.

42. Shire AR, Stæhr TA, Overby JB, Dahl MB, Jacobsen JS, Christiansen DH. Specific or general exercise strategy for subacromial impingement syndrome–does it matter? A systematic literature review and meta analysis. BMC Musculoskeletal Disorders. 2017;18:158.

43. Tejera DM, Beltran-Alacreu H, Cano-de-la-Cuerda R, et al. Effects of virtual reality versus exercise on pain, functional, somatosensory and psychosocial outcomes in patients with non-specific chronic neck pain: a randomized clinical trial. Int J Environ Res Public Health. 2020;17:5950.

44. Thomas JS, France CR, Applegate ME, Leitkam ST, Walkowski S. Feasibility and safety of a virtual reality dodgeball intervention for chronic low back pain: a randomized clinical trial. The Journal of Pain. 2016;17:1302-1317.

45. Triberti S, Repetto C, Riva G. Psychological factors influencing the effectiveness of virtual reality-based analgesia: a systematic review. Cyberpsychol Behav Soc Netw. 2014;17:335-345.

46. Tsekleves E, Paraskevopoulos IT, Warland A, Kilbride C. Development and preliminary evaluation of a novel low cost VR-based upper limb stroke rehabilitation platform using Wii technology. Disability and Rehabilitation: Assistive Technology. 2016;11:413-422.

47. Vecchiato G, Tieri G, Jelic A, De Matteis F, Maglione AG, Babiloni F. Electroencephalographic correlates of sensorimotor integration and embodiment during the appreciation of virtual architectural environments. Front Psychol. 2015;6:1944.

48. Warburton D, Sarkany D, Johnson M, et al. Metabolic requirements of interactive video game cycling. Medicine and Science in Sports and Exercise. 2009;41:920-926.

49. Warburton DE. The health benefits of active gaming: separating the myths from the virtual reality. Current Cardiovascular Risk Reports. 2013;7:251-255.

50. Warland A, Paraskevopoulos I, Tsekleves E, et al. The feasibility, acceptability and preliminary efficacy of a low-cost, virtual-reality based, upper-limb stroke rehabilitation device: a mixed methods study. Disability and Rehabilitation. 2019;41:2119-2134.

51. Wiederhold BK, Jang DP, Gevirtz RG, Kim SI, Kim I-Y, Wiederhold MD. The treatment of fear of flying: a controlled study of imaginal and virtual reality graded exposure therapy. IEEE Transactions on Information Technology in Biomedicine. 2002;6:218-223.

52. Won AS, Bailey J, Bailenson J, Tataru C, Yoon IA, Golianu B. Immersive virtual reality for pediatric pain. Children. 2017;4:52.

53. Original Link Flight Trainer at the MOST in Syracuse. Available at: https://www.youtube.com/watch?v=yAlcVOl2x1c.

Part 3

도수치료, 건침, 치료기와 테이핑

(Manual therapy, needling, modalities, and taping)

3

어깨 질환 관리를 위한 도수(수기)치료

(Hands-on (manual) therapy in the management of shoulder conditions)

31

César Fernández-de-las-Peñas, Neil Langridge, Roger Kerry, Toby Hall, Joel Bialosky, Joshua Cleland

개요(Introduction)

도수치료라는 용어는 임상가의 손이 제공하는 다양한 치료 접근법이 포함된다. 이러한 유형의 중재를 치료적 접촉 및 수기 치료라고도 한다. 근골격계 통증 장애 관리에 사용되는 도수치료 기법은 수동 관절 편향 중재(관절가동술 또는 도수교정) 또는 연조직 편향 중재(근육 스트레칭 또는 통증유발점 압박 이완)에서 능동적 관절가동술에 이르기까지 다양하다.[1] 또한 신경- 신경역동학 치료(21장 참조)라고 하는 편향된 중재도 수기치료 중재의 포괄적 용어에 포함되어야 한다. 수동적이라는 용어는 임상가가 환자에게 기법을 수행하는 임상 상황을 의미한다.

어깨 복합체는 다양한 구조, 예를 들어, 견봉쇄골, 흉쇄골, 견갑흉추, 상완관절와관절을 포함하며, 도수치료 기법의 잠재적인 표적이 될 수 있다. 16장에서 논의한 바와 같이 도수치료는 어깨 근골격계 질환의 관리에 적합한 경우 경추 및/또는 흉추 부위에도 적용할 수 있다. 신경 혈관 공급을 포함한 각 관절과 주변 연조직은 어깨 움직임과 기능에 기여한다. 어깨 주변 관절의 기능 장애는 운동 중 증상 발생에 기여하거나 운동 장애로 이어져 어깨 경직을 유발할 수 있다. 도수치료의 주요 목표는 통증과 기능장애 감소에 기여하고 가동성을 회복하여 정상적인 기능을 회복하는 것이다.

서로 다른 도수치료 컨셉은 겉보기에는 다르지만 임상 적용 시 아마도 보완적인 임상 추론 접근 방식을 사용한다. 예를 들어, Maitland 접근 방식은 적용할 가장 적절한 치료 기술을 식별할 때 증상 유발을 사용하는 반면[36] Mulligan 접근 방식(Movement-with-movement, MWM)은 반대되는 임상 추론 프로세스, 즉 증상 감소[37]를 사용한다(16장 참조). 또한 MWM과 같은 도수치료를 적용하여 증상이 없는 움직임 동안 진행성 조직 부하 원리를 적용한다. 현재 어깨 문제가 있는 개인의 진단 및 치료 선택과 관련된 어려움을 극복하기 위한 한 가지 방법으로 증상 및 움직임 수정 접근법(symptom and movement modification)이 제안되고 있다.[50] 다양한 도수치료에 의해 적용되는 적용량, 반복 및 치료 횟수에는 상당한 이질성이 있으며 어떤 방법도 다른 방법보다 우수하다고 입증되지 않았다.

도수치료의 역사 및 현대적 이해(Historic and current understanding of manual therapy)

역사적으로 도수치료를 시행한 임상가들은 치료절차가 역학적이며 관절에만 영향을 미친다고 믿었다.[5,35] 이는 대부분의 물리치료사가 임상 의사결정에서 수동 척추 움직임 평가를 지지한 설문 조사 결과에 의해 뒷받침된다.[2] 또한, 물리치료 교육자들은 수동 관절 평가기술 습득을 임상 능력의 필요 사항으로 여긴다.[81] 유사한 접근 방식과 설명이 어깨 질환 환자의 도수치료 관리에도 적용된다. 예를 들어, 설문조사에 참여한 660명의 물리치료사 중 70% 이상이 도수치료 중재를 실시하고 검증하는 데 있어 어깨의 관절운동학적 움직임을 중요하게 고려한다고 밝혔다.[42] 움직임 분석, 움직임 촉진, 조직 저항 및 통증 유발이 도수치료 평가의 특징으로 제안되었다.[43,55,89,92]

연부조직 및 관절 움직임의 저항에 대한 도수 평가를 뒷받침하는 가설은 지속적인 근육 수축과 같은 국소 운동 반응을 생성하는 메커니즘(유해수용성 또는 기타)에 기반한다.[39,44] 지속적인 수축은 관절 움직임과 연부조직 순응도를 감소시키는 것으로 여겨진다. 지속적인 근육 수축은 또한 혈액 공급 감소로 이어질 수 있으며, 이는 통증 경험에 기여하는 조직의 화학적 민감화로 이어질 수 있다. 관련된 지속적인 근방추 활동은 운동감각과 고유수용감각에 부정적인 영향을 미칠 수 있다.[8,65]

경추, 흉추 및 요추에서 움직임 촉진의 신뢰성과 타당성을 평가하는 연구는 타당성이 낮고(관련된 척추 수준을 식별함) 부수적인 낮은 검사간 신뢰도와 중간 정도의 검사간 신뢰도를 보인다. 따라서 척추 수준, 수동적 관절 운동 또는 조직 순응도를 평가하는데 이러한 기법을 사용하지 않는다는 주장에 대한 지지가 있다.[34,88] 건강관리의 역사는 신념과 경험의 지속적인 진화였으며 특히 지난 수십 년 동안 연구 지식의 증가였다. 모든 임상가는 자신의 임상 기법이 윤리적이고 적절하며 근거에

의한 정보를 제공하기 위해 새롭게 떠오르는 연구를 인지할 의무가 있다.[51]

도수치료는 조직에 적용되는 수동적 기법으로 정의될 수 있으며,[1] 다른 잠재적인 심리적 및 생리학적 반응 및 역학적 효과가 도수치료 중재에 수반된다. 연구는 이 가설을 뒷받침하는데, 이는 생체[84,91]뿐만 아니라 사체 연구[38,59] 모두에서 관절 동원력과 함께 상완관절와관절의 움직임이 관찰되었다. 도수치료 중재와 관련된 역학적 힘에도 불구하고 증상 개선에 대한 단지 역학적 설명은 여러 가지 이유로 가능성이 낮다: 어깨의 도수 평가에 대한 평가자 간 신뢰도가 일반적으로 낮고,[24,46] 역학적 설명을 유도하는 일반적인 이론은 연구 대상이 될 때 의심스러운 것으로 입증되며,[7] 기법 적용에서 임상가 사이에 가변성이 존재하며[27] 치료결과는 다양한 역학적 매개변수의 도수기법 적용 전반에 걸쳐 유사하다.[17,28,48] 또한, 흉추[70] 및 경추[56]에 대한 도수치료 모두 어깨 운동학의 변화가 거의 또는 전혀 없이 어깨 통증을 감소시킬 수 있다. 결과적으로 역학적 힘이 도수치료 중재에 수반되지만 임상 결과는 여러 요인에 영향받을 가능성이 높다. 도수치료와 관련된 역학적 힘은 어깨 문제가 있는 일부 환자에게 도수치료의 효과에 대한 기본 메커니즘을 더 잘 설명할 수 있는 신경생리학적 반응[4,72]을 초래하는 것으로 보인다. 도수치료 중재의 역학적 힘에 대한 신경생리학적 반응은 척수 및 척추 상부 구조 수준에서 중추 신경계뿐만 아니라 말초 신경계의 상호 작용을 나타낸다.[4]

도수 기법[52]에 대한 신경생리학적 반응에 관한 현재 동물 연구를 요약한 체계적 고찰연구에서는 다음과 같이 보고했다.

1. 관절 가동술 적용 시 유해수용성 반응 및 염증 특성, 유전자 발현, 신경전달물질 방출, 수용체 활성화 및 효소 활성의 변화.
2. 척추 도수교정 적용 시 근방추 반응, 유해수용성 반사 반응, 신경 활동, 근전도 및 면역학적 반응의 변화.
3. 마사지 적용 시 자율신경계, 순환계, 림프계, 면역학적 기능, 내장 반응, 유전자 발현, 신경해부학, 기능 및 병리학 및 세포 반응의 변화.[52]

종합적으로, 동물 모델에서 신경계의 직접 관찰에 의해 보고된 이러한 발견은 도수치료 중재 시 역학적 힘에 대한 신경생리학적 반응을 뒷받침한다. 신경계의 직접적인 관찰은 일반적으로 행동 결과 측정을 통해 간접적인 평가가 필요한 인간 연구 참가자에게는 일반적으로 불가능하다. 따라서 동물 연구 결과를 인간에게 대입하는 것은 적절하지 않을 수 있으며 신중하게 고려해야 한다. 예를 들어, 약리학 연구에 따르면 동물의 유해수용성 반응을 변경하는데 효과적인 개입이 종종 사람의 통증 치료에 제대로 수행되지 않는 것으로 나타났다.[61] 또한 수동 요법에 대한 이러한 생리적 반응의 임상적 중요성은 아직 결정되지 않았다.[47]

도수치료는 통각저하 효과가 있으며,[18,25,60] 압박 통증 역치가 증가되며 이는 통증 민감도의 감소를 시사하며, 이는 전방 어깨 통증이 있는 환자에게 MWM적용과 관련이 있다.[86] 상완관절와관절의 전후방 가동술에 대한 원위 부위의 반응은 부위 특이적인 반응이 아닌 일반화된 반응을 시사한다.[23] 따라서, 신경생리학적 반응은 도수 기법을 적용한 후 관찰되는 임상 반응의 일부일 수 있다.

도수치료의 말초 매개 신경생리학적 기전
(Peripherally mediated neurophysiological mechanisms of manual therapy)

전염증성 매개(proinflammatory mediators)는 손상에 대한 정상적인 반응이며 말초 민감화를 유발하는 유해수용성 통증 메커니즘으로 제안된다. 이러한 전염증 매개체 농도의 변화는 도수치료에 대한 말초 신경생리학적 반응일 수 있다. 이러한 반응은 다양한 도수치료 접근법 적용시 관찰되었다. 예를 들어, 한 연구에서는 건강한 남성의 대퇴사두근에 대한 운동 유발 근육 손상 후 이러한 반응을 실험하였다.[19] 11명의 참가자는 운동 프로토콜 실시 후 지연된 근육 통증이 있는 한쪽 다리에 10분 간 마사지를 받고 다른 한쪽 다리는 대조군으로 치료를 적용하지 않았다.[19] 저자는 마사지를 적용한 다리에서 세포 복구의 향상된 마커와 염증성 바이오마커의 감소를 관찰했으며 대조측 다리에서는 관찰되지 않았다.[19] 또한 파일럿 연구에서는 관절 가동술, 근에너지기법, 연부조직 가동술 및 스트레인-카운터스트레인을 포함한 치료 요법 후 24시간 동안 허리 통증이 있는 10명의 개인에서 순환 바이오마커(circulatory biomarkers)의 변화를 관찰했다.[20] 경추 도수교정 직후 목 통증이 있는 여성과,[53] 요통이 있는 피험자에게 2주 동안 6회에 걸쳐 척추 도수교정을 적용했을 때[85] 순환 바이오마커에서 유사한 변화가 관찰되었다.

체계적 고찰 연구에서는 척추 도수교정 치료가 P물질 뉴로텐신, 옥시토신 및 인터루킨 수치를 조절할 수 있으며 중재 후 코르티솔 수치에 영향을 미칠 수 있다고 결론지었다.[47] 결과적으로, 이 문헌에서는 말초 매개 신경생리학적 메커니즘을 지원하는 다양한 유형의 수동기법에 대한 반응으로 말초 순환 바이오마커의 변화를 제안한다.

도수치료의 척수 매개 신경생리학적 기전 (Spinal cord-mediated neurophysiological mechanisms of manual therapy)

자율 신경계(Autonomic nervous system)

피부 온도, 피부 전도 및 심박수의 변화는 도수치료에 대한 자율신경계 반응의 간접적 측정을 통해 나타난다. 고찰 및 메타 분석연구에서는 경추 또는 흉추에 대한 척추 도수교정이 피부 전도 증가 및 피부 온도 감소로 나타나는 교감 신경계 흥분 반응을 초래한다고 결론지었다.[14] 또한, 척추 가동술에 대한 체계적 고찰 연구에서는 척추 가동술 적용 후 건강한 참가자의 피부 전도 및 심박수에 상당한 변화가 있다는 높은 강도의 근거가 있으며, 증상이 있는 참가자의 피부 전도 및 피부 온도 변화에 대해서는 제한된 근거가 존재한다고 결론지었다.[41] 관찰된 변화는 일관되게 흥분성 효과를 뒷받침했으며 도수치료 중재는 경추, 흉추 또는 요추에 관계없이 발생했다.[41]

신경근 반응(Neuromuscular response)

도수치료 중재는 임상 결과에 영향을 줄 수 있는 근방추 및 골지 건 기관과 같은 감각 뉴런의 구심성 방출이 포함된 중추신경계에 감지할 만한 입력을 유발한다.[73] 동물 연구에서 신경계를 직접 관찰한 결과 척추 도수교정 힘에 대한 반응이 비-도수교정 힘과 다르며[74,75] 힘의 방향과 무관하다고 보고되었다. 한 생체 사례연구에서 요추 신경근병증으로 수술을 받은 마취된 환자(n=9)에게 척추 도수교정 시 천골(S1) 척수 신경근에서 양성 활동전위 반응이 가짜 도수교정 시와는 다르게 관찰되었다.[15]

도수치료 적용시 호프만 반사(H-반사)의 변화는 알파 운동신경 흥분성의 척수 매개 조절과 관련된 메커니즘을 설명한다. 한 연구에서는 증상이 없는 성인 66명과 아급성 요통이 있는 45명을 무작위로 배정하여, 옆으로 누운 고속 저진폭 요추 도수교정; 동일한 기법에 추력이 없는 관절 부하; 또는 옆으로 누운 고속 저진폭 요추 도수교정[22]을 적용하였다. 두 그룹 모두에서 옆으로 누운 고속 저진폭 요추 도수교정에 대한 반응에서 가장 큰 억제 효과가 관찰되었다.[22]

근육 활성화의 변화는 도수치료 중재시 동반된다. 어깨에 특정했을 때 결과는 강도와 방향에 따라 다양하게 나타난다. 한 연구에서 오십견을 가진 사람에게 열치료와 함께 "도수 근육 이완" 기술 적용했을 때 기능적 과제 동안 상부 승모근과 하부 승모근 활성도가 즉각적으로 증가되는 것이 관찰되었다.[80] 또한 건강한 사람들에게 어깨 관절 가동술을 적용했을 때 어깨 외전 편심성 동작 동안에 극하근, 삼각근 및 전거근의 활성도가 감소한다는 연구가 있다.[69] 회전근개 건병증 환자를 대상으로 한 연구에서 흉추 도수교정 적용시 중간 승모근 활성도의 상당한 증가가 관찰되었으며[62] 다른 연구에서는 어깨충돌증후군이 있는 참가자들에게 위약 도수교정과 차이가 없는 중간 승모근, 하부 승모근 및 전거근의 활동 감소가 관찰되었다.[32] 또한 목 통증이 있는 22명의 사람들에게 경추 도수교정 및 목 운동 범위 운동 직후 견갑흉추근육의 근력이 증가되었다.[71] 종합적으로 이러한 결과는 도수치료에 대한 척수 매개 신경근 반응이 발생함을 시사한다.

도수치료의 척추 상부 매개 신경생리학적 기전(Supraspinal-mediated neurophysiological mechanisms of manual therapy)

도수치료 중재는 척추 상부 수준에서 신경생리학적 반응과 관련이 있다.[30,31,66] 예를 들어, 요추에 후전방 활주기법 적용 시 후중심 회(postcentral gyrus)(S1) 양측, 이차 체성 감각 피질(S2), 섬 피질의 후방 부분의 내측 부분, 대상피질(cingulate cortex)의 다른 부분과 소뇌에서 반응이 관찰되었다. 도수치료는 통증 민감도의 감소와 관련이 있으며, 증상이 없는 개인에서 흉추에 대한 도수교정 적용 반응으로 감각 운동 피질 S1, S2, 전대상 피질, 소뇌 및 섬 피질의 활동 감소가 관련되어 나타났다.[82]

추력(thrust) 및 비-추력 도수치료 중재는 감각 식별 영역과 정서(affective) 영역(일차 체감각 피질 및 후방 뇌섬(insular) 피질) 사이의 피질 활동의 결합 감소와 관련이 있으며, 정서 영역(후측 대뇌 피질 및 전방 섬 피질)과 정서 및 하행성 통증 조절 영역(insular cortex 및 periaqueductal grey)[26]사이의 결합 증가와 관련이 있다. 종합적으로, 이러한 연구는 대뇌 피질 통각 처리 네트워크의 휴식 상태에서 상호 작용의 변화를 포함하여 도수치료에 대한 척추 상부 매개 반응을 지지한다.

결론적으로, 도수치료의 기본 메커니즘은 생체역학적이라기보다는 신경생리학적일 가능성이 더 크다. 이러한 모든 메커니즘은 그림 31.1에 제시된 것처럼 환자-치료사 상호 작용을 통합하는 모델에 통합되어야 한다.

어깨 도수치료의 효능과 효과(Efficacy and effectiveness of hands-on therapy for the shoulder)

어깨 통증 관리를 위한 도수치료의 효과를 조사한 체계적 고찰 연구 및 메타 분석이 발표되었다. 그러나 조사된 도수치료 중재와 연구의 결론에는 차이가 있다. 예를 들어, 코크란 체계적 고찰에서는 조사된 임상 시험에서 이질성 또는 불완전한 결과 보고로 인해 메타 분석이 불가능했다.[67] Desjardins-Charbonneau 등은 회전근개 건병증이 있는 개인의 통증 감소에 대한 도수치료의 긍정적인 효과를 뒷받침하는 낮거나 중간 정도의 등급의 근거가 보고되었지만, 기능에 대한 도수치료 효과는 보고되지 않았다.[21]

메타 분석에서는 도수치료가 위약(표준화된 평균 차이(SMD) −0.35; 95% 신뢰 구간(CI) −0.69 ~ −0.01)보다 어깨의 통증 개선에 우월하며, 도수치료를 운동과 병행 적용했을 경우 운동만 단독으로 하는 경우보다 우위했지만 단기간의 추적조사 결과(SMD −0.32; 95% CI −0.62~−0.01)에서만 확인되었다.[83] 이러한 결과는 Pieters 등의 업데이트된 체계적 고찰 연구에서 최근 확인되었으며, 어깨 질환 환자의 통증 및 관련 기능 개선을 위한 관리 초기 단계에서 운동에 대한 추가 요법

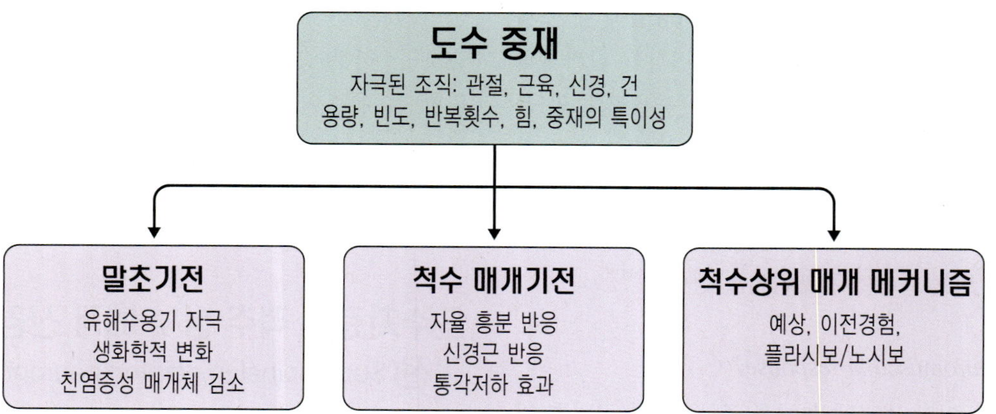

그림 31.1
도수치료 중재의 말초, 척수 및 척추 상위 매개 메커니즘을 설명하는 통합 모델.

으로 도수 기법을 포함하도록 강력하게 권고하였다.[76] "강력한 권장 사항"이라는 용어는 선험적으로 결정되었으며 중재의 효과 크기와 관련이 없다는 점을 아는 것이 중요하다.

Bizzarriet 등 어깨 기능 장애가 있는 사람들을 대상으로 흉부 도수치료를 1회 적용했을 때 위약과 비교하여 즉각적이고 유익한 효과가 낮은 등급으로 간주되는 근거에서 보고되었다.[6] 유사하게, 견갑골 기반 치료 접근법의 효과는 통계적으로 유의하게 보고되었지만 어깨 문제가 있는 사람들의 통증 및 관련 장애를 줄이기 위한 일반화된 치료 요법과 비교했을 때 임상적으로 관련이 없었다.[10] 어깨 문제에서 MWM의 효능을 구체적으로 평가한 체계적 고찰 연구에서는 어깨 운동 범위, 통증 및 기능에 대한 다양한 단기 이점이 보고되었다.[57]

마사지는 손으로 하는 치료의 또 다른 형태이다. 어깨 통증이 있는 사람을 대상으로 마사지의 효과를 조사한 메타 분석에서는 단기(SMD −1.08; 95% CI −1.51 ~ −0.65) 및 장기(SMD −0.47; 95% CI −0.71 ~ −0.23) 시점에서 비활동 치료와 비교했을 때,[93] 능동 치료보다 우위에 있지 않았다(SMD 0.88; 95% CI −0.74 to 2.51).[45] 그러나 근거 수준이 낮았다.[87]

어깨 도수치료의 부작용 위험(Risk of adverse events of hands-on therapy for the shoulder)

중재 선택은 항상 치료 효과와 가능한 피해의 균형을 맞춰야 하며, 중재를 시작하기 전에 연구 근거 분석, 공유된 의사결정 및 적절한 동의를 기반으로 해야 한다.[49] 도수치료의 부작용(AE)은 드물게 나타나며 일반적으로 척추 부위에 대한 중재와 관련이 있다.[13] 도수치료에서 부작용을 정의하는 것은 근골격계 통증 및 기능 장애의 복잡한 특성으로 인해 쉽지 않다.[11,13] 그러나 가장 단순한 형태의 부작용을 설명하면 "치료 중에 나타날 수 있지만… 반드시 이 치료와 인과 관계가 있는 것은 아닌 형태"로 고려할 수 있다.[12] 그러나 임상가는 도수치료의 부작용에 대한 다요인성 특성을 인식해야 하며, 특히 환자가 이해하고 있는 것을 고려해야 한다.[11]

문제는 부작용과 관련하여 어깨 통증이 있는 사람들을 위한 도수치료의 위험에 대한 통계적 논평을 제공할 수 있는 특정 데이터가 없다는 것이다. 이는 보고할 부작용이 없거나 도수치료 연구에서 부작용에 대한 브고가 제대로 이루어지지 않았기 때문일 수 있다. 부작용 보고에 초점을 맞춘 최근 고찰연구에서는 16개 연구 중 단 한 건의 임상 시험에서 부작용을 보고했다고 강조했다(척추 도수치료로 인한 "치료 후 등 뻣뻣함 증가"와 관련된 부작용을 보고한 것은 단 한편 뿐이었다). 어깨 연구에 대한 최근 코크란 보고서도 부작용에 대해 보고하지 않았다.[68] 1,082명의 정골의학 임상가와 1,387명의 환자를 대상으로 한 조사에서 어깨의 도수치료과 관련된 부작용을 확인하지 못했다.[90] 일반적으로 기록된 부작용은 척추 도수치료와 관련이 있었으며, 치료 부위 주변의 통증이나 불편감이 즉각적이고 일시적으로 증가한 것이 보고되었다.[90] 또한, 도수치료에서 부작용으로 인해 치료를 계속하지 않는 것으로 알려진 사람들의 수는 비교되는 다른 중재(예: 운동, 가바펜틴(gabapentin))에서의 보고와 다르지 않았다.[78]

제안된 모든 치료 옵션과 관련된 위험도 공유 의사결정 및 동의 과정에서 고려되어야 한다.[16,49] 예를 들어, 비스테로이드성 항염증제(NSAID)를 복용 시 부작용이 발생할 절대 위험은 최대 8%이다.[3,54,94] 이에 비해 도수치료와 관련된 심각한 부작용의 최고 추정치는 1:20,000[63]이며, 이는 절대 위험에 대해 0%(0.00005%)를 초과하는 부분에 해당하며 비교되는 다른 중재보다 현저히 낮다. 다시 말하지만, 대부분의 데이터가 척추 도수치료와 관련되어 있으므로 이러한 추정치에 주의해야 한다. 어깨 치료의 경우 위험이 낮을 가능성이 높으며 위험에 대한 반응은 경미하고 수용 가능한 정도일 수 있다.

임상적 관점에서 부작용을 완화하는 가장 합리적인 방법은 적시에 적절한 사람에게 적절하고 안전하고 편안하게 치료 개입을 실행하는 것이다. 중재를 선택하기 전에 환자의 통증 및 기능장애의 특성이 근골격 특성인지 확인하기 위해 능숙한 추론이 동반되어야 한다. 여기에는 비근골격 및 병리학적 증상의 배제를 확인하는 것이 포함된다. 요약하면, 어깨 통증과 장애가 있는 사람들을 대상으로 한 도수치료는 부작용의 위험이 매우 낮은 것으로 보인다.

수기 도수치료를 다중모델관리에 통합 (Integration of hands-on manual therapy into multimodal management)

어깨 상태 관리에서 도수치료의 단독 사용을 뒷받침하는 임상적 또는 과학적 증거는 없다. 도수치료는 예상되는 혜택, 가능한 위해, 치료 약속(예: 치료 횟수 및 기간, 치료를 위한 여행 요건) 및 기간이 논의되는 공유 의사결정 과정에서 환자의 동의 하에 어깨 통증이 있는 사람들을 위한 다중모델 관리의 일부로 고려될 수 있다. 어깨 상태에 대한 다른 중재와 마찬가지로 도수치료도 다른 대조군 또는 일반적 치료 그룹과 비교했을 때 효과 크기 및 예상 이점들이 작다. 어깨 통증을 안고 살아가는 일부 사람들에게 수기 치료의 기대되는 이점들은 기능장애에 영향을 미치지 않거나, 일부 사람들에게는 짧은 기간 의미있는 효과가 있더라도 기능장애 어떤 변화도 주지 않을 수 있다. 이전에 도수치료의 효과를 보고 다시 받기를 희망하는 환자에게는 도수치료 적용이 관리 초기에 단기간 동안 고려될 수 있지만 운동 기반 프로그램에 포함되어야 한다고 조언해야 한다.

임상가는 환자평가 또는 관리하는 과정에서 도수치료의 목적을 설명하기 위해 더 이상 시대에 뒤떨어진 생체역학적 설명을 사용해서는 안된다. 일반적으로 사용되는 다양한 어깨 근골격계 질환을 가진 사람들의 관리에서 도수치료의 기여도를 결정하기 위해서는 질적, 양적, 경제적으로 더 많은 연구가 필요하다. 표 31.1은 기법, 치료 기간, 결과 및 임상 관련성을 포함하여 어깨 질환 관리에서 도수 기법의 예를 제공한다.

표 31.1 기법, 치료 기간, 결과 및 임상 관련성을 포함된 어깨 질환 관리에서 도수치료의 예

어깨 질환	연구 유형	연구 대상자 수	적용된 기법	치료 기간과 횟수	연구 결과	임상적 연관성	저자, 연도, 국가
오십견 2단계	체계적 고찰 & 메타분석	655	MWM	단기에서 중기 (3개월)	관절가동범위, 통증 및 기능장애에서 유의미한 향상	굴곡 및 외전 ROM에 대한 MCID보다 더 큰 ROM 개선. 주로 전후방 활주로 치료	Satpute 등. 2021[79] India
오십견	체계적 고찰	362	메이틀란드 관절가동술	단기에서 장기 (2년)	메타분석이 수행되지 않음. 1건을 제외한 모든 연구에서 통증과 ROM의 상당한 개선이 나타남	높은 등급 Maitland 가동술(등급 III 및 IV)은 낮은 등급(II)보다 더 효과적.	Noten 등. 2016[64] Belgium
오십견	RCT	40	Cyriax 깊은마찰 마사지와 일반적 관리를 동반한 도수교정	단기; 6회 1시간 깊은 마찰마사지와 도수교정	2주에 시점에 정상 ROM의 80%에 도달하는 회복률이 대조군에 비해 유의미하게 높음	시리악스 재활방법은 유착관절낭염 치료 초기에 기존의 물리치료법보다 빠르고 좋은 반응을 보인다.	Guler-Uysal & Kozanoglu 2004[29] Turkey
상완관절팽창 후 동결견	RCT	156	도수치료와 운동치료를 플라시보 초음파와 비교	단기에서 중기 (6개월); 8회, 6주간 근육 스트레칭, 척추가동술, 상완관절와관절 가동술, 근력, 협응 및 고유수용성 운동	그룹간 통증, 기능 또는 QoL에는 차이가 없지만, 실험군에서 ROM 및 환자가 인지하는 성공에서 유의미한 향상	중재는 능동 어깨 가동범위를 지속적으로 향상시키고 최대 6개월 동안 참가자가 인지하는 개선을 가져옴	Buchbinder 등 2007[9] Australia
운동 장애를 동반한 어깨 통증	체계적 고찰 & 메타분석	329	관절낭 가동술 또는 도수교정	단기	통증에서 유의미한 향상	가짜 또는 다른 중재와 비교하여 통증의 평균 차이에서 도수치료가 선호되지만 임상적으로 관련이 없을 수 있다.	Desjardins-Charbonneau 등. 2015[21] Canada
운동 장애를 동반한 어깨 통증	체계적 고찰 & 메타분석	349	MWM	단기	통증과 기능장애에서 유의미한 향상	굴곡 및 외전 ROM에 대한 MCID보다 더 큰 ROM 개선. 주로 거상을 위한 전후방 활주 MWM과 손 뒤로 이동하기 위한 하방활주 MWM으로 치료됨	Satpute 등. 2021[79] India

(계속)

표 31.1 *(계속)*

어깨 질환	연구 유형	연구 대상자 수	적용된 기법	치료 기간과 횟수	연구 결과	임상적 연관성	저자, 연도, 국가
운동 장애를 동반한 어깨 통증	체계적 고찰 & 메타분석	635	연부조직 마사지	단기에서 중기 (14주)	통증에서 유의미한 향상	다양한 전통 및 서양식 마사지. 국소 통증유발점, 어깨 부위 또는 전신 마사지	Yeun 등. 2017[93] Korea
운동 장애를 동반한 어깨 통증	체계적 고찰 & 메타분석	247	흉추 도수교정	즉각적 효과	통증에서 유의미한 향상	앉은 자세와 엎드린 자세의 흉추 도수치료 및 견갑골 도수기법	Bizzarri 등. 2018[6] Italy
회전근개 관련 어깨 통증	체계적 고찰 & 메타분석	406	도수치료	단기	임상적 연관성이 있을 통증에서 유의미한 향상	10개의 서로 다른 연구에서 사용된 다양한 도수치료 기법에는 MWM, 관절가동술, 도수교정 및 경추 관절가동술이 포함되었다.	Desjardins–Charbonneau 등. 2015[21] Canada
회전근개 관련 어깨 통증	체계적 고찰 & 메타분석	190	견갑골 중심 개입(운동 요법, 스트레칭 및/또는 도수치료 포함) 를 일반적 관리와 비교	단기	통증에서는 유의미한 향상을 보였으나 기능장애는 아님	중재는 위치, 움직임, 강도, 운동 제어 및/또는 근육 길이를 포함하여 견갑골의 생체역학 변화에 중점을 둠	Bury 등. 2016[10] UK

AP, 전후방; MCID, 최소임상중요차이; MT, 도수치료; MWM, 움직임을 동반한 관절가동술; QoL, 삶의 질; ROM, 관절가동범위.

참고문헌(References)

1. APTA. Guide to Physical Therapist Practice. Available at: http://guidetoptpractice.apta.org/.
2. Abbott JH, Flynn TW, Fritz JM, Hing WA, Reid D, Whitman JM. Manual physical assessment of spinal segmental motion: intent and validity. Manual Therapy. 2009;14:36-44.
3. Bally M, Beauchamp ME, Abrahamowicz M, Nadeau L, Brophy JM. Risk of acute myocardial infarction with real-world NSAIDs depends on dose and timing of exposure. Pharmacoepidemiol Drug Saf. 2018;27:69-77.
4. Bialosky JE, Beneciuk JM, Bishop MD, et al. Unraveling the mechanisms of manual therapy: modeling an approach. The Journal of Orthopaedic and Sports Physical Therapy. 2018;48:8-18.
5. Bialosky JE, Simon CB, Bishop MD, George SZ. Basis for spinal manipulative therapy: a physical therapist perspective. Journal of Electromyography and Kinesiology. 2012;22:643-647.
6. Bizzarri P, Buzzatti L, Cattrysse E, Scafoglieri A. Thoracic manual therapy is not more effective than placebo thoracic manual therapy in patients with shoulder dysfunctions: a systematic review with meta-analysis. Musculoskeletal Science & Practice. 2018;33:1-10.
7. Brandt C, Sole G, Krause MW, Nel M. An evidence-based review on the validity of the Kaltenborn rule as applied to the glenohumeral joint. Manual Therapy. 2007;12:3-11.
8. Brumagne S, Cordo P, Lysens R, Verschueren S, Swinnen S. The role of paraspinal muscle spindles in lumbosacral position sense in individuals with and without low back pain. Spine. 2000;25:989-994.
9. Buchbinder R, Youd JM, Green S, et al. Efficacy and cost-effectiveness of physiotherapy following glenohumeral joint distension for adhesive capsulitis: a randomized trial. Arthritis Rheum. 2007;57:1027-1037.
10. Bury J, West M, Chamorro-Moriana G, Littlewood C. Effectiveness of scapula-focused approaches in patients with rotator cuff related shoulder pain: a systematic review and meta-analysis. Manual Therapy. 2016;25:35-42.
11. Carlesso LC, Cairney J, Dolovich L, Hoogenes J. Defining adverse events in manual therapy: an exploratory qualitative analysis of the patient perspective. Manual Therapy. 2011;16:440-446.
12. Carlesso LC, MacDermid JC, Santaguida LP. Standardization of adverse event terminology and reporting in orthopaedic physical therapy: application to the cervical spine. Journal of Orthopaedic & Sports Physical Therapy. 2010;40:455-463.
13. Carnes D, Mullinger B, Underwood M. Defining adverse events in manual therapies: a modified Delphi consensus study. Manual Therapy. 2010;15:2-6.
14. Chu J, Allen DD, Pawlowsky S, Smoot B. Peripheral response to cervical or thoracic spinal manual therapy: an evidence-based review with meta analysis. The Journal of Manual & Manipulative Therapy. 2014;22:220-229.
15. Colloca CJ, Keller TS, Gunzburg R. Biomechanical and neurophysiological responses to spinal manipulation in patients with lumbar radiculopathy. Journal of Manipulative and Physiological Therapeutics. 2004;27:1-15.
16. Copnell G. Informed consent in physiotherapy practice: it is not what is said but how it is said. Physiotherapy. 2018;104:67-71.
17. Coronado RA, Bialosky JE, Bishop MD, et al. The comparative effects of spinal and peripheral thrust manipulation and exercise on pain sensitivity and the relation to clinical outcome: a mechanistic trial using a shoulder pain model. The Journal of Orthopaedic and Sports Physical Therapy. 2015;45:252-264.
18. Coronado RA, Gay CW, Bialosky JE, Carnaby GD, Bishop MD, George SZ. Changes in pain sensitivity following spinal manipulation: a systematic review and meta-analysis. J Electromyogr. Kinesiol. 2012;22(5):752-67.
19. Crane JD, Ogborn DI, Cupido C, et al. Massage therapy attenuates inflammatory signaling after exercise-induced muscle damage. Sci Transl Med. 2012;4:119ra113.
20. Degenhardt BF, Darmani NA, Johnson JC, et al. Role of osteopathic manipulative treatment in altering pain biomarkers: a pilot study. J Am Osteopath Assoc. 2007;107:387-400.
21. Desjardins-Charbonneau A, Roy JS, Dionne CE, Fremont P, MacDermid JC, Desmeules F. The efficacy of manual therapy for rotator cuff tendinopathy: a systematic review and meta-analysis. The Journal of Orthopaedic and Sports Physical Therapy. 2015;45:330-350.
22. Dishman JD, Burke JR, Dougherty P. Motor neuron excitability attenuation as a sequel to lumbosacral manipulation in subacute low back pain patients and asymptomatic adults: a cross-sectional H-reflex study. Journal of Manipulative and Physiological Therapeutics. 2018;41:363-371.
23. Lluch E, Pecos-Martín D, Domenech-García V, Herrero P, Gallego-Izquierdo T. Effects of an anteroposterior mobilization of the glenohumeral joint in overhead athletes with chronic shoulder pain: a randomized controlled trial. Musculoskeletal Science & Practice. 2018;38:91-98.
24. Ellenbecker TS, Bailie DS, Mattalino AJ, et al. Intrarater and interrater reliability of a manual technique to assess anterior humeral head translation of the glenohumeral joint. J Shoulder Elbow Surg. 2002;11:470-475.
25. Gay CW, Alappattu MJ, Coronado RA, Horn ME, Bishop MD. Effect of a single session of muscle-biased therapy on pain sensitivity: a systematic review and meta-analysis of randomized controlled trials. Journal of Pain Research. 2013;6:7-22.
26. Gay CW, Robinson ME, George SZ, Perlstein WM, Bishop MD. Immediate changes after manual therapy in resting-state functional connectivity as measured by functional magnetic resonance imaging in participants with induced low back pain. Journal of Manipulative and Physiological Therapeutics. 2014;37:614-627.
27. Gorgos KS, Wasylyk NT, Van Lunen BL, Hoch MC. Inter-clinician and intra-clinician reliability of force application during joint mobilization: a systematic review. Manual Therapy. 2014;19:90-96.
28. Grimes JK, Puentedura EJ, Cheng MS, Seitz AL. The comparative effects of upper thoracic spine thrust manipulation techniques in individuals with subacromial pain syndrome: a randomized clinical trial. The Journal of Orthopaedic and Sports Physical Therapy. 2019;49:716-724.
29. Guler-Uysal F, Kozanoglu E. Comparison of the early response to two methods of rehabilitation in adhesive capsulitis. Swiss Med Wkly. 2004;134:353-358.

30. Haavik-Taylor H, Murphy B. Cervical spine manipulation alters sensorimotor integration: a somatosensory evoked potential study. Clin Neurophysiol. 2007;118:391-402.

31. Haavik Taylor H, Murphy B. The effects of spinal manipulation on central integration of dual somatosensory input observed after motor training: a crossover study. Journal of Manipulative and Physiological Therapeutics. 2010;33:261-272.

32. Haik MN, Alburquerque-Sendín F, Camargo PR. Short-term effects of thoracic spine manipulation on shoulder impingement syndrome: a randomized controlled trial. Archives of Physical Medicine and Rehabilitation. 2017;98:1594-1605.

33. Haik MN, Alburquerque-Sendín F, Silva CZ, Siqueira-Junior AL, Ribeiro IL, Camargo PR. Scapular kinematics pre- and post-thoracic thrust manipulation in individuals with and without shoulder impingement symptoms: a randomized controlled study. The Journal of Orthopaedic and Sports Physical Therapy. 2014;44:475-487.

34. Haneline MT, Young M. A review of intraexaminer and interexaminer reliability of static spinal palpation: a literature synthesis. Journal of Manipulative and Physiological Therapeutics. 2009;32:379-386.

35. Henderson CN. The basis for spinal manipulation: chiropractic perspective of indications and theory. Journal of Electromyography and Kinesiology. 2012;22:632-642.

36. Hengeveld HBK. Maitland's Peripheral Manipulation, 4th edition. London: Butterworth-Heinemann; 2010.

37. Hing W, Hall T, Mulligan B. The Mulligan Concept of Manual Therapy: Textbook of Techniques, 2nd edition. Elsevier; 2019.

38. Hsu AT, Chiu JF, Chang JH. Biomechanical analysis of axial distraction mobilization of the glenohumeral joint: a cadaver study. Manual Therapy. 2009;14:381-386.

39. Johansson H, Sojka P. Pathophysiological mechanisms involved in genesis and spread of muscular tension in occupational muscle pain and in chronic musculoskeletal pain syndromes: a hypothesis. Med Hypotheses. 1991;35:196-203.

40. Kardouni JR, Pidcoe PE, Shaffer SW, et al. Thoracic spine manipulation in individuals with subacromial impingement syndrome does not immediately alter thoracic spine kinematics, thoracic excursion, or scapular kinematics: a randomized controlled trial. The Journal of Orthopaedic and Sports Physical Therapy. 2015;45:527-538.

41. Kingston L, Claydon L, Tumilty S. The effects of spinal mobilizations on the sympathetic nervous system: a systematic review. Manual Therapy. 2014;19:281-287.

42. Kirby K, Showalter C, Cook C. Assessment of the importance of glenohumeral peripheral mechanics by practicing physiotherapists. Physiother Res Int. 2007;12:136-146.

43. Knutson GA. The role of the gamma-motor system in increasing muscle tone and muscle pain syndromes: a review of the Johansson/Sojka hypothesis. Journal of Manipulative and Physiological Therapeutics. 2000;23:564-572.

44. Knutson GA, Owens EF, Jr. Active and passive characteristics of muscle tone and their relationship to models of subluxation/joint dysfunction: Part I. J Can Chiropr Assoc. 2003;47:168-179.

45. Kong LJ, Zhan HS, Cheng YW, Yuan WA, Chen B, Fang M. Massage therapy for neck and shoulder pain: a systematic review and meta-analysis. Evid Based Complement Alternat Med. 2013;2013:613279.

46. Konieczka C, Gibson C, Russett L, et al. What is the reliability of clinical measurement tests for humeral head position? A systematic review. J Hand Ther. 2017;30:420-431.

47. Kovanur-Sampath K, Mani R, Cotter J, Gisselman AS, Tumilty S. Changes in biochemical markers following spinal manipulation: a systematic review and meta-analysis. Musculoskeletal Science & Practice. 2017;29:120-131.

48. Land H, Gordon S, Watt K. Effect of manual physiotherapy in homogeneous individuals with subacromial shoulder impingement: a randomized controlled trial. Physiother Res Int. 2019;24:e1768.

49. Lee A. 'Bolam' to 'Montgomery' is result of evolutionary change of medical practice towards 'patient-centred care'. Postgraduate Medical Journal. 2017;93:46-50.

50. Lewis J. Rotator cuff related shoulder pain: assessment, management and uncertainties. Man Ther. 2016;23:57-68.

51. Lewis J, O'Sullivan P. Is it time to reframe how we care for people with non-traumatic musculoskeletal pain? British Journal of Sports Medicine. 2018;52:1543-1544.

52. Lima CR, Martins DF, Reed WR. Physiological responses induced by manual therapy in animal models: a scoping review. Front Neurosci. 2020;14:430.

53. Lohman EB, Pacheco GR, Gharibvand L, et al. The immediate effects of cervical spine manipulation on pain and biochemical markers in females with acute non-specific mechanical neck pain: a randomized clinical trial. The Journal of Manual & Manipulative Therapy. 2019;27:186-196.

54. Masclee GM, Valkhoff VE, Coloma PM, et al. Risk of upper gastrointestinal bleeding from different drug combinations. Gastroenterology. 2014;147:784-792.e789; quiz e713-784.

55. McCarthy CJ. Spinal manipulative thrust technique using combined movement theory. Manual Therapy. 2001;6:197-204.

56. McClatchie L, Laprade J, Martin S, Jaglal SB, Richardson D, Agur A. Mobilizations of the asymptomatic cervical spine can reduce signs of shoulder dysfunction in adults. Man Ther. 2009;14:369-374.

57. Meena V, Varghese JG. Effectiveness of Mulligans mobilisation with movement on shoulder dysfunction: a systematic review. Journal of Clinical & Diagnostic Research. 2020;14:YE01-YE05.

58. Meier ML, Hotz-Boendermaker S, Boendermaker B, Luechinger R, Humphreys BK. Neural responses of posterior to anterior movement on lumbar vertebrae: a functional magnetic resonance imaging study. Journal of Manipulative and Physiological Therapeutics. 2014;37:32-41.

59. Melloni C, Alexander KP, Ou FS, et al. Predictors of early discontinuation of evidence-based medicine after acute coronary syndrome. Am J Cardiol. 2009;104:175-181.

60. Millan M, Leboeuf-Yde C, Budgell B, Amorim MA. The effect of spinal manipulative therapy on experimentally induced pain: a systematic literature review. Chiropr Man Therap. 2012;20:26.

61. Mogil JS. Animal models of pain: progress and challenges. Nat Rev Neurosci. 2009;10:283-294.

62. Muth S, Barbe MF, Lauer R, McClure PW. The effects of thoracic spine manipulation in subjects with signs of rotator cuff tendinopathy. J Orthop Sports Phys Ther. 2012;42:1005-1016.

63. Nielsen SM, Tarp S, Christensen R, Bliddal H, Klokker L, Henriksen M. The risk associated with spinal manipulation: an overview of reviews. Systematic Reviews. 2017;6:64.

64. Noten S, Meeus M, Stassijns G, Van Glabbeek F, Verborgt O, Struyf F. Efficacy of different types of mobilization techniques in patients with primary adhesive capsulitis of the shoulder: a systematic review. Archives of Physical Medicine and Rehabilitation. 2016;97:815-825.

65. O'Sullivan PB, Burnett A, Floyd AN, et al. Lumbar repositioning deficit in a specific low back pain population. Spine. 2003;28:1074-1079.

66. Ogura T, Tashiro M, Masud M, et al. Cerebral metabolic changes in men after chiropractic spinal manipulation for neck pain. Altern Ther Health Med. 2011;17:12-17.

67. Page MJ, Green S, McBain B, et al. Manual therapy and exercise for rotator cuff disease. Cochrane Database Syst Rev. 2016;CD012224.

68. Page MJ, Huang H, Verhagen AP, Gagnier JJ, Buchbinder R. Outcome reporting in randomized trials for shoulder disorders: literature review to inform the development of a core outcome set. Arthritis Care & Research. 2018;70:252-259.

69. Patterson A, Dickerson CR, Ribeiro DC. The effect of shoulder mobilization on scapular and shoulder muscle activity during resisted shoulder abduction: a crossover study of asymptomatic individuals. Journal of Manipulative and Physiological Therapeutics. 2020;43:832-844.

70. Peek AL, Miller C, Heneghan NR. Thoracic manual therapy in the management of non-specific shoulder pain: a systematic review. The Journal of Manual & Manipulative Therapy. 2015;23:176-187.

71. Petersen S, Domino N, Postma C, Wells C, Cook C. Scapulothoracic muscle strength changes following a single session of manual therapy and an exercise programme in subjects with neck pain. Musculoskeletal Care. 2016;14:195-205.

72. Pickar JG. Neurophysiological effects of spinal manipulation. Spine J. 2002;2:357-371.

73. Pickar JG, Bolton PS. Spinal manipulative therapy and somatosensory activation. Journal of Electromyography and Kinesiology. 2012;22:785-794.

74. Pickar JG, Sung PS, Kang YM, Ge W. Response of lumbar paraspinal muscles spindles is greater to spinal manipulative loading compared with slower loading under length control. Spine J. 2007;7:583-595.

75. Pickar JG, Wheeler JD. Response of muscle proprioceptors to spinal manipulative-like loads in the anesthetized cat. Journal of Manipulative and Physiological Therapeutics. 2001;24:2-11.

76. Pieters L, Lewis J, Kuppens K, et al. An update of systematic reviews examining the effectiveness of conservative physical therapy interventions for subacromial shoulder pain. The Journal of Orthopaedic and Sports Physical Therapy. 2020;50:131-141.

77. Reed WR, Long CR, Kawchuk GN, Sozio RS, Pickar JG. Neural responses to physical characteristics of a high-velocity, low-amplitude spinal manipulation: effect of thrust direction. Spine. 2018;43:1-9.

78. Rehman Y, Ferguson H, Bozek A, Blair J, Allison A, Johnston R. Dropout associated with osteopathic manual treatment for chronic noncancerous pain in randomized controlled trials. J Osteopath Med. 2021;121:417-428.

79. Satpute KH, Reid SA, Mitchell T, Mackay G, Hall T. Efficacy of mobilisation with movement (MWM) for shoulder conditions: a systematic review and meta-analysis. Journal of Manual and Manipulative Therapy. 2021;1-20. Online ahead of print. doi: 10.1080/10669817.2021.1955181.

80. Shih YF, Liao PW, Lee CS. The immediate effect of muscle release intervention on muscle activity and shoulder kinematics in patients with frozen shoulder: a cross-sectional, exploratory study. BMC Musculoskeletal Disorders. 2017;18:499.

81. Sizer PS, Jr., Felstehausen V, Sawyer S, Dornier L, Matthews P, Cook C. Eight critical skill sets required for manual therapy competency: a Delphi study and factor analysis of physical therapy educators of manual therapy. J Allied Health. 2007;36:30-40.

82. Sparks C, Cleland JA, Elliott JM, Zagardo M, Liu WC. Using functional magnetic resonance imaging to determine if cerebral hemodynamic responses to pain change following thoracic spine thrust manipulation in healthy individuals. The Journal of Orthopaedic and Sports Physical Therapy. 2013;43:340-348.

83. Steuri R, Sattelmayer M, Elsig S, et al. Effectiveness of conservative interventions including exercise, manual therapy and medical management in adults with shoulder impingement: a systematic review and meta-analysis of RCTs. Br J Sports Med. 2017;51:1340-1347.

84. Talbott, Nr, Witt DW. In vivo measurements of humeral movement during posterior glenohumeral mobilizations. The Journal of Manual & Manipulative Therapy. 2016;24:269-276.

85. Teodorczyk-Injeyan JA, McGregor M, Triano JJ, Injeyan SH. Elevated production of nociceptive CC chemokines and sE-Selectin in patients with low back pain and the effects of spinal manipulation: a nonrandomized clinical trial. The Clinical Journal of Pain. 2018;34:68-75.

86. Teys P, Bisset L, Vicenzino B. The initial effects of a Mulligan's mobilization with movement technique on range of movement and pressure pain threshold in pain-limited shoulders. Man Ther. 2008;13:37-42.

87. van den Dolder PA, Ferreira PH, Refshauge KM. Effectiveness of soft tissue massage and exercise for the treatment of non-specific shoulder pain: a systematic review with meta-analysis. British Journal of Sports Medicine. 2014;48:1216-1226.

88. van Trijffel E, Anderegg Q, Bossuyt PM, Lucas C. Inter-examiner reliability of passive assessment of intervertebral motion in the cervical and lumbar spine: a systematic review. Manual Therapy. 2005;10:256-269.

89. Vickers A, Zollman C. ABC of complementary medicine. Massage therapies. BMJ (Clinical research ed.). 1999;319:1254-1257.

90. Vogel S, Mars T, Keeping S, et al. Clinical Risk Osteopathy and Management Scientific Report. 2013.

91. Witt DW, Talbott NR. In-vivo measurements of force and humeral movement during inferior glenohumeral mobilizations. Man Ther. 2016;21:198-203.

92. Wytrazek M, Huber J, Lisinski P. Changes in muscle activity determine progression of clinical symptoms in patients with chronic spine-related muscle pain. A complex clinical and neurophysiological approach. Funct Neurol. 2011;26:141-149.

93. Yeun YR. Effectiveness of massage therapy for shoulder pain: a systematic review and meta-analysis. J Phys Ther Sci. 2017;29:936-940.

94. Zheng SL, Roddick AJ. Association of aspirin use for primary prevention with cardiovascular events and bleeding events: a systematic review and meta-analysis. JAMA. 2019;321:277-287.

근골격계 어깨 질환의 관리를 위한 건침

(Needling in the management of musculoskeletal shoulder conditions)

32

Mike Cummings, Panos Barlas, César Fernández-de-las-Peñas

개요(Introduction)

치료용 침 기법은 5000년 이상 거슬러 올라간다. Tyrolean 얼음인간(iceman)인 Ötzi는 유럽에서 발견된 가장 오래 지속된 인간 미라 시신이다.[1,2] 그는 61개의 문신을 가지고 있었고, 중국에서 침술이 처음으로 기록되기 3천년 전에 아마도 통증 완화를 위한 치료 목적으로 침술이 적용된 것을 보여준다. 그들은 뼈로 만든 바늘로 피부를 표면적으로 뚫고 목탄을 바르는 방식으로 적용하였다. 이 문신들의 위치는 Ötzi가 퇴행성 관절 질환으로 고통을 겪었을 수 있는 신체부위에 있었다.

이러한 높은 역치 자극 기법(high−threshold stimulation technique)은 전 세계의 다양한 지역에서 독립적으로 발달되었다. 예를 들어, 아이들은 유해한 감각을 줄이기 위해 통증이 있는 부위를 직접 마사지하는 법을 어른들로부터 배운다. 통증이 지속적으로 나타날 경우, 많은 문화권에서는 일시적으로 불편함을 악화시킬 수 있음에도 불구하고 깊고 격렬하게 적용되는 국소 및 국부 마사지를 적용한다. 이는 체성감각 자극의 진통 효과로 인한 조건화된 행동일 가능성이 높다.

석기의 발달과 함께 지속적인 통증이 있는 부위의 피부, 근막, 근육을 직접 찔러 자극해 치료 기술이 진보되었다고 쉽게 가정할 수 있다. 이는 몸의 증상이 있는 부위를 누르고 찌르는 것이 근막조직과 관련된 통증을 치료하는 방법으로 인식되고 받아들여졌기 때문일 것이다. 시간이 흐르면서 이러한 위치는 지압점, 침술점, 근막 통증유발점, 압통점 및 근육 결절과 같은 이름이 지정되었다. 세계의 일부 지역에서는 사람들이 피부를 긁거나 뜸을 뜨는 표면적인 기법을 개발한 반면 극동 및 중동 지역에서는 침술 기술을 개발했다.[3]

중국 전통 침술 (Traditional Chinese Acupuncture, TCA)

침술은 약 2000년 전부터 중국의 의료 시스템의 일부였으며, 여러 세대에 걸쳐 가족과 지역 사회 내에서 전해 내려온 기술 및 치료법과 함께 매우 빠르게 채택되고 문서화되었다.[4,5]

금속침을 이용한 침술이 처음 어디에서 발달했는지는 불확실하지만, 1970년대 초 창사(Changsha) Mawangdui의 고분 3호에서 출토된 비단 두루마리에 따르면 기원전 168년 이전에는 중국에서 발달하지 않은 것으로 보인다.[6] Mawangdui 두루마리에서 경락과 뜸의 사용을 설명하지만 경혈이나 자침에 대해서는 언급하지 않았다. 그러나 지난 200년 동안 포괄적인 침술 요법 시스템이 문서화되어 고대 중국의 문화와 철학에 통합되었다.[5]

일부사람들이 침술의 가장 초기 형태라고 주장하는 변석(bian shi) 또는 날카롭게 한 돌은, 몸을 찌르기 위해 치료용으로 사용되었을 수 있지만[7] 한 왕조(Han dynasty)에서 개발된 정교한 침술 시스템이 이러한 원시 뿌리에서 나온 것 같지는 않다.[7A] 가슴에서 손으로, 손에서 얼굴로, 얼굴에서 발로, 발에서 가슴으로 이어지는 라인 시스템이 개발되었다. 이러한 경락 또는 채널은 혈관에 대한 초기 해부학적 연구에 기반을 두고 있다고 주장되어 왔다.[8,9] 약 2000년 후인 20세기 초에 영향력 있는 중국 의사인 청 단안(Cheng Dan'an)은 혈관에 기반한 점 위치를 거부하고 신경을 선호했다.[10] 그 선은 혈관, 신경 또는 다른 시스템을 기반으로 했으며 바늘이 삽입된 위치(점)는 이 경락을 다라 발생했다.

건침(Dry needling)

건침(Dry Needling)은 주입된 물질보다 침 효과의 중요성에 초점을 갖춘 치료 기술로 개발되었다. Karel Lewit는 근막 통증의 침 효과에 대해 처음으로 인식하고 기술하였다.[11] 그 전에는 근막 통증의 치료법으로 도수치료(치료적 접촉) 또는 주사가 사용되었다.[12–14] 근거에 대한 체계적 고찰연구의 등장과 함께, 주입된 물질이 치료 결과에 영향을 미치지 않으며, 침의 사용이 건침 또는 주사의 핵심 요소였을 수 있음이 분명해졌다.[15] 건침은 초기에 피하 주사 침을 사용했지만[16] 훨씬 덜 충격적인 실 모양의(filiform) 침술 침이 현재 사용된다. 건침의 주된 목표는 근막 통증유발점(MTrP)이지만, 현대 임상치료에서 건침과 일부 침술 기법 사이에 잠재적인 중첩도 있으며 몇 가지 차이점도 관찰되었다.

서양 의학 침술(Western medical acupuncture)

서양 의학 침술(Western medical acupuncture, WMA)이라는 용어는 서양 의학에 기초한 침술의 발달 체계를 동양의 전통적인 철학적 뿌리와 구별하기 위해 20여 년 전에 처음 도입되었다.[17] WMA는 다음과 같이 정의된다. 가는 침을 삽입하는 치료 방식; 이는 해부학, 생리학 및 병리학의 현재 지식과 근거기반 의학의 원칙을 적용하여 중국 침술을 변형한 것이다."[18] WMA는 분절 또는 국부 침술과 함께 국소 조직의 통증유발점 침 또는 건침에 주로 집중했으나[19] 침술의 중추적 및 전신적 효과도 고려하였다.[20,21]

접근 방식 간에 이론적 중복 (Theoretical overlaps between these approaches)

서양에서 건침은 TCA의 인기와 수용과는 별개로 발전한 것으로 보인다. WMA는 TCA에 대한 과학적 평가를 거쳐 개발되었으며 근막 통증유발점(MTrP)을 침의 목표대상으로 삼았다.[22-25] WMA에서 실 모양의 바늘을 건침에서 사용하는 것이 피하 바늘보다 채택이 더 빨라졌을 수 있다.

이 관점에 대해서는 MTrP와 침술점(AP) 사이에 약간의 중복이 있고, 경락 경로와 MTrP의 연관통 패턴 사이에 강한 유사성이 있지만, TCA를 DN과 동일시하기는 어렵다. 실제로 TCA와 구별되는 DN 기술이 중국, 특히 상하이에서 채택되었으며[28] MTrP에 대한 일부 흥미롭고 참신한 연구가 현재 이 지역에서 게재되고 있다. WMA는 MTrP와 AP를 치료용 침술 부위로 결합하여 TCA와 DN 사이의 개념적 구분을 확장하고 있다.

침술 및 건침(Acupuncture and dry needling)

침술의 메커니즘(Mechanisms of needling)

침술의 급성 진통 효과는 해당 신경의 국부 마취 차단에 의한 말초 신경계의 자극을 통해 발생한다.[29,30] 특히, A-델타 또는 III 유형 구심성 신경섬유의 자극은 침술과 관련된 무통증을 유발하는 핵심 구성 요소로 관여하고 있다.[31] 침술 중재의 치료 효과는 영향을 받는 부위에 따라 국소(말초), 분절(척수) 및 일반(뇌간)의 세 가지 범주로 나뉜다.

국소(말초) 효과(Local (peripheral) effects)

국소 효과는 "삼중 반응(triple response)"과 같은 방식으로 높은 역치의 구심성 신경의 항염증성 자극을 통해 매개된다. 구강건조증 환자에서 침술을 적용한 후 신경펩티드 Y(NPY), 칼시토닌 유전자 관련 펩티드(CGRP) 및 혈관활성 장 펩티드(VIP)를 포함한 영양 및 혈관활성 신경펩티드 방출이 발견되었다.[32,33] 침술에 의해 자극된 말초 신경의 VIP는 쥐의 순환 및 상처 치유를 향상시키고[34,35] 동등한 감각 자극이 인간에게 효과적인 것으로 입증되었다.[36]

신경 자극으로 인한 순환 증가는 아마도 침술의 가장 중요한 국소 효과 중 하나이며, 쥐의 경우 CGRP 방출에 의해 주로 매개되는 것으로 보인다.[37] 그러나 근육 혈류에 대한 침술의 효과는 전적으로 신경 자극에 의존하지 않을 수 있다.[38] 정상적인 상황에서 건강한 피험자의 경우, 근육 포인트를 바늘로 찌르면 근육과 피부의 혈류가 증가하고 피부를 바늘로 찌르면 영향을 덜 받는다.[39] 그러나 이 상황은 피험자가 예를 들어, 섬유근육통 환자와 같이 매우 민감한 경우 역전될 수 있다.[40] 작업 관련 승모근 근육통 환자에서 근육의 국소 침술 후 근육 및 피부 혈류의 증가는 건강한 사람보다 낮은 것으로 나타났으며, 이는 환자의 교감신경 활성화 및 과민성의 정도가 반영되었을 수 있다.[41] 저산소증은 만성 근육통의 주요 구성 요소 중 하나로 여겨지며 근막 통증의 병태생리학에서도 역할을 한다는 가설이 있기 때문에,[42] 근육에 침술 적용으로 혈류의 증가가 치료 반응에 기여할 수 있다.

Goldman 등(염증성 및 신경병성 통증의 설치류 모델에 대한 여러 실험 데이터 포함)은 아데노신 방출을 통한 도수 자극으로 침술 자침의 일측성 말단 항통각 효과를 입증했다.[43] Moré 등은 설치류 모델에서 높은 수준의 카페인 섭취에 의해 유사한 항통각 효과가 제거될 수 있음을 보여주었다.[44] 침술 바늘에 의한 아데노신의 방출은 미세 투석을 사용하는 인간에서도 입증되었다.[45]

분절(척수) 효과 (Segmental (spinal cord) effects)

침은 근육 조직에서 높은 역치의 에르고수용체(ergoreceptors)의 자극을 통해 관련 분절 수준에서 후각 내의 감각 조절에 영향을 미칠 수 있다. C 섬유 통증 전달은 lamina II, 교양질(substantia gelatinosa)의 엔케팔린성 내재신경원(enkephalinergic interneurons)을 통해 억제된다.[44,45] 분절 자극은 통증,[48–50] 국소 자율신경 활동[51] 및 가려움증[52]을 조절하는 데 먼 분절의 동일한 자극보다 더 강력한 효과가 있는 것으로 보인다. A-델타 또는 유형 III 구심성 신경 섬유는 심부 조직뿐만 아니라 표재성 침으로도 자극될 수 있지만 후자(보통 근육)의 분절 자극이 더 강력한 효과가 있는 것으로 보인다.[49,50,52,53]

일반(뇌간) 효과 – 이질성 (General (brainstem) effects – heterosegmental)

분절 자극이 더 강력한 효과인 것처럼 보이지만 신체 어느 곳에든 침을 적용하면 척수 전체의 구심성 처리과정에 영향을 미칠 수 있다. 침 자극은 기시 분절에서 시상의 복측 후측면 핵으로 이동하고 거기에서 감각 피질로 투사된다. 척수의 모든 수준에서 후각의 구심성 처리에 영향을 미치기 위해 억제성 섬유가 하강하는 곳인 PAG(periaqueductal gray)에서 중뇌의 측부 시냅스가 형성된다. 세로토닌은 이 하강 통증 경로의 꼬리 단계에서 두드러진 신경 전달 물질이며, 섬유는 라미나 II에서 엔케팔린성 개재뉴런과 시냅스된다. PAG에서 두 번째 하강 시스템은 핵 봉선 거대세포(raphe gigantocellularis)를 통해 이동한다. 이 섬유는 노르아드레날린성이며, 그들의 영향은 엔케팔린성 개재뉴런을 통하지 않고 라미나 II 세포에 직접적으로 매개된다. DNIC(Diffuse Noxious Inhibitory Control)는 Le Bars 등이 도입한 용어이며, 신체의 어느 곳에서나 유해한 자극에 의해 유도되는 세 번째 진통 시스템으로 정의된다.[54,55] 이질적 침술은 세 가지 메커니즘 모두를 통해 서로 다른 정도로 영향을 미치며[46,47] 아직 정의되지 않은 다른 메커니즘을 통해서도 영향을 미친다.

최근 연구에 따르면 무릎 골관절염이 있는 환자(n=301)에게 매일 적용된 강력한 전기 침술(EA)(〉2.0mA)은 더 약한 형태의 EA(〈0.5mA)와 비교하여 조건부 통증 조절(CPM)으로 측정된 하강 억제를 유의하게 증가시켰다.[56] 통증 및 기능적 결과의 임상적으로 관련된 변화는 5회 치료 세션 후 1주일 시점에서 분명했지만 CPM의 유의미한 변화는 2주(10회 치료 세션) 후에야 나타났다.

일반(뇌간) 효과 – 계통적 (General (brainstem) effects – systemic)

전신 효과는 정의하기가 더 어려우며 분명히 이질적 효과와 중복되는 부분이 있다. 이 용어는 척수의 모든 분절에서 매개되는 효과를 나타내기 위해 사용되며, 상완 수단(humeral means)에 의해 매개되는 효과 또는 일반적인 반응을 제어하는 중추 신경계의 상위 센터에 대한 영향에 의해 매개되는 효과와 반대로 사용된다. 침술은 메스꺼움과 구토 치료에 효능이 입증되었으며[57–60] 이 효과는 중추적으로 매개될 가능성이 높다. 침술 관련 무통증에서 베타-엔돌핀 및 기타 내인성 오피오이드의 중요성을 나타내는 많은 연구들이 있으며,[50,61–63] 침의 엔돌핀 방출 효과와 장기간 운동의 효과 사이의 상관 관계가 확인되었다.[64] 신경펩티드 방출 측면에서 더 많은 상관관계가 언급되었으며,[65] 운동 또는 잠재적으로 침술에 의한 오피오이드 시스템의 활성화가 강화된 면역을 매개할 수 있다고 제안되었다.[66]

fMRI(Functional Magnetic Resonance Imaging) 연구는 변연계 구조에서 일반적인 효과를 보여주며,[67] 침 자극 특성이 중요함을 나타낸다.[68–70] Chae 등의 메타분석은 침술이 뇌섬엽, 시상, 전대상피질 및1차 및 2차 운동감각피질를 포함하여 감각 운동 피질 네트워크에 위치한 여러 영역을 활성화할 뿐만 아니라 내측 전두엽 피질, 미상엽, 편도체, 후대상피질, 해마상 피질을 포함하는 변연계-주변연계 신피질 네트워크를 비활성화할 수 있다.[71]

목표 지향적 기대(target-directed expectation)가 특정 상황에서 침술의 메커니즘에서 이론적으로 뒷받침할 수 있지만,[72] 침술의 효과는 기대만으로 완전히 설명되지 않는 것으로 보인다.[73,74] 침술의 임상 적용에서 맥락 기반 효과(context-driven effects)는 중요한 것으로 간주된다. 무통증,[75] 및 정서 및 인지 처리 영역도 침술에 의해 지속적으로 활성화되므로[76] 이러한 환경에서 침술이 중추 신경계 구조에 미치는 직접적인 영향과 치료의 맥락과 관련된 간접적인 영향을 분리하는 것은 어려운 일이다.[20]

통증유발점 건침의 메커니즘 (Mechanisms of trigger point dry needling)

건침이 진통 효과를 발휘하는 기전은 침술과 유사하고 공통적인 측면이 있지만 건침이 근막통증유발점(MTrP)에 직접적으로 미치는 영향과 관련된 추가 요인도 고려된다.[77,78] 건침 관련 진통을 설명하는 신경생리학적 기전 외에도, 강력하고 빠른 바늘 삽입이 종판, 근방추 또는 신경섬유 자체에 기계적인 영향을 미칠 가능성이 있다. Donnelly 등[42]은 침 치료의 치료적 요인이 기능 장애가 있는 종판의 파열, 근절 길이의 증가, 액틴과 미오신 필라멘트 사이의 중첩 감소로 구성된 침의 기계적 효과에 의해 생성된다고 제안했다. 잠재적인 기계적 효과는 건침이 MTrP 영역의 자발적인 전기 활동과 아세틸콜린 수치를 감소시킨다는 연구 결과에 의해 뒷받침된다.[79] (통증유발점 건침의 가능한 메커니즘에 대한 보다 광범위한 논의는 통증유발점 건침(Trigger Point Dry Needling) 책,[80] Fernández-de-Las-Peñas & Nijs[81]가 제안한 통증 모델에서 확인할 수 있다.)

침술 치료의 안전성 측면 (Safety aspects of needling interventions)

실 모양 침을 사용한 치료적 침의 안전성 측면은 광범위하게 연구되어[82-84] 주로 침술 문헌에 보고되었으며 원칙은 건침에도 동일하게 적용된다.[85,86] 어깨 부위에서 고려해야 할 가장 중요한 부작용은 기흉이다. 이것은 특히 승모근, 능형근 및 소흉근, 견갑거근, 광배근, 대흉근 및 소흉근과 같이 흉부 위에 있는 어깨대 근육의 침점과 관련이 있다. 위험 부위에 자침한 후 임상적으로 명백한 기흉 발생률은 100만 건당 1.75건으로 추정된다.[84]

다른 주요 부작용은 감염과 외상이다. 과거에 침술과 관련된 가장 흔한 감염은 B형 간염이었지만, 일회용 바늘의 보급, 바늘에 찔린 부상 방지 및 오염된 날카로운 물건 폐기의 시행으로 현대 의료 환경에서 치료적 자침과 관련된 B형 간염 사례는 거의 사라졌다.

피부 표면의 박테리아 감염은 바늘 끝의 크기와 모양으로 인해 가는 실 모양의 바늘을 사용한 바늘과 관련된 감염은 매우 드물다.[87] 위험은 피부 표면 가까이에 수술용 임플란트가 있는 경우 가장 높으며, 이는 어깨 외상후 수술적 봉합 이후 나타날 수 있다. 침술 후 상완관절와관절 감염에 대한 알려진 사례 보고가 한 건 있다.[88]

안전성을 이유로 침술 중에 영상 기술을 종종 사용하기도 하지만 가는 바늘을 항상 시각화할 수 없기 때문에 이는 잘못된 감각을 제공할 수 있다. 대흉근의 초음파 유도 통증유발점 주사 후 심장 압전(cardiac tamponade)의 사례가 이를 설명할 수 있다.[89] 그럼에도 불구하고 건침과 침술로 인한 대부분의 부작용은 경미하고 심각한 부작용은 드물다는 점을 고려해야 한다.

침점 선택(Point selection)

WMA에서 침점 선택에 대한 두 가지 주요 접근 방식은 통증유발점의 건침과 분절 침술(segmental acupuncture)이다.[20] 후자는 치료 구조로서 동일한 척추 분절에 의해 지배 받는 조직 영역에 침을 적용하는 기술로 정의된다.[17] 여기에서 침으로 생성된 신경 신호가 치료 중인 신체 부위의 통각 신호와 동일한 척수 부분으로 이동하여 감각 조절 가능성이 최대화된다.

신경생리학적 및 임상적 연구[46-49,51-53]에 근거하여 침점 선택의 원칙은 병리학의 자리에 가능한 한 가깝게 조직을 자극하거나 적어도 동일한 신경분포 관련 분절 내에서 조직을 자극하는 것이다. 침술 방식에 따라 통증유발점, 압통점 또는 침술점을 선택하여 치료할 수 있다. 그림 32.1은 어깨 부위에 일반적으로 사용되는 경혈을 보여주고 있으며, 표 32.1~32.3은 각각

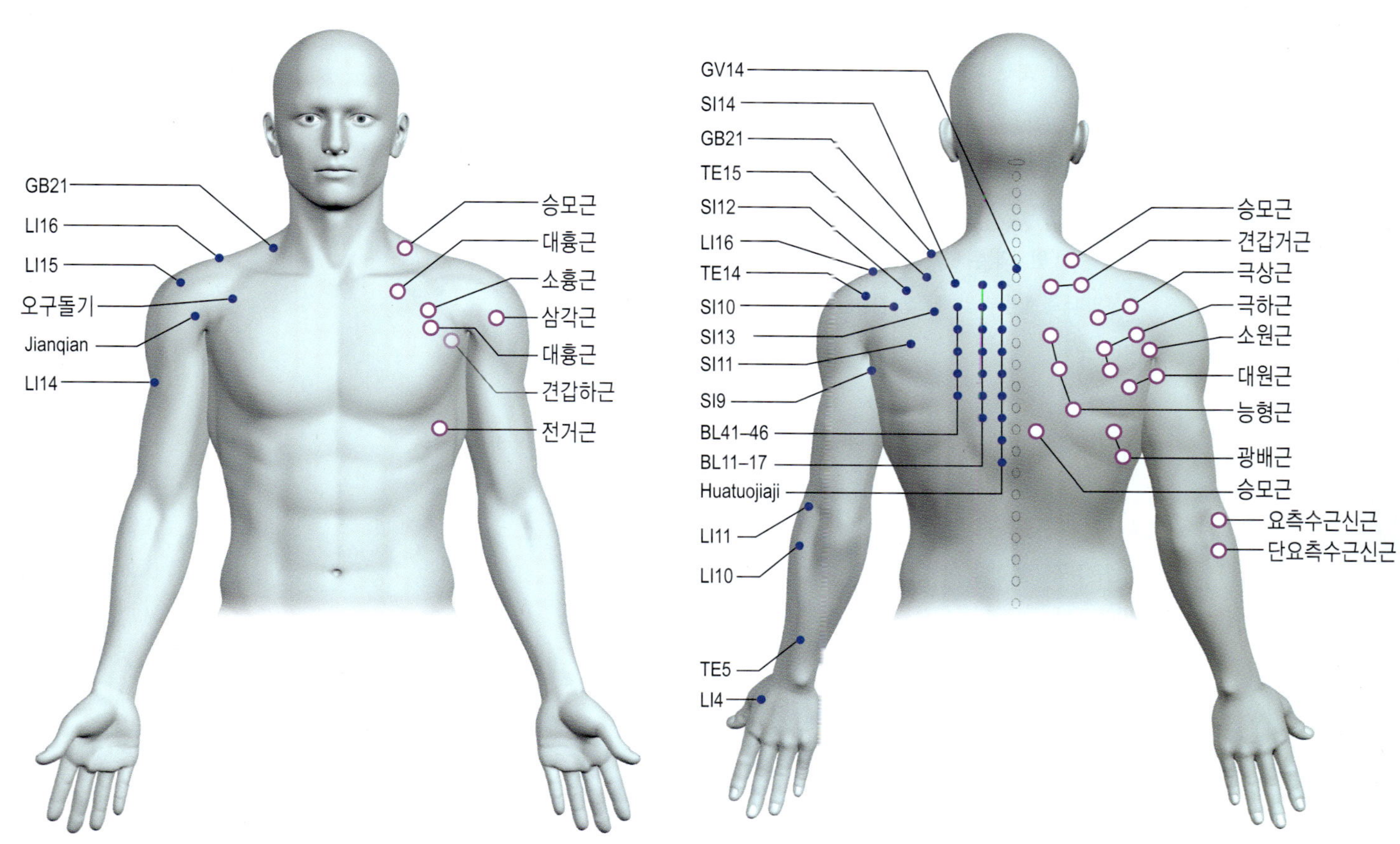

그림 32.1
어깨부위에 일반적으로 적용되는 침점.

전방, 후방 및 척추주위 영역에서 예시된 경혈에 대한 세부 사항을 제공한다.

체세포 병리의 핵심 요소가 MTrP인 경우 이것이 치료에 필요한 유일한 지점일 것이다. 그림 32.2는 관련 통증 패턴과 함께 MTrP에 의해 영향을 받을 수 있는 어깨와 관련된 근육의 선택을 보여준다. 대부분의 경우 국소 침으로 인한 진통 효과는 관련 국소 침점 외에도 병리에서 멀리 떨어져 있는 하나 이상의 침점을 사용하여 향상될 수 있다. 원거리 침점은 적절한 관련 분절을 자극하거나 위치가 편리하고 임상 경험에서 대부분의 피험자에게 강한 자침 감각을 생성하는 것으로 알려져 있기 때문에 선택된다(이질 분절(heterosegmental) 침술). 개별 사례에서 침점은 국소적 조건, 예를 들어, 피부 감염, 궤양, 점 및 종양, 정맥류; 또는 정수압 부종, 림프 부종, 마취 또는 과민 부위 또는 허혈과 같은 국소 상태를 피하기 위해 변형될 수도 있다. 원칙적으로 치료적 자침은 건강한 조직에 적용되어야 한다.

표 32.1 어깨와 팔: 전방면

침점	위치, 대상, *표시, 주의사항*		분절
GB21	승모근의 가장 높은 지점에서 GV14와 견봉 끝 사이의 중간		D C3
	각도: 늑골에 접선, 후방	대상: 상부승모근	M C3 – 4
	두통, 목 통증 및 뻣뻣함, 불안		S (n/a)
	주의 – 첫 번째와 두 번째 늑골 사이의 흉막 근접에 유의		
LI16	견봉의 내측 함몰부 및 쇄골과 견갑골의 외측 말단 사이		D C3
	각도: 수직	대상: 극상근	M C3 – 6
	어깨와 팔 통증		S C5 – 6
LI15	견봉(acromion)의 앞쪽 끝의 앞쪽과 아래쪽, 삼각근의 앞쪽과 중간 섬유 사이의 홈		D C4
	각도: 수직	대상: 극상근 정지점	M C5
	어깨와 팔 통증		S C5
오구돌기	상완관절와관절 전방, 삼각근 섬유와 대흉근 섬유 사이		D C4
	각도: 수직	대상: 오구돌기	M C5 – 6
	어깨와 팔 통증		S C5
	주의 – 흉곽을 향한 각도는 피함		
Jianqian	LI15와 앞쪽 겨드랑이 주름의 상단 사이 중간		D C4
	각도: 수직	대상: 삼각근 또는 상완이두근구	M C5
	어깨와 팔 통증		S C5
LI14	삼각근 원위부 부착부와 상완이두근 장두 사이, 부드러운 함몰부, LI11에서 LI15까지의 선 거리의 3/5		D C5 – 6
			M C5 – 6
	각도: 수직	대상: 결합 조직면	S C5 – 6
	어깨와 팔 통증		

D, 피부절; M, 근절; n/a, 해당 없음; S, 경화

표 32.2 어깨와 팔: 후방

침점	위치, 대상, *표시, 주의사항*		분절
GV14	극돌기 C7과 T1 사이		D C4-5/T1
	각도: 횡방향	대상: 극간인대	M C8
	척추 경부 통증, 경추성 두통		S C8
	주의 - 깊은 자침은 척수에 접근할 수 있다.		
SI14	T1 극돌기 가쪽으로 3촌		D C3-4
	각도: 견갑골을 향한 접선	대상: 견갑거근	M C3-5
	어깨 통증, 목 통증 및 뻣뻣함		S C5
	주의 - 마른 환자의 흉막 근접에 유의함		
TE15	견갑골 상각에서 GB21 지점과 SI13 지점 사이의 중간(SI13 - 견갑골 내측 말단 상부 압통 하강)		D C3
	각도: 수직	대상: 승모근	M C3-4
	어깨 통증, 목 통증 및 뻣뻣함		S (n/a)
	주의 - 마른 환자의 흉막 근접에 유의함		
LI16	견봉의 내측 함몰부 및 쇄골과 견갑골의 외측 말단 사이		D C3
	각도: 수직 표적: 극상근		M C3-6
	어깨와 팔 통증		S C5-6
TE14	견봉의 후방 끝의 후방 외측 및 하부, 삼각근의 중간 섬유와 후방 섬유 사이으 오목한 곳		D C3-4
	각도: 수직	대상: 극하근 정지	M C5-6
	어깨와 팔 통증		S C6
SI13	견갑골 내측 끝 상부 압통 함몰부		D C4/T1
	각도: 상완관절와관절을 향해	대상: 극상근	M C3-6
	어깨와 팔 통증		S C5
	주의 - 상완관절와관절을 넘지 않도록 깊게 바늘을 삽입하지 않음		
SI12	상완관절와관절을 중앙의 SI11 바로 위, 약 1촌		D C3-4
	견갑골 상부 경계의 중간 위		M C3-6
	각도: 상완관절와관절을 향해	대상: 극상근	S C5
	어깨와 팔 통증		
	주의 - 상완관절와관절을 넘지 않도록 깊게 바늘을 삽입하지 않음		
SI11	견갑골의 중간점에서 견갑골의 아래쪽 각도까지 선의 1/3 아래		D C4/T1-2
	각도: 수직	대상: 극하근	M C5-6
	어깨와 팔 통증		S C5-6

(계속)

표 32.2 *(계속)*

침점	위치, 대상, *표시, 주의사항*		분절
SI10	견갑골 척추 아래 오목한 곳, 팔이 몸 옆에 매달려 있을 때 후방 액와부 주름 바로 위쪽		D C3-4
	각도: 수직	대상: 극하근	M C5-6
	어깨와 팔 통증		S C6
SI9	팔을 몸 옆으로 늘어뜨렸을 때 뒷주름 위쪽 1촌		D T3-4
	각도: 수직	대상: 대원근	M C5-7
	어깨와 팔 통증		S C7
LI11	상완두 주름의 요측 끝, 상완이두근 건과 외측 상완골 사이의 중간		D C5-6
	각도: 수직	대상: ECRL	M C5-6
	외측 상과통, 전완 통증; 면역 조절		S C6-7
LI10	LI11과 LI5를 연결하는 선에서 LI11 까지 2촌(해부학적 코담배갑의 중심)		D C5-6
	각도: 수직	대상: ECRB 또는 회외근	M C5-7
	외측상과 통증, 전완부 통증		S C6-7
TE5	아래팔 배측, 손목관절에서 근위부로 2촌, 요골과 척골 사이, 지신근과 장무지신전근 사이		D C6-8
	각도: 수직 대상: 결합 조직 면		M C7-8
	국부 통증; 중앙 효과의 강한 침점		S C7-8
LI4	손의 등면, 첫 번째 손갈퀴 공간의 중앙, 두 번째 중수골을 따라 중간		D C6-7
	각도: 수직	대상: 제1 후골간근	M T1
	통증에 대한 일반적인 사항; 중앙 효과의 강점		S (n/a)
	주의 - 요골 동맥은 첫 번째 손갈퀴 공간의 정점에 있다.		

D, 피절, ECRB, 단요측수근신근; ECRL, 요측수근신근; M, 근절; n/a, 해당 없음; S, 경화.

표 32.3 견갑대 부위의 척추주위점

침점	위치, 대상, *표시, 주의사항*	분절
방광선: 바깥쪽	견갑골의 안쪽 가장자리와 요추 기립근의 바깥쪽 가장자리를 연결하는 수직선 뒤 정중선에서 가쪽으로 3촌	D C4/T2-5
	각도: 척추쪽으로 비스듬히 　　대상: 흉장늑골근	M C4/T2-6
	등쪽 허리 통증, 견갑대 통증	S T2-6
	주의 - 흉강과 폐의 근접성에 유의	- rib level
BL41	T2의 아래쪽 경계와 수평	
BL42	T3의 아래쪽 경계와 수평	
BL43	T4의 아래쪽 경계와 수평	
BL44	T5의 아래쪽 경계와 수평	
BL45	T6의 아래쪽 경계와 수평	
BL46	T7의 아래쪽 경계와 수평	
방광선: 내부	정중선에서 외측으로 1.5촌, 외방광선(Outer Bladder Line)과 척추의 중간 지점	D C4/T2-5
		M C4/T1-6
	각도: 척추쪽으로 비스듬히 　　대상: 흉장근	S T1-7
	허리 통증	- rib level
	주의 - 흉강과 폐의 근접성에 유의	
BL11	T1의 아래쪽 경계와 수평	
BL12	T2의 아래쪽 경계와 수평	
BL13	T3의 아래쪽 경계와 수평	
BL14	T4의 아래쪽 경계와 수평	
BL15	T5의 아래쪽 경계와 수평	
BL16	T6의 아래쪽 경계와 수평	
BL17	T7의 아래쪽 경계와 수평	
Huatuojiaji	T1에서 L5, T1에서 T9까지의 극돌기 아래쪽 경계에서 가쪽으로 0.5촌에 있는 17개의 추가 포인트(그림 32.1 참조)	D T1-7
	각도: 수직 　　대상: 다열근	M T1-9
	분절 침술	S T1-9
	주의 - 흉강과 폐의 근접성에 유의	

D, 피절; M, 근절; n/a, 해당 없음; S, 경화.

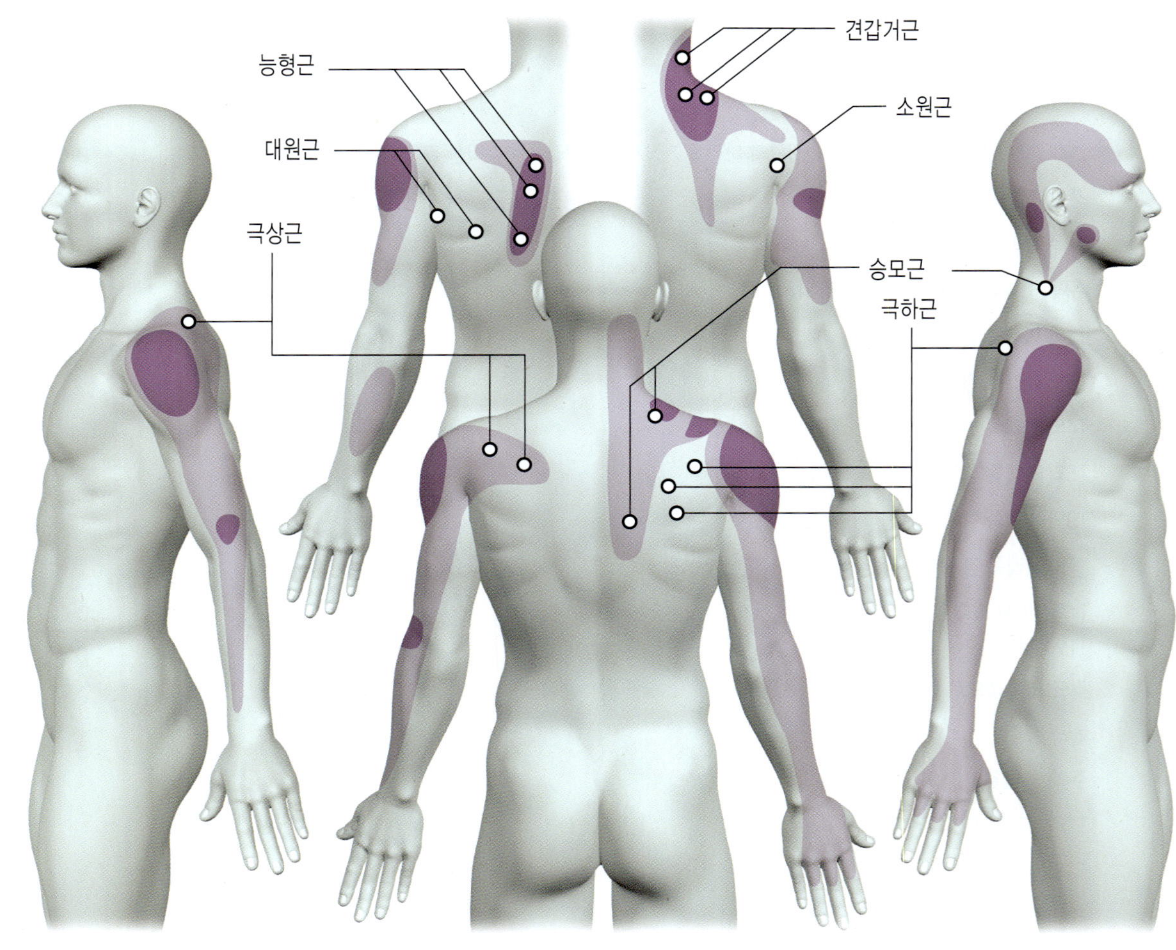

침 기법(Needle technique)

멸균, 일회용(single-use), 일회용(disposable) 바늘을 항상 사용해야 한다. 대부분의 경우 침술은 근육 조직의 자극을 포함한다. 근육 조직 사이의 근막면에 침을 적용하면 자극 지점에서 어느 정도 떨어진 곳에서 둔하고 확산된 통증, 압박, 부종 또는 무감각으로 묘사되는 특징적인 감각을 생성한다. 피부, 인대, 건, 골막, 근육의 근막과 같은 신체의 다른 조직에 침술 적용은 상대적으로 국소적이고 종종 예리한 감각을 생성하며, 특히 골막 자침의 경우 연령에 따라 차이가 있는 것으로 보인다. 목표가 근육을 자극하는 것이라면 피부와 표면층을 통한 빠른 삽입으로 환자의 불편을 최소화한다. 이 기술을 배우고 있는 임상가는 유도기(introducer)를 사용하면 신속하고 통증 없이 침을 삽입할 수 있다. 유도기를 사용하지 않는 경우 임상가는 삽입하는 동안 침점 위로 피부를 늘린다. 일단 피부를 통과하면 바늘을 원하는 위치 또는 근육층으로 조심스럽게 전진시킨 다음 원하는 감각에 도달할 때까지 다양한 정도의 "들고 밀기"(약간 빼고 재삽입)와 함께 앞뒤로 회전하여 자극한다. 바늘의 지속적인 자극이 필요한 경우 전기 자극기를 사용할 수도 있다. 후자의 기술의 경우 일반적으로 최소 2개의 바늘을 삽입하고 전류를 전달하기 위해 다른 디자인의 전기 침술 장치를 사용할 수 있다.

MTrP 건침은 시술자가 MTrP를 정확히 맞추는 것을 목표로 바늘 방향을 변화시키면서 더 큰 범위로 바늘을 들어올리고 찌르는(빠르게 찌르고 빼는 기법) 방법을 자주 사용하지만 매우 유사한 절차를 포함한다. 바늘이 MTrP에 직접 닿을 때,

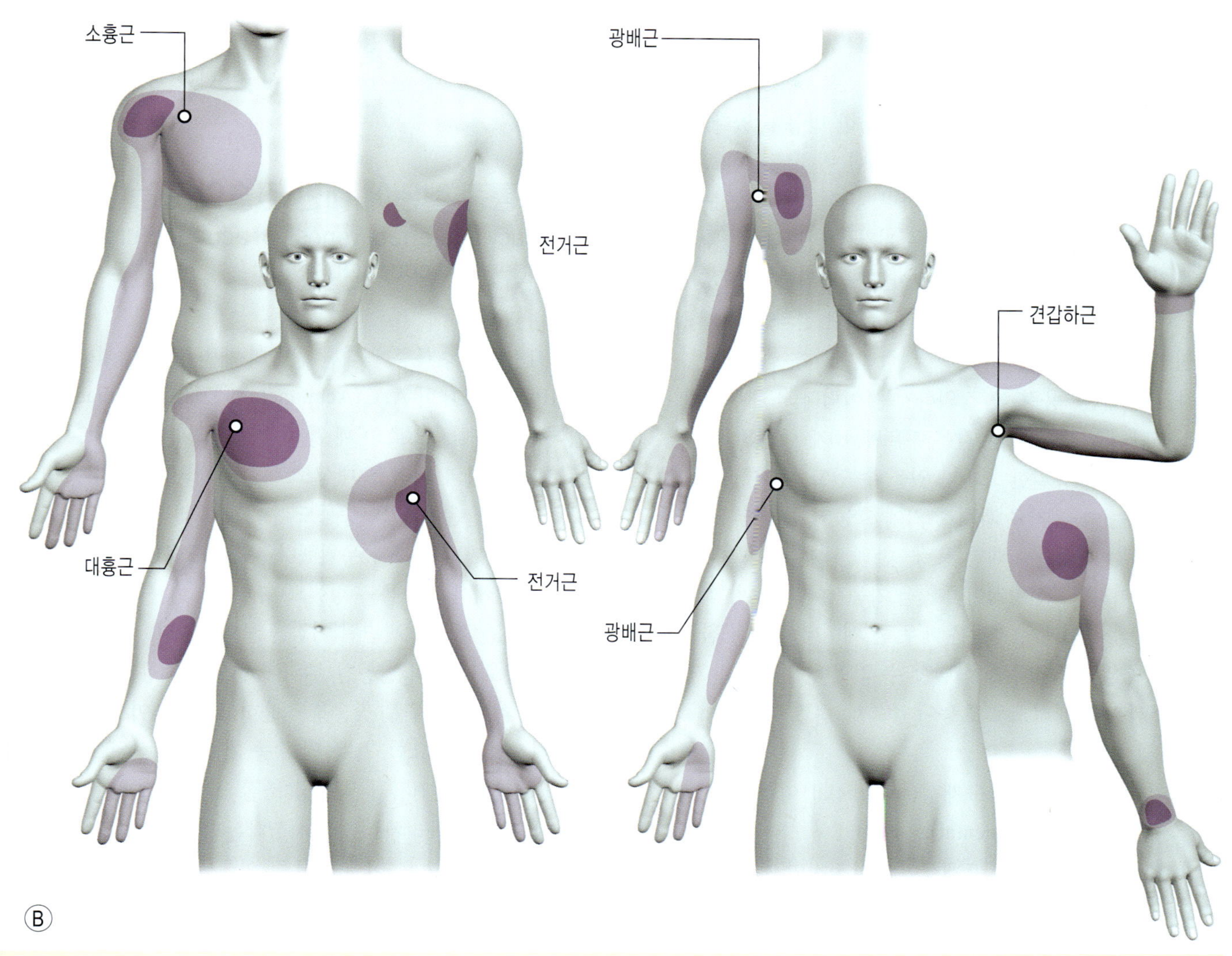

그림 32.2
근막통증점(A), 전이 패턴(B).

관련된 근육의 팽팽한 띠에서 국부적인 연축 반응이 종종 보이거나 느껴지며, 그 부위의 증상이 일반적으로 재현된다.

임상 영역에서는 다양한 침 기법이 소개되었다. 근육의 다양한 깊이로 적용되는 표재성 침에서 골막 자침에 이르기까지 다양하다. 경혈의 표재성 침은 일본식 침술에서 흔하게 사용되며, Baldry는 MTrP와 관련해서만 표재성 침술을 설명했다.[90] 골막 침술은 Mann에 의해 처음 기술되었으며[91,92] Mann 이후에 대부분의 서양 임상가들은 다양한 기술들을 사용한다.

위에서 제안한 것과 같이, 근육은 가장 일반적인 자극 부위이다. 조직에 적용되는 자침의 깊이와 강도는 근육의 표면에서 깊은 층까지 표재성 자극에서 반복적인 근육 내 자극에 이르기까지 다양하다. 반복적인 근육 내 자극은 중국 침술에서 드문 일이 아니지만 서양의 일부 임상가, 특히 운동점과 척추주위 근육을 목표조직으로 삼는 것을 선호했던 Gunn[93,94]에 의해 촉진되었다.

임상적 측면(Clinical aspects)

WMA 또는 건침 치료에 대한 다양한 반응이 있다. 인구의 5~10%에서 효과가 없는 것부터 유사한 비율로 강한 진통효과 및 웰빙 개선에 이르기까지 다양하다. 환자의 선택은 분명히 성공적 결과에 영향을 미치며, 짧은 기간 나타난 근막 통증 증후군을 지닌 건강한 환자는 만성적이고 불명확하며 복잡한 만성 통증 문제를 가진 위약한 환자보다 유익한 결과를 얻을 가능성이 훨씬 더 높다.

자침에 대한 "용량"을 정의하기는 어렵다.[95] 대부분의 경우 정교한 단일 바늘 삽입은 같은 부위에 10개 이상의 바늘을 20분간 놓는 것과 동일한 효과가 있을 수 있고, 유사한 강도의 순차적 치료는 종종 치료 과정 초기에 효능이 증가한다. 실험 연구들은 감각 자극[96]에 대한 용량-반응 관계 유형을 지원하는 것으로 보이지만[96] 선형적이지 않을 가능성이 높으며, 최근 메타 분석은 임상 시험에서 가져온 매우 큰 데이터 내에서 침술 반응에 대한 예외적인 경우를 식별할 수 없었다.[97] 다음 순서로 1에서 5까지 단계적으로 효능이 증가할 수 있다.

1. 최소한의 감각으로 표재성(superficial)이며 이질적(heterosegmental)인 자침
2. 최소한의 감각으로 표재성이며 분절적인 자침
3. 강한 감각으로 깊고 이질적인 자침
4. 강한 감각으로 깊고 분절적인 자침
5. 근육 수축을 일으키기에 충분한 전기 자극을 사용한 깊고 분절적인 자침

침술은 단순히 통증 완화 이상의 것을 제공할 수 있지만, 표준화된 치료 효과는 진통효과 면에서 가장 흔하게 평가된다. 임상가들은 대개 부드러운 치료로 시작하므로 첫 번째 세션 후에 효과가 거의 또는 전혀 없을 수 있다. 이것은 침술에 민감한 사람들의 증상 악화를 피하기 위한 것이다. 초기 반응은 치료 후 처음 72시간 이내에 나타나며, 침술을 적용한 다음 날까지 인지되지 않는 경우가 많다. 반복 치료는 격주 또는 매주 수행되며 반응에 따라 간격이 길어질 수 있다. 일반적으로 치료 세션이 반복된 후에 치료 효과의 질과 지속시간이 점진적으로 증가하며, 만성 통증 상태에서 상대적으로 적은 빈도로 치료를 받는 일부 환자의 4주에서 6주마다 증상 조절을 유지할 수 있다.

어깨 통증 질환에 대한 침술의 효능 및 효과 (Efficacy and effectiveness of acupuncture for shoulder pain conditions)

2018년 만성 통증에 대한 침술의 개별 환자 데이터 메타 분석(IPDM)에 대한 ATC(Acupuncture Trialists Collaboration) 업데이트에 처음으로 어깨 통증 범주가 포함되었다.[98] 여기에는 총 766명의 환자를 대상으로 한 4개의 RCT가 포함되었다.[99-102] 침술은 0.57의 중등도 수준의 효과 크기(표준화 평균 차이)로 가짜 침술보다 우월했다. 4개의 RCT 중 2개는 6개월[100,102] 시점에서 결과를 측정했으며, 둘 다 이 시점에서 매우 중요하고 임상적으로 관련된 이점을 보여주었다. 이 RCT 4개 중 3개는 주로 어깨의 활동점 부위에 침술을 적용한 반면, 한 논문은 하퇴부에 원위부 침술을 적용하고, 환부 어깨에 관절가동술, 점진적 온열 요법, 능동 및 수동 기법으로 상완골두를 중심으로 회복하기, 견갑골 역동성 조절 및 냉동 요법(cryotherapy)이 포함된 물리치료를 실시했다는 점에 유의해야 한다.[101] 이 경우에서 침술은 어깨의 통증 인식을 줄이고 동시에 관절가동술을 적용하는 동안 더 넓은 범위의 움직임을 촉진하는 이소성 조건화 자극(heterotopic conditioning stimulus)으로 작용할 수 있다. 다른 저자들은 견봉하 통증이 있는 개인에게 운동과 비교했을 때 침술의 유의미한 이점을 발견하지 못했다.[103] 가장 최근의 메타 분석에서는 근골격계 질환에서 침술이 위약 치료와 비교해서 통증, 기능 및 삶의 질에 효과적임을 보여주며, 통증의 효과에서 장기적 효과는 여전히 명백하다.[104]

어깨 통증 질환에 대한 건침의 효능 및 효과 (Efficacy and effectiveness of dry needling for shoulder pain conditions)

어깨 통증에 대한 건침 관련된 근거는 의견이 대립된다. 예를 들어, Arias-Buría 등은 운동과 함께 건침을 병행한 치료가 운

동만 적용한 그룹보다 6개월 및 12개월 시점에서 DASH 설문지로 평가된 어깨기능 개선에 대해 더 효과적이며(큰 효과 크기 〉 1.1), 두 중재 모두 통증 강도 감소에 동일하게 효과적이었다고 보고했다.[105] 대조적으로, Pérez-Palomares 등 비특이성 어깨 통증이 있는 개인에게 3개월째 다중모델 물리 치료 치료에 건침을 추가했을 때 추가적인 이점을 보이지 않았다고 보고했다.[106] 이러한 연구 간의 불일치는 Pérez-Palomares 등 MTrP 진단 기준을 지정하지 않았으며 포함 기준도 어깨 통증 증후군이 있는 광범위한 환자로 구성한 점일 수 있다.[106] 두 개의 메타 분석에서 비외상성 어깨 통증의 관련 장애의 대부분 단기 결과에서 통증 강도(작은 효과) 및 통증에 대한 건침의 긍정적인 효과를 보고하는 중등도 수준에서 낮은 질의 근거가 보고되었다.[107,108]

다중모델 관리로의 통합
(Integration into multimodal management)

임상가는 침술이나 건침을 단독 치료보다는 근골격계 기원의 어깨 통증에 대한 치료가 필요한 사람들을 위한 치료 계획의 일부로 고려해야 한다. 자침 중재만으로 어깨 문제를 치료하는 것은 복합 관리 접근 방식으로 통합하는 것만큼 효과적이지 않을 수 있다.[105,109,110] 침술 요법과 같은 수동적 치료는 단기적으로는 통증 및 관련 장애를 개선할 수 있지만, 장기적으로는 효과가 제한적일 수 있기 때문에 이것을 인지하는 것은 중요하다. 이러한 시나리오에서 운동 프로그램과 같은 능동적 중재는 장기적인 치료 효과에 기여하기 위해 종합적인 통증 관리 접근법에 통합되어야 한다.[112] 운동 접근법은 특정 유형의 어깨 통증에 매우 효과적인 것으로 보이지만,[111] 모든 특정 운동 접근법이 유익한 것은 아니다.[112]

임상가는 지속적인 통증이 있는 환자에게 통증 경험을 조절하기 위한 목적으로 건침이나 침술을 적용할 수 있으며, 이는 능동적 중재 참여를 용이하게 할 수 있다. 이러한 통합된 접근 방식은 Vas 등[101]에 의해 설명되었다.

우리는 이상적인 접근 방식으로 빠른(비약리학적) 통증 완화를 위해 물리치료, 운동 및 운동 재훈련과 함께 조기에 침술이나 건침을 사용하는 것이 포함될 수 있다고 생각한다. 이는 만성 통증이 발생할 위험이 가장 높은 사람들을 선택하기 위해 심리사회적 기능의 마커를 표적으로 모니터링할 수 있을 것이다. 모든 관리 접근 방식과 마찬가지로 침 사용은 13장에 제시된 체계적 임상적 추론과 공유된 의사 결정에 의해 뒷받침되어야 한다.

침술과 건침 기법을 지지하는 역학적 및 임상적 근거와 우수한 안전성 특성에도 불구하고 다른 보다 전통적인 접근 방식이 여전히 지배적이다. 골관절염에서 비스테로이드성 항염증제는 침술과 비슷한 효과 크기를 갖지만[113] 안전성 특성에서 현저히 더 낮은 것으로 나타났다.[114] 스테로이드 주사는 신체의학과 류마티스 의학 모두에서 주된 치료였지만 스테로이드를 적용하는 것이 적용하지 않는 경우보다 장기적으로 더 좋지 않다는 근거가 축적되고 있다.[115,116]

우리는 코르티코스테로이드가 건에 미치는 국소적 영향이 생체 및 사체 모두에서 부정적이라는 것을 알고 있으며,[117] 극상근 건의 해부학적 취약성과 나이가 들면서 마모되는 경향을 고려해야 한다.[118] 어깨 통증에 스테로이드 주사를 고려하기 전에 건침을 고려하는 것이 적절할 수 있다. 여전히 임상 실무의 불확실성을 해결하는 데 도움이 되는 더 많은 연구가 필요하다.

참고문헌(References)

1. Dorfer L. 5200-year-old acupuncture in Central Europe? Science. 1998;282:242–3.
2. Dorfer L, Moser M, Bahr F, et al. A medical report from the stone age? Lancet. 1999;354:1023–5.
3. Cummings M. Acupuncture and trigger point needling. In: Hazelman B, Riley G, Speed C (eds). Soft Tissue Rheumatology. Cambridge: Oxford University Press; 2004:275–82.
4. Buck C. Acupuncture and Chinese Medicine: Roots of Modern Practice. London: Singing Dragon; 2015.
5. Unschuld PU. Huang Di Nei Jing Ling Shu: The Ancient Classic on Needle Therapy. Oakland, California: University of California Press; 2016.
6. Bai X, Baron RB. Acupuncture: Visible Holism. Butterworth-Heinemann; 2001.
7. Ma K-W. The Roots and Development of Chinese Acupuncture: From Prehistory to Early 20Th Century. Acupunct Med 1992;10:92–9. doi:10.1136/aim.10.Suppl.92

7A. Unschuld PU. Personal communication. 2018.

8. Shaw V. Chōng meridian an ancient Chinese description of the vascular system? Acupunct Med. 2014;32:279–85.

9. Shaw V, Mclennan AK. Was acupuncture developed by Han Dynasty Chinese anatomists? Anat Rec. 2016;299:643–59.

10. Andrews B. The Making of Modern Chinese Medicine, 1850–1960. Vancouver: University of British Columbia Press; 2014.

11. Lewit K. The needle effect in the relief of myofascial pain. Pain. 1979;6:83–90.

12. Steindler A. The interpretation of sciatic radiation and the syndrome of low-back pain. J Bone Jt Surg Am. 1940;22:28–34.

13. Travell J, Rinzler SH. The Myofascial Genesis of Pain. Postgrad Med. 1952;11:425–34.

14. Lewit K, Simons DG. Myofascial pain: relief by post-isometric relaxation. Arch Phys Med Rehabil. 1984;65:452–6.

15. Cummings TM, White AR. Needling therapies in the management of myofascial trigger point pain: a systematic review. Arch Phys Med Rehabil. 2001;82:986–92.

16. Hong C-Z. Lidocaine injection versus dry needling to myofascial trigger point. The importance of the local twitch response. Am J Phys Med Rehabil. 1994;73:256–63.

17. Filshie J, Cummings M. Western medical acupuncture. In: Ernst E, White A (eds). Acupuncture: A Scientific Appraisal. Oxford: Butterworth Heinemann; 1999:31–59.

18. White A, Editorial Board of Acupuncture in Medicine. Western medical acupuncture: a definition. Acupunct Med. 2009;27:33–5.

19. Macdonald AJR. Segmental acupuncture therapy. Acupunct Electrother Res. 1983;8:267–82.

20. Cummings M. Western medical acupuncture: the approach to treatment. In: Filshie J, White A, Cummings M (eds). Medical Acupuncture: A Western Scientific Approach. London: Elsevier; 2016:100–24.

21. White A, Cummings M, Filshie J. An Introduction to Western Medical Acupuncture, 2nd edition. London: Elsevier; 2018.

22. Melzack R. Myofascial trigger points: relation to acupuncture and mechanisms of pain. Arch Phys Med Rehabil. 1981;62:114–7.

23. Macdonald AJ, Macrae KD, Master BR, et al. Superficial acupuncture in the relief of chronic low back pain. Ann R Coll Surg Engl. 1983;65:44–6.

24. Lapeer GL, Monga TN. Myofascial trigger-point acupuncture in relieving chronic pain after endarterectomy. Can Fam Physician. 1986;32:1955–8.

25. Travell JG, Simons DG. Myofascial Pain & Dysfunction. The Trigger Point Manual. Volume 1. The Upper Extremities. Baltimore: Williams & Wilkins; 1983.

26. Melzack R, Stillwell DM, Fox EJ. Trigger points and acupuncture points for pain: correlations and implications. Pain. 1977;3:3–23.

27. Dorsher PT. Myofascial referred-pain data provide physiologic evidence of acupuncture meridians. J Pain. 2009;10:723–31.

28. Jin F, Guo Y, Wang Z, et al. The pathophysiological nature of sarcomeres in trigger points in patients with myofascial pain syndrome: a preliminary study. Eur J Pain. 2020:ejp.1647.

29. Chiang CY, Chang CT, Chu HL, et al. Peripheral afferent pathway for acupuncture analgesia. Sci Sin. 1973;16:210–7.

30. Dundee JW, Ghaly G. Local anesthesia blocks the antiemetic action of P6 acupuncture. Clin Pharmacol Ther. 1991;50:78–80.

31. Chung JM, Fang ZR, Hori Y, et al. Prolonged inhibition of primate spinothalamic tract cells by peripheral nerve stimulation. Pain. 1984;19:259–75.

32. Dawidson I, Angmar-Månsson B, Blom M, et al. The influence of sensory stimulation (acupuncture) on the release of neuropeptides in the saliva of healthy subjects. Life Sci. 1998;63:659–74.

33. Dawidson I, Angmar-Månsson B, Blom M, et al. Sensory stimulation (acupuncture) increases the release of vasoactive intestinal polypeptide in the saliva of xerostomia sufferers. Neuropeptides. 1998;32:543–8.

34. Jansen G, Lundeberg T, Samuelson UE, et al. Increased survival of ischaemic musculocutaneous flaps in rats after acupuncture. Acta Physiol Scand. 1989;135:555–8.

35. Jansen G, Lundeberg T, Kjartansson J, et al. Acupuncture and sensory neuropeptides increase cutaneous blood flow in rats. Neurosci Lett. 1989;97:305–9.

36. Lundeberg T, Kjartansson J, Samuelsson U. Effect of electrical nerve stimulation on healing of ischaemic skin flaps. Lancet. 1988;2:712–4.

37. Sato A, Sato Y, Shimura M, et al. Calcitonin gene-related peptide produces skeletal muscle vasodilation following antidromic stimulation of unmyelinated afferents in the dorsal root in rats. Neurosci Lett. 2000;283:137–40.

38. Shinbara H, Okubo M, Sumiya E, et al. Effects of manual acupuncture with sparrow pecking on muscle blood flow of normal and denervated hindlimb in rats. Acupunct Med. 2008;26:149–59.

39. Sandberg M, Lundeberg T, Lindberg LG, et al. Effects of acupuncture on skin and muscle blood flow in healthy subjects. Eur J ApplPhysiol. 2003;90:114–9.

40. Sandberg M, Lindberg L-G, Gerdle B. Peripheral effects of needle stimulation (acupuncture) on skin and muscle blood flow in fibromyalgia. Eur J Pain. 2004;8:163–71.

41. Sandberg M, Larsson B, Lindberg L-G, et al. Different patterns of blood flow response in the trapezius muscle following needle stimulation (acupuncture) between healthy subjects and patients with fibromyalgia and work-related trapezius myalgia. Eur J Pain. 2005;9:497–510.

42 Donnelly JM, Fernández-de-las-Peñas C, Finnegan M, et al. (eds). Travell, Simons & Simons' Myofascial Pain & Dysfunction. The Trigger Point Manual, 3rd edition. Philadelphia: Wolters Kluwer; 2019.

43. Goldman N, Chen M, Fujita T, et al. Adenosine A1 receptors mediate local anti-nociceptive effects of acupuncture. Nat Neurosci. 2010;13:883–8.

44. Moré AO, Cidral-Filho FJ, Mazzardo-Martins L, et al. Caffeine at moderate doses can inhibit acupuncture-induced analgesia in a mouse model of postoperative pain. J Caffeine Res. 2013;3:143–8.

45. Takano T, Chen X, Luo F, et al. Traditional acupuncture triggers a local increase in adenosine in human subjects. J Pain. 2012;13:1215–23.

46. Bowsher D. Mechanisms of acupuncture. In: Filshie J, White A, (eds). Medical Acupuncture: A Western Scientific Approach. Edinburgh: Churchill Livingstone; 1998:69–82.

47. White A. Neurophysiology of acupuncture analgesia. In: Ernst E, White A (eds). Acupuncture: A Scientific Appraisal. Oxford: Butterworth Heinemann; 1999:60-92.

48. Chapman CR, Chen AC, Bonica JJ. Effects of intrasegmental electrical acupuncture on dental pain: evaluation by threshold estimation and sensory decision theory. Pain. 1977;3:213–27.

49. Lundeberg T, Eriksson S, Lundeberg S, et al. Acupuncture and sensory thresholds. Am J Chin Med. 1989;17:99–110.

50. Zhao Z-Q. Neural mechanism underlying acupuncture analgesia. Prog Neurobiol. 2008;85:355–75.

51. Sato A, Sato Y, Suzuki A, et al. Neural mechanisms of the reflex inhibition and excitation of gastric motility elicited by acupuncture-like stimulation in anesthetized rats. Neurosci Res. 1993;18:53–62.

52. Lundeberg T, Bondesson L, Thomas M. Effect of acupuncture on experimentally induced itch. Br J Dermatol. 1987;117:771–7.

53. Ceccherelli F, Gagliardi G, Visentin R, et al. Effects of deep vs. superficial stimulation of acupuncture on capsaicin-induced edema. A blind controlled study in rats. Acupunct Electrother Res. 1998;23:125–34.

54. Le Bars D, Dickenson a H, Besson JM. Diffuse noxious inhibitory controls (DNIC). I. Effects on dorsal horn convergent neurones in the rat. Pain. 1979;6:283–304.

55. Le Bars D, Dickenson AH, Besson JM. Diffuse noxious inhibitory controls (DNIC). II. Lack of effect on non-convergent neurones, supraspinal involvement and theoretical implications. Pain. 1979;6:305–27.

56. Lv Z, Shen L, Zhu B, et al. Effects of intensity of electroacupuncture on chronic pain in patients with knee osteoarthritis: a randomized controlled trial. Arthritis Res Ther. 2019;21:120.

57. Vickers AJ. Can acupuncture have specific effects on health? A systematic review of acupuncture antiemesis trials. J R Soc Med. 1996;89:303–11.

58. Lee A, Done ML. Stimulation of the wrist acupuncture point P6 for preventing postoperative nausea and vomiting. Cochrane Database Syst Rev. 2004:CD003281.

59. Lee A, Fan LT. Stimulation of the wrist acupuncture point P6 for preventing postoperative nausea and vomiting. Cochrane Database of Syst Rev. 2009:CD003281.

60. Lee A, Chan SK, Fan LT. Stimulation of the wrist acupuncture point PC6 for preventing postoperative nausea and vomiting. Cochrane Database Syst Rev. 2015:CD003281.

61. Han JS, Terenius L. Neurochemical basis of acupuncture analgesia. Annu Rev Pharmacol Toxicol. 1982;22:193–220.

62. Han JS. Acupuncture and endorphins. Neurosci Lett. 2004;361:258–61.

63. Han J-S. Acupuncture analgesia: areas of consensus and controversy. Pain. 2011;152:S41-8.

64. Thoren P, Floras JS, Hoffmann P, et al. Endorphins and exercise: physiological mechanisms and clinical implications. Med SciSports Exerc. 1990;22:417–28.

65. Bucinskaite V, Theodorsson E, Crumpton K, et al. Effects of repeated sensory stimulation (electro-acupuncture) and physical exercise (running) on open-field behaviour and concentrations of neuropeptides in the hippocampus in WKY and SHR rats. Eur J Neurosci. 1996;8:382–7.

66. Jonsdottir IH. Physical exercise, acupuncture and immune function. Acupunct Med. 1999;17:50–3.

67. Hui KK, Liu J, Makris N, et al. Acupuncture modulates the limbic system and subcortical gray structures of the human brain: evidence from fMRI studies in normal subjects. Hum Brain Mapp. 2000;9:13–25.

68. Hui KK, Nixon EE, Vangel MG, et al. Characterization of the 'deqi' response in acupuncture. BMC Complement Altern Med. 2007;7:33.

69. Hui KK, Marina O, Claunch JD, et al. Acupuncture mobilizes the brain's default mode and its anti-correlated network in healthy subjects. Brain Res. 2009;1287:84–103.

70. Hui KKS, Marina O, Liu J, et al. Acupuncture, the limbic system, and the anticorrelated networks of the brain. Auton Neurosci. 2010;157:81–90.

71. Chae Y, Chang D-S, Lee S-H, et al. Inserting needles into the body: a meta-analysis of brain activity associated with acupuncture needle stimulation. J Pain. 2013;14:215–22.

72. Benedetti F, Arduino C, Amanzio M. Somatotopic activation of opioid systems by target-directed expectations of analgesia. J Neurosci. 1999;19:3639–48.

73. Kong J, Kaptchuk TJ, Polich G, et al. Expectancy and treatment interactions: a dissociation between acupuncture analgesia and expectancy evoked placebo analgesia. Neuroimage. 2009;45:940–9.

74. Kong J, Kaptchuk TJ, Polich G, et al. An fMRI study on the interaction and dissociation between expectation of pain relief and acupuncture treatment. Neuroimage. 2009;47:1066–76.

75. Finniss DG, Kaptchuk TJ, Miller F, et al. Biological, clinical, and ethical advances of placebo effects. Lancet. 2010;375:686–95.

76. Huang W, Pach D, Napadow V, et al. Characterizing acupuncture stimuli using brain imaging with fMRI – a systematic review and meta-analysis of the literature. PLoS One. 2012;7:e32960.

77. Cagnie B, Dewitte V, Barbe T, et al. Physiologic effects of dry needling. Curr Pain Headache Rep. 2013;17:348.

78. Chou L-W, Kao M-J, Lin J-G. Probable mechanisms of needling therapies for myofascial pain control. Evidence-Based Complement Altern Med. 2012;2012:1–11.

79. Liu Q-G, Liu L, Huang Q-M, et al. Decreased spontaneous electrical activity and acetylcholine at myofascial trigger spots after dry needling treatment: a pilot study. Evidence-Based Complement Altern Med 2017;2017:1–7.

80. Dommerholt J, Fernández-de-las-Peñas C. Proposed mechanisms and effects of trigger point dry needling. In: Dommerholt J, Fernández-de-las-Peñas C (eds). Trigger Point Dry Needling. Elsevier; 2018:21–30.

81. Fernández-de-Las-Peñas C, Nijs J. Trigger point dry needling for the treatment of myofascial pain syndrome: current perspectives within a pain neuroscience paradigm. J Pain Res. 2019;12:1899–911.

82. White A. A cumulative review of the range and incidence of significant adverse events associated with acupuncture. Acupunct Med. 2004;22:122–33.

83. Witt CM, Pach D, Brinkhaus B, et al. Safety of acupuncture: results of a prospective observational study with 229,230 patients and introduction of a medical information and consent form. Forsch Komplementmed. 2009;16:91–7.

84. Lin S-K, Liu J, Hsu R, et al. Incidence of iatrogenic pneumothorax following acupuncture treatments in Taiwan. Acupunct Med. 2019;37:332–9.

85. Brady S, McEvoy J, Dommerholt J, et al. Adverse events following trigger point dry

needling: a prospective survey of chartered physiotherapists. J Man Manip Ther. 2014;22:134–40.

86. Boyce D, Wempe H, Campbell C, et al. Adverse events associated with therapeutic dry needling. Int J Sports Phys Ther. 2020;15:103–13.

87. Hoffman P. Skin Disinfection and acupuncture. Acupunct Med. 2001;19:112-6.

88. Kirschenbaum AE, Rizzo C. Glenohumeral pyarthrosis following acupuncture treatment. Orthopedics. 1997;20:1184–6.

89. Jung J-W, Kim SR, Jeon SY, et al. Cardiac tamponade following ultrasonography-guided trigger point injection. J Musculoskelet Pain. 2014;22:389–91.

90. Baldry PE. Acupuncture, Trigger Points & Musculoskeletal Pain, 2nd edition. Edinburgh: Churchill Livingstone; 2005.

91. Mann F. Reinventing Acupuncture: A New Concept of Ancient Medicine. Oxford: Butterworth Heinemann; 1992.

92. Mann F. A new system of acupuncture. In: Filshie J, White A (eds). Medical Acupuncture: A Western Scientific Approach. Edinburgh: Churchill Livingstone; 1998:61–6.

93. Gunn CC. Treating Myofascial Pain: Intramuscular Stimulation (IMS) for Myofascial Pain Syndromes of Neuropathic Origin. Seattle: University of Washington; 1989.

94. Gunn CC. Acupuncture and the peripheral nervous system. In: Filshie J, White A (eds). Medical Acupuncture: A Western Scientific Approach. Edinburgh: Churchill Livingstone; 1998:137–50.

95. White A, Cummings M, Barlas P, et al. Defining an adequate dose of acupuncture using a neurophysiological approach – a narrative review of the literature. Acupunct Med. 2008;26:111–20.

96. Lundeberg T, Lund I. Peripheral components of acupuncture stimulation – their contribution to the specific clinical effects of acupuncture. In: Filshie J, White A, Cummings M (eds). Medical Acupuncture: A Western Scientific Approach. London: Elsevier; 2016:22–58.

97. Foster NE, Vertosick EA, Lewith G, et al. Identifying patients with chronic pain who respond to acupuncture: results from an individual patient data meta-analysis. Acupunct Med. 2021;39:83-90.

98. Vickers AJ, Vertosick EA, Lewith G, et al. Acupuncture for chronic pain: update of an individual patient data meta-analysis. J Pain. 2018;19:455–74.

99. Kleinhenz J, Streitberger K, Windeler J, et al. Randomised clinical trial comparing the effects of acupuncture and a newly designed placebo needle in rotator cuff tendinitis. Pain. 1999;83:235–41.

100. Guerra de Hoyos JA, Andrés Martín MDC, Bassas y Baena de Leon E, et al. Randomised trial of long term effect of acupuncture for shoulder pain. Pain. 2004;112:289–98.

101. Vas J, Ortega C, Olmo V, et al. Single-point acupuncture and physiotherapy for the treatment of painful shoulder: a multicentre randomized controlled trial. Rheumatology. 2008;47:887–93.

102. Molsberger AF, Schneider T, Gotthardt H, et al. German Randomized Acupuncture Trial for Chronic Shoulder Pain (GRASP): a pragmatic, controlled, patient-blinded, multi-centre trial in an outpatient care environment. Pain. 2010;151:146–54.

103. Lewis J, Sim J, Barlas P. Acupuncture and electro-acupuncture for people diagnosed with subacromial pain syndrome: a multicentre randomized trial. Eur J Pain 2017;21:1007–19.

104. Lenoir D, De Pauw R, Van Oosterwijck S, et al. Acupuncture versus sham-acupuncture. Clin J Pain. 2020;36:533–49.

105. Arias-Buría JL, Fernández-de-las-Peñas C, Palacios-Ceña M, et al. Exercises and dry needling for subacromial pain syndrome: a randomized parallel-group trial. J Pain. 2017;18:11–8.

106. Pérez-Palomares S, Oliván-Blázquez B, Pérez-Palomares A, et al. Contribution of dry needling to individualized physical therapy treatment of shoulder pain: a randomized clinical trial. J Orthop Sport Phys Ther. 2017;47:11–20.

107. Navarro Santana M, Gómez Chiguano G, Cleland J, et al. Effects of trigger point dry needling for non-traumatic shoulder pain of musculoskeletal origin: a systematic review and meta-analysis. Phys Ther. 2021;101(2):pzaa216.

108. Hall ML, Mackie AC, Ribeiro DC. Effects of dry needling trigger point therapy in the shoulder region on patients with upper extremity pain and dysfunction: a systematic review with meta-analysis. Physiotherapy. 2018;104:167–77.

109. Arias-Buría JL, Martín-Saborido C, Cleland J, et al. Cost-effectiveness evaluation of the inclusion of dry needling into an exercise program for subacromial pain syndrome: evidence from a randomized clinical trial. Pain Med. 2018;19:2336–47.

110. Arias-Buría JL, Valero-Alcaide R, Cleland JA, et al. Inclusion of trigger point dry needling in a multimodal physical therapy program for postoperative shoulder pain: a randomized clinical trial. J Manipulative Physiol Ther. 2015;38:179–87.

111. Pieters L, Lewis J, Kuppens K, et al. An update of systematic reviews examining the effectiveness of conservative physical therapy interventions for subacromial shoulder pain. J Orthop Sport Phys Ther. 2020;50:131–41.

112. Hotta GH, Gomes de Assis Couto A, Cools AM, et al. Effects of adding scapular stabilization exercises to a periscapular strengthening exercise program in patients with subacromial pain syndrome: a randomized controlled trial. Musculoskelet Sci Pract. 2020;49:102171.

113. Birch S, Lee MS, Robinson N, et al. The U.K. NICE 2014 Guidelines for Osteoarthritis of the Knee: lessons learned in a narrative review addressing inadvertent limitations and bias. J Altern Complement Med. 2017;23:242–6.

114. Hatt KM, Vijapura A, Maitin IB, et al. Safety considerations in prescription of NSAIDs for musculoskeletal pain: a narrative review. PM R. 2018;10:1404–11.

115. McAlindon TE, LaValley MP, Harvey WF, et al. Effect of intra-articular triamcinolone vs saline on knee cartilage volume and pain in patients with knee osteoarthritis: a randomized clinical trial. JAMA. 2017;317:1967–75.

116. Coombes BK, Bisset L, Brooks P, et al. Effect of corticosteroid injection, physiotherapy, or both on clinical outcomes in patients with unilateral lateral epicondylalgia: a randomized controlled trial. JAMA. 2013;309:461–9.

117. Dean BJF, Lostis E, Oakley T, et al. The risks and benefits of glucocorticoid treatment for tendinopathy: a systematic review of the effects of local glucocorticoid on tendon. Semin Arthritis Rheum. 2014;43:570–6.

118. Vincent K, Leboeuf-Yde C, Gagey O. Are degenerative rotator cuff disorders a cause of shoulder pain? Comparison of prevalence of degenerative rotator cuff disease to prevalence of nontraumatic shoulder pain through three systematic and critical reviews. J Shoulder Elb Surg. 2017;26:766–73.

어깨 질환 관리에 전기물리학적 치료기 (Electrophysical modalities in the management of shoulder conditions)

33

Tim Watson

개요(Introduction)

전기물리적 치료기(electrophysical modalities)나 전기물리적 기구(electrophysical agents; EPA)들은 시간이 지남에 따라 그 적용 방식과 원리들이 확실히 바뀌었지만, 치료 현장에서는 그것들의 활용은 지난 20년 동안 엄청나게 변화되었다.

근거-중심 실무(evidence-based practice)를 뒷받침하는 원리는 치료사가 환자에게 치료를 제공하는 소위 "수동적(passive)" 방식에서 멀어지는 최근의 경향과 함께 이러한 강조점의 변화 과정에서 중요한 역할을 하였고, 환자가 치료 프로토콜에서 능동적으로 참여하는 것이 아니라 치료사가 환자에게 치료를 제공하는 경우이다. 몇몇 저자는 EPA가 수동적 형태의 치료라고 주장하였다.[15,67,72] 그러나 소위 수동적 치료가 기능의 개선에 기여한다면 그러한 주장의 근거가 무의미해질 수 있다.

어깨 질환에 EPA 사용에 대한 근거들은 상당이 많으며, 그 근거들의 질이 상당히 다양하지만 치료기와 관련된 최소 1,500편의 논문이 있다. 특정한 증상이 있는 환자에게 최적으로 사용될 수 있는 방법을 근거-기반으로 선택하는 것이 매우 중요하며 임상적 의사 결정 과정(clinical decision-making)에 핵심이라 할 수 있다.[65] 가장 강력하게 이용 가능한 근거들을 중심으로 치료적 매개변수를 선택할 때 치료용량(dose)을 포함하는 것도 중요하였다; 효과가 있는 치료기를 효과가 없는 치료용량으로 사용한다면 유용한 임상적 이점을 얻을 수 없을 것이다. 이것은 분명히 EPA에만 국한된 것이 아니며, 운동 프로그램을 선택하거나 도수치료를 고려하거나 약물을 처방할 때도 마찬가지이다.

효과를 얻을 수 있는 전기물리학적 치료기의 기본적인 모델은 다른 곳에서도 자세히 설명되어 있다.[62,63,65] 이 단원의 맥락에서, 문제의 에너지가 전기 자극, 초음파, 레이저, 단파(short wave) 또는 충격파(shockwave)인지 여부에 관계없이 조직으로 전달된 에너지는 생리학적 반응을 유발한다고 말하는 것으로 충분하다. 예를 들어, 충격파는 세포를 자극하여 사이토카인(cytokines)과 화학적 매개체의 발현을 증가시키는 것으로 알려져 있다.[62,66] 이러한 전달자들(messengers)의 향상된 발현은, 차례로, 다른 세포들의 반응을 자극할 것이고, 이러한 반응은 예를 들어, 관성 건병증과 같은 전체적인 조직 반응에 명백한 영향을 미칠 수 있다.[62] 이러한 근거는 특정 조직 반응을 유발하는 치료기들과 명확하게 구별되었다. 근거는 더 나아가 치료 환경에서 충분히 가치 있는(의미 있는) 양의 반응을 만드는데 필요한 공식화된 에너지의 양을 알 수 있게 되었다; 이것이 "치료용량" 요소이다.

치료용량-반응(dose-response)의 문제는 수 많은 저자들에 의해 자세히 논의되었다. Bjordal 등[8]은 건병증에 레이저 요법에 대한 다양한 치료용량-반응 분석을 최초로 수행한 사람들 중 하나이다. 이 연구는 급성 통증 양상을 가진 사람들과 어깨 충돌증후군[8]에서의 레이저 사용으로 확장되었다.[9] Chow 등도 레이저-기반 중재법에 대해 강력한 치료용량-반응의 사용과 관련하여 제시된 지침서[12]에 대해 이의를 제기한 반면, Sluka 등[54]과 Johnson[33]은 모두 TENS와 통증 관리에 대해 동일한 문제를 제시하였다. 이 저자들은 이것이 중요한 문제임을 확인하였고; EPAs와 관련된 치료용량-반응 관련성이 있으며, 만약 실험을 통해 그 이점을 확인하지 못한다면 차선의 매개변수들(suboptimal parameters)이 사용되었을 수 있다.

대부분의 어깨 문제를 관리할 때, 여러 가지 중재법들이 포함된 치료 계획을 권장하는 것이 일반적이다. 예를 들어, 어깨 관절성형술(arthroplasty)은 조언과 교육, 수술 그리고 재활 과정이 포함되며, 필요에 따라 진통제 사용도 지원된다. 이것은 EPAs에도 적용된다. 이 단원에서 인용된 대부분의 연구는 단독적으로 치료기의 효과를 평가하려고 시도한 것들이지만, 보다 최근의 연구는 가능한 한 치료 패키지에서 치료기의 효과를 평가하려고 시도하였고, 향후에 연구들과 출판물에서는 이것이 더 일반적인 것이 될 것이다.

마지막으로, 서론에서 제시된 체계적 고찰 연구와 메타 분석에 제시된 내용들은 앞서 제시한 논평들과 연결되어 있다. 체계적 고찰 체크리스트(RCT, 맹검, 완벽하게 기술된 무작위 배정법 등)에서는 높은 점수를 받았지만 효과가 없는 치료용량을 제공한 경우가 고찰 연구에 포함될 가능성이 높다. 어떤 이유는 모르지만 “치료용량의 적절성(dose appropriateness)”은 일반적으로 사용되는 체계적 고찰 연구에 선택 기준이나 체크리스트에 포함되지 않다. 연구를 수행하는 사람들은 최적의 용량을 확인하고 선택했을 것이라고 가정할 수 있으며, 이것이 사실일 수도 있고 아닐 수도 있다. 고찰연구(이 단원에서 다루어진)들은 특정한 임상 질환에 대한 치료 옵션으로 사용된 치료기의 효능이나 효과에 대한 결론에 도달하지 못할 수 있다.

예를 들어, 6개의 연구는 선정/제외 조건을 통과하였으나, 그 중 3개는 임상적으로 중요한 이점을 입증하지 못하여 결론을 도출하는 것이 불가능하거나 단순하게 그 치료의 효과가 없다는 결론을 내리는 것이 거의 불가피하였다. 이러한 연구들이 임상적으로 부적절한 치료용량이나 치료 프로토콜을 사용한 경우는, 논문 검토자들에 의해 도출되는 결론에 영향을 미치지 않는 것으로 보인다; 연구의 질적 문제 – 적절한 치료용량은 덜 중요해 보인다.

이 단원에서는 다양한 전기물리학적 치료기의 사용에 대한 이용 가능한 근거인 고찰 연구나 메타 분석과 함께 제공될 것이다. 가장 우수한 근거는 가능한 한 객관적으로 요약될 것이다.

통증 완화(Pain relief)

연구된 EPA에 대한 모든 임상적 문제에는 통증과 통증 완화, 통증 관리 그리고 관련된 용어에 대해 가장 많이 이루어졌다. 가장 널리 사용되는 70개 정도의 치료기에서, 각 치료기는 보다 잘 확립되고 오래 동안 사용되어진 초음파[69]와 레이저[26]부터 라디오 주파수 전류(Radio Frequency electric currents)[57]와 스크램블러(scrambler) 기법의 최신 기술에 이르기까지 통증에 대한 유익한 효과에 대한 임상적 연구들이 수행되었다.[36] 그것들의 효과에 크기나 지속 시간에 대한 임상적 가치가 모두 같지 않을 수 있지만 의심할 여지없이 지지하는 연구들이 존재한다.

경피신경전기자극치료기(transcutaneous electrical nerve stimulation; TENS)와 같은 치료기는 인지된 통증을 줄이는 것이 주 목표이다.[34] 이와 유사하게, 간섭파치료기(interferential therapy)도 일반적으로 통증 감소를 주 목적으로 적용된다. Gunay Ucurum 등[28]은 이와 관련하여 여러 중재법(간섭파, TENS와 초음파)을 비교하였으며, 어깨 충돌증후군으로 진단을 받은 79명 모두에게 운동과 온습포 치료 프로그램에 이것들을 추가하였다. 세 가지 치료기 모두 열치료와 운동만 했을 때와 비교했을 때 상당한 통증 완화 효과를 보였다. 따라서 이들 치료를 포함시킨다면 환자에게 상당한 이점을 제공할 수 있을 것이다.

저자들은 간섭치료기 중재만으로도 삶의 질 평가에 상당한 추가 이득을 얻었다고 보고하였다.[28] Dewan과 Sharma[14]는 또한 유착성 관절낭염 환자 50명을 대상으로 TENS와 간섭파 치료의 효과를 비교하였다. 둘 모두에서 통증과 운동, 기능에 임상적으로 효과가 있는 것으로 나타났으며, Gunay Ucurum 등도 마찬가지로 간섭파치료–기반 접근방법의 이점을 확인하였다.

이것은 통증 증상의 완화를 위해 가장 많이 사용되는 것은 전기 자극 치료기이며, 근골격계 관련 증상에는 TENS와 간섭파치료기가 가장 널리 사용되고 있다. TENS와 신경근 전기신경 자극치료기(neuromuscular electrical nerve stimulation; NMES)는 뇌졸중 후 어깨 증후군에도 사용된다.[74] TENS의 적용으로 인식하고 있는 통증과 불편함을 즉각적으로(단기적으로) 크게 감소시킬 수는 있지만, 이것이 치료의 중요한 결과로서 장기적인 이익을 갖는다는 것은 덜 강력하게 입증되고 있다. 그러나 TENS가 통증을 줄이고 결과적으로 환자가 더 높은 수준의 활동을 수행할 수 있게 하는 경우 장기적 이득에 기여할 수도 있다.

TENS와 유사한 자극 치료기들은 Aβ 감각 신경 섬유를 자극하여 관문조절(gate control) 기전을 활성화하거나, CNS에서 일부 아편유사제 경로(opioid pathways)를 통해 연합되어 자극함으로써(Aδ 감각 섬유를 통해) 통증 감소를 얻을 수 있다.[34] Sluka 등은 TENS의 통증 완화에 대한 즉각적인 효과를 확인하기 위한 몇 가지 중요한 논문을 발표하였다.[54,59] 중재 24시간 후에 비스테로이드성 항염증(nonsteroidal anti–inflammatory) 약물의 1회 용량의 효과를 측정하는 것은 TENS–매개 통증 반응 효과를 측정하는 것처럼 부적절하였다. 통증 반응과 적용하고 하루 후, 사용 가능했던 통증 데이터들은 TENS–매개 반응의 즉각적 효과를 입증하지 못한다는 것이 거의 확실하였다. 이것은 연구 계획과 임상적 적용 모두에서 중요한 문제이다.

Simpson 등[53]은 회전근개 건병증에 대한 다양한 비수술적 중재법들에 대한 체계적 고찰 연구를 하였다. TENS는 이 환자군에 대한 적절한 중재법임을 지지되었다(이어지는 단원에서 다루는 다른 치료기들과 마찬가지로). Haik 등[29]은 견봉하 통증 환자에 치료 옵션을 검토할 때 통증 완화를 얻기 위한 방법으로 TENS를 사용하는 것에 대해 일부 지지하였고, Hurley 등[31] 비슷하게 TENS를 어깨 관절경 수술 후에 통증의 큰 감소와 진통제 사용량의 감소를 위해 제공하는 중재법에 포함시켰다. Vrouva 등[60]은 회전근개 부분 파열 환자 42명을 대상으로 TENS와 미세전류(microcurrent) 치료법을 비교하였다. TENS와 미세전류치료 모두 통증의 큰 감소와 기능 수준과 삶의 질의 개선에 효과적이었다.

여러 연구에서 표준(standard) 또는 보존적(conventional) 치료군에 TENS를 포함시켰다. 예를 들어, Pasin 등[46]은 일차적으로 혈소판 풍부 혈장(platelet rich plasma)과 코르티코 스테로이드(corticosteroid) 주사의 효과를 평가하는 연구에서 견봉하 충돌 환자에게 제공한 초음파와 온습포 치료 프로그램에 TENS를 추가하였다. 보존적 치료 프로그램는 임상적으로 효과적이었고, 저자들은 저렴하고 비침습적인 특성을 고려할 때 선호되는 최우선적인 중재가 될 것이라고 제안하였다. 확실한 것은, 이것이 개개인의 치료 구성 요소로 비례적으로 이득이 직접적으로 나타나는 것은 불가능하였다.

TENS를 어깨 통증이 있는 사람에게 치료 패키지의 구성 요소로 제공하는 것은 매우 합리적이며, 인지되는 통증의 단기적 감소를 경험할 수 있게 되어 결국 치료과정에 잠재적 가치가 있다. 근본적인 문제를 "치유(cure)"하는 것은 아니며, 그렇게 하는 것을 목표로 하는 것은 아니다. 만약 느끼는 통증 수준의 감소가 재활 과정에 다른 측면을 수행할 수 있게 해준다면 이것만으로도 충분히 정당성이 있다고 생각할 수 있을 것이다. 간섭파 치료는 적은 수의 연구들에 의해 지지되고 있지만, 인지되는 통증의 단기적 감소를 비슷하게 얻을 수 있다. 두 가지 치료기의 성공율은 적절한 자극 매개변수와 전극 위치에 따라 달라진다.[34,35]

통증 증상의 완화를 얻기 위해 적용하는 치료에 또 다른 접근 방식은 레이저나 초음파 또는 충격파-기반 치료와 같은 기본적으로 조직의 병리를 변화시키려는 것을 목표로 하는 치료기를 활용하는 것이다. 어깨와 관련된 문제들에 대한 이러한 EPAs의 사용을 평가한 대부분의 실험에는 일부 임상적 통증 평가가 포함되어 있으며, 출판된 논문들의 높은 비율에서 최소한 단기적으로는 통증의 유의한 감소가 있었음을 보고하였다. Kim 등[37]은 어깨 통증(진단받은)에 대해 심부열 옵션과 초음파 치료의 효과를 평가했으며, 두 가지 모두 치료 직후와 4주 후에 유의한 통증 수준의 감소를 보여주었다. 이것은 새로운 치료법이 아니며- Echternach[23]는 어깨 통증(혼합형)이 있는 73명의 환자 코호트에서 임상적으로 유용한 통증의 감소가 있었다고 제시하였다.

충격파 치료의 사용은 일반적으로 통증 감소를 주 목적으로 하는 경우 수행되지 않았다.[19] 이것의 목적은 가장 일반적으로 건의 기본 조직의 상태를 변경시키는데 있다. 그러나 통증의 감소가 발생한다는 사실은 결코 부정적인 결과가 아니며, 단지 이것이 이 치료의 주 목적은 아니라는 것이다. 아래에서 언급될 초음파나 레이저(광생물조절, photobiomodulation), 무선주파수 치료기(radiofrequency applications), 단속형 단파치료기(pulsed shortwave) 그리고 다양한 자기장 치료법(magnetic therapy)과 같은 "비열(non-thermal)" 효과를 위한 치료기에 대해서도 동일한 내용을 주장할 수 있다.

기저 조직에 영향
(Influencing the underlying tissue)

다양한 EPA 중재법들이 퇴행성, 병리적 또는 손상 후 상태에 관계없이 근골격계 조직의 상태에 영향을 미치는 것을 주 목적으로 사용되고 있다. 전통적으로 여기에는 초음파와 레이저, 단속형 단파치료기 그리고 다양한 자기장 치료법이 포함된다. 보다 최근에 추가된 것으로는 미세전류 치료기, 충격파(집중형 및 방사형, focused and radial) 그리고 기타 무선주파수 치료기가 포함되었으며, 이 모든 치료기들이 어깨-관련된 임상적 문제에 이점이 있다는 근거가 있었다. 이 단원에서는 치료기-기반 접근보다는 좀 더 임상적 접근 방식에 대해 다룰 것이다.

오십견/유착성 관절낭염

(Frozen shoulder/adhesive capsulitis)

Zhang 등[73]은 오십견에 대한 다양한 비수술적 치료적 옵션에 대해 언급하였다. 충격파와 레이저 치료(광생물조절, PBM) 모두 통증의 유의한 감소와 그에 따른 기능의 개선을 제공하는 치료기라는 것이 지지되고 있다. 이것은 광범위 고찰(wide-scoped review) 연구였다(32개의 비수술적 중재). 충격파와 레이저 두 가지 치료의 이점(통증과 기능 모두)은 매우 중요하였고, 다른 옵션들에 비해 매우 강력한 것으로 나타났다. 관절낭 팽창(capsular distension) 후에, 이 두 EPAs는 18가지 치료 옵션 중에서 가장 높은 순위를 차지하였다.

Page 등[44]은 유착성 관절낭염에 대한 전기치료(현재는 전기물리학적 치료)에 대한 Cochrane 고찰 연구를 진행하였다. 19개의 실험연구가 이 분석에 포함되었다; 리뷰어들(reviewers)로부터 지지를 받은 유일한 치료는 레이저였다. 흥미롭게도 2000년과 2014년 연구마감일 사이에 어깨 문제 해결을 위한 치료로 충격파를 사용한 연구가 100건이 넘었음에도 불구하고, 이 고찰연구에서 다른 치료기에 충격파(집중형 또는 방사형)는 전혀 언급되지 않았으며 검색 기준에 포함되지 않았다. Jain 등[32]은 유착성 관절낭염에 대한 광범위한 치료 중재법들에 대한 체계적 고찰 연구를 발표하였다.

운동치료와 도수치료는 가장 강력하게 지원되는 중재 옵션이었다. 이 단원에서 인용한 다른 고찰연구에서와 마찬가지로, 레이저-기반 치료는 통증 완화와 기능 향상 모두에 대해 EPA 그룹 중에서 가장 강력한 지지를 받았다. 기능과 관절가동범위를 위해서는 심부 열치료(다양한 모드)가 지지되었다. 초음파는 평가된 결과에서는 지지를 받지 못하였다.

체계적 고찰연구와 메타 분석 외에도 수많은 연구들이 있다. Ebadi 등[20]은 오십견 환자 50명에게 운동과 관절가동술과 함께 초음파 치료를 적용하였다. 초음파의 추가적 적용은 위약 중재와 비교했을 때 임상적으로 유의한 이점을 얻지는 못하였다. 이와 유사한 연구[16]에서도 임상적 이점을 입증하지 못하였다. 3MHz의 초음파 사용(이 연구의 경우)은 손상을 받는 조직에 도달할 가능성이 매우 낮기 때문에, 이러한 예비 연구(pilot study)에서 사용된 "치료 용량"으로는 이점을 기대하지 못할 것으로 예상된다. 위에서 제시한 고찰연구에서 초음파 치료는 지지되지 않았으며, 병변의 특성, 표적 조직의 깊이 그리고 종종 사용되는 최대하 치료용량 등을 고려할 때 상당 부분에서 이럴 것이라 예상된다.

Thu 등[58]은 상당한 조직 가열을 일으키기 위한 단파 심부투열기(shortwave diathermy) 치료와 운동 프로그램과 초음파-유도(ultrasound-guided) 혈소판 풍부 혈장(PRP) 주사 치료를 비교하여 평가하였다. 이 치료들의 임상적 효과는 동등한 것으로 밝혀졌다. PRP 주사는 이 책의 다른 단원에서 다루어질 것이며(23장 참조), 유효한 치료적 옵션으로 상당한 조직 가열을 제공하는 치료에 임상적 가치를 간과해서는 안된다. Page 등[44]은 이 환자군에게 적용한 운동 프로그램에 열을 추가하는 것(연속형 단파투열기)에 이점에 대해 보고하였다.

그들의 연구 결과에서 운동의 이점을 평가절하 하지 않았지만, 운동 프로그램에 연속형 단파투열기 치료를 추가하였을 때 상당한 추가적 이점을 얻을 수 있음을 보여주었다. 단파투열기는 조직에 열을 가해 주는 많은 방법 중 하나일 뿐이며, 현재 치료 현장에서 단파투열기의 인기가 최근 몇 년 동안 많이 감소했을 수 있지만,[51] 효과적인 열-기반 중재방법로의 적용 근거들이 이를 뒷받침해 주고 있다. Jain과 Sharma[32]는 심부 투열의 상당한 이점으로 기능과 가동범위의 증가라고 제시하였다. 유착성 관절낭염에서 심부 열의 적용은 표면 가열 방법보다 확실히 더 도움이 된다.[27,41]

온열치료(온습포)와 간섭파 치료는 오십견 환자를 위한 가상 현실 운동-기반 프로그램을 구성하는 하나의 요소였다.[40] 전체 사전-사후 검사의 결과는 매우 긍정적이었지만, 모든 환자가 동일한 치료 패키지를 받았다는 점을 감안할 때, 온열이든 간섭파 치료이든 간에 기여 정도를 구분하는 것은 불가능하였다. 마찬가지로 Elhfez 등[24]은 견관절 유착성 관절낭염 환자 45명을 대상으로 운동 프로그램과 함께 초음파 및 레이저 기반 요법의 기여 정도를 평가하였다. 모든 치료군에서 움직임의 범위와 통증에 유의한 이점을 보여주었다. 이전 연구와 같이 실험 설계는 치료 패키지의 가치에 대한 통찰력을 제공하였고, 군 분석(group analysis)을 통해 초음파와 레이저 치료의 기여 정도를 일부 평가할 수 있었지만 그것들의 개별 효과는 전체 치료의 이득과 완전히 분리될 수는 없었다.

유사한 상당한 많은 수의 연구(예: Alptekin 등[4]의 간섭파 치료, 온습포, 초음파와 운동치료의 통합 적용에 대한 평가 연구)에서, 임상가는 치료의 조합 패키지가 상당한 이점이 있다는 근거를 가지고 있다는 입장에 서 있다. 그러나 현재로서는 이러한 치료기들 중 어느 것이 더 긍정적인 결과에 유의한 기여를 할 가능성이 가장 높은지는 아직 명확하지 않은 것 같다. 단일 치료기에 대한 상세하고 명확한 평가가 포함된 최근 연구들은 출판된 문헌 중 아직 부족한 것으로 보인다.

최근 시행된 복합 네트워크 메타-분석(complex network meta-analysis, 체계적 고찰연구와 함께 진행된) 연구에서 Zhang 등[73]은 충격파와 레이저 치료가 이러한 임상적 환경에서 가장 강력하게 지지되는 보조적 치료법으로 확인하였다; 관절낭의 팽창과 충격파 그리고 레이저 치료의 조합은 통증 완화와 기능 개선을 얻는데 가장 가능성이 가장 높은 방법으로 밝혀졌다. 레이저 치료기의 사용은 다른 고찰 연구에서도 지지되었다.[32,44]

오십견의 관리에서, 가장 강력한 근거가 있는 치료기로는 레이저-기반 치료, 충격파와 온열 치료법(가급적 연속형 단파투열기나 기타 심부열 치료기를 사용)이 포함된다. 제한된 지지 수준의 근거를 가진 다양한 범위의 다른 치료기들도 있지만, 그 어떤 치료기를 사용하든 간에 운동 프로그램과 함께 치료기를 사용하는(운동 프로그램으로 대체하는 것보다) 것이 가장 적절한 접근 방식이다.

견봉하 통증 증후군(회전근개-관련 견관절부 통증)

(Subacromial pain syndrome (rotator cuff-related shoulder pain))

최근 수십 년 동안 다양한 EPA-기반 중재법들이 이러한 임상적 문제들을 위한 관리 옵션으로 사용되었다. 최근 문헌에 의하면, 레이저-기반 치료(광생물체 변조)와 충격파(방사형이나 집중형 모두)가 가장 주목을 받고 있다. 역사적으로, 초음파 치료기는 가장 널리 사용되었지만 근본적인 조직 문제의 본질을 고려할 때 유의한 임상적 이점을 얻을 수 있는 가능성은 낮다.[61,64] 이것은 임상 실험연구[10,17,43,70]와 고찰 연구들을 통해 확인되었다.[43,50] 이것은 적절한 치료 용량을 이용할 경우 가능성은 여전히 있고, 충분한 에너지를 전달한다면 임상적 이점을 얻을 수 있다.[71]

충격파: 방사형 대 집중형

(Shockwave therapy: radial vs. focused)

어깨 문제에 대한 EPAs 중 비교적 가장 새로운 치료법 중 하나이다. 이것은 건병증의 관리 시에 확실한 역할을 하고 있지만, 견봉하 통증 증후군(subacromial pain syndrome)에 대해서는 그 임상적 가치를 평가하기 위한 여러 시도가 있었다. Kvalvaag 등[38,39]은 지도하에 수행하는 운동 프로그램과 결합한 방사형 충격파 대 가짜 치료를 비교하기 위해 143명을 대상으로 이중 맹검 RCT연구를 수행하였다. 충격파는 매주 1회, 총 4세션을 제공되었다. 두 군에 주 평가도구로 어깨 통증 기능장애 지수(Shoulder Pain and Disability Index; SAPDI)를 사용하였고, 두 군 모두 24주 후에 유의한 개선은 나타났으나, 충격파 군과 위약군 간에는 유의한 차이가 없었다. 이러한 상태는 1년 후에도 변화가 없었다. 흥미롭게도, 회전근개에 석회화가 있는 하위 환자군의 SPADI 점수는 유의한 향상을 보여주었다. 건 석회화 환자에 대한 충격파의 적용은 이 단원의 다른 부위에서 다루었다. 견봉하 증후군에 대한 방사형 충격파의 효과는 아직 입증될 만한 가치가 있는 것으로 보이지 않았다.

Circi 등[13]은 견봉하 통증 증후군 환자 30명을 대상으로 충격파에 대한 연구를 수행하였다. 모든 환자들은 견봉하 공간에 집중형(focused) 충격파를 1500번/1회의 충격으로 0.12 mJ/mm²를 주 1회, 총 3세션 적용하였다. 세 군을 비교하였는데, 각 군의 차이는 견봉의 형태였고, 모든 군은 동일한 집중형 충격파 치료를 받았다. 통증과 기능장애(SPADI로 평가)는 유의한 개선을 보였고, 이것은 12주의 추적 관찰에서도 그대로 유지되었다. 각 견봉의 형태 군 간에는 유의한 차이가 없었다고-치료는 모두 동일하게 효과적이었다. 따라서 집중형 충격파는 이러한 조건들에 유익한 결과를 가져오는 것으로 나타났다.

Santamato 등[49]에 의한 수행된 집중형 충격파 연구에서, 30명을 대상으로 집중형 충격파만을 적용한 경우와 충격파와 등속성 운동을 혼합한 프로그램의 효과를 비교하였다. 충격파 치료는 10일간 총 3회의 세션을 적용하였다(700회의 충격, 극상근 원위부 정지부에 집중). 혼합군의 환자에게는 10회의 운동 세션도 추가 적용하였다. 두 군 모두가 치료 기간이 끝난 후에 통증 수준이 크게 개선되었지만 치료 2개월 후에는 충격파와 운동을 혼합한 군이 충격파만을 적용한 군에 비해 유의한 이점이 있음을 보여주었다. Constant-Murley 점수는 치료 종료 후에 두 군 모두가 비슷한 수준의 유의한 개선을 보였고, 추적 조사에서는 혼합군이 더 유의한 이점이 있게 나타났다. 혼합 치료를 받은 군에 환자는 충격파만을 적용한 군의 환자보다 치료사와 더 많은 접촉을 받았는데- 이것이 잠재적인 혼란 요인이라 할 수 있으므로, 이러한 연구방법에 기초하여 이 연구의 전체적인 결과에서 그 영향을 무시할 수는 없다.

Li 등[42]은 비석회성 회전근개 건병증(non-calcific rotator cuff tendinopathy)이 있는 46명의 환자군에게 두 가지 종류의 다른 충격파를 적용하고 결과를 비교하였다. 각 군은 총 3000회의 충격을 적용하는 4회의 치료를 받았으며, 통증과 기능 장애 수준을 주 평가로 시행하였다. 두 치료군 모두가 유의한 장기적인 효과(24주 이상)가 있었고, 이 효과는 집중형 군이 방사형 군에 비해 더 높은 수준을 보였다.

Pieters 등[47]의 체계적 고찰 연구에서, 충격파 사용에 대해 뒷받침할 만한 근거가 충분하지 않다고 결론지었다. 저자들은 집중형 충격파와 방사형 충격파를 구분하지 않았으므로, 두 가지 방법을 혼합한다면 전체적으로 지지는 할 수 없었고, 만약 방사형과 집중형 적용을 구별한다면 집중형 충격파의 사용은 지지하는 충분한 근거가 있었다. 견봉하 증후군에 충격파를 적용하면 1) 운동 프로그램과 결합한 경우, 2) 집중형 충격파를 적용한 경우에는 유의한 이점이 있는 것으로 보인다.

레이저 치료(Laser therapy)

레이저 치료는 견봉하 통증 증후군 환자에게 광범위하게 사용되어져 왔다. Pieters 등[47]의 고찰 연구에서 레이저의 단독적인 적용하는 것을 지지하는 근거들은 찾지 못했고, 다른 EPA 중재법들과 마찬가지로 레이저도 단독적 중재로 설계하지는 않았다; 레이저 치료의 잠재적 가치는 운동 프로그램나 다른 치료 중재법들과 함께 보조적으로 사용되는 것이다. 예를 들어, 운동 프로그램 중에 레이저 요법을 추가하는 것(즉, 단독 적용이 아니라)이 Abrisham 등[1]에 의해 평가되었다. 그들은 운동 프로그램만으로도 상당한 임상적 이점이 발생한다는 것을 제시하였다. 그러나 레이저 치료의 추가 적용은 통증 감소와 움직임의 개선에 추가적인 가치를 제공하였다.

71명의 환자를 대상으로 한 RCT 연구에서 레이저 치료와 충격파 치료의 효과를 직접적으로 비교하였다.[6] 충격파 적용군이 레이저 적용군에 비해 더 큰 이점을 보여주긴 하였지만, 두 치료법 모두 단기에서 중기적 기간까지 통증과 기능 점수에 긍정적인 영향을 미쳤다. 이러한 치료(두 군 모두)를 운동 프로그램과 연합하여 치료 패키지의 일부로 이 치료기들을 사용하는 것이 가장 생산적인 접근 방식이라는 추가적인 근거를 제공하였다. 이것은 Alfredo 등[3]이 환자를 레이저 치료만 단독, 운동치료만 단독, 그리고 레이저와 운동을 연합하여 적용한 세 군을 대상으로 한 RCT연구에서 재차 확인하였다. 운동 프로그램에 레이저 치료(904nm, 700Hz, 치료당 27J의 에너지 전달)를 추가한 결과 여러 평가에서 유의한 추가적 이점이 있었다.

Awotidebe 등[5]은 레이저 치료로 얻게 되는 추가적 이득에 대해 단기와 중기적 기간의 잠재된 특성에 대한 고찰과 메타분석 연구에서 그들은 상당한 단기적 이득을 확인했지만 장기적인 이득은 부족하다는 것을 확인하였다. 이 연구에 포함된 총 환자 수는 585명이었지만 개별 연구에는 참가자 수가 적었고, 11개 연구 중 8개는 견봉하 통증 증후군에 레이저 치료를 적용한 것이었다. 저출력 레이저를 운동 프로그램와 함께 적용되었을 때 통증에 대해 단기적 이점이 있는 것으로 밝혀졌다.

고출력 레이저(high-powered laser)의 사용은 때때로 일반적인 저수준 레이저(low-level laser) 치료에 비해 더 유리한 방법이라고 홍보되고 있다. 최근에 이루어진 견봉하 통증 증후군[2] 환자를 대상으로 고강도(high-intensity) 레이저 치료와 위약 치료를 비교한 평가에서 임상적 이점을 확인하지 못하였다. 이 단원의 개요 부분에서 확인된 바와 같이, 레이저 치료에 치료량-효과 관계(dose-effect relationship)는 분명하게 입증되었으며, 이 실험에서 적용된 에너지(약 300J/cm^2)는 이러한 상태에 대한 최적의 수준을 초과했을 수 있다.

Awotidebe 등[5]은 회전근개-관련 어깨 통증(rotator cuff-related shoulder pain; RCRSP) 진단을 받은 사람들을 대상으로 한 연구[25]를 제시하였고, 여기에서 운동 프로그램에 레이저 치료(830 nm; 4 J/cm^2)를 추가했을 때 유의한 이점이 있다고 보고하였다. 고찰연구[7,30,45]에서 레이저-기반 치료의 사용에 대해 제한된 근거들을 제공했지만, RCRSP 환자에 대한 추가적인 임상적 이점은 강력하고 명백하게 표시되지는 않았다.

RCRSP환자에 대한 충격파-기반 치료의 이점은 레이저-

기반 치료로 얻을 수 있는 것에 비해 더 적었다.[1] 견봉하 통증 증후군/RCRSP환자에게 적용할 최적의 EPA를 선택하고, 단순히 통증 완화 이상의 개선을 찾고자 하는 경우 충격파와 레이저는 모두 지지받을 만한 근거들이 있다. 두 치료기 중 충격파의 적용은 장기간에 걸쳐 임상적으로 상당한 이점을 일으킬 수 있는 가능성이 더 높다고 할 수 있다. 충격파는 최적의 효과를 위해 집중형 모드를 이용해야 한다. 어느 것을 사용하든 간에 운동 치료나 포괄적 치료 프로그램과 연합하는 것이 최적의 결과를 위해 필수적이다.

회전근개 석회화 건병증
(Rotator cuff calcific tendinopathy)

충격파; 방사형 대 집중형
(Shockwave therapy: radial vs. focused)

Hawk 등[30]은 석회성 건염 병변의 치료 옵션에 대해 검토하였다: 고-에너지(high-energy) 충격파가 명확하고 유의하게 지지되었으며 사후 평가(6개월까지)에서도 이점이 확실히 있었다. 이 병변에서는 방사형(radial) 충격파 적용은 지지되지 않았다. 회전근개 질환(석회화군과 비석회화군 모두)에 대한 충격파의 효과를 구체적으로 평가한 Cochrane 리뷰에서, Surace 등[56]은 32개의 연구논문을 분석하였으며 그 중 25개의 연구는 석회성 침착이 있는 환자들을 대상으로 하였다. 검토자들은 두 환자 하위군에서 임상적으로 중요한 변화를 확인하진 못했지만 이러한 실험들에서 광범위한 충격파 치료용량이 사용되었다는 것을 알게 되었고, 분석을 통해 최종적인 결론에 도달하지 못한 것이 치료용량-매개에 의한 영향일 수 있다고 하였다. 석회화와 비석회화 하위 환자군은 모두 충격파에 동일하게 반응하는 것으로 나타났지만, 통증을 주 평가 항목으로 사용한 것은 충격파 치료의 주 목적이 통증에 초점을 맞추지 않은 것과 일치하지 않는 것으로 보였다.[19]

Simpson 등[53]은 석회성 회전근개 병변에 대한 비수술적 중재법에 대해 리뷰하였다(18개의 연구). 충격파와 초음파, 이온도입법 그리고 TENS가 이 분석에 포함된 EPAs였으며, 중등도의 근거 수준으로 고에너지 충격파가 가장 강력한 지지를 받았다. Wu 등[68]은 하위군 분석 방법(subgroup analysis methodology)을 이용해 한 단계 더 나아갔는데, 환자를 하나는 비석회화 군, 두 개의 다른 석회화군으로 나누었다. II형과 III형 반투명 석회화 건증(translucent calcified tendinosis)(Gartner와 Heyer 분류법)에 해당하는 환자들이 이 치료에 가장 강하게 반응하였다.

이 단원의 다른 섹션에 있는 미러링(mirroring) 연구인, Duymaz와 Sindel[18]의 연구에서는 기존의 치료법(초음파, TENS, 운동, 얼음찜질)을 받는 환자군과 방사형 충격파를 추가로 받은 군을 비교하였다. 일부 건강관리 시스템에서는 이러한 "기존 치료법" 패키지의 선택이 보편적이지는 않을 수 있지만, 이 실험에서 두드러진 이슈는 패키지에 방사형 충격파를 추가하였을 때 추가적인 이점을 얻을 수 있는지 여부였다. 만성 석회성 회전근개 건병증 환자 80명이 모집되었다. 두 군의 치료 패키지에서 모두 유의한 이점을 보여주었지만, 충격파와 기존 치료법을 결합한 군에서 더 유의한 이점(통증, 움직임, 기능, 삶의 질)을 보였다. 결과는 제공된 기존 치료법에 대해 평가절하 하지는 않았고; 추가로 적용한 방사형 충격파 치료를 받은 환자에게 더 유의한 이점이 나타났다.

초음파(Ultrasound)

초음파는 이 환자군(예: Ebenbichler 등[21,22])에 석회화된 곳에 크기를 줄이기 위해 사용되었고, 많은 사람들이 유의한 이점을 얻을 수 있는 고용량(high-dose) 적용(2.5W/cm^2 이상)을 사용하였다. 이러한 결과는 Shomoto 등[52]과 Rahman 등[48]의 유사한 연구에 반영되었다. 따라서 고용량 초음파의 적용은 조직의 석회화가 주요 관심사인 경우 타당한 치료 옵션으로 구성될 수 있다.

EPA치료의 활용(Utilizing EPA therapies)

근골격계 어깨 통증 관리 시에 EPA를 사용하는 것에 대한 결정은 연구, 임상적 추론, 위해 요인 그리고 예상되는 이점 등에 대한 철저한 이해와 공유되어진 의사-결정을 기반으로 하였다. 따라서 각각의 문제에 대해 EPA를 사용하는 공식을 따로 제공하는 것은 불가능하였다. 사람과 그들의 증상은 모두 각기 다르고, 그들의 가치와 신념도 다르므로, EPA를 사용하는 것은 여러 가지 요소들이 얽힌 맥락에서 이루어져야 한다.

표 33.1에는 이 단원에 나오는 문헌들을 통합한 것을 기초로 한 요약이 제공되며, EPA의 사용에 대한 처방으로만 간주되어서는 안된다. 근골격계 어깨 문제의 관리 시에 EPA를 통합하고자 하는 임상가와 환자는 이 요약을 사용하여 치료기와 적용법의 선택을 안내 받을 수 있다. 새로운 지식과 이해가 가능해지면 제안하는 내용도 변하게 될 것이다.

표 33.1 근골격계 어깨 문제에 대한 전기생리학적 장비

문제	치료기	치료용량	치료의 빈도와 기간
통증 완화	TENS[14,28,44]	전통적인	20분(최소)
		100Hz; 200μs 단독파	3회/주 최소
		강한 감각 수준	(가정 치료 옵션으로 매일 사용할 수 있다.)
	간섭파치료기[11,28]	80 - 120Hz sweep	20분(최소)
		강한 감각 수준	3회/주, 4 주
			(가정 치료 옵션으로 매일 사용할 수 있다.)
오십견/	심부열(단파)[41,44]	전후방 전극 배치,	20 분
유착성 관절낭염		주관적으로 쾌적하게 느끼는 온도까지 강도를 올린다.	3회/주, 4주
	레이저	810 nm	지점당 30초
	(광생물체조절)[44,55]	60 mW 연속파	1 - 2회/주
		3.6 J/cm^2	12세션 이상
		다양한 지점에 적용(통증유발점 - 최대 8개)	
견봉하 통증 증후군/	레이저	890 nm	6분(지점당 2분)
RCRSP	(광생물체조절)[1]	펄스형 (80 - 1500 Hz)	2주간 이상,
		2–4 J/cm^2	10회(매일)
		3지점에 적용	
	충격파	1500회 충격	3주, 1회/주
	(집중형)[13]	0.12 mJ/mm^2	
		견봉하 지점	
회전근개 석회화 건병증	충격파	세션당 1000 - 2000회 충격,	매주 1 회,
	(집중형)[53]	압통이 가장 심한 지점에 적용,	일반적으로 3–5 세션
		환자가 최대로 참을 수 있는 강도(일반적으로 0.2–0.35 mJ/mm^2	
	고강도 초음파[21]	0.89 MHz	최대 24회 세션이 안전하고 효과적으로 적용되었다.
		2.5 W/cm^2	
		펄스비 1:4(duty cycle 20%)	

RCRSP, 회전근개 관련 어깨 통증.

결론(Conclusion)

다양한 EPAs가 어깨 문제들에 대한 치료적 옵션으로 사용되어 왔지만, 현재의 최고 근거는 현재까지의 근거-기반으로 간주될 수 있고, 치료 패키지에 포함하는 것에 대한 충분한 크기에 임상적 이점을 달성하는 것이라 판단하는 것 모두 제한된 수가 확인되었다. 신중하게 구성된 운동치료와 도수치료 프로그램과 함께 이러한 치료기들을 사용하는 것이 필수적이며; 이것들 각각의 EPA에 가치를 따로 입증하거나 정당화하지 않았다.

관리 프로그램을 신중하게 만들고 최적의 치료기와 치료 용량을 근거-기반으로 선택하는 것은 근골격계 어깨 문제에 대한 치료를 원하는 사람들에게 최대의 이점을 제공하였다.

참고문헌(References)

1. Abrisham SM, Kermani-Alghoraishi M, Ghahramani R, Jabbari L, Jomeh H, Zare M. Additive effects of low-level laser therapy with exercise on subacromial syndrome: a randomised, double-blind, controlled trial. Clinical Rheumatology. 2011;30:1341-1346.
2. Aceituno-Gomez J, Avendano-Coy J, Gomez-Soriano J, et al. Efficacy of high-intensity laser therapy in subacromial impingement syndrome: a three-month follow-up controlled clinical trial. Clin Rehabil. 2019;33:894-903.
3. Alfredo PP, Junior WS, Casarotto RA. Efficacy of continuous and pulsed therapeutic ultrasound combined with exercises for knee osteoarthritis: a randomized controlled trial. Clin Rehabil. 2020;34:480-490.
4. Alptekin HK, Aydin T, Iflazoglu ES, Alkan M. Evaluating the effectiveness of frozen shoulder treatment on the right and left sides. Journal of Physical Therapy Science. 2016;28:207-212.
5. Awotidebe AW, Inglis-Jassiem G, Young T. Does low-level laser therapy provide additional benefits to exercise in patients with shoulder musculoskeletal disorders? A meta-analysis of randomised controlled trials. Ortopedia, Traumatologia, Rehabilitacja. 2019;21:407-416.
6. Badıl Güloğlu S. Comparison of low-level laser treatment and extracorporeal shock wave therapy in subacromial impingement syndrome: a randomized, prospective clinical study. Lasers in Medical Science. 2021;36:773–781.
7. Beutler A. Musculoskeletal therapies: adjunctive physical therapy. FP Essen . 2018;470:16-20.
8. Bjordal J, Couppe. C, Ljunggren AE. Low level laser therapy for tendinopathy: evidence of a dose-response pattern. Phys Ther Reviews. 2001;6:91-99.
9. Bjordal JM, Johnson MI, Iversen V, Aimbire F, Lopes-Martins RA. Low-level laser therapy in acute pain: a systematic review of possible mechanisms of action and clinical effects in randomized placebo-controlled trials. Photomedicine and Laser Surgery. 2006;24:158-168.
10. Celik D, Atalar AC, Sahinkaya S, Demirhan M. The value of intermittent ultrasound treatment in subacromial impingement syndrome. Acta Orthopaedica et Traumatologica Turcica. 2009;43:243-247.
11. Cheing GL, So EM, Chao CY. Effectiveness of electroacupuncture and interferential electrotherapy in the management of frozen shoulder. Journal of Rehabil tation Medicine. 2008;40:166-170.
12. Chow R, Liebert A, Tilley S, Bennett G, Gabel CP, Laakso L. Guidelines versus evidence: what we can learn from the Australian guideline for low-level laser therapy in knee osteoarthritis? A narrative review. Lasers in Medical Science. 2021;36:249–258.
13. Circi E, Okur SC, Aksu O, Mumcuoglu E, Tuzuner T, Caglar N. The effectiveness of extracorporeal shockwave treatment in subacromial impingement syndrome and its relation with acromion morphology. Acta Orthopaedica et Traumatologica Turcica. 2018;52:17-21.
14. Dewan A, Sharma R. Effectiveness of transcutaneous electrical nerve stimulation and interferential electrotherapy in adhesive capsulitis. Pb J Orthop. 2011;12:64-71.
15. Dion S, Wong JJ, Cote P, et al. Are passive physical modalities effective for the management of common soft tissue injuries of the elbow? A systematic review by the Ontario Protocol for Traffic Injury Management (OPTIMa) Collaboration. Clin J Pain. 2017;33:71-86.
16. Dogru H, Basaran S, Sarpel T. Effectiveness of therapeutic ultrasound in adhesive capsulitis. Joint Bone Spine. 2008;75:445-450.
17. Downing DS, Weinstein A. Ultrasound therapy of subacromial bursitis. A double blind trial. Physical therapy. 1986;66:194-199.
18. Duymaz T, Sindel D. Comparison of radial extracorporeal shock wave therapy and traditional physiotherapy in rotator cuff calcific tendinitis treatment. Archives of Rheumatology. 2019;34:281-287.
19. Eaton C, Watson T. Shockwave. In: Watson T, Nussbaum E (eds). Electro Physical Agents: Evidence-Based Practice, 13th edition. Elsevier Health Sciences; 2020:229-246.
20. Ebadi S, Forogh B, Fallah E, Babaei Ghazani A. Does ultrasound therapy add to the effects of exercise and mobilization in frozen shoulder? A pilot randomized double-blind clinical trial. J Bodyw Mov Ther. 2017;21:781-787.
21. Ebenbichler GR, Erdogmus CB, Resch KL, et al. Ultrasound therapy for calcific tendinitis of the shoulder. N-Engl-J-Med. 1999;340:1533-1538.
22. Ebenbichler GR, Erdogmus CB, Resch KL, et al. Ultrasound therapy for calcific tendinitis of the shoulder. Orthop-Div-Rev. 2002;2002:11-17.

23. Echternach JL. Ultrasound: an adjunct treatment for shoulder disabilities. Physical Therapy. 1965;45:865-869.

24. Elhafez HM, Elhafez SM. Axillary ultrasound and laser combined with postisometric facilitation in treatment of shoulder adhesive capsulitis: a randomized clinical trial. J Manipulative Physiol Ther. 2016;39:330-338.

25. Eslamian F, Shakouri SK, Ghojazadeh M, Nobari OE, Eftekharsadat B. Effects of low-level laser therapy in combination with physiotherapy in the management of rotator cuff tendinitis. Lasers in Medical Science. 2012;27:951-958.

26. Finfter O, Avni B, Grisariu S, et al. Photobiomodulation (low-level laser) therapy for immediate pain relief of persistent oral ulcers in chronic graft-versus-host disease. Support Care Cancer. 2021;29:4529-4534.

27. Foster RL, O'Driscoll M-L. Current concepts in the conservative management of the frozen shoulder. Physical Therapy Reviews. 2010;15:399-404.

28. Gunay Ucurum S, Kaya DO, Kayali Y, Askin A, Tekindal MA. Comparison of different electrotherapy methods and exercise therapy in shoulder impingement syndrome: a prospective randomized controlled trial. Acta Orthopaedica et Traumatologica Turcica. 2018;52:249-255.

29. Haik MN, Alburquerque-Sendin F, Moreira RF, Pires ED, Camargo PR. Effectiveness of physical therapy treatment of clearly defined subacromial pain: a systematic review of randomised controlled trials. Br J Sports Med. 2016;50:1124-1134.

30. Hawk C, Minkalis AL, Khorsan R, et al. Systematic review of nondrug, nonsurgical treatment of shoulder conditions. J Manipulative Physiol Ther. 2017;40:293-319.

31. Hurley ET, Maye AB, Thompson K, et al. Pain control after shoulder arthroscopy: a systematic review of randomized controlled trials with a network meta-analysis. Am J Sports Med. 2020;0363546520971757.

32. Jain TK, Sharma NK. The effectiveness of physiotherapeutic interventions in treatment of frozen shoulder/adhesive capsulitis: a systematic review. Journal of Back and Musculoskeletal Rehabilitation. 2014;27:247-273.

33. Johnson MI. Pain management and clinical effectiveness of TENS. Critical Reviews in Physical and Rehabilitation Medicine. 2017;29:228-246.

34. Johnson MI. Transcutaneous electrical nerve stimulation (TENS). In: Watson T, Nussbaum E (eds). Electro Physical Agents: Evidence-Based Practice, 13th edition. Elsevier Health Sciences; 2020:264-295.

35. Johnson MI. Transcutaneous Electrical Nerve Stimulation (TENS). Research to Support Clinical Practice. Oxford University Press; 2014.

36. Kashyap K, Singh V, Mishra S, Dwivedi SN, Bhatnagar S. The efficacy of scrambler therapy for the management of head, neck and thoracic cancer pain: a randomized controlled trial. Pain Physician. 2020;23:495-506.

37. Kim G-W, Won YH, Park S-H, et al. Effects of a newly developed therapeutic deep heating device using high frequency in patients with shoulder pain and disability: a pilot study. Pain Research and Management. 2019;2019:9.

38. Kvalvaag E, Brox JI, Engebretsen KB, et al. Effectiveness of radial extracorporeal shock wave therapy (rESWT) when combined with supervised exercises in patients with subacromial shoulder pain: a double-masked, randomized, sham-controlled trial. Am J Sports Med. 2017;45:2547-2554.

39. Kvalvaag E, Roe C, Engebretsen KB, et al. One year results of a randomized controlled trial on radial extracorporeal shock wave treatment, with predictors of pain, disability and return to work in patients with subacromial pain syndrome. European Journal of Physical and Rehabilitation Medicine. 2018;54:341-350.

40. Lee SH, Yeh SC, Chan RC, Chen S, Yang G, Zheng LR. Motor ingredients derived from a wearable sensor-based virtual reality system for frozen shoulder rehabilitation. BioMed Research International. 2016;2016:7075464.

41. Leung MS, Cheing GL. Effects of deep and superficial heating in the management of frozen shoulder. Journal of Rehabilitation Medicine. 2008;40:145-150.

42. Li C, Li Z, Shi L, Wang P, Gao F, Sun W. Effectiveness of focused shockwave therapy versus radial shockwave therapy for noncalcific rotator cuff tendinopathies: a randomized clinical trial. BioMed Research International. 2021;2021:6687094.

43. Michener LA, Walsworth MK, Burnet EN. Effectiveness of rehabilitation for patients with subacromial impingement syndrome: a systematic review. J Hand Ther. 2004;17:152-164.

44. Page MJ, Green S, Kramer S, Johnston RV, McBain B, Buchbinder R. Electrotherapy modalities for adhesive capsulitis (frozen shoulder). Cochrane Reviews. 2014:CD011324.

45. Page MJ, Green S, Mrocki MA, et al. Electrotherapy modalities for rotator cuff disease. Cochrane Reviews. 2016:CD012225.

46. Pasin T, Ataoglu S, Pasin O, Ankarali H. Comparison of the effectiveness of platelet-rich plasma, corticosteroid, and physical therapy in subacromial impingement syndrome. Archives of Rheumatology. 2019;34:308-316.

47. Pieters L, Lewis J, Kuppens K, et al. An update of systematic reviews examining the effectiveness of conservative physical therapy interventions for subacromial shoulder pain. The Journal of Orthopaedic and Sports Physical Therapy. 2020;50:131-141.

48. Rahman MH, Khan SZ, Ramiz MS. Effect of therapeutic ultrasound on calcific supraspinatus tendinitis. Mymensingh Med J. 2007;16:33-35.

49. Santamato A, Panza F, Notarnicola A, et al. Is extracorporeal shockwave therapy combined with isokinetic exercise more effective than extracorporeal shockwave therapy alone for subacromial impingement syndrome? A randomized clinical trial. The Journal of Orthopaedic and Sports Physical Therapy. 2016;46:714-725.

50. Sauers EL. Effectiveness of rehabilitation for patients with subacromial impingement syndrome. J Athlet Train. 2005;40:221-223.

51. Shah S, Farrow A, Esnouf A. Availability and use of electrotherapy devices: a survey. Int J Ther Rehabil. 2007;14:260-264.

52. Shomoto K, Takatori K, Morishita S, et al. Effects of ultrasound therapy on calcificated tendinitis of the shoulder. Journal of the Japanese Physical Therapy Association. 2002;5:7-11.

53. Simpson M, Pizzari T, Cook T, Wildman S, Lewis J. Effectiveness of non-surgical interventions for rotator cuff calcific tendinopathy: A systematic review. Journal of Rehabilitation Medicine. 2020;10.2340/16501977-2725.

54. Sluka KA, Bjordal JM, Marchand S, Rakel BA. What makes transcutaneous electrical nerve stimulation work? Making Sense of the mixed results in the clinical literature. Physical Therapy. 2013;93:1397-1402.

55. Stergioulas A. Low-power laser treatment in patients with frozen shoulder: preliminary results. Photomed Laser Surg. 2008;26:99-105.

56. Surace SJ, Deitch J, Johnston RV, Buchbinder R. Shock wave therapy for rotator cuff disease with or without calcification. Cochrane Reviews. 2020:CD008962.

57. Tashiro Y, Suzuki Y, Nakayama Y, et al. The effect of capacitive and resistive electric transfer on non-specific chronic low back pain. Electromagn Biol Med. 2020;1-8.

58. Thu AC, Kwak SG, Shein WN, Htun M, Htwe TTH, Chang MC. Comparison of ultrasound-guided platelet-rich plasma injection and conventional physical therapy for management of adhesive capsulitis: a randomized trial. J Int Med Res. 2020;48:300060520976032.

59. Vance CG, Dailey DL, Rakel BA, Sluka KA. Using TENS for pain control: the state of the evidence. Pain Manag. 2014;4:197-209.

60. Vrouva S, Batistaki C, Paraskevaidou E, et al. Comparative study of pain relief in two non-pharmacological treatments in patients with partial rotator cuff tears: a randomized trial. Anesthesiology and Pain Medicine. 2019;9:e88327.

61. Watson T. Electrophysical agents: physiology and evidence. In: Porter S, Wilson J (eds). A Comprehensive Guide to Sports Physiology and Injury Management. Elsevier; 2021:63-77.

62. Watson T. Expanding our understanding of the inflammatory process and its role in pain & tissue healing. IFOMPT 2016 Glasgow.

63. Watson T. Narrative review: key concepts with electrophysical agents. Physical Therapy Reviews. 2010;15:351-359.

64. Watson T. Ultrasound. In: Watson T, Nussbaum E (eds). Electro Physical Agents: Evidence-Based Practice, 13th edition. Elsevier Health Sciences; 2020:25.

65. Watson T, Nussbaum E. Electro Physical Agents: Evidence-Based Practice, 13th edition. Elsevier Health Sciences; 2020.

66. Waugh CM, Morrissey D, Jones E, Riley GP, Langberg H, Screen HR. In vivo biological response to extracorporeal shockwave therapy in human tendinopathy. European Cells & Materials. 2015;29:268-280.

67. Wong JJ, Shearer HM, Mior S, et al. Are manual therapies, passive physical modalities, or acupuncture effective for the management of patients with whiplash-associated disorders or neck pain and associated disorders? An update of the Bone and Joint Decade Task Force on Neck Pain and Its Associated Disorders by the OPTIMa collaboration. Spine J. 2016;16:1598-1630.

68. Wu KT, Chou WY, Wang CJ, et al. Efficacy of extracorporeal shockwave therapy on calcified and noncalcified shoulder tendinosis: a propensity score matched analysis. BioMed Research International. 2019;2019:2958251.

69. Xu M, Wang L, Wu S, et al. Review on experimental study and clinical application of low-intensity pulsed ultrasound in inflammation. Quant Imaging Med Surg. 2021;11:443-462.

70. Yazmalar L, Sariyildiz MA, Batmaz I, et al. Efficiency of therapeutic ultrasound on pain, disability, anxiety, depression, sleep and quality of life in patients with subacromial impingement syndrome: a randomized controlled study. Journal of Back and Musculoskeletal Rehabilitation. 2016;29:801-807.

71. Yildirim MA, Ones K, Celik EC. Comparision of ultrasound therapy of various durations in the treatment of subacromial impingement syndrome. Journal of Physical Therapy Science. 2013;25:1151-1154.

72. Yu H, Cote P, Shearer HM, et al. Effectiveness of passive physical modalities for shoulder pain: systematic review by the Ontario protocol for traffic injury management collaboration. Physical Therapy. 2015;95:306-318.

73. Zhang J, Zhong S, Tan T, et al. Comparative efficacy and patient-specific moderating factors of nonsurgical treatment strategies for frozen shoulder: an updated systematic review and network meta-analysis. Am J Sports Med. 2020;363546520956293.

74. Zhou M, Li F, Lu W, Wu J, Pei S. Efficiency of neuromuscular electrical stimulation and transcutaneous nerve stimulation on hemiplegic shoulder pain: a randomized controlled trial. Archives of Physical Medicine and Rehabilitation. 2018;99:1730-1739.

어깨 질환 관리에 보조기와 테이핑

(Bracing and taping in the management of shoulder conditions)

34

Jenny McConnell, César Fernández-de-las-Peñas

개요(Introduction)

어깨 보조기(bracing)와 테이핑 기법은 임상가가 어깨 주위의 근육 조절과 안정화를 향상시키는데 도움을 주기 위해 사용한다. 임상가는 보조기나 테이핑이 필요한지 여부와 어떤 유형의 보조기 또는 테이핑 기법을 적용해야 하는지를 결정할 때 임상 추론 기법을 사용해야 한다. 그런 다음 그들은 적용한 프로그램의 효율성을 평가하고 검토해야 한다. 보조기와 테이핑의 사용법과 효과는 이 단원에서 논의될 것이다.

보조기(Bracing)

어깨 보조기는 탈구 및 수술 후 어깨를 안정시키고 보호하기 위해 자주 사용된다. 그러나 단단하거나 부착용인 걸쇠(clasps)나 버클(buckles)이 달린 보조기의 사용은 몸을 접촉하는 스포츠에서 허용되지 않는다. 이러한 보조기는 코트나 운동장에서 부주의로 인해 다른 선수에게 부상을 입힐 수 있으므로, 임상가는 운동선수를 위한 보조기가 적용하기 전에 각 스포츠의 요구 사항을 잘 알아야 할 필요가 있다.

어깨 보조기를 사용할 때 문제가 되는 부분은 불량한 착용감과 관절가동범위의 제한으로 인한 좋지 않은 순응도(compliance)가 있다.[30] Grubhofer 등[13]은 환자의 50%가 수술 후에 권장 받은 시간의 80% 이상 처방받은 어깨 보조기를 착용하지 않았다는 사실을 발견하였다. 그들은 온도 센서가 장착된 어깨 외전 보조기(shoulder abduction braces)를 하고 있는 회전근개 수술을 받은 50명의 환자를 평가하였다. 수술 후 6주째에, 환자들은 보조기를 착용했던 시간을 보고하였다. 환자가 보고한 데이터와 센서의 데이터를 비교하고, 순응도(compliance rate, 권장된 착용 시간 기준)를 계산하여 순응 정도를 평가한 결과, 측정된 착용 시간과 환자가 보고한 착용 시간이 일치하지 않음이 평가되었다. 자가보고-순응 정도는 센서-기반 순응 수준보다 유의하게 낮았다. 이 저자들은 환자의 보조기 착용 순응도(adherence)가 낮았고, 자가-보고한 착용 순응도를 신뢰할 수 없기 때문에 수술 후 어깨 외전 보조기의 사용은 의심스럽다고 결론지었다.[13]

보조기의 효과에 대한 근거들은 혼합되어 있다. Kwapisz 등[18]은 비수술적 치료를 받은 어깨 불안정성이 있는 청소년 운동선수에서, 기능적 보조기(functional bracing)의 사용은 보조기를 사용하지 않은 경우에 비해 성공률이 증가하지 않는다는 것을 발견하였다. 이 저자들은 최소 12개월간 97명의 운동선수를 추적했으며, 21%는 보조기를 사용하였고, 79%는 보조기를 사용하지 않았다. 성공적인 결과의 정의는 선수가 현재 시즌과 이후 한 시즌을 어떤 수술이나 어깨 부상으로 인한 시간 손실 없이 완료한 것으로 정하였다. 보조기를 착용한 운동선수는 운동 시간의 80%를 복귀한 반면, 보조기를 착용하지 않은 선수는 38%의 비율로 복귀하였다. 보조기 사용 선수 중 대다수는 미식축구 선수였지만, 미식축구 선수만 비교한 경우 보조기를 착용했을 때 실패율(26%)과 보조기가 없을 때 실패율(16%) 사이에는 차이가 없는 것으로 나타났다.[18]

Whelan 등[45]은 1차 어깨 전방 탈구 후 외회전 자세로 4주간의 고정이 슬링을 이용한 고정에 비해 재발성 불안정성(recurrent instability)을 예방하는데 그 어떤 유의한 이점을 제공하지 못하였다고 보고하였다. 재탈구율은 외회전 보조기 사용 시 37%, 슬링 사용 시 40%였다.[45] Tirefort 등[42]은 회전근개 봉합술 후 고정을 하지 않는 것이 슬링을 이용한 고정하는 것과 비교하여 더 나은 조기에 가동성과 기능 점수와 관련이 있음을 발견하였다. 그들은 작거나 또는 중간(medium) 수준의 회전근개 파열로 치료받은 환자에게 수술 후 슬링을 이용한 고정이 필요하지 않을 수 있다고 결론지었다.[42]

Baker 등[3]은 어깨-안정화 보조기(shoulder-stabilizing brace)를 착용해도 미식 축구 선수들의 후방 관절순 파열(posterior labral tears)을 예방할 수는 없었지만, 보조기는 부상으로 손실되는 시간을 줄였다고 보고하였다. 그들은 어깨 보조기를 착용하는 것이 미식 축구를 하는 운동선수의 어깨에 보호적 요소를 제공할 수 있다고 결론지었다.[3] 이와 대조적으로 Dellabiancia 등[10]은 상완관절와관절 안정화를 위한 관절경 수술을 기다리는 외상성 전방 불안정성을 가진 환자에게 적용한 새로운 상완관절와관절 고정기(glenohumeral joint immobilizer)인 S2 견관절 안정기(S2 Shoulder Stabilizer)는 내회전을 제외한 모든 운동 면에서의 관절 운동을 유의하게 제한하였다. 보조기는 또한 상완골두의 이동을 제한하였다. 그러나 이 연구는 실제 상황이 아닌 Vicon 동작 캡처 시스템을 사용한 통제된 실험실 환경에서 수행되었다. Chu 등[7]은 불안정한 어깨를 가진 대상자 군에서 어깨 보조기를 착용하는 것이 완전한 외회전에서 10°에 능동적 관절 재위치(active joint repositioning) 검사의 정확도를 향상시켰다고 보고하였다. 불안정한 어깨를 가진 군은 안정된 어깨를 가진 군보다 훨씬 적은 최대 외회전 각도를 보여주었지만, 보조기는 불안정한 어깨를 가진 사람들이 아닌 안정된 어깨를 가진 사람들에서만 완전한 외회전을 감소시켰다.[7]

어깨 충돌 증후군(shoulder impingement syndrome; SIS) 환자에 잠재적인 위험 요인 중 일부라고 생각되는 둥근 어깨 자세(round shoulder posture; RSP)를 가진 환자에서 하승모근과 전거근의 근 활동이 증가되었을 뿐만 아니라, 대각선으로 강력하게 긴장을 제공한 스트랩으로 정렬을 맞춘 어깨 보조기를 사용한 경우 견갑골의 위치가 개선되었다.[6] 그러나 전방-머리와 둥근-어깨 자세(forward-head, rounded-shoulder posture; FHRSP)를 가진 무증상자 군에게 견갑골 보조기의 적용은 어깨의 자세와 견갑골 근육들의 활동을 개선시켰지만, EMG 변화는 매우 가변적이어서, 저자들은 증상이 있는 사람들에 대한 견갑골 보조기의 효과는 명확하게 말할 수 없었다.[8]

어깨 테이핑(Shoulder taping)

테이핑은 환자가 병원을 퇴원한 후에도 치료 효과를 지속시킬 수 있는 방법이기 때문에 어깨의 물리치료 관리에 유용한 보조적 기법이다. 문헌 상에서 탄력 테이프를 사용하든 비탄력 테이프를 사용하든 관계없이 테이핑의 효과에 대한 보고서는 다양하다.[5,9,12,22,32] 그러나 이것은 부분적으로 연구들이 "모든 것을 하나의 크기로 맞추는(one size fits all)" 접근 방식이기 때문일 수 있다. 반면에 임상 실무에서는, 환자에 대한 철저한 검사 후에, 임상가는 테이핑이 적절한지, 만약 적절한 경우라면 원하는 결과를 얻기 위해 어떤 종류의 테이핑 기법이 가장 적합한 지를 결정할 수 있을 것이다.

어깨 통증이 있는 사람의 관리에 테이프를 사용하는 주된 이유는 환자의 증상을 완화하거나 줄이는 데 도움이 되기 때문이다. 만약 증상이 50% 이상 완화되지 않았다면 임상가는 다음 사항을 고려해야 한다;

- 테이프의 적용 위치가 정확하였다;
- 테이프 적용이 부적절하였다: 너무 강한 장력으로 인해 피부가 손상되거나, 장력이 충분하지 않아 테이프가 효과가 없고, 효과가 없을 수도 있다.
- 테이프를 붙일 때 어깨가 적절한 위치에 있지 않았다.
- 테이프 기법의 선택이 적절하였다.
- 테이프 선택이 해당 환자에게 적합하지 않았다.
- 테이핑은 해당 환자에게 적합하다.

슬링과 보조기는 조직에 부하를 감소시키고 통증을 줄이기 위해 임상적으로 사용된다. 테이핑은 부하의 분포에 영향을 주어 결과적으로 증상을 줄이고 기능을 향상시킬 수 있으므로 같은 목적으로 사용할 수도 있다. 테이핑은 단독적인 치료가 아니므로 치료 패키지 내에서 고려해 볼 수 있는 기법이다. 만약 환자의 증상이 현저하게 감소하면 치료에 대한 순응도가 잠재적으로 향상될 수 있다. 또한 테이프를 사용하여 근육 활동을 촉진하거나 억제할 수도 있어, 결국 증상의 개선을 촉진할 수도 있다.

관절의 안정성은 인대와 같은 수동적 연부 조직과 역동적 수축 조직인 근육 사이에 시너지 효과이다. 인대의 점탄성 특성(viscoelastic properties)과 크리프(creep), 긴장-이완(tension-relaxation), 이력현상(hysteresis) 그리고 변형률 의존성(train rate dependence)과 같은 정적 및 주기적 부하나 운동에 대한 인대의 전통적 반응은 관절의 제한(joint restraints)과 안정 근으로서의 효율성을 감소시킨다. 수동적 구조물이 부정적인 영향을 받았을 경우, 근육은 잘못된 관절의 불안정성과 통증을 최소화하도록 최적화될 수 있다.[36] 테이핑은 관절 위치와 안정성에 최적화, 근육 기능과 성능의 개선 그리고 고유수용감각 입력의 제공을 포함한 여러 가지 가능한 방법을 통해 이것을 얻게 할 수도 있다.

테이프는 콜라겐 조직의 크리프(creep)와 적응성 단축(adaptive shortening) 효과에 영향을 미칠 수 있다. 이것은 다음 섹션에서 다루어 볼 것이다.

크리프와 적응성 단축
(Creep and adaptive shortening)

크리프(Creep)

크리프는 지속적으로 낮은 부하(sustained low load)를 받는 동안 점탄성 물질(viscoelastic material)의 늘어나는 경향을 의미한다. 만약 조직이 자신의 탄성 한계(elastic limit)를 초과하여 늘어나거나 또는 너무 오랜 기간 동안 늘어나면, 스트레칭 이전의 안정시 길이(resting length)로 돌아가지 않는다. 특히 인대나 건, 관절낭 조직과 같은 비수축성 조직의 크리프는 어깨의 자세의 변화와 특정 구조물에 가해지는 변화된 부하가 원인이 될 수 있다. 고양이 요추부의 점탄성 조직에 20분간 지속적인 정적 부하나 주기적인 부하를 가하면, 콜라겐 구조물에 미세-손상을 일으켜 결과적으로 최대 8시간 이상 지속되는 전염증성 사이토카인(pro-inflammatory cytokines)과 호중구(neutrophils)를 방출하는 것으로 나타났다.[37-39]

세 가지 유형의 크리프를 고려해야 한다;

1. 빠른 속도로 시작하여 시간이 지남에 따라 느려지는 1차적 크리프
2. 비교적 균일한 속도를 갖는 2차적 크리프. 예를 들어, 회전근개와 상완이두근 장두의 퇴행성 파열을 일으키는 어깨 구조물에 대한 중력의 시간적 효과가 있다. 퇴행성 회전근개 파열은 노년 인구층에서 흔하며, 발병률은 60세 이상에서는 50%, 80세 이상에서는 80%인 것으로 보고되었다.[11] 대부분의 사람들은 무증상이다. 상완골두의 조절에 악영향을 미치는 불균형적 파열로 인해 증상이 나타날 수도 있다.
3. 3차 크리프는 점점 빨라지는 크리프 속도(creep rate)를 보이며, 견관절 탈구 후에 전방 및 후방 관절낭 구조물에서 볼 수 있는 것처럼 조직이 파열될 때 종료된다.

적응성 단축(Adaptive shortening)

비수축성 조직(non-contractile tissue)이 장기간에 걸쳐 단축된 자세로 있으면, 콜라겐 섬유의 거리가 줄어드는 반면, 수축성 조직에서는 액틴과 미오신 섬유가 겹쳐서 근절(sarcomeres)의 수가 줄어들어 근복(muscle belly) 부위가 짧아지고 뻣뻣해져(stiffer) 결국 길이-장력 곡선(length-tension curve)이 변화된다(예, 좌측으로 이동).[46] 따라서, 이런 경우에 물리치료사는 어깨 주위에 비정상적으로 긴장된 조직에 가해지는 스트레스를 줄여야 할 수도 있는 반면, 다른 경우에는 적응성 단축이 있는 조직의 길이를 늘려야 할 수도 있다. 이 두 가지 모두 테이핑을 현명하게 사용함으로써 달성할 수 있다. 어깨에 적용하는 키네시오(Kinesio®) 테이핑과 견갑골 부위에 적용하는 비탄력 테이핑은 손을 머리 위로 올리는 운동 선수(overhead athletes)의 견갑골 운동이상증(scapular dyskinesis)을 개선할 수 있을 뿐만 아니라 소흉근 길이를 변화시키는 것으로 알려져 있다.[29] 그러나 이러한 결과의 임상적 중요성은 여전히 모호하다.

테이핑의 원리와 잠재 효과
(Principles and potential effects of taping)

테이핑의 목적(Taping aims)

특정한 치료 시에 임상가가 사용하는 테이핑의 유형은 환자의 어깨 평가 결과에 따라 결정된다. 테이핑의 주 목적은 통증을 줄이는 것이며, 이것이 대부분의 사람들이 치료를 찾는 이유이다. 2차적 목표는 관절와 안에 상완골두의 위치를 개선시키고, 견갑골 운동이상증을 최소화하기 위한 견갑골의 위치를 개선하는 것이다. 테이프를 붙인 후에 환자의 증상을 반드시 재평가해야 한다. 환자의 증상을 50% 이상 줄이기 위해 필요한 양의 테이프만 있으면 된다.

테이핑이 통증에 미치는 영향

(Effects of taping on pain)

염증이 있고 통증이 있는 조직은 움직임과 스트레칭에 잘 반응하지 않을 수 있으므로, 통증이 있는 조직에 무부하(unloading)를 위한 한 가지 원칙은 증상을 줄이는 것을 목표로 짧아진 위치(shortened position)[16,23]에 두는 것이다. 이 상황에서 가장 적절한 테이프는 조직을 지지하지만 여전히 관절의 움직임을 허용하기 때문에 단단한 비신장성(non-stretch) 테이프일 것이다.

많은 증상이 있는 사람들의 견봉상완 거리(acromiohumeral distance; AHD)가 감소되어 있기 때문에, 어깨 테이핑은 AHD를 증가시킬 수 있고, 견봉하 점액낭(subacromial bursa)이 커지게 할 수 있다. Harput 등[14]은 견갑골에 Kinesio 테이핑을 적용하였을 때 AHD와 어깨의 내회전근과 외회전근(IR–ER)의 근력과 가동범위가 증가하였다고 보고하였다. 이 연구자들은 견갑골 테이핑이 견봉하 충돌 증후군(SIS)을 치료하는 데 사용할 수 있다고 결론을 내렸다.[14] Bdaiwi 등[4]은 무증상자의 견갑골에 비탄력 테이프를 적용했을 때 수동적 팔 외전 60° 자세에서 AHD가 유의하게 증가하였다고 보고하였다. 이 저자들은 테이핑이 AHD에 미치는 영향으로 인해 견갑골의 후방 경사(posterior scapular tilt)를 증가시키고 상방 회전을 증가시키므로 테이핑이 SIS 환자의 재활 과정에 유용한 추가적 치료가 될 것이라고 결론지었다.[4] 그림 34.1은 증상이 있는 대상자에게 비탄력 테이프로 상완관절와관절에 테이핑을 한 전후의 AHD에 방사선학적 변화를 보여주고 있다.

회전근개(RC) 건병증이 있는 운동선수에게 테이핑을 하지 않은 상태와 비교해 60° 어깨 외전한 상태에서 치료적 테이핑을 적용 시 더 큰 AHD를 나타내었다.[20] 이 저자들은 치료 테이핑과 위약 테이핑 적용 시가 테이핑을 적용하지 않았을 때와 비교해 모두 중승모근, 하승모근 그리고 전거근이 유의하게 더 일찍 활성화되었다고 보고하였다.[21] 그들은 치료적 테이핑과 테이핑을 하지 않은 조건을 비교했을 때, 견갑골 상방회전에 작은 증가를 발견하여, 견갑골 테이핑이 견갑골 근육들의 신경운동조절(neuromotor control) 상태를 향상시킬 수 있다고 결론지었다.[21] 비탄력 견갑골 테이핑은 견갑골 안정근의 활성화 패턴을 변화시켜, 충돌이 일어나지 않는 외전 범위의 시작 부분에서

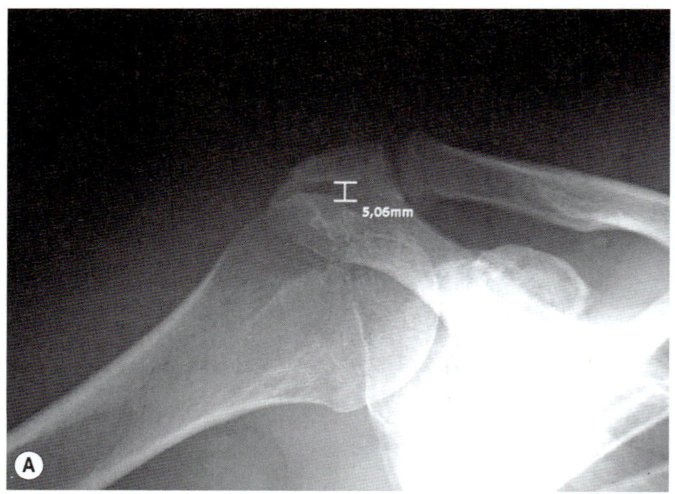

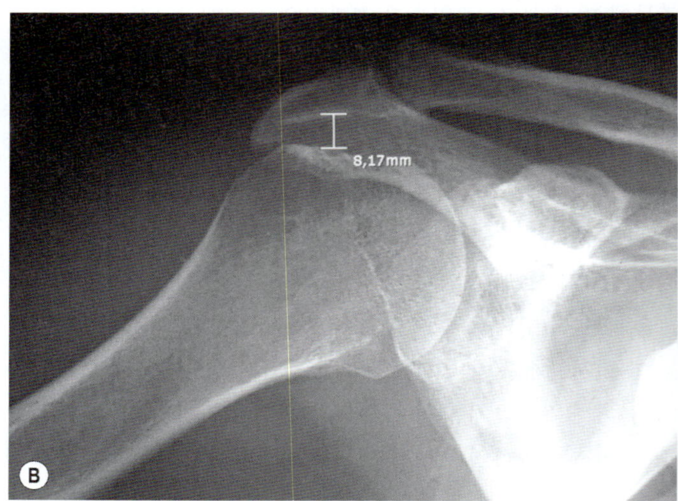

그림 34.1
2등급의 회전근개 파열이 있는 50세된 남성에게 상완관절와관절 재배치 테이핑(glenohumeral repositioning tape)을 적용한 후, 45° 외전 자세에서의 방사선학적 변화.
(A) 테이핑 전; 통증에 대한 시각적상사척도(Visual Analogue Score; VAS)는 8/10이었고, 통증과 약화로 인해 외전이 45°로 제한됨.
(B) 테이핑 후; VAS는 1/10이었고, 완전한 관절가동범위를 보였고, 130°에서 약간의 통증이 증가되었다.

AHD를 감소시킬 수 있지만, 견봉하 구조물이 손상될 수 있어 그 공간이 더 중요한 60° 부위에서 AHD를 개선하였다.

치료적 운동 프로그램에 테이핑을 추가하는 것은 견봉하 충돌 증후군의 치료를 위한 운동 프로그램 단독 적용 시 보다 더 효과적이다.[33,40] Teys 등[40]은 SIS 환자를 치료할 때 움직임을 동반한 관절가동술(mobilization with movement; MWM) 기법에 테이핑을 추가하는 방법이 MWM 단독 적용 시와 비교할 때 1주후 추적 관찰 시에 관절가동범위가 유의하게 개선되었다는 것을 알게 되었다. 다른 연구자들은 Kinesio 테이핑이 특히 젊은 사람들에게서 어깨 증상을 개선하지 못하였다고 보고했으므로, 테이핑에 대한 이점은 최종적으로 결정할 수는 없다.[19,41]

어깨 증상에 대한 테이핑의 이점에 대한 연구는 아직 확실하지 않지만, 제시된 금기증을 고려하고, 공유되고 있는 관리에 대한 의사-결정 모델 내에서 환자에게 적절한 설명을 제공된다면, 근거-기반 치료의 일부로 간주될 수 있을 것이다.

테이핑이 근수축 촉진에 미치는 영향
(Effects of taping on facilitating muscle contraction)

만약 중재의 목적이 근육 활동을 증가시키는 것이라면, 테이프를 근섬유의 진행 방향으로 부착해야 한다.[27] 이러한 상황에서, 임상가는 움직임을 하는 동안 근 수축과 스트레칭을 더 자극할 수 있으므로, 보다 탄력성이 있는 테이프 사용을 고려해야 한다. 연구의 결과는 혼합되어 있다. Alexander 등[2]는 하승모근(LT)의 길이(기시점에서 정지점까지)를 따라 테이핑을 하면 근육의 H-반사가 감소되었다고 하였다. 이 연구는 견갑골 운동이상증으로 어깨 증상이 유발된 증상이 있는 사람들이 아닌 근육을 좀 더 최적으로 사용하고 있는 젊고 무증상인 사람들을 대상으로 수행되었다. 아마도 무증상자의 경우, 테이프가 근육의 효율성을 향상시켜 더 적은 수의 운동 단위(motor units)를 동원시키고, 결국 근육의 피로 저항(fatigue resistance)을 향상시켰을 수 있다.

근육 피로가 있는 상태에서 운동 수행 능력(motor performance)을 향상시키는 테이핑의 개념은 증상 없이 크리켓을 하는 빠른 볼링 선수(fast bowlers)를 대상으로 연구한 Weerakkody와 Allen[44]에 의해 제안되었다. 관절위치감각(Joint Position Sense; JPS) 오차는 운동 직후에 증가하는 것으로 나타났고, 테이핑은 운동을 하기 전의 위치 오차(position errors)에는 영향을 미치지 않았지만, 운동 후에는 어깨의 중간 범위 굴곡 각도에서 위치 오차가 유의하게 감소되는 것으로 나타났다. 그들은 테이핑으로 인해 가해진 피부 입력 자극이 어깨의 JPS에 영향을 줄 수 있다고 결론지었다.[44] 이와 대조적으로, Aarseth 등[1]은 머리 위로 손을 올리는 운동(overhead sports)에 참여하지 않고 있는 무증상 운동선수에게 적용한 Kinesio 테이핑은 어깨의 90° 거상(elevation) 자세에서 어깨 JPS에 손상을 일으켰다고 하였다. 따라서 JPS와 테이프 그리고 활동에 대한 피로로 인한 영향을 고려할 때는 오버헤드 운동에 익숙함과 운동 프로그램에 대한 준비는 중요하다. 이러한 차이점을 더 잘 이해하기 위해서는 특히 증상이 있는 사람들에 대한 추가적인 연구가 필요하다.

Yildiz 등[47]은 테이핑은 견갑골의 상방회전을 증가시키는 반면에 견갑골의 외회전과 후방경사에 대해서는 일치하지 않는 결과가 있었다고 결론지었다. 또한, 또한 대부분의 연구에서는 테이핑이 상승모근(UT)의 활동을 감소시켰다고 보고되었지만, 다른 견갑골 주위 근육들의 활동 패턴에 대해서는 상충되는 근거도 있었다.[47] Intelango 등[17]은 증상이 있는 사람들에게 적용한 견갑골 테이핑이 UT, LT와 SA(전거근)의 근전도(EMG) 변화를 일으키지 않았고, 어깨의 굴곡과 외전, 외회전의 등척성 근력은 변화시키지 않았다. Dhein 등[11]은 Kinesio 테이핑이 SIS 진단을 받은 사람들의 LT에 EMG 활동을 감소시켰다고 보고하였다. 이 저자들은 이 테이핑이 견갑골 운동학에 악영향을 미치고 증상을 더 증가시킬 수 있으므로, 이 환자군에게 이 테이핑을 사용할 대는 주의해야 한다고 제안하였다.[11]

증상이 없는 젊은 사람에서 상완관절와관절의 위치를 바꾸고(reposition) 견갑골의 하방 경계부(inferior border) 위에 앵커(anchors)를 잡는 것을 목표로 하는 비탄력 테이핑은 어깨를 외전하고 굴곡하는 동안에 중삼각근(MD)에 대해 상대적으로 UT와 LT의 빠른 개시수축(onset)은 관련이 있지만, 견갑골 근육들의 피질운동 흥분성(corticomotor excitability)의 변화는 없었다. 그러나 개시 시점(onset timing)의 변화는 테이핑 적용 후에 24시간 동안 유지되지는 않았다.[35] Snodgrass 등[35]은 테이핑 기법이 어깨의 능동적 외전 관절가동범위를 즉각적으로 증가시켰다고 하였다. 그들은 테이핑이 UT와 LT의 수축이 더 일찍 시작되어 견갑골의 상방회전을 돕는 기법이기 때문일 수 있다고 생각하였다. 이 근육들의 빠른 개시수축은 견갑골 상방회전을 더 큰 범위로 이루어질 수 있게 했지만, 이 가설에 대한 검증이 더 필요하다. 저자들은 테이핑이 처음에는 견갑골 근육들의 상대적 수축 개시 시간을 변화시켰지만, 지속적인 변화나 피질운동 흥분성의 변화를 더 촉진시키기 위해서는 추가적인 중재가 필요할 것이라고 제안하였다. 그들은 또한 어깨 운동 중에 승모근 수축의 개시 시점을 촉진하기 위한 재활운동을 하는 중에 최적의 시간은 테이프를 붙인 직후라고 제안하였다.[35]

테이핑이 근활동의 억제(최소화)에 미치는 영향

(Effects of taping on inhibiting (minimizing) muscle activity)

만약 임상가가 길항근 활동의 감소가 통증-억제된(pain-inhibited) 주동근의 수행능력을 향상시키는 데 도움이 될 것이라고 생각한다면, 길항근을 가로지르게 비탄력 테이프를 적용하는 것이 방법이 될 수 있다.[43] Selkowitz 등[34]은 UT에 비탄력 테이핑을 적용 시 특히 SIS 진단을 받은 사람들 중 90° 이상으로 기능적 거상 과제를 하는 동안, UT 활동은 감소되었고 LT의 활동은 증가시켰다고 보고하였다. 무증상의 견갑골 운동이상증이 있는 사람들의 UT에 Kinesio 테이프를 부착하였을 때 UT의 활동은 충분하게 감소되었지만, LT의 활동은 변화되지 않았다[15]

Reynard 등[31]은 회전근개 수술 후 6주와 12주에 Kinesio 테이핑과 위약 테이핑(ST)의 효과를 비교 연구하였다. 그들은 Kinesio 테이프가 UT의 동원 수준을 감소시켰지만, 삼각근이나 극하근의 활동은 변화시키지는 않는다는 것을 발견하였다. Kinesio 테이핑과 ST는 6주 후에 굴곡 관절가동범위를 증가시켰지만, 테이핑을 하지 없는 상태와의 차이는 임상적으로 중요한 의미가 없었다. 그들은 어깨 테이핑이 UT의 과활동성을 감소시키는 가능성은 있다고 생각했지만, 회전근개 수술을 한 사람들에게 Kinesio 테이프를 사용했을 때는 다른 임상적 이점은 없었다.[31]

어깨 통증 질환에 대한 테이핑의 효율과 효과

(Efficacy and effectiveness of taping for shoulder pain conditions)

다양한 유형의 테이핑과 보조기(bracing)가 어깨 통증이 있는 사람들에게 서로 다른 임상적 결과를 초래할 수 있다. SIS가 있는 사람들에게 테이프 사용은 위약 테이핑과 비교할 때 작음에서 중등도(small to moderate) 수준의 표준화된 평균 차이(standardized mean differences; SMD)(SMD −0.64, 95% CI −1.16~−0.12)를 갖는 것으로 보고되었다.[5] Saracoglu 등은 SIS가 있는 사람들의 통증과 기능장애, 관절가동운동 그리고 근력에 향상을 위한 보조적 치료법으로 테이핑의 긍정적인 효과에 대한 낮은 질적 수준의 근거를 제시하였다.[32] 전체적으로, 어깨 통증 관리를 위한 Kinesio 테이프의 단독적인 사용에 대한 현재의 근거는, 효과 크기가 작은 것으로 밝혀졌기 때문에 서로 의견이 상충된다.[5] Lim 등은 현재까지의 근거로는 만성 근골격계 통증이 있는 사람들의 통증과 기능장애를 줄이는데, Kinesio 테이핑이 다른 치료 접근 방법들보다 더 우월하다는 것을 입증하지 못하였다고 결론지었다.[22] Ghozy 등은 Kinesio 테이프의 단독 적용은 위약군과 비교했을 때, 어깨 통증을 가진 사람들의 통증과 관련된 기능장애의 감소에 효과는 없었지만, 운동치료와 결합했을 때 효과적임을 확인하였다.[12]

역효과(Adverse effects)

테이프를 부착했을 때 임상가가 겪을 수 있는 두 가지 중요한 피부 문제가 있다.

마찰성 비벼짐(Friction rub)

피부 자극의 가장 흔한 형태는 마찰로 인해 서로 문질러지는 것으로 종종 물집(blister)을 일으킨다. 만약 조직에 부하를 줄이는 경우, 위에 놓인 연부조직에 상당한 긴장력이 가해질 수 있다. 그로 인한 마찰은 다음으로 인해 더 악화될 수 있다:

- 테이프를 너무 세게 붙이거나, 상완골두를 너무 멀리 밀려고 시도하며, 임상가는 환자의 상완골두를 잡아 올려 뒤로 옮길 때 자신의 엄지손가락을 부드럽게

사용하지 않는다.
- 고르지 않은 테이프의 긴장력;
- 테이프를 너무 빠르게 제거하기.

해결할 수 있는 가능한 방법은;
- 테이프를 붙일 때 주의한다;
- 테이프를 제거할 때 다른 손으로 피부의 긴장을 완화시킨다;
- 몸의 뒤쪽에서 시작하여 천천히 앞쪽으로 테이프를 떼어낸다;
- 테이프를 제거하기 전에 유칼립투스 오일(eucalyptus oil)이나 차나무 오일(tea tree oil)을 테이프 위에 뿌린다;
- 피부 보호 장치(예: Comfeel™, 칼라민(calamine) 로션, Cutifilm™, Opsite™)를 사용한다.

알러지 반응(Allergic reaction)

알러지 반응은 사람들에 약 5−10%에서 발생하며, 비탄력 테이프의 산화아연(zinc oxide)이나 탄력 테이프의 라텍스(latex)에 대한 반응으로 인해 발생한다. 피부가 부어 오르고, 붉어지며 가렵게 될 수 있다. 환자가 이전에 해당 알러지 유발물질(allergen)에 노출된 적이 없었을 수 있으므로 자극이 다시 시작되기 전에 3주 정도 지연이 있을 수 있다. 환자는 천식(asthma), 습진(eczema) 또는 고초열(hay fever)과 같은 알러지 병력을 가지고 있을 수 있다. 잠재적 해결 방법은 다음과 같다;

- 발진이 있으면 테이프를 떼어내고 코르티손 크림(cortisone cream)을 바른다;
- 알러지 병력이 있는 경우, 피부를 준비시킨다. 칼라민 로션(calamine lotion)은 피부 보호에 특히 좋다. 테이프를 붙이기 전에 반드시 피부는 건조(백악질 피부, chalky texture)시켜야 한다.
- 저자극성 테이프만 사용하거나, 저자극성 테이프를 두 겹으로 사용한 다음 비탄력 테이프를 사용한다.
- 환자에게 경구용 항히스타민제(antihistamines)를 사용하도록 요청한다. 그러면 가려움증이 멈출 수 있고, 환자가 티이프로 상당한 이점을 얻고 있게 된다면 계속해서 테이프를 붙일 수 있게 된다.
- 테이프 아래에 Opsite Flexifix™를 사용한다.

근골격계 견관절 증상의 관리를 위한 맥코넬 테이핑(McConnell taping in the management of musculoskeletal shoulder symptoms)

맥코넬(McConnell) 테이핑은 테이프의 적용을 위한 임상 시스템이자 특정 테이핑 제품을 의미한다. McConnell™ 테이핑은 피부를 보호하기 위해 단단한 비탄력 테이프 밑에 레이온−기반(rayon−based)의 저자극성 테이프와 함께 사용한다. McConnell 테이프는 최적의 지지를 위해 두 방향으로 약간 늘어난다. 이 테이프는 앞서 논의한 바와 같이, 통증을 감소와 조직에 부하를 낮추는(unload tissue) 것을 목적으로 함으로써 치료가 기능의 개선에 집중될 수 있도록 한다.

상완골두의 재배치(Repositioning humeral head)

상완골두의 위치를 재조정하기 위한 목적으로 테이프를 이용할 때는 환자가 선 자세에서 양 팔을 몸 옆으로 편안하게 오게 한 상태어서 테이프를 붙여야 한다. 만약 환자가 키가 크다면 환자를 의자에 앉히고 팔을 늘어뜨리는 방법도 하나의 옵션이다. 임상가는 두 개의 테이프를 사용한다. 첫 번째 테이프의 목표는 상완골두의 앞쪽면을 위쪽과 뒤쪽 방향으로 들어올리고 상완골두를 외회전시키는 것이다. 테이프의 앵커(anchored)는 상완골두 위의 피부에 전면부에 고정한다. 임상가의 엄지는 테이프의 위쪽 위에 오게하여 상완골두를 위와 뒤로 들어올릴 수 있도록 하고, 테이프는 항상 팽팽한 상태가 되게 한다. 테이프의 앵커는 견갑골의 하각 위에 피부에 오게 한다. 비탄력 테이프의 두 번째 조각은 상완골두의 전방부 위에 피부에 붙이고 견봉 위를 팽팽하게 하여 지나게 한 다음, 다시 견갑골의 하각 위에 있는 피부에 앵커를 고정한다(그림 34.2). 이러한 유형의 테이핑은 회전근개−관련 어깨 통증, 오십견 그리고 전방부 불안정성 환자에 효과적일 수 있다.

상완관절와관절에 테이핑은 무증상자들을 대상으로 한 연구

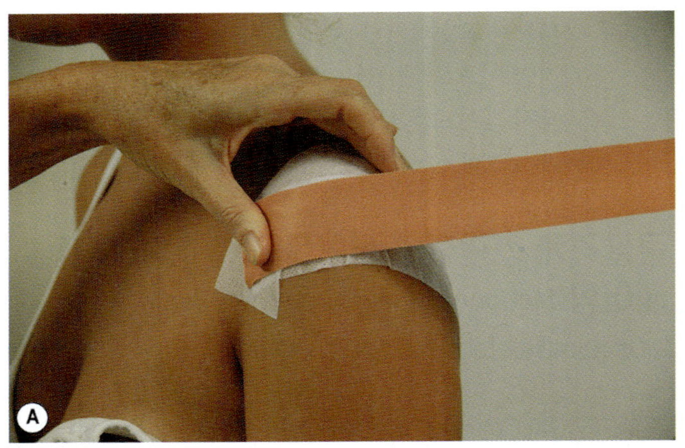

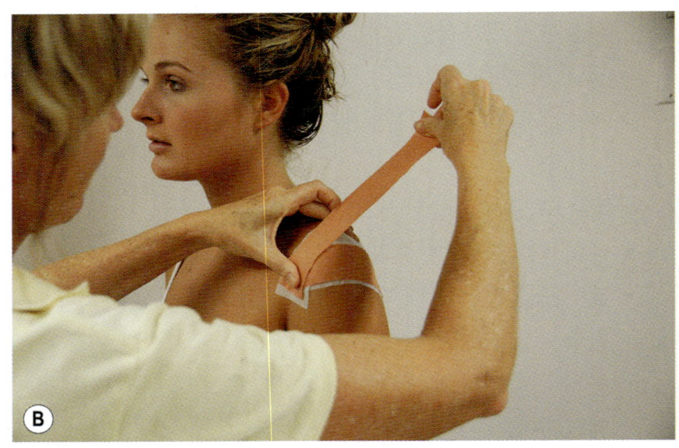

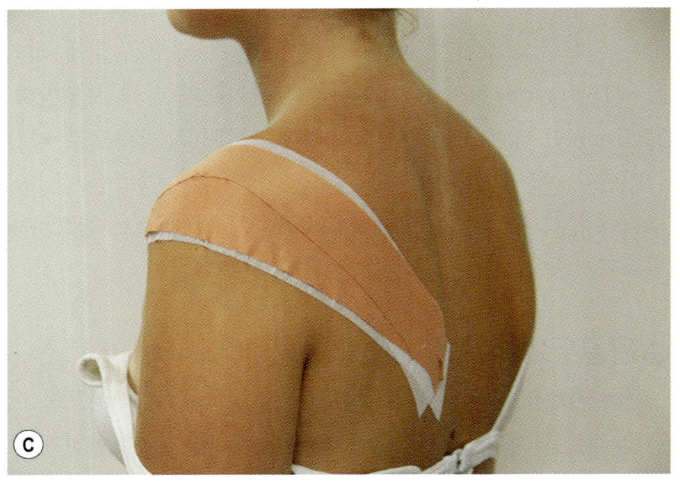

그림 34.2
상완관절와관절 재배치 테이핑(Glenohumeral repositioning tape).
(A) 첫 번째 테이프의 앵커는 상완골두의 전방부에 부착하고, 치료사는 테이프를 단단히 잡은 상태로 상완골두를 부드럽게 잡고 상방과 후방으로 들어올린다. 테이프는 견봉의 아래를 지나게 한다. 이 테이프는 상완골두에 외회전 모멘트를 가해 준다.
(B) 두 번째 테이프 조각은 첫 번째와 비슷한 위치에서 시작하지만 이 테이프 조각은 견봉의 위를 지나게 한다. 그리고 다시, 치료사는 상완골두를 상방과 후방으로 들어 올리고, 이 테이프 조각으로 치료사는 어깨 움직임의 시작 지점에서 발생하는 상완골두의 3°의 상방 전위를 촉진하게 되며, 관절와 안에 상완골두가 잘 자리잡도록 개선시키게 된다. (C) 두 테이프 모두 견갑골 위 방향을 향하고 앵커는 척추 바로 옆에 있는 견갑골의 하각 부위에 부착한다.

에 대해서 이전에 언급한 바 있다. McConnell과 McIntosh[24]는 어깨 손상의 병력이 없는 엘리트 주니어 테니스 선수들에게 "상완관절와관절 재배치" 테이핑과 위약 테이핑(테이프를 장력 없이 동일한 위치에 부착)을 적용한 결과, 던지는 쪽 어깨의 내회전과 외회전의 수동적 관절가동범위가 증가되었다고 하였고, 여기서 가설은 테이핑이 전방 이동(anterior shift)을 향상시켰을 것이라고 세웠다. 그러나 무증상 엘리트 오버헤드 운동선수를 대상으로 한 연구에서, 한 군은 이전에 손상을 당한 적이 있고 다른 군은 손상을 받은 경험이 없는 군이었다. 테이핑 적용 후 두 군 모두에서 수동적 회전 운동 범위가 개선되었지만, 손상을 받았던 군의 어깨에 동적 외회전 범위는 143°에서 138°로 감소하였고, 이전에 손상을 당하지 않은 군에서는 131°에서 135°로 경미한 증가를 보였다. 손상을 당한 적이 없는지 또는 있는지 여부에 따라 테이핑은 어깨의 회전 범위에 다른 영향을 미칠 수 있다. 4°의 변화는 작고 임상 환경에서 감지할 수 없는 수준일 것이다.

이전에 손상을 입었던 군에서, 어깨 테이핑은 수 많은 이유들로 인해 변화를 일으켰고, 그 중 하나는 회전근개 그리고/또는 견갑골 안정근의 근활성화 패턴이 변화로 인해 상완골두의 전방 이동이 감소되었을 수 있다. 어깨 관절에 중심 위치의 작은 변화는 잠재적으로 견관절 근육들의 모멘트-생성 능력(moment-generating capacity)에 영향을 줄 수 있다. 테이핑이 비록 던지는 동작 시에 외회전 가동범위의 4° 변화만을 일으켰지만, 이 작은 범위의 변화는 어깨의 안정성과 가동성에 영향을 미쳤을 수 있다. 테이핑은 회전근개와 견갑골 안정화 근육들의 신경운동 조절 상태를 향상시켜 오버헤드 활동을 하는

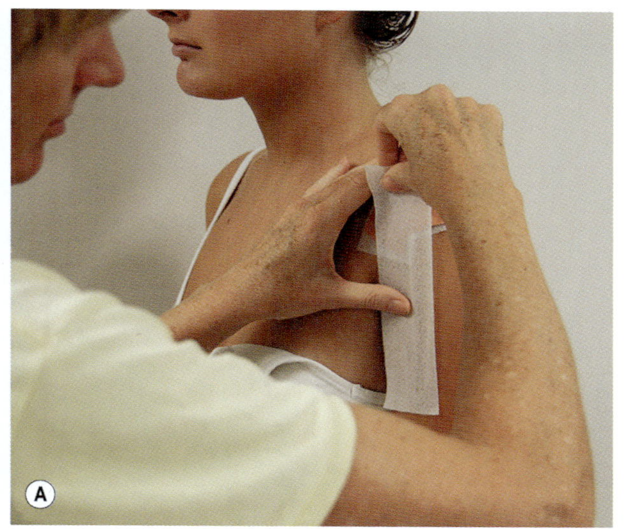

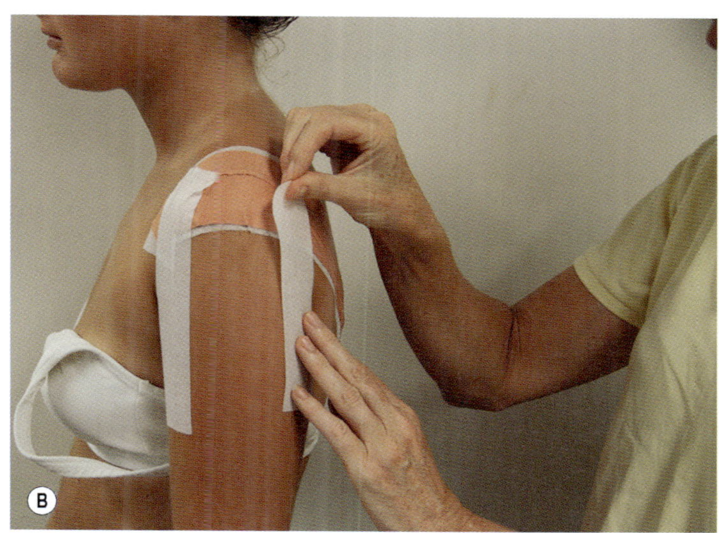

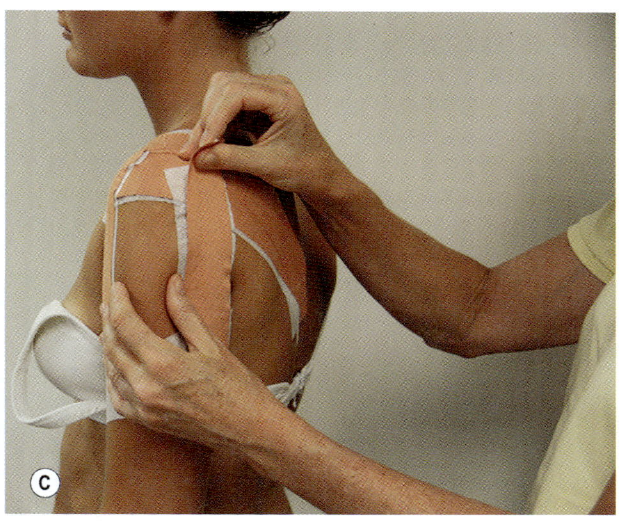

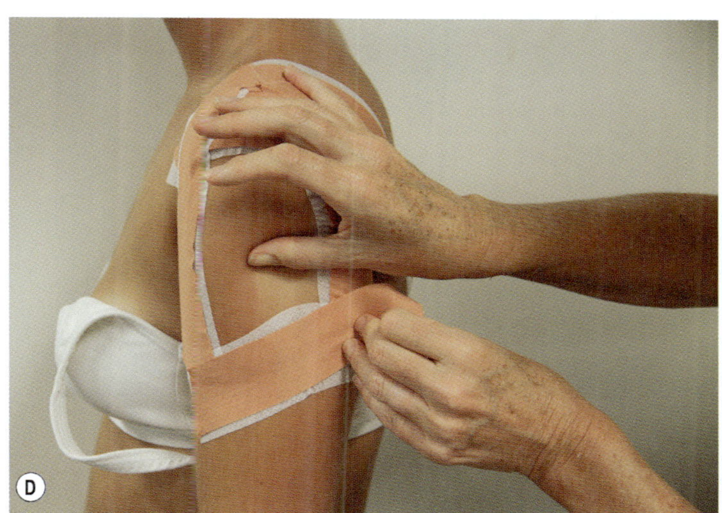

그림 34.3
삼각근 무부하(unloading deltoid) 테이핑. 치료사는 상완관절와관절 재배치 테이핑과 함께 삼각근 무부하 테이핑을 적용할 수 있다.
(A) 테이프의 첫 번째 조각은 삼각근 결절(deltoid tuberosity) 높이에 전방부에서 시작하여 전방 삼각근(anterior deltoid)을 따라 진행하고, 봉 바로 원위부에 있는 상완골두의 전방부에서 끝난다.
(B), (C) 두 번째 조각은 후방 삼각근(posterior deltoid)의 원위부에서 근위부 방향으로 따라 진행하고, 치료사는 연부조직을 중앙부를 향해 들어 올린다.
(D) 세 번째 조각은 앞쪽 조각과 뒤쪽 조각을 서로 연결한다. 이 테이프는 앞쪽에서 시작하여 삼각근 결절 바로 아래를 지나게 한다. 이 테이프를 적용하는 동안 치료사는 연부조직을 어깨 쪽 방향으로 들어 올린다. 세 번째 조각은 상완골의 외회전을 더 촉진하도록 설계되었다.

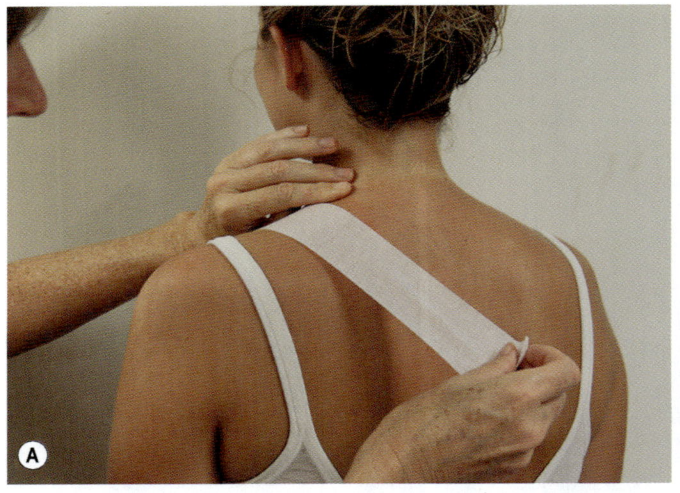
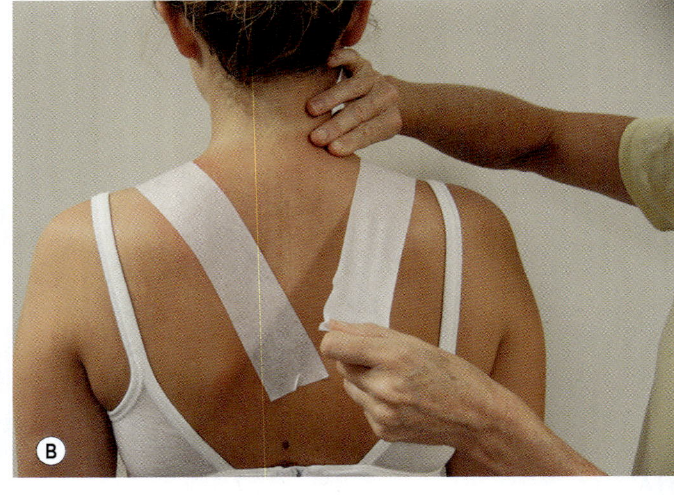
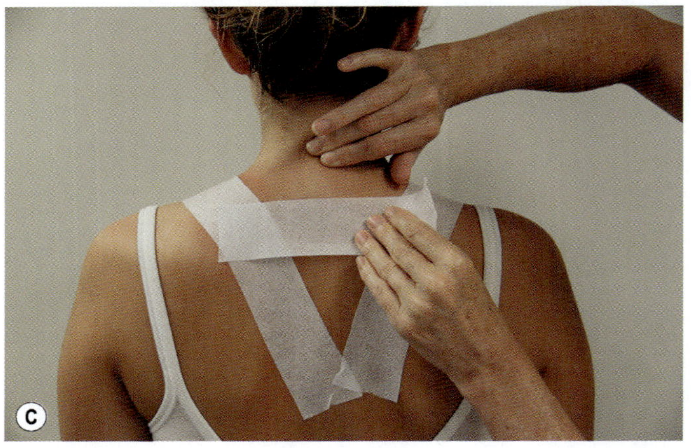

그림 34.4
상승모근 작용의 최소화. (A) 상승모근(UT)의 작용을 억제하기 위한 테이핑으로, UT의 중간 근복 지점에 있는 쇄골의 바로 근위부인 몸의 전방부에서 시작한다. 테이프를 적용하는 동안 치료사는 연부조직을 머리 쪽으로 들어 올린다. 테이프는 척추 가까이에 있는 견갑골의 하부 경계선 높이에서 끝나지만 정중선을 넘지 않는다. (B) UT는 종종 양쪽에서 과하게 활동하므로 대칭적 적용이 선호되며, 두 번째 테이프 조각은 증상이 없는 쪽으로 보낸다. (C) 경흉추 접합부 바로 아래에서 시작하여 두 테이프 조각들을 함께 연결하는 세 번째 수평 조각(horizontal piece)을 추가할 수 있다. 치료사는 이 테이프를 적용될 때 머리 쪽으로 연부조직을 들어 올린다.

데 보다 안정적인 플랫폼을 제공할 수 있을 거라는 가설을 세웠다. 상완골의 이동에 대한 미세한 조절은 테이프의 특정한 적용방법, 전방 구조물에 최소한의 변형(minimizing strain) 그리고 어깨에 안정성의 개선으로 인해 향상될 수 있을 것이다.[26] 이러한 가설을 알아보기 위해 향후 더 많은 연구가 필요하다.

삼각근 테이핑*(Deltoid muscle taping)*

테이프는 정지점에서 기시점 방향으로, 삼각근의 전방과 후방부에 부착하고, 그런 다음 삼각근 결절 바로 아래에서 전방에서 후방 방향으로 테이프를 추가로 적용한다. 이때 연부조직을 상완골두 방향으로 들어 올려 삼각근이 짧아지게 한다. 이 테이프의 목적은 견관절 굴곡과 외전 동작을 촉진하고, 회전근개 파열과 오십견의 통증 단계에 증상들을 개선하는 것이다. 이 테이프는 상완관절와 재배치 테이핑과 함께 사용된다(그림 34.3).

상승모근 테이핑*(Upper trapezius taping)*

임상가는 쇄골의 바로 위 지점에서 테이핑을 시작하여 UT의 근복(muscle belly) 부위 중앙부를 따라 지나가게 한다. 한 손으로 테이핑을 하고, 다른 손으로는 목 쪽으로 연부조직을 집어 들어 올려서, 목 위에 부착되어 있는 UT에 당겨짐을 줄여주면, 두통을 유발할 수 있는 경추부에 있는 근육들의 긴장을 최소화시킨다. 테이프는 UT를 지나 견갑골의 내측 경계부

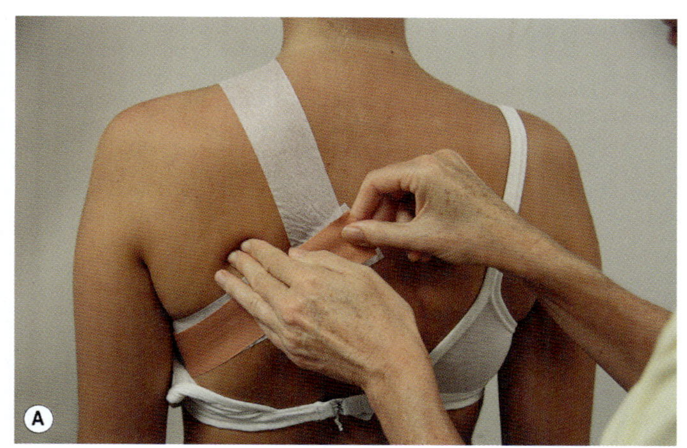

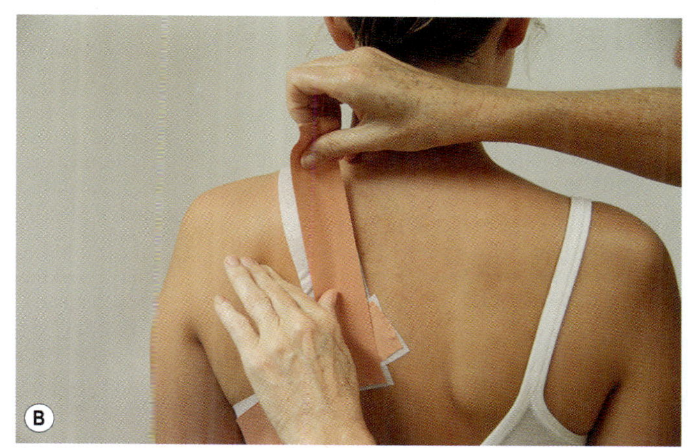

그림 34.5
전거근과 하승모근 촉진 테이핑. 이 테이핑은 견갑골 운동이상증(scapular dyskinesis)을 개선하고, 전거근과 하승모근을 촉진하기 위해 사용할 수 있다. (A) 테이프의 첫 번째 조각은 견갑골의 하방 경계선 바로 아래의 액와부 아래 정중선 지점에서 시작한다. 테이프는 견갑골의 하각을 지나 하방 경계면을 따라 진행한다. 테이프를 적용할 때 치료사는 견갑골 쪽으로 피부를 들어 올린다. (B) 두 번째 조각은 견갑골의 하각 바로 아래에서 시작하여, 견갑골의 내측 경계면을 따라 진행하여 견갑골의 극 부위를 바로 지나가게 한다.

를 따라 진행한다. 이 테이핑은 일반적으로 양측에 적용되며, 종종 경흉추 접합부에 바로 아래에서 증상이 없는 쪽에서 증상이 있는 쪽 방향으로, 연부조직을 머리 쪽으로 들어 올리게 하는 무부하 테이핑(unloading tape)과 같이 적용된다(그림 34.4). 이 테이핑은 상승모근의 과도한 수축에 의해 촉진된 견갑대의 상방 움직임을 방지하기 위해, 견관절 굴곡과 외전 움직임을 촉진하는 것을 목적으로 한다.

하승모근과 전거근 테이핑
(Lower trapezius and serratus anterior taping)

임상가는 견갑골의 하방 경계선에 아래의 정중선에서 시작하여, 액와부 아래를 지나 척추까지 이어지며, 견갑골의 하방 경계선 아래 부위에 테이프를 부착한다. 테이프가 정중선을 가로지르지 않는다. 두 번째 테이프 조각은 견갑골의 내측부 경계에 척추 근처에서 시작하여, 견갑골의 내측 경계부를 따라가서 척추의 극(spine)을 바로 지나게 한다. 이 테이프는 하승모근의 방향을 따라 간다(그림 34.5). 이 테이핑의 목적은 하승모근과 전거근의 협력근 조절(synergist control) 능력을 개선하기 위해 견갑골에 외적 자극을 제공하는 것이다.

결론(Conclusion)

어깨와 관련된 근골격계 문제가 있는 사람들의 근거-기반 관리(evidence-based management)에서 보조기와 테이핑이 고려될 수 있다. 잠재적인 위해(피부 손상과 알러지)와 예상되는 이점들을 통합한 공유되어진 의사-결정 과정은 사용 가능한 연구자료들에 의해 뒷받침되는 것이 필수적이다. 이러한 적용법을 뒷받침하는 연구들은 여전히 제한적이고 모호한다. 환자가 테이프를 붙인 후에 즉각적으로 증상이 50% 감소하였다고 보고된다면, 임상에서 재활 과정을 지원하기 위해 테이핑 사용을 고려하는 것이 가장 적절하다. 테이핑이 증상을 줄이는 이유는 아직 완전히 이해되지 않았으며 이에 대해서도 역시 지속적인 연구가 필요하다. 테이핑은 단독적인 치료가 아니며 적절한 재활 프로그램과 잘 통합돼야만 한다.

참고문헌(References)

1. Aarseth LM, Suprak DN, Chalmers GR, Lyon L, Dahlquist DT. Kinesio tape and shoulder-joint position sense. J Athl Train. 2015;50:785-91.
2. Alexander CM, Stynes S, Thomas A, Lewis J, Harrison PJ. Does tape facilitate or inhibit the lower fibres of trapezius? Man Ther. 2003;8:37-41.
3. Baker HP, Tjong VK, Dunne KF, Lindley TR, Terry MA. Evaluation of shoulder-stabilizing braces: can we prevent shoulder labrum injury in collegiate offensive linemen? Orthop J Sports Med. 2016;4:2325967116673356.
4. Bdaiwi AH, Mackenzie TA, Herrington L, Horlsey I, Cools AJ. The effects of rigid scapular taping on acromiohumeral distance in healthy shoulders: an observational study. Sport Rehabil. 2017;26:51-56.
5. Celik D, Karaborklu Argut S, Coban O, Eren I. The clinical efficacy of kinesio taping in shoulder disorders: a systematic review and meta-analysis. Clin Rehabil. 2020;34:723-740.
6. Chiu YC, Tsai YS, Shen CL, Wang TG, Yang JL, Lin J .The immediate effects of a shoulder brace on muscle activity and scapular kinematics in subjects with shoulder impingement syndrome and rounded shoulder posture: a randomized crossover design. J Gait Posture. 2020;79:162-169.
7. Chu JC, Kane EJ, Arnold BL, Gansneder BM. The effect of a neoprene shoulder stabilizer on active joint-reposition sense in subjects with stable and unstable shoulders. J Athl Train. 2002;37:141-145.
8. Cole AK, McGrath ML, Harrington SE, Padua DA, Rucinski TJ, Prentice WE. Scapular bracing and alteration of posture and muscle activity in overhead athletes with poor posture. J Athl Train. 2013;48:12-24.
9. Cupler ZA, Alrwaily M, Polakowski E, Mathers KS, Schneider MJ. Taping for conditions of the musculoskeletal system: an evidence map review. Chiropr Man Therap. 2020;28:52.
10. Dellabiancia F, Parel I, Filippi MV, Porcellini G, Merolla G. Glenohumeral and scapulohumeral kinematic analysis of patients with traumatic anterior instability wearing a shoulder brace: a prospective laboratory study. Musculoskelet Surg. 2017;101(Suppl 2):159-167.
11. Dhein W, Wagner Neto ES, Miranda IF, Pinto AB, Moraes LR, Loss JF. Effects of kinesio taping on scapular kinematics and electromyographic activity in subjects with shoulder impingement syndrome. J Bodyw Mov Ther. 2020;24:109-117.
12. Ghozy S, Minh Dung N, Morra M, et al. Efficacy of kinesio taping in treatment of shoulder pain and disability: a systematic review and meta-analysis of randomised controlled trials J Physio. 2020;107:176-188.
13. Grubhofer F, Gerber C, Meyer DC, Wieser K, Ernstbrunner L, Catanzaro S, Bouaicha S. Compliance with wearing an abduction brace after arthroscopic rotator cuff repair: a prospective, sensor-controlled study. Prosthet Orthot Int. 2019;43:440-446.
14. Harput G, Guney H, Toprak U, Colakoglu F, Baltaci GJ. Acute effects of scapular Kinesio Taping® on shoulder rotator strength, ROM and acromiohumeral distance in asymptomatic overhead athletes. Sports Med Phys Fitness. 2017;57:1479-1485.
15. Huang TS, Ou HL, Lin JJ. Effects of trapezius kinesio taping on scapular kinematics and associated muscular activation in subjects with scapular dyskinesis. J Hand Ther. 2019;32:345-352
16. Hug F, Ouellette A, Vicenzino B, Hodges PW, Tucker K. Deloading tape reduces muscle stress at rest and during contraction. Med Sci Sports Exerc. 2014;46:2317.
17. Intelangelo L, Bordachar D, Barbosa AW. Effects of scapular taping in young adults with shoulder pain and scapular dyskinesis. J Bodyw Mov Ther. 2016;20:525-32.
18. Kwapisz A, Shanley E, Momaya AM, Young C, Kissenberth MJ, Tolan SJ, Lonergan KT, Wyland DJ, Hawkins RJ, Pill SG, Tokish JM. Does functional bracing of the unstable shoulder improve return to play in scholastic athletes? Returning the unstable shoulder to play. Sports Health. 2021;13:45-48.
19. Keenan KA, Akins JS, Varnell M, Abt J, Lovalekar M, Lephart S, Sell TC. Kinesiology taping does not alter shoulder strength, shoulder proprioception, or scapular kinematics in healthy, physically active subjects and subjects with Subacromial Impingement Syndrome. Phys Ther Sport. 2017;24:60-66.
20. Leong HT, Fu SN. The effects of rigid scapular taping on the subacromial space in athletes with and without rotator cuff tendinopathy: a randomized controlled study. J Sport Rehabil. 2019;28:250-255.
21. Leong HT, Ng GY, Fu SN. Effects of scapular taping on the activity onset of scapular muscles and the scapular kinematics in volleyball players with rotator cuff tendinopathy. J Sci Med Sport. 2017;20:555-560.
22. Lim EC, Tay MG. Kinesio taping in musculoskeletal pain and disability that lasts for more than 4 weeks: is it time to peel off the tape and throw it out with the sweat? A systematic review with meta-analysis focused on pain and also methods of tape application. Br J Sports Med. 2015;49:1558-66
23. McConnell J. A novel approach to pain relief pre-therapeutic exercise. J Sci Med Sport. 2000;3:325-34.
24. McConnell J, McIntosh B. The effect of tape on glenohumeral rotation range of motion in elite junior tennis players. Clin J Sport Med. 2009;19:90-4.
25. McConnell J, Donnelly C, Hamner S, Dunne J, Besier T. Passive and dynamic shoulder rotation range in uninjured and previously injured overhead throwing athletes and the effect of shoulder taping. PM R. 2012;4:111-6.
26. McConnell J, Donnelly C, Hamner S, Dunne J, Besier T. Effect of shoulder taping on maximum shoulder external and internal rotation range in uninjured and previously injured overhead athletes during a seated throw. J Orthop Res. 2011;9:1406-11.
27. Macgregor K, Gerlach S, Mellor R, Hodges PW. Cutaneous stimulation from patella tape causes a differential increase in vasti muscle activity in people with patellofemoral pain. J Orthop Res. 2005;23:351-8.
28. Milgrom C, Schaffer M, Gilbert S, van Holsbeeck M. Rotator cuff changes in asymptomatic adults. The effect of age, hand dominance and gender. JBJS. 1995;77296-8.
29. Ozer ST, Karabay D, Yesilyaprak SS. Taping to improve scapular dyskinesis, scapular upward rotation, and pectoralis minor length in overhead athletes. J Athl Train. 2018;53:1063-1070.

30. Reuss BL, Harding WG 3rd, Nowicki KD. Managing anterior shoulder instability with bracing: an expanded update. Orthopedics. 2004;27:614-8.

31. Reynard F, Vuistiner P, Léger B, Konzelmann M. Immediate and short-term effects of kinesiotaping on muscular activity, mobility, strength and pain after rotator cuff surgery: a crossover clinical trial. BMC Musculoskelet Disord. 2018;19:305.

32. Saracoglu I, Emuk Y, Taspinar F. Does taping in addition to physiotherapy improve the outcomes in subacromial impingement syndrome? A systematic review. Physiother Theory Pract. 2018;34:251-263.

33. Şimşek HH, Balki S, Keklik SS, Öztürk H, Elden H. Does kinesio taping in addition to exercise therapy improve the outcomes in subacromial impingement syndrome? A randomized, double-blind, controlled clinical trial. Acta Orthop Traumatol Turc. 2013;47:104-10.

34. Selkowitz DM, Chaney C, Stuckey SJ, Vlad G. The effects of scapular taping on the surface electromyographic signal amplitude of shoulder girdle muscles during upper extremity elevation in individuals with suspected shoulder impingement syndrome. J Orthop Sports Phys Ther. 2007;37:694-702.

35. Snodgrass SJ, Farrell SF, Tsao H, Osmotherly PG, Rivett DA, Chipchase LS, Schabrun SM. Shoulder taping and neuromuscular control. J Athl Train. 2018;53:395-403.

36. Solomonow MJ. Sensory-motor control of ligaments and associated neuromuscular disorders. Electromyogr Kinesiol. 2006;16:549-67.

37. Solomonow M. Ligaments: a source of work-related musculoskeletal disorders J Electromyogr Kinesiol. 2004;14:49-60.

38. Solomonow M. Neuromuscular manifestations of viscoelastic tissue degradation following high and low risk repetitive lumbar flexion. J Electromyogr Kinesiol. 2012;22:155-75.

39. Solomonow M, Baratta RV, Zhou BH, Burger E, Zieske A, Gedalia A. Muscular dysfunction elicited by creep of lumbar viscoelastic tissue. J Electromyogr Kinesiol. 2003;13:381-96.

40. Teys P, Bisset L, Collins N, Coombes B, Vicenzino B. One-week time course of the effects of Mulligan's Mobilisation with Movement and taping in painful shoulders. Man Ther. 2013;18:372-7.

41. Thelen MD, Dauber JA, Stoneman PD. The clinical efficacy of kinesio tape for shoulder pain: a randomized, double-blinded, clinical trial. J Orthop Sports Phys Ther. 2008;38:389-95.

42. Tirefort J, Schwitzguebel AJ, Collin P, Nowak A, Plomb-Holmes C, Lädermann A.
o Postoperative mobilization after superior rotator cuff repair: sling versus no sling: a randomized prospective study. J Bone Joint Surg Am. 2019;101:494-503.

43. Tobin S, Robinson G. The effect of McConnell's vastus lateralis inhibition taping technique on vastus lateralis and vastus medialis obliquus activity. Physiotherapy. 2000;26:173–183.

44. Weerakkody N, Allen T. The effects of fast bowling fatigue and adhesive taping on shoulder joint position sense in amateur cricket players in Victoria, Australia. J Sports Sci. 2017;35:1954-1962.

45. Whelan DB, Litchfield R, Wambolt E, Dainty KN. External rotation immobilization for primary shoulder dislocation: a randomized controlled trial. Joint Orthopaedic Initiative for National Trials of the Shoulder (JOINTS). Clin Orthop Relat Res. 2014;472:2380-6.

46. Williams PE, Catanese T, Lucey EG, Goldspink G. The importance of stretch and contractile activity in the prevention of connective tissue accumulation in muscle. J Anat. 1988;158:109-14.

47. Yildiz TI, Castelein B, Harput G, Duzgun I, Cools A.J Does scapular corrective taping alter periscapular muscle activity and 3-dimensional scapular kinematics? A systematic review. Hand Ther. 2020;33:361-370.

Part 4

재활

(Rehabilitation)

4

근골격계 견관절 재활: 운동조절인가 근력강화인가?

35

(Musculoskeletal shoulder rehabilitation: motor control or strengthening?)

Jean-Sébastien Roy, Matthew Low, Marc-Olivier Dubé, Simon Lafrance, François Desmeules

개요(Introduction)

외과적, 약리학적 관리와 재활 관리는 견관절에 근골격계 질환을 치료하려는 사람들에게 제공되는 가장 일반적인 중재법이다.[25] 대부분의 외과적 그리고 약리학적 중재가 견관절부 통증을 경험하는 사람들의 통증과 기능장애를 줄이는 것으로 나타났지만,[66] 다수의 무작위 대조군 실험(randomized controlled trials; RCT)의 근거에 따르면 재활 관리가 대부분의 비외상성 견관절 질환[44,63]에 대해 외과적 그리고 약리학적 중재[2,27,28,39,40,57]만큼 효과적이라 하였으며, 이에 따라 재활 관리에 대한 많은 임상 지침서에서 가장 첫번째 중재방법으로 권장되고 있다.[47,67]

모든 재활 중재 중에서 운동 요법은 회전근개 관련 견관절 통증(RCRSP) 및 견관절 불안정성과 같은 상태에 대해 가장 널리 권장되는 중재이다.[17] 사실상, 임상 실무 지침서(clinical practice guidelines)와 체계적 고찰 연구(systematic reviews)에서는 낮은 수준에서 중간 수준의 근거 수준으로, 위약 치료이나 지켜보고 기다리는 것(watch-and-wait)과 비교해 통증과 기능 수준에 대해 더 나은 결과를 가져오기 때문에 견관절 통증 치료에 운동치료의 사용을 지속적으로 권장하고 있다.[15,16,17] RCRSP와 견관절 불안정성을 위한 운동 프로그램에는 일반적으로 운동조절과 근력강화 운동이 포함된다. 운동치료가 지속적으로 권장되지만, 한 가지 유형의 운동이 다른 유형보다 더 나은 결과를 보이는 것과 관련성이 있는지 여부는 여전히 불분명한다.[6,12,34,54] 이 단원의 목적은 다음과 같다: 1) 견관절 통증의 치료를 위해 근력강화와 운동-조절 운동을 사용하는 근거를 제시한다, 2) 통증과 기능장애를 줄이는데 운동치료의 능력에서, 특히 RCRSP와 견관절 불안정성과 같은 문제에 미치는 효과를 비교한다.

근력강화 운동(Strengthening exercises)

정의에 의하면, 근력강화(strengthening)란 무언가를 더 강하게 만드는 것을 의미하는 반면, 근력(strength)은 힘을 생성하는 능력을 의미하고,[62] 단일 반복 최대값(repetition maximum; RM)을 사용해 얻을 수 있다. RM은 한 번 들어 올리거나, 밀거나, 당길 수 있는 최대 무게(maximal weight)를 구하거나, 주어진 중량의 최대 반복 횟수로 RM의 백분율을 계산하여 만든 백분율 표를 이용해 계산한다.[51]

근력강화 운동 후에 근력의 증가를 설명하기 위해 제안된 잠재적 기전은 근육 단면적의 증가와 중추 신경계(예: 일차 운동 피질(primary motor cortex) 내의 세망척수로(reticulospinal tract)와 피질 내 회로(intracortical circuits))에 신경구동(neural drive)의 변화이다.[24,60] 단면적의 증가는 훈련과 관련된 근육 구조의 손상에 따른 위성 세포 증식(satellite cell proliferation)에 의해 발생된 근섬유의 비대에 기인한다.[9] 이러한 형태학적 변화는 일반적으로 특정 시간(보통 6주 이상)의 운동 후에 나타난다. 운동 학습(motor learning)과 같은 신경학적 적응(neurological adaptations)은 운동 단위(motor units)의 증가와 주동근과 길항근 간에 더 나은 협응(coordination)으로 근력강화 프로그램의 첫 2주 동안에 일반적으로 관찰되는 "근력"의 초기 증가를 설명할 수 있다.[22]

근력강화 운동은 또한 건의 신진대사와 특성(구조적 그리고 기계적)을 변화시킬 수 있고, 건의 강성도(stiffness)와 콜라겐 원섬유(fibrils)의 총 수와 직경을 증가시켜[22] 건의 치유[11,22]를 도울 수 있다. 건 세포는 기계적 스트레스에 잘 반응하는 것으로 알려져 있으며, 이러한 반응은 가해지는 부하의 크기와 빈도에 따라 다를 가능성이 높다.[1] 건 치유는 적절한 기계적 부하에 의해 개선될 수 있지만, 불충분하거나 부적절한 부하로는 이점이 없을 수 있다. 이것은 또한 근육의 비대를 위한 치료 용량(dose)과 반응 사이에 상관 관계가 있기 때문에 근육세포에도 적용된다.[71]

재활 분야에서, 근력강화라는 용어는 너무 모호하고 사용되는 근력강화 치료법의 유형을 적절히 정의하지 못하기 때문에 간혹 비판을 받는다.[37] 견관절의 근골격계 문제에 대한 근력강화 운동의 효과를 연구한 재활과 임상 연구에서 사용되는 프로토콜에서는 근력의 변화와 관련된 생리학적, 영상학적, 조직학적, 기계적 그리고 가동범위, 임상적 변수들을 측정하는 경우가 드물다. 만약 이러한 변수들을 측정하지 않거나 RM을 평가하지 않는 경우, 임상적 실무나 연구에서 우리는 근력 향상을 위한 근력강화 프로그램을 수행하고 있다고 절대 말하지 않아야 한다. 우리는 저항 운동이나 근육-건 기능향상 운동(muscle-tendon performance exercises)의 처방과 검사에 대한 내용의 전달과 얻고자 하는 이점에 대한 설명 그리고 잠재적인 해로움에 대해 논의는 반드시 고려해야 한다. 근력 강화라는 용어가 자주 부정확하고 부적절하게 사용되었지만, 이 단원에서 우리의 목표 즉, 견관절 근골격계 문제의 재활에서 "근력강화"와 운동조절을 비교 설명하기 위해 우리는 이 용어를 사용할 것이다.

견관절 재활을 위해 처방된 근력강화 운동은 저부하 운동(low-load exercises; LLE)(저부하를 이용해 고빈도[매일 운동하는 것을 목표]로 많은 반복[〉20])에서 부터 점진적 고부하 운동(progressive high-load exercises; PHLE)(고부하[RM의 〉75%]를 이용해 저빈도[2-3회/주]로 작은 반복[〈20])에 이르기까지 다양하다. PHLE는 근건 단위에 가해지는 높은 기계적 부하에 대해 잘 반응하도록 근육과 건에 특성이 변화되도록 유도하는 것을 목표로 한다. 반면에, LLE는 근육의 위축(atrophy)을 피하기 위해 부하를 점진적으로 재적용함으로서, 증상을 악화시킬 수 있는 과도한 부하로부터 건을 보호하는 것을 목표로 한다. LLE가 근력과 지구력의 향상을 가져오거나, 근력-기반 적응(strength-based adaptations)과 관련된 변화를 유도하는 능력에 대해서는 아직 의문시되고 있는데, 그 이유는 치료용량(dosage)이 종종 근력에 충분한 향상을 일으키기기에는 너무 낮기 때문이다.[13]

지속적인 견관절 통증이 있는 많은 비율의 사람들에서 근력 손상(예: 등척성 최대 토크에서 근력의 결핍)이, 특히 견관절 외전근과 외회전근에서 나타나기 때문에, 근력강화 운동은 견관절 재활 과정에 중요한 부분이다.[13,15] 견관절 재활 과정에서 근력강화 운동은 근력과 지구력의 증가와 근육 균형의 회복, 동적 안정성의 회복, 근육 위축의 예방 그리고 건의 뻣뻣함(stiffness) 증가를 위해 규칙적으로 이용된다.[18,20]

어깨 재활에 사용되는 근력강화 운동의 형태 (Types of strengthening used for shoulder rehabilitation)

등척성이나 등장성 근력강화 운동은 재활 과정에서 환자의 임상적 양상과 운동의 목적에 따라 사용할 수 있다.[42] 등척성 수축을 하는 동안, 근육의 긴장도는 변화하지만 근육은 동일한 길이로 유지되고 등장성 수축은 반대로 장력은 일정하게 유지되지만 근육의 길이는 변한다(구심성 단계에서는 짧아지고 원심성 단계에서는 길어진다). 등척성 운동은 견관절 근육과 건에 점진적인 부하를 가해야 하는 초기 단계에서 때때로 사용된다.

중등도 수준의 등척성 부하(최대 수의적 수축력의 55%)는 근력과 크기의 증가로 이어지는 반면, 높은 수준의 등척성 부하(최대 수의적 수축력의 90%)는 강직의 증가를 통해 건의 강성도에 증가로 이어진다.[18] 일단 내성이 생긴 후에 근력강화 운동은 구심성이든 원심성 수축 또는 둘 다를 사용하는 등장성 운동으로 진행할 수 있다. 근건 단위에 가해지는 부하는 근섬유의 장력이 그것들이 단축할 때보다 길어질 때 더 크기 때문에 구심성 훈련 치료 시와 비교하여 원심성 훈련 시가 서로 다르다.[46]

최근의 체계적 고찰 연구에서 견관절 통증이 있는 사람들에게 근력강화 운동을 권장하였고, 운동은 주로 회전근개와 견갑골 근육들에 초점을 맞춰야 한다고 하였다.[16,29,48,55] 이 두 근육군 모두에서 상당한 근력 손상이 입증되었으므로,[7] 최소한 견관절 외회전근과 외전근에 대한 근력강화 운동은 반드시 시행되어야 한다.[13] 안정적인 기초를 제공하기 위해 즉, 견갑골과 회전근개 근육과 같이 작용하는 전거근과 대능형근, 소능형근, 견갑거근 그리고 승모근과 같은 주요 견갑흉부 근육들에 대한 운동을 포함하는 것도 중요하다.

근력강화 운동은 물리치료사의 지도 하에 가정 운동프로그램의 일부로 수행될 수 있다. 문헌에는 이 두 가지 방법 모두 동일한 효과가 있으며,[49] 가정 운동프로그램[26]이 문제 관리에 대한 자신감을 높일 수 있다고 제안하였다.[35] 운동강화 운동을 통증 경험을 동반해야 하는지 또는 경험하지 않고 수행해야 하는지 여부에 대한 합의는 아직 없었다.[49,74,75] 통증을 경험하는 경우에는 경험하는 통증이 견딜 수 있는 수준으로 유지되어야 하고, 훈련 직후에 바로 감소해야 한다고 제안하고 있으며, 바로 라는 의미는 한 시간 이내를 의미하고, 밤에는 통증이 증가하지 않으며, 그 다음날에도 통증이 증가하지 않는 것으로 정의된다.

견관절 재활을 위한 근력강화 운동 효과의 근거(Evidence of the effect of strengthening for shoulder rehabilitation)

견관절 통증 관리를 위한 재활 중재의 효능을 평가한 체계적 검토 연구에서 어떤 유형의 근력강화 운동이나 매개변수들의 조합이 최상의 결과와 관련이 있는지에 대한 근거는 아직 제한적이라고 결론지었다.[29] 이것은 문헌에서 제안된 운동강화 운동들이 서로 다르고, 사용된 근력강화 운동의 매개변수들(예: 유형, 강도, 빈도 그리고 지속 시간)에 대한 설명이 부족하기 때문이라고 부분적으로는 설명할 수 있다.[29] 현재, 견관절 통증에 대한 근력강화 운동의 효과를 알아본 연구들은 주로 RCRSP를 가진 사람들을 대상으로 등척성 운동, 구심성 운동, 그리고 PHLE 운동의 특정 효과에 대해 평가해 왔다.

등척성 운동(*Isometric exercises*)

등척성 운동 사용에 대한 근거는 견관절 근건 단위의 점진적인 재부하(reloading)를 허용하고, 근육의 억제를 방지하는 것이다.[18] 일반적으로 이것이 사용되지만, Dupuis 등은 급성 RCRSP환자에게, 2주간의 점진적 재부하 운동 프로그램(최대 수의적 수축력의 50–75%로 외전과 외회전의 점진적 등척성 수축 운동)과 급냉요법(cryotherapy)(하루 3회씩 15분 간의 냉 적용)을 적용한 결과, 통증과 기능 수준에 대한 단기적 차이(2주와 6주차)는 나타내지 않았다.[18] 또한 두 군 모두에서 근력의 유의한 증가가 없었다.

원심성 운동(*Eccentric exercises*)

원심성 운동 사용에 대한 근거는 이 운동이 근건 단위에 더 강한 기계적 부하를 가하여 통증을 줄이고 근력과 기능을 증가시키기 위해 섬유의 리모델링을 최적화해야 한다는 것이다.

회전근개 근육들을 위한 원심성 근력강화 운동은 기다리며 지켜보는 방법(watch and wait approach)을 적용한 군보다 견관절의 통증과 기능 수준을 개선하는데 더 우수한 것으로 나타났다.[5,11,38] 그러나 다른 유형의 근력강화 운동법 보다는 더 우수하지 않았다. Holmgren 등은 부하를 가한 원심성 운동(회전근개와 견갑흉부 근육에 대해 외적 부하나 탄성 밴드 적용)은 무부하 운동(어떤 외적 부하 없이 하는 능동적 운동)을 한 경우에 비해 통증을 감소시키고 기능을 향상시켰다고 결론지었다.[33] 직접적으로 비교할 수는 없었지만, Maenhout 등은 원심성 근력강화 운동(하루 2회, 15회 반복을 3세트, 무게를 들고 견갑골면 위에서 채운 깡통 외전(full can abduction) 운동의 원심성 단계)이 견갑골면의 90° 외전 지점에서 측정한 등척성 외전 근력이 증가되는 결과를 얻었다고 하였다. 부하가 아닌 통증에 의해 조절되는 원심성 운동프로그램은 LLE(탄력 저항 밴드를 이용한 내회전과 외회전 운동)에 추가적인 이점을 제공하지 않았다.[53]

점진적 고부하 운동

(Progressive high load exercises; PHLE)

PHLE의 목적은 건과 근육에 충분한 기계적 하중을 가하여 형태학적 변화를 유도하고 부하에 대한 내성(load tolerance)을 높이는 것이다. 이것은 매력적인 가설이지만, 견관절 통증이 있는 사람에게 PHLE의 우월성은 아직 입증되지 않았다. Lombardi 등[50]은 견관절 굴곡근과 신전근, 내회전/외회전근에 대해 6RM(즉, 최대 6번 들어올릴 수 있는 무게)을 기반으로 하는 PHLE 프로토콜에 대해 연구하였다. 이 프로그램은 8회 반복의 2세트로 구성되며, 첫 번째 세트는 6RM의 50%, 두 번째 세트는 6RM의 70%로 하였고; 6RM에 해당하는 부하는 2주마다 재평가하였다.[50] 2개월의 추적 관찰에서, 기다리면서 지켜본 군(watch and wait group)과 비교한 결과, 6RM 군의 참가자는 통증과 기능이 개선되었지만, 어떠한 군에서도 근력에는 유의한 증가는 없었다.

Ingwersen 등[36]은 6~15RM(즉, 15회 들 수 있는 최대 중량부터 시작하여 6회 들 수 있는 최대 중량까지 점진적으로 증가)을 기반으로 하는 12주 PHLE 프로토콜을 이용하였고, 20~25RM(즉, 20~25회까지 들어올릴 수 있는 최대 중량

이용)을 적용한 군과 비교한 결과, 통증과 증상, 최대 등척성 근력(견갑면과 내회전/외회전) 그리고 견관절의 관절가동범위에는 추가적인 이점이 없었다는 결론을 얻었다.[37] 그러나 두 군 모두 활동을 하는 중에 통증, 야간 통증이 유의하게 감소되었고, 최대 등척성 근력과 수동적 ROM이 개선되었다.[36]

현재까지의 근거에 의하면 근력강화 운동은 지켜보고 기다리는 접근 방식보다는 더 나은 결과를 제공하였다. 그러나 현재 한 유형의 근력강화 운동(또는 저항 운동) 프로그램이 다른 유형보다 더 우수하다는 근거는 없다.

운동조절 운동(Motor control exercises)

운동조절은 물리학, 공학(engineering), 행동(behavioral) 과학과 인지 과학(cognitive science), 신경 과학 그리고 의학과 같은 여러 분야들과 통합한다.[63] 흥미롭게도 앞서 언급한 각 분야에서의 운동조절에 대한 개념을 연구하고 설명하고 단일한 관점을 정한다면, 그 개념에 대해 잘 이해하게 될 것 같아 보일 것이다. 그러나 근골격계 재활의 맥락에서 볼 때 운동조절 자체의 개념을 포함해 상당한 부분에서 불확실성이 있다.[52]

운동조절은 테이블에서 컵을 들어 집어 올려서 그것을 입으로 가져가거나, 테니스 운동에서 공을 서브하는 것과 같이 인간이 움직임을 조절하는 방법과 관련된 용어로, 이것은 몸 전체가 포함되는 동작이다. 운동조절에는 주변 환경에 대한 인식 그리고 활동을 하는 중에 내적 그리고 외적 영향(동요(perturbations)라고 알려짐)에 적응하면서, 주변 환경 내에서 자신 또는 물체를 움직이거나 조작하려는 충동이나 동기 의식이 포함된다.[31,45,63] 과제를 완료하기 위해서는 감각과 정신운동(psychomotor), 인지 정보(cognitive information)가 통합되며, 움직임을 시작하기 위한 결정을 하기 전에 피드백이 시작되고, 움직임이 일어나는 과정 중에 계속 진행된다.[23] 이러한 과정에는 각 개인의 이전에 경험과 생각(thoughts), 감정과 신념(beliefs), 현재 상황 그리고 자신의 상황이 포함된다. 운동조절은 예측(predictions), 입력과 조절된 출력(단순한 척수 기전에서 복잡한 상척수 통합(supraspinal integration)과 의사결정까지), 근육으로 가는 운동 출력(motor output)(시스템의 효과기 기관(effector organs)), 조직의 기계적 특성(근육, 인대, 뼈 뿐만 아니라 관절 역학에 영향을 미치는 피부를 포함) 등을 통합하기 위해 여러 단계에서 신경계의 통합을 필요로 하게 된다.[22,29,42,59] 이러한 모든 요소들이 결합하여 목적 있는 움직임(purposeful movement)을 만들고 조절하게 된다.[73]

근골격계 통증이 있는 사람과 없는 사람에서 운동조절이 얼마나 차이가 나는지, 왜 변화가 되는지에 대한 논쟁이 계속되고 있다. 기계적 뻣뻣함(mechanical stiffness)이 증가되고, 부하의 분포(load distribution)와 움직임의 가변성(movement variability)의 변화에 의한 운동조절이 개인이 근골격계 통증을 발병시키는 경향이 있는지,[31,52] 통증이나 손상에 대한 운동조절이 잘 적응하거나 적응이 적절히 안되는지, 그리고 운동조절이 통증의 지속성(persistence)과 재발과 관련이 있는지 여부를 포함하여 여전히 해결되지 않은 근본적인 질문들이 있다.

재활은 운동조절 이론의 여러가지 개념들을 통합하고 있다. 여기에는 사건의 순서(order of events), 타이밍 그리고 다양한 과제에 대한 상대적으로 필요한 힘 등을 포함하고 있는 운동 행동(motor behaviors)이며,[70] 운동 학습(motor learning)을 강화하기 위한 수정된 운동 패턴의 반복이 포함된 운동 훈련(motor training)이 포함된다.[41] 이러한 구성 요소들이 결합되어 신경가소성 변화를 촉진하여, 습득한 운동 전략이 오래 지속되고 유익한 수정이 이루어질 수 있도록 한다.[8] 이러한 각 목표하는 접근 방식이 성공적으로 이루어지려면, 이러한 모든 고려 사항들이 재활 과정에 있는 대상자-중심의 접근 방법(person-centered approach) 안에 있을 필요가 있다.

견관절 재활에서 운동조절을 사용하는 임상적 근거 (Clinical rationale for using motor control in shoulder rehabilitation)

근골격계 재활에서 운동조절 이론의 역사는 주로 Panjabi의 안정성 모델(model of stability)[58]을 생체역학적 기원이라고 볼 수 있으며, 이것은 구조적인 요구 사항과 필요 사항을 충족시키기 위해 조절(신경계) 시스템을 통한 능동적(근육) 그리고 수동적(관절/인대) 안정 장치(stabilizers) 간에 이론적 상호 작용을 한다는 것을 기반하고 있다. 이 모델을 사용하면 폭넓은 대상자-중심적 관점(person-centered perspective)에서 평가하기보다는 운동의 원인이 되는 기계적 특성(causal mechanical properties)에 대한 운동조절 접근의 관점으로 좁히는 경향이 있을 수 있다. 그러나 RCRSP를 치료하기 위해 운동조절 기반 접근 방식을 사용하는 것이 성공적인 것으로 보이지만,[14,44,64,69,84] 현재까지 이에 대한 명확한 이유는 알 수 없다. 기계적 설명은 조직의 민감도(tissue sensitivity)와 통증 민감도(pain sensitivity)를 줄이기 위해 움직임의 운동학적 특성을 변경하기 때문일 수 있다. 이것은 통증에 민감한 구조물의 신체적 충돌의 경우에 조직 압박의 감소 또는 조직에 가해지는 기계적 부하의 변화 때문일 수 있다.

연구에 의한 근거에 의하면, 상완관절와관절과 견갑흉추부의 운동학적 변화가 견관절 통증이 있는 사람들에게 나타날 수 있지만, 각도나 속도, 움직임의 맥락(context)과 저항과 같은 움직임의 복잡성 등이 포함된 많은 특성들이 이러한 변화에 영향을 미친다.[73] 운동조절 운동(motor control exercises)의 성공적인 효과에 대한 심리학적 설명은 이전에 통증이 있었던 자세 또는 행동에 대한 점진적인 노출과 운동공포증(kinesiophobia)과/또는 통증 파국화(pain catastrophization)의 감소 때문일 수 있다.[43,79] 긍정적인 중추신경계와 감각운동 적응(sensorimotor adaptations)이 있을 수 있는데 이것은 발생될 수 있는 무수한 상황적 변화(contextual changes) 중에서 통증 경험[19,65]에 대한 억제성 신경생리학적 영향을 일으킬 수 있다.[32] 이것은 또한 사람이 운동조절 운동을 하는 중에 움직임에 대한 정보를 처리해야 하고 그렇게 함으로써 증상에 덜 집중할 수 있게 되어 주의가 산만해질 수도 있다.

운동조절과 그에 의한 다양한 효과를 둘러싼 복잡성과 불확실성을 인정되기 때문에, 견관절 재활 과정에 사용할 수 있는 운동조절 운동의 유형을 고려해 볼 가치가 있다.

견관절 재활에서 운동조절 운동의 종류(Types of motor control exercises in shoulder rehabilitation)

견관절 재활에서 운동조절 접근 방식이 중점을 두는 두 가지 특정 영역은 동작(motion)과 기능이며, 이들 사이에 많은 부분이 겹치게 된다. 여기에 논의되지 않은 부분은, 체간의 자세나 척추의 기여 요인들(contributory factors)에 대한 분석을 포함하는 다른 운동조절 접근 방식이 있다. 운동조절 운동은 밴드나 웨이트의 사용과 같은 추가적인 저항을 제공하거나, 기능적인 도전을 점진적으로 증가시키는 자세에서 운동 사슬을 이용하여 중력과 관련된 움직임에 가해지는 상대적인 변화와 환자의 자세에 대해 진행된다.[47,65,69,82]

견갑골에 집중된 운동조절 접근법에서는 통증이 있는 견관절의 움직임과/또는 감소된 견관절의 기능과 관련하여 견갑골을 평가한다. 견갑골의 방향(상방과 하방 회전, 전인과 후인, 전방과 후방 경사)은 통증이나 기능의 소실에 초점을 맞춰 평가하며, 일반적으로 도수적 또는 구두 촉진(verbal facilitation) 또는 대상자의 시작 자세의 변경 등에 의해 수정된다.

상완관절와관절에 집중한 운동조절 접근법에서는 관절와 안에 상완골두의 위치를 평가하고 그것이 미치는 영향에 대해 알아본다. 관절와에서 상완골두의 위치는 특별히 RCRSP와 견관절 불안정성을 가진 사람들에서, 최적의 근육 활동보다 적은 결과로 인해 상완골드의 하강이 부족한 비정상적인 움직임이 일어날 수 있다고 제안되고 있다.[56]

이러한 예를 사용하여 상완골과 견갑골 또는 둘 모두의 움직임에 영향을 줄 수 있는 기술이 소개되었다.[2,3] 앞에서 언급한 바와 같이, 환자가 개선되는 경험을 했던 모든 결과들은 기계적 또는 상황적(contextual) 영향뿐만 아니라 증상에 대한 혼선 때문일 수 있다. 견관절 재활 프로그램에 포함된 운동조절 운동의 예로는 Watson 다방향 불안정성(multidirectional instability) 프로그램과,[82,83] 운동 시스템 손상 증후군(movement system impairment syndrome) 접근법,[69] 그리고 견관절 증상 수정 기법(shoulder symptom modification procedure)(36장 참조)이 있다.[47] 운동조절 접근법은 언어적, 공간적(spatial), 내적 또는 외적 신호(cues)를 사용하며, 대부분은 기능적으로 관련된 활동들이 포함된다.

견관절 재활을 위한 운동조절 운동의 효과에 대한 연구 근거(Research evidence on the effect of motor control exercises for shoulder rehabilitation)

현재의 연구 근거는 견관절 재활을 위한 운동조절 운동의 효과에 대해 결정을 내리지 못하고 있다. 이에 대한 몇 가지 이유가 있는데, 여기에는 운동조절 결함과 임상적 진단을 식별하기 위한 평가 기준(assessment criteria)의 다양성, 그리고 운동조절과 기타 다른 운동-기반 접근법 간에 명확하게 구분하는 것에 어려움이 포함된다.

체계적 고찰과 메타 분석 연구에서 일관성 있는 결과를 보이는 질 높은 연구가 부족하다고 보고되고 있다. Shire 등[72]은 RCRSP 치료를 위한 특정한 운동과 일반적인 운동 전략을 비교한 연구를 하였다. 저자들은 견갑흉부 근육과/또는 견관절을 싸고 있는 동적 상완골 안정근들 간에 작용과 협응을 목표로 하는 운동을 특정 운동(specific exercises)이라 정의하였고, RCRSP 관리에서 특정 운동의 효과를 지지하거나 반증할 수 있는 근거들이 불충분하다고 결론지었다. RCRSP에 대한 견갑골-중심(scapular-focused) 치료 전략에 대해 연구한 다른 체계적 고찰 연구에서는 그것들의 사용을 뒷받침하는 근거가 불충분하다는 것을 알게 되었다. 이러한 운동들에는 RCRSP 환자에 대한 견갑골 운동과 관절가동화 기법 그리고 테이핑이 포함되어 있다.[10,61] 이러한 체계적 고찰 연구의 저자들은 운동조절 운동(3개월 미만)을 수행한 군에서 단기적인 개선이 있는 것으로 나타났지만, 일반 운동과 비교한 개선의 정도는 임상적으로 중요하게 느낄 수준이 아니었다. 장기간에 걸친 견관절 통증 환자에 대한 다른 치료법과 비교했을 때 운동조절 운동의 효과에 대한 불확실성은 계속 증가하고 있다.[10,61]

운동조절의 개념 자체가 매우 복잡하고 운동조절 접근법이 평가 결과에 따라 대상자에 맞게 달라진다는 점을 감안할 때, 연구적 근거가 여전히 모호한 것은 놀라운 일이 아니다.

견관절 통증을 대한 운동조절 운동 또는 근력강화 운동(Motor control exercises or strengthening exercises for shoulder pain)

앞에 제시한 바와 같이, 치료 효과를 최적화하기 위해 필요한 특정 매개변수들에 대한 불확실성이 있음에도 불구하고, 견관절 통증을 치료하기 위한 운동조절과 근력강화 운동법의 사용을 지지하는 근거들이 존재한다. 또한 한 가지 접근 방법이 다른 접근 방법보다 더 효과적인지 여부도 아직 불분명하다. 이 단원에서는 선택된 견관절 진단에 대한 운동조절과 근력강화 운동의 상대적 효과를 비교한 문헌에 대해 검토할 것이다. 현재까지 문헌에서 이 두 가지 운동 접근법은 RCRSP와 견관절 불안정성을 가진 성인에서 비교되었다.

회전근개-관련 견관절 통증
(Rotator cuff-related shoulder pain)

RCRSP가 있는 성인 환자의 운동조절과 근력강화 운동을 구체적으로 비교한 3건의 RCT연구가 발표되었다.[4,78,80] 이 RCT연구에서 대부분의 참가자들은 지속적인 견관절 증상을 보였고, Cochrane 편향의 위험(risk of bias) 기반의 방법론적 질(methodological quality) 수준은 중등도(moderate)로 나타났다.[30]

Turgut 등이 발표한 RCT연구에는 RCRSP를 가진 30명의 대상자(평균 연령 36.5세)가 참여하였다.[78] 이 연구에서 운동조절군은 12주 간 견갑골과 상완관절와관절의 운동조절과 근력강화 운동 프로그램을 제공받았다. 운동법에는 벽 슬라이드(wall slides), 벽 팔굽혀 펴기(wall push-ups), 견갑골의 후인 저항운동(resisted scapular retraction), 견관절 내/외회전 저항 운동들이 포함되며, 스쿼트와 한 다리 서기 또는 사이드 스텝(side steps)과 같은 하지 운동들이 수행되었다. 다른 군에게는 견관절 내/외회전 저항 운동과 풀 캔 저항(resisted full can)운동에 초점을 맞춘 12주의 견관절 근력강화 운동 프로그램을 제공되었다. 두 군 모두는 스트레칭 운동도 실시하였다. 12주 후에, 시각적상사척도(VAS 통증)를 이용한 통증 수준은 휴식 시와 활동 중 그리고 야간에 측정하였고, 통증 수준은 군 간에 유의한 차이가 없었다. 그러나 견관절 통증과 기능장애 지수(Shoulder Pain and Disability Index; SPADI)에 통증과 기능장애 점수는 근력강화군에 비해 운동조절군에서 유의하게 낮았고(통증 점수 평균 차이[MD] -14.50%; 95%CI -27.12~-1.88; 기능장애 점수 MD -12.42%, 95%CI -23.89~-0.95), 이러한 차이는 비록 작았지만 임상적으로 중요한 차이로 간주될 수 있다.

Wang과 Trudelle-Jackson의 연구에는 RCRSP를 가진 38명의 대상자(평균 연령, 44.5세)가 참여하였다.[80] 운동조절군은 8주간의 견갑골과 상완관절와관절 운동조절운동 그리고 Sahrmann의 운동 시스템 손상 접근법에 기초한 근력강화 운동 프로그램을 제공받았다.[68] 이 프로그램에서 제공된 근력강화 프로그램에는 전거근과 승모근 그리고 견관절 내/외회전근에 대한 특정한 운동과 운동 손상 분류(movement impairment classification)에 따른 소흉근과 광배근 그리고 견관절 내/외회전근에 대한 스트레칭 운동들이 포함되었다. 다른 군은 견관절 굴곡과 외전, 신전 그리고 내/외회전의 저항 운동이 포함된 8주간의 견관절 근력강화 운동 프로그램을 제공받았다. 8주 후에 통증(VAS 통증, MD −0.76/10, 운동조절군이 더 좋음, 95%CI −2.69~1.17, p=0.44) 또는 기능장애의 감소(어깨 기능의 Flexilevel 척도, MD 1.2% 근력강화가 더 좋음, 95%CI −8.96~11.36, p=0.82)는 두 군 간에 유의한 차이가 관찰되지 않았다.

마지막으로, Beaudreuil 등의 RCT연구에 RCRSP를 가진 70명의 대상자(평균 연령, 58.7세)가 참여하였다.[4] 운동조절군에는 견관절 근육의 공동수축(co-contraction) 운동과 함께 능동 ROM운동과 같은, 상완골두와 견갑골의 운동조절 운동으로 구성된 6주 프로그램을 제공받았다. 근력강화 운동군에게는 치료하는 물리치료사에 의해 적용되는 약간의 도수적 저항에 대한 견관절의 능동적 가동화(active mobilization) 운동을 제공하였다. 치료하는 물리치료사에 의해 단지 약간의 도수적 저항만이 가해주었고, 적용한 기법에 대한 표준화가 설명되지 않았기 때문에, 이 중재가 진정한 근력강화 운동을 제공하였는가에 대한 여부는 다소 불분명하다. 운동조절군의 대상자는 다른 군에 비해 통증 수준이 유의하게 적었으며(Constant-Murley 통증 하위척도 점수, MD 2.1/15점, 95%CI 0.7~3.5), 3개월 후에 약물을 사용하는 환자의 수도 유의하게 더 적어졌다(MD −25.7%; 95%CI −51.9~−3.7). 운동조절군은 12개월 시점에서 통증의 감소되는 경향이 유의하지 않은 수준으로 관찰되었다(MD 2/15 점, 95%CI 0.4~3.5). 3개월 또는 12개월 시점에서 Constant-Murley 활동 하위척도와 가동성 그리고 근력 하위척도 등의 다른 평가결과들도 유의한 차이가 관찰되지 않았다.

견관절 불안정성(*Shoulder instability*)

견관절 불안정성이 있는 환자의 운동조절과 근력강화 운동의 효과를 비교한 2개의 RCT연구가 발표되었다. Cochrane 편향 위험(risk of bias) 도구[30]를 기반으로 한 RCT연구는 높은 질적 수준의 연구로 인정될 수 있고,[81] 다른 연구는 중등도 수준으로 간주될 수 있다.[80]

Warby 등이 출간한 높은 질적 수준의 RCT연구로 만성 다방향성 견관절 불안정성을 가진 41명의 대상자(평균 연령, 22.5세)가 참여하였다.[81] 운동조절군에게는 특정한 견갑골과 상완관절와관절의 운동조절 운동과 근력강화 운동으로 구성된 6단계의 12주 프로그램인 Watson 프로그램을 제공하였다. 초기 단계에서는 견관절에 가해지는 저항을 최소화하고, 견관절 거상의 첫 번째 각도 내에서 운동을 수행하였다. 저항의 정도와 견관절 거상 각도는 프로그램이 진행됨에 따라 증가시킨 반면, 마지막 단계에는 스포츠-특화된 기능적 운동을 포함시켰다. 다른 군은 회전근개와 삼각근의 근력강화 운동으로 구성된 2단계의 12주 프로그램인 Rockwood 근력강화 운동 프로그램을 제공 받았는데, 이 운동프로그램은 주로 팔굽혀펴기 운동을 포함하여 어깨 거상에 낮은 각도에서 수행하였다.

6주의 추적 관찰 시에 모든 평가 결과들은 군 간에 유의한 차이가 없었다. 12주 추적 관찰 시에 VAS 통증 수준은 군 간에 유의한 차이는 나타나지 않았지만(MD −1/10으로 운동조절군이 더 우수함, 95% CI −2.3~0.3), 기능장애 수준은 운동조절군에서 서부 온타리오 견관절 지수(Western Ontario Shoulder Index; WOSI) 점수는 유의한 차이(MD 11.1%; 95%CI 1.9~20.2)를 보였고, 멜버른 불안정성 견관절 점수(Melbourne Instability Shoulder Score; MISS)(MD 8.8%, 95%CI −0.5~18.2)는 차이가 없었다. 24주의 추적 관찰 시에 VAS 통증 수준(MD −2/10, 95%CI −2.3~−0.7)과 WOSI 점수(MD 12.6%, 95% CI 3.4~21.9) 그리고 MISS 수준은 유의하게 감소(MD 15.4%; 95% CI 5.9 ~ 24.8)유의하게 감소하였고, 운동조절군에서 더 의미 있게 관찰되었다. 이 연구에서 24주에 통증 수준과 12주와 24주에 WOSI점수의 군 간에 차이는 임상적으로 의미가 있는 것으로 판단할 수 있다.[59,76]

Eshoj 등은 질적 수준이 중간 정도인 아급성 외상성 견관절 전방 불안정성을 가진 56명의 대상자(평균 연령, 26세)가 참여한 RCT 연구를 하였다.[21] 운동조절군은 물리치료사가 감독하는 7단계의 12주 일일 운동 프로그램을 제공받았다. 이 프로그램은 견갑골과 상완관절와관절의 근육들을 표적으로 하는 7가지의 운동조절 운동과 근력강화 운동 그리고 고유수용감각 운동으로 구성되어 있다. 초기에는 견갑골 운동과 상완관절와관절 운동을 저항없이 견관절 거상의 시작 각도에서 시행하였다. 운동 단계(progressions)에는 저항에 대항하는 운동과 팔을 들어올린 상태에서, 그리고 한 다리 서기 자세와 같은 하지 관련 운동이 포함되었다. 근력강화 군도 12주 간의 운동 프로그램이 제공되었지만, 운동은 주 3회만 실시하였다. 이 프로그램에는 견관절 외전 외전 운동과 내/외회전근 저항 운동이 포함된, 탄성 밴드를 이용한 견갑골과 상완관절와관절 근육의 근력강화 운동과 견갑골과 코어 근육의 공동활성화를 위한 한 가지 운동으로 구성되었다. 이 프로그램은 참가자가 물리치료사로부터 전화를 이용한 추후 감독만 제공 받았기 때문에 직접적인 감독은 없었다.

12주 후에, 운동조절군의 대상자들이 근력강화 운동군의 참가자들과 비교했을 때 지난 주 평균 VAS 통증 수준이 유의하게 감소되었음을 보고하였지만(MD −1.1; 95%CI −2.1~−0.9), 현재의 통증(current pain) 수준은 그렇지 않았고, 지난 24시간 동안의 평균 통증 수준도 그렇지 못하였다. 운동조절군의 대상자는 또한 근력강화 운동군과 비교할 때, WOSI를 이용한 기능장애 수준이 유의하게 감소하였다고 보고하였고(MD −10.9%; 95%CI −20.5~−1.2), 더 적은 수의 환자들이 불안(apprehension) 검사 시 양성 반응(MD −35.7%; 95%CI −62.2 ~ −9.6)을 보였다. 통증 수준과 WOSI 점수에 대한 두 군 간에 차이는 임상적으로 중요한 의미가 있는 것으로 생각될 수 있다.[59] 그러나 이 연구에서는 재발성 탈구나 처음 경험하는 아탈구와 같은 다른 평가 결과에 대해서는 알아보지 않았다. 저자들은 운동조절 운동 프로그램을 매일 감독하면서 실시하였고, 근력강화 운동 프로그램은 주 3회 이상 실시하였기 때문에 다소 편향이 있을 수 있다고 보고하였다.

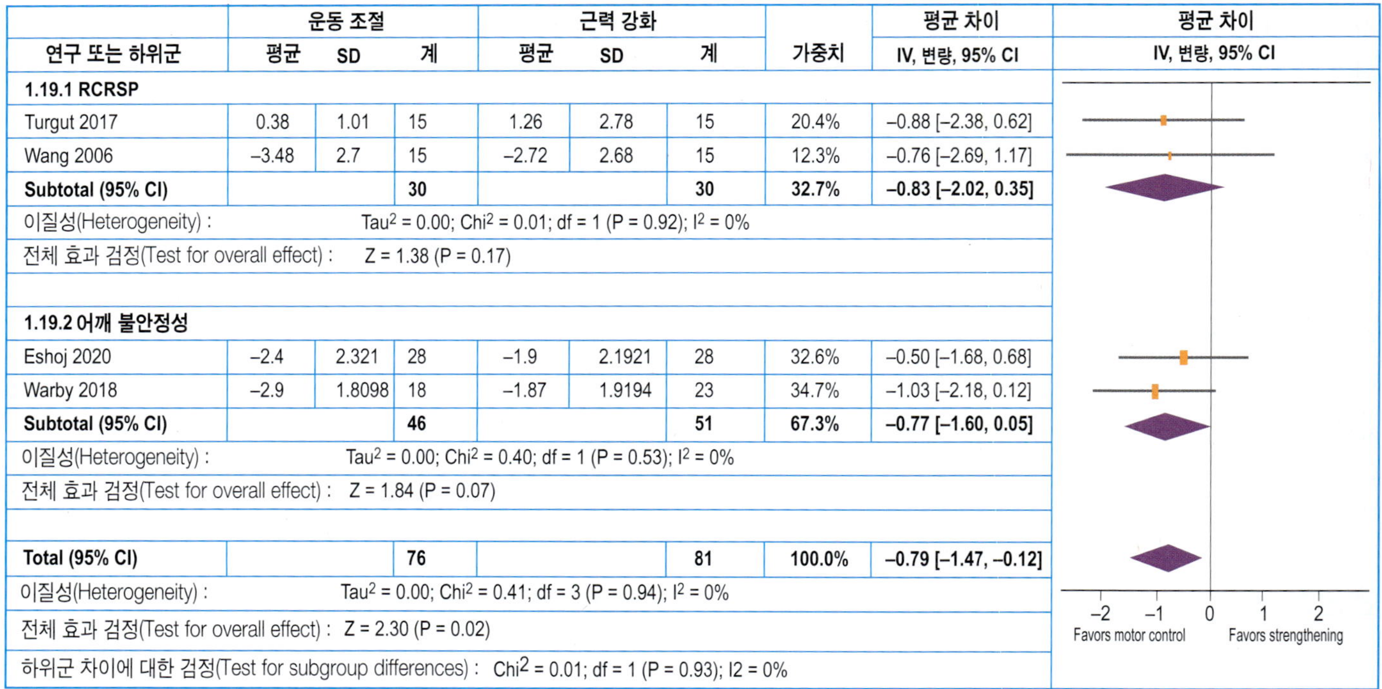

연구 또는 하위군	운동 조절 평균	운동 조절 SD	운동 조절 계	근력 강화 평균	근력 강화 SD	근력 강화 계	가중치	평균 차이 IV, 변량, 95% CI
1.19.1 RCRSP								
Turgut 2017	0.38	1.01	15	1.26	2.78	15	20.4%	−0.88 [−2.38, 0.62]
Wang 2006	−3.48	2.7	15	−2.72	2.68	15	12.3%	−0.76 [−2.69, 1.17]
Subtotal (95% CI)			**30**			**30**	**32.7%**	**−0.83 [−2.02, 0.35]**
이질성(Heterogeneity) : $Tau^2 = 0.00; Chi^2 = 0.01; df = 1 (P = 0.92); I^2 = 0\%$								
전체 효과 검정(Test for overall effect) : Z = 1.38 (P = 0.17)								
1.19.2 어깨 불안정성								
Eshoj 2020	−2.4	2.321	28	−1.9	2.1921	28	32.6%	−0.50 [−1.68, 0.68]
Warby 2018	−2.9	1.8098	18	−1.87	1.9194	23	34.7%	−1.03 [−2.18, 0.12]
Subtotal (95% CI)			**46**			**51**	**67.3%**	**−0.77 [−1.60, 0.05]**
이질성(Heterogeneity) : $Tau^2 = 0.00; Chi^2 = 0.40; df = 1 (P = 0.53); I^2 = 0\%$								
전체 효과 검정(Test for overall effect) : Z = 1.84 (P = 0.07)								
Total (95% CI)			**76**			**81**	**100.0%**	**−0.79 [−1.47, −0.12]**
이질성(Heterogeneity) : $Tau^2 = 0.00; Chi^2 = 0.41; df = 3 (P = 0.94); I^2 = 0\%$								
전체 효과 검정(Test for overall effect) : Z = 2.30 (P = 0.02)								
하위군 차이에 대한 검정(Test for subgroup differences) : $Chi^2 = 0.01; df = 1 (P = 0.93); I2 = 0\%$								

그림 35.1
RCRSP와 어깨 불안정성을 가진 성인의 통증(VAS 0–10 척도) 변화에 대한 근력강화 운동과 운동조절 운동의 효과 비교.
CI, 신뢰구간; IV, 역분산법(inverse variance method); RCRSP, 회전근개 관련 어깨 통증; SD, 표준편차.

문헌의 전체 결과와 사용된 자료를 통합한 메타 분석(Overall results from the literature and pooling of presented data into meta-analysis)

위의 언급한 RCT 연구의 결과를 Cochrane 방법론을 사용한 메타 분석을 통해 통합했을 때,[30] 운동조절 운동은 근력강화 운동과 비교할 때 단기적으로 더 큰 통증 수준의 감소(VAS 통증, MD −0.79/10점, 95%CI −1.47~−0.12, n=157, p=0.02)를 가져오는 것으로 보였다. 그러나 두 운동 접근법 간에 차이는 아주 작으며 임상적으로도 중요하지 않을 수 있다. 그러나 운동조절 운동은 근력강화 운동과 비교해 단기적으로 기능장애 수준을 더 많이 감소시켰다(무작위 배정하고 6-13주후, 표준화된 평균 차이[SMD] −0.42; 95%CI −0.69~−0.15; n=217; p=0.003). 그리고 두 운동 접근법 간에 이러한 차이는 중등도 수준이며 임상적으로 중요한 의미가 있을 수 있다(그림 35.1과 35.2).[4c] 불안정성이 있는 사람과 RCRSP를 가진 사람 모두에서 이와 유사한 치료 효과가 관찰되었다.

이러한 메타 분석은 대상자의 표본수가 적은 소수의 RCT연구만을 기반으로 하기 때문에, 해석할 때 주의를 기울여야 한다. 근력강화 운동이 때때로 운동조절 운동프로그램 안에 포함되어 있음을 명시하는 것도 매우 중요하다. 따라서 운동조절 운동과 근력강화 운동의 원리를 모두 포함하는 프로그램이 RCRSP 또는 견관절 불안정성을 가진 사람들에게 최적의 해결방법이 될 수 있는지는 의문이다. 이에 대한 질문의 답은 남아 있지만, 현재 최선의 선택은 재활 프로그램에 이 두 가지 유형의 운동을 모두 포함하는 것일 수 있다(36장 참조). 운동 세션의 빈도, 진행 단계(progression) 그리고 운동조절 운동 프로그램에 특정-스포츠(sport-specific) 운동의 포함과 같은 다른 변수들도 관찰되는 결과에 영향을 미치는 요인이 될 수

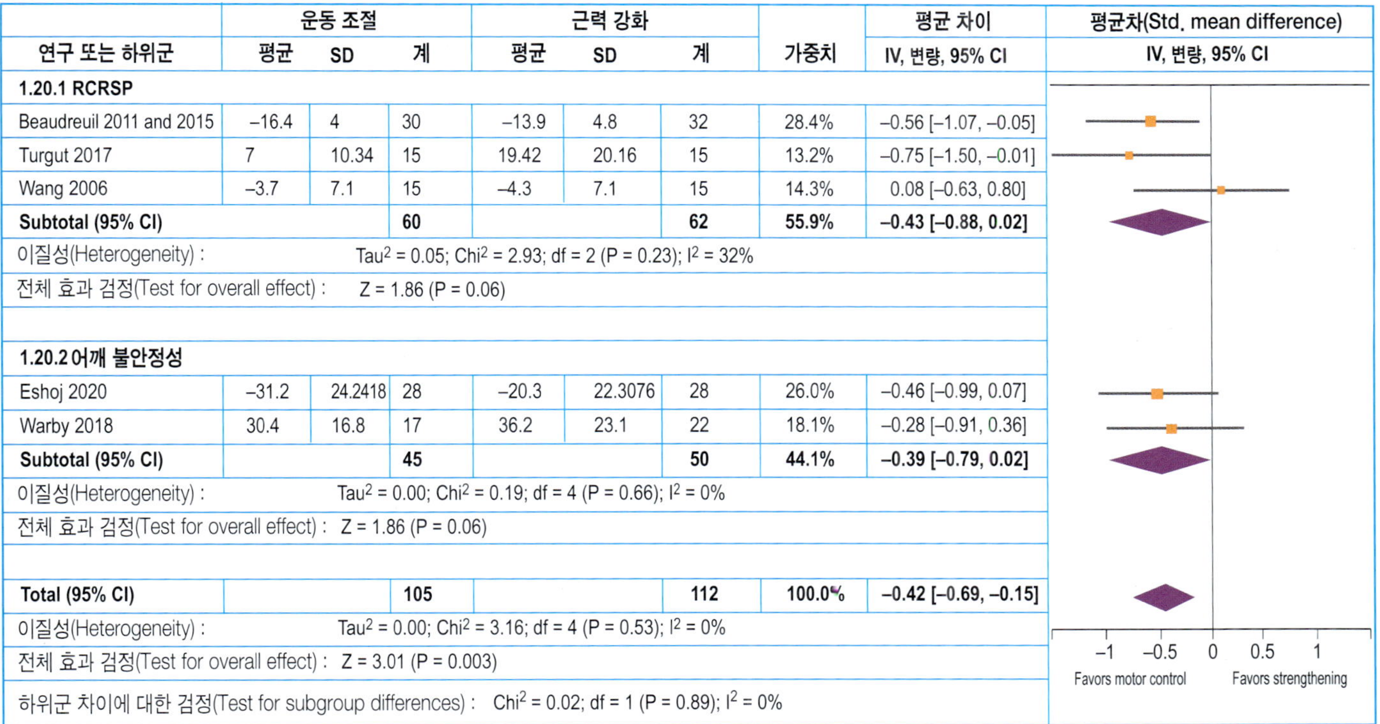

연구 또는 하위군	운동 조절 평균	SD	계	근력 강화 평균	SD	계	가중치	평균 차이 IV, 변량, 95% CI
1.20.1 RCRSP								
Beaudreuil 2011 and 2015	−16.4	4	30	−13.9	4.8	32	28.4%	−0.56 [−1.07, −0.05]
Turgut 2017	7	10.34	15	19.42	20.16	15	13.2%	−0.75 [−1.50, −0.01]
Wang 2006	−3.7	7.1	15	−4.3	7.1	15	14.3%	0.08 [−0.63, 0.80]
Subtotal (95% CI)			**60**			**62**	**55.9%**	**−0.43 [−0.88, 0.02]**
이질성(Heterogeneity) : Tau² = 0.05; Chi² = 2.93; df = 2 (P = 0.23); I² = 32%								
전체 효과 검정(Test for overall effect) : Z = 1.86 (P = 0.06)								
1.20.2 어깨 불안정성								
Eshoj 2020	−31.2	24.2418	28	−20.3	22.3076	28	26.0%	−0.46 [−0.99, 0.07]
Warby 2018	30.4	16.8	17	36.2	23.1	22	18.1%	−0.28 [−0.91, 0.36]
Subtotal (95% CI)			**45**			**50**	**44.1%**	**−0.39 [−0.79, 0.02]**
이질성(Heterogeneity) : Tau² = 0.00; Chi² = 0.19; df = 4 (P = 0.66); I² = 0%								
전체 효과 검정(Test for overall effect) : Z = 1.86 (P = 0.06)								
Total (95% CI)			**105**			**112**	**100.0%**	**−0.42 [−0.69, −0.15]**
이질성(Heterogeneity) : Tau² = 0.00; Chi² = 3.16; df = 4 (P = 0.53); I² = 0%								
전체 효과 검정(Test for overall effect) : Z = 3.01 (P = 0.003)								
하위군 차이에 대한 검정(Test for subgroup differences) : Chi² = 0.02; df = 1 (P = 0.89); I² = 0%								

그림 35.2
RCRSP와 어깨 불안정성을 가진 성인의 자가-보고 기능장애 변화에 대한 근력강화 운동과 운동조절 운동의 효과 비교.
CI, 신뢰구간; IV, 역분산법; RCRSP, 회전근개 관련 어깨 통증; SD, 표준편차.

있다. 환자를 기능적으로 평가할 때 임상적 양상과 특정한 소견들은, 환자의 선호도(patient's preferences)와 다양한 접근 방식에 대한 순응도(compliance)와 같은 특성들도 관찰되는 결과에 영향을 미칠 수 있다. 여기에 포함된 연구들에서 이러한 요인들이 항상 고려되어지는 않았다.

견관절과 관련된 근골격계 통증이 있는 사람들을 위한 최선의 운동 접근법에 대한 의문점들이 여전히 풀리지 않고 있다는 것은 놀라운 일뿐만 아니라 우려가 되기도 한다. 사용 가능한 몇 개의 연구들은 그것들의 설계와 특성이 서로 이질적이다. 궁극적으로 이 두 가지 운동 형태의 상대적 이점을 완전히 이해하기 위해서는 더 많은 연구가 필요하다. 잠재적인 혼란 요인들을 적절히 조절한 잘 설계된 연구는 견관절 증상을 가진 사람들의 관리에서 운동조절, 근력강화, 연합 그리고 지켜보기 접근법(watch and wait approaches)의 상대적 장점을 이해하는 데 필요하다.

결론(Conclusions)

현재까지의 근거는 단기적인 운동조절 운동은 통증 수준을 크게 감소시키지만 이러한 감소가 임상적으로는 의미 있는 수준이 아니었고, 기능장애 수준은 크게 감소시켰는데 근력강화 운동과 비교할 때 이것은 임상적으로 중요할 수 있다고 할 수 있다. 따라서 이러한 효과의 크기는 일부 평가결과에서 임상적으로 중요할 수 있다. 이것은 운동조절 운동을 포함한 운동 접근법이 RCRSP 또는 견관절 불안정성(외상성 또는 다방향성)으로 고통받는 환자를 위해 근력강화 운동보다 더 우선시 될 수 있음을 시사한다. 그러나 대부분의 운동조절 운동 프로그램은 저부하 근력강화 운동의 일부 형태로 포함되고 있으며, 특히 기능적 도전을 위해 움직임을 단계적으로 진행시킬 때 이 두 운동 접근법을 명확하게 구분하기는 어렵다. 요약하자면, 운동조절을 포함하는 운동 프로그램은 견관절 통증이 있는 사람들을 위한 운동조절을 포함하지 않는 운동 접근법과 비교할 때 불확실한 임상적 관련성을 가진 작은 유익한 효과를 제공한다고 할 수 있다.

참고문헌(References)

1. Arnoczky SP, Lavagnino M, Egerbacher M. The mechanobiological aetiopathogenesis of tendinopathy: is it the over-stimulation or the under-stimulation of tendon cells? Int J Exp Pathol. 2007;88:217-226.
2. Beard DJ, Rees JL, Cook JA, et al. Arthroscopic subacromial decompression for subacromial shoulder pain (CSAW): a multicentre, pragmatic, parallel group, placebo-controlled, three-group, randomised surgical trial. The Lancet. 2018 Jan 27;391(10118):329-38.
3. Beaudreuil J, Lasbleiz S, Aout M, et al. Effect of dynamic humeral centring (DHC) treatment on painful active elevation of the arm in subacromial impingement syndrome. Secondary analysis of data from an RCT. British Journal of Sports Medicine. 2015;49:343-346.
4. Beaudreuil J, Lasbleiz S, Richette P, et al. Assessment of dynamic humeral centering in shoulder pain with impingement syndrome: a randomised clinical trial. Annals of the Rheumatic Diseases. 2011;70:1613-1618.
5. Bernhardsson S, Klintberg IH, Wendt GK. Evaluation of an exercise concept focusing on eccentric strength training of the rotator cuff for patients with subacromial impingement syndrome. Clin Rehabil. 2011;25:69-78.
6. Blanpied PR, Gross AR, Elliott JM, et al. Neck pain: revision 2017. Clinical practice guidelines linked to the international classification of functioning, disability and health from the orthopaedic section of the American Physical Therapy Association. Journal of Orthopaedic & Sports Physical Therapy. 2017;47:A1-A83.
7. Boettcher CE, Cathers I, Ginn KA. The role of shoulder muscles is task specific. Journal of Science and Medicine in Sport. 2010;13:651-656.
8. Boudreau SA, Farina D, Falla D. The role of motor learning and neuroplasticity in designing rehabilitation approaches for musculoskeletal pain disorders. Man Ther. 2010;15:410-414.
9. Brumitt J, Cuddeford T. Current concepts of muscle and tendon adaptation to strength and conditioning. International Journal of Sports Physical Therapy. 2015;10:748-759.
10. Bury J, West M, Chamorro-Moriana G, Littlewood C. Effectiveness of scapula-focused approaches in patients with rotator cuff related shoulder pain: a systematic review and meta-analysis. Man Ther. 2016;25:35-42.
11. Camargo PR, Alburquerque-Sendín F, Salvini TF. Eccentric training as a new approach for rotator cuff tendinopathy: review and perspectives. World Journal of Orthopedics. 2014;5:634-644.
12. Chou R, Qaseem A, Snow V, et al. Diagnosis and treatment of low back pain: a joint clinical practice guideline from the American College of Physicians and the American Pain Society. Annals of Internal Medicine. 2007;147:478-491.

13. Clausen MB, Witten A, Holm K, et al. Glenohumeral and scapulothoracic strength impairments exists in patients with subacromial impingement, but these are not reflected in the shoulder pain and disability index. BMC Musculoskeletal Disorders. 2017;18:302.

14. De Mey K, Danneels L, Cagnie B, Cools A. Scapular muscle rehabilitation exercises in overhead athletes with impingement symptoms: effect of a 6-week training program on muscle recruitment and functional outcome. The American Journal of Sports Medicine. 2012;40:1906-1915.

15. Dean BJF, Gwilym SE, Carr AJ. Why does my shoulder hurt? A review of the neuroanatomical and biochemical basis of shoulder pain. British Journal of Sports Medicine. 2013;47:1095-1104.

16. Desmeules F, Boudreault J, Dionne CE, et al. Efficacy of exercise therapy in workers with rotator cuff tendinopathy: a systematic review. Journal of Occupational Health. 2016;58:389-403.

17. Doiron-Cadrin P, Lafrance S, Saulnier M, et al. Shoulder rotator cuff disorders: a systematic review of clinical practice guidelines and semantic analyses of recommendations. Arch Phys Med Rehabil. 2020;101:1233-1242.

18. Dupuis F, Barrett E, Dubé M-O, McCreesh KM, Lewis JS, Roy J-S. Cryotherapy or gradual reloading exercises in acute presentations of rotator cuff tendinopathy: a randomised controlled trial. BMJ Open Sport & Exercise Medicine. 2018;4:e000477.

19. Ellingson LD, Stegner AJ, Schwabacher IJ, Koltyn KF, Cook DB. Exercise strengthens central nervous system modulation of pain in fibromyalgia. Brain Sci. 2016;6:8.

20. Escamilla RF, Hooks TR, Wilk KE. Optimal management of shoulder impingement syndrome. Open Access Journal of Sports Medicine. 2014;5:13-24.

21. Eshoj HR, Rasmussen S, Frich LH, et al. Neuromuscular exercises improve shoulder function more than standard care exercises in patients with a traumatic anterior shoulder dislocation: a randomized controlled trial. Orthop J Sports Med. 2020;8:2325967119896102.

22. Folland JP, Williams AG. The adaptations to strength training: morphological and neurological contributions to increased strength. Sports Medicine. 2007;37:145-168.

23. Friston K. What is optimal about motor control? Neuron. 2011;72:488-498.

24. Glover IS, Baker SN. Cortical, corticospinal, and reticulospinal contributions to strength training. Journal of Neuroscience. 2020;40:5820-5832.

25. Green S, Buchbinder R, Hetrick S. Physiotherapy interventions for shoulder pain. Cochrane Database Syst Rev. 2003;2:CD004258.

26. Gutiérrez-Espinoza, H., Araya-Quintanilla, F., Cereceda-Muriel, C., et al. Effect of supervised physiotherapy versus home exercise program in patients with subacromial impingement syndrome: a systematic review and meta-analysis. Physical Therapy in Sport. 2020;41:34-42.

27. Haahr JP, Andersen JH. Exercises may be as efficient as subacromial decompression in patients with subacromial stage II impingement: 4-8-years' follow-up in a prospective, randomized study. Scand J Rheumatol. 2006;35:224-228.

28. Haahr JP, Ostergaard S, Dalsgaard J, et al. Exercises versus arthroscopic decompression in patients with subacromial impingement: a randomised, controlled study in 90 cases with a one year follow up. Ann Rheum Dis. 2005;64:760-764.

29. Hanratty CE, McVeigh JG, Kerr DP, et al. The effectiveness of physiotherapy exercises in subacromial impingement syndrome: a systematic review and meta-analysis. Seminars in Arthritis and Rheumatism. 2012;42:297-316.

30. Higgins JPT, Green S. Cochrane Handbook for Systematic Reviews of Interventions Version 5.1.0. The Cochrane Collaboration; 2011.

31. Hodges PW. Pain and motor control: from the laboratory to rehabilitation. J Electromyogr Kinesiol. 2011;21:220-228.

32. Hodges PW, Tucker K. Moving differently in pain: a new theory to explain the adaptation to pain. Pain. 2011;152:S90-98.

33. Holmgren T, Björnsson Hallgren H, Öberg B, Adolfsson L, Johansson K. Effect of specific exercise strategy on need for surgery in patients with subacromial impingement syndrome: randomised controlled study. BMJ. 2014;48:1456-7.

34. Hopman K, Krahe L, Lukersmith S, McColl A, Vine K. Clinical practice guidelines for the management of rotator cuff syndrome in the workplace. 2013. Available at: https://rcs.med.unsw.edu.au/sites/default/files/rcs/page/RotatorCuffSyndromeGuidelines.pdf

35. Hutting N, Richardson J, Johnston V. The role of self-management in the treatment of musculoskeletal disorders. Manual Therapy. 2016;25:e15-e17.

36. Ingwersen KG, Jensen SL, Sørensen L, et al. Three months of progressive high-load versus traditional low-load strength training among patients with rotator cuff tendinopathy: primary results from the double-blind randomized controlled RoCTEx Trial. Orthopaedic Journal of Sports Medicine. 2017;5:2325967117723292.

37. Jette AM, Delitto A. Physical therapy treatment choices for musculoskeletal impairments. Physical Therapy. 1997;77:145-154.

38. Jonsson P, Wahlström P, Ohberg L, Alfredson H. Eccentric training in chronic painful impingement syndrome of the shoulder: results of a pilot study. Knee Surg Sports Traumatol Arthrosc. 2006;14:76-81.

39. Ketola S, Lehtinen J, Arnala I, et al. Does arthroscopic acromioplasty provide any additional value in the treatment of shoulder impingement syndrome? A two-year randomised controlled trial. J Bone Joint Surg Br. 2009;91:1326-1334.

40. Ketola S, Lehtinen J, Rousi T, et al. No evidence of long-term benefits of arthroscopic acromioplasty in the treatment of shoulder impingement syndrome: five-year results of a randomised controlled trial. Bone & Joint Research. 2013;2:132-139.

41. Kleim JA, Jones TA. Principles of experience-dependent neural plasticity: implications for rehabilitation after brain damage. J Speech Lang Hear Res 2008;51:S225-S239.

42. Kraemer WJ, Adams K, Cafarelli E, et al. American College of Sports Medicine position stand. Progression models in resistance training for healthy adults. Medicine and Science in Sports and Exercise. 2002;34:364-380.

43. Kromer TO, Sieben JM, de Bie RA, Bastiaenen CHG. Influence of fear-avoidance beliefs on disability in patients with subacromial shoulder pain in primary care: a secondary analysis. Physical Therapy. 2014;94:1775-1784.

44. Lafrance, S., Ouellet, P., Alaoui, R., et al. Motor control exercises compared to strengthening exercises for upper and lower extremity musculoskeletal disorders: a systematic review with meta-analyses of randomized controlled trials. Physical Therapy. 2021.

45. Latash ML. Fundamentals of Motor Control. London, UK: Elsevier/Academic Press; 2012.

46. Leadbetter WB. Cell-matrix response in tendon injury. Clin Sports Med. 1992;11:533-578.

47. Lewis J, McCreesh K, Roy JS, Ginn K. Rotator cuff tendinopathy: navigating the diagnosis-management conundrum. J Orthop Sports Phys Ther. 2015;1-43.

48. Littlewood C, Ashton J, Chance-Larsen K, May S, Sturrock B. Exercise for rotator cuff tendinopathy: a systematic review. Physiotherapy. 2012;98:101-109.

49. Littlewood C, Malliaras P, Chance-Larsen K. Therapeutic exercise for rotator cuff tendinopathy: a systematic review of contextual factors and prescription parameters. International Journal of Rehabilitation Research. 2015;38:95-106.

50. Lombardi I, Magri AG, Fleury AM, Da Silva AC, Natour J. Progressive resistance training in patients with shoulder impingement syndrome: a randomized controlled trial. Arthritis and Rheumatism. 2008;59:615-622.

51. Lorenz D, Morrison S. Current concepts in periodization of strength and conditioning for the sports physical therapist. International Journal of Sports Physical Therapy. 2015;10:734-747.

52. Low M. A time to reflect to reflect on motor control in musculoskeletal physical therapy. J Orthop Sports Phys Ther. 2018;48:833-836.

53. Maenhout AG, Mahieu NN, De Muynck M, De Wilde LF, Cools AM. Does adding heavy load eccentric training to rehabilitation of patients with unilateral subacromial impingement result in better outcome? A randomized, clinical trial. Knee Surgery, Sports Traumatology, Arthroscopy. 2013;21:1158-1167.

54. McAlindon TE, Bannuru RR, Sullivan M, et al. OARSI guidelines for the non-surgical management of knee osteoarthritis. Osteoarthritis and Cartilage. 2014;22:363-388.

55. Michener LA, Walsworth MK, Burnet EN. Effectiveness of rehabilitation for patients with subacromial impingement syndrome: a systematic review. Journal of Hand Therapy. 2004;17:152-164.

56. Overbeek CL, Kolk A, de Groot JH, et al. Altered cocontraction patterns of humeral head depressors in patients with subacromial pain syndrome: a cross-sectional electromyography analysis. Clinical Orthopaedics and Related Research. 2019;477:1862-1868.

57. Paavola M, Kanto K, Ranstam J, et al. Subacromial decompression versus diagnostic arthroscopy for shoulder impingement: a 5-year follow-up of a randomised, placebo surgery controlled clinical trial. British Journal of Sports Medicine. 2021;55(2):99-107.

58. Panjabi MM. The stabilizing system of the spine. Part I. Function, dysfunction, adaptation, and enhancement. J Spinal Disord. 1992;5:383-389.

59. Park I, Lee JH, Hyun HS, Lee TK, Shin SJ. Minimal clinically important differences in Rowe and Western Ontario Shoulder Instability Index scores after arthroscopic repair of anterior shoulder instability. J Shoulder Elbow Surg. 2018;27:579-584.

60. Petersen W, Taheri P, Forkel P, Zantop T. Return to play following ACL reconstruction: a systematic review about strength deficits. Archives of Orthopaedic and Trauma Surgery. 2014;134:1417-1428.

61. Reijneveld EA, Noten S, Michener LA, Cools A, Struyf F. Clinical outcomes of a scapular-focused treatment in patients with subacromial pain syndrome: a systematic review. British Journal of Sports Medicine. 2017;51:436-441.

62. Rhea MR, Hunter RL, Hunter TJ. Competition modeling of American football: observational data and implications for high school, collegiate, and professional player conditioning. Journal of Strength and Conditioning Research. 2006;20:58-61.

63. Rosenbaum DA. Human Motor Control, 2nd edition. London, UK: Elsevier/Academic Press; 2010.

64. Roy J-S, Moffet H, Hébert LJ, Lirette R. Effect of motor control and strengthening exercises on shoulder function in persons with impingement syndrome: a single-subject study design. Man Ther. 2009;14:180-188.

65. Roy JS, Bouyer LJ, Langevin P, Mercier C. Beyond the joint: the role of central nervous system reorganizations in chronic musculoskeletal disorders. J Orthop Sports Phys Ther. 2017;47:817-821.

66. Roy JS, Desmeules F, Frémont P, Dionne C, MacDermid JC. Clinical Evaluation, Treatment and Return to Work of Workers Suffering from Rotator Cuff Disorders: A Knowledge Review. Report R-949. Institut de Recherche Robert-Sauvé en Santé et en Sécurité du Travail. Montréal: 2017.

67. Roy JS, Desmeules F, Frémont P, Dionne C, MacDermid JC. L'évaluation clinique, les traitements et le retour en emploi de travailleurs souffrant d'atteintes de la coiffe des rotateurs - Bilan des connaissances. Études et recherches / Rapport R-885. Institut de Recherche Robert-Sauvé en Santé et en Sécurité du Travail. Montréal; 2015.

68. Sahrmann S. Diagnosis and treatment of movement impairment disorders. St Louis: Mosby; 2002.

69. Savoie A, Mercier C, Desmeules F, Fremont P, Roy JS. Effects of a movement training oriented rehabilitation program on symptoms, functional limitations and acromiohumeral distance in individuals with subacromial pain syndrome. Man Ther. 2015;20:703-708.

70. Schmidt R, Lee T. Motor Control and Learning: A Behavioral Emphasis, 4th edition. Human Kinetics; 2005.

71. Schoenfeld BJ, Contreras B, Krieger J, et al. Resistance training volume enhances muscle hypertrophy but not strength in trained men. Medicine and Science in Sports and Exercise. 2019;51:94-103.

72. Shire AR, Stæhr TAB, Overby JB, Dahl MB, Jacobsen JS, Christiansen DH. Specific or general exercise strategy for subacromial impingement syndrome–does it matter? A systematic literature review and meta analysis. BMC Musculoskelet Disord. 2017;18:158.

73. Shumway-Cook A, Woollacott MH. Motor Control: Translating Research into Clinical Practice, 3rd edition. Lippincott Williams & Wilkins; 2006.

74. Smith BE, Hendrick P, Bateman M, et al. Musculoskeletal pain and exercise—challenging existing paradigms and introducing new. British Journal of Sports Medicine. 2019;53:907-912.

75. Smith BE, Hendrick P, Smith TO, et al. Should exercises be painful in the management of chronic musculoskeletal pain? A systematic review and meta-analysis. British Journal of Sports Medicine. 2017;51:1679-1687.

76. Tashjian RZ, Deloach J, Porucznik CA, Powell AP. Minimal clinically important differences (MCID) and patient acceptable symptomatic state (PASS) for visual analog scales (VAS) measuring pain in patients treated for rotator cuff disease. J Shoulder Elbow Surg. 2009;18:927-932.

77. Timmons MK, Thigpen CA, Seitz AL, et al. Scapular kinematics and subacromial-impingement syndrome: a meta-analysis. Journal of Sport Rehabilitation. 2012;21:354-370.

78. Turgut E, Duzgun I, Baltaci G. Effects of scapular stabilization exercise training on scapular kinematics, disability, and pain in subacromial impingement: a randomized controlled trial. Arch Phys Med Rehabil. 2017;98:1915-1923.

79. Vaegter HB, Madsen AB, Handberg G, Graven-Nielsen T. Kinesiophobia is associated with pain intensity but not pain sensitivity before and after exercise: an explorative analysis. Physiotherapy. 2018;104:187-193.

80. Wang SS, Trudelle-Jackson EJ. Comparison of customized versus standard exercises in rehabilitation of shoulder disorders. Clinical Rehabilitation. 2006;20:675-685.

81. Warby SA, Ford JJ, Hahne AJ, et al. Comparison of 2 exercise rehabilitation programs for multidirectional instability of the glenohumeral joint: a randomized controlled trial. The American Journal of Sports Medicine. 2018;46:87-97.

82. Watson L, Warby S, Balster S, Lenssen R, Pizzari T. The treatment of multidirectional instability of the shoulder with a rehabilitation program: Part 1. Shoulder Elbow. 2016;8:271-278.

83. Watson L, Warby S, Balster S, Lenssen R, Pizzari T. The treatment of multidirectional instability of the shoulder with a rehabilitation programme: Part 2. Shoulder Elbow. 2017;9:46-53.

84. Worsley P, Warner M, Mottram S, et al. Motor control retraining exercises for shoulder impingement: effects on function, muscle activation, and biomechanics in young adults. Journal of Shoulder and Elbow Surgery. 2013;22:e11-9.

셰이프-업-마이-숄더 재활프로그램 (Shape-Up-My-Shoulder (#SUMS) rehabilitation program)

36

Jeremy Lewis

개요(Introduction)

이 단원에서 설명하는 재활 프로그램은 이 책의 전반에 걸쳐 제시된 정보와 가설, 지침서 그리고 아이디어에 의해 뒷받침되고 있다.

움직임은 인간의 기능을 최대화하는 데 필수적인 요소이다: 움직이려는 이유와 능력, 중추 및 말초신경계의 지속적인 모니터링과 피드백, 필요한 과제를 완료하는데 충분한 에너지가 필요하며, 이는 다시 적절한 산소와 영양소 그리고 생화학 물질들의 운반에 필요하고, 폐기물의 제거 그리고 신진대사와 내분비성 항상성(endocrinal homeostasis)을 유지에 필요한 적절한 혈액 공급에 의한 영양 상태에 따라 좌우된다. 수면 상태는 이러한 과정을 유지하는 데 필수적이다. 흡연과 같은 생활 습관은 개인에 따라 의미가 있다고 판단되는 동작을 수행하는 능력에 부정적인 영향을 미칠 수 있다.

움직임은 분명히 근육의 수축과 관절의 움직임에만 의존하지는 않는다. 이것은 복잡하고 목적이 있고(purposeful) 최적의 기능을 하기 위함이며, 순환계와 림프계, 소화기계, 내분비기계, 외분비기계, 면역계, 근육계, 골격계, 신경계, 신장계 그리고 호흡기계의 조화로운 상호작용이 필요하다. 또한 사람이 움직이는 방식은 통증과 실제적이고 잠재적인 조직의 손상, 질병과 같은 움직임에 위협을 주는 모든 원인들에 의해 영향을 받는다. 따라서 손상된 운동의 회복은 처방된 운동의 세트와 반복 그리고 관절가동범위와 근력의 향상과 같은 일차원적 결과를 측정하는 것보다 훨씬 더 많은 것을 필요로 한다.

우리 사회의 구성원들은 움직일 수 있는 능력이 손상되거나 멈추게 되었을 때 도움을 구하려는 가능성이 가장 큰 것 같다. 움직임을 유지하고 개선 또는 회복시키기 위한 처방된 운동은 금기 사항이 없고 운동의 이점이 해로움보다 클 경우에만 고려되어야 하다.

어깨에 발생된 근골격계 질환의 관리와 관련하여, 어떤 단계에서나 해당되는 보편적인 치료방법은 운동이다. 골절 상태가 안정화되고 유합이 발생한 후나 어깨 수술 후 움직여도 안전한 경우, 또는 오십견에 상태가 "통증보다 뻣뻣함이 더 큰" 단계와 같은 상태가 적합한 단계일 수 있다. 회전근개와 관련된 어깨 통증과 같은 일부 질환의 경우에,[61] 운동은 현재 선택되어지는 관리 옵션이며 대부분의 경우, 주사와 수술을 고려하기 전에 처방되어져야 한다. 이 책은 전반에 걸쳐 명확하게 제시된 내용은, 특발성(idiopathic), 의원성(iatrogenic), 외상성 또는 과사용과 관련된 어깨에 근골격계 질환의 경우, 수술이나 주사와 같은 의학적 처치 후에 그 어떤 운동 프로그램도 다른 운동 프로그램보다 우월하다는 것을 입증하지 못하였다는 것이다.

근력을 향상시키는 것(더 많은 힘을 생성할 수 있는 것)은 의심할 여지없이 중요한 건강 관리의 목표이다. 예를 들어, 30초 동안 앉아서 일어서기(sit-to-stands)를 하는 횟수는 노년기에 신체적 독립 수준을 예측할 수 있다.[91] 근력은 나이든 사람이 젊은 사람으로 인정받을 수 있는 가장 큰 "선물" 중 하나이며, 근력을 향상하려는 노력은 인생의 그 어느 단계에서나 시작할 수 있다. 그러나 어깨 통증과 관련된 기능장애 수준을 줄이기 위해 근력의 증가를 추구할 필요는 없다.[86] 근골격계 어깨 문제를 가진 환자에게 증상을 줄이는 데 초점을 맞추는 것이 근력을 얻는 것이다 라고 말해서는 안된다. 이는 이용 가능한 근거들이 이러한 주장을 뒷받침하지 못하기 때문이다.[21,86]

근력강화 운동은 어깨 재활 프로그램과 독립적인 건강 증진과 관리 계획 프로그램의 일부가 되어야 한다: 근력강화 운동은 건강 중재 프로그램에 한 가지 고려 사항이어야 하며, 단순히 다른 형태의 운동보다 더 중요하게 간주되어서는 안된다. 예를 들어, 지구력 훈련은 심박수 변이성(heart rate variability; HRV)을 증가시키기 위해 근력강화보다 더 중요할 수 있다.[83] HRV는 자율신경계와 연결되어 있으며, 이것은 각각의 연속적인 심장 박동(즉, R-R 간격) 간에 시간의 변화나 차이(milliseconds)이다. 높은 HRV는 다양한 비트 사이에서 리듬이 다양하게 발생하는 반면, 낮은 HRV는 비트 사이에서 시간이 좀 더 일정하게 발생한다. 높은 HRV는 좋은 건강 상태와 감소된 이환율(morbidity)과 사망률(mortality) 그리고 심리적 웰빙과 관련하여 중요하지만, HRV가 낮으면 건강의 악화와 스트레스, 느린 회복 그리고 건강 예후의 악화와 관련이 있다.[94,117]

요가와 태극권(42장과 43장 참조)과 같은 심신 운동(mind-body exercises)은 HRV를 높이고 스트레스를 줄이는 데 유용하게 사용될 수 있고,[117] 건강 증진을 위한 전략으로도 고려될 수 있다. 고강도 인터벌 트레이닝(high intensity interval training; HIIT)은 고려할 수 있는 또 다른 운동 방법이며, 좀 더 많은 연구가 필요하지만, 거의 최대-최대 강도(maximal - maximal intensity)에 가까운 단기간의 운동은 건강-관련 증상이 있거나 없는 사람들에게 더 유리한 결과를 보이는 것과 관련이 있다.[93] HIIT 프로그램과 관련하여 위험성에 대한 우려 사항이 있는 경우,[96] 특정한 건강 상태에서 감독하지 않은 HIIT 운동의 수행과 같이,[87] 보다 전통적인 중등도 강도의 운동은 매우 유사한 이점을 얻을 수 있다.[87,93]

근골격계 어깨 질환의 관리에 운동-기반 접근법에 대한 근거(Evidence for an exercise-based approach in the management of musculoskeletal shoulder conditions)

회전근개-관련 어깨 통증에 대한 비수술적 중재 (Nonsurgical interventions for rotator cuff-related shoulder pain)

가장 흔한 근골격 어깨 질환은 원래 견봉하 충돌/통증 증후군, 회전근개 건병증(tendinopathy)/건증(tendinosis)/건염(tendinitis), 견봉하 점액낭염 그리고 회전근개의 부분 및 전체 파열[61]과 같은 "진단"들을 대체하기 위해 제안된 포괄적인 용어인 회전근개-관련 어깨 통증(rotator cuff-related shoulder pain; RCRSP)으로 제시한다. 이것은 외상성 그리고 비외상성 RCRSP로 다시 분류될 수 있다(19장 참조). 수술적 중재와 비수술적 중재를 비교한 연구들이 발표되었다. 이러한 연구들에 대한 포괄적이지 않게 요약한 것이 표 36.1이다. 연구 결과는 재활 과정의 초기에는 도수치료와 같은 다른 중재를 적절하게 보완한 점진적 운동(graduated exercise)을 포함하는 비수술적 중재를[84] 최소 12주 이내에 비외상성 RCRSP 환자에 적용하는 것을 우선 순위로 반드시 두어야 한다.

셰이프-업-마이-숄더 재활 프로그램(Shape-Up-My-Shoulder (#SUMS) rehabilitation program)

이 단원에서 설명하는 재활 프로그램인 셰이프-업-마이-숄더(#SUMS) 프로그램은 어깨와 관련된 근골격계 질환의 재활에 사용되는 많은 프로그램 중 하나이다.[14,84,103] 내가 이것을 이용할 때는 이것이 적절할 때 그리고 금기 사항이 아닐 때(상태에 따라) 또는 운동의 이점이 나의 임상적 경험으로 볼 때 거의 모든 사람의 재활 과정에서 잠재적인 해로움(상태의 단계에 따라)보다 더 클 때 사용한다. 이것은 제안하는 것으로만 사용되거나, 귀하가 그것들의 전체나 그 일부를 진료 시에 통합하거나 또는 귀하와 귀하가 관리하는 사람들에게 잘 적용되는 자체적인 재활 프로그램을 보유할 수 있게 되고, 만약 이것에 관심이 있는 경우라면 이 단원의 학습을 선택할 수 있다.

끝의 비전으로 시작하라(Begin with a vision of the end)

상호 신뢰에 기반한 강력한 치료적 협력 방법을 개발하고 유지하는 것에 대한 중요성은 이 책의 내용 전체에 걸쳐 다루어지는 주제이다. 여러분이 얼마나 알고 있는지를 알기 전에는 아무도 여러분이 얼마나 알고 있는지 신경 쓰지 않을 것이다(No-one will care how much you know, until they know how much you care). 1장에서는 의사소통의 실패에 대해 강조하였고, 환자들은 자신의 말을 들어주지 않았다고 느끼며, 그들의 걱정과 희망에 대해 눈앞에 있는 임상가들은 그다지 중요하지 않은 것처럼 여긴다고 이야기한다. 일부 환자들은 임상가가 사용하는 언어나 같은 전공의 임상가 또는 다른 건강관리 전문가로부터 받은 일관성 없는 메시지로 인해 혼란스러워함을 표현하였다. 일부 건강관리 전문가들이 환자들이 이미 강해져 있음에도 더 강해져야 할 필요가 있다고 말하는 것에 대해 좌절감이 든다고 표현하였다. 11장에서는 사고(thoughts)의 통합과 아이디어 그리고 의사소통을 효과적으로 하는 방법에 대한 다양한 분야의 건강관리 전문가인 임상가와 환자들이 제안하는 것에 관한 것이다. David Grossman은 그의 책 "No Cape Needed"에서 "의사소통은 당신의 초능력이다(commu-

표 36.1 RCRSP에 대한 외과적 중재와 비수술적 중재를 비교한 연구의 예

저자/연도/국가	조건	연구 설계	평가 결과	주 소견
Haahr 등. (2005)[30] 덴마크	견봉하 충돌 증후군	2군 RCT (n=90) GI: SAD GII: 재활	1° OM: Constant 점수	1년 후에 두 군간에 임상적으로 의미있는 차이는 없었다.
Haahr와 Andersen (2006)[29] 덴마크	견봉하 충돌 증후군	2군 RCT (n=90) GI: SAD GII: 재활	1° OM: Constant 점수	4-8년 후에 두 군간에 임상적으로 의미있는 차이는 없었다.
Ketola 등. (2009)[45] 핀란드	견봉하 충돌 증후군	2군 RCT (n=140) GI: SAD GII: 재활	1° OM: 통증의 자가보고 VAS 점수 (0-10)	2년 후에 두 군간에 임상적으로 의미있는 차이는 없었다.
Ketola 등. (2013)[46] 핀란드	견봉하 충돌 증후군	2군 RCT (n=140) GI: SAD GII: 재활	1° OM: 통증의 자가보고 VAS 점수 (0-10)	평균 5년 후에 두 군간에 임상적으로 의미있는 차이는 없었다.
Ketola 등. (2017)[47] 핀란드	견봉하 충돌 증후군 / 회전근개 건병증	2군 RCT (n=140) GI: SAD GII: 재활	1° OM: 통증의 자가보고 VAS 점수 (0-10)	평균 12년 후에 두 군간에 임상적으로 의미있는 차이는 없었다.
Kukkonen 등. (2014)[52] 핀란드	비외상성 PTT (〈 75%) 극상근	3군 RCT (n=180) GI: 재활 GII: SAD & 재활 GIII: RCR, SAD, & 재활	1° OM: Constant 점수	1년 후에 두 군간에 임상적으로 의미있는 차이는 없었다. (비용: GI €2,417; GII €4,765; GIII €5,709)
Kukkonen 등. (2015)[53] 핀란드	비외상성 PTT (〈 75%) 극상근	3군 RCT (n=180) GI: 재활 GII: SAD & 재활 GIII: RCR, SAD, & 재활	1° OM: Constant 점수	2년 후에 두 군간에 임상적으로 의미있는 차이는 없었다.
Moosmayer 등. (2014)[79] 노르웨이	경도에서 중등도의 회전근개 파열 (≤ 3 cm)	2군 RCT (n=103) GI: 재활 GII: RCR	1° OM: Constant 점수	1년, 2년, 5년 후에 두 군간에 임상적으로 의미있는 차이는 없었다.
Moosmayer 등. (2019)[78] 노르웨이	경도에서 중등도의 회전근개 파열 (≤ 3 cm)	2군 RCT (n=103) GI: 재활 GII: RCR	1° OM: Constant 점수 (MCID = 10.4 점)[54]	10년 후에, 수술군에서 9.6점(95% CI 3.6-15.7) 의 유의한 변화가 있었다.
Schrøder 등. (2017)[99] 노르웨이	II형 SLAP	3군 RCT (n=118) GI: II형 SLAP 수술 GII: 상완이두근 건증 GIII: 위약 수술과 재활	1° OM: Rowe 점수 WOSI 점수 2° OM: OSIS, EuroQol	2년 후에, 위약 수술군과 II형 SLAP파열의 재활군과 비교해 관절순 재생술 또는 상완이두근 건증 치료군이 임상적으로 의미있는 차이는 없었다.

EuroQol, EQ 5D, EQ-VAS; G, 군; MCID, 최소 임상적 중요 차이; n, 연구에 참여한 대상자 수; OM, 평가 결과; OSS, Oxford 견관절 불안정성 점수; PTT, 부분 파열; RCR, 회전근개 재생술; RCT, 무작윈 대조군 실험; SAD, 견봉하 감압/견봉성형술; SLAP, 상부관절와순 전방-후방; VAS, 시각적상사척도; WOSI, Western Ontario 견관절 불안정성 지수.

nication is your superpower)"라고 강하게 설명하고 있다.[28]

이러한 초능력을 사용하여 환자에게 중요한 것이 무엇인지, 치료를 통해 얻고자 하는 것이 무엇인지, 재활이 끝날 때 환자들이 갖게 될 비전이 무엇인지 듣고, 확인하고, 이해함으로써 강력하고 지속적인 치료적 관계를 구축하라. 물론 이것이 현실적이어야 하지만 임상가로서 성공적인 재활이라는 환자의 비전을 달성하기 위해 재활 전략을 조절함으로써 효과적인 치료적 관계를 이룰 수 있게 하는 하나의 중요한 토대가 마련될 것이다. 임상 실무에서 #SUMS를 사용할 때 나의 목표(항상 그것을 달성하지는 못하지만)는 환자의 비전에 대한 기대치를 초과하는 것이다. 내 목표는 환자가 "나는 이것을 할 수 있다는 것이 믿기지 않는다", "나는 이것을 한 번도 해본 적이 없다"라고 말하게 하는 것이다. 나는 환자가 만약 가능하다면 그들의 문제가 시작되기 이전보다 더 큰 자신의 어깨에 대한 자신감을 갖게 되기를 바란다.

#SUMS의 구성 요소와 단계
(The components and stages of #SUMS)

#SUMS는 어깨와 관련된 근골격계 질환을 가지고 생활하면서 관리 방법을 찾는 사람들을 위한 복합적(multimodal)이고 전인적(holistic)인 재활 프로그램이다. Taylor[109]는 근골격계 통증을 가지고 생활하는 일부 사람들의 경우, 당뇨병이나 이식이 필요한 만성 간 질환 환자 그리고 말기 암을 앓고 있는 사람들과 비교해 삶의 질 수준의 감소와 관련이 있다고 보고하였다. 이것은 공감(empathy)과 확인(validation) 그리고 신뢰(trust)를 기반으로 하는 비판단적(nonjudgmental)이고 치료적인 관계를 구축하는 것의 중요성을 강조하고 있다(11장 참조).

교육(Education)

교육은 근골격계 어깨 문제의 관리에 필수적인 요소이며, 단일한 중재방법인 근력강화 프로그램과 동일한 결과를 얻었다.[21] Bloom은 인지 학습(cognitive learning)을 통한 지식의 습득에 6단계의 체계를 발표하였고,[8] 2001년의 개정판에는[5] 원래의 체계에 기억과 이해, 적용법, 분석법, 평가와 생성(creating)을 포함시켰다. 하위 범주들 간에는 중복되는 것이 있고, 해석에 차이가 있다. 아래에 그 개요를 제공한다.

*기억(Remembering)*은 가장 낮은 수준의 학습으로, 필요에 따라 사실을 다시 찾아보는(retrieving facts) 것이 포함된다(예: 근육의 기시점과 정지점에 대한 설명, 흡연은 건강에 해롭다는 설명). 이해(Understanding)는 이해력(comprehension)을 포함하고 설명하는 능력을 촉진한다(예: 신체 활동이 건강에 주는 이점에 대한 예를 제공하고, 다양한 치료법을 비교하며, 예상되는 결과와 시간 프레임, 개별적인 책임 그리고 잠재적 위해 사항을 비교할 수 있다). 적용법(Application)은 다양한 맥락에서 지식을 사용하는 능력을 수반한다(예: 익숙하지 않은 데이터에 대한 통계적 분석을 수행할 수 있으며, 다른 옵션을 학습한 후에 사용할 수 있는 최상의 치료적 옵션을 비교적 정교한 수준으로 판정/결정/결정할 수 있고, 더 광범위한 사회적, 직업적, 환경적 요인들에 대한 결정의 영향을 고려한다).

*분석(Analyzing)*하는 것에는 동일하거나 다르거나 또는 상호 경쟁적인 출처로부터 나온 지식에 대한 심층적 비교 또는 평가가 포함된다(예: 정보의 평가, 질문을 통한 명확화, 근거의 해체(deconstructing evidence), 최고 수준(state-of-the-art)으로 설명할 수 있는 능력). 평가(evaluating)는 지식의 품질과 타당성 그리고 신뢰성에 대한 상세하고 정교한 평가를 가능하게 한다. 여기에는 복잡하고 자주 나타나는 모호한 근거를 비판하고 종합하는 능력이 포함된다. 이것은 지식의 폭과 깊이, 편견 없는 요약을 기반으로 의견을 형성하고 그에 대한 견해를 제시하고 토론하는 능력뿐만 아니라 실험과 예측(prediction)을 가능하게 한다(예: 제시된 정보의 불일치와 부정확성의 감지, 정교한 데이터 분석을 기반으로 제시된 정보의 품질 검증, 결론에 도달하기 위해 사용된 데이터와 이미 제시된 결론(들)과 일치하는지 확인).

*창조(Creating)*에서 최고 수준은 개개인이 서로 다른 다섯 가지 수준을 획득하고 새로운 지식을 생산하고, 문제를 해결하고, 효과적으로 이끌고, 변화를 촉진하고 관리할 수 있을 때 달성된다(예: 대안적 가설(alternative hypothesis)의 구성, 제품의 발명, 책 쓰기, 영화 감독, 작곡).

적절하고 다면적이며 다양한 방식의 교육 프로그램을 통해 지식을 배우고 습득하는 것은 필수적이다. 그 누구도 생활방식의 변화(5장과 13장 참조)와 재활 프로그램이 필요한 이유 그리고 적절한 시기, 프로그램 참여를 위한 적절한 전략이 필요한 것에 대해 이해하지 못한 채로 재활 프로그램에 전념하지는 않을 것이다. 사람들은 다양한 방식으로 즉, 어떤 사람은 읽기를 좋아하고, 어떤 사람은 듣기를, 어떤 이들은 보는 방식으로 학습을 한다. 단지 한 가지 방식으로만 정보를 제공하면 교육 상자(education box)를 선택하게 되지만, 특별히 선호하는 학습 스타일로 제공되지 않는 경우에는 기회와 시간이 낭비하는 결과가 될 수 있다. 또한, 환자가 원하는 형식(들)으로 교육적 정보를 제공하는 그 자체만으로는 충분하지 않다. 임상가가 마치 재활 프로그램의 운동 요소들을 어떻게 진행시킬 것인지 검토하는 것처럼, 그들은 반드시 교육적 구성 요소와 동일하게 수행해야 한다. 임상가는 시간을 내어 교육 정보에서 환자가 생각하는 중요한 메시지가 무엇인지 반드시 경청해야 하고, 중요한 것은 환자에게 그들이 이해하지 못하거나, 혼란스러워하거나, 좀 더 자세히 논의하고 싶은 것에 대해 서로 상의할 기회를 제공해야 한다는 것이다(11장 참조). 가능하다면 Bloom의 수정된 계층 구조에서 최고 수준을 달성하기 위해 환자의 학습 여정을 지원하는 것을 목표로 하는 것이다.[5]

시간이 허락하고, 가능하고 적절할 때가 있다면, 나는 종종 환자들에게 병원 밖으로 산책을 나가거나, 병원의 정원에 함께 앉아서 커피를 마시며 이야기할 것을 제시한다. 나는 재활 프로그램에서 교육의 중요성을 환자에게 보여주고 싶다. 나는 좀 더 강력한 관계를 구축하기 위해 노력하는 것을 목표로 하며, 환자에게 재활 프로그램에서 교육의 중요성을 보여주길 원한다. 서비스를 제공하는 커뮤니티에 대해 문화적으로 적절하고, 임상적으로 민감한 자체 교육 자료들을 만들어야 필요가 있을 수도 있지만, 아래 링크를 통해 접근하여 다운로드 받을 수 있는 다양한 교육 자료들을 사용할 수 있다.

https://drjeremylewis.com/in/shoulder-book-all-resources

추가적 요인들(Additional factors)

개인이든 그룹[7]이든 간에 제공되는 재활 프로그램의 형식은 어깨 증상이 사람들에게 어떻게 영향을 미치는지(1장과 3장 참조), 그리고 증상들이 어떻게 나타나고 지속되는 이유(5장, 6장, 7장 참조)가 무엇인가에 대한 이해가 필요하다. 더 나아가 어깨가 어떻게 기능하는지 그리고 운동 사슬의 중요성에 대한 이해가 더 필요하다(2장과 4장 참조). 어깨의 기능장애를 평가하고 분류하는 최선의 방법을 결정하고(11–22장과 24–29장 참조), 비근골격계 질환(non–musculoskeletal conditions)의 존재나 발생을 알아내는 것이 필요하고, 긴급한 의뢰가 필요한 질환(8장, 14장, 25장 참조)에 대한 것도 절대 방심해서는 안된다. 환자의 인터뷰와 임상적 검사 그리고 추론을 기반으로 한 임상적 가설을 제시할 때, 방사선 검사와 임상 검사가 적절히 지원되는 경우에는, 편견 없는 방식으로 관리적 옵션을 서로 공유할 필요가 있다(13장 참조). 이와 동시에 우리의 지식이 불완전한 환경에서 수행되고 있다는 것도 알고 있어야 한다(10장 참조).

다음 단계는 환자–중심의 재활 계획(35장과 37~43장 참조)을 개발하는 것이며, 이것은 다른 관리적 옵션(23장과 31~ 34장 참조)에 의해 적절하게 지원되었으며, 이는 대부분 생활 방식과 행동 변화(5장과 13장 참조)가 필요한 가능성이 크고, 그 다음에는 가능한 한 최상의 건강 상태를 최대화하고 유지하기 위한 평생의 노력이 뒤따르게 된다. 위의 내용 외에도 #SUMS 재활 프로그램은 자기–효능감(self–efficacy)과 자기–관리(self–management)의 증진과 부수적 치료를 최소한으로 유지할 필요성도 있고, 가장 중요한 것은 임상가가 근골격계 질환을 고칠 수 없다는 것에 대한 이해를 바탕으로 구축되었다.[63,66]

부하 관리(Load management)

환자에게는 직관적이지 않게 들릴 수도 있지만, 대부분의 상황에서 일하거나 운동할 때 느끼는 통증은 어깨에 손상을 일으키지는 않는다. 사실상, 가장 큰 손상(예: 근육 위축)은 어깨를 움직이지 않은 결과로 발생되는 것일 수 있다. 이것을 이해하더라도 어깨 통증을 호소하는 대부분의 사람들은 그 통증 때문에 어깨를 원하는 대로 사용하는 데 필요한 힘을 생성하지 못한다고 알고 있다. 이러한 상황인 경우는 임상가와 환자가 함께 노력하여 환자가 견딜 수 있는 수준의 부하를 찾아야 한다. 이러한 수준을 찾는 한 가지 방법은 증상과 관련된 활동의 강도(Intensity), 지속 시간(Duration) 그리고 빈도(Frequency)를 알아보는 것이다. 이것은 모든 스포츠와 관련-업무 그리고 사회 활동에 적용될 수 있는 사례 시나리오(상자 36.1)를 사용하면 가장 잘 설명될 것이다.

Sarah의 관리는 원격 진료(telehealth)를 통해 이루어졌고, 초기 온라인 상담 후에 그녀의 증상은 회전근개와 관련된 어깨 통증과 비슷하게 나타났다. Sarah는 자신이 수년 동안 수행했던 훈련 일정에서 어깨 근육들과 건 그리고 주변 구조물들이 이런 방식으로 반응할 것이라는 사실에 놀랐다. 그러나 그녀는 (대유행으로 인한 수영장 폐쇄로 인해) 어깨 운동을 거의 하지 못하는 기간이 길었다는 점을 인정했고, 그 후에 의욕적이고 열정적으로 수영에 복귀하게 되어 어깨에 익숙하지 않은 부담이 되었고, 그로 인해 아마도 어깨가 견딜 수 없을 상태가 되었을 것이다. 이러한 논의 이후에 관리 계획이 수립하게 되었다.

처음에 이것에는 단계적인 방식(stepwise fashion)으로 수영의 역학에 대한 실험이 포함되었다; 수영의 영법의 길이를 줄이고 물 속으로 손을 넣을 때 엄지가 아니라 손가락으로 정확하게 들어가도록 하였다. 이러한 제안에도 불구하고 눈에 띄는 변화는 없었다. 그런 다음 Sarah는 자신의 자기효능감(self-efficacy)과 자기-관리 방법을 촉진하기 위한 부하 관리 계획(load management plan)에 대해 이메일을 제공받았다. 그림 36.1은 Sarah와 함께 작성한 부하 관리 계획을 자세히 제시하였다. 이 계획의 원칙은 허용할 수 있는 수준에 수영 용량(swimming volume)을 찾기 위해, 활동의 강도(Intensity), 지속 시간(Duration) 그리고 빈도(Frequency)를 점진적으로 조절하는 것이었다.

계획은 견딜 수 있는 통증 수준에 알아내는 것을 목표로 운동의 강도나 속도를 단계적으로 감소시키는 것으로 시작하였고; 만약 달성되지 못하면 다시 속도 감소를 계속하고, 거리나 지속 시간도 단계적으로 감소시킨다. 만약 통증 수준이 여전히 견디지 못한다면 더 긴 회복 시간을 줄 수 있도록 빈도를 더 줄여야 한다. 거리와 빈도를 줄이는 순서는 바꿀 수 있으며, 환자가 결정할 수 있다. 이것들은 순전히 제안 사항이며, 증가하는 변화의 정도는 더 작거나 클 수 있다. 이러한 지침을 사용하여 견딜 수 있는 부하 수준을 찾는 데 걸리는 시간은 일반적으로 1주일이지만 계획은 1~2일에 걸쳐 시행될 수 있다. 견딜 수 있는 부하(tolerable load)를 알아냈다면, 이것은 재장전 프로그램(reloading program)을 구축하기 위한 기준(baseline)이 된다. 목표는 환자가 견딜 수 있는 방법을 이용해 가치 있는 활동(valued activity)에 지속적으로 참여할 수 있는 방법을 찾는 것이다.

상자 36.1 수영 중에 어깨 통증

50세의 오른손잡이인 건축가 Sarah는 그녀의 파트너와 2명의 10대 자녀들과 함께 살고 있으며, 8년 넘게 주 5일간 수영을 하고 있다. 그녀의 루틴은 25미터(27.3 야드) 길이의 수영장을 50바퀴 도는 것이다. 그녀는 자유형으로 수영하고 호흡은 양방향으로 한다. 그녀의 평균 랩 타임(lap time)은 35초이며, 1,250미터(1,367 야드)를 완주하는 데 약 30분이 걸린다. 그녀는 건강하고 처방약이나 비처방약을 복용하지 않으며, 푸드 뱅크(food bank)의 자원봉사를 하고 있으며, 아마추어 도예가(potter)이다.

그녀의 동네 수영장은 SARS-Cov-2 대유행으로 폐쇄되었고, 그녀는 3개월 이상 수영을 할 수 없게 되었으며, 집에서 운동을 할 수 있게 되었을 때 그 운동들이 "같지 않았다"고 표현하였다. 수영장이 다시 열렸을 때, 그녀는 "잃어버린 시간을 만회하겠다"라고 결정하였다. 다시 시작한 지 2주쯤에, 그녀는 우측 전방 외측 어깨 부위에서 통증을 경험하기 시작했다. 그 통증은 밤이나 직장에서 그녀를 괴롭히지는 않았지만, 세 번째 주가 끝날 무렵 그녀는 수영할 때 통증이 상당히 증가하였고 "네 번째 또는 다섯 번째 랩에서는 어깨에 전혀 힘을 발휘"할 수 없었다. 그녀는 비스테로이드성 항염증제(이부프로펜, ibuprofen)를 사용하여 스스로 치료를 했으나, 도움이 되는 느낌이 없어 2주 후에 중단하였다. 그녀는 6개월 이상 지속적으로 어깨 통증을 경험하였다.

시간 틀(Time frames)

훈련량, 업무 또는 사회 활동의 감소에 직면했을 때 사람들이 이것들이 "정상"으로 되돌아갈 수 있게 하는데 더 빠른 대안이 있는지 묻는 것은 일반적이고 이해할 수 있다. 근골격계 문제는 "고칠(fix)" 수 없기 때문에,[63,66] 임상가는 어깨와 관련된 대부분의 근골격계 질환에 대해 평균 12주가 소요되는 재활

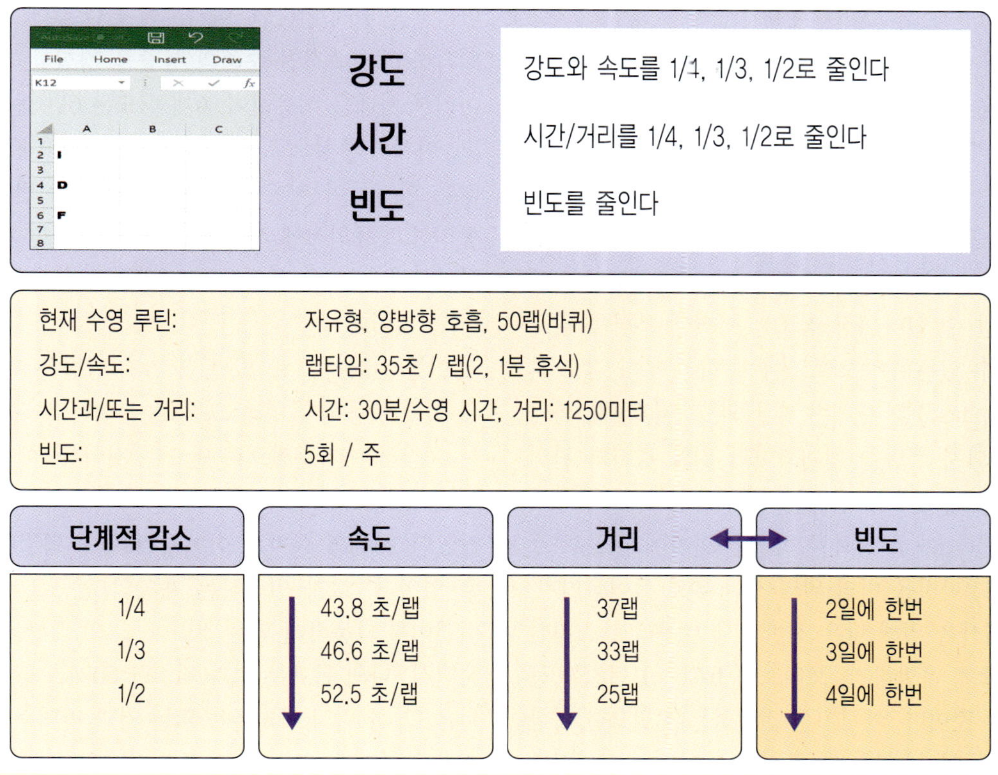

그림 36.1
스프레드시트를 사용한 부하 관리 계획(Load management planning)(시트 한 장에 동일하게 구성할 수 있다).

기간을 세심하게 설명해야 하며, 임상과 자가-관리 가정 운동의 적절한 조합이 필요하다.[30,51] 시간 틀과 관련된 정보를 제공할 때 사용할 수 있는 비디오 영상은 아래 링크에서 참고할 수 있다.

https://drjeremylewis.com/in/shoulder-book-resource-rehabilitation-time-frames

RCRSP와 관련된 증상이 당일 또는 곧 해결될 것이라 예상하거나 희망하는 사람과 함께 시간 틀을 상의할 때, 나는 종종 골절을 예로 들어, 그 사람 또는 그들이 알고 있는 누군가가 상지나 하지에 골절을 경험했었는지 묻는다. 언제나 답은 예이다. 그런 다음 나는 그들이 달리기나 춤 추기, 뛰기 넘기, 뛰기(하지 골절의 경우), 턱걸이, 테니스에서 서브하기, 수영, 벽에 못을 박는 것(상지 골절의 경우)들이 가능하겠는지를 묻는다. 이러한 질문에 대한 대답은 분명히 아니오 이다. 그런 다음 나는 골절과 마찬가지로 근육-건 문제 시에도 일상활동에 동일하게 기대와 인내가 필요하다는 것을 강조한다.

골절된 상태로 살 때 타협점을 찾아야 하는 것과 마찬가지로 근육-건 문제를 치료할 때도 타협점(견딜 수 있는 통증 상태로 운동하고 일하는 것)을 찾아야 한다. 골절 문제와 근육-건 문제의 중요한 차이점은 근육-건 문제의 경우는 대부분의 골절 문제에서와 다르게 고정을 필요로 하지 않다는 것이다. 환자는 자신에게 골절이 있다고 생각하지 말고, 단지 현재로서는 즉각적으로 고칠 수는 없으며, 타협(compromises)이 필요할 수 있다는 것을 이해하면 된다.

"긍정적인 면에서 팝"("Pop in a positive")

많은 사람들에게서 실망과 좌절이 일이나 운동, 특정한 사회 활동의 수준을 견딜 수 있는 수준으로 줄여야 하는 필요성과 서로 관련이 있다는 것을 이해할 수 있다. 좌절감(frustration)은 어깨의 기능을 증가시키기 위한 전신적인 운동 사슬(kinetic chain)의 중요성과 의존성에 대해 논의하는 것과 같이 "긍정적인 면에서 팝 소리(popping in a positive)"에 의해 어느 정도는 완화될 수 있다(4장 참조). 어깨에 부하를 감소시켜 증상을 견딜 수 있는 수준으로 낮추게 하는 부하 감소 단계(load reduction phase)를 지나는 기간(과 그 이후)에, 환자는 어깨로 가는 에너지 전달을 최대화하기 위한 평가와 관리 프로그램을 시행하도록 반드시 안내를 받아야 한다.

이에 대한 근거를 쉽게 설명하는 방법은 환자에게 골프 스윙이나 테니스 서브, 가방을 머리 위의 선반 위로 들어올리기, 손주 등에 업기, 계산을 위해 낮은 선반에서 트롤리로 쇼핑한 것 올리기, 진공청소기 운반하기, 프리스비(frisbee) 던지기 등을 하도록 요청하는 것이다. 에너지를 전달하는데 필요한 사항은 다양하다; 예를 들어, 수영할 때 하지의 기여도는 던지기를 하는 것보다 상당히 낮으며(각각 10 – 15% 대 50 – 55%),[4,27,90] 이후에 어깨에 가해지는 과부하를 완화하기 위해 운동 사슬 에너지 전달(kinetic chain energy transfer)을 최대화해야 하는 보편적인 필요성(가능한 경우)이 있다.

재활을 위한 안전한 진입 수준 찾기 (Finding a safe entry level for rehabilitation)

모든 환자가 동일한 수준의 초기 단계에서 그들의 재활을 시작하거나, 동일한 속도로 진행할 수 있는 것은 아니다. 우리 모두는 환자에게 운동을 처방하였고, 환자는 일주일 정도 후에 증상이 갑자기 더 악화되었다고 보고하였다. 이것은 불행히도 흔한 일이며, 프로그램을 중단해야 하는 명확한 건강상의 이유가 없는 한(최종적으로 고려해야 할 사항이어야 함), 환자에 증가하는 통증에 대한 준비는 반드시 교육 프로그램에서 다루어져야 한다.

통증이 증가하는 많은 이유 중 하나는 재활 프로그램이 너무 높은 수준에서 시작되었기 때문이다. 만일 당신이 직면하게 될 신체적, 정신적 어려움에 대한 아무런 사전준비 없이 내일 마라톤을 뛰게 된다면, 마라톤이 끝난 후에 오랫동안 지속되는 심각하고 지속적인 수준의 통증을 경험할 가능성이 더 크다. 이러한 사례를 이용하여, 6개월 또는 6년 동안 운동을 하지 않고, 어깨의 증상으로 인해 지난 6주 동안 아무 것도 하지 않은, 많은 환자들이 저항-기반 운동을 10회 반복하는 것에 대해 동의하고 동의서에 사인하고, 휴식을 취한 다음 하루에 세 번 반복한다. 이것은 임상적으로 "마라톤과 같은 수준"으로 달리기를 한 것이다.

이를 완화시킬 수 있는 한 가지 방법은 지난 4주 동안 수행된 신체 활동의 유형과 그 양을 분석하고, 평균 수준을 계산하여 시작하는 기준점으로 만드는 것이다. 예를 들어, 최근 2년간 통증으로 인해 우세측 팔을 30° 이상 외전하거나 굴곡하지 않았던 26세의 환자는 이전에 58번의 턱걸이를 쉬지 않고 할 수 있었다. 그가 인식하는 재활의 성공은 다시 한번 58개의 턱걸이를 가능하게 되는 것이다. 그의 예상을 뛰어넘기를 희망하면서, 나의 목표는 그가 최소한 60개를 달성하는 것이다. 이것은 단 한 번의 마라톤을 뛰는 것과 맞먹으며, 그의 몸무게를 90% 줄이면서 기계-보조 클로즈 그립 풀업(machine-assisted close-grip pull-ups)을 시작하기를 준비하기까지 약 4~6주가 걸렸다.

또 다른 원칙은 건이 급격한 부하의 변화에 잘 반응하지 않기 때문에, 매우 작은 크기의 증가로 진행하게 된다. 이러한 특성을 뒷받침하는 생리학은 아주 복잡하다.[16,61,62,64,100] 환자가 재활 과정 중 통증을 경험하는 것은 장기적인 이점을 위해 중요하지 않은 것으로 보인다. 그러나 환자가 재활 운동 중이나 일상 생활에 기능을 하는 중에 통증을 경험하는 것이 병리적인 조직 손상의 지표가 되지 않는다는 것을 인식하는 것이 중요하다. 통증 수준을 관리하는 한 가지 방법은 환자가 운동 중에 경험한 통증이 견딜 수 있는 수준이라고 인식하게 하고, 그 통증이 운동을 끝낸 후에 바로 가라앉아야 한다고 환자에게 알려주는 것이다. 야간 통증이나 그 다음날 통증이 증가하는 것은 손상을 의미하는 것이 아니라, 프로그램의 강도, 기간 그리고 빈도를 조정할 필요가 있다는 것을 의미하는 것이다.

그림 36.2에는 #SUMS 재활 프로그램의 단계를 제시하였다. 각 단계 간에 전환되는 시점은 환자와 임상가가 결정하며, 그림과 같이 각 단계 간에는 중복이 존재한다.

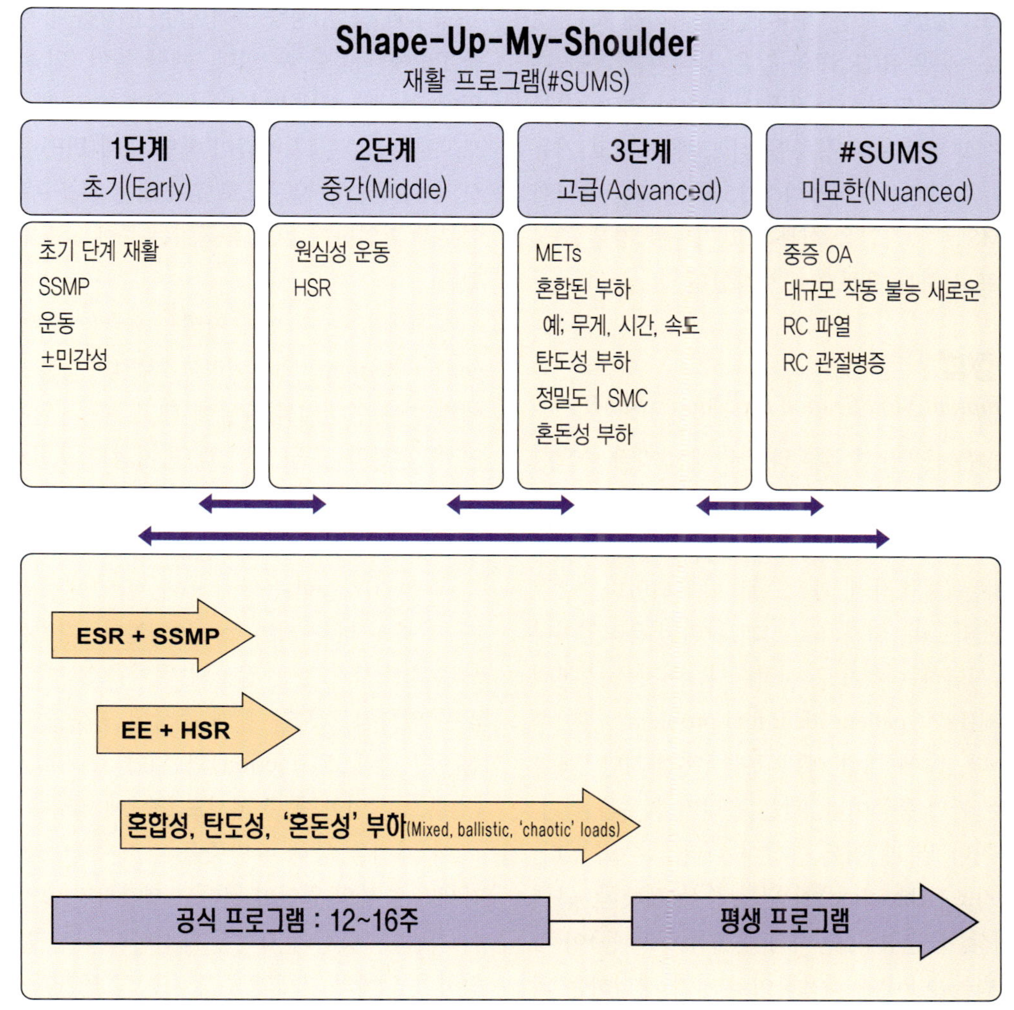

그림 36.2
#SUMS의 단계. EE, 원심성 운동; ESR, 초기 단계 재활; HSR, 고부하 저속 저항; MET, 과제별 대사당량; OA, 골관절염; RC, 회전근개; SSMP, 어깨 증상 수정 절차; SMC, 감각운동 조절; #SUMS Shape-Up-My-Shoulder 재활 프로그램.

단계 I: 재활의 시작-단계와 견관절 증상 수정법(Stage I: early-stage rehabilitation and the Shoulder Symptom Modification Procedure (#SSMP))

#SUMS의 핵심 목표는 개인이 가치 있는 활동(valued activities)에 참여할 수 있도록 기능을 회복하는 것이다. 여기에는 이를 달성할 수 있는 수많은 방법들이 있으며 그 중 #SUMS가 한 방법이다. #SUMS의 초기 단계에서는 재활과 기능을 결합하고, 공식 프로그램이 완료되면, 마지막 단계에서는 다양한 신체 활동을 기반으로 하는 운동과, 스트레스 감소와 질 좋은 수면 습관, 균형 잡힌 영양상태, 건강한 생활 방식의 선택 등을 통해 환자가 최적의 건강 상태를 유지하고 향상시키기 위한 평생 프로그램으로 받아들이도록 권장하는 것을 목표로 한다. 이것의 목표는 환자가 자신감을 가지고, 자부심을 느끼며, 그들

이 달성할 수 있다고 믿었던 모든 기대치를 능가하게 하는 것이다. 최근 Lafrance 등은 RCRSP와 같은 상태의 환자를 대상으로 하여, 운동조절을 근력강화 운동과 비교한 결과, 운동조절 운동이 근력강화 운동보다 통증을 더 크게 줄였고 기능 수준을 더 향상시켰다고 보고하였다[56](35장 참조). 이러한 결과로 인해 #SUMS는 움직임을 회복하고 가능한 경우 증상을 줄이는 것을 목표로 하는 운동으로 시작한다.

견관절 증상 수정법
(The Shoulder Symptom Modification Procedure (SSMP))

증상의 수정은 많은 근골격계 질환의 관리에서 가장 중요한 기준으로 설명되고 있다.[60] 한 가지 증상 수정 방법인 Lewis의 의해 처음 제시된 SSMP[65]는 증상이 감소되는 운동을 촉진하는 것을 목표로 하는 체계적인 과정으로 발전되었다.[61,62,68] 이 과정은 간단하고 빠르며, 환자가 증상과 관련된 움직임이나 자세 또는 활동을 식별하는 것으로 시작한다; 이것을 기본적 문제 또는 주요 문제(PiP – patient identified problem, 환자 식별 문제)라고 칭한다. 그에 대한 예는 무궁무진하지만, 목을 움직일 때 나타나는 어깨 통증이나, 팔을 올리거나 옷을 입기, 던지기, 물건을 들거나 밀 때 어깨 증상이 나타날 수도 있다. 먼저 확인이 되는 기초선(baseline)이 되는 증상(뻣뻣함, 근력 약화, 통증, 감각이상, 불안정성, 움직임에 대한 공포 등)이 확인되면, 일련의 기법들을 PiP에 적용하여 환자가 경험하는 의미 있는 증상들이 감소하는지 확인한다. SSMP 기법 중 한 가지 방법으로 환자가 평가하는 PiP에 의미 있는 감소를 얻게 된다면, 그 기법을 즉시 관리 방법 안에 통합시킨다. SSMP 과정은 3분 이상을 넘지 않아야 한다. 이 시간은 내가 더 이상 사용하지 않는 견관절에 정형의학적 특수 검사를 위해 이전에 소비했던 시간이다.[97] 다운로드가 가능한 SSMP 평가 양식(그림 36.3)과 그 기법에 대한 자료와 비디오 설명, 그리고 임상적 적용을 위한 제안 사항들은 아래 링크에서 사용할 수 있다.

https://drjeremylewis.com/in/shoulder-book-resource-ssmp

동작과 상실, 통증 등과 같은 손상을 평가할 때, SSMP 기법을 PiP에 적용할 수 있다. 예를 들어, 만약 환자가 부엌 선반 위에 접시를 꺼내거나 다시 올려 놓을 때 증상을 유발한다고 보고하는 경우, 그 사람이 해당 과제(PiP)를 수행하는 동안 증상의 의미 있는 수준으로 감소되는 것을 주관적으로 느끼는지 여부를 확인하기 위해 움직이는 중에 SSMP 기법을 적용할 수 있다.

목록에 있는 첫 번째 기법은 흉골(가슴뼈) 위에 손가락(finger on sternum) 기법이라고 부른다(그림 36.4). 이것은 환자에게 반대쪽 검지를 흉골에 대고, 흉골 위에 손가락을 유지하면서, 손가락(흉골 위에 해당 지점도 포함해)을 몇 cm(1inch 이상) 위로 들어 올리고 그 자세를 유지하고 PiP를 반복하라고 요청하는 것이다. 여기에서는 더 좋아짐, 동일함 또는 더 나쁨의 세 가지 가능한 응답이 있다. 만약 반응이 같거나 더 나쁘다면 그 즉시 다음 기법으로 넘어간다. 기법은 후만증을 역학적으로 감소시키고, 견갑골의 위치를 변경하며, 동시에 가능한 많은 역학적 경로를 통해 증상에 영향을 미칠 수 있다. 또한 집중의 방해(distraction)와 위약 그리고 또 다른 감각 입력(접촉으로 인한)을 통해서도 증상에 영향을 줄 수 있다.

이 기법을 통해 후만증을 감소시키더라도, 환자는 자신의 자세가 증상의 원인이 된다고 생각하지 않기를 원하기 때문에, 이 기법이 "당신의 자세를 개선한다"라고 말하지 않는다. 특히 정적인 상체의 자세와 증상 사이의 상관관계가 있다는 근거가 없으며,[67] 마찬가지로 재활과정 후에 정적 자세가 변경된다는 근거도 없다.[7](20장 참조). 환자가 증상이 변화되는 이유에 대해 물었을 때, 나는 일반적으로 많은 가능한 이유가 있으며 그 어떤 메커니즘이 그들의 상태에 도움이 되었는지 확실하지는 않다고 답을 한다. 그러나 우리는 운동과 움직임이 일반적으로 긍정적인 이점이 있다는 것을 알고 있고, 어깨에 통증을 경험하고 있는 사람들의 증상을 줄이고 사용되는 기법이 매우 효과적으로 나타났다고 대답한다.[21]

Shape-Up-My-Shoulder 재활 프로그램(#SUMS)

1단계 어깨 증상 수정 절차 [SSMP] v8

이름 **생년월일** **날짜**

증상이 있는 움직임, 활동 또는 자세(PiC - 환자가 제시하는 걱정)

PiC #1 ....

PiC #2 ....

고려사항 메트로놈/가상현실/ 번호 거꾸로 세기/기타	**변화 / 개선** 없다	나빠졌다	약간	완전히	**의견**
1 그룹1					
흉골에 손닿기					
기타					
2A 그룹 2					
견갑골 "거상"					
견갑골 "후방 경사"					
기타, 예; "하강", 혼합형					
2B 익상 견갑골 n/a ☐					
거상과 후방 경사의 혼합형					
"스콰스(Squash)" 기법					
테이핑					
기타					
3A 그룹 3					
긴 지렛팔에서 짧은 지렛팔로 들기					
볼 쥐기(양측 손 모두)					
손 펴기(증상 측)					
저항을 받으며 한발 내딛기					
한발 올라서기					
'상완골두' 하강					
원심성 거상					
저항받으며 외회전					
저항받으며 내회전					
AP 압박					
PA압박					
기타					

SSMP 소개

- 각 단계를 통과한 재활 프로그램의 1단계. 도움이 되지 않은 경우 2단계로 이동. (다음 단계에서 SSMP로 다시 돌아갈 수 있음).
- **2~3분**의 임상 시간
- 목표가 증상을 바꾸는 것이라고 말하지 **말고**, 예로, 정형외과적 검사를 수행할 때와 마찬가지로 단지 반응을 확인한다.
- 임상적 실험의 목표는 통증에 대한 기억/**연상을 교란/차단하는 것이다**.
- **영구적으로 자세를 바꾸도록 설계하지는 않고**, 증상의 변화에 대한 이유는 알려져 있지 않으며, 심리적, 의약, 기계적, 기타 등에 따라 좌우된다.
- 움직임에 대한 회피 행동의 감소나 자기-효능감의 개선으로 이어질 수 있으며, 그 움직임으로 인한 '위협'이 감소될 수 있다.
- 만약 증상의 감소가 달성된다면, 즉시 (기능적) 움직임과 연결된다- **최악**의 경우 운동은 = **견갑골과 RC 운동**

www.drjeremylewis.com @JeremyLewisPT @jeremy.s.lewis

그림 36.3
SSMP 평가와 기록 템플릿.

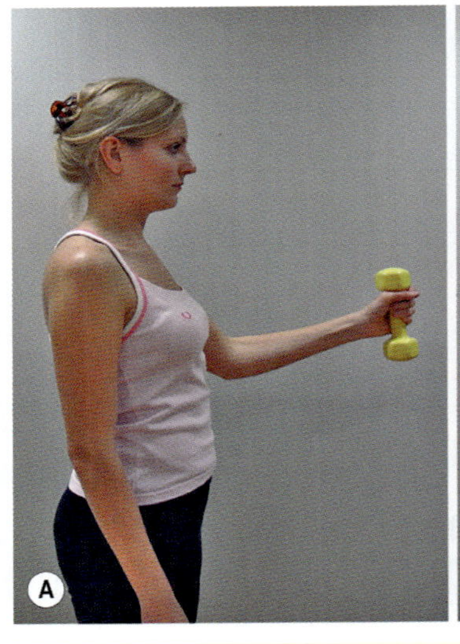

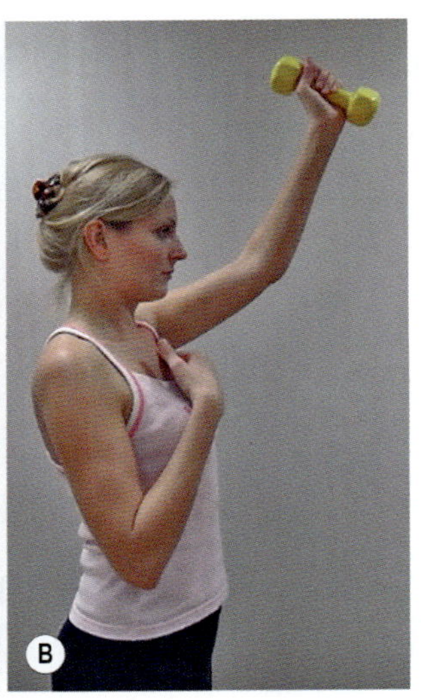

그림 36.4
손가락을 흉골에 두기 기법.

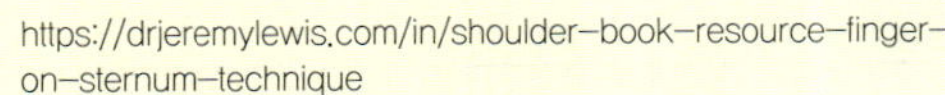
https://drjeremylewis.com/in/shoulder-book-resource-finger-on-sternum-technique

SSMP는 어떻게 증상을 줄일 수 있는가? (How might the SSMP reduce symptoms?)

SSMP가 어떻게 일부 사람들의 증상을 즉시 줄일 수 있는지 그 이유는 아직 알려지지 않았지만, 부분적으로는 기계적 변화와 두려움 감소(감소된 위험) 그리고 움직임에 대한 자신감, 위약효과, 새로운 감각 입력과 집중의 방해(distraction) 때문일 수 있다. 증상의 즉각적인 감소에 대한 중요성은 여전히 알려져 있지 않지만,[15,95] 한 연구의 결과에 의하면, SSMP 기법이 대상자의 67.9%에서 증상의 즉각적인(부분적 또는 완전한) 감소와 관련이 있다고 제시하였다.[68] 견관절에 증상이 있는 1,030명의 환자를 대상으로 총 71개 항목의 결과 측정을 실시한 예후 연구(prognostic study)에서 Chester 등[13]은 6개월 후에 개선되는 증상에 대한 독립적인 예측 요인으로 확인된 유일한 기초선에 신체 검사는 "견갑골 기반(scapular based)" 증상 수정법(symptom modification procedures)이었다고 보고하였다. 기타 다른 예측 변수는 심리적 변수였다. 더 많은 추후 연구가 필요하다.

과도한 경계에 대한 우려(Concerns over hypervigilance)

모든 증상에 대한 수정 과정에서 우려되는 사항은 만약 증상의 감소가 가능하지 않은 경우, 환자가 그 증상이 절대 변하지 않을 것이라는 걱정으로 인해 환자가 과잉 경계(불안이 증가한 상태)가 될 수 있다는 점이다.[60] 이러한 이론적 우려는 아직 입증되지 않았으며(희망사항) 임상 현장에서는 그 어떤 임상가도 환자에게 적용하려고 하는 정형의학적 검사들이 환자에게 해를 입힐 수 있다는 것을 알리지 않을 것이다. 임상가는 대개 환자에게 일련의 임상 검사들을 수행할 때 환자들에게 그 검사에 대한 반응을 알려 달라고 요청할 것이다. 일반적으로 정형외과적 검사들에 대한 반응은 더 좋음(better), 같음(same), 더 나쁨(worse)으로 나타난다. 정형외과적 검사를 통해 통증이 증가되었을 때, 과하게 경계하는 상태(hypervigilance)를 피할 수 없다는 것에 대한 우려가 제기된 적은 없다. 환자의 반응이 편향되지 않도록 하기 위해, 증상 수정법이나 관절가동범위, 근육의 수행 능력 또는 정형외과적 검사를 실시하기 전에 임상가는 반드시 다음과 같이 내용을 설명해야 한다: "나는 환자분의 어깨에 여러가지 임상적인 검사를 이용해 당신의 움직임과 근력 그리고 증상을 평가하려고 합니다; 각 검사를 실시한 후에 당신이 느낀 점을 나에게 알려주십시오". 과잉 경계는 이론적으로는 가능성이 있지만 가능성이 그다지 높은 것 같지 않다.

적용(Application)

SSMP 기법이 주관적으로 증상을 개선하였다면, 임상가는 유발성(provocative) PiP를 실시하는 동안 이 기법과 통합해야 한다. 여러 가지 SSMP 기법들이 증상을 개선하는 경우는 드문 일이 아니고 그에 대한 이유는 다양하다. 한 가지 SSMP 기법이 유익한 효과를 나타낸다면 이것부터 시작하는 것이다. 만약 어떤 기법을 적용할지 확실하지 않은 경우에는, 임상가가 환자에게 현재 증상에 가장 큰 영향을 미친 방법이 무엇이었는지 물어볼 것을 제안한다. 두 가지 이상의 기법이 팔 굽혀 펴기나 던지기, 수영의 영법, 높은 선반 위에 올려놓기, 등 뒤에서 손으로 셔츠를 바지 속으로 집어넣기, 머리 감기 등과 관련된 증상들을 "동일하게" 줄인다면 그때는 환자가 우선적으로 어떤 방법으로 시작할지를 결정해야 한다.

예를 들어, 어깨에 통증 증상이나, 던지는 동작 시에 어깨가

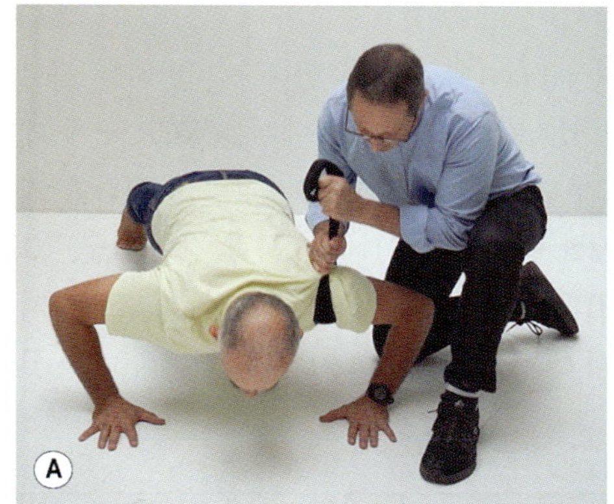
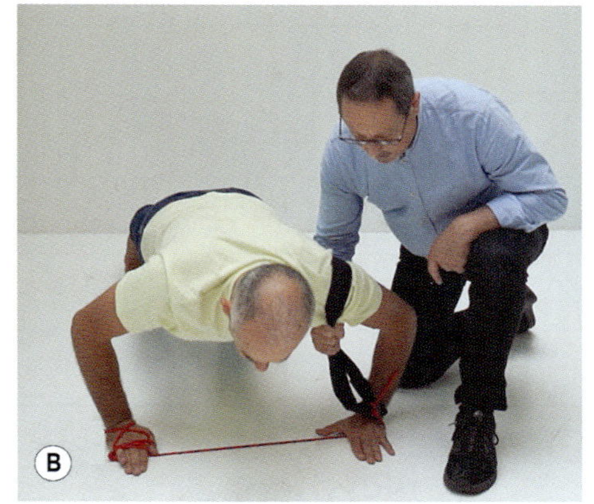
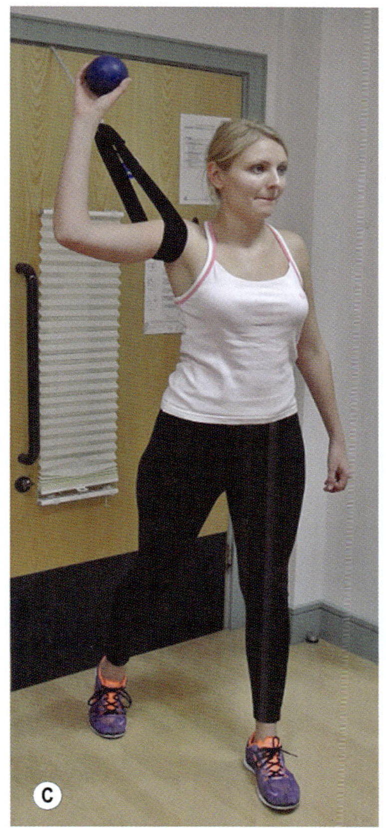
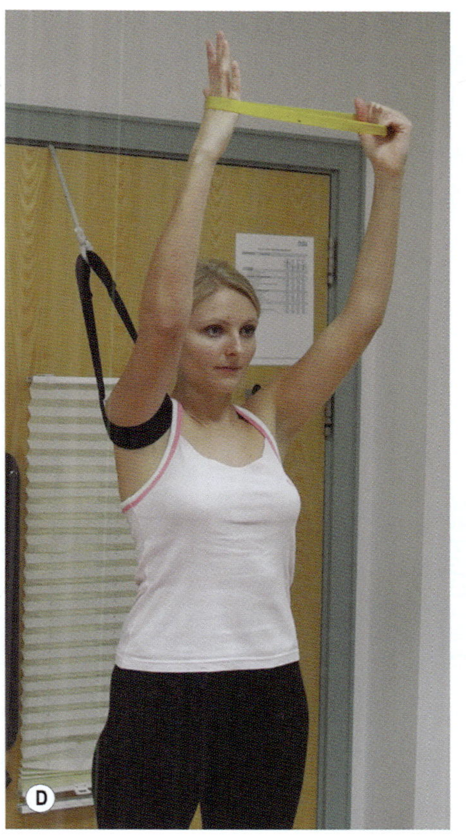

그림 36.5
네오프렌(Neoprene) 어깨 끈으로 어깨에 전후방 압력을 가하며 던지거나 팔 굽혀 펴기를 하는 동안 "무너진다(giving way)"고 표현되는 증상에 대한 반응을 평가한다.

https://drjeremylewis.com/in/shoulder-book-resource-assess-giving-away

"무너지는(give way)" 것 같은 느낌을 보고하는 환자의 경우, SSMP 기법이 여기에 적용할 수 있을 것이다. 한 예로 네오프렌 어깨 스트랩(neoprene shoulder strap)(그림 36.5)과 함께 AP 압박 기법을 적용했을 때 이 증상들을 유의하게 감소시킨다면, 그때 이러한 평가 기법을 치료와 통합한다. 네오프렌 스트랩을 적용한 상태에서 환자에게 초기에는 증상을 유발하는 던지기 동작을 3~5회 수행시키고, 1분간 휴식을 취한 후, 다시 한두 번 더 그 과정을 반복하도록 요청해야 한다. 그런 다음, 나는 환자에게 자신이 경험하는 증상이 발생된 장소를 알려 달라고 요청할 것이다- 수영장, 직장, 집, 운동장, 체육관에서- 그리고 나서 반복해서 자신이 현재의 증상을 감소시키는 움직임을 하고 있다고 상상해 보라고 할 것이다. 마지막으로, 나는 그들에게 증상의 조절 방법(symptom modifier)을 이용하지 않는 움직임을 반복해 볼 것을 요청할 것이다.

나타나는 반응에 기초하여, 만약 증상의 감소가 지속된다면, 환자어게 증상의 조절 방법 없이 가정에서 수행하는 운동으로 운동컵들을 제공할 수 있으며, 더 필요한 경우라면 적절한 증상 조절법과 가정 운동을 함께 환자에게 제공할 수 있다. 만약 SSMP 기법이 희망하는 반응을 일으키지 않을 경우, 향후 임상에서 이러한 과정을 다시 시도할 수도 있다. 이와 유사하게, 만약 일반적인 수술 후 재활 프로토콜 적용 이후에 환자의 상태가 안정되어지고, 그 상태가 안전하게 되었을 때, SSMP 기법을 손상의 진행 상태에 그것들에 영향의 정도를 알아보기 위해 실시할 수 있다. SSMP 기법의 적용 순서는 다양할 수 있으며 새로운 SSMP 기법도 모든 단계에서 통합할 수 있다.

연구(Research)

높은 수준의 편향(bias)에 위험이 있다고 비판하는 블로그와 연구 논문들이 있지만,[76] 최근 조사에서는 RCRSP에 대한 견관절 재활의 초기 단계에서 SSMP의 사용을 강력하게 지지하고 있다.[21] Dubeet 등[21]은 교육(I군), 근력 강화(II군) 그리고 SSMP 기법(III군)에 대한 단기적, 중기적 그리고 장기적 효과를 비교하였다.[21,22](그림 36.6A–D). 그림 36.6A와 B에

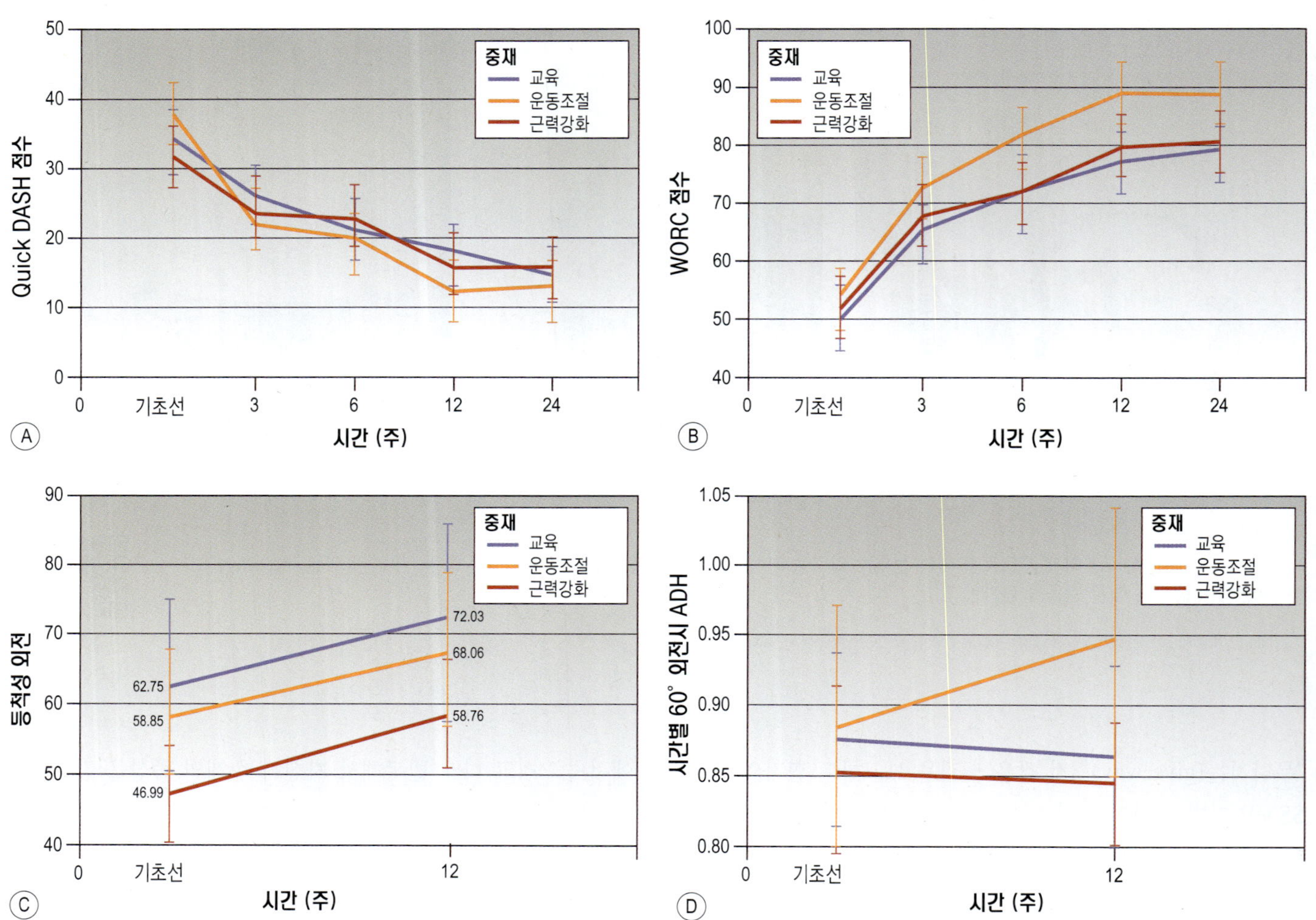

그림 36.6
RCRSP 진단을 받은 사람들을 위한 교육과 SSMP 그리고 근력강화 운동의 효과 비교. (A) 시간 경과에 따른 QuickDASH 평균 점수(0–100). (B) 시간 경과에 따른 WORC 평균 점수(0–100). (C) 12주 중재 전후에 어깨의 외전에 평균 피크 등척성 근력(Nm). (D) 12주 중재 전후에 팔 외전 60°에서 평균 견봉 상완 거리(cm). Nm, 뉴턴-미터; WORC, Western Ontario 회전근개 지수.

는 세 가지 중재법 모두가 RCRSP로 진단받은 사람들의 증상이 임상적으로나 통계학적으로 모두 유의하게 개선되었음을 보여주고 있다. SSMP군의 대상자는 다른 두 군의 대상자보다 임상적으로나 통계학적으로 더 큰 개선을 보였다. 그림 36.6C에서는 교육만을 적용한 군과 SSMP 군을 포함한 세 군 모두에서 외전근의 등척성 근력이 증가하였음을 보여주고 있다. 참고할 사항은, 근력강화를 목표로 하는 저항 운동이 더 큰 수준의 근력 획득과는 관련이 없다는 것이다.

그림 36.6D에서는 SSMP 군의 대상자가 견관절 외전 60°에서 견봉상완골 거리가 증가되었음을 보여주고 있지만, 교육만 적용한 군이나 근력강화 군에서는 증가하지 않았다. 이것은 SSMP 군의 참가자가 다른 두 군의 참가자보다 임상적으로 더 크게 개선된 이유를 부분적으로 설명할 수 있다. 세 가지 중재법 모두 RCRSP환자의 관리에 적합하지만, SSMP 운동은 #SUMS 재활 프로그램의 1단계에 포함되는 것을 지지하며, 더 빠르고 더 큰 증상의 개선과 관련이 있다.

기타 초기-단계 기법(Other early-stage techniques)

상자 36.2는 환자가 새로운 운동을 시작할 때 두려워할 수 있거나, 환자의 어깨 증상이 민감한(irritable) 상태인 경우, 재활의 초기 단계에 대한 제안 사항들을 자세히 설명하고 있다. 주사 요법(23장 참조)도 예상되는 이점을 있을 경우 그리고 잠재적인 위험 요소에 대해 상의하는 것도 생각해 볼 수 있다.

상자 36.2 재활 초기-단계에 제안 사항

- 호흡과 이완 운동[40,70]
  (43장을 참조하고 유료로 사용할 수 있는 앱을 고려한 예: https://www.headspace.com/, https://www.calm.com/)
- 시각화(Visualization), 음악 그리고 정신적 이미지(mental imagery)
- 반대쪽의 운동
- 손으로 잡는 운동(gripping exercises)
- 볼 굴리기(Ball rolling) 운동(그림 36.7 참조)
- 가상 현실(Virtual reality)[69](30장 참조)

다음 단계(Next steps)

만약 SSMP가 증상을 개선시키지 못하거나, 주관적으로 증상들이 더 악화되는 경우, 임상가는 다른 초기 재활 기법들로 변경을 해야 한다. SSMP와 기타 초기-단계 기법들이 여전히 임상적 개선을 보이지 않는다면 그때 #SUMS의 다음 단계는 I 단계와 II 단계 사이의 가교 역할의 치료인 등척성 수축으로 변경한다.

등척성 수축: 1단계와 2단계 사이의 다리(Isometric contractions: a bridge between Stage I and Stage II)

등척성 운동은 근육/근육군이 작용하는 관절(들)의 자세에서 감지 가능한 길이의 변화와 관련이 없는 근수축을 의미한다. 근육의 길이가 짧아지거나 늘어나는 등장성 수축과 비교하여 등척성 수축은 정적 근수축이라고도 칭한다. 일반적으로 등척성 운동에 대한 연구는,[9] 특히 견관절 부위의 경우에서,[23,81] 등척성 운동이 견관절 재활에서 중요한 역할을 할 수 있는데, 그렇다고 이것이 확실한 것은 아니다. 이러한 유형의 운동들은 기능의 개선이나 증상을 줄이기 위한 만병 통치약으로 간주되어서는 안된다. 그들은 SSMP 와 초기-단계 재활 과정 이후의 #SUMS 프로그램에서 근육의 수행(performance) 프로그램(2단계)의 시작과 #SUMS 프로그램의 I 단계와 II 단계 사이를 연결하는 다리 역할로 사용된다.

등척성 운동을 이용하는 여러 방법 중 하나는, 등척성 수축을 실시하기 위해 가장 고통스럽거나 "가장 약한(weakest)" 어깨 동작을 선택하는 것이다. 예를 들어, 만약 가장 증상을 유발하는 움직임이 견관절 외회전이라면, 팔을 지지하는 면 위에 올려놓고(그림 36.8) 분당 60회(즉, 초당 1회)의 메트로놈 진동 속도로 시작한다. 임상가는 환자에게 최대의 등척성 수축을 하도록 요청하고, 환자의 반대측(필요한 경우에)에서 먼저 이 과정을 시연하는 것을 생각해야 한다. 이것은 1) 운동에 대해 이해하고, 2) 최대의 수축 강도를 인식하게 하는 것이 두 가지가 목적이다. 시연(demonstration)이 완료되면, 임상가는 그 다음에 환자의 증상이 있는 쪽 손목 부위에 저항을 가한 다음, 환자에게 최대 힘의 50%(즉, 반대쪽에 일으킬 수 있는 힘의 절반) 수준의 수축을 수행하도록 요청하고, 3초 동안 유지(환자에게 메트로놈으로 계산하도록 요청)한 다음, 3초 동안 쉬고,

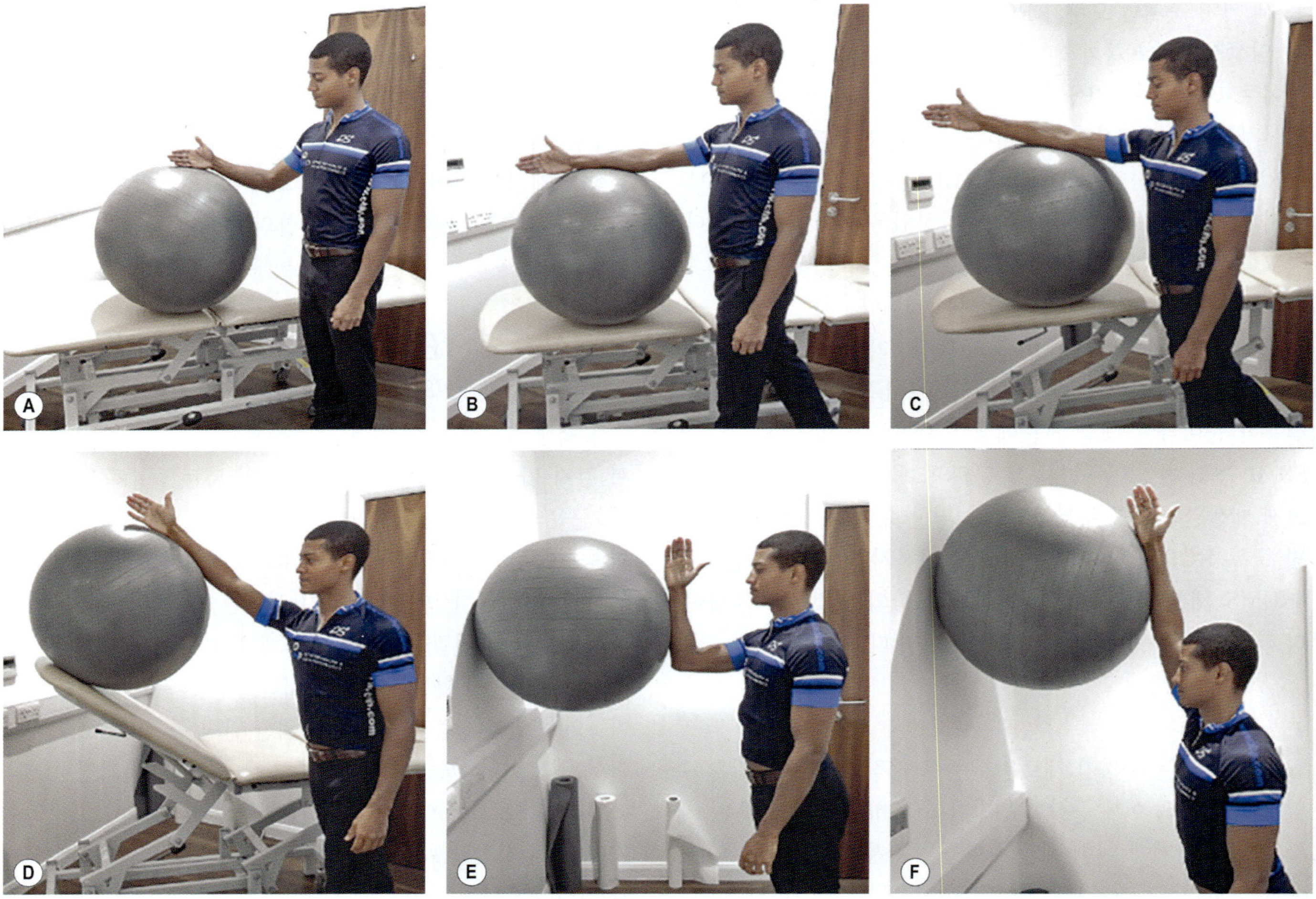

그림 36.7
시상면에서 견관절 굴곡을 위한 단계적 볼 굴리기 운동. 발을 테이블에서 45° 떨어진 위치에 오게 하고 팔을 들어올린다.

https://drjeremylewis.com/in/shoulder-book-resource-ball-rolling-progression

이 과정을 4회 반복한다.[77] 그런 후에 다시 유발성 움직임을 재평가한다. 만약 증상이 감소하면, 이것을 증상 수정 절차(symptom modification procedure)로 간주할 수 있으며, 등척성 수축(이 수준의 힘을 이용하여)을 가정운동으로 처방할 수 있다.

만약 변화가 없고 환자의 증상이 더 악화되지 않은 경우라면, 환자들은 고통스러운 어깨 움직임과 관련된 근육들의 수축이 증상을 더 악화시키지 않을 수 있다는 자신감을 얻을 수 있다. 이런 경우에 환자가 준비되면 3초의 수축과 3초의 휴식 주기를 다시 4회 추가적으로 반복하고, 그 다음 인식하는 최대 수축 강도의 90%로 하도록 하고 다시 재평가한다. 그 다음에 다시, 만약 즉각적인 증상의 악화가 없을 경우, 가장 증상을 유발했던 자세에 가깝게 팔다리를 놓고 다시 시도한다. 이것은 견관절 외전 90° 자세에서 완전한 견관절 외회전이 일어날 가능성이 높을 것이다(치료대 위에 주관절부를 계속해서 고정하고). 최대의 50%와 최대의 90%로 이 과정을 반복한다. 만약

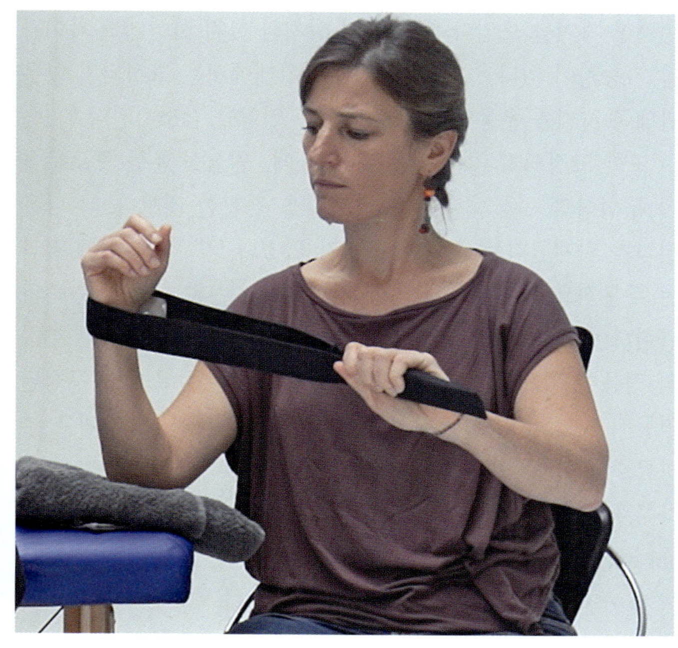

그림 36.8
등척성 수축 운동.

https://drjeremylewis.com/in/shoulder-book-resource-isometric-contractions

환자가 견딜 수 있는 경우, 상자 36.3에 다음 주에 실시할 가정 프로그램에 대한 제안을 제공한다. 만약 등척성 수축 검사가 검사 직후에 바로 해결되지 않는 증상을 유발하는 경우에는, 주사 치료를 포함한 다른 초기-단계 관리 옵션들을 고려해 봐야 한다.

상자 36.3 제안된 가정 등척성 운동 프로그램

- 가장 고통스럽거나 증상을 일으킨 움직임을 선택한다.
- 증상이 최대로 일어나는 위치에 가능한 한 가깝게 사지를 위치시킨다.
- 주관절부를 테이블이나 책상 위에 올려놓고, 작은 수건이나 폼 조각으로 팔꿈치를 보호한다.
- 반대쪽 손이나 스트랩을 사용하여 등척성 저항을 제공한다.
- 메트로놈을 분당 60비트로 설정한다.

1일차

- 외적 저항을 가하지 않고, 인식하는 최대값의 50%를 정신적으로 상상하며 운동을 연습한다. 3초 동안 수축을 "유지"하고 그 다음, 3초 동안 수축을 중지하며, 메트로놈의 속도에 따라 4회 반복한다.
- 그런 다음, 동일한 방식(즉, 4회 반복, 3초 운동, 3초 휴식)을 사용하여 인식되는 최대값의 50%에 해당하는 등척성 힘을 적용하고, 2분 동안 휴식하는 것을 5회 반복한다.

2일차

- 휴식/SSMP방법을 지속/운동 사슬 프로그램으로 진행한다.

3일차

- 1일차의 운동을 반복한다(정신적 상상을 이용해 시작).
- 인식하는 최대치의 50% 수축 방법을 대신해서, 50%로 3세트, 90%로 2세트를 실시한다.

4일차

- 휴식/SSMP방법으로 지속/운동 사슬 프로그램으로 진행한다.

5일차

- 1일차의 운동을 반복한다(정신적 상상을 이용해 시작).
- 인식하는 최대치의 90%로 5세트를 수행한다.

6일차

- 휴식/SSMP방법을 지속/운동 사슬 프로그램으로 계속한다.

진행(Progression)

- 다음 2주 동안에는 가능하면 등척성 운동 프로그램을 계속한다.
- 등척성 유지 시간을 15~20초가 될 때까지 점진적으로 늘리는 것을 고려한다.
- SSMP 2단계 프로그램의 초기 재활 프로그램을 점진적으로 대체한다.

II 단계: 원심성 및 강하고 느린 저항 운동
(eccentric and heavy slow resistance exercises)

원심성 운동(Eccentric exercise)

높은 선반에서 작업대 위로 컵을 내리기 그리고 투구 중에 야구공을 던진 후 어깨를 감속하는 것은 일상적인 기능에서 원심성 근수축이 얼마나 잘 통합되어 있는지를 보여준다. 원심성 근수축은 장력이 생성되면서 근육의 길이가 증가할 때 발생한다. 위 단원 뒤로 붙여 쓰기 운동은 스포츠 분야에서 근력과 힘, 조절 능력을 향상시키기 위해 사용되어 왔으며, 손상을 줄이는 역할도 할 수 있다.[35,59,111] 원심성 운동은 근골격계 견관절 질환의 관리 시에 다른 운동법에 비해 더 우월하게 나타내지는 않는다.[18,58] 그러나 단계화된 재활 프로그램에서 반드시 고려해야 할 많은 장점들이 있다.

근육은 등척성 또는 구심성 수축을 할 때 보다 원심성 부하(eccentric loading)를 받으며 하는 수축 시에 더 큰 힘을 생성한다.[38,59] 원심성 근수축은 구심성 근수축 시보다 주어진 힘에 대해 대사적(metabolically)으로 더 효율적이라,[1,35,36,59] 이러한 수축은 질병이나 고정(immobilization) 또는 생활 방식으로 인한 근 위축, 근육 수행 능력의 감소, 가동성 감소 그리고 유산소 능력의 감소가 있다고 진단받은 사람들에게 도움이 될 수 있다. 이러한 이유로, 원심성 운동은 심폐질환이나, 근감소증(sarcopenia), 제2형 당뇨병이 있는 사람들의 관리에 점점 더 많이 사용되고 있다.[43,59] 또한 비만 청소년에게서 원심성 운동이 구심성 운동보다 체지방의 감소, 근력 향상 그리고 인슐린 저항성(insulin resistance)에 의한 유해한 영향의 감소에 더 좋은 것으로 보고되었다.[44]

고정(immobilization)은 수술 후 프로토콜의 일부로 이루어지거나 골절 후에 필수적이 될 수 있다. 견관절 통증을 경험하는 일부 사람들은 당연하게 집에서 만든 슬링이나 기성제품인 슬링으로 스스로 고정하거나, 움직임에 의해 더 많은 손상을 일으킬 수 있다는 우려로 인해 통증의 증가를 피하기 위해 자신의 상지를 단순히 사용하지 않을 수 있다. 고정은 근육의 크기와 근력 그리고 신경근 기능(neuromuscular function)에 빠르게 유해한 영향을 미치게 되며, 노인과 젊은 사람들 사이에 현저한 차이를 보인다.[106] 그리고 상지와 하지 사이에도 차이가 날 가능성이 있다.[11] 사지가 고정된 상태에서는 고정되지 않은 반대쪽 사지를 운동하면 고정에 의한 영향을 감소시킨다.[24,71,82]

또한 고정되지 않은 팔을 운동할 때, 원심성 운동 프로토콜이 구심성과 원심성 운동 프로토콜을 결합한 것보다 더 나은 결과를 가져왔다는 강력한 근거가 있었다.[37,38,48,113 114] 이 결과는 부분적으로는 부하에 의한 것일 수 있는데, 구심성 수축과 관련하여 최대 힘의 생성 능력에 감소로 인해 더 가벼운 부하의 적용이 필요하게 될 때, 구심성과 원심성 수축으로 구성된 역동적 저항 훈련보다 원심성 수축을 하는 동안 더 무거운 부하를 적용할 수 있다.[114] 원심성 저항 훈련은 구심성 훈련 시 보다 동측과 반대측 사지 모두에서 피질척수 흥분성(corticospinal excitability)을 더 크게 증가시킨다.[48,107] 그러나 훈련 자극이 없어진 후에는 그 효과가 감소할 수 있다.[107]

지연성 근육통(delayed-onset muscle soreness; DOMS)은 익숙한 부하보다 더 강한 부하로 수행된 원심성 수축 후에 발생할 수 있다.[35] DOMS와 관련된 통증은[26] 근막과도 관련이 있을 수 있는데, 일반적으로 운동 후 24~72시간에 최고조에 달하며, 5~7일 후에 점차 사라진다. DOMS는 압통이나 부기(swelling), 뻣뻣함(stiffness), 기계적 통각과민(mechanical hyperalgesia) 그리고 수행 능력(performance)에 감소와도 관련이 있다. 견관절 근골격계 통증을 치료하고자 관리 방법을 찾는 사람들의 경우, 증상이 더 심각해지고 장기간 지속되는 것이 걱정의 원인이 될 수 있으며, 운동을 거부하고, 조직 손상을 유발하는 것으로 인식할 수 있다. 이를 피하기 위해서, 원심성 근수축을 적절히 점진적으로 부하를 증가시키는 것을 반복적으로 실시하면, 근육 손상과 DOMS의 발생을 감소시키고 예방할 수 있는 것으로 보인다.[35,59]

비타민 D가 결핍된 사람들의 경우, 비타민 D는 근육 손상의 감소에 영향을 미치고, DOMS를 감소시킬 수도 있다. 식이요법과 세심하게 계획된 햇빛 노출을 통해 비타민 D(혈중 대사 산물인 25[OH]D로 측정)를 충분한 수준으로 유지하는 것은 건강에 필수적이다.[42] 비타민 D는 적절한 수준의 염증 유발과 항염증성 사이토카인(pro-and anti-inflammatory cytokines)(TNF-α와 IL-10)을 조절하는데 기여하고, 염증을 조절하는데 기여한다.[6,73] 비타민 D 결핍(혈청 25[OH]D 〈 50nmol/L

또는 〈 20ng/ml로 정의)은[3,72] 골연화증(osteomalacia), 뼈 통증, 근육 약화, 어린이의 심각한 천식, 노인의 인지(cognitive) 장애, 심혈관 질환과 뇌졸중으로 인한 사망 등과 같은 많은 건강 문제들과 관련이 있다. 비타민 D 결핍은 또한 높은 SARS-CoV-2(COVID-19) 사망률과도 관련될 수 있다.[12,89] 또한 비타민 D 결핍은 당뇨병과 고혈압, 감염 그리고 호흡기 질환, 암, 포도당 과민증(glucose intolerance) 그리고 다발성 경화증(multiple sclerosis)과도 관련될 수 있다. 전신적 그리고 근골격계 건강에서 비타민 D의 실질적인 중요성 외에도, Pilch 등은 비타민 D 보충제(vitamin D supplementation)가 원심성 운동으로 인해 유발된 근육 세포의 손상을 감소시킬 수 있다고 보고하였다.[85]

원심성 운동의 중요한 특성과 장점들로 인해 #SUMS 재활 프로그램에 포함되었다: 근력의 강화, 에너지 요구량의 감소, 피로의 감소, 심혈관계의 요구량 감소, 근육의 수행 능력과 근육량의 증가, 신경 적응력의 향상, 체지방 감소, 혈액 지질의 특성과 인슐린 민감성의 개선, 피질 흥분성의 증가와 근감소증의 감소.[35] 이러한 이점들 이외에도, 실질적으로 원심성 운동을 반대측 사지에 수행했을 때 유익하고, 고정에 의한 부정적인 영향을 상쇄하는데 있어 구심성과 원심성을 결합한 훈련보다 더 이점이 있고 좀 더 효과적이었다. 또한 특히 환자의 증상이 있는 쪽에서 운동을 할 수 없는 경우에 관련이 있다.

#SUMS에 원심성 운동의 통합 (Integrating eccentric exercises into #SUMS)

원심성 수축 노출과 적응 단계 (Eccentric contraction exposure and adaptation phase)

#SUMS의 기본 원칙은 운동의 시작이 개별화되어야 하고, 환자들이 가능하다고 생각하는 환자의 기대치를 초과하도록 (가능한 경우) 진행되어야 한다는 것이다. 이러한 원칙은 프로그램의 원심성 운동 단계에서도 적용된다. 운동을 할 수 없거나(예: 고정으로 인해) 운동하기를 꺼리는 사람들(예: 통증의 증가와 원심성 수축과 관련된 손상에 대한 두려움으로 인해)의 경우에는 두 가지 간단한 적응(adaptations)을 반드시 고려해야 한다. 첫 번째는 반대쪽에 원심성 운동 프로그램을 시작하는 것이고,[36] 두 번째는 노출-적응 단계(exposure-adaptation phase)를 도입하는 것이다.[59] 노출-적응 단계의 목적은 이러한 힘에 노출되지 않은 근육과 건에 강한 원심성 부하가 가해질 경우 피할 수 없는 손상과 통증을 피하는데 있다.[59]

적응 단계(adaptation phase)를 지지하기 위한 또 다른 고려사항은 하루에 한 세트의 운동으로 시작하는 것으로, 처음에는 저녁이나 하루가 끝나는 시간에 시작하는 것이 좋다. 이에 대한 한 가지 이유에 대해 McCreesh 등은[74] 회전근개-관련 어깨 통증(회전근개 건병증)을 진단받은 사람들에서 부하를 가한 후 극상근 건의 두께가 증가했다는 것을 입증하였다. 이러한 변화는 증상이 없는 사람들에게서는 발생하지 않았다. 증상이 있는 사람들의 경우에, 부기(swelling)는 24시간 이내에 기준선 수준으로 되돌아왔다. 부기는 친수성 프로테오글리칸(hydrophilic proteoglycans)의 생성 증가로 인해 발생할 수 있다. 부기와 증상 사이에 관계가 있는지 여부는 아직 알려져 있지 않았다. 그러나 운동을 한 후에 추가적인 부하를 더 가해주지 않는 날에 "끝 시간"에 운동을 적용하면 저녁과 밤 기간 동안 건이 기초선 수준으로 복원되는 데 영향을 줄 수 있을 것이다. 만약 운동이 하루의 시작 시간에, 추가적인 부하(예: 운전, 작업, 들어올리기 그리고 옮기기 등)로 실시되는 경우에는 그렇지 않았다.

요약하자면, 원심성 수축에 노출되고 적응하는 단계에서는 반드시 인지되는 부하가 낮아야 하며, 하루가 끝나는 시점에 운동 프로그램을 시작하는 것을 고려할 때 DOMS를 피하기 위해 시간이 지남에 따라 점진적으로 진행해야 한다.

원심성 운동의 진행(Progression of eccentric exercise)

#SUMS 프로그램에 원심성 운동을 도입할 때 한 가지 제안사항은 평가 단계에서 식별된 가장 고통스러운 운동을 선택하는 것이다. 원심성 운동은 반드시 미리 정해진 적절한 부하로 시작해야 하고, 운동에 대한 반응을 적절하게 모니터링하면서 필요에 따라 조절해야 한다(위 참조). 예를 들어, 만약 증상이 상완이두근 건병증과 관련이 있다고 가정되는 경우에는 견관절과 주관절 굴곡근과 전완 회외근에 대한 원심성 운동을 반드시 고려해야 한다(26장 참조). 회전근개-관련 견관절 통증의 진단을 받은 사람들은 견관절 외전과 외회전 시에 통증을 가장 흔히 보고하므로 따라서 이러한 움직임의 방향(증상이 있는

경우)을 우선적으로 실시한다.

운동은 통제된 속도로 수행하는 것이 중요하며, 한 가지 제안은 분당 60비트로 설정된 디지털 메트로놈(대부분은 무료로 다운로드 가능)을 사용하는 것이 좋다. 가능하다면 메트로놈은 원심성 수축을 수행하는 동안 5비트(5초)를 듣고 셀 수 있도록 환자의 청각과 시각을 사용해야 한다. 1회 반복이 끝나면 팔은 수동적으로 다시 시작자세로 돌아와 운동을 반복한다. 모든 근골격계 어깨 문제에 대한 정확한 반복 회수나 세트 수 그리고 운동 빈도에 대한 지침은 아직 제공되지 않고 있다. 따라서, 한 가지를 제안한다면 운동은 최대 15회 반복하고, 이것이 달성되면 0.5kg(1.1lb)과 같은 양의 중량을 추가하여 시작하고, 이 운동을 15회 달성하게 되면, 0.75kg(1.65lb), 1.0kg(2. 2파운드)로 진행한다. 그리고 가능한 한 수준까지 늘린다(개개인의 기대치를 초과하는 것을 목표로 한다). 단계적인 원심성 운동 프로그램의 예는 아래 링크에서 볼 수 있다.

https://drjeremylewis.com/in/shoulder-book-resource-graduated-eccentric-programs

증상이 있는 쪽에서 시작할 수 없는 경우에는 환자의 반대쪽에서 운동을 시작해야 한다. 따라서 프로그램은 시차를 두고 환자가 증상이 있는 쪽보다는 반대쪽에서 더 높은 부하로 운동을 수행할 수 있다. 어느 시점에 가서는 양측에 부하가 같아질 가능성이 있다. 추가적인 진행단계(progression)는 수축의 속도를 증가시키는 것, 즉 5초에서 4초, 3초 수축으로 진행하는 방법이 있다. 처음에는 원심성 운동을 격일로 시작하는 것을 고려하고, 그 다음에 매일, 1세트에서 3세트로, 하루에 한 번에서 하루 두 번으로 진행한다. 물론 이것은 환자에 따라 모두 다르다. 원심성 운동을 하는 도중에 통증을 경험하는 것이 통증 없이 운동을 하는 것보다 더 큰 이익이나 해를 준다는 근거는 없다.[58] 따라서, 만약 환자가 견딜 수 있다면 운동 프로그램 중에 통증을 경험하게 될 수 있으나, 야간 통증 또는 다음날에 통증의 증가는 없게 한다.

강하고 느린 저항 운동으로 진행

(Progression to heavy slow resistance exercises)

프로그램의 다음 단계는 원심성 운동만을 하던 것에서 원심성과 구심성 부하를 결합하는 방법으로 진행하는데, 이 운동 프로그램은 원래 Kongsgaard 등[49,50]에 처음 설명되었으며, 강하고 느린 저항 운동법(heavy slow resistance; HSR)으로 알려져 있다. 이것은 원심성 운동 프로그램에서와 동일한 운동자세를 사용하며, 여기에 구심성 수축이 추가한 것이다. 구심성 수축에 대한 최대 반복 횟수(RM)를 평가하고, 환자에게 구심성 방법으로 들어올릴 수 있는 최대 중량, 즉 자신이 인지하는 최대 운동량(perceived maximum exertion)을 말하도록 요구하던지 평가해 본다. 먼저 이것이 알아본 다음, 새로운 운동은 구심성 운동 후에 원심성 수축을 실시하고, 이어 계속해서 메트로놈을 사용하여 각 방향으로 3초씩 소요되도록 하고, 원심성-구심성 운동의 반복 1회가 6초가 걸릴 것이다. 운동을 하는 중에 통증 경험은 허용되지만, 야간 통증과/또는 다음날에 통증의 증가는 절대 없어야 한다. 만약 통증이 이러한 수준으로 증가하게 되면, 그 운동은 적절한 수준으로 조절해야 한다(예: 부하나 반복 회수의 감소 등). HSR 운동과 통합할 경우에, 이상적인 체중, 반복 속도 그리고 횟수, 세트, 휴식 시간 그리고 무증상자에서 나타나는 결과를 어떻게 증상이 있는 사람들에게 어떻게 해석할 것인지에 대해 지속적인 불확실성이 계속된다.[80] 따라서 다음의 내용은 환자의 반응에 따라 조정될 수 있는 제안 사항이다.

목표는 1RM의 70%(최소)에서 85%에 해당하는 중량을 사용하게 하는 것이다. 1RM의 70%로 5회 반복을 1세트로 하고, 각 반복을 6초간 실시하는 것으로 시작한다. 그런 다음 5분간 휴식을 취하고(예: "휴식"을 하는 동안 다른 운동 즉 다리 운동을 하는 것을 고려한다), 3회 반복하는 것을 격일로 실시한다. 무게(부하)와 속도(1회 반복을 완료까지의 시간)의 변화를 통합하는 것은 허용된다. 즉, 무게를 늘리거나 템포를 높인다. 종종 무거운 무게로 상대적으로 느린 6초의 템포를 유지하는 것이 더 어렵고,[116] 같은 무게로 더 빠른 템포로 반복하는 횟수가 증가될 수 있다. 이것은 또한 훈련 강도가 증가하는 것을 의미한다.[80,116] 따라서 HSR 훈련의 매개변수는 1RM의 85%, 3회 반복의 3세트, 3초의 템포(즉, 3초 내에 원심성과 구심성 단계를 완료)로 조절하거나 단계적 진행을 할 수 있으며, 각 세트 사이에 15초 휴식을 한다.[17] 완전한 회복을 허용하지 않도록 짧은 휴식 기간과 함께 주는 이러한 "미세 세트(micro sets)"는 운동 강도에 부정적인 영향을 미치지 않으면서 볼륨을 유지하는 데 영향을 줄 수 있다.[80] HSR 운동의 예는, 아래 링크에서 확인할 수 있다. 프로그램의 단계적 진행이나 감소에 대한 지침은 환자의 반응을 기반으로 한다.

https://drjeremylewis.com/in/shoulder-book-resource-hsr-exercises

3단계: 기능적 프로그램
(Stage III: functional program)

중복(overlap)은 #SUMS 재활 프로그램의 한 단계에서 다음 단계로 전환할 때 일반적으로 이루어진다. 나는 종종 단계 II를 시작할 때 초기-단계 재활의 구성 요소들을 지속적으로 하고, 단계 III으로 전환할 때 단계 II 운동들을 계속하면서 천천히 단계적으로 중단한다. 단계 III인, 프로그램의 마지막 단계는 기능으로의 복귀이다. 어깨는 밀기나 당기기, 들기, 나르기, 던지기, 잡기 그리고 정밀한 활동들을 하는데 기여한다. 무엇인가 떨어지는 것을 막거나, 연을 날리거나, 프리즈비(frisbee)를 던지거나 잡을 때, 축구공이 골문을 통과하는 것을 막을 때 어깨는 예상하지 못한 빠른 그리고 종종 예측할 수 없는 움직임들을 수행하게 된다. 따라서 #SUMS의 마지막 단계에서는 기능에 대한 무작위 그리고 "혼란스러운" 도전적 과제들도 포함되어야 한다.

올바른 프로그램의 선택*(Choosing the right program)*

어떤 운동 프로그램도 어깨와 관련된 근골격계 질환의 관리에서 그 어떤 다른 프로그램보다 확실한 우월성이 입증된 것은 없었다.[20] 따라서 이 단계에서 환자 자신의 운동에 대한 선호도에 대해 논의할 필요가 있을 것이다. 보다 정형화된 프로그램을 선호하는지, 아니면 현재의 생활 방식에 따르면서 따라하기 어려운 수준으로 구성된 운동 프로그램을 찾을 지에 대해 물어봐야 한다. 환자들은 우선 순위에서 밀려 운동 프로그램을 며칠 동안 하지 못하게 되었고, 공식적인 프로그램을 포기하거나 한두 번 정도 시도는 했지만, 바쁜 일상적 생활과 운동을 통합할 수는 없었다고 종종 보고한다. 미리 결정하지 말고, 바쁜 하루에 새로운 무엇인가를 위해 시간을 내려는 것이 얼마나 어려운지 인정하고, 그 대안을 제시해 보게 한다.

비정형적인 재활프로그램
("Non-formal" rehabilitation program)

정형화된 운동 프로그램을 절대 하지 않을 거라고 하거나 시도는 했지만 그 계획을 계속 유지할 수 없다는 것을 알게 된 사람들의 경우는, 그 대안으로 활동의 참여를 점진적으로 증가시켜 주당 3,000~4,000 MET(과제를 위한 대사당량)를 달성하는 것이다. MET를 정의하고 계산하는 방법에는 여러 가지가 있고 아직 불완전하지만,[34] 환자와 이것에 대해 상의할 때 고려할 수 있는 한 가지 내용은 다음과 같다. 1 MET는 텔레비전을 보거나 책을 읽거나 버스에 앉아 있을 때와 같이 조용히 앉아 있을 때 필요한 분당 에너지(즉, 안정 시 대사율) 수준과 같다. 쇼핑몰 주변을 걷는 것은 2-3 MET 값에 해당되는 활동의 한 예이며 조용히 앉아 있는 데 필요한 수준보다 분당 2-3배의 에너지가 더 필요하다. MET 값은 모든 신체적 활동에 할당될 수 있으며, 표 36.2에 자세히 설명되어 있다. 실제 MET 값은 남성과 여성, 저체중, 평균 체중 그리고 과체중인 사람, 연령별로 다를 수 있으므로, 추정치로 제시된다는 점을 인식하는 것이 중요하다.

왜 주당 3,000~4,000 MET인가?
(Why 3,000~4,000 METs per week?)

Kyuet 등[55]은 주당 3,000~4,000 MET분(minutes)의 신체적 활동 수준을 달성한 사람들은 현재 최소 권장 수준인 한 주에 600 MET분인 사람들보다 유방암, 결장암, 당뇨병, 허혈성 심장 질환 그리고 허혈성 뇌졸중의 발병 위험이 훨씬 더 크게 감소했다고 보고하였다. 이렇게 높은 수준의 활동은 전신적 운동을 할 수 있는 기회를 제공하여 근육-건의 성능, 뼈 건강을 촉진하고, 정신 건강의 개선에 기여할 뿐만 아니라 기타 많은

표 36.2 신체 활동에 대한 분당 근사치 MET 값의 예

활동	작업의 대사당량 (MET) (근사치)
조용히 앉아 있기	1.0[32]
글쓰기, 책상에서 일하기, 컴퓨터 사용하기	1.5[32]
천천히 걷기(3.0km/h, 1.9mph)	2.0[32]
중등도 속도로 걷기(5.0km/h, 3.0mph)	3.0[32]
요가	3.3-7.4[57]
테니스(복식)	5.0[32]
테니스(단식)	7.0[41]
집안일	3.5-6[32]
춤(중간 정도)	6.0[41]
정원가꾸기	4.4-7.0[41]
수영(2.0km/h ~ 4.0km/h)	4.0-14.0[41]
조깅(9.0km/h, 5.6mph ~ 11km/h, 6.8mph)	8.8-11.2[41]
줄넘기(66/분 ~ 145/분)	9.8-12.1[41]
달리기(15.0km/h, 9.3mph)	14.6[41]
조정(4.0km/h, 2.5mph ~ 20.0km/h, 12.4mph)	5.5-19.1[41]

km/h, 시간당 킬로미터; mph, 시간당 마일

건강-관련 이점도 제공한다.

가치 있는 활동을 이용한 주당 3,000~4,000 MET 프로그램의 구축 (Building a 3,000–4,000 METs per week program from valued activities)

인터뷰(11장 참조)와 데이터 수집(12장 참조)을 하는 동안 그리고 만약 추가적인 논의가 필요한 경우에, 환자가 가치 있게 여기고 주중에 반드시 해야 하는 활동들에 대해 이해하는 것이 더 필요할 것이다. 예를 들어, 환자가 정원 가꾸기에 대해 좋아한다고 표현할 수도 있다. 이것은 어깨 근육들의 구심성, 등척성 그리고 원심성 수축과 함께 어깨의 관절가동범위를 포함하면 평균적으로 6 MET 수준의 활동이다. 정원가꾸기에는 밀기와 당기기, 들어올리기 그리고 나르기 등이 포함되므로, 전신을 사용하며 종종 정밀한 활동(예: 가지치기, 잡초 뽑기)이 필요하게 된다. 정원용 포크(garden forks)나 스페이드(spades), 갈퀴(rakes), 잔디 깎는 기계 밀기(pushing mowers), 잔디 깎기 기계 들어올리기(lifting grass clippings) 등을 사용할 때 지렛팔의 길이가 증가된다. 이러한 것은 도전적인 활동이라 할 수 있으며, 많은 사람들에게 큰 보상을 제공하게 되어 강한 성취감을 제공하게 된다.

사무실 단지에서 일하거나 아파트 단지에서 사는 환자는 엘리베이터나 계단의 사용을 선택하게 된다. 처음에는 환자들은 엘리베이터를 타기 전에 한 층의 계단을 오르는 것으로 시작하여 시간이 지남에 따라 두 층의 계단을 오르게 할 수 있다. 또한 환자들이 직장에 출근하기 위해 걷거나 자전거 타기 또는 버스나 기차로 직장에 도착하기 전 2~3개 정거장 전에 내리기 또는 직장 동료와 함께 대중교통을 타기 전에 2~3개 이상의 정거장까지 걷기를 즐길 수도 있다. 이러한 기회는 매주 MET를 증가시킬 뿐만 아니라 능동적으로 교통 수단(걷기, 자전거 타기, 스케이트 타기 등)을 이용하는 처방을 하는 방법으로, 건강관리 제공자(healthcare providers)와 환자가 환경 지속가능성(environmental sustainability)에 기여할 수 있는 방법이 된다.[112] 안전한 시작점(entry point)에서 재활 프로그램을 시작한다는 원리에 따라, 부하는 3,000~4,000 MET에 도달할 때까지 진행될 수 있으며, 이는 물론 지속되어져야 한다. 이것은 다른 활동들로 대체할 수 있으며, 환자는 증가되는 활동 참여로 인한 건강상의 이점이 있음을 알게 되었을 때, 체육관이나 기타 형태의 활동이나 운동에 참여하는 데 관심이 있음을 표현하게 될 것이다. 상자 36.4에는 환자에게 제공하는 중요하고 필수적인 활동들로 구성된 주당 3,000~4,000 MET의 프로그램에 예를 제공하였다. 이를 달성하는 데는 12주 이상이 소요될 수 있으며, 이 단원의 앞부분에서 이를 설명한 지침이 제시되어져야 한다.

상자 36.4에 자세히 설명된 정보들을 기초로 하면 주당 3,000~4,000 MET달성이 필요하나, 상당한 양의 운동을 하고 있다고 생각하는 많은 사람들은 안타깝게도 그 목표를 달성하지 못하고 있다. 예를 들어, 만약 환자가 운동을 많이 한다고 보고하면서 평균적으로 매주 30분씩 세번 걷기를 하고, 일주일에 한번 복식 테니스를 1시간 한다면 이것은 $3 \times 30 \times 6$ MET + $1 \times 60 \times 5$ MET에 해당하여 주당 총 840 MET가

상자 36.4 주당 3,000~4,000 MET 프로그램의 예

- **걷기:** 활발하게 팔 흔들기(6.0km/h) = (6 MET 활동), 30분/세션, 5 회/주

  = 5 × 6 × 30 = **900 MET – 분**

- **자전거 타기:** (15.0km/h) = (6 MET 활동), 30분/세션, 3회/주

  = 3 × 6 × 30 = **540 MET – 분**

- **청소하기:** 진공 청소기로 청소하기, 걸레질 하기, 흔들기 등 = (6 MET 활동), 60분/세션, 3회 ×/주

  = 3 × 6 × 60 = **1,080 MET – 분**

- **정원 가꾸기(Gardening):** 1회/주 = (6 MET 활동), 150분

  = 1 × 6 × 150 = **900 MET – 분**

- **물건 옮기기(Carrying):** 3회/주, 중등도 무게 = (6 MET 활동), 10분

  = 3 × 6 × 10 = **180 MET – 분**

주당 총 MET – 분 = 900 + 540 + 1080 + 900 + 180 = 3,600 MET – 분

된다. 이는 건강을 해치는 수많은 질환에 위험을 줄이기, 활동을 통해 어깨 기능의 향상에 기여하는데 필요한 주당 3,000 MET 이상에 부족한 수준이다.[55]

앞서 언급한 바와 같이, 어떤 재활 프로그램도 더 우월하다고 제시된 다른 재활 프로그램은 없다. 이러한 이유로, 복합적이고 도전적이며 이완을 포함되고 환자에게 흥미를 유발할 수 있고 그들의 생활 습관에 맞게 구성된 어깨와 전신적 운동의 단계적 진행(progressions)이 필요하여, 태극권(T'ai Chi)(42장 참조)과 요가(43장 참조) 운동을 이 책에 제시하였다.

정규 운동 프로그램(Formal exercise program)

보다 정규(공식)적인 접근방법을 원하는 사람들을 위해 이 #SUMS의 마지막 단계에서는 어깨와 상지, 경추부, 체간 그리고 하지의 운동법들이 포함되어 있다. 또한 부하와 지속 시간 그리고 속도를 혼합한 방법이 제시되었다. 여기에는 탄도 부하(ballistic loads)와 혼란성 부하(chaotic loads) 그리고 감각-운동(sensorimotor)이 포함되었다. 이 프로그램은 개개인이 자신의 일상 활동의 일부로 수행하는 다양한 범위의 기능적 움직임(밀기, 당기기, 들기, 나르기, 던지기, 잡기, 정확성)들을 통합하여 이를 달성하게 한다. 이것은 올림픽 역도 선수와 관련이 있지만, 10kg(22lb) 무게의 작은 기내 가방을 머리 위의 수하물 칸으로 들어 올리려는 80세 노인의 경우에도 마찬가지로 중요하다. 기능적 향상으로 변환되는 운동인 올림픽 포환던지기(Olympic shot–putter), 창던지기(javelin), 원반던지기(discus thrower) 선수나 국제 야구 리그(National Baseball League)의 투수와 같이, 손자와 함께 공이나 프리스비(frisbee)를 던지는 조부모들에게도 마찬가지로 중요하다. 밀기(pushing) 운동은 권투 선수들에게도 관련이 있지만, 의자나 자동차에 오르고 내리는 기능을 유지하고자 하는 90대 고령자에게도 관련이 있다.

이러한 접근 방식을 선택함으로써, #SUMS 재활 프로그램은 모든 일상적인 활동들을 실시한 프로그램과 다단계의 프로그램과 통합하게 된다. 만약 이 모델이 여러분의 임상 실무와 관련이 있는 경우, 여러분의 동료와 가능하면 환자들과 협력하여, 위에 설명된 각 기능적 활동에 대해 하나의 등급화된 프로그램인 20, 30, 40 또는 50단계의 프로그램을 개발해본다. 많은 운동들을 그림 36.9에 요약해 설명한 미는(pushing) 단계들과 같이 기능적 요구 사항 중 2~3개 또는 그 이상과 통합하게 될 것이다. 다른 수많은 미는 운동들이 있지만, 핵심적인 원칙은 다음과 같다: 근골격계가 진행단계 중에 일어나는 상당한 변화를 감지하지 못하도록 운동들 사이에 증가 정도를 작게 만들고; 환자의 최근에 활동 수준에 대한 평가 결과와 상응하는 수준에서 시작하고; 프로그램을 시작 시 여러분과 환자가 확인한 수준까지 진행해야 한다. 그러나 가능하다면 환자가 달성할 수 있다고 생각한 수준 보다 환자의 기대치를 초과하도록 하는 것이 좋다.

80세 노인에게 무릎대고 팔굽혀 펴기 운동은, 때로는 50년 만에 처음으로(또는 그 이상) 완전한 팔굽혀 펴기를 하는 것이므로 필수는 아니지만, 이것은 기능 수준의 향상과 심리적 자신감을 얻지 될 수 있다. 이것은 모든 사람이 가능하지는 않으며, 많은 사람들이 가능한 한 오랫동안 현재의 기능을 유지하도록 설계한 프로그램이 바람직하고 가치가 있다. 프로그램이

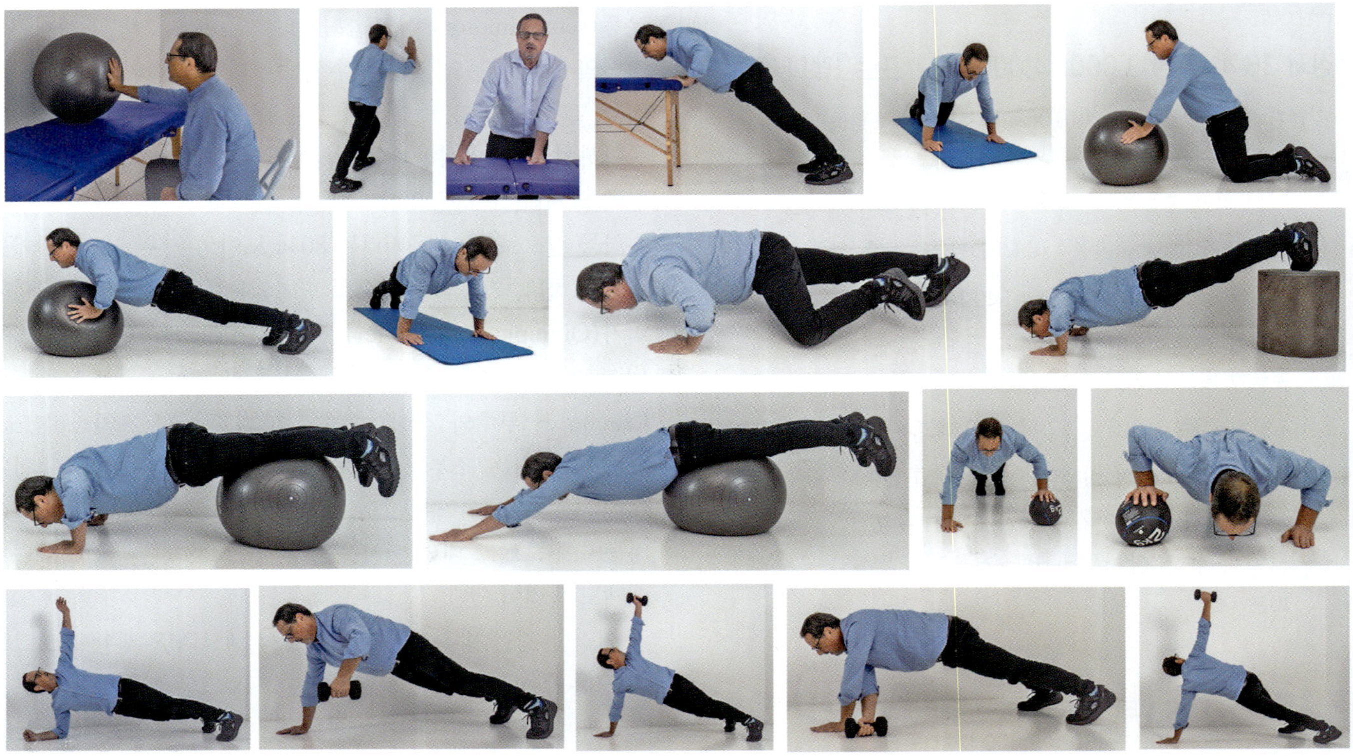

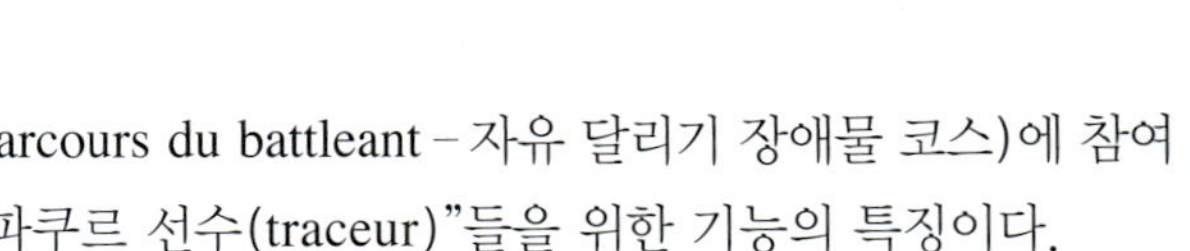

그림 36.9
다단계적 밀기 운동 프로그램의 예(요약).

https://drjeremylewis.com/in/shoulder-book-resource-multistage-pushing-program

진행됨에 따라 속도, 무게, 거리(예: 던지거나 나르는 경우), 지속 시간 그리고 운동의 복잡성을 다양하게 변경하고, 프로그램에 "혼란(chaos)"을 도입한다. "혼란은 행동을 예측할 수 없을 정도로 무작위로 나타나는 복잡적인 시스템의 특성"[104]이라고 정의하며, #SUMS의 필수적인 부분이다. 만약 선반이나 벤치에서 무언가가 떨어진다면 우리는 본능적으로 손을 뻗어 잡으려고 하고, 공을 잡을 때는 같은 위치에 두 번 던지게 되는 경우는 거의 없다. 혼돈(혼란) 또는 복잡한 시스템의 무작위성(randomness)은 일상활동에서 내재되어 있으므로, 초기 단계에 높은 수준으로 통제된 운동에 도달할 수 있는 높은 수준의 기능적 수준을 달성하기 위한 프로그램과 통합돼야 한다. 밀고, 당기고, 들고, 들어올릴 때의 빠른 변화와 끝범위까지의 가동범위는 브레이크 댄서나 공중 그네 예술가, 그리고 장애물 통과 훈련(parcours du battleant – 자유 달리기 장애물 코스)에 참여하는 "파쿠르 선수(traceur)"들을 위한 기능의 특징이다. 따라서 이것들을 재활 프로그램에 포함해야 한다.

반복과 세트 *(Repetitions and sets)*

#SUMS는 순수한 운동 조절과 근력강화 또는 지구력 프로그램이 아니다– 이것은 혼합형(hybrid)이며, 이것의 목적은 어깨와 관련된 가치 있는 활동들을 통해 기능 수준을 개선하고 자신감을 회복하는 것이다. 따라서 나는 환자에게 반복 횟수와 세트 수 그리고 일일 목표를 제공하지 않는다.

강도와 근력을 향상시키는 프로그램은 건강과 관련된 다른 중요한 매개변수들을 개선하기 위해 환자와 협력할 때 #SUMS 프로그램 시행 이후에 고려해야 하며,[39] 1단계로 전환할 때는 몸과 마음을 건강하게 하는 건강한 생활방식 프로그램이어야 한다. 프로그램 동안 나의 지배적인 지침은 반복이나 세트에 초점을 맞추지 않는 것이다. 이것은 환자에게 하루에 10회씩 3세트를 할 수 있도록 기회를 주고, 다음 훈련 일에는 3회만 할 수 있도록 관리한다면 이것은 완벽하게 수용 가능할 것이며, #SUMS 철학은 비판단적 임상가(nonjudgmental clinician)가 지도하는 환자의 자기 관리이기 때문에 긍정적이라고 볼 수 있다. 중요한 것은, 조사가 필요한 동반 질환들이 있음을 의미할 수 있고, 수행능력을 지속적으로 저하시킬 수 있으므로 주의해야 한다. 상자 36.5는 반복과 세트에 관한 환자에 대한 지침을 제시되었다.

형식화된 숫자가 왜 중요하지 않은 지 몇 가지 이유가 있다. 우리는 모두 평상 시의 페이스나 무게, 반복, 세트, 거리 또는 지속 시간을 달성할 수 없는 체육관에 가거나, 자전거를 타거나, 수영이나 산책을 하러 가곤 한다. 우리가 이전 최고 수준에 도달했었고 아마도 능가할 수 있을 거라는 것을 알기 때문에 우리는 다음 번에 그것을 받아들인다. 환자에게 운동을 하나 더 할 수 없다고 느낄 때까지 하라고 조언하는 것은 피로나 스트레스, 영양 부족, 시간 제한 또는 일상적인 신체 요구 사항보다 높은 경우에 개개인이 처방된 일일 반복과 세트 수를 완료할 수 없는 날에 권고한다. 처방된 반복과 세트 횟수를 지속적으로 달성하지 못하는 것은 아마도 환자가 낙담하고 재활 프로그램을 중단하게 하는 한 가지 이유일 수 있다.[31,75,101,108] 나는 느슨한 매개변수를 설정하는 것을 추천한다. 예를 들어, "잔디 깎기 기계(lawn mower) 운동"을 여러 단계로 진행할 때(그림 36.10), 환자에게 가능한 한 많이 하라고 제안한다. 그들이 지속적으로 해당 수준을 12–15회 반복하면 다음 단계로 넘어가는 것을 고려한다.

만약 환자가 처방받은 반복과 세트에 대해 고집하는 경우에, 환자를 위한 지침인 표 36.3을 사용할 수 있지만, 가능하다면 환자가 공식적인 프로그램을 완료한 이후에도 계속하기를 원하는 건강 유지와 개선을 위한 프로그램으로 남겨 둔다.

당기기나 밀기, 들기, 나르기, 던지기 등의 각 운동들에 대해 1RM(최대 반복 횟수)을 결정해야 한다. 짧은 워밍업과 친숙화(familiarization)기간 이후에 1RM을 계산하는 것이 상지와 하지 근육군 그리고 성별에 따라 신뢰할 수 있는 것으로 보인다.[102] 상지와 하지 근육군에 대해 서로 다른 공식이 필요할 수도 있다.[38] 1RM을 계산하는 공식에는 여러 가지가 있다.[88,115]

상자 36.5 반복과 세트에 대한 환자 지침

- 우리(환자와 임상가)는 가능한 한 최상의 결과를 얻기 위해 긴밀히 협력할 것입니다.
- 평균적으로 이 프로그램은 12주가 소요되며, 때로는 조금 더 짧고 때로는 조금 더 길어집니다.
- 문제의 개선은 선형적(직선)이지 않으며, 귀하의 반응에 따라 프로그램이 조정될 것입니다.
- 제시한 날짜 안에 모든 처방된 운동을 하는 것을 목표로 하십시오. 그것들은 모두 중요하고 본인이 원하는 공간에서 목표를 성취하는 것이 도움이 되기 때문입니다.
- 본인 스스로 이 어깨 재활 프로그램을 담당하고 있고, 각 운동마다 주별 목표를 세울 것입니다. 본인 원하는 경우 임상가와 함께 수행할 수 있습니다.
- 세워놓은 목표를 달성하는 것이 목표이지만 숫자는 그리 중요하지 않습니다. 만약 본인 몇 가지 운동을 덜 하거나, 훨씬 적게 하거나, 목표에 도달하거나, 목표보다 약간 더 많이 했다면 당신 스스로 이 일에 대해 자랑스러워하십시오.
- 만약 어떤 날에 너무 피곤해서 목표를 달성할 수 없는 경우에도 좋습니다. 당신이 피곤하거나 바쁘거나 둘 다 때문이라도 괜찮습니다. 운동의 페이스(속도)를 변경하고 때때로는 운동의 템포를 변경하거나 운동할 때 듣는 음악의 템포를 변경하는 등 몇 가지를 더 하면 도움이 될 수 있습니다.
- 만약 계속적으로 목표에 도달할 수 없을 경우 가능한 한 빨리 저에게 알려주십시오.
- 기억하십시오, 견딜 수 있는 통증을 경험한다고 해서 어깨에 그 어떤 손상이 생기는 것은 아닙니다. 실제 연구에 의하면 운동을 할 때 견딜 수 있는 통증을 경험하는 것이 단기적으로 더 빠른 개선과 관련이 있을 수 있다고 합니다. 우리는 당신이 오늘 밤이나 내일 더 많은 통증을 느끼기를 원하지 않을 뿐이며, 만약 통증이 느껴진다면 그에 따라 운동법을 적절히 재조정할 필요가 있습니다.
- 지금까지 당신에게 제안 드린 사항은: 당신에게 드린 프로그램의 모든 운동을 하고, 자신에게 그 어떤 반복이 필요 없다고 느낄 때 중지하십시오.
  그러나 "*확실하게 한 번만 더 해보십시오.*"

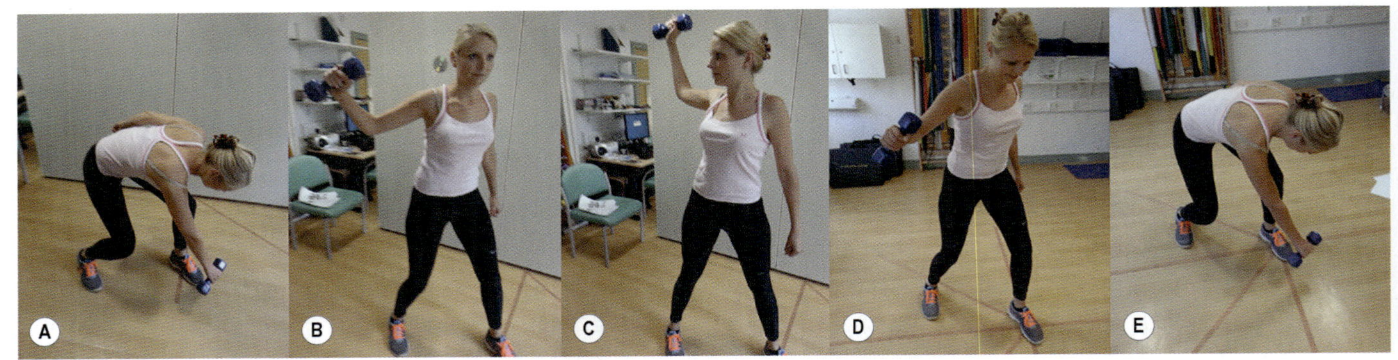

그림 36.10
잔디 깎기 기계(lawn mower) 운동.

https://drjeremylewis.com/in/shoulder-book-resource-lawn-mower-exercise

연구 대상인 인구 집단, 모든 근육군에 대한 적용 가능성, RM 검사 시 세트 사이의 적절한 휴식 기간 등과 같은 변수에 따라 모든 것들이 관련된다.[88]

브리츠키 공식(Bryzcki formula)은[10] 1RM을 계산하는 방법 중 하나이다. 이 공식을 사용하기 위해서는 밀고, 당기고, 들어올리고, 운반하고, 던질 수 있는 최대 부하를 10회 이하로 할 수 있다는 것을 확인해야 한다. 10회 이상 반복하면 공식의 안정성이 떨어지므로, 만약 계산된 부하로 10회 이상 움직일 수 있는 경우에는 더 무거운 부하로 검사를 반복하여 1회에서 10회 이하의 범위가 되도록 한다. 이 Bryzcki 공식을 사용하여 계산하는 1RM은 다음의 방정식 중 하나를 이용하여 계산할 수 있다:

(A) **중량**(부하) × (36/37 – **반복 횟수***)
(B) **중량**(부하) ÷ (1.0278 – (0.0278 × **반복 횟수***)

*반복 횟수는 ≤10 이어야 한다.[88]

예를 들어, 환자가 잔디 깎는 기계 운동(그림 36.10) 중에 바닥에서 천장까지 5kg(11.02 lb)을 8회 들어 올릴 수 있는 경우 피로하기 전에 1RM은 다음과 같이 계산된다.

(A) **5.0 kg**(11.02 파운드) × (36/37 – 8)
= **6.2 kg**(13.7 파운드)
(B) **5.0 kg**(11.02 파운드) ÷ (1.0278 – (0.0278 × 8)
= **6.2 kg**(13.7 파운드)

표 36.3 1RM*을 기반으로 권장하는 근육 수행 프로그램

목표	정의	1 RM의 %	반복 횟수	세트
근력강화	외부 저항에 대해 최대의 힘을 생성하는 능력,[105] 일반적으로 프리 웨이트 또는 운동 기구를 사용한 1RM 검사를 통해 평가된다.	80%~100%	1~5	2~3
근비대	근육 크기와 면적, 부피, 섬유의 단면적 그리고 미세구조의 증가와 단백질 수준의 변화[33]	60%~80%	8~12	3~6
지구력	최대하 저항을 사용할 때 피로에 저항하는 능력[19]	≤60%	15번 이상	3~4

*이러한 권장 사항을 뒷받침하는 근거와 이를 달성하는 최선의 방법은 여전히 모호하다.[25,98,110] RM, 최대 반복 횟수.

근력, 지구력 그리고 근비대를 향상시키기 위한 저항 운동 프로그램은 1RM의 평가 결과를 기준으로 한다. 예를 들어, 근력 프로그램의 경우, 일반적으로 1RM의 80~100%와 같은 높은 부하로 세트당 1~5회 반복하는 것을 기준으로 하며, 근비대 프로그램은 오래전부터 1RM에 60~80%의 부하로 세트당 8~12회 반복하는 것을 기준으로 한다. 1RM의 60% 미만에 부하로 세트당 15회 이상 반복하는 것은 일반적으로 지구력 향상을 위해 처방된다. 요약한 내용은 표 36.3에 제시하였다. 중요한 것은, 이러한 권장 사항을 기초로 한 저항 훈련 지침을 제공하는 정확성과 관련하여 상당한 불확실성이 있다는 것이다.[25,98,100]

프로그램의 변화(Program variations)

#SUMS 재활 프로그램의 원칙은 견관절과 관련된 대부분의 근골격계 질환에 적용될 수 있다. 회전근개의 큰 파열, 회전근개 관절병증, 골관절염과 같은 일부 질환에는 섬세한(nuanced) 재활 접근법이 필요할 수 있다. 이러한 섬세한 접근 방식 중 하나가 뒤에서 제시했던 질환들에 맞게 설계된 프로그램이다. 그것은 원래 무작위 대조군 실험으로 연구되었으며,[2]

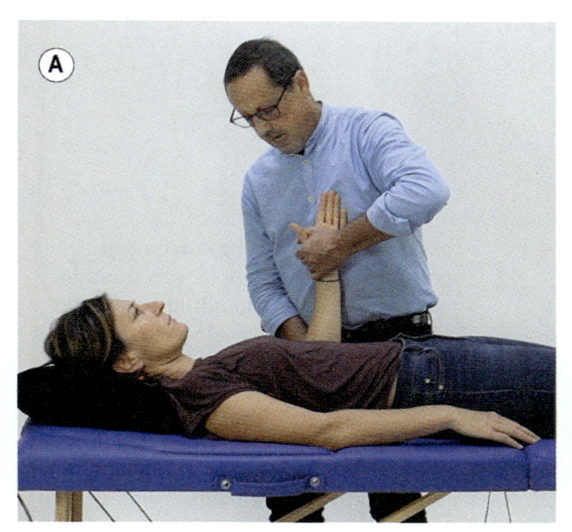

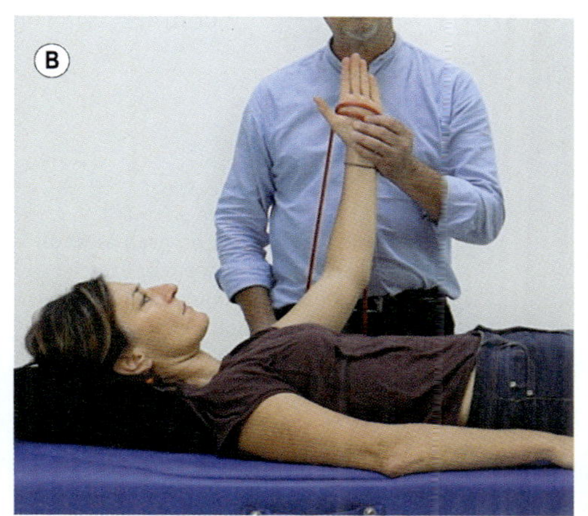

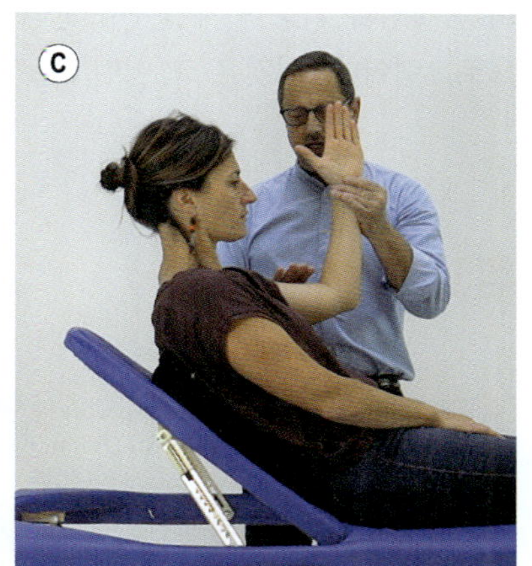

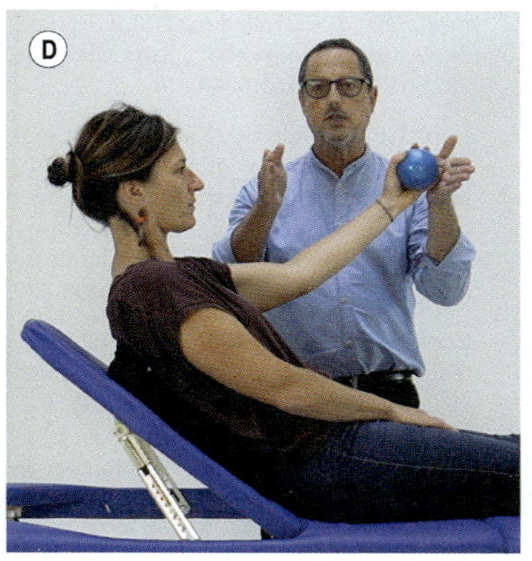

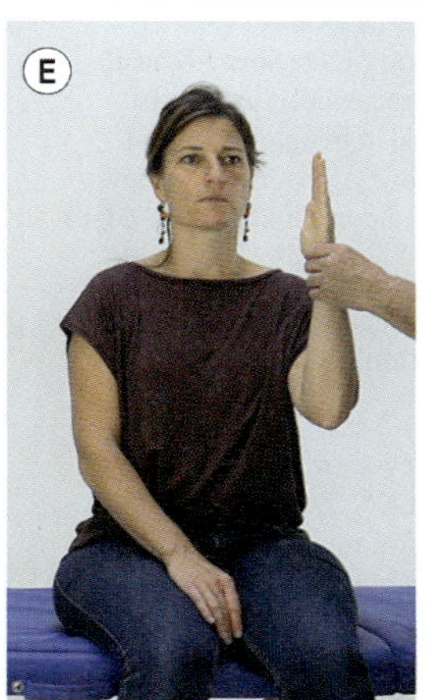

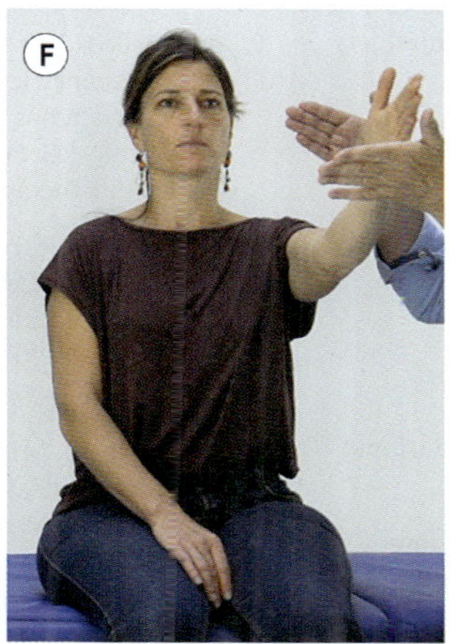

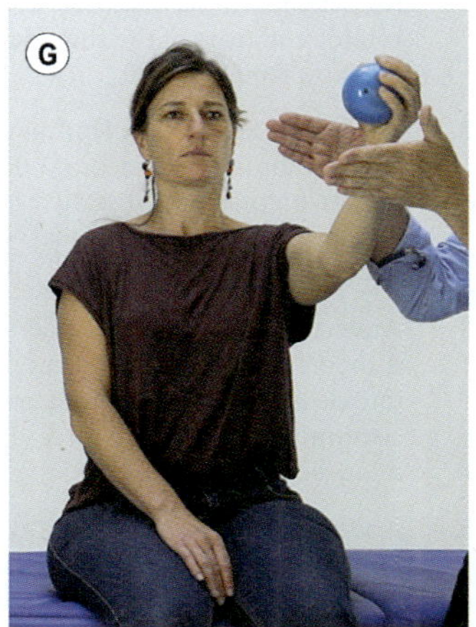

그림 36.11
회전근개 거대 파열, 회전근개 관절병증, 어깨에 침범한 중증 골관절염에 대한 재활 프로그램.

https://drjeremylewis.com/in/shoulder-book-resource-rotator-cuff-rehabilitation-program

이 운동 프로그램이 대조군 치료군보다 더 나은 것으로 제안되었다. 이에 대한 더 많은 연구가 필요하며, 이러한 질환들에 비수술적 관리법의 가치를 더 잘 이해하는 데 필요한 지식을 얻기 위한 연구들이 현재 진행 중이다. 그림 36.11(비디오 프레젠테이션으로 연결됨)은 이러한 운동 프로그램의 단계들을 제시하고 있다.

결론(Conclusion)

Shape-Up-My-Shoulder(#SUMS) 재활 프로그램은 어깨와 관련된 근골격계 질환의 관리 방법을 찾고자 하는 사람들이 움직임과 기능적 재활에서 고려할 수 있는 단계적인 운동 프로그램이다. 이것은 그 어떤 프로그램도 다른 프로그램보다 더 우월하다는 것이 입증되지 않았기 때문에 단지 제안으로만 제시되었다.[20] 만약 금기 사항이 없고 이점이 단점보다 더 클 경우에만 고려되어야 한다. 이 프로그램을 뒷받침하는 새로운 연구 근거가 있지만, #SUMS의 내용은 의심할 여지 없이 새로운 연구와 임상 경험 그리고 환자의 희망에 따라 변경될 수 있다.

감사의 글(Acknowledgment)

Shape-Up-My-Shoulder는 동료들과 함께 연구비를 신청하는 과정에서 Jeremy Lewis가 제안한 용어로, 그 중 한 명은 Shape-Up 체중 관리 프로그램(https://www.shapeupherts.com/)을 담당하였다.

참고문헌(References)

1. Abbott B, Bigland B, Ritchie J. The physiological cost of negative work. The Journal of Physiology. 1952;117:380-390.
2. Ainsworth R, Lewis JS, Conboy V. A prospective randomized placebo controlled clinical trial of a rehabilitation programme for patients with a diagnosis of massive rotator cuff tears of the shoulder. Shoulder & Elbow. 2009;1:55-60.
3. Amrein K, Scherkl M, Hoffmann M, et al. Vitamin D deficiency 2.0: an update on the current status worldwide. European Journal of Clinical Nutrition. 2020;74:1498-1513.
4. Andersen J, McCabe C, Sanders RH. A model to test for differences in torso muscle torque between front crawl swimming speeds from three-dimensional digitised video. BMS. 2018.
5. Anderson LW, Bloom BS. A Taxonomy for Learning, Teaching, and Assessing: A Revision of Bloom's Taxonomy of Educational Objectives. Longman; 2001.
6. Barker T, Martins TB, Hill HR, et al. Vitamin D sufficiency associates with an increase in anti-inflammatory cytokines after intense exercise in humans. Cytokine. 2014;65:134-137.
7. Barrett E, Conroy C, Corcoran M, et al. An evaluation of two types of exercise classes, containing shoulder exercises or a combination of shoulder and thoracic exercises, for the treatment of nonspecific shoulder pain: a case series. J Hand Ther. 2018;31:301-307.
8. Bloom BS. Taxonomy of Educational Objectives. Vol. 1: Cognitive Domain. New York: McKay; 1956.
9. Bonello C, Girdwood M, De Souza K, et al. Does isometric exercise result in exercise induced hypoalgesia in people with local musculoskeletal pain? A systematic review. Physical Therapy in Sport. 2021 May;49:51-61
10. Brzycki M. Strength testing—predicting a one-rep max from reps-to-fatigue. Journal of Physical Education, Recreation & Dance. 1993;64:88-90.
11. Campbell M, Varley-Campbell J, Fulford J, Taylor B, Mileva KN, Bowtell JL. Effect of immobilisation on neuromuscular function in vivo in humans: a systematic review. Sports Medicine. 2019;49:931-950.
12. Carpagnano GE, Di Lecce V, Quaranta VN, et al. Vitamin D deficiency as a predictor of poor prognosis in patients with acute respiratory failure due to COVID-19. Journal of Endocrinological Investigation. 2021;44:765-771.
13. Chester R, Jerosch-Herold C, Lewis J, Shepstone L. Psychological factors are associated with the outcome of physiotherapy for people with shoulder pain: a multicentre longitudinal cohort study. British Journal of Sports Medicine. 2018;52:269-275.
14. Clausen MB, Hölmich P, Rathleff M, et al. Effectiveness of adding a large dose of shoulder strengthening to current nonoperative care for subacromial impingement: a pragmatic, double-blind randomized controlled trial (SExSI Trial). The American Journal of Sports Medicine. 2021;03635465211016008.
15. Cook CE, Showalter C, Kabbaz V, O'Halloran B. Can a within/between-session change in pain during reassessment predict outcome using a manual therapy intervention in patients with mechanical low back pain? Man Ther. 2012;17:325-329.
16. Cook JL, Rio E, Lewis JS. Managing tendinopathies. In: Jull G, Moore A, Falla D, Lewis JS, McCarthy C, Sterling M (eds). Grieve's Modern Musculoskeletal Physiotherapy, 4th edition. London: Elsevier; 2015.
17. Davies TB, Halaki M, Orr R, Helms ER, Hackett DA. Changes in bench press velocity and power after 8 weeks of high-load cluster-or traditional-set structures. The Journal of Strength & Conditioning Research. 2020;34:2734-2742.
18. Dejaco B, Habets B, van Loon C, van Grinsven S, van Cingel R. Eccentric

versus conventional exercise therapy in patients with rotator cuff tendinopathy: a randomized, single blinded, clinical trial. Knee Surg Sports Traumatol Arthrosc. 2017;25:2051-2059.

19. Deschenes MR, Kraemer WJ. Performance and physiologic adaptations to resistance training. American Journal of Physical Medicine & Rehabilitation. 2002;81:S3-S16.

20. Dominguez-Romero JG, Jiménez-Rejano JJ, Ridao-Fernández C, Chamorro-Moriana G. Exercise-based muscle development programmes and their effectiveness in the functional recovery of rotator cuff tendinopathy: a systematic review. Diagnostics (Basel). 2021;11:529.

21. Dubé M-O, Desmeules F, Lewis J, Roy J-S. Rotator cuff related shoulder pain: a randomised controlled trial investigating exercise type on outcome. In prep.

22. Dubé M-O, Desmeules F, Lewis J, Roy J-S. Rotator cuff-related shoulder pain: does the type of exercise influence the outcomes? Protocol of a randomised controlled trial. BMJ Open. 2020;10:e039976.

23. Dupuis F, Barrett E, Dubé M-O, McCreesh KM, Lewis JS, Roy J-S. Cryotherapy or gradual reloading exercises in acute presentations of rotator cuff tendinopathy: a randomised controlled trial. BMJ Open Sport & Exercise Medicine. 2018;4:e000477.

24. Farthing JP, Krentz JR, Magnus CR. Strength training the free limb attenuates strength loss during unilateral immobilization. Journal of Applied Physiology. 2009;106:830-836.

25. Fisher J, Steele J, Bruce-Low S, Smith D. Evidence based resistance training recommendations. Medicina Sportiva. 2011;15:147-162.

26. Gibson W, Arendt-Nielsen L, Taguchi T, Mizumura K, Graven-Nielsen T. Increased pain from muscle fascia following eccentric exercise: animal and human findings. Experimental Brain Research. 2009;194:299.

27. Gourgoulis V, Boli A, Aggeloussis N, et al. The effect of leg kick on sprint front crawl swimming. Journal of Sports Sciences. 2014;32:278-289.

28. Grossman D. No Cape Needed. New York: Little Brown Dog Publishing; 2015.

29. Haahr J, Andersen J. Exercises may be as efficient as subacromial decompression in patients with subacromial stage II impingement: 4–8-years' follow-up in a prospective, randomized study. Scandinavian Journal of Rheumatology. 2006;35:224-228.

30. Haahr J, Østergaard S, Dalsgaard J, et al. Exercises versus arthroscopic decompression in patients with subacromial impingement: a randomised, controlled study in 90 cases with a one year follow up. Annals of the Rheumatic Diseases. 2005;64:760-764.

31. Hall K, Grinstead A, Lewis JS, Mercer C, Moore A, Ridehalgh C. Rotator cuff related shoulder pain. Describing home exercise adherence and the use of behavior change interventions to promote home exercise adherence: a systematic review of randomized controlled trials. Physical Therapy Reviews. 2021;26:299-322.

32. Haskell WL, Lee I-M, Pate RR, et al. Physical activity and public health: updated recommendation for adults from the American College of Sports Medicine and the American Heart Association. Circulation. 2007;116:1081.

33. Haun CT, Vann CG, Roberts BM, Vigotsky AD, Schoenfeld BJ, Roberts MD. A critical evaluation of the biological construct skeletal muscle hypertrophy: size matters but so does the measurement. Frontiers in Physiology. 2019;10:247.

34. Heydenreich J, Schutz Y, Melzer K, Kayser B. Comparison of conventional and individualized 1-MET values for expressing maximum aerobic metabolic rate and habitual activity related energy expenditure. Nutrients. 2019;11:458

35. Hody S, Croisier J-L, Bury T, Rogister B, Leprince P. Eccentric muscle contractions: risks and benefits. Frontiers in Physiology. 2019;10:10.3389/fphys.2019.00536

36. Hoppeler H. Moderate load eccentric exercise; a distinct novel training modality. Frontiers in Physiology. 2016;7:483

37. Hortobagyi T, Hill JP, Houmard JA, Fraser DD, Lambert NJ, Israel RG. Adaptive responses to muscle lengthening and shortening in humans. Journal of Applied Physiology. 1996;80:765-772.

38. Hortobágyi T, Lambert NJ, Hill JP. Greater cross education following training with muscle lengthening than shortening. Medicine and Science in Sports and Exercise. 1997;29:107-112.

39. Hunter GR, Plaisance EP, Carter SJ, Fisher G. Why intensity is not a bad word: optimizing health status at any age. Clinical Nutrition. 2018;37:56-60

40. Jafari H, Courtois I, Van den Bergh O, Vlaeyen JW, Van Diest I. Pain and respiration: a systematic review. Pain. 2017;158:995-1006.

41. Jetté M, Sidney K, Blümchen G. Metabolic equivalents (METS) in exercise testing, exercise prescription, and evaluation of functional capacity. Clinical Cardiology. 1990;13:555-565.

42. Jones G. Pharmacokinetics of vitamin D toxicity. The American Journal of Clinical Nutrition. 2008;88:582S-586S.

43. Julian V, Thivel D, Costes F, et al. Eccentric training improves body composition by inducing mechanical and metabolic adaptations: a promising approach for overweight and obese individuals. Frontiers in physiology. 2018;9:1013.

44. Julian V, Thivel D, Miguet M, et al. Eccentric cycling is more efficient in reducing fat mass than concentric cycling in adolescents with obesity. Scand J Med Sci Sports. 2019;29:4-15.

45. Ketola S, Lehtinen J, Arnala I, et al. Does arthroscopic acromioplasty provide any additional value in the treatment of shoulder impingement syndrome? A two-year randomised controlled trial. J Bone Joint Surg Br. 2009;91:1326-1334.

46. Ketola S, Lehtinen J, Rousi T, et al. No evidence of long-term benefits of arthroscopicacromioplasty in the treatment of shoulder impingement syndrome: five-year results of a randomised controlled trial. Bone & Joint Research. 2013;2:132-139.

47. Ketola S, Lehtinen JT, Arnala I. Arthroscopic decompression not recommended in the treatment of rotator cuff tendinopathy: a final review of a randomised controlled trial at a minimum follow-up of ten years. Bone Joint J. 2017;99-B:799-805.

48. Kidgell DJ, Frazer AK, Rantalainen T, et al. Increased cross-education of muscle strength and reduced corticospinal inhibition following eccentric strength training. Neuroscience. 2015;300:566-575.

49. Kongsgaard M, Kovanen V, Aagaard P, et al. Corticosteroid injections, eccentric decline squat training and heavy slow resistance training in patellar tendinopathy. Scand J Med Sci Sports. 2009;19:790-802.

50. Kongsgaard M, Qvortrup K, Larsen J, et al. Fibril morphology and tendon mechanical properties in patellar tendinopathy: effects of heavy slow resistance training. The

American Journal of Sports Medicine. 2010;38:749-756.

51. Kuhn JE, Dunn WR, Sanders R, et al. Effectiveness of physical therapy in treating atraumatic full-thickness rotator cuff tears: a multicenter prospective cohort study. J Shoulder Elbow Surg. 2013;22:1371-1379.

52. Kukkonen J, Joukainen A, Lehtinen J, et al. Treatment of non-traumatic rotator cuff tears: a randomised controlled trial with one-year clinical results. The Bone & Joint Journal. 2014;96:75-81.

53. Kukkonen J, Joukainen A, Lehtinen J, et al. Treatment of nontraumatic rotator cuff tears: a randomized controlled trial with two years of clinical and imaging follow-up. J Bone Joint Surg Am. 2015;97:1729-1737.

54. Kukkonen J, Kauko T, Vahlberg T, Joukainen A, Aärimaa V. Investigating minimal clinically important difference for Constant score in patients undergoing rotator cuff surgery. J Shoulder Elbow Surg. 2013;22:1650-1655.

55. Kyu HH, Bachman VF, Alexander LT, et al. Physical activity and risk of breast cancer, colon cancer, diabetes, ischemic heart disease, and ischemic stroke events: systematic review and dose-response meta-analysis for the Global Burden of Disease Study 2013. BMJ. 2016;354:i3857.

56. Lafrance S, Ouellet P, Alaoui R, et al. Motor control exercises compared to strengthening exercises for upper and lower extremity musculoskeletal disorders: a systematic review with meta-analyses of randomized controlled trials. Physical Therapy. 2021;101:pzab072.

57. Larson-Meyer DE. A systematic review of the energy cost and metabolic intensity of yoga. Medicine and Science in Sports and Exercise. 2016;48:1558-1569.

58. Larsson R, Bernhardsson S, Nordeman L. Effects of eccentric exercise in patients with subacromial impingement syndrome: a systematic review and meta-analysis. BMC Musculoskeletal Disorders. 2019;20:1-22.

59. LaStayo P, Marcus R, Dibble L, Frajacomo F, Lindstedt S. Eccentric exercise in rehabilitation: safety, feasibility, and application. Journal of Applied Physiology. 2014;116:1426-1434.

60. Lehman GJ. The role and value of symptom-modification approaches in musculoskeletal practice. Journal of Orthopaedic & Sports Physical Therapy. 2018;48:430-435.

61. Lewis J. Rotator cuff related shoulder pain: assessment, management and uncertainties. Man Ther. 2016;23:57-68.

62. Lewis J, McCreesh K, Roy JS, Ginn K. Rotator cuff tendinopathy: navigating the diagnosis-management conundrum. J Orthop Sports Phys Ther. 2015;45:923-937.

63. Lewis J, O'Sullivan P. Is it time to reframe how we care for people with non-traumatic musculoskeletal pain? Br J Sports Med. 2018;52:1543-1544.

64. Lewis JS. Rotator cuff tendinopathy. British Journal of Sports Medicine. 2009;43:236-241.

65. Lewis JS. Rotator cuff tendinopathy/subacromial impingement syndrome: is it time for a new method of assessment? Br J Sports Med. 2009;43:259-264.

66. Lewis JS, Cook CE, Hoffmann TC, O'Sullivan P. The elephant in the room: too much medicine in musculoskeletal practice. J Orthop Sports Phys Ther. 2020;50:1-4.

67. Lewis JS, Green A, Wright C. Subacromial impingement syndrome: the role of posture and muscle imbalance. J Shoulder Elbow Surg. 2005;14:385-392.

68. Lewis JS, McCreesh K, Barratt E, Hegedus EJ, Sim J. Inter-rater reliability of the Shoulder Symptom Modification Procedure in people with shoulder pain. BMJ Open Sport Exerc Med. 2016;2:e000181.

69. Lier E, Oosterman J, Assmann R, de Vries M, van Goor H. The effect of Virtual Reality on evoked potentials following painful electrical stimuli and subjective pain. Scientific Reports. 2020;10:1-8.

70. Ma X, Yue ZQ, Gong ZQ, et al. The effect of diaphragmatic breathing on attention, negative affect and stress in healthy adults. Front Psychol. 2017;8:874.

71. Magnus CR, Barss TS, Lanovaz JL, Farthing JP. Effects of cross-education on the muscle after a period of unilateral limb immobilization using a shoulder sling and swathe. Journal of Applied Physiology. 2010;109:1887-1894.

72. Malabanan A, Veronikis I. Redefining vitamin D insufficiency. Lancet. 1998;351:805-806.

73. Mateen S, Moin S, Shahzad S, Khan AQ. Level of inflammatory cytokines in rheumatoid arthritis patients: correlation with 25-hydroxy vitamin D and reactive oxygen species. PloS One. 2017;12:e0178879.

74. McCreesh KM, Purtill H, Donnelly AE, Lewis JS. Increased supraspinatus tendon thickness following fatigue loading in rotator cuff tendinopathy: potential implications for exercise therapy. BMJ Open Sport & Exercise Medicine. 2017;3:e000279.

75. Meade LB, Bearne LM, Godfrey EL. "It's important to buy in to the new lifestyle": barriers and facilitators of exercise adherence in a population with persistent musculoskeletal pain. Disability and Rehabilitation. 2021;43:468-478.

76. Meakins A, May S, Littlewood C. Reliability of the Shoulder Symptom Modification Procedure and association of within-session and between-session changes with functional outcomes. BMJ Open Sport & Exercise Medicine. 2018;4:e000342.

77. Mersmann F, Bohm S, Arampatzis A. Imbalances in the development of muscle and tendon as risk factor for tendinopathies in youth athletes: a review of current evidence and concepts of prevention. Frontiers in Physiology. 2017;8:987.

78. Moosmayer S, Lund G, Seljom US, et al. At a 10-year follow-up, tendon repair is superior to physiotherapy in the treatment of small and medium-sized rotator cuff tears. JBJS. 2019;101:1050-1060.

79. Moosmayer S, Lund G, Seljom US, et al. Tendon repair compared with physiotherapy in the treatment of rotator cuff tears: a randomized controlled study in 103 cases with a five-year follow-up. J Bone Joint Surg Am. 2014;96:1504-1514.

80. Morrison S, Cook J. Putting "heavy" into heavy slow load. SportRχiv. 2020;10.31236/osf.io/zju3h

81. Parle PJ, Riddiford-Harland DL, Howitt CD, Lewis JS. Acute rotator cuff tendinopathy: does ice, low load isometric exercise, or a combination of the two produce an analgaesic effect? British Journal of Sports Medicine. 2017;51:208-209.

82. Pearce A, Hendy A, Bowen W, Kidgell D. Corticospinal adaptations and strength

maintenance in the immobilized arm following 3 weeks unilateral strength training. Scandinavian Journal of Medicine & Science in Sports. 2013;23:740-748.

83. Picard M, Tauveron I, Magdasy S, et al. Effect of exercise training on heart rate variability in type 2 diabetes mellitus patients: a systematic review and meta-analysis. PloS One. 2021;16:e0251863.

84. Pieters L, Lewis J, Kuppens K, et al. An update of systematic reviews examining the effectiveness of conservative physical therapy interventions for subacromial shoulder pain. Journal of Orthopaedic & Sports Physical Therapy. 2020;50:131-141.

85. Pilch W, Kita B, Piotrowska A, et al. The effect of vitamin D supplementation on the muscle damage after eccentric exercise in young men: a randomized, control trial. Journal of the International Society of Sports Nutrition. 2020;17:1-10.

86. Powell JK, Lewis JS. Rotator cuff–related shoulder pain: is it time to reframe the advice,"You need to strengthen your shoulder"? Journal of Orthopaedic & Sports Physical Therapy. 2021;51:156-158.

87. Quindry JC, Franklin BA, Chapman M, Humphrey R, Mathis S. Benefits and risks of high-intensity interval training in patients with coronary artery disease. The American Journal of Cardiology. 2019;123:1370-1377.

88. Reynolds JM, Gordon TJ, Robergs RA. Prediction of one repetition maximum strength from multiple repetition maximum testing and anthropometry. The Journal of Strength & Conditioning Research. 2006;20:584-592.

89. Rhodes JM, Subramanian S, Laird E, Griffin G, Kenny RA. Perspective: vitamin D deficiency and COVID-19 severity–plausibly linked by latitude, ethnicity, impacts on cytokines, ACE2 and thrombosis. Journal of Internal Medicine. 2021;289:97-115.

90. Richardson E, Lewis JS, Gibson J, et al. Role of the kinetic chain in shoulder rehabilitation: does incorporating the trunk and lower limb into shoulder exercise regimes influence shoulder muscle recruitment patterns? Systematic review of electromyography studies. BMJ Open Sport & Exercise Medicine. 2020;6:e000683.

91. Rikli RE, Jones CJ. Development and validation of criterion-referenced clinically relevant fitness standards for maintaining physical independence in later years. The Gerontologist. 2013;53:255-267.

92. Rikli RE, Jones CJ. Senior Fitness Test Manual. Human Kinetics; 2013.

93. Ross LM, Porter RR, Durstine JL. High-intensity interval training (HIIT) for patients with chronic diseases. Journal of Sport and Health Science. 2016;5:139-144.

94. Routledge FS, Campbell TS, McFetridge-Durdle JA, Bacon SL. Improvements in heart rate variability with exercise therapy. Can J Cardiol. 2010;26:303-312.

95. Runge N, Aina A, May S. Are within and/or between session improvements in pain and function prognostic of medium and long-term improvements in musculoskeletal problems? A systematic review. Musculoskeletal Science and Practice. 2020;45:102102.

96. Rynecki ND, Siracuse BL, Ippolito JA Beebe KS. Injuries sustained during high intensity interval training: are modern fitness trends contributing to increased injury rates? The Journal of Sports Medicine and Physical Fitness. 2019;59:1206-1212.

97. Salamh P, Lewis J. It is time to put special tests for rotator cuff–related shoulder pain out to pasture. Journal of Orthopaedic & Sports Physical Therapy. 2020;50:222-225.

98. Schoenfeld BJ, Grgic J, Van Every DW, Plotkin DL. Loading recommendations for muscle strength, hypertrophy, and local endurance: a re-examination of the repetition continuum. Sports. 2021;9:32.

99. Schrøder CP, Skare O, Reikeras O, Mowinckel P, Brox JI. Sham surgery versus labral repair or biceps tenodesis for type II SLAP lesions of the shoulder: a three-armed randomised clinical trial. Br J Sports Med. 2017;51:1759-1766.

100. Screen H. Tendon and tendon pathology. In: Jull G MA, Falla D, Lewis JS, McCarthy C, Sterling M (eds). Grieve's Modern Musculoskeletal Physiotherapy, 4th edition. London: Elsevier; 2015.

101. Semenchuk BN, Strachan SM, Fortier M. Self-compassion and the self-regulation of exercise: reactions to recalled exercise setbacks. Journal of Sport and Exercise Psychology. 2018;40:31-39.

102. Seo D-I, Kim E, Fahs CA, et al. Reliability of the one-repetition maximum test based on muscle group and gender. J Sports Sci Med. 2012;11:221-225.

103. Steuri R, Sattelmayer M, Elsig S, et al. Effectiveness of conservative interventions including exercise, manual therapy and medical management in adults with shoulder impingement: a systematic review and meta-analysis of RCTs. British Journal of Sports Medicine. 2017;51:1340-1347.

104. Stevenson A, Waite M. Concise Oxford English dictionary: Luxury Edition. Oxford University Press; 2011.

105. Stone M, Stone M, Lamont H. Explosive exercise. National Strength and Conditioning Association Journal. 1993;15:7-15.

106. Suetta C, Hvid LG, Justesen L, et al. Effects of aging on human skeletal muscle after immobilization and retraining. Journal of Applied Physiology. 2009;107:1172-1180.

107. Tallent J, Goodall S, Gibbon KC, Hortobágyi T, Howatson G. Enhanced corticospinal excitability and volitional drive in response to shortening and lengthening strength training and changes following detraining. Frontiers in Physiology. 2017;8:57.

108. Taylor M, Budge C. Self-management of long-term conditions. Kai Tiaki: Nursing New Zealand. 2020;26:20-24.

109. Taylor W. Musculoskeletal pain in the adult New Zealand population: prevalence and impact. N Z Med J. 2005;118:U1629.

110. Thompson SW, Rogerson D, Ruddock A, Barnes A. The effectiveness of two methods of prescribing load on maximal strength development: a systematic review. Sports Medicine. 2020;50:919-938.

111. Timmins RG, Shamim B, Tofari PJ, Hickey JT, Camera DM. Differences in lower limb strength and structure after 12 weeks of resistance, endurance, and concurrent training. International Journal of Sports Physiology and Performance. 2020;15:1223-1230.

112. Toner A, Lewis JS, Stanhope J, Maric F. Prescribing active transport as a planetary health intervention–benefits, challenges and recommendations. Physical Therapy Reviews. 2021;1-9.

113. Tseng W-C, Nosaka K, Tseng K-W, Chou T-Y, Chen TC. Contralateral effects by unilateral eccentric versus concentric resistance training. Med Sci Sports Exerc. 2020;52:474-483.

114. Valdes O, Ramirez C, Perez F, Garcia-Vicencio S, Nosaka K, Penailillo L. Contralateral effects of eccentric resistance training on immobilized arm. Scandinavian Journal of Medicine & Science in Sports. 2021;31:76-90.

115. Wikipedia. One-repetition maximum. Available at: https://en.wikipedia.org/wiki/One-repetition_maximum.

116. Wilk M, Golas A, Stastny P, Nawrocka M, Krzysztofik M, Zajac A. Does tempo of resistance exercise impact training volume? Journal of Human Kinetics. 2018;62:241-250.

117. Zou K, Wong J, Abdullah N, et al. Examination of overall treatment effect and the proportion attributable to contextual effect in osteoarthritis: meta-analysis of randomised controlled trials. Annals of the Rheumatic Diseases. 2016;75:1964-1970.

불안정한 어깨의 재활

(Rehabilitation of the unstable shoulder)

37

Anju Jaggi, Jo Gibson, Margie Olds, Amee L Seitz, Lennard Funk

재활의 원리(Principles of rehabilitation)

불안정한 어깨를 가진 사람들의 재활은 연령과 운동공포증(kinesiophobia), 코칭, 동료 압력(peer pressure), 기타 개인적인 문제를 포함할 수 있는 여러 가지 경쟁 요인을 고려해야 한다. 이러한 요인은 비수술적 재활 또는 어깨 안정화 수술 후 스포츠를 포함하여 원하는 기능 수준으로 복귀하는 개인의 능력에 영향을 미칠 수 있다.[93] 개인의 문제를 이해하고 재활 과정에 참여하고 믿는 것이 중요하다. 재활의 핵심 구성 요소는 교육과 안심(reassurance), 적절한 생체역학적(biomechanical) 부하, 환경과 사회적 요인을 통합하는 생물심리사회적(biopsychosocial) 접근이다. 이 단원은 17장(불안정한 어깨)과 함께 읽어야 한다.

교육(Education)

교육은 어깨 불안정성을 경험한 모든 사람을 위한 관리의 핵심 구성 요소이다. 대부분의 어깨 불안정성 환자는 처음과 재발성 어깨 불안정성에 대한 개별적인 위험 요소에 대한 정보를 원한다. 모든 임상가는 FTASD(최초의 외상성 전방 어깨 탈구, traumatic anterior shoulder dislocation) 후 불안정성을 반복하는 경향이 있는 사람들에게 개별 위험 요소에 대해 다양한 접근 방식으로 시간을 내어 교육해야 한다.[63,64,105]

개인은 일반적으로 언제 활동으로 돌아갈 수 있는지 알고 싶어하며 임상가는 현실적인 기대치를 설정해야 한다. 임상 도구를 사용하여 FTASD 후 재발 위험을 계산할 수 있다.[65,96] 병리해부학적 병변에 대한 지식은 환자의 이해를 높일 수 있지만 두려움과 부적응(maladaptive) 행동을 증가시키지 않도록 언어 사용에 주의해야 한다.[48,90] 정보는 상황에 맞게 설정해야 하고 임상가는 여러 직업에 걸쳐 동일한 언어를 사용하여 공동으로 자신감을 심어 주어야 한다.[90]

ASI(비외상성 어깨 불안정성, atraumatic shoulder instability) 진단을 받은 사람들은 특히 비구조적 원인이 있는 아탈구(subluxation)의 결과로 어깨에 심각한 병리나 지속적인 손상이 없다는 것을 조기에 확인해야 한다. 근육 조절의 중요성을 설명하고 관리 초기에 좋은 힘과 체력을 유지하면 근육 상태 약화(deconditioning)와 비정상적인(aberrant) 운동 전략, 공포 회피(fear avoidance)를 줄이는 데 도움이 될 수 있다. 공포 회피와 관련하여 환자가 신체 운동과 스포츠에 참여하는 것을 낙담하지 않는 것이 필수적이다.

심리적 요인과 높은 수준의 통증이 있는 환자의 경우 불안과 기분이 신경근 조절(neuromuscular control) 변화에 어떻게 기여할 수 있는지 설명해 주어야 하며 환자는 정신적 웰빙을 관리하기 위한 추가 전략의 이점을 얻을 수 있다.[62] 재활 임상가들의 공감과 신뢰의 형태를 통한 사회적 지원은 어깨 불안정성 발생 이후 스포츠에 복귀할 때 환자 만족도와 감소된 부상 후 우울증의 주요한 기여로 밝혀졌다.[93,112]

심리적 요인(Psychological factors)

심리적 요인은 외상성 어깨 불안정성 발생 이후 스포츠로 복귀한 사람들과 복귀하지 못한 사람들과는 다르다.[30] 또한 운동공포증(kinesiophobia)은 FTASD 후 재발성 어깨 탈구의 위험 요인이다.[66] 단계별 운동 이미지는 무릎과 경부 손상, 오십견에서 운동 공포증과 두려움을 감소시켰다.[58,83,100] 스포츠 복귀율과 수준을 높이기 위한 인지 행동 접근법의 사용은 무릎 손상에서도 검토되었다.[2] 이러한 접근 방식은 어깨 불안정성에도 유용할 수 있다.

ASI에서 심리적 건강이 비구조적 어깨 불안정성에 어떤 영향을 미치는지는 명확하지 않다. 불안과 우울증과 같은 심리적 요인은 재활의 신체적 프로그램에 효과적으로 참여하는 개인의 능력에 영향을 주어 좋지 않은 결과를 초래할 수 있다.[5,62] ASI 전문 병동에서 심리적 장애의 유병률을 평가한 결과 불안이나 우울증이 있는 영국 인구의 5%와 비교하여 최대 30%까지 나타났다. 이것은 정신 건강 동반 질환의 조기 인식이 ASI 관리에 도움이 될 수 있음을 의미한다.

운동 처방의 기본(*Fundamentals in exercise prescription*)

어깨 근육은 동시 동원의 패턴으로 작동하여 움직임을 생성하고 움직임의 평면과 방향에 따라 상완 관절의 안정성을 유지한다.[74] 따라서 특정 활동은 특정 대상 근육을 목표로 할 수 있지만[8,17,25,76] 단일 근육만 단독으로 움직일 수 없다. 일부 저자들은 근육 동원의 타이밍과 순서가 개별 근육의 단일 강도보다 더 중요할 수 있다고 제안했다.[14,17,113] 재활의 초점은 견갑대의 특정 근육 결손을 해결하는 데 있어야 하지만 하지와 체간의 근력도 다뤄야 한다.

어깨 기능은 견갑골을 움직이고 조절하는 근육(승모근과 전거근, 대능형근, 소능형근, 소흉근)과 상완골두 위치에 영향을 미치는 근육(극하근과 극상근, 견갑하근, 삼각근, 대흉근, 광배근)에 따라 달라진다. 각 근육의 해부학적 위치와 수축하는 근육이 가하는 힘의 방향을 고려하는 것은 근육의 안정성과 기능을 유지하기 위해 균형 잡힌 짝힘(force couples)으로 작동하는 데 중요하게 간주된다.[61,91,110] 또한 관절의 안정성과 사지의 움직임이라는 이중 역할을 고려해야 한다. 재활 중재는 이 이중 기능을 해결해야 한다.

외상성 어깨 불안정성의 치료
(Treatment for traumatic shoulder instability)

불안정한 어깨를 수술하거나 비수술적으로 관리하는 결정은 개인의 목표와 가치, 신념, 임상 검사 결과, 재발성 불안정성의 비율과 위험, 치료 비용,[7,20,95] 개인 삶의 질에 미치는 영향을 기반으로 한다. 최선의 관리에 대한 지침을 제공하는 연구가 부족하고 수술적 또는 비수술적 치료 간의 결과 차이로 인해 결정이 복잡하다.

외상성 불안정성의 발생률(incidence)은 젊은 남성에게 가장 높다.[86,92] 수술적 관리와 비수술적 관리를 비교한 무작위 시험에서는 병리학적 차이에도 불구하고 두 그룹에 대해 동일한 재활 프로토콜을 사용했다.[10,40,44] 비수술적 관리에 따른 실제 재발률(rate of recurrence)을 알기 위해서는 연구가 필요하다. 젊은 운동선수에 대한 치료는 수술적 치료[97]와 비수술적 치료[18,22,54] 모두에서 높은 재발률로 인해 여전히 어려운 일이다.

수술적 그리고 비수술적 의사결정
(*Surgical and nonsurgical decision-making*)

재발성 외상성 전방 어깨 불안정성을 가진 사람들을 위한 수술적 또는 비수술적 관리에 관한 의사결정은 복잡하고 다양한 요인(multifactorial)이 작용한다.[95] 공유된 의사결정 원칙을 사용하여 결정을 내릴 수 있다. 공유된 의사결정은 임상가와 환자 사이에 존재하는 지식 불균형을 해결하는 것을 목표로 하며 임상가와 환자가 가능한 최상의 개별 관리 결정에 도달하기 위해 사용 가능한 최상의 증거를 공유하는 접근 방식이다.[26] 경기 시즌 시기와 근육 능력(예: 근력과 지구력, 파워), 심리적 요인이 결정 과정에 통합된다.[21]

이전 재활의 유형과 강도에 대한 평가가 적절할 수 있다. 임상 경험에 따르면 두 번째 불안정성 발생 이후에 성공적인 재활이 가능하다. 3회 이상의 어깨 불안정 발생은 성공적인 비수술적 결과를 가져올 가능성이 적다. 그럼에도 불구하고 동반 질환의 존재와 고정 기간, 재정적 문제, 사회적 및 직업적 고려 사항으로 인해 수술 결정이 복잡할 수 있다.

어깨 불안정성을 치료하고자 하는 사람들의 재활에 대한 지침은 다음 섹션에서 제공된다. 최선의 관리 방법은 알려져 있지 않으며 재활은 연구에 대한 철저한 이해와 임상적 추론, 피해와 예상되는 이점에 대한 인식, 공유된 의사결정을 기반으로 한다. 삶의 질과 운동 공포증, 자신감에 대한 어깨 불안정성의 영향은 적절한 관리 과정을 결정할 때 중요한 요소이다. 지침은 처방적 재활로 간주되어서는 안 된다. 오히려 연구 문헌과 임상 경험을 종합한 기반으로 한 요약으로 제공된다. 새로운 지식과 이해가 가능해짐에 따라 임상 지침이 변경된다.

첫 외상성 어깨 전방 탈구
(First time traumatic anterior shoulder dislocation)

급성기(0-4주)(*Acute period, 0–4 weeks*)

고정(Immobilization)

첫 외상성 어깨 탈구(FTASD, first time traumatic anterior shoulder dislocation) 후 영향을 받은 사지의 고정은 문헌에서 광범위하게 조사되었다. 두 가지 메타 분석에 따르면 고정 위치나 고정 기간 모두 재발 위험에 영향을 미치지 않는 것으로 나타났다.[64,105] 임상가-연구원은 Bankart 병변의 치유를 증가시키기 위해 외회전 고정을 제안했다.[36] 그러나 여러 체계적 고찰 연구(systematic reviews)는 외회전에서의 고정이 중립 어깨 위치에서의 고정보다 우수하다고 결론 짓지 못했다.[11,70,108] 최근의 전향적 코호트 연구(prospective cohort study)에서 탈구 후 고정이 1년 추적 관찰에서 재발 위험을 감소시킬 수 있다고 보고했다.[66] FTASD 이후의 1주일 이상 사지의 고정이 재발성 불안정성에 영향을 미치지는 않지만,[11] 고정은 환자의 편안함을 증가시키고 치유를 촉진할 수 있다.[70]

30세 이상의 사람들은 어깨 탈구 후 잔여하는 관절강직이 발생할 가능성이 더 높을 수 있다.[45] 따라서 노인 인구에게 장기간 고정 자세를 취하는 것은 권장하지 않아야 한다.[11] 또한 어깨 탈구는 오십견이 발생할 위험을 조정 교차비(odds ratio)는 3.57(95% CI 2.35–5.45)로 증가시키는 것으로 나타났다.[99] 환자는 통증과 편안함이 허락하는 한 1주일 후에는 고정을 하지 않도록 권장해야 한다.

관절가동범위(Range of motion)

환자는 편안함이 허락하는 한 관절가동범위(ROM)를 회복하도록 권장해야 한다. 이것은 닫힌 사슬 위치와 열린 사슬 위치 모두에서 수행할 수 있다(그림 37.1). 젊은 환자는 FTASD 후 ROM 회복이 거의 제한되지 않는 반면, 30세 이상의 사람들은 ROM 제한(특히 외회전과 굴곡)을 경험할 수 있다.[45] 급성기에는 어깨를 적극적으로 스트레칭 해도 결과가 개선되지 않을 수 있다. 특히 노년층에서 일정 기간 동안 고정된 후에는 점진적으로 부드러운 스트레칭이 권장되어야 한다.

상완골 근력/신경근 조절 및 근육 활성화 타이밍(Glenohumeral strength/neuromuscular control and timing of muscle activation)

회전근개(특히 견갑하근) 근력은 재발성 어깨 전방 불안정성이 있는 사람에게서 감소한다.[24] 견갑하근 건증(tendinosis)과 건 파열은 전방 어깨 탈구가 있는 사람에서 더 흔하며,[33] 이는 탈구된 상태에서 이 근육에 증가된 인장 하중(tensile load)이 가해지는 것을 의미한다. 또한 전방 어깨 불안정성을 가진 사람들은 회전근개의 외회전 근력도 감소했다.[24] 증례 설명에 따르면 이것은 상완관절와관절이 90° 외전과 이상일 때 특히 불안(apprehension)을 보고하는 사람들에게서 더 뚜렷하게 나타났다.

TASD 후 재활의 핵심 요소는 회전근개 근력을 회복하는 것이다. 급성 상태에서는 팔꿈치를 옆으로 두고 통증이 없는 등척성 내회전과 외회전이 권장된다(그림 37.2). 들어 올리기(lift-off)와 배 누르기(belly press)와 같은 위치는 대흉근과 광배근과 같은 다른 주동근(prime mover)에 비해 견갑하근 활동을 최대화할 수 있다(그림 37.3). 외회전은 배를 뗀 자세

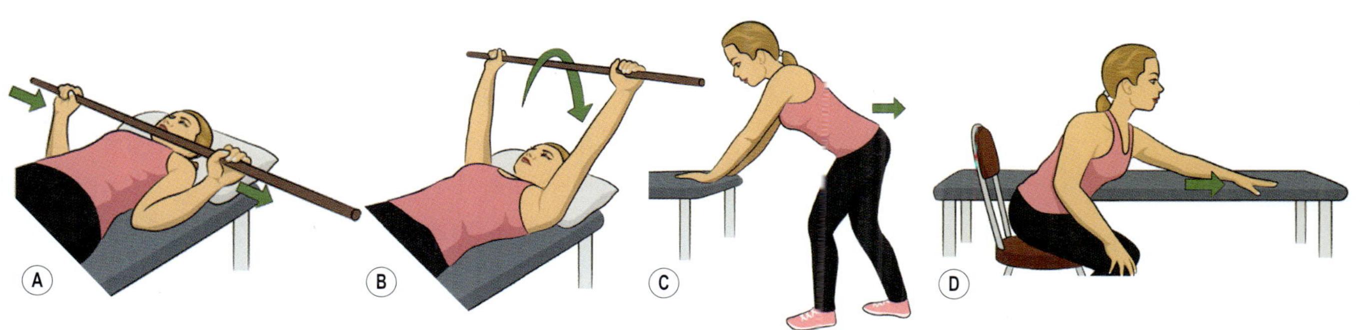

그림 37.1
개방과 폐쇄 사슬 관절가동범위 운동.

(Auckland Shoulder Clinic의 허가를 받아 복제.)

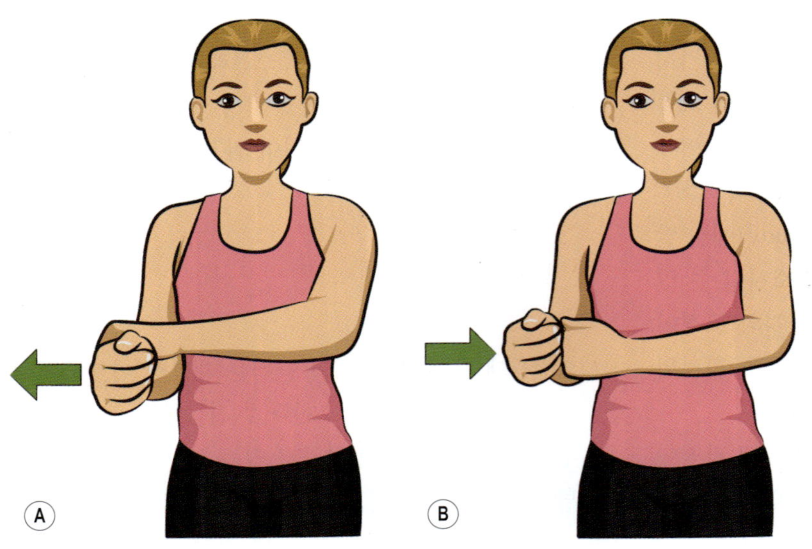

그림 37.2
등척성 외회전(A)과
내회전(B) 운동.

(Auckland Shoulder Clinic의 허가를 받아 복제.)

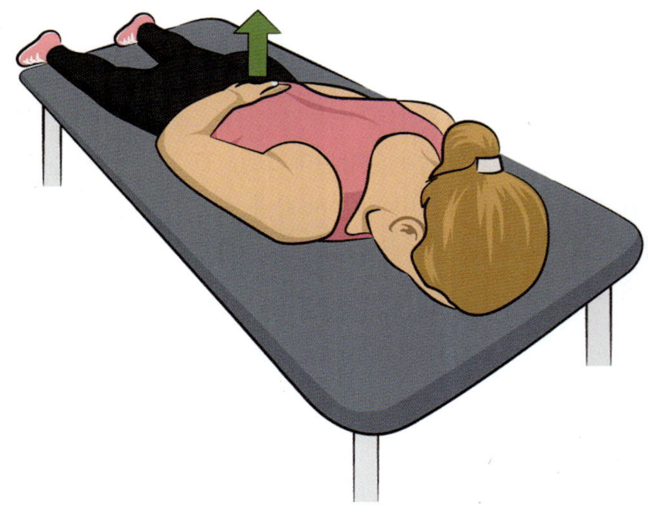

그림 37.3
들어올리기(Lift-off) 자세 운동.

(Auckland Shoulder Clinic의 허가를 받아 복제.)

(belly-off position)에서 통증이 없을 수 있다. 중립 위치에서 외회전은 극상근 활동을 증가시키는 것으로 나타났으며, 엠프티 캔(empty can)과 엎드린 수평 외전과 같이 극상근을 특정하여 목표로 하는 다른 운동보다 환자에게 덜 자극적일 수 있다.[8,75,76]

견갑골 신경근 조절, 근력 및 타이밍 (Scapular neuromuscular control, strength, and timing)

견갑골은 상완골두의 안정적인 기반을 만드는 기능을 하며[42] 상완관절와관절 전단력을 최소화하고[104] 오목/압박(concavity/compression) 최대화,[50,56] 효율적인 근활성화를 촉진하기 위한 최적의 위치가 필요하다. 외상성 어깨 불안정성을 가진 사람들은 견갑골 상향 회전이 감소하고 팔 거상 시 견갑골 내회전이 증가한다.[52] 따라서 견갑골 조절과 근력을 유지하는 것은 어깨 탈구 후 재활의 중요한 측면이다.[41] 급성 상태에서는 상완관절와관절이 최소한 활주(translation)가 일어나면서 견갑골을 움직임을 촉진하는 견갑골 6-팩(pack)(그림 37.4)과 같은 운동이 권장된다.[94]

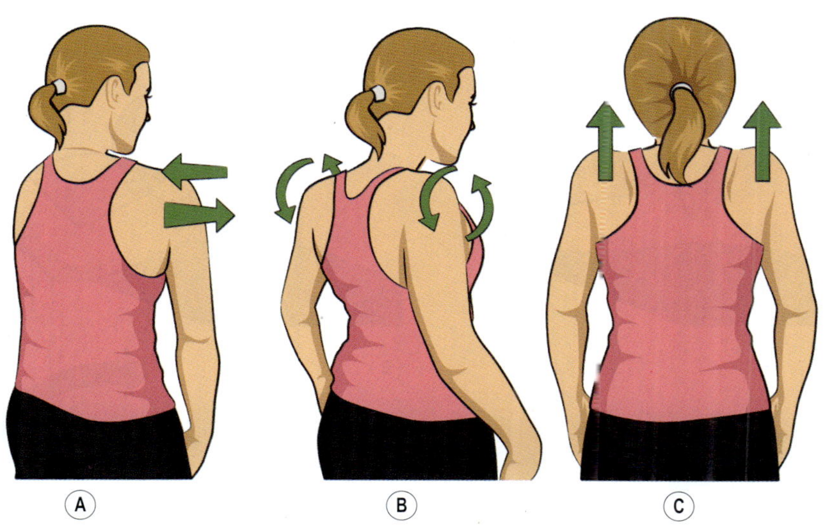

그림 37.4
견갑골 "6-팩(six-pack)" 운동.

(Auckland Shoulder Clinic의 허가를 받아 복제.)

급성기 후(보통 약 4주)
(Post-acute period(usually around 4 weeks))

상완관절와관절과 견갑골 근육 퍼포먼스 (Glenohumeral and scapular muscle performance)

급성기 이후에는 상완관절와관절의 초기 염증과 혈관절증(hemarthrosis)이 가라앉고[79] 일반적으로 통증이 줄어든다.[65] 운동 요법의 일반 원칙이 적용되며 효과적인 저항 훈련과 자신감 구축, 운동 기술 재학습 사이의 균형을 찾기 위해 주 5일의 정기적인 저항 훈련이 포함된다.[46] 처음에 운동은 일반적으로 엎드린 자세와 옆으로 누운 자세 또는 바로 누운 자세에서 수행한다(그림 37.5). 환자가 범위를 제어할 수 있게 되면 치료사는 저항 밴드 또는 자유 중량으로 부하를 점진적으로 증가시킨다. 중간 가동범위에서 30초 동안 등척성 유지(isometric holds)를 사용하여 지구력 역량(endurance capacity)을 증가시키고 나서 다른 가동범위에서 진행한다. 그 다음 등장성(isotonic) 수축이 뒤따른다.

어깨 근육 퍼포먼스를 향상시키기 위한 운동의 진행단계(progression)에는 로 로우(low row)와 "로버리(robbery)", 네발기기 자세(four point kneeling), 플랭크 자세가 포함될 수 있다(그림 37.6).[53] 고관절 신전은 하부 승모근과 전거근 활성화를 증가시키기 위해 추가될 수 있다.

운동 사슬(Kinetic chain)

최근 건강한 사람을 대상으로 수행된 근전도 연구에 대한 체계적 고찰 연구는 다리와 체간의 활동을 증가시키는 운동이 견갑골 흉부 근육의 활성화를 증가시키지만 회전근개는 활성화하지 않는다는 것을 보여주었다.[77] 이러한 정보는 견갑골 근육 활성화를 촉진하면서 초기 단계에서 회전근개 활동을 줄이는 데 사용될 수 있다. 어깨 불안정성을 가진 사람들을 위한 재활에 다른 운동 사슬 운동을 통합해야 하는 시기와 여부에 대해 임상가를 안내하는 추가 연구가 필요하다. 흉추 회전과 체간, 골반 고관절 근력강화 운동도 프로그램에 포함되어야 한다.

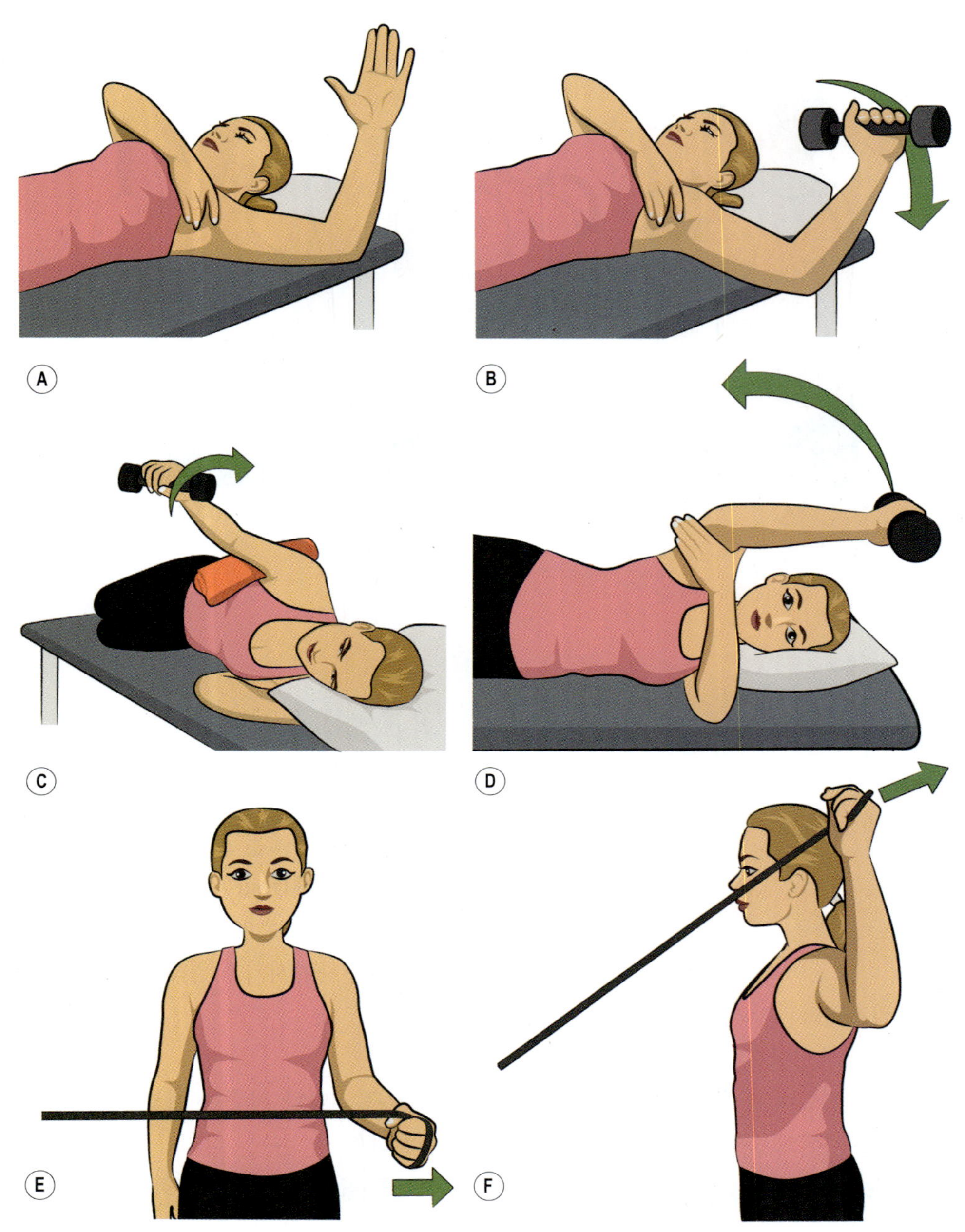

그림 37.5
급성기 후 저항 후 트레이닝.

(Auckland Shoulder Clinic의 허가를 받아 복제.)

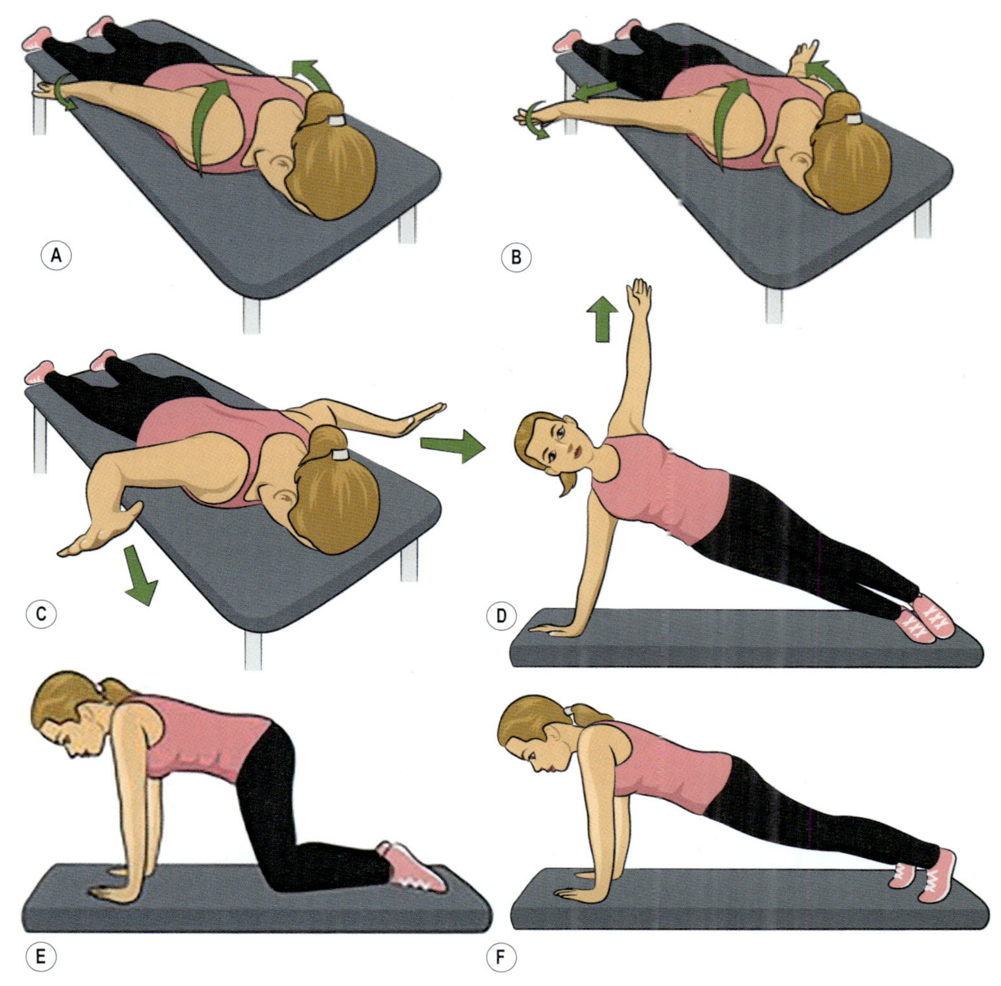

그림 37.6
급성기 후 운동 진행단계(progression).

(Auckland Shoulder Clinic의 허가를 받아 복제.)

최종 단계 재활(Final-stage rehabilitation)

재활의 최종과 심화 단계는 스포츠-특정 활동이여야 한다.

상완관절와관절 근육의 퍼포먼스와 조절 (Glenohumeral muscle performance and control)

빠르게 움직이는 활동으로 복귀하길 원하는 환자는 임상 환경에서 빠른 속도로 훈련이 필요하다. 움직임 속도를 증가시키기 위해 메트로놈을 사용하면 증가된 뇌피질(cortical) 근육 조절[78]과 증가된 속도에 대한 점진적인 노출로 사지는 외부 속도에 맞춘다. 지면에 팔꿈치를 지지하면 환자는 어깨의 내회전과 외회전에 집중할 수 있다. 진행단계(progression)에는 속도 증가와 지지(support) 감소가 포함된다. 보상적(compensatory) 견갑골의 움직임은 피한다. 예를 들면, 약하고 통증이 있는 제한된 상완관절와관절 내회전과 외회전을 보상하기 위한

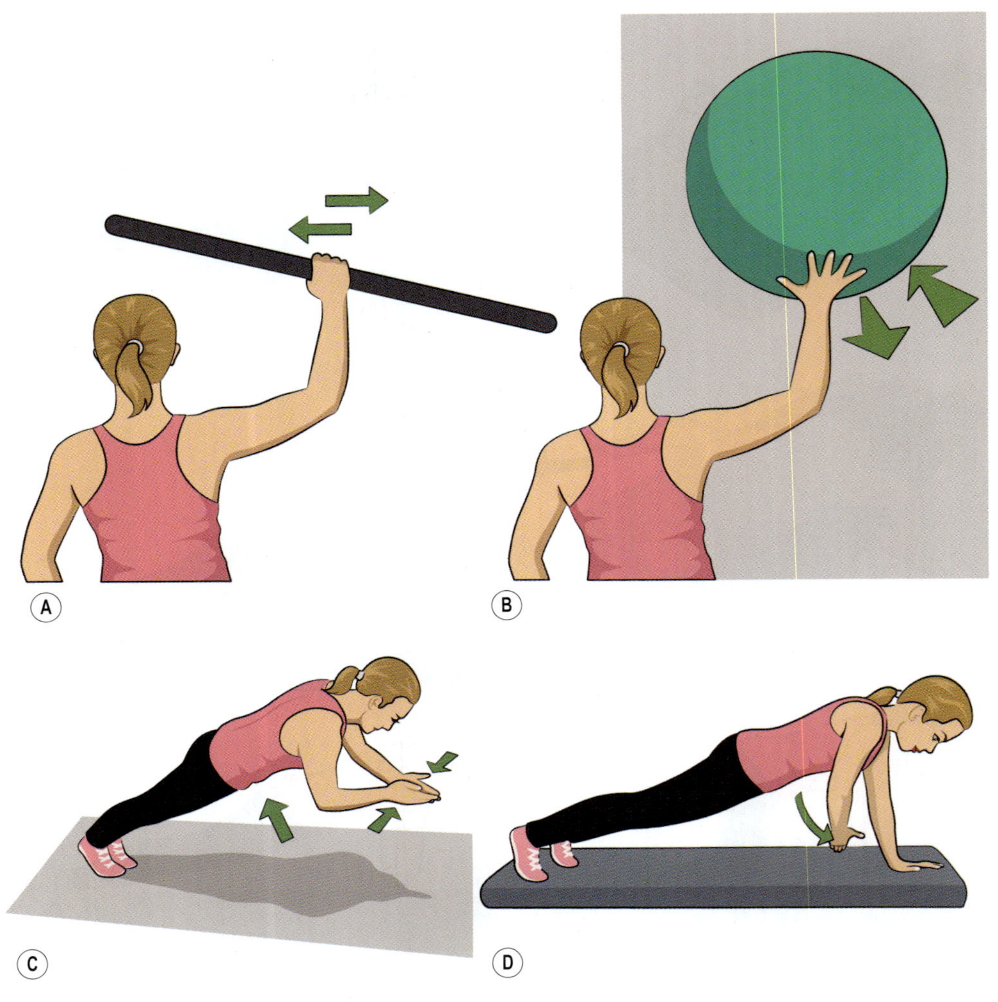

그림 37.7
특정-스포츠와 특정-작업 운동의 예.

(Auckland Shoulder Clinic의 허가를 받아 복제.)

견갑골의 전방과 후방 경사, 증가된 내회전과 외회전이 있다.

환자가 진전됨에 따라 재활에는 더 어려운 과제가 포함되어야 한다. 동요(perturbation)는 외부 영향으로 인해 시스템이 경로에서 벗어나는 것으로 정의된다. 눈을 뜨고 감고 다양한 자세에서 다양한 힘의 크기로 동요 운동을 한다.[16,94,109]

개인이 스포츠나 직장으로 복귀하는 경우 스포츠와 직업별 검사가 필요하다. 이것은 환자가 복귀하는 활동에 적용할 수 있는 모든 구성을 다루는 많은 검사를 포함해야 한다.[3,9] 특정 운동의 예는 그림 37.7에 있다.

후방 불안정성(Posterior instability)

아탈구(subluxation)는 후방 견관절 불안정성에서 탈구보다 훨씬 더 흔하다.[35] 후방 불안정성은 후방 관절낭이 굴곡과 내전, 내회전 위치에서 부하를 받을 때 발생한다.[71,73,82] 그 결과 일반 인구나 다른 스포츠 참가자보다 스포츠에 참여하는 개인, 특히 미식축구를 하는 사람들에게서 후방 불안정성의 발생률이 더 높다.[68,89]

운동을 하지 않는 인구에서 전방 불안정성보다 후방 어깨 불안정성이 있는 사람들의 비수술적 관리 실패율이 더 낮았으며 1년 추적 관찰 시 최대 70%의 사람들이 비수술적으로 성공적인 관리가 되었다.[111] 그러나 성공률은 10년이 지나면 52%로 떨어진다. 외상이 있는 사람들보다 비외상성 후방 탈구를 가진 사람들이 비수술적 관리로 더 나은 결과를 얻을 수 있음을 시사하는 낮은 수준의 증거가 있다.[12]

후방 어깨 불안정성을 가진 사람들을 위한 최상의 재활 접근법에 대한 불확실성이 있다. 광배근의 과활동성과 함께 재발성 후방 불안정성이 있는 사람들에게서 후방 회전근개 근활동의 감소가 보고되었다.[39] 따라서 후방 아탈구(subluxation)를 줄이기 위해 극하근의 활성 증가와 근력 강화를 주장하게 됐다. 후방 어깨 불안정성이 있는 환자에서 운동 조절 또는 근력 강화에 대한 전방 대 후방 회전근개 강조의 우월성(superiority)은 아직 확립되지 않았다.

후방 어깨 불안정성 재활
(Posterior shoulder instability rehabilitation)

Fronek 등의 작은 연구에서 어깨 외회전근을 대상으로 하는 운동 프로그램을 처방받은 16명의 환자 그룹에서 13명이 수술이 필요하지 않다고 보고했다.[27] 이 프로그램은 처음에는 측면에서 시작하여 다음에는 45° 외전에서 외회전 운동이 포함되었다. 홈 프로그램도 포함되었다. 외회전 운동은 90° 외전과 오버헤드 자세로 전진할 수 있다. 엎드린 플랭크와 같은 다른 운동은 안정성에 더 기여할 수 있는 극하근을 활성화하기 위해 포함될 수 있다.

Watson 등은 외상성과 비외상성 후방 어깨 불안정성을 가진 사람들을 위한 종합적인 재활 프로그램을 발표했다.[107] 이 프로그램은 견갑골 단계와 동작 호 단계(arc of motion phase)로 구분된다. 견갑골 단계에서 환자는 견갑골의 상방 회전 또는 "견갑골 세팅(setting)"을 수행한다. 동작 호 단계에서 환자는 관상면과 시상면에서 상완골두 조절을 키운 다음 굴곡과 외전 범위로 가동범위를 증가시켜 점차적으로 부하를 증가시킨다. 다시 말하지만, 이 프로그램에서는 외회전 근력 강화에 중점을 두었다.

견봉쇄골관절 불안정성
(Acromioclavicular joint instability)

외상성 견봉쇄골관절(ACJ) 손상의 관리는 Rockwood 분류를 기반으로 한다.[81] 전문가 합의(consensus)는 가장 흔한 I과 II 유형 손상에 대해 비수술적 관리가 권장된다. 재활 프로그램에 무엇을 포함시켜야 하는지에 대한 증거가 부족하다. 이러한 손상을 입은 환자는 손상 후 3–6주에 스포츠로 복귀하는 경우가 많다. 연구에 따르면 I 또는 II 유형 손상을 입은 사람들의 약 50%가 10년 후에도 다양한 통증 수준과 기능 장애에 대해 지속적인 증상을 보였다.[57]

유효한 연구는 제한적이지만 연구 결과는 수술과 비수술로 관리되는 III 유형 손상에 대해 유사한 결과를 제시하였다. III 유형 손상에서 수술적 고정술(surgical stabilization)로 인한 지연은 결과에 해로운 영향을 미치지 않았다.[43] 불충분한 연구로 인해 공유 의사 결정(shared decision–making)에는 영상 소견 단독보다는 임상 표현과 환자 요인, 통증, 기능적 결합의 정보 관리를 통합해야 한다.[31]

ACJ(견봉쇄골관절, acromioclavicular joint)의 급성 외상성 손상에서 짧은 기간의 슬링 고정(1–3주)과 적절한 진통 후에 증상이 허용하는 관절가동범위의 전진과 함께 능동적 관절가동술(mobilization)이 뒤따라야 한다. 기존의 슬링보다 다른 고정 장치의 우수성을 뒷받침하는 증거가 없으며 증례 보고에 따르면 더 단단한 고정에 대한 순응도(compliance)가 좋지 않았다.[15]

견갑골 운동의 중요성은 ACJ 불안정성의 관리에서 강조된다.[15,19] 지속적인 II 유형 불안정성을 가진 환자를 평가한 연구에 따르면 견갑골 운동이상증(scapula dyskinesis)은 지속적인 통증과 기능 감소와 관련이 있으며,[32] 견갑골 근육을 목표로 하는 특정 6주간 프로그램은 환자의 80%에서 증상을 해결하는 데 효과적이었다.[13] Gumina 등은 지속적 III 유형 ACJ 불안정성을 가진 환자에게 경추 부위 증상이 발생할 위험이 증가한다

는 것을 보여주었다.[32]

회전근개와 견갑골 근육을 대상으로 하는 재활은 중재의 일차적 선택이어야 한다는 합의가 계속되고 있지만, 증상의 지속 또는 재발은 특정 재활 접근이 우수한 결과를 제공하는지 여부를 평가하기 위한 연구가 필요하다고 강조되었다. 삼각-승모근막(delto-trapezial fascia)이 온전한 경우 ACJ 안정성을 향상시키는 데 삼각근과 승모근의 역할도 중요할 수 있다.[69]

흉쇄관절 불안정성 (Sternoclavicular joint instability)

SCJ(흉쇄관절, sternoclavicular joint)의 외상성 탈구는 비교적 드문 손상으로 고에너지 메커니즘이 필요하여 종종 다른 손상과 관련된다. 손상 후 재활의 세부 사항에 대해 임상가를 안내하는 문헌은 거의 없지만 전문가 의견은 일반적으로 ACJ 손상 후보다 고정 기간이 더 길고 증상이 허용하는 대로 관절 가동술이 권장된다.[29,59]

Sewell 등은 SCJ 불안정성을 경험하는 사람들에게 관리를 안내하기 위해 견관절 불안정성에 대한 Stanmore 분류(Stanmore Classification of Shoulder Instability)(그림 17.1 참조)의 적용을 권장했다.[85] 특히 과가동성(hypermobility)이 있는 상태에서 상완관절와관절의 이완성(laxity)과 무외상성 전방 SCJ 불안정성(II와 III 유형)을 나타내는 환자는 일반적으로 비수술적으로 성공적인 관리를 할 수 있다. 사례군(case series)의 관찰에 따르면 이 환자들은 종종 대흉근과 흉쇄유돌근이 관찰 가능한 우세함(무증상 쪽과 비교)을 가지고 있으며 턱을 내미는(chin-poke) 경향이 있다.[4,85] 보고된 사례군에는 세부 사항이 부족하지만 자세 교정(특히 흉추와 경추)과 견갑골 상방 회전을 목표로 하는 증상 수정(symptom modification) 접근법, 아탈구 감소를 위한 후방 회전근을 접목하여 운동 처방으로 알려주는 것이 핵심 원칙이다.[4,98]

보고된 사례군에 따르면 치료는 최대 6개월이 소요될 수 있다.[80,85,98] Rockwood와 Odor는 재활 또는 지켜보기 접근법(watch and wait approach)의 비수술적 치료를 받은 비외상성 전방 탈구 환자 37명 중 29명(78%)에서 활동 제한이나 생활 방식 제한이 없었다고 보고했다.[80] 중요한 것은 환자의 90%가 지속적인 아탈구가 있고 21%는 지속적인 통증이 있었다. 일부 환자의 경우 아탈구의 해결이 기능 회복에 필수적인 것으로 보이지 않았다. 이것은 공유 의사 결정에서 중요한 고려 사항이다. 이완성(laxity) 없이 외상성 SCJ 불안정성이 있는 환자는 비수술적 치료에 대해 덜 일관된 반응을 보였다. 개선되지 않는 사람들을 위해 보툴리눔 독소(botulinum toxin)의 투여는 대흉근의 활성을 일시적으로 감소시킨 다음 계속적인 재활을 위해 선호되었다.[4] 이와 같은 제안을 뒷받침할 강력한 증거는 부족하며 결과가 좋지 않은 환자의 경우와 마찬가지로 기대와 이해, 심리사회적 측면을 탐색하는 것이 필수적이다.

비외상성 어깨 불안정에 대한 재활 (Rehabilitation for atraumatic shoulder instability)

재활 프로그램(Rehabilitation program)

ASI(비외상성 어깨 불안정성, Atraumatic shoulder instability)은 일반적으로 부분 탈구(frank dislocations) 보다는 아탈구를 특징으로 한다. 결과적으로 어깨에 구조적 손상이 최소화되거나 전혀 없다. 근력 강화와 신경근 조절 운동은 가장 중요한 관리로 권장된다.[51]

ASI 환자를 위한 최적의 재활 중재를 선택하는데 임상가를 안내하는 증거는 거의 없다. 다방향 불안정성의 치료를 위한 운동의 효과를 조사한 체계적 고찰 연구는 높은 편향 위험(risk of bias)과 매우 낮은 수준의 증거를 보여주었다.[102,103] ASI에 대한 Rockwood 프로그램이 시작된 이후 거의 30년이 지났음에도 불구하고, 다방향 ASI에 대한 대체 재활 운동 프로그램을 비교하는 RCT(무작위 대조군 실험, randomized controlled trial)연구는 한 건이 유일하다. 최근의 RCT는 Watson 프로그램을 Rockwood 프로그램과 비교했으며, WOSI(Western Ontario Shoulder Instability)와 MISS(Melbourne Instability Shoulder Score), 24주 통증에 대해 Watson 프로그램에 유리한 유의한 효과를 보고했다. 그러나 이 연구는 표본 크기(sample size)가 작았고 환자들은 Watson 요법을 적게 수행했다.[101]

최근에는 전방 또는 후방 불안정성이 우세한 ASI를 경험한 사람들을 위해 Derby 프로그램이 고안되었다. 66명의 환자를 대상으로 한 전향적(prospective) 연구에서 평균 30주 동안 홈 운동 프로그램과 함께 Derby 프로그램으로 관리된 비수술적 중재를 평균 7회 실시한 결과 안정성과 통증, 기능이 유의한 개선이 있었다. 이 연구는 비무작위(nonrandomized)로 단기적 결과를 보았고 최종 데이터 수집 시점에 환자가 자가 보고한(self-reported) 결과만 측정했다.[6]

요약하면, ASI를 가진 사람들을 위한 모든 운동 프로그램의 초점은 최적의 협응(coordination)과 지구력, 기능을 위해 회전근개와 삼각근, 견갑흉부 근육을 강화하는 것이었다. 다방향 불안정성을 가진 환자에 대한 이전 연구에서는 견갑골 상방 회전근에 중점을 두었다.[72,106] 더 최근에는 전체 운동 사슬을 강화하거나 상지와 하지의 근력 훈련 패턴을 통합하는 것이 중요하다고 주장되었다.[37,38] 그러나 임상 근거의 적용이 항상 특정 프로그램(program-specific)은 아니다. 근육 역량(capacity)과 순응도(adherence), 운동 행동 측면에서 개별화된 환자 요인으로 보다 실용적인 접근이 타당할 수 있다. 또한 운동 처방이 불안정한 방향에 따라 특별하게 하는지도 불분명하다.

초기/높은 민감성: 불안과 통증 관리 (Early stage/high irritability: managing apprehension and pain)

통증과 불안, 두려움, 움직임 회피는 어깨 불안정성에 대한 자연스러운 감정적인 반응이며 근육 동원 변화와 근육 상태 악화(deconditioning), 습관적 움직임 패턴으로 이어질 수 있다. 초기 안심(reassurance)과 교육, 설명이 필수적이다.

"안전 영역(safe zone)"의 식별이 필요하다: 이것은 환자가 팔을 움직일 수 있다고 확신하며 느끼는 범위이다. 때때로 자세의 변화가 이를 가능하게 한다. 회전근개의 조기 활성화와/또는 자세 근육의 동원은 통증 완화에 도움이 될 뿐만 아니라 보상 전략과 비정상적 과도한 근활성화를 방지하는 데 도움이 될 수 있다.

불충분한 견갑골 조절로 인한 불안정성 (Instability driven by poor scapular control)

견갑골 위치와 관련된 혼동이 존재하며, 특히 견갑골이 지나치게 하방 회전된 위치에 있는 것처럼 보이는 경우가 있다. 상부 승모근의 증가된 활성화가 필요하다고 주장하는 사람도 있고,[72] 동의하지 않는 사람도 있고,[47] 상부 승모근이 견갑골의 상방 회전에 거의 기여하지 않는다고 주장하는 사람도 있다. 임상 검사(증상 수정)에서 견갑골 상방 회전이 안정성을 개선할 수 있다고 제안되면 엎드린 자세와 옆으로 누운 자세에서 팔을 옆으로 두고 시작하여 거상으로 진행단계로(progressing) 견갑골 거상 운동(어깨 으쓱)을 고려할 수 있다. 30° 외전 운동은 팔을 옆으로 하는 것보다 더 기능적이고 효과적일 수 있다. 이 프로그램은 다방향 불안정성을 가진 사람들에게 고려되어야 한다.[72]

회전근개 근육의 약화와 불균형 대상 (Targeting rotator cuff muscle weakness and imbalance)

ASI를 가진 사람들은 종종 회전근개 근육 약화를 나타난다. 비정상적인 근육 동원과 패턴화는 ASI[39]를 가진 사람들에게서도 보고되었으며 어깨 관절의 안정성을 감소시킬 수 있다. 회전근개 약화와 관련된 어깨 불안정성의 방향에 대해서는 이견이 있다. Moroder 등은 후방 어깨 불안정성을 가진 사람들에게 외회전근에 초점을 맞춘 특화된 프로그램을 고안했다.[60] 이것은 상완관절와관절의 후방 전단력(shear)을 감소시키기 위해 극하근 활성이 증가한다는 연구에 의해 뒷받침되었다.[67] 회전근개 약화가 어깨 끝 가동범위 움직임에서 존재하는 경우 또는 견갑골 안정성을 유지하기 어려운 경우에는 바로 누운 자세에서 팔을 지지한 상태의 운동이 재활 시작점으로 권장된다. 이 운동은 기본 지지대를 제거하거나 손에 무게를 둠으로써 점차적으로 더 어려워진다. 이러한 회전 운동은 견갑골 안정근과 회전근개에 더 많은 부담을 주는 엎드린 상태에서도 수행될 수 있다. 부하와 빈도, 반복 측면에서 치료를 지침하는 증거는 거의 없다. 환자는 피로와 통증, 노력을 고려하여 임상가와 상의하여 이러한 매개변수를 결정하는 데 도움을 받을 수 있다. 운동은 환자가 수행할 수 있고 지속적으로 진행할 수 있어야 한다

환자의 순응도(adherence)를 높이기 위해 임상가는 2~4개의 운동을 처방해야 하며[84] 처방된 운동이 필요에 따라 수행되도록 해야 한다. 단순하고 짧은 치료 기간, 즉각적인 이점, 부작용이 없다는 것은 환자의 운동 순응도를 높이는 요인으로 알려져 있다.[85] 또한, 3주 동안 하루에 한 번 수행한 한쪽의 엎드

린 수평 외전 운동은 어깨 통증이 있는 사람에게 하부 승모근 활성도를 증가시키고 어깨 근력을 향상시키는 것으로 나타났다. 2~4가지 운동의 단순화(simplicity)는 Derby 프로그램의 특징이기도 하다.

비정상적인 근육 활동(Aberrant muscle activity)

임상적으로 비정상적인 움직임과 근육 동원이 관찰될 수 있다. 이것은 팔을 들어올리는 동안 대흉근 또는 광배근의 활성화 증가와 함께 견갑골이 하방 회전되어 나타날 수 있다. 어깨가 내회전된 상태에서 팔을 동시에 들어올리면 상완 골두가 아래쪽과 뒤쪽으로 전위(displacing)될 수 있다.[5,39] 긍정적인 효과는 일시적이지만 보툴리눔 독소 주사는 비정상적인 과활성 근육을 억제하는 데 사용되었다.[5,23,87] 시간이 지남에 따라 회전근개와 견갑골 근육과 같은 저활동 근육 그룹을 강화하는 것이 중요하며 환자는 근동원 패턴을 다시 배워야 한다는 것이 분명해졌다. 길항근(antagonist) 활성화를 감소시키기 위해 주동근(agonist) 근육 활성을 사용하는 상호 억제(reciprocal inhibition)와 같은 전략은 근육 동원 패턴을 변경하는 데 유용할 수 있다. 또한 매우 드문 사례에서 경험은 비정상적인 근육 활동이 스트레스와 불안, 두려움, 뿌리 깊은 심리적 외상과 같은 일차적인 요인의 2차적 영향이 될 수 있음을 나타냈다. 따라서 심리사회적 과거력을 포함하여 환자의 증상에 대한 세심한 평가가 필수적이다.[5]

거울과 같은 보조물과 기능적 전기 자극(33장 참조), 보조기와 테이프(34장 참조)와 같은 외부 지지물을 사용하여 더 나은 움직임 전략을 촉진하기 위해 피드포워드(feed-forward) 원심성 자극을 제공할 수 있다.[1,49]

결론(Conclusion)

비수술적 중재는 어깨 불안정성 진단을 받은 대부분의 사람들이 선택할 수 있는 옵션이다. 결과는 다양하며 최상의 관리를 제공하기 위해서는 상당한 연구가 필요하다. 불안정한 어깨를 치료하려는 사람들에게 시간 프레임과 예상 결과, 특정 중재의 위험, 필요한 기여, 예후를 이해하도록 돕는데 공유 의사 결정(shared decision-making)이 필수적이다. 비수술적 재활과 수술 후 재활은 평균적으로 최소 12주가 소요되며(다른 몇 경우는 더 오래 소요) 점진적 운동 프로그램을 포함해야 한다. 고유수용감각의 역할은 28장에서 논의되고, Shape-Up-My-Shoulder(#SUMS) 프로그램은 36장에서 확인된다.

참고문헌(References)

1. Aarseth LM, Suprak DN, Chalmers GR, Lyon L, Dahlquist DT. Kinesio tape and shoulder-joint position sense. J Athl Train. 2015;50:785-791.
2. Ardern CL, Kvist J, Group BT. BAck iN the Game (BANG) - a smartphone application to help athletes return to sport following anterior cruciate ligament reconstruction: protocol for a multi-centre, randomised controlled trial. BMC Musculoskelet Disord. 2020;21:523.
3. Ashworth B, Hogben P, Singh N, Tulloch L, Cohen DD. The Athletic Shoulder (ASH) test: reliability of a novel upper body isometric strength test in elite rugby players. BMJ Open Sport Exerc Med. 2018;4:e000365.
4. Athanatos L, Singh HP, Armstrong AL. The management of sternoclavicular instability. Journal of Arthroscopy and Joint Surgery. 2018;5:126-132.
5. Barrett C. The clinical physiotherapy assessment of non-traumatic shoulder instability. Shoulder Elbow. 2015;7:60-71.
6. Bateman M, Osborne SE, Smith BE. Physiotherapy treatment for atraumatic recurrent shoulder instability: updated results of the Derby shoulder instability rehabilitation programme. Journal of Arthroscopy and Joint Surgery. 2019;6:35-41.
7. Bishop JA, Crall TS, Kocher MS. Operative versus nonoperative treatment after primary traumatic anterior glenohumeral dislocation: expected-value decision analysis. J Shoulder Elbow Surg. 2011;20:1087-1094.
8. Boettcher CE, Ginn KA, Cathers I. Which is the optimal exercise to strengthen supraspinatus? Med Sci Sports Exerc. 2009;41:1979-1983.
9. Borms D, Cools A. Upper-extremity functional performance tests: reference values for overhead athletes. Int J Sports Med. 2018;39:433-441.
10. Bottoni CR, Wilckens JH, DeBerardino TM, et al. A prospective, randomized evaluation of arthroscopic stabilization versus nonoperative treatment in patients with acute, traumatic, first-time shoulder dislocations. Am J Sports Med. 2002;30:576-580.

11. Braun C, McRobert CJ. Conservative management following closed reduction of traumatic anterior dislocation of the shoulder. Cochrane Database Syst Rev. 2019;5:CD004962.

12. Burkhead WZ, Jr., Rockwood CA, Jr. Treatment of instability of the shoulder with an exercise program. J Bone Joint Surg Am. 1992;74:890-896.

13. Carbone S, Postacchini R, Gumina S. Scapular dyskinesis and SICK syndrome in patients with a chronic type III acromioclavicular dislocation. Results of rehabilitation. Knee Surg Sports Traumatol Arthrosc. 2015;23:1473-1480.

14. Castelein B, Cagnie B, Parlevliet T, Cools A. Serratus anterior or pectoralis minor: which muscle has the upper hand during protraction exercises? Man Ther. 2016;22:158-164.

15. Cook JB, Krul KP. Challenges in treating acromioclavicular separations: current concepts. J Am Acad Orthop Surg. 2018;26:669-677.

16. Cools AM, Borms D, Castelein B, Vanderstukken F, Johansson FR. Evidence-based rehabilitation of athletes with glenohumeral instability. Knee Surg Sports Traumatol Arthrosc. 2016;24:382-389.

17. Cools AM, Dewitte V, Lanszweert F, et al. Rehabilitation of scapular muscle balance: which exercises to prescribe? Am J Sports Med. 2007;35:1744-1751.

18. Cordischi K, Li X, Busconi B. Intermediate outcomes after primary traumatic anterior shoulder dislocation in skeletally immature patients aged 10 to 13 years. Orthopedics. 2009;32:686-686.

19. Cote MP, Wojcik KE, Gomlinski G, Mazzocca AD. Rehabilitation of acromioclavicular joint separations: operative and nonoperative considerations. Clin Sports Med. 2010;29:213-228, vii.

20. Crall TS, Bishop JA, Guttman D, Kocher M, Bozic K, Lubowitz JH. Cost-effectiveness analysis of primary arthroscopic stabilization versus nonoperative treatment for first-time anterior glenohumeral dislocations. Arthroscopy. 2012;28:1755-1765.

21. Creighton DW, Shrier I, Shultz R, Meeuwisse WH, Matheson GO. Return-to-play in sport: a decision-based model. Clin J Sport Med. 2010;20:379-385.

22. Deitch J, Mehlman CT, Foad SL, Obbehat A, Mallory M. Traumatic anterior shoulder dislocation in adolescents. Am J Sports Med. 2003;31:758-763.

23. Donnellan CP, Scott MA, Antoun M, Wallace WA. Physiotherapy and botulinum toxin injections prior to stabilization surgery for recurrent atraumatic anteroinferior shoulder dislocation with abnormal muscle patterning. Shoulder & Elbow. 2012;4:287-290.

24. Edouard P, Degache F, Beguin L, et al. Rotator cuff strength in recurrent anterior shoulder instability. J Bone Joint Surg Am. 2011;93:759-765.

25. Edwards PK, Ebert JR, Littlewood C, Ackland T, Wang A. A systematic review of electromyography studies in normal shoulders to inform postoperative rehabilitation following rotator cuff repair. J Orthop Sports Phys Ther. 2017;47:931-944.

26. Elwyn G, Frosch D, Thomson R, et al. Shared decision making: a model for clinical practice. J Gen Intern Med. 2012;27:1361-1367.

27. Fronek J, Warren RF, Bowen M. Posterior subluxation of the glenohumeral joint. J Bone Joint Surg Am. 1989;71:205-216.

28. Gamulin A, Dayer R, Lubbeke A, Miozzari H, Hoffmeyer P. Primary open anterior shoulder stabilization: a long-term, retrospective cohort study on the impact of subscapularis muscle alterations on recurrence. BMC Musculoskelet Disord. 2014;15:45.

29. Garcia JA, Arguello AM, Momaya AM, Ponce BA. Sternoclavicular joint instability: symptoms, diagnosis and management. Orthop Res Rev. 2020;12:75-87.

30. Gerometta A, Klouche S, Herman S, Lefevre N, Bohu Y. The Shoulder Instability-Return to Sport after Injury (SIRSI): a valid and reproducible scale to quantify psychological readiness to return to sport after traumatic shoulder instability. Knee Surgery, Sports Traumatology, Arthroscopy. 2018;26:203-211.

31. Granville-Chapman J, Torrance E, Rashid A, Funk L. The Rockwood classification in acute acromioclavicular joint injury does not correlate with symptoms. J Orthop Surg. 2018;26:2309499018777886.

32. Gumina S, Carbone S, Postacchini F. Scapular dyskinesis and SICK scapula syndrome in patients with chronic type III acromioclavicular dislocation. Arthroscopy. 2009;25:40-45.

33. Gyftopoulos S, Carpenter E, Kazam J, Babb J, Bencardino J. MR imaging of subscapularis tendon injury in the setting of anterior shoulder dislocation. Skeletal Radiol. 2012;41:1445-1452.

34. Happee R, Van der Helm FC. The control of shoulder muscles during goal directed movements, an inverse dynamic analysis. J Biomech. 1995;28:1179-1191.

35. Hawkins RJ, McCormack RG. Posterior shoulder instability. Orthopedics. 1988;11:101-107.

36. Itoi E, Hatakeyama Y, Sato T, et al. Immobilization in external rotation after shoulder dislocation reduces the risk of recurrence. A randomized controlled trial. J Bone Joint Surg Am. 2007;89:2124-2131.

37. Jaggi A, Alexander S. Rehabilitation for shoulder instability: current approaches. Open Orthop J. 2017;11:957-971.

38. Jaggi A, Lambert S. Rehabilitation for shoulder instability. Br J Sports Med. 2010;44:333-340.

39. Jaggi A, Noorani A, Malone A, Cowan J, Lambert S, Bayley I. Muscle activation patterns in patients with recurrent shoulder instability. Int J Shoulder Surg. 2012;6:101-107.

40. Jakobsen BW, Johannsen HV, Suder P, Sojbjerg JO. Primary repair versus conservative treatment of first-time traumatic anterior dislocation of the shoulder: a randomized study with 10-year follow-up. Arthroscopy. 2007;23:118-123.

41. Karatsolis K, Athanasopoulos S. The role of exercise in the conservative treatment of the anterior shoulder dislocation. Journal of Bodywork and Movement Therapies. 2006;10:211-219.

42. Kibler WB, Sciascia A. The role of the scapula in preventing and treating shoulder instability. Knee Surg Sports Traumatol Arthrosc. 2016;24:390-397.

43. Kim SH, Koh KH. Treatment of Rockwood type III acromioclavicular joint dislocation. Clin Shoulder Elb. 2018;21:48-55.

44. Kirkley A, Griffin S, Richards C, Miniaci A, Mohtadi N. Prospective randomized clinical trial comparing the effectiveness of immediate arthroscopic stabilization versus immobilization and rehabilitation in first traumatic anterior dislocations of

the shoulder. Arthroscopy. 1999;15:507-514.

45. Kiviluoto O, Pasila M, Jaroma H, Sundholm A. Immobilization after primary dislocation of the shoulder. Acta Orthop Scand. 1980;51:915-919.

46. Kraemer WJ, Adams K, Cafarelli E, et al. American College of Sports Medicine position stand. Progression models in resistance training for healthy adults. Med Sci Sports Exerc. 2002;34:364-380.

47. Lawrence RL, Braman JP, Keefe DF, Ludewig PM. The coupled kinematics of scapulothoracic upward rotation. Phys Ther. 2020;100:283-294.

48. Lewis J, O'Sullivan P. Is it time to reframe how we care for people with non-traumatic musculoskeletal pain? Br J Sports Med. 2018;52:1543-1544.

49. Lim OB, Kim JA, Song SJ, Cynn HS, Yi CH. Effect of selective muscle training using visual EMG biofeedback on infraspinatus and posterior deltoid. J Hum Kinet. 2014;44:83-90.

50. Lippitt SB, Vanderhooft JE, Harris SL, Sidles JA, Harryman DT, 2nd, Matsen FA, 3rd. Glenohumeral stability from concavity-compression: a quantitative analysis. J Shoulder Elbow Surg. 1993;2:27-35.

51. Longo UG, Rizzello G, Loppini M, et al. Multidirectional instability of the shoulder: a systematic review. Arthroscopy. 2015;31:2431-2443.

52. Ludewig PM, Reynolds JF. The association of scapular kinematics and glenohumeral joint pathologies. J Orthop Sports Phys Ther. 2009;39:90-104.

53. Maenhout A, Van Praet K, Pizzi L, Van Herzeele M, Cools A. Electromyographic analysis of knee push up plus variations: what is the influence of the kinetic chain on scapular muscle activity? Br J Sports Med. 2010;44:1010-1015.

54. Marans HJ, Angel KR, Schemitsch EH, Wedge JH. The fate of traumatic anterior dislocation of the shoulder in children. J Bone Joint Surg Am. 1992;74:1242-1244.

55. Martetschlager F, Kraus N, Scheibel M, Streich J, Venjakob A, Maier D. The diagnosis and treatment of acute dislocation of the acromioclavicular joint. Dtsch Arztebl Int. 2019;116:89-95.

56. Matsen FA, 3rd, Harryman DT, 2nd, Sidles JA. Mechanics of glenohumeral instability. Clin Sports Med. 1991;10:783-788.

57. Mikek M. Long-term shoulder function after type I and II acromioclavicular joint disruption. Am J Sports Med. 2008;36:2147-2150.

58. Monticone M, Vernon H, Brunati R, Rocca B, Ferrante S. The NeckPix©: development of an evaluation tool for assessing kinesiophobia in subjects with chronic neck pain. Eur Spine J. 2015;24:72-79.

59. Morell DJ, Thyagarajan DS. Sternoclavicular joint dislocation and its management: a review of the literature. World J Orthop. 2016;7:244-250.

60. Moroder P, Minkus M, Bohm E, Danzinger V, Gerhardt C, Scheibel M. Use of shoulder pacemaker for treatment of functional shoulder instability: proof of concept. Obere Extrem. 2017;12:103-108.

61. Myers JB, Lephart SM. The role of the sensorimotor system in the athletic shoulder. J Athl Train. 2000;35:351-363.

62. Noorani A, Goldring M, Jaggi A, et al. BESS/BOA patient care pathways: atraumatic shoulder instability. Shoulder Elbow. 2019;11:60-70.

63. Olds M, Donaldson K, Ellis R, Kersten P. In children 18 years and under, what promotes recurrent shoulder instability after traumatic anterior shoulder dislocation? A systematic review and meta-analysis of risk factors. Br J Sports Med. 2016;50:1135-1141.

64. Olds M, Ellis R, Donaldson K, Parmar P, Kersten P. Risk factors which predispose first-time traumatic anterior shoulder dislocations to recurrent instability in adults: a systematic review and meta-analysis. Br J Sports Med. 2015;49:913-922.

65. Olds M, Ellis R, Parmar P, Kersten P. The immediate and subsequent impact of a first-time traumatic anterior shoulder dislocation in people aged 16–40: results from a national cohort study. Shoulder & Elbow. 2020;13:223-232.

66. Olds MK, Ellis R, Parmar P, Kersten P. Who will redislocate his/her shoulder? Predicting recurrent instability following a first traumatic anterior shoulder dislocation. BMJ Open Sport Exerc Med. 2019;5:e000447.

67. Olds MK, Lemaster N, Picha K, Walker C, Heebner N, Uhl TL. Line hops and side hold rotation tests load both anterior and posterior shoulder: a biomechanical study. Int J Sports Phys Ther. 2021;16:477-487.

68. Owens BD, Duffey ML, Nelson BJ, DeBerardino TM, Taylor DC, Mountcastle SB. The incidence and characteristics of shoulder instability at the United States Military Academy. Am J Sports Med. 2007;35:1168-1173.

69. Pastor MF, Averbeck AK, Welke B, Smith T, Claassen L, Wellmann M. The biomechanical influence of the deltotrapezoid fascia on horizontal and vertical acromioclavicular joint stability. Arch Orthop Trauma Surg. 2016;136:513-519.

70. Paterson WH, Throckmorton TW, Koester M, Azar FM, Kuhn JE. Position and duration of immobilization after primary anterior shoulder dislocation: a systematic review and meta-analysis of the literature. J Bone Joint Surg Am. 2010;92:2924-2933.

71. Paul J, Buchmann S, Beitzel K, Solovyova O, Imhoff AB. Posterior shoulder dislocation: systematic review and treatment algorithm. Arthroscopy. 2011;27:1562-1572.

72. Pizzari T, Wickham J, Balster S, Ganderton C, Watson L. Modifying a shrug exercise can facilitate the upward rotator muscles of the scapula. Clin Biomech. 2014;29:201-205.

73. Pollock RG, Bigliani LU. Recurrent posterior shoulder instability. Diagnosis and treatment. Clin Orthop Relat Res. 1993;291:85-96.

74. Reed D, Cathers I, Halaki M, Ginn KA. Does changing the plane of abduction influence shoulder muscle recruitment patterns in healthy individuals? Man Ther. 2016;21:63-68.

75. Reinold MM, Macrina LC, Wilk KE, et al. Electromyographic analysis of the supraspinatus and deltoid muscles during 3 common rehabilitation exercises. J Athl Train. 2007;42:464-469.

76. Reinold MM, Wilk KE, Fleisig GS, et al. Electromyographic analysis of the rotator cuff and deltoid musculature during common shoulder external rotation exercises. J Orthop Sports Phys Ther. 2004;34:385-394.

77. Richardson E, Lewis JS, Gibson J, et al. Role of the kinetic chain in shoulder rehabilitation: does incorporating the trunk and lower limb into shoulder exercise regimes influence shoulder muscle recruitment patterns? Systematic review of electromyography studies. BMJ Open Sport Exerc Med. 2020;6:e000683.

78. Rio E, Kidgell D, Moseley GL, et al. Tendon neuroplastic training: changing the way

we think about tendon rehabilitation: a narrative review. Br J Sports Med. 2016;50:209-215.

79. Robinson CM, Dobson RJ. Anterior instability of the shoulder after trauma. The Journal of Bone and Joint Surgery. 2004;86-B:469-479.

80. Rockwood CA, Jr., Odor JM. Spontaneous atraumatic anterior subluxation of the sternoclavicular joint. The Journal of Bone and Joint Surgery. 1989;71:1280-1288.

81. Rosso C, Martetschlager F, Saccomanno MF, et al. High degree of consensus achieved regarding diagnosis and treatment of acromioclavicular joint instability among ESA-ESSKA members. Knee Surg Sports Traumatol Arthrosc. 2020;29:2325-2332.

82. Rouleau DM, Hebert-Davies J, Robinson CM. Acute traumatic posterior shoulder dislocation. J Am Acad Orthop Surg. 2014;22:145-152.

83. Sawyer EE, McDevitt AW, Louw A, Puentedura EJ, Mintken PE. Use of pain neuroscience education, tactile discrimination, and graded motor imagery in an individual with frozen shoulder. J Orthop Sports Phys Ther. 2018;48:174-184.

84. Seitz AL, Podlecki LA, Melton ER, Uhl TL. Neuromuscular adaptions following a daily strengthening exercise in individuals with rotator cuff related shoulder pain: a pilot case-control study. Int J Sports Phys Ther. 2019;14:74-87.

85. Sewell MD, Al-Hadithy N, Le Leu A, Lambert SM. Instability of the sternoclavicular joint: current concepts in classification, treatment and outcomes. Bone Joint J. 2013;95-B:721-731.

86. Shah A, Judge A, Delmestri A, et al. Incidence of shoulder dislocations in the UK, 1995-2015: a population-based cohort study. BMJ Open. 2017;7:e016112.

87. Sinha A, Higginson DW, Vickers A. Use of botulinum A toxin in irreducible shoulder dislocation caused by spasm of pectoralis major. Journal of Shoulder and Elbow Surgery. 1999;8:75-76.

88. Smith-Forbes EV, Howell DM, Willoughby J, Armstrong H, Pitts DG, Uhl TL. Adherence of individuals in upper extremity rehabilitation: a qualitative study. Arch Phys Med Rehabil. 2016;97:1262-1268.

89. Song DJ, Cook JB, Krul KP, et al. High frequency of posterior and combined shoulder instability in young active patients. J Shoulder Elbow Surg. 2015;24:186-190.

90. Stewart M, Loftus S. Sticks and stones: the impact of language in musculoskeletal rehabilitation. J Orthop Sports Phys Ther. 2018;48:519-522.

91. Suprak DN, Osternig LR, van Donkelaar P, Karduna AR. Shoulder joint position sense improves with elevation angle in a novel, unconstrained task. J Orthop Res. 2006;24:559-568.

92. Szyluk K, Jasinski A, Niemiec P, Mielnik M, Koczy B. Five-year prevalence of recurrent shoulder dislocation in the entire Polish population. Int Orthop. 2018;42:259-264.

93. Tjong VK, Devitt BM, Murnaghan ML, Ogilvie-Harris DJ, Theodoropoulos JS. A qualitative investigation of return to sport after arthroscopic Bankart repair: beyond stability. Am J Sports Med. 2015;43:2005-2011.

94. Tokish JM, Kozlowski EJ, Huxel Bliven K. Rehabilitation: Return-to-Play and In-Season Guidelines. Elsevier Inc.; 2016

95. Tokish JM, Kuhn JE, Ayers GD, et al. Decision making in treatment after a first-time anterior glenohumeral dislocation: a Delphi approach by the Neer Circle of the American Shoulder and Elbow Surgeons. J Shoulder Elbow Surg. 2020;29:2429-2445.

96. Tokish JM, Thigpen CA, Kissenberth MJ, et al. The Nonoperative Instability Severity Index Score (NISIS): a simple tool to guide operative versus nonoperative treatment of the unstable shoulder. Sports Health. 2020;12:598-602.

97. Torrance E, Clarke CJ, Monga P, Funk L, Walton MJ. Recurrence after arthroscopic labral repair for traumatic anterior instability in adolescent rugby and contact athletes. Am J Sports Med. 2018;46:2969-2974.

98. Tunnicliffe H, Armstrong AL. The management of chronic anterior sternoclavicular joint instability. Abstracts for the 26th Annual Scientific Meeting, BESS 24–26. Shoulder Elbow. 2015;7:309-332.

99. Tzeng CY, Chiang HY, Huang CC, Lin WS, Hsiao TH, Lin CH. The impact of pre-existing shoulder diseases and traumatic injuries of the shoulder on adhesive capsulitis in adult population: a population-based nested case-control study. Medicine. 2019;98:e17204.

100. van Lankveld W, van Melick N, Habets B, Roelofsen E, Staal JB, van Cingel R. Measuring individual hierarchy of anxiety invoking sports related activities: development and validation of the Photographic Series of Sports Activities for Anterior Cruciate Ligament Reconstruction (PHOSA-ACLR). BMC Musculoskelet Disord. 2017;18:287.

101. Warby SA, Ford JJ, Hahne AJ, et al. Comparison of 2 exercise rehabilitation programs for multidirectional instability of the glenohumeral joint: a randomized controlled trial. Am J Sports Med. 2018;46:87-97.

102. Warby SA, Pizzari T, Ford JJ, Hahne AJ, Watson L. The effect of exercise-based management for multidirectional instability of the glenohumeral joint: a systematic review. J Shoulder Elbow Surg. 2014;23:128-142.

103. Warby SA, Pizzari T, Ford JJ, Hahne AJ, Watson L. Exercise-based management versus surgery for multidirectional instability of the glenohumeral joint: a systematic review. Br J Sports Med. 2016;50:1115-1123.

104. Warner JJP, Micheli LJ, Arslanian LE, Kennedy J, Kennedy R. Scapulothoracic motion in normal shoulders and shoulders with glenohumeral instability and impingement syndrome: a study using Moire topographic analysis. Clin Orthop Relat Res.1992;285:191-9.

105. Wasserstein DN, Sheth U, Colbenson K, et al. The true recurrence rate and factors predicting recurrent instability after nonsurgical management of traumatic primary anterior shoulder dislocation: a systematic review. Arthroscopy. 2016;32:2616-2625.

106. Watson L, Balster S, Lenssen R, Hoy G, Pizzari T. The effects of a conservative rehabilitation program for multidirectional instability of the shoulder. J Shoulder Elbow Surg. 2018;27:104-111.

107. Watson L, Balster S, Warby SA, Sadi J, Hoy G, Pizzari T. A comprehensive rehabilitation program for posterior instability of the shoulder. J Hand Ther. 2017;30:182-192.

108. Whelan DB, Kletke SN, Schemitsch G, Chahal J. Immobilization in external rotation versus internal rotation after primary anterior shoulder dislocation: a meta-analysis of randomized controlled trials. Am J Sports Med. 2016;44:521-532.

109. Wilk KE, Macrina LC. Nonoperative and postoperative rehabilitation for glenohumeral instability. Clin Sports Med. 2013;32:865-914.

110. Wilk KE, Yenchak AJ, Arrigo CA, Andrews JR. The Advanced Throwers Ten Exercise Program: a new exercise series for enhanced dynamic shoulder control in the overhead throwing athlete. Phys Sportsmed. 2011;39:90-97.

111. Woodmass JM, Lee J, Johnson NR, et al. Nonoperative management of posterior shoulder instability: an assessment of survival and predictors for conversion to surgery at 1 to 10 years after diagnosis. Arthroscopy. 2019;35:1964-1970.

112. Yang J, Schaefer JT, Zhang N, Covassin T, Ding K, Heiden E. Social support from the athletic trainer and symptoms of depression and anxiety at return to play. J Athl Train. 2014;49:773-779.

113. Youdas JW, Budach BD, Ellerbusch JV, Stucky CM, Wait KR, Hollman JH. Comparison of muscle-activation patterns during the conventional push-up and perfect push-up exercises. J Strength Cond Res. 2010;24:3352-3362.

투구 관련 어깨 손상의 재활 38

(Rehabilitation of throwing-related shoulder injuries)

Lonnie Soloff, Martin Asker, Rod Whiteley

투구 관련 어깨 부상은 다르다

(Throwing-related shoulder injuries are different)

이 단원의 목적은 가장 흔히 접하게 되는 투구 관련 어깨 손상의 평가와 관리를 안내하는 것이다. 우리는 진료를 받기 위해 클리닉을 찾는 사람들의 최소 80%가 겪을 상태의 20%를 다루는 것을 목표로 한다. 그림 38.1은 2019년 시즌이 끝날 때까지 5년 동안 MLB(메이저 리그 베이스볼, Major League Baseball)의 의료 데이터베이스를 바탕으로 보고된 상위 10개 어깨 부상을 상세하게 나타낸다. 부상의 모든 범주와 선수가 훈련 세션이나 대회에 참여하지 못하게 하는 "시간 손실만 해당(Time loss only)" 부상을 포함한다. 이 정보는 앞서 언급된 손상이 있는 운동 선수를 관리할 때 이해하는 것이 중요하지만 임상가는 시간을 낭비하는 것을 피하기 위해 초기에 부상을 발견하고 중재를 하는 것에 초점을 두어야 한다. 두 번째 문제는 어떤 주어진 어깨 증상에 대해 조직 특이적(tissue-specific) 진단을 내리는 것이 어렵다는 것이다. 상당한 수의 선수들이 "어깨 통증" 범주(그림 38.2와 38.3)에 해당되는 것은 최고 수준의 임상가도 진단으로 도출하기 어렵다는 것을 반영한다.

투구 선수의 어깨 병리에 대한 조직 특이적 진단을 내리는 것은 간단하지 않으며 이번 장에서는 개별 병리보다 징후와 증상에 더 중점을 둘 것이다. 각 섹션에는 환자 인터뷰와 관련 후속 질문, 신체 검사, 임상적 추론을 기반으로 한 가설 진단(hypothesized diagnosis)이 제시된다. 현재 병리학의 이해와 선수가 가지는 관련 부담감과 관련된 현재 문헌을 종합적으로 다루고 있다.

마지막 섹션에서는 즉각적인 치료 단계와 스포츠 복귀(return to sport) 단계, 그 중간 단계를 광범위하게 나누어 관리에 대한 제안을 다루고 있다. 이것은 처방전처럼 제공되는 것이 아니라 개인의 선호와 기대, 요구 사항을 중심으로 하는 가치 기반(value-based) 치료를 제공할 때 임상적 추론(clinical reasoning)을 지원하는 기초로 제공된다. 일부 섹션은 모든 상황에 적용되므로 중복을 피하기 위해 처음 언급할 때만 자세히 설명하였다.

이러한 상황을 확실히 이해하고 나면 이러한 패턴에 맞지 않는 상황을 쉽게 식별할 수 있다. 이는 임상가가 세부 사항이 나오면 가설을 확정하거나 반박하기 위해 확인하고 필요에 따라 조언과 지침을 동료에게 자문을 구하며 탐정(detective)처럼 일하기 시작할 때 가능하다. 이것은 지난 30년 동안 우리의 가장 위대한 선생이었던 운동 선수들과 함께 일한 방식이며 우리 각자는 이러한 방식으로 환자들로부터 계속 배우기를 기대하고 있다.

내부 충돌(Internal impingement)

환자 양상(Patient presentation)

- "어깨 안쪽에 날카로운 통증(sharp pain)이 느껴지고 속도가 느려집니다."
- "여기 윗부분 안쪽에서 통증이 느껴집니다."
- "뒤쪽 상단에 통증이 있습니다."
- "코킹(cocking) 단계에서는 더 통증이 심해집니다."
- "여기서 통증이 내려가는데..."
- "그동안 통증이 있다가 없다가 반복했는데, 뜸해지면서 특별히 기억나는 것은 없지만 점점 더 나빠지고 있습니다."

병리와 조직 병변에 대해 우리는 현재 무엇을 이해하고 있는가?(What is our current understanding of the pathology and the tissues involved?)

후상방 회전근개(극상근과 극하근의 전상방 섬유)의 아래쪽 표면은 일반적으로 닳은 것처럼 보이며 이는 상부관절와순(superior glenoid labrum) 손상과 관련이 있다. 이는 어깨가 90° 외전한 상태에서 외회전이 되어 여기서 중요한 수평 외전으로 움직이는 강한 투구(hard throwing)의 코킹 후기 단계(late cocking phase)에서 발생하는 것으로 추정된다. 이 자세에서 후상방 회전근개의 아래쪽 표면은 상완관절와관절(glenohumeral joint) 안에서 접히고 관절순(glenoid labrum)과

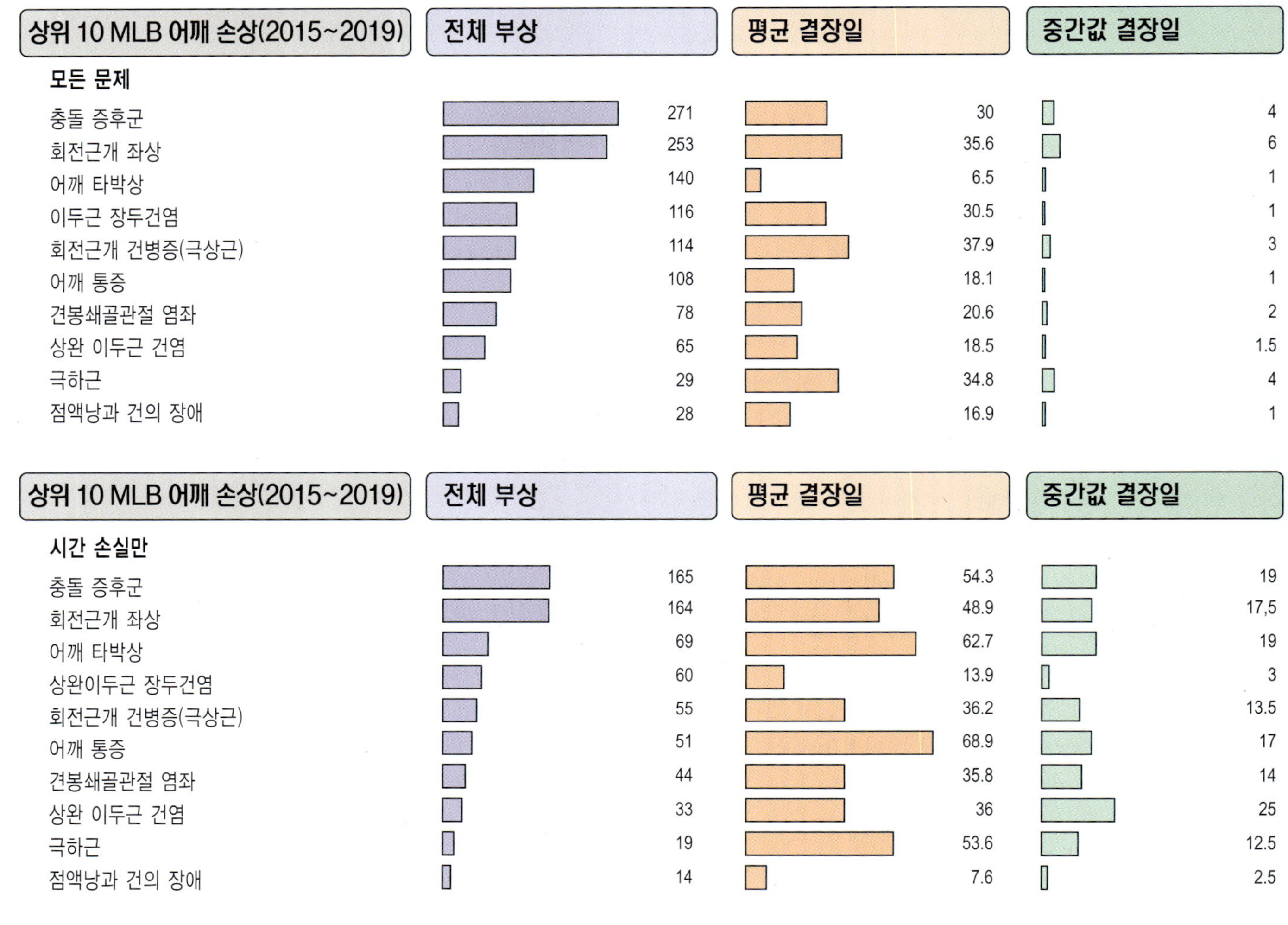

그림 38.1
2015–2019년 메이저리그 베이스볼의 모든 문제와 어깨 손상의 시간 손실 부담. 데이터 바(bars)는 각 카테고리의 부상 수와 결장일(평균과 중간값)과 비례함. 평균값과 비교하여 결장일의 중간값(일반적으로)의 큰 차이를 보이는 것을 바탕으로 부상 부담 데이터는 크게 편향된 것을 인지해야 함.

상완골두 사이에 압박되는데(그림 38.4), 이는 후방 관절낭(posterior capsule)이 짧을 경우 더 심해진다. 또한, 회전이 심하게 일어날 때 상완이두근 건의 장두(long head of the biceps)가 상완이두근 구(bicipital groove)에 갇히며 부착부위(상부관절와순)로부터 당겨진다. 수평 외전 동안 회전근개의 아래쪽 표면에 대한 압박과 코킹 후기와 팔로우-스루(각각 외회전과 내회전; 그림 38.5)동안 관절와순에 가해지는 장력의 조합은 부상에 대한 주요 기전으로 보인다.

병변으로 알려진 SLAP(상부관절와순, superior labrum anterior to posterior)손상은 미국에서 Andrews[4], Snyder 등[101]이 처음으로 기술했고 독립적으로 유럽에서 Walch 등[110]이 기술했다. Snyder는 700개의 관절경 검사에 대한 후향적 분석에서 27명의 대상자로 구성된 기존의 시리즈(series)를 4개의 하위 유형으로 세분화했다. 이 분류 시스템은 더욱 개선되어(유형

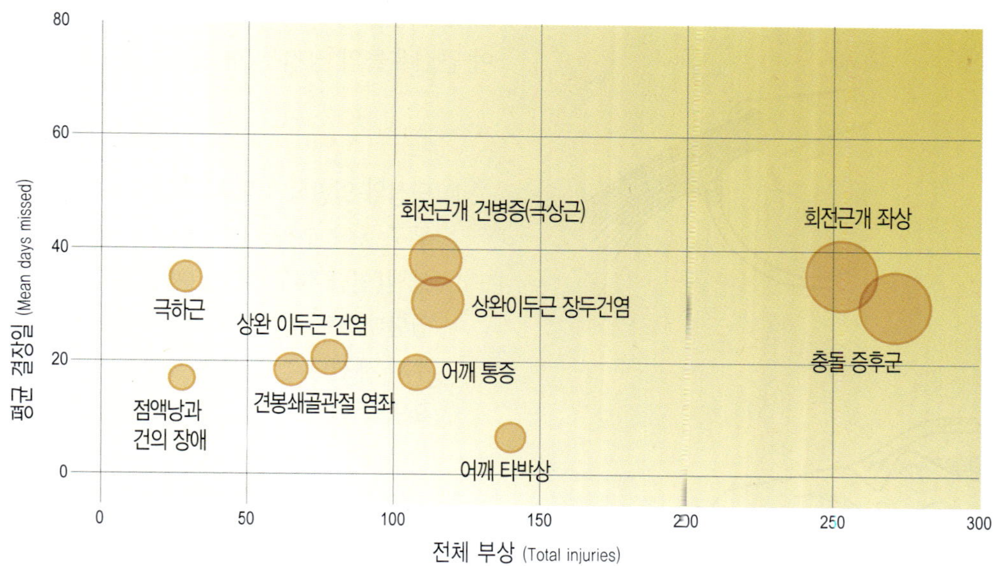

그림 38.2
2015–2019년 야구 메이저리그의 어깨 부상으로 인한 시간 손실 부담. 가로축은 부상의 수, 세로축은 부상별 평균 결장일. 지표의 상대적 크기는 부상들의 부담을 나타냄(부상 수 곱하기 평균 부담).

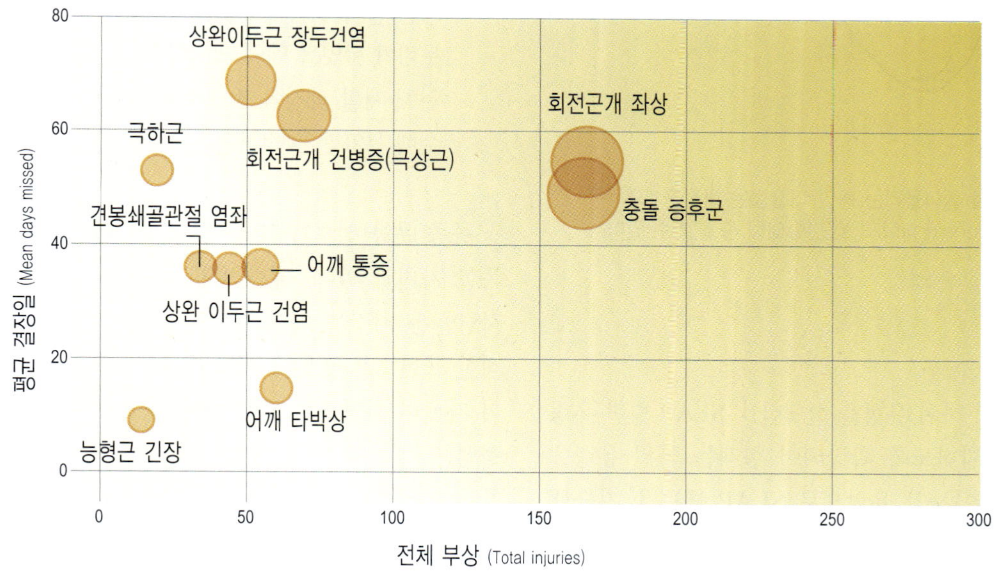

그림 38.3
2015–2019년 야구 메이저리그의 어깨 부상으로 인한 시간 손실 부담. 가로축은 부상의 수, 세로축은 부상별 평균 결장일. 지표의 상대적 크기는 부상들의 부담을 나타냄(부상 수 곱하기 평균 부담). 원 크기가 크면 클수록 더 많이 진단된 것을 의미함.

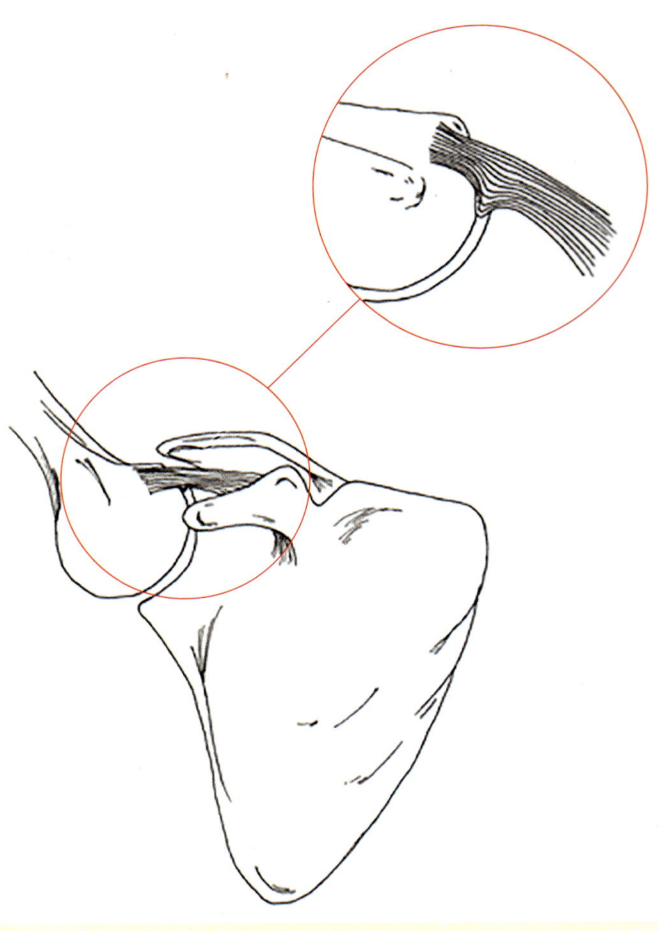

그림 38.4

내부 충돌의 묘사. 팔을 들어올리는 동안 대결절은 회전근개의 관절면을 관절와 연(glenoid rim)의 윗면에 대해 충돌할 수 있다.

(Jeremy Lewis의 허가를 받아 복제함.)

II SLAP 병변의 3가지 하위 유형을 설명함)[13] SLAP 병변 유형의 증가된 변이를 포함하도록 확장되어 현재는 하위 유형을 포함하지 않는 10개 이상의 유형으로 SLAP 병변을 기술했다.[75] 위쪽으로 상완이두근의 장두(그리고/또는 아래쪽으로 삼두근) 정지(insertion)부의 관절 섬유연골성(fibrocartilaginous) 신전(extension)의 부전(incompetence)은 임상적으로 SLAP 병변의 본질적인 징후(manifestation)로 고려하는 것이 더 간단하다.[48] 간단히 말해서, 원주 방향으로 배치된 섬유연골 관절순은 상완이두근(위쪽) 장두건과 상완삼두근(아래쪽)의 사이의 중간 구조이며 견갑골(관절와(glenoid))로 향하는 이 근섬유들의 정지부(insertion)가 된다.[48]

추가 질문(Additional questions)

1. 당신의 일반적인 투구 동작의 부하에 대해 설명하시오.
   투구 동작 부하 기록 - 투구 수(경기 중 투구 수)와 불펜(연습 투구 세션), 새로운 투구 동작 배우기, 입단테스트/공개행사. 구체적으로 주당 투구 세션과 주와 세션당 강한 투구 횟수를 확인하고 새로운 훈련 요법과 웨이트 볼 훈련, 속도 개발 프로그램에 대해 질문해야 한다.
2. 영상 촬영 검사를 한 적이 있으며 결과는 어떠했습니까?
   특히 프로야구 선수에서 위양성(false-positive)(부수적인) 결과[73]의 중요성에 유의한다.[18,63,74]
3. 지금까지의 치료/약물에 대한 반응은 어떻습니까?
   종종 환자는 여러분을 만나기 전에 다른 사람들로부터 치료를 받았을 것이다. 유사한 과정를 시작하기 전에 이전 치료의 결과를 확실하게 한다.
4. 어떤 일이 계획되어 있고 - 당신이 그것을 준비하기 위해 우리가 무엇을 해야 합니까?
   전체 재활 과정을 적절하게 계획하려면 단기 및 장기 수행 목표를 설정하는 것이 중요하다.

종종 운동 선수가 "데드 암(dead arm)"을 설명하는 것에 주목할 가치가 있다. 일반적으로 충격이 있는 스포츠를 다루는 사람들은 이것을 어깨 불안정성(신경학적으로 죽은 팔)의 솔직한 표현으로 잘못 해석할 수 있으며, 이를 운동 선수에게 좀 더 자세히 설명하는 것이 좋다. 극히 드물게 선수가 진짜 불안정성(어깨가 튀어나오거나(popping out) 진짜로 상지의 신경학적 결함)의 징후나 증상이 있다고 설명할 수 있다.

신체 검사(Physical examination)

회전 운동 범위: 상완관절와관절 내회전 결손(GIRD)이 오직 절반만 설명하는 이유

여러분은 투구 선수에게 수동적인 어깨 내회전의 가동범위

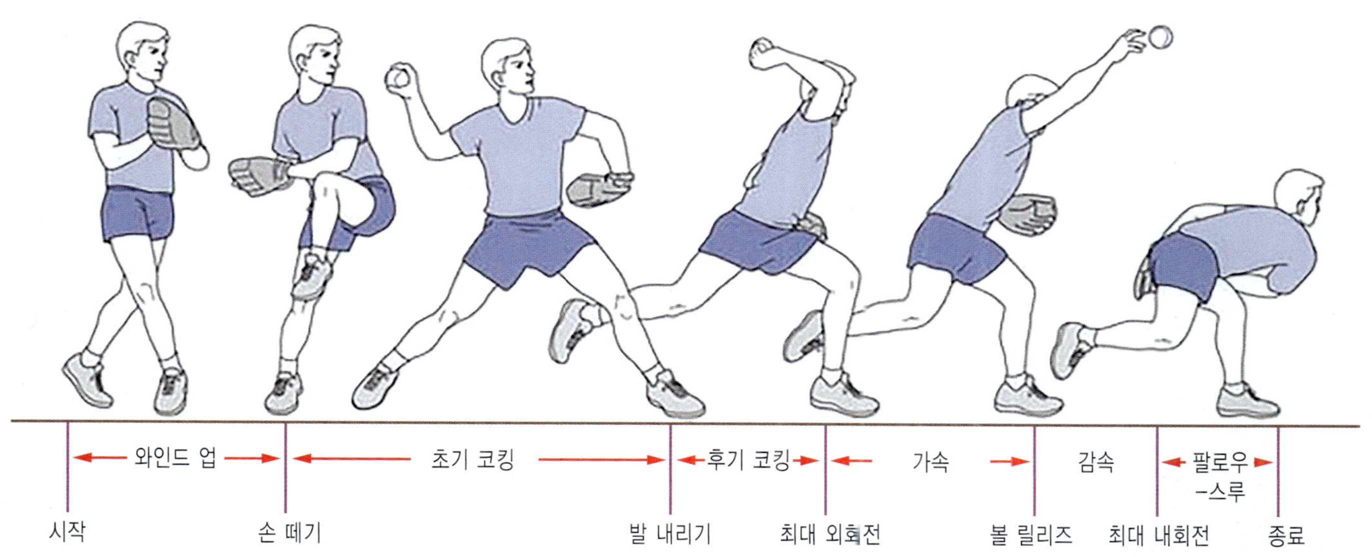

그림 38.5
투구 동작의 단계.

(Musculoskeletal Key의 허가를 받아 복제했다. https://musculoskeletalkey.com/sports-medicine-5/)

를 측정하고 부상당하지 않은 쪽과 비교하는 "GIRD" 손실을 평가하는게 중요하다고 읽어본 적이 있을 것이다. GIRD가 많을수록 더 많은 문제가 발생한다는 가정하에 있으며 유연성의 회복이 우선된다. 이것은 지나치게 단순화한 것이다.

반세기 전에 프로 투구 선수는 일반적으로 던지는 팔의 수동적인 어깨 외회전 가동범위의 증가와 함께 내회전 가동범위의 감소가 나타났다.[59] "움직임의 총 원호(total arc of motion)"(즉, 내회전과 외회전 가동범위의 합, 또는 TRROM(총 회전 가동범위, Total Rotational Range of Motion)[55,118])가 어깨 유연성 평가에 더 널리 보고되고 더 관련성이 있는 것으로 여겨지는데 30년이 걸렸다. 이 개념의 핵심은 TRROM이 내회전 또는 외회전 가동범위를 조사하는 것만으로는 얻을 수 없는 투구 선수에 관한 추가 정보를 제공한다는 것이다. 비교적 최근에는 TRROM 감소, 특히 5°보다 큰 감소가 임상적으로 중요하다고 제안되었다.[117]

상완골의 장축을 따라 회전하는 것을 "상완골 비틀림(humeral torsion)"이라고 칭한다. 상완골 후념(retrotorsion)이 증가하면 어깨 외회전이 증가하고 그만큼 어깨 내회전이 감소하지만 TRROM에는 변화가 없다. 1990년대 후반 프로 핸드볼 선수에 대한 연구에 따르면 상완골 비틀림의 좌우 차이는 던지기 동작 때문에 발생하고 던지기 동작의 병리와 관련이 있다고 하였다.[89,92,1 3,119] 그 후 몇 년 동안 이러한 데이터는 다양한 접근 방식을 사용하여 다양한 인구 집단에서 확인되었으며[90,92,113,119] 회전 동작 범위를 정확하게 해석하려면 주어진 투구 선수의 팔 사이의 비틀림 차이를 설명해야 한다고 제안되었다.[114]

어깨 회전 관절가동범위의 수동적 한계는 뼈 접합부에 의해 결정되는 것이 아니라 연부조직의 신장성(extensibility)에 의해 결정된다. 관절낭 수축이나 이완증과 같은 손상이나 조직 변화가 없는 경우 한 사람의 양 팔은 비슷한 수준의 TRROM을 보일 것으로 예상된다. 물론 개인차는 사람마다 TRROM이 다르다는 것을 의미하지만 외회전과 내회전의 시작점과 끝점이 양쪽에서 다를 수 있어도 한 사람의 양쪽 어깨의 TRROM은 측정 오차의 범위 내에서 동일해야 한다. 운동 선수의 경우 양측 어깨 내회전 가동범위(GIRD 접근법)의 간단한 측정은

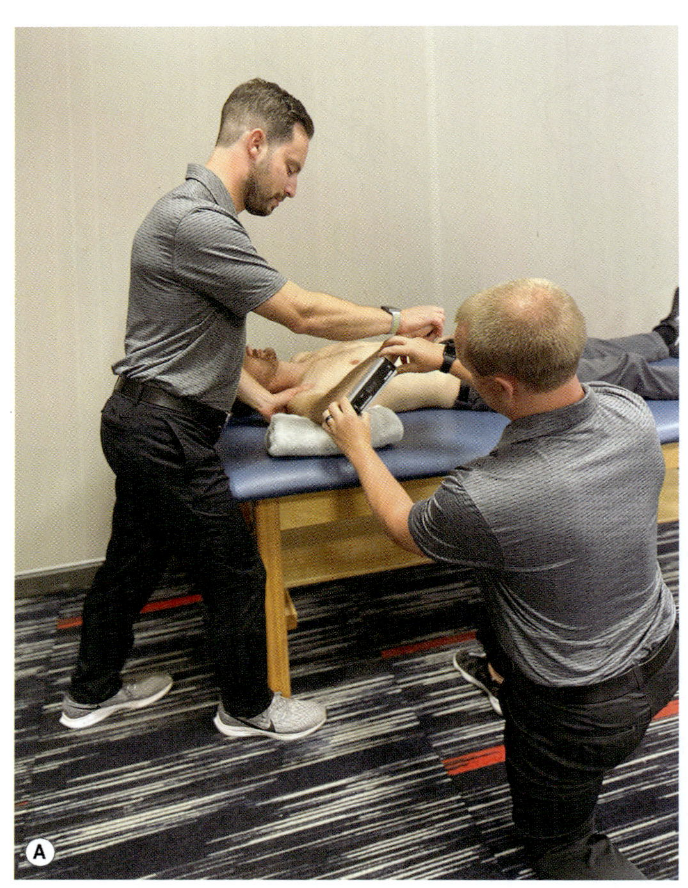

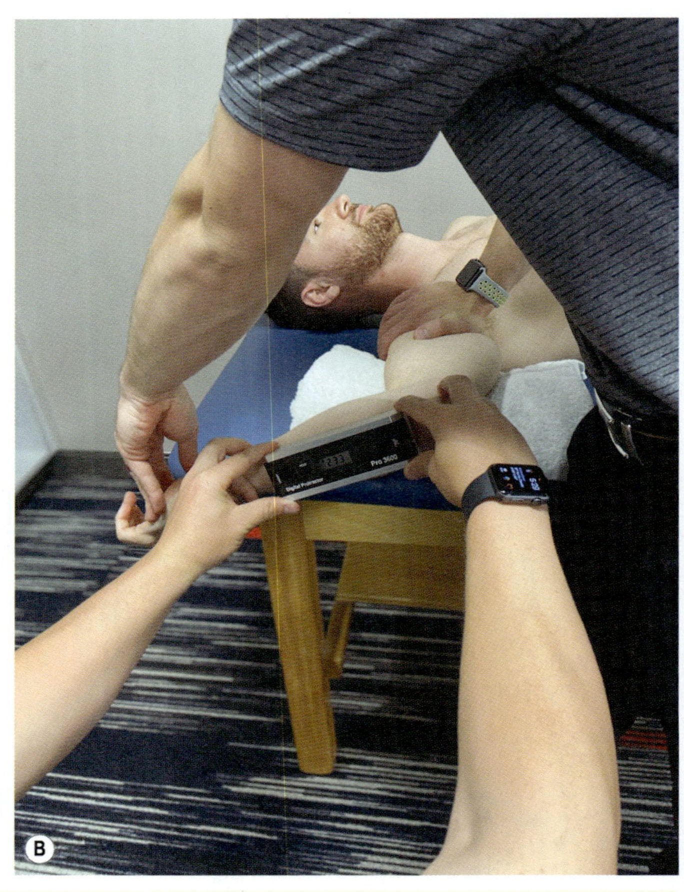

그림 38.6 A,B
경사계를 사용한 내회전(A) 및 외회전(B) 관절가동범위 측정. 여기서 핵심 포인트는 내회전을 위한 견갑골의 안정화(외회전 동안 견갑골이 흉벽에 대해 안정화 함)와 경사계가 원위 척골과 정렬되도록 하는 것이다. 실습을 통해 한 명의 임상가가 수행할 수 있다. 내회전의 경우 관절가동범위의 끝은 견갑골의 움직임이 시작되는 지점이다. 투구 선수를 다루는 데 익숙하지 않은 임상가는 종종(넓은) 외회전 관절가동범위에 놀라고 검사를 조기에 중단할 수 있다. 지침 신호의 예: "팔이 얼마나 뒤로 회전하는지 확인하겠습니다. 팔이 충분히 멀리 갔다고 생각할 때 말씀하세요 – 어떤 통증도 느껴지지 않아야 하며, 단지 강한 스트레칭입니다. 당신이 한계에 도달했다고 생각되면 말씀하세요."

상완골 비틀림을 설명하지 않지만 양측에 동일한 상완 비틀림이 있는 드문 경우에 제한된 내회전의 원인으로 연부조직의 제한이 정확히 있음을 확인할 수 있다.

임상적으로 필요한 것은 회전 가동범위와 양쪽의 비틀림(염전, torsion)을 측정하는 것이다(그림 38.6). 비틀림의 좌우 차이가 계산되면 손상되지 않은 쪽과의 비틀림 차이에 대해 "조정(adjustment)" 하여 손상당한 쪽의 회전 가동범위로 목표를 설정하는 것은 간단한 문제이다. 클리닉에서 비틀림을 측정하는 데 사용할 수 있는 가장 간단하고 정확한 방법은 선형 프로브(linear probe)에 수평계를 추가하여 수정된 초음파를 사용하여 진단하는 것이다.[113] 환자를 바로 누운 자세에서 팔꿈치를 90°로 굴곡하고 어깨를 90° 외전한 상태에서 인접한 상완골 대결절과 소결절의 높이가 동일하고 최대 높이를 보이는 곳에서 이두근구(groove)를 가장 위에 위치한다. 상완골 비틀림 정도는 말단 척골의 기울기로 간접적인 표시로 측정된다.[113] 그림 38.7은 상완골 후굴(retroversion)이 상완관절와관절 회전에 어떻게 영향을 미치는지 자세히 설명했다.

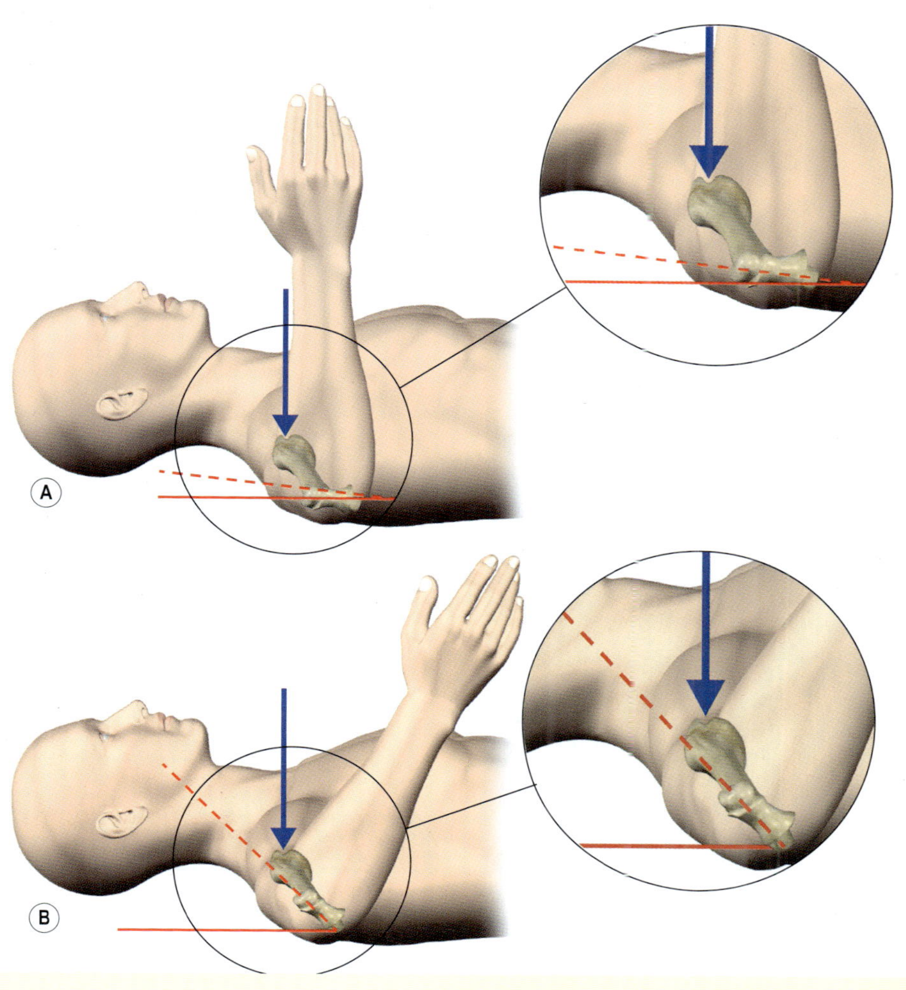

그림 38.7
상완관절와관절 회전에 대한 상완골 염전(torsion)의 영향. 상완관절와관절의 위치는 상완이두근구(bicipital groove)를 최상단(화살표)에 배치한 자세로 표준화되었다. 이 위치는 진단용 초음파를 사용하여 보다 정확하게 만들 수 있다. (상완골 축에 따라 발생하는) 상완골 후념(retrotorsion)의 20° 증가로 인해 (B)는 20° 어깨 회전 동안 움직임(shift)을 보여준다. 따라서 이 대상자는 20° 더 많은 외회전과 20° 더 적은 내회전을 보일 것이다.

회전 근력(Rotational strength)

어깨 회전은 하지로부터 에너지가 전달되는 것과 회전근개와 견갑골 주변, 척추견갑근(axio-scapular)의 활성 결과이며 단일 근육을 특정 검사나 운동으로 분리하여 평가할 수 없다는 것을 이해했다.[11] 그러나 투구 선수의 어깨 회전 근력을 평가하는 것은 여전히 가치가 있으며, 이를 통해 평가 결과를 바탕으로 재활 목표를 수립할 수 있다. 가능한 경우 등속성 테스트는 표준 기준(gold standard) 검사 방법으로 간주되지만 수행해야 하는 검사 자세와 속도, 수축 모드 또는 반복 횟수에 대해 합의된 사항이 없다.[115]

휴대용 근력계는 임상 환경에서 더 실용적이다.[25] 중요한 것은 휴대용 근력계로 근력을 검사할 때 얻을 수 있는 값은 평가하는 방법과 검사에 대한 경험에 따라 크게 달라진다. 정확하고 일정한 결과를 얻기 위해 세심한 주의가 필요하다. 우리는 팔을 옆에 두고 바로 선 자세에서 근력계는 전완에 수직으로 척골 경상돌기(styloid process)와 나란히 위치하여(그림 38.8

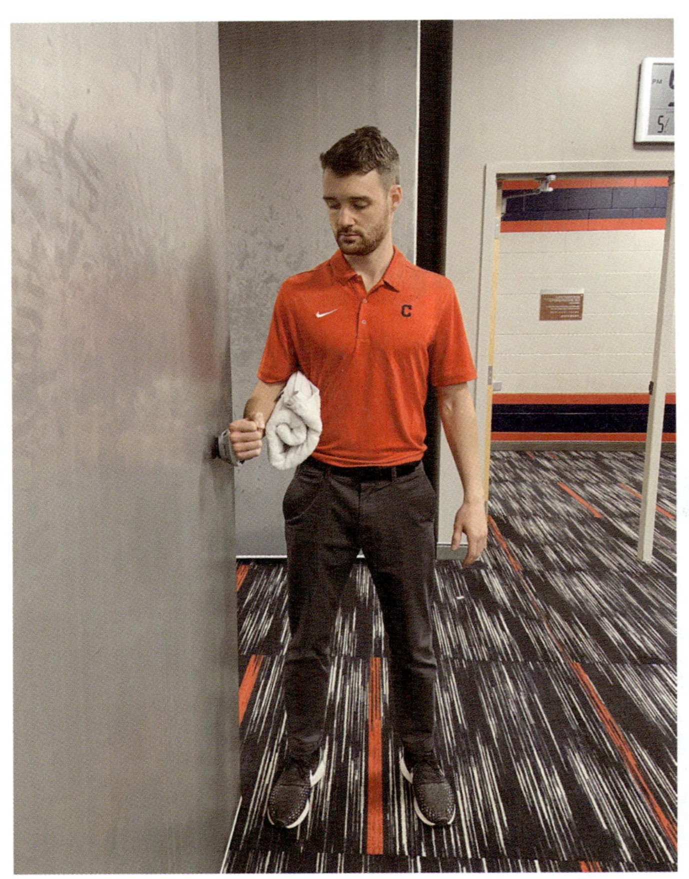

그림 38.8
휴대용 근력계를 사용한 등척성 외회전 근력 검사.

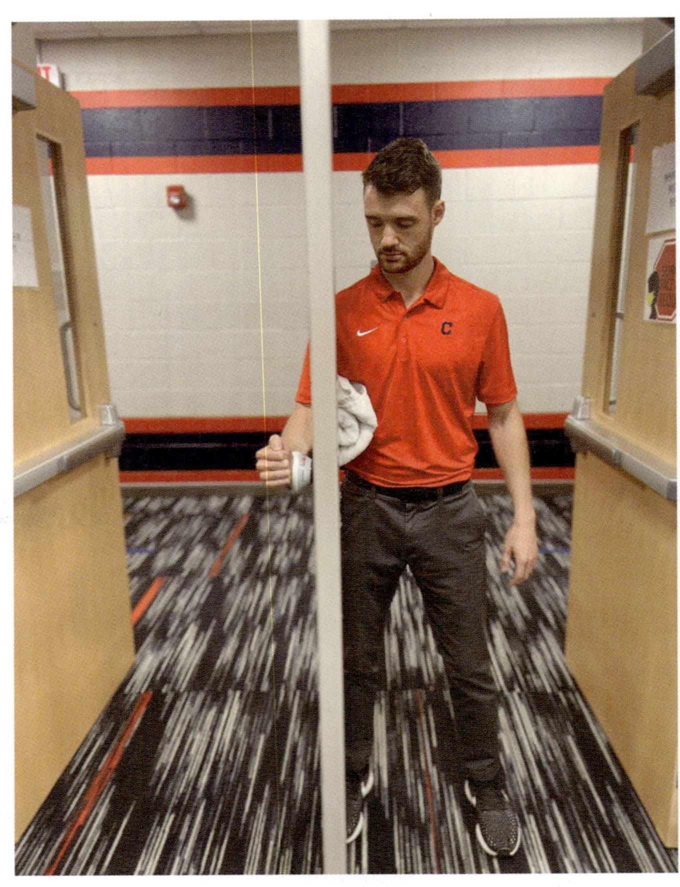

그림 38.9
휴대용 근력계를 사용한 등척성 내회전 근력 검사.

과 38.9) 온전히 어깨를 회전하는 "깨기(break)" 검사(즉, 등척성 힘이 2초 동안 축적된 후 약 5cm(2inch) 정도의 약간의 신장성 수축)를 선호한다. 선수에 대한 부상 전의 비교할 데이터가 없는 경우, 대략적인 지침은 어깨 내회전 근력값은 일반적으로 체중의 20~30%이고 외회전 근력값은 내회전 근력값의 2/3이다. 예를 들어, 80kg(176lb)의 운동 선수는 약 16-24kg(35-53lb)의 내회전 근력과 약 11-16kg(24-35lb)의 외회전 근력을 보일 것으로 예측된다. 또는, 부상당하지 않은 팔을 기준으로 사용할 수 있지만 투구 선수의 경우 주로 던지는 쪽의 팔은 일반적으로 던지지 않는 팔보다 최소 10%, 가능한 최대 40% 더 강하다.

특수 검사:관절순(Special tests: labrum)

관절와순(glenoid labrum)에는 신경분포가 거의 없고 주변에 비교적으로 신경 섬유가 드물게 위치하므로[108] 확인된 구조적 문제와 관절순 손상이 있는 운동선수의 통증 사이에는 낮은 상관관계가 있다. 따라서, 검사하는 동안 명백하게 손상된 조직에 스트레스를 가해도 완전히 통증이 없을 수 있기 때문에 통증 유발 검사에 대한 통증 반응을 기반으로 한 관절순 문제를 임상적으로 진단하는 우리의 능력도 마찬가지로 방해를 받는다. 이는 건강한 야구 선수들에서 매우 높은 확률로 관절순 손상에 대한 양성 영상 결과를 판단하게 하고[18,63,73,74] 어깨 통증에 대한 임상과 진단 영상 연구 사이의 일치하지 않는 결과로 반영된다.[24,38,44,51]

표 38.1 관절순 검사 기존 설명과 우도비, 연구 대상자

검사명	원(original) 논문에서의 설명	관절순 손상 (관절순 손상 없음)	+LR (−LR)	연구 대상자와 참고사항
오브라이언의 능동적 압박 (O'Brien's Active Compression)[81]	환자는 팔꿈치가 완전히 펴진 상태에서 손상이 있는 팔을 90° 앞으로 구부리도록 한다. 그런 다음, 환자는 팔을 신체의 시상면 내측으로 10°에서 15° 내전한다. 팔을 내회전 하고 엄지손가락이 아래를 향하도록 한다. 그런 다음, 검사자는 균일한 힘을 팔 아래쪽으로 가한다. 팔을 같은 위치에 놓고 손바닥을 완전히 회외시킨 후 동작을 반복한다. 첫 번째 방법(maneuver)에서 통증이 유발되고, 두 번째 방법으로 통증이 감소하거나 사라지면 검사는 양성으로 간주한다. 견봉쇄골관절이나 어깨 상부에 국한된 통증은 견봉쇄골관절 문제로 진단한다. 상완관절와관절 자체 내부에서 설명되는 통증 또는 고통스러운 딸깍 소리(clicking)는 관절순 이상을 나타낸다.	53 (203)	∝ (0.02)	뉴욕 특수 외과 병원 일련의 환자 318명; 어깨 통증이 없는 50명, "잘못된 검사"로 인해 50명 제외. 참고: "…환자는 어깨 '상부' 통증(즉, 견봉쇄골관절)과 딸깍 소리가 나거나 없는 어깨 관절 '깊숙한' 통증으로 구별할 수 있다."
크랭크 (Crank)[65]	환자를 똑바로 선 자세에서 팔을 견갑면에서 160°까지 올린 상태에서 수행한다. 한 손으로 상완골의 축을 따라 관절에 다른 손으로 상완골 회전에 하중을 가한다. 양성 검사는 다음에 의해 결정된다. 1) 검사 중 딸깍 소리가 나거나 없는 통증(보통 외회전 중) 또는 2) 증상의 재현(일반적으로 운동 또는 작업 활동 중 환자가 느끼는 통증 또는 잡힘(catching)). 이 검사는 환자가 일반적으로 더 이완된 바로 누운 자세에서 반복되어야 한다.	32 (30)	3.5 0.1)	환자 62명(남성 40명) UCLA 정형외과; 평균 연령 28세(18~57세), 레크리에이션 운동 선수 50명(비운동 선수 12명), 3개월 이상의 오버헤드 동작에서 증가하는 어깨 통증, 회전근개 파열 또는 불안정성 없음, 3개월 이상 충실한 순응도(compliance)와 점진적인 근력 강화 향상에도 불구하고 보존적 치료로 통증 완화 실패. 과거력과 신체 검사에서 견갑골 외전과 외회전, 견갑하근 약화(lift-off)를 유발할 정도로 현저한 회전근개 이상 소견이 있는 환자도 제외되었다.
이두근 부하 II (Biceps load II)[57]	환자는 바로 누운 상태에서 검사자는 환자의 어깨와 같은 쪽에 가깝게 앉아 환자의 손목과 팔꿈치를 부드럽게 잡는다. 검사할 팔의 팔꿈치를 90° 굴곡시키고 전완을 회외시킨 상태에서 팔을 120°로 올리고 최대 지점까지 외회전시킨다. 검사자는 팔꿈치 굴곡에 저항하면서 환자에게 팔꿈치를 굴곡하도록 한다. 검사는 환자가 저항이 제공된 팔꿈치 굴곡 동안 통증을 호소하면 양성으로 간주되거나, 환자가 팔꿈치 굴곡 검사 전에 나타나는 통증 정도와 상관없이 팔꿈치 굴곡 저항에 더 많은 통증을 호소하면 양성으로 간주된다. 팔꿈치 굴곡의 저항에 통증이 유발되지 않거나 팔을 들어올리고 외회전하는 동안 기존의 통증이 팔꿈치 굴곡 저항에 의해 변하지 않거나 감소하는 경우의 검사는 음성이다.	39 (87)	26.0 (0.11)	대한민국 성균관대학교 의과대학 정형외과 127명(남 89명); 평균 연령 31세(15~52세), 수술 중 관절경 검사를 받은 어깨 통증을 경험한 36명의 레크리에이션 운동 선수. 어깨 탈구 또는 오십견(stiff shoulder) 과거력이 있는 환자는 연구에서 제외되었다. 다른 임상적, 방사선, 자기 공명 영상 데이터의 결과에 대해 모르는 두 명의 독립적인 검사자가 새로운 진단 테스트를 수행하도록 배정되었다. 검사 결과는 관절경 검사 중에 확인되었다.
저항성 회외 외회전 (Resisted supination external rotation)[76]	테이블 가장자리에 견갑골이 위치하도록 검사 테이블에 바로 누운 자세. 검사자는 환자의 옆에 서서 팔꿈치와 손으로 환측 팔을 지지한다. 어깨는 90° 외전, 팔꿈치는 65°에서 70° 굴곡, 전완은 중립 또는 약간의 회내 상태로 팔을 시작 자세에 놓는다. 환자는 검사자가 저항을 제공할 때 최대힘으로 손을 회외시키도록 한다. 환자는 어깨가 최대한 바깥쪽으로 부드럽게 회전하면서 저항에 대해 손을 강하게 회외시킨다. 환자는 최대로 외회전 했을 때 증상에 대해 설명하도록 한다. 검사는 환자가 어깨 전방 또는 심부 통증, 어깨에서 딸깍거리는 소리 또는 잡힘, 투구 동작 동안 발생한 증상의 재현이 있는 경우 양성으로 간주한다. 환자가 후방 어깨 통증과 불안이 있거나 통증이 유발되지 않은 경우 검사는 음성으로 간주한다.	29 (11)	4.6 (0.2)	선수 40명(남자 39명), 아틀란타 스포츠 의학과 정형 외과 센터; 레크리에이션 선수 4명, 고등학교 선수 7명, 대학교 선수 16명, 프로 선수 13명, 평균 연령 24세(17~50세). 50세 이상의 환자와 운동 부상으로 야기된 통증이 아닌 어깨 통증이 있는 환자, 관절경 검사를 받지 않은 환자는 제외하였다. 이 검사의 결과는 임상적 검사 1주일 이내에 선임 저자의 관절경 검사 결과와 상관관계가 있었다. 선임 저자는 관절경 검사가 끝날 때까지 임상 검사 결과를 알지 못했다.

(계속)

표 38.1 (계속)				
검사명	**원(original) 논문에서의 설명**	**관절순 손상 (관절순 손상 없음)**	**+LR (−LR)**	**연구 대상자와 참고사항**
전방 슬라이드 (Anterior slide)[54]	엉덩이에 엄지손가락이 뒤쪽을 향하게 손을 대고 서 있거나 앉아 있는 상태에서 검사한다. 검사자의 한 손은 뒤에서부터 어깨의 상단을 가로질러 검지의 끝 부분으로 상완관절와관절 견봉의 앞면에 걸치도록 위치한다. 검사자의 다른 손은 팔꿈치 뒤에 놓고 팔꿈치와 전완에 앞쪽과 약간 위쪽으로 향하는 힘을 가한다. 환자는 이 힘에 대항해 뒤로 밀도록 한다. 검사자의 손 아래의 어깨 앞쪽에 국한된 통증 그리고/또는 같은 부위에서 팝(pop) 또는 딸깍 소리가 나면 양성 결과로 간주된다. 이 테스트는 운동 선수가 오버헤드 활동 중에 발생하는 증상을 재현한다는 주관적인 느낌을 보고하는 경우에도 양성으로 간주한다.	88 (138) [92]	8.3 (0.2) [5.5, 0.3]	5개 그룹의 환자 226명(남성 153명) 렉싱턴 클리닉 스포츠 의학 센터; 평균 연령 25세 (16~38세). 처음 4개 그룹은 어깨 병리(던지기 동작에만 관련된 관절순 손상, 관절순 손상이 있거나 없는 회전근개 파열, 관절순 손상이 있거나 없는 불안정성, 증상이나 관절순 손상이 없는 어깨 내회전 범위 감소)이었고, 5번째 그룹은 무증상 축구 선수였다. 인접한 [부류(brackets)]의 표본수(Sample size)와 우도비는 5번째 그룹을 제거하여 다시 계산되었다.
동적 관절순 전단력 (Dynamic labral shear)[56]	환자가 선 자세에서 환측 팔을 팔꿈치 90° 굴곡하고 견갑면에서 120° 이상으로 외전, 팽팽할 때까지 외회전한다. 그런 다음 최대 수평 외전 시킨다. 검사자는 외회전과 수평 외전을 유지하며 관절에 전단 하중을 가해 팔을 외전 120°에서 60°로 내린다. 양성 결과는 120°와 90° 외전 사이의 후방 관절선을 따라 관절선에서 통증 그리고/또는 통증이 있는 딸깍 소리 또는 잡힘이 재현되는 것으로 나타난다.	48 (53) [42 type II]	31.6 (0.3)	렉싱턴 클리닉 스포츠 의학 센터에서325명의 환자(남성 232명, 43 ±13세) 중 101명(남성 59명, 49±15세)이 최종적으로 "어깨 통증 환자"로 수술을 통해 확인되었다. SLAP 파열의 경우, 다른 기준을 충족하지 않는 한 4-part Snyder 분류,[101] "박리(peel back)" 병변의 존재,[13] 그리고/또는 상부 관절와 가장자리의 연골 손상이 기준으로 포함되었다.[95] 관절순의 퇴행성 외형은 다른 기준을 충족하지 않는 한 포함되지 않았다.

∞, 무한대(infinity); −LR, 음성 우도비(negative likelihood ratio); +LR, 양성 우도비(positive likelihood ratio); SLAP, 상방 관절순 손상(superior labrum anterior to posterior); UCLA, 유니버시티 칼리지 로스앤젤레스.

임상 실습에서 '관절순 검사'와 동일한 이름으로 다양하게 변형된 검사들이 많은데 이는 기존 검사의 다른 해석이 될 수 있고 임상 훈련과 경험의 변동성(variability)으로 인해 생긴다. 안타깝게도, 이러한 변동성은 기존에 설명한 대로 검사를 수행하지 못하는 반복(replication) 연구에서도 발생한다. 이러한 검사 방법의 진단 정확도가 상대적으로 낮음에도 불구하고, 해당 운동 선수가 임상적으로 양성 결과를 보인 경우에는 재활 기간 동안 유용한 재평가 징후가 될 수 있으며 재활 진행단계(progression)를 위한 의사 결정에 도움이 될 수 있다. 앞서 언급된 과거력이 있는 선수의 경우 이러한 제한점으로 인해 임상적 검사와 특수 검사의 사용이 진단에 이차적으로 사용되는 것이 중요하다고 제안된다.

이러한 강력한 중의사항을 염두에 두고 임상적 의사 결정을 돕기 위해 일련의 검사를 수행할 수 있다고 제안된다. 참고로 이러한 검사는 기존의 설명과 연구 대상자, 표 38.1의 우도비(likelihood ratio)[2]와 함께 제시했다. 관심 있는 독자는 검증 연구를 위해 다른 문헌을 참고할 수 있다(예: 참고 문헌 19, 23, 41, 58, 70, 76, 78, 79, 82, 84–86, 102, 104, 111). 여기서 연구 대상자와 검사 기법을 포함한 연구 방법을 주의 깊게 비교해야 한다.

치료의 결과는 어떻게 예상합니까?
(What are the expected outcomes of treatment?)

비수술적 관리(Nonsurgical care)

현재 모든 선수에게 첫 번째 치료 옵션으로 비수술적 치료의 시도가 권장되며, 선수는 50%에서 75%가 부상 전 수준으로 돌아갈 것으로 확신된다. 더 짧은 기간(〈 12개월) 동안 문제를 겪었던 어린 선수(〈 26세)는 예후가 더 좋지만, 투수는 포지션 선수보다 예후가 더 좋지 않다.[43] 더 안좋은 예후는 재활 중 플레어-업(flare-up) 증상과 연관이 있다. 일반적으로, 비수술적 치료가 성공적일 때 수술 후 약 12개월에 경기로 복귀하는 것과 비교하여 6개월의 더 빠른 경기 복귀가 가능하다.

수술적 관리(Surgical care)

SLAP 수술을 받은 투수는 경기에 복귀하기 전 최소 1년의 재활을 예상해야 하며 안타깝게도 수술을 받는 투수는 문서화된 성공률이 7%에서 62%로 종종 좋지 않은 예후를 보인다.[12,15,17,22,31,33,36,49,52,96,100] SLAP 단일 유형 II 손상이 있는 사람들(평균 연령 40세)이 SLAP 수술 또는 상완이두근 건고정술(tenodesis)을 받은 사람들이 가짜 수술을 받은 사람들보다 더 나을 것이 없다는 근거가 있다.[98] 그러나 현재 오버헤드 동작을 하는 운동 선수에 대한 데이터는 없다.

회전근개 건의 경우, 수술적 괴사조직 제거술(debridement)과 수복(repair)이 종종 함께 진행되지만(즉, 회전근개 수복과 부분적 괴사조직 제거술) 수술적 괴사조직 제거술이 수복[26]보다 일반적으로 훨씬 더(86%) 자주 시행된다.[26,69] 안타깝게도, 괴사 조직 제거술을 받은 절반만이 경기에 복귀했고, 같은 수준에 있는 사람들의 42%만이 수복 결과가 악화되어 1/3이 경기에 복귀했고, 같은 수준의 14%만이[26] 다른 집단과 비슷한 결과를 얻었다.[1,64,87] 이러한 냉혹한 결과는 관절면 회전근개 부분 파열이 항상 통증과 관련이 있는 것은 아니며 파열이 추후 여러 시즌에 걸쳐 진행될 수 있지만 이러한 파열이 통증 또는 근력 변화와 관련이 없다는 점을 포함하여 함께 고려되어야 한다.[72]

관리(Management)

초기(Early)

성공적인 재활에는 환자의 참여가 필요하며 "나에게 무슨 문제가 있습니까?", "무슨 일이 일어납니까?", "내가 회복을 위해 무엇을 할 수 있습니까?"라는 질문에 대답하지 못하면 환자의 참여가 어려울 것이다.[35] Andrews가 SLAP 병변에 대한 기존 설명에서 강조한 바와 같이, 던지기와 노화에 대한 정상적인 적응의 맥락에서 "병리(pathology)"에 대한 영상 결과를 설명하는 것이 중요하다.[4] 불안과 공포 회피 행동을 줄이기 위해 높은 수준의 기능으로 치유와 복귀하고 주요 연령 그리고/또는 활동과 관련된 조직의 변화에 적응하는 신체의 능력에 대해 논의하는 것이 중요하다.

모든 운동선수에게 적용되는 완벽하고 이상적이거나 올바른 설명 전략은 없지만 초기 검사가 끝날 때 일종의 "학습자 주도 재교육(teach-back)"으로 이해의 정도를 설정하는 것이 유용하다고 제안된다.[39] 단순히 이렇게 운동 선수에게 질문하는 것을 제안한다. "집에 돌아가면 친구/가족/팀 동료에게 무엇이 잘못되었고, 무엇을 해야 하며, 무슨 일이 일어날 것이라고 말할 것입니까?"(11장 참조). 이는 필요한 경우 추가적인 설명을 가능하게 하여 참여와 이에 따른 치료에 잘 따르게 하는데 도움을 줄 것이다. 비수술적 치료가 대부분의 투구 동작 관련 어깨 문제에 대한 일차적 치료법이지만 환자는 초기에 단기간의 개선을 거의 볼 수 없으며 항상 "성공"으로 이어지지는 않기에 많은 노력이 필요하다. 이러한 현실에 직면하여 환자들이 더 나은 소식과 빠른 수정, 효과적인 치료법을 찾기 위해 종종 "둘러보는 것(shop around)"이 합리적이다. 선수의 재활 참여와 성공 여부는 이 섹션의 시작 부분에서 물은 세 가지 질문에 대한 답변에 정비례한다. 선수에게 문제에 대한 명확한 설명을 제공된 후 이 상태와 관련된 수정 가능한 요소들을 해결해 나갈 수 있다.

접근 방식을 재평가해야 할 때
(When to reappraise your approach)

환자가 근력과 회전 범위를 개선하여 투구 동작으로 돌아가기 위한 목표를 달성한 후 신중한 치료 진행단계(progression)

에도 불구하고 본질적으로 동일한 투구 강도와 양으로 이전과 동일한 통증과 함께 "아주 나빠짐(broken down)"의 문제가 발생한다면 검토가 필요하다. 보존적 치료가 돌이킬 수 없을 정도로 실패하고 수술적 소견이 필수가 되는 경우에 대한 명확한 규칙은 없다. 우리는 대안을 고려하기 전에 달성한 임상적 목표에서 의미있는 개선을 위해서 최소 12주의 재활을 먼저 수행하는 것을 제안한다. 유사하게, 6개월 이상의 재활 기간이 지난 후 약 3개월 동안 객관적인 지표가 개선되지 않은 경우 재평가가 합리적일 것이다.

가속 관련 증상 (Acceleration-related symptoms)

환자 양상(Patient presentation)

- 나는 이것을 한 번 던지고…
- "아마도 이 한 번의 최대한 힘으로 투구를 시작했었을지 모르지만 그 이후로는…"
- 여기서 통증이 느껴지고 다음과 같은 경우 통증이 나타납니다.

병리와 조직 병변에 대해 우리는 현재 무엇을 이해하고 있는가?(What is our current understanding of the pathology and the tissues involved?)

MLB의 역학 데이터에 따르면 프로야구 선수의 가속되는 부상이 증가하고 있다(그림 38.10).

가속 기반 부상은 초기 검사에서 진단하기 어렵고 이러한 부상은 수상 스키선수와 암벽 등반선수에게도 나타난다(40장 참조). 근육-건 단위는 최대 길이에서 강하고 빠르게 신장성 수축할 때 가장 취약한 것으로 보인다. 세게 던지는 동작은 매 던지기 동안 어깨 내회전근에 부하가 가해지기 때문에 이러한 근육의 근육-건 단위가 후기 코킹 단계에서 가속으로 전환하는 동안 좌상 손상(strain injury)에 취약하다는 것은 놀라운 일이 아니다(그림 38.11). 이 손상의 등급에 대해 이용할 수 있는 역학 데이터는 거의 없지만 건과 근육내 건, 근육-건 접합부가 모두 이 손상에 관련된 것으로 보인다.

광배근과 대원근은 어깨의 강한 내회전근이며 후기 코킹(cocking)과 가속기(acceleration phase)에서 가장 활동적이다.[97] 이 근육은 하체와 코어에서 팔과 손(공)으로 에너지를 전달하는 데 던지는 속도의 주요 결정 요인(determinant)으로서 중요한 역할을 한다. 특히 흥미로운 점은 "숙련된" 투구 선수가 아마추어 선수에 비해 투구 동작의 가속 단계에서 견갑하근

광배근, 대원근, 견갑하근 손상(2015~19)

경기력 수준	2015	2016	2017*	2018*	2019*
마이너리그	107	99	111	117	114
메이져리그	21	34	25	44	44
Total	**128**	**133**	**136**	**161**	**158**

시간 손실만

경기력 수준	2015	2016	2017*	2018*	2019*
마이너리그	96	82	98	99	114
메이져리그	17	23	21	26	44
Total	**113**	**105**	**119**	**125**	**158**

그림 38.10
2015–2019년 야구(USA) 메이저리그와 마이너리그 부상 자료에 보고된 광배근과 대원근, 견갑하근 부상. 마이너리그 야구 전반에 걸쳐 상대적으로 안정적인 발생률을 기록했지만 2019 시즌이 끝날 때까지 5년 동안 메이저 리그에서는 시간 손실과 의료 처치(medical attention) 부상 모두 증가했다.

과 광배근의 활동이 훨씬 더 높다는 연구 결과가 있다는 것이다.[29,53] 견갑하근은 회전근개에서 가장 큰 힘을 생성하는 능력이 있는[68,112] 가장 크고 강력한 근육이다.[66]

추가 질문(Additional questions)

1. **영상 촬영을 한 적이 있습니까?** 선수의 증상 위치에 따라 광배근과 견갑하근, 대원근의 부상이 통증과 기능 장애의 가능한 원인으로 간과될 수 있기 때문에 이 구조의 영상 촬영이 권장된다.[97] 영상이 촬영된 경우, 이러한 영역(광배근과 대원근)이 검사되었는지 확인하기에 유용하다. 이러한 부상은 일반적으로 알려지지 않았으며 방사선 전문의가 이 부위를 검사할 것을 의식하지 못했을 가능성이 있다.

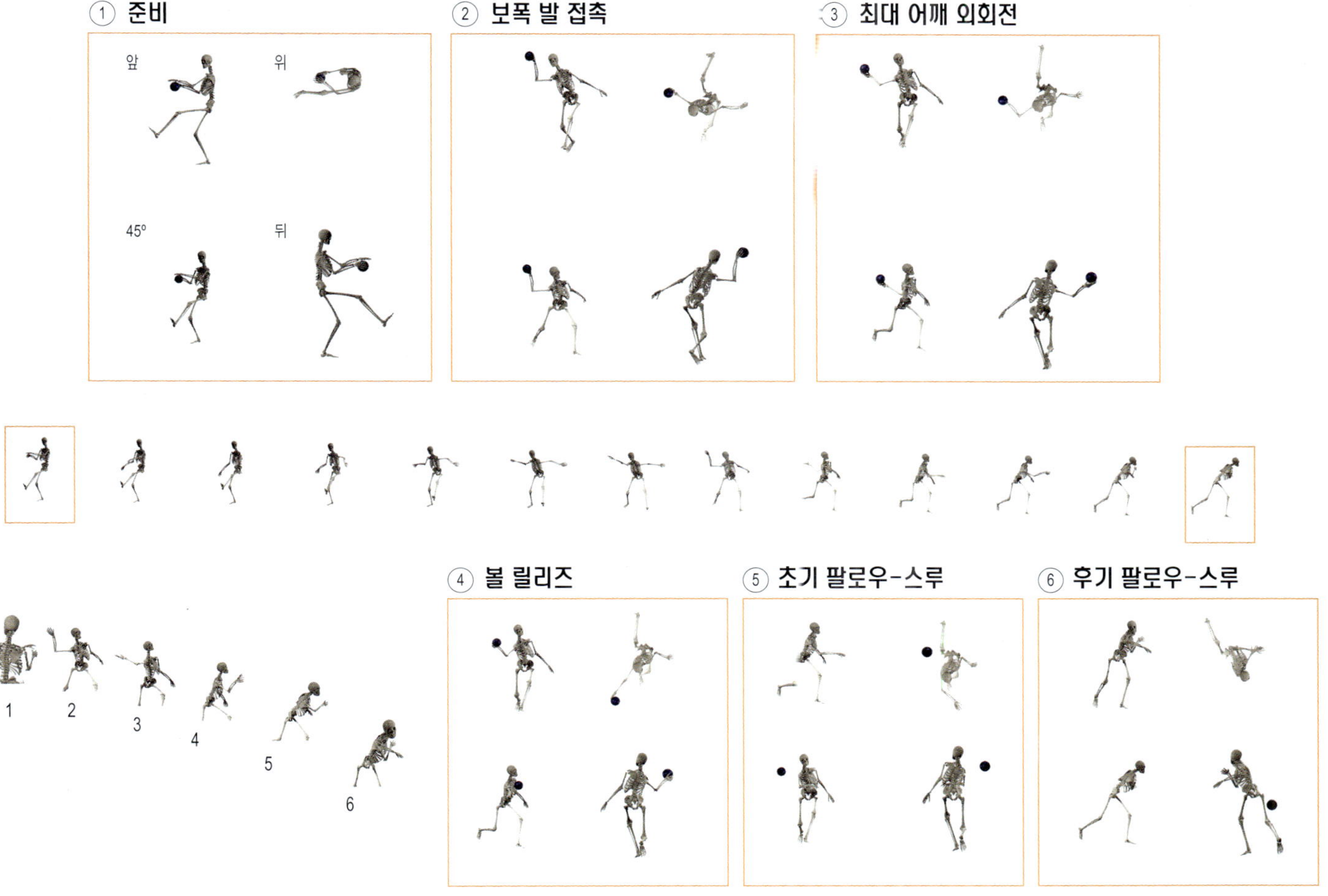

그림 38.11
투구 동작 중 주요 이벤트의 묘사. 최대 어깨 외회전 지점에서 어깨 위치(외전 ~100°, 10~30° 수평 내전)에 주목한다. 또한 볼 릴리스 후 주로 어깨 그 다음 몸통과 하체 순으로 발생하는 초기의 빠른 내회전 관절가동범위에 주목한다. 몸통 위치에는 선수들마다 많이 다르지만, 모든 오버헤드 던지기와 때리는 동작을 하는 전반적인 투구 선수의 어깨와 팔꿈치 운동학은 매우 유사하다. 증상의 원인을 더 명확하게 밝힐 수 있으므로 환자 병력의 임상적 추론을 결합하여 임의의 "해부학적" 위치 대신 이러한 동작에서 수동 관절가동범위와 저항 근력 검사를 시행하는 것을 권장한다.

2. 어딘가에 덩어리(lump)와 발적, 멍이 생겼습니까?
광배근과 대원근 손상시 선수는 일반적으로 겨드랑이 그리고/또는 어깨 후면에서 급성 통증 발현, 부상의 위치와 정도에 따른 촉지 가능한 결함, 반상출혈(ecchymosis)(출혈로 인한 피부 변색이 있는 타박상), 통증을 동반한 거상과 수동적 외회전 가동범위의 제한을 보인다.

신체적 검사(Physical examination)

근력(Strength)

내회전 근력의 객관적인 평가와 증상 재현과의 동반된 연관성이 진단의 핵심이다. 우리는 근력을 측정하기 위해 최소한 휴대용 근력계(handheld dynamometer) 사용을 강력히 제안하며, 어깨를 90° 굴곡하고 팔꿈치를 90°로 굴곡, 손바닥이 바닥 방향으로 전완을 수평으로 하는 자세가 검사에 도움이 된다고 발견했다(그림 38.12). 추가로, "베어 허그(bear hug)"[9] (상자 38.1)는 도수로 내회전 근력을 평가하는 방법으로 설명되지만(그림 38.13), 객관적인(근력계) 근력 측정방법을 사용하도록 수정될 수 있다.

일반적으로 이 두 가지 근력 검사는 충분한 정보를 제공하지만 이전 두 테스트가 음성인 경우 말단 또는 중간 가동범위에서 앉은 자세에서의 어깨 신전 또는 말단/중간 범위에서 앉은 자세에서의 어깨 내전을 평가하는 것을 고려할 수 있다.

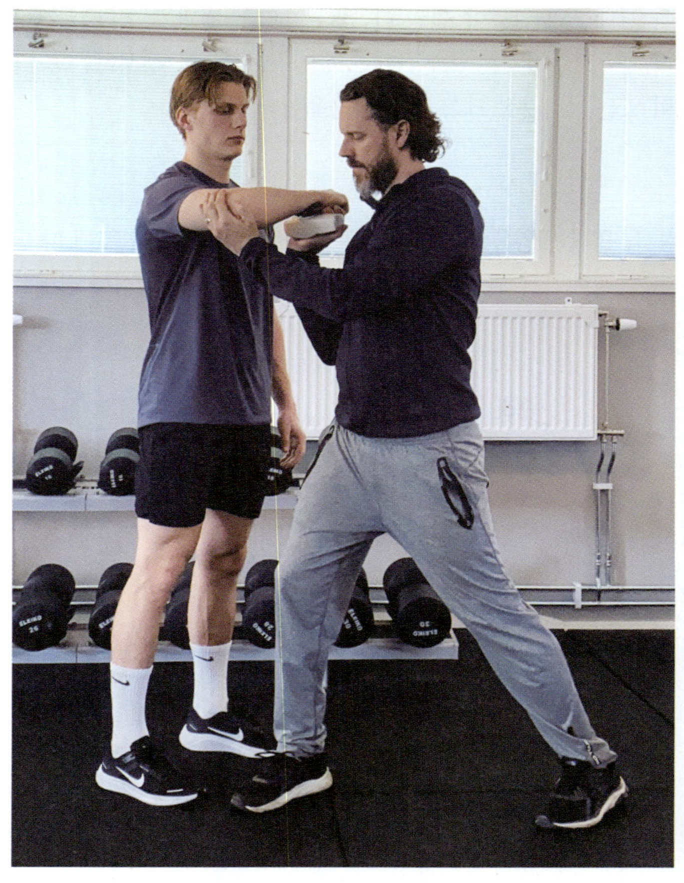

그림 38.12
크로스바디 자세에서 휴대용 근력계로 측정한 내회전 근력.

상자 38.1 "베어 허그(bear hug)"

베어 허그 검사는 환측 손바닥을 반대쪽 어깨에 대고 손가락을 펴고(환자가 어깨를 잡아 저항할 수 없도록) 팔꿈치를 몸 앞쪽에 위치시킨 상태에서 수행된다. 그런 다음 임상가가 전완에 수직으로 가해진 외회전 힘의 어깨에서 환자의 손을 당기려고 할 때 환자에게 그 자세(내회전 저항)를 유지하도록 한다. 환자가 손을 어깨에 댄 상태로 유지할 수 없거나 반대측과 비교하여 저항이 적용된 상태에서 내회전 근력의 약화가 20% 이상 보이면 검사를 양성으로 간주한다. 근력이 반대쪽과 비슷하고 통증이 없으면 검사결과는 음성이다.[9]

관절가동범위 검사(Range of motion testing)

바로 누운 자세에서 굴곡과 외회전, 외전, 수평 외전의 수동적 관절가동범위를 검사하면 종종 선수의 정확한 증상을 재현할 수 있다. 던지는 쪽 팔에서 감소된 외회전의 수동적 관절가동범위는 견갑하근 손상의 더 높은 비율과 관련이 있다.[91]

문헌검토(Literature review)

광배근/대원근(Latissimus dorsi/teres major)

광배근과 대원근 부상을 입은 선수의 80~90%는 비수술적 치료를 통해 이전 경기력 수준으로 돌아갈 것이다.[27,28,71,77,97] 더 높은 등급(전층(full-thickness)과 박리(avulsion)) 부상은

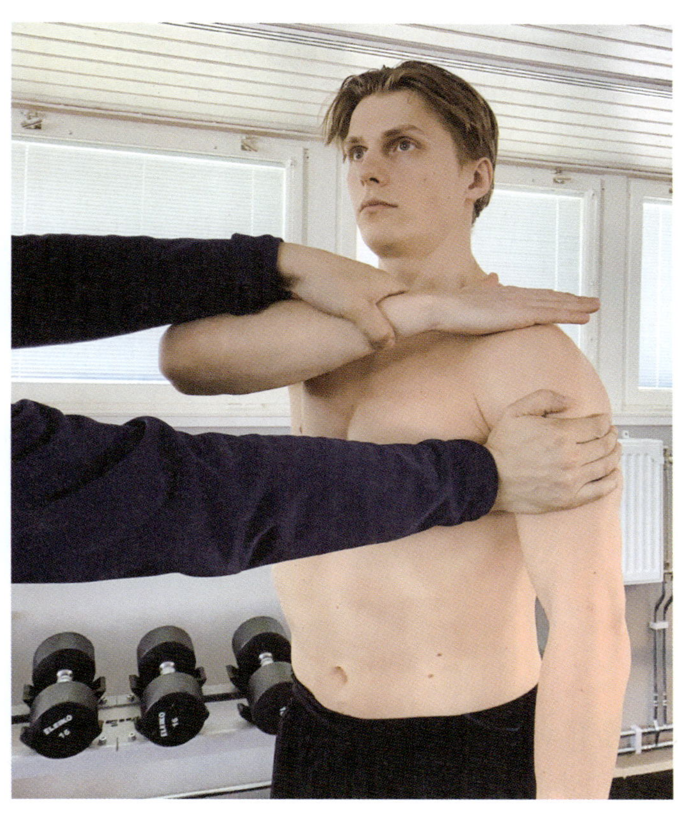

그림 38.13
손으로 하는 "베어 허그(bear hug)" 검사. 45° 베어 허그 검사: 검사자는 환자의 팔꿈치를 45° 전방 굴곡 상태에서 고정하고 환자의 손목에 손을 얹는다.[16]

수술을 고려해야 한다. 가장 많이 보고된 프로 투수들[27] 중 대다수(89%)가 비수술적 치료를 받았으며, 경기 복귀 시 수술적 치료를 받은 선수와 수행(performance) 지표는 유사한 것으로 나타났다. 비수술적 치료 후 경기에 복귀하는 시간은 170일(±170일)로 다양하지만 수술 후 경기 복귀시간인 537일(±300일)보다 짧았다.[27] 이러한 결과는 발표된 자료와 유사하다.[26, 28,97]

견갑하근(Subscapularis)

비수술적 치료의 경우 경기 복귀 시간은 11일에서 60일 사이이다. 낮은 등급의 견갑하근 손상이 있는 운동선수에 대한 데이터가 부족하지만 증례적으로(anecdotally) 더 빨리 경기에 복귀했다.[91,103] 견갑하근 아래쪽 절반의 근건 접합부에서 손상이 더 흔하게 나타난다. 특히, 더 큰 어깨 외회전 관절가동범위는 상완골 후념(retrotorsion) 관련하여 보호하려는 양상으로 보인다.[90,91]

***관리**(Management)*

초기(Early)

환자교육(Patient education)

급성 어깨 근육과 근육–건, 건 부상은 다른 치유 과정과 일정(timeline)을 포함할 수 있다. 투수에 대한 데이터는 없지만 적합하게 확인된 완전한 수축성 부위 손상은 근육–건 접합부 손상보다 더 빨리 회복되며, 이는 근육내 건(intramuscular tendon) 손상보다 빠르고 유리건(free tendon) 손상보다 더 빠르다. 선수는 조직 치유가 필요하고 시간이 걸리지만 적절한 부하가 치유의 질에 영향을 미칠 수 있음을 알아야 한다. 낮은 등급의 수축성 손상은 수일 내에 완전히 회복될 수 있는 반면, 전층(full-thickness) 건 손상은 완전히 회복하기 위해 수술적 중재가 필요할 수 있다. 더 높은 등급의 손상(근력의 현저한 감소, 극도로 높거나 낮은/없는 통증)이 임상적으로 의심되는 경우 적절한 영상 진단과 잠재적인 수술적 소견이 필요하다. 더 일반적으로는 비수술적 치료가 즉시 시행될 수 있다. 대부분의 투구 선수는 비수술적 관리에 잘 반응하지만 완전한 회복은 스포츠 종목과 부상의 심각성에 따라 몇 주에서 길게는 6개월까지 걸릴 수 있다.

손상된(치유) 조직의 초기, 낮은 부하: 광배근/대원근

광배근의 기능은 복잡하고,[50,62] 두 개의 관절을 지나는 다른 근육과 마찬가지로 능동적 관절가동범위 운동은 근력 강화를 시작하고 치유되는 동안 복구와 리모델링을 최적화하는 적절한 방법으로 작용할 수 있다. 치유중인 조직에 낮은 강도의 인장 부하를 가하기 위해 0°와 90° 외전에서 능동적 외회전 관절가동범위를 초기에 시작할 수 있다. 그 다음에는 다양한 관절가동범위에서 등척성 내회전과 신전 운동이 수행될 수 있으며 가해진 부하를 신중히 조정하고 손상된 조직의 신장을 증가시킬 수 있다.

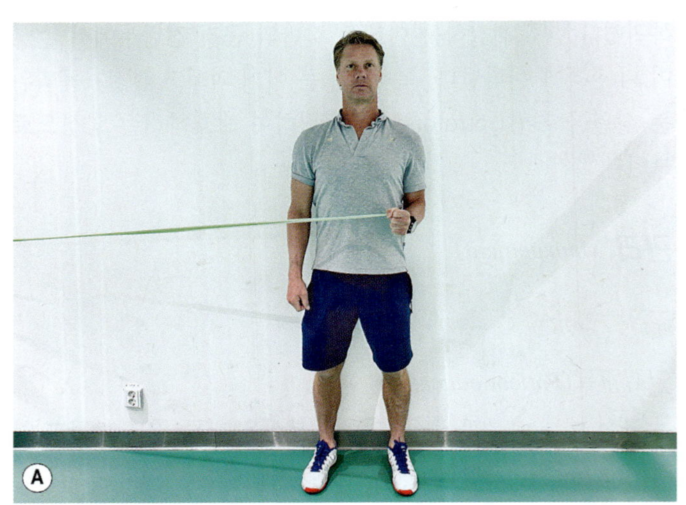

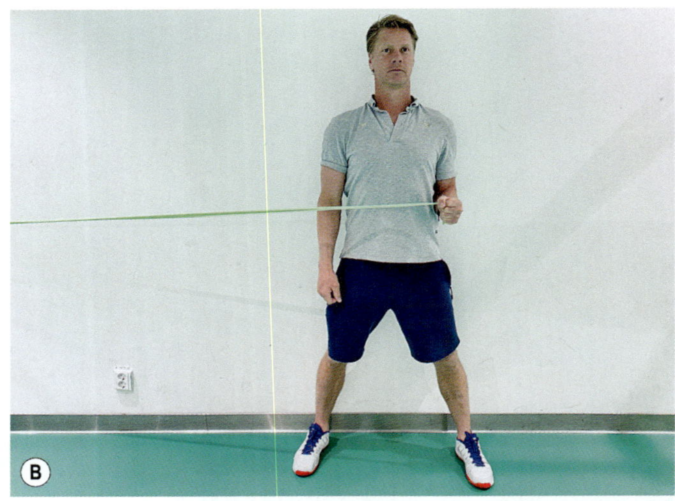

그림 38.14 A,B
외회전 "워크 아웃(walk-outs)"

이때 외회전 근력을 유지하는 것도 적절하다. 외회전은 안전하지 않은 외회전 관절가동범위로 이동할 위험이 없는 외회전 워크아웃(walkout)과 같은 "동적 등척성" 운동을 통해 안전하게 부하가 가해질 수 있다. 이것은 또한 비가중(unweighted) 또는 등척성 조건에서 견갑골 운동 조절(motor control) 운동을 시작하기에 좋은 시기이다. 광배근을 위한 부하 운동으로 진행하기 전에 내회전/내전 뿐만 아니라 굴곡의 능동적 관절가동범위의 끝부분 까지 달성하는 것이 중요하다. 그렇게 하지 못하면 선수가 경기로 복귀하는 과정 초기부터 더 큰 차질이 생길 위험이 커질 수 있다. 손상된 조직은 가볍고 아마도 등척성, 통증 없이 또는 매우 낮은 수준의 일시적인 통증 정도에서 손상되지 않은 모든 구조는 무거운 부하와 함께 운동 사슬(kinetic chain)을 통해 적용한다. 운동 사슬에서 확인된 모든 약화는 시즌 동안 불가능했던 무거운 부하를 적용함으로서 해결할 수 있다. 거의 완전하게 수동적, 능동적 관절가동범위가 회복되는 중간 단계로 전진할 때와 정상적인 일상 생활 중에는 통증이 없다.

손상된(치유) 조직의 초기, 낮은 부하: 견갑하근

능동적 관절가동범위는 견갑하근 재활의 초기 치유 단계에서 중요한 구성 요소이며 리모델링을 최적화하는 데 유용할 수 있다. 견갑하근과 회전근개 주변의 등척성 근력강화는 0° 외전 자세에서 수행할 수 있다. 외회전근은 운동하는 동안 어깨가 외전되지 않는 외회전 워크아웃(walkout)과 같은 "동적 등척성(dynamic isometrics)" 운동으로 수행할 수 있다(그림 38.14). 견갑하근의 상부와 하부 섬유의 작용이 약간 다르기 때문에[93,116] 손상 부위를 구별하는 것은 임상가가 알맞은 조직에 점진적인 부하를 가하는 데 도움이 될 수 있다.

견갑하근에 일반적으로 사용되는 두 가지 등척성 운동이 있다. 진단 도구로 사용되는 베어 허그(bear hug)와 벨리 프레스(belly press)는 점진적 등척성 동작으로도 활용될 수 있다.[37] 이 단계에서 등척성 또는 비가중(unweighted) 능동적 관절가동범위를 사용하여 전거근과 중간, 하부 승모근으로 견갑골 운동 조절을 훈련하고 후방 어깨 유연성과 가동성, 근력을 유지하는 것이 중요하다. 초기 단계에서 근육에 부적절하게 부하를 가하면 회복 과정이 느려질 수 있으므로 다음 단계로 진행하기 전에 모든 면에서 완전한 능동적 관절가동범위와 증상 없는 등척성 근력을 확보하는 것이 중요하다.

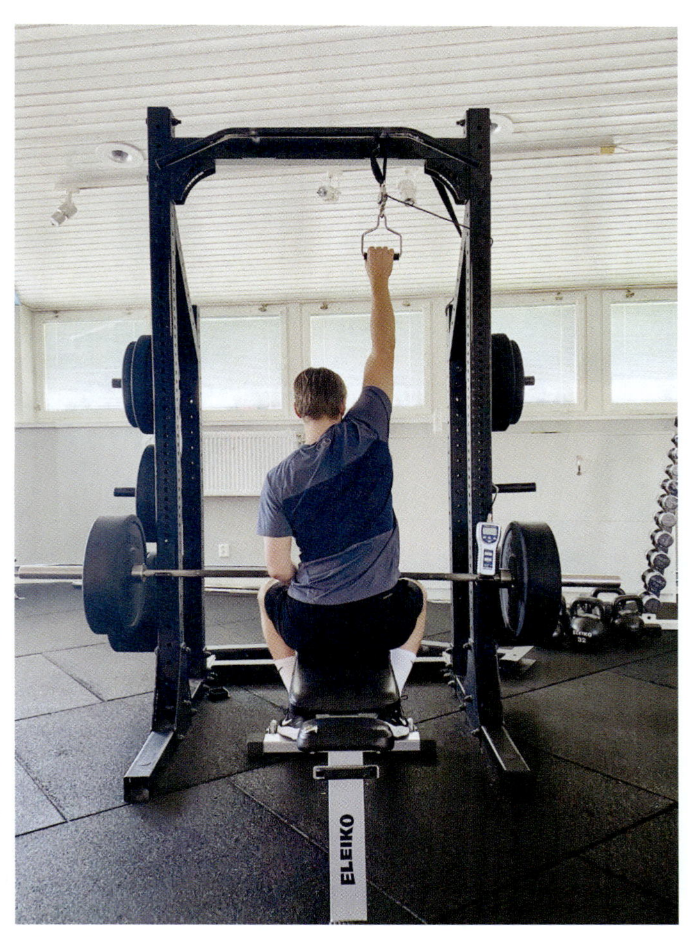

그림 38.15
휴대용 근력계를 이용한 랏 풀다운(Lat pull-down) 근력 검사.

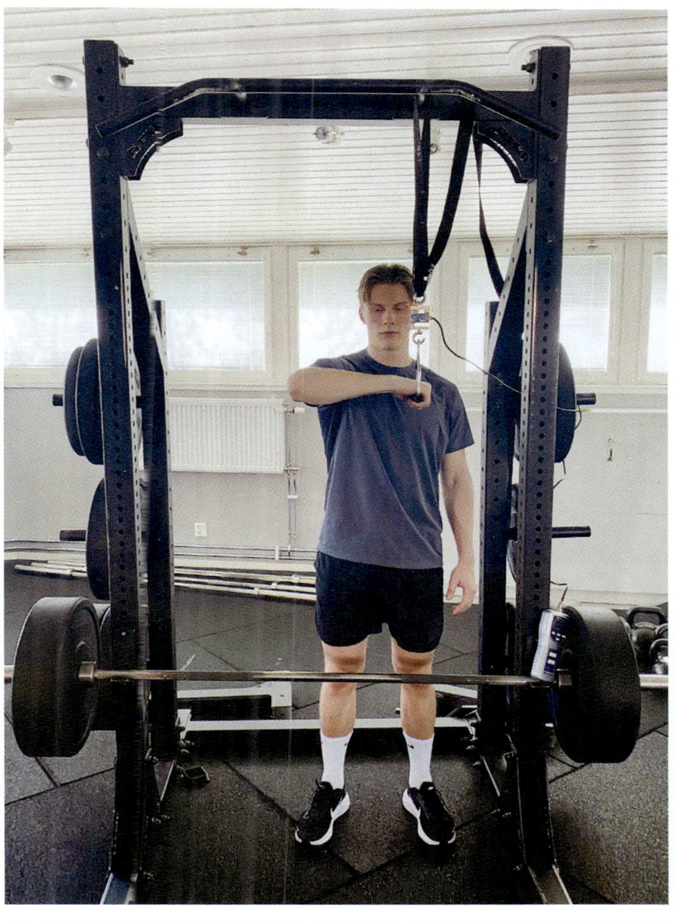

그림 38.16
"볼 릴리스(ball release)" 자세에서 휴대용 근력계를 이용한 근력 검사.

중기(Intermediate)

광배근/대원근(Latissimus dorsi/teres major)

근육의 최대 수축(중간 범위)과 최대 길이(바깥쪽 범위)의 위치에서 선수의 근력 검사를 고려하는 것이 중요하다. 우리는 "랏 풀다운(lat pull-down)" 근육 검사(그림 38.15)와 "볼 릴리즈(ball release)" 자세에서 모두 등척성으로 휴대용 근력계로 근력을 측정하는 것을 추천한다. 볼 릴리즈는 광배근/대원근 근육에 부상이 발생하는 일반적인 자세인 몸을 가로지르는 내전과 내회전 자세에서 측정한다(그림 38.16). 우리의 경험에 따르면 이것은 스포츠로 복귀하기 전에 선수의 근육 기능을 더 명확하게 나타내는 경향이 있다. 광배근과 주변 근육에 점진적으로 부하를 주는 운동이 이 단계에서 시작될 수 있다. 내회전 편향 운동은 점진적 과부하 프로그램에서 중요하다. 운동량 변화가 있지만 재활 프로그램 전반에 걸쳐 등척성 운동이 사용된다.

견갑하근(Subscapularis)

견갑하근을 위한 등척성 운동인 베어 허그와 벨리 프레스는 광배근에 사용되는 방식과 유사하게 조직에 부하를 가하는 운동 처방으로 진행될 수 있다. 예를 들어, 고유수용성 신경근 촉진

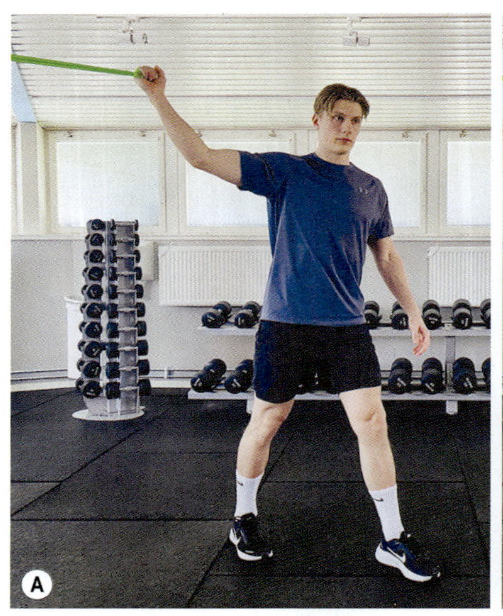
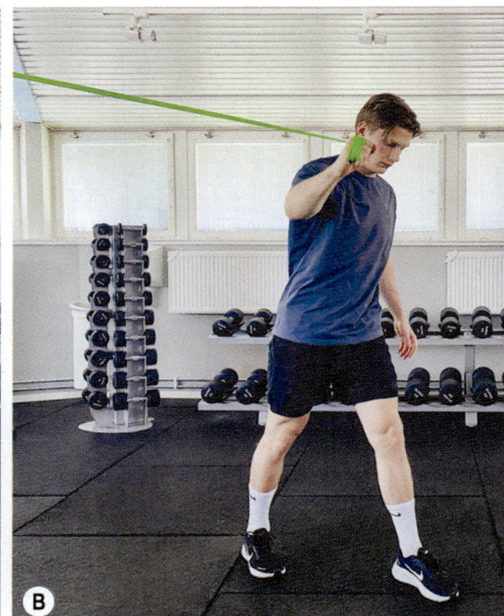
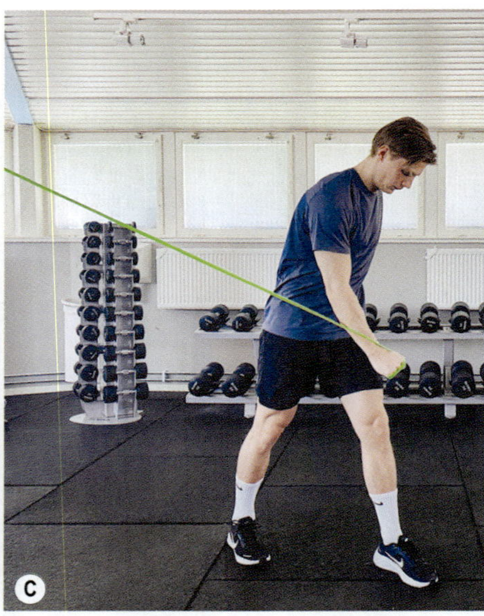

그림 38.17 A - C
대각선 패턴 운동.

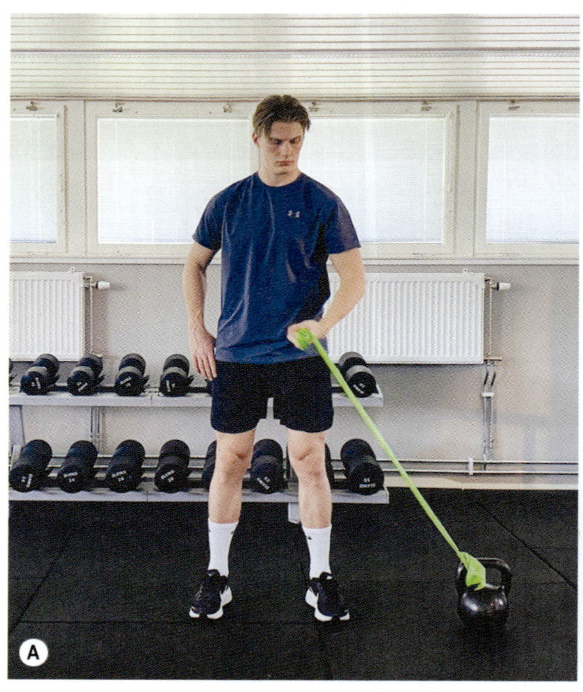
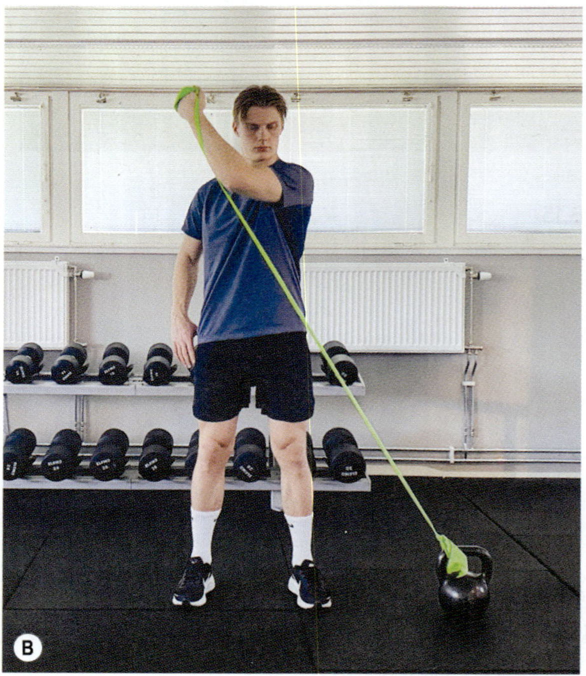

그림 38.18 A,B
크로스 바디 어퍼컷(Cross-body uppercuts).

(PNF, proprioceptive neuromuscular facilitation) 대각선 패턴 2(D2 Flexion)[109]와 유사한 부하를 가한 크로스 바디(cross-body) 내전 동작은 벨리 프레스 자세를 모방하고 외전/외회전 자세에서 부하를 가한 내회전 동작을 포함한다(그림 38.17). 크로스바디 어퍼컷[10]은 등척성 베어허그 동작을 모방하고 또 다른 방법의 내회전 동작을 통해 부하를 제공한다(그림 38.18). 모든 어깨 재활의 경우와 마찬가지로 동요(perturbation) 운동이 포함되어야 한다. 이것은 다양한 방법을 통해 달성할 수 있으며 한 가지 제안으로 바로 누운 자세와 서 있는 자세에서 케틀벨 운동이 있다.

후기(Late)

광배근/대원근/견갑하근

던지는 동작은 짧은 원심성 수축(eccentric contraction)과 구심성 수축(concentric contraction)을 포함한다. 이 "신장-단축(stretch-shortening)" 주기[60,80]는 주요 근육이 사전에 신장된(pre-stretch) 위치에서 활성화를 필요로 하며, 짧게 원심성으로 신장된 후 구심성 수축이 단독 구심성 수축력 보다 더 큰 힘을 생성한다. 주의 깊게 진행하려면 처음에는 중간 범위에서 신장-단축 운동을 시작하여 바깥 범위로 진행하고 처음에는 비교적 느리게 시작하여 경기 속도로 진행하는 것이 좋다. 움직임의 주요 구심성 수축 전에 짧은 신장(원심성 수축)으로 근활성화를 증가시키고 던지는 동안 내회전근의 활성을 보다 가깝게 따라하게 한다.

광배근/대원근 주요 비수술적 재활에 대한 참고 사항 (Notes for latissimus dorsi/teres major nonsurgical rehabilitation)

견관절 내전근과 신전근으로서 광배근과 대원근의 이중 기능을 다루는 것은 중요한 임상적 고려 사항이다. 따라서 어깨 신전과 내전 근력을 객관적으로 지속적인 모니터링이 중요하다. 사례의 일화적 근거(anecdotal evidence)에 따르면 이러한 운동 선수는 외회전과 간혹 어깨 굴곡 근력에 결핍이 있었다. 등척성 근력강화와 활성화는 재활 범위(spectrum)의 중요한 구성 요소다. 움직임의 끝 범위에서 통증이 없는 완전한 능동적 가동범위는 진행단계(progression)의 중요한 구성 요소다. 점진적인 신전 강화과 함께 내회전 운동의 점진적 과부하는 선수의 장기적인 성공에 가장 중요할 것이다.

견갑하근 비수술 재활에 대한 참고 사항 (Notes for subscapularis nonsurgical rehabilitation)

내회전 근력(0°와 90° 외전, "베어 허그" 자세)을 측정하는 것은 재활 진행을 계획하는 데 중요하다. 초기 단계 보호는 능동적 관절가동범위와 집중적 등척성 근력강화와 결합할 수 있다. 임상가는 전체 능동적 관절가동범위와 통증 없는 등척성이 회복될 때까지 근육에 등장성으로 점진적인 부하를 가하는 것을 지연해야 한다. 부하가 가해진 외회전 동안 적용되는 저항의 진행은 더 빠르게 일어날 수 있지만, (손상된) 내회전근에 수동적 신장을 적용하는 것이기 때문에 외회전의 끝 범위로 너무 빨리 이동하지 않도록 주의해야 한다.

접근 방식을 재평가해야 하는 경우 (When to reappraise your approach)

당신의 환자는 지속적인 통증이나 현저한 근력 저하로 인해 서든 자신의 저항 훈련을 진행해 갈 수 없을 수 있다. 만약 아직 조사하지 않은 경우는 완전한 파열이 있을 수 있으므로 영상 검사를 고려한다.

감속 관련 증상(Deceleration-related symptoms)

***환자 양상**(Patient presentation)*

- "특별한 일을 한 기억이 없는데 지금은 던질 때 아파요"
- "여전히 세게 던질 수 있지만, 특히 워밍업을 대충 하면 던진 후에 아파요."

***병리와 조직 병변에 대해 우리는 현재 무엇을 이해하고 있는가?**(What is our current understanding of the pathology and the tissues involved?)*

볼 릴리스 후 후방과 상부 회전근개 근육과 건은 팔과 손을 감속시키기 위해 원심적으로 작동하며[53] 수평 내전과 내회전으로 움직인다.[32] 이것은 근육-건 단위에 큰 인장성(원심성) 부하를 가하게 된다. 또한 건이 내전과 내회전으로 강하게 움직이는 상완골두를 감싸기 때문에 건의 밑면에 높은 압박력이 가해진다.[30] 신체의 다른 부분과 마찬가지로 갑작스러운 건 과부하(너무 많은 던지기, 너무 빨리)는 일반적으로 부하 직후 또는 하루 정도에 상대적으로 높은 수준의 통증으로 나타나는 반응성 건병증(reactive tendinopathy)이 있다.[20,21] 이것은 부하가 증가하거나 지속되면 악화되는 근육-힘건 단위의 부하로 인한 통증과 관련이 있으며 처음에는 준비운동(warming up)에 어려움이 있다; 상태가 악화되면 선수는 던지기 전에 준비운동하는 데 더 많은 시간이 필요했다는 병력으로 자주 설명한다. 불행히도, 많은 사람들은 상태가 악화되어 준비운동을 할 수 없을 때까지 계속 참을 것이다. 흔하지는 않지만 수축성 요소 또는 근건 접합부가 관련될 수 있으며 명확한 병력을 제시할 것이다(**"나는 한번 던지기를 한 후 바로 여기 뒤쪽에서 통증을 느꼈습니다"**).

추가 질문(Additional questions)

1. **던지는 부하가 급격히 증가했습니까?**
   일반적으로 이러한 질문은 휴식에서 돌아온 후에 할 수 있으며 "정상적인" 부하로 급격히 시작했다.
2. **지난 몇 년 동안 비슷한 문제가 있었습니까?**
   이것은 일부 선수에게 습관이 될 수 있으므로 이전 시즌이나 휴식 후에 비슷한 문제가 있었는지 물어본다.
3. 청소년의 경우 **공의 크기/무게 증가**에 대해 질문하고 모두에게 **무게가 있는 공의 사용**에 대해 물어본다.

신체 검사(Physical examination)

어깨 외회전 강도(등척성과 원심성) - 근력계와 증상 재현을 통해 검사와 정량화된다.

관리(Management)

환자 교육(Patient education)

증상이 반응성 건병증(reactive tendinopathy)[20,21]으로 진단되면 실제 "조직 손상"은 없을 것 같지만 일시적으로 과부하가 걸려서 적절한 치료를 통해 완전히 해결해야 한다고 시간을

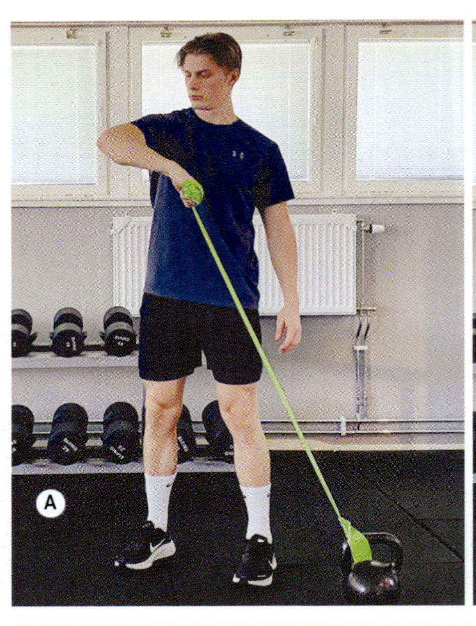
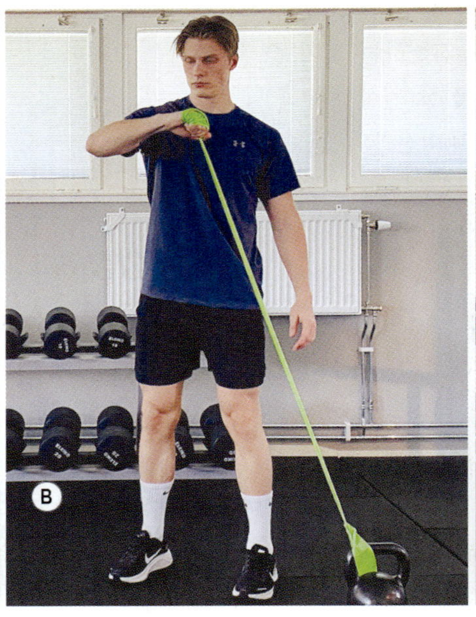
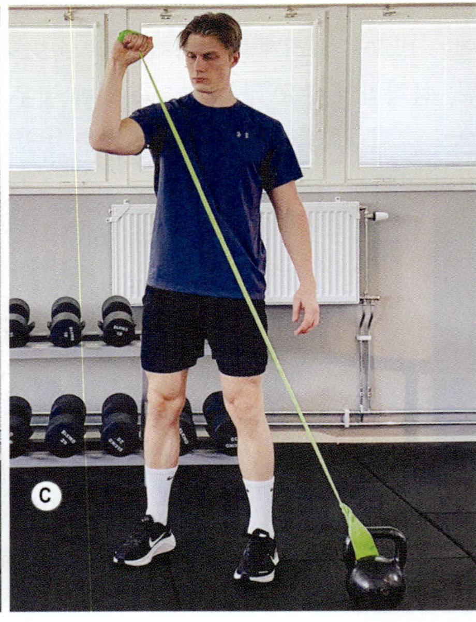

그림 38.19 A–C
외회전근의 끝범위 근력 강화.

들여 설명한다. 이것을 합리적인 투구 부하 관리의 필요성을 설명하고 향후 유사한 악화를 이상적으로 방지하는 기회로 사용한다.

퇴행성 건병증(degenerate tendinopathy)이 있는 것으로 추정되는 경우, (영상 검사에서) "손상된" 건이 반드시 통증이나 기능 상실과 관련이 있는 것은 아니라는 점을 강조하는 것이 중요하다. 남은 건과 지지 구조를 강화하여 기능을 회복할 수 있기 때문이다. 건과 관련된 상태를 해결하는 데 필요한 시간 때문에 선수는 점진적 부하/근력강화 과정에 참여하는 것이 필수적이다.[67]

초기(Early)

병리학의 명확한 식별 후 환자 교육 - 반응성 건병증 대 퇴행성 건병증 대 근육과 근육-건 경계면을 포함하는 덜 일반적인 수축성 손상.

반응성 건병증(Reactive tendinopathy)

초기에 던지는 부하를 적응시키고 증상에 맞춰 짧은 시간 동안 부하를 제거한 후 초기 외회전과 수평 외전, 외전 강화를 다시 시작한다. 단기간 항염증제가 필요할 수 있다.

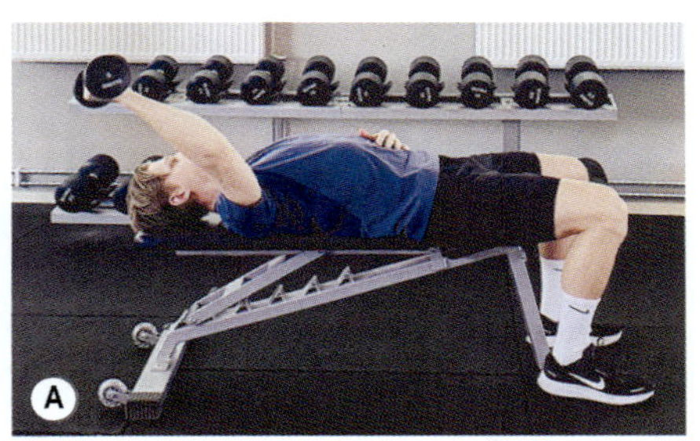
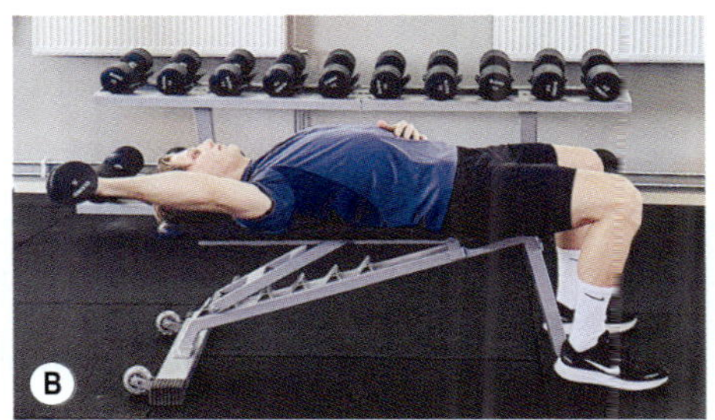
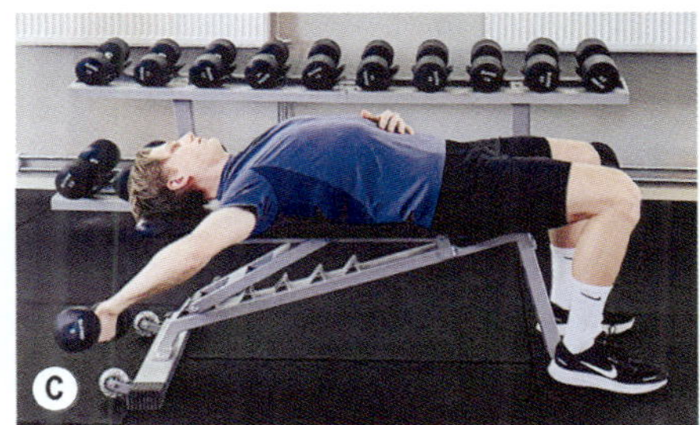

그림 38.20 A–C
내회전근의 끝범위 근력 강화, "상지 노르딕(Nordics)".

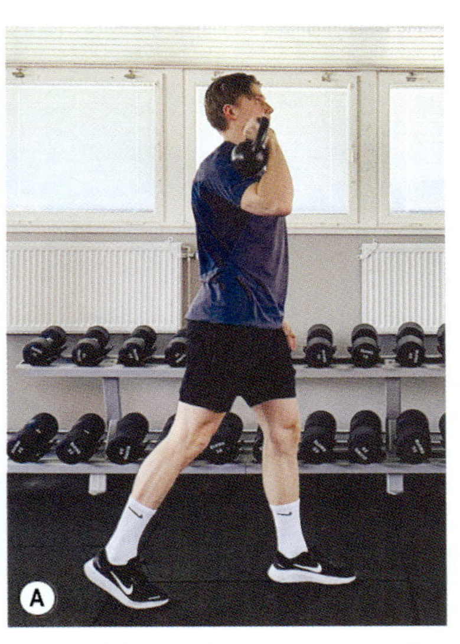
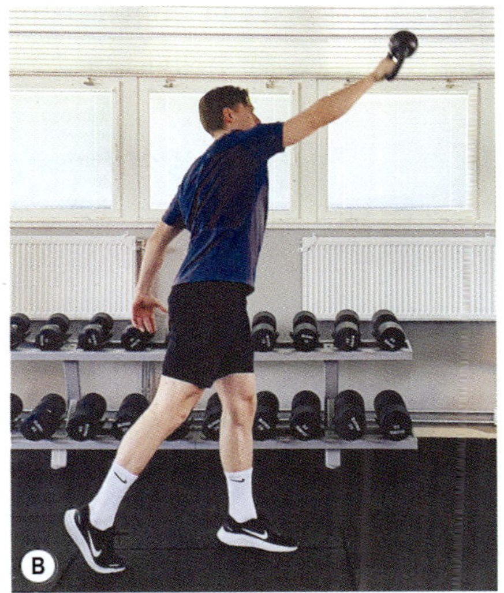
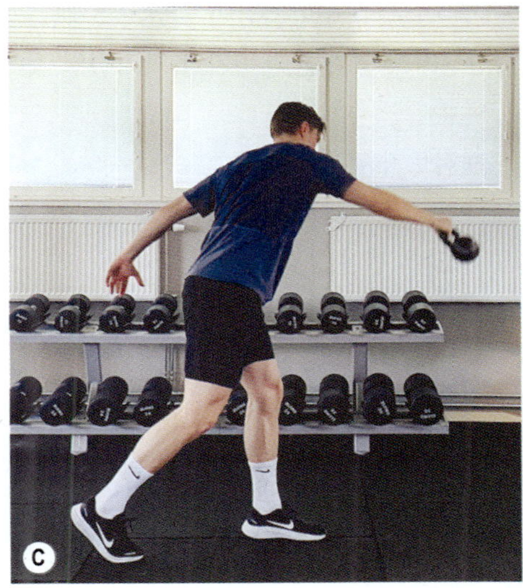

그림 38.21 A–C
감속 운동.

퇴행성 건병증(Degenerate tendinopathy)

일반적으로 무부하(unloading) 단계는 필요하지 않지만 초기 부하는 등척성이어야 하고 바깥 범위 이전에 안쪽 또는 중간 범위에서 등장성 운동이 필요할 수 있다.

중기(Intermediate)

원심성 외회전과 수평 외전 근력 회복이 핵심이며 이제 전체 가동범위를 움직인다. 던지는 부하를 점진적으로 증가시킨다.

후기(Late)

최종 단계 강화로 특히 전체 가동범위에 걸쳐 강한 원심성 저항의 근력강화 운동(그림 38.19~38.21). 인터벌 던지기 프로그램을 성공적으로 완료.

접근 방식을 재평가해야 하는 경우 (When to reappraise your approach)

임상 양상(clinical picture)의 개선(반드시 완전한 해결은 아님)은 4-6주 동안 적절한 부하 후에 나타나며, 최소 12주의 재활을 먼저 수행하여 대안을 고려하기 전에 달성한 임상 목표의 의미 있는 개선을 수행해야 한다고 제안한다. 마찬가지로 6개월 이상의 재활 기간이 지났고 3개월 동안 객관적인 지표가 개선되지 않았다면 재평가가 합리적일 것이다.

재검토가 추천된다:

- 5-7일 간의 상대적인 부하 감소에도 불구하고 해결되지 않은 반응성 건병증의 경우.
- 추정되는 퇴행성 건병증에서 운동선수가 근력과 회전 가동범위를 개선하고 던지기로 돌아가는 목표를 달성했지만, 신중한 진행에도 불구하고 동일한 던지기 강도와 양으로 동일한 통증이 재발하는 것을 경험하는 경우.

이 두 경우 모두 동일한 관리를 계속하기 전에 파악하지 못한 진단일 가능성을 확실히 배제해야 한다.

흉곽출구증후군(Thoracic outlet syndrome)

문헌 고찰(Literature review)

TOS(흉곽출구증후군, thoracic outlet syndrome)는 흉곽출구의 신경혈관 다발(neurovascular bundle)이 압박되어 발생한다. TOS는 일반대상자에게 드문 것으로 간주되지만 오버헤드 선수에서는 이전에 생각했던 것보다 더 흔하다. 1288명의 일본 15-17세 고교 야구선수에 대한 조사에서 32.8%의 발생률이 보고됐다.[83] 실제 TOS 발현의 대부분인 약 95%는 신경성인 것으로 보이며 약 4%는 정맥성, 나머지 1%는 동맥성이다.[34,88] 신경성 흉곽출구증후군으로 의심되는 189건의 일련의 사례에서 각각 약 6%와 5%가 궁극적으로 각각 정맥과 동맥 흉곽출구를 동반하는 것으로 진단되었다.[14]

동맥성 TOS는 말단 색전술(embolization)과 사지 위협성 허혈(limb-threatening ischemia)을 일으킬 수 있는 쇄골하 동맥 또는 액와 동맥의 동맥류 변성(aneurysmal degeneration)과 관련이 있다. 드물기는 하지만 오버헤드 선수에게 영향은 비극적이므로 TOS를 고려하고 놓치지 않는 것이 필수적이다(22장 참조). 최근 전향적 연구에 따르면 신경인성 TOS 환자의 25%만이 비수술적 관리와 활동 수정에 호의적으로 반응하고 60%는 수술이 필요했다.[6,7] 수술이 필요한 경우 투구 선수는 최대 1년이 걸리더라도 이전 수준의 기량으로 돌아갈 것으로 예상할 수 있다.[106]

환자 양상(Patient presentation)

과사용과 외상의 두 가지 유형의 증상이 일반적이다.

과사용과 점진적 발병:

- "이상한 기분이 들어요."
- "움직이는 느낌, 가끔은 여기, 그다음은 여기, 또는 이쪽에…"
- "이상합니다. 최근에 얼음을 대는 것이 몸이 타는 것처럼 정말 심하게 느껴졌습니다."
- "가끔 내 팔이 차갑거나 뜨겁거나 무감각하거나 따끔거림"
- "오랫동안 오락가락한다. 이 문제가 시작한 특정한게 기억나지 않지만 점점 악화되고 있습니다."

- "평소보다 더 쉽게 피로합니다."
- "평소처럼 세게 던지지는 못하지만 많이 아프지는 않습니다."
- "손가락과 손이 피곤하고 가끔 색이 빠지고, 손가락이 어설플(clumsy) 때가 있어요."

외상성 발병:

- "누군가 내 머리/목을 잡고 있는 동안 내 팔을 잡아당긴 후 시작되었습니다."
- "나는 팔을 내밀고 다이빙을 했고 잘못 착지했습니다."
- "목을 맞으면 바로 아팠는데 그 이후로 더 심해지고 통증도 달라졌다… 이상한 통증입니다."

추가 질문(Additional questions)

1. **당신이 얼마나 많이 던지고 있는지에 대해 모두 말해주세요.** 선수의 투구 부하 기록에 대해 자세히 알아본다 – 투구 수, 불펜(불펜은 투수가 경기에 들어가기 전에 몸을 풀거나 투구 일정이 없는 날 추가 투구 세션을 하는 곳), 새로운 투구 배우기, 입단 테스트/쇼케이스, 여러 팀에서 경기. 투구 부하 또는 촉발이 되는 저항 훈련에서 급격한 증가의 단순한 원인이 있는지 확인한다. 수면 자세와 선호하는 베개에 대해 토론한다.
2. **웨이트 트레이닝에 대해 말씀해 주세요. 정확히 무엇을 하나요?** 운동량과 강도뿐만 아니라 장비나 기술의 변화까지 초점을 맞춰 이것에 대해 자세히 논의한다. 환자가 어깨를 "뒤로, 아래로" 유지하도록 격려받은 경우 특히 염두해야 한다. 과도한 견갑골 후인과 하강은 다른 것이 없을 때 더 유발할 수 있다.
3. **때리거나 팔을 잡아당긴 기억이 있습니까?** 핸드볼과 같은 접촉 스포츠를 다루는 경우 직접적인 외상에 대해 물어봐야 알겠지만, 야구와 같은 비접촉 스포츠에서는 당시에는 중요하지 않은 것으로 보일 수 있는 목/어깨 외상으로 인해 발생했을 수도 있음을 상기한다.
4. **여기 오기 전에 무엇이든 시도한 것이 있습니까? 그 치료법은 어떻게 되었습니까?** 이러한 경우 일반적으로 증상이 지견되므로 모든 치료와 약물에 대해서 선수의 반응을 확인한다.
5. **무슨 일이 일어나고 있나요? 무엇을 준비해야 합니까?** 환자가 언제 무엇을 준비해야 하는지 알기 위해 단기 목표를 설정한다. 예를 들어, 비외상의 신경인성 케이스에는 투구를 6주 동안 중단해야 한다.
6. **이에 대한 조사가 있었습니까?** 병력과 임상 양상이 시사하는 경우에만 영상검사를 요청해야 한다. 초기에는 특히 경추 늑골의 손상을 고려하여 경추의 엑스레이를 찍지만[45] 결과에 따라 신경 전도 검사(nerve conduction studies)과 도플러 혈관조영술(Doppler angiography)로 진행될 수 있다. 대부분 이 단계에서 전문가의 개입이 필요할 것이다.

신체 검사(Physical examination)

목 밑에서 경험하는 통증과 팔의 이상감각(dysesthesia), 사각근 삼각 영역(scalene triangle) 또는 오구돌기하 부위(특히 증상이 재현되는 부위)의 촉진에 대한 압통, 3분의 거상 팔 스트레스 검사(elevated arm stress test) 시 양성반응[94]이 함께 존재할 때 진단 기준으로 제안된다.[8] 신경학적 검사는 명확히 필수적이다.

관리(Management)

대체적으로 흔한 사례이지만, 비수술적 치료에 호의적으로 반응하는 신경인성 사례는 일반적으로 경추와 첫번째 늑골 부위에 대한 관절가동술 도수치료로 증상의 감소를 경험하게 된다. 또한 진단하는 데 걸리는 시간의 결과로 신경인성 TOS를 가진 많은 사람들은 성공적인 비수술적 결과에 장벽이 될 수 있는 수반되는 심리체성(psychosomatic) 증상을 가지고 있다.

초기(Acute)

가능한 병리학의 특성을 포함한 설명과 의미, 할 수 있는 조치, 치료가 효과가 있는지 확인하는 방법은 특히 환자의 진단이 지연될 수 있는 경우 또는 "당신에게는 아무 문제가 없습니다"라고 말하는 더 나쁜 경우에 민감하게 제공되어야 한다.

구조적이고 경추 늑골, 섬유성 포착(fibrous entrapment)

또는 기타 비정상적인 해부학적 구조인 경우 수술적 중재가 필요할 수 있다.

다음을 포함할 수 있는 확인된 문제를 해결한다.

- 스트레스 – 이완 훈련과 호흡 이완 운동
- 연부 조직 유연성 – 매우 부드러운 연부 조직 마사지와 사각근과 흉근의 자극적이지 않은 스트레칭
- 증상 완화를 위한 테이핑

진전 기준과 일정(Criteria to progress and timeline)

각 선수는 개인이며 이는 특히 흉곽출구 증후군 진단을 받은 사람들에게 해당된다. 일차적으로는 가동범위 회복을 우선으로 하고 그 다음 점진적인 회전력 회복, 마지막으로 인터벌 투구 프로그램(아래 참조)을 시작한다.

중기(Intermediate)

휴식 증상이 없으면 관리 진전으로 다음을 고려한다.

- 어깨 높이 아래에서 점진적인 저항 운동으로 전환하면서 양쪽 어깨의 완전한 능동적 가동범위 운동
- 재활 프로그램 동안 가동범위를 유지하도록 한다.
- 자극적이지 않은 흉근과 사각근 스트레칭
- 신경 활주(21장 참조)와 경추와 늑골 부위 관절가동술 기법
- 횡격막 호흡 기법의 지속적인 진전
- 흉추 부위 가동
- 근력강화 운동을 진행하고 세션 사이에 짧은 회복 시간 적용

후기(Late)

거상 팔 스트레스 검사(elevated arm stress test)가 최소 1분 동안 증상을 유발하지 않으면 다음의 관리 진행으로 고려한다.

- 매일 자가 스트레칭 프로그램
- 진전된 근력강화 운동
- 어깨 높이 위의 위치를 포함하여 완전한 스포츠 특정 가동범위 운동
- 플라이오메트릭으로 전환한 다음 인터벌 투구 프로그램

인터벌 투구 프로그램이 완료되고 높은 팔 스트레스 검사[94]가 3분 이상 음성이면 스포츠로 복귀한다.

접근 방식을 재평가해야 하는 경우 (When to reappraise your approach)

선수는 악화되는 신경학적 증상(예: 무감각으로 진행되는 이상감각과 명백한 혈관 증상 악화) 또는 4~6주간의 보존적 관리 후 장애가 지속되고 증상이 거의 해결되지 않는다고 보고한다. 이러한 경우 혈관 전문 그리고/또는 신경과 전문의의 도움을 받는 것이 좋다.

추가 고려 사항(Additional considerations)

앞의 섹션에서는 남성에게 가장 일반적으로 발생하는 투구 관련 문제를 설명했지만 청소년과 여성 환자 그룹에 추가 고려 사항이 적용된다.

***청소년**(Adolescents)*

근위 상완골 성장판(physis)은 약 14세에 성숙하기 시작하여 약 17세에 완료되며[61] 이 기간 동안 부상(Little League Shoulder 라고 함)이 점차 발생되며 13세(8~16세 범위)에 가장 높은 발생률을 보인다.[46] 일단 확인되면, 리틀 야구 어깨(Little League Shoulder)에 대한 치료의 중심은 일시적으로 투구를 멈추는 것인데, 이는 이 부상을 입을 가능성이 가장 높은 아이들이 1년 동안 휴식 없이 가장 많은 팀에서 뛰는 아이들이기 때문에 어려울 수 있다.[47] 투구를 멈출 때 어깨의 유연성[42]과 어깨 후방 근력을 유지하고 조심스럽게 투구를 재개하는 것이 중요하다. 이것은 초기 중재와 마찬가지로 재발 가능성이 적다.[42] 청소년의 기준점(benchmark)으로 부상 전 값을 사용할 때 단순한 시간 경과가 성장과 성숙에 관련되어 근력을 향상시킬 가능성이 있음을 상기한다. 연령대별 인구 특정의 데이터 또는 체중으로 정규화된 데이터는 특히 긴 휴식 후 게임에 복귀할 때 사용하기에 더 나은 기준 값이다.

여성(Women)

불행하게도 스포츠 의학의 많은 분야와 마찬가지로 여성 선수를 대상으로 한 연구가 드물다. 이는 심각한 문제이며 해결해야 한다. 핸드볼은 여성이 남성보다 어깨 문제의 위험이 더 높다.[3,5] 그 이유는 확실하지 않는데 유럽 여성 핸드볼에서 근력 훈련의 부족과 관련이 있을 가능성이 있다. 소년과 소녀에 대해 다른 연령 범주에서 다른 공 크기의 사용이 중요한 역할을 할 수 있지만, 이에 대해 충분히 조사되지 않았다. 투구 기술의 성별 차이가 제안되었지만[40,99,120] 이 가설은 연구 조사에서 확인되지 않았으며[107] 생물학적보다는 노출과 훈련이 관련 있을 수 있다.[105] 성별 차이의 이유가 알려지지 않았고 현재 추측일 뿐임을 강조한다.

인터벌 투구 프로그램 (ITP, Interval throwing programs)

인터벌 투구 프로그램은 재활 과정의 최종적이고 가장 기능적인 단계이다. 이것은 선수가 스포츠 활동으로 복귀할 수 있도록 준비하기 위해 등급 방식으로 다루는 여러 변수가 포함된 계획된 투구 순서이다. 인터벌 투구 프로그램의 목표는 치유 조직에 점진적으로 스트레스를 주어 적응하게 하고, 투구 역학을 "새로운" 정상 또는 부상 전 상태보다 더 나은 상태로 회복하며, 선수의 자신감을 향상시켜, 그들의 스포츠와 위치에 필요한 양과 강도, 특이성에 적응하도록 하는 것이다.

이 프로그램은 임상가의 확인과 통증 없는 검사, 적절한 가동범위와 팔 전체 근력, 상지 플라이오메트릭(신장-단축) 운동의 성공적인 완료를 달성할 때 시작할 수 있다.

회복된 투수를 위한 인터벌 투구 프로그램 작성 지침(Guidance for creating interval throwing programs for recovering throwers)

- 선수 자신의 투구 운동학의 고유한 특성을 숙지한다. 이를 위해서는 ITP를 구축할 때 기술 코치와 협력하는 것이 필수적이다.
- 선수 치유 과정에서 특정 부상과 변동성(variability)을 설명한다.
- 경쟁 수준과 특정 스포츠, 스포츠 내 포지션의 예상되는 양과 강도 운동 부하에서 거꾸로 작업한다. 예를 들어, ITP는 MLB 선발 투수와 구원(불펜) 투수, MLB 2루수, 유소년 야구 선수, 핸드볼 선수의 나이와 성별에 따라 다르게 보일 것이다.
- 투구 프로그램의 전체 길이는 최소한 선수가 투구하지 않은 부상 후 기간만큼 길어야 한다. 예를 들어, 선수가 내부 충돌 진단 후 4주 동안 투구를 쉬었다면 ITP는 최소 4주 동안 지속된다.
- 양(투수 횟수)과 강도(거리/투구 속도)를 일주일에 10%–20% 이하로 늘린다.
- 단일 세션에서 여러가지 변화를 증가시키는 것은 피한다. 즉, 강도와 양을 동시에 증가시키지 않는다.
- 경미한 근육통이나 관절통은 투구 세션 사이에는 허용되지만 투구 세션 중에는 허용되지 않는다.
- 통증(Soreness)은 다음 투구 세션 전에 완전히 해결되어야 한다.
- 증상이 악화되거나 팔이 피곤하다는 보고가 있으면 항상 이전 단계를 반복하거나 회복을 위해 하루 더 보내는 것이 좋다.
- ITP가 길수록 근육 치유와 근력 회복을 허용하기 위해 "부하 감소(de-load)" 또는 투구 주간의 회복을 구축하는 것이 더 중요하다.
- 스포츠용 레이저 건은 던지는 속도를 감시하는 데 도움이 된다.
- 기초선(baseline) 값이 일관되게 유지되도록 투구 프로그램 인터벌에서 능동적, 수동적 어깨 가동범위와 어깨 근력의 변화를 재평가한다.
- 모든 사람은 인내심을 가져야 한다.

ITP 동안 기계적 초점(Mechanical focus during ITP)

이전에 투구 선수들과 일해본 적이 없다면 이 단계에서 코치를 참여시키는 것이 중요하다. 다음 기술 사항을 모두 적절하게 설명할 수 있는 공간은 없지만 이러한 제안은 해당 선수의 투구 코치와 논의되어야 하며 이러한 기술에 대해 배울 수 있는 좋은 기회이다.

- 필요에 따라 셔플(shuffle) 뒤에 뒷발을 사용한다. 뒷다리에서 움직임을 시작하여 고관절로 리드하면서 성큼 걸어 나가며 하반신을 활용한다. 이것은 투구 선수가 닫힌 상태를 유지하는 데 도움이 될 것이다.
- 강하고 높은 전면(글러브쪽 팔)을 강조한다.
- 앞쪽 어깨가 닫혀 있고 뒤쪽 어깨(경사))보다 높다는 것을 강조한다.
- 릴리스 시 머리가 고정되어 목표물에 초점을 맞추는 것을 강조한다("머리 때리기(head whack)" 또는 과도한 머리 기울기 없음).
- 공 뒤에 머물면서 명령에 집중한다 – 공의 비행으로부터 피드백을 받는다.
- 익스텐션에 집중하고 부드러운 착지 다리(soft land leg) 위에서 마무리한다.
- 모멘텀이 좋은 공격적인 투구(delivery)를 사용한다. 늦지 않도록 팔이 따라잡도록 한다.

다음은 부상으로 인해 2~6주 동안 던지지 않은 후 고려할 수 있는 인터벌 투구 프로그램의 예이다. 1단계와 2단계는 모든 선수에게 적용되며 3단계는 포지션별 특정한 요구 사항에 따라 독특하다. 37m(120feet) 이상의 투구 거리를 준비해야 하는 포지션 선수나 증상이 없을 때 일상적으로 유사한 거리를 던지는 투수를 수용하기 위해 3번째 주가 2단계에 추가된다.

1단계(Phase 1)

이 단계는 선수의 팔을 던지고 후속 단계를 위한 기반 구축에 다시 도입하는 것을 목표로 한다. 1단계의 모든 투구는 "뻗기(Stretch Out)" 단계에서 던진다. 이 단계의 목표는 거리를 늘리고 볼 비행에서 어느 정도의 호를 유지하면서 던지는 팔을 천천히 늘리거나 "뻗는" 것이다. 결과가 좋은 경험 법칙(rule of thumb)은 모든 던지기를 수평에서 30° 각도 미만으로 유지하고, 라인에서 시작하여 파트너에게 도달하는 데 필요한 만큼 아크와 노력을 추가하는 것이다. 1단계 동안 공격적으로 던지지 않는다. 매주 말에 가동범위와 근력 지표를 다시 확인한다. 표 38.2는 1단계 프로그램의 자세한 설명이다.

표 38.2 1단계 프로그램

투구 횟수	투구 거리 (feet)	투구 거리 (meters)
1주: 2일 운동/1일 휴식(전체 투구 4일)		
뻗기 단계(전체 50 투구)		
10	45	13.7
10	60	18.3
15	75	22.9
10	60	18.3
5	45	13.7
2주: 2일 운동/1일 휴식(전체 투구 4일)		
뻗기 단계(전체 55 투구)		
투구 횟수	**투구 거리 (feet)**	**투구 거리 (meters)**
10	45	13.7
10	60	18.3
10	75	22.9
10	90	27.4
5	75	22.9
10	60	18.3
3주: 2일 운동/1일 휴식(전체 투구 4일)		
뻗기 단계(전체 50 투구)		
투구 횟수	**투구 거리 (feet)**	**투구 거리 (meters)**
10	40-60	12.2-18.3
10	75	22.9
10	90	27.4
10	105	32.0
2	90	27.4
3	75	22.9
5	60	18.3

표 38.3 2단계 프로그램

투구 횟수	투구 거리 (feet)	투구 거리 (meters)
4주: 2일 운동/1일 휴식(전체 투구 4일)		
뻗기 단계(전체 40 투구)		
15	40 - 60	12.2 - 18.3
10	75	22.9
5	90	27.4
5	105	32.0
5	120	36.6
풀 다운 단계(전체 8 투구)		
2	110	33.6
2	100	30.5
2	90	27.4
2	80	24.4
쿨 다운 단계		
5	70	21.4
5	60	18.3

- 정확성에 중점
- 파트너의 가슴보다 높게 던지지 않는다: 허리 높이와 왼쪽 또는 오른쪽 고관절 초점이 이상적이다.

투구 횟수	투구 거리 (feet)	투구 거리 (meters)
5주: 2일 운동/1일 휴식(전체 투구 4일)		
뻗기 단계(전체 40 투구)		
15	40 - 60	12.2 - 18.3
10	75	22.9
5	90	27.4
5	105	32.0
5	120	36.6

표 38.3 *(계속)*

투구 횟수	투구 거리 (feet)	투구 거리 (meters)
5주: 2일 운동/1일 휴식(전체 투구 4일)		
풀 다운 단계(전체 20 투구)		
5	110	33.6
5	100	30.5
5	90	27.4
5	80	24.4
쿨 다운 단계		
5	70	21.4
5	60	18.3

정확도에 중점을 두고 절대 가슴 높이보다 높지 않으며 왼쪽 또는 오른쪽 고관절 높이를 목표로 한다.

2단계: "풀다운" 단계

(Phase 2: The "Pull Down" Phase)

2단계는 1단계와 마찬가지로 "뻗기(Stretch Out)"에서 시작된다. 그러나 세션의 최대 거리에 도달하면 선수는 최대 거리에 도달하는 데 필요한 동일한 노력과 역학, 발놀림으로 파트너를 향해 라인으로 던지기 시작한다. 이것이 "풀 다운(Pull Down)" 단계다. 라인에 던지기 위해 기울기를 잃지 않도록 한다. 각 풀 다운 투구에 대해 최대 거리를 던지는 데 걸린 것과 동일한 노력을 한다. 매주 말에 가동범위와 근력 지표를 다시 확인한다.

표 38.3은 2단계 프로그램의 자세한 설명이다.

3단계(Phase 3)

3단계는 포지션별(position-specific) 투구를 포함한다. 여기에는 투수를 위한 마운드 진행과 베이스 투구, 포지션 선수를 위한 차단(cut-offs)과 릴레이가 포함된다. 투구 선수의 주관적인 피드백과 재평가의 객관적인 데이터를 기반으로 "부하 감소(de-load)" 주간을 고려할 수 있다. 부하 감소 중에 투구 선수는 강도가 약하고 투구 양이 줄어들지만 계속 던진다.
이 접근법은 최대의 신체적, 심리학적 회복을 가능하게 한다.

결론(Conclusion)

투구와 관련된 부상은 표면적으로는 일반적인 연습에서 발생하는 다른 부상과 비슷해 보이지만 투구의 특정 요구 사항(반복, 끝 범위, 회전, 탄도 노력)은 병리와 관리가 상당히 다르다는 것을 의미한다. 우리는 가장 일반적으로 접하는 조건의 "전형적인" 양상(presentations)과 그 관리를 위한 제안을 간략하게 설명했다. 어깨 부상의 일부 다른 환자 범주와 달리 특정 병리가 자주 발생하며 특정 병리가 확인되면 더 잘 관리된다. 투구 동작에서 증상이 발생하는 지점을 강조하는 환자 병력의 조합과 신중한 표적 임상 검사, 필요한 영상의 분별 있는 해석이 진단 분류의 초석(cornerstones)이다. 관리에는 결함 식별(투구 중 정상적인 회전 근력과 가동범위에 대한 이해가 필요함)과 병리가 있는 선수에게 적절하게 재부하(re-loading)가 포함된다.

참고문헌(References)

1. Altintas B, Anderson N, Dornan GJ, Boykin RE, Logan C, Millett PJ. Return to sport after arthroscopic rotator cuff repair: is there a difference between the recreational and the competitive athlete? Am J Sports Med. 2020;48:252-261.
2. Altman DG, Bland JM. Diagnostic tests 2: predictive values. BMJ. 1994;309:102.
3. Andersson SH, Bahr R, Clarsen B, Myklebust G. Risk factors for overuse shoulder injuries in a mixed-sex cohort of 329 elite handball players: previous findings could not be confirmed. Br J Sports Med. 2018;52:1191-1198.
4. Andrews JR, Carson WG, Jr., McLeod WD. Glenoid labrum tears related to the long head of the biceps. Am J Sports Med. 1985;13:337-341.
5. Asker M, Holm LW, Kallberg H, Walden M, Skillgate E. Female adolescent elite handball players are more susceptible to shoulder problems than their male counterparts. Knee Surg Sports Traumatol Arthrosc. 2018;26:1892-1900.
6. Balderman J, Abuirqeba A, Pate C, et al. Treatment results and patient-reported outcomes measures in patients with neurogenic thoracic outlet syndrome. Journal of Vascular Surgery. 2018;68:e51-e52.
7. Balderman J, Abuirqeba AA, Eichaker L, et al. Physical therapy management, surgical treatment, and patient-reported outcomes measures in a prospective observational cohort of patients with neurogenic thoracic outlet syndrome. J Vasc Surg. 2019;70:832-841.
8. Balderman J, Holzem K, Field BJ, et al. Associations between clinical diagnostic criteria and pretreatment patient-reported outcomes measures in a prospective observational cohort of patients with neurogenic thoracic outlet syndrome. J Vasc Surg. 2017;66:533-544.
9. Barth JR, Burkhart SS, De Beer JF. The bear-hug test: a new and sensitive test for diagnosing a subscapularis tear. Arthroscopy. 2006;22:1076-1084.
10. Ben Kibler W, Sciascia AD, Hester P, Dome D, Jacobs C. Clinical utility of traditional and new tests in the diagnosis of biceps tendon injuries and superior labrum anterior and posterior lesions in the shoulder. Am J Sports Med. 2009;37:1840-1847.
11. Boettcher CE, Cathers I, Ginn KA. The role of shoulder muscles is task specific. J Sci Med Sport. 2010;13:651-656.
12. Boileau P, Parratte S, Chuinard C, Roussanne Y, Shia D, Bicknell R. Arthroscopic treatment of isolated type II SLAP lesions: biceps tenodesis as an alternative to reinsertion. Am J Sports Med. 2009;37:929-936.
13. Burkhart SS, Morgan CD, Kibler WB. The disabled throwing shoulder: spectrum of pathology. Part I: pathoanatomy and biomechanics. Arthroscopy. 2003;19:404-420.
14. Caputo FJ, Wittenberg AM, Vemuri C, et al. Supraclavicular decompression for neurogenic thoracic outlet syndrome in adolescent and adult populations. J Vasc Surg. 2013;57:149-157.
15. Chalmers PN, Erickson BJ, Verma NN, D'Angelo J, Romeo AA. Incidence and return to play after biceps tenodesis in professional baseball players. Arthroscopy. 2018;34:747-751.
16. Chao S, Thomas S, Yucha D, Kelly JDt, Driban J, Swanik K. An electromyographic assessment of the "bear hug": an examination for the evaluation of the subscapularis muscle. Arthroscopy. 2008;24:1265-1270.
17. Cohen DB, Coleman S, Drakos MC, et al. Outcomes of isolated type II SLAP lesions treated with arthroscopic fixation using a bioabsorbable tack. Arthroscopy. 2006;22:136-142.
18. Connor PM, Banks DM, Tyson AB, Coumas JS, D'Alessandro DF. Magnetic resonance imaging of the asymptomatic shoulder of overhead athletes: a 5-year follow-up study. Am J Sports Med. 2003;31:724-727.
19. Cook C, Beaty S, Kissenberth MJ, Siffri P, Pill SG, Hawkins RJ. Diagnostic

accuracy of five orthopedic clinical tests for diagnosis of superior labrum anterior posterior (SLAP) lesions. J Shoulder Elbow Surg. 2012;21:13-22.

20. Cook JL, Purdam CR. Is tendon pathology a continuum? A pathology model to explain the clinical presentation of load-induced tendinopathy. Br J Sports Med. 2009;43:409-416.

21. Cook JL, Rio E, Purdam CR, Docking SI. Revisiting the continuum model of tendon pathology: what is its merit in clinical practice and research? Br J Sports Med. 2016;50:1187-1191.

22. Denard PJ, Ladermann A, Parsley BK, Burkhart SS. Arthroscopic biceps tenodesis compared with repair of isolated type II SLAP lesions in patients older than 35 years. Orthopedics. 2014;37:e292-297.

23. Dessaur WA, Magarey ME. Diagnostic accuracy of clinical tests for superior labral anterior posterior lesions: a systematic review. J Orthop Sports Phys Ther. 2008;38:341-352.

24. Dinnes J, Loveman E, McIntyre L, Waugh N. The effectiveness of diagnostic tests for the assessment of shoulder pain due to soft tissue disorders: a systematic review. Health Technology Assessment programme: Executive Summaries. NIHR Journals Library; 2003.

25. Dollings H, Sandford F, O'Conaire E, Lewis JS. Shoulder strength testing: the intra- and inter-tester reliability of routine clinical tests, using the PowertrackTM II Commander. Shoulder & Elbow. 2012;4:131-140.

26. Erickson BJ, Chalmers PN, D'Angelo J, Ma K, Romeo AA. Performance and return to sport following rotator cuff surgery in professional baseball players. J Shoulder Elbow Surg. 2019;28:2326-2333.

27. Erickson BJ, Chalmers PN, D'Angelo J, Ma K, Romeo AA. Performance and return to sport following latissimus dorsi and teres major injuries in professional baseball pitchers. Orthopaedic Journal of Sports Medicine. 2018;6:2325967118S2325900146.

28. Erickson BJ, Chalmers PN, Waterman BR, Griffin JW, Romeo AA. Performance and return to sport in elite baseball players and recreational athletes following repair of the latissimus dorsi and teres major. J Shoulder Elbow Surg. 2017;26:1948-1954.

29. Escamilla RF, Andrews JR. Shoulder muscle recruitment patterns and related biomechanics during upper extremity sports. Sports Med. 2009;39:569-590.

30. Fallon J, Blevins FT, Vogel K, Trotter J. Functional morphology of the supraspinatus tendon. J Orthop Res. 2002;20:920-926.

31. Fedoriw WW, Ramkumar P, McCulloch PC, Lintner DM. Return to play after treatment of superior labral tears in professional baseball players. Am J Sports Med. 2014;42:1155-1160.

32. Fleisig GS, Barrentine SW, Escamilla RF, Andrews JR. Biomechanics of overhand throwing with implications for injuries. Sports Med. 1996;21:421-437.

33. Friel NA, Karas V, Slabaugh MA, Cole BJ. Outcomes of type II superior labrum, anterior to posterior (SLAP) repair: prospective evaluation at a minimum two-year follow-up. J Shoulder Elbow Surg. 2010;19:859-867.

34. Fugate MW, Rotellini-Coltvet L, Freischlag JA. Current management of thoracic outlet syndrome. Curr Treat Options Cardiovasc Med. 2009;11:176-183.

35. Gifford L. Aches and Pains. CNS Press; 2014.

36. Gilliam BD, Douglas L, Fleisig GS, et al. Return to play and outcomes in baseball players after superior labral anterior-posterior repairs. Am J Sports Med. 2018;46:109-115.

37. Ginn KA, Reed D, Jones C, Downes A, Cathers I, Halaki M. Is subscapularis recruited in a similar manner during shoulder internal rotation exercises and belly press and lift off tests? J Sci Med Sport. 2017;20:566-571.

38. Gismervik SO, Drogset JO, Granviken F, Ro M, Leivseth G. Physical examination tests of the shoulder: a systematic review and meta-analysis of diagnostic test performance. BMC Musculoskelet Disord. 2017;18:41.

39. Graham S, Brookey J. Do patients understand? Perm J. 2008;12:67-69.

40. Gromeier M, Koester D, Schack T. Gender differences in motor skills of the overarm throw. Frontiers in Psychology. 2017;8:212.

41. Guanche CA, Jones DC. Clinical testing for tears of the glenoid labrum. Arthroscopy. 2003;19:517-523.

42. Harada M, Takahara M, Maruyama M, et al. Outcome of conservative treatment for Little League shoulder in young baseball players: factors related to incomplete return to baseball and recurrence of pain. J Shoulder Elbow Surg. 2018;27:1-9.

43. Hashiguchi H, Iwashita S, Yoneda M, Takai S. Factors influencing outcomes of nonsurgical treatment for baseball players with SLAP lesion. Asia Pac J Sports Med Arthrosc Rehabil Technol. 2018;14:6-9.

44. Hegedus EJ, Goode A, Campbell S, et al. Physical examination tests of the shoulder: a systematic review with meta-analysis of individual tests. Br J Sports Med. 2008;42:80-92; discussion 92.

45. Henry BM, Vikse J, Sanna B, et al. Cervical rib prevalence and its association with thoracic outlet syndrome: a meta-analysis of 141 studies with surgical considerations. World Neurosurg. 2018;110:e965-e978.

46. Heyworth BE, Kramer DE, Martin DJ, Micheli LJ, Kocher MS, Bae DS. Trends in the presentation, management, and outcomes of Little League Shoulder. Am J Sports Med. 2016;44:1431-1438.

47. Holt JB, Stearns PH, Bastrom TP, Dennis MM, Dwek JR, Pennock AT. The curse of the all-star team: a single-season prospective shoulder MRI study of Little League baseball players. J Pediatr Orthop. 2020;40:e19-e24.

48. Huber WP, Putz RV. Periarticular fiber system of the shoulder joint. Arthroscopy. 1997;13:680-691.

49. Ide J, Maeda S, Takagi K. Sports activity after arthroscopic superior labral repair using suture anchors in overhead-throwing athletes. Am J Sports Med. 2005;33:507-514.

50. Irlenbusch U, Bernsdorf M, Born S, Gansen HK, Lorenz U. Electromyographic analysis of muscle function after latissimus dorsi tendon transfer. J Shoulder Elbow Surg. 2008;17:492-499.

51. Jain NB, Luz J, Higgins LD, et al. The diagnostic accuracy of special tests for rotator cuff tear: the ROW Cohort Study. Am J Phys Med Rehabil. 2017;96:176-183.

52. Jang SH, Seo JG, Jang HS, Jung JE, Kim JG. Predictive factors associated with failure of nonoperative treatment of superior labrum anterior-posterior tears. J Shoulder Elbow Surg. 2016;25:428-434.

53. Jobe FW, Moynes DR, Tibone JE, Perry J. An EMG analysis of the shoulder in pitching. A second report. Am J Sports Med. 1984;12:218-220.

54. Kibler WB. Specificity and sensitivity of the anterior slide test in throwing

athletes with superior glenoid labral tears. Arthroscopy. 1995;11:296-300.

55. Kibler WB, Chandler TJ, Livingston BP, Roetert EP. Shoulder range of motion in elite tennis players. Effect of age and years of tournament play. Am J Sports Med. 1996;24:279-285.

56. Kibler WB, Sciascia AD, Hester P, Dome D, Jacobs C. Clinical utility of traditional and new tests in the diagnosis of biceps tendon injuries and superior labrum anterior and posterior lesions in the shoulder. Am J Sports Med. 2009;37:1840-1847.

57. Kim SH, Ha KI, Ahn JH, Kim SH, Choi HJ. Biceps load test II: a clinical test for SLAP lesions of the shoulder. Arthroscopy. 2001;17:160-164.

58. Kim TK, Queale WS, Cosgarea AJ, McFarland EG. Clinical features of the different types of SLAP lesions: an analysis of one hundred and thirty-nine cases. J Bone Joint Surg Am. 2003;85:66-71.

59. King JW, Brelsford HJ, Tullos HS. Analysis of the pitching arm of the professional baseball pitcher. Clin Orthop Relat Res. 1969;67:116-123.

60. Komi PV. Physiological and biomechanical correlates of muscle function: effects of muscle structure and stretch-shortening cycle on force and speed. Exerc Sport Sci Rev. 1984;12:81-121.

61. Kwong S, Kothary S, Poncinelli LL. Skeletal development of the proximal humerus in the pediatric population: MRI features. AJR Am J Roentgenol. 2014;202:418-425.

62. Laitung JK, Peck F. Shoulder function following the loss of the latissimus dorsi muscle. Br J Plast Surg. 1985;38:375-379.

63. Lesniak BP, Baraga MG, Jose J, Smith MK, Cunningham S, Kaplan LD. Glenohumeral findings on magnetic resonance imaging correlate with innings pitched in asymptomatic pitchers. Am J Sports Med. 2013;41:2022-2027.

64. Liu JN, Garcia GH, Gowd AK, et al. Treatment of partial thickness rotator cuff tears in overhead athletes. Curr Rev Musculoskelet Med. 2018;11:55-62.

65. Liu SH, Henry MH, Nuccion SL. A prospective evaluation of a new physical examination in predicting glenoid labral tears. Am J Sports Med. 1996;24:721-725.

66. Lo IK, Burkhart SS. Subscapularis tears: arthroscopic repair of the forgotten rotator cuff tendon. Techniques in Shoulder & Elbow Surgery. 2002;3:282-291.

67. Malliaras P, Barton CJ, Reeves ND, Langberg H. Achilles and patellar tendinopathy loading programmes : a systematic review comparing clinical outcomes and identifying potential mechanisms for effectiveness. Sports Med. 2013;43:267-286.

68. Mathewson MA, Kwan A, Eng CM, Lieber RL, Ward SR. Comparison of rotator cuff muscle architecture between humans and other selected vertebrate species. J Exp Biol. 2014;217:261-273.

69. Mazoue CG, Andrews JR. Repair of full-thickness rotator cuff tears in professional baseball players. Am J Sports Med. 2006;34:182-189.

70. McFarland EG, Kim TK, Savino RM. Clinical assessment of three common tests for superior labral anterior-posterior lesions. Am J Sports Med. 2002;30:810-815.

71. Mehdi SK, Frangiamore SJ, Schickendantz MS. Latissimus dorsi and teres major injuries in Major League baseball pitchers: a systematic review. Am J Orthop. 2016;45:163-167.

72. Mihata T, Morikura R, Hasegawa A, et al. Partial-thickness rotator cuff tear by itself does not cause shoulder pain or muscle weakness in baseball players. Am J Sports Med. 2019;47:3476-3482.

73. Miniaci A, Dowdy PA, Willits KR, Vellet AD. Magnetic resonance imaging evaluation of the rotator cuff tendons in the asymptomatic shoulder. Am J Sports Med. 1995;23:142-145.

74. Miniaci A, Mascia AT, Salonen DC, Becker EJ. Magnetic resonance imaging of the shoulder in asymptomatic professional baseball pitchers. Am J Sports Med. 2002;30:66-73.

75. Mohana-Borges AV, Chung CB, Resnick D. Superior labral anteroposterior tear: classification and diagnosis on MRI and MR arthrography. AJR Am J Roentgenol. 2003;181:1449-1462.

76. Myers TH, Zemanovic JR, Andrews JR. The resisted supination external rotation test: a new test for the diagnosis of superior labral anterior posterior lesions. Am J Sports Med. 2005;33:1315-1320.

77. Nagda SH, Cohen SB, Noonan TJ, Raasch WG, Ciccotti MG, Yocum LA. Management and outcomes of latissimus dorsi and teres major injuries in professional baseball pitchers. Am J Sports Med. 2011;39:2181-2186.

78. Nakagawa S, Yoneda M, Hayashida K, Obata M, Fukushima S, Miyazaki Y. Forced shoulder abduction and elbow flexion test: a new simple clinical test to detect superior labral injury in the throwing shoulder. Arthroscopy. 2005;21:1290-1295.

79. Nam EK, Snyder SJ. The diagnosis and treatment of superior labrum, anterior and posterior (SLAP) lesions. Am J Sports Med. 2003;31:798-810.

80. Norman RW, Komi PV. Electromechanical delay in skeletal muscle under normal movement conditions. Acta Physiol Scand. 1979;106:241-248.

81. O'Brien SJ, Pagnani MJ, Fealy S, McGlynn SR, Wilson JB. The active compression test: a new and effective test for diagnosing labral tears and acromioclavicular joint abnormality. Am J Sports Med. 1998;26:610-613.

82. Oh JH, Kim JY, Kim WS, Gong HS, Lee JH. The evaluation of various physical examinations for the diagnosis of type II superior labrum anterior and posterior lesion. Am J Sports Med. 2008;36:353-359.

83. Otoshi K, Kikuchi S, Kato K, et al. The prevalence and characteristics of thoracic outlet syndrome in high school baseball players. Health. 2017;9:1223.

84. Pandya NK, Colton A, Webner D, Sennett B, Huffman GR. Physical examination and magnetic resonance imaging in the diagnosis of superior labrum anterior-posterior lesions of the shoulder: a sensitivity analysis. Arthroscopy. 2008;24:311-317.

85. Parentis MA, Glousman RE, Mohr KS, Yocum LA. An evaluation of the provocative tests for superior labral anterior posterior lesions. Am J Sports Med. 2006;34:265-268.

86. Parentis MA, Jobe CM, Pink MM, Jobe FW. An anatomic evaluation of the active compression test. J Shoulder Elbow Surg. 2004;13:410-416.

87. Payne LZ, Altchek DW, Craig EV, Warren RF. Arthroscopic treatment of partial rotator cuff tears in young athletes. A preliminary report. Am J Sports Med. 1997;25:299-305.

88. Peek J, Vos CG, Unlu C, van de Pavoordt H, van den Akker PJ, de Vries JPM. Outcome of surgical treatment for thoracic outlet syndrome: systematic review and meta-analysis. Ann Vasc Surg. 2017;40:303-326.

89. Pieper HG. Humeral torsion in the throwing arm of handball players. Am J Sports Med. 1998;26:247-253.

90. Polster JM, Bullen J, Obuchowski NA, Bryan JA, Soloff L, Schickendantz MS. Relationship between humeral torsion and injury in professional baseball pitchers. Am J Sports Med. 2013;41:2015-2021.

91. Polster JM, Lynch TS, Bullen JA, et al. Throwing-related injuries of the subscapularis in professional baseball players. Skeletal Radiol. 2016;45:41-47.

92. Polster JM, Subhas N, Scalise JJ, Bryan JA, Lieber ML, Schickendantz MS. Three-dimensional volume-rendering computed tomography for measuring humeral version. J Shoulder Elbow Surg. 2010;19:899-907.

93. Rathi S, Taylor NF, Green RA. The upper and lower segments of subscapularis muscle have different roles in glenohumeral joint functioning. J Biomech. 2017;63:92-97.

94. Roos DB. Congenital anomalies associated with thoracic outlet syndrome. Anatomy, symptoms, diagnosis, and treatment. Am J Surg. 1976;132:771-778.

95. Savoie FH, 3rd, Field LD, Atchinson S. Anterior superior instability with rotator cuff tearing: SLAC lesion. Orthop Clin North Am. 2001;32:457-461, ix.

96. Sayde WM, Cohen SB, Ciccotti MG, Dodson CC. Return to play after Type II superior labral anterior-posterior lesion repairs in athletes: a systematic review. Clin Orthop Relat Res. 2012;470:1595-1600.

97. Schickendantz MS, Kaar SG, Meister K, Lund P, Beverley L. Latissimus dorsi and teres major tears in professional baseball pitchers: a case series. Am J Sports Med. 2009;37:2016-2020.

98. Schroder CP, Skare O, Reikeras O, Mowinckel P, Brox JI. Sham surgery versus labral repair or biceps tenodesis for type II SLAP lesions of the shoulder: a three-armed randomised clinical trial. Br J Sports Med. 2017;51:1759-1766.

99. Serrien B, Clijsen R, Blondeel J, Goossens M, Baeyens JP. Differences in ball speed and three-dimensional kinematics between male and female handball players during a standing throw with run-up. BMC Sports Science, Medicine and Rehabilitation. 2015;7:27.

100. Smith R, Lombardo DJ, Petersen-Fitts GR, et al. Return to play and prior performance in Major League baseball pitchers after repair of superior labral anterior-posterior tears. Orthop J Sports Med. 2016;4:2325967116675822.

101. Snyder SJ, Karzel RP, Del Pizzo W, Ferkel RD, Friedman MJ. SLAP lesions of the shoulder. Arthroscopy. 1990;6:274-279.

102. Stetson WB, Templin K. The crank test the O'Brien test, and routine magnetic resonance imaging scans in the diagnosis of labral tears. Am J Sports Med. 2002;30:806-809.

103. Tarkowski EM, Omar IM, Blount KJ, Gryzlo SM. Subscapularis myotendinous junction tears presenting with posterior shoulder pain in overhead throwing athletes. Acta Med Acad. 2019;48:205-216.

104. Tennent TD, Beach WR, Meyers JF. A review of the special tests associated with shoulder examination. Part II: laxity, instability, and superior labral anterior and posterior (SLAP) lesions. Am J Sports Med. 2003;31:301-307.

105. Thomas JR, Alderson JA, Thomas KT Campbell AC, Elliott BC. Developmental gender differences for overhand throwing in Aboriginal Australian children. Research Quarterly for Exercise and Sport. 2010;81:432-441.

106. Thompson RW, Dawkins C, Vemuri C, Mulholland MW, Hadzinsky TD, Pearl GJ. Performance metrics in professional baseball pitchers before and after surgical treatment for neurogenic thoracic outlet syndrome. Ann Vasc Surg. 2017;39:216-227.

107. Van Den Tillaar R, Cabri JM. Gender differences in the kinematics and ball velocity of overarm throwing in elite team handball players. J Sports Sci. 2012;30:807-813.

108. Vangsness CT, Jr., Ennis M, Taylor JG, Atkinson R. Neural anatomy of the glenohumeral ligaments, labrum, and subacromial bursa. Arthroscopy. 1995;11:180-184.

109. Voss DE. Proprioceptive neuromuscular facilitation. Am J Phys Med. 1967;46:838-899.

110. Walch G, Liotard JP, Boileau P, Noel E. [Postero-superior glenoid impingement. Another shoulder impingement]. Rev Chir Orthop Reparatrice Appar Mot. 1991;77:571-574.

111. Walsworth MK, Doukas WC, Murphy KP, Mielcarek BJ, Michener LA. Reliability and diagnostic accuracy of history and physical examination for diagnosing glenoid labral tears. Am J Sports Med. 2008;36:162-168.

112. Ward SR, Hentzen ER, Smallwood LH, et al. Rotator cuff muscle architecture: implications for glenohumeral stability. Clin Orthop Relat Res. 2006;448:157-163.

113. Whiteley R, Ginn K, Nicholson L, Adams R. Indirect ultrasound measurement of humeral torsion in adolescent baseball players and non-athletic adults: reliability and significance. J Sci Med Sport. 2006;9:310-318.

114. Whiteley R, Oceguera M. GIRD, TRROM, and humeral torsion-based classification of shoulder risk in throwing athletes are not in agreement and should not be used interchangeably. J Sci Med Sport. 2016;19:816-819.

115. Whiteley R, Oceguera MV, Valencia EB, Mitchell T. Adaptations at the shoulder of the throwing athlete and implications for the clinician. Techniques in Shoulder & Elbow Surgery. 2012;13:36-44.

116. Wickham J, Pizzari T, Balster S, Ganderton C, Watson L. The variable roles of the upper and lower subscapularis during shoulder motion. Clin Biomech. 2014;29:885-891.

117. Wilk KE, Hooks TR, Macrina LC. The modified sleeper stretch and modified cross-body stretch to increase shoulder internal rotation range of motion in the overhead throwing athlete. J Orthop Sports Phys Ther. 2013;43:891-894.

118. Wilk KE, Meister K, Andrews JR. Current concepts in the rehabilitation of the overhead throwing athlete. Am J Sports Med. 2002;30:136-151.

119. Yamamoto N, Itoi E, Minagawa H, et al. Why is the humeral retroversion of throwing athletes greater in dominant shoulders than in nondominant shoulders? J Shoulder Elbow Surg. 2006;15:571-575.

120. Young RW. The ontogeny of throwing and striking. Hum Ontogenet. 2009;3:19-31.

수영선수의 재활
(Rehabilitation in swimmers)

39

Sally McLaine, Helen Walker, Craig Boettcher

개요(Introduction)

수영은 여가와 대회, 건강상의 이점을 위해 모든 연령대에서 즐기는 인기 있는 활동으로 근력과 심혈관 건강, 지구력을 향상시킨다. 독특한 수중 환경은 무수한 근골격계 질환뿐만 아니라 우울증과 당뇨병, 고혈압, 천식과 같은 의학적 동반 질환이 있는 사람들에게 충격이 적은 이상적인 운동으로 장려된다. 수영하는 동안 반복적으로 관절가동범위의 끝으로 움직이며 어깨는 높은 하중을 받기 때문에 어깨가 수영하는 사람들에게 가장 많이 보고되는 통증 부위라는 것은 놀라운 일이 아니다.[12]

수영하는 어깨의 요구 사항은 종종 던지기와 테니스와 같은 활동의 요구 사항과 유사한 것으로 간주되지만 어깨 움직임의 역학과 반복은 다르다. 투구 선수는 하지와 몸통에서 어깨로 힘을 전달하기 위해 안정적인 지면을 사용하는 반면, 수영선수는 물을 통해 몸을 추진하기 위한 일차적인 동력 발생기로서 어깨에 의존한다. 주당 20시간 이상 훈련하는 엘리트 수영선수의 경우, 각 어깨는 테니스와 야구, 크리켓을 포함한 다른 어떤 스포츠보다 더 많은 연간 100만 회 이상의 회전을 경험한다.[61] 레크레이션 수영선수부터 엘리트 선수까지 수영선수의 최소 30%가 수영 경력 전반에 걸쳐 때때로 어깨 통증을 경험하는 것은 놀라운 일이 아니며 결과적으로 관리와 재활에 관한 도전적인 결정을 내리게 된다.[30,39,69]

어깨 통증은 수영하는 사람의 일생 동안 자주 발생하며 30–91% 범위의 유병률(prevalence)이 보고되고 있다.[30,39,71] 청소년기의 경쟁적인 수영선수는 많은 양의 훈련을 받아서 그 결과 높은 비율의 어깨 통증이 지속적으로 보고되며, 결과적으로 많은 사람들이 수영을 그만두게 된다.[31,71] 엘리트 수준에서 수영을 계속하는 사람들은 어깨 통증이 발생하고 지속될 위험이 있으며 이 그룹의 경우 발생률(incidence rates)이 최대 73%로 보고되었다.[57,85] 숙련자 또는 노인 수영선수의 유병률은 다양하지만 젊은 수영 인구에 비해 낮은데(19%), 이는 다른 훈련 강도와 감소된 경쟁 부담감, 자기 관리와 관련될 수 있다.[76]

수영선수 어깨 통증의 높은 유병률 감안하여 어깨 근력과 견갑골 위치, 누하, 움직임 범위, 어깨 이완증(laxity), 이전 부상 이력, 생체 역학, 어깨 통증과 관련된 가능성 있는 병리를 포함하여 부상과 통증에 대한 잠재적 예측 변수에 대한 조사가 광범위하게 이루어졌다. 그러나, 수년에 걸쳐 수영하는 사람들의 어깨 통증 발생과 재발이 역사적으로 유사한 비율을 나타내는 것은 재활과 연구에 대한 새롭게 확장된 초점이 필요함을 의미한다.[31,57] 이 장은 임상 경험과 함께 최상의 이용 가능한 근거, 믿음, 수영선수의 요구사항과 가치에 근거하여 어깨 통증이 있는 수영선수의 관리를 위한 체계(framework)를 제공한다. 수영의 생체역학에 대한 이해와 전문 용어, 통증이 있는 수영선수 어깨의 병태생리학, 기여 요인, 적절한 평가는 예후와 재활에 필수적인 기초다.

수영의 생체역학(Biomechanics of swimming)

어깨는 수영하는 동안 상당한 운동 부하(workload)를 받으며 전방 추진력의 약 90%를 생성한다.[24] 힘을 효과적으로 생성하기 위해 네 가지 수영 영법(자유형과 평영, 배영, 접영)에서 수영하는 사람의 손과 팔의 위치(orientation)와 방향(direction), 속도를 변경하여 앞으로 나간다.[6,44]

유체역학(hydrodynamics)은 부분적으로 유체에 잠긴 고체에 작용하는 힘과 관련이 있다. 공기와 비교할 때 수영선수의 "자세(form)" 또는 체형으로 인해 항력(drag)(물이 가하는 저항)과 물결의 난기류(wave turbule)를 포함한 높은 유체역학적 저항이 물에서 발생한다. 몸과 팔다리를 유선형(streamlining)으로 움직이는 것은 수영선수가 물 속에서 앞으로 나아가는 움직임에 대한 저항을 줄이는 어뢰와 같은 모양을 만들게 한다(그림 39.1B).[48,78] 부력(buoyancy)도 팔다리가 움직일 때 몸이 회전하고 기울어지게 하며 영향을 미치므로 몸의 위치가 유선형으로 유지되도록 균형을 잡아야 한다.[15] 효과적인 수영 기술은 항력을 최소화하고 부력을 상쇄시켜 어깨에 필요한 일을 줄인다.

자유형은 가장 빠른 영법이며 수영선수의 전문 영법에 관계

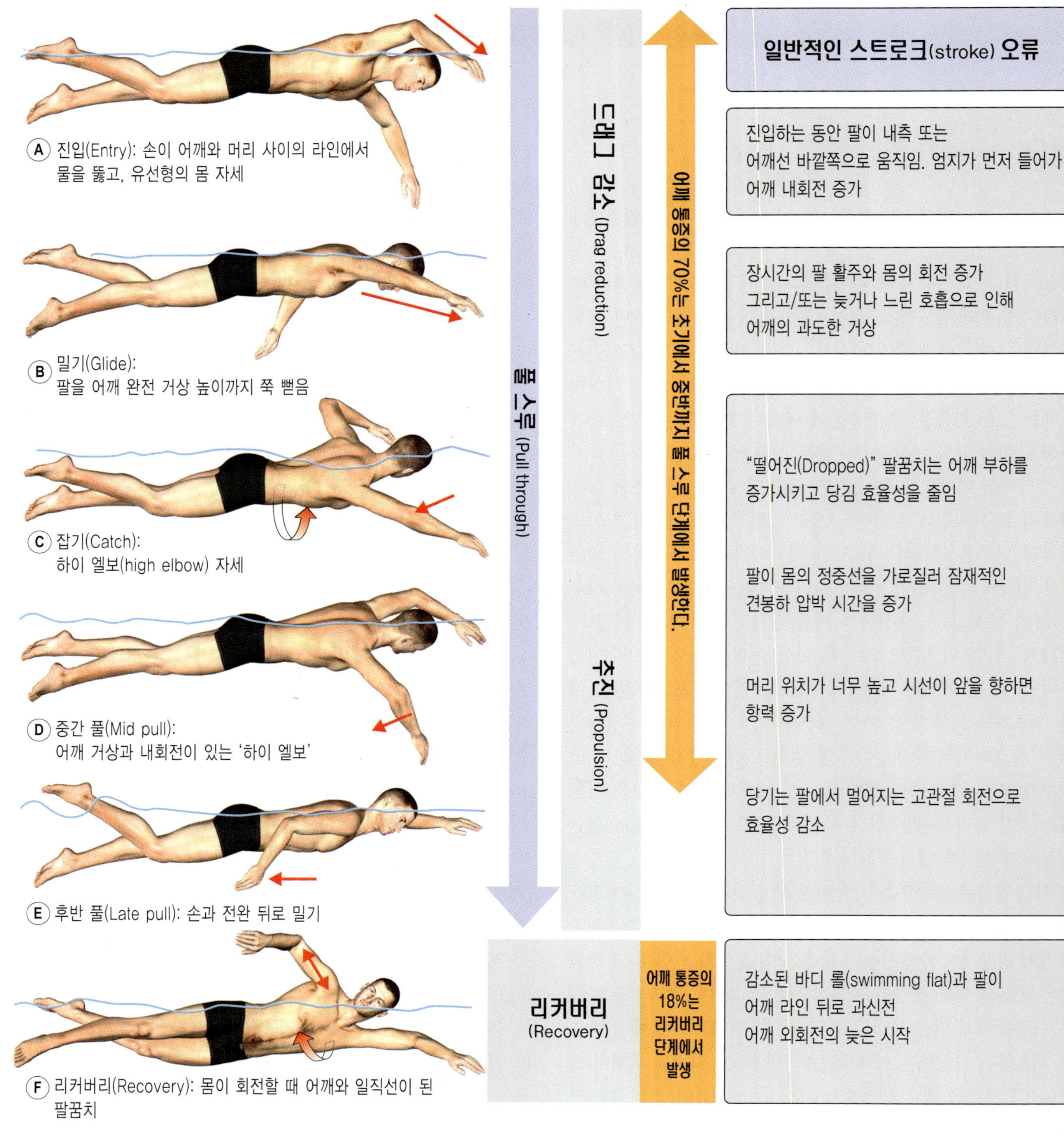

그림 39.1
자유형 스트로크 생체역학과 일반적 스트로크 문제점.

없이 수영 훈련의 최대 80%를 구성한다. 자유형 중에 몸은 종축을 중심으로 50~60° 회전하여 추진력과 호흡을 돕기 위해 큰 복근과 등의 척추주위근을 사용한다(그림 39.1C).[44,79,86] 호흡 주기 동안 몸의 회전이 증가하는 것이 상지 스트로크 동작을 변경시킬 수 있기 때문에 잘 협응되어야 한다. 반면 팔 동작은 고관절에서 발생하는 발차기(flutter kick)로 균형을 이룬다(그림 39.1C,F).[52]

자유형은 풀 스루(pull through)단계와 리커버리(recovery)단계로 구성된다. 길고(65–71cm) 깊은(59–70cm) 자유형 풀 스루 동안 상당한 레버 암(lever arm) 힘이 어깨에 작용한다.[13] 풀 스루 단계는 손가락부터 손이 어깨와 몸의 정중선 중간으로 물에 들어갈 때 시작된다(그림 39.1A). 뻗은 팔은 앞으로 밀고(gliding) 그 다음 손과 팔은 물을 "잡기(catch)" 위해 위치를 바꾸고 어깨는 내회전하며 "하이 엘보(high elbow)" 위치로 굴곡되며 팔꿈치가 굴곡된다(그림 39.1B,C).

풀 스루 초기 단계에서 수영선수는 몸을 팔 쪽 방향으로 앞으로 당기려고 한다(그림 39.1C). 풀 스루의 중간 단계에서는 팔을 몸의 정중선 방향으로 당기며 어깨는 신전과 내전되어 구부린 팔꿈치를 가능한 한 높게 유지한다(그림 39.1D). 풀 스루의 후기 단계에서는 손과 팔이 엉덩이 쪽으로 밀려나오면서 가속된다(그림 39.1E). 높은 팔꿈치의 풀 스루 동작은 수영선수들이 추진력을 최대화하기 위해 손과 팔을 사용할 수 있게 하지만, 이 자세는 높은 범위의 굴곡에서 상완관절와관절의 상당한 내회전을 필요로 한다(그림 39.1C,D). 팔을 넣고 당기는 동안 수영선수는 상완관절와관절의 정렬을 최적의 상태로 유지하기 위해 견갑골을 능동적으로 상방 회전(upward rotation)과 전인(protraction), 전방 경사(anterior tilt) 하게 된다.[27]

리커버리 단계는 손과 팔이 물에서 나올 때 시작되며 표면 항력을 최소화한다. 리커버리 중인 팔은 상체 회전과 어깨 외회전의 도움을 받아 높은 위치에서 굴곡된 팔꿈치와 함께 어깨와 일직선으로 들어 올려진다(그림 39.1F). 마지막으로, 팔꿈치는 어깨가 최대한 외전되고 손이 물에 들어갈 수 있는 최적의 위치에 있도록 약간 내회전될 때 신전된다. 당연히, 어깨 통증은 더 길고 추진력 있는 풀 스루(70%) 동안 발생하고 리커버리 중에(18%) 덜 흔하게 발생한다.[61] 자유형 수영 동안 어깨는 스트로크 주기의 최대 25% 동안 관절가동범위의 끝부분에 위치하고, 이는 잠재적으로 견봉하 압박을 증가시킨다.[86] 어깨는 수영 중 부상에 취약하며 상당한 가동성과 정밀한 움직임 제어, 근력이 필요하다는 것이 분명하다.

병태생리학(Pathophysiology)

역사적으로 어깨 통증이 있는 수영선수에게서 고려되는 주요 해부학적 구조는 극상근건과 견봉하 점액낭, 이두근의 장두였다. 이러한 구조물들이 통증의 원인이 된다는 개념은 Kennedy 등[43]의 "수영선수의 어깨(swimmer's shoulder)"에 대한 기존의 설명으로 거슬러 올라가며, 이는 당시 Neer[59]가 제안한 충돌(impingement) 모델을 반영했다. 수영 중 반복적으로 팔을 들어올리면 오구견봉궁 아래의 극상근과 견봉하 점액낭, 이두근의 장두가 압박되어 조직 손상과 통증이 발생한다는 가설이 세워졌다. 수영 훈련 후, 모든 어깨에서 극상근 건 두께가 증가하며 어깨 통증의 병력이 있는 수영선수는 더욱 그러했다.[62] 수영의 양이 증가함에 따라 견봉하 점액낭의 적응성 변화도 보고되었으며, 몹시 힘든 운동 직후 급성 점액낭 비후는 통증과 상관관계가 있었다.[20] 두 연구 모두 어깨 부위에 대한 수영 동작의 영향을 강조했다.

MRI(자기공명영상, magnetic resonance imaging)와 같은 영상 기술은 SLAP(상부관절와순, superior labrum anterior to posterior) 파열과 관절순 주위 낭종, 견봉쇄골관절 변화가 일관되게 확인된다.[10,11,71] 이러한 변화의 대부분은 어깨 증상이 있거나 없는 수영선수에게서 나타난다. 따라서 이러한 연구에서 관찰된 변화와 증상 사이의 관계는 여전히 불확실하다. 엘리트 수영선수를 조사한 보다 최근의 MRI 연구 결과, 일부는 통증 이력이 있지만 모두 최고 수준에서 계속 경쟁하고 있으며 수영선수의 15–20%가 관절순과 상완이두근건, 견봉쇄골관절의 변화를 가지고 있을 뿐만 아니라 상완골 소결절(lesser tuberosity) 부종 및 견갑하근 건병증을 확인했다.[41] 특히, 가장 흔하게 확인된 소견은 건병증 변화였으며, 이는 수영하는 사람의 극상근과 견갑하근 건의 70% 이상에서 관찰되었다. 수영 년수와 견갑하근 건병증의 정도 사이의 상관관계도 확인되었다.

건병증 변화는 수영선수의 어깨에서 관찰되는 주된 병리학적 과정으로 극상근과 견갑하근, 상완이두근 장두건에 영향을 미친다.[41,71] 수영선수의 건병증의 빈도와 어깨 통증의 유병률은 모두 높고 건병증의 심각한 정도와 통증 사이에는 강한 상관관계가 있지만,[20] 건병증 변화가 수영선수의 어깨 통증의 원인이 될 수 있음을 확인하기 위해서는 추가 연구가 필요하다. 어깨 건은 압축력과 인장력을 견디도록 설계되었지만,[46] 스트로크 주기의 수는 이러한 구조의 구조적 완벽성을 압도할 수 있으며, 내재적 변화와 부수적인 외적 변화 또한 초래할 수 있다.[72]

외부 요인은 건의 압축 부하를 일으키는 건 외부의 힘이다. Hawkins와 Kennedy[36]가 수영하는 사람의 어깨 통증의 주요 원인으로 가정한 견봉하 압박은 건에 가해지는 외부 하중의 잠재적 원인 중 하나이다. 보다 최근에는 수영에 필요한 상완관절와관절의 거상과 내회전된 자세 동안에 극상근 밑면과 이두근건, 견갑하근 건이 전상방측과 후상방측 관절순에 내측 접촉 또는 충돌이 있다고 제안되었다.[23,68] 이것은 수영 영법 동안 이 건들의 불가피한 정상적인 생리적 접촉일 수 있으며 수영하는 어깨에서 볼 수 있는 건병증과 관절순 변화의 높은 유병률을 설명할 수 있다. 건에 부하를 주는 동작의 증가는 일반적으로 통증의 시작과 관련이 있으며,[16] 이 구조물은 수영하는 사람의 어깨 통증의 주요 원인일 수 있다. 그러나 이것이 정확한지 현재로서는 알 수 없거나 수영선수들이 고통을 겪는 이유를 완전히 이해하지 못한다는 점을 인정하는 것이 중요하다.

수영선수의 어깨 평가
(Assessing the shoulder in swimmers)

통증은 수영선수의 전상방 어깨에서 수영 중 또는 수영 후에 가장 흔히 보고된다. 이두근 부위의 통증 뿐만 아니라 퍼지는 통증(diffuse pain), 어깨 뒤쪽 통증이 보고될 수 있다.[61] 위에서 논의한 병태생리학 외에도 임상가는 위험 신호(red flags)와 경추/흉부 기능 장애, 단방향/다방향 어깨 불안정성,[22] 견봉쇄골관절 병리(골용해(osteolysis), 견봉골(os acromiale) 포함), 견갑상(suprascapular) 신경병증,[1] 사변형(quadrilateral) 공간 증후군, 상완 신경염, 흉곽 출구 증후군, 늑골 상부 스트레스 반응,[80] 내장 전이 통증(referral), 혈관 손상을 포함한 어깨 부위의 다른 잠재적인 증상 원인을 고려해야 한다.

수영 관련 질문(*Swimming-specific questions*)

철저한 주관적인 검사는 모든 평가에서 중요하며 어깨 통증이 있는 수영선수에게 다음과 같은 특정 질문을 하는 것이 적절하다.

부하(Load)

대부분의 수영선수의 어깨 통증은 과부하와 관련이 있으며 회전근개 관련 어깨 통증으로 진단된[31,45](19장과 36장 참조). 훈련의 변화 또는 부하에 대한 건의 내성(tolerance)에 영향을 미치는 기타 요인과 관련된 자세한 질문은 필수적이다(상자 39.1). 이러한 요인에는 엘리트 스포츠에서 흔히 볼 수 있는 스트레스와 수면 부족을 비롯한 유전과 생활 방식이 포함된다.

다른 스포츠에서 부하 또는 훈련량의 부상에 대한 기여와 연관성이 보고되었지만,[33] 수영의 훈련 강도와 관련된 문헌 조사는 아직 명확한 관계가 확립되지 않았음을 시사한다. Sein 등[71]은 주당 15시간 이상 또는 35km(21.7mile) 이상 수영하는

상자 39.1 어깨 통증이 있는 수영선수를 위한 특정 질문

- 증상 발현 시기: 훈련 중(시작 또는 종료) 또는 훈련 후, 특정 세트/드릴/세션 내
- 훈련 후 증상이 지속되는 시간, 야간 통증, 일상생활활동에 미치는 영향
- 스트로크의 유형/증상이 나타나는 스트로크의 특징과 단계
- 훈련 부하의 모든 변화: 빈도/속도/세트/스트로크 집중/테크닉/스쿼드(squad)수준/코치(이전 2–3주)
- 안정 시 심박수 또는 자가 보고된 피로 수준의 변화
- 장비 사용: 킥보드, 손 패들, 고무줄, 당김 부표(pull buoy)
- 훈련 및 대회 수준: 빈도/시간/이력
- 체육관 훈련/기타 활동/워밍업 루틴
- 이전의 근골격계 부상과 동반 질환, 급성장(growth spurt)
- 과가동성(hypermobility)의 가족력

수영선수들에게서 극상근 건병증 발현의 증가를 확인했지만 이러한 거시적인(macroscopic) 건의 변화는 통증과 상관관계가 없었다. 더욱이, 절대적 훈련 주행거리(mileage)를 조사한 연구에서 훈련량과 증상 사이의 연관성을 찾지 못했다.[66,81] 그러나 927명의 수영선수를 대상으로 한 설문 조사에서 Stocker 등[73]은 지속적이고 고질적인 어깨 통증을 경험한 사람들의 50% 이상이 훈련 거리 또는 속도의 증가는 어깨 증상의 발병을 촉진하는 요인이라 믿고 있다고 보고했다.

이 단원의 저자는 훈련의 변화, 특히 강도(이 경우 수영 훈련의 속도 또는 페이스(pace)를 의미함)를 늘리고 훈련량(거리)이나 빈도를 높이는 것이 어깨 증상의 시작과 일치한다는 것을 관찰했다. 훈련 부하가 갑자기 증가할 때 젊은 수영선수들의 어깨 부상이 증가한다는 근거[30,31]는 수영 부하와 어깨 통증 사이의 관계를 지지한다. 현재 이해되고 있는 것은 통증 시작의 주요 요인은 전체 부하가 아니라 건에 가해지는 부하의 변화라는 것이다.[33] 만약 맞다면, 이는 어깨 통증이 있는 수영선수를 관리할 때 부하를 조절하는 것이 핵심 요인임을 시사한다. 심박수와 수영 세션 RPE(운동자각평가, rating for perceived exertion)(수정된 보고 척도 RPE: 0 – 10)를 모니터링하는 것은 수영선수의 내적 부하(외부 훈련 부하에 대한 반응)를 추적하는데 유용한 자가 보고 측정방법으로 권장되며, 세션 간 적절한 회복 기간을 설정하는 데 도움이 된다.[3,32,87]

이전 과거력(Previous history)

이전 어깨 통증은 수영선수의 후속적인 통증 발병을 예측하는 것으로 보인다.[39,81] 어깨 통증의 병력이 있는 수영선수는 훈련과 경기력(performance)을 저해하는 어깨 통증을 경험할 가능성이 최대 11배 더 높다.[12,81] 운동 선수는 비운동선수와 비교하여 통증에 대한 내성이 더 높다.[77] 그리고 많은 젊은 수영선수들은 어깨 통증이 정상이라고 생각하여 통증이 있음에도 불구하고 계속 훈련을 진행한다.[37,57] 이를 존중하여 통증 강도를 연속체(continuum)에 나타내어 통증 척도를 정기적으로 사용하면 증상 변화를 식별하는 데 도움이 될 수 있다.[26] 통증이 수영하는 동안 견딜 수 있는 정도인지 그리고 수영 후 즉시 사라지는 지 묻는 것은 수영선수가 통증에 대한 경험을 소통하는데 도움이 된다(상자 39.2).

상자 39.2 수영선수의 어깨 통증의 훈련 반응 단계

1~4 = 낮은 수준에서 높은 수준의 통증과 장애:

1. 특정 스트로크/일부(전부는 아님) 세션 동안 또는 훈련 후 〈 2시간 동안 경험한 통증
2. 모든 훈련 세션의 일부 동안 그리고/또는 모든 세션 후 통증
3. 모든 훈련 세션의 50–70% 동안과 훈련 후 2시간 이상 지속된 후 통증
4. 훈련 및 경기력에 지속적으로 영향을 미치는 통증/훈련 또는 경쟁 불가

신체 평가(Physical assessment)

수영선수의 어깨 통증과 관련된 수많은 요인이 문헌에 설명되어 있지만 인과 관계(causation)와 위험에 대한 결론은 제한적이다. 수정할 수 있는 요인과 수정할 수 없는 요인이 각각의 수영선수에게 독특한 결정 요인(determinants)[5]의 복잡한 웹처럼 기여할 가능성이 높다. 신체 평가에는 다음이 포함될 수 있다. 경추와 흉추 검사; 견봉쇄골관절; 능동적 수동적 어깨 운동 가동범위; 상완관절와관절 불안정성; 어깨와 운동사슬 강도/ 지구력 검사; 표시되는 경우 신경학적 평가.

수영 인구에 대한 어깨 부상 예방 데이터가 부족하지만 그림 39.2에 요약된 수영 관련 검사가 검증되었으며 증거가 부족한 수영의 기능적 요구 사항에 기반한 최적의 범위와 함께 유용한 선별과 초기 평가지침을 제공한다. 이 테스트(그림 39.2)는 효율적인 수영 영법을 수행하는 선수의 능력에 영향을 미치는 요인을 평가한다. 예를 들어, 제한된 어깨 굴곡과 흉부 신전(거상과 결합된 검사)은 유선형 자세가 만들어지는 것을 제한할 것이다.

재활 시작 시 또는 시즌 시작 시 통증이 없는 상태에서 수영선수의 어깨 근력과 지구력, 견갑골 상방 회전, 관절가동범위에 대한 기준 데이터 수집은 손상을 식별하고 미래에 비교를 위한 기준을 제공하는 데 도움이 된다.

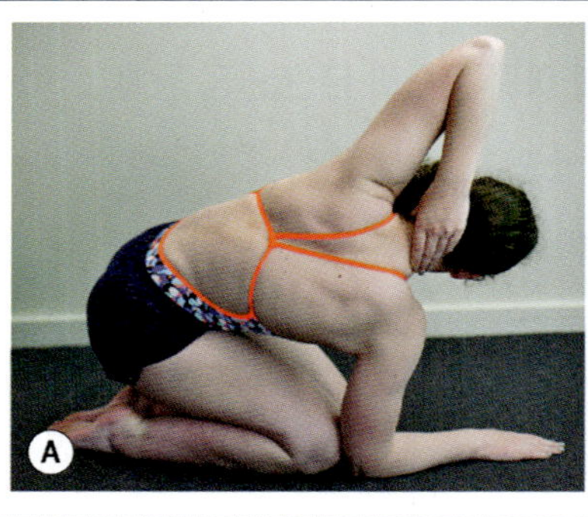

검사
잠긴 요흉추부 회전(Locked lumbothoracic rotation)[29,42]

권장 범위
흉추 회전: 양쪽으로 60 - 70°

기능 관련성
수중에서 몸/가슴 회전; 리커버리 단계에서 어깨의 수평 신전 증가를 피하기 위해

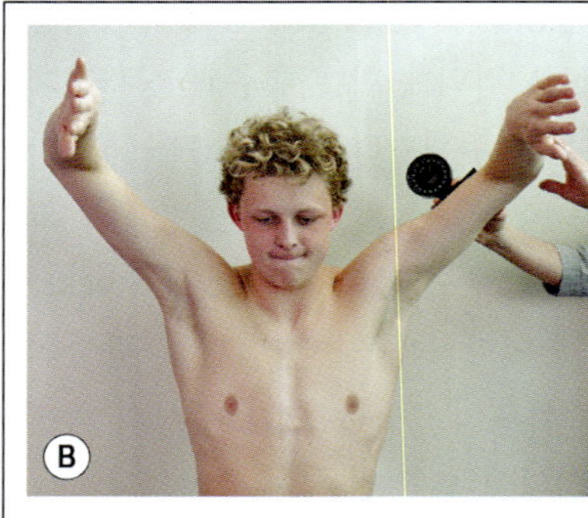

검사
내회전에서 어깨 외전[82]

권장 범위
능동 어깨 외전: 150 - 170°

기능 관련성
당기기와 리커버리 단계에서 높은 주관절 위치

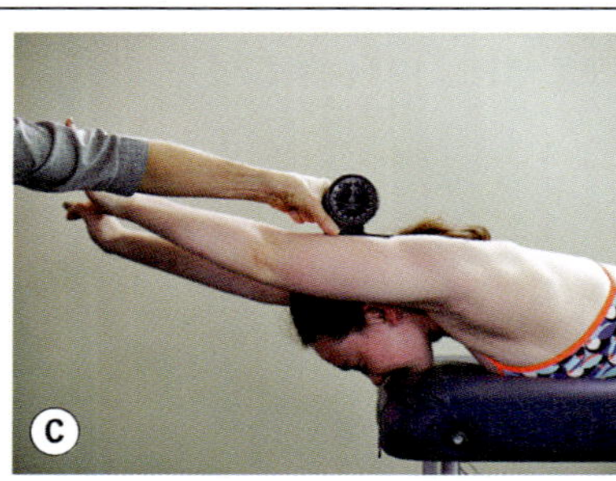

검사
결합된 거상(Combined elevation)[82]

권장 범위
능동 거상: 5 - 15°
흉부 신전 또는 광배근 길이 관찰

기능 관련성
유선형 자세 달성

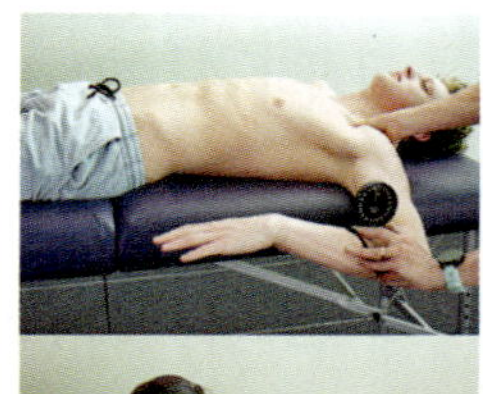

검사
90° 외전에서 어깨 내회전과 외회전 능동 가동 범위[81,82]

권장 범위
내회전: 40~50°
외회전: 90~100°

기능 관련성
전체 스트로크에 필요한 내회전 가동 범위; 리커버리 단계를 통해 외회전 가동 범위 증가

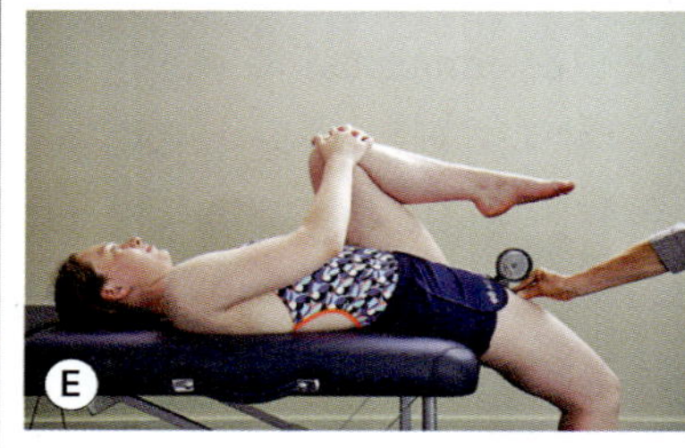

검사
고관절 신전을 위한 토마스(Thomas) 검사[14]

권장 범위
고관절 신전 20 - 30°

기능 관련성
유선형 자세 달성; 과도한 요추 신전 없이 차기; 시작과 회전

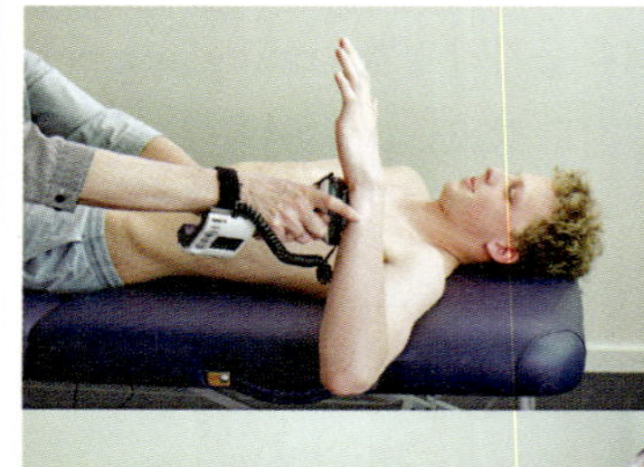

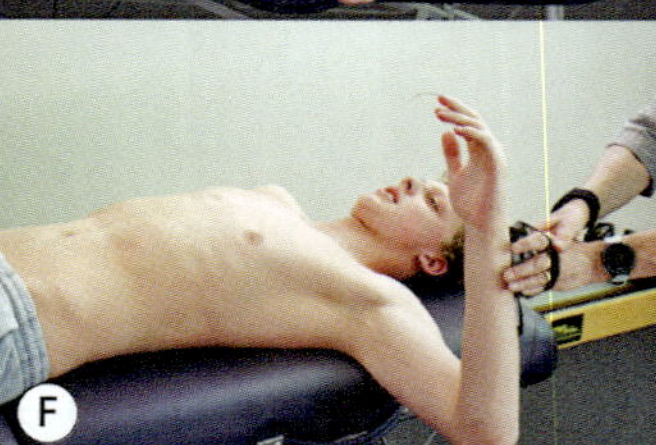

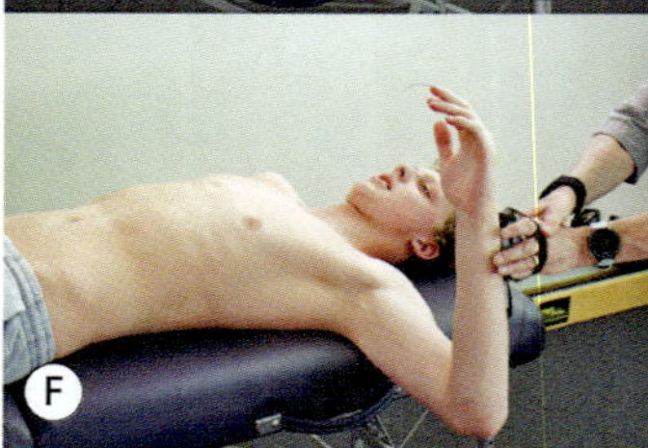

검사
90° 외전에서 내회전과 외회전 등척성 어깨 근력[55]

권장 범위
표준 데이터는 표 39.1 참조

기능 관련성
초기 풀 스루와 리커버리 단계 위한 어깨 근력과 조절

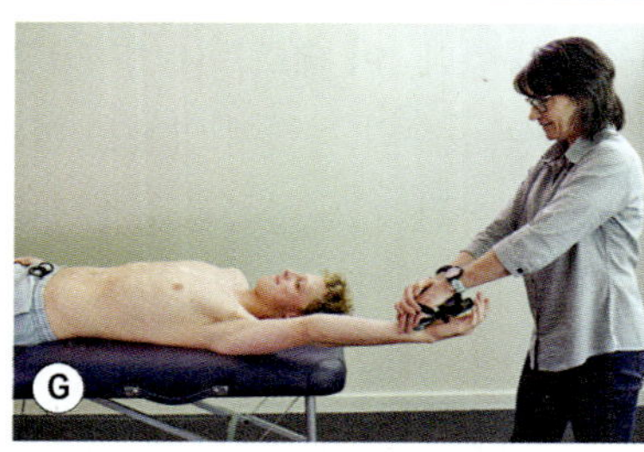

검사
견갑면에서 140° 외전에서 어깨 신전 근력[54,55]

권장 범위
표준 데이터는 표 39.1 참조

기능 관련성
조기 풀 스루와 추진 단계, 자유형 속도를 위한 어깨 근력과 조절

그림 39.2
수영선수의 어깨 평가를 위해 추천되는 신체 검사.

관절가동범위(Range of movement)

수영선수는 흉부 회전과 신전, 몸통 회전과 결합된 넓은 범위의 어깨 굴곡과 회전을 통해 물속에서 효율적으로 움직인다. 어깨가 아닌 다른 부위의 제한은 물 속에서 신체의 위치에 영향을 미칠 수 있다. 예를 들어, 짧아진 복직근으로 인한 제한된 흉부 신전 또는 흉곽 팽창과 고관절 신전(그림 39.2E), 심지어 발목의 저측굴곡 범위는 신체 위치와 발차기 효과에 영향을 주어 어깨에 가해지는 부하를 증가시킬 수 있다. 이러한 고려사항은 효율적인 수영선수가 되어야 하지만, 잠재적으로 흉추 경직과 고관절 신전 감소로 이어질 수 있는 사이클링에 긴 시간을 보내는 철인 3종 경기 선수에게 특히 중요할 수 있다.

유선형 자세에서 흉부 회전과 신전은 그림 39.2에 설명된 대로 고정된 요추 회전 검사와 결합된 거상 검사를 사용하여 측정할 수 있다.[29,42,82] 바로 누운 자세에서 경사계(inclinometer)를 사용하여 측정한 능동적 어깨 관절가동범위 검사는 수영선수에게 타당도와 신뢰도가 높은 평가이다(그림 39.2D).[82] 어깨의 외회전 범위가 높거나(≥ 100°) 또는 낮은(〈 93°) 수영선수는 어깨 통증이 발생할 위험이 있다.[81] 근거는 모호하지만 낮은 범위의 어깨 내회전과 굴곡은(그림 39.2D), 수영선수의 어깨 통증에 기여할 수 있다.[39,76]

수영선수가 더 빠른 속도로 훈련할 때 세션을 매우 힘들거나(5–9 RPE) 피로하다고 평가하면 어깨의 외회전 범위가 즉시 감소하고 훈련 후 6시간 동안 그대로 유지되며 이 관절가동범위가 언제 복원되는지에 대해 불확실하게 된다.[38,51,87] 수영선수가 경쟁적으로 훈련하기 위해 앞에서 설명한 어깨 외회전 범위(그림 39.2D)를 매주 또는 격주로 모니터링하는 것은 수영선수의 어깨 외회전이 적절하게 회복했는지 여부를 결정하는 데 도움이 될 수 있다. 흉부 회전 또는 신전 범위(그림 39.2A,C) 또는 체간 조절과 같은 다른 요인이 제한되면 어깨관절 회전 범위 감소가 더 문제가 될 수 있다.

상완골 비틀림(torsion)은 상완골두와 상완골 축이 이루는 각도이다. 던지기 선수에서 이 비틀림 각도는 좌우 대칭이 아니며 던지기 선수의 어깨에서 더 크다(2장과 38장 참조).[84] 비–던지기 선수와 수영선수에서 양쪽 상완골 비틀림 각도는 대칭이고 수영선수의 각도는 어깨 통증과 관련이 없다.[40]

어깨 근력(Shoulder strength)

최대 근력 평가는 수영선수의 어깨 근육 성능 평가의 한 부분으로 HHD(휴대용 근력계, handheld dynamometry)를 사용하여 클리닉에서 쉽고 신뢰도 있게 수행할 수 있다.[25,56] 어깨 내회전과 외회전, 신전의 등척성 근육 검사(그림 39.2 참조)는 어깨의 진단 검사의 중요한 부분을 이루고, 비교를 위한 통증이 없는 수영 인구에 대한 기준(normative) 데이터로 사용 가능하다. 검사 프로토콜과 동기 부여, 통증, 수영선수의 자세와 팔 위치를 비롯한 많은 요인이 근력 결과에 영향을 미친다는 점을 유의하는 것이 중요하다. 타당성 있는 비교를 위해 표 39.1에 설명된 모집단과 검사 프로토콜을 고려해야 한다. 수영선수의 어깨 근력이 대칭적이라는 강력한 근거는 임상가가 증상이 있는 어깨와 무증상 어깨를 타당하게 비교하고 재활 목표로 설정할 수 있도록 해준다.[7,55]

어깨 내회전과 외회전 근육 검사에는 회전근개와 견갑골(axioscapular)근육을 포함한 근육 그룹을 검사한다. 그러나 외회전 동안의 운동 전략(motor strategy)은 견갑하근보다 극상근과 극하근을 선호하고 내회전 동안에는 견갑하근이 후방 커프(posterior cuff)보다 힘 발생에 훨씬 더 활동적이다.[8,21] 확인된 경우, 시간에 따른 힘의 감소는 수영선수 어깨의 부하를 견딜 수 없는 능력과 연관될 수 있다. 저자는 건에서 비롯된 것으로 간주되는 통증이 내회전과 외회전 힘을 감소시킬 수 있으며 시간이 지남에 따라 근력을 모니터링하는 데 가치가 있음을 제안한다.[8,87]

수영선수의 어깨 내회전 대 외회전 근력 비(IR/ER)는 숙련자와 성장중인 수영선수의 경우 1.1부터,[50,64] 엘리트 수영선수의 경우 1.4 범위로 자주 보고되었다.[7] 확실히 어깨 불안정성이 있는 경우, 어깨 근육의 균형과 근력이 중요하다. 근력 비율은 던지기와 같은 다른 스포츠에서 외회전근 보다 내회전근의 힘이 더 강하지만[7,55,64] 수영선수의 어깨 근육의 불균형이 통증을 유발한다는 데에는 합의된 바가 없다.[39] 수영선수의 IR/ER 근력 비율은 변동할 가능성이 있으며, 이는 수영 시즌 동안 증가된 내회전 힘과 훈련 세션 후 감소된 외회전 힘을 통해 입증된다.[64,87] 내회전 및 외회전의 힘이 다를 수 있다는 점을 감안할 때 근력 비보다는 절대적인 어깨 회전 근력의 HHD 모니터링(표 39.1 참조)이 더 유익하다.

표 39.1 휴대용 근력계를 사용하여 측정한 등척성 어깨 근력 값(% 체중)

어깨 근력 검사	남성 훈련자*	여성 훈련자*	남성 엘리트 선수#	여성 엘리트 선수#
내회전	25	20	29	26
외회전	21	18	19	18
굴곡	13	11	모름	모름
신전	15	12	모름	모름

* 훈련자: 주당 최소 6시간 수영 훈련(n = 170 어깨, 평균 연령 15.5세); 바로 누운 90° 어깨 외전에서 수행된 회전 "메이크(make)" 검사; 바로 누운 140° 어깨 외전에서 수행된 굴곡/신전 검사.[55]

엘리트 선수: 최소 2개의 전국 수영선수권 대회 자격(n=136 어깨, 평균 연령 19.9세); 서 있는 중립 어깨 위치에서 수행된 "깨기(break)" 검사.[7]

완전한 굴곡에서 어깨 신전 근력은 강한 풀 스루 힘을 위해 필요하며 자유형 수영 속도와 상관 관계가 있다.[2] 성장하는 남성 수영선수에서 HHD로 측정한, 체중의 13.5% 미만의 낮은 어깨 신전 근력(그림 39.2G)은 어깨 통증의 발병에 기여하는 요인이 된다.[54]

수영선수의 근육 성능은 훈련 부하 변화와 관련된 힘 발달 속도, 지구력, 힘 발생 같은 매개 변수를 포함한 추가적인 조사를 필요로 한다.

운동 사슬과 견갑골 운동 (Kinetic chain and scapular movement)

수영과 관련된 자세에서 운동 사슬과 견갑골 운동의 평가가 권장된다. 일반적으로 수행되는 전면과 측면 플랭크[76] 또는 네 발기기 슈퍼맨 자세의 시간 측정은 수영선수를 평가할 때 적절한 사항이다. 서 있는 상태에서 수행되는 "잡기(catch) 검사" 또는 저항된 오버헤드 어깨 신전(resisted overhead shoulder extension)(그림 39.3)의 운동 사슬을 평가한다. 수영 동작의 "잡기(catch)" 자세를 취하며 통증을 유발할 수 있다.

견갑골 상방 회전은 전체 어깨 굴곡 범위를 달성하고 최적의 견봉하 공간[27]을 유지하며 수영 스트로크 전반에 걸쳐 근육 길이-장력 관계를 최적화하는 데 필수적이다. 견갑골 상방 회전의 넓은 범위는 엘리트 수영선수에서 볼 수 있으며, 팔을 들어 올릴 때 견갑골 하각이 몸통 옆으로 위치하여 나타난다. 견갑골 운동이상증(dyskinesis)이 어깨 통증의 위험 인자라는 근거는 없지만[30,74] 불충분한 견갑골 상방 회전은 팔을 머리 위로

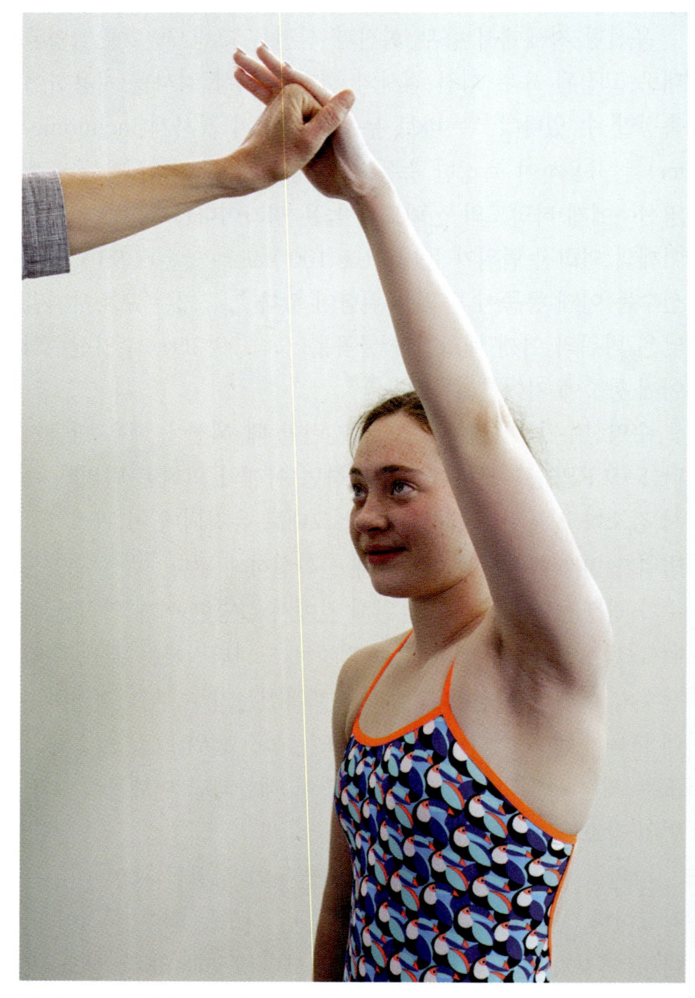

그림 39.3
잡기 검사(Catch test).

상자 39.3 어깨 통증이 있는 수영선수의 단계 징후와 증상

1~4 = 낮은 수준에서 높은 수준의 장애:

1. 기초선(baseline)과 기준 데이터(normative data) 또는 반대쪽과 비교하여 감소된 근력 측정값 그리고/또는 감소된 수동적 관절가동범위
2. 위의 사항과 더불어 저항이 적용된 외회전/내회전/신전/잡기 검사에서 통증
3. 위의 사항과 더불어 모든 저항 테스트와 능동적 관절가동범위의 끝에서 통증
4. 위의 사항과 더불어 능동적 관절가동범위의 초기에 통증이 시작됨; 일상생활동작(ADL) 동안 지속적이고 수면에 영향을 미치는 통증

올리는 오버헤드 운동 선수의 어깨 통증과 관련이 있으며[18] 수영선수의 근육 억제(inhibition) 또는 피로로 인해 발생할 수 있다.[49,75]

저자는 엎드린 자세에서 어깨 회선(circumduction) 동안 견갑골 상방 회전의 대칭성과 지구력을 관찰할 것을 권장한다(그림 39.4I 참조). 최소 5회 반복할 때 팔은 벤치/바닥에서 떨어져야 한다. 증상이 있는 경우, 손으로 견갑골 상방 회전을 도와주는 것(manual facilitation)이 증상을 개선하고 직접적인 치료가 될 수 있다.[47] 젊은 수영선수의 후방 어깨와 견갑골 근육의 낮은 수준의 지구력은 어깨 통증 발생의 예측 모델에 포함되었으며 체중에 따라 부하가 추가되는 상태인 엎드린 자세의 어깨 90° 외전에서 수평 신전(horizontal extension) 동작에서 어깨를 평가했다.[28,30]

유연성 또한 견갑골 운동에 영향을 줄 수 있으므로, 추진(propulsive) 동작을 위한 근육인 광배근과 흉근 그룹, 후방 회전근개의 근육 길이 검사가 적합하다.[76] 스포츠의 반복적인 특성을 고려하여 수영선수가 피로한 상태일 때 측정하는 어깨 근력과 관절가동범위, 견갑골 위치의 평가는 더 많은 정보를 제공할 수 있다.

이완증(laxity)

어깨 관절의 이완증과 불안정성은 다른 요소이며, 불안정성은 병적인 것으로 간주되지만 둘 다 수영선수의 어깨 통증에 대한 위험 요소로 조사되었다. 상완관절와관절의 이완증에 대한 임상 테스트의 양성 결과는 엘리트 수영선수[68,89]에서 흔하고 어깨 통증과 관련이 없다.[9,81] 반면, 수영선수가 보고한 느슨함(looseness)(아마도 비효율적인 근육 조절로 인한 것)은 어깨 통증과 관련이 있다.[39,76] 주관적인 양성 보고와 함께 불안 검사(apprehension test)와 전방/후방 활주 검사가 어깨 불안정성 진단을 확인하는 데 도움이 될 수 있다.

현재까지 고유수용감각(proprioception)은 수영선수의 어깨 통증에 대한 위험 인자로 조사되지 않았다. 연구에서는 수영선수의 어깨 관절 위치 감각과 피로에 관한 모호한 결과를 보이고 있다.[33,51,87]

신체 징후와 증상 요약 (Summary of physical signs and symptoms)

훈련 반응(상자 39.2 참조)과 징후, 증상(상자 39.3)은 연속체(continuum) 내의 단계로 표현되며 수영선수의 재활에 대한 프레임워크를 제공한다.

검사(Investigations)

대부분의 경우에서 훈련 부하의 변경과 점진적인 재활이 관리의 첫 번째 순서이지만, 3–4단계(상자 39.2 참조)에서 수행된 영상화(imaging)는 심각한 병리를 배제하고 재활 계획을 수립하며 지속적인 통증을 겪는 선수에게 주사 요법에 대한 의사결정을 내리는데 도움이 될 수 있다. 이러한 조건에서는 MRI가 권장되는 검사 방법이다. 그러나, 구조적 변화는 종종 증상과 상관관계가 없기 때문에 건병증 변화가 있을 때는 훈련 부하 병력을 고려하여 모든 영상을 신중하게 해석해야 한다.[11,35,41] 임상가는 정기적으로 훈련하는 수영선수의 만성적 점액낭 비후는 적응으로 인한 것이며 통증과 관련성이 낮다는 점에 유의해야 한다. 그러나, 근거는 일회성의 지구력 이벤트 후 급성 점액낭 비후를 동반한 통증과 회전근개 건병증의 중증도(초음파 평가상에서)가 상관관계가 있음을 시사했다.[20]

관리와 재활(Management and rehabilitation)

수영선수의 어깨 통증 관리는 훈련 수정과 스트로크 교정, 교육(통증 관리 포함), 운동, 도수치료를 포함할 수 있는 단계별 프로그램을 구현하여 어깨 관절에 부하를 줄였다가 다시 늘리는 지침을 기반으로 한다. 이러한 지침은 회전근개 관련 어깨 통증과 불안정성, 기타 어깨 통증 병리의 경우에 적합하다.

모든 수준의 수영선수는 어깨 통증을 경험할 수 있으며 손상에 따라 다양한 목표를 가진다. 경쟁하는 수영선수의 어깨 통증은 대부분 과부하와 관련이 있지만, 수영 경험이 적은 선수에게는 스트로크 교정이 더 높은 우선 순위일 수 있다. 많은 레크리에이션 수영선수, 특히 고령자 집단의 경우, 관절가동범위와 기술 수정이 관리의 요점일 수 있다. 현실적인 기대치와 기간을 설정하면 동기 부여와 계획을 순응(compliance) 하는 데 도움이 된다.

부하 관리(Load management)

훈련 시간/거리와 빈도, 강도, 스트로크 유형, 훈련 이력과 관련하여 훈련 부하 감소를 고려할 수 있다. 1단계와 2단계에서 수영을 중단할 필요는 없지만 3단계에서 부하 관리는 훈련 빈도의 감소로까지 진행될 수 있으며, 4단계에서 지속적인 통증이 있는 경우 수영장 밖에서 하는 훈련으로 진행될 수 있다.

첫째, 어깨 통증이 있는 수영선수의 부하를 효과적으로 수정하기 위해서는 수영 생체역학에 대한 이해가 중요하다. 스트로크 전체에 영향을 미치고 부상을 야기할 수 있기 때문에 잘못된 팔과 손의 진입 위치, 초기 풀 스루와 리커버리 중 "팔꿈치 떨어짐"을 포함한 일반적인 자유형 스트로크 문제점(그림 39.1 참조)은 해결되어야 한다.[30,70,86] 둘째, 부하 수정 계획을 실행하기 위해서는 코치들과의 소통이 필수적이다. 대부분의 수영선수들은 물 안팎에서 비디오 분석을 통해 도움을 받을 수 있는 영법의 변화로 어깨에 가해지는 하중을 줄일 수 있다. 종종 기술적 문제는 신체 평가 결과(예: 어깨 내회전 제한과 팔꿈치 떨어짐)와 상관 관계가 있어 코치와 치료사의 협력이 중요하다.

회전근개 관련 어깨 통증이 있는 수영선수는 피로할 때까지 훈련을 해서는 안된다. 초음파 소견에 따르면 이전 어깨 통증 이력이 있는 수영선수의 경우 극상근 건 두께를 기초선 수준으로 조정하는 데 최대 24시간이 필요할 수 있으므로[53,62] 수영 훈련은 하루에 최대 한 번 또는 수영선수가 충분한 휴식에서 돌아온 경우 격일로 제한되어야 한다. 수영의 거리와 빈도, 속도의 증가는 점진적이어야 하며, 개별 세션 내와 24시간 이후 까지 부하에 대한 반응을 모니터링해야 한다. 수영선수가 훈련을 하루에 한 세션 이상으로 진행할 때 수행되는 훈련 유형을 고려해야 한다. 고강도(스프린트) 세션은 장거리 세션(6시간)에 비해 극상근 건 두께와 기초선으로 복귀하는 데 필요한 시간(24시간)을 증가시킨다.[63] 유사하게, 고강도 수영 세션 후에 어깨 외회전 범위와 최대 등척성 회전 토크는 저강도 훈련에 비해 감소한다.[87] 따라서 정기적인 수영 훈련을 위해 고강도 세션 후에 적절한 회복 시간(24시간)이 허용되어야 한다.

장비는 주의해서 사용해야 한다. 어깨를 올린 상태에서 킥보드를 사용하면 보드의 부력으로 인해 어깨를 평소보다 높은 높이로 밀어 올려 어깨 통증이 유발된다. 핸드 패들은 풀 스루 단계에서 저항을 증가시켜 어깨에 부하를 가하므로 어깨 통증이 있는 상태에서는 피해야 한다. 물갈퀴(fins)는 어깨의 부담을 덜어주고 테크닉에 집중할 수 있는 시간을 제공할 수 있지만 긴 시간 동안 어깨를 과도하게 들어 올린 위치에 두며 손 입수하는 긴 활주(gliding)를 피해야 한다. 경추 관련 어깨 연관

상자 39.4 수영선수의 어깨 통증을 줄이는 데 도움이 되는 생체역학적 팁

- 특히 어깨 관절가동범위가 제한된 경우 어깨가 과도하게 신전되지 않도록 몸을 회전시켜야 한다.
- 머리와 어깨 사이로 엄지가 아닌 손가락으로 물에 들어간다.
- 어깨를 올릴 때의 통증을 피하기 위해 손으로 들어갈 때 수영 스트로크를 줄인다.
- 당기는 단계에서 몸의 정중선을 가로질러 당기지 않는다.
- 머리를 물 속에 넣은 채로 숨을 쉬기 위해 겨드랑이를 바라본다.
- 수영 기술 평가가 권장된다.

통증의 경우 또는 호흡 주기 동안 통증이 재현되는 경우 수영 스노클(snorkel)을 사용할 수 있다.

4단계에서 수영을 중단했거나 1–3단계에서 훈련을 수정을 한 경쟁하는(또는 정기적으로 훈련에 참여한) 수영선수의 경우 기존의 수영 훈련으로 돌아가기 전에 다음 부하에 관련된 조언을 고려해야 한다.

- 먼저 경쟁을 방지하고 처방된 것보다 더 멀리 또는 더 빨리 수영하는 것을 예방하기위해 단체 훈련을 피한다.
- 피로를 최소화하기 위해 더 짧은 거리로 시작하고 반복 사이에 적절한 휴식을 취한다. 완전한 휴식 기간 후에 시작하는 경우 거리는 50–100m로 짧을 수 있다.
- 훈련량을 점진적으로 주당 10–20% 씩 늘린다.
- 먼저 총 수영 거리를 증가시킨 후에 기존 훈련량의 약 70%까지 세션에 강도/속도를 추가한다.
- 1단계와 2단계 동안 킥 세트와 엉덩이나 가슴 높이의 스컬링(sculling)을 완료한다. 이것은 운동 사슬을 통해 수영 특유의 체력과 근력의 유지를 촉진한다.
- 워밍업과 쿨다운 동안 사용되는 핀(fins)은 1단계와 2단계의 선수가 주요 훈련 노력을 완료할 수 있도록 한다.
- 초기 단계에서는 접영은 바람직하지 않으며 자유형이 바람직하다.

일상 생활과 육지/근력 훈련에 대한 검토는 수정할 수 있는 잠재적 부하 요소를 식별하는 데 도움이 된다. 예를 들어, 삼두근 딥(dip)은 이두근 장두건의 압축과 인장 하중을 추가할 수 있다. 통증을 유발하지 않은 지상 훈련은 계속될 수 있다. 4단계에서 달리기와 심지어 걷기는 통증이 심한 어깨를 악화시킬 수 있기 때문에 사이클링이 심혈관 건강을 유지하기 위한 바람직한 선택일 수 있다.

통증 관리와 교육*(Pain management and education)*

점진적인 재부하(reloading) 프로그램을 준수하면서 훈련 중 허용되는 회복의 불편감과 지속적인 통증을 구별하기 위해 수영선수에게 교육하는 것 모두 임상가에게 어려운 일이다. 1단계와 2단계에서 통증 관리에 도움이 되는 중재는 훈련 후 얼음을 사용하거나 운동(등척성 또는 기타), 테이핑 또는 도수치료와 같은 기타 통증 조절 요법으로 통증을 악화시키는 자세 또는 활동을 최소화하는 것과 같이 간단할 수 있다.

3단계와 4단계에서는 비스테로이드성 항염증제 또는 기타 진통제가 도움이 될 수 있다. 4단계에서는 어깨가 휴식을 취해도 안정되지 않고 영상 소견이 임상적으로 관련이 있는 경우 코르티손(cortisone) 주사요법을 고려할 수 있다. 경추와 흉추 가동화, 후방 회전근개 주위의 연부조직 이완, 견갑하근과 견갑흉부 근육은 통증 조절을 돕고 수영선수가 1–4단계 전반에 걸쳐 이전에 통증이 있었던 범위에서 운동할 수 있도록 한다.

운동*(Exercise)*

관절가동범위 운동(Range of movement exercise)

어깨와 몸의 관절가동범위를 회복하는 것은 수영선수 관리 프로그램의 중요한 부분이다. 수영선수가 과도하게 움직일 때(hypermobile) 감소된 내회전 관절가동범위는 연부조직 도수치료에 빠르게 반응할 가능성이 있다. 가능하고 지시가 있는 경우, 슬리퍼 스트레칭(sleeper stretch)은 치료 후 가동범위 증가를 유지하는 데 도움이 될 수 있다(10장 참조). 흉근과 광배근과 같은 큰 근육 그룹의 느리고 지속적인 스트레칭이 권장되지만, 파트너 스트레칭은 통제되지 않은 과도한 스트레칭의 위험 때문에 권장되지 않는다.

근력강화 운동(Strengthening exercise)

어깨(Shoulder)

특정 손상을 회복시키는 단계별 부하 프로그램은 통증을 유발하지 않는 자세에서 간단한 등척성 운동에서부터 더 높은 부하와 범위, 복잡성을 증가시키며 진행한다. 휴대용 근력계 표준 값은 임상가가 재활 목표의 설정과 호전 정도의 정량화, 부하 내성을 평가하여 수영 훈련과 다음 운동을 진행할 준비를 결정하는 데 매우 유용하다(표 39.1 참조). 이상적으로는 전체 훈련으로 복귀하기 전에 근력계 결과가 이전 값과 비교할 때 최소 80%여야 한다.

처음에 일반적으로 임상가는 흔히 탄성저항밴드를 사용하여 어깨 회전에 초점을 맞춘 근력 운동을 처방한다. 그러나 어깨 회전의 저항 운동 전에 굴곡과 신전 또는 밀고 당기기가 방향별 회전근개 활성화[83]와 잠재적으로 통증 조절에 도움이 된다. 예를 들어, 중립 자세에서 통증이 없는 등척성 신전 동작은 4단계 동안 수영선수의 어깨에서 견갑하근을 활성화하는 효과적인 방법이다. 회전근개와 상완이두근 건에 가해지는 압축 및 인장 부하를 최소화하는 것을 목표로 하여,[4] 지지해주거나 중립적인 어깨 위치에서 부하를 가하는 것은 초기 근력 강화 단계에서 부하를 더 견딜 수 있게 하는 경우가 많다(그림 39.4 A–F). 유사하게, 지지된 등척성 유지부터 바로 누워 가슴 위로 밀어올리기(supine press), 서 있는 자세에서 굴곡 저항운동 까지 점진적인 어깨 굴곡 운동은 후방 회전근개 활성을 점진적으로 증가시킬 것이다.[83] 3단계와 4단계에서 높은 민감성(irritability)으로 인해 24시간 이상 증가된 통증은(또는 야간 통증) 운동을 수정하라는 신호이기 때문에 저항 운동에 대한 반응을 모니터링하는 것은 특히 중요하다.

1단계 수영선수의 저항 운동은 통증이 없는 경우 HHD 결과를 기반으로 할 수 있다. 느린 구심성과 원심성 수축 근력 운동은 특정 스트로크 단계에 초점을 맞추기 위해 진행될 수 있다. 예를 들어, 구심성 수축 내회전 운동(물에서 풀 스루)과 원심성 수축 외회전/후방 근육 지구력 운동(리커버리에서 손 진입 조절까지)이 있다. 내회전과 외회전 저항 운동(그림 39.4C)에 견갑골 저항 밴드를 추가하면 견갑흉부와 회전근개 근육 활성화가 촉진된다.[34,65] 견갑골 상방 회전 근력강화 운동은 통증이 있는 어깨 불안정성에 특히 중요하다. 낮은 범위에서 견갑골 거상근 강화에 초점을 맞춘 어깨를 으쓱하는 운동(shrug exercise)은 어깨 관절가동범위를 증가시키기 위해 진행될 수 있다(그림 39.4H). 부하 또는 복잡성을 추가하여 이 견갑골 상방 회전 자세를 유지할 수 없는 경우는 다음 운동 단계로 진행하는 것은 시기상조다. 높은 가동범위로의 운동 진행은 견갑하근과 마찬가지로 전거근 활성화를 촉진하는 데 도움이 되며,[17] 수영 영법 전반에 걸쳐 활성화되고 피로에 영향을 받는다.[60] 운동 사슬을 포함하는 수영 특정 자세의 운동을 추가하는 것이 권장되고 어깨 근육 기여도를 향상시킨다.[67] 그림 39.4는 수영선수의 어깨 운동 진행에 대한 아이디어를 제공하며, 초기 단계에서는 지지를 활용하고, 속도와 수영 특정 자세 또는 혼란스러운 동작이 적용될 수 있는 지지하지 않은 자세로 진행한다.

운동 사슬(Kinetic chain)

개방된 수중 환경에서 고관절–몸통–어깨 연결을 유지하는 것은 수영선수에게 매우 중요하며 운동 사슬을 강화하는 운동을 통해 향상될 것이다. 몸통 회전과 복사근 통합(integration), 어느 정도의 신체 신전을 포함하는 운동이 권장된다. 프론트 또는 사이드 플랭크, 회전과 같은 운동은 몸의 회전 조절과 어깨 근육 활동을 결합하는 데 도움이 될 수 있다. 다른 예로는 "데드 버그(dead bugs)"와 고관절 신전 상태에서 팔굽혀 펴기, 저항이 있는 흉추 회전이 있다. 목표에 따라 짐볼과 밴드, 지지면(base of support) 감소, 부하와 속도 증가를 사용하여 복잡성을 증가시킬 수 있다.

도수치료(Manual therapy)

도수치료는 평가 또는 시즌 내내 관찰되는 수영 관련 운동범위 손실을 해결할 수 있다. 기능적 수영 자세(예: 3/4 엎드린 자세)에서 수행되는 흉추 회전 가동범위와 신전 제한은 다양한 도수치료기법으로 해결할 수 있다. 수영 훈련 후 어깨 회전 가동범위의 변화[87]는 적절한 도수치료로 해결해야 한다. 외회전 관절가동범위의 손실은 다양한 각도의 어깨 외전과 외회전에서 흉근 그룹과 견갑하근 근복부(belly)의 연부조직을 이완시키는 마사지를 실시함으로써 해결할 수 있다. 수영선수를 위한 도수치료의 중심(mainstay)은 어깨 굴곡 가동범위의 끝 부분을 유지하는 데 도움이 되도록 옆으로 누워 팔꿈치를 올린 자세에서 실시하는 후방 어깨 회전근과 광배근에 대한 연부조직 마사지이다.

자기 관리(Self-management)

모든 수준의 수영선수들은 물에서 최적의 자세를 유지하는 데 매우 중요한 이동성과 근력, 지구력 수준을 달성하고 유지하기 위해 스스로 관리하도록 권장되고 교육받는다. 관절가동범위 유지를 위해서 흉근과 고관절 굴곡근, 광배근, 견갑거근 스트레칭 외에 폼 롤러를 이용해 유선형으로 팔을 올려 하는

운동	제한	

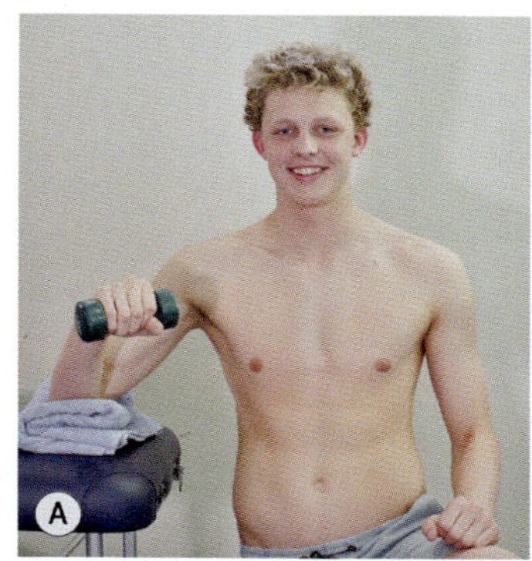
저항 어깨 외회전: 팔 지지, 견갑면에서 작은 가동 범위

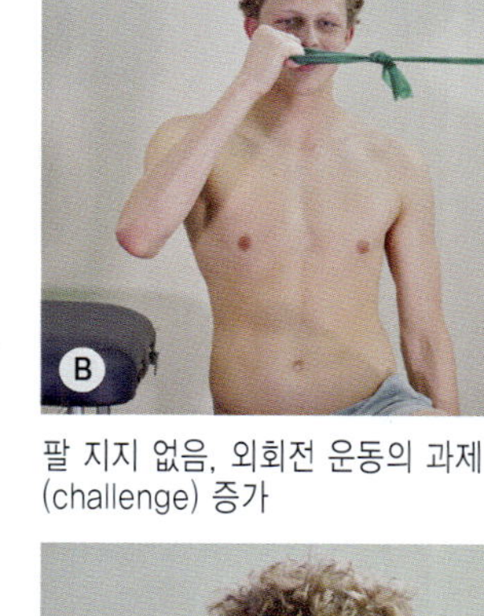
팔 지지 없음, 외회전 운동의 과제(challenge) 증가

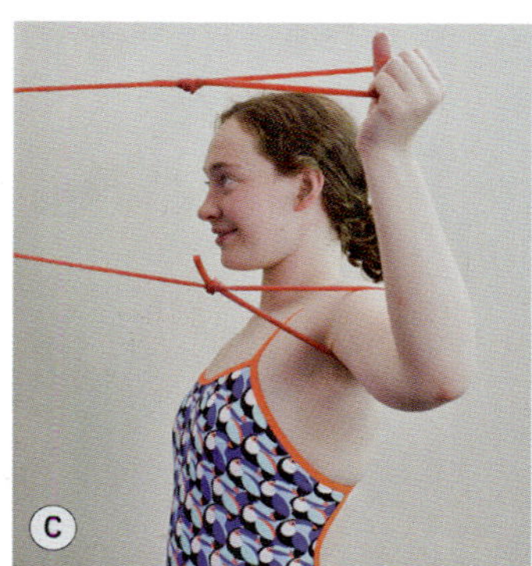
견갑골 밴드 외회전

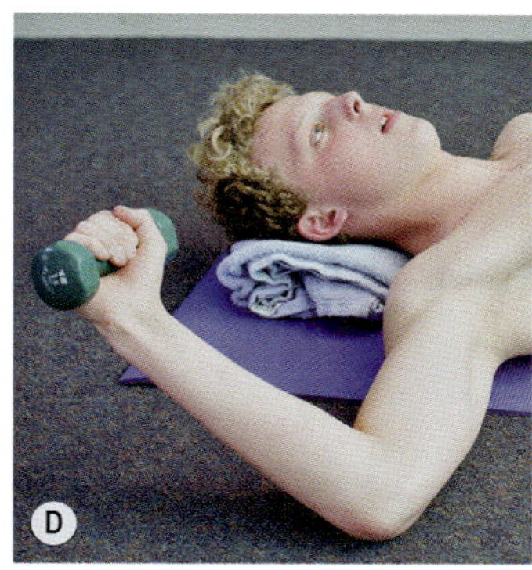
저항 내회전, 팔 지지, 느린 원심성 구간

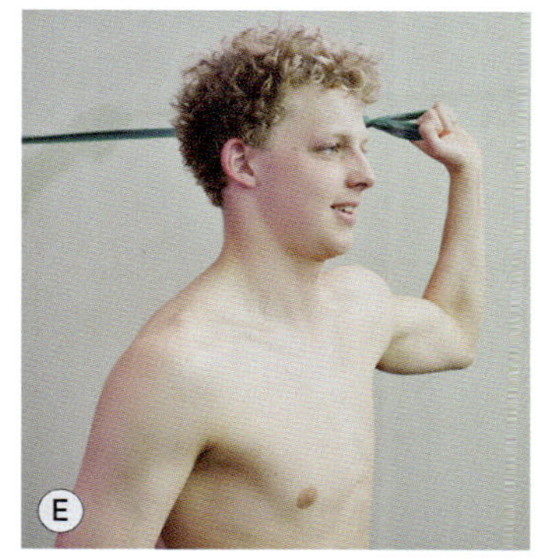
어깨 외전에서 팔 지지 없는 내회전

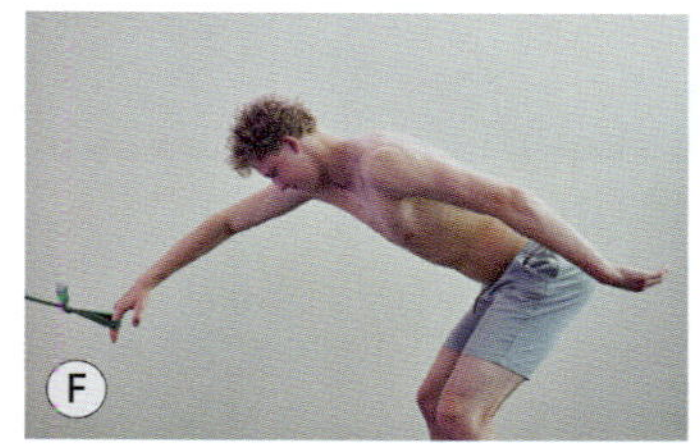
내회전하며 수영 풀 스루 자세 모사

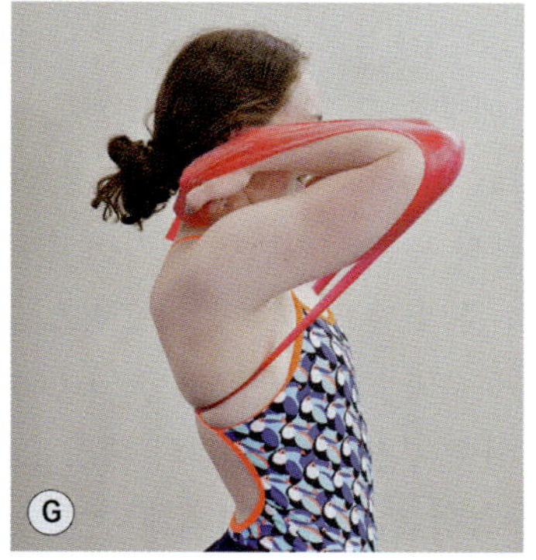
견갑골 상방 회전

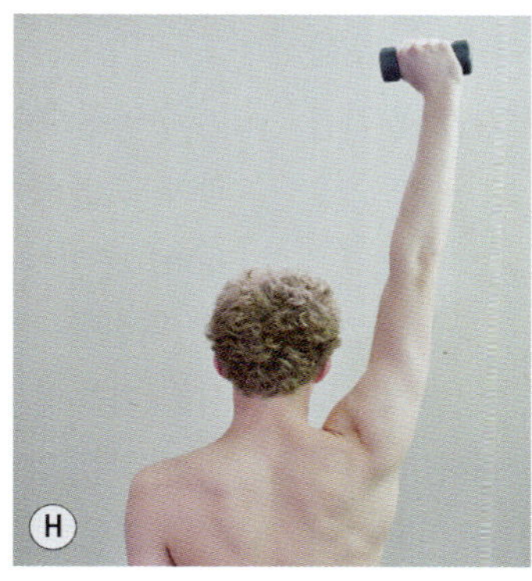
거상하며 으쓱(Shrug)

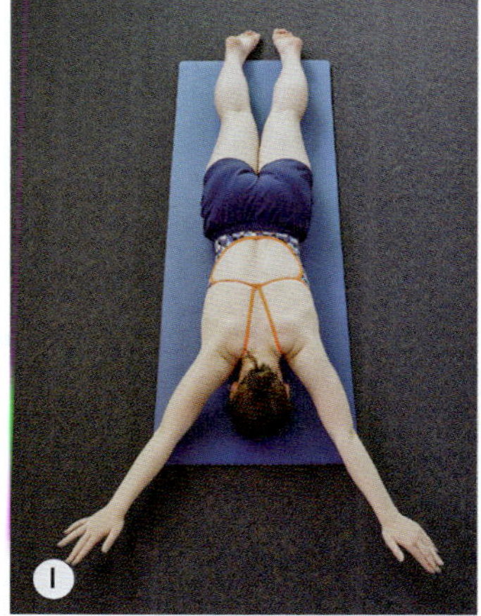
엎드려 후인 유지

그림 39.4
저항이 적용된 외회전과 내회전, 견갑골 상방 회전을 위한 단계별 운동 진행의 예.

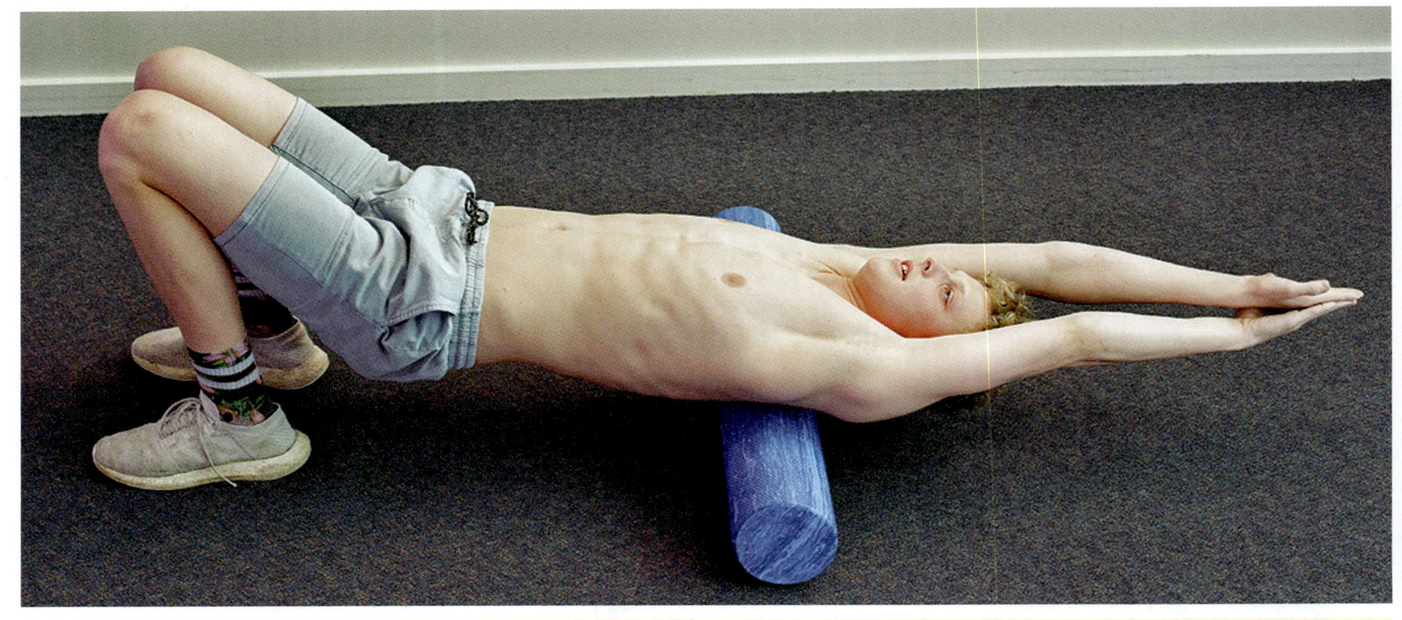

그림 39.5
양 팔을 유선형 뻗기(streamline reach) 자세로 흉추 신전.

흉추 신전(그림 39.5)이 포함될 수 있다. "활과 화살(bow and arrow)"과 "바늘 꿰기(thread the needle)"와 같은 흉추 회전 가동 운동은 동적 워밍업 또는 지상에서 이루어지는 가동(mobility) 프로그램의 일부로 자주 수행된다. 스파이키(spikey) 마사지 볼과 탄성 저항 밴드, 롤러, 짐볼과 같은 자기 관리를 돕는 장비가 일반적으로 사용된다.

수술(Surgery)

수영선수의 회전근개 관련 통증의 경우, 수술은 일반적으로 필요하지 않으며 수영선수가 운동 프로그램에 참여하며 전념하는 높은 질의 재활 기간(최소 6–12개월) 후에만 고려되어야 한다. 4단계의 수영선수의 경우 더 오랜 기간이 필요할 수 있다. 점액낭 절제술(bursectomy)과 관절순 수복(labral repair) 또는 괴사조직 절제술(debridement)을 포함한 수술적 절차의 결과는 좋지 않으며 이전 훈련 수준으로 돌아가는 비율이 낮은(20–56%) 것으로 보고되었다.[10,58] 느린 개선은 통증과 같은 다른 징후와 증상보다 더 많은 정보를 제공할 수 있는 HHD를 통해 정량화될 수 있다.

예방(Prevention)

수영선수의 어깨 부상 예방에 대한 현재의 모호한 연구 결과에도 불구하고 항력(drag forces) 최소화와 추진(propulsion) 용이성 증가, 부하 관리 목표에 기반한 논리적 접근은 부상 위험을 줄이고 모든 수준의 수영선수의 퍼포먼스를 향상시킬 가능성이 있다. 수영선수와 의료진, 코치 간의 신뢰 관계의 발전은 엘리트 수준의 선수 부상 예방을 위한 핵심 요소다.

수영을 시작하는 사람, 특히 성인 초보자에게 수영 특정 평가가 권장된다. 일주일에 2~3회 30분 수영 세션으로 시작하여 점진적인 부하 증가에는 시간이 지남에 따라 근력과 체력 향상과 함께 기술 개발이 가능하게 하는 핀(fins) 사용이 추가될 수 있다.

수영과 관련된 범위에서 어깨와 운동 사슬, 몸통 근력, 지구력을 통합하는 체육관 기반(gym–based) 프로그램은 수영 관련 목표를 달성하는 데 도움이 될 것이다. 표준 데이터를 지침으로 사용하여 목표 지향적인 특정 어깨 근력 운동을 할 수 있다(표 39.1 참조). 체육관 프로그램은 많은 양의 수영 훈련에 추가적인 부하를 제공하므로 전체 부하에 대한 수영선수의 내성(tolerance)에 주의를 기울여야 한다.

큰 근육 그룹 활동과 수영 특정 자세로의 움직임을 포함하는 워밍업 세션은 특히 신체 인식과 자기관리기술이 발달함에 따라 성장하는 수영선수에게 권장된다. 몇 가지 예로 양쪽 어깨 굴곡 동작을 포함한 스쿼트와 흉추 회전 런지, 그림 39.4에 표시된 운동이 포함된다. 다른 스포츠와 운동에 참여하는 것은 발달 중인 수영선수에게 권장되며 어깨 부상 위험 감소와 관련이 있다.[76] 성공적인 부상 예방 프로그램은 운동 선수의 높은 순응도(compliance)와 긍정적인 기대가 있는 단순한 프로그램이다.[19]

반복적으로 어깨 가동범위가 크고 어깨 증상의 빈도가 높은 스포츠에서는 부하와 신체 징후(그림 39.2 참조)를 면밀히 모니터링하는 것이 중요하다. 이러한 방법으로 어깨 문제를 조기에 식별하고 관리하여 성공적인 결과를 얻을 수 있다. 이 장에서 논의된 전략은 모든 연령과 경험 수준의 수영선수를 위한 어깨 부상 예방과 재활을 위한 접근법으로 사용될 수 있다.

참고문헌(References)

1. Arriaza R, Ballesteros J, Lopez-Vidriero E. Suprascapular neuropathy as a cause of swimmer's shoulder: results after arthroscopic treatment in 4 patients. Am J Sports Med. 2013;41:887-893.
2. Awatani T, Morikita I, Mori S, Shinohara J, Tatsumi Y. Relationship between isometric shoulder strength and arms-only swimming power among male collegiate swimmers: study of valid clinical assessment methods. J Phys Ther Sci. 2018;30:490-495.
3. Barry L, Lyons M, McCreesh K, Powell C, Comyns T. The relationship between training load and pain, injury and illness in competitive swimming: a systematic review. Physical Therapy in Sport. 2021;48:154-168.
4. Bey MJ, Song HK, Wehrli FW, Soslowsky LJ. Intratendinous strain fields of the intact supraspinatus tendon: the effect of glenohumeral joint position and tendon region. J Orthop Res. 2002;20:869-874.
5. Bittencourt NFN, Meeuwisse WH, Mendonca LD, Nettel-Aguirre A, Ocarino JM, Fonseca ST. Complex systems approach for sports injuries: moving from risk factor identification to injury pattern recognition-narrative review and new concept. Br J Sports Med. 2016;50:1309-1314.
6. Bixler B, Riewald S. Analysis of a swimmer's hand and arm in steady flow conditions using computational fluid dynamics. J Biomech. 2002;35:713-717.
7. Boettcher C, Halaki M, Holt K, Ginn KA. Is the normal shoulder rotation strength ratio altered in elite swimmers? Med Sci Sports Exerc. 2020;52:680-684.
8. Boettcher CE, Cathers I, Ginn KA. The role of shoulder muscles is task specific. J Sci Med Sport. 2010;13:651-656.
9. Borsa PA, Laudner KG, Sauers EL. Mobility and stability adaptations in the shoulder of the overhead athlete. Sports Med. 2008;38:17-36.
10. Brushoj C, Bak K, Johannsen HV, Fauno P. Swimmers' painful shoulder arthroscopic findings and return rate to sports. Scand J Med Sci Sports. 2007;17:373-377.
11. Celliers A GF, Joubert G, Mweli T, Sayanvala H, Holtzhausen L. Clinically relevant magnetic resonance imaging (MRI) findings in elite swimmers' shoulders. SA Journal of Radiology. 2107;21:a1080.
12. Chase KI, Caine DJ, Goodwin BJ, Whitehead JR, Romanick MA. A prospective study of injury affecting competitive collegiate swimmers. Res Sports Med. 2013;21:111-123.
13. Chatard JC, Collomp C, Maglischo E, Maglischo C. Swimming skill and stroking characteristics of front crawl swimmers. Int J Sports Med. 1990;11:156-161.
14. Clapis PA, Davis SM, Davis RO. Reliability of inclinometer and goniometric measurements of hip extension flexibility using the modified Thomas test. Physiother Theory Pract. 2008;24:135-141.
15. Cohen RCZ, Cleary PW, Harrison SM, Mason BR, Pease DL. Pitching effects of buoyancy during four competitive swimming strokes. J Appl Biomech. 2014;30:609-618.
16. Cook JL, Purdam CR. Is tendon pathology a continuum? A pathology model to explain the clinical presentation of load-induced tendinopathy. Br J Sports Med. 2009;43:409-416.
17. Cools AM, Dewitte V, Lanszweert F, et al. Rehabilitation of scapular muscle balance - which exercises to prescribe? Am J Sports Med. 2007;35:1744-1751.
18. Cools AM, Johansson FR, Borms D, Maenhout A. Prevention of shoulder injuries in overhead athletes: a science-based approach. Braz J Phys Ther. 2015;19:331-339.
19. Cools AM, Maenhout AG, Vanderstukken F, Decleve P, Johansson FR, Borms D. The challenge of the sporting shoulder: from injury prevention through sport-specific rehabilitation toward return to play. Ann Phys Rehabil Med. 2021;64:101384.
20. Couanis G, Breidahl W, Burnham S. The relationship between subacromial bursa thickness on ultrasound and shoulder pain in open water endurance swimmers over time. J Sci Med. Sport. 2015;18:373-377.
21. Dark A, Ginn KA, Halaki M. Shoulder muscle recruitment patterns during commonly used rotator cuff exercises: an electromyographic study. Phys Ther. 2007;87:1039-1046.
22. De Martino I, Rodeo SA. The swimmer's shoulder: multi-directional instability.

Curr Rev Musculoskelet Med. 2018;11:167-171.

23. Delbridge A, Boettcher C, Holt K. An Inside look at 'Swimmers Shoulder': Antero-superior Internal Impingement (ASII) 'A Cause of 'Swimmer's Shoulder'. Aspeter Jnl. 2017;1-16.

24. Deschodt VJ, Arsac LM, Rouard AH. Relative contribution of arms and legs in humans to propulsion in 25-m sprint front-crawl swimming. Eur J Appl Physiol. 1999;80:192-199.

25. Dollings H, Sandford F, O'Conaire E, Lewis JS. Shoulder strength testing: the intra- and inter-tester reliability of routine clinical tests, using the PowerTrack™ II Commander. Shoulder Elbow. 2012;4:131-140.

26. Drake SM KB, Edelman GT, Pounders E, Robinson S, Wixson B. Development and validation of a Swimmer's Functional Pain Scale. J Swim Res. 2015;1:21-32.

27. Du T, Yanai T. Critical scapula motions for preventing subacromial impingement in fully-tethered front-crawl swimming. Sports Biomech. 2019;1-21.

28. Evans NA, Konz S, Nitz A, Uhl TL. Reproducibility and discriminant validity of the Posterior Shoulder Endurance Test in healthy and painful populations. Physical Therapy in Sport. 2021;47:66-71.

29. Feijen S, Kuppens K, Tate A, Baert I, Struyf T, Struyf F. Intra- and interrater reliability of the 'lumbar-locked thoracic rotation test' in competitive swimmers ages 10 through 18 years. Physical Therapy in Sport. 2018;32:140-144.

30. Feijen S ST, Kuppens K, Tate A, Struyf F. Prediction of shoulder pain in youth competitive swimmers: the development and internal validation of a prognostic prediction model. Am J Sports Med. 2020;19:1-8.

31. Feijen S, Tate A, Kuppens K, Claes A, Struyf F. Swim-training volume and shoulder pain across the life span of the competitive swimmer: a systematic review. J Athl Train. 2020;55:32-41.

32. Foster C, Florhaug JA, Franklin J, et al. A new approach to monitoring exercise training. The Journal of Strength & Conditioning Research. 2001;15:109-115.

33. Gabbett TJ. The training-injury prevention paradox: should athletes be training smarter and harder? Br J Sports Med. 2016;50:273-280.

34. Ganderton C, Kinsella R, Watson L, Pizzari T. Getting more from standard rotator cuff strengthening exercises. Shoulder Elbow. 2020;12:203-211.

35. Girish G, Lobo LG, Jacobson JA, Morag Y, Miller B, Jamadar DA. Ultrasound of the shoulder: asymptomatic findings in men. Am J Roentgenol. 2011;197:713-719.

36. Hawkins RJ, Kennedy JC. Impingement syndrome in athletes. Am J Sports Med. 1980;8:151-158.

37. Hibberd EE, Myers JB. Practice habits and attitudes and behaviors concerning shoulder pain in high school competitive club swimmers. Clin J Sport Med. 2013;23:450-455.

38. Higson E, Herrington L, Butler C, Horsley I. The short-term effect of swimming training load on shoulder rotational range of motion, shoulder joint position sense and pectoralis minor length. Shoulder Elbow. 2018;10:285-291.

39. Hill L, Collins M, Posthumus M. Risk factors for shoulder pain and injury in swimmers: A critical systematic review. Phys Sportsmed. 2015;43:412-420.

40. Holt K, Boettcher C, Halaki M, Ginn KA. Humeral torsion and shoulder rotation range of motion parameters in elite swimmers. J Science Med Sport. 2017;20:469-474.

41. Holt K DA, Josey L, Dhupelia S, Livingston G, Waddington G, Boettcher C. Subscapularis tendinopathy is highly prevalent in elite swimmer's shoulders: an MRI study. Manuscript submitted for publication. 2020.

42. Johnson KD, Kim K-M, Yu B-K, Saliba SA, Grindstaff TL. Reliability of thoracic spine rotation range-of-motion measurements in healthy adults. J Athl Train. 2012;47:52-60.

43. Kennedy JC, Hawkins R, Krissoff WB. Orthopaedic manifestations of swimming. Am J Sports Med. 1978;6:309-322.

44. Kudo S, Sakurai Y, Miwa T, Matsuda Y. Relationship between shoulder roll and hand propulsion in the front crawl stroke. J Sports Sci. 2017;35:945-952.

45. Lewis J. Rotator cuff related shoulder pain: assessment, management and uncertainties. Man Ther. 2016;23:57-68.

46. Lewis JS. Rotator cuff tendinopathy. Br J Sports Med. 2009;43:236-241.

47. Lewis JS. Rotator cuff tendinopathy/subacromial impingement syndrome: is it time for a new method of assessment? Br J Sports Med. 2009;43:259-264.

48. Lyttle AD, Blanksby BA, Elliott BC, Lloyd DG. Net forces during tethered simulation of underwater streamlined gliding and kicking techniques of the freestyle turn. J Sports Sci. 2000;18:801-807.

49. Madsen PH, Bak K, Jensen S, Welter U. Training induces scapular dyskinesis in pain-free competitive swimmers: a reliability and observational study. Clin J Sport Med. 2011;21:109-113.

50. Magnusson SP, Constantini NW, McHugh MP, Gleim GW. Strength profiles and performance in masters' level swimmers. Am J Sports Med. 1995;23:626-631.

51. Matthews MJ, Green D, Matthews H, Swanwick E. The effects of swimming fatigue on shoulder strength, range of motion, joint control, and performance in swimmers. Phys Ther Sport. 2017;23:118-122.

52. McCabe CB, Sanders RH, Psycharakis SG. Upper limb kinematic differences between breathing and non-breathing conditions in front crawl sprint swimming. J Biomech. 2015;48:3995-4001.

53. McCreesh KM, Purtill H, Donnelly AE, Lewis JS. Increased supraspinatus tendon thickness following fatigue loading in rotator cuff tendinopathy: potential implications for exercise therapy. BMJ Open Sport Exerc Med. 2017;3:e000279.

54. McLaine SJ, Bird ML, Ginn KA, Hartley T, Fell JW. Shoulder extension strength: a potential risk factor for shoulder pain in young swimmers? J Sci Med Sport. 2019;22:516-520.

55. McLaine SJ, Ginn KA, Fell JW, Bird M-L. Isometric shoulder strength in young swimmers. J Sci Med Sport. 2018;21:35-39.

56. McLaine SJ, Ginn KA, Kitic CM, Fell JW, Bird M-L. The reliability of strength tests performed in elevated shoulder positions using a hand-held dynamometer. J Sport Rehabil. 2016;25:2015-0034.

57. McMaster WC, Troup J. A survey of interfering shoulder pain in United States competitive swimmers. Am J Sports Med. 1993;21:67-70.

58. Montgomery SR, Chen NC, Rodeo SA. Arthroscopic capsular plication in the treatment of shoulder pain in competitive swimmers. HSS Journal. 2010;6:145-149.

59. Neer CS, 2nd. Anterior acromioplasty for the chronic impingement syndrome in the

shoulder: a preliminary report. J Bone Joint Surg Am. 1972;54:41-50.

60. Pink M, Perry J, Browne A, Scovazzo ML, Kerrigan J. The normal shoulder during freestyle swimming. An electromyographic and cinematographic analysis of twelve muscles. Am J Sports Med. 1991;19:569-576.

61. Pink MM, Tibone JE. The painful shoulder in the swimming athlete. Orthop Clin North Am. 2000;31:247-261.

62. Porter KN, Blanch PD, Walker HM, Shield AJ. The effect of previous shoulder pain on supraspinatus tendon thickness changes following swimming practice. Scand J Med Sci Sports. 2020;30:1442-1448.

63. Porter KN, Talpey S, Pascoe D, Blanch PD, Walker HM, Shield AJ. The effect of swimming volume and intensity on changes in supraspinatus tendon thickness. Physical Therapy in Sport. 2020;47:173-177.

64. Ramsi M, Swanik KA, Swanik CB, Straub S, Mattacola C. Shoulder-rotator strength of high school swimmers over the course of a competitive season. J Sport Rehabil. 2004;13:9-18.

65. Rathi S, Taylor NF, Green RA. The effect of in vivo rotator cuff muscle contraction on glenohumeral joint translation: an ultrasonographic and electromyographic study. J Biomech. 2016;49:3840-3847.

66. Richardson AB, Jobe FW, Collins HR. The shoulder in competitive swimming. Am J Sports Med. 1980;8:159-163.

67. Richardson E, Lewis JS, Gibson J, et al. Role of the kinetic chain in shoulder rehabilitation: does incorporating the trunk and lower limb into shoulder exercise regimes influence shoulder muscle recruitment patterns? Systematic review of electromyography studies. BMJ Open Sport Exerc Med. 2020;6:e000683.

68. Rodeo SA, Nguyen JT, Cavanaugh JT, Patel Y, Adler RS. Clinical and ultrasonographic evaluations of the shoulders of elite swimmers. Am J Sports Med. 2016;44:3214-3221.

69. Schlueter KR, Pintar JA, Wayman KJ, Hartel LJ, Briggs MS. Clinical evaluation techniques for injury risk assessment in elite swimmers: a systematic review. Sports Health. 2020;31:57-64.

70. Scovazzo ML, Browne A, Pink M, Jobe FW, Kerrigan J. The painful shoulder during freestyle swimming - an electromyographic cinematographic analysis of twelve muscles. Am J Sports Med. 1991;19:577-582.

71. Sein ML, Walton J, Linklater J, et al. Shoulder pain in elite swimmers: primarily due to swim-volume-induced supraspinatus tendinopathy. Br J Sports Med. 2010;44:105-113.

72. Seitz AL, McClure PW, Finucane S, Boardman ND, 3rd, Michener LA. Mechanisms of rotator cuff tendinopathy: intrinsic, extrinsic, or both? Clin Biomech. 2011;26:1-12.

73. Stocker D, Pink M, Jobe FW. Comparison of shoulder injury in collegiate-level and masters-level swimmers. Clin J Sport Med. 1995;5:4-8.

74. Struyf F, Tate A, Kuppens K, Feijen S, Michener LA. Musculoskeletal dysfunctions associated with swimmers' shoulder. Br J Sports Med. 2017;51:775-780.

75. Su KPE, Johnson MP, Gracely EJ, Karduna AR. Scapular rotation in swimmers with and without impingement syndrome: practice effects. Med Sci Sports Exerc. 2004;36:1117-1123.

76. Tate A, Turner GN, Knab SE, Jorgensen C, Strittmatter A, Michener LA. Risk factors associated with shoulder pain and disability across the lifespan of competitive swimmers. J Athl Train. 2012;47:149 158.

77. Tesarz J, Schuster AK, Hartmann M Gerhardt A, Eich W. Pain perception in athletes compared to normally active controls: a systematic review with meta-analysis. Pain. 2012;153:1253-1262.

78. Toussaint HM, Hollander AP. Energetics of competitive swimming: implications for training-programs. Sports Med. 1994;18:384-405.

79. Troup JP. The physiology and biomechanics of competitive swimming. Clin Sports Med. 1999;18:267-285.

80. Vasiliadis AV, Lampridis V, Georgiannos D, Bisbinas I. Swimmers are at risk for stress fractures? A systematic review. International Journal of Kinesiology and Sports Science. 2018;6:25-31.

81. Walker H, Gabbe B, Wajswelner H, Blanch P, Bennell K. Shoulder pain in swimmers: a 12-month prospective cohort study of incidence and risk factors. Phys Ther Sport. 2012;13:243-249.

82. Walker H, Pizzari T, Wajswelner H, et al. The reliability of shoulder range of motion measures in competitive swimmers. Phys Ther Sport. 2016;21:26-30.

83. Wattanaprakornkul D, Cathers I, Halaki M, Ginn KA. The rotator cuff muscles have a direction specific recruitment pattern during shoulder flexion and extension exercises. J Sci Med Sport. 2011;14:376-382.

84. Whiteley R, Oceguera, MV, Valencia EB, Mitchell T. Adaptations at the shoulder of the throwing athlete and implications for the clinician. Techn Shoulder Elb Surg. 2012;13:36-44.

85. Wolf BR, Ebinger AE, Lawler MP, Britton CL. Injury patterns in Division I collegiate swimming. Am J Sports Med. 2009;37:2037-2042.

86. Yanai T, Hay JG. Shoulder impingement in front-crawl swimming. II. Analysis of stroking technique. Med Sci Sports Exerc. 2000;32:30-40.

87. Yoma M HL, Mackenzie TA, Almond TA. Training intensity and shoulder musculoskeletal physical quality responses in competitive swimmers. Journal of Athletic Training. 2020;56:54-63.

88. Zamparo P, Cortesi M, Gatta G. The energy cost of swimming and its determinants. Eur J Appl Physiol. 2020;120:41-66.

89. Zemek MJ, Magee DJ. Comparison of glenohumeral joint laxity in elite and recreational swimmers. Clin J Sport Med. 1996;6:40-47.

클라이밍선수의 고성능 재활 (High performance rehabilitation of the climbing athlete)

40

Uzo Ehiogu, Gareth Stephens

개요(Introduction)

클라이밍(climbing)은 산악인들이 처음으로 유럽과 미국에서 가장 위험한 산맥 일부를 등반하기 시작한 1940년대 초반으로 거슬러 올라가는 풍부한 역사를 갖고 있다. 현대에 이르러 클라이밍은 전 세계 많은 사람들에게 올림픽 스포츠이자 취미활동이 되었다.[51] 클라이밍은 클라이밍만의 근골격계적 필요능력이 요구되며,[96] 기술과 힘을 모두 필요로 하는 상위 사분위(upper quadrant; 배꼽을 기준으로 그은 수평선의 위 영역)의 사용에 편향되어 있다.[54]

스포츠로서의 클라이밍은 자연환경을 이용한 실외 또는 특수인공 벽으로 이뤄진 실내 환경에서 수행된다. 손과 발은 클라이밍하는 표면과 클라이밍 선수 사이에서 주요 접점이 된다.[85] 하위 사분위(lower quadrant; 배꼽을 기준으로 그은 수평선의 아래 영역)는 자연적으로 장기간의 체중 분배와 힘생성에 적합한 반면, 상체는 그렇지 않다. 클라이밍 선수에게는 높은 수준의 지속적인 힘 생산을 위해 넓은 범위의 움직임과 정밀한 운동제어가 요구되며 이는 상지부상의 위험성을 크게 만든다.[28,31,84]

역학 및 손상 패턴 (Epidemiology and injury patterns)

클라이밍 선수에게 상지 손상은 가장 흔하며, 취미로 하는 클라이밍 선수의 경우, 자가 보고한 어깨손상이 부상의 19.5%를 차지한다.[84] 436명의 엘리트 클라이밍 선수 집단에서 상지 손상의 유병률은 77.1%, 하지 17.7%, 그리고 다른 신체부위는 5.2%였다.[50] 손에서 가장 빈번하게 보고된 손상은 손가락 도르래 인대(finger pulley ligaments)(12.3%), 그 다음으로는 손가락 건초염(finger tenosynovitis)(10.6%) 순이었다. 일반적인 어깨 손상은 모든 어깨 부상의 29.8%를 차지하는 전방에서 후방으로의 상부 관절와순 영역의 파열(superior labral lesion tears from anterior to posterior, SLAP)을 포함하며, 회전근개 관련 어깨 통증이 27.4%, 그리고 탈구 및 방카르트 병변(17.7%)과 관련된 상태가 밀접하게 뒤따른다. 동일한 집단에서 보고된 부상의 43.9%는 급성(외상)이었고, 56.1%는 지속적인(과사용)상태와 관련되었다. 볼더링(높이 6~7미터 정도의 돌출된 바위에서 클라이밍 하는 것, Bouldering)은 낙상을 막기 위한 로프나 하네스를 사용하지 않으며, 이러한 볼더링 사고는 클라이밍 선수의 급성손상의 주요 원인(60.4%)이다.[50]

클라이밍의 생리학(The physiology of climbing)

스포츠의 생리학적 결정인자들은 부분적으로 대사 에너지 시스템(metabolic energy systems)의 특성과 그 특성이 발현되는 동안 활용되는 신경근/기계적 활동에 의해 결정된다. 여기에는 1차 생물에너지 시스템(bioenergetics systems)에 대한 인식(아데노신 3인산염(adenosine triphosphate, ATP) 및 인산크레아틴(phosphocreatine, PCr)(ATP–PCr), 혐기성 해당작용(anaerobic glycolysis), 산화적 대사(oxidative metabolism)), 에너지 소비율과 양, 산소 섭취 요구량, 근력, 지구력 및 신경근 모집 패턴이 포함된다.[101] 근골격계에 요구되는 구체적인 사항은 선수가 선호하는 클라이밍 유형에 따라 다르다.[27] 일반적으로 취미활동으로 하는 클라이밍 선수는 매주 해당 분야에 소요되는 훈련시간과 관련하여 하나를 선호하거나 하나 또는 두 개의 클라이밍 분야를 선호한다. 여기에는 클라이밍 선수가 추락으로부터 자신을 보호하기 위한 볼트나 보안장비를 바위에 고정하는 전통적인 클라이밍도 포함될 수 있다. 이러한 유형의 클라이밍은 산화대사 경로(oxidative metabolic pathways)와 상체에 대한 장기간의 근지구력에 크게 의존하게 된다.[23]

이와는 대조적으로 볼더링은 평균 20–50초의 짧은 기간에서 중간기간의 경로를 포함한다.[103] 이 유형의 클라이밍은 클라이밍 선수가 손과 발로 체중을 지탱해야 하는 독특하고 강력한 동작의 짧은 시퀀스를 특징으로 한다. 볼더링은 로프나 볼트 보호가 요구되지 않으며, 대부분의 루트는 일반적으로 높이가

4미터를 초과하지 않는다.[86] 스포츠 클라이밍이라고 부르기도 하는 리드 클라이밍(Lead climbing)은 다른 분야다. 여기에는 클라이머가 경로를 따라 미리 볼트로 고정된 앵커에 로프를 클리핑하는 작업이 포함된다. 이러한 유형의 클라이밍은 안전을

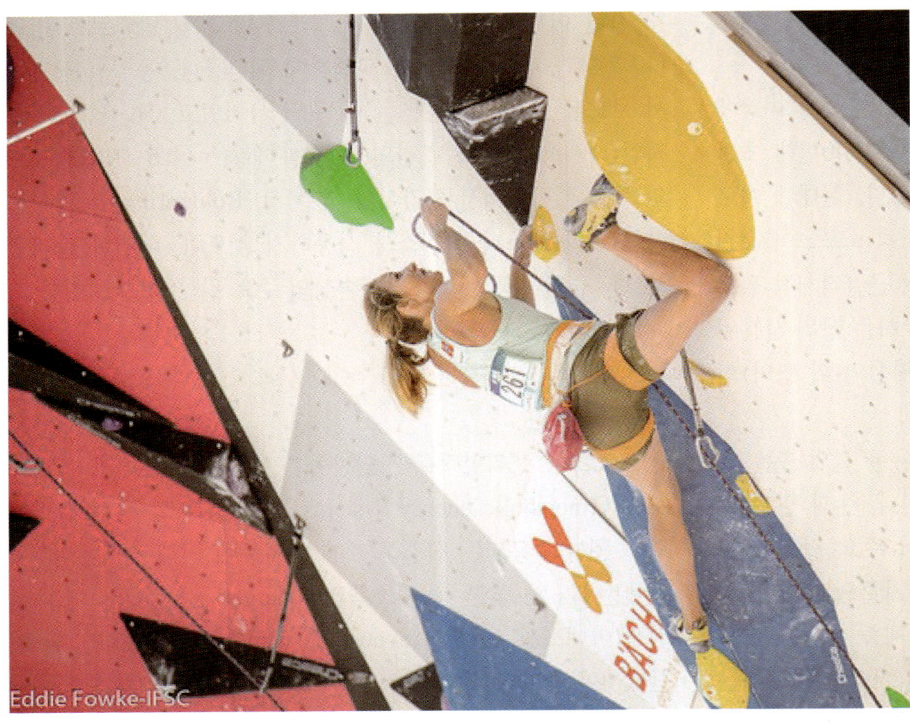

그림 40.1
리드 클라이밍(Lead climbing).

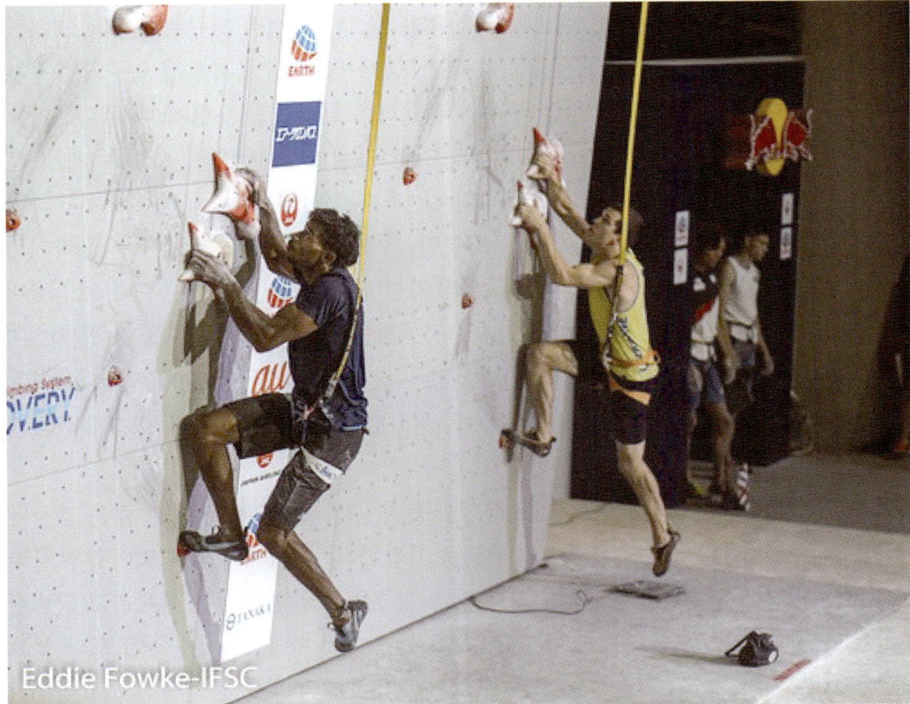

그림 40.2
스피드 클라이밍(Speed climbing).

극대화하며 이런 경로는 난이도에 따라 몇분 동안 지속되기도 한다.

국내 또는 국제 대회에 참가하는 올림픽 및 엘리트 클라이밍 선수는 일반적으로 리드 클라이밍, 스피드 클라이밍 및 볼더링의 세 가지 분야 모두에서 경쟁해야 한다.[51] 모든 클라이밍 분야의 운동학은 상체, 특히 어깨의 역할과 관련하여 유사하지만, 각 분야의 동역학 및 생리학적 개요는 다르다.[22] 리드 클라이밍은 지속 시간 때문에 스피드 클라이밍 및 볼더링과 비교하여, 근육의 힘을 증진시키기 위해 매우 다른 신진대사활동과 힘-시간 프로파일이 필요하다. 리드 클라이밍은 중간(최대 3분)에서 장시간(최대 5분)의 강도 및 힘 지구력과 일치하는 힘 표출의 비율을 유지하기 위해 주로 해당 작용 및 산화 경로에 의존한다.[91] 이런 유형의 클라이밍은 중간 지속시간의 힘 지구력이 우세하지만, 에너지는 종종 혼합되어 있으며, 어려운 움직임을 달성하기 위해 젖산 경로를 사용하는 것은 더 높은 비율의 최대 힘이 필요하다.[27] 예를 들어, ATP-PCr 경로를 사용하는 젖산(alactic) 에너지 시스템은 험난한 지형에서 갑자기 또는 폭발적인 움직임이 필요할 때 우세할 것이다(그림 40.1). 스피드 클라이밍은 하체 및 상체 모두에서 폭발적인 강도와 높은 힘의 발달 속도에 편향되어 있다. 경로는 선형이며 미리 결정되는데, 주로 가장 빨리 정상에 도달한 선수가 성공한 것으로 결정된다[24](그림 40.2).

대조적으로, 볼더링의 성공은 완주 속도가 아니라 클라이밍 선수가 루트를 완주하는 능력에 의해 결정된다. 국제 대회는 일반적으로 3라운드(예선, 준결승, 결선)로 구성되며, 하루 최대 2라운드로 구성되고 각 라운드는 4-5개의 루트를 완료해야 한다. 경로는 일반적으로 4-5개의 손잡이(hand holds)로 구성되며 4-5분의 시간동안 여러 번의 시도가 가능하다.[103] 힘지구력(strength endurance)과 짧거나 중간 지속시간의 힘 지구력은 볼더링에서 성공적인 성과를 나타내는 핵심 생리학적 지표이다.[54]

볼더링은 육체적으로 힘들고 도전적인 자세와 점프는 경로를 완주하기 위해 선수가 수행해야 하는 높은 수준의 기술과, 어깨를 포함한 모든 신체 부위의 협응(coordination)을 필요로 하기 때문에 어깨에 매우 도전적이다[50](그림 40.3). 최적의 성능을 내기 위해 힘을 흡수하고 생성하기 위해서는 어깨와 운동학적 연결(kinetic chain)에서 상당한 양의 근력(strength)과 힘(power)이 필요하다.[13,37] 볼더링 루트는 20-80초 동안 지속되는 짧은 시간에서 중간 정도의 시간이 소요되는 경우가 많다. 이러한 유형의 클라이밍에서 핵심 생체에너지는 ATP-PCr 및 혐기성(해당) 에너지 경로다.

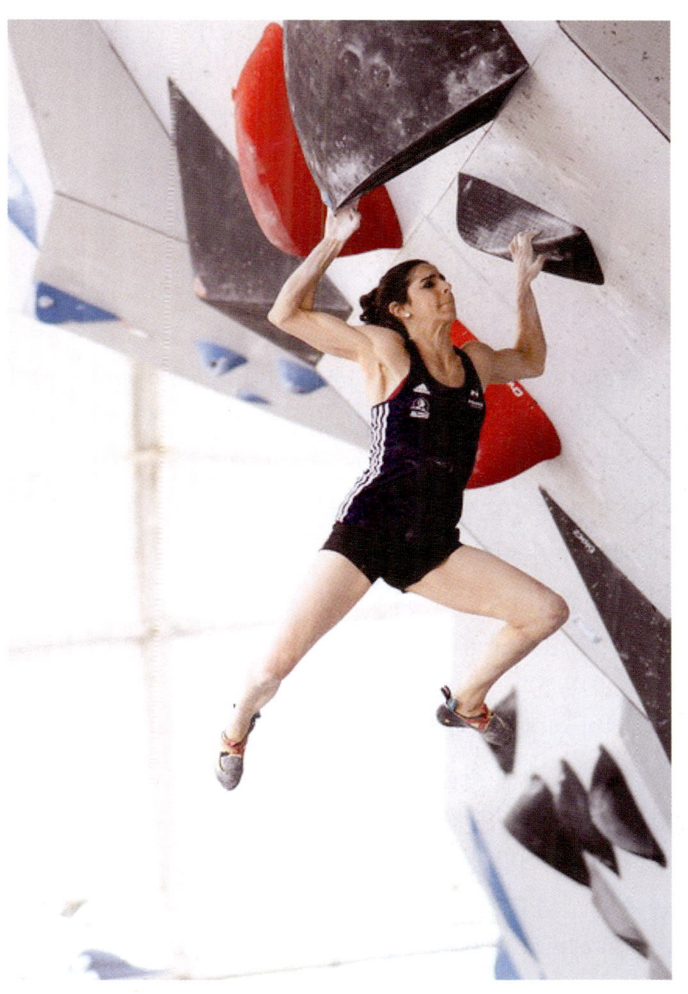

그림 40.3
볼더링(Bouldering).

산화 시스템은 75초의 철저한 운동 후 힘 생성을 위한 에너지 요구량의 최대 50%를 제공하는, 더 긴 볼더링 루트에서 중요한 에너지 생산원이기 때문에 무시되면 안된다.[25] 이것은 혐기성 시스템이 힘 출력을 유지하고 볼더링 루트 사이의 회복을 용이하게 하는데 도움이 된다.[103] 의료 전문가는 각 분야의 생리학적으로 요구되는 점들을 이해하는 것이 중요하다. 이런 지식은 부상당한 클라이밍 선수의 재활과 신체적인 대비에 적용될 수 있다.

클라이밍 선수를 위한 영양 고려사항
(Nutritional considerations for climbers)

클라이밍 선수는 자신의 체중을 지탱하고 제어하며 움직일 수 있어야 한다. 이는 클라이밍 선수의 근력과 중량 대비 힘의 비율이 중요한 수행 속성일 수 있음을 시사한다. 일화적으로, 이런 비율의 중요성은 과도한 체중이 클라이밍 중 오르는 것에 대한 추가 저항을 만든다고 믿는 일부 클라이밍 선수들에 의해 잘 인식되어 왔다. 하지만 연구에서는 지금까지 클라이밍 수행력과 신체 구성(체중 등) 사이의 중요한 유의미한 연관성을 찾지 못했다.[60,63]

4개의 연구에서 클라이밍 선수의 영양 식이 섭취를 평가했다.[26,39,61,108] 하이 퍼포먼스(high performance) 스포츠를 지지하는 입증된 지침과는 다르게, 전반적으로 이러한 연구들은 엘리트 클라이밍 선수들이 부적절한 에너지 섭취를 소비한다는 것을 발견했다. 예를 들어, Kemmler 등[39]은 클라이밍 운동선수의 에너지 섭취가 체질량지수(body mass index, BMI)가 일치하는 대조군보다 유의하게 크진 않았다고 보고했다. 이는 클라이밍 선수의 훈련량이 대조군보다 9.5배 더 많았음에도 불구하고 발생한 결과이다(401분(±73)대 43분(±25)). Gibson−Smith 등[26]은 경험이 많은 엘리트 클라이밍 선수(n=40)의 식이 섭취와 신체 구성을 조사한 결과, 77.5%가 적당한 훈련 프로그램의 지원에 예상되는 에너지 요구사항을 충족하지 못했다는 것을 발견했다.

경험이 많은 엘리트 클라이밍 선수의 영양 관행은 만성적인 에너지 제한과 낮은 에너지 가용성의 위험에 대한 우려를 불러일으켰다. 클라이밍 시 지나치게 낮은 체질량을 억제하기 위해 국내 및 국제 클라이밍협회는 대회에서 체질량 제한 및 체질량지수 검사 절차를 도입했다. 대사율의 생리학적 기능 손상(impaired physiological function in metabolic rate), 월경기능(menstrual function), 뼈 건강(bone health), 면역(immunity), 단백질 합성(protein synthesis), 심혈관계 건강(cardiovascular health)과 같은 건강합병증들은 지속적인 에너지 결핍과 관련되어 있는 것으로 잘 알려져 있다.[66] 따라서 이러한 운동선수를 돌보는 의료 전문가는 경기력을 위한 영양의 중요성을 인식해야 한다.

클라이밍 운동학 및 동역학
(Climbing kinematics and kinetics)

운동학(kinematics)은 관련된 힘을 고려하지 않은 과제(task)의 공간적, 시간적 특성을 말하며, 동역학(kinetics)은 신체의 움직임 변화에 영향을 미치는 힘을 말한다.[6] 클라이밍의 목적은 한 위치에서 다른 위치로 몸을 효율적으로 옮기는 것이다.[69] 움직임의 최고점은 종종 한 지점에서 다음 지점으로 전환할 때 도달하는 움직임을 포함한다. 클라이밍 움직임은 안정화(stabilization), 준비(preparation), 변위(displacement)라는 세 가지 별개의 단계로 만들어질 수 있다.[88]

안정화 단계(stabilization phase)는 클라이밍 선수가 클라이밍 표면과의 접촉을 유지하고 자세 안정성을 확립하기 위해 필요하다. 이는 전완 굴곡근들(forearm flexors), 손가락 근육(finger musculature), 몸통 근육(trunk muscles), 하지(lower limbs)의 등척성 근육 활동들(isometric muscle actions)을 필요로 한다. 준비 단계(preparation phase)는 안정화 단계와 다음 변위 단계(displacement phase) 사이의 전환 단계(transition phase)이다. 이 단계에서는 등척성 및 구심성 근육활동의 조합(combination of isometric and concentric muscle activity)이 필요하다. 전완부와 손가락 근육은 클라이밍 면에서 정적 위치를 유지하는 데 사용되며, 몸통과 어깨 및 하지 사분면은 다음 단계를 위해 준비된 신체 위치를 조정하는 데 동적으로 사용된다. 변위는 하나의 홀딩점에서 다음 것으로 질량 중심의 변위로서 특징지어진다. 이 시점의 근육 활동은 종종 구심성(concentric)이며, 하위 사분위, 몸통, 어깨, 전완부 및 손가락 근육의 활동이 필요하다.[53]

경제적인 움직임(movement economy)은 근골격계에 가해지는 스트레스를 줄이고 성과(performance)를 도울 수 있다. 이것은 클라이밍 선수는 그 역할에 적합하지 않거나, 생물학적인 요소 때문에 부하에 적응할 가능성이 부족한 구조들을 통해 과도한 힘을 가하지 않는 것을 확실히 하기 위하여 에너지 효율적인 움직임 패턴을 최적화하여 달성할 수 있다.[13] 이를 위해서는 병리역학(pathomechanics)의 기초로서 운동 비효율의 잠재적인 영향을 식별하기 위한 기능해부학(functional anatomy)과 임상 생체역학(clinical biomechanics)에 대한 이해가 필요하다.[42] 예를 들어, 이동하는 동안 클라이밍 선수의 신체 위치는 지지면에 관계된 무게 중심에 영향을 주기 때문에, 그리고 벽에 대한 클라이밍 선수의 균형 정도에 영향을 주기 때문에 중요하다(그림 40.1). 이러한 문제는 클라이밍의 신진대사 비용과 수행 결과에 영향을 미칠 수 있다.

비효율은 기계적인 일의 상대적 대사 비용을 증가시켜 조기 피로를 유발할 수 있다.[68] 원인에 관계없이 좋지 못한 테크닉은 생체 역학, 부상 및 수행 사이의 상호작용에 영향을 줄 수 있다.[49] 전신, 신체 부위 및 국소관절 근육 상호작용 모두에서 생체 역학적인 모멘트 팔은 인간의 움직임에서 중요하다. 모멘트 팔(moment arms)은 모든 활동 중 클라이밍 선수가 극복해야 하는, 그리고 생성해야 하는 힘의 크기에 영향을 준다. 근골격계는 외부환경과 비교했을 때, 기계적으로 부족한 곳에서 기능한다. 이것은 종종 근골격계가 이런 불리한 준비로 인한 외부 저항을 극복하기 위해 상당한 힘을 생성해야 함을 의미한다.[40]

비클라이밍 선수와 클라이밍 선수의 상사분위의 근력과 파워의 개요(profile)은 여러 연구에서 비교되었다.[44,99] 클라이밍 선수의 수직 상승은 하나의 홀드지점에서 다음으로 무게 중심의 변위를 특징으로 한다.[69] 어깨 내전근의 구심성 근육작용은 클라이밍에서 볼 수 있는 위를 향해 가면서 당기는 동작에 매우 적합하다. 예상대로, 어깨 내전근의 상체 근력은 비클라이밍 선수 대조군과 비교할 때 클라이밍 선수에서 일관성 있게 더 높다. 이는 초보 클라이밍 선수를 숙련된 엘리트 클라이밍 그룹과 비교할 때 나타나는 결과와도 마찬가지다.[99] Rokowski[77]는 엘리트 클라이머가 하위 레벨(sub-elite)의 암벽 클라이밍 선수와 비교했을 때, 상지 근력, 지구력이 월등히 높다는 점에 주목했다. 근력 지구력(strength endurance)은 최대 풀업(pull-ups) 수를 사용하여 피로도를 검사했다. 엘리트인 클라이밍 선수에서도 절대적 및 상대적 측면에서 더 엘리트인 클라이밍 선수들은 각각 더 높은 풀업 평균 수를 달성했다(absolute pull-ups 29.5(±3.6) and 24.8(±2.4)).

상지 퍼포먼스의 다른 기능적 지표는 초보자와 전문 클라이밍 선수 사이에서 비교되었다. Wall 등[99]은 초심자, 숙련자 및 엘리트 클라이머(performers)를 비교하여 여성 스포츠 암벽 클라이밍 선수에 대한 신체적 요구사항에 대해 연구했다. 이 연구자들은 클라이밍에 특화된 한 팔 록-오프 근력 검사(one arm lock-off strength test)에서 그룹 간 상당한 차이가 있다는 것을 발견했다. 한 팔 록 오프(lock-off) 근력)은 볼더링 퍼포먼스와 통계적으로 유의미한 상관관계를 보였다. 전문 클라이밍 선수와 숙련된 클라이밍 선수 사이에서 왼쪽 및 오른쪽의 한팔 록 오프 근력에 대한 상당한 차이가 발견되었다. 한 팔 록 오프 검사는 힘 변환기가 통합된 풀업 바를 사용한다. 대상자는 힘 변환기를 통해 3초 동안 최대로 내리려는 힘을 가한다. 이 검사는 클라이밍 선수가 클라이밍 벽에서 자신의 위치를 유지하려고 시도할 때 암벽 등산 장소가 팔, 등 및 어깨에 가해지는 힘을 시뮬레이션 하기 위한 것으로 알려져있다.

Grant 등[28]은 양측 벤트 암 행잉(bilateral bent arm hang)과 총 풀업 횟수(total number of pull-ups)를 이용하여 엘리트 및 취미활동 클라이밍 선수와 비클라이밍 선수의 상체 근력을 비교했다. Wall 등[99]의 연구와 마찬가지로, 클라이밍 선수는 팔꿈치에서 직각에 해당하는 위치까지 체중을 끌어 올리도록 요청받았다. 벤트 암 행잉의 경우, 클라이밍 선수는 피로해질 때까지 가능한 한 오랫동안 자세를 유지하도록 지시받았다. 엘리트 클라이밍 선수는 벤트 암 행잉을 유지하는 시간이 상당히 더 길었고(53.0초(±13.2), 레크레이션 클라이밍 선수는 31.4초(±9.0), 비클라이밍 선수는 32.6초(±15.0)), 엘리트 클라이밍 선수는 레크리에이션 클라이밍 선수 및 비클라이밍 선수에 비해 더 많은 풀업을 수행했다.

작업비(work ratios)를 사용하여 클라이밍 선수와 비클라이밍 선수의 근육 수행능력(performance)에 대한 개별 측정을 비교했다. 작업비는 서로 다른 근육 그룹 간의 상대적 강도를 나타낸다. 작업비는 운동범위 전체의 근력을 반영하며, 단일 위치에서 힘을 측정하는 피크 토크 비보다 더 많은 정보를 제공할 수 있다.[67] Wong과 Ng[107]는 비클라이밍 선수와 비교하여 숙련된 클라이밍 선수의 외회전 및 내회전 기능적 작업비(원심성 길항근(eccentric antagonist)/구심성 작용근(concentric agonist)의 비로 정의됨)에서 상당한 차이가 있다고 보고했다. 숙련된 클라이밍 선수는 비클라이밍 선수에 비해 동심성 외회전근 대 내회전근 비(ER:IR)가 불균형적으로 낮았다(0.79(±0.20) 대 1.03(±0.24)). 이는 클라이밍에 자주 사용되기 때문에 어깨 내회전근으로서의 기능과 일치할 수 있고, 이는 비클라이밍 선수에 비해 낮은 동심성 ER:IR 비를 설명할 수 있다. 이 발견은 ER:IR 비를 1미만이라고 보고한 다른 연구[4,20]와 일치한다.

어깨 굴곡근과 신전근에 대한 등속성(isokinetic) 작업 분석표(work profiles)가 숙련된 클라이밍 선수와 비클라이밍 선수에 대해 보고됐다. 남성과 여성 클라이밍 선수 모두 비클라이밍 선수에 비해 더 높은 작업분석표를 보인다. 데이터는 숙련된 클라이밍 선수가 비클라이밍 선수보다 구심성 신전과 원심성 신전 측정에서 각각 2.5배와 2.2배 더 높고, 구심성 굴곡과 원심성 굴곡 측정에서는 각각 1.7배, 1.5배 더 높다는 것을 시사한다. 이것은 클라이밍이라는 과제를 더 잘 수행하기 위해 강화되어야 할 필요가 있는 특정 근육 그룹들에서 클라이밍 선수가 비클라이밍 선수보다 더 강하다는 것을 의미한다.

어깨 안정화 짝힘과 관련된 감소된 근육 활동은 클라이밍 하는 동안 적응된 습관적 자세로 인하여 강조될 수 있다. 클라이밍 선수는 종종 팔을 완전히 뻗은 채(arms fully extended) 매달려서 경로를 읽고, 회복을 위해 정적인 자세를 취한다. 이 자세는 견갑대(shoulder girdle)를 편안하게 하고, 높은 위치에 가기 위해 클라이밍 선수가 종종 선택하는 자세다. 이 위치는 중부 및 하부 승모근의 근전도 활동에 영향을 미치는 것으로 보여져 왔다. Baláš 등[5]은 클라이밍 선수가 팔을 뻗는 대신 팔이 구부러진 자세로 교정된(중립) 자세를 취했을 때, 중간 및 하부 승모근에서 더 높은 표면 근전도(SEMG) 판독값이 보고되었다. 구부러진 팔로 교정된 위치에서 클라이밍 선수의 중부 승모근은 10.6%(±2.9)에 비해 40.9%(±19.6) 최대 자발적 수축(maximum voluntary contraction (MVC))의 SEMG 진폭을 생성했다. 이는 정적 자세에서 일반적으로 어깨를 들어올리는 클라이밍 선수에서는, 축견갑근(axioscapular muscles)의 근육 활동이 감소됨을 나타낸다. 이것은 클라이밍 수행을 위한 큰 근육군 발달의 영향과 결합되어 이 집단의 근육 불균형을 강조할 수 있다.

파워 출력과 폭발적인 근력의 영향은 클라이밍 연구에서 클라이밍능력의 예측 인자로서 덜 주목받아 왔다. 점프 암 검사(jump arm test)를 사용하여 엘리트 클라이밍 선수를 비클라이밍 선수와 비교할 때(r=0.96 to 0.70; p〈0.01), 폭발적인 근력은 클라이밍 능력과 유의미한 상관 관계가 있었다. 그러나, 엘리트 클라이밍 선수와 숙련된 클라이밍 선수 간에 동일한 검사를 비교했을 때 유의미한 차이는 보고되지 않았다(76 cm/ 29.9inch 대 73 cm/28.7inch).[44] 클라이밍 능력은 5a에서 9b+까지의 프랑스 등급 척도로 클라이밍 선수가 클라이밍한 가장 어려운 루트로 정의된다. 이런 성격의 등급 척도는 클라이밍 루트를 성공적으로 오르는 데 필요한 능력 수준을 설명한다. 이 연구의 참가자는 초보자(〈 6a), 숙련된(6c - 7a), 또는 엘리트(≥8a) 클라이밍 선수로 분류되었다. 이 연구는 클라이밍 퍼포먼스에 최소 수준의 상지의 폭발적 힘이 필요하지만 엘리트 수준에서는 덜 중요하다고 제안한다.

게다가 상위 사분위(upper quadrant)에서 높은 수준의 파워 지구력을 보여줄 수 있는 능력은 클라이밍 퍼포먼스에 중요한 것으로 나타났다. Laffaye 등[44]은 암 점프 검사(arm jump test)를 사용하여 피로 지수를 계산했다(암 점프 검사의 첫 번째 값에서 마지막 값을 뺀 값을 첫 번째 값으로 나눈 값에 100을 곱한 값). 피로 저항 프로토콜은 각 시도 사이에 10초 휴식을 두고 점프 검사를 10회 반복하여 수행되었다. 데이터에 따르면 클라이밍 선수는 퍼포먼스 저하가 현저히 낮았다(비클라이밍 선수(28.9%)에 비해 평균 11.7%감소). 비클라이밍 선수에 비해 숙련된 클라이밍 선수의 퍼포먼스 저하가 적었다는 것은 고에너지 인산염을 재합성하고 피로에 저항하는 능력이 더 높다는 것을 의미한다.

용어(Terminology)

클라이밍 선수, 평가 및 관리에 대한 이해를 포함하는 사례 연구가 이 장에서 제시될 것이다. 표 40.1은 신체적 능력을 설명하는데 사용하는 용어를 설명하고, 표 40.2는 후기 근력 강화 훈련운동(late-stage strength training exercises)의 정의를 설명한다.

표 40.1 신체적 능력의 정의	
용량/신체적 특성	**설명**
최대 강도	최대 자발적 수축 동안 신경근 시스템이 생성할 수 있는 최대 힘[94]
최대 힘	힘(Power)은 기계적 작업을 수행하는 속도로 정의되며, 공간의 한 위치에서 다른 위치로 물체가 이동하는 힘과 변위의 산물을 의미[95]
고유 감각	고유수용감각 또는 운동감각은 신체 일부의 위치, 움직임 및 동작을 인식하는 데 사용되는 감각을 의미. 이것은 관절 위치감각, 근력 및 노력과 같은 감각을 통합한다.[76]
힘 발달 속도/폭발적인 힘	힘 발달 속도(RFD)[15] 또는 폭발 강도는 구심성 근육 활동이 시작될 때 힘의 변화 속도를 나타냄
가동범위	운동 범위에서 관절을 유동적으로 움직일 수 있는 능력[58]
근지구력	근 지구력은 장기간에 걸쳐 반복적으로 최대 이하 방식의 힘을 생성하는 국소 신경근 시스템의 능력을 의미[43]
근지구력/비대 훈련	근육 조직의 확대에 반영된 적당한 부하 및 볼륨 훈련. 생리학적 목표는 단면적, 근육 단백질 함량의 증가 및 고에너지 기질과 효소의 저장 증가이다.[82]

표 40.2 후기 근력강화 운동의 정의	
후기 근력 훈련	**설명**
행잉 보드(Hang board) 트레이닝	행잉 보드 또는 핑거 보드는 손가락 강도를 향상시키기 위한 스포츠 전용 도구다. 행잉 보드는 통제된 방식으로 손가락, 팔뚝 근육 및 상부 사분위의 훈련을 가능하게 한다. 바디 하네스를 통해 무게를 추가하거나, 추가하지 않고 스포츠별 그립 위치를 분리하는 데 사용할 수 있다.[59]
캠퍼스 보드 교육	캠퍼스 보드는 사다리 모양의 구성으로 벽에 부착된 나무 또는 플라스틱 슬레이트를 말한다. 다양한 크기의 그립에 대해 슬레이트를 구성하여 훈련 중 그립 또는 손가락/팔뚝 또는 어깨 거들 성능에 대한 강조를 늘리거나 줄일 수 있다.[80]
시스템 보드 교육	시스템 보드는 다양한 손 및 발 고정장치가 있는 교육 플랫폼이다. 홀드는 대칭 패턴으로 구성되어 벽의 각 홀드가 다른 쪽의 거울 이미지가 된다. 시스템 보드는 양쪽 팔과 신체 측면에 대해 매우 정확하고 반복 가능한 방식으로 특정 그립, 팔 위치, 움직임 및 신체 위치 지정을 훈련하는 방법을 제공한다. 시스템 보드를 통해 선수는 안정화, 준비 및 변위를 포함한 클라이밍 동작의 3단계를 모두 완료할 수 있다. 이것은 클라이밍 하는 동안 특정 그립과 팔 위치에서 힘과 파워 용량을 개발하는 데 사용할 수 있다.[1]
초중력(Hyper gravity) 훈련	초중력 훈련은 일반적으로 가중 조끼, 웨이트 벨트 또는 배낭을 사용한다. 클라이밍 하는 동안 시스템 보드 훈련과 저항 훈련의 조합이다. 추가 시스템 웨이트는 클라이밍에 특정한 방식으로 전체 운동 사슬에 과부하를 줄 수 있는 훈련 방법을 제공한다. 이 방법을 사용하면 단일 세트의 클라이밍 동작을 통해 특정 그립, 팔 및 어깨 위치를 훈련할 수 있다.[53]

손상을 입은 클라이밍 선수 관리 시에 평가 및 관리 원칙(Principles of assessment and management when caring for injured climbers)

손상된 능력 평가(Assessment of impaired capacity)

손상은 근력, 지구력, 가동범위, 운동 조절(motor control), 기술 습득, 힘의 아웃 풋과 힘 발달 속도에서의 감소와 같은 신체적 능력의 손상으로 이어질 수 있다.[8,42] 손상된 생물학적 기능의 평가는 일반적으로 임상 관리를 뒷받침하는 핵심 요소이다.[57] 예를 들어, 최대 근력은 근육 또는 근육군이 외부 저항에 대해 최대의 힘을 생성할 때 발생한다.

근력과 같은 손상에 대한 평가에서 많은 임상가가 사용할 수 없는 등속성 근력계(isokinetic dynamometry)와 같은 정교하고 값비싼 장비가 항상 필요한 것은 아니다. 따라서 힘 출력

(power output)의 상반신 점프 검사(upper body jump tests)와 같은 데이터 기반 평가 기술들,[48] 즉 강도 및 작업 능력의 휴대용 근력계 검사,[16] 힘에 대한 기능적 검사(예: 풀업 및 풀업 잠금 해제 변형)는 외부적인 추가 하중이 있는 경우와 없는 경우에(최소한으로 클라이밍 선수가 사용하는 장비를 복제할 때)[55] 의사 결정에 도움이 될 상지 성능에 대한 정량적 데이터를 제공한다.

슬로우 모션 모드로 2차원 또는 3차원 분석에서 비디오를 사용하는 정성적 평가(qualitative assessment)는 상업적으로 이용 가능하다.[41] 이러한 평가 기술은 안정적인 지상훈련과 클라이밍 운동들로 명확하게 돌아가는 동안, 정적 및 동적 자세와 위치에 대해 정성적 판단을 내릴 수 있게 한다.[70]

클라이밍 선수의 경우, 가동범위, 힘 생성 및 기술의 숙련된 적용이 최적의 성능을 위해 중요하다. 클라이밍은 중력과 불안전한 힘을 줄이기 위해 클라이밍 선수의 몸을 지지면에 최대한 가깝게 위치시켜야 한다.[69] 이러한 변수는 운동 효율과 에너지 생산 속도 및 기간에 영향을 미친다. 움직임 절약이 좋지 않으면 최적의 수행능력(performance)을 발휘하지 못할 수 있다.[87] 따라서 클라이밍 상황 중에 클라이밍 선수를 관찰하는 것은 진행 중인 손상이 기술에 해로운 영향을 미칠지 확인하는 데 필수적이다. 이는 클라이밍이 아닌 임상 환경에서만 수행되는 일상적인 이동 범위 및 근력 검사에서는 분명하지 않을 수도 있다.

운동사슬통합(*Kinetic chain integration*)

손상당한 클라이밍 선수의 신체적 회복(physical preparation)에서 운동사슬의 역할을 이해하는 것은 중요하다. 클라이밍 선수가 스포츠로 복귀하고 어깨가 최적화되어 퍼포먼스를 발휘할 준비가 되도록 하기 위해서는 하지, 코어 근육계 및 부속적인 근육계의 적절한 훈련이 필요하다.[18] 복부 및 체간 근육 조직을 위한 훈련 활동은 하체에서 상지로, 그리고 클라이밍 선수의 경우 반대 방향으로 힘을 전달하는 역할을 하기 때문에 중요하다. 이 부분은 오버행잉 및 기타 기술적으로 어려운 지형에서 어려운 동작을 하는 동안 클라이밍 선수에게 안정성을 제공하기 위해 "뻣뻣하게 만드는 것(stiffening)" (예: 지속된 등척성 수축)이 필요할 지도 모른다.[75,78,79,105] 손가락과 팔뚝의 근력은 초보자와 엘리트 클라이밍 선수 사이에서 보이는 주요한 차이점이다.[46,47] 이 부위의 훈련은 어깨부 관리와 함께 주기적으로 관리되어야 한다.[34]

하반신은 일반적으로 클라이밍 선수에게 마땅히 받아야 할 관심을 받지 못한다. 그러나 하지, 특히 슬괵근[19]과 둔근은 클라이밍 선수가 부상을 입을 수 있는 부위다.[83] 또한, 생체역학적 관점에서 발과 다리는 이동의 최대 절약을 위해 느리고 탄도적인 속도로 클라이밍 선수의 질량 중심을 한 위치에서 다음 위치로 이동시켜야 한다.[69] 다리는 또한 상지가 정적 위치를 유지하고 에너지 요구를 줄이는 동적 움직임을 지원하는 데 필요하다. 이것은 클라이밍 선수가 체중의 다양한 비율에 해당하는 장비를 운반할 때 특히 중요하다. 이 영역은 폭발적인 시퀀스 동안 질량 중심을 이동시키는 중요한 역할을 한다. 도달 거리가 긴 오버 행잉 루트와 작은 홀드가 있는 수직 루트에서는 홀드 사이를 점프하는 능력이 진행을 위한 유일한 방법일 수 있다. 따라서, 하부 사분원의 근력 및 파워 트레이닝을 고려해야 한다.

최대 근력을 개발하기 위해 데드리프트, 스모 데드리프트, 백 스쿼트, 프론트 스쿼트, 카프레이즈(calf raises)와 같은 양식을 사용하여 트리플 익스텐션과 관련된 근육계를 개발할 수 있다.[92] 운동 처방은 표준 훈련의 원칙을 따라야 하며, 1회 반복 최대치(repetition maximum)(RM)의 80~90% 사이의 부하, 낮은 반복 범위(3–5회 반복)으로 2–5세트를 사용하며, 세트 사이 휴식시간을 둔다(〉3분). 하지의 폭발적인 질(qualities)을 개선시키기 위해 하지 플라이오메트릭(plyometrics), 메디신볼 던지기(medicine ball throws), 올림픽 역도(weightlifting) 파생 운동들(derivatives)과 같은 양식을 트리플 익스텐션 점프 패턴에 기계적으로 과부하시키는 자극으로 사용할 수 있다.[92] 운동 처방은 일반적으로 여러 세트(2–5세트)에 걸쳐 낮은 반복 범위(2–5회 반복)와 세트 사이에 긴 휴식시간(〉5분)으로 고속에서 실행되는 상대적으로 가볍거나 중간 정도의 부하를 포함한다.[74]

클라이밍 선수에게 특화된 훈련 기술 및 능력 (*Training skills and capacities specific to the climbing athlete*)

부상을 당한 클라이밍 선수는 장기간의 탈훈련 기간 동안 기술, 근력 및 기타 생리학적 기능 등의 기타 능력을 잃게 된다.[52] 경기와 훈련을 받지 못하기 때문에 클라이밍 관점에서 볼 때, 기술적인 능력과 전술적 인식을 잃어버릴 수 있다.[100] 이런 감소된 퍼포먼스는 심리적, 사회적 및 생활 방식 요인과도 관련이 있을 수 있다.[73] 임상가는 근본적인 문제가 기술 기반 문제인지, 신체적 능력인지, 또는 둘 다 해당되는지 밝혀내야 한다. 신체적 능력과 기술 관련 문제가 공존할 수 있지만 종종 하나가 다른 것보다 우세하다. 따라서 임상가는 우선 순위를 정하기 위해 임상 증거를 평가할 수 있어야 한다.[72] 그럼에도 불구하고, 기술 및 능력손상이 논리적으로 더 가능성이 있는 선수의 임상 여정에는 기간이 있을 것이다.

부하에 적합한 방식으로 강화된 기술과 기술의 개발은 그 중간 단계에서 역량 교육에 딱 들어맞을 것이다. 선수는 회복 단계에 해롭지 않은 양과 강도로 클라이밍 기술을 개발하고 유지하도록 권장된다.[13] 이 단계에서 중요한 것은 허용되는 등반의 양과 강도에 대한 매우 규범적인 접근 방식이다. 본질적으로, 클라이밍 훈련 부하를 정량적으로 측정하는 것은 어렵다. 등반 루트에 대한 국제 등급 시스템이 있지만,[50,51] 이러한 정의는 부하를 어느 정도 정확하게 모니터링 해야 하는 재활 중 훈련 볼륨을 처방하는 데 적합하지 않다. 따라서 클라이밍 등급, 상승 및 하강 기간(상승 길이), 반복된 횟수(반복) 및 상승의 특수한 특성(홀드 유형 및/ 또는 피치 등반)은 여전히 스포츠 특정 기술을 개발하면서 적절한 과부하를 생성하도록 조작된다. 이러한 유형의 훈련 사다리는 의료 전문가가 신체적 준비 목표가 달성되었다고 만족할 때까지 매우 규범적일 수 있다.

신체 준비의 후기 단계에서 클라이밍 기술은 스포츠별 훈련 방식으로 강조된 신체능력의 표현을 요구한다. 스포츠별 훈련(Sport-specific training)에는 통제된 방식으로 클라이밍의 스포츠 특정 질을 시뮬레이션하는 벽 위 훈련(등반) 및 벽 외 훈련(등반에서 파생된 것)(climbing derivatives)이 포함될 수 있다. 이러한 양식은 근육 그룹, 신경근력 프로필(neuro muscular force profiles), 에너지 시스템 및 많은 경우 등반과 관련된 움직임 패턴을 대상으로 한다.[103]

클라이밍은 악력과 상체의 힘에 크게 의존한다. 상분면에 대한 힘 요구사항은 이 수준에서 클라이밍의 도전적인 특성으로 인해 엘리트 및 하위 엘리트 클라이머에게 특히 중요하다.[46,47] 예를 들어, 홀드가 비정상적으로 작거나 어색한 경우 접촉을 위해 손가락과 등반 표면 사이의 마찰 계수를 높이려면 많은 양의 힘이 필요하다. 이를 위해서는 혐기성 기질 활용과 높은 수준의 신경근력 및 힘 발달 속도에 대한 의존이 요구된다(표 40.1참조).[65] 임상가는 등반의 기술 자질과 신진대사 에너지 및 신경근력 프로필을 모두 목표로 하기 때문에 이러한 유형의 훈련 양식을 알고 있어야 한다.

재활 및 신체 준비
(Rehabilitation and physical preparation)

재활(rehabilitation)은 구조 손상 및/또는 생리학적 기능 손상 후에 조직적, 기능적, 감정적, 심리적 기능을 향상시키는 것을 말한다.[7] 이는 기능을 회복하기 위해 신체적 부하를 현명하게 적용하는, 계획적이고 체계적인 접근 방식이다.[90] 이 철학은 클라이머와의 모든 상호 작용의 핵심 동인(driver)인 재활 및 신체적 준비 사고방식(physical preparation mindset)을 모두 포함해야 한다.[104]

회복 초기에는 통증 관리, 가동범위의 회복, 치료 부하의 신중한 적용이 우선적이다.[52] 중간 단계는 기계 및 신진대사 부하의 증가와, 다음 단계를 준비하기 위한 낮은 수준의 기술 관련 훈련으로 유형화된다.[74] 과정의 후반 및 스포츠 복귀 단계에서 종종 기술 개발과 근육 컨디셔닝의 가장 큰 교차점을 볼 수 있으며, 점진적으로 증가하는 훈련 부하와 현실적인 기술 관련 훈련이 필요하다.[62] 이것은 어깨 특정 조직과 몸통, 하지, 손 및 손목과 같은 기타 상호 의존적인 해부학적 영역에 기계적 과부하를 제공한다.[36] 스포츠별 수행능력을 지원하는 대사 에너지 경로가 동시에 개발된다.[75] 어깨와 운동 사슬의 스포츠별 신경근 패턴화는 일반적인 저항 훈련과 병합되어 높은 수준의 무제한 클라이밍을 완전히 재개하기 위한 균형 잡힌 경로를 제공한다. 이 과정에서는 일반적인 저항 훈련, 가동범위 운동, 운동선수가 클라이밍으로 복귀할 수 있도록 준비하기 위한 스포츠별 전신 신체 프로그램이 포함된다.

프로그래밍 및 주기화(*Programming and periodization*)

어깨와 운동사슬에 기계적 부하를 체계적이고 현명하게 적용하는 것이 의해 재활프로그램이 최적화, 차별화 되는 경우가 많다. 에너지 시스템 또는 신진대사 발달 또한 클라이밍 선수의 최적의 스포츠 복귀를 위한 필수 고려 사항이다.[65] 등반가의 컨디셔닝 효과와 그로 인한 스포츠-특성의 피트니스는 피로에 저항하고 스포츠 요구사항을 충족하는 능력을 결정하는 요소이다.[15,65,91] 첫째, 클라이머는 가능한 최고의 품질과 강도로 한 번의 반복을 완료하는데 필요한 능력을 갖춰야 한다.[56] 동시에 클라이머는 연속 반복을 성공적으로 완료할 수 있는 신진대사 능력이 있어야 한다.[81]

주기화(periodization)는 운동 능력 개발을 위한 우수한 결과를 생성하는 것으로 밝혀진, 실용적인 훈련 방법론이다.[35] 주기화의 원칙은 부상에서 복귀하는 클라이밍 선수를 위한 재활 및 신체 준비 시스템에 적용될 수 있다.[32] 장기 계획은 클라이밍 선수를 위한 최적의 신체 준비 가능성을 최대화한다. 이는 재활 중 과부하 또는 저부하를 방지하는데 도움이 된다. 본질적으로 주기화는 운동 인구를 위한 훈련 및 컨디셔닝 부하 적용에 체계적인 계획을 적용하는 방법이다.[29] 임상 및 실제 수준에서, 시간 제약 하에 신체적 준비를 개발하기 위하여 부하, 볼륨, 강도 및 운동 선택을 조작하는 것이다. 시간 제약은 퍼포먼스 결과를 보조하기 위해 향상된 신체적 역량이 미래에 달성하는 위치를 말한다.[35]

주기화된 프로그램은 훈련 또는 기계적 부하의 단계로 정의된다. 교육 프로그램에는 준비 단계와 경쟁 단계의 두 가지 주요 단계가 있다. 준비 단계는 일반 신체 훈련단계와 스포츠별 훈련단계의 두 가지 추가 단계로 세분화할 수 있다.[33] 신체적 준비의 목적을 위해 하위 단계는 클라이밍 선수의 신체적 준비에 매우 구조화된 접근 방식을 제공한다. 운동 발달을 위한 문헌에는 주기화에 대한 다양한 구조적 접근 방식이 있지만,[14] 프로그래밍에 대한 선형 접근 방식이 부상당한 선수에게 최상의 시스템을 제공하는 것으로 보인다.

이 프로그래밍 방법은 부상의 특성에 따라 몇 주 또는 몇 달에 걸친 프로그램의 구조적 변형이 특징이다. 이러한 유형의 프로그래밍의 중요한 원칙은 위상 강화(phase potentiation)이다.[30] 위상 강화는 이전에 훈련된 신체적 특성이 부하의 다음 단계를 보조하도록 보장하기 위해 신체적 준비 프로그램에서 이뤄지는 훈련 블록의 논리적 시퀀싱 또는 순서 지정이며, 따라서 그것은 테크닉, 스킬과 운동 퍼포먼스의 단계적이고 순차적인 재부하(reloading)이다.[94] 예를 들어, 어깨 부상 후, 프로그램은 클라이밍 선수가 4-6주의 근력-지구력 단계, 4주의 근력 단계, 그리고 4주 동안의 근력 개발 단계를 거친 후, 클라이밍에 대한 더 스포츠에 특화된 작업으로 전환된다.

근력 지구력 발달(*Developing strength endurance*)

클라이머의 근지구력은 피로의 시작에도 불구하고 클라이밍 관련 상지 근육의 근 긴장을 계속해서 증가시키는 능력을 향상시킨다.[43] 이 품질을 개발하는데 사용할 수 있는 다양한 저항 훈련 양식이 있다. 예를 들어, 전통적인 저항 기계(예: 랫풀다운기계)("lat" pull-down machine), 체중 저항(예: 풀업 운동)(pull-up exercise)또는 행잉 보드(hang boards)(그림 40.4 참조)와 같은 보다 일반적인 클라이밍 전용 훈련 파생(derivatives)[59]시스템 보드와 캠퍼스 보드가 있다.[53] 선택한 운동 양식은 재활 단계, 장비 가용성 및 임상가의 창의성에 따라 달라진다. 근력 지구력을 위한 처방은 15~20회 반복, 적당한 부하(최대 1회 반복의 50-70%, 1RM), 3-5세트, 세트 사이 짧은 휴식시간(〈1분)이 필요하다.[74] 예를 들어, 상지의 근 지구력을 개발하기 위한 클라이밍 파생물은 지판(fingerboard)이다. 이 양식은 일반적으로 손가락과 전완부 근육의 등척성 근력을 개발하는 데 사용된다. 그러나 이 도구는 클라이밍 관련 자세(예: 구부러진 팔 록 오프 자세; bent arm lock-off position)에서 어깨 근육의 등척성 근력 지구력을 발전시키도록 조정할 수 있다.

Baláš 등[5]은 클라이머가 행잉 보드에 매달릴 때 교정된(중립) 어깨 위치를 채택했을 때 중간 및 하부 승모근의 표면 근전도(SEMG) 판독값이 최적화되었음을 보여주었다. 또한, 자세가 일반적인 풀업과 유사하기 때문에 어깨 내전근이 관여할 가능성이 있다. 어깨를 위한 행잉 보드 근력 지구력 프로그램은 지정된 목표 운동시간에 피로도에 도달할 수 있는 그립 유형을 사용해야 한다. 열린 그립(open grip)은 닫힌 그립(closed grip)이나 주름진 그립(crimped grip)보다 전완부와 손가락 굴곡근에 덜 피로하다.

Vigouroux 등[98]은 주름진 그립/닫힌 그립에서 힘 생성에 기여하는 천지굴근(flexor digitorum superficialis)과 심지굴근(flexor digitorum profundus)이 3:1의 비로 작용한다는 것을

보여주었다. 그러나 오픈 그립은 이 두 근육에 대해 1:1의 힘 생성 비를 요구했다. Vigouroux 등[97]은 스포츠 클라이머가 풀업을 수행할 때 큰 오픈 그립 홀드와 전통적인 풀업 바 사이에서 큰 차이가 없다는 것을 발견했다. 연구자들은 홀드 크기가 감소함에 따라 풀업 횟수, 최대 팔힘, 기계적 작업, 손가락 굴근 피로가 감소하는 것을 발견했다. 이는 오픈 그립이 행잉 보드 프로그램에서 어깨 근육 조직을 훈련하는 데 더 나은 선택일 수 있음을 시사한다.

점진적 근력 지구력 프로그램은 다른 변수가 동일하게 유지되는 동안 훈련 블록 과정에서 감소하는 반복들 사이에 잔존하는 것을 볼 수 있다. 예를 들어, 행잉 보드의 어깨 거들에 대한 정적 유지에는 중립 어깨 위치에서 10초간 매달리기(hanging)가 포함될 수 있다. 매달린 후 짧은 휴식(〈30초)이 뒤따르며, 세트당 6-8번 매달리고 총 3-5세트이다. 세트 사이의 휴식 시간은 혐기성 분해 시스템에 도전하기 위해 짧다(〈1분). 난이도는 프로그램을 진행 및 퇴보하는 데 사용할 수 있다. 하네스나 웨이트 벨트를 사용하여 선수에게 추가 중량을 부착하는 방식으로 난이도를 높일 수 있고, 상업용 힘 변환기(commercial force transducer) 또는 욕실 저울 세트로 정량화할 수 있는 클라이머의 체중 비율을 지지하기 위해 발을 사용하여 난이도를 낮출 수 있다. 이러한 프로그래밍 원칙은 일반적인 저항 훈련과 벽 클라이밍 관련 훈련에 적용될 수 있다.

최대 근력 발달(*Developing maximum strength*)

체질량 비로 볼 때 최대 근력의 발달은 모든 클라이머에게 중요한 신체적 특성(physical quality)이다.[101,102] 최대 근력의 발달은 부상 후 흔히 신체적 제한으로 나타날 수 있으며, 클라이머가 견갑대(shoulder girdle)를 사용하여 록 오프 동작(lock-off maneuverers) 및 강력한 당기기 동작을 수행하는 능력이 제한될 수 있다. 이러한 유형의 훈련은 ATP-CPr의 신경모집 및 세포 내 저장을 증가시킬 수 있다.[93] 근육 단면적(muscle cross-sectional area)의 형태학적 변화(morphological changes)는 최대 근력 발달에 중요하지만, 과도한 근육 발달로 인한 운동선수의 근력/질량 비 감소를 최소화하기 위해 신중하게 관리해야 한다. 근력 지구력 훈련과 마찬가지로 훈련 양식으로 사용할 수 있는 다양한 전통적인 저항훈련 운동과 등반을 기반으로 한 파생운동이 있다. 최대 힘 프로그램(maximal strength program)을 뒷받침하는 원칙은 다음과 같다. 하중은 전체 세트(1RM의 80-95%)에 대해 최대 강도에 가까워야 하며, 12초 또는 3-5회 반복)이내에 근육의 기능부전을 유발해야 하고, 3-5세트의 분량을 위해서는 ATP-CPr의 근육 저장을 재합성할 수 있도록 세트 사이 긴 휴식(3-5분)을 가져야 한다.[56] 예를 들어, 가파른 벽 록 오프 트레이닝(lock-off training) 훈련은 클라이밍 관련 방식으로 어깨 내전 근력을 발달시킨다. 돌출된 볼더링 벽 시스템 보드(bouldering wall system board) 또는 발 고정 장치나 발 배치 스트립이 있는 캠퍼스 보드(campus board)가 요구된다(그림 40.5 참조). 두 손과 발을 벽에 대고 큰 홀드를 잡고 있는 클라이머는 단단한 록오프 위치로 당기면서 위쪽의 홀드에 도달한다. 목표물 위에 도달하는 팔 호버(hovers)는 홀드에 닿지 않고 홀드를 유지한다. 클라이머는 시작 위치로 돌아가 즉시 다른 손으로 다른 잠금 위치(lock off position)로 당긴다. 일반적인 부하 방식은 긴 휴식시간(〉5분)과 함께 3-5세트의 각 측면을 2-3회 반복하는 것이다. 하네스, 배낭 또는 가중 벨트(초중력 훈련; 그림 40.6 참조)를 사용하여 추가적인 질량을 추가함으로써 난이도를 올릴 수 있다.[33] 또한 오르는 벽의 가파른 정도를 수정하여 난이도를 낮추거나 높일 수도 있다.

폭발적임 근력(힘)의 발달 (*Developing explosive strength (power)*)

클라이머가 가파른 지형에서 멀리 떨어진 홀드에 도달하기 위해 신속하게 힘을 발생시켜야 할 때 클라이밍에서 폭발적인 힘이 필요하다. 상지를 위한 탄도성 운동(ballistic exercise)은 선수가 짧은 시간에 높은 힘을 발휘해야 한다. 사용되는 운동 양식에는 선수의 체질량을 가속하거나 외부의 도구를 업그레이드 하는 활동이 포함될 수 있다.[15] 깊은 팔굽혀펴기(depth push-ups), 클랩 팔굽혀펴기(clap push-ups), 무릎 꿇고 웨이트 메디신볼 던지기(kneeling weighted medicine ball throws), 데디신볼 슬램(medicine ball slams)과 같은 전통적인 탄도 상체 훈련 운동(traditional ballistic upper body training)은 폭발적인 힘과 힘 발달속도 향상에 기여할 수 있다.[56] 클라이밍 기반의 파생활동에는 캠퍼스 보드 래더링(campus board laddering), 캠퍼스 보드 다이나믹 점프(campus board dynamic jumps), 시스템 보드 볼더링(system board bouldering) 및 볼더 캠퍼스(boulder campusing)가 포함된다.

훈련 처방 원칙은 중등도에서 최대에 가까운 부하(1RM의 70 – 90%)를 2–5회 반복하는 것을 포함한다. 각 반복은 최대 폭발의 목적으로 실행된다. 양은 3–5세트 사이이며 세트 사이에 긴 휴식시간(>5분)이 있다.[43] 예를 들어, 캠퍼스 보드 사다리 타기는 어깨 내전근 폭발력을 발달시키는 데 효과적인 방법이다.[46,47](그림 40.7 참조). 클라이머는 양손으로 큰 캠퍼스 보드의 가로대를 잡고 발을 벽에 대고 시작한다. 이 운동은 발의 도움 없이 캠퍼스 보드 위로 사다리와 같은 동작을 이용하여 올라가는 것이다. 각 동작의 반복은 어깨 내전근에서 당기는 힘을 촉진시키기 위하여 팔의 폭발적인 뻗기가 이뤄져야 한다.

대사 에너지 시스템의 발달

(Metabolic energy system development)

주기화 원칙(periodization principles)은 재활 및 신체 준비 과정에서 클라이머의 신진대사 발달에도 적용될 수 있다. 신체 능력을 향상시키기 위해 손상된 조직의 기계적 부하에 적용되는 원칙은 단계에 따라 다르며, 초기 단계의 생리적 발달을 기반으로 한다.[64] 신경근 조직의 기계적 부하와 관련하여 대사 조건화와 관련된 준비 단계는 비특이적 훈련에 초점을 맞출 수 있다. 중추 적응(central adaptations)[45]을 상향 조정하기 위한 사이클링 및/또는 달리기 기반 활동 형태의 심폐훈련은 프로그램 후반부에 소개될 스포츠별 컨디셔닝에 중요하다.[2,17]

조직 치유의 초기 단계에 있는 이런 유형의 컨디셔닝은 보호를 위한 것이며, 부상을 당하거나 회복 중인 어깨와 관련된 스트레스의 정도를 최소화시킨다.[17] 준비 단계의 후반부에는 클라이머가 무제한 스포츠로의 복귀에 가까워짐에 따라 일반적인 신진대사 발달과 스포츠별 발달 사이의 다리 역할을 한다. 이런 접합부는 증가하는 기계적 부하를 견딜 수 있는 부상당한 운동 선수의 능력 향상과 일치하는 조직 치유 단계로 대표된다. 이 단계에서 강조하는 점은 중앙 심폐 적응을 유지하는 동시에 스포츠 관련된 근육 세포 내(말초) 적응을 개선하는 것이다.[2]

고강도 인터벌 트레이닝(high intensity interval training (HIIT))은 다양한 상지 및 하지 스포츠에서 유산소 및 무산소 퍼포먼스를 모두 발전시키는 방법인 것으로 나타났다.[9,21] HIIT은 심폐 기능과 대사기능을 개선하는 시간 효율적인 방법이다. 단기(45초)에서 장기(2–8분) 기간 동안 반복되는 고강도 운동과 회복 기간이 서로 사이사이에 배치된다.[21] HIIT는 클라이밍 관련 대사 훈련에 사용할 수 있다.[71] 재활의 관점에서 볼 때 클라이밍과 관련된 중추 및 말초 적응을 모두 자극하는 부속물로서 사용할 수 있다. 여기에는 심폐(산화) 및 해당 에너지 시스템을 목표로 하는 길고 짧은 HIIT 간격 훈련의 프로그래밍이 포함될 수 있다.[10] 여기에는 예를 들어, 메디신 볼 던지기(medicines ball throws), 배틀 로프 컨디셔닝(battle rope conditioning), 파워백 드래그(power bag drags) 및 상지 에르고미터(upper limb ergometers)를 사용하여 미리 결정된 작업 대 휴식 비를 기반으로 하는 인터벌 세션이 포함될 수 있다.

만일 선수가 올림픽 종물 클라이밍(스피드, 리드, 볼더링)으로 복귀할 경우, 대사 훈련 프로그램은 선수의 부상 전 강점과 약점에 따라 달라진다. 예를 들어, 리드 클라이밍으로 복귀하는 운동선수를 위한 신진대사 훈련 프로그램은 전완부와 상위 사분위 근육계의 산화 및 해당 에너지 시스템에 부담을 주는 속도와 기간으로 수행되어야 한다.[22] 운동학적(kinematic)으로나 동역학적(kinetic)으로 스포츠의 기술과 유사한 운동의 선택은 어느 정도의 스포츠 특이성을 제공하므로 세포 수준에서 적응 반응을 제공한다.

경쟁 단계는 클라이밍의 운동역학적 및 운동학적 프로파일을 모방하는 컨디셔닝 양식을 특징으로 한다. 현재 트레이닝운동들은 하중을 받는 매우 구체적인 클라이밍 기술들로 구성된다. 파워 및 힘(power and force)의 출력(output)은 속도, 볼더(boulder) 또는 동일한 작업 대 회복의 비로 리드 클라이밍과 밀접하게 관련되어야 한다.[91] 경쟁 단계에서 클라이머는 완전한 무제한 클라이밍으로의 복귀에 가까워지고 있다. 이 단계는 에너지 시스템 개발의 주요 방법으로 클라이밍을 사용하는 것이 대표된다. 예로, 높은 산에 대한 훈련을 시뮬레이션 하기 위한 장비가 가득한 일반 또는 긴 루트의 실내 클라이밍보다 약간 더 높은 강도의 경쟁 시뮬레이션 범위일 수 있다. 이 단계의 세부 사항은 선수의 요구사항, 등반 유형 및 원하는 퍼포먼스 수준에 따라 달라진다. 주기화 접근법을 뒷받침하는 기본적인 이론은 피트니스 피로 모델[12]과 일반적인 적응 증후군이다.[89] 둘 다 유기체가 긍정적 또는 부정적인 생리적 적응을 통해 훈련 스트레스에 적응하는 방식의 역할을 설명한다.

클라이밍 선수의 사례 연구
(Case study of a climbing athlete)

요약(*Precis*)

Elli는 국가대표로 활동했던 매우 뛰어난 리드 및 볼더 클라이머다. 그녀는 리드 클라이밍과는 다른 기계적 및 생리학적 프로필을 가진 볼더링을 전문적으로 해 왔다. 볼더링은 근력과 지구력을 활용한 짧은 시간의 고강도 활동이 특징이다. 높은 작업 속도에서 에너지 생산을 촉진하기 위해 해당 시스템을 통해 ATP의 재합성을 필요로 하는 특성상, 이 활동의 대사 프로파일은 주로 혐기성이다.[103] 볼더링은 지속 시간이 짧고 운동량이 많기 때문에 상체의 힘과 파워가 높은 사람에게 가장 적합하다. 볼더링을 하는 중에는 선택한 클라이밍 경로에 따라 다양한 수준의 모든 근육활동의 유형들이 필요하다.

볼더링 루트는 일반적으로 상지에서 밀기, 당기기 및 정적 위치의 유지가 필요하다. 짧은 시간 동안 높은 수준의 힘을 생성하는 능력은 퍼포먼스를 향상시키고 부상을 줄인다. 이는 클라이머가 추락을 예방하기 위해 신속하게 홀드에 걸쇠를 걸어야 할 때 가장 분명해진다. 또한 근육 수축 속도는 힘을 빠르게 분산시켜야 할 때 중요하다. 한 홀드에서 다음 홀드로 점프한 후, 상위 사분권이 몸을 감속시켜야 하는 경우를 예로 들 수 있다. 이런 모든 요소들이 클라이머의 재활에서 고려되어야 할 사항들이다.

> **상자 40.1**
>
> Ellie는 오른쪽 우세 클라이밍 선수다. Ellie는 24세이며, 15년 넘게 클라이머로 활동해 왔다. 그녀의 클라이밍 경력기간 동안 그녀는 리드 등반과 볼더링 모두에서 청소년 클라이머로서 영국 국가대표 수준으로 경쟁해왔다. Ellie는 대학에 입학하면서 훈련스케줄을 줄여야 했고, 더 이상 국가대표팀에서 경쟁할 수 없었다. 동시에 그녀는 기술적으로 어려운 루트에서 리드 클라이밍을 하는 동안 10미터(32.8피트) 높이에서 떨어졌다.
>
> 이 사건은 그녀의 오른쪽 팔에 첫번째 상완관절와관절 전방 탈구(glenohumeral joint anterior dislocation)를 초래했다. 6개월 간의 재활 후, 그녀는 대학공부를 마치는 동안 볼더링에 집중하기 위해 실내 클라이밍으로 복귀했다. 그러나 실내 볼더링으로 돌아온 그녀는 도전적인 볼더링 루트에서 오른쪽 어깨가 "무너지는 것(또는 부러지는 것)(give way)"을 느꼈다. Ellie의 목표는 부상 전 볼더링에 제한이 없던 수준으로 돌아가는 것이다.

평가(*Assessment*)

어깨 가동범위(Shoulder range of motion)

검사에서, Ellie는 양쪽 상완관절와관절 방향에서 과도한 움직임을 보였다(표 40.3). Beighton 척도를 사용한 일반화된 이완에 대한 검사는 관절 과가동성(5/9 점) 경향을 시사했다.

표 40.4는 휴대용 근력계(handheld dynamometer)를 사용한 등척성 근력(isometric strength) 평가 결과를 자세히 보여준다. 근력 감소는 오른쪽(증상)에 기록되었다.

정형의학적 검사(Orthopedic tests)

Ellie는 바로 누운 상태(supine)에서 100°의 외회전시 불안 징후가 양성으로 나타났다. 전방 축이동 검사(anterior pivot shift test)와 하방고랑징후 검사(inferior sulcus sign tests)는 음성으로 나타났다.

와이드 암 풀업(Wide arm pull-ups)

Ellie는 두 팔로 자신의 체중을 땅에서 들어 올리는 것이 두려웠다. 오른쪽 견갑골 이상 운동증(scapular dyskinesis)의 근거 또한 확인되었다.

관절 재위치(관찰)(Joint repositioning (observation))

바로 누운 자세에서 검사한다. 눈을 감고 어깨를 재위치 시키라는 요청을 받았을 때, 그녀는 정확도가 떨어지는 것처럼 보였다.

기능적 분석(Functional analysis)

클라이밍 평가 중 관찰적 분석은 슬로우 모션 리콜 기능이 있는 전자 태블릿에서 수행되었다. 상대적으로 단순한 클라이

표 40.3 어깨 가동범위 평가

	우측 어깨		좌측 어깨	
	능동 가동범위	수동 가동범위	능동 가동범위	수동 가동범위
굴곡을 통한 어깨 거상	180	185°	180°	180°
외전을 통한 어깨 거상	180°	185°	175°	180°
수평에서 어깨 외회전	100°에서 불안	테스트 안함	100°	130°
손을 등 뒤로 올리기	상부 흉추	테스트 안함	상부 흉추	테스트 안함
어깨 신전	60°	75°	60°	70°

모든 능동 및 수동 움직임은 대략적인 가동 범위(ROM)를 말한다.

표 40.4 어깨 등척성 근력 검사

근육군	우측	좌측
어깨 외회전 90°	8.1 kg/17.9 lb	14.7 kg/32.4 lb
어깨 외회전 120°	7.4 kg/16.3 lb	12.3 kg/27.1 lb
어깨 외회전 160°	5.3 kg/11.3 lb	8.2 kg/18.1 lb
어깨 외전 0°	11.6 kg/26.6 lb	17.1 kg/37.7 lb
중부 승모근	5.2 kg/11.5 lb	9.5 kg/20.9 lb

밍 루트에서 Ellie는 어떤 불안 증상도 보이지 않았다. 그러나 경로의 어려움이 진전되고 견갑대에 대한 신체적 요구가 증가함에 따라 Ellie는 점점 더 불안해지게 되었고 자신의 어깨를 이전보다 덜 신뢰하게 되었다. 클라이밍 벽과 하반신 접촉을 최소화하면서 외전 및 외회전 상태의 팔이 포함된 루트일 경우, Ellie는 루트를 완료할 준비가 되어있지 않았다.

근거 및 공유 의사결정
(Evidence and shared decision-making)

젊은 성인의 최초 외상성 전방 상완관절와관절 탈구(first time traumatic anterior glenohumeral dislocations (FTAGD))에서 치료 관리에는 종종 비수술적 재활이 포함된다.[3] 일반적인 합의는 중요한 뼈 손실의 근거가 없고, 심각한 우려가 있고, 운동선수가 접촉 스포츠 또는 기타 고부하 활동에 관여하지 않는 한 수술이 필요하지 않다는 것이다.[52] FTAGD 및/또는 후속 아탈구(subsequent subluxation) 후 6개월 동안 클라이밍 선수를 어떻게 관리해야 하는지에 대한 데이터가 없고, 실제로 의견이 일치되는 것도 없다. Ellie와 논의한 후, 그녀가 재활 및 신체 준비(physical preparation)에 중점을 둔 보수적인(conservative) 접근방식을 추구하고 싶어한다는 것은 분명해졌다.

엘리트 여성 클라이밍 선수의 FTAGD 관리에 대한 문헌이 없기 때문에 근거에 입각한 접근 방식(evidenced-informed approach)이 필요했다. Ellie는 의욕이 넘치고 대학공부를 하는 동안 볼더링을 전문적으로 하고 싶어했다. 그러나, 그녀는 볼더링과 비교했을 때, 다른 생리학적 프로필을 가진 리드 클라이밍 전문가다. 리드 클라이밍은 퍼포먼스 관점에서 더 많은 상위 사분위 부위 근지구력이 요구된다. 신진대사 프로필도 다르기 때문에, 중간기간(medium-duration)의 해당 에너지 시스템(glycolytic energy systems)과 더 긴 기간(longer-duration)의 산화 시스템(oxidative systems)을 사용해야 한다.[101] 실용적인 관점에서 이는 재활 중기에서 후기 단계에 있는 그녀의 신체 준비의 본질(nature)에 영향을 미치기 때문에 중요하다.

Ellie는 접촉 스포츠에 포함되진 않지만, 볼더링의 특성상 어깨 부위에 많은 부담을 주게 된다. 또한 의미있는 뼈 손실은 없었지만, 부하를 받는 동안 팔을 들어올리는 것에 어느 정도

표 40.5 신체적 준비 프로그램

신체적 준비단계	초기	중기	중기	말기
운동조절 및 기술훈련	벽에서 낮은 부하로 벗어나기/낮은 수준의 복잡성 교육	벽에서 적당한 부하로 벗어나기/복잡한 고유 수용성 훈련	낮은 부하 클라이밍 기술 발전	더 높은 하중의 등반 기술 발전
기계적 성질	근비대 훈련/근력 지구력	최대 강도	최대근력 및 파워 트레이닝	파워트레이닝
대사의 질	심폐 적응+++	심폐 적응++ 주변 적응+	심폐 적응+ 주변 적응++	주변 적응+++
기간	4-6 주	4-6 주	4-6 주	4-6 주
주기화 단계	준비 단계		경쟁 단계	
특정 프로그래밍 단계	일반적 신체 트레이닝 단계 1	일반적 신체 트레이닝 단계 2	스포츠 특화 1단계	스포츠 특화 2단계

+, 낮은 대사 훈련(Low metabolic training); ++, 중간 대사 훈련(moderate metabolic training); +++, 높은 대사훈련(high metabolic training).

의 불안감이 있었다. 이러한 요소들의 결합은 후속 아탈구 후, 외과적 소견을 당연하게 만든다. 그러나 FTAGD 후, 물리치료로 관리되는 환자들은 재발성 어깨 탈구를 경험하지 않는다는 중등도(moderate)의 근거가 존재한다.[11] 외상 후 만성 어깨 불안정성에 대한 외과적 관리의 효과에 대한 근거들은 제한적이다.[38] 수술이나 물리치료가 그녀의 클라이밍 복귀를 위한 최적의 전략인지에 대한 불확실성을 바탕으로 공동 의사결정이 내려졌다. Ellie와의 파트너십을 통해 매우 신중한 신체 준비 프로그램이 여정(journey)에 따른 명확한 진행 상황과 결과 마커들로 결정되었다.

위에서 설명한 원칙에 따라 다음 표와 그림은 Ellie의 재활 프로그램을 설명한다: 표 40.5는 Ellie의 신체 준비 프로그램을 자세히 설명한다. 표 40.6은 강도 지구력 행잉 보드 프로그램을 자세히 설명한다. 표 40.7은 최대 근력 훈련을 위한 진전 매트릭스를 자세히 설명한다. 표 40.8은 폭발적인 근력 훈련을 위한 전진 매트릭스를 자세히 설명한다. 후기 클라이밍에 특화된 근력 훈련 과정에는 행잉 보드, 캠퍼스 보드, 시스템 보드 및 초중력 훈련이 포함된다.

그림 40.4부터 40.8은 Ellie의 재활에 포함된 연습의 예를 보여준다.

표 40.6 근력 지구력 행잉 보드 프로그램[33]

난이도	매달리기 기간 (초)	휴식 (초)	세트 당 매달리기 수	세트 수	세트 간 휴식
레벨1	10	30	6-8	3-5	〈 1분
레벨2	10	20	6-8	3-5	〈 1분
레벨3	10	10	6-8	3-5	〈 1분
레벨4	10	5	6-8	3-5	〈 1분

표 40.7 최대 근력 훈련을 위한 진행단계 매트릭스

운동 방식	초기	중간	스포츠 복귀
보조된 풀업	포함		
풀업	포함		
가중 풀업		포함	
시스템 벽 분리(isolations)	포함		
고르지 않은 그립 풀업		포함	
가파른 벽 록 오프		포함	포함
한 팔 록 오프			포함

표 40.8 폭발적인 근력 훈련을 위한 진행단계 매트릭스

운동 방식	초기	중간	스포츠 복귀
서서 메디신볼 강타와 투척	포함		
무릎을 꿇고 메디신볼 강타와 투척	포함		
박수 팔 굽혀펴기		포함	
깊게 팔 굽혀펴기		포함	
캠퍼스 보드사다리 오르기		포함	
제한 볼더링		포함	포함
캠퍼스 보드 다이나막 점프			포함
캠퍼스 볼더링			포함

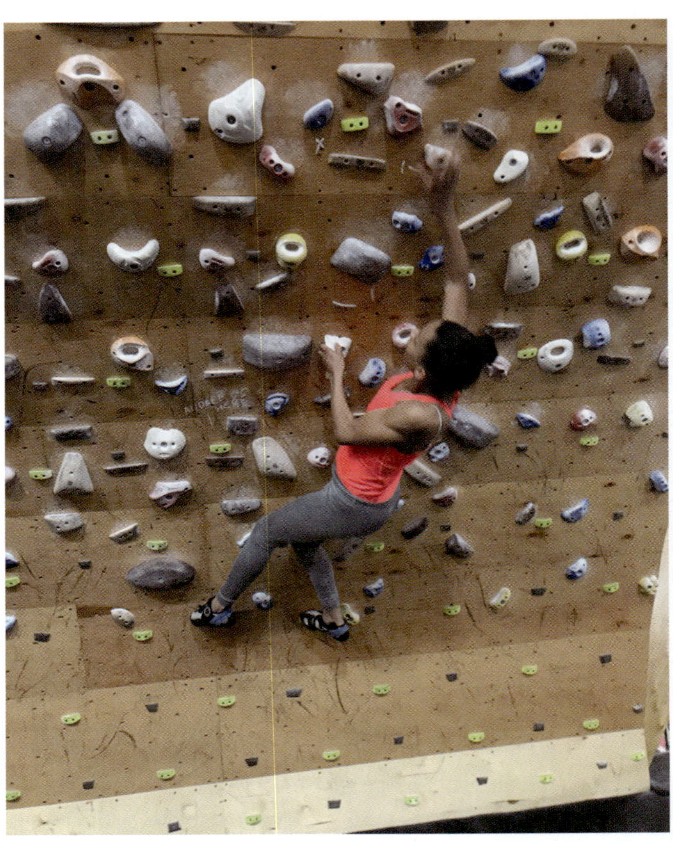

그림 40.5
가파른 벽 록 오프 최대 근력 훈련.

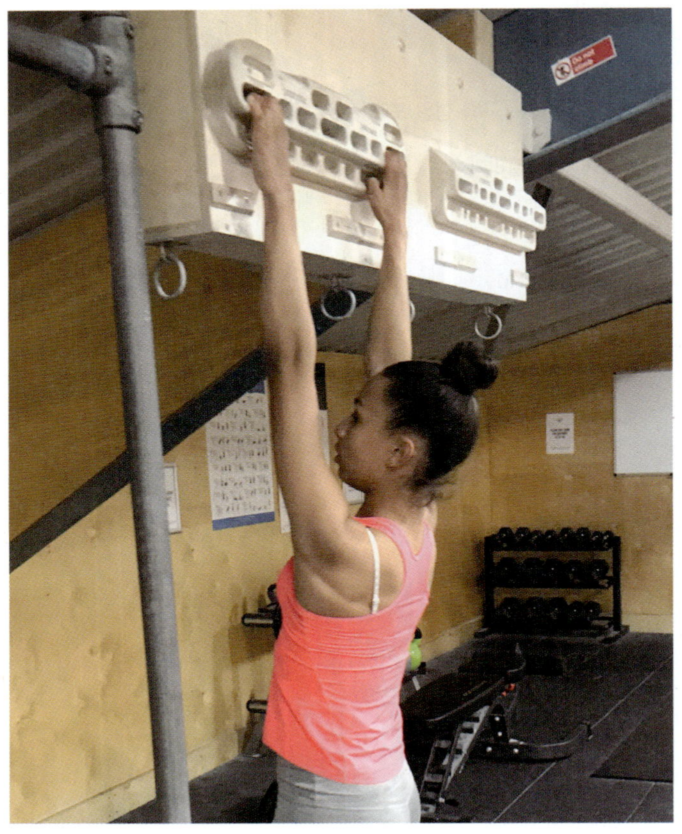

그림 40.4
행잉 보드 근력 지구력 훈련.

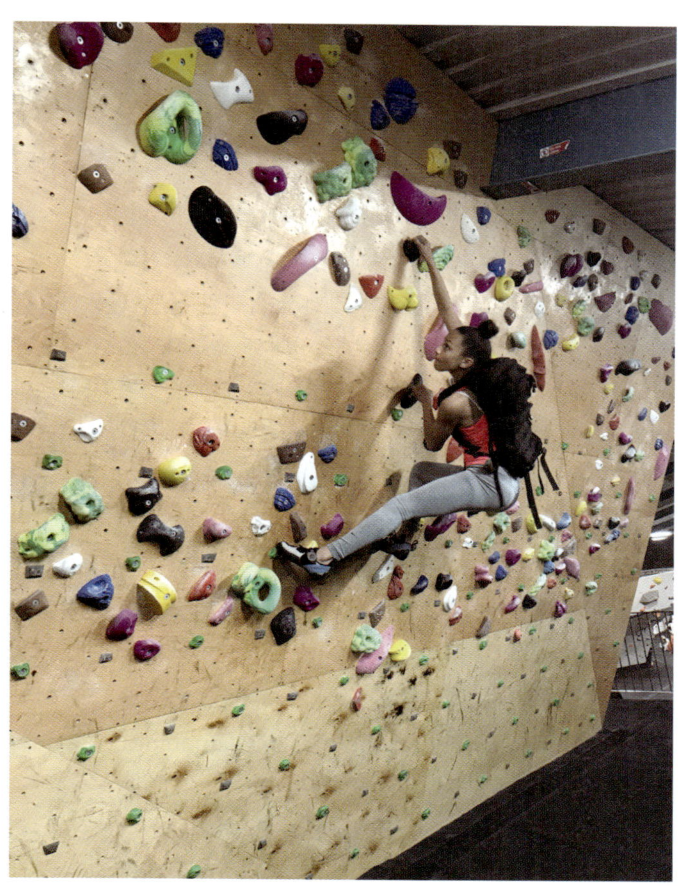

그림 40.6
최대 근력 훈련을 위한 초중력 훈련.

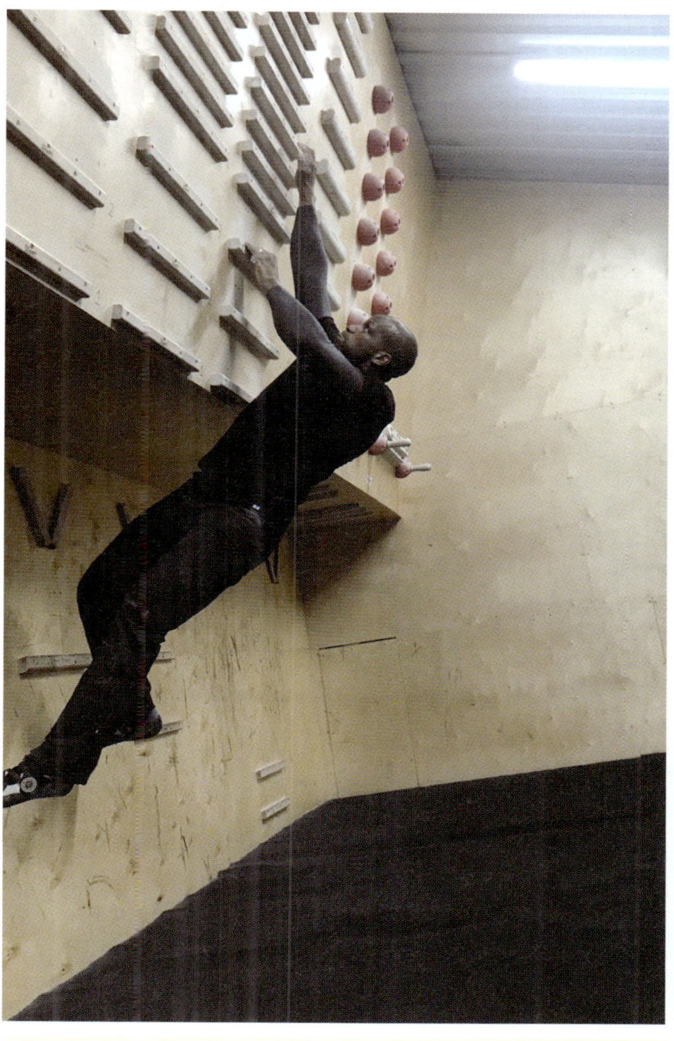

그림 40.7
캠퍼스 보드 래더링 폭발적 힘 훈련.

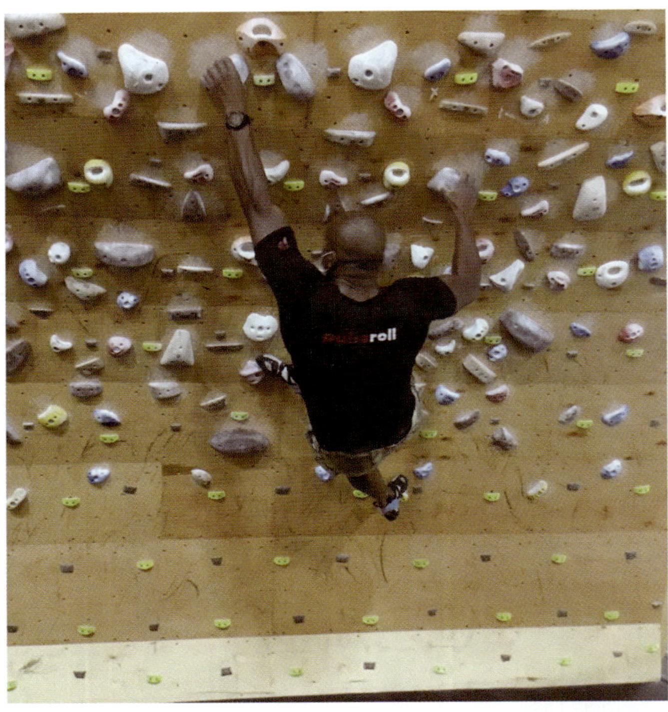

그림 40.8
시스템 보드 훈련 폭발적인 힘 훈련.

결론(Conclusion)

결론적으로, 클라이밍 선수의 재활은 선수의 훈련과 경기 요구에 대한 철저한 이해를 전제로 한다. 어깨와 상위 사분위에 부과되는 무거운 부담 때문에 재활 및 신체준비 마인드 셋을 향한 의료전문가의 철학적 전환이 필요하다. 이런 철학적인 측면에서 어깨 부위에 특정한 기계적 측면과 등반 퍼포먼스를 지원하는 운동 사슬의 더 넓은 신진대사 요구사항을 고려해야 한다. 클라이머 선수의 신체적 필요와 완전한 스포츠 참여로의 복귀는 예술과 과학의 조화에 의해 좌우된다.

감사의 말(Acknowledgments)

이 글은 Ugo Ehiogu와 Chief Chike Ehiogu를 추모한다. 또한 제 아내 Zoe Ehiogu와 아이들 Star와Aurelia의 지원에 감사하다.

이 단원에서 사진 사용을 허락해주신 국제 스포츠 클라이밍 연맹(International Federation of Sport Climbing)과 Mr. Eddie Fowke에게 감사한다.

참고문헌(Referenes)

1. Anderson M, Anderson M. A novel tool and training methodology for improving finger strength in rock climbers. Procedia Engineering. 2015;112:491-496.
2. Artioli GG, Bertuzzi RC, Roschel H, Mendes SH, Lancha Jr AH, Franchini E. Determining the contribution of the energy systems during exercise. JoVE (Journal of Visualized Experiments). 2012;e3413.
3. Avila Lafuente JL, Moros Marco S, García Pequerul JM. Controversies in the management of the first time shoulder dislocation. The Open ORTHOPAEDICS journal. 2017;11:1001-1010.
4. Bak K, Magnusson SP. Shoulder strength and range of motion in symptomatic and pain-free elite swimmers. The American Journal of Sports Medicine. 1997;25:454-459.
5. Baláš J, Duchačová A, Giles D, Kotalíková K, Pánek D, Draper N. Shoulder muscle activity in sport climbing in naturally chosen and corrected shoulder positions. The Open Sports Sciences Journal. 2017;10:107-113.
6. Bartlett R. Sports Biomechanics: Reducing Injury and Improving Performance. Taylor & Francis; 1999.
7. Brooks G, Almquist J. Rehabilitation of musculoskeletal injuries in young athletes. Adolescent Medicine: State of the Art Reviews. 2015;26:100-115.
8. Brumitt J, Cuddeford T. Current concepts of muscle and tendon adaptation to strength and conditioning. International Journal of Sports Physical Therapy. 2015;10:748.
9. Buchheit M, Mendez-Villanueva A, Quod M, Quesnel T, Ahmaidi S. Improving acceleration and repeated sprint ability in well-trained adolescent handball players: speed versus sprint interval training. International Journal of Sports Physiology and Performance. 2010;5:152-164.
10. Buchheit PB, Laursen M. High-intensity interval training, solutions to the programming puzzle. Sports Medicine. 2013;43:313-338.
11. Buss DD, Lynch GP, Meyer CP, Huber SM, Freehill MQ. Nonoperative management for in-season athletes with anterior shoulder instability. The American Journal of Sports Medicine. 2004;32:1430-1433.
12. Busso T, Candau R, Lacour J-R. Fatigue and fitness modelled from the effects of training on performance. European Journal of Applied Physiology and Occupational Physiology. 1994;69:50-54.
13. Chu SK, Jayabalan P, Kibler WB, Press J. The kinetic chain revisited: new concepts on throwing mechanics and injury. PM&R. 2016;8:S69-S77.
14. Cissik J, Hedrick A, Barnes M. Challenges applying the research on periodization. Strength & Conditioning Journal. 2008;30:45-51.
15. Cormie P, McGuigan M, Newton R. Developing maximal neuromuscular

power: part 2–training considerations for improving maximal power production. Sports Medicine. 2012;41:125-146.

16. Cronin J, Lawton T, Harris N, Kilding A, McMaster DT. A brief review of handgrip strength and sport performance. The Journal of Strength & Conditioning Research. 2017;31:3187-3217.

17. Dhillon H, Dhilllon S, Dhillon MS. Current concepts in sports injury rehabilitation. Indian Journal of Orthopaedics. 2017;51:529-536.

18. Dischiavi S, Wright A, Hegedus E, Bleakley C. Biotensegrity and myofascial chains: a global approach to an integrated kinetic chain. Medical Hypotheses. 2018;110:90-96.

19. Ehiogu UD, Stephens G, Jones G, Schöffl V. Acute hamstring muscle tears in climbers-current rehabilitation concepts. Wilderness & Environmental Medicine. 2020;31:441-453.

20. Ellenbecker TS. A total arm strength isokinetic profile of highly skilled tennis players. Isokinetics and Exercise Science. 1991;1:9-21.

21. Fernandez-Fernandez J, Zimek R, Wiewelhove T, Ferrauti A. High-intensity interval training vs. repeated-sprint training in tennis. The Journal of Strength & Conditioning Research. 2012;26:53-62.

22. Franchini E, Kokubun E, Kiss M. Energy system contributions in indoor rock climbing. European Journal of Applied Physiology. 2007;101:293-300.

23. Fryer S, Stoner L, Stone K, et al. Forearm muscle oxidative capacity index predicts sport rock-climbing performance. European Journal of Applied Physiology. 2016;116:1479-1484.

24. Fuss FK, Tan AM, Pichler S, Niegl G, Weizman Y. Heart Rate behavior in speed climbing. Frontiers in Psychology. 2020;11:1364.

25. Gastin PB. Energy system interaction and relative contribution during maximal exercise. Sports Medicine. 2001;31:725-741.

26. Gibson-Smith E, Storey R, Ranchordas M. Dietary intake, body composition and iron status in experienced and elite climbers. Frontiers in Nutrition. 2020;7:122.

27. Giles LV, Rhodes EC, Taunton JE. The physiology of rock climbing. Sports Medicine. 2006;36:529-545.

28. Grant S, Hynes V, Whittaker A, Aitchison T. Anthropometric, strength, endurance and flexibility characteristics of elite and recreational climbers. Journal of Sports Sciences. 1996;14:301-309.

29. Hartmann H, Wirth K, Keiner M, Mickel C, Sander A, Szilvas E. Short-term periodization models: effects on strength and speed-strength performance. Sports Medicine. 2015;45:1373-1386.

30. Herodek K, Simonović C, Raković A Periodization and strength training cycles. Activities in Physical Education & Sport. 2012;2:254-257.

31. Holtzhausen L-M, Noakes TD. Elbow, forearm, wrist, and hand injuries among sport rock climbers. Clinical Journal of Sport Medicine. 1996;6:196-203.

32. Hoover DL, VanWye WR, Judge LW. Periodization and physical therapy: bridging the gap between training and rehabilitation. Physical Therapy in Sport. 2016;18:1-20.

33. Horst E. Training for Climbing: The Definitive Guide to Improving Your Performance. Rowman & Littlefield; 2008.

34. Issurin VB. Benefits and limitations of block periodized training approaches to athletes' preparation: a review. Sports Medicine. 2016;46:329-338.

35. Issurin VB. New horizons for the methodology and physiology of training periodization. Sports Medicine. 2010;40:189-206.

36. Jaggi A, Alexander S. Suppl-6, M13: Rehabilitation for shoulder instability–current approaches. The Open Orthopaedics Journal. 2017;11:957.

37. Jones G, Schöffl V, Johnson MI. Incidence, diagnosis, and management of injury in sport climbing and bouldering: a critical review. Current Sports Medicine Reports. 2018;17:396-401.

38. Kavaja L, Lähdeoja T, Malmivaara A, Paavola M. Treatment after traumatic shoulder dislocation: a systematic review with a network meta-analysis. British Journal of Sports Medicine. 2018;52:1498-1506.

39. Kemmler W, Roloff I, Baumann H, et al. Effect of exercise, body composition, and nutritional intake on bone parameters in male elite rock climbers. International Journal of Sports Medicine. 2006;27:653-659.

40. Keogh JW, Lake JP, Swinton P. Practical applications of biomechanical principles in resistance training: moments and moment arms. Journal of Fitness Research. 2013;2:39-48.

41. Khadilkar L, MacDermid JC, Sinden KE, Jenkyn TR, Birmingham TB, Athwal GS. An analysis of functional shoulder movements during task performance using Dartfish movement analysis software. International Journal of Shoulder Surgery. 2014;8:1.

42. Kibler WB, Wilkes T, Sciascia A. Mechanics and pathomechanics in the overhead athlete. Clinics in Sports Medicine. 2013;32:637-651.

43. Kraemer WJ, Adams K, Cafarelli E, et al. American College of Sports Medicine position stand. Progression models in resistance training for healthy adults. Med Sci Sports Exerc. 2002;34:364-380.

44. Laffaye G, Levernier G, Collin JM. Determinant factors in climbing ability: influence of strength, anthropometry, and neuromuscular fatigue. Scandinavian Journal of Medicine & Science in Sports. 2016;26:1151-1159.

45. Laursen P, Buchheit M. Science and Application of High Intensity Interval Training. Solutions to the Programming Puzzle. Harrogate: Human Kinetics; 2019.

46. Levernier G, Laffaye G. Four weeks of finger grip training increases the rate of force development and the maximal force in elite and top world-ranking climbers. The Journal of Strength & Conditioning Research. 2019;33:2471-2480.

47. Levernier G, Laffaye G. Rate of force development and maximal force: reliability and difference between non-climbers, skilled and international climbers. Sports Biomechanics. 2021;20:495-506.

48. Levernier G, Samozino P, Laffaye G. Force–velocity–power profile in high-elite boulder, lead, and speed climber competitors. International Journal of Sports Physiology and Performance. 2020;15:1012-1018.

49. Lu TW, Chang CF. Biomechanics of human movement and its clinical applications. The Kaohsiung Journal of Medical Sciences. 2012;28:S13-S25.

50. Lutter C, Tischer T, Hotfiel T, et al. Current trends in sport climbing injuries after the inclusion into the Olympic program. Analysis of 633 injuries within the years 2017/18. Muscles, Ligaments & Tendons Journal (MLTJ). 2020;10:201-210.

51. Lutter C, Tischer T, Schöffl VR. Olympic competition climbing: the beginning of

a new era—a narrative review. British Journal of Sports Medicine. 2021;55:857-864.

52. Ma R, Brimmo OA, Li X, Colbert L. Current concepts in rehabilitation for traumatic anterior shoulder instability. Current Reviews in Musculoskeletal Medicine. 2017;10:499-506.

53. Mabe J, Butler SL. Analysis of contemporary anaerobic sport specific training techniques for rock climbing. Sport Journal. 24 June 2016.

54. Macdonald JH, Callender N. Athletic profile of highly accomplished boulderers. Wilderness & Environmental Medicine. 2011;22:140-143.

55. MacKenzie R, Monaghan L, Masson RA, et al. Physical and physiological determinants of rock climbing. International Journal of Sports Physiology and Performance. 2020;15:168-179.

56. Maestroni L, Read P, Bishop C, Turner A. Strength and power training in rehabilitation: underpinning principles and practical strategies to return athletes to high performance. Sports Medicine. 2020;50:239-252.

57. McMaster DT, Gill N, Cronin J, McGuigan M. A brief review of strength and ballistic assessment methodologies in sport. Sports Medicine. 2014;44:603-623.

58. McNeal JR, Sands WA. Stretching for performance enhancement. Current Sports Medicine Reports. 2006;5:141-146.

59. Medernach JP, Kleinöder H, Lötzerich HH. Fingerboard in competitive bouldering: training effects on grip strength and endurance. The Journal of Strength & Conditioning Research. 2015;29:2286-2295.

60. Mermier CM, Janot JM, Parker DL, Swan JG. Physiological and anthropometric determinants of sport climbing performance. Br J Sports Med. 2000;34:359-365; discussion 366.

61. Michael MK, Joubert L, Witard OC. Assessment of dietary intake and eating attitudes in recreational and competitive adolescent rock climbers: a pilot study. Front Nutr. 2019;6:64.

62. Michener LA, Abrams JS, Bliven KCH, et al. National Athletic Trainers' Association position statement: evaluation, management, and outcomes of and return-to-play criteria for overhead athletes with superior labral anterior-posterior injuries. Journal of Athletic Training. 2018;53:209-229.

63. Mladenov L, Michailov M, Schoffl I. Antropometric and strength characteristics of world-class boulderers. Medicina Sportiva. 2009;13:231-238.

64. Mølmen KS, Øfsteng SJ, Rønnestad BR. Block periodization of endurance training–a systematic review and meta-analysis. Open Access Journal of Sports Medicine. 2019;10:145.

65. Morrison S, Ward P. Energy system development and load management through the rehabilitation and return to play process. International Journal of Sports Physical Therapy. 2017;12:697.

66. Mountjoy M, Sundgot-Borgen J, Burke L, et al. International Olympic Committee (IOC) consensus statement on relative energy deficiency in sport (RED-S): 2018 update. International Journal of Sport Nutrition and Exercise Metabolism. 2018;28:316-331.

67. Ng GY, Lam PC. A study of antagonist/agonist isokinetic work ratios of shoulder rotators in men who play badminton. Journal of Orthopaedic & Sports Physical Therapy. 2002;32:399-404.

68. Noakes T. Physiological models to understand exercise fatigue and the adaptations that predict or enhance athletic performance. Scandinavian Journal of Medicine & Science in Sports: Review Article. 2000;10:123-145.

69. Orth D, Davids K, Seifert L. Coordination in climbing: effect of skill, practice and constraints manipulation. Sports Medicine. 2016;46:255-268.

70. Parks MT, Wang Z, Siu KC. Current low-cost video-based motion analysis options for clinical rehabilitation: a systematic review. Phys Ther. 2019;99:1405-1425.

71. Phillips K, Sassaman J, Smoliga J. Optimizing rock climbing performance through sport-specific strength and conditioning. Strength and Conditioning Journal. 2012;34:1-18.

72. Podlog L, Dimmock J, Miller J. A review of return to sport concerns following injury rehabilitation: practitioner strategies for enhancing recovery outcomes. Phys Ther Sport. 2011;12:36-42.

73. Podlog L, Heil J, Schulte S. Psychosocial factors in sports injury rehabilitation and return to play. Phys Med Rehabil Clin N Am. 2014;25:915-930.

74. Reiman MP, Lorenz DS. Integration of strength and conditioning principles into a rehabilitation program. International Journal of Sports Physical Therapy. 2011;6:241.

75. Richardson E, Lewis JS, Gibson J, et al. Role of the kinetic chain in shoulder rehabilitation: does incorporating the trunk and lower limb into shoulder exercise regimes influence shoulder muscle recruitment patterns? Systematic review of electromyography studies. BMJ Open Sport & Exercise Medicine. 2020;6:e000683.

76. Röijezon U, Clark NC, Treleaven J. Proprioception in musculoskeletal rehabilitation. Part 1: Basic science and principles of assessment and clinical interventions. Man Ther. 2015;20:368-377.

77. Rokowski R. The role of body build, strength and endurance abilities in achieving high results by rock climbers. Journal of Kinesiology and Exercise Sciences. 2020;30:21-28.

78. Rosemeyer JR, Hayes BT, Switzler CL, Hicks-Little CA. Effects of core-musculature fatigue on maximal shoulder strength. Journal of Sport Rehabilitation. 2015;24:384-390.

79. Saeterbakken AH, Loken E, Scott S, Hermans E, Vereide VA, Andersen V. Effects of ten weeks dynamic or isometric core training on climbing performance among highly trained climbers. PLoS One. 2018;13:e0203766.

80. Sas-Nowosielski K, Kandzia K. Post-activation potentiation response of climbers performing the upper body power exercise. Frontiers in Psychology. 2020;11:467.

81. Saul D, Steinmetz G, Lehmann W, Schilling AF. Determinants for success in climbing: a systematic review. Journal of Exercise Science & Fitness. 2019;17:91-100.

82. Schoenfeld BJ, Grgic J, Ogborn D, Krieger JW. Strength and hypertrophy adaptations between low-vs. high-load resistance training: a systematic review and meta-analysis. The Journal of Strength & Conditioning Research. 2017;31:3508-3523.

83. Schöffl V, Lutter C, Popp D. The "Heel Hook"—a climbing-specific technique to injure the leg. Wilderness & Environmental Medicine. 2016;27:294-301.

84. Schöffl V, Popp D, Dickschass J, Küpper T. Superior labral anterior-posterior lesions in rock climbers—primary double tenodesis?

Clinical Journal of Sport Medicine. 2011;21:261-263.

85. Schreiber T, Allenspach P, Seifert B, Schweizer A. Connective tissue adaptations in the fingers of performance sport climbers. European Journal of Sport Science. 2015;15:696-702.

86. Schweizer A. Sport climbing from a medical point of view. Swiss Medical Weekly. 2012;142:w13688.

87. Seifert L, Orth D, Mantel B, Boulanger J, Hérault R, Dicks M. Affordance realization in climbing: learning and transfer. Frontiers in Psychology. 2018;9:820.

88. Seifert L, Wattebled L, L'Hermette M, Bideault G, Herault R, Davids K. Skill transfer, affordances and dexterity in different climbing environments. Human Movement Science. 2013;32:1339-1352.

89. Selye H. Forty years of stress research: principal remaining problems and misconceptions. Canadian Medical Association Journal. 1976;115:53.

90. Spencer S, Wolf A, Rushton A. Spinal-exercise prescription in sport: classifying physical training and rehabilitation by intention and outcome. Journal of Athletic Training. 2016;51:613-628.

91. Stien N, Saeterbakken AH, Hermans E, Vereide VA, Olsen E, Andersen V. Comparison of climbing-specific strength and endurance between lead and boulder climbers. PLoS One. 2019;14:e0222529.

92. Suchomel TJ, Comfort P, Stone MH. Weightlifting pulling derivatives: rationale for implementation and application. Sports Medicine. 2015;45:823-839.

93. Suchomel TJ, Nimphius S, Bellon CR, Stone MH. The importance of muscular strength: training considerations. Sports Medicine. 2018;48:765-785.

94. Turner AN. The science and practice of periodization: a brief review. Strength and Conditioning Journal. 2011;33:34-46.

95. Turner AN, Comfort P, McMahon J, et al. Developing powerful athletes, Part 1: mechanical underpinnings. Strength & Conditioning Journal. 2020;42:30-39.

96. Van Middelkoop M, Bruens M, Coert J, et al. Incidence and risk factors for upper extremity climbing injuries in indoor climbers. International Journal of Sports Medicine. 2015;36:837-842.

97. Vigouroux L, Devise M, Cartier T, Aubert C, Berton E. Performing pull-ups with small climbing holds influences grip and biomechanical arm action. Journal of Sports Sciences. 2019;37:886-894.

98. Vigouroux L, Quaine F, Labarre-Vila A, Moutet F. Estimation of finger muscle tendon tensions and pulley forces during specific sport-climbing grip techniques. Journal of Biomechanics. 2006;39:2583-2592.

99. Wall CB, Starek JE, Fleck SJ, Byrnes WC. Prediction of indoor climbing performance in women rock climbers. Journal of Strength and Conditioning Research. 2004;18:77-83.

100. Watson S, Allen B, Grant JA. A clinical review of return-to-play considerations after anterior shoulder dislocation. Sports Health. 2016;8:336-341.

101. Watts PB. Physiology of difficult rock climbing. European Journal of Applied Physiology. 2004;91:361-372.

102. Watts PB, Martin DT, Durtschi S. Anthropometric profiles of elite male and female competitive sport rock climbers. J Sports Sci. 1993;11:113-117.

103. White DJ, Olsen PD. A time motion analysis of bouldering style competitive rock climbing. The Journal of Strength & Conditioning Research. 2010;24:1356-1360.

104. Wilk KE, Arrigo CA, Hooks TR, Andrews JR. Rehabilitation of the overhead throwing athlete: there is more to it than just external rotation/internal rotation strengthening. PM&R. 2016;8:S78-S90.

105. Wirth K, Hartmann H, Mickel C, Szilvas E, Keiner M, Sander A. Core stability in athletes: a critical analysis of current guidelines. Sports Medicine. 2017;47:401-414.

106. Wong EK, Ng GY. Isokinetic work profile of shoulder flexors and extensors in sport climbers and nonclimbers. J Orthop Sports Phys Ther. 2008;38:572-577.

107. Wong EK, Ng GY. Strength profiles of shoulder rotators in healthy sport climbers and nonclimbers. Journal of Athletic Training. 2009;44:527-530.

108. Zapf J, Fichtl B, Wielgoss S, Schmidt W. Macronutrient intake and eating habits in elite rock climbers. Medicine & Science in Sports & Exercise. 2001;33:S72.

어깨 수술 후 재활

(Rehabilitation after shoulder surgery)

41

Jo Gibson, Jeremy Lewis

개요(Introduction)

근골격계 어깨 문제에 대한 외과적인 중재 후 임상 결과에 영향을 미치는 요인은 다양하다. 이런 요인에는 수술의 기술, 외과 의사의 전문지식, 환자의 생물심리사회적(biopsychosocial)요인, 환경적 요인, 생활방식(lifestyle) 요인들, 그리고 – 이 단원에서 주목하는 – 수술 후 재활의 질, 적절성 및 시기(timing)가 포함되지만 하나에 국한되지는 않는다.

9장과 29장에서 논의한 바와 같이, 수술 기술과 전문지식에서 엄청난 발전들이 이뤄져왔다. 또한, 수술 후 결과를 극대화하기 위해서는 환자의 사회적, 직업적 네트워크를 포함하여 외과의, 치료사 및 환자가 협력해야 한다는 사실도 깨닫게 되었다.

수술 후 재활의 발전이 수술 기술의 발전과 속도(pace)를 맞추지 못한 것은 사실이다. 어깨의 외상성 및 비외상성 근골격계 증상 모두에 대하여 수술에 이어, 수술 후 재활을 가이드할 수 있는 훈련으로 바꾸는, 임상가들을 위한 연구 근거가 부족하다는 것은 명백하다.[48,87,105]

수술 후 재활을 위한 모범 사례와 관련된 지속적인 논쟁이 있다. 한 가지 논쟁은 누가 수술 후 재활 계획을 책임지고 있는지에 관한 것이다. 일부는 외과 의사의 책임이라고 제안하고 있는데, 만약 외과 의사가 수술의 피해와 이점을 고려한 후, 정보에 입각하여 환자의 동의를 얻어 수술을 결정하게 되면, 그 이후 환자를 위해 특별히 고안된 수술 후 재활 프로그램이 해당 외과의 또는 수술 팀에 의해 제공되어야 한다는 것이다.

주로 개업하여 일하는 물리치료사(physical therapists(–physiotherapists))는 수술 후 재활계획이 그들의 영역에 속한다고 주장한다. 우리는 환자가 최선의 이익을 보게 하기 위해 수술 후 계획은 환자, 외과 의사 및 치료사에 의해 동의되어야 한다고 강력하게 주장한다. 만약 이러한 동의과정 없이, 의사의 지침이 없을 경우에는 치료사가 표준화된 수술 후 재활 프로토콜을 따라야 하는 경우가 많다. 종종 이러한 프로토콜의 안전성과 효과는 잘 설계된 연구조사에서 적절하게 평가되지 못했다. 또한 비교적 건강한 사람들의 평균 조직 치유시간을 따르는 프로토콜이 개발되었을 수 있고, 여기서 환자의 목표, 가치 및 원하는 결과에 대한 요소들뿐만 아니라, 환자의 연령, 심리사회적, 내분비 및 유전적 프로필, 조직 상태(quality), 동반 질환(comorbidities) 및 생활방식 요인을 고려하지 않을 수 없다.[15,26,48,82,128]

강력한 근거의 부족은 추가적인 수술 후 관리에 대한 불확실성으로 이어졌고 물리치료사 및 수술 후 관리에 관여하는, 특히 전문가로서 일하거나 전문 역할에 종사하고 있는 사람들이 가속(accelerated) 재활 프로그램을 선호하는 것과, 외과의사가 선호하는 경향이 있는 좀 더 느리고 신중한 재활을 서로 비교했다.[22,60,105,113] 재활의 시작을 늦추고 더 천천히 진행하는 것을 선호하는 사람들은 신중한 시작과 진행이 치유조직을 보호할 것이라는 이해할 수 있는 믿음에서 이를 선호한다. 그러나 이러한 믿음은 초기에 통제된 가동(early controlled mobilization)이 구조적 실패의 위험을 증가시키기 않으면서도 더 빠른 기능의 복귀를 촉진할 수 있다고 제안하는 새로운 연구와 충돌한다.[9,47,66,118,129] 어깨 수술 후 환자 만족도 저하가 지속적인 통증(persistent pain), 뻣뻣함(stiffness) 및 기능회복 실패(failure to return to function)와 높은 상관관계가 있다는 점을 감안할 때, 재활에 대해 적절히 가속화된 접근 방식은 환자 결과를 개선할 수 있다.

이 단원의 목적은 활용 가능한 연구들을 종합하고, 어깨 수술을 받은 개인의 수술 후 재활을 책임지는 임상가에게 지침을 제공하는 것이다. 현재 근거가 부족하기 때문에 임상적 합의를 바탕으로 관리를 위한 제한을 할 것이다. 우리는 이 책의 향후 판에서 최상의 수술 후 재활을 지원하는 연구 근거들이 더 강력해지기를 바란다.

준비가 핵심: 공감, 기대 및 교육(Preparation is key: empathy, expectations and education)

부정적인 통증에 대한 믿음, 통증 관련 걱정(또는 파국화

(catastrophizing)) 및 개인의 통증 경험에 대한 두려움 회피와 같은 심리사회적 요인의 영향과 회복에 대한 영향은 잘 알려져 있다.[21,86,139] 전문 임상가는 수술 후 재활프로그램을 계획하는 방법을 알고 있을 뿐만 아니라 공감을 가지고 환자의 실제 경험을 적극적으로 경청하고 환자의 경험, 우려, 불확실성 및 두려움을 적절하게 검증하기도 한다. 따라서 수술 전 개인의 신념이나 기대 및 우려 사항들을 이해하기 위해 시간을 투자하면 회복에 대한 잠재적 장벽을 식별하고 우려사항을 완화시킬 수 있으며, 수술 후 운동공포증(kinesiophobia)을 줄이는 데 도움이 될 수 있다. 운동공포증과 재부상에 대한 두려움은 점차 수술 후 기능회복 실패의 위험을 증가시키는 요인으로서 인식되고 있다.[48,130,138] 임상가는 종종 그들의 경험 수준이나 그들이 치료하는 어깨 사례에서의 비율과 관계없이, 회전근개 봉합술처럼 절차에 따라 예상되는 결과를 과대평가한다.[70] 임상가가 다양한 수술 절차에 대한 회복시간 척도와 결과에 영향을 미칠 수 있는 요인을 인식하여, 현실적인 기대치(realistic expectations)를 설정하는 것은 중요하다.

수술 전 클리닉(preoperative clinics)은 환자가 잘 준비될 수 있게 하고, 수술 후 회복(postoperative recovery)에 대한 명확한 이해를 갖고 현실적인 기대치를 명확하게 할 수 있는 기회를 제공한다. 또한 환자가 혼자 사는 경우, 특히 고령자 및 취약 계층과 사회적 지원이 부족한 사람들을 위하여 추가 도움이 필요할 수 있는 경우에서 수술전 클리닉은 중요한 부분이다. 수술 전 클리닉이 수술 후 결과에 미치는 영향들은 잘 알려져 있지만, 수술 전 교육을 받은 후의 환자 이해력(comprehension)과 기억(recall)은 종종 좋지 않다(poor).[72] 환자가 기대할 수 있는 것을 지원하고 강화하는 멀티미디어 도구(multimedia tools)와 회복을 지원하는 주요 조언(key advice)을 사용했을 때 기억력과 환자 만족도가 향상되는 것으로 나타났다.[55]

환자와의 첫 접촉이 수술 전이든 수술 직후이든 간에, 환자와 치료사가 서로를 신뢰하는 치료 동맹(therapeutic alliance)을 구축하기 위해서는 적극적으로 경청(actively listening)하고, 공감(empathizing)하고 확인(validating)하는 것이 필수적이다. 환자는 재활 프로그램의 구성 요소와 단계를 이해해야 하며, 환자의 목표와 욕구에 대한 이해를 바탕으로 물리치료사와 외과 의사는 달성 가능한 부분과 현실적인 시간 프레임에 대해 한 목소리로 이야기해야 한다. 환자들은 수술 후 통증(postoperative pain), 수면장애(difficulties sleeping), 회복속도 저하(slowness of recovery), 기능에 대한 지속적인 영향(protracted impact on function), 어깨 수술 후 지속되는 무력감 수준(protracted helplessness following shoulder surgery)에 놀라움을 금치 못한 것으로 나타났다. 이러한 문제는 환자와 세심하게 논의해야 하며, 공감으로 이해하고, 그들의 경험들은 인증되어야 한다. 환자에 대한 이해 부족, 자율성 부족 및 지원 부족은 환자의 수술 후 회복 및 통증경험에 영향을 미칠 수 있다[27,124](11장, 의사소통 참조).

환자들은 종종 수술에 대한 높은 기대를 갖고 있으며, 수술이 그들의 고통과 괴로움을 줄여줄 것이라 낙관한다. 이는 환자가 외과의사와 치료사로부터 받은 언어적 및 비언어적인 단서들로 인한 것일 수 있다. 수술의 이점에 대한 환자의 기대와 수술 후 결과 사이에는 상관관계가 존재한다.[27,101,124] 기대치와 경험 사이의 불일치는 환자 만족도, 재활 순응도 및 보고된 개선에 대하여 해로운 영향을 미칠 수 있다.[53,95,134] 이것은 여러 분야의 팀이 일관된 메시지를 전달하는 것이 중요하다는 것을 다시 한번 보여준다.

결과에 영향을 미치는 요인 (Factors affecting outcome)

선택적 어깨 수술의 목표 중 하나로 회전근개 건 재건(repairing a torn rotator cuff tendon), 분리된 관절와순의 고정(securing a detached glenoid labrum) 및/또는 견봉-상완 거리(acromial-humeral distance)를 늘리기 위한 견봉의 골극(spur)를 제거하는 것과 같은 정상적인 해부학적 구조의 복원(restoring normal anatomy)등 손상된 조직의 구조적 무결함을 복원시키는 것이다. 이러한 절차의 성공은 다양한 방식으로 정의될 수 있다. 수술의 성공에 대한 한 척도는 임상적 개선, 즉 통증 감소, 기능 개선이며, 이는 성공적인 조직 복구 또는 뼈 기형(abnormalities) 제거와 관련될 수도 있고, 아닐 수도 있다.[20,77,78,97,115] 성공적인 선택적 수술의 다른 평가 항목들에는 다음을 포함한다: 1) 수술된 조직의 치유(예: 해당 조직의 성공적인 구조적 치유)및 치유된 경우 2) 수술 원인의 재발이 없는 것(예: 성공적으로 치유된 후 회전근개 건의 재파열 없음, 전방 안정화 절차에 다른 성공적인 조직 치유가 이뤄진 후 상완관절와관절의 재탈구 없음). 수술 후 조직이 치유되지 않았거나 성공적으로 치유된 후 다시 찢어지는 경우 이는 수술 실패로 간주될 수 있다. 이런 이유들로 인해 수술 실패가 있더라도 임상적 성공이 발생할 수 있고, 수술 성공이 있더라도 임상적으로 바람직하지 않은 결과가 유지되거나 악화될 수 있는 혼란스러운 시나리오가 발생한다.[20,78]

이는 많은 상황들에서 증상을 일으키지 않는 조직에 수술을 시행할 수 있거나, 조직이 증상을 일으키는 경우 현재의 수술 기술로는 국소적인 문제를 해결하지 못할 수도 있다는 것을 시사한다. 그리고 이러한 사실은 환자들이 외과적 실패가 있는 상태에서 어떤 이유로 임상적 개선이 이뤄지는지에 대한 의문을 제기하게 된다. 무수한 가능성 중 두가지는 다음과 같다: 1) 증상과 관련된 조직에 수술을 시행하지 않고 시간 경과에 따라 자연적으로 호전됨. 및/또는 2)개선되는 현상은 치유의 맥락과 관련이 됨.[90] 맥락적 치유와 관련하여, Jonas 등은 수술 및 기타 침습적 절차의 비특이적(위약)효과가 클 수 있다고 결론지었다.[58]

이러한 발견들은 결과에 영향을 미치는 요인에 대한 논의를 복잡하게 만들고, 궁극적으로 수술 후 재활 권장사항에도 영향을 미친다. 활용 가능한 연구들에는 많은 불일치와 모호한 결과가 있으며, 이는 후향적 분석의 빈번한 활용으로 인해 복잡해진다. 요약하자면, 임상 실무에 정보를 제공하기 위해 무작위 위약 대조 임상 시험, 코호트 연구 및 질적 연구의 조합을 필요로 하는 지식들에는 상당한 격차가 있다는 것이 분명하다고 할 수 있다.

연령(*Age*)

결정적이지는 않지만, 회전근개 건 봉합 수술 당시의 환자 나이는 회전근개 치유와 음의 상관관계(negatively correlate)가 있을 수 있다.[37,57,75]

동반질환(*Comorbidities*)

불안 및 우울증과 같은 정신 건강 동반질환은 장시간의 시간 경과와 마찬가지로 수술 후 결과에 해로운 영향을 미칠 수 있다.[102,110,141] 병원불안 및 우울 점수(Hospital Anxiety and Depression Score (HADS)) 및 Short Form 36(SF-36)의 정신 건강 구성요소(12장 참조)와 같이 환자가 보고한 결과에 대한 높은 점수는 높은 수준의 수술 후 통증 및 불량한 결과와 관련이 있다.[29,64,98]

결정적이진 않지만,[57] 당뇨(diabetes mellitus), 비만(obesity), 이상지질혈증(dyslipidemia), 낮은 비타민 D수치(low levels of vitamin D), 골다공증(osteoporosis)은 회전근개 봉합 후 치유되지 않는 문제 또는 수술 후 재파열에 해로운 영향을 미치는 것으로 보인다.[57] 낮은 수준의 비타민 D는 전층 회전근개 파열 환자(people with full-thickness rotator cuff tears)의 극상근과 극하근의 지방 변성 및 회전근개 봉합(repair)을 위한 재치환 수술(revision surgery)의 높은 비율과 관련이 있다.[19,94] 비타민 D는 염증을 감소시키기 위해 치유과정에서 중요하며, 종양괴사 인자알파(tumor necrosis factor-α)와 주요 염증성 사이토카인(inflammatory cytokine)을 하향 조절하고,[7] 항염증성 사이토카인 인터루킨(anti-inflammatory cytokine interleukin (IL)-10)을 상향 조절할 수 있는 것으로 나타났다.[3] 적절한 수준의 혈청 비타민D는 낮은 수준의 IL-6 및 반응성 단백질(C-reactive protein)과 관련이 있으며,[69] 이 두 가지 모두 다 염증을 나타내는 마커(marker)를 뜻한다.

식이 결핍(dietary deficiencies), 당뇨병(diabetes), 심장(cardiac) 또는 호흡기 질환(respiratory disease)과 같은 동반이환(health comorbidity)을 식별하려면, 가능한 최상의 결과를 얻기 위해 다학문 분야에 걸친(multidisciplinary) 종합적인 팀의 적절한 구성원들의 추천(referral) 및 지원(support)이 필요할 수 있다. 요건은 정신 건강 문제들과 동일하다.

수술 후 통증(*Post-surgical pain*)

사람들이 어깨 수술에 동의하는 주된 이유는 통증 감소 및 이상적으로는 완화와 이에 수반되는 기능향상을 기대하기 때문이다. 불행하게도, 수술 결과가 항상 이 목표를 달성하는 것은 아니며, 높은 통증 수준과 장애의 위험을 증가시키는 무수한 요인이 존재한다(상자 41.1). 이러한 요인을 인식하면 외과의와 치료사가 환자를 교육하여, 가능한 경우에는 수술 전에 수정 가능한 위험 요인을 해결할 수 있다. 또한 이러한 위험

상자 41.1 수술 후 높은 통증의 수준 및 장애에 대한 위험 요인

- 수술 전 높은 수준의 통증[141]
- 수술 전 아편유사제(opioid)의 사용[29,105,110]
- 부정적인 믿음과 기대[48,64,138]
- 정신 건강 합병증[98,110]
- 관련된 경추부 손상[51]
- 비만(증가된 전-염증성 사이토카인/대사성 염증)[51,66,105,113]
- 흡연(증가된 전-염증성 사이토카인)[9,66,105]
- 회전근개 수술을 받은 여성[22,34]

표 41.1 수술 후 어깨 뻣뻣함 발생과 관련된 위험요인

환자 요인	수술적 요인
당뇨[10,30]	회전근개 봉합술[56,66]
갑상선 기능장애[10,30]	• 〈 50세
심혈관 질환[30]	• 외상 후
듀피트랑 병	• 부분적 두께의 점액낭 측면 파열
위-식도 역류질환[31,32]	1회 이상의 시술[56,66]
비만(대사성염증)[30,100]	오십견 수술[56]
고콜레스테롤혈증[30,100]	석회화건염 수술[56]
경추 손상[30]	고정[20,30,56]
폐경기[17,100]	이두근의 장두를 포함하는 시술[114]
스트레스와 심리사회적 요인[17,100]	

요소에 대한 지식은 외과의와 치료사가 수술 후 치료 계획을 개개인별 맞춤화시키는데 도움이 될 것이다.

상자 41.1에 자세히 설명된 많은 위험요소는 환자 인터뷰, 환자의 임상 기록, 적절한 환자 보고 결과 측정의 사용 및 신체 검사 중에 식별된다. 교육, 적절한 중재 적절한 후속조치 의뢰, 공감과 확인 등을 통해 이러한 위험 요인으로 식별된 환자를 지원하고 결과를 개선할 수 있다.

수술 후 뻣뻣함(*Post-surgical stiffness*)

수술 후 어깨의 뻣뻣함(강직, stiffness)은 흔한 합병증이며, 다행히도 일반적으로 장기적(1년) 결과에 해로운 영향을 미치지 않고, 해결하기 위해 추가적인 외과적 중재가 거의 필요하지 않다.[66,112] 따라서 환자의 우려와 불만을 확인한 뒤, 수술 후 어깨 뻣뻣함이 발생한 환자에게 장기적인 관점에서 긍정적인 결과를 얻을 수 있다고 안심시키는 것이 중요하다. 수술 후 뻣뻣함의 발달은 단기 및 중기적으로 기능 복귀를 상당히 지연시킬 것이며, 이는 앞서 언급한 바와 같이 환자 만족도가 낮아지는 것과 관련이 있다.[23] 수술 후 어깨 뻣뻣함의 발생의 위험요인에 대한 지식은 조기 가동화 접근법(early mobilization approaches)이 특히 도움이 될 수 있는 환자를 식별하는 데 도움이 될 수 있다.

수술 후 뻣뻣함이 발생하는 경향이 있는 환자의 위험 요인은 환자와 수술 모두가 관련이 있다(표 41.1). 수술 후 뻣뻣함으로 진행되는 것은 잠재적이고, 아마도 진단되지 않은 대사 상태를 나타낼 수 있다. Blonna 등[10]은 중등도 또는 중증의 수술 후 어깨 강직이 이전에 진단되지 않은 사람들의 무증상 당뇨병 또는 갑상선 기능 저하증의 지표가 될 수 있다고 강조했다. 18장에서는 노화, 생활습관, 당뇨병, 어깨 관절 뻣뻣함 및 운동 범위 감소와 같은 지속적인 고혈당 환경에서 증가하는 최종당화산물(advanced glycation end products, AGEs)사이의 관계에 대해 논의한다. AGE는 인대와 관절낭 조직의 콜라겐 교차 결합 증가와 관련되어 관절 뻣뻣함과 운동 제한을 유발한다.[92] AGE의 농도가 높으면 정상적인 항상성 유리기 항산화 균형(normal homeostatic free radical–antioxidant balance)이 깨져서 산화 스트레스가 발생한다. 이 복잡한 과정은 세포 손상, 염증 및 잠재적인 통증과 관련이 있으며, 이는 활성 근육 보호(active muscle guarding)와 관련될 수 있다.[54]

최적하의 수술 후 조직치유 (*Suboptimal post-surgical tissue healing*)

29장에서 논의한 바와 같이, 어깨 수술의 선택은 임상적 추론에서 '수술이 의미있는 임상적 결과로 이어질 것'이라 제안할 때, 그리고 이것이 해로운 것보다 이로운 점들이 더 많을 때 고려되어야 한다. 어깨 수술은 일반적으로 연부조직을 복구하기 위해 수행된다: 즉, 찢어진 회전근개 건의 완전성(integrity)을 복원하고, 찢어지거나 분리된 관절와순을 다시 부착하거나, 상완관절와관절낭을 복구, 재부착 또는 팽팽하게 함으로써 안정성을 복원한다.

수술 절차의 목적이 조직의 완전성을 복원하는 것이라면, 조직이 치유되도록 하는 것은 필수적이며, 허용될 경우 복구 프로세스를 손상시키지 않는 치료 이점을 지닌 어깨 운동의 적절한 범위에서만 부하를 적용한다. 예를 들어, 회전근개 봉합 후 건의 치유는 겹치는 3단계로 나눌 수 있다. 1기(Stage I)는 염증단계로 설명되며 평균 0–7일 동안 지속된다. 2기(Stage II)는 복구단계이며 일반적으로 수술 후 5일에서 25일 사이에 발생한다. 재형성 단계로 알려진 마지막 단계인 3기(Stage III)는 수술 후 평균 21일에 시작하며, 일반적으로 가장 긴 단계이다.[48] 회전근개 건 봉합에 대한 이러한 시간 척도는 상당히 다양하다.

회전근개 건 봉합 수술 후 재활이 치유단계에 따라 수행되고 조직 치유과정을 손상시키지 않는 운동이 포함되는 경우에도 여전히 재파열은 발생할 수 있다. United Kingdom Rotator Cuff Study(UKUFF) 무작위 임상시험에서 회전근개 건 재파열률은 개방 수술로 시행했을 때 38.6%으로 나타났고, 관절경으로 건을 봉합했을 때 46.4%에 이르는 것으로 나타났다.[20] 또한 거대(massive) 회전근개 봉합술 후 실패율은 94.0%로 높게 보고되었다.

수술 후 조직에 대한 실패의 원인은 다양하며, 개별적인 환자요인, 수술 요인 및 의학적 기술[65] 그리고 조직의 완전성(integrity) 요인을 포함한다. Fermont 등은 남성 성별, 당뇨병 부재, 높은 활동 수준, 작은 시상 파열 크기 및 적은 지방 침윤이 회전근개 봉합술 후 성공적인 구조적 건–골 치유의 예측인자라고 보고했다.[44] 그들은 또한 젊은 환자(평균 57.8세, ±9.4세)가 그보다 평균 10세 이상의 사람들(평균 68.0세, ±7.6세)보다 치유된 수술을 받을 가능성이 더 컸다.[44] 또 다른 리뷰에서 회전근개 봉합술 후 재파열의 위험은 나이가 들면서 증가하고 50–70세 사이 두배가 되는 것으로 보고되었다.[65] 함께 발생할 수 있는 환자 및 조직 완전성 인자는 표 41.2에 요약되어

표 41.2 회전근개 건 봉합술 후 수술 실패와 관련된 위험요소[41,66,103,109,126,141,145]

환자 요인	조직 완전성 요인
연령증가 (〉50 세)[65]	회전근개 근육에 지방침윤
비만	파열 수축
당뇨병	회전근개 근위축
흡연	큰파열 〉 5 cm (2 inches)
낮은 비타민D 수치	1개 이상 찢어진 건
수술 후 지침 및 재활 프로그램에 더한 낮거나 부족한 순응드	좋지 않은 조직, 건의 질 수준
	골다공증[24]
	수술 6개월 전 코르티코스테로이드 주사[132,133]

표 41.3 안정화 수술 후 재발성 불안정과 관련된 위험 요인

위험 요인	관련성
나이[35,104,116,13]	*접촉성 스포츠(contact sport) 복귀로 돌아갈 경우 〈 22세는 실패 위험 증가
	청소년 〈 16세 접촉성 스포츠로 복귀
성별[104]	남성
성별[36]	여성
수술기법[38,10]	앵커가 3개 미만, 매듭이 없는 앵커 사용
	수술 위치
병리해부학[3,38,104,116]	관절와(Glenoid) 또는 상완골 소실
	관절와 후경의 감소
스포츠 수준[04]	더 높은 수준의 경쟁에서 재배치 비율 증가
이전의 안정화[36,38,117]	재발성 불안정성의 위험 증가
반복적 불안정성[104,116]	수술 전 탈구 경험이 많을수록 재발성 불안정성의 위험 증가
이완(Laxity)[36,38]	팔을 옆으로 두고 어깨 외전 상태에서 증가된 외회전시, 재발성 불안정성 위험 증가
무외상성 운발성 탈구[36]	재발위험 및 임상실패 위험 증가
양측 불안정성[36]	재발위험 및 임상실패 위험 증가
증상 기간[35]	증상 나타나기 전 5개월 이상 지속시 재발 위험 증가

*contact sport : 개인이나 팀이 각각 상대편과 직접적으로 맞서는 스포츠

있다. 어깨 불안정성을 치료할 수 있는 외과적 절차에 상당한 발전이 있었다. 또한, 차선의 결과에 대한 많은 이유가 있는데, 표 41.3은 환자가 불안정성 재발 위험 증가 및 재치환 수술의 필요성이 생기기 쉬운 위험요인을 자세히 설명한다.

심리사회적 요인(*Psychosocial factors*)

경기에 복귀하지 않겠다는 개인적인 결정(스포츠 복귀, 제한 없는 활동의 복귀) 및 이전 수준의 성과로 복귀하지 못하는 것은 재부상에 대한 두려움과 높은 상관관계가 있다는 분명한 근거가 있다.[116,130] 운동 공포증(kinesiophobia), 심리학적 요인(psychological factors), 사회적 지원 부족(a lack of social support), 경쟁 우선순위(competing priorities)(예: 직장, 가족)가 스포츠로 복귀 여부에 영향을 미치는 것으로 나타났다. 임상가는 경기에 복귀하기 위한 신체적 및 심리학적 준비 상태를 모두 평가해야 하며, 심리학적 요인이 확인되면 다학제적 팀(multidisciplinary team)에서 가장 적합한 사람들이 이를 해결해야 한다. Ciccotti 등[25]은 수술 후 시간(보통 6개월)이 일차적 외상성 전방 불안정성에 대한 외과적 안정화 후 경기 복귀에 대하여 안내하는데 사용되는, 가장 일반적인 기준이라고 보고했다. 다른 기준에는 근력, 가동범위, 통증, 안정성, 고유수용감각 및 수술 후 방사선 사진이 포함된다. 이들의 중요성과 체계로 보아, 사용 기준에 대한 불확실성이 있는 것으로 보인다.[25]

고정으로 인한 해로운 영향을 최소화하는 것 (Minimizing the detrimental impact of immobilization)

고정의 효과는 잘 보고되어 있으며 중추성 운동 흐름(central motor drive), 피질흥분성(cortical excitability) 및 감소된 운동 실행(reduced motor execution)의 변화는 불과 며칠만에 발생할 수 있다.[18] 근력의 상실, 근육 위축 및 신경근 기능의 감소는 통증 감도의 증가와 함께 잘 입증되어 왔다.[16,83] 또한 슬링에 고정하는 것은 보행 장애, 균형 장애 및 특히 회전근개 봉합술 및 어깨 전치환술 후 60세 이상의 사람들의 낙상 위험 증가와 관련이 있는 것으로 나타났다.[28,120] 다음은 장기간 고정에 대한 해로운 영향을 최소화하려 시도할 때 고려해야 할 전략이다.

손 사용하기(*Engaging the hand*)

가벼운 기능적 활동을 위해 손을 조기에 사용하는 것은 피질 변화를 최소화하고 근육 기능을 목표로 하는 효과적인 전략일 수 있다. 팔꿈치를 지지한 상태에서 식사를 하고, 팔꿈치를 지지하면서 몸을 씻는 것은 "안전한" 수준 내에서 회전근개 활성화 수준을 유지하면서 말초적인 입력을 용이하게 한다.[142] 간단한 손 쥐기 및 펴기 운동도 유용한 보조 운동이다. 쥐기는 회전근개 활동과 중추성 운동 흐름의 효과적인 촉진역할을 하는 것으로 나타났기 때문이다.[5]

반대쪽 운동하기(*Exercising the contralateral side*)

비고정 또는 비 손상측 사지에서의 편측 근력 훈련은 교차교육(cross-education)효과를 통하여 고정된 반대측 사지에서 근력 향상을 달성시킬 수 있고 근육 단면적을 보존시키는 것으로 나타났다.[6] 교차교육의 메커니즘은 완전하게 밝혀지지는 않았지만, 피질 및 척추 측면에서 효과가 입증되었다: 대뇌 피질 과정의 변화는 반대쪽 사지의 신경 드라이브(neural drive)에 긍정적인 영향을 미치고 피질 척추 흥분성(corticospinal excitability)에 영향을 미친다. 이러한 효과는 주로 사용하는 팔이 훈련용 팔, 즉 손상되지 않은 사지인 경우 확대되는 것으로 보인다. 수축 유형과 수축 수준도 교차교육 효과를 증가시키는 것으로 보인다. 원심성 운동(eccentric exercises) 및 60% MVC (최대 등척성 자발적 수축): 또는 그 이상에서 작업하면 우수한 결과를 얻을 수 있다.[52,76] 거울을 이용한 시각적 피드백(mirror visual feedback)은 교차교육 효과를 향상시키는 것으로 나타났다.[144]

교차교육은 원위 요골골절(distal radial fractures), 만성 뇌졸중 인구(chronic stroke populations) 및 다음의 하지 수술을 포함하여 환자 집단의 가동범위와 근력에 영향을 미치는 것으로 나타났다.[6,39,49] 어깨 수술이나 부상 후 환자의 교차교육을 평가한 근거는 제한적이지만, 한 연구에서는 4주 동안 어깨 슬링에 고정된 그룹에서 교차 교육 중재가 없는 그룹에 비해 우선적인 효과를 발견했다.[84] 최근 델파이 조사(Delphi consensus)에서는, 부상이나 수술 후 고정이 필요하거나 일정기간 동안 기능이 저하된 경우 교차교육을 보조치료로서 고려해야 한다고 제안했다.[85] 또한 외상성 탈구 및 안정화 수술을 위해 재활을 받는 환자에게 잠재적으로 응용할 수 있다. 예를 들어, 어깨 외전-외회전과 같이 환자가 어깨를 다친 위치에서 영향을 받지 않은 사지를 운동하는 것은 지속적인 불안감과 관련된 피질변화에 긍정적인 영향을 미칠 가능성이 있다.[68,143]

30장에서는 어깨 질환 관리에서 가상현실(VR)의 역할에 대해 설명한다. 어깨와 관련된 근골격계 질환의 비외과적 및 수술후 관리에서 VR의 가치에 대한 현재의 이해는 초기 단계에 있지만 이전 섹션의 많은 영역들에 기여할 가능성이 있다. 현재 VR연구는 어깨 재활의 잠재력에 대한 통찰력을 제공할 것이다.

닫힌 운동 사슬(*Closed kinetic chain*)

테이블 위에 손을 얹고 상지를 통하여 부드럽게 체중을 지탱하는 것은 고정기간 동안에 할 수 있는 또 다른 재활 전략이다. 닫힌사슬운동(closed chain exercises)은 본질적으로 안정적이며, 회전근개와 견갑골 근육의 가동성을 촉진하고, 고유수용감각(proprioception)회복에 도움이 될 수 있다.[1,63,89](28장 참조). 손 위치 변경, 즉 회전(rotation)은 어깨 근육의 다른 가동화패턴을 목표할 수 있다. 수술 방법을 고려하고 환자가 안전한 수준 이상으로 근육 가동화를 증가시킬 수 있는 보상패턴을 채택하지 않도록 이러한 운동들이 통증이 없는지 확인하는 것은 중요하다. 환자가 액와부 위생을 위해 또는 양치질과 같은 일상 생활 활동을 위해 슬링을 제거한 상태에서, 보호하에 부드럽게 지지되는 체중 부하 상태로 운동할 수 있다.

등척성 근육 수축(*Isometric muscle contractions*)

어깨 건과 관련된 질환을 포함하여, 건 관련 질환에서 무통증을 촉진하기 위한 운동으로서 등척성 근육수축(isometric muscle contractions)이 채택되었다. 이런 목적으로 연구에서는 등척성 수축의 우월성을 밝히기 위해 시도했다.[12,40,99,119,137] 통증 없이 수행되는 부드러운 등척성 수축은 회전근개와 축성 견갑근육들의 가동화를 목표로 하는 효과적인 방법으로 고유수용감각에 이점이 있을 수 있다.[96,111] 부하 운동 중 팔에 대한 지지 증가 및 감소(지지 없음, 50% 지지, 100% 지지)에는 다양한 패턴의 회전근개 및 견갑골 근육활동이 포함된다.[125]

거울 시각적 피드백(*Mirror visual feedback*)

수술 후 높은 수준의 통증을 경험하고 있는, 위에서 설명한 중재 참여에 어려움을 겪는 사람들, 특히 통각 과민 또는 이질통이 있는 사람들에게 거울 시각적 피드백(MVF)은 유용한 부가적 선택이 될 수 있다. MVF는 대뇌 피질 변화를 표적으로 하며, 과하게 반응하는 신경계를 둔감하게 하는 치료 전략으로 조사되었다.[83] 거울 시각적 피드백 운동을 수행하기 위해 환자는 문제가 있는 사지(affected limb)를 시야에서 벗어나게 하고, 문제가 없는 사지(non-affected limb)의 움직임을 거울을 통해 관찰한다. 이는 문제가 있는 팔이 움직이는 것처럼 보이게 한다. 이런 활동은 강력한 시각적 입력을 제공하고 운동 피질을 활성화한다. MVF는 지속적인 통증을 경험하는 사람들과 높은 수준의 통증과 장애를 보고하는 사람들의 통증과 민감도를 감소시키는 것으로 나타났다.[13,33]

Louw 등[83]은 어깨 통증과 움직임 제한이 있는 사람들에게 간단한 MVF 중재가 통증, 가동범위, 통증 파국화 및 두려움 회피에 대한 개선으로 이어졌다는 것을 입증했다. 또한, 거울요법은 손목 골절 및 수근관 수술 후 환자의 고정 기간 및 깁스/부목 제거 후 첫 주에 겪는 휴식 시 통증과 야간통증을 감소시키는 것으로 나타났다.[62,67]

거울요법이 장기적인 결과(비슷한 가동범위 및 근력)에는 영향을 미치지 않는 것으로 보이지만, 단기 효과는 수술 후 높은 수준의 통증과 장애가 있는 환자에게 유익할 수 있다. 또한 고정기간이 필요한 환자의 경우 운동 퍼포먼스에 부정적인 영향을 미칠 수 있는 피질 변화를 최소화할 수 있는 잠재적인 도구로 간주된다. 최적의 치료용량(optimal dosage)과 함께, 어떤 그룹이 가장 MVF의 혜택을 많이 받을 수 있는지에 대한 추가조사가 필요하다. 감각 식별(sensory discrimination), 서화감각(graphesthesia), 2점 식별(two-point discrimination)과 같은 피질 지도(cortical maps)에 영향을 주는 것을 목표로 하는 기타 전략들과 단계적 운동 형상화(graded motor imagery)는 수술 후 및 부상 후 관리에서도 영향을 미칠 수 있지만, 현재까지 대부분의 연구에서는 지속적인 통증 인구 및 신경학적 상태를 가진 사람들과 관련이 있는 것으로 나타났다. 또한

MVF에서 VR도 적용할 수 있다.

조기 가동화 사례(The case for early mobilization)

전통적으로 환자는 어깨를 보호하기 위해, 그리고 환자의 편안함을 위해 수술이나 외상 후 체간부 교차/내회전 슬링(cross–body/internal rotation sling)에 팔을 고정하게 된다. 조기에 시작하는 팔 움직임(가동(mobilization))에 대한 추세와 수술 후 재활에 대한 보다 더 적극적인 접근법은 조기에 기능 복귀를 촉진시키고 고정에 의한 영향을 최소화하는 것을 목표로 한다.

임상가는 치유조직을 보호해야 한다는 신념 때문에 종종 조기에 움직임을 만들어내는 것을 주저하곤 하지만,[122] 연구들에서는 슬링 고정 또는 슬링 접근 방식에 관계없이 작거나 중간 정도의 파열이 있는 환자에게서 비슷한 재파열률을 일관되게 보여준다.[46,88,129] 가동(mobilization)이 지연되면 재파열률이 더 높아질 수 있다는 제안(최종적인 시도로 확인이 필요한 부분)도 있다.[81] 슬링 사용에 대한 환자 순응도 평가는 특히 우세한 팔이 영향을 받는 경우 시간이 증가함에 따라 순응도가 저하됨을 시사한다.[93] 질적 연구에 따르면 환자들은 일반적으로 회전근개 봉합술 후 일찍 팔을 움직이는 것을 선호하며, 가동이 지연되면 통증이 증가하는 것으로 보인다.[122]

연구들에서는 관절경적 회전근개 봉합술 후 초기 가동화와 지연 가동화의 효과를 평가했으며,[88,118,129] 더 일찍 가동시키는 환자의 경우 통증 수준과 가동범위가 단기(6주 및 12주)에 더 좋게 나타난 것으로 일관되게 보고했다. 특히, 6개월 및 12개월 추적검사에서 재파열률에는 차이가 없었고 1년 추적검사에서 기능적인 결과는 그룹 간에 비슷한 것으로 나타났다.[46,112,129] Sheps 등[118]은 관절경 회전근개 봉합술 후 두 그룹을 비교했다. 한 그룹은 수술 후 슬링을 스스로 그만 두고 처음 6주 동안 통증 없는 범위에서 가동범위를 수행했고, 다른 그룹은 6주 동안 슬링을 착용했으며, 능동적인 가동범위를 허용시키지 않았다. 6, 12, 24개월에 힘을 재평가했고 12개월에는 초음파로 재생(repair)이 완전한 지를 확인했다. 이들은 조기 가동화가 지연된 가동화에 비해 어떠한 임상적 이점도 입증하지 못했고, 두 그룹 모두 6주에서 24개월 사이에 모든 관심을 둔 결과에서 비슷한 개선을 보였다고 보고했다. 중요한 것은 12개월 동안 복구 완전성에는 두 그룹 간에 차이가 없었다는 것이다. Sheps 등[118]은 관절경 회전근개 봉합술 후 처음 6주 동안 조기에 통증이 없는 활동적 움직임을 고려해야 한다고 제안했다.

관절경 회전근개 봉합술(특히 작거나 중간 정도의 파열) 후 조기 가동화를 뒷받침하는 새로운 증거가 있지만, 현재 진료에 대한 설문조사에 따르면 대부분의 환자는 최대 6주 동안 계속해서 슬링에 고정되어 있고, 더 큰 봉합술 후에는 더 오랜기간 동안 고정되고 있다.[60,82]

어깨에서 수행되는 다른 수술 절차에 대한 조기 가동화의 이점에 대한 연구는 많지 않다. 활용할 수 있는 근거에 따르면, 조기 가동화는 조기 기능 복귀, 수술 후 초기 단계의 통증 감소, 안정화 수술,[47,71,91] 및 역 견관절 전치환술(reverse total shoulder arthroplasty) 후의 실패 위험성 증가와 관련이 있다.[74] 고정기간 없이 역 어깨 전치환술 후 가속 재활 요법을 따랐던 사람들의 경우 낙상과 같은 수술 후 합병증을 더 적게 보고했다.

조기가동화요법은 조기에 정상 기능으로 복귀하고 독립성을 되찾을 수 있기 때문에 잠재적으로 환자에게 추가적인 심리적, 정서적 이점이 있다. 그러나 조기 가동의 적절성을 고려할 때, 임상가가 수술 실패의 위험 요인, 관련 수술 중 결과 및 특정 환자의 목표를 고려하는 것이 가장 중요하다.

조기 가동화를 안전하게 진행하기 (Keeping early mobilization safe)

"안전 영역(safe zone)"의 개념은 조기 가동화를 안내하고 수술 봉합에 대한 불필요한 긴장을 피하기 위해 제안되었다.[116] 이러한 안전 영역은 해부학적 지식, 수술 중 관찰 및 사체 연구를 기반으로 조기 가동화의 한계를 안내하고 외과의는 치료사에게 가동하기에 안전한 어깨 가동범위를 알려준다. 현재, 다른 재활 접근법에 대한 이 접근법의 우월성을 평가하는 연구는 부족하다.

근전도 검사(EMG)를 사용하여 수술 후 재활을 안내하는 연구에서는 일반적으로 최대 자발적 수축(MVC)의 15%를 회전근개 봉합술 후 초기 단계에서 안전한 상한선으로 지지한다.[42] 환자가 가방을 집거나 수술하지 않은 팔로 문을 밀어서 열 때, 고정된 사지의 회전근개에 있는 EMG 수준이 MVC의 20%를 초과한다는 점을 감안한다면, 이 수치는 지나치게 보호

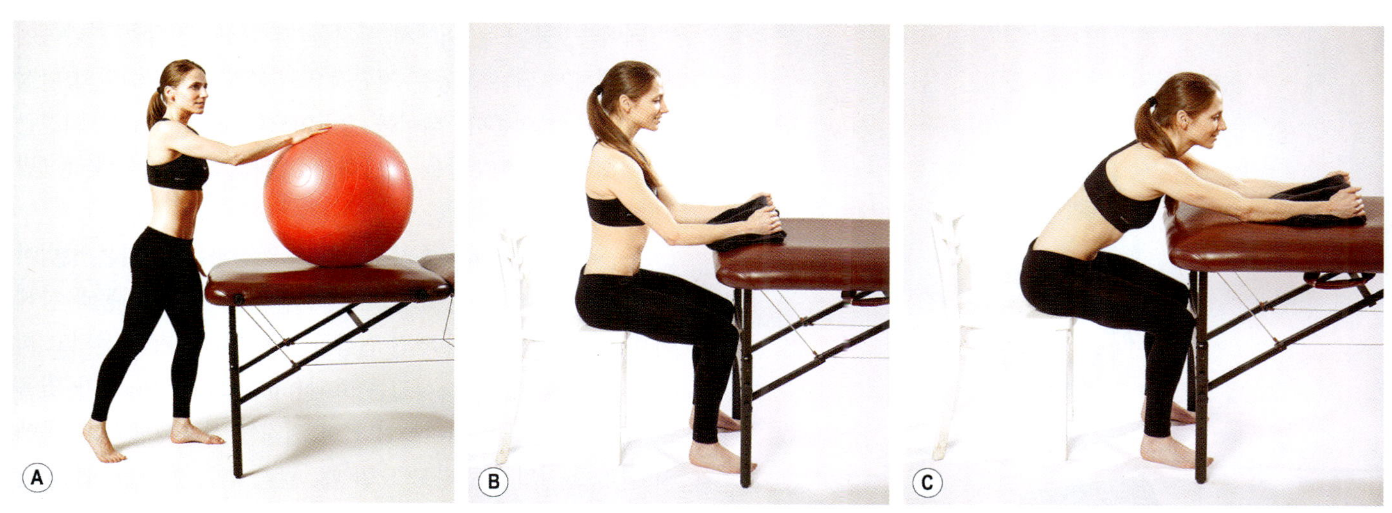

그림 41.1
지지를 이용한 조기 가동. (A) 스텝과 함께 보조된 어깨 굴곡. (B)(C) 보조된 어깨 굴곡 테이블 슬라이드.

(그림 www.shoulderdoc.co.uk의 승인을 받아 삽입되었다.[140])

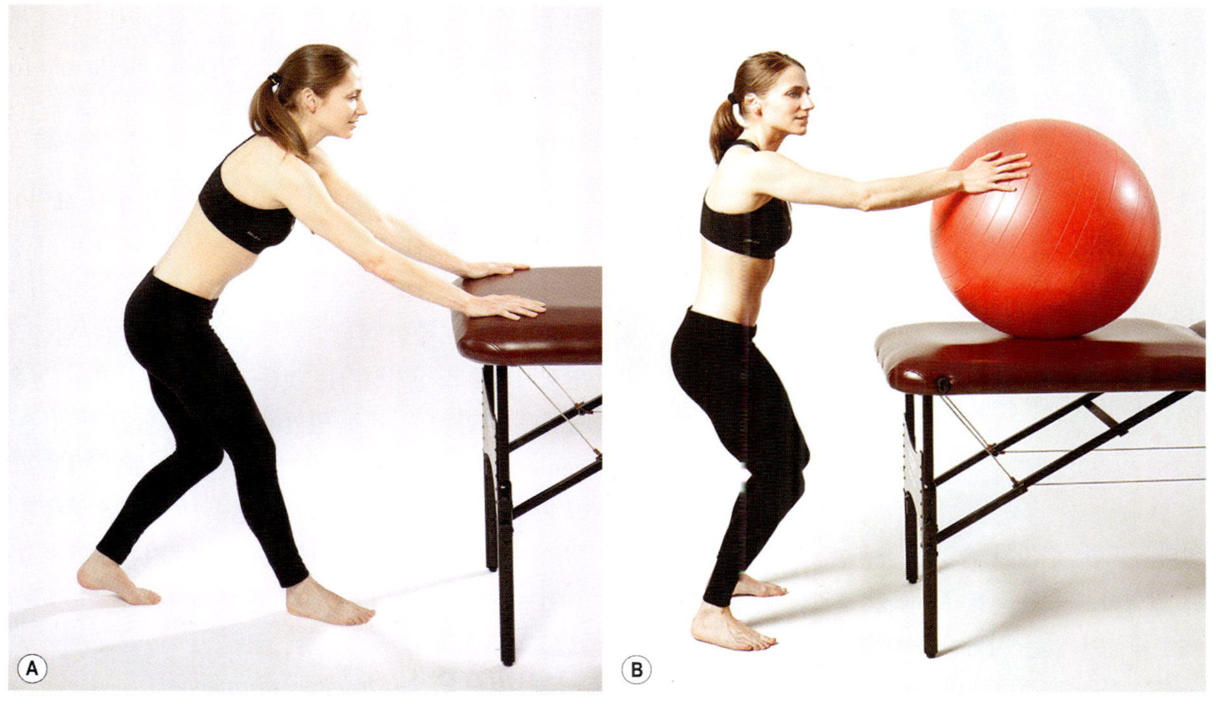

그림 41.2
몸을 팔에서 멀리 이동시키기. (A) 손은 테이블 위에 그대로 두고 환자는 뒤로 물러난다. (B) 손은 테이블이나 공 위에 남아 있고 환자는 스쿼트를 수행한다.

(그림 www.shoulderdoc.co.uk의 승인을 받아 삽입되었다.[140])

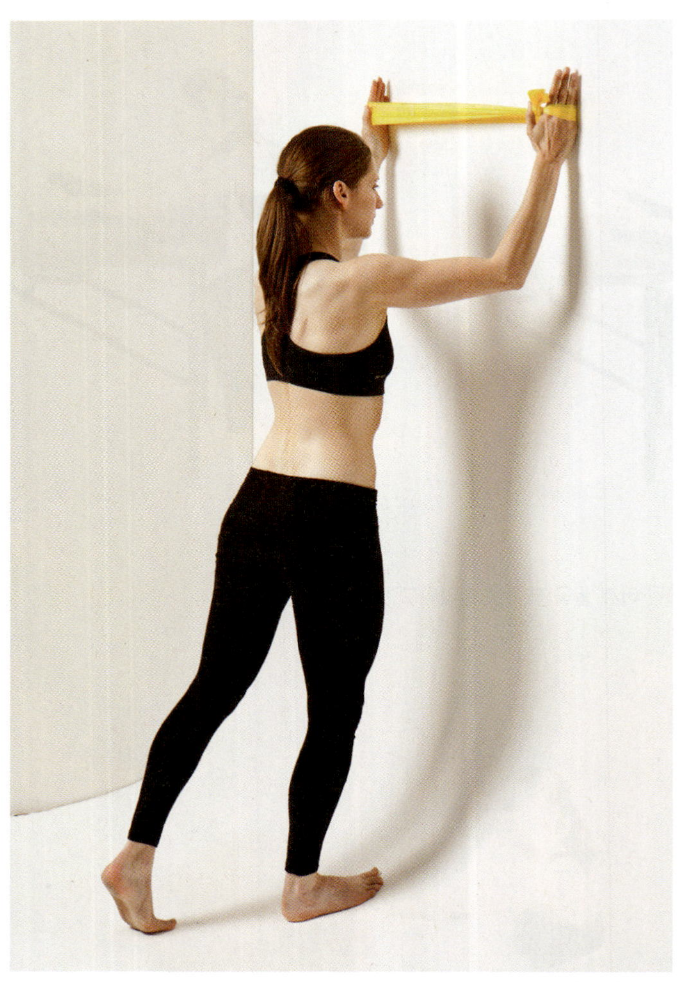

그림 41.3
탄성 루프 밴드를 이용한 벽 슬라이드와 스텝.

(그림 www.shoulderdoc.co.uk의 승인을 받아 삽입되었다.[140])

적일 수 있다.[4] 또한, 환자가 슬링을 착용한 상태에서 옷을 입고 벗을 때 활성화 수준은 20% MVC를 초과한다.[50] 대부분의 EMG연구는 증상이 없는 사람들을 대상으로 수행되었고, 통증이 있는 경우 움직임 전략과 활성화 패턴이 다를 수 있다는 점에 유의해야 한다. EMG활동과 외과적 복구 또는 골절 부위의 긴장 사이 상관관계는 완전히 밝혀지지 않았으며, EMG 수준에 대한 지식이 안전한 운동 선택을 알리는 실용적인 방법을 제공할 수 있으므로 향후 연구의 초점이 되어야 한다.

테이블, 공 또는 벽에서 상지를 지지하고 견갑골면 앞쪽에서 수행하게 되는 운동은 지속적으로 15% MVC 미만의 활성화 수준을 보여준다. 테이블 슬라이드(table slides)는 회전근개 봉합술 후 뻣뻣함을 예방하는 효과적인 방법이다[61](그림 41.1).

운동사슬의 통합은 초기 가동성을 촉진하는 또 다른 방법이다. 스텝이나 스텝 업 또는 흉부회전과 같은 체중이동과 함께 어깨 운동을 시작하게 되면 견갑골 근육 가동화가 개선되고 회전근개에 부하를 감소시키는 효과(unloading effect)가 있을 수 있다.[107] 환자가 테이블이나 볼 지지를 사용해도 팔을 몸에서 멀리 옮기기 어렵다고 느낄 때, 팔을 뻗는게 아닌, 몸을 팔에서 멀리 옮기는 전략에 대한 고려가 필요하다. 이는 움직임의 초점을 팔이 아닌 다른 분절로 변경함으로써 팔을 고정하여 안정감을 증가시키므로 환자의 주의를 분산시킬 수 있다(그림 41.2). 초기 단계 가동화의 진행단계(progression)에서는 벽의 촉각적 지지와 함께 손목 주변에 가해지는 가벼운 저항을 사용하고 (그림 41.3) 도달할 현실적인 목표를 제공한다.[59,121]

특히 운동 감각 및 힘 생성 감각(kinesthesia and force production sense)과 관련하여 어깨 수술 후 환자에게 고유수용감각의 결핍(proprioceptive deficits)이 나타난다.[2,68] 닫힌 사슬 운동을 재활초기에 수행한 다음, 환자 및 수술 요인이 허용하는 범위에서 이를 진행시키는 것은(progressiong) 통증을 줄이고 회전근개 봉합 후 움직임을 회복하는 데 도움이 될 수 있다.[104] 통증은 수술 후 회복에서 예상되는 부분임을 환자에게 안심시켜주고 상기시키는 것은 중요하다. 그러나 높은 수준의 통증은 감염, 의사에게 원인이 있는(의원성) 신경 손상(iatrogenic nerve injury) 또는 수술 실패의 초기 징후일 수 있으므로 반드시 주의해야 한다. 얼음을 사용하면 통증을 줄일 수 있고, 수면을 개선시켜 수술 후 초기에 진통제의 필요성을 줄이는 데 도움이 될 수 있다.[136]

근육 퍼포먼스 *(Muscle performance)*

수술 후 재활의 진행단계(progression of postoperative rehabilitation)는 환자별 목표와 기능적 요구에 따라 결정되어야 한다. 어깨 근육 동원(recruitment)을 촉진하는 운동의 조기 가동화(mobilization) 및 통합(incorporation)은 근력 강화와

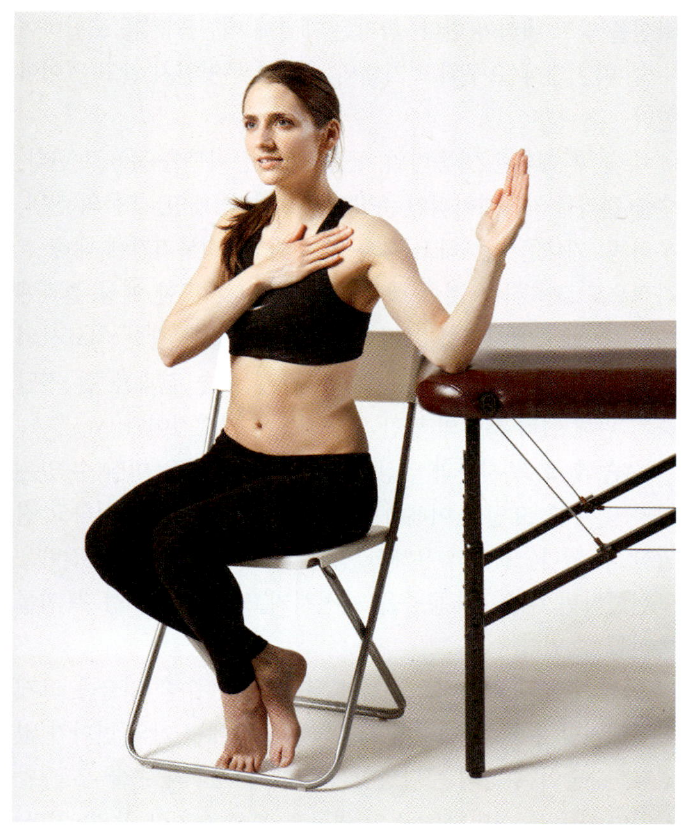

그림 41.4
보조된 어깨 외회전.

(그림 www.shoulderdoc.co.uk의 승인을 받아 삽입되었다.[140])

함께 보다 발전된 고유수용성 운동을 위한 기초를 확립하는 데 도움이 된다. 외회전 근력 및 힘 생산의 부족은 어깨 통증이 있는 사람들에게서 보고되며,[123] 보조된 외회전 운동은 수술 후 초기에(안전영역으로 식별된 영역 내에서) 적용할 수 있으며 부하를 추가하여 쉽게 진전시킬 수 있다(그림 41.4).

그러나 수술 절차와 관련하여 몇 가지 특정 고려사항이 있다. Sharpey 섬유는 골막과 뼈를 연결하는 강력한 섬유 다발로 구성된 결합조직의 행렬(matrix)이다. 그들은 골막(periosteum)의 외부 섬유층의 일부이며 뼈 조직의 골외막(outer circumferential lamellae)과 간질층판(interstitial lamellae)으로 들어간다. 이 섬유는 건을 뼈에 결합하고 치유하는 역할을 하며, 수술 후 12주까지는 상당한 수로 존재하지 않는다.[127,145] 이 단계에서도 회복 능력은 29–50%에 불과할 수 있다.[127,145] 이것은 건 치유에 부정적인 영향을 미칠 수 있고, 보다 신중한 접근이 필요한 환자 및 수술적 요인을 고려하는 것의 중요성을 강조한다. 고정 기간 이후 상당한 약화(weakness)가 있거나 근력강화 운동을 진행하는데 어려움을 겪고 있는 환자의 경우, 근육 자극기(muscle stimulator)의 사용을 고려해야 한다.[73,106]

어깨 역 전치환술(reverse total shoulder arthroplasty)의 디자인은 삼각근 모멘트 팔의 변화를 목표로 하기 때문에 역 전치환술의 결과가 수술 전 및 수술 후 삼각근 근력과 높은 상관관계가 있다는 것은 놀라운 일이 아니다.[80] 통증 어느 정도 허용된다면, 수술 전에 삼각근을 포함한 어깨 근육의 퍼포먼스를 향상시키려는 노력이 도움될 수 있다.

기본적으로 근육 퍼포먼스 재훈련은 환자의 특정 기능적 요구를 반영하고 수술 절차에 특정 잠재적 결함을 고려해야 한다. 예를 들어, 견갑하근 분할(division)을 필요로 하는 외과적 접근법(예: Latarjet 또는 어깨 전치환술)은 근력 결손과 관련하여 결과를 손상시키고 실패 위험을 증가시킬 수 있다[45]

더 큰 그림(The bigger picture)

수술은 일반적으로 일을 쉬고 소중한 활동에서 벗어나는 시간을 필요로 하지만, 환자가 자신의 건강과 라이프 스타일을 되돌아볼 수 있는 기회도 제공한다. 부적절한 신체적 활동, 비만, 흡연, 수면 부족, 식습관과 같은 건강하지 못한 생활습관 요인은 수술 회복에 부정적인 영향을 미치게 되고 치유 지연 및 수술 실패율 증가에 기여하는 것으로 보고되었다.[66,103,109,141] (5장 및 36장 참조). 환자가 동의하고 준비가 되어 있다면,[79] 의료 전문가는 적절한 행동 변화를 교육하고 이정표를 세운 뒤 지원할 수 있는 완벽한 위치에 있다.[79]

하위 사분위(lower quadrant) 근력 및 균형은 모든 원인으로 인한 사망, 낙상 위험, 삶에서 늦게 의료를 이용하는 것(later life healthcare utilization) 및 신체적 독립 유지능력과 높은 연관성이 있다.[108] 5회 앉고 서기(sit to stand test) 검사,[11,135] 10회 앉고 서기 검사, 30초 동안 앉고 서기 횟수(number of sit to stands in 30 seconds)[108]와 같은 검사를 통합하면 수술 전후에 환자와 더 많은 대화를 할 수 있고 각 개인의 재활에 대한 보다 전체론적인 접근을 촉진하는 데 도움이 될 것이다.

스포츠 인구, 특히 오버헤드 또는 접촉 스포츠에 종사하는 사람들의 하지 근력 및 파워 특정은 상위 사분위(upper quadrant) 수행 능력(performance)과 높은 상관 관계가 있다.[43] 수술 후 기간은 특히 수술 후 상지의 고정 기간을 연장해야 하는 경우에 스포츠별 근력과 하지의 힘을 향상시킬 수 있는 기회이다.

미래의 기회(Future opportunities)

평가 및 자기주도적 수술 후 재활을 지원하기 위한 게임화(gamification), 가상 현실(virtual reality) 및 웹기반 재활 접근법의 역할에 대한 관심은 증가하고 있다.[8,14] 이에 대해서는 30장에서 자세히 논의하며 진행 중인 연구들이 이러한 기술의 가치를 결정하게 될 것이다.

요약(Summary)

근골격계 질환에 대한 어깨 수술은 일반적으로 외상 후에 적절한 경우 및 시간의 흐름이나 비외과적 중재로 개선되지 않은 지속적인 증상의 경우에 권장된다. 어깨 수술은 위험요소 평가 후 외과의가 수술 후의 결과가 수술의 이론적인 피해 또는 수술하지 않는 것보다 더 유익할 것이라고 확신하는 경우에 어깨 증상이 있는 사람들의 통증과 장애를 줄이고 기능을 향상시키는 것을 목표로 한다.

선택적 어깨수술을 시행하기로 결정하는 것은 공유된 의사결정 체계 안에서, 환자와 함께 이뤄져야 하며 환자가 수술 후 시간척도, 현실적인 결과 및 잠재적인 위험요소를 알고 있다는 확신을 갖고 내려야 한다. 환자는 재활에 대한 의지를 포함하여 수술 후 기간에 요구되고 기대되는 것이 무엇인지 알고 있어야 한다.

수술 후 재활은 가동범위, 근력 및 기능회복을 목표로 한다. 수술 결과를 최적화하려면 준비가 중요하다. 개인, 그들의 신념, 우려 및 기대를 이해하고 수술 및 수술 후 회복기간에 대해 효과적으로 교육하는 것이 핵심 기반이 된다. 또한 예상 결과에 대한 일관된 메시지를 보장해야 하고 재활에 관한 치료사의 임상적 추론을 뒷받침할 수 있는 관련 수술 결과를 잘 전달하기 위해 여러 분야의 팀간 의사소통은 필수적이다.

수술 후 회복 시간과 임상 결과 모두에 영향을 미칠 수 있는 환자 및 수술 요인을 이해하면 현실적인 기대치를 설정하고 전달할 수 있다. 고정의 유해한 영향을 최소화하기 위한 전략을 구현한다면 수술 후 통증을 개선시키고 조기에 기능 복귀를 촉진할 수 있다.

어깨 수술이 일반적으로 수행되고 있고, 수술 기술은 크게 발전했지만 수술 후 재활이 제공되는 방식에는 거의 변화가 없었다. 수술이 수행되는 다양한 조건에서 최적의 수술 후 재활 시기와 내용을 식별하는 것이 연구의 우선 순위라 할 수 있다. 조기 보호 가동화(early protected mobilization)는 수술 후 합병증을 줄이고 결과를 향상시킬 수 있는 잠재력을 갖고 있을 수 있다.

감사의 말(Acknowledgements)

이 단원의 그림 사용을 허가한 Mr Lennard Funk(www.shoulderdoc.co.uk)에게 감사하다.[140] 또한 이 단원을 편집하는 데 도움을 준 Ms Fiona Creedon MCSP에게도 감사드린다.

참고문헌(References)

1. Ager AL, Borms D, Bernaert M, et al. Can a conservative rehabilitation strategy improve shoulder proprioception? A systematic review. Journal of Sport Rehabilitation. 2020;30:136-151.
2. Ager AL, Borms D, Deschepper L, et al. Proprioception: how is it affected by shoulder pain? A systematic review. Journal of Hand Therapy. 2020;33:507-516.
3. Agrawal T, Gupta GK, Agrawal DK. Vitamin D supplementation reduces airway hyperresponsiveness and allergic airway inflammation in a murine model. Clinical & Experimental Allergy. 2013;43:672-683.
4. Alenabi T, Jackson M, Tétreault P, Begon M. Electromyographic activity in the shoulder musculature during resistance training exercises of the ipsilateral upper limb while wearing a shoulder orthosis. Journal of Shoulder and Elbow Surgery. 2014;23:e140-e148.
5. Alizadehkhaiyat O, Fisher A, Kemp G, Vishwanathan K, Frostick S. Shoulder muscle activation and fatigue during a controlled forceful hand grip task. Journal of Electromyography and Kinesiology. 2011;21:478-482.
6. Andrushko JW, Lanovaz JL, Björkman KM, Kontulainen SA, Farthing JP. Unilateral strength training leads to muscle-specific sparing effects during opposite homologous limb immobilization. Journal of Applied Physiology. 2018;124:866-876.
7. Bahar-Shany K, Ravid A, Koren R. Upregulation of MMP-9 production by TNFα in keratinocytes and its attenuation by vitamin D. Journal of Cellular Physiology. 2010;222:729-737.
8. Berton A, Longo UG, Candela V, et al. Virtual reality, augmented reality, gamification, and telerehabilitation: psychological impact on orthopedic patients' rehabilitation. Journal of Clinical Medicine. 2020;9:2567.
9. Bishop JY, Santiago-Torres JE, Rimmke N, Flanigan DC. Smoking predisposes to rotator cuff pathology and shoulder dysfunction: a systematic review. Arthroscopy. 2015;31:1598-1605.
10. Blonna D, Fissore F, Bellato E, et al. Subclinical hypothyroidism and diabetes as risk factors for postoperative stiff shoulder. Knee Surgery, Sports Traumatology, Arthroscopy. 2017;25:2208-2216.
11. Bohannon RW, Shove ME, Barreca SR, Masters LM, Sigouin CS. Five-repetition sit-to-stand test performance by community-dwelling adults: a preliminary investigation of times, determinants, and relationship with self-reported physical performance. Isokinetics and Exercise Science. 2007;15:77-81.
12. Bonello C, Girdwood M, De Souza K, et al. Does isometric exercise result in exercise induced hypoalgesia in people with local musculoskeletal pain? A systematic review. Physical Therapy in Sport. 2020;
13. Bowering KJ, O'Connell NE, Tabor A, et al. The effects of graded motor imagery and its components on chronic pain: a systematic review and meta-analysis. J Pain. 2013;14:3-13.
14. Brady N, McVeigh JG, McCreesh K, Rio E, Dekkers T, Lewis JS. Exploring the effectiveness of immersive Virtual Reality interventions in the management of musculoskeletal pain: a state-of-the-art review. Physical Therapy Reviews. 2021;1-14.
15. Bullock GS, Garrigues GE, Ledbetter L, Kennedy J. A systematic review of proposed rehabilitation guidelines following anatomic and reverse shoulder arthroplasty. Journal of Orthopaedic & Sports Physical Therapy. 2019;49:337-346.
16. Burianová H, Sowman PF, Marstaller L, et al. Adaptive motor imagery: a multimodal study of immobilization-induced brain plasticity. Cerebral Cortex. 2016;26:1072-1080.
17. Burrus MT, Diduch DR, Werner BC. Patient-related risk factors for postoperative stiffness requiring surgical intervention after arthroscopic rotator cuff repair. Journal of the American Academy of Orthopaedic Surgeons. 2019;27:e319-e323.
18. Campbell M, Varley-Campbell J, Fulford J, Taylor B, Mileva KN, Bowtell JL. Effect of immobilisation on neuromuscular function in vivo in humans: a systematic review. Sports Medicine. 2019;49:931-950.
19. Cancienne JM, Brockmeier SF, Kew ME, Werner BC. Perioperative serum 25-hydroxyvitamin d levels affect revision surgery rates after arthroscopic rotator cuff repair. Arthroscopy. 2019;35:763-769.
20. Carr AJ, Cooper CD, Campbell MK, et al. Clinical effectiveness and cost-effectiveness of open and arthroscopic rotator cuff repair [the UK Rotator Cuff Surgery (UKUFF) randomised trial]. Health Technol Assess. 2015;19:1-218.
21. Chester R, Jerosch-Herold C, Lewis J, Shepstone L. Psychological factors are associated with the outcome of physiotherapy for people with shoulder pain: a multicentre longitudinal cohort study. British Journal of Sports Medicine. 2018;52:269-275.
22. Cho C-H, Ye H-U, Jung J-W, Lee Y-K. Gender affects early postoperative outcomes of rotator cuff repair. Clinics in Orthopedic Surgery. 2015;7:234.
23. Chung SW, Huong CB, Kim SH, Oh JH. Shoulder stiffness after rotator cuff repair: risk factors and influence on outcome. Arthroscopy. 2013;29:290-300.
24. Chung SW, Oh JH, Gong HS, Kim JY, Kim SH. Factors affecting rotator cuff healing after arthroscopic repair: osteoporosis as one of the independent risk factors. The American Journal of Sports Medicine. 2011;39:2099-2107.
25. Ciccotti MC, Syed U, Hoffman R, Abboud JA, Ciccotti MG, Freedman KB. Return to play criteria following surgical stabilization for traumatic anterior shoulder instability: a systematic review. Arthroscopy. 2018;34:903-913.
26. Coda RG, Cheema SG, Hermanns CA, et al. A review of online rehabilitation protocols designated for rotator cuff repairs. Arthroscopy, Sports Medicine, and Rehabilitation. 2020;2:e277-e288.
27. Cole BJ, Cotter EJ, Wang KC, Davey A. Patient understanding, expectations, and satisfaction regarding rotator cuff injuries and surgical management. Arthroscopy. 2017;33:1603-1606.
28. Coleman A, Clifft J. The effect of shoulder immobilization on balance in community-dwelling older adults. Journal of Geriatric Physical Therapy. 2010;33:118-121.
29. Cronin KJ, Mair SD, Hawk GS, Thompson KL, Hettrich CM, Jacobs CA. Increased health care costs and opioid use in patients with anxiety and depression undergoing rotator cuff repair. Arthroscopy. 2020;36:2655-2660.
30. Cucchi D, Marmotti A, De Giorgi S, et al. Risk factors for shoulder stiffness: current concepts. Joints. 2017;5:217.
31. Cucchi D, Menon A, Feroldi F, et al. Risk factors for post-operative shoulder

stiffness: are there new candidates? Journal of Biological Regulators and Homeostatic Agents. 2016;30:123-129.

32. Cucchi D, Menon A, Feroldi FM, Boerci L, Randelli PS. The presence of gastroesophageal reflux disease increases the risk of developing postoperative shoulder stiffness after arthroscopic rotator cuff repair. Journal of Shoulder and Elbow Surgery. 2020;29:2505-2513.

33. Daly AE, Bialocerkowski AE. Does evidence support physiotherapy management of adult Complex Regional Pain Syndrome Type One? A systematic review. European Journal of Pain. 2009;13:339-353.

34. Daniels SD, Stewart CM, Garvey KD, Brook EM, Higgins LD, Matzkin EG. Sex-based differences in patient-reported outcomes after arthroscopic rotator cuff repair. Orthopaedic Journal of Sports Medicine. 2019;7:2325967119881959.

35. Dekker TJ, Peebles LA, Bernhardson AS, et al. Risk factors for recurrence after arthroscopic instability repair: the importance of glenoid bone loss > 15%, patient age, and duration of symptoms: a matched cohort analysis. The American Journal of Sports Medicine. 2020;48:3036-3041.

36. Di Giacomo G, Peebles LA, Midtgaard KS, de Gasperis N, Scarso P, Provencher CMT. Risk factors for recurrent anterior glenohumeral instability and clinical failure following primary Latarjet procedures: an analysis of 344 patients. JBJS. 2020;102:1665-1671.

37. Diebold G, Lam P, Walton J, Murrell GA. Relationship between age and rotator cuff retear: a study of 1,600 consecutive rotator cuff repairs. JBJS. 2017;99:1198-1205.

38. Donohue MA, Mauntel TC, Dickens JF. Recurrent shoulder instability after primary Bankart repair. Sports Medicine and Arthroscopy Review. 2017;25:123-130.

39. Dragert K, Zehr EP. High-intensity unilateral dorsiflexor resistance training results in bilateral neuromuscular plasticity after stroke. Experimental Brain Research. 2013;225:93-104.

40. Dupuis F, Barrett E, Dubé M-O, McCreesh KM, Lewis JS, Roy J-S. Cryotherapy or gradual reloading exercises in acute presentations of rotator cuff tendinopathy: a randomised controlled trial. BMJ Open Sport & Exercise Medicine. 2018;4:e000477.

41. Duquin TR, Buyea C, Bisson LJ. Which method of rotator cuff repair leads to the highest rate of structural healing? A systematic review. The American Journal of Sports Medicine. 2010;38:835-841.

42. Edwards PK, Ebert JR, Littlewood C, Ackland T, Wang A. A systematic review of electromyography studies in normal shoulders to inform postoperative rehabilitation following rotator cuff repair. Journal of Orthopaedic & Sports Physical Therapy. 2017;47:931-944.

43. Ellenbecker TS, Aoki R. Step by step guide to understanding the kinetic chain concept in the overhead athlete. Current Reviews in Musculoskeletal Medicine. 2020;13:155-163.

44. Fermont AJ, Wolterbeek N, Wessel RN, Baeyens J-P, De Bie RA. Prognostic factors for successful recovery after arthroscopic rotator cuff repair: a systematic literature review. Journal of Orthopaedic & Sports Physical Therapy. 2014;44:153-163.

45. Frantz TL, Everhart JS, Cvetanovich GL, et al. Are patients who undergo the Latarjet procedure ready to return to play at 6 months? A Multicenter Orthopaedic Outcomes Network (MOON) Shoulder Group Cohort Study. The American Journal of Sports Medicine. 2020;48:923-930.

46. Gallagher BP, Bishop ME, Tjoumakaris FP, Freedman KB. Early versus delayed rehabilitation following arthroscopic rotator cuff repair: a systematic review. The Physician and Sportsmedicine. 2015;43:178-187.

47. Gibson J, Kerss J, Morgan C, Brownson P. Accelerated rehabilitation after arthroscopic Bankart repair in professional footballers. Shoulder & Elbow. 2016;8:279-286.

48. Gottlieb U, Springer S. The relationship between fear avoidance beliefs, muscle strength, and short-term disability after surgical repair of shoulder instability. Journal of Sport Rehabilitation. 2021;1:1-8.

49. Green LA, Gabriel DA. The cross education of strength and skill following unilateral strength training in the upper and lower limbs. Journal of Neurophysiology. 2018;120:468-479.

50. Gurney AB, Mermier C, LaPlante M, et al. Shoulder electromyography measurements during activities of daily living and routine rehabilitation exercises. Journal of Orthopaedic & Sports Physical Therapy. 2016;46:375-383.

51. Gwilym S, Oag H, Tracey I, Carr A. Evidence that central sensitisation is present in patients with shoulder impingement syndrome and influences the outcome after surgery. The Journal of Bone and Joint Surgery. 2011;93:498-502.

52. Hendy AM, Lamon S. The cross-education phenomenon: brain and beyond. Frontiers in Physiology. 2017;8:297.

53. Henn RF, 3rd, Kang L, Tashjian RZ, Green A. Patients' preoperative expectations predict the outcome of rotator cuff repair. JBJS. 2007;89:1913-1919.

54. Hollmann L, Halaki M, Kamper SJ, Haber M, Ginn KA. Does muscle guarding play a role in range of motion loss in patients with frozen shoulder? Musculoskelet Sci Pract. 2018;37:64-68.

55. Hoppe DJ, Denkers M, Hoppe FM, Wong IH. The use of video before arthroscopic shoulder surgery to enhance patient recall and satisfaction: a randomized-controlled study. Journal of Shoulder and Elbow Surgery. 2014;23:e134-e139.

56. Huberty DP, Schoolfield JD, Brady PC, Vadala AP, Arrigoni P, Burkhart SS. Incidence and treatment of postoperative stiffness following arthroscopic rotator cuff repair. Arthroscopy. 2009;25:880-890.

57. Jensen AR, Taylor AJ, Sanchez-Sotelo J. Factors influencing the reparability and healing rates of rotator cuff tears. Current Reviews in Musculoskeletal Medicine. 2020;1-12.

58. Jonas WB, Crawford C, Colloca L, et al. To what extent are surgery and invasive procedures effective beyond a placebo response? A systematic review with meta-analysis of randomised, sham controlled trials. BMJ Open. 2015;5:e009655.

59. Jones SA, Pamukoff DN, Mauntel TC, Blackburn JT, Myers JB. The influence of verbal and tactile feedback on electromyographic amplitude of the shoulder musculature during common therapeutic exercises. Journal of Sport Rehabilitation. 2018;27:424-430.

60. Kane LT, Lazarus MD, Namdari S, Seitz AL, Abboud JA. Comparing expert opinion within the care team regarding postoperative rehabilitation protocol following rotator cuff repair. Journal of Shoulder and Elbow Surgery. 2020;29:e330-e337.

61. Kang J-I, Moon Y-J, Choi H, Jeong D-K, Kwon H-M, Park J-S. The effect of exercise types for rotator cuff repair patients on activities of shoulder muscles and upper limb disability. Journal of Physical Therapy Science. 2016;28:2772-2777.

62. Karaaslan TC, Berkoz O, Tarakci E. The effect of mirror therapy after carpal tunnel syndrome surgery: a randomised controlled study. Hand Surgery and Rehabilitation. 2020;39:406-412.

63. Karabay D, Emük Y, Kaya DÖ. Muscle activity ratios of scapular stabilizers during closed kinetic chain exercises in healthy shoulders: a systematic review. Journal of Sport Rehabilitation. 2019;29:1001-1018.

64. Kennedy P, Joshi R, Dhawan A. The effect of psychosocial factors on outcomes in patients with rotator cuff tears: a systematic review. Arthroscopy. 2019;35:2698-2706.

65. Khazzam M, Sager B, Box HN, Wallace SB. The effect of age on risk of retear after rotator cuff repair: a systematic review and meta-analysis. JSES International. 2020;4:625-631.

66. Kokmeyer D, Dube E, Millett PJ. Suppl 1: M10: Prognosis driven rehabilitation after rotator cuff repair surgery. The Open Orthopaedics Journal. 2016;10:339.

67. Korbus H, Schott N. Does mental practice or mirror therapy help prevent functional loss after distal radius fracture? A randomized controlled trial. Journal of Hand Therapy. 2020;S0894-1130(20)30207-6.

68. Lädermann A, Tirefort J, Zanchi D, et al. Shoulder apprehension: a multifactorial approach. EFORT Open Rev. 2018;3:550-557.

69. Laird E, McNulty H, Ward M, et al. Vitamin D deficiency is associated with inflammation in older Irish adults. The Journal of Clinical Endocrinology & Metabolism. 2014;99:1807-1815.

70. Laning S, Linde A, Rooks A, et al. Clinician expectations of full-thickness rotator cuff repair outcomes: OPO167. Journal of Orthopaedic & Sports Physical. 2018;48.

71. Law BK-Y, Yung PS-H, Ho EP-Y, Chang JJH-T, Chan K-M. The surgical outcome of immediate arthroscopic Bankart repair for first time anterior shoulder dislocation in young active patients. Knee Surgery, Sports Traumatology, Arthroscopy. 2008;16:188-193.

72. Lawrence C, Zmistowski BM, Lazarus M, Abboud J, Williams G, Namdari S. Expectations of shoulder surgery are not altered by surgeon counseling of the patient. Joints. 2017;5:133.

73. Lee GJ, Cho H, Ahn B-H, Jeong H-S. Effects of electrical muscle stimulation for preventing deltoid muscle atrophy after rotator cuff repair: preliminary results of a prospective, randomized, single-blind trial. Clinics in Shoulder and Elbow. 2019;22:195.

74. Lee J, Consigliere P, Fawzy E, et al. Accelerated rehabilitation following reverse total shoulder arthroplasty. Journal of Shoulder and Elbow Surgery. 2021; 30:e545-e557.

75. Lee YS, Jeong JY, Park C-D, Kang SG, Yoo JC. Evaluation of the risk factors for a rotator cuff retear after repair surgery. The American Journal of Sports Medicine. 2017;45:1755-1761.

76. Leung M, Rantalainen T, Teo W-P, Kidgell D. The ipsilateral corticospinal responses to cross-education are dependent upon the motor-training intervention. Experimental Brain Research. 2018;236:1331-1346.

77. Lewis J. The End of an era? J Orthop Sports Phys Ther. 2018;48:127-129.

78. Lewis J. Rotator cuff related shoulder pain: assessment, management and uncertainties. Man Ther. 2016;23:57-68.

79. Lewis J, Ridehalgh C, Moore A, Hall K. This is the day your life must surely change: prioritising behavioural change in musculoskeletal practice. Physiotherapy. 2021;112:158-162.

80. Li H, Yoon S-h, Lee D, Chung H. Relation between preoperative electromyographic activity of the deltoid and upper trapezius muscle and clinical results in patients treated with reverse shoulder arthroplasty. Journal of Shoulder and Elbow Surgery. 2020;29:195-201.

81. Littlewood C, Bateman M, Butler-Walley S, et al. Rehabilitation following rotator cuff repair: a multi-centre pilot & feasibility randomised controlled trial (RaCeR). Clinical Rehabilitation. 2020;0269215520978859.

82. Littlewood C, Mazuquin B, Moffatt M, Bateman M. Rehabilitation following rotator cuff repair: a survey of current practice (2020). Musculoskeletal Care. 2021;19:165-171.

83. Louw A, Puentedura EJ, Reese D, Parker P, Miller T, Mintken PE. Immediate effects of mirror therapy in patients with shoulder pain and decreased range of motion. Archives of Physical Medicine and Rehabilitation. 2017;98:1941-1947.

84. Magnus CR, Barss TS, Lanovaz JL, Farthing JP. Effects of cross-education on the muscle after a period of unilateral limb immobilization using a shoulder sling and swathe. Journal of Applied Physiology. 2010;109:1887-1894.

85. Manca A, Hortobágyi T, Carroll T, et al. Contralateral effects of unilateral strength and skill training: modified Delphi consensus to establish key aspects of cross-education. Sports Medicine. 2021;51:11-20.

86. Martinez-Calderon J, Struyf F, Meeus M, Morales-Ascencio JM, Luque-Suarez A. Influence of psychological factors on the prognosis of chronic shoulder pain: protocol for a prospective cohort study. BMJ Open. 2017;7:e012822.

87. Mazuquin B, Moffatt M, Gill P, et al. Effectiveness of early versus delayed rehabilitation following rotator cuff repair: systematic review and meta-analyses. PLoS One. 2021;16:e0252137.

88. Mazuquin BF, Wright AC, Russell S, Monga P, Selfe J, Richards J. Effectiveness of early compared with conservative rehabilitation for patients having rotator cuff repair surgery: an overview of systematic reviews. British Journal of Sports Medicine. 2018;52:111-121.

89. Mendez-Rebolledo G, Morales-Verdugo J, Orozco-Chavez I, Habechain FAP, Padilla EL, de la Rosa FJB. Optimal activation ratio of the scapular muscles in closed kinetic chain shoulder exercises: A systematic review. Journal of Back and Musculoskeletal Rehabilitation. 2020;1-14.

90. Miller FG, Kaptchuk TJ. The power of context: reconceptualizing the placebo effect. Journal of the Royal Society of Medicine. 2008;101:222-225.

91. Multanen J, Kiuru P, Piitulainen K, Ylinen J, Paloneva J, Häkkinen A. Enhanced rehabilitation guidance after arthroscopic capsulolabral repair of the shoulder: a randomized controlled trial. Clinical Rehabilitation. 2020;34:890-900.

92. Nakamura A, Kawahrada R. Advanced glycation end products and oxidative stress in a hyperglycaemic environment. IntechOpen; 2021. Available at: https://www.intechopen.com/online-first/76145.

93. Nassiri M, Egan C, Mullet H. Compliance with sling-wearing after rotator cuff

repair and anterior shoulder stabilization. Shoulder & Elbow. 2011;3:188-192.

94. Oh JH, Kim SH, Kim J, Shin Y, Yoon J, Oh C. The level of vitamin D in the serum correlates with fatty degeneration of the muscles of the rotator cuff. The Journal of Bone and Joint Surgery. 2009;91:1587-1593.

95. Oh JH, Yoon JP, Kim JY, Kim SH. Effect of expectations and concerns in rotator cuff disorders and correlations with preoperative patient characteristics. Journal of Shoulder and Elbow Surgery. 2012;21:715-721.

96. Oranchuk DJ, Storey AG, Nelson AR, Cronin JB. Isometric training and long-term adaptations: effects of muscle length, intensity, and intent. A systematic review. Scandinavian Journal of Medicine & Science in Sports. 2019;29:484-503.

97. Paavola M, Malmivaara A, Taimela S, et al. Subacromial decompression versus diagnostic arthroscopy for shoulder impingement: randomised, placebo surgery controlled clinical trial. BMJ. 2018;362:k2860.

98. Park JH, Rhee SM, Kim HS, Oh JH. Effects of anxiety and depression measured via the hospital anxiety and depression scale on early pain and range of motion after rotator cuff repair. Am J Sports Med. 2021;49:314-320.

99. Parle PJ, Riddiford-Harland DL, Howitt CD, Lewis JS. Acute rotator cuff tendinopathy: does ice, low load isometric exercise, or a combination of the two produce an analgaesic effect? British Journal of Sports Medicine. 2017;51:208-209.

100. Pietrzak M. Adhesive capsulitis: an age related symptom of metabolic syndrome and chronic low-grade inflammation? Medical Hypotheses. 2016;88:12-17.

101. Plath JE, Saier T, Feucht MJ, et al. Patients' expectations of shoulder instability repair. Knee Surgery, Sports Traumatology, Arthroscopy. 2018;26:15-23.

102. Potter MQ, Wylie JD, Greis PE, Burks RT, Tashjian RZ. Psychological distress negatively affects self-assessment of shoulder function in patients with rotator cuff tears. Clinical Orthopaedics and Related Research. 2014;472:3926-3932.

103. Raman J, Walton D, MacDermid JC, Athwal GS. Predictors of outcomes after rotator cuff repair—a meta-analysis. Journal of Hand Therapy. 2017;30:276-292.

104. Randelli P, Ragone V, Carminati S, Cabitza P. Risk factors for recurrence after Bankart repair a systematic review. Knee Surgery, Sports Traumatology, Arthroscopy. 2012;20:2129-2138.

105. Ravindra A, Barlow JD, Jones GL, Bishop JY. A prospective evaluation of predictors of pain after arthroscopic rotator cuff repair: psychosocial factors have a stronger association than structural factors. Journal of Shoulder and Elbow Surgery. 2018;27:1824-1829.

106. Reinold MM, Macrina LC, Wilk KE, Dugas JR, Cain EL, Andrews JR. The effect of neuromuscular electrical stimulation of the infraspinatus on shoulder external rotation force production after rotator cuff repair surgery. The American Journal of Sports Medicine. 2008;36:2317-2321.

107. Richardson E, Lewis JS, Gibson J, et al. Role of the kinetic chain in shoulder rehabilitation: does incorporating the trunk and lower limb into shoulder exercise regimes influence shoulder muscle recruitment patterns? Systematic review of electromyography studies. BMJ Open Sport & Exercise Medicine. 2020;6:e000683.

108. Rikli RE, Jones CJ. Development and validation of criterion-referenced clinically relevant fitness standards for maintaining physical independence in later years. Gerontologist. 2013;53:255-267.

109. Saccomanno MF, Sircana G, Cazzato G, Donati F, Randelli P, Milano G. Prognostic factors influencing the outcome of rotator cuff repair: a systematic review. Knee Surgery, Sports Traumatology, Arthroscopy. 2016;24:3809-3819.

110. Sahoo S, Ricchetti ET, Zajichek A, et al. Associations of preoperative patient mental health and sociodemographic and clinical characteristics with baseline pain, function, and satisfaction in patients undergoing rotator cuff repairs. The American Journal of Sports Medicine. 2020;48:432-443.

111. Salles JI, Velasques B, Cossich V, et al. Strength training and shoulder proprioception. Journal of Athletic Training. 2015;50:277-280.

112. Saltzman BM, Zuke WA, Go B, et al. Does early motion lead to a higher failure rate or better outcomes after arthroscopic rotator cuff repair? A systematic review of overlapping meta-analyses. Journal of Shoulder and Elbow Surgery. 2017;26:1681-1691.

113. Santiago-Torres J, Flanigan DC, Butler RB, Bishop JY. The effect of smoking on rotator cuff and glenoid labrum surgery: a systematic review. The American Journal of Sports Medicine. 2015;43:745-751.

114. Schneider WR, Trasolini RG, Riker JJ, Gerber N, Ruotolo CJ. Stiffness after arthroscopic rotator cuff repair: a rehabilitation problem or a surgical indication? JSES International. 2021;5:88-92.

115. Schroder CP, Skare O, Reikeras O, Mowinckel P, Brox JI. Sham surgery versus labral repair or biceps tenodesis for type II SLAP lesions of the shoulder: a three-armed randomised clinical trial. Br J Sports Med. 2017;51:1759-1766.

116. Shanley E, Peterson SK. Rehabilitation after shoulder instability surgery: keys for optimizing recovery. Sports Medicine and Arthroscopy Review. 2020;28:167-171.

117. Shanmugaraj A, Chai D, Sarraj M, et al. Surgical stabilization of pediatric anterior shoulder instability yields high recurrence rates: a systematic review. Knee Surgery, Sports Traumatology, Arthroscopy. 2021;29:192-201.

118. Sheps DM, Silveira A, Beaupre L, et al. Early active motion versus sling immobilization after arthroscopic rotator cuff repair: a randomized controlled trial. Arthroscopy. 2019;35:749-760.

119. Silbernagel KG, Vicenzino BT, Rathleff MS, Thorborg K. Isometric exercise for acute pain relief: is it relevant in tendinopathy management? Br J Sports Med. 2019;53:1330-1331.

120. Sonoda Y, Nishioka T, Nakajima R, Imai S, Vigers P, Kawasaki T. Use of a shoulder abduction brace after arthroscopic rotator cuff repair: a study on gait performance and falls. Prosthetics and Orthotics International. 2018;42:136-143.

121. Staker JL, Evans AJ, Jacobs LE, et al. The effect of tactile and verbal guidance during scapulothoracic exercises: an EMG and kinematic investigation. Journal of Electromyography and Kinesiology. 2019;102334.

122. Stephens G, Littlewood C, Foster NE, Dikomitis L. Rehabilitation following rotator cuff repair: a nested qualitative study exploring the perceptions and experiences of participants in a

randomised controlled trial. Clinical Rehabilitation. 2020;0269215520984025.

123. Struyf F, Lluch E, Falla D, Meeus M, Noten S, Nijs J. Influence of shoulder pain on muscle function: implications for the assessment and therapy of shoulder disorders. European Journal of Applied Physiology. 2015;115:225-234.

124. Swarup I, Henn CM, Gulotta LV, Henn RF, 3rd. Patient expectations and satisfaction in orthopaedic surgery: a review of the literature. Journal of Clinical Orthopaedics and Trauma. 2019;10:755-760.

125. Tardo DT, Halaki M, Cathers I, Ginn KA. Rotator cuff muscles perform different functional roles during shoulder external rotation exercises. Clinical Anatomy. 2013;26:236-243.

126. Tashjian RZ, Hollins AM, Kim H-M, et al. Factors affecting healing rates after arthroscopic double-row rotator cuff repair. The American Journal of Sports Medicine. 2010;38:2435-2442.

127. Thigpen CA, Shaffer MA, Gaunt BW, Leggin BG, Williams GR, Wilcox RB, 3rd. The American Society of Shoulder and Elbow Therapists' consensus statement on rehabilitation following arthroscopic rotator cuff repair. J Shoulder Elbow Surg. 2016;25:521-535.

128. Thomson S, Jukes C, Lewis J. Rehabilitation following surgical repair of the rotator cuff: a systematic review. Physiotherapy. 2016;102:20-28.

129. Tirefort J, Schwitzguebel AJ, Collin P, Nowak A, Plomb-Holmes C, Lädermann A. Postoperative mobilization after superior rotator cuff repair: sling versus no-sling. A randomized controlled trial: sling versus no-sling after RCR. Orthopaedic Journal of Sports Medicine. 2019;7:2325967119S2325900211.

130. Tjong VK, Devitt BM, Murnaghan ML, Ogilvie-Harris DJ, Theodoropoulos JS. A qualitative investigation of return to sport after arthroscopic Bankart repair: beyond stability. The American Journal of Sports Medicine. 2015;43:2005-2011.

131. Torrance E, Clarke CJ, Monga P, Funk L, Walton MJ. Recurrence after arthroscopic labral repair for traumatic anterior instability in adolescent rugby and contact athletes. The American Journal of Sports Medicine. 2018;46:2969-2974.

132. Traven S, Brinton D, Simpson K, et al. Shoulder injection prior to rotator cuff repair is associated with increased risk of subsequent surgery. Orthopaedic Journal of Sports Medicine. 2018;6:2325967118S2325900171.

133. Traven SA, Brinton D, Simpson KN, et al. Preoperative shoulder injections are associated with increased risk of revision rotator cuff repair. Arthroscopy. 2019;35:706-713.

134. Trojan JD, DeFroda SF, Mulcahey MK. Patient understanding, expectations, outcomes, and satisfaction regarding surgical management of shoulder instability. The Physician and Sportsmedicine. 2019;47:6-9.

135. Tsekoura M, Anastasopoulos K, Kastrinis A, Dimitriadis Z. What is most appropriate number of repetitions of the sit-to-stand test in older adults: a reliability study. Journal of Frailty, Sarcopenia and Falls. 2020;5:109.

136. Uquillas CA, Capogna BM, Rossy WH, Mahure SA, Rokito AS. Postoperative pain control after arthroscopic rotator cuff repair. Journal of Shoulder and Elbow Surgery. 2016;25:1204-1213.

137. Vægter HB, Handberg G, Graven-Nielsen T. Isometric exercises reduce temporal summation of pressure pain in humans. European Journal of Pain. 2015;19:973-983.

138. Vajapey SP, Cvetanovich GL, Bishop JY, Neviaser AS. Psychosocial factors affecting outcomes after shoulder arthroplasty: a systematic review. Journal of Shoulder and Elbow Surgery. 2020;29:e175-e184.

139. Walankar PP, Panhale VP, Patil MM. Psychosocial factors, disability and quality of life in chronic shoulder pain patients with central sensitization. Health Psychology Research. 2020;8:8874.

140. Walton J, Leftey C, Gibson J, Holmes C, Richardson E, Funk L. Shoulder Rehabilitation: A Comprehensive Guide to Shoulder Exercise Therapy. Manchester: Shoulderdoc Ltd; 2019.

141. Wylie JD, Baran S, Granger EK, Tashjian RZ. A comprehensive evaluation of factors affecting healing, range of motion, strength, and patient-reported outcomes after arthroscopic rotator cuff repair. Orthopaedic Journal of Sports Medicine. 2018;6:2325967117750104.

142. Yoon S-H, Lee D-H, Jung M-C, Park YU, Lim S-Y. Electromyographic activities of the rotator cuff muscles during walking, eating, and washing. American Journal of Physical Medicine & Rehabilitation. 2016;95:e169-e176.

143. Zanchi D, Cunningham G, Lädermann A, Ozturk M, Hoffmeyer P, Haller S. Structural white matter and functional connectivity alterations in patients with shoulder apprehension. Scientific Reports. 2017;7:1-6.

144. Zult T, Howatson G, Goodall S, Thomas K, Solnik S. Mirror training augments the cross-education of strength and affects inhibitory paths. Med Sci Sports Exerc. 2016;48:1001-13.

145. Zumstein M-A, Lädermann A, Raniga S, Schär M-O. The biology of rotator cuff healing. Orthopaedics & Traumatology: Surgery & Research. 2017;103:S1-S10.

어깨 재활에 태극권

(T'ai Chi in shoulder rehabilitation)

Martin Scott, Hubert van Griensven

42

개요(Introduction)

운동은 어깨 통증에 효과적인 치료법인 것으로 나타났으며, 어떤 한 가지 유형의 운동만이 우월하다고 밝혀지지는 않았다.[19] 태극권은(T'ai Chi Ch'uan 또는 Taijiquan(T'ai Chi))은 간단한 동작에서 복잡한 동작으로, 느린 동작에서 빠른 동작으로 진행되는 중국식 운동이다. 이 운동은 등척성(짧은 시간에서 긴 시간에 이르는), 구심성과 원심성 근육 수축을 활용하고 발에서 손가락 끝까지의 운동 사슬을 통합한다. 이 운동은 스트레스 감소를 촉진한다. 태극권은 운동과 인지 및 고유수용감각 운동을 결합하고, 개별적으로 또는 그룹 환경에서 수행할 수 있으며, 신체적 및 심리 사회적 이점이 입증되었다.[14,16,38,39,41,44]

이 장에서는 어깨와 관련된 근골격 상태의 건강 및 재활에 대하여 태극권의 중요한 이점들을 제시한다.

태극권의 역사(The history of T`ai Chi)

많은 사람들이 미디어를 통해 태극권에 대해 잘 알고 있다. 아마도 그들은 한 무리의 사람들이 공공 장소에서 일제히 움직

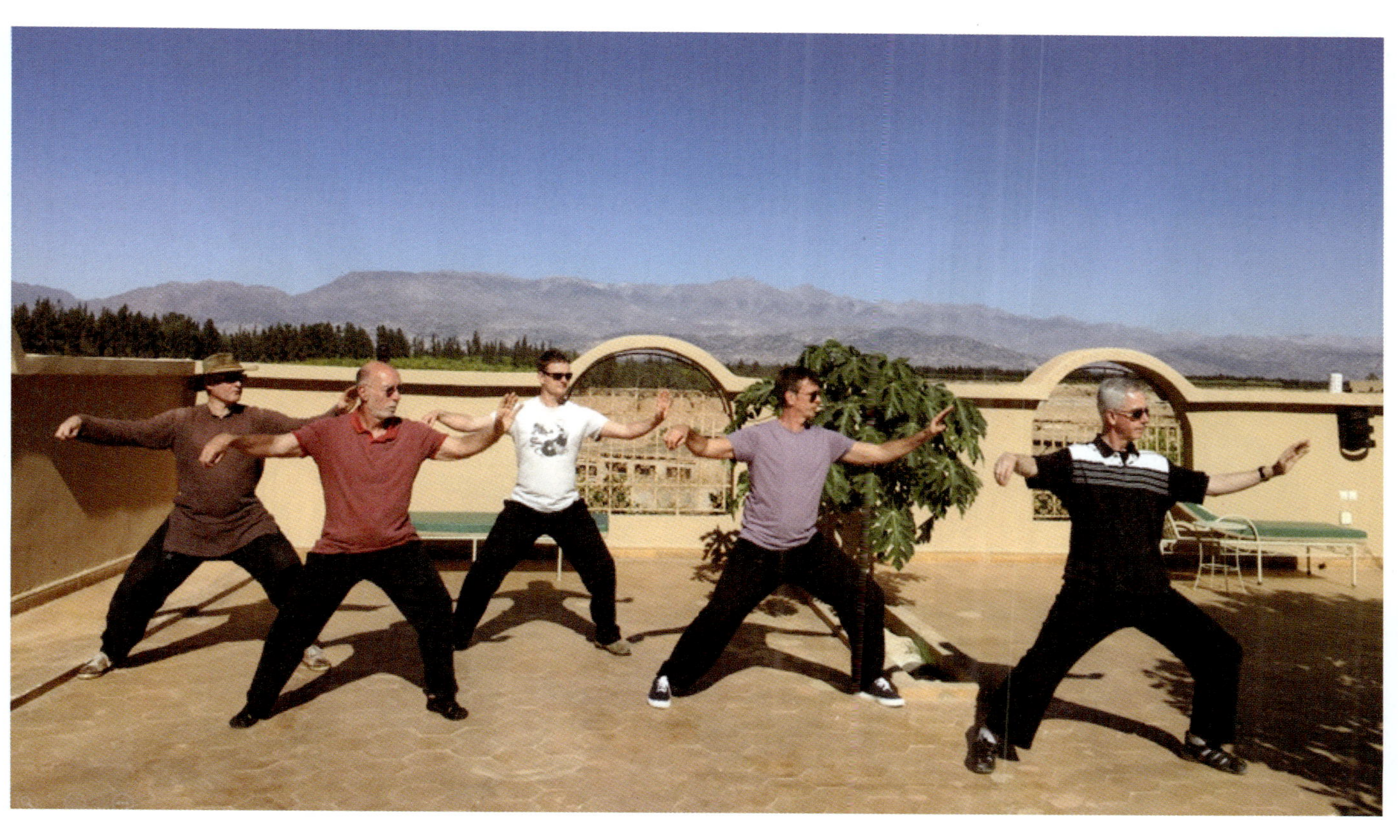

그림 42.1
태극권의 그룹 훈련.
(Chinese Internal Arts Association(www.ciaa.org.uk)의 허가를 받아 복제되었다.)

이며 천천히 앞뒤로 걷고, 보이지 않는 천을 밀고 당기거나 접는 것처럼 팔을 휘돌리고 있는 것을 보았을 것이다(그림 42.1). 태극권은 하기 쉬워 보이고 평화로워 보인다. 사실, 태극권은 수세기에 걸쳐 발전된 복잡하고 정교한 형태의 인간 움직임의 표현으로, 움직임을 정확하게 마스터하기 위한 헌신이 필요하다. 태극권은 중국의 다양한 무술 중 하나다. 전쟁, 폭동, 문화대혁명 기간 동안 많은 기록이 소실되었기 때문에 그 진정한 기원을 추적하기는 어렵다. 또한 일부 스타일은 소규모 그룹에만 알려질 수 있다. 그러나 2000년 이상 된 태극권과 같은 자세의 사진도 있다.[5] 오늘날 일반적으로 알려진 태극권 스타일은 18세기 청나라의 첸가문에서 유래했다.[45] 도교 컨셉에 태극권을 그리는 것은 균형과 평정을 유지하면서 정교한 조작으로 강한 힘이 만나고, 방향을 바꿈으로써 마치 조화시키고 상반되는 것들을 화해시키는 것처럼 보인다[32](그림 42.2).

이로 인해 다양한 자세와 움직임이 오랜 연습 시퀀스 또는 형식으로 연결되어 참가자가 움직임의 내적 및 외적 측면을 탐색할 수 있다. 동작은 스타일에 따라 호흡과 함께 조정될 수 있다. 태극권은 무술과 움직임 속에서 깊이 몰입하는 명상 경험으로 수련될 수 있다.[46] 중국 무술은 딱딱하고 외향적인 스타일(Wai Jia)과 부드럽고 내향적인 스타일(Nei Jia)로 나눌 수

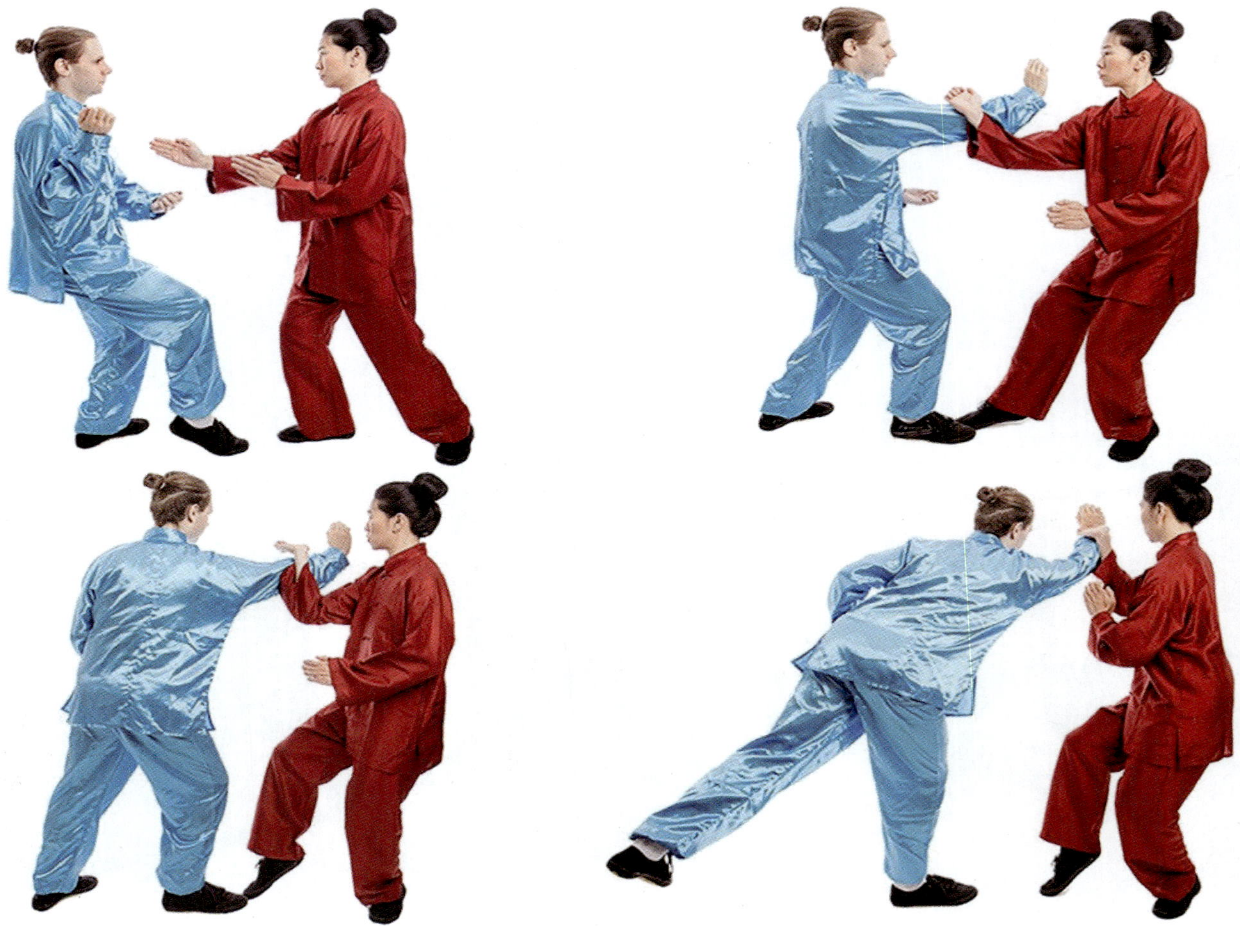

그림 42.2
신체 정렬을 유지하면서 힘에 유연히 따라간다.
(Samantha Toolsie(www.toolsiephotography.co.uk)의 허가를 받아 복제되었다.)

있다. 태극권은 명백한 힘보다는 내부 정렬 및 이완을 통해 공격의 편향과 힘의 적용이 특징인 내향적인 스타일이다. 태극권에는 3가지 주요 구성요소가 있다.[25] 2020년에 태극권은 유엔교육과학문화기구(UNESCO)의 인류 무형 문화유산 목록에 추가되었다.[40]

태극권 관점에서 본 어깨와 몸의 역학 (Shoulder and body dynamics from a T'ai Chi perspective)

태극권 수련에서 수련자들은 움직이면서 긴장을 푸는 법을 배운다. 팔은 일반적으로 어깨 관절이 중간 범위에 있는 견갑골 면에서 움직이며, 실무자는 팔을 들어올릴 때 어깨를 올리는 경향을 줄이는 게 좋다. 이를 통해 숙련된 태극권 수련자는 어깨에 상당한 부담을 주지 않고 상당한 양의 힘을 상쇄시키거나 생성시킬 수 있다. 훈련에서는 팔이 물 속에 있다고 상상하는 것 같은 정신적 이미지가 포함된다. 팔은 지지되는 느낌을 받게 되며, 뻗었을 지라도 부력을 받는 것처럼 떠오르게 된다. 물에 저항하는 것 같은 감각 훈련은 발에서 몸통을 거쳐 손가락 끝까지 전체 운동사슬을 포함하는 조정된 신체 움직임을 강화할 수 있다.

상체를 똑바로 세우고, 편안하게 유지하면서 동시에 팔을 나머지 신체와 조화롭게 움직이려면 신체 인식 훈련이 필요하다. 상지의 모든 동작은 몸통의 위치 및 움직임과 점점 더 통합된다. 이와 함께 몸통의 이완은 체중과 외부 힘이 하지를 통해 땅으로 떨어질 수 있게 한다. 훈련자는 일반적으로 신체의 나머지 부분과 별도로 상지 운동을 수행하기 시작하지만 결국 모든 상지 활동은 몸통과 하지의 조정을 통해 촉진되고 지지된다. 이는 경험 많은 지도자의 반복, 주의, 조언이 있어야만 시간이 지나면서 발생된다. 초보자는 상대적으로 짧은 움직임과 시퀀스로 시작하여 기술, 체력 및 이완이 발달함에 따라 시간이 몇 분에서 몇 시간으로 점차적으로 늘어나게 된다.

태극권은 우아하고 편안하지만 모든 자세와 동작에는 무술이 적용된다(그림 42.3). 지도자는 훈련자가 어깨를 포함하여

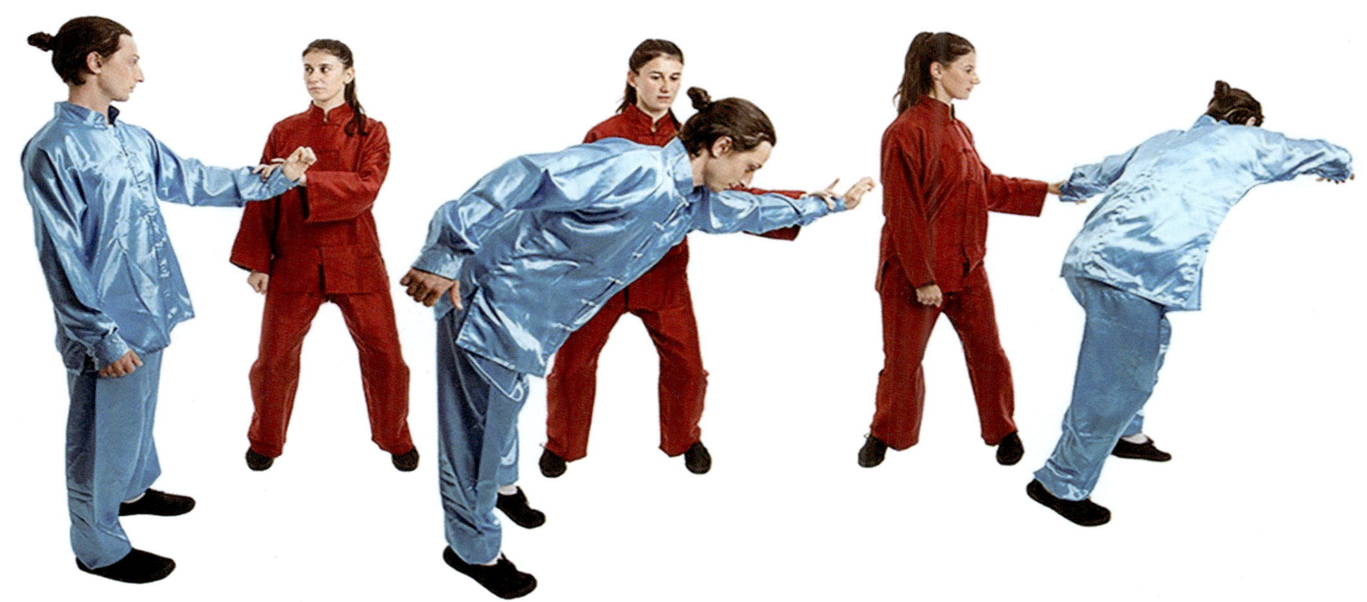

그림 42.3
최소한의 노력으로 조정된 당기기.
(Samantha Toolsie(www.toolsiephotography.co.uk)의 허가를 받아 복제되었다.)

몸 전체의 긴장이나 부담을 최소화시키면서 밀거나 당기는 것에 저항할 수 있는지 여부를 테스트 할 수 있다. 이 능력은 손 밀기(pushing hands), 손 붙이기(sticking hands) 또는 손 감지(sensing hands)와 같이, 두 사람이 함께 하는 운동에서 더 발달된다. 두 명의 수련생은 일반적으로 팔을 맞대고 서로 마주보고 서게 된다. 한 사람이 앞으로 나아가 밀게 되면 다른 사람은 양보했다가 그 움직임을 역전시키면서 앞뒤로 움직이는 동작을 서로 반복한다. 각 수련자는 운동 내내 편안하면서도 강한 자세를 유지한다. 상지의 움직임은 몸통과 다리의 조화로운 움직임에 의해 지지되므로 어깨가 극단적인 위치에 있거나 또는 취약한 위치에 있지는 않는다. 각 수련자는 상대방 자세의 약점이 상대방을 밀거나 당기는 데 사용될 수 있는지 감지하기 위해 시도하지만, 상대방이 도전에 대응할 수 있도록 허용한다.

따라서 손을 밀면 태극권 수련자의 자세, 조정(coordination) 및 신체인식(body awareness)이 테스트 된다. 손을 밀어내는 것(pushing hands)은 사람들이 쇼핑 카트를 밀거나 바쁜 군중 속에서 균형을 유지하는 것과 같은 실용적인 응용 프로그램에 적용할 수 있는 기술이다. 손을 찌르는 것(sticking hands)은 점진적이고 극도로 도전적이며 심지어는 "혼돈스러운(chaotic)" 운동이므로 어깨 재활에 탁월하다.

종합하면, 이러한 전략은 태극권 수련자에게 예를 들어, 들어올리거나 밀 때, 어깨에 가해지는 압력과 긴장을 줄이는 방법을 가르친다. 어깨는 몸통과 하지로부터 더 많은 지지를 받으며 받침점보다 힘의 전달자 역할을 하게 된다. 이런 발달은 능동적 이완 및 증가된 전신 인식과 함께 진행되면서 서로 의존한다. 태극권 수련의 또 다른 이점은 몸 전체를 루틴에 통합하여 발에서 어깨를 통해 손으로 힘을 전달할 수 있다는 것이다(4장 참조). 순응적인 보행(compliant gait) (그림 42.4)은 다리를 더 강하게 만들고 균형을 개선하며, 특히 회전을 통합하여 이를 촉진시키는 한 가지 방법이다.[13] 순응 보행은 걸을 때 지면 반발력을 줄이고 무게 중심의 거의 수평 전환을 제공하여 상지의 자유로움과 함께 더 빠른 보행 속도를 허용한다.[34] 연구[7]에서는 태극권에서 사용되는 하나의 순응적 다리지지(compliant leg stance)가 기존의 직선 다리 서기(straight leg standing)보다 더 큰 균형을 요구하며,[17,47] 운동능력 향상과 관련이 있다고 제안했다.[47]

운동 학습 이론(motor learning theory)은 신경계가 운동 프

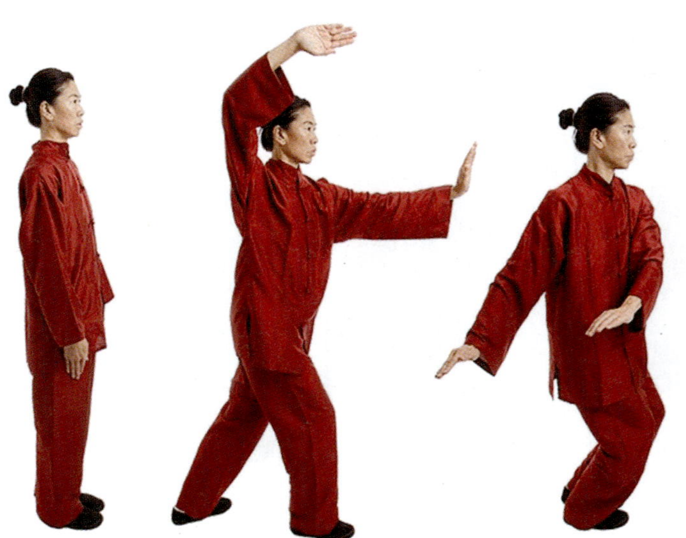
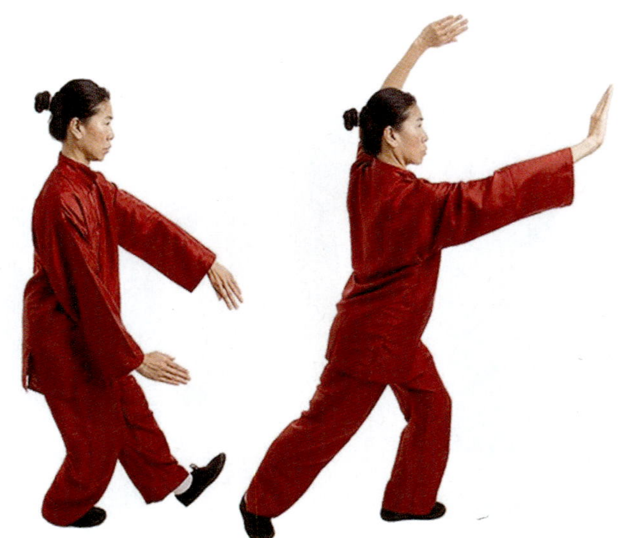

그림 42.4
태극권의 순응적 보행(Compliant gait in T'ai Chi)
(Samantha Toolsie(www.toolsiephotography.co.uk.)의 허가를 받아 복제되었다.)

로그래밍에 대한 모듈식 접근 방식을 사용하며,[8] 기술을 개발하기 위한 공동 적응 모듈이 상대적으로 빠르긴 하지만 완전하게 새로운 모듈을 개발하는 것은 어렵고 시간도 걸린다고 제안한다.[6] 이것은 태극권을 배우는 사람들이 순응적인 다리 걷기와 느린 동작을 하기 어렵다고 생각하는 이유와[17,31] 태극권을 배우는 데 오랜 시간이 걸리는 이유를 설명할 수 있다. 따라서 기술을 발전시키려면 몸 전체를 포함하는 보다 간단한 동작을 반복하고,[11] 점차 복잡성을 증가시켜야 한다. 태극권은 느리고 반복적인 동작과 내부 및 외부 집중을 통해 기술을 발전시키고 내부 스키마(internal schema)를 미세 조정하면서 풍부하게 한다.[18,33]

내부 스키마(내부 개요)는 시각(visual), 체감각(somatosensory), 고유수용감각(proprioceptive), 청각 인식(auditory awareness)의 신경피질 통합의 표현(neurocortical integrated representation)이다. 막대기(sticks), 칼(swords), 비단(silk)과 같은 도구의 사용은 내부 스키마를 주변 공간(peripersonal space)[2] 과 개인외부의 공간(extrapersonal space)[10]으로 확장한다. 주변 공간은 우리 몸을 바로 둘러싸고 상호 작용할 수 있는 범위(약 70cm)의 공간이며, 외부공간은 상호 작용을 위해 이동이 필요한 우리의 손이 닿지 않는 영역이다. 태극권 수련에서 막대기와 검을 사용하면 움직임과 지각의 범위가 확장된다[22](그림 42.5).

마지막으로, 그룹 동작의 반복은 신경학적 및 생화학적 과정의 동기화를 생성하여 태극권 수련의 일부 정신 감정적 효과를 중재할 수 있는 소속감을 제공하는 것으로 나타났다.[12,29,36]

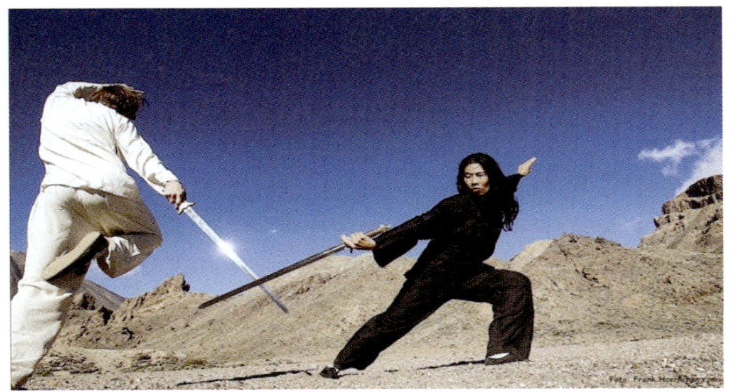

그림 42.5
검을 통한 내부 스키마의 개인 외부공간으로 확장.
(International Taoist Society(www.lishi.org.의 허가를 받아 복제되었다.)

태극권 연구(Investigating T'ai Chi)

태극권은 신경근, 심리사회적, 호흡 매개변수(breathing parameters)를 사용하는 다중 모드의 중재로 [39] 과학적 연구를 하기가 까다롭다. 또한 눈가림(blinding), 플라시보 대조군(placebo control), 강도와 같은 요인의 정량화(quantification of factors)가 문제가 될 수 있다.[38] Wayne과 Kaptchuk은 태극권 연구와 관련된 어려움에 대해 훌륭한 내용들을 제시한다 [42,43](10장 참조). 이상적으로는 연구자들은 예를 들어, 수행자가 운동에 가져오는 인지 수준과 같은 순응도(adherence), 빈도(time spent exercising frequency) 및 강도(intensity)뿐만 아니라, 태극권의 스타일에 의한 잠재적인 중재(potential mediation by style of T'ai Chi), 내적 순응도(internal adherence)까지도 조사해야 한다. 어느 정도의 양에 반응하는지에 대해 조사한 한 연구에서는 12주간의 양 스타일(Yang style)의 태극권은 만성 목 통증을 개선하기에 충분하다는 것을 발견했다.[15] 수업들은 매주 75–90분이었고, 참가자들은 매주 평균 45분을 가정에서 추가로 훈련했다. 그러나 장기간에 걸쳐 태극권을 계속하게 되면 그에 대한 이점은 증가할 가능성이 높다. 섬유근육통 환자를 대상으로 한 연구에서는 12주에 비해 24주 태극권을 했을 때 그 이점이 더 증가한 것으로 나타났다. 1시간 수업은 주 1–2회, 매일 30분 동안 가정에서 운동하는 것이다.[41]

집필 당시 태극권과 근골격계 상지 문제에 대한 기존 치료법을 구체적으로 비교하는 영어 논문은 발견되지 않았다. 따라서 이 리뷰는 근골격계 통증과 관련된 다른 조건에 관한 이용 가능한 문헌을 요약한다. 체계적 고찰의 코크런 도서관(Cochrane Library of Systematic Reviews)에서는 이 단원을 작성할 당시에 태극권과 관련된 19개의 연구를 진행했다.[27] 만성 폐쇄성 폐 질환(chronic obstructive pulmonary disease), 심혈관 질환(cardiovascular disease), 만성통증(chronic pain), 섬유근육통(fibromyalgia), 골 및 류마티스 관절염(osteo–and rheumatoid arthritis), 균형 및 낙상(balance and falls), 골다공증(osteoporosis), 삶의 질(quality of life), 불안(anxiety), 요로 증상(urinary tract symptoms), 피로(fatigue) 등의 다양한 건강상태를 조사했다. 중재는 약 3개월로 짧았기에 예상되는 장기적 이점은 반영되지 않았을 수 있다.

태극권은 종종 다른 운동법이나 명상에 대한 대안으로 포함되었지만, 3건의 연구검토에서는 특히 류마티스 관절염(rheumatoid arthritis), 만성 폐쇄성 폐질환(chronic obstructive pulmonary disease(COPD)) 및 심혈관 질환의 일차 예방에 대한 태극권의 효과를 조사했다.[9,24,26] 태극권은 일반적으로 동반 질환(comorbidities)이 있는 노인 집단에서도 심각한 부작용이나 위험이 없는 안전한 중재로 밝혀졌다. 탈락(dropout)은 대조군에 비해 태극권 그룹에서 더 낮았다.[24] 류마티스 관절염 및 심혈관 질환에 대한 결과는 모호했고, 일반적인 치료와 비교하여 COPD 그룹에서 기능적 용량 및 폐 기능이 개선되었다는 낮음에서 중간정도의 근거가 있었다. 태극권이 건강 결과에 미치는 영향에 대한 근거 지도(evidence map)에서는 영어로 된 107개의 체계적 검토 데이터가 요약되어 있다.[38] 이는 태극권에 대한 연구를 다음과 같이 나누어 설명한다: 잠재적으로 효과가 없다는 근거(당뇨병, 유산소 능력, 생활참여 및 시설에서의 낙상)와 불확실한 근거(27개 영역), 그리고 잠재적으로 긍정적인 효과를 보여주는 근거(일반적인 낙상, 고혈압, 인지능력, 골관절염, 우울증, COPD, 통증, 균형 자신감, 근력).

많은 연구들이 고령자를 대상으로 했지만, 한 체계적 고찰 연구에서는 고등학생들을 위한 태극권의 건강상 이점을 조사했다.[44] 여기에는 2003년에서 2012년 사이에 출판된 8개의 영어논문과 68개의 중국어 논문이 포함되었다. 연구의 질적 수준은 두 언어 모두 비슷했다(레벨 Ib 에서 IV까지). 가장 강력한 근거는 유연성 향상, 우울증 및 불안 감소, 대인 민감성(서로에 대한 인식, 판단 및 반응의 정확성과 적절성)을 향상시킨다는 것이었다. 마침내 고찰 연구(review)는 많은 근거 검토가 중국어 문헌을 포함하지 않으면 관련된 정보를 놓칠 수 있음을 보여주었다.

통증(*Pain*)

근육 운동은 건강한 사람들에게 국소 진통 효과를 일으키지만, 다른 근육 그룹을 운동하는 것은 어깨 근육통에 더 유익할 수 있다.[28] 태극권은 하지의 큰 근육을 포함하는 느린 움직임에 중점을 두어 이를 달성하게 한다. 내재적 및 외재적 세부사항이나 과정에 대한 주의사항을 강조하는 것은 특히 그룹 또는 파트너 운동과 결합되었을 때 운동의 둔감화를 중재하고(movement desensitization),[28,30] 통증 상태에서 때때로 발견되는 신체 이미지의 왜곡(distortions of body image)을 개선할 수 있으며, 운동이미지(motor imagery)에 유익한 것으로 나타났다.[20,23,35,37]

지속적인 통증에 대한 태극권의 체계적 고찰 연구 및 메타분석은 특히 골관절염뿐만 아니라, 요통 및 골다공증에서 만성 통증의 중간 정도의 누적 완화와 함께 이점들에 대한 좋은 근거들을 보여주었으며(SMD −0.65, 95% CI −0.82 to −0.48, P 〈 0.001)최소 6주 간의 연습에서, 더 오래 연습할수록 효과가 증가했다.[14] 1년의 추적 관찰한 RCT는 태극권을 일상적인 관리 또는 유산소 운동과 비교했을 때 섬유근육통에 대해 좋은 결과를 보여주었다(24주에 대한 섬유근육통 영향 설문지 점수(Fibromyalgia Impact Questionnaire scores): 그룹간 차이 5.5점, 95% CI 0.6 to 10.4, P = 0.03).[41] 또한 태극권 그룹에서 탈락되는 사람도 적었다. 더 짧은 기간의 무작위 대조 시험에서는 12주간의 태극권이 지속적인 목 통증 완화에 치료가 없는 군보다(목 운동과 동일) 더 효과적인 것으로 나타났다(통증 시각적 아날로그 척도(pain visual analogue scale)의 평균 차이 −10.5 mm, 95% CI −20.3 to −0.9, P = 0.033).[15]

자기 효능감(*Self-efficacy*)

자기 효능감은 근골격계 통증 치료의 중요한 예측 인자이자 매개 인자이다.[3,4,21] 여러 연구에서 자기 효능감이 유익한 신체 활동 증가 및 기타 건강한 라이프스타일 선택의 강력한 중재자(mediator)가 될 수 있다 라는 것이 밝혀졌다.[1] 태극권과 영어 및 중국어 문헌의 자기 효능감에 대한 체계적 검토에서 27개의 연구를 확인했으며, 이 중 20개가 RCT 연구였다.[39] 이들 중 15개(12개의 RCT 포함)은 자기 효능감이 크게 증가했으며, RCT 참가자 2,185명 중 1,055명(48.3%)의 대상자에서 긍정적인 효과를 보였다. 불행하게도, 5점 Jadad 질적 척도(Jadad quality scale)에서 2점 이상으로 등급이 매겨진 임상시험은 없었으며, 이는 편견(bias)의 위험이 높다는 것을 시사한다.

상자 42.1

Chen Style Laojia 세트 시연, 그랜드마스터Chen Xiaowang에 의한 수행은 아래의 링크를 통해 확인할 수 있다.

https://www.youtube.com/watch?v=Tcsqtx-_8TQ

결론(Conclusion)

태극권은 통증 관리, 자기 효능감 및 움직임을 포함한 일반적인 건강에 대한 이점들이 입증되었다. 신체 인식 및 이완을 훈련하고, 어깨 활동을 전신 운동과 통합시킴으로써 어깨 문제의 재활에 대한 독특한 접근방식을 제공할 수 있다. 어떤 사람에게는 다른 사람들보다 더 매력적일 수 있는 태극권의 모든 혜택을 얻기 위하서 일정 수준의 헌신, 경험 많고 인내심 있는 강사 및 훈련그룹이 필요하다. 근골격계 어깨 문제에 대한 태극권의 구체적인 효과는 더 많은 과학적 조사들이 예정되어 있다.

참고문헌(References)

1. Ashford S, Edmunds J, French DP. What is the best way to change self-efficacy to promote lifestyle and recreational physical activity? A systematic review with meta-analysis. British Journal of Health Psychology. 2010;15:265-288.
2. Berti A, Frassinetti F. When far becomes near: remapping of space by tool use. Journal of Cognitive Neuroscience. 2000;12:415-420.
3. Chester R, Jerosch-Herold C, Lewis J, Shepstone L. Psychological factors are associated with the outcome of physiotherapy for people with shoulder pain: a multicentre longitudinal cohort study. British Journal of Sports Medicine. 2018;52:269-275.
4. Chester R, Khondoker M, Shepstone L, Lewis JS, Jerosch-Herold C. Self-efficacy and risk of persistent shoulder pain: results of a Classification and Regression Tree (CART) analysis. British Journal of Sports Medicine. 2019;1-11.
5. Clements J. A Brief History Of The Martial Arts: East Asian Fighting Styles, from Kung Fu to Ninjutsu. London: Robinson; 2016.
6. d'Avella A. Modularity for motor control and motor learning. In: Laczko J, Latash ML (eds). Progress in Motor Control: Theories and Translations. Cham: Springer International Publishing; 2016:3-19.
7. Dongqing X, Jingxian L, Youlian H. Tai Chi movement and proprioceptive training: a kinematics and EMG analysis. Research in Sports Medicine. 2003;11:129-143.
8. Graziano MS, Taylor CS, Moore T. Complex movements evoked by microstimulation of precentral cortex. Neuron. 2002;34:841-851.
9. Hartley L, Flowers N, Lee MS, Ernst E, Rees K. Tai chi for primary prevention of cardiovascular disease. Cochrane Database of Systematic Reviews. 2014;CD010366
10. Holmes NP, Spence C. The body schema and the multisensory representation(s) of peripersonal space. Cognitive Processing. 2004;5:94-105.
11. Hore J, Watts S, Martin J, Miller B. Timing of finger opening and ball release in fast and accurate overarm throws. Experimental Brain Research 1995;103:277-286.
12. Hu Y, Hu Y, Li X, Pan Y, Cheng X. Brain-to-brain synchronization across two persons predicts mutual prosociality. Social Cognitive and Affective Neuroscience. 2017;12:1835-1844.
13. Ivanenko Y, Gurfinkel VS. Human postural control. Front Neurosci. 2018;12:1-9.
14. Kong LJ, Lauche R, Klose P, et al. Tai Chi for chronic pain conditions: a systematic review and meta-analysis of randomized controlled trials. Scientific Reports. 2016;6:1-9.
15. Lauche R, Stumpe C, Fehr J, et al. The effects of Tai Chi and neck exercises in the treatment of chronic nonspecific neck pain: a randomized controlled trial. The Journal of Pain. 2016;17:1013-1027.
16. Li JX, Hong Y, Chan KM. Tai chi: physiological characteristics and beneficial effects on health. British Journal of Sports Medicine. 2001;35:148-156.
17. Mandalidis DG, Karagiannakis DN. A comprehensive method for assessing postural control during dynamic balance testing. MethodsX. 2020;7:1-12.
18. Manley H, Dayan P, Diedrichsen J. When money is not enough: awareness, success, and variability in motor learning. PLoS One. 2014;9:e86580.
19. Marinko LN, Chacko JM, Dalton D, Chacko CC. The effectiveness of therapeutic exercise for painful shoulder conditions: a meta-analysis. Journal of Shoulder and Elbow Surgery. 2011;20:1351-1359.
20. McCormick K, Zalucki N, Hudson M, Moseley GL. Faulty proprioceptive information disrupts motor imagery: an experimental study. Australian Journal of Physiotherapy. 2007;53:41-45.
21. Miles CL, Pincus T, Carnes D, et al. Review: Can we identify how programmes aimed at promoting self-management in musculoskeletal pain work and who benefits? A systematic review of sub-group analysis within RCTs. European Journal of Pain. 2011;15:775.e771-711.
22. Mohan V, Bhat A, Morasso P. Muscleless motor synergies and actions without movements: from motor neuroscience to cognitive robotics. Phys Life Rev. 2019;30:89-111.
23. Moseley GL. Graded motor imagery is effective for long-standing complex

regional pain syndrome: a randomised controlled trial. Pain. 2004;108:192-198.

24. Mudano AS, Tugwell P, Wells GA, Singh JA. Tai Chi for rheumatoid arthritis. Cochrane Database of Systematic Reviews. 2019;CD004849.

25. Murray D, Hunter L. Moving As Water: Ancient Wisdom from Daoist Practice. International Daoist Society; 2019.

26. Ngai SPC, Jones AYM, Tam WWS. Tai Chi for chronic obstructive pulmonary disease (COPD). Cochrane Database of Systematic Reviews. 2016;CD009953.

27. National Institute for Health and Care Excellence. Evidence search. Available at: https://www.evidence.nhs.uk/search?om=%5B%7B%22srn%22%3A%5B%22Cochrane+Database+of+Systematic+Reviews%22%5D%7D%5D&q=Tai+Chi&sp =on&Route=search&ps=50.

28. Nijs J, Kosek E, Van Oosterwijck J, Meeus M. Dysfunctional endogenous analgesia during exercise in patients with chronic pain: to exercise or not to exercise? Pain physician. 2012;15:Es205-213.

29. Nowak A, Vallacher RR, Zochowski M, Rychwalska A. Functional synchronization: the emergence of coordinated activity in human systems. Front Psychol. 2017;8:945.941-915.

30. Olsson C-J, Nyberg L. Motor imagery: if you can't do it, you won't think it. Scandinavian Journal of Medicine & Science in Sports. 2010;20:711-715.

31. Park S-W, Marino H, Charles SK, Sternad D, Hogan N. Moving slowly is hard for humans: limitations of dynamic primitives. J Neurophysiol. 2017;118:69-83.

32. Reid H, Croucher M. The Way of the Warrior. London: Leopard Books; 1995.

33. Sartori L, Spoto A, Gatti M, Straulino E. The shape of water: how Tai Chi and mental imagery effect the kinematics of a reach-to-grasp movement. Frontiers in Physiology. 2020;11:297.291-213.

34. Schmitt D. Insights into the evolution of human bipedalism from experimental studies of humans and other primates. Journal of Experimental Biology. 2003;206:1437-1448.

35. Senkowski D, Heinz A. Chronic pain and distorted body image: implications for multisensory feedback interventions. Neuroscience and Biobehavioral Reviews. 2016;69:252-259.

36. Shahal S, Wurzberg A, Sibony I, et al. Synchronization of complex human networks. Nature Communications. 2020;11:3854.3851-3810.

37. Solcà M, Park H-D, Bernasconi F, Blanke O. Behavioral and neurophysiological evidence for altered interoceptive bodily processing in chronic pain. NeuroImage. 2020;217:116902.116901-116907.

38. Solloway MR, Taylor SL, Shekelle PG, et al. An evidence map of the effect of Tai Chi on health outcomes. Systematic Reviews. 2016;5:126.121-111.

39. Tong Y, Chai L, Lei S, Liu M, Yang L. Effects of Tai Chi on self-efficacy: a systematic review. Evidence-Based Complementary and Alternative Medicine. 2018;2018:1701372.

40. UNESCO. Intangible Cultural Heritage: Taijiquan. Available at: https://ich.unesco.org/en/RL/taijiquan-00424.

41. Wang C, Schmid CH, Fielding RA, et al. Effect of tai chi versus aerobic exercise for fibromyalgia: comparative effectiveness randomized controlled trial. British Medical Journal. 2018;360:k851.851-814.

42. Wayne PM, Kaptchuk TJ. Challenges inherent to T'ai Chi research: part I – T'ai Chi as a complex multicomponent intervention. Journal of Alternative & Complementary Medicine. 2008;14:95-102.

43. Wayne PM, Kaptchuk TJ. Challenges inherent to T'ai Chi research: part II – defining the intervention and optimal study design. Journal of Alternative & Complementary Medicine. 2008;14:191-197.

44. Webster CS, Luo AY, Krägeloh C, Moir F, Henning M. A systematic review of the health benefits of Tai Chi for students in higher education. Preventive Medicine Reports. 2016;3:103-112.

45. Wile D. T'ai-chi Touchstones: Yang Family Secret Transmissions. New York: Sweet Ch'i Press; 1983.

46. Yeung W-Y, Green B. Way Out: A Daoist Path to a Fearless Life. International Daoist Society; 2017.

47. Yoo S, Park S-K, Yoon S, Lim HS, Ryu J. Comparison of proprioceptive training and muscular strength training to improve balance ability of Taekwondo Poomsae Athletes: a randomized controlled trial. J Sports Sci Med. 2018;17:445-454.

근골격계 어깨질환 관리를 위한 요가 치료 (Yoga therapy in the management of musculoskelectal shoulder conditions)

43

Shelly Prosko

개요(Introduction)

요가는 전 세계적으로 가장 인기 있는 운동 중 하나이며 점점 더 근골격계 건강 관리에 통합되고 있다.[28,37,65,66] 운동의 한 형태로서 요가에 대한 관심이 증가하고, 건강 관리에 통합되고, 임상 수련 지침에 포함되는 것은 요가의 다차원적인 건강상의 이점, 안전 및 효과 때문이다.[65] 이 장의 목적은 요가 요법의 개요와 어깨 재활에 대한 요가 요법의 잠재적 기여도를 제공하는 것이다.

요가 치료(Yoga therapy)

대중화된 현대 요가는 전통적인 철학과 실천에 덜 집중하게 되었고 주로 신체적인 자세와 동작 수련에 집중하게 되었다. 그러나 요가의 기본은 복잡한 신체 기술의 달성을 훨씬 뛰어넘는 포괄적인 건강 철학이며,[33,42] 전통적인 수행자들은 요가의 치료적 이점이 그 실천을 뒷받침하는 철학에 대한 이해 없이는 감소될 수 있다고 제안한다.

요가(yoga)라는 단어는 멍에를 메거나 결합한다는(yoke or unite)의미이며, 전통적인 기록에서는 요가를 자신의 존재의 육체적, 감정적, 정신적, 에너지적, 사회적, 정신적 층을 통합하는 숙련된 동작으로 묘사한다.[55,56] 요가 수행에는 연민, 호기심, 수용, 헌신, 노력, 자기 훈련, 겸손 및 인내를 포함한다. 요가에는 다양한 스타일이 있지만 인지(awareness), 자기 조절, 호흡, 그리고 주의 깊은 움직임을 통한 자기 발견의 내적 여정을 포함한다.

요가 치료는 다음과 같이 묘사되는 성장하는 분야이다: "개인화된 평가, 목표 설정, 생활방식 관리, 개인이나 소규모 그룹을 위한 요가 수련이 포함된 치료적 관계 안에서 건강과 웰빙을 증진하기 위해 요가의 원칙과 수련을 전문적으로 적용한다."[44]

치료의 생물의학 모델은 주로 병리학을 고치는 데 초점을 맞추고 있다. 이에 비해, 건강근원론(salutogenesis)은 건강과 웰빙을 창출하고 지원하는 요인들을 다루는 데 초점을 맞추고 있다.[1,64] 모든 형태의 운동 재활과 마찬가지로, 요가 수련의 이점은,[6,7] 두 모델 모두에 적합하지만, 이 단원에서는 건강근원론 모델의 맥락 안에서 요가를 논할 것이다. 이 단원에서는 어깨질환 상태를 관리하기 위한 프로토콜이나 진단 시스템을 제공하지 않고 대신 요가를 어깨와 관련된 근골격 문제 관리에 통합하기 위한 프레임워크를 제시한다.

요가 치료와 어깨 재활 (Yoga therapy and shoulder rehabilitation)

요가 치료는 전통적인 재활에 전형적으로 포함되지 않는 영역을 다룰 수 있기 때문에 어깨와 관련된 근골격계 문제의 관리를 강화할 수 있다.[41] 요가 치료는 생물심리사회적, 정신적 치료를 모두 통합하고, 지속적인 자기관리와 자기 효능감, 건강한 생활방식, 강력한 치료동맹을 촉진한다.

재활에 대한 생물심리사회-영적 접근 *(Biopsychosocial-spiritual approach to rehabilitation)*

요가 치료에 사용되는 판차 마야 코샤(pancha maya kosha) 모델은 생물심리사회-영적 BPSS(biopsychosocial-spiritual) 모델과 유사하다. 여기에는 신체적, 정신적-정서적, 지혜 또는 메타인지, 활력 및 영적 개인의 존재에 대한 다섯 가지 코샤(집(sheaths) 또는 막(layers), kosha))가 포함된다.[16,63] 코샤 모델(또는 BPSS 모델의 영역)의 모든 계층이 통합되어 있으며 우리의 신체로부터 마음을, 또는 생리학적 감정을 분리할 수 없다는 철학에 기초하고 있다는 것을 이해하는 것이 중요하다. 한 영역에서 일어나는 일은 우리의 의도와 상관없이 다른 영역에 자동으로 영향을 미친다.[62] 우리는 이러한 이해의 임상적 관련성과 임상 의사 결정 및 결과에 정보를 제공하고 영향을 미칠 수 있는 방법을 이해할 수 있다. 두려움, 분노 또는 좌절을 경험하고 있거나, 반추되는 생각을 가지고 있거나, 자신의 경험이 변하지 않을 것이라고 믿거나, 신뢰나 사회적 지지가 부족한 사람은 중추신경계와 자율신경계에 수반되는 생리학적 변화를 겪게 될 것이다. 이것은 호흡, 근육의 긴장, 움직임, 기능, 그리고 통증에 영향을 미칠 수 있다.[22,34,40] 이러한 변수 중 하나 이상을 변경하면 다른 변수를 변경할 수 있다. 다시 말해, 존재의 어떤 측면을 사용하여 존재의 다른 측면을 변경할 수 있다. 우리 시스템과 그 상호 작용의 복잡성으로 인해 어깨 부위를 포함하여 모든 근골격 문제에 대한 선형 솔루션을 찾는 것이 어렵다. 그러나 하나의 변수를 변경하는 것이 긍정적인 변화를 일으키는 촉매가 될 수 있기 때문에 복잡하게 얽혀 있는 복잡성은 가치 있는 목표를 달성할 수 있는 더 많은 경로와 가능성을 제공한다.

BPSS 모델의 영역이 분리되어 있지는 않지만, 초입으로 하나의 영역을 사용하는 것이 다른 영역에 영향을 미칠 수 있고 결과적으로 통합된 전체 인간에 영향을 미칠 수 있다는 점을 이해하기 위해 이들을 별도로 논의하는 것이 도움이 된다.

생물심리학(Biopsychological)

다양한 어깨 질환, 특히 어깨 통증을 가진 사람들의 심리적 요인을 다룰 필요성을 뒷받침하는 근거가 증가하고 있기 때문에, 건강의 심리적 결정 요인을 어깨 재활에 통합하는 것은 더 이상 논쟁의 대상이 아니다.[2,9,22,31,52] 우울, 불안, 극심한 통증, 운동 공포증, 낮은 자기 효능감은 지속적인 어깨 통증을 예측할 수 있다.[9,22] 요가가 정서적 건강, 인지 기능 및 다양한 생리학적 매개변수에 미치는 긍정적인 영향을 보여주는 연구가 발표되었다.[19,21,41,57,67] 요가는 회복력을 촉진하고 자율 신경계 조절을 촉진하며 내부감각수용성 기술을 향상시키고 염증 유발 표식물을 하향 조절하고 조직 건강을 개선한다.[15,17,28,41,42,57,63] Ward 등은 요가가 "광범위한 근골격계 상태와 관련된 통증 및 기능적 결과에서 임상적으로 관련된 개선"[71]을 가져올 수 있는 안전하고 수용 가능한 중재라고 결론지었다.[35,41] 또한 요가는 전염증성 사이토카인(cytokine) 수치를 조절하여 염증을 줄이는 수련 가능한 중재가 될 수 있다.[15] 따라서 요가는 오십견의 병태생리가 사이토카인에 의해 부분적으로 매개될 수 있는 지속적인 염증 과정을 포함한다는 근거가 있기 때문에 오십견 재활 환자 관리에 기여할 수 있다.[12,23]

요가는 인지(awareness), 호흡, 자기조절, 주의 깊은 움직임을 통해 재활에 있어서 생리적, 심리적 건강을 다룰 수 있다.

인지 수련(Awareness practices)

요가 프라티아하라(pratyahara)는 신체, 호흡, 생각, 감정을 포함한 우리의 현재 생리적 상태에 주의를 집중하기 위해 인지(awareness)를 내부로 돌리는 내부 감각수용인지 수련을 포함한다. 숙련된 인지는 통증 및 움직임 문제에 기여하는 습관적 패턴을 깨달을 수 있는 기회를 제공한다. 일단 인지가 되면 적절하게 규제된 수련이 구현되어 결과에 영향을 미친다. 또한 회전근개 관련 어깨 통증을 비롯한 만성 통증이 있는 사람의 경우 인지(awareness)와 지각(perception)이 왜곡될 수 있다.[22] 종합해보면, 요가의 인지 수련은 평가와 치료를 위한 귀중한 도구이다.[53] 상자 43.1는 인지 수련을 재활에 통합하는 예를 제공한다. 인지 수련의 안내와 모든 코샤(koshas)를 알아보는 예는 아래 링크에서 볼 수 있다.

https://vimeo.com/510070816/0d4abd27c2

규칙적인 인지 수련을 통해 환자가 움직임 및 기능적 활동 중에 설명하는 발견과 경험은 더욱 미묘한 차이를 보일 것이며, 적절한 자기 조절 기술을 구현하여 더 쉽고 통증 없이 움직일 수 있다.

상자 43.1 인지 수련

마음과 감정 인지

환자가 판단하지 않고 마음이 방황하거나 정교한 이야기에 휩쓸리지 않도록 전반적인 감정과 생각의 상태를 개인적으로 확인할 수 있도록 잠시 시간을 둡니다.

호흡 인지 수련

지지되고 편안한 위치에서, 아무것도 바꾸려고 노력하지 않고 호흡의 다른 특성들을 주목합니다: 호흡의 속도, 깊이, 소리, 날숨과 비교한 들숨 길이, 들숨과 날숨 사이에 멈춤이 있거나 연속 주기가 있는 경우와 같이 아무것도 변경하지 않고 호흡의 다른 특성을 확인합니다.(경직되고, 울퉁불퉁하고, 고르고, 매끄럽고, 평화롭고, 미끄러지는가?). 콧구멍을 드나들 때 체온과 호흡 주기에 반응하여 신체가 어떻게 움직이는지, 명백하고 미묘한 영역에 주목합니다.

신체 인지 수련

지지되고 편안한 자세로, 여러분의 의식을 여러분의 몸으로 가져오세요. 아무것도 바꾸려고 노력하지 않고 여러분의 몸이 여러분 아래의 표면과 어디에서 접촉하고 있는지, 한 영역에서 다음 영역으로 압력의 차이, 여러분이 경험하고 있는 다른 신체적 감각들을 알아보세요. 여러분의 몸 뒤쪽에 집중하도록 주의를 기울이고 여러분의 견갑골과 견갑골 주변의 감각 사이의 공간을 주목하세요. 견갑골에서 엉덩이까지, 다리 뒤쪽에서 발바닥까지 당신의 의식을 당신의 몸통 뒤 전체로 확장하세요. 여러분의 발가락과 발가락 사이의 공간에 여러분의 인지을 가져오세요. 여러분의 주의를 몸의 앞쪽으로 옮기세요: 여러분의 얼굴, 목, 쇄골, 흉골, 가슴, 복부에 주목하세요. 여러분의 의식을 몸통과 골반의 전면 전체로 확장하고 다리의 전면부터 발 끝까지 계속 내려가세요. 주의력을 전환하고 몸의 측면에 집중하세요: 귀에서 시작해서 목과 어깨의 측면까지 따라 내려가세요. 여러분의 어깨와 귀 사이의 공간에 주목하세요. 손바닥과 손등을 주의하면서 팔과 손에 주의를 기울이세요. 손가락과 손가락 사이의 간격에 주의하세요. 팔과 코 사이의 공간을 주목하면서, 겨드랑이 밑에 있는 여러분의 코 옆으로 여러분의 의식을 가져오세요. 의식을 엉덩이와 다리, 발목 바깥쪽 뼈, 발 바깥쪽 가장자리까지 끌어내립니다. 여러분의 의식을 몸 전체로 되돌리고 그것들을 바꾸려고 노력하지 않고, 발생하는 신체적인 감각들을 관찰하세요.

호흡 수련(Breathing practices)

호흡을 평가의 도구로 사용하는 것 외에도, 우리는 호흡을 변화의 매개체로 사용할 수 있다. 요가 프라나야마(pranayama)는 우리 안에서 프라나(prana, 생명력 또는 활력 에너지)에 영향을 미치려는 의지적인 호흡 조절 수련을 포함한다. 우리는 자율신경계와 중추신경계, 정신상태, 면역체계, 생체역학, 신체긴장, 전반적인 운동효율과 기능에 영향을 미치기 위해 호흡을 사용할 수 있다. 호흡 수련은 두려움과 불안 감소에 영향을 미쳐 신체 긴장 감소, 이동에 대한 자신감 증가, 이동의 용이성 개선, 통증 감소로 이어진다.[25,47] 상자 43.2는 호흡 조절 수련을 설명한다. 보다 길고 부드러운 호흡 수련 안내 오디오는 아래 링크에서 확인할 수 있다.

상자 43.2 호흡 조절 수련: 더 길고-매끄럽고-부드러운[43]

지지되고 편안한 자세를 찾으세요. 몇 분간의 간단한 호흡 인지(awareness) 수련으로 시작하세요. 코로 숨을 쉴 수 있다면 그렇게 하세요. 숨을 내쉬는 것이 지속되고 오래 지속될 수 있게 시작하세요. 서두를 필요가 없습니다. 천천히 하세요. 숨을 들이마실 준비가 되었다고 느낄 때, 다음 호흡을 받는 것과 다음 호흡을 하는 것을 상상할 수 있는지 보세요. 숨을 들이마실 때, 숨을 홀짝이고 있다고 상상해 보세요. 천천히, 매끄럽게, 부드럽게. 숨결이 편안하게 미끄러지는 것처럼. "깊은 호흡"을 강요할 필요가 없습니다. 숨을 너무 많이 들이마시거나 너무 많이 쉴 필요가 없습니다. 최대한 인내심을 가지세요. 갈 곳도, 있을 곳도 없고, 지금 여기 있습니다. 천천히 하세요. 준비되면 다음 숨이 올 거라고 믿으세요. 적절한 양의 노력만으로 이 길고 부드러운 호흡 패턴을 계속하세요.

https://www.youtube.com/watch?v=LXZ6DzzCkA4

환자는 먼저 휴식과 편안한 자세에서 길고 부드러운 호흡 기술을 배운 다음, 일반적으로 어려운 동작 중에 호흡 패턴이 팽팽하거나 경직되거나 얕거나 붙잡혀 있다는 것을 알게 될 때마다 수련을 시도하도록 지시받는다. 이는 환자가 더 쉽게 움직이고 통증이나 불안을 덜 느끼도록 도와주며, 호흡을 변화시켜 이동성과 통증에 영향을 미칠 수 있음을 입증하는 경험을 제공하여 선턱 의지와 자기 효능감을 높인다.

임상 실무에서 유용하다고 발견한 또 다른 호흡법은 웃자이(ujjayi) 또는 승리의 호흡이다. 그것은 후외측 늑골 확장 패턴을 큐잉(cueing)하면서 바다와 같은 소리를 내는 부드러운 후두부 결합과 함께 비강 호흡을 포함한다. 웃자이(ujjayi) 호흡은 생체역학적으로 흉추와 늑골의 가동성을 촉진하여 어깨의 가동성에 영향을 미친다. 인지적, 에너지적, 정서적 관점에서 웃자이(ujjayi)는 자신감과 "진정한 각성"을 촉진하기 위해 사용된다.[47,54]

다양한 의도로 요가 치료에서 선택할 수 있는 수많은 호흡법이 있다. 요가 수행자들은 호흡 수련을 재활의 가장 강력하고 영향력 있는 측면 중 하나로 보고하며 많은 요가 치료사들은 호흡 수련을 치료의 기초로 본다(통증 관리에서 요가 호흡 수련에 대한 자세한 리뷰는 Prosko[47]을 참조).

자기 조절 수련(Self-regulation practices)

집중(dharana)과 소리명상(dhyana) 수련은 마음, 감정, 호흡, 몸의 긴장을 조절하는 데 사용된다. 인지 및 감정 조절을 다루는 메커니즘을 통해 대상자들의 불안, 우울, 스트레스, 인지 및 통증에 대한 자기 조절 명상기반 수련의 긍정적인 효과를 보여주는 연구가 증가하고 있다.[11,32,41,57,72] 다양한 조절 수련은 움직임과 결합되어 함께 향상될 수 있고, 통증, 움직임 및 기능적 움직임을 개선할 수 있다.[28,41,42,57] 상자 43.3은 신체 조절 수련을 설명한다.

전신의 점진적 근육 이완 조절 수련 안내는 아래 링크에서 제공된다.

https://vimeo.com/510072801/8ec83ebodo

상자 43.3 신체 조절 수련

신체 긴장 조절 수련

지지되고 편안한 자세로 점진적 근육 이완 기술을 먼저 집중적으로 수련한 다음 더 어려운 자세로 진행하세요. 더 길고 더 매끄럽고 더 부드러운 호흡 패턴과 이미지로 기술을 조정하세요.

사고 조절 수련

회전근개의 움푹 패이거나, 닳거나, 부딪히거나, 찢어진 건 이미지 대신, 건이 움직일수록 더 강하고 탄력 있는 보호막으로 부드럽게 미끄러지는 이미지를 만들어 보세요. 팔을 움직일 때 힘, 가벼움, 우아함으로 어깨 관절이 넓어진다고 상상해 보세요.

참고: 환자는 자신의 이미지를 사용하거나 임상가가 환자와 공감하는 이미지를 만들 수 있다. 다른 치료법과 마찬가지로 본인에게 의미가 없거나 가치를 부여하지 않으면 효과를 볼 가능성이 적다.

추가 조절 수련

목표를 달성하기 위해 과정에서 중요하다고 느끼는 감정, 미덕, 자질을 선택하세요. 아마도 그것은 용기, 자신감, 인내 또는 끈기일 것입니다. 그 질(quality)의 모양과 느낌이 너무 적습니까? 모양과 느낌이 너무 많습니까? 그 질의 적절한 양은 어떻게 생겼습니까? 여러분의 몸에서는 어떤 느낌이 들까요? 이 느낌과 시각을 뒷받침할 수 있는 자세, 동작 또는 설명을 선택하세요.

마음챙김 움직임 수련 (Mindful movement practices)

요가에서 우리에게 친숙한 신체적 자세에 대한 산스크리트 용어는 안정적이고, 편안하게 앉는 것을 의미하는 스티라 수캄 아사나마(sthira sukham asanam)(asana)이다. 아사나(asana) 수련의 본질은 과도하지 않게 노력이나 경직 없이 힘을 기르고, 무기력과 지원의 부족 없이 여유를 기르는 것이다. 요가 자세, 자세 안팎으로의 전환, 동작 순서는 의도적으로 전신을 포함하며 에너지의 효율적인 사용을 최적화하는 데 초점을 둔 주의 깊은 인지를 필요로 한다.

아사나(asana)와 움직임은 신체, 호흡, 마음, 감정의 습관을 탐구하고 평가하는 수단으로 사용될 수 있다. 치료사가 움직임 패턴을 평가하고 과도한 노력, 약화, 경직된 호흡의 질(quality), 유지 패턴을 관찰할 때, 치료사는 환자가 움직임 중에 근육 긴장 또는 신체적 감각, 호흡 특성, 감정, 생각을 알아차리고 자신의 신체에 대한 평가 스캔을 수행하도록 안내할 수 있다. 이 과정은 환자가 움직임과 관련된 신체, 호흡, 생각 또는 감정의 습관적 패턴과 이러한 패턴이 이동성, 기능, 통증 경험에 어떤 영향을 미치는지 발견하도록 도와준다. 그런 다음 자기 조절 수련은 운동 사슬, 다양한 운동면, 자세 방향, 운동 범위가 포함된 점진적으로 복잡한 아사나(asana) 및 움직임과 결합된다.[43] 따라서, 통합된 움직임 수련은 더 강력한 변화 에이전트(agent)가 된다.

모든 것을 하나로 모으기
(Bringing it all together)

운동(Exercise)

움직임은 우리의 심리, 행동, 그리고 모든 생리학적 시스템에 영향을 줌으로써 가동성, 기능, 통증, 삶의 질에 영향을 미친다. 실질적인 근거는 어깨와 관련된 것을 포함하여 다양한 근골격계 질환을 가진 사람들을 위한 주요 구성요소 및 첫 번째 치료법으로 운동 치료를 권장한다.[2,24,29–31,46] 기본 메커니즘에 대한 우리의 지식과 다른 모집단에 가장 적합한 특정 운동이 무엇인지에 대한 지식은 차이가 있다. 그러나 근거는 다양한 어깨 조건을 가진 모집단에 대한 전반적 강화, 점진적 부하, 운동 사슬의 통합,[24,50] 전신 운동[30]에 대한 긍정적인 임상 결과를 보여준다. 요가 아사나(asana) 수련은 특히 전신과 운동 사슬을 포함함으로써 이 새로운 근거를 뒷받침한다. Lewis 등은 회전근개 건병증에 대한 구체적인 운동 처방보다는 점진적인 운동 진행을 위한 지침 원칙을 권고한다.[29] 개요에 따르면 요가는 이러한 운동 지침 원칙의 효과적인 구현을 촉진할 수 있는 의식과 분별력을 배양하는 프레임워크와 수련을 제공한다.

사회적(Social)

건강의 사회적 결정 요인은 근골격계 통증에 대한 임상 실무 지침에서 지속적으로 다루도록 권장된다.[2,31] 요가는 종종 공동체 의식, 연결, 통합, 사회적 지원을 제공하는 그룹 치료 환경에서 제공되며 특히 통증 대처 전략, 질병 활성도, 우울, 불안을 개선하여 지속적인 통증이 있는 사람들에게 유익하다.[8,26,41,61] Barrett 외 연구진은 6주간의 그룹 운동 수업만으로 비특이적 어깨 통증(NSSP)이 있는 사람들의 어깨 통증과 장애가 감소한 것으로 나타났다.[3] 또한 다른 연구는 비특이적 어깨통증을 가진 사람들이 물리치료사가 이끄는 그룹 운동 수업을 선호한다는 것을 발견했다. 물리치료를 통해 그들이 운동에 숙달하고, 친분과 우정을 쌓으며, 통증을 자가 관리하는 데 도움을 주었다고 보고했다.[4] 요가 그룹 수업은 대면이나 가상으로 제공될 수 있으며, 또한 다양하고 소외된 사람과 환경을 위한 가성비가 높고 접근 가능한 옵션을 제공함으로써 문제를 해결하는 데 도움이 될 수 있다.

영적(Spiritual)

영적 건강은 종종 재활에서 무시되지만 대처 전략, 회복 과정, 결과에 영향을 미칠 수 있는 건강의 영역으로 인정된다.[14,20,41,49,70] 사람들이 의미와 목적을 갖고 연결성을 경험하면 생리적, 심리적, 행동적 요인에 긍정적인 영향을 미칠 수 있다.[61] 통증, 불안, 우울 증상의 감소, 지속적인 통증에 대한 능동적 대처와 적응, 삶의 질 향상은 모두 만성적인 통증 인구에서 영적인 것과 관련이 있는 것으로 나타났다.[41] 연구 또한 요가와 같은 정신-신체의 수련이 영적 기반일 때 통증, 정서적 건강, 자기효능감, 지속적인 수련에 더 큰 효과가 있다는 것을 보여준다.[41,68,69]

요가 치료는 자신의 가치, 목적, 의미, 평화, 조화, 인류애를 지원하는 실천을 통합함으로써 영적 건강을 포함할 수 있는 독특한 기회를 제공한다. Sullivan[63]은 요가 치료의 영적 영역을 재활에 통합하는 것에 대한 심층적인 검토와 실제 적용을 제공했다.

추가적 기여(Additional contributions)

근골격계 통증이 있는 사람들을 치료하기 위한 우수한 임상 실무 지침에는 일차적 치료의 일환으로 환자 중심의 관리와 자기 관리가 포함된다.[2,31] 치료사와 환자의 의사소통, 치료 동맹 및 환자의 통증 자기 효능감은 통증에 영향을 미칠 수 있으며 임상 결과와 관련이 있다.[10,38,52] 생활방식 요인은 재활에서도 중요하며, 회전근개 건병증과 어깨통증의 개선된 결과에 기여하는 것으로 나타났다.[29,30] 요가는 건강 증진을 향상시키고, 생활방식 요인[5,13,18,19,27,35,39,51,59]에 긍정적인 영향을 미치며, 환자 자신감과 자기 효능감을 향상시키는 것으로 나타났다.[35] 그것은 환자와 의료 서비스 제공자 모두를 위한 치료의 질, 치료 동맹, 수많은 생리적, 심리적 건강 결과에 긍정적인 영향을 미치게 되는 바른 의사소통을 촉진하는 철학과 수련에 뿌리를 두고 있다.[58] 이 분야에 대한 보다 심층적인 검토를 위해 이러한 결과를 뒷받침하는 다양한 요가 수련의 예와 함께 제공된 참고 자료를 살펴볼 수 있다.[36,45,48,60]

부드러운 인지 수련으로 시작하여 안전하고 점진적으로 어깨에 부하를 가하도록 고안된 능동적인 아사나(asana) 시퀀스(sequence)로 전환하고 마지막 이완으로 마무리하는 어깨 집중 요가 수련의 예는 아래 링크에서 확인할 수 있다.

https://vimeo.com/509893421/5deb2d4d65

어깨 요가의 순차적인 다양한 운동 면(plane), 관절운동범위(ROM), 열린 및 닫힌 운동 사슬, 도전적인 비디오 몽타주의 예는 아래 링크에서 볼 수 있다.

https://vimeo.com/showcase/8111284

그림 43.1 – 43.7은 관절운동범위, 부하, 운동 사슬 동작을 점진적으로 진행하는 아사나(asana)의 예를 제공한다. 상자 43.4는 추가 지침, 큐잉, 변형, 진행과정에 대한 비디오에 대한 링크를 제공한다.

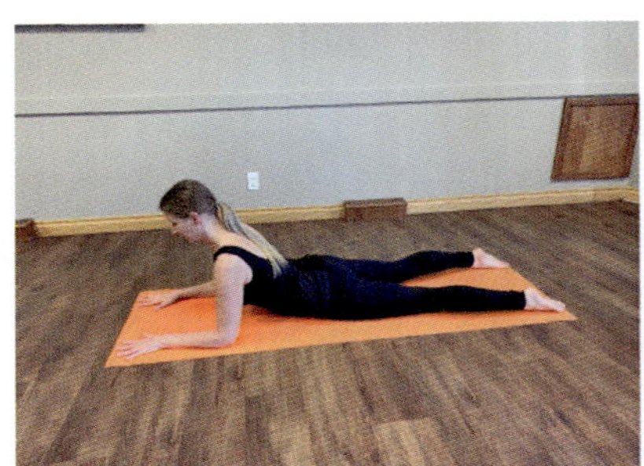

그림 43.1A
스핑크스 자세

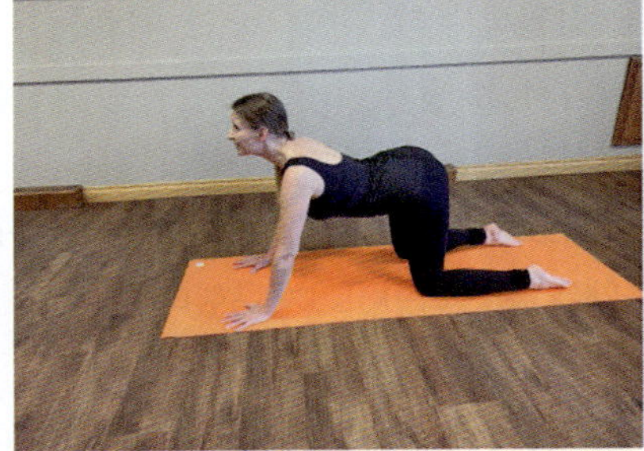

그림 43.1B
네발기기 자세

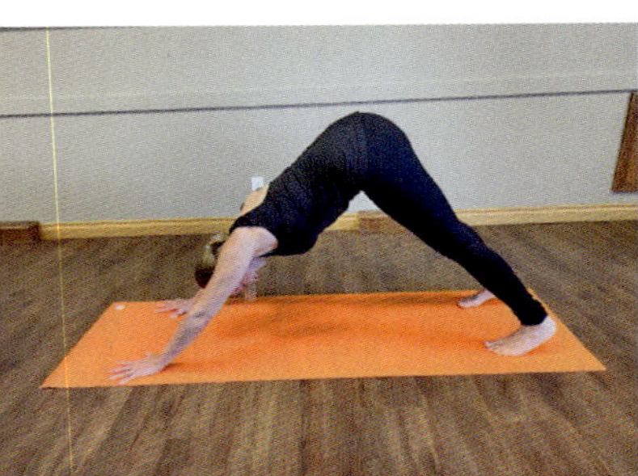

그림 43.1C
견상(downward facing dog) 자세

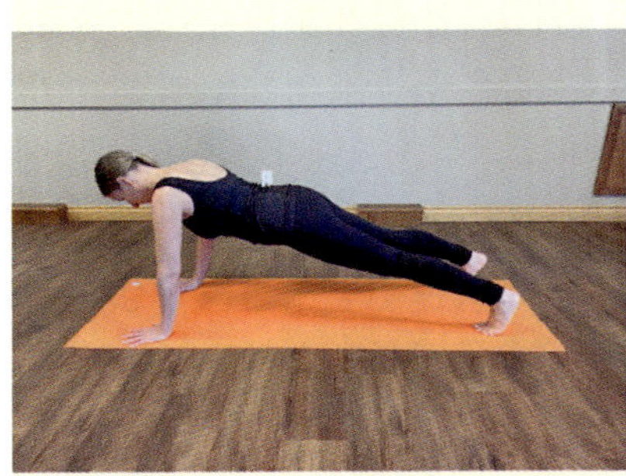

그림 43.1D
플랭크 자세

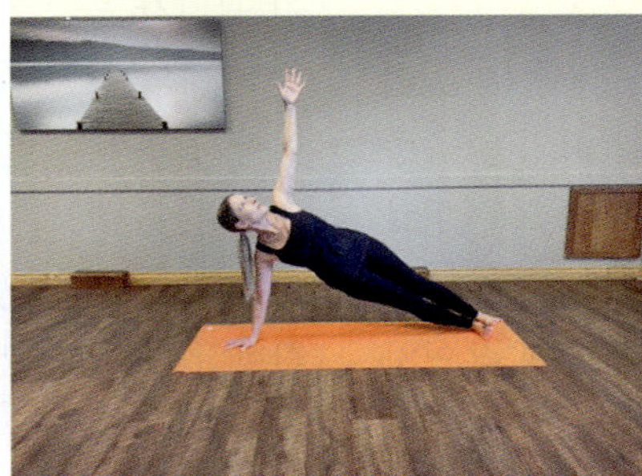

그림 43.1E
사이드 플랭크 자세

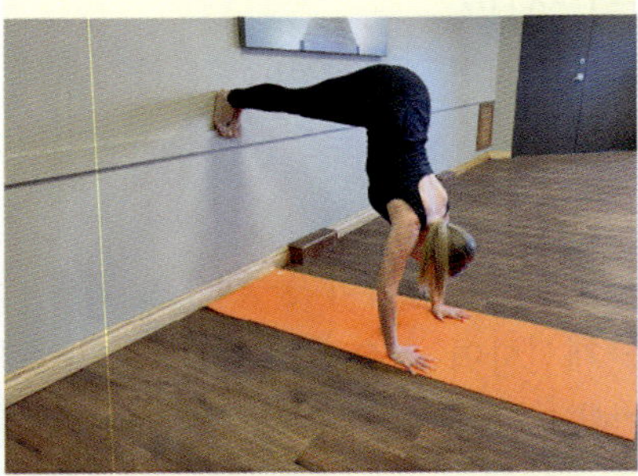

그림 43.1F
파이크(Pike) 물구나무 자세

(계속)

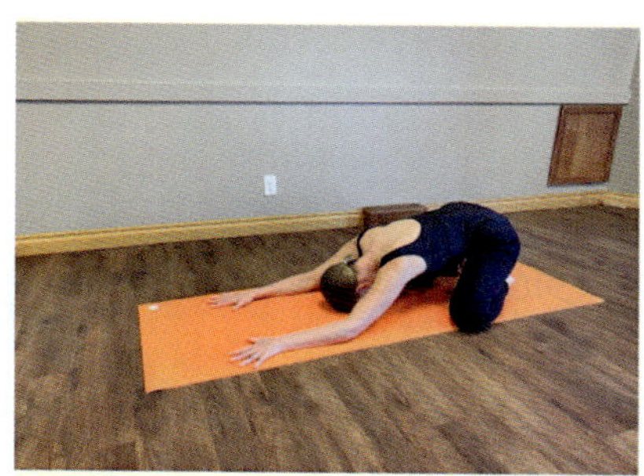
그림 43.2
아기 자세

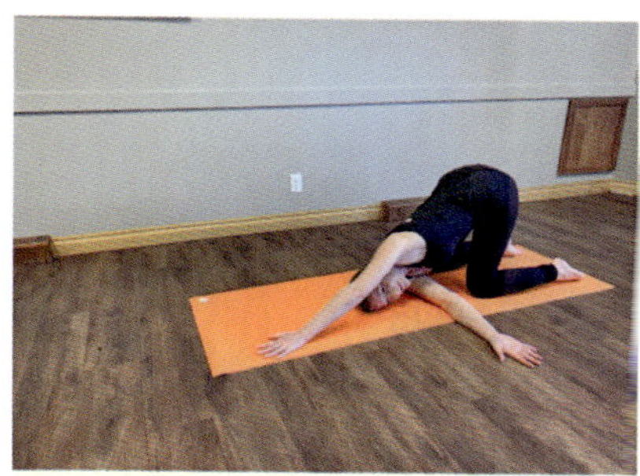
그림 43.3
바늘에 실 넣는 자세

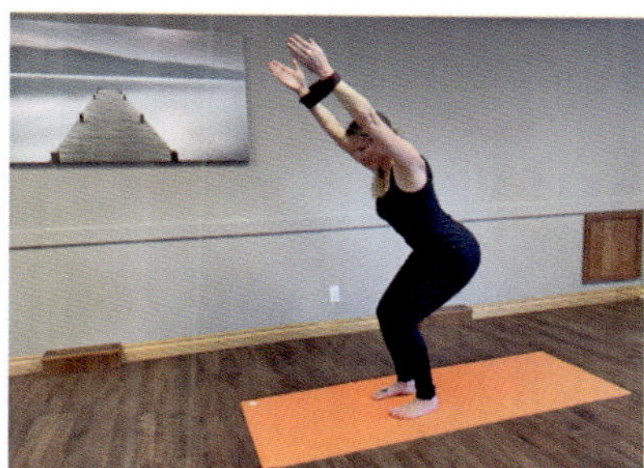
그림 43.4
피어스(Fierce) 자세

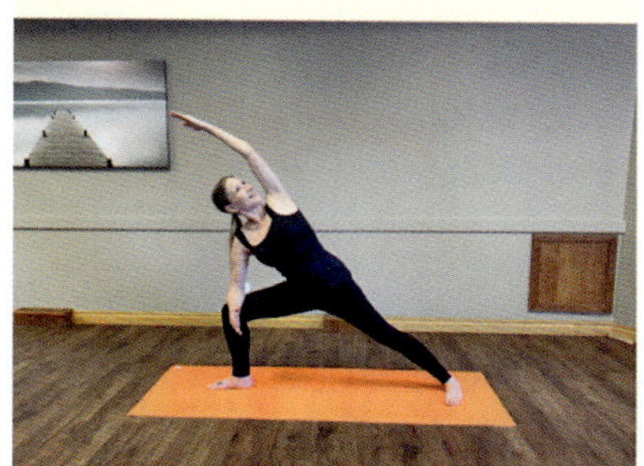
그림 43.5
사이드 삼각 자세

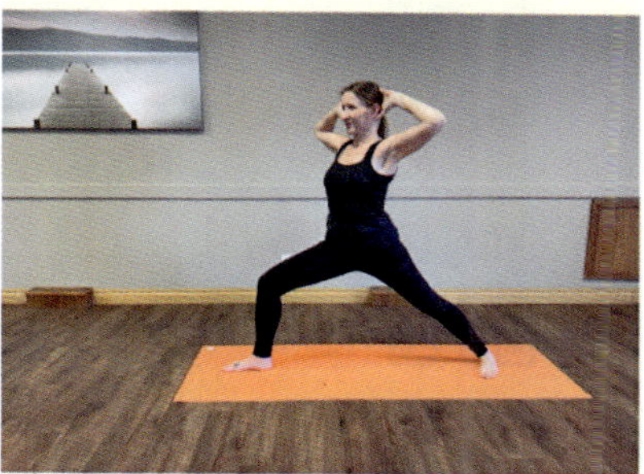
그림 43.6
척추회전한 전사 자세 2번

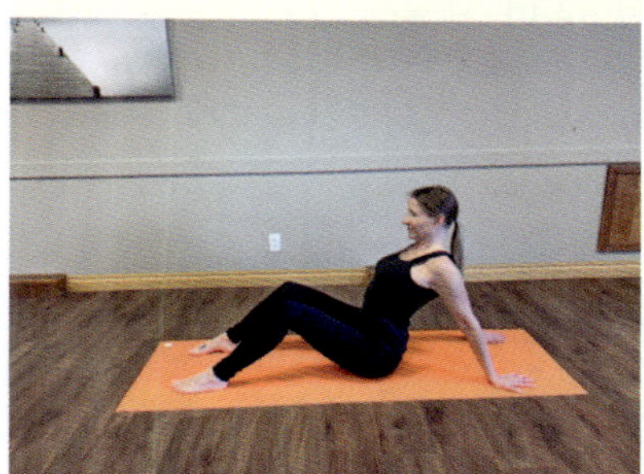
그림 43.7A
흉추와 어깨 신전

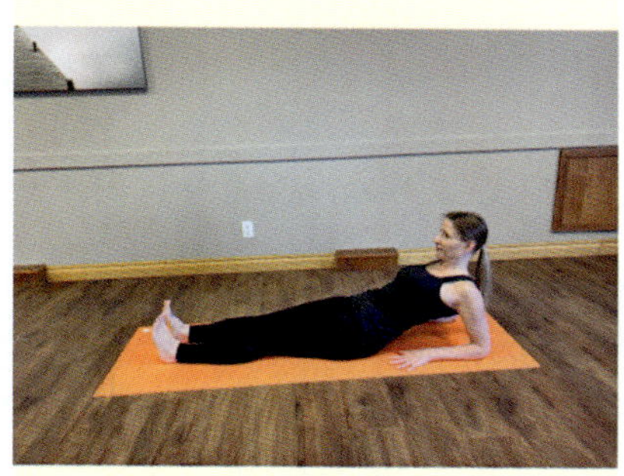
그림 43.7B
물고기 자세

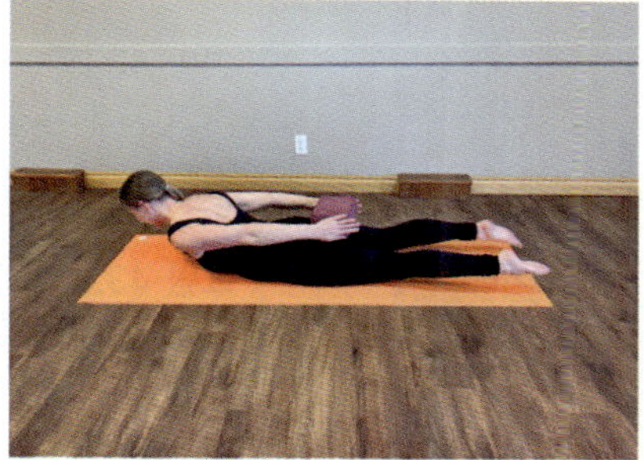
그림 43.7C
메뚜기 자세

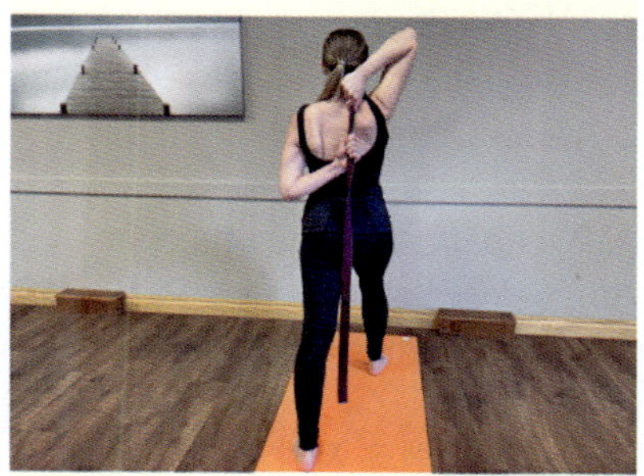
그림 47.7D
소 머리 팔 자세

그림 43.1-43.7
어깨 재활에 사용할 수 있는 요가 자세의 예.

상자 43.4 요가에 기반한 어깨 재활의 진행

그림 43.1 A-F
상체 부하 진행
어깨 안정성 및 이동성 워밍업:
https://vimeo.com/254882547

그림 43.1A
스핑크스 자세:
https://vimeo.com/148535070

그림 43.1B 네발기기 자세
고양이/소 호흡주기: https://www.youtube.com/watch?v=mhKIN9qkXTY

어깨 등척성한 네발기기 자세:
https://vimeo.com/148624000

견갑골 푸쉬-업한 네발기기 자세:
https://vimeo.com/148625770

그림 43.1C 견상 자세
레슨 1: https://www.youtube.com/watch?v=g3gl_V_xedE&list=PLt7K-1L3tXOpvZwyAspcLllqm8a459l7h&index=2

레슨 2: https://www.youtube.com/watch?v=kCFOztW7j1s&list=PLt7K-1L3tXOpvZwyAspcLllqm8a459l7h&index=4

그림 43.1D 플랭크 자세
플랭크/견상 자세 흐름순서: https://vimeo.com/510073825/f670b6b8f9

플랭크 자세 변형: https://www.youtube.com/watch?v=d2OLmkuPMmo

척추 회전한 플랭크:
https://vimeo.com/434087988

저항 밴드를 이용한 플랭크:
https://vimeo.com/434087892

그림 43.1E 사이드 플랭크 자세
사이드 플랭크 변형: https://www.youtube.com/watch?v=L5VaVX8wscY

그림 43.1F 물구나무서기 준비를 위한 파이크 자세
물구나무서기: https://www.youtube.com/watch?v=L5OU8-K7uTY&list=PLt7K-1L3tXOpvZwyAspcLllqm8a459l7h&index=1

팔 균형, 까마귀 자세: https://www.youtube.com/watch?v=XCvxN8V4OEo&list=PLt7K-1L3tXOpvZwyAspcLllqm8a459l7h&index=5

사이드 까마귀 자세: https://www.youtube.com/watch?v=8sCarOKU53M

그림 43.2 아기 자세
아기 자세 수정 지원: https://www.youtube.com/watch?v=qCSUV7s7mZo

그림 43.3 바늘에 실 넣는 자세
Mitchell 순서로 시연https://vimeo.com/509893421/5deb2d4d65

그림 43.4 피어스 자세
https://www.youtube.com/watch?v=pPx7UvdUCI0&list=PLt7K-1L3tXOpvZwyAspcLllqm8a459l7h&index=3

그림 43.5 사이드 삼각 자세
Mitchell 순서로 시연 https://vimeo.com/509893421/5deb2d4d65

그림 43.6 척추회전한 전사 자세2번 Mitchell 순서로 시연https://vimeo.com/509893421/5deb2d4d65

저항밴드 이용한 순차적 선 자세: https://vimeo.com/254883917

그림 43.7A-D 어깨와 흉추의 신전 시리즈

43.7A 무릎세워 앉은(Crook sitting)자세에서 어깨와 흉추의 신전

43.7B 물고기 자세

43.7C 메뚜기 자세

47.7D 소귀리 팔 자세

어깨/흉부 확장순서: https://www.youtube.com/watch?v=2I1YRVhmDbA&feature=youtu.be

보다 도전적인 아사나(asana)를 포함한 전체 영역 순차적 흐름 요가 실습의 추가적 예는 아래 링크에서 이용할 수 있다.

https://empoweredu.ca/videos/full-spectrum-sequence-a-little-bit-of-everything/

결론(Conclusion)

이 단원은 요가 치료가 어깨 재활 프로그램에 어떻게 기여할 수 있는지에 대한 새로운 관점을 제공했다. 임상가는 요가 기반 수련을 일상 환경에 통합하거나 해당 수련을 요가의 철학적 프레임워크 내에서 적용할 수 있으며, 이는 더 영향력이 있을 것으로 가정된다. 또 다른 옵션은 임상가가 클리닉 내에서 요가 전문가와 함께 작업하거나 지역사회의 요가 전문가에게 추천하는 것이다. 환자는 가정 요가 수련을 하거나 필요에 따라 진행 중인 커뮤니티 수업 환경에 참여할 수도 있다. 어깨 재활의 요가 치료에는 임상가 자신의 요가 수련도 포함된다. 종합해보면, 근골격계 어깨 문제가 있는 개인은 보다 편안하고 평화로운 삶을 향해 나아가면서, 소중한 목표를 달성할 수 있도록 안내되고 지원될 것이다.

참고문헌(References)

1. Antonovsky A. Unravelling the Mystery of Health. San Francisco: Jossey-Bass Inc; 1987.
2. Babatunde OO, Jordan JL, Van der Windt DA, Hill JC, Foster NE, Protheroe J. Effective treatment options for musculoskeletal pain in primary care: a systematic overview of current evidence. PLoS One. 2017; 12: e0178621.
3. Barrett E, Conroy C, Corcoran M, O' Sullivan K, Purtill H, Lewis J, McCreesh K. An evaluation of two types of exercise classes, containing shoulder exercises or a combination of shoulder and thoracic exercises, for the treatment of nonspecific shoulder pain: a case series. Journal of Hand Therapy. 2018;31:301-07.
4. Barrett E, Hayes A, Kelleher M, Exploring patient experiences of participating in a group exercise class for the management of nonspecific shoulder pain. Physiotherapy Theory and Practice. 2018;34:464-71.
5. Barrows JL, Fleury J. Systematic review of yoga interventions to promote cardiovascular health in older adults. Western Journal of Nursing Research. 2016;38:753-781.
6. Bhavanani AB. Are we practicing yoga therapy or yogopathy? Yoga Therapy Today. 2011;7:26–28.
7. Bhavanani AB, Sullivan M, Taylor MJ, Wheeler A. Shared foundations for practice: the language of yoga therapy. Yoga Therapy Today. 2019;44–47.

8. Cacioppo JT, Cacioppo S. Social relationships and health: the toxic effects of perceived social isolation. Social Personal Psychology Compass. 2014;8:58-72.

9. Chester R, Jerosch-Herold C, Lewis J, et al. Psychological factors are associated with the outcome of physiotherapy for people with shoulder pain: a multicentre longitudinal cohort study. Br J Sports Med. 2018;52:269–275.

10. Chester R, Khondoker M, Shepstone L, Lewis J, Jerosch-Herold C. Self-efficacy and risk of persistent shoulder pain: results of a Classification and Regression Tree (CART) analysis. Br J Sports Med. 2019;53:825-834.

11. Chiesa A, Serretti A. Mindfulness-based interventions for chronic pain: a systematic review of the evidence. The Journal of Alternative and Complementary Medicine. 2011;17:83-93.

12. Cho CH, Song KS, Kim BS, Kim DH, Lho YM. Biological Aspect of Pathophysiology for Frozen Shoulder. BioMed Research International. 2018;2018:7274517.

13. Chong CS, Tsunaka M, Tsang HW, et al. Effects of yoga on stress management in healthy adults: a systematic review. Altern Ther Health Med. 2011;17:32-8.

14. Dedeli O, Kaptan G. Spirituality and religion in pain and pain management. Health Psychol Res. 2013;1:e29.

15. Djalilova DM, Schulz PS, Berger AM, Case AJ, Kupzyk KA, Ross AC. Impact of yoga on inflammatory biomarkers: a systematic review. Biological Research for Nursing. 2019;21:198-209.

16. Easwaran E. The Upanishads, 2nd edition. Berkeley, CA: Nilgiri Press; 2007.

17. Falkenberg RI, Eising C, Peters ML. Yoga and immune system functioning: a systematic review of randomized controlled trials. Journal of Behavioral Medicine. 2018;41:467-482.

18. Gard T, Brach N, Hölzel BK, Noggle JJ, Conboy LA, Lazar SW. Effects of a yoga-based intervention for young adults on quality of life and perceived stress: the potential mediating roles of mindfulness and self-compassion. J Posit Psychol. 2012;7:165–175.

19. Gard T, Noggle JJ, Park CL, Vago DR, Wilson A. Potential self-regulatory mechanisms of yoga for psychological health. Front Hum Neurosci. 2014;8:770.

20. Garschagen A, Steegers MAH, van Bergen AHMM, et al. Is there a need for including spiritual care in interdisciplinary rehabilitation of chronic pain patients? Investigating an innovative strategy. World Institute of Pain. 2014;15:671-687.

21. Gothe NP, Khan I, Hayes J, Erlenback E, Damoiseaux JS. Yoga effects on brain health: a systematic review of the current literature. Brain Plasticity. 2019;5:105–122.

22. Haik M, Alburquerque-Sendín F, Fernandes R, et al. Biopsychosocial aspects in individuals with acute and chronic rotator cuff related shoulder pain: classification based on a decision tree analysis. Diagnostics. 2020;10:928.

23. Hand GCR, Athanasou NA, Matthews T, Carr AJ. The pathology of frozen shoulder. J Bone Joint Surg. 2007;89-B:928-32.

24. Hotta G, Couto A, Cools A, McQuade K, Oliveira A. Effects of adding scapular stabilization exercises to a periscapular strengthening exercise program in patients with subacromial pain syndrome: a randomized controlled trial. Musculoskeletal Science and Practice. 2020;49:102171.

25. Jafari H, Courtois I, Van den Bergh O, Vlaeyen JWS, Van Diest I. Pain and respiration: a systematic review. Pain. 2017;158:995–1006.

26. Karayannis NV, Baumann I, Sturgeon JA, Melloh M, Mackey SC. The impact of social isolation on pain interference: a longitudinal study. Ann Behav Med. 2018;53:65–74.

27. Keosaian JE, Lemaster CM, Dresner D, et al. 'We're all in this together': a qualitative study of predominantly low income minority participants in a yoga trial for chronic low back pain. Complementary Therapies in Medicine. 2016;24:34–39.

28. Khalsa SB, Cohen L, McCall T, Telles S. The Principles and Practice of Yoga in Health Care. Edinburgh: Handspring Publishing; 2016.

29. Lewis J, McCreesh K, Roy JS, Ginn K. Rotator cuff tendinopathy: navigating the diagnosis management conundrum. J Orthop Sports Phys Ther. 2015;45:923-937.

30. Lewis J. Rotator cuff related shoulder pain: assessment, management and uncertainties. Manual Therapy. 2016;23:57-68.

31. Lin I, Wiles L, Waller R, et al. What does best practice care for musculoskeletal pain look like? Eleven consistent recommendations from high-quality clinical practice guidelines: systematic review. Br J Sports Med. 2020;54:79–86.

32. Long J, Briggs M, Astin F. Overview of systematic reviews of mindfulness meditation-based interventions for people with long-term conditions. Adv Mind Body Med. 2017;31:26-36.

33. Mallinson J, Singleton M. Roots of Yoga. New York: Penguin Classics; 2017.

34. Melzack R. Pain and the neuromatrix in the brain. J Dent Educ. 2001;65:1378-82.

35. Moonaz S. Current research in yoga and pain. In: Pearson N, Prosko S, Sullivan M (eds). Yoga and Science in Pain Care: Treating the Person in Pain. London, UK: Singing Dragon Publishers; 2019:37-51.

36. Neff K, Germer C. The Mindful Self-Compassion Workbook: A Proven Way to Accept Yourself, Build Inner Strength, and Thrive. New York: The Guilford Press; 2018.

37. Nerurkar A, Yeh G, Davis RB, Birdee G, Phillips RS. When conventional medical providers recommend unconventional medicine: results of a national study. Arch Intern Med. 2011;171:862–864.

38. O'Keeffe M, Cullinane P, Hurley J, et al. What influences patient-therapist interactions in musculoskeletal physical therapy? Qualitative systematic review and meta-synthesis. Physical Therapy. 2016; 961:609-622.

39. Pascoe MC, Thompson DR, Ski CF. Yoga, mindfulness-based stress reduction and stress-related physiological measures: a meta-analysis. Psychoneuroendocrinology. 2017;86:152-68.

40. Pearson N. Pain biology and sensitization. In: Pearson N, Prosko S, Sullivan M (eds). Yoga and Science in Pain Care: Treating the Person in Pain. London, UK: Singing Dragon Publishers; 2019:82-103.

41. Pearson N, Prosko S, Sullivan M, Taylor MJ. White Paper: Yoga therapy and pain: how yoga therapy serves in comprehensive pain management, and how it can do more. Int J Yoga Therap. 2020;30: 117–133.

42. Pearson N, Prosko S, Sullivan M. Yoga and Science in Pain Care: Treating the Person in Pain. London, UK: Singing Dragon Publishers; 2019.

43. Pearson N. Understand Pain, Live Well Again: Pain Education for People in Pain and Busy Clinicians. Penticton: Neil Pearson Physiotherapist Corporation; 2007.

44. Peppers-Citizen M, Justice C. Updated Professional Documents. International Association of Yoga Therapists. Yoga Therapy Today. 2020; Summer:7-8.

45. PhysioYoga with Shelly Prosko. Compassion and self-care content and resources. 2020. Available from: https://physioyoga.ca/compassion-and-self-care-content-and-resources-from-shelly.

46. Pieters L, Lewis J, Kuppens K, et al. An update of systematic reviews examining the effectiveness of conservative physical therapy interventions for subacromial shoulder pain. J Orthop Sports Phys Ther 2020;50:131-141.

47. Prosko S. Breathing and pranayama in pain care. In: Pearson N, Prosko S, Sullivan M (eds). Yoga and Science in Pain Care: Treating the Person in Pain. London, UK: Singing Dragon Publishers; 2019:141-57.

48. Prosko S. Compassion in pain care. In: Pearson N, Prosko S, Sullivan M (eds). Yoga and Science in Pain Care: Treating the Person in Pain. London, UK: Singing Dragon Publishers; 2019:235-56.

49. Prosko S, Taylor MJ. Clinicians applying yoga principles and practices in pain care: an evidence-informed approach. In: Telles S, Gupta RK (eds). Handbook of Research on Evidence-Based Perspectives on the Psychophysiology of Yoga and Its Applications. Hershey, Pennsylvania: IGI Global; 2020:221-41.

50. Richardson E, Lewis JS, Gibson J, et al. Role of the kinetic chain in shoulder rehabilitation: does incorporating the trunk and lower limb into shoulder exercise regimes influence shoulder muscle recruitment patterns? Systematic review of electromyography studies. BMJ Open Sport & Exercise Medicine. 2020;6:e000683.

51. Riley KE, Park CL. How does yoga reduce stress? A systematic review of mechanisms of change and guide to future inquiry. Health Psychol Rev. 2015;9:379-96.

52. Ristori D, Miele S, Rossettini G, et al. Towards an integrated clinical framework for patient with shoulder pain. Arch Physiother. 2018;8:7.

53. Rubenstein-Fazzio L. Body awareness, bhavana and pratyahara. In: Pearson N, Prosko S, Sullivan M (eds). Yoga and Science in Pain Care: Treating the Person in Pain. London, UK: Singing Dragon Publishers; 2019:158-72.

54. Saoji AA, Raghavendra BR, Manjunath NK. Effects of yogic breath regulation: a narrative review of scientific evidence. Journal of Ayurveda and Integrative Medicines. 2019;10:50-58.

55. Sargeant W, Chapple CK. The Bhagavad Gītā. Revised edition. Albany, NY: State University of New York Press; 1984:135.

56. Satchidananda, Sri Swami. The Yoga Sutras of Patanjali. Buckingham, VA: Integral Yoga Publications; 1990.

57. Schmalzl L, Powers C, Henje Blom E. Neurophysiological and neurocognitive mechanisms underlying the effects of yoga-based practices: towards a comprehensive theoretical framework. Front Hum Neurosci. 2015;9:235.

58. Seppala EM, Simon-Thomas E, Brown SL, Worline MC, Cameron CD, Doty JR. The Oxford Handbook of Compassion Science. New York: Oxford University Press; 2017.

59. Sharma M. Yoga as an alternative and complementary approach for stress management: a systematic review. J Evid Based Complementary Altern Med. 2014;19:59-67.

60. Singer T, Bolz M. Compassion: Bridging Practice and Science. Munich: Max Planck Society; 2013.

61. Sullivan M. Connection, meaningful relationships, and purpose in life: social and existential concerns in pain care. In: Pearson N, Prosko S, Sullivan M (eds). Yoga and Science in Pain Care: Treating the Person in Pain. London, UK: Singing Dragon Publishers; 2019:257-78.

62. Sullivan MB, Moonaz S, Weber K, Taylor JN, Schmalzl L. Toward an explanatory framework for yoga therapy informed by philosophical and ethical perspectives. Altern Ther Health Med. 2018;24:38-47.

63. Sullivan M. Understanding Yoga Therapy: Applied Philosophy and Science for Health and Well-Being. New York: Routledge; 2020.

64. Taylor MJ. What is yoga therapy? An IAYT definition. Yoga Therapy in Practice. Dec 2007:3.

65. National Center for Complementary and Integrative Health. Yoga for pain: what the science says. 2020. Available from: https://www.nccih.nih.gov/health/providers/digest/yoga-for-pain-science.

66. Valdes L, Paul T. Yoga therapists working in conventional medical settings: results of a collaborative MUIH/IAYT Survey. Yoga Therapy Today. 2015; Summer:28-30.

67. Villemure C, Ceko M, Cotton VA, et al. Neuroprotective effects of yoga practice: age-, experience-, and frequency-dependent plasticity. Front Hum Neurosci. 2015;9:281.

68. Wachholtz AB, Pargament KI. Is spirituality a critical ingredient of meditation? Comparing the effects of spiritual meditation, secular meditation, and relaxation on spiritual, psychological, cardiac, and pain outcomes. Journal of Behavioral Medicine. 2005;28:369-384.

69. Wachholtz AB, Pearce MJ. Does spirituality as a coping mechanism help or hinder coping with chronic pain? Curr Pain Headache Rep. 2009;13:127-132.

70. Wachholtz AB, Pearce MJ, Koenig H. Exploring the relationship between spirituality, coping, and pain. Journal of Behavioral Medicine. 2007;30:311-318.

71. Ward L, Stebbings S, Cherkin D, Baxter GD. Yoga for functional ability, pain and psychosocial outcomes in musculoskeletal conditions: a systematic review and meta-analysis. Musculoskeletal Care. 2013;11:203–217.

72. Zeidan F, Vago DR. Mindfulness meditation–based pain relief: a mechanistic account. Ann N Y Acad Sci. 2016;1373:114-27.

사용 인가받은 자료 (Permissions list)

그림 2.1 과 2.2
Illustrations © Vicky Earle, Medical Illustrator.

그림 2.3
Image adapted from Krahl.[12] Illustrations © Vicky Earle, Medical Illustrator.

그림 4.1 – 4.10
Reproduced with permission from Drake R, Vogl AW, Mitchell A. Gray's Anatomy for Students, 4th edition. Elsevier; 2019.

그림 7.1
Reproduced with permission from Moloney N, Hartman M. Pain Science – Yoga – Life: Bridging Neuroscience and Yoga for Pain Care. Edinburgh: Handspring Publishing; 2020.

그림 7.2 and 7.3
Reproduced with permission from Austin P. Chronic Pain: A Resource for Effective Manual Therapy. Edinburgh: Handspring Publishing; 2017.

그림 7.4
Reproduced with permission from Moloney N, Hartman M. Pain Science – Yoga – Life: Bridging Neuroscience and Yoga for Pain Care. Edinburgh: Handspring Publishing; 2020.

그림 8.2
Based on original drawings by Mr Allan Mercer.

그림 9.1
Metropolitan Museum of Art, USA. Creative Commons 1.0 Universal (CC0 1.0).

그림 9.2
A, From Guidi's Chirurgia by Guido Guidi (Vidus Vidius) (1544).
B, Ambe of Hippocrates by Claude–Nicholas Le Cat (1742).

그림 13.1
Reproduced with permission from Michie et al. 2011.[46]

그림 13.2
Reproduced with permission from Jeremy Lewis.

표 13.4
Adapted from Frankel and Stein[23,p.81] and Matthias, Salyers, and Frankel.[42,p.177]

그림 20.1
Wikimedia Commons. https://commons.wikimedia.org/wiki/File:Geradhalter_(Schreber).png.

그림 20.2
Left: https://www.worthpoint.com/worthopedia/edwardian-woman-high-neck-collar-1852471947.
Right: https://www.pinterest. co.uk/pin/316870523753655998/.

그림 23.7
Reproduced with permission from Laumonerie P, Blasco L, Tibbo ME, et al. Sensory innervation of the subacromial bursa by the distal suprascapular nerve: a new description of its anatomic distribution. J Shoulder Elbow Surg. 2019;28:1788–1794.[70]

그림 25.1
Reproduced with permission from Dr Joe Eichinger, MD. https://www.josefeichingermd.com/orthopaedic-surgeon-charleston-mount-pleasant-sc-patient-instruction-modules-pediatric-proximal-humerus-fractures.html.

그림 25.2
Redrawn with permission of Jeremy Lewis.

그림 26.1
Reproduced with permission from Drake R, Vogl AW, Mitchell A. Gray's Anatomy for Students, 4th edition. Elsevier; 2019.

그림 26.2
B, From Polvino DM, Wei G. Biceps tendon rupture. JETem. 2018. https://jetem.org/biceps_tendon_rupture/. Reproduced with permission from Grant Wei, MD.

그림 26.3 과 26.4
Figure used with the kind permission of Mark Maybury, Research physiotherapist/sonographer, NIHR BRC Birmingham, University Hospitals Birmingham NHS Foundation Trust, UK.

그림 27.2
Reproduced with permission from Orthopaedia – Collaborative Orthopaedic Knowledgebase. © Association of Bone and Joint Surgeons. https://www.orthopaedicsone.com/display/MSKMed/Calcific+tendonitis+of+the+shoulder

그림 27.3
Figure used with the kind permission of Mark Maybury, Research physiotherapist/sonographer, NIHR BRC Birmingham, University Hospitals Birmingham NHS Foundation Trust, UK.

그림 28.2
Modified with permission from Wallwork SB, Bellan V, Moseley GL. Applying current concepts in pain-related brain science to dance rehabilitation. J Dance Med Sci. 2017;21(1):13–23.[59]

그림 30.2 와 30.3
Reproduced with the kind permission of XRHealth.com.

그림 37.1 - 37.7
Reproduced with the kind permission of the Auckland Shoulder Clinic.

그림 38.4
Reproduced with permission of Jeremy Lewis.

그림 38.5
Reproduced with permission from Musculoskeletal Key. https://musculoskeletalkey.com/sports-medicine-5/

그림 41.1 - 41.4
Figure reproduced with the kind permission of www.shoulderdoc.co.uk.[140]

그림 42.1
Reproduced with kind permission of the Chinese Internal Arts Association, www.ciaa.org.uk.

그림 42.2 - 42.4
Reproduced with kind permission of Samantha Toolsie, www.toolsiephotography.co.uk.

그림 42.5
Reproduced with kind permission of the International Taoist Society, www.lishi.org.

색인 (Index)

ㄱ

ㄴ

ㄷ

색인 (Index)

색인 (Index)

ㅇ

색인 (Index)

색인 (Index)

ㅍ

ㅎ

A

C

D

E

F

H

I

색인 (Index)